内容提要

本书为中医药学高级丛书（第二版）之一，是由著名中医学家、方剂学专家、南京中医药大学李飞教授率领全国近十所中医院校的专家教授编写而成。本书于2002年5月出版后，受到读者广泛好评，并获国家新闻出版总署颁发的第十一届全国优秀科技图书三等奖，在方剂研究领域树立了良好的学术声誉。

本次再版，在一版的基础上补充了当代方剂研究的新进展、新理论、新技术与新成果，对一版存在的一些讹误和脱漏，进行了修订。

本书分上篇总论、下篇各论和附篇三个部分。

本书第一版于 2003 年荣获

"第十一届全国优秀科技图书奖"

三等奖

中医药学高级丛书

方 剂 学

（下册）　第 2 版

主　编　李　飞

副主编　邓中甲　樊巧玲　华浩明

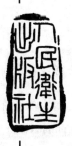

图书在版编目（CIP）数据

方剂学（上、下册）/李飞主编. —2版. —北京：
人民卫生出版社，2011.4

（中医药学高级丛书）

ISBN 978-7-117-13869-7

Ⅰ.①方… Ⅱ.①李… Ⅲ.①方剂学 Ⅳ.①R289

中国版本图书馆 CIP 数据核字（2010）第 232616 号

门户网：www. pmph. com 出版物查询、网上书店

卫人网：www. ipmph. com 护士、医师、药师、中医

师、卫生资格考试培训

方剂学（上、下册）

第 2 版

主　　编：李　飞

出版发行：人民卫生出版社（中继线 010-59780011）

地　　址：北京市朝阳区潘家园南里 19 号

邮　　编：100021

E - mail：pmph @ pmph. com

购书热线：010-59787592 010-59787584 010-65264830

印　　刷：北京铭成印刷有限公司

经　　销：新华书店

开　　本：787×1092 1/16 总印张：123

总 字 数：3067 千字

版　　次：2002 年 5 月第 1 版 2024 年 4 月第 2 版第 22 次印刷

标准书号：ISBN 978-7-117-13869-7/R·13870

总 定 价（上、下册）：240.00 元

打击盗版举报电话：010-59787491 E-mail：WQ@pmph.com

（凡属印装质量问题请与本社销售中心联系退换）

中医药学高级丛书

方剂学（第2版）
编写委员会

主 编

李 飞

副主编

邓中甲　樊巧玲　华浩明

编 委（以姓氏笔画为序）

王存选　叶俏波　刘持年　李 冀　连建伟　吴承艳
贾 波　章 健　韩 涛　薛建国　瞿 融

编 者（以姓氏笔画为序）

王大妹　王立人　王存选　王均宁　王绪前　邓中甲
叶品良　叶俏波　任 利　华浩明　刘华东　刘持年
汤国祥　杜天植　李 飞　李 冀　杨 晨　连建伟
吴建红　吴承艳　张卫华　陈 力　陈 健　陈如泉
林 坚　尚炽昌　季旭明　封银曼　胡 鹏　姜静娴
秦幼平　贾 波　晏 君　徐长化　徐传富　徐晓东
黄仕文　梅梦英　章 健　章巧萍　韩 涛　管华全
樊巧玲　薛建国　瞿 融

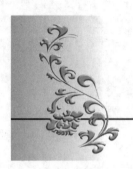

中医药学高级丛书

方剂学（第1版）

编写委员会

主　编

李　飞

副主编

尚炽昌　邓中甲　樊巧玲

编　委（以姓氏笔画为序）

王存选　华浩明　刘持年　李　冀　连建伟　陈　健
陈如泉　封银曼　姜静娴　贾　波　徐传富　瞿　融

编　者（以姓氏笔画为序）

王大妹　王立人　王存选　王均宁　王绪前　邓中甲
叶品良　华浩明　任　利　刘持年　刘华东　汤国祥
李　飞　李　冀　杜天植　杨　晨　连建伟　吴建红
陈　力　陈　健　陈如泉　林　坚　尚炽昌　季旭明
封银曼　胡　鹏　姜静娴　秦幼平　贾　波　晏　君
徐长化　徐传富　徐晓东　梅梦英　章巧萍　章　健
韩　涛　樊巧玲　薛建国　瞿　融

出版者的话

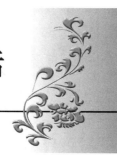

《中医药学高级丛书》(第 1 版)是我社在 20 世纪末组织编写的一套大型中医药学高级参考书,内含中医、中药、针灸 3 个专业的主要学科,共计 20 种。旨在对 20 世纪我国中医药学在医疗、教学、科研方面的经验与成果进行一次阶段性总结,对 20 世纪我国中医药学学术发展的脉络做一次系统的回顾和全面的梳理,为 21 世纪中医药学的发展提供借鉴和思路。丛书出版后,在中医药界反响很大,并得到专家、学者的普遍认可和好评,对中医药教育与中医药学术的发展起到了积极的推动作用,其中《方剂学》分册获得"第十一届全国优秀科技图书三等奖",《中医内科学》获第 16 批全国优秀畅销书奖(科技类)及全国中医药优秀学术著作一等奖。

时光荏苒,丛书出版至今已十年有余。十余年来,在党和政府的高度重视下,中医药学又有了长足的进步。在"读经典,做临床"的学术氛围中,理论探讨和临床研究均取得了丰硕的成果,许多新观点、新方法受到了学界的重视,名老中医学术传承与经验总结工作得到了加强,部分疑难病及传染性、流行性疾病的中医诊断与治疗取得了突破性进展。在这种情形下,原丛书的内容已不能满足当今读者的需求;而且随着时间的推移,第 1 版中存在的一些问题也逐渐显露。基于上述考虑,在充分与学界专家沟通的基础上,2008 年,经我社研究决定,启动《中医药学高级丛书》的修订工作。

本次修订工作在保持第 1 版优势和特色的基础上,增补了近十几年中医药学在医疗、教学、科研等方面的新进展、新成果。如基础学科方面,补充了"国家重点基础理论研究发展计划(973 计划)"的新突破、新成果,进一步充实和丰富了中医基础理论,反映了当前我国中医基础学科研究的新思路、新方法;临床学科方面,在全面总结现代中医临床各科理论与研究成果的基础上,更注重理论与临床实践的结合,并根据近十年来疾病谱的变化,新增了传染性非典型肺炎、甲型 H1N1 流感、艾滋病等疾病的中医理论与临床研究成果,从而使丛书第 2 版的内容能更加适合现代中医药人员的需求。

本次修订的编写人员,在上一版专家学者的基础上,增加了近年来中医各学科涌现出来的中青年优秀人才。可以说此次修订是全国最具权威的中医药学家群体智慧的结晶,反映了 21 世纪第 1 个 10 年中医药学的最高学术水平。

本次出版共 21 种,对上一版的 20 个分册全部进行了修订,新增了《中医急诊学》分册。工作历时二载,各位专家教授以高度的事业心、责任感,本着求实创新的理念投入编写或修订工作;各分册主编、副主编所在单位也给予了大力支持,在此深表谢意。希望本版《中医药学高级丛书》,能继续得到中医药界专家和读者的认可,成为中医药学界最具权威性、代表性的重要参考书。

由于本套丛书涉及面广,组织工作难度大,难免存在疏漏,敬请广大读者指正。

人民卫生出版社

2010 年 12 月

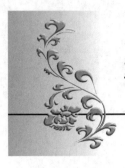

2 版前言

　　本书自 2002 年面世以来,得到了中医教学、科研、医疗等学术界与读者的广泛好评,在 2003 年国家新闻出版总署主办的"第十一届全国优秀科技图书奖"评选中荣获三等奖。这对推动方剂学术的进步,起到了积极而重要的作用。

　　为了更好地反映近年来方剂学理论与临床、实验研究的新成就,我们组织了对《中医药学高级丛书·方剂学》的修订工作。在全面总结与认真分析本书第 1 版优点与不足的基础上,对全书内容又进行了反复细致地推敲,确定了修订原则:①保持 1 版的优势与特色,章节体例延续 1 版风格。②修订错误。在对 1 版详细研读基础上,修正原书中的一些错漏及不当之处,并核对古医籍原文等一手资料,发现错误,予以改正。③补充新内容。本次修订补充了近 10 年来方剂学研究的新进展、新技术、新成果,并对"方论选录"与"评议",以及"临床报道"和"实验研究"中的部分资料进行了适当增删,意在充分体现 21 世纪以来方剂学领域研究的前沿动态与相关理论认识的深化,继续保持本书在学术性和实用性方面的较高水平。

　　本书第 1 版编写人员大都参与了第 2 版的修订工作,编委会成员中又增补了部分具有博士学位的中青年学者。在本书修订过程中,得到了南京中医药大学以及各位编者所在院校的大力支持与协助,在此表示衷心地感谢!

南京中医药大学

李　飞

2011 年 2 月

1版前言

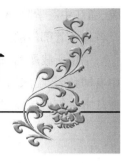

　　方剂学是研究和阐明治法与方剂的配伍规律以及临床运用的一门学科。自中医药高等教育开创以来，先后由国家统一组织编写了六版中医方剂学本科教材以及外国进修生教材，各地中医药院校还自编了各种方剂学教材，以适合不同层次的教学需要，并出版了多种方剂学教学参考书与工具书。近年出版的《中医方剂大辞典》，是将历代中医药著作中的方剂进行整理、研究、编纂而成的一部方剂学大型工具书，是对有史以来中医方剂研究成果的一次大总结，填补了自明至今中医方剂文献荟萃成书的空白。随着中医药教育事业的迅猛发展，专业设置逐年增加，高层次的研究生教育规模不断扩大，为了满足中医药教育、科研、医疗发展的需要，我们总结了历版方剂学教材及各种教学参考书的优点与存在问题，冀从方剂学的高度及深度、广度方面进行拓展，组织编写了这本教学参考书。

　　本书分上篇总论、下篇各论和附篇三个部分。总论阐述方剂学发展简史，方剂与治法，方剂的分类，方剂的组成与变化，剂型与煎服法等。各论根据以法统方的原则，将方剂归纳为解表、泻下等二十章。附篇介绍方剂学的教学与科研方法，主要参考书目评价与方剂索引。对各论章节，首先概论其发展状况，各类方剂的配伍方法，应用时注意事项。对每首方剂，除考证其方源、异名、收录原书组成、用法、归纳功用、主治，分析其证候病机、配伍意义，进行类方比较，阐明临床应用外，新增以下栏目：①源流发展。主要探索原作者的立方旨意，作者学术思想对制方的影响，该方在后世应用发展的轨迹，包括配伍方法、用量、用法、制剂、主治等，根据方剂的创制年代，从源到流，或追本溯源。②疑难阐释。主要对方剂的方论、药物配伍、主治证候、分类等方面的难点、疑点以及有争议的问题，进行讨论、释疑与解难。③方论评议。历代医家的方论，不仅内容丰富，而且学术观点纷纭，对每一个具体方剂的分析，往往见仁见智，为此编者在评议中作了必要的剖析，提出我们的见解，力求做到言之有物，言而有据。④验案举例与按语。验案是古今医家临床经验的结晶，本书选录多为复诊连续，治有成效；或病情复杂，辨证论治别具一格；或病情特殊，立法可资临证借鉴者。编者对此加以按语，阐明其辨证、立法与处方配伍的要点，以及取得疗效的关键。⑤临床报道与实验研究。不仅介绍方剂临床研究的进展，总结新方法、新技术、新经验，而且注重介绍方剂学实验研究的新成果和已建立的研究方法。本书力图反映20世纪末中医方剂学的学术水平，并希望今后随着学科研究的发展，加以充实和提高。

　　本书从1995年在成都召开第一次编委会审议编写体例、样稿起，历经郑州、武汉第二、三次编委会审稿，天津会议定稿，迄今已六载。在编委会及全体编写人员的共同努力下，经过多次反复的修改和补充，终于脱稿。本书编写过程中，得到了南京中医药大学、成都中医药大学、山东中医药大学、黑龙江中医药大学、河南中医学院、天津中医学院及其第一附属医院、浙江中医学院、湖北中医学院、安徽中医学院、天津医科大学、人民卫生出版社的领导以及各级主管部门的热情关怀与帮助,在此表示衷心的感谢!

书中所载犀角,根据国发(1993)39 号以及卫药发(1993)59 号文,属于禁用之列,在古方中有犀角者,临床均请改用水牛角代替。

本书面世后,希望读者不断反馈信息,提出批评意见和建议,以备不断进行修订完善。

李 飞

2002 年 3 月

目 录

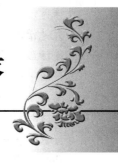

上篇 总 论

下篇 各 论

附　篇

第十章

安 神 剂

凡用安神药为主组成，具有安神定志作用，治疗神志不安疾患的方剂，称为安神剂。

安神剂历史悠久，早在《神农本草经》中就有朱砂、枣仁等安神药物的记载，并列为上品，为安神剂的发展奠定了药物学基础。《素问·至真要大论》"惊者平之"、"虚者补之"、"损者温之"等论述，为安神剂的组方奠定了治法基础，成为安神剂的立论依据。东汉《伤寒论》黄连阿胶汤、《金匮要略》酸枣仁汤、甘麦大枣汤，迄今仍为临床常用的补养安神剂。唐代《备急千金要方》卷6神曲丸（《原机启微》卷下称千金磁朱丸），同书卷12之千里流水汤，前者镇心、安神明目，治眼目昏花，耳鸣耳聋，心悸失眠，癫痫；后者补养安神，治"虚烦不得眠"。随着医学的发展，安神剂在宋代亦有相应发展。如《小儿药证直诀》卷下安神丸，补心、定惊、泻火，治小儿心虚肝热，神志恍惚。《太平圣惠方》卷27酸枣仁丸，主治虚劳烦热，不得睡眠。《太平惠民和剂局方》卷5平补镇心丹，主治丈夫、妇人心气不足，志意不定，神情恍惚，夜多异梦，怔悸烦郁等症。《普济本事方》卷1珍珠母丸主治惊悸失眠等。金·元时代著名医家李杲治验丰富，别具匠心，创制朱砂安神丸，此为重镇安神的著名方剂，迄今仍广为临床所沿用。明、清时代，广采历代前贤之论，参其一己之心得，创制诸多新的安神剂，如《医统正脉》朱砂消痰饮，主治心气痰迷心窍，惊悸。《症因脉治》卷3枣仁远志汤，主治虚烦不得卧，真阳不足，心神失养等。《饲鹤亭集方》秘旨安神丸，主治心血虚而睡多惊悸，受惊吓而神魂不安。《医学心悟》卷4生铁落饮，主治痰火狂证。《医学衷中参西录》上册安魂汤，治惊悸不眠等。综上所述，安神剂数量较多，内容也比较丰富，应用历史悠久，但清代以前尚未专设安神剂，诸多具有安神之功的方剂分列于他类之中，如磁朱丸列于《备急千金要方》七窍病中，朱砂安神丸列于《医方考》怔忡惊悸门中，天王补心丹列于《医方集解》补养门中，酸枣仁汤列于《成方便读》和解剂中。随着对神志疾患研究的深入，逐渐对具有安神作用的方剂，进行系统归纳，自成体系，始有安神剂之称谓，专列安神类方剂。

安神剂为神志不安而设，所谓神志不安，是指以心悸失眠，烦躁惊狂为主要临床表现的一类证候。《素问·灵兰秘典论》云："心者，君主之官，神明出焉"；《灵枢·邪客》云："心者，五脏六腑之大主也，精神之所舍也"；《灵枢·本神》又云："肝藏血，血舍魂"，"心藏脉，脉舍神"，"肾藏精，精舍志"，故神志不安证的病位，主要责之于心，但与肝、肾有一定的关系。情志因素影响于心，可致心神失藏，出现心悸不安，失眠烦躁，甚则神识恍惚或狂乱等神志不安证。若情志不遂，肝郁气结，气郁化火，耗伤阴血，心肝阴血不足，魂不守舍，则可出现虚烦不眠，心悸健忘证。中医认为，心与肾在生理上存在着密切的关系，如心阴、心阳与肾阴、肾阳之间是相互依存，相互制约的。心肾功能正常，互相协调，保持动态平衡，为"心肾相交"，也叫"水火既济"。若心病不能下交于肾，肾病不能上交于心，则称为"心肾不交"或"水火不济"。如肾阴亏损，不能上滋心阴，使心火偏亢，出现失眠、心悸、健忘等神志不安证。因此，神志不安的发生，主要与心、肝、肾三脏的阴阳盛衰，相互关系失调密切相关。其基本病机或为阳亢火动,内扰心神;或为阴血不足,心神失养,然火盛易致阴伤,阴虚易致阳亢,所以病机往往虚实夹杂,互为因果。根据临床表现,神志不安证有虚实之别。表现为惊狂善怒,躁扰不安者,多属实证,责之于肝,以《素问·至真要大论》"惊者平之","十剂"中"重可镇怯"的治疗原则而立法,治宜重镇安神;表现为心悸健忘,虚烦不眠者,多属虚证,责之于心,以《素问·至真要大论》"虚者补之","损者温之"的治疗原则而立法,治宜补养安神。故本章方剂分为重镇安神与补养安神两类。

重镇安神剂,适用于以心肝阳亢,火热扰心为主要病机特征的烦乱不宁,失眠,癫痫等病证。常以重镇安神药物,如朱砂、磁石、珍珠母之类为主组方,其配伍方法有以下几类:①配清热泻火药,如黄连、黄芩、连翘等。由于神志不安为心火亢盛,火热扰心所致,故在重镇安神药中,配伍清热泻火之品,使心火得清,心神得安。如朱砂安神丸之黄连,生铁落饮之连翘。②配滋阴养血药,如生地黄、熟地黄、当归之类。由于心火亢盛,易灼阴血,阴血不足,则虚热内生,心火愈盛,故配伍滋阴养血之品,补其阴血之不足,兼能滋阴清火,使心神得安。如朱砂安神丸中生地黄、当归,珍珠母丸中熟地黄、当归。③配理气化痰药,如橘红、贝母之类,由于痰火扰心而致神志不安者,常配伍理气化痰之品,以化痰宁心安神,如生铁落饮中橘红、贝母等。④配消导药,如神曲、谷芽、麦芽之类,由于重镇安神剂多用朱砂、生铁落、磁石等矿石类药为主组方,此类药易伤脾胃,故常配伍消导药,以防重坠之品伤害脾胃,如磁朱丸之神曲。

补养安神剂,适用于心肝血虚,神魂失养为主要病机特征之虚烦少寐,心悸怔忡,健忘梦遗,舌红少苔等证。常以滋养安神药物,如酸枣仁、五味子、柏子仁等为主组方。在配伍方面,有以下几类:①配滋阴养血药,如生地黄、熟地黄、当归、阿胶之类。由于神志不安证兼见阴血不足的征象,故配伍滋阴养血药,以补其不足之阴血。如天王补心丹中的生地黄、当归、麦冬,黄连阿胶汤中的阿胶等。②配益气药,如人参、甘草之类。由于神志不安证易见心气不足之征象,故配伍益气药,以补心气,养心神。如天王补心丹中的人参,甘麦大枣汤中的甘草。③配清热药,如黄连、知母之类。由于阴亏血虚所致的神志不安证,常见阴不制阳,虚火内动的病理特征,故配伍清热泻火药,以清心火,宁心神。如天王补心丹中的玄参,酸枣仁汤中的知母,黄连阿胶汤中的黄连。

应用安神剂应注意以下几点:①本章方剂中,重镇安神剂多由矿物类药物组成,补养安神药多由滋腻补养药物组成,二者长期服用,均有碍脾胃的运化,不宜久服。对于脾胃虚弱者,尤应注意。必要时可配合服用补脾和胃、理气之品。②某些安神药,如朱砂,在《本草从新》卷13记载:"独用、多用,令人呆闷。"现代研究表明,朱砂所含硫化汞,不可过量和持续服用,以免中毒。③神志方面的病证与精神因素有密切关系,在药物治疗的同时,还需适当地配合心理治疗,以期提高治疗效果。

（刘持年 韩 涛）

第一节 重镇安神

朱砂安神丸
（《内外伤辨惑论》卷中）

【异名】安神丸（《兰室秘藏》卷下）、朱砂丸（《普济方》卷16）、黄连安神丸（《保婴撮要》卷13）、安寝丸（《胎产指南》卷8）。

【组成】朱砂另研,水飞为衣五钱(15g)　甘草五钱五分(16g)　黄连去须净,酒洗六钱(18g)　当归去芦二钱五分(7g)　生地黄一钱五分(5g)

【用法】上药除朱砂外,四味共为细末,汤浸蒸饼为丸,如黍米大,以朱砂为衣。每服十五丸或二十丸,津唾咽下,食后。或用温水、凉水少许送下亦得(现代用法:以上五味,朱砂水飞或粉碎成极细粉,其余四味研成细末,过筛,和匀,炼蜜为丸,每服6～9g,睡前温开水送下。亦可作汤剂,用量按原方比例酌情增减,朱砂水飞,药汤送服)。

【功用】镇心安神,清热养血。

【主治】心火上炎,阴血不足证。心神烦乱,怔忡,失眠多梦,舌尖红,脉细数。

【病机分析】本方治证,皆由心火上炎,灼伤阴血使然。《素问·灵兰秘典论》说:"心者,君主之官,神明出焉。"《素问·六节脏象论》说:"心者生之本,神之变也。"若劳心太过,则灼伤阴血,心火上炎。心火炎上,火扰心神,则心神烦乱;心之阴血不足,心失所养,神明不安,故怔忡惊悸,失眠多梦;舌为心之苗,舌尖属心,心火内炽,心阴受伤,故舌尖红;脉细数,亦为阴血内耗使然。

【配伍意义】心火上炎,当清其火;灼伤心阴,当补其阴。若补而不清,邪火依然伤阴,若清而不补,阴血难以恢复。故治宜镇心安神,清热养血。方中朱砂,甘而微寒,入心经重可镇怯,寒能清热,长于镇心安神,且清心火,《神农本草经》卷2谓其"养精神,安魂魄";《本草从新》卷13谓其"泻心经邪热,镇心定惊",故为君药。黄连苦寒,入心、肝、胃经,功能清热除烦,《本草从新》卷1言其"入心泻火",与朱砂配伍,重镇以安神志,清心以除烦热,故为臣药。生地黄甘苦性寒,入心、肝、肾经,清热泻火,滋阴养血,《日华子本草》卷5言其"治惊悸劳劣,心肺损";当归甘辛性温,入心、肝、脾经,补血活血,《日华子本草》卷7谓其"养心血",与归、地合用,一则不至于助火,二则补其被灼之阴血,共为佐药。甘草甘平,入心、脾、肺经,《神农本草经》卷2谓其"主五脏六腑寒热邪气……倍气力"。《本草从新》卷1又云其"有补有泻……生阴血,泻心火……协合诸药。"本方用之,泻火补心,调和诸药,并制约黄连苦寒之性,使其苦寒泻火而不至于化燥伤阴,故为使药。诸药合用,重镇泻火而宁心神,滋养心阴且补心血,标本兼治,使心火下降,阴血上承,则心烦、失眠、惊悸、怔忡等神志不安证得解,故方名"安神丸"。

【临床运用】

1. 证治要点　本方为治疗心火上炎,阴血不足,以致心神烦乱,怔忡失眠之良方。临床运用以惊悸失眠,舌尖红,脉细数为证治要点。

2. 加减法　如兼夹痰热,胸闷苔腻者,加瓜蒌、竹茹等,以清热化痰;如惊悸、失眠较重,加龙骨、牡蛎、磁石等,增强重镇安神之力;如心中烦热,懊憹者,加山栀、莲子心,增其清心降火除烦之功。

3. 本方现代常用于神经衰弱、精神抑郁症、心脏病等属心火上炎,阴血不足者。

【使用注意】方中朱砂含硫化汞,不宜多服或久服,以防造成汞中毒。

【源流发展】本方出自《内外伤辨惑论》卷中,原书主治"气浮心乱"。《兰室秘藏》卷下称安神丸,载其具有"镇阴火之浮行,以养上焦之原气"之功,治"心神烦乱,怔忡,兀兀欲吐,胸中气乱而有热,有似懊憹之状,皆膈上血中伏火,蒸蒸然不安"。同书卷下另有一朱砂安神丸,《东垣试效方》卷1则称黄连安神丸,药用朱砂四钱,黄连五钱,生甘草二钱五分,析其组成较本方少生地黄、当归,功专重镇安神,清心除烦,主治心烦懊憹,心乱怔忡,上热胸中气乱,心下痞闷,食入反出。此外,《保婴撮要》卷8的朱砂安神丸(本方去当归加兰香叶、铜青、轻粉),主治小儿心疳惊忡,心中痞闷。《症因脉治》卷2的朱砂安神丸(本方加麦冬、远志、白茯苓),主治心经咳嗽,咳则心痛,喉中介介如梗状,甚则舌肿咽痛,左寸脉洪数者。亦可看作是本方的衍化和发展。

【疑难阐释】关于方中之君药 从本方原"治心神烦乱,怔忡……,皆膈上血中伏火"的证因分析,膈上为心之部位,而心又主血脉,故膈上血中伏火亦即心有伏火。黄连为清心火之要药,本方用之泻心中伏火,心火降则心神自安,心悸怔忡自定。故本方作者李杲认为黄连为方中君药,寓意深刻。叶仲坚等解释本方时,首论朱砂的清热重镇之功,认为朱砂"具光明之体,赤色通心,重能镇怯,寒能胜热,甘以生津,抑阴火浮游,以养上之元气,为安神第一品",是为君药。后世文献又认为朱砂、黄连均为方中君药,是从病机出发分析,心火上炎,灼伤阴血,致阴血不足,心失所养,神志不安。《素问·至真要大论》"惊者平之"、"热者寒之",朱砂质重性寒,味甘入心经,寒能清热,重可镇怯,清心火镇浮阳,黄连苦寒清心除烦泄热,以平息内炽之心火而达安神之功,两药合用,直入于心,一镇一清,相辅相成,切合病机,故并用为君。考虑此方所治,由心火上炎,灼伤阴血使然,治应镇心安神为主,配合清热养血。朱砂质重性寒,专入心经,重可镇怯,寒能清热,故以朱砂为君药。

【方论选录】

1. 吴昆:"忧愁思虑,则火起于心,心伤则神不安,故苦惊;心主血,心伤则血不足,故喜忘;心愈伤则忧愁思虑愈不能去,故夜不能寐。苦可以泻火,故用黄连;重可以镇心,故用朱砂。生地凉心,当归养血。炙甘草者,所以益脾,脾是心之子,用之欲其不食气于母故尔。"(《医方考》卷3)

"梦中惊悸者,心血虚而火袭之也。是方也,朱砂之重,可使安神;黄连之苦,可使泻火,后苓之凉,可使清热;当归之辛,可使养血。乃甘草者,一可以缓其炎炎之焰,一可以养气而生神也。"(《医方考》卷5)

2. 叶仲坚:"《经》曰:神气舍心,精神毕具。又曰:心者,生之本,神之舍也。且心为君主之官,主不明则精气乱,神太劳则魂魄散,所以寤寐不安,淫邪发梦,轻则惊悸怔忡,重则痴妄癫狂耳!朱砂具光明之体,赤色通心,重能镇怯,寒能胜热,甘以生津,抑阴火浮游,以养上焦之元气,为安神之第一品;心苦热,配黄连之苦寒,泻心热也,更佐甘草之甘以泻之;心主血,用当归之甘温,归心血也,更佐地黄之寒以补之。心血足,则肝得所藏而魂自安;心热解,则肺得其职而魄自宁也。"(录自《古今名医方论》卷4)

3. 张璐:"凡言心经药,都属心包。惟朱砂外禀离明,内含真汞,故能交合水火,直入心脏。但其性徐缓,无迅扫阳焰之速效,是以更需黄连之苦寒以直折其势。甘草之甘缓以款启其微,俾膈上之实火虚火,悉从小肠而降泄之。允为劳心伤神,动作伤气,扰乱虚阳之的方,岂特治热伤心包而已哉?然其奥又在当归之辛温走血,地黄之濡润滋阴,以杜火气复炽之路。其动静之机,多寡之制,名有至理,良工调剂之苦心,岂可忽诸!"(《张氏医通》卷13)

4. 陈念祖:"此方用朱砂之重以镇怯,黄连之苦以清热,当归之辛以嘘血,更取甘草之甘以制黄连之太过,地黄之润以助当归所不及。方意颇纯,亦堪节取。"(《时方歌括》卷上)

5. 时逸人:"血热内扰,发为心神烦乱。朱砂、黄连、生地清热凉血,以安心神,当归补血,甘草和中。此为清热、安神之剂。如失眠者,加熟枣仁、知母以安神清热,更为有效。"(《时氏处方学》)

【评议】本方为重镇安神的代表方剂,从配伍分析,多数医家从镇心安神,清热养血两方面论述。而叶氏对于本方的配伍分析从镇、清、养三方面所作的阐述,云其"朱砂光明之体,赤色通心,重能镇怯,寒能胜热,甘以生津,抑阴火浮游,以养上焦之元气,为安神第一品。心苦热配黄连之苦寒,泻心热也,更佐甘草之甘以泻之。心主血,用当归之甘温,归心血也,更佐地黄之寒以补之。"如此分析,颇有见解。

【验案举例】

1. 失眠 《历代名方精编》:某男,24岁,农民。患者因患血吸虫病,于1973年10月在当地医疗站治疗,口服锑273片。治疗后期,出现心烦,心悸,失眠等症,遂邀余治。望其形体尚属壮实,面色偏红,舌尖红,苔薄黄,脉来数大,重按则显虚象。此属心火上炎,阴血亏耗。治宜清心养阴,标本兼顾。方用:生地15g,当归身9g,黄连3g,生甘草4.5g,白芍9g,辰茯神12g,辰灯心3束,朱砂1g,分2次冲服。患者服药4剂,诸症悉退。

按语:不眠一症,病因多端,治法各殊。本案属心火上炎,阴血不足之证。故用朱砂安神丸治之。脉数大重按显虚,故加白芍与当归配伍,增其养血之力,而成镇心、清热、养血并重之剂,故而获效。

2. 夜游症 《中医杂志》(1981,11:62):某男,14岁,学生。每于睡梦中惊起,启门而出,跌扑于田野荒丘,仍然沉睡。诊时见患儿神态如常,自觉心烦耳聋,夜卧而出并不知觉,唯多梦易惊而已。舌红苔黄,脉弦数。处方:生地60g,黄连18g,当归30g,甘草15g,煅磁石30g,建曲18g。研末和蜜为丸,如黄豆大,外以朱砂9g为衣。早晚各服1次,每服30丸。服完2料丸剂,其病竟瘳。

按语:本例用朱砂安神丸合磁朱丸治疗,以方证测其病机,乃良由火热扰于心肝,神失守而魂飘荡,而致梦寐恍惚,变幻游行。故以朱砂安神丸合磁朱丸清心泻火安神,镇肝定魂而取效。

3. 盗汗症 《河南中医》(1983,1:6):某男,36岁。1981年12月4日诊治。自述出汗,夜半尤甚,睡眠不安,多梦,胸中烦热,口干口渴,舌质红少苔,脉细数。证属心火偏亢,心阴不足,迫液外出。治以清心养阴,镇心安神,用朱砂安神丸,每服9g,每日3次;早晚加服栀子10g,煎水送服。连服5日病瘥。

按语:本例因操劳过度,情志过极,化火伤阴,火邪扰心,迫液外泄所致。心火内动迫液外泄则盗汗,余症亦系心火偏亢,心阴不足使然。用朱砂安神丸,清心火,养心阴,镇心安神,方中朱砂、黄连清心火,安心神;当归、生地养血益阴;炙甘草调和诸药,又和脾胃;用栀子加强清心火的功用。药证相等,故获良效。

4. 舌体灼热症 《四川中医》(1986,9:7):某男,72岁,1984年10月20日诊。一月来感舌体如火燎,昼甚夜轻。伴口干苦,喜张口呼吸及含漱冷水。诊见:鼻尖发红,舌边尖稍红,苔薄黄,脉弦数。治以黄连9g,牛地黄30g,当归12g,生甘草、竹叶心各10g,朱砂2g(每次冲服1g)。服药4剂,舌灼热症退。半年后复发,又用上方2剂获愈,至今未再复发。

按语:舌为心之苗窍。此例患者心阴不足,心火上炎,灼其苗窍,是为病因。朱砂安神丸养心阴,清心火,折其火势,理当病瘳。

5. 产后发热 《四川中医》(1986,9:7):某女,24岁,1981年6月8日初诊。两月前娩一男婴,产后身微热,自汗出,不恶寒,面赤,头痛,心悸。初用灯火灸,灸之后又服八珍汤数剂,发热仍月余不退,便注射青霉素半月,体温仍高。来诊时恶露已净,自诉胸中烦热,惊悸不寐,口渴喜饮。其面色微红,T:38.3℃,头额有灯火灸留下的数个瘢痕,手心发热出汗。舌质红干,苔薄黄,脉数。投以黄连15g,生地30g,当归12g,生甘草15g,知母20g,青蒿30g,栀子18g,地骨皮12g,龙牡各30g,朱砂2g(一次冲服1g)。连进6剂,热退身凉,病霍然而愈。

按语：此患者产后阴血正虚，阳气浮散，家人却误以灯火灸复伤其血，风火相煽，其焰更旺。前医又在恶露未尽之时补以八珍汤，壅其瘀露，终致热势延续两月不退。所用朱砂安神丸加知母、青蒿、栀子诸药，意在增强潜阳摄纳，清热降火之力。恶露已尽，稍加滋填，阴复火平，故热退烦宁。

6. 经期发狂 《四川中医》(1986,9:7)：某女，15岁，学生。1982年12月24日初诊。五月前在烈日下劳动，恰遇月经初潮，归后经断。以后每于经前数天感发热，失眠，口干口苦，时鼻出血，行经时心烦躁扰，摔盆砸碗，兴奋多言，詈骂家人。经净后突然如常人。就诊时正值经期，症见：形瘦面红，手心灼热，头发蓬乱，目光逼人，言多好怒，坐立不安，唇红额汗。舌红，苔黄，脉数。书以黄连20g，生地30g，生甘草10g，当归12g，栀子18g，朱砂2g(1次冲服1g)。4剂后，上方稍加增减改为每月经前服4剂，连服3月，共服16剂，狂病得安。

按语：妇女行经前后，阴血下注，阳气偏亢。该少女于夏暑劳动中月经初潮，血室正开，暑热乘虚而入，两阳相转，上攻心窍，扰乱神明，则病经期发狂。用上方经前用药，泻其血中邪热，制其导火之源，神明得宁，狂病自安。

【临床报道】

1. 病毒性心肌炎 朱砂安神丸合黄芪生脉散加减(生地、当归各10g，朱茯苓、麦冬、甘草各12g，黄连、五味子、党参各15g，黄芪20g)治疗病毒性心肌炎18例。热盛加知母12g；伤津重加鲜芦根30g，玄参10g；夹湿加藿香、佩兰各10g；兼气滞血瘀加丹参30g，延胡索10g。结果：治愈(自觉症状完全消失，心电图及24小时动态心电图检查正常)13例，好转(自觉症状消失，心电图检查有所改善)5例[1]。

2. 期前收缩 朱砂安神丸(每次1丸，日2次，首次加倍)为主治疗各种期前收缩54例。其中原发病为冠心病14例，病毒性心肌炎11例，风湿性心脏病7例，肺心病6例，心肌病4例，未发现心脏疾患者12例。气虚血亏者加服生脉饮每次1支，日2次，兼有心血瘀阻者加服复方丹参片每次3片，日3次。治疗期间停用其他抗心律失常药物。1周后心电图检查。结果：室性期前收缩30例，显效(心电图示早搏消失)15例，有效(期前收缩减少，临床心悸、头晕、心脏停跳、失眠等症状明显减轻)12例，无效(用药后心电图无变化，症状改善不明显)3例；房性期前收缩15例，显效7例，有效6例，无效2例；房室交界性期前收缩9例，显效4例，有效4例，无效1例[2]。

3. 失眠 朱砂安神丸结合天王补心丹治疗老年阴血亏虚型失眠35例。睡前用朱砂安神丸，中病即止；日间天王补心丹或改作汤剂加减调理。观察10天。结果：治愈(夜间睡眠6小时以上)24例，好转(夜间睡眠4~6小时)9例，无效(夜间睡眠少于4小时)2例[3]。

【实验研究】

1. 抗心律失常作用 以家兔为实验对象，以药物造成心律失常病理模型，从而考查朱砂、朱砂安神丸及去朱砂之朱砂安神丸的抗心律失常作用与镇心安神功效的关系。结果显示：单味朱砂、朱砂安神丸、去除朱砂之安神丸均呈现有抗心律失常的作用，但统计学处理后发现其作用强度有一趋势，即朱砂安神丸作用远强于去除朱砂之安神丸，提示在朱砂安神丸中，朱砂具有举足轻重的作用，也说明中医以朱砂为此方中君药，是正确的[4]。

2. 对中枢神经系统的作用 研究发现，中、高剂量的朱砂安神丸水煎剂可明显减少失眠大鼠的觉醒时间，延长失眠大鼠总睡眠时间。并且中剂量对失眠大鼠睡眠周期中的慢波睡眠1期(SWS_1期)，高剂量对慢波睡眠2期(SWS_2期)有明显的延长作用。低剂量虽不能减少失眠大鼠的觉醒时间,但对 SWS_2 期有延长作用[5]。

参 考 文 献

[1] 郭潮潭. 黄芪生脉散合朱砂安神丸治疗病毒性心肌炎 18 例[J]. 浙江中医杂志,1991,15(5):199.

[2] 孙国,单兴国. 以朱砂安神丸为主治疗心脏过早搏动 54 例观察[J]. 河北中医,1993,15(4):9-10.

[3] 赵成志,李雪倩. 朱砂安神丸结合天王补心丹治疗老年失眠 35 例临床观察[J]. 中国实用医学研究杂志,2004,3(6):559.

[4] 李钟文,熊少希,蒋传富,等. 朱砂及朱砂安神丸镇心安神功效的研究[J]. 中国中药杂志,1993,18(7):436-437.

[5] 金阳,王广伟,李廷利. 朱砂安神丸水煎剂对失眠大鼠睡眠时相的影响[J]. 上海中医药杂志,2008,42(12):74-76.

(刘持年　韩　涛)

生 铁 落 饮
(《医学心悟》卷 4)

【组成】天冬去心　麦冬去心　贝母各三钱(各9g)　胆星　橘红　远志肉　石菖蒲　连翘　茯苓　茯神各一钱(各3g)　元参　钩藤　丹参各一钱五分(各4.5g)　辰砂三分(0.9g)

【用法】用生铁落(15g)煎熬三炷线香(3 小时),取此水煎药,服后安神静睡,不可惊骇叫醒,犯之则病复作,难乎为力(现代用法:先煎生铁落 45 分钟,取此水煎药)。

【功用】镇心安神,涤痰清火。

【主治】痰火上扰,急躁发狂证。病起急骤,面红目赤,喜怒无常,狂乱无知,骂詈叫号,毁物伤人,不避亲疏,逾垣上屋,头痛,失眠,两目怒视,舌质红绛,苔多黄腻,脉象弦大滑数。

【病机分析】五志化火,火邪上冲,则面红目赤,两目怒视;鼓动阳明痰热,上扰神明,故头痛,失眠,性情急躁;痰热蒙闭清窍,心神逆乱,失其所主,则喜怒无常,狂乱无知,骂詈叫号,毁物伤人,不避亲疏;四肢为诸阳之本,阳盛则四肢实,实则能逾垣上屋;舌绛苔黄,脉弦大滑数,均属痰火壅盛,阳气独亢之象。火属阳,阳主动,故病起急骤,狂暴不休。《素问·至真要大论》云:"诸躁狂越,皆属于火";《景岳全书》卷 34 亦云:"凡狂病多因于火";《丹溪治法心要》卷 5 又说:"癫属阴,多喜。狂属阳,多怒……大概多因痰结心胸间",因此,痰火上扰是其基本病机。

【配伍意义】对痰火上扰,急躁发狂者,当治以镇心安神,涤痰清火。方中生铁落辛平,入肝经。《本草纲目》卷 8 谓其"平肝祛怯,治善怒发狂"。朱砂甘寒质重,入心经。《本草从新》卷 13 载其"泻心经邪热,镇心定惊",与生铁落相配,镇心安神之功益著。胆南星苦凉,入肝、肺经。《本草从新》卷 4 云其"天南星燥湿、祛风痰……治惊痫风眩……得牛胆则燥性减"。方中用之,清热、化痰、定惊。贝母苦甘凉,入肺经,《本草从新》卷 1 云其"泻心火,辛散肺郁"。橘红辛苦温,入脾肺经,《本草纲目》卷 30 谓其"下气消痰",与胆南星、贝母合用,清热涤痰。远志辛苦微温,入心、肺经,祛痰开窍,宁心安神。茯苓甘淡,入心、脾、肺经,渗湿健脾,宁心安神;茯神甘淡平,入心、脾经,善于宁心安神,茯苓、茯神同用,治痰安神之力尤佳。石菖蒲辛微温,入心、肝经,《神农本草经》卷 2 谓其"开心窍,补五脏,通九窍"。钩藤甘微寒,入肝、心经,《本草从新》卷 5 谓其"除风热,定惊",合远志、茯苓、菖蒲宣窍安神。连翘苦微寒,入心、肺、胆经,长于清心泻火;丹参苦微寒,入心、肝经,为安神凉血之品,《本草从新》卷1谓其"补心，养神定志"，与连翘相配，以清心火。天冬甘苦寒，入肺、肾经，《本草从新》卷5谓其"滋阴润燥"。麦冬甘微苦微寒，入心、肺、胃经，《本草从新》卷3谓其"清心、泻热除烦"。玄参苦甘咸寒，入心、肺、肾经，《名医别录》卷2谓其"主狂邪，昏昏不知人"，《本草纲目》卷12则言其"滋阴降火"，与天冬、麦冬、连翘同用，滋阴清火，除烦安神。全方具有镇心安神，涤痰清火之功，狂证因而得愈。

【类方比较】 本方与朱砂安神丸均有重镇安神之功，主治心神不安证。然本方以镇心宁神药铁落、朱砂，与涤痰药胆南星、贝母、橘红、菖蒲、远志、钩藤，以及滋阴清热药天冬、麦冬、玄参和清心泻火药连翘、丹参等配伍组方，使痰涤窍开，火清神宁，故适用于痰火上扰之躁狂；朱砂安神丸是以重镇安神药朱砂与清心养阴药黄连、生地黄、当归等配伍组方，以使心火不亢，阴血上承，神志安定，故适用于心火上炎，灼伤阴血之心烦不安，失眠诸症。

【临床运用】

1. 证治要点　本方是为痰火上扰，急躁发狂而立，临床运用时应以突然狂乱无知，骂詈叫号，舌红苔黄腻，脉弦滑数为证治要点。

2. 加减法　原书谓："若大便秘结，或先用滚痰丸下之。"亦可加生大黄、玄明粉，或加芫花以通腑涤痰；烦热、渴饮者，加生石膏、知母、天花粉以清热生津，除烦止渴；心烦不寐，痰热甚者，酌加黄连、生地、竹茹、枳实，以增清热涤痰安神之力；目赤甚，舌苔黄厚者，加羚羊角粉以清肝泻火明目。

3. 本方现代常用于某些精神病以及癫痫见有痰火上扰症状者。

【源流发展】 本方始见于清·《医学心悟》卷4，是临床习用的镇心安神，涤痰清火之要方。推其来源，系从《素问·病能论》生铁落饮（方仅生铁落一味，功专除烦下气，主治阳厥怒狂）及《证治准绳·类方》卷5之生铁落饮（方用生铁落、石膏、龙齿、白茯苓、防风、秦艽、玄参等，功专坠痰镇心，用治狂证）加减衍化而来。现代临床常用本方加减，治疗某些精神病及癫痫，取得较好的疗效。《医略六书》卷22之生铁落饮，析其组成与本方近似，然方以羚羊角、龙齿、真金箔与生铁落配伍，镇心安神定志，故用于狂妄而脉洪数弦急者。

【方论选录】

1. 谢海洲："本方天麦冬清心化痰，贝母、胆星、橘红清热化痰，远志、菖蒲、茯苓、茯神安神定志，元参、连翘、钩藤、丹参养阴散风、辰砂镇痉。总之本方安神定志，熄风化痰。"（录自《历代名医良方注释》）

2. 连建伟："方中生铁落重镇降逆，为主药；天冬、麦冬、玄参养阴清热，贝母、胆星、橘红、茯苓荡涤痰浊，菖蒲、远志、茯神、丹参宣窍安神，连翘、钩藤清肝平肝，均为辅佐药；少量朱砂镇心安神，为使药。诸药合用，共奏镇心涤痰，安神定志之效。"（《历代名方精编》）

【验案举例】 狂证　《中国民间疗法》（2007，15：4）：某女，71岁。于2003年12月17日出现情绪激动，烦躁詈骂，口中不停吟唱，时有摔毁碗盏盘碟之举，经治无效，来诊时患者被捆绑在床，已数日未进食，不时饮水，畏光，面壁而卧，形瘦，面微黑，口中吟唱不休，舌红绛少苔，脉弦细。处方：当归20g，桃仁20g，红花15g，赤芍30g，甘草15g，柴胡10g，川牛膝30g，川芎20g，黄芪30g，生龙骨30g，生牡蛎30g，珍珠母30g，生地黄30g，茯神30g，麦门冬20g，远志10g，石菖蒲30g，浙贝母20g，生铁落（炒红后淬于煎好的药汁中）50g，朱砂10g（另包，分6次吞服）。2日服1剂，共2剂。5天后即告病愈，已能上街购物，下地劳动。随访1年未见复发。

按语：血府逐瘀汤行气活血化瘀；生铁落、生龙骨、牡蛎、珍珠母重镇安神泻火；黄芪、生地黄、麦门冬益气养阴;浙贝母化痰散结清热;茯神、远志安神;石菖蒲开窍。诸药共奏行气活血化瘀、益气养阴、重镇安神之功,故获良效。

【临床报道】

1. 癫痫 基本方用生铁落(先煎)30g,玄参20g,丹参、石菖蒲各15g,麦冬、贝母、橘红、远志、连翘、茯苓、茯神、钩藤各10g,胆南星3g,朱砂(包煎)3g,随证加减,小儿用量酌减。1个月为1疗程,治疗期间服药不间断,并逐渐停用其他抗癫痫药。治疗痰火上扰型癫痫82例,结果:显效(服药期间控制发作,停药1年内未复发)34例;好转(服药期间大小发作和多样发作一种控制,另一种发作未完全控制,发作次数减少,症状减轻,或发作间隔时间延长者)22例;无效(服药3个月病情及发作频度无明显改善者)26例[1]。

2. 梦游症 以生铁落饮加减(生铁落100g,柏子仁20g,丹参、淮小麦各30g,茯神、白芍、大枣各15g,制胆南星、远志、琥珀、钩藤、龙胆草、炙甘草各10g,橘红5g,辰砂5g)水煎服,治疗梦游症10例。第1个疗程每日1剂,第2个疗程每周2~3剂,视病情而定。结果:10例中治愈8例,好转2例。其中疗效最短者服药30剂,最长者60剂。观察1~5年,无一例复发[2]。

3. 精神分裂症 基本方用生铁落、茯神各30g,麦冬15g,胆南星10g,贝母10g,橘红10g,菖蒲10g,远志12g,辰砂10g,玄参10g,连翘10g,甘草6g,生姜10g,大枣7枚。水煎服,每日1剂,1个月为1个疗程。加减法:兴奋、躁狂明显者,加大黄(后下)30g,芒硝(后溶)30g,代赭石30g,栀子10g,甘遂(研末冲服)3g;言语增多、思维散乱、行为愚蠢明显者,加柴胡10g,黄芩10g,龙胆草6g;幻觉妄想、紧张木僵明显者,加珍珠母30g,竹沥30g,牛黄(冲服)1g;情感淡漠、木纳呆板、人格衰退明显者,加猪牙皂角10g,沉香6g,合欢花10g;精神痴呆、时癫时狂、经久不愈者,加丹参、桃仁、当归、川芎等活血之品;惊恐不安、头痛失眠明显者,加朱砂、琥珀各(冲服)2g,天竺黄10g;慢性病例,无明显精神症状,反应迟钝,思维障碍明显者,基础方药量减半,加黄精、何首乌各30g,五味子10g,莲子心6g。结果:34例中4例临床治愈(服药1~2个月,症状控制,撤除西药,随访1年无发作,或发作后,经再次治疗病情稳定);21例显效(服药2个月症状减轻,仍需小剂量西药维持);9例无效(服药2~3个月,症状无明显改善,仍需大剂量西药控制)[3]。

参 考 文 献

[1] 黄道富.生铁落饮治疗痰火上扰型癫痫82例疗效观察[J].湖南中医学院学报,1988,8(1):20.

[2] 陈祖周.加味生铁落饮治疗梦游症10例[J].江西中医药,2004,(10)36.

[3] 何凤婷,周培奇.生铁落饮加减治疗急慢性精神分裂症34例[J].中华实用中西医杂志,2007,20(21):1902-1903.

珍珠母丸(真珠丸)
(《普济本事方》卷1)

【异名】真珠母丸(《保婴撮要》卷10)、真珠丹(《丹溪心法附余》卷10)。

【组成】真珠母三分(22.5g)未钻真珠也,研如粉,同碾 当归洗,去芦,薄切,焙干后称 熟干地黄酒洒,九蒸九晒,焙干各一两半(各45g) 人参去芦 酸枣仁微炒,去皮,研 柏子仁各一两(各30g) 犀角镑为细末 茯神去木 沉香忌火 龙齿各半两(各15g)

【用法】上为细末,炼蜜为丸,如梧桐子大,辰砂为衣。每服四五十丸,金、银、薄荷汤下,日午、夜卧服(现代用法:上药分别研为细末,和匀,以神曲粉打糊为丸,朱砂为衣,每服 6g,温开水送下,1 日 3 次)。

【功用】镇心安神,平肝潜阳,滋阴养血。

【主治】心肝阳亢,阴血不足不寐证。惊悸失眠,头目眩晕,脉细弦。

【病机分析】本方治证,究其致病之因,系由阴血不足,心肝阳亢,心神失藏所致。阴血不足,阳失承制,心肝阳亢,上扰则为头目眩晕,内动则神失守藏而见神志不宁,惊悸失眠。脉细弦,为心肝阴虚阳亢之征。

【配伍意义】心肝阳亢,阴血不足之惊悸失眠证,治当重镇为主以平心肝阳亢,佐以滋阴养血。方中真珠母性味咸寒,入肝、心二经,平肝潜阳,清肝明目,镇心安神,《得配本草》卷8 谓其"安心定志,聪耳明目";龙齿味干涩而性凉,亦入心、肝二经,镇惊安神,《得配本草》卷8 载其"镇心神,安魂魄",二药相须配伍,重镇安神,平肝潜阳以治阳亢神动,共为君药。炒枣仁味甘、酸,性平,入心、肝、胆经,养心益肝,安神,《名医别录》卷1 谓其治"烦心不得眠……补中益肝气……助饮气";柏子仁味甘性平,入心、肾经,养心安神,润肠腑,《本草纲目》卷34 言其"养心气,滋肾燥,安魂定魄,益智宁神";茯神性味甘淡平,有宁心安神之功,专用于心神不安,惊悸,健忘等症。三药合用,养心安神,以加强重镇平潜之功,共为臣药。人参甘、微苦,微温,入心、脾、肺经,补气,生津,安神,《神农本草经》卷2 载其"补五脏,安精神……定魂魄,止惊悸";当归甘、辛而温,入肝、心、脾经,补血活血;熟地黄甘而微温,入肝、肾经,补血滋阴,三药同用,益气生血,养血滋阴,以复其阴血不足,俱为佐药。犀角苦咸性寒,入心、肝、胃经,安神定惊,《得配本草》卷9 载其"治惊痫心烦";沉香辛、苦,性温,归脾、胃、肾经,温降调中,《日华子本草》卷11 言其"调中,补五脏",《本草经疏》谓之"治逆气、气结,殊为要药",二药配伍,前者取其镇惊之功,后者用其摄纳浮阳之效,为佐药。朱砂为衣,安神定志,以增强安神定志之力,且能引药入心,为使。上药配伍,标本兼顾,使阴复阳潜,心肝承制,则惊悸、少寐之症,遂可渐愈。

本方的配伍特点,是镇心、平肝与滋阴养血、安神并用。其中珍珠母、犀角、龙齿、沉香镇心安神,平肝潜阳,以治其标;人参、当归、熟地养血滋阴,益气生血,以治其本,故又具标本兼顾之义。

【临床运用】

1. 证治要点 本方为心肝阳亢,阴血不足,以致惊悸不寐的有效方剂。临床以惊悸失眠,头目眩晕,脉细弦为证治要点。

2. 加减法 若惊悸失眠较重者,宜加磁石、牡蛎、龙骨之类,以增其重镇安神之效。

3. 现代临床可用本方加减治疗癫痫及白内障等证属心肝阳亢,阴血不足者。

【使用注意】本方组成药物中有熟地、酸枣仁等滋腻酸敛之品,对于兼有痰湿或痰火为患的惊悸、少寐等证,应防其碍邪。

【源流发展】本方原名真珠丸,始见于宋·许叔微《普济本事方》卷1,用治"肝经因虚,内受风邪,卧则魂散不守,状若惊悸"。《女科百问》卷上应用本方更有发挥,用于"小便赤色,不痛不涩"。明·《保婴撮要》卷10 称本方为真珠母丸,用治"肝胆二经因虚,内受风邪,卧则魂散不守,状若惊悸"。《丹溪心法附余》卷10 真珠丹,是本方异名,唯真珠母用量增为三钱。《医宗必读》卷10 始称本方为珍珠母丸,珍珠母用量改为七钱五分,主治皆相同。《张氏医通》卷14 则载其"治肝虚不能藏魂,惊悸不寐"。现代《中医临证备要》之珍珠母丸,析其组成,似由本方衍化而来,由珍珠母、生地黄、熟地黄、党参、当归、柏子仁、酸枣仁、茯神、龙齿、沉香组成,具有养肝息风之功。临床用于痴呆,目光不活,言语迟钝,四肢举动不便,脉象迟缓,兼见头晕多汗,心悸,难寐者。

【疑难阐释】关于方中真珠母　本方原名真珠丸,《张氏医通》卷14改名为珍珠母丸。盖真珠与真珠母为功用、主治及药用价值不尽相同的两种药物,从原方真珠母仅用三分,研如粉,并注云"未钻真珠也"来看,系指珍珠而言,故方以"真珠"为名。自《张氏医通》改名珍珠母丸后,延续至今。至于真珠,价格较贵,可用珍珠母代之,但当与原方用药别论。

【方论选录】

1. 徐大椿:"肝虚热炽,热盛生风,心气不降,不能藏魂,而梦寐不安,故惊悸不寐焉。珠母益阴潜热,龙骨安魄定魂,人参扶元气以生津,熟地补肝阴以济火,柏仁养心气,枣仁养心神,当归养血荣肝,茯神安神定志,犀角清血分之风,沉香降九天之气,朱砂镇心安神以宁梦也。蜜丸薄荷汤下,使肝虚顿复,则魂魄自安,而梦寐亦宁,何惊悸之不痊哉?此清补宁神剂,为肝虚热炽惊悸之专方。"(《医略六书·杂病证治》卷7)

2. 张山雷:"此方治肝风,是专治肝阳自动之风。珠母、龙齿沉重潜阳,其色皆青,故专与平肝降逆。许氏以此方列为中风门之第一方,盖亦知是病之为内因,非潜镇清热不可。枣、柏、茯神清养摄纳,辅佐亦最得力。参、归、熟地,则为滋养阴虚者设法。苟无热痰上壅,是为培本之上策。惟犀角专清心火,凡治肝风内动,宜易羚角。"(《中风斠诠》卷3)

3. 冉雪峰:"查此方以润为补,以补为通,培育生机,斡旋正气,为镇静剂中最缓和者。珍珠乃老蚌壳部分泌珠素,多年孕育而成,气血荣周,壳际骨脉潜通,其壳之道路,不啻骨部一种特殊神经。近科学研究,蚌所分泌珠素,与壳内光辉之质相同,故用珍珠母,不啻使用珍珠。功能泻热潜阳,安神定惊,明目去翳,好颜色,鹿载璃而角班,泽藏珠而川媚,气化相感,爱力相袭,与神经合而为一,为镇静神经灵异之品。佐犀角、龙齿,龙、犀均灵物,其齿其角,均精华凝聚,质重能升,气清而降。再佐沉香,既藉其香以醒豁,又藉其沉以下纳。方共十药,半数俱为补药,地黄、当归滋养肝肾,二仁、茯神涵濡心脾,纯以补益为运化之本。全方无一暴悍峻厉,攻伐泄泄之品,在镇静剂中,实为最清纯,最平缓之方,血少精亏,虚风上僭,此为合拍。主治条文,因虚受风,须知此方非外感风邪所宜。所谓魂散不守,状如惊悸,皆脑神经病变。此方可疗脑充血之虚证,脑贫血之实证。"(录自《历代名医良方注释》)

【评议】珍珠母丸为治心肝阳亢,阴血不足,以致惊悸不寐的有效良方。然徐氏则云:"此清补宁神剂,为肝虚热炽惊悸之专方"。故肝虚热炽,不能藏魂,而梦寐不安,惊悸不寐者,亦可用之。张氏认为:"此方治肝风,是专治肝阳自动之风。……惟犀角专清心火,凡治肝风内动,宜易羚角",可资临床运用参考。本方为镇心平肝潜阳,益气滋阴养血,标本兼顾之剂,冉氏所言:"此方以润为补,以补为通"与"此方可疗脑充血之虚证,脑贫血之实证"亦在情理之中。

【临床报道】失眠　以珍珠母丸加减(珍珠母粉22.5g,龙齿、沉香、朱茯神各15g,当归、熟地各15g,党参、炒酸枣仁、柏子仁各30g,水牛角片30g)联合西药帕罗西汀(5-羟色胺再摄取抑制剂)治疗负性生活事件(指事业遭挫、人际关系紧张、亲人去世、夫妻失和、车祸、失恋、目睹车祸、火灾等刺激性事件)所致失眠。呕恶加姜半夏、代赭石;头痛、心烦易怒加黑山栀、牡丹皮;汗多加五味子;头晕加天麻、钩藤;耳鸣加灵磁石、沙苑子。对照组单纯使用帕罗西汀治疗。疗程均为90天。采用睡眠障碍量表(SDRS)和汉密尔顿焦虑量表(HAMA)进行评分。结果:治疗组63例,显效22例,好转35例,无效6例;对照组58例,显效13例,好转

28例,无效17例,治疗组疗效优于对照组。此外,治疗组的恶心、头晕等不良反应发生率较对照组少[1]。

参 考 文 献

[1] 陈韫炜.中药珍珠母丸对负性生活事件所致失眠临床疗效的影响[J].广州中医药大学学报,2007,24(2):113-115.

磁朱丸(神曲丸)
《备急千金要方》卷6

【异名】 明目磁石丸(《简要济众方》,录自《医方类聚》卷10)、磁石丸(《圣济总录》卷109)、千金神曲丸(《三因极一病证方论》卷16)、磁砂丸(《医学入门》卷7)、内障神方(《惠直堂方》卷2)。

【组成】 磁石二两(60g) 朱砂一两(30g) 神曲四两(120g)

【用法】 上药为末,炼蜜为丸,如梧子大。饮服三丸,每日三次(现代用法:上药研末,炼蜜为丸,每服6g,每日2次,开水送服)。

【功用】 重镇安神,潜阳明目。

【主治】 心肾不交,神志不安证。心悸失眠,耳鸣耳聋,视物昏花。亦治癫痫。

【病机分析】 本方治证之病机,乃水不济火,心阳偏亢,心肾不交所致。耳目之所以能听视,有赖于五脏六腑之精气上行灌输,正如《灵枢·大惑论》所云:"五脏六腑之精气,皆上注于目而为之精。……骨之精为瞳子。"耳为肾之外窍,为十二经脉所灌注,内通于脑。肾藏精,主骨生髓,脑为髓之海,而"肾者主水,受五脏六腑之精而藏之"(《素问·上古天真论》),髓海得濡,则视听正常。反之,"髓海不足,则脑转耳鸣"(《灵枢·海论》)。《素问·灵兰秘典论》云:"心者,君主之官,神明出焉。"肾阴不足,肾水不能上济心火,心阳独亢,以致心神不宁,故见心悸失眠。阳亢风动,发为癫痫。

【配伍意义】 本方所治,乃水不济火,心阳偏亢,心肾不交之证,但以心阳偏亢为主。《辨证录》卷4云:"心原属火,过于热则火炎于上,而不能下交于肾;肾原属水,过于寒则水沉于下,而不能上交于心矣。然则治法,使心之热者不热,肾之寒者不寒,两相引而自两相合也。"故以交通心肾,益阴潜阳,重镇安神立法。磁石辛寒质重入肾,能"养肾脏","益精,除烦",疗"小儿惊痫"(《神农本草经》卷1),"治肾家诸病,而通耳明目"(《本草纲目》卷10),方中用之,旨在养肾益阴潜阳,聪耳明目安神;朱砂入心,秉寒降之性,《神农本草经》卷1谓能"养精神,安魂魄,益气明目",《本草经疏》卷3曰:"丹砂为清镇少阴君火之上药。"方中用之,清心安神定志。二药相配,共为君药,可益阴潜阳,交融水火,使心肾相交,精气得以上输,心火不致上扰,则心悸失眠、耳鸣耳聋、视物昏花诸证悉除。然磁石、朱砂皆金石之品,最易碍胃,故佐以神曲健脾和胃,以助运化。再则本方的治证病机为水不济火,心肾不交,而中焦脾胃为气机升降之枢纽,神曲妙在斡旋中焦气机,有利于心肾相交,水火既济,故与磁石、朱砂配伍,能增其疗效。丸以炼蜜,用米汤送服,是取其和胃补中,有利于药物的运化输布。全方配伍合宜,药简效宏,共奏重镇安神,潜阳明目之功。《本草纲目》卷10评释此方曰:"磁石治肾家诸病,而能通耳明目……盖磁石入肾,镇养真精,使神水不外移;朱砂入心镇养心血,使邪火不上侵,而佐以神曲化滞气,生熟并用,温养脾胃生发之气。"可谓言简意赅。

本方用治癫痫,亦是取其重镇安神兼以平肝潜阳息风之功。故柯琴称本方为"治癫痫之圣剂"(录自《古今名医方论》卷 4)。

【临床运用】

1. 证治要点　本方为治疗心肾不交的常用方剂。临床以心悸失眠,或耳鸣,视物昏花,舌红,脉弦为证治要点。

2. 加减法　若心中烦热,失眠较甚者,可加栀子、莲子心,以增强清心除烦之力;若惊悸重者,加生龙骨、紫贝齿等,以加强重镇安神之效;若兼见肝肾阴虚者,宜配合六味地黄汤送服,以滋补肝肾。

3. 神经衰弱,癫痫,精神分裂症,高血压及眼科视网膜、视神经、玻璃体、晶状体的病变,房水循环障碍等证属心肾不交,水火不济者,均可用本方加减治疗。

【使用注意】

1. 本方为镇摄之剂,眼耳病属于心肾不交者宜之,若肝肾阴虚有火者,非仅用此方所能奏效,宜合用滋补肝肾之品,如六味地黄丸之类。

2. 胃气虚弱,纳谷不佳,消化迟缓者,本方少用为宜。因重坠之药,影响运化,损伤脾胃。

3. 朱砂为矿物类药品,含硫化汞等物质,多用、久用能引起中毒。《本草从新》卷 13 谓朱砂"独用多用,令人呆闷"。故运用本方时,应注意用量及疗程。

【源流发展】本方首见于《备急千金要方》卷 6,名"神曲丸",《原机启微》卷下始称"磁朱丸"。《备急千金要方》谓其"主明目,百岁可读注书","常服益眼力,众方不及,学者宜知此方神验不可言,当秘之。"《审视瑶函》卷 2 以其"治神水宽大渐散,昏如云雾中行,渐睹空中有黑花,渐睹成二体,久则光不收,及内障神水淡绿色、淡白色者";《医学实在易》卷 5 扩展其用,谓之"治耳鸣、耳聋如神。又治目内障及神水散大等症,为开瞽第一品方"。因本方能交通心肾,重镇潜阳,安神定志,后世医家移治神志不安与癫痫等病证,以扩大其治疗范围。如陈念祖《医学实在易》卷 5 言:"磁朱丸治癫、狂、痫……如神。"《医学衷中参西录》上册以本方加赭石二两、清半夏二两,易神曲为酒曲,以铁锈水煎汤送服,名加味磁朱丸,治疗痫风。现代用于神经衰弱、高血压病、精神分裂症以及眼科视网膜、视神经、晶状体的病变等。

【方论选录】

1. 王肯堂:"磁石辛咸寒,镇坠肾经为君,令神水不外移也。辰砂微甘寒,镇坠心经为臣,肝其母也,此子能令母实也,肝实目明。神曲辛温甘,化脾胃中宿食为佐,生用者,发其生气;熟用者,敛其暴气也。服药后俯视不见,仰视渐睹星月者,此其效也。亦治心火乘金,水衰反制之病,久病累发者,服之则永不更作。"(《证治准绳·类方》卷 7)

2. 王又原:"《经》曰:五脏六腑之精,皆上注于目。则目之能视者气也,目之所以能视者精也。肾惟藏精,故神水发于肾;心为离照,故神光发于心。光发阳而外映,有阴精以为守,则不散而常明;水发阴而凝结,有阳气以为布,则洞悉而不穷。惟心、肾有亏,致神水干涸,神光短少,昏眊、内障诸证所由作也。磁石直入肾经,收散失之神,性能引铁吸肺金之气归藏肾水。朱砂体阳而性阴,能纳浮游之火而安神明。水能鉴,火能烛,水火相济,而光华不四射欤?然目受脏腑之精,精资于谷,神曲能消化五谷,则精易成矣。盖神水散大,缓则不收,赖镇坠之品疾收而吸引之,故为急救之剂也。其治耳鸣、耳聋等症,亦以镇坠之功,能制虚阳之上奔耳。"(录自《古今名医方论》卷 4)

3. 柯琴:"此丸治癫痫之圣剂。盖狂痴是心、肾、脾三脏之病。心藏神,脾藏意与智,肾藏精与志。心者,神明之主也;主不明则十二官危,使道闭塞而不通,形乃大伤。即此谓也。

然主何以不明也？心法离而属火，真水藏其中；若天一之真水不足，地二之虚火妄行，所谓天气者蔽塞，地气者昌明，日月不明，邪害空窍，故多妄见，而作此奇疾也。非金石之重剂以镇之，狂必不止。朱砂禀南方之赤色，入通于心，能降无根之火而安神明。磁石禀北方之黑色，入通于肾，吸肺金之气以生精，坠炎上之火以定志。二石体重而主降，性寒而滋阴，志同道合，奏功可立俟矣。神曲推陈致新，上交心神，下达肾志，以生意智；且食入于阴，长气于阳，夺其食则已，此《内经》治狂法也，食消则意智明而精神治，是用神曲之旨乎！炼蜜和丸，又甘以缓之矣。"（录自《古今名医方论》卷4）

4. 王子接："瞳神散大，孙思邈、倪微德、李东垣皆言心火乘肺，上入于脑灼髓，以火性散溢，故瞳子散大。倪云忌用辛热，李云忌用寒凉，孙云磁朱丸益眼力，众方不及。磁石辛咸寒，镇摄肾精，令神水不外驰；朱砂微甘寒，收纳心经浮溜之火；磁石伏丹砂，水胜火也，故倍用磁石。《易》象曰：水在火上，乃为既济。第磁石入足少阴，朱砂入手少阴，手足经之走殊途，水火之气性各异，故倪曰微妙在乎神曲，非但生用化滞，发生气，熟则敛暴气，今以脾经之药配入心肾药中，犹之道家黄婆媒合婴姹，有相生相制之理。"（《绛雪园古方选注》卷下）

5. 陈念祖："磁石生用，朱砂若煅炒则杀人。磁石黑色入肾，朱砂赤色入心，水能鉴，火能烛，水火相济，则光华四射矣。然目受五脏六腑之精，精禀于谷，神曲能消五谷，则精易成矣，故为明目之神方。其治耳鸣耳聋者，亦以镇坠之功能制虚阳之上奔耳。"（《医学实在易》卷5）

6. 张秉成："治神水宽大渐散，光彩不收，及内障拨后翳不能消，用此镇之。朱砂禀南方离火之气，中怀阴质，镇邪荡秽，随磁石吸引之，能下行入肾，自然神水肃清，而阴霾退避矣。用生曲者，藉以发越丹石之性，而助其建功也。用米饮下者，取谷气以和脾胃，使朱砂之入心，磁石之入肾，婴儿姹女，藉中土以既济之耳。立方之意，岂浅鲜哉。"（《成方便读》卷4）

7. 张锡纯："磁朱丸方，乃《千金方》中治目光昏眊，神水宽大之圣方也。李濒湖解曰：磁石入肾，镇养真阴，使肾水不外移；朱砂入心，镇养心血，使邪火不上侵；佐以神曲，消化滞气，温养脾胃生发之气。然从前但知治眼疾，而不知治痫风，至柯韵伯称此方治痫风如神，而试之果验，然不若加赭石、半夏之尤为效验也。"（《医学衷中参西录》上册）

8. 谢观："此为治内伤目疾之第一方。五脏六腑之精，皆上注于目，神水发于肾，神光发于心，故二脏之关系尤重，心肾有亏，致神水干涸，神光短少，则有昏眊内障诸症。方中以磁石之辛咸寒涩为君，收散失之神，吸肺金之气，以归之于肾；辰砂之甘寒重镇为臣，收浮游之火，壮清明之神，以归之于心；神曲之辛甘微温为佐，以消食化谷健脾，俾水谷之精华，可以速化而上注于目；再用炼蜜和丸之甘缓，以为之使。心肾之精既聚，脾胃之运化复常，则真阴充沛，而目疾自除矣。"（《中国医学大辞典》）

【评议】本方原为治神水散大，视物昏花之目疾而设，因能交通心肾，益阴潜阳，重镇安神，后世医家扩大其治疗范围，用于神志不安与癫痫等证。对其治证病机，各家方论基本一致，即水不济火，心肾不交所为。对于方药分析，观点亦大致相同。惟对神曲的分析，各有所见，王肯堂谓"神曲辛温甘，化脾胃宿食为佐，生用者发其生气，熟用者敛其暴气也"，即神曲可治目疾。王子接亦从其说。王又原认为"目受脏腑之精，精资于谷，神曲能消化五谷，则精易成矣"，方用神曲即补精以益目。陈念祖、谢观所论与此基本相同。柯琴、张秉成所论更有发挥，柯氏认为"神曲推陈致新，上交心神，下达肾志，以生意智……食消则意智明而精神治，是用神曲之旨乎";张氏认为"用生曲者,藉以发越丹石之性,而助其建功也"。

【验案举例】癫痫 《江西中医药》(2002,3:24):邢某,女,48岁,农民,已婚。患癫痫病十余年,于1999年4月12日因生气致僵仆直视,四肢抽搐,口吐涎沫,面色赤紫,口中发出叫声,小便失禁,持续10分钟,缓解1～2天,继而又发而入院。诊见:患者面色发红,躁动不安,狂呼乱叫,两目怒视,意识朦胧,时有冲动,妄闻妄见,大便干结,抽搐时发,舌质红、苔黄腻,脉弦滑数。入院后经西药抗癫痫治疗,2周后神志转清。中医辨证为痰火互结,蒙蔽清窍,辨为狂痫。予磁朱丸每日2次,每次10粒,以涤痰汤调服。出院后继服90天,追访2年未发。

按语:《丹溪心法》提出"无痰不作痫"的理论,认为是痰火壅蔽上窍所致。治疗时针对患者的不同病情,适当配合汤剂应用,则疗效更为显著。

【临床报道】幻听 观察磁朱丸治疗幻听7例,或为精神分裂症以幻听为突出症状,或为精神分裂症治疗后基本症状消失而残留幻听。以磁朱丸治疗,每次6～10g,每日1～2次,一般以1个月为1疗程(最短7天,最长3个月)。治疗后显效(幻听消失或大部分消失)3例,好转(幻听减轻)3例,无效1例。作者认为,磁朱丸以心肾不交为主证,本组7例中,6例有心肾不交症状,故用之疗效较好,1例没有心肾不交症状,则无效。说明应用中成药,也要辨证施治,否则难以收到满意疗效。必须指出,如遇有脾胃虚弱患者,应缩短疗程,幻听消失或减轻应立即停服[1]。

【实验研究】改善睡眠、提高睡眠质量 实验发现大鼠给予磁朱丸后,其觉醒时间明显减少,睡眠总时间延长,主要表现为延长慢波睡眠Ⅱ期(SWS_2)和快动眼睡眠(REMS)。表明该药对失眠大鼠有改善睡眠、提高睡眠质量的作用[2]。

参 考 文 献

[1] 周长发.磁朱丸治疗幻听[J].上海中医药杂志,1981,(7):40.
[2] 李尔逊,孙春宇,李廷利,等.磁朱丸对失眠大鼠睡眠时相的影响[J].中国医药导报,2008,5(2):20-21.

(韩 涛 刘持年 王均宁)

第二节 补 养 安 神

天王补心丹
(《校注妇人良方》卷6)

【组成】人参去芦 茯苓 玄参 丹参 桔梗 远志各五钱(各15g) 当归酒浸 五味子 麦门冬去心 天门冬 柏子仁 酸枣仁炒各一两(各30g) 生地黄四两(120g)

【用法】上为末,炼蜜为丸,如梧桐子大,用朱砂为衣。每服二三十丸(6～9g),临卧,竹叶煎汤送下(现代用法:上药共为细末,炼蜜为小丸,用朱砂水飞9～15g为衣。每服6～9g,温开水送下,或用桂圆肉煎汤送服。亦可改为汤剂,用量按原方比例酌减)。

【功用】滋阴清热,养血安神。

【主治】阴虚血少,神志不安证。心悸失眠,虚烦神疲,梦遗健忘,手足心热,口舌生疮,舌红少苔,脉细而数。

【病机分析】本方所治病证是由心经阴血不足,虚热内扰,心失所养而致。《素问·灵兰秘典论》说："心者,君主之官,神明出焉。"《灵枢·邪客》说："心者,五脏六腑之大主也,精神之所舍也。"故心神不宁之疾患,主要在心。《素问·痹论》又说："阴气者,静则神藏,躁则消亡。"若素体阴虚或思虑劳心过度,耗伤心经阴血,心失所养,不能藏神,故心悸失眠;心主血脉,气血充盛,心神得养,则智力敏捷,精神充沛,若劳心过度,伤及心血,心血不足,故见神疲;阴血不足,虚热内生,扰心则虚烦;扰动精室则梦遗;炎上则口舌生疮;舌为心之苗,心阴不足,故舌红少苔;脉细而数,亦为阴亏血少,虚热内扰之征。

【配伍意义】 本方是为阴亏血少,虚热内扰,神志不安而设,根据《灵枢·邪客》篇"补其不足,泻其有余,调其虚实"的治疗原则,以滋阴养血,补心安神立法。方中重用生地黄,滋阴养血清热,为君药。天冬、麦冬、玄参皆甘寒多液之品,以之助君药养阴清热,共为臣药。其中玄参,《日华子本草》卷7谓之"补虚劳损,(治)心惊烦躁";天冬,《日华子本草》卷5谓之"镇心,润五脏……补五劳七伤";麦冬入心,长于滋心阴,清心热,《日华子本草》卷5言其"治五劳七伤,安魂定魄",《珍珠囊》卷5谓之"生脉保神",《用药心法》卷7谓之"补心气不足"。阴血不足,又以当归补其阴血,《日华子本草》卷7载其"补一切劳……养新血",《本草纲目》卷14言之"和血补血"。所以本方生地、当归同用,滋阴养血之力益彰。《日华子本草》卷6云:丹参"养神定志……补新生血",《滇南本草》又言其"补心定志,安神宁心,治健忘怔忡,惊悸不寐",故方中应用丹参养血安神,与补血及宁心安神之品相配,使心血充足,心神自安,这是本方配伍之妙处。血生于气,补气即生血,故用补气要药人参"补五脏,安精神"(《神农本草经》卷1);茯苓"益脾宁心"(《本草从新》卷9),二者同用,益心气,使气旺则血生,并均有宁心安神之效。血不养心,神志不安,故又用酸枣仁、远志、柏子仁养心安神,其中酸枣仁"主烦心不得眠"(《名医别录》);远志,"治惊悸不寐"(《本草从新》卷1);柏子仁,"养心气,润肾燥,益智宁神"(《本草纲目》卷34),方中用之,补心安神。五味子酸温,"补元气不足,收耗散之气"(《用药法象》),以敛心气之耗散。以上诸药,共为佐药。桔梗载药上行为使,俾药力作用于胸膈之上,不使速下。用法中以朱砂为衣,增其清热安神之效。诸药合用,配伍适宜,是一首治疗阴亏血少,虚热内扰,神志不安的有效良方。

【类方比较】 天王补心丹与归脾汤皆可用于心悸、怔忡、健忘、失眠之证,但前者重用生地黄滋阴清热,配伍玄参、天冬、麦冬、当归、丹参等滋阴养血药,以及人参、五味子、酸枣仁、柏子仁等补心安神之品组方,具有滋阴清热,养血安神之功,主治心经阴血亏虚而致心悸失眠健忘之证;后者以人参、黄芪、白术、炙甘草、当归等补气养血,健脾养心药,配伍茯苓、远志、枣仁、龙眼肉等宁心安神药组方,因此功用侧重于益气健脾,补血养心安神,主治心脾气血不足所致的心悸怔忡,健忘失眠之证。

天王补心丹与炙甘草汤均可治疗心悸,但天王补心丹滋阴养血,兼以清热安神,主治阴血亏虚,虚热扰心所致的心悸失眠,心烦,口干,甚则口舌生疮等症;而炙甘草汤则益气养血,滋阴复脉,治疗阴血亏虚失于荣养,心气衰弱无力鼓动血脉之心动悸,脉结代等症。

天王补心丹与酸枣仁汤均有安神之功,治心神不宁、虚烦失眠、心悸健忘等症,但酸枣仁汤之主治病机为肝血不足,虚热内扰,故治以养血补肝,清热除烦为主,主治心悸失眠,兼有头晕目眩,虚烦,脉弦细者;而天王补心丹主治病机为心经阴亏血少,虚火内扰所致的心悸失眠,梦遗健忘,其治疗重在滋阴养血,补心安神。

【临床运用】

1. 证治要点 本方临床运用,以心悸失眠,手足心热,舌红少苔,脉细数为证治要点。

2. 加减法　失眠较重者,可酌加龙骨、磁石等以增其重镇安神之功;如心悸怔忡,睡眠不安,可酌加龙眼肉、夜交藤以加强养心安神之效;如有遗精滑泄,可酌加金樱子、芡实、牡蛎等以固肾涩精。

3. 现代临床用于神经衰弱、精神分裂症、心脏病、甲状腺功能亢进等属心经阴血亏少,心神不安者。

【使用注意】

1. 本方药味偏于寒凉滋腻,故脾胃虚弱者,应当慎用。

2. 本方用朱砂为衣,或以朱砂水飞后掺入,而朱砂为汞的硫化物,长期服用含朱砂的制剂可致汞的蓄积,因此不宜久服。

【源流发展】本方录自《校注妇人良方》卷6,原书载其具有"宁心保神,益血固精,壮力强志,令人不忘;清三焦,化痰涎,祛烦热,除惊悸,疗咽干,育养心神"之功。治妇人热劳,心经血虚,心神烦躁,颊赤头痛,眼涩唇干,口舌生疮,神思昏倦,四肢壮热,食饮无味,肢体酸疼,心忪盗汗,肌肤日瘦,或寒热往来。考其来源,当从《备急千金要方》卷14治健忘方(天冬、远志、茯苓、地黄)、《千金翼方》卷15定志补心汤(远志、菖蒲、人参、茯苓)及《太平圣惠方》卷3茯神散(茯苓、柏子仁、酸枣仁、黄芪、人参、地黄、远志、五味子)三方衍化而来。后世多部医书载其同名方剂,但各有差异。如早于本方的《陈素庵妇科补解》卷5之天王补心丹,较本方多杜仲、牡丹皮、石菖蒲、茯神、石莲肉,增其养心益肾,清热安神之功,而用于产后血虚,恍惚无主,似惊非惊,似悸非悸,欲安而恍惚,欲静而反扰,甚或头旋目眩,坐卧不常,夜则更加,饥则尤剧。《医方考》卷3所录天王补心丹,与本方组成基本相同,仅无朱砂为衣,用于过劳其心,忽忽喜忘,大便难,或时溏利,口内生疮者。《摄生秘剖》卷1所载天王补心丹,功用、主治与本方基本相同,仅用量稍有出入,药用人参、丹参、玄参、白茯苓、五味子、远志、桔梗各五钱,当归身、天门冬、麦门冬、柏子仁、酸枣仁、生地各四两,辰砂五钱为衣。又如《万病回春》卷4之天王补心丹,较本方多石菖蒲、黄连,清心开窍宁心之力优,书中载其治健忘,《症因脉治》卷2谓其治内伤嗽血。《医碥》卷6之天王补心丹,即本方去人参、生地、麦冬、天冬、玄参,主治虚损劳瘵,则是本方临床应用的发展。

【疑难阐释】

1. 关于方名　《景岳全书》卷53载:"此方之传,未考所自,《道藏》偈云:昔志公和尚日夜讲经,邓天王悯其劳者也,赐之此方,因以名焉。《医方集解·补养之剂》曰:终南宣律师,课诵劳心,梦天王授以此方,故名。"作者在当时利用人们迷信心理,为了说明本方功效如神,故托词天王念其每日诵经劳心,而在梦中授予此方。《绛雪园古方选注》卷中曰:"补心者,补心之用也……神之为用不穷矣,故曰补心。"此说甚是。

2. 关于本方的君药　有的方论认为酸枣仁、柏子仁、五味子具有养心安神之功,又可敛心气之耗散,为本方的主要组成部分。但从本方的病机来看,是以心经阴亏血少,虚热内扰而致,柯琴云:"补心者必清其火而神始安",用生地黄为君,取其滋阴补水为主,水盛可以伏火,即既济之意,且以玄参、麦冬、天冬、当归、丹参配伍,使滋阴养血作用更强,故以此为君药更能切合病机。

3. 关于桔梗的配伍意义　《摄生秘剖》卷1引李中梓言:"以桔梗为使者,欲载诸药入心,不使之速下也。"《本草纲目》卷12载:"主口舌生疮,赤目肿痛。"说明诸医家认为该药除入肺经外,也应为心经药。其性升浮,故可载药入心。如《重庆堂随笔》所谓:"桔梗,开肺气之结,宣心气之郁。"

【方论选录】

1. 吴昆："过劳其心，忽忽喜忘，大便难，或时溏利，口内生疮者，此方主之。心者，神明之脏，过于忧愁思虑，久久则成心劳。心劳则神明伤矣，故忽忽喜忘。心主血，血濡则大便润，血燥故大便难。或时溏利者，心火不足以生脾土也。口内生疮者，心虚而火内灼也。人参养心气，当归养心血，天、麦门冬所以益心津，生地、丹、玄所以解心热，柏子仁、远志所以养心神，五味、枣仁所以收心液，茯苓能补虚，桔梗能利膈。诸药专于补心，劳心之人宜常服也。"（《医方考》卷3）

2. 李中梓"心者，神明之官也，忧愁思虑则伤心，神明受伤则主不明而十二官危，故健忘、怔忡。心主血，血燥则津枯，故大便不利。舌为心之外候，心火炎上，故口舌生疮。是丸以生地为君者，取其下入少阴以滋水主，水盛可以伏火，况地黄为血分要药，又能入手少阴也。枣仁、远志、柏仁养心神者；当归、丹参、元参生心血者也。二冬助其津液，五味收其耗散，参、苓补其气虚。以桔梗为使者，欲载诸药入心，不使之速下也。"（录自《摄生秘剖》卷1）

3. 柯琴："心者主火，而所以主者，神也。神衰则火为患，故补心者，必清其火而神始安。补心丹用生地黄为君者，取其下足少阴以滋水主，水盛可以伏火，此非补心之阳，补心之神耳。凡果核之有仁，犹心之有神也，清气无如柏子仁，补血无如酸枣仁，其神存耳。参、苓之甘以补心气，五味之酸以收心气，二冬之寒以清气分之火，心气和而神自归矣。当归之甘以生心血，玄参之咸以补心血，丹参之寒以清血中之火，心血足而神自藏矣。更假桔梗为舟楫，远志为向导，和诸药入心而安神明，以此养生则寿，何有健忘怔忡、津液干涸、舌上生疮、大便不利之虞哉？"（录自《古今名医方论》卷4）

4. 汪昂："此手少阴药也。生地、元参，北方之药，补水所以制火，取既济之义也。丹参、当归，所以生心血。血生于气，人参、茯苓所以益心气，人参合麦冬、五味，以为生脉散。盖心主脉，肺为心之华盖，而朝百脉（百脉皆朝于肺），补肺生脉（脉即血也），所以使天气下降也（天气下降，地气上腾，万物乃生）。天冬苦入心而寒泻火，与麦冬同为滋水润燥之剂。远志、枣仁、柏仁，所以养心神。而枣仁、五味酸以收之，又以敛心气之耗散也。桔梗清肺利膈，取其载药上浮而归于心，故以为使。朱砂色赤入心，寒泻热而重宁神，读书之人，所当常服。"（《医方集解·补养之剂》）

5. 徐大椿："血虚挟热，虚热生风而心神失养，故怔忡、惊悸不已。生地、元参壮水制火，枣仁、柏仁养心安神，人参助心气，当归养心血，天冬、麦冬清心润燥，茯神、远志渗湿交心，丹参理心血，五味收心阴，少佐桔梗载药上行，俾诸药入心。若心火太旺，加黄连以直折之。此是心虚挟热惊悸、怔忡之专方。炼蜜为丸，朱砂为衣，使火降神宁，则虚风自熄，而心悸诸证无不痊矣。"（《医略六书·杂病证治》卷1）

6. 费伯雄："此方原为心血不足，怔忡健忘等症而设，故收敛之药不嫌太重。有桔梗载药上浮，远志开通心气，二味已足，减去石菖蒲者为是，否则开泄太猛，非虚人所宜也。"（《医方论》卷1）

7. 张秉成："夫心为离火，中含真水，凡诵读吟咏，思虑过度，伤其离中之阴者，则必以真水相济之。故以生地、元参壮肾水，二冬以滋水之上源。当归、丹参虽能入心补血，毕竟是行走之品，必得人参之大力驾驭其间，方有阳生阴长之妙。茯苓、远志泄心热而宁心神，去痰化湿，清宫除道，使补药得力。但思虑过度，则心气为之郁结，故以柏子仁之芳香润泽者，入心以舒其神，畅其膈。枣仁、五味收其耗散之气，桔梗引诸药上行而入心。衣以朱砂，取其重以镇虚逆，寒以降浮阳，且其色赤属离，内含阴汞，与人心同气相求，同类相从之物也。"（《成方

便读》卷1)

【评议】关于本方的治证病机,诸家皆从劳心过度,阴亏血少虚火立论,亦有兼论心肾者,然据其治证分析,系由心经阴亏血少,虚火内扰所致。虽有遗精之症,并非肾虚所为,而是心经阴血不足,以致心火亢盛,扰动精室而致。天王补心丹中,滋阴清热与养血安神药相配,其中生地黄用量独重且又与天冬、麦冬、玄参等大队滋阴清热药为伍,该方重在滋阴养血,故为滋阴养血之补心安神剂,对心经阴血亏少,而虚热内扰不甚所致的神志不安证最为适宜。如属心肾两虚,阴血不足,虚火上扰之惊悸怔忡,健忘盗汗,则用滋阴补肾,养心安神之柏子养心丸加黄连、栀子治疗,尤为适合。

【验案举例】

1. 心悸 《柳选四家医案·曹仁伯医案》:心悸,初以惊恐得之,后来习以为常,经年不愈,手振舌糙,脉芤带滑,不耐烦劳,此系心血本虚,痰涎袭入也。人参、元参、丹参、枣仁、天冬、麦冬、菖蒲、茯苓、茯神、当归、远志、五味、桔梗、半夏、生地、橘皮、枳壳、柏仁、炙草。

按语:此证心血本虚,痰涎袭入扰心而致心悸不安,方用天王补心丹、二陈汤加味,意在补血养心,理气化痰,使既亏之心血得以滋补,袭入之痰涎得以祛除,如是心神得安,心悸则愈。

2. 顽固性口腔溃疡 《新中医》(1986,11:20):某男,40岁,干部。1980年3月初诊。患慢性口腔溃疡5年,经中西医治疗罔效。翌年4月见神倦失眠,纳差,面色少华,舌面及口腔黏膜可见多个溃疡点。舌质淡,苔薄白,脉沉细。此乃阴虚见证,即用天王补心汤(人参在本方中改为太子参,生地、茯苓、当归、玄参、柏子仁、桔梗、麦门冬各15g,远志、石菖蒲、丹参、熟仁枣各10g,五味子5g)5剂内服,临床症状好转而渐愈。随访3年未复发。

按语:口腔溃疡多由心脾二经积热上熏所致,亦有因气血亏损,思虑过多所为,天王补心汤具有养血宁心安神之功,用治阴血不足,心火上炎,导致咽干口燥,口舌生疮,有佳效,曾治15例顽固性口腔溃疡证属阴血不足,心火上炎者,未配其他药,均在服药10~13剂后痊愈。

3. 口腔奇痒 《河南中医》(1988,3:34):某女,31岁,教师。1984年11月2日初诊。患者自述半月前无明显诱因突感口腔奇痒难忍,以上腭及舌体为甚,舌体用力搅动后稍减,昼轻夜重,甚则夜不能安枕,每每需用牙刷刷至微微出血方舒。曾诊为自主神经功能紊乱,经用西药治疗无效,遂来中医科就诊。患者有肝炎病史,又素有十二指肠溃疡,症见形体瘦弱,面色萎黄,口腔内奇痒,时欲用手搔之,心烦口干,夜寐不安,体倦乏力,右胁及胃脘隐痛,腰酸软无力,舌体瘦小,质淡尖红,苔薄黄,脉弦细小数。诊为口腔奇痒证。分析其原有肝胃病史,且胃疾已久,后天不足,气血乏源,兼之思虑劳心,致气血不足,心肾失养,虚火上扰。舌为心之苗,肾脉挟舌本,循咽喉,血虚热扰,则奇痒不休。辨证为心肾不足,虚火上扰。拟养血益气,清热安神之法。处方:天王补心丹加减。党参12g、沙参、当归各15g,枸杞子、寸冬各12g,伏神15g,灵磁石30g(先煎),炒枣仁18g,五味子9g,炒栀子6g,知母6g,肉桂4.5g,炙甘草6g,水煎服,2剂,每日1剂。11月4日,患者欣然而至,言药后奇痒若失,余症也减其半。但苦于煎药不便,不复用药。1986年9月28日,患者又至,言因近日工作劳累,旧症又作,仍伴见心烦失眠,倦怠乏力,口舌干燥,胃脘隐痛,腰酸无力,舌尖红,苔薄黄,脉细数。证不变则方不更,又将原方处以2剂,仍获奇效。

按语:口腔奇痒症在临床较为少见,吾偶遇此症,思及《内经》"病机十九条"中所言:"诸痛痒疮,皆属于心",故而试之从心论治。

4. 抽动秽语综合征 《北京中医》(2006,10:598):患儿,男,8岁,2006年2月20日初诊。于两月前开始,喉中"呃"声不断,不能自主,以致影响上课学习,精神紧张时症状尤为明显,并伴有注意力不能集中、好动等表现。诊时患儿口不渴,饮水不多,口唇干红,舌略红,苔薄白而润,舌中有裂纹,脉细小数。诊为抽动秽语综合征(心肝阴虚型),予以方药:太子参20g,沙参30g,丹参20g,石菖蒲10g,天竺黄6g,五味子6g,黄连4g,白芍20g,炙甘草5g,淮小麦20g,百合10g,大枣10g。7剂,每日1剂,水煎服。1周后复诊,诸症均减,在上方基础上稍作加减,继服7剂,"呃"声基本消失,继用此方月余,诸症完全消失,未再发作。

按语:方中取甘麦大枣汤合天王补心丹之义,以滋心肝之阴。同时重用白芍、五味子等药以敛阴柔肝,滋肝体以制肝用;再辅以石菖蒲宁心安神;天竺黄清心化痰;百合之甘润,专主阴不足之征,此处取仲景之意,以百合清热养阴,宁心除烦。

【临床报道】

1. 心血管病　以天王补心丹加减(生地黄120g,五味子、当归、天冬、麦冬、柏子仁、酸枣仁各30g,人参、玄参、丹参、茯苓、远志、桔梗各15g)治疗冠心病心绞痛26例,对照组26例口服硝酸异山梨酯,疗效标准参照《冠心病心绞痛疗效评定标准》及《中药胸痹临床研究指导原则》。治疗组显效19例,改善6例,无效1例,总有效率96%;对照组显效8例,改善11例,无效7例,总有效率73%,两组间有显著性差异,治疗组疗效优于对照组[1]。

以天王补心丹治疗慢性低血压2例,在其心悸、失眠症状好转的同时,血压也上升,人参用量需在15g以上[2]。

以天王补心丹为主治疗神经性血循环衰弱症218例,病程最短者6个月,最长者10年,临床诊断系根据患者有不同程度的心悸、心前区不适,甚或疼痛、气短、乏力、头晕、易出汗、烦躁、失眠等主诉,并由心电多域频谱分析诊断系统对其心电信号及有关临床资料进行自动处理后得出诊断结论。同时还经心电图、超声心动图、心脏X线及其他临床检查排除各类器质性心脏病。以天王补心丹口服,每次10~15g,连续服药1个月为1疗程。结果服药2个疗程后总有效率为98.6%,且服药间未发现任何毒副作用。提示天王补心丹对神经性血循环衰弱症有显著而稳定的疗效[3]。

以天王补心丹(生地、当归、麦冬、柏子仁、炒枣仁、太子参、玄参、丹参、茯苓、远志、五味子、百合、珍珠母)加减治疗女性更年期心悸40例,主要临床表现为心悸不宁,烘热汗出,虚烦少寐,甚则失眠,头晕耳鸣,情绪不稳,急躁易怒,有月经紊乱或已绝经,或手足心热,腰酸腿软,舌质红或舌尖红,苔薄黄或少苔,脉弦细或细数或细结代。气虚者加黄芪;血虚加阿胶;气滞血瘀加枳壳、川芎;盗汗甚者加浮小麦、知母;血压偏高者加草决明、夏枯草;心烦甚、脉数疾或不齐者加黄连、苦参;腰酸腿软者加桑寄生、川断。10剂为1疗程。结果:治愈(心悸症状及心律失常消失,心电图恢复正常)22例(55%);好转(心悸症状减轻或发作间歇时间延长,心电图检查有改善)好转17例(42.5%);无效(心悸症状及心律失常及心电图无改变)1例(2.5%),总有效率97.5%,服药最少者15剂,最多者40剂[4]。

以天王补心丹(生地黄480g,党参、丹参、茯苓、五味子、远志、桔梗各60g,当归身、天冬、麦冬、柏子仁、酸枣仁、磁石、龙齿各240g,研磨成粉末,充分混合,每次取药粉20g,温开水送服,每天3次,28天为1疗程)治疗更年期妇女孤立性室性期前收缩68例。结果:痊愈(室性期前收缩完全消失,停药后1个月室性期前收缩无复发)25例,有效(室性期前收缩完全消失,停药1个月后复发,或室性期前收缩减少>80%)36例,无效(室性期前收缩减少<80%)7例,总有效率为89.7%[5]。

以天王补心丹加减(黄芪、党参、茯苓、甘草、生地、玄参、天麦冬、柏子仁、五味子、远志、丹参、当归身、泽兰等)合用利尿剂、硝酸酯类药物治疗充血性心力衰竭 30 例,对照组 30 例,单用利尿剂、硝酸酯类药物。疗效标准:显效指心衰完全控制或心功能提高 2 级以上;有效指心衰症状和体征大部分消失或减轻心功能提高 Ⅰ 级以上;无效指 1 个疗程后,症状稍改善,但心功能无改变。结果:观察组显效 15 例(50%),有效 14 例(47%),无效 1 例(3%),总有效率 98%;对照组显效 11 例(33.9%),有效 16 例(55%),无效 3 例(10%),总有效率 27%。在显效率和总有效率方面,两组间有显著性差异,合用天王补心丹的观察组疗效优于单用利尿剂、硝酸酯类药物的对照组。并且,在两组超声心电图的改善情况以及降低血液血管紧张素 Ⅰ、Ⅱ 含量方面,两组间亦有显著性差异,观察组优于对照组[6]。

治疗病毒性心肌炎 60 例,以天王补心丹(生地 15～30g,柏子仁 15～25g,麦冬、天冬 10～30g,五味子 10g,丹参 20～30g,当归 10～20g,太子参 10～30g)加减,有热毒者加板蓝根 30g,大青叶 30g,心悸甚者加琥珀 5g,生龙牡各 25g。水煎服,每日 1 剂。首煎与复煎各取汁 100ml,混合后分 2 次温服,30 天为 1 疗程。共观察 1～2 个疗程。结果:治愈 54 例(90.00%);好转 5 例(8.30%);无效 1 例(1.7%);总有效率 98.30%[7]。

2. 精神疾患 以天王补心丹加减治疗焦虑症 52 例。方药:熟地、山萸肉、太子参、茯苓各 15g,酸枣仁 30g,当归、枸杞子各 12g,石菖蒲、北五味子、炙甘草各 10g,琥珀(研末兑服) 3g;惊恐发作汗出者加丹参 12g;胃脘痞胀不适者去熟地,加佛手、青木香各 10g;胸闷者加丹参、郁金各 15g。每日 1 剂,服 7 剂为 1 疗程。经 2～3 个疗程,治愈(全部症状消失,随访 1 年无复发)29 例,显效(大部分症状消失或症状明显减轻,随访 1 年内复发 2 次以下)12 例,有效(主要症状减轻,随访 1 年内复发 3 次以上者)4 例,无效(症状无改善或症状仅有暂时缓解但仍反复多次发作者)7 例,总有效率为 86.54%[8]。

以天王补心丹加减配合西药阿米替林治疗抑郁症 36 例,中药用生地黄、天冬、麦冬、丹参、酸枣仁各 15g,玄参、知母、百合、五味子、当归、柏子仁、远志、茯苓、太子参各 10g,朱砂 1.5g。伴胸胁作胀,或脘痞嗳气频作,善太息,月经不调,舌苔薄白,脉弦者,酌加柴胡、枳壳、郁金、青皮等药;伴急躁易怒,胸闷胁胀,头痛目赤,口苦,嘈杂泛酸,便结尿黄,舌红苔黄,脉弦数者,酌加牡丹皮、栀子、龙胆草、大黄、黄连等药;伴神志恍惚不安,心胸烦闷,多梦易醒,悲伤善哭,舌尖红,苔薄白,脉弦细者,加甘草、合欢花;伴善思多虑不解,胸闷心悸,失眠健忘,面色萎黄,头晕纳差,神疲倦怠,易汗,舌淡苔薄白,脉弦细或弦数者,酌加黄芪、白术、龙眼肉等药;若病久虚烦不寐,烦躁易怒,头晕心悸,颧红,手足心热,口干咽燥或盗汗,舌红苔薄,脉弦细或细数,酌加牡丹皮、栀子、龟甲等药。每日 1 剂。配合阿米替林从小剂量开始,每日 50～75mg,在 2 周内加至 150～300mg/d。坚持服药到第 6 周末。以 HAMD 减分率评定疗效,减分率超过 75% 为痊愈,在 50%～74% 之间者为显著进步,在 25%～49% 之间者为进步,小于 25% 为无效。本组 36 例经过 6 周治疗,痊愈 13 例(36.1%),显著进步 18 例(50%);进步 4 例(11.1%);无效 1 例(2.8%)。总有效率 86.1%[9]。

3. 肝炎 治疗慢性迁延性肝炎 34 例,采用天王补心丹加减(柏子仁、酸枣仁、麦冬、党参、茯苓、当归各 12g,天冬、桔梗、玄参各 10g,生地 14g,丹参 16g,五味子 9g,远志 8g)兼脾虚者,原方去玄参、天冬,加白术 9g,炙甘草 6g;肝脾肿大加鳖甲 15g,鸡血藤 10g,红花 9g。每天 1 剂,水煎分 2 次服,30 天为 1 疗程,每 15 天检查 1 次肝功能。结果临床治愈(主要症状消失,肝脾恢复正常或明显回缩,肝区无明显压痛或叩痛,肝功能恢复正常)29 例,平均治疗天数为 46.7 天,好转(主要症状基本消失,肝脾肿大稳定不变,有轻度压痛及叩痛,肝功能基本正常)3 例,无效(主要症状无好转,肝功能无改善)2 例,治愈率 85.3%,有效率 94.1%[10]。

4. 失眠　以天王补心丹加减(生地黄 15g,天冬、麦冬、酸枣仁、柏子仁、党参、五味子、丹参、茯苓、桔梗、远志各 10g,当归 6g)治疗失眠 68 例,心脾两虚加黄芪、龙眼肉;肝郁血虚加柴胡、知母、牡丹皮;痰热加胆南星、贝母。每天 1 剂,水煎 2 次,共取汁 300ml,午休、晚睡前 30 分钟口服。1 个月为 1 疗程,服药期间停服其他药物。结果:治愈(睡眠正常或夜间睡眠在 6 小时以上,睡眠深沉,醒后精力充沛)32 例,显效(睡眠明显好转,睡眠时间增加 3 小时以上,睡眠深度增加)20 例,有效(症状减轻,睡眠时间增加不足 3 小时)12 例,无效 4 例。总有效率 94.12%[11]。

【实验研究】

1. 延缓衰老　建立 D-半乳糖导致小鼠衰老模型,观察天王补心丹对衰老小鼠跳台实验、血清超氧化物歧化酶(SOD)、丙二醛(MDA),肝组织 SOD、MDA 的影响。发现天王补心丹对小鼠记忆获得性障碍、巩固障碍、再现障碍均有明显改善作用,可以改善衰老小鼠的记忆能力,提高血清和肝组织中的 SOD 活性和 MDA 含量,具有一定的延缓衰老的作用[12]。

2. 对心肌梗死的保护作用　补心丹加味(人参 15g,麦冬、五味子各 30g,玄参、炮附子、远志、公丁香、甘草各 15g,丹参、茯神、枣仁、天冬、柏子仁、红花、当归各 30g,生地 120g,蒲黄 18g)对健康雄性小鼠实验性心肌梗死确有保护作用。实验结果表明:本方对由异丙肾上腺素所致的实验性心肌梗死有满意的拮抗作用,不仅能防止缺血性心电图改变和心肌病理学损害,而且对缺血心肌的生化代谢有良好影响,如通过对心肌琥珀酸脱氢酶、三磷酸腺苷酶活化作用来改善细胞线粒体呼吸和电子传递系统,促使线粒体能量转换,并使心肌兴奋—收缩耦联机制正常化。实验显著降低心肌梗死的发生率,提高了动物的存活率。此外,本方还能改善动物的非特异性防御功能和应激状态。实验提示,本方加味适宜治疗心绞痛、心肌梗死伴有心脏泵和电衰竭者,尤其适宜治疗"梗死前综合征"。

【附方】

1. 柏子养心丸(《体仁汇编》)　柏子仁四两(120g)　枸杞子三两(90g)　麦门冬　当归石菖蒲　茯苓各一两(各 30g)　玄参　熟地黄各二两(各 60g)　甘草五钱(15g)　炼蜜为丸,梧桐子大。每服四五十丸(9g)。功用:养心安神,滋阴补肾。主治:阴血亏虚,心肾失调所致的精神恍惚,惊悸怔忡,夜寐多梦,健忘盗汗,舌红少苔,脉细而数。

2. 孔圣枕中丹(《备急千金要方》卷 14,原名孔子大圣枕中方)　龟版　龙骨　远志　菖蒲各等分。为末,酒服一方寸匕(3g),日三,常服令人大聪。亦可蜜丸,每服二钱(6g),黄酒送服。功用:补肾宁心,益智安神。主治:心肾不足而致健忘失眠,心神不安。

天王补心丹与柏子养心丸、孔圣枕中丹同治阴血亏虚之虚烦不眠。其不同点在于:天王补心丹以补心安神药与滋阴清热养血药相配,其中生地用量独重,且与二冬、玄参等大队滋阴清热药为伍,故主治以阴亏内热为主的心神不宁证;柏子养心丸以补肾滋阴药与养心安神药相配,方中重用柏子仁与枸杞子,而滋阴清热之力不足,故主治心肾两虚,内热较轻者;孔圣枕中丹则以宁心益智药与交通心肾之远志、菖蒲相配合,故主治心肾不足之健忘,失眠等。

参 考 文 献

[1] 刘燕. 天王补心丹治疗冠心病心绞痛 26 例临床观察[J]. 湖北中医杂志,2002,24(5):16-17.

[2] 朱犍生. 天王补心丹治疗慢性低血压 2 例[J]. 四川中医,1986,(1):48.

[3] 杨振平,郭教礼. 天王补心丹为主治疗神经性血循环衰弱症 218 例临床报告[J]. 中医杂志,1990, 31(8):30-31.

[4] 马跃红. 补心丹加减治疗女性更年期心悸 40 例[J]. 北京中医,1998,17(2):28-29.

[5] 何志良. 天王补心丹治疗更年期妇女孤立性室性早搏 68 例[J]. 新中医,2009,41(6):67.

[6] 王健. 天王补心丹加减治疗充血性心力衰竭 30 例临床观察[J]. 中国中医药科技,2001,8 (3):191.

[7] 刁恩英,高明莉,王冬梅. 天王补心丹加减治疗病毒性心肌炎 60 例临床观察[J]. 黑龙江医学, 1999,(1):43.

[8] 王再涛. 天王补心丹加减治疗焦虑症 52 例[J]. 实用医学杂志,2001,17(8):763.

[9] 侯振方. 中西医结合治疗抑郁症 36 例临床观察[J]. 河南中医,2005,25(10):67-68.

[10] 邓碧珠,杨柳青. 天王补心丹加减治疗阴虚型慢性迁延性肝炎 34 例[J]. 安徽中医临床杂志, 2002,14(4):150.

[11] 黎其龙. 天王补心丹加减治疗失眠 68 例[J]. 广西中医学院学报,2007,10(2):15-16.

[12] 兰玉艳,王迪. 天王补心丹延缓衰老作用的实验研究[J]. 长春中医药大学学报,2007,23(3): 12-13.

（韩　涛　刘持年）

酸枣仁汤（酸枣汤）
（《金匮要略》）

【组成】酸枣仁二升(12g)　甘草一两(3g)　知母二两(6g)　茯苓二两(6g)　川芎二两 (6g)

【用法】上五味,以水八升,煮酸枣仁得六升,内诸药,煮取三升,分温三服。

【功用】养血安神,清热除烦。

【主治】虚劳,虚烦不眠证。心悸,盗汗,头目眩晕,咽干口燥,舌红,脉细弦。

【病机分析】虚烦不眠,原因甚多,有劳伤心脾所致者;有肝血不足,心神失养所致者;也有因外感余热未尽,热扰心神而致者。本方所治为肝血不足,虚热内扰,心神失养而致者。肝藏血,血舍魂,心主神,肝藏魂,人卧则血归于肝。尤怡谓:"人寤则魂寓于目,寐则归于肝"(《金匮要略心典》卷下)。肝血充足,魂能守舍,则夜寐安宁。《灵枢·邪客》云:"阴虚则目不瞑。"虚劳之人肝气不荣,肝血不足,则魂魄不能守舍,加之肝为刚脏,内寄相火,阴血虚而生内热,虚热上扰则心神不宁,故见夜卧不安之"虚烦不得眠"。肝、心为子母之脏,肝血不足,母令子虚,心失所养,则见心悸不安;肝阴不足,阴不敛阳,则肝阳上亢,阳升风动,清空被扰,故见头目眩晕;阴虚生内热,虚火上炎,故为咽干口燥;阴血不足,阴虚内热,迫津外泄,故为盗汗;舌红,脉细弦,均为肝血不足,阴虚内热之象。

【配伍意义】本方治证是为肝血不足,虚热内扰,心神失养所致。宗《素问·至真要大论》"虚则补之""损者温之"之治疗原则,当以养血补肝,清热除烦,宁心安神立法。《素问·六节脏象论》说:"肝者,罢极之本,魂之居也……以生血气,其味酸。"《素问·五脏生成》曰:"肝欲酸。"故方中重用酸枣仁,性平味酸,入心、肝二经,养肝血,安心神,《名医别录》卷1谓其"主烦心不得眠……虚汗烦渴,补中,益肝气",为君药。茯苓甘淡性平,入心脾肾经,"补五劳七伤……开心益智,止健忘"(《日华子本草》卷11),宁心神。茯苓与酸枣仁相配,以加强宁心安神之效,为臣药。《素问·脏气法时论》云:"肝欲散,急食辛以散之,用辛补之,酸泻之。"故用川芎之辛温芳香,主入肝经,以调畅气机,疏达肝气,与酸枣仁相伍,酸收与辛散并用,相反相成,补肝之体,遂肝之用,具有养血调肝安神之妙,正如《本草纲目》卷14所说川芎乃"血中之气药也,肝苦急以辛补之,故血虚者宜之;辛以散之,故气郁者宜之",用为佐药。知母苦甘性寒,入肺、胃、肾经,《日华子本草》卷7谓其"润心肺,补虚乏,安心止惊悸",《景岳全书·本草正》卷48称其"去火可以保阴,是即所谓滋阴也。故洁古、东垣皆以为滋阴降火之要药";同时又可制川芎辛燥之性,亦为佐药。方中甘草之用有三,一者补益中气,合茯苓可使脾能健运,以资气血生化之源,即《金匮要略》"夫肝之病……益用甘味之药调之"之义;再者和缓肝急,与酸枣仁酸甘合化,养肝阴,敛浮阳,正合《素问·脏气法时论》"肝苦急,急食甘以缓之"之意;三者甘缓川芎之辛燥,防其疏泄肝气太过,即罗美所言:"缓以甘草之甘缓,防川芎之疏肝泄气,所谓以土葆之"(《古今名医方论》卷1),以为佐使之用。全方配伍,共成养血安神,清热除烦之功。如此可使阴血得补,心神得养,虚热得清,虚烦不眠、心悸之症可愈。

本方的配伍特点是以酸收和辛散之品并用,兼以甘平之品配伍而成,体现了《内经》治肝而用酸泄、辛散、甘缓之治疗原则。

【类方比较】本方与归脾汤均有养血安神的作用,用治心血不足之失眠、心悸等证。但本方重用性平味酸之酸枣仁养血安神,配伍芳香辛温之川芎调气疏肝,酸收与辛散并用,具有养血调肝之妙,为养血安神,清热除烦之剂,主治肝血不足,虚火内扰心神所致心烦失眠,头晕目眩,脉弦细等症;归脾汤则是心脾同治,重点在脾,使脾旺气血生化有源,气血并补,重在补气,意在生血,血足则心有所养,主治心脾两虚,气血不足,心失所养之心悸失眠、神疲食少等症。

【临床运用】

1. 证治要点 本方为治疗肝血不足,虚热内扰,心神失养所致虚烦失眠之重要方剂。临床以虚烦不眠,心悸,盗汗,头目眩晕,舌红,脉弦细为证治要点。

2. 加减法 若心烦不眠,属肝血不足,阴虚内热较甚者,合二至丸或加生地黄、玄参、白芍等,以养血滋阴清热;兼见盗汗甚者,加五味子、白芍、浮小麦以安神敛汗;心悸较重者,加龙齿、龟甲、珍珠母等以镇惊安神;心悸多梦,时有惊醒,舌淡,脉细弦,属心胆气虚者,可加党参、龙齿以益气镇惊;如精神抑郁,心烦不眠较甚者,可合甘麦大枣汤加夜交藤、合欢皮以缓肝安神解郁,或加入合欢花、夜交藤、石菖蒲、郁金等解郁安神之品,疗效更好。

3. 神经衰弱、高血压病、心脏神经官能症、阵发性心动过速、更年期综合征及精神障碍如忧郁症、焦虑性神经症、精神分裂症妄想型、肝豆状核变性精神障碍等,证属肝血不足,虚热内扰,心神不安者,可用本方加减治疗。

【源流发展】本方源于《金匮要略·血痹虚劳病脉证并治第六》,原名酸枣汤,《医门法律》卷6始称之为酸枣仁汤,乃酸枣汤之异名。为虚劳病虚烦不得眠者而设,方证病机虽与心、肝二脏有关,但病变核心在肝。仲景遵《内经》治肝而用酸泄、辛散、甘缓的组方宗旨,用药酸辛兼备,相反相成,甘和缓急,调肝养心,用治心悸虚烦不眠,较之单纯的养血安神之剂,其配伍方法更具特色。酸枣仁汤所昭示的以酸枣仁配伍川芎、茯苓、甘草的组方结构,对后世养血调肝安神法的运用具有深远的影响。大凡治疗心肝血虚、心悸失眠证候之方,多宗酸枣仁汤立意或由该方加减衍化而成。如《外台秘要》卷17载《深师方》治疗虚劳不得眠,烦不可宁之小酸枣汤,即于本方中加生姜二两。因生姜能"通神明"(《神农本草经》卷上),且辛散通达,畅行气血,增强了原方的调肝安神之功。《太平圣惠方》卷3用治胆虚冷,精神不宁,头目昏眩,恒多畏恐的酸枣仁散,亦仿酸枣仁汤义,以行补兼备的当归易过于辛香走散的川芎,平肝明目的菊花易寒凉的知母,加人参、黄芪、熟地黄、白芍药补养气血,柏子仁安神定志,复加质润不燥的防风辛香疏肝,辛散宣达之羌活"泻肝气",故其更适合于血亏较甚而虚火不旺的失眠眩晕之证。《太平圣惠方》卷3所载酸枣仁散,亦系于酸枣仁汤基础上衍化而成,方中重用酸枣仁和川芎,以甘寒之桑白皮易知母,加羚羊角、菊花平肝息风止痉,羌活、防风祛风止痛,且防风又能疏达肝气,用治肝风,见有筋脉拘挛,四肢疼痛,心神烦而不得眠者,具有养血平肝,祛风止痉之功。《类证活人书》卷18治伤寒,经吐下后,虚烦不眠,心中懊侬的酸枣汤,则于本方中加干姜温胃和中,麦门冬滋阴增液,并制干姜之温燥。

【疑难阐释】关于酸枣仁的生用熟用问题 本方酸枣仁是生用抑或熟用,历来为医家所重视,《本草纲目》卷36云:"其仁甘而润,故熟用疗胆虚不得眠……,生用疗胆热好眠。"《本经逢原》卷3曰:"酸枣仁,熟则收敛精液,故疗胆虚不得眠,烦渴虚烦之证。"一般认为酸枣仁炒用疏肝醒脾,引血归肝而养心,以收安眠之效;枣仁生用,治嗜睡。但从目前临床应用情况及药理实验研究结果来看,二者治疗失眠症同样有效,其主要药效在于所含油脂,故只宜微炒。在使用时,为使有效成分溶出,可捣碎入汤剂。

【方论选录】

1. 喻昌:"虚劳虚烦,为心肾不交之病,肾水不上交心火,心火无制,故烦而不得眠,不独夏月为然矣。方用酸枣仁为君,而兼知母之滋肾为佐,茯苓、甘草调和其间,芎劳入血分,而解心火之躁烦也。"(《医门法律》卷6)

2. 徐彬:"虚劳虚矣,兼烦是挟火,不得眠是因火而气亦不顺也,其过当责心。然心火之盛,实由肝气郁而魂不安,则木能生火。故以酸枣仁之入肝安神最多为君;川芎以通肝气之郁为臣;知母凉肺胃之气,甘草泻心气之实,茯苓导气归下焦为佐。虽曰虚烦,实未尝补心也。"(《金匮要略论注》卷6)

3. 罗美:"《经》曰:肝藏魂,人卧则血归于肝。又曰:肝者,罢极之本。又曰:阳气者,烦劳则张,精绝。故罢极必伤肝,烦劳则精绝,肝伤、精绝则虚劳虚烦不得卧明矣。枣仁酸平,应少阳木化,而治肝极者,宜收宜补,用枣仁至二升,以生心血,养肝血,所谓以酸收之,以酸补之是也。顾肝郁欲散,散以川芎之辛散,使辅枣仁通肝调营,所谓以辛补之。肝急欲缓,缓以甘草之甘缓,防川芎之疏肝泄气,所谓以土葆之。然终恐劳极,则火发于肾,上行至肺,则卫不合而仍不得眠,故以知母崇水,茯苓通阴,将水壮、金清而魂自宁,斯神凝、魂藏而魄且静矣。此治虚劳肝极之神方也。"(《古今名医方论》卷1)

4. 王子接:"虚烦、胃不和、胆液不足,三者之不寐,是皆虚阳混扰中宫,心火炎而神不定也。故用补母泻子之法,以调平之。川芎补胆之用,甘草缓胆之体,补心之母气也;知母清胃热,茯苓泄胃阳,泻心之子气也。独用枣仁至二升者,取酸以入心,大遂其欲而收其缓,则神自凝而寐矣。"(《绛雪园古方选注》卷中)

5. 张秉成:"夫肝藏魂,有相火内寄。烦自心生,心火动则相火随之,于是内火扰乱,则魂无所归。故凡有夜卧魂梦不安之证,无不皆以治肝为主。欲藏其魂,则必先去其邪。方中以知母之清相火,茯苓之渗湿邪,川芎独入肝家,行气走血,流而不滞,带引知、茯搜剔而无余。然后枣仁可敛其耗散之魂,甘草以缓其急悍之性也。虽曰虚劳,观其治法,较之一于呆补者不同也。"(《成方便读》卷2)

6. 曹家达:"酸枣仁汤之治虚烦不寐,予既屡试而亲验之矣。特其所以然,正未易明也。胃不和者寐不安,故用甘草、知母以清胃热。藏血之脏不足,肝阴虚而浊气不能归心,心阳为之不敛,故用酸枣仁以为君。夫少年血气盛,则早眠而晏起;老年血气衰,则晚眠而晨兴。酸枣仁能养肝阴,即所以安神魂而使不外驰也。此其易知者也。惟茯苓、川芎二味,殊难解说。盖虚劳之证,每兼失精、亡血,失精者留湿,亡血者留瘀。湿不甚,故仅用茯苓;瘀不甚,故仅用川芎。此病后调摄之方治也。"(《金匮发微》)

7. 金寿山:"此即阴虚虚劳之证治。阴虚者阳胜,阳盛则生热,故用知母、甘草以清热滋阴;本方用枣仁为主药,因见症虚烦不得眠,阴液不足,心不藏神,肝不藏魂,神魂不藏,则虚烦不寐,故以枣仁敛液藏魂为君;酸枣仁合甘草,甘酸化阴,治其阴亏;枣仁合知母,酸苦泄热,治其虚烦;尤妙在茯苓、川芎二味,因为阴虚则火盛,熬津液而为痰,痰阻于中,胆气不舒,也是造成烦而不寐的原因,茯苓除痰而不燥,川芎能舒肝胆之气。燥痰一化,胆气得舒;阴液既充,烦热亦解。所谓欲化其痰,必清其火;欲清其火,必滋其阴是也。《金匮》这一法,可谓给治阴虚热度出金针。"(《金匮诠释》)

【评议】诸家对本方治证的病机有以下几种认识:①"为心肾不交之病,肾水不能上交心火,心火无制,故烦而不得眠",以喻昌为代表。②胃不和则卧不安。其中王子接认为"虚烦、胃不和、胆液不足,三者不寐,是皆虚阳混扰中宫,心火炎而神不定也。"曹颖甫则认为是与胃不和、肝阴虚、心阳不敛有关。③肝血不足,心失所养,虚火内扰。徐彬、罗美、张秉成等皆持此观点。本方所治虚劳虚烦不得眠,从方中药物组成看,知母苦寒质润,虽能滋阴,但功力不足,而降火之力有余,重用养肝血安心神的酸枣仁为君,配以辛散疏达之川芎以养血调肝,可知病证主要与心、肝有关,但重点在肝。

【验案举例】

1. 失眠　《蒲园医案》:某女,32 岁。1936 年仲冬,因久患失眠,诸药不效。形容消瘦,神气衰减,心烦不寐,多梦纷纭,神魂不安,忽忽如有所失,头晕目眩,食欲不振,舌绛,脉象弦细,两颧微赤。此乃素禀阴虚,营血不足,营虚无以养心,血虚无以养肝,心虚神不内守,肝虚魂失依附,更致虚阳上升,热扰清宫所致。议用养心宁神法,以酸枣仁汤加人参、珍珠母、百合花、白芍、夜交藤,水煎。另用老虎目睛五分,研末冲服。连服 13 剂,便能醋卧,精神内守,诸症豁然。

按语:此虚烦不得眠证也。由于营阴素亏,内热躁扰。故方用酸枣仁汤加珍珠母之潜以安魂,老虎目睛之静以定魄,百合花朝开暮合,具昼夜之机宜,夜交藤左右相交,取阴阳之交感,白芍可敛戢肝阳。俾木平火降,神魂不扰,则梦寐安宁。

《金匮要略指难》:某女,49 岁。1982 年 10 月因患湿热病后,出现心烦不安,夜间入睡困难,心中烦热甚,口干咽燥,夜间尤甚,身体消瘦,纳差,但白昼精神尚可。舌红苔根薄黄乏津,脉弦细而数。此为心肝阴虚之失眠,用滋养心肝阴血之酸枣仁汤加减:酸枣仁 15g(干炒研细,晚上睡前冲服),百合 30g,知母 12g,甘草 1.5g,北沙参 15g,麦冬 20g,丹参 20g,生谷芽 20g。嘱服 2～6 剂。一周后复诊,病人服上方 2 剂后,已能入眠,但易惊醒,醒后难入睡;服 6 剂后,睡眠饮食正常,夜间烦热亦消失,仅大便略干燥,舌脉同上。继将上方加柏子仁 20g,再服 4 剂,以巩固疗效。

按语:本病例体质阴虚,加之用脑,暗耗心肝之阴,又因患湿热证前医用苦温化湿之藿香正气散加减服两剂后,湿邪虽解,而阴虚内热更甚。肝阴耗而魂不敛,肺阴伤而魄不藏,心阴损而神不宁。故用上方加减,药中病机而收效。

2. 夜半惊恐　《河北中医》(1984,4:3):某女,40 岁。夜间每及 11 时至翌晨 3 时即感惊恐不安,如被捕逐之状,难以入睡,移时即安,一如常人,每夜届时而作,已逾旬日,经服朱砂安神丸及西药等不效。诊见面色苍晦,头晕目眩,神疲乏力,纳呆,舌边尖红,少苔,脉沉弦细数无力。此乃肝血不足,胆虚神摇之证。治宜养血柔肝,益胆宁神。以酸枣仁汤出入:酸枣仁12g,白茯苓、知母各10g,川芎、甘草各6g,夜交藤20g,生龙骨、生牡蛎各30g。煎服2剂后心神渐感宁谧,夜寐转佳。效不更方,前方续进3剂,惊恐消失,夜能安卧,头晕目眩亦除而愈。

按语:夜间11时至翌晨3时,乃少阳胆与厥阴肝之精气输注之时。胆附于肝,一阴一阳,互为表里。肝主藏血,体阴而用阳;胆主决断,为中正之官。肝血不足则胆气虚怯,虚无所定,神无所主,故适其精气输注之时而发病。以酸枣仁汤养肝血、补肝阴,俾肝血充盛,胆气壮旺;辅以龙骨、牡蛎、夜交藤以镇静安神,故惊恐不寐,头晕目眩等症能瘥。

3. 胸痹(冠心病) 《蒲辅周医疗经验》:某男,52岁。心前区绞痛频发,两次住院,心电图不正常,确诊为冠心病。睡眠不好,只能睡3~4小时,梦多心烦,醒后反觉疲劳;头痛,心悸,气短,不能久视,稍劳则胸闷,隐痛。脉沉迟,舌边缘燥,中有裂纹。由操劳过度,脑力过伤,肝肾渐衰,心肝失调,治宜调理心肝:酸枣仁15g,茯神9g,川芎4.5g,知母4.5g,炙甘草3g,天麻9g,桑寄生9g,菊花3g。五剂药后睡眠好转,头痛减,脉微弦,右盛于左,舌同前。原方加淡苁蓉12g,枸杞子9g。再诊,睡眠好,心脏亦稳定,未犯心绞痛,脉两寸和缓,两关有力,两尺弱,舌下无苔。原方去知母、天麻、桑寄生,加黄精12g,山萸肉6g,山药9g,五剂,桑椹膏每晚服15g。并制丸药,滋养肝肾,强心补脑,以兹巩固。丸剂:人参、白术、菊花、茯苓、茯神、麦冬、广陈皮各9g,枸杞子、山药、山萸肉、肉苁蓉各15g,川芎、远志各6g,生地、黄精各30g。共研为细末,炼蜜为丸,每重9g,早晚各服1丸,温开水送服。

按语:本案之心绞痛系操劳过度,肝肾渐衰,心肝失调,以致气血不畅,心失所养而为。是以方用酸枣仁汤调养心肝,疏达血气,复加桑寄生、肉苁蓉、枸杞子等滋补肝肾;待病情向安,继以滋养肝肾,强心补脑之丸剂调理而愈。

4. 自汗 《蒲辅周医案》:某女,48岁。患者素有头晕,目眩,多汗,一星期前突然昏倒,不省人事,当时血压80/20mmHg。经医务所大夫急救,很快即醒,后仍有心慌,气短,头晕,目眩,嗜睡,汗多,以夜间汗出更甚,食欲尚可,二便及月经正常。曾经针灸治疗2月余,并服过归脾汤加续断、巴戟天、牡蛎、浮小麦、枸杞子、小茴香等,未见显效。诊脉两尺沉细有力,两关弦数,舌质正常无苔。认为属肝热阴虚,肝阳不潜,兼心血不足,治宜滋阴潜阳,兼养血宁心。酸枣仁汤加味:酸枣仁、白蒺藜、女贞子各9g,珍珠母(打)、石决明、龟甲(打)各12g,知母、川芎、炙甘草各3g,怀山药、牛膝、地骨皮、茯神各6g。药后诸症见好,汗出大减,尚有心慌及疲乏感,饮食及二便正常。改为丸剂,以滋阴养血为主而缓治之。柏子仁(炒)、干地黄各60g,麦冬24g,枸杞子、玄参、地骨皮、炒枣仁各30g,当归、石菖蒲、茯神、炙甘草各18g,共研细末,炼蜜为丸,每重9g,每日早晚各1丸。以后渐愈,恢复正常。

5. 不孕症 《成都中医学院学报》(1986,1:24):某女,30岁。平素体虚,头晕失眠,婚后6年未孕。月经提前,血量少暗。经前乳房隐痛,胸闷不舒,经后头晕乏力,心悸倦怠,舌质红,苔微黄。曾在医院诊为原发性不孕症。经中西药治疗无效。此为阴虚内热兼气血郁滞之证。治宜滋阴清热,佐以调气和血,方用酸枣仁汤加味:酸枣仁12g,川芎10g,知母、当归各15g,川续断、杜仲各12g,枳壳8g,茯苓18g,甘草5g。煎服20剂自觉症状基本消除,惟经量仍少。仍以前方加减,于每次月经前服3剂,连服3月后,经量正常,并于半年后怀孕。其后足月顺产一男婴。

按语:妇人以血为本,冲为血海,任主胞胎,肝主藏血,又主疏泄,平素阴血不足,血海不充,则月经失调;由经前乳房隐痛,胸闷不舒,可知有肝郁不疏之变,治当滋阴养血,调气和血,故用调肝养血之酸枣仁汤加味获效。

6. 夜间谵妄 《日东医志》(2002,4:351-356):某女,80 岁。既往青光眼、糖尿病,未接受药物治疗。2000 年 8 月突然昏迷,诊断为左丘脑出血,进行保守治疗,11 月转入养老院。头颅 CT 提示脑萎缩、脑室扩大,左基底部有多发梗死吸收灶。临床表现:左眼外斜视角膜混浊,右侧半身不遂,白天嗜睡,入夜谵语,躁动不安,昼夜颠倒。先给予抑肝散服用 3 周无效,改用酸枣仁汤(7.5g/d),服药 12 天后夜间可入睡,减少酸枣仁汤的用量至 5g/天,分 2 次服,恢复昼醒夜眠的正常状态。

按语:对于老年性痴呆目前尚无有效的治疗药物,必要时给予抗精神病药,但副作用较大,常引起椎体外系症状。动物试验表明,酸枣仁汤有抗焦虑作用,并非单纯的催眠剂。临床应用酸枣仁汤时应注意其剂量,5g/d 即可取得昼夜觉醒与睡眠的平衡,重症患者配合适当的抗精神病药物,效果更好。

【临床报道】

1. 精神疾患 以酸枣仁汤(酸枣仁 15g,知母 10g,茯苓 12g,川芎 12g,甘草 6g)为主方治疗失眠症 36 例,心脾两虚加党参、黄芪各 15g,当归 10g,白术 12g;心胆气虚加生龙牡各 30g,菖蒲 10g,远志 10g;肝郁化火加黄芩 10g,郁金 15g,柴胡 10g,栀子 10g;肝肾阴亏加生熟地各 30g,玄参 15g,五味子 10g,白芍 15g。每日 1 剂。水煎取汁 100ml,晚睡前 1 小时服。1 个月为 1 疗程,服药期间停服其他药物。结果:治愈(睡眠正常,伴有症状消失)15 例(41.7%);好转(睡眠时间长,伴有症状改善)17 例(47.2%);无效(症状无改变)4 例(11.1%)。总有效率为 88.9%[1]。

用酸枣仁汤加减(炒酸枣仁 18g,川芎 5g,知母 10g,茯苓 10g,甘草 3g)结合心理护理干预治疗产后抑郁症 79 例,血虚气弱者加人参、黄芪;恶露不止者加龙骨、牡蛎、血余炭;血瘀者另包五灵脂冲服。每剂中药均用煎药机浓煎成 3 袋,每袋 150g,每日 3 次,每次 1 袋温服。在治疗 42 天后观察疗效。疗效标准:在 CCMD-3 所列 9 个症状中,以患者初诊时所具备的症状为基础,原有症状减少任何 2 个为有效;症状减少 4 个为显效;所有症状均消失为痊愈;未达上述标准者为无效。结果:有效 38 例,显效 28 例,痊愈 11 例,无效 2 例。总有效率为 97.5%[2]。

用酸枣仁汤加减(炒制酸枣仁 10~30g,川芎 9g,知母 10g,五味子 12g,夜交藤 10g,大枣 3 枚,甘草 3g)治疗广泛性焦虑症 36 例。伴有肝气郁结者加柴胡、郁金、香附;伴气郁化火者加牡丹皮、栀子、黄芩;伴有阴虚火旺者加生地、玄参、竹叶;伴有心虚胆怯者加朱砂、远志、龙齿。对照组 30 例选用多塞平。结果:两组疗效无统计差异,但治疗组副反应明显减少[3]。

加味酸枣仁汤(酸枣仁、百合各 30g,川芎、茯苓各 24g,合欢皮 15g,知母 9g,炙甘草 6g)治疗神经衰弱 86 例。治疗 14 天。结果:显效(睡眠情况改善,食欲增加,头痛、头晕、疲乏无力等症好转,记忆力增加)58 例(67.4%);有效(上述症状有所改善)22 例(25.6%);无效(治疗 14 天后临床症状无变化)6 例(7%)。总有效率为 93%[4]。

2. 女性更年期综合征 应用酸枣仁汤加减(酸枣仁 30g,麦冬、柏子仁、牛膝各 15g,生地、白芍、地骨皮、知母各 12g,黄柏、牡丹皮各 10g,五味子 6g)治疗女性更年期综合征 48 例,对照组 48 例用强力脑清素片治疗,2 个月为 1 疗程,观察临床疗效并检测血清 E_2、FSH、LH 水平。结果:治疗组总有效率为 93.75%,优于对照组(89.58%),两组比较有显著性差异(P<0.05),且酸枣仁汤加减能升调 E_2 水平,治疗前后比较,有显著性差异(P<0.05);与

对照组治疗后比较亦有显著性差异($P<0.05$)[5]。

3. 心血管疾患　以酸枣仁汤(酸枣仁、延胡索各 30g,麦冬 40g,牡丹皮、半夏、茯苓、川芎、炙甘草各 15g,知母 10g)为主方,热盛者加川连,高血压头晕者加天麻、黄芩、甘菊,喘咳者加瓜蒌、川贝母,心阳虚脉结迟无力者加附子、肉桂。结果:显效(用药期间室性期前收缩完全消失)46 例,有效(用药后室性期前收缩次数减少 50％以上)29 例,无效(用药后来达到以上标准)9 例,总有效率为 89.3％。疗效出现时间最快为服药后 1 天,最迟为 7 天,大多数 1～4 天,病程长者疗效较差。病种中以自主神经功能失常疗效最好,显效率达 77.2％[6]。

以酸枣仁汤合金铃子散(酸枣仁、茯苓、甘草各 15g,川芎、知母、川楝子、延胡索各 10g)加减治疗心血管神经官能症 65 例。心悸较重者可加牡蛎 30g,琥珀 3g;失眠甚者可加五味子 15g,夜交藤 30g;伴有期前收缩者可加苦参 25g,防风 15g;畏寒肢冷者可减知母,加黄芪 50g,桂枝 15g;阴虚烦热者可加生地 25g,地骨皮 10g。水煎,早晚分服,日 1 剂。对照组 40 例给予谷维素 20mg,日 3 次口服,地西泮 5mg,日 2 次口服。治疗 15 天。结果:治疗组治愈(主要症状、体征消失,精神饱满)39 例,有效(主要症状、体征明显改善,精神放松,对治疗有信心)19 例,无效(症状、体征稍有缓解或无变化,情绪低落或焦虑不安)7 例,总有效率 89.2％;对照组:治愈 12 例,有效 17 例,无效 11 例,总有效率 72.5％。两组数据经统计学分析,$\chi^2=9.9015$,$P<0.01$,有显著性差异[7]。

【实验研究】

1. 镇静催眠抗焦虑效应　采用多导睡眠描记术记录酸枣仁汤对电刺激诱导失眠大鼠的睡眠时相的影响,发现酸枣仁汤可明显减少失眠大鼠的觉醒时间,延长失眠大鼠总睡眠时间;低剂量酸枣仁汤对失眠大鼠的 SWS_1 期(慢波睡眠 1 期)有延长作用;中剂量酸枣仁汤能明显延长失眠大鼠 SWS_1 和 SWS_2 期(慢波睡眠 2 期);高剂量酸枣仁汤对失眠大鼠的 SWS_2 期有延长作用[8]。复方酸枣仁汤(酸枣仁汤加五味子、柏子仁、夜交藤)具有减少自主活动,对电刺激小鼠造成的激怒反应具有类似氯丙嗪样的安定作用。表明,复方酸枣仁汤能抑制动物过度亢进和兴奋的神经细胞,使处在紧张或紊乱状态下的皮质细胞获得休息和调节,使 CNS 的兴奋和抑制过程恢复平衡[9]。通过观察酸枣仁汤含药血清对高浓度皮质酮(CORT)诱导肾上腺髓质嗜铬细胞瘤细胞株(PC12)细胞增殖和凋亡的影响,发现酸枣仁汤含药血清能提高皮质酮损伤的 PC12 细胞增殖率,降低皮质酮诱导的 PC12 细胞凋亡率,酸枣仁汤含药血清可能通过减轻胞内钙超载、减少 Caspase-3 表达、拮抗皮质酮诱导的 PC12 细胞凋亡、减少焦虑症可能伴有的高皮质酮状态对神经细胞的损伤,从而发挥其抗焦虑作用[10~11]。用高效液相法分别观察了酸枣仁汤、地西泮对高架十字迷宫焦虑模型大鼠海马、脾、胸腺单胺类递质及其代谢产物含量,以及对模型大鼠 $GABA_A$ 受体 mRNA 表达的影响。实验结果表明,降低海马中去甲肾上腺素(NE)的释放,降低 5-羟色胺(5-HT)功能、抑制海马中 5-HT 的合成可能是酸枣仁汤抗焦虑作用的重要环节。酸枣仁汤能明显提高焦虑模型大鼠脑组织 $GABA_A$ 受体 mRNA 表达水平,推测酸枣仁汤可能通过增加脑组织 $GABA_A$ 受体量来提高 $GABA_A$ 能的功能,发挥其抗焦虑作用;而地西泮不能提高焦虑模型大鼠脑组织 $GABA_A$ 受体 mRNA 的表达水平,表明其对脑组织 $GABA_A$ 受体的量无明显作用,推测酸枣仁汤与苯二氮䓬类药物对 $GABA_A$ 具体作用途径和环节可能有所不同[12~13]。

2. 促进学习记忆　通过水迷路实验和跳台法实验观察酸枣仁汤对东莨菪碱和乙醇所致的记忆获得障碍小鼠学习记忆能力的影响,实验发现,酸枣仁汤可以缩短正常小鼠以及模型小鼠的迷路次数与回台时间,说明酸枣仁汤对正常小鼠的学习记忆有促进作用,对东莨菪碱和乙醇所致的记忆获得障碍也有非常显著的改善作用[14]。

3. 降脂 实验表明酸枣仁汤对实验高脂血症有较好的降脂作用。其在降低 TC、TG、LDL-c,升高 HDL-c 方面与氯贝丁酯无显著差异($P > 0.05$),而在提高 LCAT、SOD 活性,升高 APOAI 水平,降低 APOB 水平方面则明显优于氯贝丁酯($P < 0.05$)。但低剂量酸枣仁汤组对大鼠 APOAI、APOB 的影响不明显($P > 0.05$)[15]。

4. 保肝 观察酸枣仁汤对小鼠试验性急性肝衰竭的影响。用 D-半乳糖胺和脂多糖同时腹腔注射,制备雄性昆明小鼠急性肝衰竭模型;并于造模前 2 小时,治疗组分别给予相应药物灌胃,正常、模型组给予蒸馏水灌胃。比较各组小鼠的 24 小时存活率,血清转氨酶水平,肝脏组织病理学改变,血清中肿瘤坏死因子(TNF-α)、白介素-1β(IL-1β)的水平,肝脏组织中超氧化物歧化酶(SOD)、丙二醛(MDA)、还原型谷胱甘肽(GSH)、谷胱甘肽还原酶(GR)、一氧化氮(NO)、一氧化氮合酶[NOS,包括总一氧化氮(T-NOS)和诱生型一氧化氮(iNOS)]的水平。结果发现酸枣仁汤可以提高小鼠存活率,减轻肝脏病变程度,降低血清转氨酶活性及 TNF-α,IL-1β 的浓度,增加肝脏组织中 SOD,GR 的活性,降低 NOS 的活性及 MDA,NO 的浓度。表明酸枣仁汤可减轻 D-半乳糖胺/脂多糖所致的急性肝衰竭,提高小鼠的存活率,其作用机制可能与它影响睡眠从而影响炎性细胞因子(如 TNF-α,IL-1β)的释放和机体氧化能力的改变有关[16]。

5. 低压缺氧试验(预防高原反应作用) 模拟海拔 1800 米,以小鼠在减压缺氧情况下存活率和脑组织氧耗量,观察复方酸枣仁丸(即酸枣仁汤加北五味子)提高机体抗缺氧耐力的作用。实验结果表明,本方确有减轻急性高原反应程度的功效,能明显减少头痛、眩晕等主要急性症状的发生率,具有预防作用。炒枣仁组作用显著强于生枣仁组[17]。

【附方】定志丸(《杂病源流犀烛》卷6) 人参 茯苓 茯神各三两(各90g) 菖蒲 姜远志各二两(各60g) 上为末,朱砂一两半(45g)为衣,蜜丸。功用:补心益智,镇怯安神。主治:心气不足,心怯善恐,夜卧不安。

本方所治之证,当属心气不足所为。原书载其"治劳心胆冷,夜卧不寐者"。心气不足,心神失养,则心怯善恐,夜卧不安。治当补心益智,安神定志。主用人参养心安神益智,茯苓、茯神、远志安神定志,菖蒲开心窍,朱砂镇心安神。诸药合用,配伍适宜,是一首较好的补心益智,安神定志之剂。

本方与酸枣仁汤均有滋养安神之功,但本方重用人参、茯苓、茯神益气补心为主,治疗心气不足的心怯善恐,夜卧不安证;酸枣仁汤重用酸枣仁补肝养血宁心为主,配以知母清热除烦,治疗肝血不足,血不养心,虚热内扰之虚烦不眠证。

参 考 文 献

[1] 郝春波. 酸枣仁汤加减治疗失眠 36 例[J]. 中国医药指南,2008,(15):153-154.

[2] 杨玉真. 中药结合心理护理干预治疗产后抑郁症 79 例[J]. 中国民间疗法,2008,16(10):24.

[3] 邹锦山. 酸枣仁汤治疗广泛性焦虑症对照研究[J]. 中国民康医学,2006,18(8):616-636.

[4] 罗金文. 加味酸枣仁汤治疗神经衰弱 86 例[J]. 辽宁中医药大学学报,2009,11(10):116-117.

[5] 李光林,张建林. 酸枣仁汤加减治疗更年期综合症 48 例临床观察[J]. 国际医药卫生导报,2005,(17):165-166.

[6] 袁福茹,何永田. 酸枣仁汤加味治疗室性早搏 84 例临床观察[J]. 湖南中医杂志,1995,11(6):11-13.

[7] 于海英. 酸枣仁汤合金铃子散治疗心血管神经官能症 65 例[J]. 吉林中医药,2003,23(11):12.

[8] 金阳,李飞,李廷利. 酸枣仁汤对失眠大鼠睡眠时相的影响[J]. 时珍国医国药,2008,19(6):1355-1356.

[9] 徐小平,胡锐,席志芳. 复方酸枣仁汤的药效学研究[J]. 西北药学杂志,2002,17(5):210-212.

[10] 王欣,刘持年,吕征,等. 酸枣仁汤含药血清对皮质酮诱导 PC12 细胞损伤的保护作用[J]. 山东中医药大学学报,2007,31(3):252-255.

[11] 王欣,刘持年,吕征,等. 酸枣仁汤含药血清对皮质酮损伤的 PC12 细胞[Ca^{2+}]i、Caspase-3 的影响[J]. 山东中医药大学学报,2007,31(5):425-427.

[12] 王欣,谢鸣. 酸枣仁汤对高架十字迷宫模型大鼠单胺类递质的影响[J]. 中国实验方剂学杂志,2005,11(6):47-50.

[13] 王欣,谢鸣. 酸枣仁汤对 EPM 大鼠脑组织 $GABA_A$ 受体 mRNA 表达的影响[J]. 中医药学刊,2006,24(1):84-85.

[14] 段瑞,黄鹏,张宏,等. 酸枣仁汤对记忆能力影响的实验研究[J]. 福建中医药,2003,34(1):37-38.

[15] 张仲一,高岚,胡觉民,等. 酸枣仁汤降脂作用的实验研究[J]. 江西中医药,2005,36(266):58-59.

[16] 朱海鹏,高志良,谭德明,等. 酸枣仁汤对小鼠试验性急性肝衰竭的影响[J]. 中国中药杂志,2007,32(8):718-721.

[17] 万嘉珍,黄钺华. 中药酸枣仁预防急性高原反应的研究[J]. 中药药理与临床,1986,(1)44.

甘草小麦大枣汤
(《金匮要略》)

【异名】甘麦大枣汤(《金匮要略》)、大枣汤、麦甘大枣汤(《普济本事方》卷10)、小麦汤(《三因极一病证方论》卷18)、甘汤(《妇人大全良方》卷15引《专治妇人方》)、十枣汤(《万氏女科》卷2)、麦枣汤(《杏苑生春》卷8)、枣麦甘草汤(《罗氏会约医镜》卷14)、大枣甘草汤(《一见知医》卷4)。

【组成】甘草三两(9g)　小麦一升(15g)　大枣十枚(10枚)

【用法】上三味,以水六升,煮取三升,分三服。

【功用】养心安神,和中缓急。

【主治】脏躁。精神恍惚,喜悲伤欲哭,不能自主,心中烦乱,睡眠不安,甚则言行失常,呵欠频作,舌红少苔,脉细数。

【病机分析】脏躁属情志之病,多由思虑悲哀过度所致。《灵枢·本神》说"心怵惕思虑则伤神";又说"心藏脉,脉舍神,心气虚则悲","肝悲哀动中则伤魂"。盖因"心主身之血脉"(《素问·痿论》),"肝藏血"(《素问·调经论》),"肝者……魂之居也"(《素问·六节脏象论》)。《金匮要略》亦谓:"邪哭使魂魄不安者,血气少也;血气少者,属于心,心气虚者,其人则畏,合目欲眠,梦远行而精神离散,魂魄妄行。"《金匮方论衍义》卷1注曰:"神之所以任物而不乱者,由气血维持而之以静也。若气血衰少,则神失所养而不宁。并神出入者谓之魂,守神之舍者谓之魄,神不宁则悲,悲则魂魄不安矣。"今思虑忧伤过度,耗伤阴血,心肝失养,神魂不安,则见精神恍惚,时常悲伤欲哭,不能自主,心中烦乱,睡眠不安,甚则言行失常,"象如神灵所作"(《金匮要略》)。由于心肝阴血不足,阴不配阳,阳欲入阴,上下相引,故呵欠频作。舌红少苔,脉象细数,均为心肝阴血不足之征。总之,脏躁与心肝二脏关系密切,以脏阴不足为病机要点。

【配伍意义】本方所治为思虑悲哀过度,心肝失养,脏阴不足之神魂不安证。根据《素问·脏气法时论》："肝苦急,急食甘以缓之",《灵枢·五味》："心病者,宜食麦"之旨,治宜甘润平补之品以调其肝,养其心为法。小麦,味甘性凉,归心肝经,《名医别录》卷2谓其"养肝气",《本草再新》言其能"养心,益肾,和血,健脾",故本方重用,养心补肝,安神除烦,为君药。甘草甘平性缓,"补益五脏"(《药性论》),"安魂定魄,补五劳七伤,一切虚损,惊悸,烦闷,健忘。通九窍,利百脉,益精养气"(《日华子本草》卷5),本方用之,功可补养心气,和中缓急,资助化源;大枣甘平质润而性缓,补脾益气,补血调营,养心安神,既可协助甘草缓急柔肝,调和阴阳;又助甘草补中益气,裕生化之源,共为臣药。全方药仅三味,甘润平补,养心缓肝,和中安神。心主血,肝藏血,脾生血,心肝脾之血充,则五脏之阴亦旺,脏躁之证可愈。

用法中云"亦补脾气",是因方中三药均有补脾益气之功,且火为土母,心得所养,则火能生土,乃"虚则补母"之法;又"见肝之病,知肝传脾,当先实脾"(《金匮要略》),为肝病治疗大法,亦即《难经·十四难》"损其肝者缓其中"之意也。

【类方比较】本方与天王补心丹、酸枣仁汤皆以养心安神立法,均可用于阴血不足之失眠,心悸健忘等症。然天王补心丹重用生地黄滋阴养血为君,配伍二冬、当归、酸枣仁、玄参、人参、茯苓等,以滋阴养血,补心安神为主,兼可清热,宜于心经阴虚血少,虚热内扰之心悸失眠,健忘虚烦等。酸枣仁汤重用酸枣仁养肝血,安心神为君,配以茯苓、知母除烦安神,与川芎酸散并用,具养血调肝之妙,主治肝血不足,虚烦不眠,眩晕心悸等。而本方重用小麦为君,补心养肝,除烦安神,配以甘草、大枣补养心气,甘润缓急,善治思虑悲哀过度,心肝失养,脏阴不足,精神恍惚,悲伤欲哭之脏躁证。

【临床运用】

1. 本方为治脏躁的常用方剂 临证以精神恍惚,悲伤欲哭,不能自主,舌红少苔,脉细数为证治要点。

2. 加减法 若心烦失眠,舌红少苔,心阴虚明显者,可加生地、百合、柏子仁以养阴安神;头目眩晕,脉弦细,肝血不足者,加酸枣仁、当归以补肝养血安神;大便干燥,血少津亏者,加黑芝麻、何首乌、当归以养血润燥通便。

3. 本方对癔症、癫痫、神经衰弱、更年期综合征等多种精神神经性疾病及心脏神经官能症、白细胞减少症等辨证属脏阴不足,心肝失养者,均有一定疗效。

【源流发展】本方原载《金匮要略·妇人杂病脉证并治》。自张仲景创制本方治疗脏躁以来,后世医家沿用至今。《类聚方广义》应用本方治癫痫、狂症,因平素忧郁无聊,夜不能眠,发则恶寒发热,战栗错语,心神恍惚,居不安席,酸泣不已者。《方涵口诀》用治小儿啼泣不止。《沈氏女科辑要》卷上则以本方加芍药、紫石英,名加味甘麦大枣汤,用治反张证(即子痫)。以本方加黄芪、当归、酸枣仁补养气血,治产后气血不足之眩晕及汗多不止。因本方"亦能补脾气"而滋气血生化之源,《张皆春眼科证治》以本方加麦门冬、人参、白芍,亦名加味甘麦大枣汤,用治气血不足,阴阳失调,眼睛赤痛,发止不定,发时白睛淡红,疼痛不重,寒热交作,或头痛,心烦意乱,脉细数无力,舌淡苔白,舌心粉红;止时不药而愈,状若常人,反复发作,一年数次。目前临床所用"脑乐静",即系本方改制成的糖浆制剂,可用于精神忧郁,易惊失眠,烦躁及小儿夜不安寐等(《中国药典》2010年版一部)。

【疑难阐释】

1. 关于"脏躁"的病位 《金匮要略》原文阐述简略,历代医家对此有不同的认识。具代表性的如赵以德认为是"肝虚肺并"(《金匮方论衍义》卷22);徐彬等认为"脏,五脏也"(《金匮要略论注》卷22);吴谦等认为"脏,心脏也"(《医宗金鉴·订正金匮要略注》卷23);《类聚方广义》等认为"脏,子脏也";而曹颖甫认为是指肺脏,因肺主悲善哭(《金匮发微》)。观脏躁一证,从病因来看,乃源于精神因素,情志抑郁。从临床观察,此病与子宫的病变无关,况男子亦有之。再从本方用药来看,选用甘润平补之品,一方面养心,一方面缓肝,同时用甘润调补脾胃以滋化源。五脏之中,心主神明,"为五脏六腑之大主","精神之所舍",心伤,则人之精神情志失常;肝为将军之官,体阴而用阳,出谋略,为"魂之居",与精神情志之调节功能直接相关,因此,脏躁之病,与心、肝二脏关系最为密切。

2. 关于"脏躁"的发病机制　历代医家对本病的发病机制见解不一,如赵以德等认为"此证乃因肝虚肺并,伤其魂而言也。……肝木发生之气,不胜肃杀之邪击并之,屈而不伸,生化之火被郁,扰乱于下,故发为脏躁,变为悲哭"(《金匮方论衍义》卷22);尤怡谓:"脏躁,沈氏所谓子宫血虚,受风化热者是也。血虚脏躁,则内火扰而神不宁,悲伤欲哭"(《金匮心典》卷下),李彦师、蒲辅周皆以为然。吴谦等谓:"脏,心脏也。若为七情所伤,则心不得静,则神躁扰不宁也"(《医宗金鉴·订正金匮要略注》卷23);陈念祖则认为:"脏属阴,阴虚而火乘之,则为燥,不必拘于何脏,而既已成燥,则病症皆同。但其悲伤欲哭,象如神灵所作,现出心病;又见其数欠伸,现出肾病;所以然者,五志生火,动必关心,阴脏既伤,穷必及肾也"(《金匮要略浅注》卷9)。统编教材5版、6版认为是心阴不足,肝失所养,肝气不和而致。上述诸家对脏躁之发病机制尽管见解不同,但皆不否认属情志疾患,与心、肝、脾、肺、肾五脏关系密切。若思虑过度,心阴暗耗,阴血不足,则神不守舍;或肝气抑郁,五志化火,上扰心神,皆可出现上述情志病症。此外,素体虚弱,病后伤阴,或产后亡血,脏失所养,燥火上扰心神,亦可导致本病。然总由脏阴不足,虚热燥扰而致。故其发病机制,多宗心阴不足,肝气失和之说。

3. 关于本方的君药　方中以何药为君?历代方论不尽一致,如徐彬谓"小麦能和肝阴之客热,而养心液,具有消烦利溲止汗之功,故以为君"(《金匮要略论注》卷22),统编教材4版亦同此说。统编教材5版认为本方的治证病机为肝气抑郁,心气不足,治当和中缓急,养心安神。甘草甘缓和中,以缓急迫,且能泻心火,使肝急得缓,心火得泻,脏气自调,故以甘草为君。我们认为其病机系心阴不足,肝气失和,当养心阴,安心神,缓肝急。小麦甘润性凉,主归心经,既能益心阴,除烦热,宁心神,并能"养肝气"(《备急千金要方》卷26),俾脏阴得充,烦热得清,躁止而病自除也,辅以甘草、大枣,共奏养心安神,和中缓急之效。正合"心病者,宜食麦"(《灵枢·五味篇》),"肝苦急,急食甘以缓之"(《素问·脏气法时论》)之旨,所以,以小麦为君药似乎更切合脏躁的病机和治法。

【方论选录】

1. 徐彬:"小麦能和肝阴之客热,而养心液,且有消烦利溲止汗之功,故以为君;甘草泻心火而和胃,故以为臣;大枣调胃,而利其上壅之燥,故以为佐。盖病本于血,心为血主,肝之子也。心火泻而土气和,则胃气下达。肺脏润,肝气调,燥止而病自除也。补脾气者,火为土之母,心得所养,则火能生土也。"(《金匮要略论注》卷22)

2. 王子接:"小麦,苦谷也。《经》言心病宜食麦者,以苦补之也。心系急则悲,甘草、大枣甘以缓其急也。缓急则云泻心。然立方之义,苦生甘是生法,而非制法,故仍属补心。"(《绛雪园古方选注》卷下)

3. 莫文泉:"此为诸清心方之祖,不独脏躁宜之,凡盗汗、自汗皆可用。《素问》麦为心谷,《千金》曰麦养心气。"(《经方例释》)

4. 顾松园:"此方以甘润之剂调补脾胃为主,以脾胃为气血生化之源也,血充则燥止,而病自除矣。"(《顾松园医镜》卷16)

5. 唐宗海："三药平和,养胃生津化血。津水血液,下达子脏,则脏不躁,而悲伤太息诸自去。此与麦门冬汤滋胃阴以达胞室之法相似,亦与妇人乳少,催乳之法相似,乳多即是化血之本,知催乳法,则知此汤生津润燥之法。"(《血证论》卷8)

【评议】本方为治脏躁证而设,对其病位、病机、方中君药等,见解不一,已在疑难阐释中论述。莫氏谓"此为诸清心方之祖,不独脏躁宜之,凡自汗、盗汗皆可用",临床可资参考。

【验案举例】

1. 脏躁 《孙氏医案》:表嫂孀居二十年矣。右瘫不能举动,不出门者三年,今则神情恍惚,口乱语,常悲泣。诘其故,答曰:自亦不知何故也。诊之,两寸微短涩,以石菖蒲、远志、当归、茯苓、人参、黄芪、白术、大附子、晚蚕沙、陈皮、粉草,服四帖,精神较好于前,但悲泣如旧,夜更甚。予思仲景大枣小麦汤正与此对。即与服之,两帖而瘳。方用大枣十二枚,小麦一合,大甘草(炙过)三寸,水煎饮之。

《蒲园医案》:某女,32岁。头昏冒,喜欠伸,精神恍惚,时悲时喜,自哭自笑,默默不欲饮食,心烦失眠,怔忡惊悸,多梦纷纭,喜居暗室,颜面潮红,舌苔薄白,脉象弦滑。治拟养心缓肝法,宗《金匮》甘麦大枣汤与百合地黄汤加减主之。粉甘草18g,淮小麦12g,大枣10枚,炒枣仁15g,野百合60g,生牡蛎30g。水煎服,日服2剂,数剂见效,二十剂痊愈。

按语:脏躁属情志之病,多由思虑悲哀过度,耗伤阴血,心肝失养所致,方用甘润平补之甘麦大枣汤以调其肝,养其心,缓其急而愈。

2. 子痫 《沈氏女科辑要》卷上:吴门叶氏,治一反张(即子痫),发时如跳虫,离度数寸,发过即如平人。用炒小麦、甘草、南枣、紫石英、白芍,煎服而愈。

3. 癫狂 《陕西中医》(1984,3:20):某女,32岁。因精神刺激患狂躁病20余日,不知饮食,不睡眠,虽冬季严寒也不畏冷,有时脱掉棉衣外出乱跑。诊见面目黧黑,形体消瘦,大便秘结,小便短赤,舌红绛,脉弦数。此因暴怒伤肝,肝郁化火,灼津成痰,痰火上扰,心神逆乱所致。处方:浮小麦60g,生甘草30g,大枣6枚,生铁落125g。生铁落先煎,慢火熬40分钟,其水成乌黑色,再投其他3味,煎30分钟,滤液分3次,1日服完。二诊面目表情大见改观,头发光泽,唇如涂朱,大便较前通畅,小便接近正常,精神安静,夜晚可入睡,但舌质稍赤,脉弦数。继服前方5剂病愈。1年后随访,未再复发。

按语:七情所伤,生化之火被郁,扰乱神明,则心不得静,神躁不宁,发为癫狂。宗《内经》"肝苦急,急食甘以缓之"、"心病者,宜食麦"之训,故以甘麦大枣汤甘以缓急,调肝养心,更加生铁落以金制木,平肝镇惊。

4. 低热不退 《福建中医药》(1987,3:40):某女,64岁。于5年前始午后低热,曾服清骨散、秦艽鳖甲散之类症状未减,后因体重锐减而来求诊,西医诊断为"自主神经功能紊乱",口服谷维素等低热未退,五心烦热,收住入院。余思蒲辅周之训:"慢性病应重视脾胃为本,内伤低热,脾胃已弱,苦寒药不宜多。"本证低热久羁,病在阴分,阴虚生内热,前医用过苦寒之品,反伤阴分,遂用甘麦大枣汤调治,再加百合、沙参。连服15剂,五心烦热减轻,唯低热未退,兼见难眠,故上方去沙参,加枣仁、朱砂、麦冬、太子参,数剂而效。

按语:本证低热久羁,病在阴分,阴虚生内热,前医用过苦寒之品,损伤阴分,脾胃已弱,复用苦寒,更伤胃气。甘麦大枣汤乃甘润平补之剂,既能益心阴,除烦热,并能滋化源,养气血,更加沙参、百合等滋补阴分,俾脏阴得充,烦热得清,而低热可退。

5. 妇女更年期证候群 《福建中医药》(1986,10:17):某女,48岁。心慌,呼吸迫促,发喘,发作性颜面发红,发热,有胸部阻塞感,严重时有被窒息样,伴有严重失眠,已断续发作约

1年。1年前月经不规则,量时多时少。自此后上述症状依次发生,尤以经期前后更为明显,经医治无效。体型消瘦,颜面潮红,精神高度紧张,呼吸及说话均表现极度不安,迫促非常。心脏、心律、心率正常,肺部(-),腹部正常,血压 145/90mmHg。入院诊断:更年期证候群。用苯巴比妥、三溴剂、卵巢素等无效,后改用甘麦大枣汤,小麦 30g,甘草 3~6g,大枣 10 枚,水煎服,每日 1 剂。服至 3 剂后,症状基本消失,能熟睡 6~7 小时,并可自理生活,服至 12 剂后,症状全失出院。

6. 癔病 《浙江中医杂志》(1960,4:174):某女,24 岁,未婚。因被继母虐待,生活环境不佳,常有厌世之念。现虽离家在某机械厂学习机工,但平素刺激过深,郁闷难解,初则自觉胸闷嗳气,头痛健忘,心悸肉瞤,性躁易怒。数日之后,渐见日夜不寐,哭笑非常,默默不欲食,言语错乱,首尾不相应,经服西药鲁米那、三溴剂等效果不显。诊见其神情如痴,言语不整,时作太息,时而欢笑,时而流泪,诊脉弦劲,舌苔薄黄尖红,津少口干,有阴虚液少之象,乃其癔病。即用小麦 120g,甘草 15g,大枣 250g,浓煎,去甘草啖食。2 剂后,即感精神清爽,5 剂恢复正常,10 剂痊愈,照常工作。2 个月后复诊,因工作紧张,睡眠减少,略感头痛,健忘,心悸肉瞤,仍处原方减轻剂量(小麦 90g,甘草 12g,大枣 120g)10 剂。服后痊愈,未再复发。

按语:本案责之于精神长期受刺激,情志过度失调,郁闷难解,耗伤阴血,而致神魂不安,言行失常,故用甘麦大枣汤缓肝养心而愈。

7. 泄泻 《吉林中医药》(1985,2:24):某女,34 岁。泄泻 5 年,反复发作,泻前腹痛,泻后痛减,甚者日泻 10 余次。迭进理中、参苓白术、痛泻要方等无效。大便检验:稀黏便,白细胞(++),红细胞(+)。消化道钡透:钡剂透过小肠异常增快,蠕动增强。诊断为"慢性肠炎、小肠功能亢进"。予氯霉素、痢特灵等口服,反呕吐增剧。有癔病发作史,情志不舒则四肢拘急麻木,泄泻加重,每食后半时即腹泻 3 次。诊见面色萎黄,隐隐带青,精神困顿,形瘦颧突,舌质红,苔薄黄,脉弦细。证属肝虚风动,脾失健运。治宜养肝息风,健脾止泻。方用甘麦大枣汤加味:甘草 40g,淮小麦 30g,大枣 10 枚,僵蚕 6g,桂枝 2g,白芍 30g,龙牡各 30g。水煎服,日 1 剂。6 日后,腹泻减轻,食纳有增,唯感肛门有胀坠。此系湿热蕴肠之象,继投前方加滑石 20g,枳壳 10g。煎服 6 剂后,大便每日 1 次,诸症消失,便检正常而痊愈。

8. 产后汗出 《沈氏女科辑要》卷上:庚辰春,吕姓妇分娩。次日患血晕,略醒一刻,又闭目头倾,一日数十发,其恶露产时不少,今亦不断,脉大左关弦硬。用酒化阿胶一两,冲童便服。是夜晕虽少减,而头汗出,少腹痛有形,寒战如疟,战已发热更甚。投没药血竭夺命散二钱,酒调服。寒热、腹痛、发晕顿除。惟嫌通身汗出,此是气血已通,而现虚象。用黄芪五钱,炒归身二钱,甘草一钱,炒枣仁三钱,炒小麦五钱,大枣三个,煎服,汗止而安。

按语:新产妇人乃多虚多瘀之体,本案初因产后营阴下夺,去血过多而发血晕,经服阿胶及夺命散而血晕渐愈,惟气血未复,通身汗出,汗出过多,则耗心阴,故方用当归补血汤补气生血,甘麦大枣汤补脾气而滋化源,益心阴且止自汗。

9. 闭经 《新中医》(1984,4:22):某女,35 岁。患者于 18 岁结婚,生育 2 胎,因在 24 岁分娩二胎时出血过多,自此月经一直未潮达 11 年,伴头晕目眩,胃中嘈杂,神疲肢倦,腰膝酸软,两颧发赤,心悸,夜卧多梦,善太息,舌淡红,苔薄黄,脉弦细。病由产后失血过多,血虚无以灌注冲任,心火亢盛,脾阴不足。拟甘润滋补以益心脾法。处方:甘草 10g,小麦 30g,大枣 15 枚。煎服上方 10 剂后,月经来潮,腰腹略有胀痛,经色正常,4 天后月经干净,诸症渐向愈。按前方续服 1 个月,随访月经按期来潮。

按语:本例患者经闭 11 年,乃产后失血过多,导致肝血虚少,脾阴暗耗,肾阴不足。津血两亏,经源枯涸,月水自然难以来潮。此虽为虚证,但不宜大补;虽有虚火,但不宜苦降。故用甘麦大枣汤,取其甘平之味以滋化源,养胃生津化血以达胞宫,使肝血得养,脾阴得滋,水火相济,则月经通矣。

10. 小儿厥证　《北京中医》(1985,4:47):某男,1岁。患儿自出生后,性情暴躁,易惊易哭,稍有触动即大哭,继则气厥不语,面唇青紫,肢体瘫软,须急救良久方可苏醒。察其舌质淡红,舌苔薄白,指纹细涩微青。肝为刚脏,若有触犯,则可致怒,怒而不遏则气急,气急不疏则发厥。治宜调肝缓急。拟选甘麦大枣汤加味:炙甘草3g,小麦10g,大枣3枚,柴胡1g,香附2g,白芍4g。水煎服,3剂后病愈。随访3个月,至今未发。

按语:肝为刚脏,若有触犯,则可致怒,怒而不遏则气急,气急不疏则发厥,故用甘麦大枣汤加柴胡、香附、芍药之属,以甘药缓其急,辛药散之顺其性,酸药泄之使其平。

11. 小儿痫症　《浙江中医杂志》(1980,10:55):某女,12岁。6岁时,曾卒然昏仆,不省人事,口吐白沫,双目上视,四肢抽动,经数分钟揢止神清,每日发作5~6次。西医诊断为癫痫大发作,服西药无效。病数年未愈。诊时面色苍黄,形体消瘦,纳差乏力,舌淡苔白,脉细。处方:甘草9g,淮小麦、大枣各30g,水煎服。同时每晨开水冲服明矾米粒大1枚。经治疗后,病情迅速好转,除用药第5天发作1次外,以后一直未发。续服上药近半年停药,随访6年,疗效巩固,智力发育正常。

按语:甘麦大枣汤有宁心安神之功,合明矾涤痰祛浊,两者合用,痰去则风息,心宁则气顺,故痫症可愈。

【临床报道】

1. 妇人脏躁　用甘麦大枣汤随证加减治脏躁42例,伴肝郁不舒加白芍15g,柴胡10g;兼痰湿者加陈皮12g,半夏10g,茯苓15g;失眠多梦者加合欢皮15g,夜交藤30g,远志12g;狂躁不安者加龙骨、牡蛎各30g。患者皆为女性,平均年龄44岁,病程1个月~13年。结果治愈34例,好转7例,无效1例[1]。

2. 更年期综合征　更年期综合征临床表现:头晕,失眠,心悸,出汗,女子月经不调,舌淡红,苔薄白,脉细数。共45例,均为女性,年龄45~55岁,服药15~20剂,服中药期间停用一切西药。其中显效30例,好转13例,无效2例,总有效率为95.5%[2]。

3. 精神分裂症　用本方加味(药用浮小麦30g,大枣5枚,炙甘草、野百合、生地黄各10g)治疗病程较长、已用多种抗精神病药无效或效差之精神分裂症146例,除29例未合用抗精神病药外,其余病例一般均合并不到治疗量的抗精神病药(以氯丙嗪日量不超过200mg为标准),服药7~98天,平均16.8天。结果痊愈11例(7.5%),显效44例(30.1%),好转64例(43.8%),总有效率达81.4%,无效27例(18.6%)[3]。

4. 抑郁症、焦虑症　用甘麦大枣汤(生甘草30g,小麦10g,大枣10枚,炒枣仁30g,竹叶10g,灯心5g,石菖蒲10g,麦冬30g)加减结合氯米帕明(50mg/d±5mg/d)治疗抑郁症40例,对照组40例仅使用氯米帕明治疗(150mg/d±5mg/d),采用汉密尔顿抑郁量表(Hamilton Depression Scale, HAMD)、不良反应症状量表(Treatment Emergent Symptom Scale, TESS)进行疗效、不良反应评定。疗效标准:治愈为临床症状全部消失,HAMD积分≤7分,半年内无复发者;显著好转为症状基本消失,HAMD积分8~10分;好转为仍有轻微症状,HAMD积分为11~16分;无效为症状无改变或加重,HAMD积分≥17分。结果:中西医组痊愈20例,显著进步17例,进步3例,无效0例,显效率93%;西药组痊愈18例,显著进步18例,进步3例,无效1例,显效率90%。两组显效率比较无显著性差异。西药治疗抑郁症虽然疗效肯定,但多有一定的副作用,治疗依从性普遍较差,易出现脱失治疗,导致病情加重,甚至出现自杀。而中药组西药氯米帕明用量少,且副作用明显减少[4]。另有人观察了加用甘麦大枣汤对治疗康复病人的抑郁与焦虑障碍的疗效。对照组 38 例给予帕罗西汀或氯西汀片(均为 5-羟色胺再摄取抑制剂)20mg,每日 1 次;治疗组 38 例在此基础上加服甘麦大枣汤。治疗 8 周。以汉密尔顿抑郁评定量表(HAMD)、汉密尔顿焦虑评定量表(HAMA)治疗后的减分率为指标,采用临床痊愈(减分率>75%),显著进步(减分率 51%～75%),进步(减分率 25%～50%),无效(减分率<25%)。结果:治疗组临床痊愈 2 例,显著进步 12 例,进步 20 例,无效 4 例;对照组临床痊愈 1 例,显著进步 4 例,进步 18 例,无效 15 例,按两组平均 Ridit 差别显著性检验,其差别有极显著意义($P < 0.01$)。治疗组 HAMD、HAMA 评分亦明显低于对照组,两组分别经 t 检验比较,有非常显著性差异。证明加用甘麦大枣汤对治疗康复患者的抑郁与焦虑比单用抗抑郁药更有效,且有助于患者安全撤用抗抑郁药[5]。

5. 自汗、盗汗 用甘麦大枣汤(甘草 15g,浮小麦 30～60g,大枣 10 枚)治疗自汗症 20 例。以水 500ml,文火煎煮上三药后去渣留汁约 300ml,另加红糖适量,温分三服,日 1 剂。失眠者加酸枣仁、远志;气虚者加黄芪;血虚者加龙眼肉、熟地等。结果:显效(临床症状减退,自汗止,劳动后也不出汗)16 例;有效(临床症状好转,出汗明显减少)3 例;无效(服药治疗后仍出汗不止)1 例。总有效率 95%[6]。用甘麦大枣汤(炙甘草 6g,浮小麦 30g,大枣 5 枚)治疗小儿盗汗 20 例。胃阴不足见口干喜饮,食少,舌红苔少或花剥苔,脉细数者,加石斛、玉竹、沙参、麦冬、乌梅、谷芽等;阴虚营热见下午低烧者,加青蒿、白薇、牡丹皮、地骨皮;血虚面色苍白者,加黄芪、当归;脾胃虚弱,食少神疲者,加党参、白术、山药;如暑伤元气,心烦口渴,舌红少津,加太子参、麦冬、五味子、天花粉、石斛、玉竹。结果:20 例均获痊愈[7]。

6. 小儿遗尿症 以甘麦大枣汤加味(淮小麦 18g,炙甘草 20～25g,大枣 8 枚,炙桑螵蛸、炒益智仁、菟丝子各 9g)治疗小儿遗尿症 28 例,显效 13 例,有效 15 例。有 2 例患者后来复发,经用原方治疗仍获效。研究发现,本加味方对肾气不足,下元虚冷,心神不安所致者疗效较好[8]。

7. 癫痫 报道以加味甘麦大枣汤治疗癫痫 48 例。处方:浮小麦 30g,大枣 4～8 枚,炙甘草、五味子、干地龙各 6～10g,僵蚕、党参、煅龙骨各 15～20g,珍珠末(冲)2～4 支,蝉蜕、制天麻各 8～12g,白术 8～15g,钩藤 10～15g,茯神 20～30g,全蝎 6～12g。凡就诊时尚在服西药者,不可即停,宜原剂量服 1～2 周,第 3 周开始酌减西药,一般在 30 天后不再服用西药。个别病例使用西药日久可再用少量西药维持 6～8 周后全部撤去。病者经中药治疗连续 2 个月不再发作,即嘱每晚炖服鳖鱼汤 1 盅,连食 10 天。结果:痊愈(发作完全控制 3 年以上,脑电图恢复正常)28 例;显效(发作频率减少 75% 以上,或与治疗前发作间隔比较,延长 1 年以上未发作,脑电图明显改善)12 例;有效(发作频率减少 50% ~75%,或发作症状明显减轻,持续时间缩短 1/2 以上,脑电图有所好转)6 例;无效(发作频率、程度、发作症状、脑电图均无好转或恶化)2 例,总有效率为 95.8%[9]。

【实验研究】

1. 镇静、催眠及抗惊厥作用 甘麦大枣汤浸膏能明显提高激怒小鼠的电压阈值,降低小鼠的格斗发生率,抑制小鼠自发活动,减少二甲弗林和士的宁诱发的小鼠惊厥发生率,延长戊巴比妥钠诱导的小鼠睡眠时间。对士的宁 0.7mg/kg 和二甲弗林 4.8mg/kg 诱导的小鼠惊厥均有对抗作用[10]。对士的宁 1.6mg/kg 和二甲弗林 15.0mg/kg 引起的惊厥无明显影响,说明本方的抗惊厥作用强度有限,不能对抗高剂量所致小鼠的惊厥,对硫代氨基脲诱发的惊厥、印防己毒素诱发的惊厥及戊四氮诱发的惊厥无对抗作用[11]，说明甘麦大枣汤的镇静、催眠及抗惊厥等中枢作用与脑内 GABA 系统无直接关系，并与地西泮的作用不完全相同。药理研究证实，甘麦大枣汤加百合能显著延长硫喷妥钠诱导的小鼠睡眠时间，明显增加氯丙嗪诱导的小鼠睡眠时间和缩短入睡时间，能明显增加乙醚的麻醉时间，并能显著延长士的宁的致惊时间及对小鼠有镇静、催眠及抗惊厥作用[12]。

2. 升白细胞作用　甘麦大枣汤浸膏能明显升高环磷酰胺引起的小鼠白细胞减少，其作用强弱与剂量大小有关，并且对使用环磷酰胺引起的小鼠体重减轻和健康状况均有明显的改善作用。提示本方对环磷酰胺引起的毒性具有良好的保护作用，是很好的强壮滋补剂[13]。

3. 类雌激素样作用　用甘麦大枣汤加味治疗更年期综合征取得较好效果，经阴道细胞学检查的结果表明，133 例中 95 例患者单次检查激素水平，8 例有轻度影响，12 例有中度影响，20 例有高度影响，24 例有轻度低落，13 例有中度低落，18 例有高度低落。血清垂体促卵泡素测定的结果：20 例中有 18 例大于 50；14 例更年期最低值 29.8，最高值 203.5，平均 67.88 ± 59.0。推测本方有类雌激素样作用，从而改善了下丘脑-垂体-卵巢轴功能紊乱，起到了治疗作用。雌激素替代疗法能控制烘热和觉醒出现的次数，用中药同样对烘热和失眠有满意的效果[14]。

4. 抗抑郁作用　甘麦大枣汤水煎剂能够改善孤养加慢性不可预见性中等刺激所致的抑郁症模型大鼠的行为学表现，提高其活动度、对周围事物的好奇度以及摄食能力。甘麦大枣汤加疏肝药物（柴胡、郁金、知母等）可以使模型鼠大脑皮层去甲肾上腺素（NE）及 MHPG（NE 代谢产物）含量较模型组显著减少，同时可使模型大鼠海马 cAMP 含量、cAMP-蛋白激酶 A（PKA）mNA 表达显著下降（$P < 0.01$）且呈量效关系。推测甘麦大枣汤加疏肝药物可能通过纠正脑组织单胺类递质失衡、下调海马信号转导 cAMP-蛋白激酶 A 途径，纠正抑郁症模型大鼠的行为学变化[15,16]。

5. 调节急性心理应激作用　甘麦大枣汤能够延长高压恒流光电刺激仪所致的急性心理应激模型大鼠尾悬挂试验静止时间（$P < 0.05$），减少挣扎次数（$P < 0.01$），降低下丘脑促肾上腺皮质激素释放激素 CRH）、血浆促肾上腺皮质激素（ACTH）、血清皮质酮（CORT）、血清 IL-1β 含量（$P < 0.05$、$P < 0.05$、$P < 0.01$、$P < 0.05$）。说明甘麦大枣汤可以作用于应激大鼠细胞因子及下丘脑-垂体-肾上腺轴，改变应激行为方式，调节急性心理应激后大鼠的免疫内分泌，从而增强机体急性应激的能力[17,18]。

参 考 文 献

[1] 赵红，金蕊. 甘麦大枣汤治疗脏躁 42 例[J].安徽中医临床杂志,1998,6(3):154.

[2] 付山明. 甘麦大枣汤应用体会[J].医药世界,2006,(11):105.

[3] 周长发. 用程门雪老师的经验治疗 146 例"精分症"临床报告[J].上海中医药杂志,1982,(9):12.

[4] 何宇芬. 甘麦大枣汤结合氯丙咪嗪治疗抑郁症的临床观察[J].时珍国医国药,2006,17(10):2026-2027.

[5] 龚剑秋. 加用甘麦大枣汤治疗 38 例康复病人的抑郁与焦虑[J].中医药学报,2008,36(6):62-64.

[6] 李言庆，慈兆胜，姜海. 甘麦大枣汤治疗 20 例自汗证疗效观察[J].社区医学杂志,2007,5(2):68.

[7] 耿秀兰，王晨. 甘麦大枣汤治疗小儿盗汗[J].河南中医,2003,23(5):12.

[8] 江慎之. 甘麦大枣汤加味治疗小儿遗尿症初步报告[J].广东医药(祖国医学版),1963,(1)29.

[9] 李春辉，王雪玲. 加味甘麦大枣汤治疗癫痫 48 例疗效观察[J].新中医,1987,29(1):19-20.

[10] 谢强敏,唐法娣,洪巨伦,等. 甘麦大枣汤的药理研究[J].中药药理与临床,1992,8(6):6.

[11] 覃文才,洪庚辛,饶芳. 甘麦大枣汤的中枢抑制作用[J].中药药理与临床,1994,10(5):9-11.

[12] 吕圭源,宋霄宏,柴钦民. 复方甘麦大枣汤的药理研究[J].浙江中医学院学报,1992,16(6)46-47.

[13] 宋霄宏,吕圭源,昝日增. 甘麦大枣汤升白细胞作用的实验观察[J].浙江中医学院学报,1990,14(5):27-28.

[14] 林永华,姚芷芳,陈芬雅,等. 加味甘麦大枣汤治疗妇女更年期综合征133例分析[J].福建医药杂志,1985,(4):34.

[15] 张学礼,金国琴,邱宏,等. 加味甘麦大枣汤对抑郁症模型大鼠行为学及单氨类神经递质的影响[J].中药药理与临床,2003,19(3):5-6.

[16] 张学礼,金国琴,戴薇薇,等. 甘麦大枣汤加味对抑郁症大鼠海马 cAMP-蛋白激酶 A 途径的影响[J].上海中医药大学学报,2006,20(4):73-75.

[17] 童瑶,邹军,倪力强,等. 4种中药复方对大鼠实验性急性应激行为及下丘脑-垂体-肾上腺轴的影响[J].中国中药杂志,2005,30(23):1863-1866.

[18] 童瑶,邹军,刘平,等. 四种中药复方对急性心理应激大鼠 IL-1β 和 IL-2 的影响[J].上海中医药大学学报,2005,19(2):32-34.

(韩 涛 刘持年 王均宁)

黄连阿胶汤
(《伤寒论》)

【异名】黄连鸡子汤(《伤寒指掌》卷4)。

【组成】黄连四两(12g) 黄芩二两(6g) 芍药二两(6g) 鸡子黄二枚(2枚) 阿胶三两(9g)

【用法】上五味,以水六升,先煮三物,取二升,去滓,纳胶烊尽,小冷,内鸡子黄,搅令相得。温服七合,日三服(现代用法:先煎前三味,去渣取汁,阿胶烊化,待稍冷,再入鸡子黄搅匀,分2次服)。

【功用】滋阴降火,除烦安神。

【主治】少阴病阴虚火旺,心神不安证。心中烦热,失眠,口干咽燥,舌红苔少,脉细数。

【病机分析】少阴属心肾,心属火居上,肾属水居下,人之正常生理状态,应是心火下交于肾,使肾水不寒;肾水上济于心,制约心火不亢,心肾相交,水火既济,得以维持人体脏腑活动之动态平衡。若病邪内炽,上助手少阴心火,下灼足少阴肾水,致使心火亢于上,而不下交于肾;肾水亏于下,不能上济于心,火愈亢而阴愈伤,阴愈亏而火愈炽,心火亢,心神为火所扰,神不安藏,故见心中烦热,不眠。阴虚火旺,火灼伤阴,则见口干咽燥,舌红苔少,脉象细数,亦为阴虚火旺之象。

【配伍意义】本方治证,为阴虚火旺之候。故以滋阴降火,除烦安神立法。方中黄连苦寒入心,清热泻火,《本草纲目》卷13言其"泻心脏火";阿胶甘平,补血滋阴,《本草从新》卷16谓之"平补而润……滋肾补阴",二药合用,而有交融水火,除烦安神之妙,故为方中君药。《本草从新》卷1言黄芩"苦入心,寒胜热,泻火除湿";同书卷2又言芍药(白芍)"补血敛阴",芩、芍并用,助君药滋阴降火,除烦安神,为方中臣药。鸡子黄甘、平,入心、肾经,《本草纲目》卷50载其"补阴血,解热毒",方中用之,既泻心火之有余,又补肾水之不足,与阿胶、白芍相合,滋补阴血,以复耗灼之阴津,且防连、芩苦寒伤津之弊,为方中佐药。诸药

1039

相伍,上泻手少阴心火,下滋足少阴肾水,使阴复火降,水火既济,心肾相交,共奏滋阴泻火,除烦安神之功。

本方的配伍特点是:苦寒与咸寒并用,滋阴与泻火兼施,泻火而不伤阴,滋阴而不碍邪,为补中寓泻之剂。

【类方比较】本方与天王补心丹皆用于心烦失眠等证,但本方以苦寒与咸寒并用,滋阴与泻火兼施,其中黄连用量独重,清热泻火,以泻心火见长,且与黄连、阿胶、鸡子黄等滋阴养血药为伍,而成滋阴泻火,除烦安神之剂,主治阴虚火旺,症见心中烦热,失眠,口干咽燥,舌红少苔,脉细数者;天王补心丹则以滋阴清热药与养血安神药相配,其中生地黄用量独重,且有天冬、麦冬、玄参等大队滋阴清热药为伍,而成滋阴清热,养血安神之剂,主治阴亏血少,虚火上炎,症见失眠,心悸,头目眩晕,五心烦热,盗汗,口干,舌红无苔,脉细数无力。因该证之火,并非有余,而实为不足,故方中不用苦寒善泻心经实火之黄连,而重用生地黄与大队的养阴药配伍以滋阴制阳,治疗心阴不足,心火相对偏亢之神志不安证。

【临床运用】

1. 证治要点 本方为滋阴降火安神之剂,临床运用时应以烦热失眠,口干咽燥,舌红苔少,脉细数为证治要点。

2. 加减法 阴虚严重,津液耗伤甚者,加玄参、麦冬、生地、石斛等,以增滋阴生津之效;心火旺,心中懊侬者,加山栀、莲子心、竹叶心等,清泻心火;入眠后惊醒难入眠者,加龙齿、珍珠母等,以镇心安神;寐而不熟,心神失养者,加枣仁、夜交藤以养心安神;心悸不宁者,加茯神、柏子仁以养心定悸。

3. 本方现代常用于治疗神经衰弱、更年期综合征、心肌炎、痢疾、甲状腺功能亢进、眼球出血等证属阴虚火旺者。

【使用注意】本方证的病机是正虚邪实,所以一面用苦寒泻火,一面以酸甘滋阴。如果虚多邪少,则非本方所宜。

【源流发展】本方始见于《伤寒论·辨少阴病脉证并治》。原书用治"少阴病,得之二三日以上,心中烦,不得卧"。仲师立黄连阿胶汤,苦寒与咸寒并用,苦寒上泻心火,咸寒下滋肾水,俾心肾相交,水火既济,心烦不寐可解,此即"泻南补北"的治疗方法,为后世滋阴清热泻火法开拓了先河,对后世温病治疗学的影响较大,并扩大了原方的运用范围。如《张氏医通》卷13以本方治疗"热伤阴血便红"。《类聚方广义》以本方治"久痢,腹中热痛,心中烦不得眠,或便脓血",以及"治诸失血证","痘疮内陷,热气炽盛"。《伤寒指掌》卷4称本方为黄连鸡子汤,而用于"少阴下利脓血"。本方的同名异方,如《万氏女科》卷2,药用黄连、阿胶、乌梅、人参、白术、茯苓、炙甘草、木香、干姜,用于妊娠痢久不止。《镐京直指》卷2,药用黄连、阿胶珠、生白芍、炒黄芩、生地黄、当归、炒地榆、炙甘草,用治春温内陷,赤痢伤阴。《饲鹤亭集方》黄连阿胶丸,以黄连、阿胶等量为丸,用于暑湿积热,赤白下痢,痔漏等。以上均属本方的组成演变,药改效更,从而扩大了本方的应用范围。《张氏医通》卷13载"黄连阿胶汤治热伤阴血便红",《类聚方广义》载其"治诸失血证,胸悸,身热,腹痛微利,舌干唇焦,烦躁不能寐,身体困惫,面无血色或面红潮热者"。其他如《榕堂疗指示录》载:"淋沥证,小便如热汤,茎中涩痛而血多者,黄连阿胶汤奇效。"现代临床运用此方,不限于阴虚火旺,心肾不交之失眠,凡属邪热未清,阴虚液亏,心火偏旺所致的神经衰弱,甲状腺功能亢进,心律失常,萎缩性胃炎,慢性溃疡性结肠炎,支气管扩张出血,子宫功能性出血,慢性溃疡性口腔炎以及泌尿系感染等,均可运用。

【方论选录】

1. 成无己："阳有余，以苦除之，黄芩、黄连之苦以除热；阴不足，以甘补之，鸡子黄、阿胶之甘以补血。酸，收也，泄也，芍药之酸，收阴气而泄邪热。"（《注解伤寒论》卷6）

2. 吴昆："寒邪直中三阴者，名曰阴证，始终只是一经，不复再传。今自三阳经传来，虽至三阴，犹曰阳证。所以有传、有不传者，以阴静阳动也。少阴病者，有舌干口燥，欲寐诸证也。欲寐而不得寐，故曰心烦不得眠也。少阴者水脏，水为热灼，不足以济火，故心烦。阳有余者，泻之以苦，故用黄芩、黄连之苦；阴不足者，补之以甘，故用鸡子黄、阿胶之甘；阴气耗者，敛之以酸，故复佐以芍药之酸。"（《医方考》卷1）

3. 柯琴："此少阴之泻心汤也。凡泻心必藉连、芩，而导引有阴阳之别。病在三阳，胃中不和，而心下痞硬者，虚则加参、甘补之，实则加大黄下之。病在少阴，而心中烦不得卧者，既不得用参、甘以助阳，亦不得用大黄以伤胃矣。用连、芩以直折心火，用芍药以收敛神明，所以扶阴而抑阳也。然以但欲寐之病情，而致不得卧，以微细之病脉，而反见神烦，非得气血之属以交合心肾，甘平之品以滋阴和阳，不能使水升而火降。若苦从火化，而阴火不归其部，手少阴之热不除。鸡子黄秉离宫之火色，入通于心，可以补心中之血，用生者搅和，取润下之义也。驴皮秉北方之水色，入通于肾，可以补坎宫之精；济水内合于心，而性急趋下，与之相融而成胶，是降火归原之妙剂也。《经》曰：火位之下，阴精承之；阴平阳秘，精神乃治。斯方之谓欤！"（录自《古今名医方论》卷3）

4. 周扬俊："里热当祛之，以涤其热，内燥须滋之，而得其润。心烦，故主黄连，佐以黄芩，则肺、胃之邪俱清。然热甚以消少阴之水，鸡子黄、阿胶深益血分，以滋其阴，以熄其风，连、芩得此，功莫大矣；况加芍药，以炼消烁之心气，兼以入肝，遂使烦者不烦，不卧者卧矣。"（《伤寒论三注》卷7）

5. 王子接："芩、连泻心也；阿胶、鸡子黄养阴也，各举一味以名其汤者，当相须为用也。少阴病烦，是君火热化为阴烦，非阳烦也，芩、连之所以不能治，当与阿胶、鸡子黄交合心肾，以除少阴之热。鸡子黄色赤，入通于心，补离中之气；阿胶色黑，入通于肾，补坎中之精。第四者沉阴滑利，恐不能留恋中焦，故再佐芍药之酸涩，从中收阴，而后清热止烦之功得建。"（《绛雪园古方选注》卷上）

6. 吴仪洛："此汤本治少阴温热之证，以其阳邪暴虐，伤犯真阴，故二三日以上便见心烦不得卧，所以始病之际，即用芩、连大寒之药，兼芍药、阿胶、鸡子黄以滋养阴血也。然伤寒六七日后，热传少阴，伤其阴血者，亦可取用，与阳明腑实用承气汤，法虽虚实补泻悬殊，而祛热救阴之意则一耳。"（《伤寒分经》卷8）

7. 吴瑭："以黄芩从黄连，外泻壮火而内坚真阴；以芍药从阿胶，内护真阴而外捍元阳。名黄连阿胶汤者，取一刚以御外侮，一柔以护内主之义也。"（《温病条辨》卷3）

8. 王泰林："此少阴传经之热邪，扰动少阴之阴气，故心烦不得卧。以芩、连直折少阴之热，阿胶、鸡子黄滋少阴之阴，交合心肾，第四者沉阴滑利，恐不能留恋中宫，故再佐芍药之酸敛，从中收阴，而后清热止烦之功得建。此酸甘咸苦，收摄欲亡之阴，与四逆汤收摄亡阳，一水一火为不同矣。"（《王旭高医书六种·退思集类方歌注》）

【评议】黄连阿胶汤，为少阴病阴虚火旺证而设。对其方义，诸家各有论述。成氏论本方"阳有余，以苦除之，黄芩、黄连之苦以除热；阴不足，以甘补之，鸡子黄、阿胶之甘以补血。酸，收也，泄也，芍药之酸，收阴气而泄邪热"。可谓言简意明，切中肯綮，有得之见。其余各家，多宗此论。如吴昆所论之"阳有余者，泻之以苦，故用黄芩、黄连之苦；阴不足者，补之以甘，故用鸡子黄、阿胶之甘;阴气耗者,敛之以酸,故复佐以芍药之酸";吴瑭认为"以黄芩从黄连,外泻壮火而内坚真阴;以芍药从阿胶,内护真阴而外捍元阳"。综合诸家之论,则其义益明。

【验案举例】

1. 便血 《柳选四家医案·评选静香楼医案》卷下:鼻痒心辣,大便下血,形瘦,脉小而数,已经数年。黄芩、阿胶、白芍、炙甘草。

按语:《张氏医通》云:"黄连阿胶汤治热伤阴血便红。"本案叙证虽简,但从下血而兼见形瘦,脉小而数来分析,系由阴虚阳亢,热伤血络所致。故取法黄连阿胶汤以滋阴清火,宁络止血。

2. 阳强遗精 《柳选四家医案·评选环溪草堂医案》卷上:肾水不足,君火上炎,相火下炽,心中如燔,舌光如柿,阳事易举,阴精易泄,拟清君火以制相火,益肾阴以制肝阳,所虑酷热炎蒸,恐药力无权,将亢阳为害,而增剧耳。川连(盐水炒)、黄芩、黄柏、阿胶、生地、甘草、鸡子黄,另大黄三钱研末,将鸡子一个破头纳入大黄三分,蒸熟,每日服一个。

再诊:投苦咸寒坚阴降火,以制亢阳,心中之燔灼与舌色之光红俱减三分之一,然上午之身热如燎者未退,幸纳食颇增,苦寒可进,再望转机之妙。川黄连、阿胶、生地、元精石、黄芩、甘草、元参、蛤壳、鸡子黄。

三诊:舌干红,知饥善纳,水亏阳亢,土燥于中,咸苦坚阴之剂,虽衰其燔亢之势,而未能尽除其焰,时当炎暑,湿热与相火蒸腾,拟复入清中固下祛湿之法,仍不出咸苦之例。洋参、石膏、知母、甘草、麦冬、川连、阿胶、生地、蛤壳、黄柏。猪胆汁丸,每朝服三钱。

按语:此证君相火亢,肾阴受灼,精关不固,故阴精易泄。方用黄连阿胶汤化裁,以苦寒之品泻心火而坚肾阴,以咸寒之属滋肾水而制亢阳,火清阴复,则精关自固,遗精之患,自可向愈。

3. 失眠 《经方应用》:某女。失眠多年,症见头晕而眩,面部升火,心烦,卧则更烦,不能安于枕席,口干易汗,耳鸣,腰酸,舌质红少苔,脉细数。良由肾水不足,阴亏于下,心火上炎,阳亢于上,阳不入阴使然。用黄连阿胶汤加味。黄连 6g,黄芩 9g,白芍 9g,上肉桂 1.5g,甘草、龙骨、牡蛎各 30g,浮小麦 30g,阿胶 9g(烊化和服),鸡子黄 1 枚搅匀和入。

按语:此证阴虚火旺,心肾不交而心烦不寐,方用黄连阿胶汤加味,意在育阴清火,使既亏之真阴得以滋补,上亢之虚阳得安其位,如是则心肾交泰,自能入寐。

4. 心悸(风湿性心肌炎) 《山东中医学院学报》(1978,3:30):某男,13 岁,学生。初诊:患者心悸不安,胸闷、短气,乏力盗汗,伴有发热,两膝关节疼痛 20 多天,不红不肿,舌红、苔薄白而干,脉细数较有力。查体:体温 37.5℃,心率 120 次/分,血沉 37mm/h,白细胞 11×10^9/L,中性 78%,第一心音低钝。西医诊为风湿性心肌炎,中医诊为阴虚火旺之心悸。治宜滋阴清热,养心定惊。处方:黄连 4.5g,黄芩 9g,白芍 9g,阿胶 9g(烊化),生地 12g,麦冬 9g,百合 15g,五味子 3g,柏子仁 30g,淮小麦 30g。3 剂,水煎服。二诊:体温 37.2℃,心率 106 次/分,自觉心慌、胸闷轻些,舌脉同前,上方继服 3 剂,水煎服。三诊:体温 36.7℃,心率 92 次/分,关节痛亦减,惟食欲减退,疲乏无力明显。前方去阿胶,加党参 12g,谷麦芽各 9g。3 剂,水煎服。四诊:体温 36.9℃,心率 87 次/分,白细胞 6.7×10^9/L,中性 54%,自觉食欲增进,心慌乏力再减轻,舌稍红,脉略数。前方芩、连减半,继服 5~10 剂。

按语:用黄连阿胶汤加减治疗风湿性心肌炎,同时关节痛、发热亦随之消失。说明辨证施治不是对症疗法。要重视人体的阴阳失调,如果体内阴阳失调的病理矛盾解决了,那么构成疾病的种种表现也就消失了,此即"治病必求其本"之义。

5. 产后发热 《上海中医药杂志》(1986,7:29):某女,28 岁。有贫血史,半月前分娩时大量流血,发热不退(37.9～38.8℃),曾用西药无效。头晕目眩,面色少华,心悸自汗,耳鸣腰酸,大便秘结,小溲黄赤,舌红绛,脉细数。证属阴虚火旺。治宜滋阴降火。处方:黄连6g,肉桂2.1g,黄芩9g,白芍9g,鸡子黄2枚,阿胶9g(烊化)。煎服3剂后热渐退尽。

按语:薛己曰:"新产妇人,阴血暴亡,阳无所附而外热"(《女科撮要》卷下)。本例发热,非有余之邪热,乃由阴虚生内热所致,故以黄连阿胶汤滋阴降火,并反佐肉桂以引火归原。

6. 不寐 《刘渡舟临证验案精选》:某男,49 岁,编辑。患失眠已2年,西医按神经衰弱治疗,曾服多种镇静安眠药物,收效不显。自诉:入夜则心神烦乱,辗转反侧,不能成寐。烦甚时必须立即跑到空旷无人之地大声喊叫,方觉舒畅。询问其病由,素喜深夜工作,疲劳至极时,为提神醒脑起见,常饮咖啡,习惯成自然,故入夜则精神兴奋不能成寐,昼则头目昏沉,委靡不振。视其舌光红无苔,舌尖宛如草莓之状红艳,格外醒目,切其脉弦细而数。脉证合参,此乃水亏火旺,心肾不交所致。治法当以下滋肾水,上清心火,令其坎离交济,心肾交通。黄连12g,黄芩9g,阿胶10g(烊化),白芍12g,鸡子黄2枚。此方服至3剂,便能安然入睡,心神烦乱不发。续服3剂,不寐之疾,从此而愈。

按语:失眠,《内经》谓之"不寐","不得卧"。成因有痰火上扰者;有营卫阴阳不调者;有心脾气血两虚者;有心肾水火不交者。上案至夜则心神烦乱,难以寐,乃心火不下交于肾而独炎于上。陈士铎《辨证录》云:"夜不能寐者,乃心不交于肾也……心原属火,过于热则火炎于上而不能下交于肾。"思虑过度,暗耗心阴,致使心火翕然而动,不能下交于肾,阳用过极,则肾水难以上济于心。又饮咖啡,助火伤阴,使火愈亢,阴愈亏。观其舌尖如草莓,舌光红无苔,脉细而数,一派火盛水亏之象,辨为心肾不交之证。治当滋其肾水,降其心火,选用黄连阿胶汤滋阴降火,交通心肾,体现了《难经》"泻南补北"的精神。

【临床报道】

1. 失眠 黄连阿胶汤加减(黄连8g,阿胶、黄芩、知母各10g,夜交藤、白芍各15g,生地20g,炒枣仁25g,鸡子黄1枚)治疗阴虚火旺型失眠36例。在基础疾病治疗的同时,原来服用抗焦虑药及镇静安眠药的患者继续维持原剂量,未服用西药的26例患者予纯中药治疗。观察30天。结果:痊愈(治疗后睡眠时间恢复正常或睡眠时间在6小时以上,睡眠深,醒后精力充沛)3例;显效(睡眠明显好转,睡眠时间在3小时以上)16例;有效(睡眠时间较治疗前增加,但仍不足3小时)7例;总有效率为100%。治疗过程中及治疗后随访1个月,患者皆诉生活质量显著改善,无明显复发。同时服西药治疗的10例患者疗程结束时西药皆逐渐减量,其中5例完全停药[1]。

2. 焦虑症 以黄连阿胶汤为主[黄连15g,黄芩15g,白芍20g,阿胶(烊化)15g,鸡子黄(冲服)2枚,玄参15g,麦冬20g,五味子15g,夜交藤15g,牡蛎20g]治疗焦虑症42例。结果:痊愈(症状全部控制,能恢复正常工作)10例;显效(主要症状明显好转,已能上班工作)23例;好转(主要症状减轻,恢复工作有困难)8例;无效(症状无好转)1例。42例患者中,除3例急性焦虑症给3天适量的地西泮、氯氮草外,其余39例均以黄连阿胶汤为主治疗。服药1周内见效者21例(50%),2周内见效者16例(38%),三周内见效者5例(12%)[2]。

3. 阳痿早泄 用黄连阿胶汤加减(黄连5g,白芍、石莲子、远志、茯苓各15g,黄柏、桑螵蛸、五味子、柏子仁、阿胶各10g,鸡子黄1枚,余药先煎取液,阿胶烊化稍凉后兑入药液,并放入鸡子黄,搅匀温服。若心火亢盛者加栀子10g;相火旺盛者加龙胆草15g;阳痿为主加锁阳15g,淫羊藿10g;早泄为主加龙骨、牡蛎各20g,芡实10g。服药期间忌性生活,忌辛辣刺激食品及白萝卜、绿豆等)治疗阳痿早泄80例。治疗后36例治愈(临床症状消失,6个月以上未复发);40例好转(临床症状改善,3个月以内未复发);4例无效(临床症状无改善)。以上治疗时间最短14天,最长60天,平均28天[3]。

4. **绝经期综合征** 用加味黄连阿胶汤加减(黄连、黄芩各10g,炙龟甲12g,阿胶、枣仁、煅龙齿各15g,白芍30g,煅牡蛎40g,浮小麦30g,生地黄20g,鸡子黄1枚)治疗绝经期综合征78例。烦躁易怒者加牡丹皮、栀子各10g;心烦失眠、夜寐不安较剧者加合欢皮10g,夜交藤15g;面赤潮热明显者加地骨皮12g。7天为1疗程。结果:78例中,服本方最短者1个疗程,最长者3个疗程,其中治愈(心烦失眠、月经紊乱、潮热面赤、烘热汗出等症状消除)48例,随访1年无复发,有效(治疗后心烦失眠、月经紊乱、潮热面赤、烘热汗出等症状明显改善或部分消失)27例,无效(诸症无变化)3例,总有效率96.2%[4]。

5. **痢疾** 加味黄连阿胶汤(黄连、阿胶、黄芩、白芍、地榆炭、牡丹皮、石斛、玉竹、秦皮各10g,鸡子黄2枚,甘草3g)治疗阴虚型痢疾24例。治疗2周。结果:痊愈(症状消失,大便正常7天以上,全身无不舒感,神清,精神佳,饮食如常,舌脉正常)23例,好转(治疗2周后临床症状明显好转,腹泻脓血便次数较治疗前减少一半以上,一般情况有明显好转)1例,无无效病例[5]。

6. **复发性口疮** 黄连阿胶汤(黄连5g,黄芩8g,白芍10g,阿胶12g,鸡子黄2枚)治疗复发性口疮112例。舌绛、小便短涩合导赤散加麦冬,大便秘结者加大黄。结果:治愈(口腔溃疡愈合,临床症状消失,随访1年以上无复发)78例,有效(口腔溃疡隐退,范围缩小,症状减轻,但停药之后容易复发)31例,无效(口腔溃疡无变化)3例,总有效率97.3%。有效患者服药时间最短2天,最长2周[6]。

7. **糖尿病** 黄连阿胶汤(黄连10g,黄芩5g,白芍15g,阿胶15g,天冬20g)加减治疗阴虚热盛型糖尿病。在常规控制饮食的基础上,对照组29例早、晚餐前30分钟口服格列齐特40mg,三餐后口服二甲双胍500mg;治疗组47例加服黄连阿胶汤加减。结果:治疗组的降糖总有效率高于对照组($P<0.05$),表现为空腹血糖、餐后2小时血糖以及糖化血红蛋白、C反应蛋白均明显低于对照组($P<0.05$)。据此分析黄连阿胶汤降糖、降脂作用机制可能与抗炎、改善胰岛素抵抗有关[7]。

8. **心房颤动** 在治疗原发病基础上用加味黄连阿胶汤(黄芩8g,黄连、阿胶、白芍、女贞子、五味子、远志各10g,炙甘草、龙骨、牡蛎各15g,黄芪20g,丹参30g)治疗快室率心房颤动40例。胸闷如窒者加瓜蒌20g,薤白10g,桂枝10g;胸痛明显者加檀香5g,川芎8g,红花12g;盗汗、心烦不寐者加柏子仁10g,酸枣仁10g,麦冬10g;便秘者加火麻仁10g,桃仁10g,玄参12g;纳呆,乏力明显者重用黄芪30～60g,山楂10g。对照组40例予以地高辛口服,每次0.25mg,每日1次。病情稳定后改为0.125mg,每日1次。7天为1疗程,连续用药2～4个疗程。结果:治疗组显效(症状完全消失,心电图转为窦性心率)23例;有效(症状明显减轻,发作次数减少60%以上,房颤心室率控制在9次/min以下)15例;无效(症状无明显缓解或加重,心电图无变化或加重,或出现新的严重心律失常)2例。总有效率方面同对照组无显著差异($P>0.05$)。治疗组发生胃肠道反应2例,无新的心律失常出现,不良反应发生率为5%;对照组发生胃肠道反应2例,室性期前收缩2例,Ⅱ～Ⅲ度房室传导阻滞2例,黄绿视2例,不良反应发生率为20%。治疗组不良反应发生率明显低于对照组($P<0.01$)[8]。

【**实验研究**】

1. **抗焦虑作用** 研究发现,黄连阿胶汤可显著抑制小鼠由电刺激诱发的激怒状态,延长小鼠悬尾不动时间,减少小鼠的自主活动性,缩短小鼠从转棒上落下的时间。从而认为本方具有抗焦虑作用[9]。

2. 抗DIC作用 黄连阿胶汤可改善大肠杆菌内毒素腹腔注射造成的弥散性血管内凝血(DIC)模型大鼠的临床症状,可以使模型大鼠静脉血PLT计数增加($P<0.01$),APTT缩短($P<0.05$),纤维蛋白原降低($P<0.05$)。提示本方是治疗阴虚血热型出血疾患的有效方剂[10]。

【附方】交泰丸(方出《韩氏医通》卷下,名见《四科简效方》卷中) 川黄连五钱(15g),肉桂心五分(1.5g) 上为末,炼蜜为丸,空心淡盐汤送下。功用:交通心肾。主治:心肾不交,怔忡无寐。

本方黄连、肉桂寒热并用,交通心肾。失眠一证,多由心火上亢所致。而心火上亢,可因肾水亏耗或肾阳虚衰所为。前者属于阴虚火旺,后者属于火不归原,两者虽有不同,但都属于心肾不交。黄连阿胶汤以黄连、黄芩苦寒以清降心火,配以阿胶、鸡子黄、芍药以滋养肾水,全方滋阴降火兼施,以交通心肾,故治阴虚火旺,心胸烦热,失眠,口干舌燥,舌红苔少,脉细数者;交泰丸以黄连泻心火,配以肉桂温其肾阳,引火归原,使心火得降,肾阳得复,心肾相交,故治心火旺盛,肾阳虚弱之失眠,怔忡,下肢不温,不能入睡者。

参 考 文 献

[1] 董宏利,刘海燕. 黄连阿胶汤加减治疗阴虚火旺型失眠36例疗效观察[J]. 辽宁中医杂志,2009,36(8):1336.

[2] 谭天埠. 黄连阿胶汤治疗焦虑症42例疗效分析[J]. 黑龙江中医药,1984,(4):41.

[3] 姬云海. 黄连阿胶汤加减治疗阳痿早泄80例[J]. 浙江中医杂志,1994,29(7):305.

[4] 邹迎春. 加味黄连阿胶汤治疗绝经期综合征78例[J]. 南华大学学报:医学版,2009,37(5):628.

[5] 杨普生. 加味黄连阿胶汤治疗阴虚型痫疾24例[J]. 中国中医急症,2009,18(8):1339-1340.

[6] 田乃定. 黄连阿胶汤治疗复发性口疮疗效观察[J]. 山西中医,2003,19(2):46.

[7] 刘得华. 黄连阿胶汤加减治疗阴虚热盛型糖尿病的临床研究[J]. 光明中医,2006,21(4):31-32.

[8] 余信之. 加味黄连阿胶汤治疗快室率心房纤颤疗效观察[J]. 中国中医急症,2008,17(3):285-286.

[9] 李彦冰,耿慧春,李庭利,等. 黄连阿胶汤抗焦虑作用的药效学研究[J]. 中医药学报,2004,32(5):21-22.

[10] 胡永珍. 黄连阿胶汤治疗血证的动物实验研究[J]. 国医论坛,1999,14(3):36-38.

(韩 涛 刘持年)

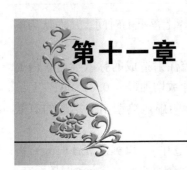

第十一章

开 窍 剂

凡以芳香开窍药为主组成,具有开窍醒神作用,治疗窍闭神昏证的方剂,称为开窍剂。

开窍剂由来已久。《素问·至真要大论》所说的"开之发之",即为开窍方剂的立论依据。此后,汉·张仲景《伤寒论》虽对神昏谵语论述甚多,但属热结阳明证,对开窍剂并无直接影响。至唐,孙思邈《备急千金要方》和王焘《外台秘要》之通关散、紫雪、苏合香丸(吃力伽丸)等方,当是最早的具有开窍作用的方剂;尤其是苏合香丸以芳香之品开窍,堪称开窍剂的用药典范,由此确立了用芳香之品开窍的用药法则,此方也被后世奉为温开剂的代表方。宋·《苏沈良方》之至宝丹及钱乙《小儿药证直诀》之抱龙丸,均以寒凉解毒,清热开窍立法,为后世温病学家所采纳。宋·《太平惠民和剂局方》集宋以前效方大成,对开窍方剂的规范和推广起到了重要的作用。明、清两代,开窍剂取得了突破性进展,明·《丹溪心法附余》之紫金锭和清·《霍乱论》之行军散,以解毒辟秽开窍立法,在开窍剂中另立法门;明·《痘疹世医心法》之牛黄清心丸和清·《温病条辨》之安宫牛黄丸均可用于温病热闭神昏,而后者堪称凉开剂之典范;经清叶桂、吴瑭为代表的温病学家的医疗实践和大力倡导,"开窍"之说兴起,"凉开三宝"流行,为凉开剂乃至于开窍剂的发展和最终形成奠定了坚实的基础。广州钱树田之小儿回春丹,实为钱乙抱龙丸之发展。新中国成立以后,随着中医药事业的兴盛,对古代方剂的全面总结,分属于历代方书清热剂、泻火剂、理气剂、攻里剂等的有开窍作用的方剂经过汇总,始立开窍剂一门。当代对开窍剂的临床和实验研究,以及剂型改革都作了大量的工作,使开窍剂得到前所未有的长足发展。

心主神明,为君主之官,诸邪内陷心包,蒙蔽心窍,必扰乱神明,出现窍闭神昏诸证,严重者甚至危及生命。由于病因和病变性质的不同,临床可分为热闭证与寒闭证。根据《素问·至真要大论》"开之发之"、"客者除之"的原则,热闭证又配合"热者寒之、温者清之"(《素问·至真要大论》),采用清热开窍法;寒闭证又配合"寒者热之"、"逸者行之"(《素问·至真要大论》),采用温通开窍法。因此,根据证候和治法的不同,开窍剂可分为凉开剂和温开剂。

凉开剂适用于热陷心包或痰热闭窍之热闭证,常见有身热烦躁,神昏谵语,动风惊厥等。常以麝香、牛黄、冰片等芳香开窍药为主组成。常用配伍:①配伍清热药。盖热闭之证,邪热壅盛是致病之因,而开窍药多属辛温之品,而无清热之力,故清热药是凉开方剂中不可缺少的主要配伍,可"使邪火随诸香一齐俱散也"(《温病条辨》卷1)。较常用的配伍有三类:第一类如黄连、黄芩、栀子等苦寒之品,以清热泻火解毒,常用于温病邪热壅盛,充斥三焦,内陷心包者,如牛黄清心丸、安宫牛黄丸即属此类;第二类如生石膏、寒水石、滑石等甘寒咸寒之品,清热兼以养阴,常用于邪热炽盛,灼伤阴津者,如紫雪即属于此类;第三类如芒硝、硝石、大黄等苦寒清热泻下之品,以釜底抽薪,常用于热陷心包兼有腑实便结者,如紫雪等。②配伍重镇安神药,如朱砂、琥珀、金箔、银箔等,以增强开窍安神之效,其中又以兼清心、肝之热者为佳,如朱砂、珍珠、磁石等甘寒质重之品,既可重镇安神,又可清心、肝之热,适用于热陷心包兼有动风者,如紫雪、至宝丹、安宫牛黄丸等都配伍了此类药物。③配伍平肝息风药,如羚羊角、天麻、钩藤、全蝎、僵蚕之类,心肝同治,既能息风止痉,又能增强清热开窍之功,常用于热陷心包,引动肝风,惊厥较重者,如小儿回春丹。④配伍清热化痰药,如胆南星、天竺黄、川贝等,既能化已成之痰,又助清热开窍,常用于痰热闭窍者,如抱龙丸、小儿回春丹。代表方如牛黄清心丸、安宫牛黄丸、至宝丹、紫雪、抱龙丸、小儿回春丹等。

温开剂适用于寒湿痰浊闭窍,或秽浊之邪闭阻气机之寒闭证,常见有突然昏倒,神昏瞀闷,牙关紧闭等。常用苏合香、麝香、安息香等辛温芳香开窍药为主组成。常用配伍:①配伍温里散寒兼芳香行气之品,如丁香、荜茇等,助其温通开窍,常用于寒邪凝聚,闭阻机窍者,如苏合香丸。②配伍辛温理气药,如木香、白檀香、香附、沉香等,行气开郁,调畅脏腑气机,以助温通开窍,常用于中气、气厥等,如苏合香丸。③配伍辟秽化痰药,如雄黄等,以祛除痰湿秽浊致病之因,常用于痰厥或秽浊蒙蔽清窍,如紫金锭。④配伍补气药,如白术等,既能补气健脾以扶正,防诸香辛散走窜太过,又能燥湿化浊以祛邪,助辟秽化浊之力,常用于寒邪或秽浊闭阻机窍,如苏合香丸。代表方剂如苏合香丸。

临床使用开窍剂,首先应注意辨别虚实寒热,必须是邪盛气实的闭证才能使用开窍剂,对于汗出肢冷、气微遗尿、口开目合、脉微欲绝的脱证,即使神志昏迷,也非本类方剂所宜;要根据病证寒热性质正确选用凉开剂或温开剂。其次,若表证未解,而里窍已闭,也不可擅用,以防表邪内陷,加重病情。至于阳明腑实而见神昏谵语者,当用泻下剂,而不宜使用此类方剂;若兼有邪陷心包者,可根据病情缓急,或先用寒下,或先用开窍,或开窍与寒下并用,而不可纯用开窍剂。另外,开窍剂大都由气味芳香,辛散走窜之品组成,久服易耗伤正气,故临床多用于急救,中病即止,不可久服。开窍剂多制成丸、散剂,不宜加热煎煮,以免药性挥发,影响疗效。

第一节 凉 开

牛黄清心丸
(《痘疹世医心法》卷12)

【异名】万氏牛黄清心丸(《景岳全书》卷62)、万氏牛黄丸(《医方简义》卷3)、牛黄丸(《证治宝鉴》卷5)。

【组成】黄连生五钱(15g) 黄芩 山栀仁各三钱(各9g) 郁金二钱(6g) 辰砂一钱半(4.5g) 牛黄二分半(0.75g)

【用法】上研细末,腊雪调面糊为丸,如黍米大。每服七八丸,灯心汤下(现代用法:共研细末,炼白蜜为丸,每丸重1.5g,每次服2丸,一日2～3次,小儿酌减)。

【功用】清热解毒,开窍安神。

【主治】温热之邪,内陷心包证。身热,神昏谵语,烦躁不安,舌质红绛,脉细数或弦数,以及小儿高热惊厥。

【病机分析】本方所治之证,为温病热陷心包,小儿高热惊厥。"温邪上受,首先犯肺,逆传心包"(《外感温热篇》)。神明被扰,心窍闭塞,则身热烦躁,甚则神昏谵语;"心主火而恶热,肝主风而善动","心移热于肝,风火相搏"(《万氏家传痘疹心法》卷3),故有小儿高热惊厥。

【配伍意义】本方为"心热神昏"(《痘疹世医心法》卷12)而设。根据《素问·至真要大论"热者寒之、温者清之"与"开之发之"的原则,治以清解心包热毒,芳香开窍为主,佐以镇惊安神。方中牛黄气香味苦性凉,善清心、肝大热,透达包络之邪,既能清热解毒,又善豁痰开窍,息风止痉,用为君药。黄连、黄芩、山栀皆苦寒之品,善清热泻火解毒,助牛黄清心解毒,用为臣药。《本草新编》云:"黄连,入心与包络,最泻火,亦能入肝,大约同引经之药,俱能入之,而入心尤专任也"(录自《中药大辞典》)。由于本方重在清心开窍,故三味清热泻火药中,唯有黄连用量最重,取其清心火之专长。郁金辛苦而凉,归心、肝经,善凉血清心,行气开郁,可助牛黄清心开窍,亦为臣药。朱砂寒凉重镇,清心,安神,定惊,为方中佐药。诸药合用,共奏清热解毒,开窍安神之功。

本方用药精炼,其配伍特点是在重用清热泻火解毒基础上佐以开窍安神之品,使心包邪热得解。

本方以牛黄为君药,有清心开窍之功,故名牛黄清心丸。

【临床运用】

1. 证治要点 本方用于温病热陷心包、小儿高热惊厥,以高热烦躁,神昏惊厥,舌质红绛,脉弦数为证治要点。

2. 加减法 本方为成药,临床应用可针对不同病情以不同方药送服。原书称:痘疮疮正色而不痛,但觉心烦不安,心恶热,谓之热烦,以灯心汤下;斑疹发热,作搐,小便利,以导赤散送下;发热谵妄,如见鬼状,以导赤散送下;疮痘时日已多,发犹不透,或烦躁不安,此毒热在里,心恶热,以导赤散送服。其目的均为清心降火,导热下行,使邪热随小便而解。若痰热较甚,可用竹沥汁送服,以加强清热化痰之力。

3. 本方现代常用于流行性乙型脑炎、病毒性脑炎、流行性脑脊髓膜炎、百日咳并发脑膜脑炎、麻疹后并发支气管肺炎、狂躁型精神分裂等,属于热邪内陷心包或痰热蒙蔽心包者,以及口腔黏膜溃疡等属于心经火盛者。

【使用注意】

1. 本方适用于痰热壅盛,邪盛气实的闭证,脱证禁用。

2. 本方药多苦寒,当中病即止,不宜久服。

【源流发展】本方出自明·万全《痘疹世医心法》卷12,"治心热神昏"。万氏家传三世名医,临床经验非常丰富,至万全更名重一时,兼通内、外、妇、儿诸科,尤以儿、妇两科最精,对儿科急惊、痘疹多有建树,堪为后世效法,本方即为治疗小儿痘疹神昏、急惊之经验方。万氏在《痘疹世医心法》中反复论述本方证治,将本方用于痘疹毒热在里,心、肝火盛之发热、惊狂、谵妄、烦躁等证,如发热不休,惊搐,小便利;毒邪犯心,心为热冒,其神浮越之发热,时谵语;肺热而烦,卧不安,疮出尽,又皆起发,犹烦:热甚于重之神识皆迷,反复颠倒;痘疮疮正色而不痛,但觉心烦不安,心恶热;斑疹发热,作搐,小便利;发热谵妄,如见鬼状;疮痘时日已多,发犹不透,毒热在里,烦躁不安,心恶热;惊热,面色青红,额正中有纹,手掌心有汗,时作惊惕,手络脉微动而发热。《景岳全书》称本方为万氏牛黄清心丸,为后世医家所常用。

本方由《外台秘要》之黄连解毒汤变化而来,黄连解毒汤善泻火解毒,主治实热火毒、三焦热盛之证,本方去其清下焦火之黄柏,加牛黄、郁金、朱砂三味,皆入心经以清心开窍安神,变功专苦寒清泻三焦火毒之剂为重在清心兼以开窍之剂。清代著名温病学家吴瑭则在本方基础上创制了安宫牛黄丸。

【疑难阐释】

1. 关于本方的名称 古今医籍中名为牛黄清心丸的方剂有多首,影响较大的有《太平惠民和剂局方》卷1之牛黄清心丸和本方,这也是当代临床上的常用方。《局方》之牛黄清心丸用药29味,其中20味同于《金匮要略》薯蓣丸,实为薯蓣丸之加味方,功用也与本方不同。本方在1963年版《中国药典》中称为牛黄清心丸(万氏方),而在1977年以后诸版《中国药典》中,一直称为万氏牛黄清心丸。《局方》之牛黄清心丸,在1963年以后诸版《中国药典》中,均称为牛黄清心丸(局方)。在历史上,牛黄清心丸的使用和引用一直存在着混乱现象,当代有些方剂学专著也将两方混为一谈,如《中国方剂精华辞典》收录本方的药理研究,经查原文所用方剂为《局方》之牛黄清心丸,而不是本方。因此,对于牛黄清心丸,首先还应分清是万氏方还是《局方》。

2. 关于本方的适应证　本方原治小儿痘疹"心热神昏",随着清代温热病的流行,本方用于"温邪内陷,热入心包,痰涎壅塞,神昏谵语,发厥发晕,牙关紧闭,以及小儿急惊风等证"(《成方便读》卷3)。当代文献又将中风痰热内闭,神昏语謇列为本方适应证。但是,牛黄清心丸的同名异方很多,适用于中风闭证的是否为本方,有必要进行核实,如经常被当代文献引用,用于中风闭证的牛黄清心丸不能认定是本方[1]。因为按照当时的《中国药典》和《天津市中成药规范》(1978年版)规定,本方称为万氏牛黄清心丸或牛黄清心丸(万氏方),而当时的牛黄清心丸实指《局方》牛黄清心丸。

【方论选录】

1. 王子接:"喻嘉言治《中风门》云,热阻关窍,汤剂中调入牛黄清心丸。但古有数方,其义各别,若治温邪内陷胞络神昏者,惟万氏之方为妙。盖温热入于心胞络,邪在里矣,草木之香仅能达表,不能透里,必借牛黄幽香物性,乃能内透胞络,与神明相合,与尤在佐使之品配合咸宜。万氏用芩、连、山栀以泻心火,郁金以通心气,辰砂以镇心神,合之牛黄相使之妙。是丸调入犀角、羚羊角、金汁、甘草或人中黄、连翘、薄荷等汤剂中,定建奇功。"(《绛雪园古方选注》卷中)

2. 张秉成:"治温邪内陷,热入心包,痰涎壅塞,神昏谵语,发厥发晕,牙关紧闭,以及小儿急惊风等证。夫热邪内陷,不传阳明胃腑,则传入心包。若邪入心包,则见神昏谵语诸证,其势最虑内闭。牛黄芳香气清之品,轻灵之物,直入心包,辟邪而解秽。然温邪内陷之证,必有黏腻秽浊之气留恋于膈间,故以郁金芳香辛苦,散气行血,直达病所,为之先声。而后芩、连苦寒性燥者,祛逐上焦之湿热,黑栀清上而导下,以除不尽之邪。辰砂色赤气寒,内含真汞,清心热,护心阴,安神明,镇君主,辟邪解毒,两者兼优。丸以蒸饼者,取其化滞耳。"(《成方便读》卷3)

3. 李畴人:"牛黄丸有数方,若治温邪邪热入于胞络,惟万氏此方最为合法。调入犀、羚、金汁、人中黄、连翘、薄荷等汤剂中,颇建奇功。盖邪犯胞络,已入里与气血混合,草木之香仅能达表,必藉牛黄幽香物性乃能内透。然尤在佐使合宜,内用芩、连、山栀以泻心火,郁金以通心气,辰砂以镇心神,合牛黄相使之妙。"(《医方概要》)

【评议】注家对本方配伍的认识基本一致,多宗王氏所论。张氏对本方的适应证进行总结和发挥,代表了清末医家的观点。古今牛黄清心丸有多方,"若治温邪内陷胞络神昏者,惟万氏之方为妙"(《绛雪园古方选注》卷中),此语至今仍有现实意义。但本方对温邪内陷、热入心包之轻症疗效尚好,若是重症,则又当参照王氏所论加用汤剂,或者使用安宫牛黄丸。

【验案举例】

1. 痧疹　《临证指南医案》卷5:费,暴寒骤加,伏热更炽,邪郁则气血壅遏,痧疹不肯外达。痰气交阻,神迷喘促,渐入心胞络中,有内闭外脱之忧。热注下迫,自利黏腻不爽。法当开其结闭，消毒解其膻中之壅，必得神清，方保无变。连翘心、飞滑石、石菖蒲、炒金银花、射干、通草，煎化牛黄丸一丸。

2. 温热 《临证指南医案》卷5：陆，六九，高年热病八九日，舌燥烦渴，谵语，邪入心胞络中，深怕液涸神昏，当滋清去邪，兼进牛黄丸祛热利窍。竹叶心、鲜生地、连翘心、元参、犀角、石菖蒲。

3. 湿温 《临证指南医案》卷5：某，吸受秽邪，募原先病，呕逆，邪气分布，营卫皆受，遂热蒸头胀，身痛经旬，神识昏迷，小水不通，上、中、下三焦交病，舌白，渴不多饮，是气分窒塞，当以芳香通神，淡渗宣窍，俾秽湿浊气由此可以分消。苡仁、茯苓皮、猪苓、大腹皮、通草、淡竹叶，牛黄丸二丸。

4. 冒暑 《临证指南医案》卷5：顾，三十，阴虚遗热，小便淋沥，近日冒暑，初起寒热头痛，汗出不解，肌肉麻木，手足牵强，神昏如寐，成疟则轻，痉厥则重。犀角、元参、小生地、连翘心、竹叶心、石菖蒲、滑石，化牛黄丸，二服。

5. 太阴疟 《临证指南医案》卷6：柳，暑湿伤气分，不渴多呕，寒起四肢，热聚心胸，乃太阴疟也。仍宜苦辛，或佐宣解里热之郁。川连、黄芩、炒半夏、枳实、白芍、姜汁；烦躁甚，另用牛黄丸一丸。

6. 疮疡 《临证指南医案》卷8：程，疡毒热症，与参、芪不效，即当清解为是，消导亦是未合。今者身热正晡，神识欲昏，便溏溺赤，烦渴，是暑气攻入，内侵肺、胃，有痉厥之变。昨用宣肺解毒，虽与暑邪无益，然亦无害，若加黄芪，又属相反。大凡热气蒙闭清窍，都令神昏，当以牛黄清心丸清痰气之阻，使其窍开，况暑门中大有是法，与解毒勿悖矣。

按语：本方原用于小儿痘疹之"心热神昏"，清代王子接集前人经验和个人心得，提出："若治温邪内陷胞络神昏者，惟万氏之方为妙"（《绛雪园古方选注》卷中），其弟子叶桂又进一步发挥："大凡热气蒙闭清窍，都令神昏，当以牛黄清心丸清痰气之阻，使其窍开"（《临证指南医案》卷8），并将本方广泛用于温病热陷心包，神昏窍闭诸证。叶桂临证之时，每每根据证候之不同，加药数味煎送，或兼以"滋清去邪"（见案2），或兼以"淡渗宣窍"（见案3），或兼以"苦辛"之剂（见案5），或兼以清气凉营。叶桂对本方的创造性运用，直接启发了吴瑭将本方加味而创制安宫牛黄丸，如案3就被吴氏借鉴，编入《温病条辨》卷2第56条，"吸受秽湿，三焦分布，热蒸头胀，身痛呕逆，小便不通，神识昏迷，舌白，渴不多饮，先宜芳香通神利窍，安宫牛黄丸；继用淡渗分消浊湿，茯苓皮汤"。在此，叶氏的原方被命名为茯苓皮汤，而牛黄清心丸也被安宫牛黄丸取代。案5被编入《温病条辨》卷2第79条，"太阴脾疟，寒起四末，不渴多呕，热聚心胸，黄连白芍汤主之；烦躁甚者，可另服牛黄丸一丸"。其中，叶氏之方被命名为黄连白芍汤，牛黄清心丸也改用安宫牛黄丸。可以说，对于万全的牛黄清心丸和吴瑭的安宫牛黄丸，叶桂的医疗实践起到了承前启后的重要作用。

7. 伏暑 《吴鞠通医案》卷1：乙丑八月廿二日，靳，十九岁，不兼湿之伏暑误治，津液消亡，以致热不肯退，唇裂舌燥，四十余日不解，咳嗽胶痰，谵语口渴。可先服牛黄清心丸，清包络而搜伏邪，汤药与存阴退热法。细生地三钱、麦冬五钱、生扁豆三钱、生鳖甲五钱、沙参三钱、生甘草一钱、生牡蛎五钱、炒白芍三钱，煮三杯，分三次服。廿四日，暑之偏于热者，误以伤寒足经药治之，以致津液消亡。昨用存阴法兼芳香开络中闭伏之邪，已见大效，兹因小便赤甚而短，热虽减而未除，议甘苦合化阴气法。二甲复脉汤加黄芩三钱，如有谵语，牛黄丸仍服。廿六日，昨用甘苦合化阴气法，服后大见凉汗，兹热已除，脉减，舌苔尽退，但六脉重按全无，舌仍干燥。议热之所过，其阴必伤例，用二甲复脉汤重加鳖甲、甘草。

按语:暑邪深伏,灼伤津液,内陷包络,致发热40余日不解,口渴,痰胶,谵语,舌燥,故用本方"清包络而搜伏邪",加汤药存阴退热,药后热减窍开,终用二甲复脉汤出入收功。

【临床报道】

1. 精神分裂症 牛黄清心丸治疗精神分裂症24例,总有效率为50%。其中狂躁型12例,治愈11例;抑郁型8例,均无效[2]。

2. 其他 本方还可用于麻疹后并发支气管炎昏迷、百日咳并发脑膜炎昏迷、上感高热等[3~5]。

【实验研究】质量标准 通过试验,改进了万氏牛黄清心丸黄连的质量标准,拟定了黄连总季胺碱含量测定方法,并规定每丸(1.5g)中含黄连总季胺碱,以小檗碱计算,不得少于17mg[6]。采用比色-导数光谱法,直接测定万氏牛黄清心丸中胆酸含量($\pm$CV%),四次结果为:0.63 ± 0.97、0.054 ± 1.12、0.059 ± 0.92、0.065 ± 1.01[7]。

在对万氏牛黄清心丸中汞的不同存在状态与镇静、抗惊厥作用的关系进行的药理实验中,结果不明显或表现出与有无朱砂及与其存在形式无直接关系[8]。

参 考 文 献

[1] 杨翠玉,金梦贤.中药治疗急性脑血管病281例的探讨[J].天津医药,1983,11(6):357-359.

[2] 周瑞科.牛黄清心丸治疗精神分裂症24例[J].青海医学杂志,1997,27(10):49.

[3] 上海市第二人民医院中医科、儿科.掌握辨证论治治则抢救麻疹后并发支气管性肺炎严重病例30例小结[J].上海中医药杂志,1959,(3):17-19.

[4] 陈文英.中西医合作治疗百日咳并发脑膜脑炎[J].福建中医药,1958,3(8):20-23.

[5] 陶鸿潮.青石汤合牛黄清心丸治疗上感高热82例[J].中国中医急症,1997,6(5):239.

[6] 施寄村,孟黎明.万氏牛黄清心丸中黄连总季胺碱的测定[J].中成药研究,1984,(5):27.

[7] 李同芬.比色-导数光谱法测定万氏牛黄清心丸中胆酸的含量[J].中成药,1989,11(9):17.

[8] 张梅,夏厚林,万丽,等.万氏牛黄清心丸中汞的不同存在状态与药效的关系[J].成都中医药大学学报,2001,24(4):51-52.

安宫牛黄丸
(《温病条辨》卷1)

【异名】牛黄丸(《温病条辨》卷1)、新订牛黄清心丸(《重订通俗伤寒论》)、安宫丸(《全国中药成药处方集》吉林方)。

【组成】牛黄一两(30g) 郁金一两(30g) 犀角一两(30g) 黄连一两(30g) 朱砂一两(30g) 梅片二钱五分(7.5g) 麝香二钱五分(7.5g) 真珠五钱(15g) 山栀一两(30g) 雄黄一两(30g) 黄芩一两(30g)

【用法】上为极细末,炼老蜜为丸,每丸一钱(3g),金箔为衣,蜡护。每服一丸。大人病重体实者,日再服,甚至日三服;小儿服半丸,不知,再服半丸(现代用法:口服,一次1丸,小儿3岁以内一次1/4丸,4~6岁一次1/2丸,一日1~3次。昏迷不能口服者,可鼻饲给药)。

【功用】清热解毒,豁痰开窍。

【主治】邪热内陷心包证。高热烦躁,神昏谵语,或昏愦不语,口干舌燥,喉中痰鸣,舌红或绛,脉数,以及中风神昏,小儿惊厥,属邪热内闭者。

【病机分析】本方证为温热之邪内陷心包,痰热蒙蔽清窍。温病邪热炽盛,逆传心包,必扰及神明，心主失其清灵之常，故高热烦躁，神昏谵语，或昏愦不语；里热炽盛，灼津炼液成痰，故见口干舌燥，喉中痰鸣。张秉成言："温邪内陷之证，必有黏腻秽浊之气留恋于膈间"（《成方便读》卷2），痰浊上蒙清窍，势必加重神昏。中风痰热神昏，小儿高热惊厥，亦属热闭之证。

【配伍意义】本方主要为热邪内陷心包，痰热蒙蔽心窍之证而设。根据《素问·至真要大论》"热者寒之、温者清之"与"开之发之"的原则，治以清解心包热毒，芳香开窍为主，豁痰安神为辅，使热毒清，窍闭开，痰浊化，心神宁。方中牛黄味苦性凉，善清心、肝大热，既能清热解毒，又善豁痰开窍，息风定惊，一药而兼三法；麝香芳香走窜，能通达十二经，善通全身诸窍，为开窍之要药，《本草纲目》卷51言："盖麝香走窜，能通诸窍之不利，开经络之壅遏，若诸风、诸气、诸血、诸痛、惊痫、癥瘕诸病，经络壅闭，孔窍不利者，安得不用为引导以开之、通之耶。"牛黄、麝香二药配伍，体现清心开窍立方之旨，共为君药。《素问·至真要大论》云："热淫于内，治以咸寒。"犀角咸寒，善入营血，清心、肝、胃三经火热，尤能清心安神，凉血解毒；黄连、黄芩、栀子三药苦寒，清热泻火解毒，黄连清心火，黄芩清胆、肺之火，栀子清心与三焦之火，共助牛黄清泄心包之热毒，以上均为臣药。冰片辛散苦泄，芳香走窜，善通诸窍，兼散郁火；郁金辛开苦降，芳香宣达，行气解郁，二者相伍，共助麝香芳香辟浊，通窍开闭，亦为臣药。雄黄劫痰解毒，可助牛黄豁痰解毒；朱砂镇心安神，兼清心热；珍珠善清心、肝二经之热，尤能镇惊坠痰；金箔镇心安神，以上共为佐药。蜂蜜和胃调中，为使药。诸药合用，共奏清热解毒，豁痰开窍之功。

本方的配伍特点是：寒凉清热解毒、清泻心火之品与芳香开窍辟浊之品相配伍，意在驱邪外出，"使邪火随诸香一齐俱散也"（《温病条辨》卷1）。

本方以牛黄等为君药，善清心包邪热，豁痰开窍，使心主安居于心之宫城，故名安宫牛黄丸。

【类方比较】本方与牛黄清心丸同属凉开剂，均有清心开窍的作用，可用于热陷心包之神昏谵语，小儿急惊等证。但本方是牛黄清心丸之加味方，加犀角以清心凉血解毒，加麝香、梅片以芳香开窍，加真珠、金箔以镇心安神，加雄黄以豁痰解毒，故清热解毒及芳香开窍之力均大大增强，常用于温热之邪内陷心包、痰热蒙蔽清窍之重症，临床常作为急救药使用。而牛黄清心丸的清心开窍之力稍逊，适用于热闭神昏之轻症，临床一般不作急救药使用。

【临床运用】

1. 证治要点　本方为清热开窍的常用代表方剂，以神昏谵语，高热烦躁，舌红或绛，脉数为证治要点。

2. 加减法　《温病条辨》原方后云："脉虚者，人参汤送下；脉实者，银花薄荷汤送下。"前者取人参补气扶正，以助其清热开窍，但脉虚为正不胜邪之兆，故应严密观察病情变化，慎防由闭转脱；后者用银花、薄荷，以助其清热解毒。《温病条辨》卷2又云"阳明温病，下之不通……邪闭心包，神昏舌短，内窍不通，饮不解渴者"，用"安宫牛黄丸二丸，化开，调生大黄末三钱，先服一半，不知再服"，此即牛黄承气汤，功兼清热通腑，芳香开窍。若喉中痰鸣，痰涎壅盛者，可用竹沥水、姜汁送服，以增强豁痰开窍之功；若高热、惊厥较重者，可配紫雪等同用，以增强其清热解毒、息风止痉之功。

3. 本方现代常用于高热、昏迷、抽搐，以及流行性乙型脑炎、病毒性脑炎、流行性脑脊髓膜炎、脑血管意外、颅脑损伤意识障碍、神经分裂症、癫痫、肺性脑病、肝性脑病、新生儿缺血缺氧性脑病、病毒性肝炎、流行性出血热、钩端螺旋体病、传染性单核细胞增多症、急性一氧化碳中毒、酒精中毒、农药中毒、药物毒副作用、上呼吸道感染、扁桃体炎、肺炎、支气管炎、哮喘、肝癌、急性胰腺炎、中毒性痢疾、急性肾炎、尿毒症、白血病、败血症、脂肪栓塞综合征、小儿夏季热、川崎病、鼻窦炎、中耳炎等疾病,属于痰热内闭者。

【使用注意】

1. 本方为热闭证而设,寒闭证及脱证禁用。

2. 本方含香窜、寒凉及有毒之品,当中病即止,不宜过服、久服。

3. 孕妇慎用。

【源流发展】 本方出自清·吴瑭《温病条辨》卷1,该卷第16条云:"太阴温病,不可发汗,发汗而汗不出者,必发斑疹,汗出过多者,必神昏谵语。发斑者,化斑汤主之;发疹者,银翘散去豆豉,加细生地、丹皮、大青叶、倍元参主之。禁升麻、柴胡、当归、防风、羌活、白芷、葛根、三春柳。神昏谵语者,清宫汤主之,牛黄丸、紫雪丹、局方至宝丹亦主之。"吴氏在该书上焦篇、中焦篇和解儿难中反复论述安宫牛黄丸证治,将其用于:太阴温病,发斑疹,神昏谵语;邪入心包,舌謇肢厥;温毒神昏谵语;手厥阴暑温,身热不恶寒,精神不了了,时时谵语;心疟,热多昏狂,谵语烦渴,舌赤中黄,脉弱而数,兼秽,舌浊,口气重;阳明温病,下痢谵语,阳明脉不实;阳明温病,斑疹,温痘,温疮,温毒,发黄,神昏谵语;吸受秽湿,三焦分布,热蒸头胀,身痛呕逆,小便不通,神识昏迷,舌白,渴不多饮;小儿风温痉,神昏谵语;小儿暑痉,神昏,以及飞尸卒厥,五痫中恶,大人小儿痉厥之因于热者,总属温病痰热为患,窍闭神昏。本方是在明·万全《痘疹世医心法》牛黄清心丸基础上加味而成,其清热解毒、豁痰开窍、镇心安神之力均大大增强,吴瑭拟本方主要借鉴了叶桂使用牛黄清心丸等方药的临床经验。

本方问世后,受到近代医家的极力推崇,被奉为"温病三宝"之首,凉开的代表方剂。当代在本方的临床、实验和剂型改革诸方面都作了大量的工作,本方的改进主要有以下几方面:①研制新剂型,改变给药途径,以适应于急救的需要,如安宫牛黄注射液、新安宫牛黄针、清开灵Ⅱ(滴鼻液)、安宫牛黄栓等,都属于此类。②寻找方中某些紧缺、昂贵药品的代用品,如使用人工制成品,或药物的提取物,如清开灵Ⅰ号(牛胆酸、猪胆酸、水牛角、珍珠母、黄芩素、金银花提取物、栀子、板蓝根等)、抗热安宫丸(人工牛黄、麝香、水牛角粉、珍珠)、清热醒脑灵(水牛角、赭石、栀子、胆汁、黄连、郁金)等,都属于此类。③删除或削减金箔、麝香等贵重药物,如新安宫牛黄丸(黄芩、黄连、辰砂、雄黄、郁金、山栀、石决明、牛角、冰片、苏合香、猪胆汁)、安宫牛黄片(牛黄、黄连、黄芩、水牛角粉、朱砂)等,另外,1977年以后的诸版《中国药典》中,安宫牛黄丸已不再含有金箔,并以水牛角浓缩粉代替犀角。④剔除雄黄、朱砂等有毒药物,如抗热牛黄散(牛黄、珍珠、麝香、郁金、栀子、黄芩、黄连、广角)、清开灵等,都属于此类。这些药物的功能、主治与安宫牛黄丸原方类似,一般使用方便,疗效显著,但某些功用仍有待于提高,如动物实验证实:用广角代替犀角后,其镇静和抗炎作用的某些指标不如原方($P<0.001$)[1]。

【疑难阐释】

1. 关于方名"安宫"的含义 安宫牛黄丸是根据其作用和君药而命名的。一般认为,"宫"原指帝王之住所,此处当指心之包膜,即心包为心之宫城。心为君主之官,温热之邪内陷,侵犯心时,心包代其受邪,《灵枢·邪客》曰:"诸邪之在于心者,皆在心之包络。"本方善清内陷心包之热邪,热邪得清,心神方能安居于心之宫城,故名"安宫"。但在《温病条辨》中本方前的清宫汤下,吴瑭自释:"谓之清宫者,以膻中为心之宫城也。"此即《灵枢·胀论》所谓:"膻中者,心主之宫城也。"据此推论,吴氏的本意,安宫是安膻中。吴氏认为,膻中又与心包密切相关,如在《吴鞠通医案》卷 1 冬温案中,吴氏说:"邪在心包,宜急急速开膻中。"《医宗金鉴》卷 82 曰:"心包,藏居膈上,经始胸中,正值膻中之所。"以此解释吴氏所论则豁然贯通:心包为心之外围,居于膻中,温热之邪内陷心包,当急开膻中,以开门驱盗,给邪出路,防止其登堂入室;本方以清热解毒与芳香开窍两相配伍,使心宫安宁。

2. 关于本方证与叶桂的渊源关系 安宫牛黄丸是万氏牛黄清心丸的加味方,吴瑭拟定本方证是受叶桂的启发,是在总结叶氏运用牛黄清心丸经验的基础上进行的。如《临证指南医案》卷 5 载:"某,吸受秽邪,募原先病,呕逆,邪气分布,营卫皆受,遂热蒸头胀,身痛经旬,神识昏迷,小水不通,上、中、下三焦交病,舌白,渴不多饮,是气分窒塞,当以芳香通神,淡渗宣窍,俾秽湿浊气,由此可以分消。苡仁、茯苓皮、猪苓、大腹皮、通草、淡竹叶,牛黄丸二丸。"吴瑭在《温病条辨·上焦篇》第 56 条中将上案中牛黄清心丸改用安宫牛黄丸,将叶桂方命名为茯苓皮汤,吴氏说:"吸受秽湿,三焦分布,热蒸头胀,身痛呕逆,小便不通,神识昏迷,舌白,渴不多饮,先宜芳香通神利窍,安宫牛黄丸;继用淡渗分消浊湿,茯苓皮汤。"又如《临证指南医案》卷 6 载:"柳,暑湿都伤气分,不渴多呕,寒起四肢,热聚心胸,乃太阴疟也。仍宜苦辛,或佐宣解里热之郁。川连、黄芩、炒半夏、枳实、白芍、姜汁;烦躁甚,另用牛黄丸一丸。"此即《温病条辨·中焦篇》第 79 条所本,其中牛黄清心丸改用安宫牛黄丸,叶桂方被命名为黄连白芍汤。吴氏说:"太阴脾疟,寒起四末,不渴多呕,热聚心胸,黄连白芍汤主之;烦躁甚者,可另服牛黄丸一丸。"可见,吴瑭的安宫牛黄丸及其证治,是借鉴了叶桂运用牛黄清心丸的临床经验,并结合自己的心得体会,予以发挥和创造而来。

3. 关于本方的君药 何药为方中君药,诸家有不同认识,《中医治法与方剂》以牛黄为君药,《方剂学》(李飞主编)、《方剂学》(刘持年主编)以牛黄与麝香为君药,《方剂学》(统编 4 版教材)、《中医方剂通释》、《温病学方论与临床》均以牛黄、犀角、麝香为君药。查方中牛黄清热解毒、息风定惊、豁痰开窍,为当然君药,诸家均无异议。犀角清心凉血解毒,功效显著,但吴瑭自释"犀角主治百毒,邪鬼瘴气"(《温病条辨》卷 1),是用其解毒辟秽,合珍珠补水救火,难以作为君药。麝香芳香走窜,为开窍之要药,与牛黄配伍,正体现清心开窍立方之旨,故以牛黄、麝香为君药更妥。

4. 关于本方的适应证 本方常用于热邪内陷心包,痰热蒙蔽心窍之高热、神昏、中风、痉厥。《温病条辨》原方后还说:"兼治飞尸卒厥,五痫中恶,大人小儿痉厥之因于热者。"查《证治准绳·杂病》卷 1 云:"中恶之证,因冒犯不正之气,忽然手足逆冷,肌肤粟起,头面青黑,精神不守,或错言妄语,牙紧口噤,或头旋晕倒,昏不知人,即此是卒厥、客忤、飞尸、鬼击、吊死问丧,入庙登冢,多有此病。"五痫,是指五种痫证。以上几种病证的共同特点是起病突然,有错言妄语或昏不知人等精神症状,其中之"因于热者",是本方的适应证。后世医家受其启发,将本方用于痰热蒙蔽心窍的癫狂。

5. 关于本方的使用时机 本方常用于热邪内陷心包,痰热蒙蔽心窍之神昏谵语。神昏是疾病发展到危重阶段所出现的一种病理反应,有程度的不同。中医学无明确的轻重分度标准,只能从所用术语含义大致分出轻重,轻者称神识朦胧、时清时昧,重者为神昏、不省人事、呼之不应等。当代临床使用本方,一般不囿于神昏谵语,如有人认为,"安宫牛黄丸不仅对有神昏者可用,而且对有神昏先兆者更应早用,只要病情需要豁痰清热开窍即可投入"[2]。还有人指出,"当患者意识障碍处于 5~6 度时,用药后意识好转最快。即患者处于嗜睡状态,此时用药效果最显著。……但意识障碍达 7 度以上和脑疝形成的患者,应用安宫牛黄丸无 1 例有效,说明安宫牛黄丸对大脑皮质处于完全抑制状态的,疗效不佳"[3]。因此,本方在窍闭神昏的早期即可使用。

【方论选录】

1. 吴瑭："此芳香化秽浊而利诸窍,咸寒保肾水而安心体,苦寒通火腑而泻心用之方也。牛黄得日月之精,通心主之神。犀角主治百毒,邪鬼瘴气。真珠得太阴之精,而通神明,合犀角补水救火。郁金草之香,梅片木之香,雄黄石之香,麝香乃精血之香,合四香以为用,使闭固之邪热温毒深在厥阴之分者,一齐从内透出,而邪秽自消,神明可复也。黄连泻心火,栀子泻心与三焦之火,黄芩泻胆、肺之火,使邪火随诸香一齐俱散也。朱砂补心体,泻心用,合金箔坠痰而镇固,再合真珠、犀角为督战之主帅也。"(《温病条辨》卷1)

2. 李畴人："安宫者,比万氏增进一层,较《局方》,虽多羚羊角而少珠粉、梅片。此方可兼治痰蒙,化秽利窍,保肾安心,治温暑、时邪挟痰浊内闭,口噤神昏,飞尸卒厥,五痫中恶,及痉厥之因于热者。惟市上恐药店不备,所以医家写者甚少。黄芩、黄连、黑栀苦降肝热,清理三焦。犀角、雄黄、郁金、梅片清营解热毒,开郁结。珍珠豁痰蒙,加辰砂、金箔安神魂,牛黄、麝香芳香开窍。温病热邪锢结一齐从内达外,邪秽自消,神明可复。"(《医方概要》)

3. 陈潮祖："牛黄擅长清心透热,利痰开窍,安神定惊,一药而兼三用,自是一方主帅。黄芩、黄连、山栀清气解毒,犀角凉血解毒,四药功专两清气血,消除病因。麝香无处不达,善开诸窍之闭;冰片行气化浊,能通津气之壅;郁金理气活血,可解气血之郁;雄黄劫痰解毒,可豁包膜之痰,凭藉四药行气化痰之功,可以协助主药开窍醒神。金箔,金属也;朱砂,石类也;真珠,介类也,三药配入方中,可以协助主药清心安神。十二味药同用,能收清热解毒,行气利痰,开窍安神功效。"(《中医治法与方剂》)

4. 湖北中医学院方剂教研室："根据安宫牛黄丸的病因、病机,本方除牛黄、蜂蜜外,大抵由三方面药物组成:清热解毒药——犀角、黄连、黄芩、栀子。开窍化痰药——麝香、冰片、郁金、雄黄。镇心安神药——珍珠、金箔、朱砂。诸药合用,有清热解毒、豁痰开窍、镇心安神之效。用于温热病,热邪内陷心包,痰热壅闭心窍者,颇为适宜。"(《古今名方发微》下册)

5. 白锋："本方为热邪内陷心包,痰热壅闭心窍所致证而设。方中牛黄、犀角、麝香为主药。牛黄味苦性凉,其气芳香,善清心、肝二经之热,以其幽香之性,使包络之热透达于外起到清热解毒、豁痰开窍、息风定惊的作用,善治中风痰厥、神志昏迷和热病惊狂诸症;犀角咸寒,入营入血,主清心、肝、胃三经之热,又因其气清香,清灵透发,寒而不遏,善内透包络之邪热,以发挥清心安神避邪之效,治疗毒邪内陷导致神志昏迷者;麝香芳香走窜,通达十二经,为开窍的要药,善通全身诸窍,使闭固之热邪温毒外解,而达窍开神清之效。方中黄连、黄芩、栀子为辅药,黄连泻心火,栀子泻心与三焦之火,且能导热下行,黄芩清胆、肺之火,三药合之清热泻火解毒之力尤佳,共助犀角、牛黄清泄心包之热毒。方中雄黄劫痰解毒,助牛黄开泄蒙蔽心窍之痰浊;冰片辛散苦泄,芳香走窜,其香为百药之冠,善通诸窍,散郁火;郁金辛苦,辛开苦降,芳香宣达,二者相伍,助牛黄、麝香芳香辟浊、通窍开闭之功;朱砂镇心安神,兼清心热;珍珠善清心、肝二经之热而透神明,合犀角补水救火,镇惊坠痰;金箔亦能坠痰、镇心安神;蜂蜜和胃调中,以上各药均为佐使药。诸药合之共奏清热解毒、豁痰开窍之功。"(《温病学方论与临床》)

6. 李飞："方中牛黄清心解毒,豁痰开窍;麝香开窍醒神,二味相协,体现清心开窍立方之旨,共为君药。臣以犀角清心凉血解毒;黄连、黄芩、栀子清热泻火解毒,助牛黄以清心包之热;冰片、郁金芳香辟秽,通窍开闭,以加强麝香开窍醒神之效。上述清心凉血解毒、清热泻火之品与芳香开窍药配合应用,是为凉开方剂的配伍特点。这种配伍的目的,正如吴瑭所说：'使邪火随诸香一齐俱散也'(《温病条辨》)。佐以朱砂、珍珠镇心安神,以除烦躁不安;雄黄助牛黄以豁痰解毒。蜂蜜为丸以和胃调中。原书用金箔为衣,亦是取其重镇安神之效,现在各地所制本方成药,均据《中国药典》(1985年版)删去。"(《方剂学》)

【评议】吴瑭开宗明义地指出"此芳香化秽浊而利诸窍,咸寒保肾水而安心体,苦寒通火腑而泻心用之方也",实为本方之总纲。本方源于万氏牛黄清心丸,而"比万氏增进一层"(《医方概要》)。各家对方剂配伍的论述各有千秋,湖北中医学院方剂教研室对药物作用分门别类,使人一目了然;陈氏注意到牛黄"一药而兼三用",重点突出;李飞等总结其配伍特点,恰到好处;而白氏以牛黄、犀角、麝香为主药,似失吴瑭本意。吴瑭以后各家对本方的发挥至今仍有指导意义。

【验案举例】

1. 暑温 《吴鞠通医案》卷1:壬戌六月二十九日,甘,二十四岁,暑温邪传心包,谵语神昏,右脉洪大数实而模糊,势甚危险。连翘六钱、生石膏一两、麦冬六钱、银花八钱、细生地六钱、知母五钱、元参六钱、生甘草三钱、竹叶三钱,煮成三碗,分三次服。牛黄丸二丸、紫雪丹三钱,另服。

按语:吴瑭言:"手厥阴暑温,身热不恶寒,精神不了了,时时谵语者,安宫牛黄丸主之,紫雪丹亦主之"(《温病条辨》卷1),本案即属于此。

2. 温疫昏厥 《重印全国名医验案类编》下集:官某,五十岁。辛酉八月染疾,前医屡次攻下而无效。初起恶寒头痛,四肢酸痛,屡经误治,遂致舌胀满口,不能言语,昏不识人,呼之不应,小便自遗,便闭旬余,大小腹胀,按之板硬,六脉洪大,齿垢紫如干漆,脉症合参,此极重之温疫昏厥也。医者不明病源,发表数次,大耗其液,温补药多,更助其火,火炽液伤,上蒸心脑,下烁肠胃,病之所以酿成坏象也。治当汤丸并进。生石膏八钱(研细)、真犀角四钱、小黄连四钱、黄芩四钱、青连翘三钱、玄参一两、鲜生地一两、知母八钱、丹皮三钱、焦栀子三钱、生绿豆二两、鲜竹叶五钱,令其先用利便糖衣丸五粒,接服蓖麻油一两,服后约一时许,大便自下,大小腹俱软,速进汤药两剂头煎,调服安宫牛黄丸二颗。二诊:六脉和而略大,齿垢净尽,舌尚干,能言语,惟昏谵未净除,是余热未清,原方减其用量,再进两服,间服安宫牛黄丸一颗,汤药调服。三诊:六脉和平,舌苔退而微干,时有错语,仿增液汤意,令其连进两剂,间用万氏牛黄丸一颗,汤药调下。八日即能坐起,旬余胃健而愈。

3. 秋瘟痉厥 《重印全国名医验案类编》下集:张某,年六十岁。癸亥年八月,天时火热,秋瘟盛行,初染不以为病,后至九月中旬而发病。初起恶寒头痛,周身拘挛,项脊俱强,陡变痉厥,牙关紧闭,六脉沉细而数,舌紫赤,脉症合参,此秋瘟痉症也。乘入阳明之络则口紧,走入太阳之经则拘挛,外窜筋脉则成痉,上蒸心包则为厥,《内经》所谓"血之与气,并走于上,则为大厥"也。观其前后心、两胁及大小腹,有小红点隐隐,用毫针挑七八个,嚓开能言,再挑七八个,周身活动知痛,大叫拒挑,继而神迷复厥。遂用汤丸并进,安宫牛黄丸通心包以清神,清瘟败毒饮加减透伏火以逐疫毒。黑犀角三钱、小黄连四钱、青子芩三钱、青连翘三钱、元参三钱、生石膏一两(研细)、细生地一两、粉丹皮二钱、焦山栀三钱、赤芍二钱、鲜大青五钱、肥知母四钱、鲜竹叶四十片、鲜石菖蒲一钱(剪碎、搓熟、生冲),安宫牛黄丸二颗(分二次,汤药调下),一剂病轻。第二日又诊,脉洪大,自言觉一气块流走不定,走胁胁痛,走腰腰痛,走至足趾,痛不敢屈伸,走至肾囊,痛不可忍。后以清热养阴、通络熄风之剂调理数日而安。

按语:以上两案皆病于瘟疫,气血两燔,热陷心包,神昏痉厥,均以安宫牛黄丸合清瘟败毒饮出入而得效。前案兼用西法通腑,意为釜底抽薪;后案兼用针挑外治,意为放血泄毒。

4. 农药中毒高热 《浙江中医杂志》(1985,8:376):某男,68 岁,1983 年 7 月 20 日入院。患者因家庭纠纷,服有机磷农药 1605 约 20～30ml,当即被送医院急救,入院时神昏,口吐白沫,口唇青紫,呼吸浅短,大小便失禁,双侧瞳孔缩小如针尖大,对光反射消失,角膜反射迟钝,两肺满布湿性啰音,心率 54 次/分,心音较弱,血压 90/60mmHg,予洗胃,静脉注射阿托品,解磷定等常规抢救措施,至次日 10 时,中毒症状有所缓解,但 11 时许突然高热,腋温 40℃。血象检查,除中性粒细胞 78% 稍高外,余无殊象。予复方氨基比林 2ml 肌注,1 小时后体温未降;再用前药,并加地塞米松 10ml 静注,仍无显效;又予前二药,且加大氨基比林量为 4ml,加用安乃近滴鼻。至第 3 日上午 8 时,腋温升至 41.5℃,乃考虑中医治疗,因其高热、神昏、痰壅,遂用清营解毒、开窍豁痰之安宫牛黄丸,下午 1 时鼻饲 1 粒,到 4 时腋温降至 39℃;5 时又饲 1 粒,9 时降至 37℃,发热基本退清,同时维持西医解毒治疗。10 日后痊愈出院,半年后随访,无任何不适。

按语:患者农药中毒,高热屡治难解,用安宫牛黄丸后发热方退,其解毒清热之功可见一斑。

5. 精神分裂症 《新中医》(1988,2:42):某女,高三学生,1985 年 6 月 21 日初诊。患者自 1985 年 3 月 18 日牙痛,至 3 月 20 日仍未愈,当天上午注射流脑疫苗,下午 2 时出现持续性头痛,烦躁不安。次日头痛难忍,烦躁加剧,哭闹,突然四肢抽搐,继则双臂僵直,在某医院给硝基安定、葡萄糖酸钙等,抽搐缓解,头痛未止,并出现气短,手足麻木。3 月 23 日始,胸背出现环形红斑,4 天后红斑消失。自发病后浑身憋闷难受,胃热,喜冷饮,一日曾吃冰棍 34 支。3 月 29 日病情加剧,哭闹狂言,毁物奔走。4 月 6 日在市某医院神经内科就诊,神经系统检查未引出病理改变,血尿便常规、肝肾功能、血沉均在正常范围、胸透、心电图、肝扫描、脑电图、头颅 CT 均无异常发现。脑血流图报告:脑血管扩张。经市精神病院会诊,诊为流脑疫苗引起的精神分裂症,予西药对症治疗,以及中药镇静安神开窍之剂治疗,无效。患者自 4 月 5 日以后出现狂笑,幻视。发病后 60 天来,天天在街上奔走。刻诊:面红目赤,形瘦唇红,恶热喜凉,烦躁,头胀痛,奔走不安,舌红苔黄。《经》云"重阳则狂","诸躁狂越,皆属于火"。此证属火毒阳邪扰乱神明,治宜清心解毒,化浊开窍,予镇痉醒神重剂,安宫牛黄丸每日 2 次,每次 1 丸。服药 5 日,头已不痛,第 6 日病去大半,至 7 日神志清醒,能看书写作业,炒菜做饭,料理家务。在家休息数日,上学复课,考上高校。

按语:本案为流脑疫苗引起的药源性精神分裂症,临床少见,证属痰火扰心,故用本方清热豁痰开窍。经治者后又用本方治疗 1 例,4 天治愈。

6. 流行性出血热 《中成药》(1993,6:44):某男,24 岁。因高热及其他症状被确诊为流行性出血热,由于体温在确诊 6 小时后渐次升至 41.5℃ 及其他因素被认定为危重型,当即采取头孢菌素 V 与液体糖、钾、钠静滴,次又给予丹参注射液、维生素 C 等配以能量静滴输入,体温未能得到控制,持续上升至临界温度,临床症象危险。鉴于以上药物无效,遂投安宫牛黄丸 2 粒,并密切观察病情,3 小时后体温得到控制并开始下降,2 小时后又服 1 粒,体温在次日上午恢复正常,脱离险境。继续配合输液服用安宫牛黄丸每日 2 次,每次 1 粒。2 天后改用牛黄清心丸和清瘟银翘汤,自此患者体温一直正常,不仅未出现回升,且原预测病程中各期症状均未明显出现。为慎重起见,又经当地防疫部门确认诊断无误。观察 2 周,渐臻痊愈。

按语:安宫牛黄丸治疗流行性出血热鲜有报道,本案从出血发热期跨越低血压休克期、少尿期、多尿期直到痊愈,安宫牛黄丸起了关键作用。

【临床报道】

一、发热

1. **中枢性发热** 常配合降低颅内压、控制脑水肿、保持水、电解质平衡、吸氧等综合措施使用本方。如治疗脑出血中枢性发热36例，即予综合措施加本药1丸，鼻饲或口服，体温不降神志无改变者，24小时后再给1丸，并与综合措施加糖类皮质激素、物理降温西药组32例对照，2.5天后评定疗效。结果：2组显效各24例、4例，有效各8例、11例，无效各4例、17例，有效率各为89%、47%，差异显著($P<0.01$)[4]。以本药辅助治疗颅脑外伤致中枢性发热126例，并与西药组80例对照。2组均予综合措施，开清创缝合、止血，及处理其他复合损伤、并发症等对症治疗。中药组再予本药1丸，儿童减量，鼻饲或口服，对体温仍不降，且神志无改变者，24小时后再给1丸；西药组给糖皮质激素加物理降温，结果：2组显效各88例、22例，有效各32例、17例，无效各6例、41例，总有效率各95.2%、48.8%。差异显著($P<0.01$)[5]。

2. **癌性高热** 以本药配合物理降温、药物降温、抗感染、补液、保持水、电解质平衡、吸氧等综合措施治疗热闭心神型晚期肺癌高热25例，予本药1粒，鼻饲或口服，对体温仍不降且神志无改变者，24小时后再给1粒。对照组25例仅予综合措施。观察1周。结果：2组显效各10例、7例，有效各12例、9例，无效各3例、9例，总有效率各为88.0%、64.0%，差异显著($P<0.05$)；2组的平均退热时间各为(10.36 ± 2.07)小时、(13.18 ± 2.64)小时，差异极为显著($P<0.01$)[6]。

二、内科疾病

（一）传染病

1. **病毒性肝炎** 治疗病毒性肝炎121例，随机分为治疗A组39例、治疗B组42例和对照组40例。3组均以西医常规应用甘草酸二铵、门冬氨酸钾镁、苦黄、腺苷蛋氨酸、血浆、白蛋白等支持治疗。治疗A组加用清营凉血汤（水牛角、赤芍、生地黄、牡丹皮、丹参、炒栀子、茵陈、白茅根、岩柏草、生大黄）加减治疗；治疗B组在治疗A组的基础上加用安宫牛黄丸，每次1粒，每天1次，口服或鼻饲。结果：3组治愈各6例、8例、5例，好转各19例、23例、15例，未愈各14例、11例、20例，有效率各64.69%、73.81%、50.00%，3组比较B组与对照组差异有显著性($P<0.05$)。3组治疗前后肝功能丙氨酸氨基转移酶、总胆红素、直接胆红素、凝血酶原时间、凝血酶原活动度、血浆内毒素指标比较，除丙氨酸氨基转移酶外均有显著性差异($P<0.01$)，治疗B组疗效显著优于治疗A组和对照组。3组治疗后死亡率分别为17.95%(7/39)、9.52%(4/42)和30.00%(12/40)，3个月后分别为20.51%(8/39)、14.29%(6/42)和42.5%(17/40)。3组治疗后与3个月后比较，治疗B组与对照组差异有显著性($P<0.05$)，以B组死亡率低。3组并发症比较，治疗B组与对照组3个月后肝性脑病和出血差异有显著性($P<0.05$)，提示早期使用中药加安宫牛黄丸，可减少后期并发症[7]。

2. **流行性乙型脑炎** 用本药联用西药治疗乙型脑炎35例，并与西药治疗20例对照。2组均用脱水、止痉、地塞米松，以及吸氧、抗生素等，治疗组加用安宫牛黄丸口服或鼻饲，<1岁每次1/4丸，1～3岁每次1/3～1/2丸，3岁以上每次1/2～1丸，每日3次，连服3～5日。结果：2组治愈各30例、12例，好转各4例、3例，恶化出院各0例、2例，死亡各1例、3例，总有效率各为97.2%、75.0%，差异显著($P<0.05$)[8]。在吸氧、吸痰、降温、止痉、利巴韦林、皮质激素、抗生素、支持疗法和对症处理等常规治疗下，加用本药和肝安治疗重型极重

型流行性乙型脑炎 80 例,安宫牛黄丸在极期开始保留灌肠,2 岁以内每日 1/2 丸,2～5 岁每日 1 丸,6～14 岁每日 1～2 丸,分 1～2 次用;对照组 80 例采用常规治疗。连用 5～7 天。结果:2 组痊愈各 47 例、34 例,好转各 26 例、30 例,死亡各 7 例、16 例,总有效率各为 91.3% 和 80.0%;平均热程、抽搐时间、昏迷期、进入恢复期时间、后遗症等均以治疗组为优($P<0.05$ 和 $P<0.01$)[9]。

3. 肺出血型钩端螺旋体病　治疗组 20 例服安宫牛黄丸 1 粒,必要时 6～8 小时再服 1 粒,同时给予青霉素、异丙嗪、氢化可的松、血凝酶、酚磺乙胺、氨甲苯酸和云南白药,以及给氧,维持酸碱电解质平衡和其他对症支持处理。对照组 21 例不服安宫牛黄丸,其他处理同治疗组。结果:2 组显效各 12 例、5 例,有效各 6 例、8 例,无效各 2 例、8 例,总有效率各 90.0%、61.9%,差异显著($P<0.05$)[10]。

(二)化学、物理因素所致疾病

一氧化碳中毒　A,B 两组各 127 例,入院后均立即给予吸氧、脱水、激素、抗感染、营养神经、光量子血疗等,无禁忌证者立即予高压氧治疗。A 组在此治疗基础上鼻饲安宫牛黄丸,每次 1 粒,每日 1 次,3～5 次为 1 疗程。结果:治疗后 2 组间氧分压、血氧饱和度、pH 值差别、昏迷时间、症状消失时间和迟发性脑病发生率比较均有显著性意义(均 $P<0.05$),疗效以 A 组为优[11]。

(三)呼吸系统疾病

肺性脑病　采用中西医结合治疗肺性脑病,在配合抗生素、呼吸兴奋剂、支气管扩张剂、肾上腺皮质激素、吸氧、强心、利尿等对症及支持治疗同时,治疗组 18 例加用本药,每日 1～2 丸,口服或鼻饲,连用 2～4 天;对照组 13 例加用涤痰汤。结果:2 组有效率各为 88.89%、30.77%,差异显著($P<0.01$)[12]。治疗组和对照组各 39 例,均接受吸氧、抗感染、解痉平喘、止咳化痰、纠正水/电解质紊乱和酸碱失衡,应用肺脑合剂等常规治疗,治疗组还予清开灵注射液 30ml 静滴,每日 1 次,安宫牛黄丸口服或鼻饲,每日 1 丸。治疗 1 周后评判疗效。结果:2 组显效各 11 例、3 例,有效各 24 例、20 例,无效各 4 例、16 例,总有效率各 89.74%、58.97%,疗效以治疗组为优($P<0.01$);血气指标改善情况也以治疗组为优($P<0.01$)[13]。

(四)消化系统疾病

1. 肝癌　以本方配合辨证治疗中晚期原发性肝癌 20 例,肝郁气滞者合柴胡疏肝散,气滞血瘀者合桂枝茯苓汤、膈下逐瘀汤,肝阴亏损者合一贯煎,肝胆湿热者合茵陈蒿汤、龙胆泻肝汤。安宫牛黄丸每日服 1 丸,显示疗效后改为 2～3 日 1 丸,每例用药 6～52 丸,平均 27.6 丸,平均服汤剂 60 剂。对控制肝癌所致的发热、黄疸、肝痛、消化道出血等症状效果显著,近期显效 2 例,有效 13 例,无效 5 例;平均生存期为 249 天[14]。

2. 肝性脑病　以本药灌肠治疗肝性脑病 32 例,并设对照组 30 例,2 组均给保肝、降颅压、预防感染、支持及对症等治疗,治疗组还予安宫牛黄丸,1 丸研碎,用食醋 50～100ml 调匀,保留灌肠,每日 1 次,至神志转清。结果:2 组显效各 26 例、15 例,有效各 4 例、5 例,无效各 2 例、10 例,总有效率各 93%、67%,疗效以治疗组为优($P<0.05$)[15]。治疗门脉高压症术后脑病 78 例,均予鼻饲肠道杀菌剂、泻药、钾盐,应用谷氨酸、精氨酸、左旋多巴、护肝等药物,以及能量合剂和补液。其中,观察组 49 例,加用安宫牛黄丸,每次 1 丸,每日 2～3 次,鼻饲。对照组 29 例,不加用安宫牛黄丸。结果:观察组治愈 37 例(占 75.51%),死亡 12 例(占 24.49%),清醒时间平均为 2.05 天;对照组治愈 15 例(占 51.7%),死亡 14 例(占 48.28%),清醒时间平均为 3.27 天。观察组疗效优于对照组($P<0.05$ 和 $P<0.01$)[16]。

（五）神经精神疾病

1. 昏迷　本药常用于多种原因所致的昏迷。中西医结合治疗感染性及重要脏器衰竭性昏迷 20 例，并设对照组 27 例。2 组均对症予抗生素、物理降温、脱水降颅压、人工呼吸机辅助呼吸、补液、血管活性药物、维持电解质平衡及脑细胞苏醒剂等。治疗组加用安宫牛黄丸鼻饲，并对热陷心营者用清宫汤加减，湿热痰蒙者用导痰汤加减，瘀热阻窍者用犀角地黄汤（清热地黄汤）。结果：2 组治疗后 Glasgow 昏迷量表评分比较有显著性差异（$P<0.05$），治疗组明显优于对照组[17]。分组治疗颅脑损伤意识障碍 208 例，甲、乙两组各 104 例，均用脱水、激素、止血及手术治疗，甲组加用安宫牛黄丸，成人每次 1 丸，小儿 3 岁以内 1/4 丸，4～6 岁 1/2 丸，每日 2 次，口服或鼻饲。结果：2 组有效各 79 例、43 例，无效 25 例、61 例，有效率各为 76%、41%，差异显著（$P<0.05$）[3]。

2. 脑卒中　以本药保留灌肠治疗中风昏迷 53 例，每次用 1 丸，6 小时 1 次，7 天为 1 疗程，显效后改为 12 小时 1 次。结果：显效 36 例，好转 17 例，全部有效。提示本药适用于中风中脏腑型、伴昏迷、躁动、高热患者[18]。以本药为主治疗脑卒中急性期 36 例，其中，脑出血 12 例，脑梗死 18 例，脑出血合并梗死 6 例。安宫牛黄丸灌服或鼻饲，每次 1/2～1 粒，每日 2 次，连用 3～7 天，并用清开灵静滴，病重者予脱水降颅压。结果：16 例中经络神昧者全部显效；20 例中脏腑神昏者显效 2 例，有效 13 例，无效 5 例，总有效率为 86%[19]。以安宫牛黄栓肛门给药，配合西医脱水、降压、对症治疗中风闭证 20 例，并设安宫牛黄丸混悬液肛门给药对照组 19 例和西药对照组 20 例。结果：3 组显效各 15 例、12 例、7 例，有效各 3 例、2 例、4 例，无效各 2 例、5 例、9 例，总有效率各为 85%、74%、55%。疗效以前两组为优（$P<0.05$）[20]。

3. 脑出血　在脑出血急性期，本药常配合脱水降颅压、控制感染、神经营养药物、纠正水、电解质平衡及酸碱失调等常规对症治疗使用，以提高临床效果。以本药治疗高血压脑出血 31 例，并设对照组 24 例。2 组均予降低颅压、控制血压，及防治上消化道出血、肺部感染等并发症，治疗组加用安宫牛黄丸每次 1 粒，每日 2 次，连用 7 天。结果：2 组昏迷时间及治疗后神经功能缺损程度评分差异显著（$P<0.05$），以治疗组为优[21]。以本药治疗重症脑出血 25 例，在起病的 1～2 日内开始用安宫牛黄丸，每次 1 丸，每日 1 次，连用 5 天，配合西药常规对症治疗，另设西药常规治疗组 23 例。结果：2 组基本治愈及显著好转各 15 例、6 例，总有效率各 80.0%、47.8%，死亡率各为 20.0%（5 例）、52.2%（12 例），差异显著（$P<0.05$）[22]。手术联合本药治疗急性出血性脑卒中 63 例，对照组 63 例单纯采用手术治疗，术后均行常规支持对症治疗，昏迷者留置胃管胃肠减压，术后早期经胃管补充营养。治疗组术后予安宫牛黄丸，每次 1 丸，每日 2 次，调服或鼻饲，发热抽搐者，安宫牛黄丸用量增加到每日 3 次，用药 1 周。结果：2 组总有效率各为 82.5%、63.49%，以中西医结合治疗组为优（$P<0.05$）[23]。

三、外科

1. 颅脑损伤　安宫牛黄丸配合西药治疗重型极重型颅脑损伤 78 例，除给予脱水降颅压、激素、止血、支持疗法及手术治疗外，加用安宫牛黄丸，5 岁以下每天 1/2～1 丸，5 岁以上每天 1～2 丸，灌肠或鼻饲，连用 5～7 天；对照组 65 例只给以上西医治疗。结果：2 组死亡各 4 例、10 例，植物生存各 0 例、1 例，重残各 3 例、4 例，中残各 9 例、12 例，良好各 62 例、38 例，总有效率各为 94.5%、84.6%，有显著差异（$P<0.05$）。2 组的中枢性高热持续时间、昏迷期、进入恢复期时间、并发症、住院时间等也都以治疗组为优[24]。

2. 脑弥漫性轴索损伤 在西医常规治疗基础上加用本药治疗脑弥漫性轴索损伤30例,并与西医常规治疗的30例作对照。2组均采用基础护理、应用抗生素、呼吸道不通畅给予气管切开、合并蛛网膜下腔出血及脑水肿应用脱水剂等西医常规综合治疗。治疗组于伤后24小时内予安宫牛黄丸鼻饲,每日2次,每次1丸,持续应用到体温降低至37~37.9℃时,减量至每日1丸,意识好转则停用。结果:治疗结束1个月后,GCS评分以治疗组为优($P<0.05$);2组病死率各为0、10%,有效率各为80%、66.7%,效果以治疗组为优($P<0.05$)[25]。

3. 脂肪栓塞综合征 以本药配合西药治疗脂肪栓塞综合征16例,安宫牛黄丸首次1~2丸,4小时后再用1丸,以后每日1丸,常规治疗予骨折端制动、给氧、激素、低分子右旋糖酐加丹参注射液、抗休克、维持水、电解质平衡、青霉素等措施,并视病情给予白蛋白或输血。结果:16例全部治愈,无后遗症;其中无意识障碍13例在3~6天体温下降至37.5℃以下,临床症状消失;昏迷的3例于2~5天完全清醒,病情稳定,体温下降,第4~8天临床症状消失。昏迷时间及临床症状消失时间均较文献报道2~3周的时间短[26]。

四、儿科

1. 痰、热、惊、厥 将本药用于小儿"痰"、"热"、"惊"、"厥"各种病证共340例。其中,以"痰"、"热"为主要表现者共310例,以"惊"、"厥"为主要表现者30例;上呼吸道感染54例,扁桃体炎36例,肺炎92例,哮喘19例,急性肾炎34例,夏季热30例,传染性单核细胞增多症17例,病毒性脑炎10例,癫痫8例,川崎病5例,败血症7例,急性淋巴细胞性白血病3例,中毒性细菌性痢疾9例,紫癜5例,乙型脑炎2例,中耳炎2例,胰腺炎3例,其他4例。根据不同病种单独使用或配合其他药物使用。小于2岁者每次1/4丸,2~4岁者每次1/3丸,5~10岁者每次1/2丸,10岁以上者每次1丸,每日2~3次,急用可酌增。疗效标准:以"痰"、"热"为主要表现的,热退至正常体温,或痰喘消失,疾病痊愈为有效;用药后体温不退,或痰不平为无效。以"惊"、"厥"为主要表现的,抽搐停止,意识正常,肢体功能恢复为有效;抽搐不止或意识障碍,或肢体废用为无效。结果:2天热退喘平有254例,占74.7%;6天内痊愈331例,占97.3%;2天内不再出现惊厥的有23例,占77%[27]。

2. 肺炎 以本药结合西药治疗婴幼儿重症肺炎50例。其中,喘憋或有严重呼吸困难39例,合并心力衰竭38例,呼吸衰竭11例,循环衰竭3例,中毒性脑病19例,腹胀、肠鸣音减弱或消失27例。安宫牛黄丸3个月以下每次1/6丸,3个月以上每次1/3丸,一日3次,口服或鼻饲,西医常规抗感染及对症治疗。结果:痊愈48例(占96%),好转1例(占2%),死亡1例(因喂养不当窒息)[28]。

3. 新生儿缺氧缺血性脑病 以本药佐治新生儿中重度缺氧缺血性脑病58例,并设对照组39例。2组均置新生儿重症监护室,给予常规处理,如保持呼吸道通畅、吸氧、限制液量、降颅内压、镇静、改善脑细胞代谢和微循环、维持水、电解质酸碱平衡等。治疗组加用安宫牛黄丸,足月儿用1/6丸,早产儿用1/8丸,每天2次,鼻饲,一般在入院2天后开始应用,连用3~5天。结果:2组显效各45例、21例,有效各12例、15例,无效各1例、3例,总有效率各为98.3%、92.3%,显效率以治疗组为优($P<0.05$)。治疗组在意识恢复、肌张力恢复、原始反射恢复、惊厥消失时间和住院时间均比对照组短($P<0.01$)。治疗组有5例用药后出现腹泻,随着病情的好转在1~2天后改善[29]。

五、五官科

鼻窦炎 以本药治疗鼻窦炎24例,每次服半丸,4~6小时1次,症状锐减后改为每日2

次,同时用纱布或药棉裹本丸少许,塞入患侧鼻孔,如两侧同时患病则轮流塞入,5～7天为1疗程。经1～2疗程治疗,18例症状消失,随访半年以上未见复发;6例症状减轻明显或症状消失,但半年内又轻度发作[30]。

六、其他

安宫牛黄丸还可用于治疗高胆红素血症、病毒性脑炎、蛛网膜下腔出血、肾综合征出血热并发脑出血等[31～34]。

【实验研究】

药理

(一)解热作用

研究表明,安宫牛黄丸具有明确的解热作用。安宫牛黄丸对伤寒Vi多糖菌苗诱发的家兔高热、安宫牛黄丸注射液对伤寒三联菌苗引起的家兔发热均有明显的解热作用,作用可维持5小时以上[1,35]。安宫牛黄注射液对正常家兔并无降温作用;而对高热家兔,能使体温迅速下降;如体温稍高,则仅能使其不再继续上升,但并不能使其下降[36]。

还有研究表明,安宫牛黄丸口服,对四联疫苗引起的家兔体温升高无解热作用[37]。

(二)对中枢神经的作用

1. 镇静与抗惊厥作用　安宫牛黄丸对中枢神经系统具有明显的镇静作用。安宫牛黄丸口服可延长小鼠戊巴比妥钠睡眠时间,对硝酸士的宁引起的小鼠惊厥有对抗作用[37]。安宫牛黄丸注射液能减少小鼠的自主活动,出现安静现象,并能增强硫喷妥钠的催眠作用,延长睡眠时间;安宫牛黄丸和广角代替犀角的安宫牛黄丸Ⅱ号均可减少小鼠活动次数,前者的作用明显优于后者($P<0.001$)。安宫牛黄丸注射液能对抗苯丙胺的兴奋作用,并能显著延缓小鼠戊四氮性阵挛发作,明显对抗戊四氮惊厥和降低死亡率[1]。安宫牛黄混悬液灌胃和安宫牛黄注射液腹腔注射,均引起小白鼠自主活动减少,出现镇静现象,以后者的作用更强。安宫牛黄丸和安宫牛黄注射液均能增强戊巴比妥钠对小白鼠中枢神经系统的抑制作用[35,36]。

也有研究表明,安宫牛黄丸对硝酸士的宁和戊四氮诱发的小鼠惊厥无明显的保护作用,也不能明显降低惊厥动物的死亡数[35]。

2. 复苏作用　安宫牛黄丸对家兔实验性氨昏迷有缓解作用,能减轻或抑制其精神症状和脑皮层电图的恶化,并降低死亡率。其疗效可能是通过降低血氨途径,调整机体功能状况和(或)增强肝脏解毒功能来实现的[38]。

3. 脑组织保护作用　安宫牛黄丸对脑组织细胞有一定的保护作用。安宫牛黄丸能降低细菌内毒素所致的家兔脑脊液LDH活性的升高,对抗脑组织化学LDH活性的升高[39]。安宫牛黄丸能降低家兔实验性脑水肿脑脊液及脑组化LDH活性,能使SDH、ATP酶趋于增强,能减轻水肿脑组织含水量和伊文思蓝蓝染的范围和程度[40]。在安宫牛黄丸干预下,大鼠脑出血模型血肿周边脑组织受损细胞、血管少见,明显损伤的神经纤维少见,脑损害轻微[41]。

4. 脑电激活作用　内毒素可使大鼠脑电图的慢波(δ波)功率和相对功率增加,而快波(β波)功率和相对功率降低。安宫牛黄丸对内毒素脑损伤脑电图有明显的脑电激活作用,可降低δ波功率和相对功率,提高β波的功率和相对功率;朱砂雄黄及单独朱砂、雄黄与全方的作用相似,推测朱砂雄黄可能是安宫牛黄丸醒脑开窍作用的重要物质基础之一部分[42]。

5. 作用部位 安宫牛黄丸能将脑干、丘脑、下丘脑及皮层等脑区的神经元活化,杏仁核、膈核等部位的大量神经元活化,广泛的大脑皮层神经元活化,表明安宫牛黄丸可能是通过激活脑干网状上行激活系统、边缘系统、神经内分泌系统,及与情绪、意识等有关的下丘脑等中枢起作用[43]。

（三）对内脏的影响

安宫牛黄丸给药 7 天,能使正常大鼠血清 $LDH_{1\sim3}$ 含量均显著升高,而脑梗死造模大鼠仅血清 LDH_3 显著升高,说明安宫牛黄丸对正常大鼠的心肌、肾、红细胞、脾等有一定的损伤作用,而在局灶性脑梗死时损伤减小。提示安宫牛黄丸在生理、病理状态下对机体的作用方式和途径可能存在差异[44]。

1. 对肝脏的影响 对百日咳菌体所致的家兔脑水肿模型,安宫牛黄丸对肝脏有保护作用,这一作用是通过增强酶的活性,促进肝细胞氧化呼吸、能量代谢及核酸代谢而实现的[45]。安宫牛黄丸对腹腔感染型脓毒症模型大鼠,低剂量组可显著降低血清总胆红素水平,提示对脓毒症大鼠的肝脏功能具有一定的保护作用[46]。

2. 对心血管的影响 安宫牛黄注射液静注对家兔心电图无影响,但立即出现血压下降,下降幅度为 $10\sim40$mmHg,降压作用大约维持 $3\sim5$ 分钟,给药后 10 分钟血压仍稍低于给药前水平[36]。对百日咳菌体所致的家兔脑水肿模型,安宫牛黄丸能减轻其心肌变性及 SDH 酶脱失[45]。安宫牛黄丸及类方醒脑静预处理对兔心缺血再灌注损伤有明显的保护作用,使心肌组织病理变化总积分均值显著减少,心肌缺血损伤范围显著减小,使缺血损伤后 CK、TNF-α 及 PAI-1 的血浆水平显著地降低,t-PA 血浆水平和血浆 d-二聚体上升幅度显著地增加,提示其机制与抑制炎症介质及促进纤溶作用有关[47]。

3. 对其他脏器的影响 安宫牛黄注射液静注对家兔呼吸无影响,但能显著降低小白鼠耗氧量,这可能和用药后小白鼠的活动减少有关[36]。对百日咳菌体所致的家兔脑水肿模型,安宫牛黄丸能改善肺充血、肺泡及支气管上皮细胞变性脱落,减少肺内微血栓的数量和体积;并改善肾内病变。提示安宫牛黄丸对百日咳杆菌产生的毒性有缓解作用[48]。

（四）对免疫功能的影响

安宫牛黄丸对大鼠腹腔巨噬细胞吞噬功能有明显的激活作用[1]。

（五）抗炎作用

安宫牛黄丸对大鼠蛋清性踝关节肿胀有明显抑制作用,一般在给药后 $1\sim4.5$ 小时作用最显著;安宫牛黄丸的作用优于用广角代替犀角的安宫牛黄丸Ⅱ号。安宫牛黄丸对二甲苯所致小鼠耳部炎症有明显抑制作用[1]。

（六）抗白血病作用

安宫牛黄丸对实验性白血病小鼠 L_{7212} 骨髓细胞增殖动力学的变化有一定的影响,其 G_2 +M 期细胞的比率安宫牛黄丸组较白血病对照组明显降低,说明经本药治疗后白血病小鼠骨髓细胞在此期分裂受阻的情况得到一定的改善[49]。安宫牛黄丸能减轻小鼠脑膜白血病模型的浸润程度[50]。

（七）其他作用

安宫牛黄丸可降低脓毒症大鼠的死亡率[46]。

参 考 文 献

[1] 刘启泰,安宫牛黄丸专题组. 两种安宫牛黄丸药理作用的研究[J]. 中成药研究,1982,(5):23-26.

[2] 陈家俊,金源,吴丹红.安宫牛黄丸配合西药治疗肝癌并发肝昏迷[J].浙江中医杂志,1990,25(1):13.

[3] 王永恒.安宫牛黄丸在颅脑损伤中对意识障碍恢复的疗效观察[J].中西医结合杂志,1989,9(12):726-727.

[4] 张东兰,王新云.安宫牛黄丸治疗脑出血中枢性发热36例[J].中成药,2001,23(1):73-74.

[5] 张东奎,于锡海,刘玉珍.安宫牛黄丸辅助治疗颅脑外伤致中枢性发热疗效观察[J].护理学杂志,2004,19(24):36-37.

[6] 熊春荣.安宫牛黄丸治疗热闭心神型晚期肺癌高热患者25例[J].现代诊断与治疗,2005,16(S1):10-11.

[7] 郑宋明,郑晶晶.安宫牛黄丸联合中药治疗高胆红素血症临床观察[J].中国中药杂志,2007,32(22):2423-2425.

[8] 华伟,田永淮.中西医结合治疗乙型脑炎35例[J].实用中医药杂志,1994,10(2):23.

[9] 许再玲.安宫牛黄丸和肝安治疗重型极重型流行性乙型脑炎80例[J].浙江中医杂志,1995,30(7):302-303.

[10] 毛长庚.安宫牛黄丸治疗肺出血型钩端螺旋体病20例[J].中国人兽共患病杂志,2001,17(6):22.

[11] 王少波,郝璐,瞿丽娟,等.安宫牛黄丸在急性重度一氧化碳中毒中的应用[J].中国全科医学,2006,9(22):1091.

[12] 雷希龄.中西医结合治疗肺性脑病[J].湖南中医杂志,1989,5(3):13-16.

[13] 梁月俭.清开灵并安宫牛黄丸治疗肺性脑病临床观察[J].中国中医急症,2006,15(6):614-615.

[14] 张所乐,程剑华,赵德慧,等.安宫牛黄丸并中医辨证治疗中晚期原发性肝癌20例临床疗效观察[J].江西中医药,1991,22(2):37-38.

[15] 杨茂兰,张文三.安宫牛黄丸保留灌肠治疗肝性脑病32例[J].中西医结合肝病杂志,2000,10(1):64.

[16] 谢锐光,郑维榕.安宫牛黄丸治疗门脉高压症术后脑病49例观察[J].中西医结合杂志,1988,8(6):375.

[17] 王朝阳,张铭.中西医结合治疗感染性昏迷疗效观察[J].湖北中医杂志,2003,25(6):91.

[18] 于云凤,李秀梅,孙莹,等.安宫牛黄丸灌肠治疗中风病人53例临床报告[J].中医药学报,1993,(2):33-34.

[19] 傅志慧.安宫牛黄丸治疗脑卒中急性神昏的临床观察[J].新中医,1993,25(12):33-34.

[20] 曲春媛,刘春忠.安宫牛黄栓抢救中风闭证疗效观察[J].实用中医内科杂志,1993,7(1):29-30.

[21] 张文燕,曲勇.安宫牛黄丸治疗高血压脑出血临床观察[J].中国中医急症,2005,14(11):1045.

[22] 雷利锋,帅家忠.安宫牛黄丸治疗重症脑出血疗效观察[J].中国现代医生,2007,45(20):61.

[23] 张荣泉,杨小锋.安宫牛黄丸为主治疗急性出血性脑卒中63例[J].浙江中医杂志,2005,40(7):288.

[24] 应月初,郑益明.安宫牛黄丸配合西药治疗重型颅脑损伤78例[J].中国中西医结合杂志,1997,17(11):685.

[25] 王少锦,齐岚平,田新乐.安宫牛黄丸在脑弥漫性轴索损伤中的应用[J].中成药,2006,28(3):367-368.

[26] 卢雄才,褚志鹏,刘保清.安宫牛黄丸治疗脂肪栓塞综合征16例[J].中国骨伤,2001,14(3):871.

[27] 虞坚尔,邱根祥,李晓葵,等.安宫牛黄丸在儿科临床的再运用[J].上海中医药杂志,1994,(5):18-19.

[28] 潘慧芳.安宫牛黄丸治疗婴幼儿重症肺炎[J].中西医结合杂志,1987,7(5):300.

[29] 苏卫东,黄育丹,瞿尔力,等. 安宫牛黄丸佐治新生儿中重度缺氧缺血性脑病疗效观察[J].中国中西医结合杂志,2005,25(7):652-654.

[30] 张良尧. 安宫牛黄丸治疗副鼻窦炎 24 例[J].浙江中医杂志,1985,20(8):376.

[31] 郑宋明,郑晶晶. 安宫牛黄丸联合中药治疗高胆红素血症临床观察[J].中国中药杂志,2007,32(22):2423-2425.

[32] 王强. 加用安宫牛黄丸治疗儿童危重型病毒性脑炎 42 例[J].中西医结合实用临床急救,1997,4(11):125.

[33] 李向荣,李小文. 安宫牛黄丸治疗蛛网膜下腔出血后脑血管痉挛疗效观察[J].中国中西医结合急救杂志,1999,6(10):479-480.

[34] 马爱云,赵广安. 32 例肾综合征出血热并发脑出血的临床观察[J].现代医药卫生,2006,22(3):345-346.

[35] 叶祖光,王金华,梁爱华,等. 安宫牛黄丸及其简化方的药效学比较研究[J].中国中药杂志,2003,28(7):636-639.

[36] 康毅,万丽萍,崔志清,等. 安宫牛黄丸(注射液)的药理作用[J].天津医药,1984,12(10):616-619.

[37] 王本祥,吉林省东辽县医院药厂. 新安宫牛黄丸(针)药理作用的研究[J].中草药通讯,1978,(5):22-24.

[38] 朱承喜,侯家玉,金恩波. 安宫牛黄丸及清开灵注射液对实验性氨昏迷动物皮层电图的影响[J].中西医结合杂志,1989,9(12):739.

[39] 刘涛,孟澍江,沈凤阁,等. 安宫牛黄丸对兔脑脊液乳酸脱氢酶、脑组织化学乳酸脱氢酶的影响[J].江苏中医杂志,1987,6(6):33-35.

[40] 黄玉芳,郑樨年,何原惠,等. 安宫牛黄丸对脑水肿家兔脑内酶的影响[J].南京中医学院学报,1991,7(2):92-94.

[41] 付宪文,孙异临,党国义,等. 安宫牛黄丸对脑出血大鼠脑组织超微结构的影响[J].河北中医药学报,2008,23(1):39-41.

[42] 朱坤杰,孙建宁,张硕峰,等. 安宫牛黄丸及重金属组分对内毒素脑损伤大鼠脑电图的影响[J].中成药,2008,30(2):178-181.

[43] 高俊玉,刘少君,张静,等. 安宫牛黄丸对大鼠中枢神经元的活化作用[J].中国中医基础医学杂志,1998,4(3):30.

[44] 汤毅珊,潘华新,王培训,等. 安宫牛黄丸对脑梗塞造模大鼠血清乳酸脱氢酶同工酶的影响[J].中药新药与临床药理,2002,13(5):296-297.

[45] 何原惠,黄玉芳,郑栖年,等. 安宫牛黄丸对实验性脑水肿动物肝脏的影响[J].江苏中医,1992,13(12):38-40.

[46] 张丹,黄萍,李俊,等. 安宫牛黄丸对脓毒症大鼠重要器官损伤及死亡率的影响[J].广州中医药大学学报,2009,26(6):543-545.

[47] 欧阳海春,吴沃栋,钟冬梅,等. 安宫牛黄丸及类方预处理对兔心肌缺血及再灌注损伤保护的作用研究[J].现代医院,2008,8(7):25-28.

[48] 黄玉芳,何原惠,郑樨年. 安宫牛黄丸对脑水肿家兔心肺肾病变的影响[J].南京中医学院学报,1993,9(3):34-36.

[49] 陈泽涛,李芮,张宏. 传统急救中成药对白血病小鼠 L_{7212} 骨髓细胞增殖动力学的影响[J].山东中医学院学报,1994,18(5):352-353.

[50] 陈泽涛,李芮,陈刚,等. 传统急救中成药对 L_{7212} 小鼠脑膜白血病防治作用的病理观察[J].中国实验方剂学杂志,1996,2(4):15-18.

紫 雪

（苏恭方，录自《外台秘要》卷18）

【异名】紫雪丹（《成方便读》卷3）、紫雪散（《全国中药成药处方集》天津方）。

【组成】黄金百两（3.1kg） 寒水石三斤（1.5kg） 石膏三斤（1.5kg） 磁石三斤（1.5kg） 滑石三斤（1.5kg） 玄参一斤（500g） 羚羊角五两（150g）屑 犀角五两（150g）屑 升麻一升（250g） 沉香五两（150g） 丁香一两（30g） 青木香五两（150g） 甘草炙八两（240g）

【用法】上十三味，以水一斛，先煮五种金石药，得四斗，去滓后内八物，煮取一斗五升，去滓。取硝石四升（2kg），芒硝亦可，用朴硝精者十斤（5kg）投汁中，微炭上煎，柳木篦搅勿住手，有七升，投在木盆中，半日欲凝，内成研朱砂三两（90g），细研麝香五分（1.5g），内中搅调，寒之二日，成霜雪紫色。病人强壮者，一服二分（0.6g），当利热毒；老弱人或热毒微者，一服一分（0.3g），以意节之，合得一剂（现代用法：口服，每次1.5～3g，一日2次。周岁小儿每次0.3g，每增1岁，递增0.3g，每日1次。5岁以上小儿遵医嘱，酌情服用）。

【功用】清热开窍，镇痉息风。

【主治】温热病，热邪内陷心包及热盛动风之证。高热烦躁，神昏谵语，痉厥，口渴引饮，唇焦齿燥，尿赤便秘，舌质红绛苔干黄，脉弦数有力，以及小儿热盛痉厥。

【病机分析】本方所治之高热、神昏、痉厥等证为温热之邪内陷心包，或热盛动风所致。心主神明，为君主之官，若温热毒邪，不经汗解，直陷心包，侵扰心神，必然导致神志异常，轻者烦躁不安，嗜睡谵语，重则意识丧失，呼之不应；邪热炽盛，充斥内外，则见高热；热盛伤津，则口渴唇焦，尿赤便秘。肝为风木之脏，热盛引动肝风，风火相煽，则为痉厥。小儿热盛痉厥，当属急惊风，亦为邪热化火，内陷心包，引动肝风而致。

【配伍意义】本方为温热之邪炽盛，内陷心包，引动肝风之证而设。根据《素问·至真要大论》"热者寒之、温者清之"、"惊者平之"与"开之发之"的原则，治当清热开窍，镇痉息风为法。方中犀角咸寒，归心、肝二经，入营入血，主清心、肝二经火热，且气味清香，寒而不遏，善于内透包络之邪热；羚羊角咸寒，亦入心、肝二经，为凉肝息风之要药；麝香芳香以开心窍，使神昏苏醒，三药配伍，以清热开窍息风，共为君药。生石膏辛甘大寒，清热泻火，除烦止渴，善清气分之火热，为清气分火热之要药；寒水石辛咸大寒，亦能清热泻火，除烦止渴；滑石甘淡而寒，清热利窍，善引热下行，使邪从小便而解，三石并用，清泄气热，为方中之臣药。玄参甘苦咸寒，滋阴清热凉血；升麻甘辛微寒，清热解毒，透热达邪，亦为臣药。上述五味均系甘寒、咸寒之品，用以清热泻火，既能透热达邪，又能导热下行，助犀角、羚羊角等清泄火热致病之因，兼有生津护液之功，而无化燥伤阴之弊，对本证甚为适宜。青木香、沉香、丁香三药辛温芳香，行气宣通，可助麝香开窍醒神之功；朱砂、磁石重镇安神，且朱砂又能清心解毒，磁石又能潜镇肝阳；黄金重镇，有宁心安神之效；更以硝石、芒硝泻热通便，釜底抽薪，使邪热从肠腑下行而解，正如张寿颐所说："凡气火甚盛，有升无降诸证，尤为相宜"（《阎氏小儿方论笺正》卷下），上述诸药，俱为佐药。甘草调和诸药，为使药。

本方的配伍特点是：金石重镇、甘咸寒凉与芳香开窍之品配伍，清热泻火、开窍息风而不忘顾护阴液。

由于本药如"霜雪紫色"，且药性大寒犹如霜雪，故名"紫雪"。

【临床运用】

1. 证治要点 本方为清热开窍镇痉的常用方剂，临床以高热烦躁，神昏谵语，痉厥，便秘,舌红绛苔干黄,脉数有力为证治要点。

2. 加减法 本方为成药,常针对不同证候配合汤剂使用,如热入营血可配合清营汤,发斑可配合犀角地黄汤(清热地黄汤),疔疮痈疡可配合五味消毒饮,热毒痢可配合白头翁汤,癫狂可配合清宫汤,痉厥可配合三甲复脉汤等。

3. 本方现代常用于高热、痉厥、流行性乙型脑炎、流行性脑脊髓膜炎、病毒性脑炎、精神分裂症、磷化锌中毒、重症肺炎、肺结核咯血、中毒性痢疾、急性扁桃体炎、口服降糖药无效的2型糖尿病、疔疮走黄等疾病,以及麻疹、斑疹伤寒、猩红热、白喉等发热性、传染性、感染性疾病,属于热陷心包及热盛动风者。

【使用注意】

1. 本方过量服用,有损伤元气之弊,故应中病即止。

2. 脱证、虚风内动与小儿慢惊者,非本方所宜。

3. 气虚体弱者慎用,孕妇忌服。

4. 服药期间,忌食辛辣油腻。

【源流发展】本方为唐·苏恭方,录自唐·王焘《外台秘要》卷18,用"疗脚气毒遍内外,烦热,口中生疮,狂易叫走,及解诸石草热药毒发,邪热卒黄等,瘴疫毒疠,卒死温疟,五尸五注,心腹诸疾,绞刺切痛,蛊毒鬼魅,野道热毒,小儿惊痫,百病最良方"。本方实自仲景《金匮要略》风引汤化裁而来,长期作为泻火剂使用,清代温病学家将本方用于温病神昏痉厥,故本方被誉为"温病三宝"之一。

经查古代方书及当代各地成方配本、药品规范等,本方配方药50余首,所载药味、药量、制法均有出入。如:《太平惠民和剂局方》卷6方麝香用量增一两二钱半,使其开窍作用增强;《医宗金鉴》卷66之紫雪散去磁石、滑石、丁香、硝石、麝香,加冰片,将本方简化;《温病条辨》卷1方去黄金;1977年以后诸版《中国药典》方均无黄金,并用水牛角浓缩粉代替犀角。另外,《湿温时疫治疗法》之瓜霜紫雪丹,去芒硝、硝石,加冰片、西瓜硝,麝香用量亦增,其泄热力减,而开窍力增。

【疑难阐释】

1. 关于本方的出处 《医方集解》、《中国医学大辞典》等认为出自《太平惠民和剂局方》,《简明中医辞典》、《中医大辞典·方剂分册》等认为出自《千金翼方》,《方剂学》(统编教材6版)认为是苏恭方,录自《外台秘要》。查《外台秘要》卷18和《太平惠民和剂局方》卷6所载之紫雪药物组成相同,只是药物用量稍殊,显然以《外台秘要》更早;而《千金翼方》所载之紫雪究竟有无滑石,至今仍有争议。在《外台秘要》卷18载:"苏恭云……紫雪疗脚气毒遍内外。"查苏恭为初唐人,其生卒年代史籍失载,但在《备急千金要方》与《千金翼方》中均录有苏恭方,故以苏恭方为最早。据考苏恭之医著有《脚气方》一书,但此书已散佚,其部分内容保留于《外台秘要》,而《外台秘要》卷18专论脚气,很多内容来自苏恭,故紫雪很可能来自《脚气方》。另外,《外台秘要》卷18中崔氏论紫雪后提到"《备急》同",查《肘后备急方》卷8"治百病备急丸、散、膏诸要方"中有紫雪散,有名而无方,故紫雪的历史可能更久。

2. 关于本方的主治和君药 对于君药,吴仪洛说:"主病者,对证之要药也,故谓之君;君者,味数少而分两重,赖之以为主也"(《成方切用》卷首)。随着疾病谱的不断变化,本方主治证候的不同,古今医家对本方的君药也有不同认识。本方原治"脚气毒遍内外","诸石草热药毒发"等证,清代以前一直作为清热泻火剂使用,故《医方集解》将其归于"泻火之剂",用治"一切火热",以寒水石、石膏、滑石、硝石为君药。其后经叶桂、吴瑭等温病学家的大力倡导,本方用于温病"温邪内闭热壅,蔓延三焦"(《临证指南医案》卷5),神昏痉厥等证,方中诸香的开窍作用也逐渐受到重视,故《成方便读》卷3以朱砂、麝香、二硝为君药。当代临床主要将本方用于各种发热性、传染性、感染性疾病之热陷心包及热盛动风者,认为"本方针对高热、神昏、烦躁、惊厥等四大热闭症状而设,立旨于清热开窍",故方剂学专著将其归于开窍剂[1],多以犀角、羚羊角、麝香为君药。

3. 关于青木香 青木香,在唐代以前是指木香,当代是指马兜铃科植物马兜铃的干燥根(《中国药典》)。马兜铃根古称都淋藤、土青木香等,也不称青木香。《名医别录》载:"木香生永昌山谷",梁·陶弘景注:"此即青木香也,永昌不复贡,今多从外国舶上来,乃云出自大秦国"(《本草纲目》卷14)。这种舶来的木香经由广东进入我国,所以习称为广木香或南木香。李时珍指出:"木香……昔人谓之青木香,后人因呼马兜铃根为青木香,乃呼此为南木香、广木香以别之"(《本草纲目》卷14)。总之,原方中的青木香实为菊科多年生草本植物云木香、川木香、越西木香的根,即木香。故原方中的青木香应是当代的木香。《中国药典》中本方使用的是木香,也不是青木香。

4. 关于硝石、芒硝与朴硝 《外台秘要》卷18谓本方用"硝石四升,芒硝亦可,用朴硝精者十斤",而诸版《中国药典》均用硝石与芒硝。据《本草纲目》卷11谓:"二硝(指朴硝和硝石)皆有芒硝、牙硝之称,故古方有相代之说。"《外台秘要》方中的芒硝,即为硝石的代用品,二者的主要成分均为天然硝酸钾;而朴硝精者,当代习称芒硝,即含水硫酸钠。

【方论选录】

1. 汪昂:"此手足少阴、足厥阴阳明药也。寒水石、石膏、滑石、硝石以泻诸经之火,而兼利水为君;磁石、玄参以滋肾水而兼补阴为臣;犀角、羚羊角以清心宁肝,升麻、甘草以升阳解毒,沉香、木香、丁香以温胃调气,麝香以透骨通窍,丹砂、黄金以镇惊安魂,泻心肝之热为佐使。诸药用气,硝独用质者,以其水卤结成,性峻而易消,以泻火而散结也。"(《医方集解·泻火之剂》)

2. 徐大椿:"毒侵经腑,热闭神明,故狂越躁乱,心腹疼痛焉。此方驱降毒瘴,护心宁神,专治一切实火闭结证。即《千金方》元霜,《局方》于紫雪方中参入甘草、丁香、朱砂三味,仍用紫雪之名,一方而兼两方之制,但此专主石药毒火。方中丁香一味,用方者审之。黄金本无气味,必铺中叶子,曾经煅炼煮过方有气味,可用。此乃坠热通关之剂,为火壅猝厥之专方。"(《徐大椿医书全集·杂病证治》卷1)

3. 吴瑭:"诸石利水火而通下窍。磁石、元参补肝肾之阴,而上济君火。犀角、羚羊角泻心、胆之火。甘草和诸药而败毒,且缓肝急。诸药皆降,独用一味升麻,盖欲降先升也。诸香化秽浊,或开上窍,或开下窍,使神明不致坐困于浊邪而终不克复其明也。丹砂色赤,补心而通心火,内含汞而补心体,为坐镇之用。诸药用气,硝独用其质者,以其水卤结成,性峻而易消,泻火而散结也。"(《温病条辨》卷1)

4. 雷丰:"是方药力峻猛,体非强壮,证非实火,不宜浪用。尝见今之医者,一遇神昏谵语,不分虚实,遂谓邪入心包,随手用之,毫无忌惮。倘郑声喃喃,由心神不足而致者,一妄用之,祸必旋踵。临证之际,当分虚实而施,庶无差误。"(《时病论》卷4)

5. 张寿颐:"此方清火降气,盖与至宝丹相近,而重用二硝,则通地道,泄热下行,尤为釜底抽薪要诀,凡气火甚盛,有升而无降诸证,尤为相宜,故主治诸病,亦与至宝丹约略相似。但彼则惟以镇坠清热见长,而此则更能导去实痰、实热,故温热昏狂,尤以此方为必需之品。但犀、羚并用,在今日已是价值昂贵,而益之以黄金煎熬,贵而无裨实用,此乃方士之陋,惟以价重欺人，而不问其有用与否，是亦向来医药之一大蔽，《局方》本用百两，阎氏只用其十之一，已有见于此而减之。近人有以金箔代之者，亦是无谓。若欲镇定火升，则龙、牡、磁石、石决之类，何不可用？况二硝为主，导之下行，则决去壅塞，已得其要，又何必依赖重药？惟升麻、丁香二物最不可解，既欲其降，何又杂之以升提？本欲其清，忽复济之以温燥，此其无理之最甚者，不可不知改革。且麝香亦必去之，则其价较廉，庶可与贫富共之矣。"(《阎氏小儿方论笺正》卷下)

6. 李畴人："黄金、寒水石、磁石、石膏、滑石，皆寒凉镇坠之品，犀、羚清心、肝、肺之火而解毒，合木香、丁香、沉香宣发三焦气分，升麻、元参、甘草解毒救阴，二硝开结，麝香透窍，朱砂入心，萃气血、三焦、通彻表里上下之药，而解穿经入络之邪火，其效如神，乃治瘟毒邪火奇怪之症。"(《医方概要》)

7. 陈潮祖："热盛、昏狂、抽搐，治宜清热以挫其热势，开窍以启其神明，安神而令其神静，熄风以止其抽搐。热是引起窍闭、动风的根源，清热自是当务之急。故方用寒水石、石膏清气分之热；犀角、羚羊角、玄参清营凉血。为使热有外出去路，故配升麻疏泄郁火，使热从毛窍而出；滑石清热利湿，火硝、朴硝泻火通便，引导热从前后二窍而下，体现气血两清，因势利导的配伍形式。羚羊角凉肝熄风，甘草甘可缓急，合而用之，能呈熄风解痉功效。麝香、木香、丁香、沉香性虽温而量极小，配入方中，一可芳香开窍，令神志清醒；二可疏泄郁火，令诸药凉而不郁；三可调畅气机，使逆气随诸药下降。黄金、磁石、朱砂性沉下降，重镇安神，显然是为神魂飞扬的狂躁而设。此方展示了清热开窍为主，安神熄风为辅的配伍形式，用治气血两燔，窍闭风动之证，可谓合拍。此方结构可以启人思维，开人眼界。①气血两清之外，配以开窍、熄风、安神药物，说明病机复杂之证绝非单一结构所能胜任。②气血两清力量本已甚强，又有因势利导之品，可收事半功倍效果。③清热之中配伍疏泄之品，虽凉不郁，凝重而不呆滞。"(《中医治法与方剂》)

【评议】对本方，古今注家有诸多不同认识。如方中用药，李氏认为"萃气血、三焦、通彻表里上下之药"，而陈氏认为"气血两清之外，配以开窍、熄风、安神药物"，当以后者更为具体。对方中多用寒凉清泻、镇坠之品，汪氏、吴氏多从水火立论，而陈氏释为"气血两清，因势利导"，以后两者更能反映今人的认识。药用芳香，汪氏释为"温胃调气"、"透骨通窍"，不如吴氏化浊开窍的解释准确。张氏力主黄金贵而无用，不无道理，而要将"麝香亦必去之"，则属矫枉过正。雷氏告诫："是方药力峻猛，体非强壮，证非实火，不宜浪用"，否则祸必旋踵，闻者当识。

【验案举例】

1. 痉症 《临证指南医案》卷10：周，热闭心胞络中，目绽口开，舌缩，两手撮空，发痉，溺通便涩，血分大伤，九日险期，按法图幸，勉与紫雪丹二钱，开水调，缓缓下，用茶挑，倘得神苏痉舒，方有生机。又，神醒，舌绛紫，音缩，渴饮不已，心胞热闭虽开，而在里脂液已涸，古人以心热消渴多系脏阴现症，不可攻夺明矣。鲜生地、竹叶心、元参、知母、银花露、金汁，先用紫雪一钱。

2. 呛血 《临证指南医案》卷5：褚，温邪中自口鼻始，而入肺为咳喘，继传膻中则呛血，乃心营、肺卫受邪，然邪在上焦，壅遏阻气，必聚为热，痰臭呛咳，是欲内闭，惜不以河间三焦立法，或谓伤寒主六经，或谓肺痈专泄气血，致热无出路，胸突腹大，危期至速矣，即有对病药饵，气涌沸腾，热必涌吐无余，焉望有济。夫温热秽浊填塞内窍，神识昏迷，胀闷欲绝者，须以芳香宣窍，佐牛黄、金箔深入脏络，以搜锢闭之邪，今危笃若此，百中图一而已。紫雪丹。

3. 厥 《临证指南医案》卷7:张,未病先有惊恐,先寒战,后发热,心中极热,干呕烦躁,渴饮冷,仍不解渴,诊脉小弦,舌白无苔,曾肢冷如冰,此热邪已入厥阴肝经,所谓热深厥深也,病全入里,极为棘手,议用紫雪丹开深伏之热结,取其芳香宣窍,冀得躁扰势缓,方有转机。紫雪丹二钱。

4. 温热 《临证指南医案》卷5:张,周岁内,未得谷味精华,温邪吸入,上焦先受,头面颐颌肿浮,邪与气血混处,刀针破伤经络,温邪内闭热壅,蔓延三焦,昏寐痰潮,舌刺卷缩,小溲点滴浑浊,热气结锢在里。但膏、连、芩、栀之属,药性直降,竟由胃达肠,而热气如烟如雾,原非形质可荡可扫,故牛黄产自牛腹,原从气血而成,混处气血之邪,藉此破其蕴结,是得效之因由也。夫温热时疠,上行气分,而渐及于血分,非如伤寒足六经顺传经络者,大抵热气鸱张,必熏塞经络、内窍,故昏躁皆里窍之欲闭,欲宣内闭,须得芳香,气血久郁,必致疡毒内攻。谨陈大意。参末议用紫雪丹三分,微温开水调服。

5. 痉厥 《临证指南医案》卷7:暑热结聚于里,三焦交阻,上则神呆不语,牙关不开,下则少腹冲气,小溲不利,邪结皆无形之热闭塞,渐有痉厥之状。昨大便既下,而现此象,岂是垢滞,议芳香宣窍,通解在里蕴热。紫雪丹一钱五分,开水化匀三服。

6. 痉 《临证指南医案》卷7:方,热闭神狂,因乎食复,畏人与肢筋牵动,仍属暑病变痉,通三焦以清神明,冀有转机,紫雪丹二钱。又,舌欲痿,肤燥筋掣,热劫脂液殆尽为痉,用河间甘露饮,再服紫雪丹一钱。

按语:以上诸案皆为叶桂以紫雪为主治之。案1为"热闭心胞络中",以之开心包热闭;案2为邪在上焦,心营、肺卫俱病,而欲内闭,以之"芳香宣窍";案3为"热邪已入厥阴肝经,所谓热深厥深",以之芳香宣窍,开深伏之热结;案4、5、6均为温热内闭,蔓延三焦,以本方宣窍开闭,通解三焦之蕴热。总之,叶桂对温热内陷心包,生风动血诸证,善用本方芳香宣窍,开深伏之热结,通解三焦蕴热。

7. 瘛疭 《吴鞠通医案》卷4:乙丑闰六月二十五日,陈,十五岁,病久阴伤已极,骨瘦如柴,又加卒然中暑中热气,舌绛芒刺,唇干液涸,无怪乎痉厥神昏,十指蠕动,危险之至! 以脉尚浮弦而芤,勉与一面香开心包,一面大队填阴,兼咸以止厥法。先与紫雪丹二钱,凉开水和服。犀角五钱、羚羊角三钱、白芍五钱、鳖甲五钱、细生地二钱、阿胶三钱、牡蛎五钱、炙甘草二钱、麻仁二钱,浓煎,缓缓服。

8. 癫狂 《吴鞠通医案》卷2:陀,五十九岁,病由情志而伤,中年下焦精气不固。上年露痱中之萌,近因情志重伤,又届相火主令,君火司天,君火客气内与本身君相火相应,以致肝风鸱张,初起如狂。医者仍然攻风劫痰,大用辛温刚燥,复以苦寒直下,是助贼为虐也。现在左脉实大坚牢,大非佳兆,勉以紫雪丹定瘛疭肢厥,而泄有余之客热,再以定风珠济不足之真阴,而熄内风之震动。如果病有回机,神色稍清,再议后法。紫雪丹三两,每服二钱,二时一服,以神清为度。牙关紧闭,用乌梅蘸醋擦牙根,其牙即开。大生地一两、左牡蛎八钱、麦冬八钱、生白芍一两、真阿胶四钱、麻仁四钱、生鳖甲一两、炙甘草六钱、蚌水半酒杯、鸡子黄二枚,煮成三碗,渣再煮两碗,共五碗,四刻服半碗,尽剂再作服。二十日,左脉仍然牢固,较昨日诸症俱减,舌苔黄黑,尺肤热,阳明络现。昨谓不止本身虚热,且有客气加临,非虚语也。汤药仍照前方,再以清宫汤化牛黄丸、紫雪丹辈,二时一次。连翘心三钱、连心麦冬五钱、元参心五钱、竹叶卷心三钱、莲子心一钱五分,煮一大碗。服牛黄丸、紫雪丹时,即以此汤化服。待汤已凉,化入丹丸。

按语:案7为阴虚中暑,痉厥神昏,用紫雪合三甲复脉汤加减;案8为精气素虚,复因客热内火引动肝风,癫狂瘛疭,用紫雪合定风珠加减。两案证治虽有不同,但吴瑭均以泄热填阴,定痉息风治之。其中,案8紫雪服法引人注目,每服2钱,二时1服,连用2日,总量当超过2两,量虽大,但仍"以神清为度",以防过用,可谓胆大心细。

9. 高热癃闭 《中国现代名中医医案精华》第一集:某女,43岁,1983年8月1日初诊。患者反复高热十余日,体温38~40℃,多汗、口渴、便秘、尿少,继而出现尿闭,人工导尿已9天,曾用抗生素及清营汤、白虎汤加减治疗无效。辨证属暑温湿热下注膀胱,治以清利湿热。处方:鸡苏散30g,开水冲泡,澄出清汁,送服紫雪散,一日2次。服上药2次后,翌日晨9时,体温降至36.2℃,再服2次,尿闭亦除。

按语:此案虽辨为暑温湿热下注,但属热重于湿,三焦气化不利,紫雪散芳香开窍,通解三焦蕴热,使气化得复,湿热得解,小便得通。

10. 败血症 《新医学》(1976,9:445):某男,40岁。病者因挤压左鼻侧一痤疮,2天后局部肿痛,并有发热、恶寒、头痛,服解热药及四环素无效。4天后面疮肿大,且高热、烦躁、乱语、手足妄动。初诊时见神识模糊,手足烫热,体温40℃,躁动,唇焦,3天无大便,舌质红绛,舌苔黄并龟裂,脉洪大而数。诊断及辨证:败血症,由痤疮挤压成毒而起,邪毒内陷,热闭心窍,治宜解毒通窍,佐以凉血泄火通便。处方:紫雪丹3g,温水冲服,早晚各1次,并用水牛角45g,野菊花9g,银花9g,川连2.4g,灯心10扎,石膏30g,生地24g,水煎服。服药1天,解大便2次,量不多,高热稍退,体温38.6℃,神志稍清,欲饮,仍用紫雪丹,早晚温水冲服各1.5g,并用水牛角30g,花粉15g,葛根15g,丹皮9g,生地15g,玄参12g,赤芍12g,水煎服。又一天,解大便2次,量较多,面部肿物稍缩细,体温37.5℃,乃停服紫雪丹,改用人参白虎汤合五味消毒饮加减,续服4天而愈。

按语:病起于疮毒内陷心包,深入营血,病情笃重,故以紫雪丹合用清营汤出入,方收良效,终用清热解毒之剂收功。

11. 脑鸣 《四川中医》(1989,4:11):某女,31岁,1987年3月4日初诊。患者于5年前夏天乘车当风,复因家庭不和,情志不舒,半月后自觉右侧头内鸣叫如蝉,静则尤甚,服中西药安神镇静剂,暂时有效,但停药则发,并逐渐加重,影响睡眠和休息,伴见心烦,口苦,舌红苔薄黄,脉弦数。证属肝胆气郁,邪热内闭。急当泻热开闭,予紫雪丹,一日2次,每次1支,温开水吞服。2天后,脑鸣、心烦均减,继以小柴胡汤合温胆汤加味5剂,病遂痊愈,至今未复发。

按语:脑鸣有虚实两端,虚者多因髓海空虚,实者多因火郁痰阻。本案即由肝郁化火,邪热内闭所致,紫雪丹仅可泻热开闭,故待症状稍减,即用解郁化痰收功。

【临床报道】

一、内科

1. 流行性乙型脑炎 对有高热、惊跳、嗜睡的流行性乙型脑炎患者55例,应用紫雪、抱龙丸加银翘或银翘、白虎同用。结果:52例发热逐步下降,嗜睡、惊跳亦随之缓解;3例仍不能控制病情而进入抽搐昏迷[2]。

2. 肺结核咯血 用紫雪丹合凉膈清金汤治疗肺结核咯血。对咯血量多而又反复发作,伴有五心烦躁,气急胸闷者23例,先给紫雪丹1.5~3g,一日2次,随后用凉膈清金汤(鲜生地、花蕊石、茜草炭、仙鹤草、藕节炭、焦山栀、大小蓟炭、淡子芩、蒲黄炒阿胶、鲜茅根),每日1剂。服紫雪丹后,五心烦躁现象改善,连续服用紫雪丹1~2天,凉膈清金汤2~3天,咯血停止,疗效显著[3]。

3. 口服降糖药无效的 2 型糖尿病　用小剂量紫雪治疗口服降糖药无效的 2 型糖尿病 78 例,并设对照组 40 例。病例符合 WHO1999 年糖尿病诊断标准,经 2 个月以上足量口服 降糖药治疗,空腹血糖仍≥10mmol/L 和餐后 2 小时血糖≥13mmol/L 者。全部病例原饮 食、运动量及口服降糖药维持不变,治疗组加用紫雪 0.75g,每天 2 次口服;对照组加用玉泉 丸 60 粒,每天 3 次口服。疗程为 20 天。结果:2 组达到良好控制各 6 例(7.7%)、0 例,一般 控制各 35 例(44.9%)、8 例(20.0%),控制不良但有明显改善各 29 例(37.2%)、11 例 (27.5%),无明显改善各 8 例(10.2%)、21 例(52.5%)。治疗组治疗后的空腹血糖、餐后 2 小时血糖和甘油三酯,与治疗前相比以及与对照组治疗后相比,差异均有显著性(P<0.05 或 P<0.01)。治疗组有 2 例因腹痛、腹泻停止治疗,另有 2 例曾出现大便稀溏伴次数增多, 坚持服药 2 天后症状消失[4]。

4. 磷化锌中毒　以紫雪散治疗误食磷化锌中毒 10 例,用清水洗胃后服紫雪 6g,小儿酌 减,每日 3 次,一般连用 3 天,配合补液。结果:10 例均痊愈,无后遗症[5]。

二、儿科

高热　以紫雪散配合一般辛凉解表、清热解毒汤剂,分组治疗小儿上呼吸道感染高热 112 例。A 组:高热在 1 天以内,表证明显,共 62 例;B 组:高热在 2 天以上,3 天以下,有里 热证候,共 50 例。≥10 岁者,紫雪散每次服 1 支;<10 岁者,每次半支,一日 2 次,只用 1 天。疗效标准:治疗后体温在 1~1.5 天降至 37℃ 以下(不含 37℃)为显效;体温在 1~1.5 天内降至 38℃ 以下(含 38℃)、37℃ 以上(含 37℃)为有效;体温在 38℃ 以上(不含 38℃)持续 1~1.5 天以上不退热为无效。治疗结果:A 组,显效 3 例,有效 14 例,无效 45 例,总有效率 仅为 27%;B 组,42 例显效,5 例有效,3 例无效,总有效率达 94%,疗效以后者为优[6]。以紫 雪丹敷脐治疗小儿高热 200 例,患儿体温均在 38.5℃ 以上,属外感风热型 100 例,风寒型 50 例,外感夹食滞型 50 例,有里热证者 30 例,以紫雪丹半瓶填于脐中,胶布或伤湿止痛膏固 定,只用药 1 次。结果:在 1 天内降至正常,观察 2 天不再上升者 180 例;1 天内降至 37.5℃ 以下,2 天后正常者 18 例;体温持续 1 天不降者 2 例[7]。

三、五官科

急性扁桃体炎　用紫雪丹治疗急性扁桃体炎 20 例,成人每日 1.8~2.7g,小儿减半或 用成人量的 1/3,分 2~3 次服。结果:咽痛与扁桃体红肿在 2 日内完全消失,18 例体温在 24 小时内降至正常,除 2 例有并发症之外,全部治愈。平均所需时间为 1.5 日[8]。

四、其他

本药还可用于病毒性脑炎、神经分裂症、老年性胃溃疡等,过量服用可导致死亡[9~12]。

【实验研究】

1. 解热作用　不同剂型的紫雪对多种发热动物模型有显著的解热作用。紫雪丹灌胃 对五联疫苗所致的家兔发热有显著的解热作用,紫雪丹组 2 小时的解热效果与复方阿司匹 林组相比无显著差异,而 4 小时的解热效果优于复方阿司匹林组(P<0.05)[13]。紫雪散灌 胃对伤寒三联疫苗所致的家兔发热有明显的解热作用,且作用快而持久[14]。紫雪散与紫雪 口服液对二硝基酚所致的家兔发热有明显解热作用,并且紫雪口服液的作用比紫雪散快而 平稳;两药对啤酒酵母所致的大鼠发热有明显的解热作用[15]。紫雪散混悬剂直肠、滴鼻、口 服给药对酵母致热家兔模型均有明显的解热作用[16]。紫雪散药典方及以人工麝香取代天 然麝香的改良方对酵母引起的大鼠发热、伤寒副伤寒疫苗引起的兔发热均有明显的解热作 用,且在解热方面改良方优于药典方,改良方能更有效地降低兔血中 cAMP 等致热物质含

量[17]。含羚羊角及含山羊角紫雪散混悬剂直肠、滴鼻、口服给药对酵母致热家兔模型均有明显的解热作用,直肠给药效果优于口服给药[18]。

2. 对神经中枢的作用 紫雪的散剂、口服液、混悬剂等口服或直肠给药均对多种惊厥小鼠模型有明显的对抗作用,延长发生惊厥时间[14~18]。紫雪的散剂、口服液、混悬剂、含羚羊角及含山羊角的紫雪散等,直肠、滴鼻、口服给药均能明显降低小鼠惊厥率和死亡率[14,16,18];但也有研究表明,尽管可以降低惊厥发生率和死亡率,但无统计学意义[15]。

紫雪散药典方及以人工麝香取代天然麝香的改良方,紫雪散混悬剂直肠、滴鼻、口服给药,含羚羊角及含山羊角紫雪散混悬剂直肠、滴鼻、口服给药,对小鼠均有明显的镇静作用[16~18]。

3. 急性毒性实验 紫雪散小鼠灌胃的 LD_{50} 为 $(7.187\pm1.46)g/kg$[15]。

参 考 文 献

[1] 董岳琳. 紫雪丹新解[J]. 新医学,1976,7(9):444-445,443.

[2] 忻德宇,史德庄,张明泉. 治疗流行性乙型脑炎点滴体会[J]. 浙江中医杂志,1965,8(8):1.

[3] 庞实,黄静贞. 紫雪丹、凉膈清金汤治疗肺结核咯血27例的初步观察[J]. 江苏中医,1962,(3):37-38.

[4] 周旭生. 小剂量紫雪治疗2型糖尿病口服降糖药无效78例[J]. 中国中西医结合杂志,2003,23(3):218.

[5] 祝长春,吴学敬,朱存恒. 紫雪散治疗磷化锌中毒10例[J]. 河南中医,1993,13(6):268.

[6] 王志兰. 紫雪散在小儿外感发热疾患中的应用[J]. 中国中药杂志,1990,15(3):59.

[7] 文益华. 紫雪丹敷脐治疗小儿高热200例[J]. 河北中医,1991,13(4):12.

[8] 杨硕公. 中药紫雪丹治疗扁桃体炎初步报告[J]. 中华耳鼻喉科杂志,1960,8(3):155-157.

[9] 潘澄濂. 紫雪丹、至宝丹、安宫牛黄丸三方的临床应用[J]. 浙江中医药,1979,(7):259-261.

[10] 陈禄兴. 紫雪丹治疗精神分裂症[J]. 湖北中医杂志,1982,(2):21-22.

[11] 余文斌. 紫雪散为主治疗21例老年性胃溃疡[J]. 上海中医药杂志,1991,(1):29-30.

[12] 马连月,靳卫国. 紫雪散过量致死[J]. 中华儿科杂志,1994,32(2):122.

[13] 许俊杰,孟庆棣. 古典清热方对家兔体温的影响. 中药通报,1986,11(1):51-52.

[14] 李云谷,董玉秀,郭占峰,等. 紫雪散质量标准及药理作用的研究[J]. 中成药研究,1985,(1):12-14.

[15] 王钦茂,姚道云,宿秀兰,等. 紫雪口服液和紫雪的药理作用及急性毒性试验[J]. 安徽中医学院学报,1992,11(4):50-52.

[16] 王菊英,刘继兰,刘萍. 紫雪散混悬剂不同途径给药药理作用的比较[J]. 中药药理与临床,1998,14(3):10-11.

[17] 张红梅,李长龄,郭胜昔,等. 紫雪散及改良方的药效学比较[J]. 中国药学杂志,1999,34(8):529-531.

[18] 王菊英,刘继兰,刘萍. 含不同羊角和不含羊角紫雪散不同途径给药的药理作用比较[J]. 中药药理与临床,2000,16(2):9-10.

至 宝 丹

(《灵苑方》引郑感方,录自《苏沈良方》卷5)

【组成】生乌犀 生玳瑁 琥珀 朱砂 雄黄各一两(各30g) 牛黄1分(0.3g) 龙脑1分(0.3g) 麝香1分(0.3g) 安息香一两半(45g)酒浸,重汤煮令化,滤去滓,约取一两净(30g)

金、银箔各五十片

【用法】上药丸如皂子大,人参汤下一丸,小儿量减(现代用法:研末为丸,每丸重3g。每服1丸,一日1次,小儿减量)。

【功用】清热开窍,化浊解毒。

【主治】痰热内闭心包证。神昏谵语,身热烦躁,痰盛气粗,舌红苔黄垢腻,脉滑数,以及中风、中暑、小儿惊厥属于热痰内闭者。

【病机分析】本方所治各种病证皆为痰热壅盛,内闭心包所致。心主神明,温热之邪炽盛,灼液为痰,痰热闭阻心包络,故神昏谵语,身热烦躁,痰盛气粗;而中风、中暑、小儿惊厥,皆可因痰热内闭,而见神昏谵语,身热烦躁,痰盛气粗,甚至时作惊搐等症。

【配伍意义】本方为痰热内闭心包之证而设。根据《素问·至真要大论》"热者寒之、温者清之"与"开之发之"的原则,治以清解心包热毒,芳香开窍为主,配以豁痰泄浊之品。方中犀角清热凉血解毒,泻肝凉心;麝香芳香走窜,通达十二经,善通全身诸窍,为芳香开窍之要药,两药配伍,清心开窍,共为君药。安息香芳香透窍,辟秽化浊,龙脑亦能芳香开窍辟秽,二药同助麝香芳香开窍,共为臣药。牛黄、玳瑁皆为寒凉之品,入心、肝二经,镇心安神,清热解毒,息风定惊,两药同助犀角清热凉血解毒,亦为臣药,且牛黄具幽香之性,又善豁痰开窍。雄黄劫痰解毒,以佐牛黄豁痰开窍之功;朱砂、琥珀、金箔、银箔,皆质重入心,可镇心安神,以上五药同为佐药。诸药合用,共奏清热开窍,化浊解毒之功。

"全方药皆精华,不杂一味草木,类多醒窍通灵之品"(《历代名医良方注释》),尤其是以寒凉清热解毒药与芳香化浊开窍药相配,清心开窍化浊并用,为其主要配伍特点。

本方由贵重药材组成,可拯逆济危,立展神明,效非他药可及,堪称药中重宝,故名至宝丹。

【类方比较】安宫牛黄丸、紫雪与至宝丹皆为凉开剂的常用代表方,有清热开窍的作用,常用于温热内闭证,合称"温病三宝"。从药性分析,"安宫牛黄丸最凉,紫雪次之,至宝又次之"(《温病条辨》卷1)。安宫牛黄丸为牛黄清心丸加味方,长于清热解毒,尤宜于邪热偏胜,高热神昏者;紫雪使用了大量金石重镇之品,长于息风止痉,尤宜于热盛动风,高热痉厥者;至宝丹中芳香化浊之品较多,长于芳香开窍,尤宜于神昏身热,痰盛气粗者,故有"乒乒乓乓紫雪丹,不声不响至宝丹,糊里糊涂牛黄丸"之说。

【临床运用】

1. 证治要点 本方适用于痰热内闭心包证,常作为急救药使用,以神昏谵语,身热烦躁,痰盛气粗为证治要点。

2. 加减法 本方原用人参汤送服,对于病情较重,正气虚弱者,可借助人参之力扶正祛邪,启复神明,并可防其外脱,但以脉弱体虚为宜;又有生姜汁、童子小便化下一法,取童便滋阴降火,姜汁辛散开痰,故以痰热尤盛者为宜。为加强清热解毒,化浊开窍作用,也可用菖蒲、金银花煎汤送服。临床常根据不同病证,配合汤剂使用。

3. 本方现代常用于流行性乙型脑炎、流行性脑脊髓膜炎、脑血管意外、肝昏迷、癫痫、中毒性痢疾,以及中暑、小儿惊风等,证属热痰内闭心包者。

【使用注意】

1. 本方中芳香辛燥之品较多,有耗液劫阴之弊,故阳盛阴虚之神昏谵语者不宜。

2. 孕妇慎服。

【源流发展】本方为宋代医生郑感所传,首先经沈括编入《灵苑方》,后亦见于《苏沈良方》和《幼幼新书》。据《苏沈良方》卷 5 载:"至宝丹,出《灵苑》,本池州医郑感庆历中为予处此方,以屡效,遂编入《灵苑》。……旧说主疾甚多,大体专疗心热血凝,心胆虚弱,喜惊多涎,眠中惊魇,小儿惊热,女子忧劳,血滞、血厥,产后心虚怔忡尤效。血病生姜、小便化下。"

本方的衍化方常在药物、药量与剂型等方面有改变,常去金、银箔,加人参等以益气扶正,加天竺黄、胆南星等以清热化痰。如《医林绳墨大全》卷 1 之牛黄至宝丹加人参、天竺黄、胆南星,治诸中窍闭等证;《常用中成药》之牛黄至宝丹去安息香、金箔、银箔,加人参、天竺黄、制天南星,增强了豁痰之功;1977 年以后诸版《中国药典》之局方至宝散,减去金、银箔,犀角改为水牛角浓缩粉。

【疑难阐释】

1. 关于本方的出处 《中国医学百科全书·方剂学》、《方剂学》(统编教材 6 版)谓本方出自《太平惠民和剂局方》,而《中医方剂大辞典》谓本方为《灵苑方》引郑感方(《苏沈良方》卷 5)。查宋·《苏沈良方》卷 5 载"至宝丹,出《灵苑》,本池州医郑感庆历(1041—1048 年)中为予处此方,以屡效,遂编入《灵苑》";宋·《幼幼新书》卷 8 载有"《灵苑》至宝";《太平惠民和剂局方》卷 1 亦载至宝丹,但无出处。《太平惠民和剂局方》刊于 1078—1085 年,早于《幼幼新书》(刊于 1150 年)。《灵苑方》为沈括所编,现已散佚,《苏沈良方》为后人采集沈括的医方和苏轼的医药杂说而成。据《苏沈良方》卷 4 神保丸条云:"予三十年前客金陵,医人王琪传此方……熙宁(1068—1077 年)中,予病项筋痛……忆琪语,方向已编入《灵苑方》,取读之,有此一验,乃合服之,一投而瘥。"因此,《灵苑方》成书年代应在庆历初年以后,熙宁末年之前,即 1041—1077 年之间,故早于《太平惠民和剂局方》。因此,本方得自郑感,首录于《灵苑方》,出处为《苏沈良方》。

2. 关于本方的适应证 本方历史悠久,"旧说主疾甚多"(《苏沈良方》卷 5),据《幼幼新书》卷 8 载:"项急中风,阴阳二毒,伤寒,卒中热暍,卒中恶,产后血晕迷闷,卒中疫毒,中诸毒,中新毒,产后诸疾,山岚毒气,卒暗风,胎死不下,误中水毒,卒气绝,中风不语,中蛊毒,梦中惊魇,以上诸疾以童子小便入生姜汁少许,同暖令温化下。心肺壅热,霍乱吐泻,神梦不安,头目昏眩,不得睡卧,伤寒发狂,积痰痃疟,邪气攻心,小儿惊风,小儿诸痫,小儿心热,卒中客忤,以上诸疾以人参汤化下。"当代文献多以痰热内闭概括本方证治,并以身热烦躁,神昏谵语,痰盛气粗,或见抽搐痉厥,舌绛苔黄腻,脉滑数有力为辨证要点。从本方的药物组成分析,仍以清热解毒、芳香开窍为主,豁痰化浊为辅,所治痰热内闭当为热重痰轻,若以痰浊为主,则又当以涤痰开窍为主,选用涤痰汤、导痰汤、菖蒲郁金汤等化裁,而不宜使用本方。

3. 关于方名 至宝丹,意指极其珍贵的丹药。古人对于疗效卓越,治病救危的丹药,常以至宝丹命名,仅《中医方剂大辞典》收载的"至宝丹"就多达 30 余首。对本方,张秉成赞道:"拯逆济危,故得谓之至宝也"(《成方便读》卷 2),而张浩良等认为:"本方药物多为珍稀难求之动物、矿物和树脂类药材,价格昂贵,且功效卓著,故名为'至宝'"(《中国方剂精华辞典》),应以后者更为全面。

4. 关于本方的异名 《中医方剂大辞典》谓本方异名有"至宝膏",载于《幼幼新书》卷 8。查人民卫生出版社 1987 年出版经点校的《幼幼新书》,在卷 8 至宝丹后注:"丹,原脱,据乙本补。"乙本,为上海市图书馆藏明人影抄宋本简称;其甲本为日本宫内厅藏明人影宋抄本,作为底本。可见,日本宫内厅藏明人影宋抄本中本方名为"至宝"。故版本不同,名称不同,其异名的确定尚需慎重。

【方论选录】

1. 王子接："至宝丹,治心脏神昏,从表透里之方也。犀角、牛黄、玳瑁、琥珀以有灵之品,内通心窍;朱砂、雄黄、金银箔以重坠之药,安镇心神;佐以龙脑、麝香、安息香搜剔幽隐诸窍。李杲曰:牛、雄、脑、麝入骨髓,透肌肤。《抱朴子》言:金箔、雄黄合饵为地仙,若与丹砂同用为圣金,饵之可以飞升。故热入心包络,舌绛神昏者,以此丹入寒凉汤药中用之,能祛阴起阳,立展神明,有非他药之可及。"(《绛雪园古方选注》卷中)

2. 徐大椿："诸中卒倒,痰热闭遏,血气不能流利,而神志失养,故寒热交错,神昏不语焉。生犀、玳瑁清心热以存阴,朱砂、琥珀散瘀结以安神;牛黄、雄黄燥湿豁痰,麝香、龙脑通窍开闭;金箔、银箔镇坠心热以安神明也。诸药为末入安息膏丸,取其解热散结,通窍辟邪,为暴仆卒中,痰血闭塞之专方。调化用参汤、用童便、用姜汁,乃扶元、散瘀、降火、开痰之别使也。"(《徐大椿医书全集·杂病证治》卷1)

3. 吴瑭："此方会萃各种灵异,皆能补心体,通心用,除邪秽,解热结,共成拨乱反正之功。大抵安宫牛黄丸最凉,紫雪次之,至宝又次之,主治略同,而各有所长,临用对证斟酌可也。"(《温病条辨》卷1)

4. 张秉成："夫内闭一证,却亦有风、痰、寒、热之不同,如苏合丸之偏于温,玉枢丹之偏于泻,牛黄、紫雪之偏于凉,虽各有不同,其大要皆不外乎芳香开气、解毒除邪之意,用者均可随证投之。此方似亦略偏于凉,但不似牛黄、紫雪之过于寒,故治痧氛瘴气、蛊毒水毒。观其用药,亦似乎解毒之功长于开窍,与玉枢丹有两相上下之势。玉枢丹之攻毒,以刚猛之品;至宝丹之解毒,用镇化之功。一则猛而一则宽,亦在医者之善用耳。方中犀角、牛黄皆秉清灵之气,有凉解之功;玳瑁、金箔之出于水,朱砂、雄黄之产于山,皆得宝气而可以解毒镇邪;冰、麝、安息芳香开窍,辟鬼通神,领诸药以成其功。拯逆济危,故得谓之至宝也。"(《成方便读》卷2)

5. 陈潮祖："无论温病的神昏谵语,还是中暑、中风的卒倒无知,基本病理都是热痰蒙蔽心包,故以清热解毒,利气豁痰,安神开窍为法。方中牛黄有清心化热,豁痰开窍,安神定惊之功,作用较为全面,故是群药之首。犀角为凉血解毒佳品,可清心营之热;雄黄是劫痰解毒猛将,可豁心包之痰;安息香、麝香、冰片辟秽利气,可开闭阻之窍;琥珀、朱砂、金箔、银箔、玳瑁重镇安神,可宁躁动之神,诸药合用,能呈清热解毒,利气豁痰,开窍安神功效。用人参汤送服,有益气救脱之功,加此一味,即为内闭外脱示法。学习此方,应该注意两点:①方中安息香有祛痰作用,可以协助牛黄、雄黄化痰泄浊;其行气作用又可协助龙脑、麝香通其气闭,故用量最重。②所治都是昏迷重证,开窍的麝香、冰片却只有0.3克,仅占全方总量八百分之一。不用足够分量而又欲其达到开窍目的,恐有病重药轻之虞。二药用量是否有误,这是一个疑点。如果无误,那就是通过豁痰达到开窍目的。"(《中医治法与方剂》)

6. 李飞,等："本方原为宋代医家郑感所创制,沈存中将其收入《灵苑方》中。该书早已失传,犹幸《苏沈良方》卷5载有此方。《灵苑方》的成书时间早于《太平惠民和剂局方》,所以本方是从《灵苑方》而来。《灵苑方》至宝丹中牛黄用一分(即二钱五分),《太平惠民和剂局方》用半两,其余药物和用量,两书完全相同。方中琥珀、朱砂,王子接认为'通心窍,镇心神',而徐大椿解释'散瘀结以安神'。从《灵苑方》称此方'大体专定心热血凝'(见《苏沈良方》)一语分析,徐氏的解释是符合原意的。由于本方具有清热解毒,芳香开窍,同时又有消散瘀结的功能,所以温病热灼血凝,出现高热神昏,谵语惊厥,以及脑血管意外、肝昏迷等,均可应用。但本方开窍之功较强,而清热之力不足,故徐氏采用寒凉汤药送服的方法,是别有见地的。此外,本方应用人参汤化服,寓有深意。一是闭证失治或治之不当,每致闭证未开而正气先脱,形成外闭内脱之证;二是该方为芳香开窍之品,能耗伤正气。故用人参煎汤送服,既可治闭防脱,虚实兼顾,又藉人参益气扶正之力,加强其清热开窍作用。所以,对于窍闭神昏而脉呈虚象者,此法尤为适宜,不可忽视。"(《中国历代方论选》)

【评议】本方原治"心热血凝"等多证,王子接集前人经验及个人半生心得,提出:"至宝丹,治心脏神昏,从表透里之方也","故热入心包络,舌绛神昏者,以此丹入寒凉汤药中用之,能祛阴起阳,立展神明,有非他药之可及",执简驭繁,影响深远,其弟子叶桂青出于蓝,将本方发挥运用尤为出色,后世注家的"痰热闭遏"、"热痰蒙蔽心包"等说法,也无不受其影响。陈氏对安息香、麝香的分析,李氏对琥珀、朱砂的分析,徐氏、陈氏、李氏对本方服法的分析,都很有见地,引人深思。对诸开窍方的鉴别与使用,吴瑭从药性论述,张秉成则兼及功用,均言简意赅。

【验案举例】

1. 温热 《临证指南医案》卷5:王,吸入温邪,鼻通肺络,逆传心胞络中,震动君主,神明欲迷,弥漫之邪,攻之不解,清窍既蒙,络内亦痹,幼科不解,投以豁痰降火理气,毫无一效。忆《平脉篇》:清邪中上。肺位最高,既入胞络,气血交阻,逐秽利窍,须藉芳香,议用《局方》至宝丹。

2. 湿温 《临证指南医案》卷5:张妪,体壮有湿,近长夏阴雨潮湿,著于经络,身痛,自利,发热。仲景云:"湿家大忌发散,汗之则变痉厥,脉来小弱而缓,湿邪凝遏阳气,病名湿温,湿中热气横冲心胞络,以致神昏,四肢不暖,亦手厥阴见症,非与伤寒同法也。犀角、连翘心、元参、石菖蒲、金银花、野赤豆皮,煎送至宝丹。

按语:"温邪上受,首先犯肺,逆传心包"(《外感温热篇》),蒙蔽清窍,则有神昏、痉厥、舌强、语謇之变。对于此类证候,叶桂每循古法,"清络热必兼芳香,开里窍以清神识"(《临证指南医案》卷7),使用至宝丹,并根据温病特点,常加入犀角、生地、玄参、银花、连翘、菖蒲等煎送,以凉血清气。叶桂应用本方的医疗实践对后世影响很大,案2就被吴瑭借鉴,进一步总结为"湿温邪入心包,神昏肢逆,清宫汤去莲心、麦冬,加银花、赤小豆皮,煎送至宝丹,或紫雪丹亦可"(《温病条辨》卷1)。

3. 中风 《临证指南医案》卷1:沈,风中廉泉,舌肿喉痹,麻木厥昏,内风亦令阻窍,上则语言难出,下则二便皆不通调。考古人吕元膺每用芳香宣窍解毒,勿令壅塞致危也。至宝丹四丸,匀四服。

4. 发痉 《临证指南医案》卷7:杨,暑由上受,先入肺络,日期渐多,气分热邪逆传入营,遂逼心胞络中。神昏欲躁,舌音缩,手足牵引,乃暑热深陷,谓之发痉。热闭在里,肢体反不发热。热邪内闭则外脱,岂非至急!考古人方法,清络热必兼芳香,开里窍以清神识。若重药攻邪,直走肠胃,与胞络结闭无干涉也。犀角、元参、鲜生地、连翘、鲜菖蒲、银花,化至宝丹四丸。

5. 厥 《临证指南医案》卷7:李,先因呕吐腹痛,随即昏迷,此气、火、痰上蒙清神为厥,先用乌梅擦牙,令牙关得开,然后开药,至宝丹三分。

按语:案3为内风阻窍,上下不通,以至宝丹宣窍开壅。案4为暑热内闭,故以汤剂化服本方芳香开窍。案5虽病起于肠胃,但神昏仍属气、火、痰上蒙,故用本方仍属合拍。

6. 暑热 《浙江中医药》(1979,7:259):某男,38岁,1971年7月6日入院。患者高热达40℃,入院后经腰穿、血常规等检查,原因未明,午后突陷昏迷,头汗如淋,四肢瘛疭,呼吸喘促,两目对光反射迟钝,瞳孔散大,角膜混浊,舌苔黄燥,质淡红,脉象细数。证属暑热夹秽,蒙闭心包,肺失清肃,肝风煽动,急拟清暑宣肺,开窍息风。用鲜竹沥60g,石菖蒲、六一散各9g,郁金、川贝、麦冬各6g,扁豆花12g,远志4.5g,鲜芦根30g,银花18g,人参至宝丹1颗。上药浓煎,分2次鼻饲。同时应用抗生素、脱水剂等西药,治疗3天后,至宝丹改为每次2颗,汤剂依上方加减,至第6天始神识转清,身热减轻。

按语:暑热弥漫,内陷心包,内闭且有外脱之兆,用人参至宝丹加味,清暑开窍而无外脱之虞。

【临床报道】

1. 流行性乙型脑炎 治疗本病73例,对其中典型病例之极重型与暴发型病例之痉厥型选用本方治疗,取得一定效果[1]。治疗本病84例,对其中热较轻而抽搐重者用局方至宝丹,效果显著[2]。

2. 其他 本方还可用于百日咳并发脑膜脑炎昏迷、麻疹后并发支气管肺炎昏迷等[3,4]。

参 考 文 献

[1]陈文英,李国英,林友廷,等.流行性乙型脑炎中医治疗总结[J].福建中医药,1957,2(2):11-15,19.

[2]南京市流行性乙型脑炎防治委员会中医治疗组.中医治疗84例流行性乙型脑炎的经验介绍[J].中医杂志,1959,(8):4-9.

[3]陈文英.中西医合作治疗百日咳并发脑膜脑炎[J].福建中医药,1958,3(8):20-23.

[4]上海市第二人民医院中医科、儿科.掌握辨证论治则抢救麻疹后并发支气管性肺炎严重病例30例小结[J].上海中医药杂志,1959,(3):17-19.

小儿回春丹(回春丹)
(《敬修堂药说》)

【异名】儿科回春丹(《敬修堂药说》)。

【组成】川贝母 陈皮 木香 白豆蔻 枳壳 法半夏 沉香 天竺黄 僵蚕 全蝎 檀香各一两二钱半(各37.5g) 牛黄 麝香各四钱(各12g) 胆南星二两(60g) 钩藤八两(240g) 大黄二两(60g) 天麻一两二钱半(37.5g) 甘草八钱七分半(26g) 朱砂适量

【用法】以上十九味,分别粉碎成细末,过筛,混匀,制成小丸。凡见小儿眉蹙啼哭不自在之形,先用此丹一粒,摇碎,放于脐中,将如意膏贴上,或再与服之,轻病若失矣。其丹每蜡内计五粒,如月内婴儿每服一粒,数月婴儿至一二岁者每服三粒,不必用引,即将乳汁化开,搽于乳头,令其吮去;二三岁者每服三粒,四五岁至十岁者每服五粒,然看病之轻重,势重者加倍服之亦可。所注药引每服三分煎汁开送,倘昏夜或无引之处,开水送下亦可。此丹亦治大人痰涎壅聚,每服二三蜡,姜汤开送(现代用法:上药为小丸,每丸重0.09g。口服,周岁以下,每次1丸;1～2岁,每次2丸,一日2～3次)。

【功用】开窍定惊,清热化痰。

【主治】小儿急惊。发热烦躁,神昏惊厥,或反胃呕吐,夜啼吐乳,痰嗽哮喘,腹痛泄泻。

【病机分析】本方所治之小儿急惊,系痰热壅盛,内闭心窍,引动肝风所致。小儿为"稚阴稚阳"之体,脏腑未实,气血未充,腠理不密,易于感受外邪而生痰热,故有发热、痰嗽;小儿神气怯弱,邪易深入,痰热蒙蔽心窍,轻则有烦躁、夜啼,重则神志昏迷;小儿肝常有余,邪热引动肝风,则有抽搐,惊厥;小儿脾常不足,邪干肠胃,升降失常,则有腹痛,呕吐,泄泻。

【配伍意义】本方为痰热壅盛,内闭心窍,引动肝风之小儿急惊风而设。根据《素问·至真要大论》"热者寒之"、"惊者平之"与"开之发之"的原则,治以开窍定惊,清热化痰。方中牛黄性味咸寒,其气芳香,专入心、肝二经,清热解毒,化痰开窍,息风定惊;麝香芳香开窍,除"小儿惊痫"(《药性论》,录自《中药大辞典》),共为君药。钩藤、全蝎、天麻、僵蚕四味息风止痉,且钩藤清热平肝,共助牛黄息风定惊,均为臣药。天竺黄清热豁痰,凉心定惊;川贝母、胆南星清热化痰;半夏燥湿化痰,并可降逆止呕,诸药合用,以加强清热化痰之功,亦为臣药。更用大黄清热泻火,釜底抽薪,使痰热下行从肠腑而去;朱砂重镇安神,清心除烦,均为佐药。陈皮行气健脾,燥湿化痰,降逆止呕;白豆蔻行气消痞,化浊止呕;檀香、木香善行胃肠滞气,行气止痛;枳壳行气消痰;沉香行气止痛,降逆平喘,上述诸药芳香行气,调畅气机,调理肠胃,既可助麝香通窍启闭,又能收气顺痰消之效,亦为佐药。甘草调和诸药,为使药。诸药合用,共奏清心开窍,息风定惊,清热化痰之效。

本方的配伍特点是在药用清心开窍、清热化痰、息风定惊的基础上配伍辛温香散之品行气,既为调理肠胃,又使气顺痰消,且助芳香开窍。

本方"功同造化"(《敬修堂药说》),常使小儿急惊重症转危为安,故名小儿回春丹。

【临床运用】

1. 证治要点　本方为治疗小儿急惊风的常用方,以发热烦躁,神昏惊厥,呕吐泄泻为证治要点。

2. 加减法　本方为成药,临床可针对不同病证选用不同方药送服。原书称"急慢惊风,发搐瘛疭,内外天吊,伤寒邪热,斑疹烦躁,痰喘气急,五痫痰厥,以上用钩藤、薄荷汤下",以加强清热平肝之力;"新久疟疾,寒热往来,临夜发热,以上俱用河、井水各半煎柴胡、黄芩汤下",以清解半表半里之邪热;"赤痢,山楂、地榆汤下;白痢,陈皮、山楂汤下;水泻,茯苓、车前汤下",则或为消积凉血,或为消积化湿,或为健脾利湿;"伤风咳嗽,甘草、桔梗、薄荷汤下",以疏风止咳祛痰;"哮喘,桔梗汤下",以开宣肺气;"呕吐,有寒、热、食积之别,寒症,恶食,吐少而出物多,生姜汤下;热症,不恶食,吐多而出物少,石膏汤下;食积,所吐酸臭,山楂、麦芽汤下",则或为温中止呕,或为清阳明邪热,或为消食化积;"五疳虫积,先用使君子,每岁一个,与服,另用使君子、槟榔汤送丸",以杀虫消积;"天花初发热,三朝前服之,能解毒、稀痘,引用当归八分、白芍四分、柴胡四分、芥穗三分、炙甘草二分、葛根四分煎送",则为疏风透疹。

3. 本方现代常用于流行性脑脊髓膜炎、流行性乙型脑炎、败血症及其他热病,证属痰热壅盛,窍闭动风者。

【使用注意】脾肾虚寒之慢惊风,非本方所宜。

【源流发展】本方出自清·钱澍田《敬修堂药说》,原称回春丹、儿科回春丹,治急慢惊风,发搐瘛疭,内外天吊,伤寒邪热,斑疹烦躁,痰喘气急,五痫痰厥,新久疟疾,赤白痢疾,水泻,霍乱吐泻,伤风咳嗽,哮喘,夜啼,吐乳,呕吐,撮口脐风,五疳虫积及天花等症。当代称其为小儿回春丹。

本方由《小儿药证直诀》之抱龙丸化裁而来,在其基础上去解毒之雄黄,加天麻、钩藤、僵蚕、全蝎等平肝息风,加大黄清热泻火,加陈皮、木香、白豆蔻、枳壳、沉香、檀香等以辛芳行气,加川贝母、法半夏、天竺黄以祛痰,使其清热化痰、开窍息风之力大增。当代小儿回春丹有《中国药典》方等多方,用药各不相同,使本方的使用受到局限。

【疑难阐释】

1. 关于本方的配伍　本方主要以清心开窍、清热化痰、息风止痉、理气和胃四类药相配伍,清心开窍药有麝香、牛黄等,清热化痰药有贝母、天竺黄、胆南星等,息风止痉药有钩藤、全蝎、僵蚕、天麻等,理气和胃药有陈皮、木香、白豆蔻、沉香、枳壳、檀香等。小儿急惊不外乎外邪入里与饮食积滞化热生痰,引动肝风而致。本方为小儿痰热急惊而设,却用了大量辛温行气之品,此类药虽可调理肠胃,并助芳香开窍使气顺痰消,但辛温行散之品过多,不但有重叠堆砌之嫌,更有助热生火之弊。故现今小儿回春丹广州方、苏州方、上海方等,大多删减了辛温行气之品。

2. 关于本方适应证　据《敬修堂药说》所载,本方主治表里、脏腑病证十数种,服用时常以不同药物送服,甚至配合其他治法,如治哮喘,"桔梗汤下,另用如意膏贴肺俞、华盖两穴";治五疳虫积,配合使君子、槟榔汤、疳积丸;治天花初起,配伍发表透疹之品。对于上述病证,单用本方难以奏效。以方测证,本方还应主要用于痰热壅盛,窍闭动风的小儿急惊,以及小儿肠胃不和属气滞有热者。

【方论选录】

1. 陈潮祖:"痰热引起痉厥,治宜清热、化痰、开窍、熄风。胆星、竹黄、牛黄、大黄有清热之功,大黄有釜底抽薪作用,是为气郁化热而设。川贝、竺黄清热化痰,半夏、南星燥湿祛痰,是为津凝成痰而设。僵蚕、全蝎、天麻、钩藤熄风止痉,是为经脉挛急而设。牛黄、麝香芳香开窍,是为窍闭神昏而设。再配一组理气药物,看似药不对证,其实深合病理。盖三焦津气逆乱是其病变本质,祛痰而不利气,即与机制不符。故配白蔻、檀香宣畅上焦心肺,陈皮、木香疏畅中焦脾胃,枳壳、沉香疏导下焦肝肾,三焦津气无阻,则神昏、抽搐、喘咳、吐泻等证可愈。至于朱砂解毒安神、甘草解毒和中,配入方中,不过赞成方用而已。此方体现津气并调,痉厥兼顾的配方法度,似乎如丝入扣,无可指摘。但应注意此证是因时疫相侵,解毒应居首要位置。牛黄、胆星、竺黄虽有清热作用,解毒力量甚微;朱砂虽可解毒,又因自身有毒而不宜重用;只恃一味大黄,恐难达到消除病因目的,是其缺陷。若能加入芩、连、重楼、青黛之属,治法始臻完善。"(《中医治法与方剂》)

2. 宗全和,等:"本方所治之急惊,系由痰热壅盛,内闭心窍而致,治宜开窍定惊,清热化痰。故方中用牛黄清热解毒,豁痰开窍,熄风定惊;川贝母、天竺黄、胆南星、清半夏清热化痰。上药相配,则清热开窍,豁痰之力更强。钩藤、天麻、全蝎、僵蚕熄风止痉;朱砂重镇安神,以助牛黄清心定惊;更用大黄清热泻火,消积导滞,使痰热从肠腑而解;枳壳、木香、陈皮、沉香、白豆蔻、檀香调理气机,使气顺痰消;甘草调和诸药。诸药合用,共成开窍定惊,清热化痰之剂。"(《中医方剂通释》卷4)

3. 张浩良:"此为治疗小儿急惊风的验方。急惊的病机可归纳为'热、痰、风、惊'四字。其治当从清热、化痰、熄风、开窍立法。本方以牛黄清热解毒,麝香芳香开窍;川贝、竺黄、胆星、半夏、陈皮清化痰热;钩藤、天麻、全蝎、僵蚕熄风化痰;大黄泄热导滞;朱砂重镇安神,诸香理气化痰,使气顺痰消,痰浊不致内生,甘草以解毒和中。此方与上海方相比,则多诸香之品,而少羌、防祛风。若痰热甚的,应以本方为当。"(《中国方剂精华辞典》)

【评议】本方为治疗小儿急惊风的验方,以清热化痰、息风开窍立法,而配伍多味理气药,耐人寻味。陈氏认为"盖三焦津气逆乱是其病变本质,祛痰而不利气,即与机制不符";而宗氏、张氏以"使气顺痰消"解释,两论异曲同工。陈氏指出本方"解毒力量甚微",若治时疫,尚须加味,不无道理。张氏将本方与上海方鉴别,提示当代小儿回春丹同名方有多首,临床使用还需对证斟酌。

行 军 散
(《霍乱论》卷下)

【异名】武侯行军散(《感证辑要》卷4)、诸葛行军散(《方剂学》)。

【组成】西牛黄 当门子 真珠 梅冰 硼砂各一钱(各3g) 明雄黄飞净八钱(24g) 火硝三分(0.9g) 飞金二十页

【用法】上八味,各研极细如粉,再合研匀,瓷瓶密收,以蜡封之,每服三五分(0.9~1.5g),凉开水调下(现代用法:口服,每次0.3~0.9g,一日2~3次)。

【功用】清热开窍,辟秽解毒。

【主治】

1. 暑秽。吐泻腹痛,烦闷欲绝,头目昏晕,不省人事。

2. 外治口疮咽痛;点目去风热障翳;搐鼻可辟时疫之气。

【病机分析】本方所治暑秽,是因感受暑热秽浊之气所致。暑热秽浊之气侵犯中焦,则脾胃被伤,升降失常,清浊相干,气机逆乱,故吐泻腹痛,甚则烦闷欲绝;暑热与秽浊之气蒙蔽清窍,则头目昏晕,不省人事。口疮咽痛、障翳、时疫之气多属热毒、秽浊之类。

【配伍意义】本方所治为暑热秽浊逆乱气机,蒙蔽清窍之证。根据《素问·至真要大论》"热者寒之"与"开之发之"的原则,治宜清热开窍,辟秽解毒。方中麝香、冰片芳香走窜,透窍开闭,辟秽化浊,并善止痛,专为窍闭神昏、吐利腹痛而设,共为君药。牛黄清热解毒,豁痰开窍,为臣药。雄黄用量独重,辟秽解毒;硝石通腑泻热,使暑热秽浊从下而去;硼砂清热化痰、珍珠镇心安神,清热坠痰;飞金重镇安神,均为佐药。诸药配伍,共成清热开窍、辟秽解毒之剂。且方中药物多有解毒消翳之功,如冰片去翳明目,消肿止痛;珍珠去翳明目,治喉痹口疮;硼砂解毒防腐,治目赤翳障,喉肿口疮;麝香疗疮痈、目翳;牛黄治喉肿口疮,故本方外用又可治疗口疮咽痛、风热障翳等证。

本方配伍特点有二:其一,以芳香开窍、辟秽解毒、重镇安神药相配伍,而以前两者为主,兼顾窍闭神昏与暑热秽毒,标本两治;其二,全方皆为细药,多善清热解毒,防腐消翳,故可内服外用。

由于本方可防治暑秽、山岚瘴疬、水土不服等证,为古代军队长途行军的常用药,故名行军散。

【临床运用】

1. 证治要点 本方用于暑热秽浊逆乱气机,蒙蔽清窍之证,以吐泻腹痛,烦闷欲绝,头目昏晕,不省人事为证治要点。

2. 加减法 临床使用本方,常汤药并进,如邪气过盛,欲吐不能,可先用盐汤探吐,可使上下畅通;如腹胀较甚,欲泻不得出,可用厚朴三物汤送服,以行气通便;如欲吐泻不得,心腹大痛,可煎檀香、乌药送服,以行气止痛。

3. 本方现代常用于夏季中暑、食物中毒、急性胃肠炎、流行性脑脊髓膜炎、脑型疟疾等,属于暑热秽浊逆乱气机,蒙蔽清窍者,以及外用于口腔黏膜溃疡、急性扁桃体炎、急性咽炎等属热毒为病者。

【使用注意】

1. 方中雄黄有毒,用量约占药物总量的一半以上,故本方不宜过服、久服。

2. 本方芳香走窜,孕妇慎用。

【源流发展】本方出自清·王士雄《霍乱论》卷下,该书载:"行军散治霍乱痧胀,山岚瘴疟,及暑热秽恶诸邪直干包络,头目昏晕,不省人事,危急等症,并治口疮喉痛,点目去风热障翳,搐鼻辟时疫之邪。"相传本方为诸葛武侯方,故又名诸葛行军散和武侯行军散。1963年版和1977年版《中国药典》之本方减去飞金,加用姜粉,并减少了雄黄在方中所占的比例,使降逆和中作用有所增强,而毒性减轻。

【疑难阐释】

1. 关于暑秽　暑秽俗名"发痧",属痧证。痧即痧胀、痧气,常因感受暑热、秽浊、不正之气或饮食壅滞于中而触发。痧证因感受病邪及临床表现不同可分为多种,有的还将霍乱赅括于内。本方所治暑秽,是指感受暑热秽浊之气,气机逆乱,清窍被蒙,出现吐泻腹痛,烦闷欲绝,头目昏晕,不省人事者。

2. 关于本方的君药　本方中以何药为君药,诸家有不同认识。有以牛黄为君药,因本方属凉开剂,用治暑秽之吐泻、神昏,牛黄能清心开窍,豁痰辟秽,为治疗热入心包,神昏窍闭之要药;有以麝香、冰片两药为君药,因本方所治之暑秽病情危重,以至于烦闷欲绝,不省人事,当以芳香开窍为急,本方诸药中麝香、冰片芳香开窍之力最强,并能行气止痛;有以雄黄为君药,因本方所治之吐泻、神昏,属时疫秽毒蒙闭心包所致,当以治秽毒时疫为先,雄黄能"杀百毒,辟百邪",为解毒辟秽之良药,且方中雄黄用量独重。查《霍乱论》卷下,本方原治以"诸邪直干包络,头目昏晕,不省人事,危急等症"为主,属急则治标之剂,故首当芳香开窍,以麝香、冰片为君药更妥。

【方论选录】

1. 胡庆余堂:"昔武乡侯之行军也,登高跋涉,艰苦备尝。李白诗:山从人面起,云傍马头生,此蜀道也。五月渡泸,深入不毛,此征蛮也。是时山岚水毒,蒸气难闻,万马千军,秽邪易受。武侯恐军中受湿热之伤,用佩应仓卒之疾。凡一切昏眩闷胀之邪,涣然冰解,即吊脚绞肠之症,倏尔雪消,眼肿点眼角,喉痛吹喉中,无论口疳口疮,或吹或涂,无乎不可,其响应可立待也。珍之宝之。"(《胡庆余堂丸散膏丹全集》)

2. 南京中医学院方剂教研组:"本方以雄黄为主药。甄权说:'雄黄能杀百毒,辟百邪。'李时珍说它'能治暑疟泄痢'。《本草纲目》引邓笔峰方:'雄黄、青黛等分,治中饮食毒。'根据这些文献,说明雄黄功能解毒辟秽,可治疟痢及饮食中毒等。火硝泻热破结,西牛黄清热解毒,硼砂内服能解毒辟秽,麝香、冰片芳香走窜,开窍辟秽,飞金、真珠重镇安神,故能治疗霍乱痧胀,及暑热秽恶诸邪所导致的昏厥等症。"(《中医方剂学讲义》)

3. 陈潮祖:"外邪相侵引起三焦津气逆乱,辟秽解毒是其当务之急。牛黄清心化热,安神凉惊,化痰开窍,作用较为全面;雄黄用量特重,能'杀百毒,辟百邪'(甄权),既可解毒,也可化痰,二药功专解毒、豁痰、开窍。麝香、冰片芳香走窜,无所不达,二药能呈利气开窍功效。二黄化痰,脑、麝利气,恰合津气逆乱机制。故浊阴上蒙以致清阳不升而呈眩仆者,有此升清降浊之品而机窍可开;清浊相干而呈霍乱、痧胀者,有此亦可解其秽毒,调其升降。硼砂清热解毒,善化热痰,可以增强解毒化痰力量;硝石善于破滞疗胀,可使秽浊从下而泄,二药允为主药良助。珍珠、飞金,不过清心安神而已。此方突出解毒、化浊、利气三种作用,解毒旨在消除病因,化痰利气旨在调理津气逆乱,利气不用其它药物而用脑、麝,是因二味擅长开窍醒神,可以双关。方中虽有安神之品,似乎无关大局,可有可无。"(《中医治法与方剂》)

4. 冉先德:"夏月时感山岚瘴气,暑热秽浊,直犯心脾,心胞蒙闭,则神志昏昧,中宫乖常,则吐泻并作,治宜辟秽解毒,清心开窍。方中牛黄、雄黄、硼砂清热,辟秽、解毒,火硝泻热通腑,珍珠、黄金重镇安神,麝香、冰片芳香开窍,合奏清热解毒,辟秽开窍之效。"(《历代名医良方注释》)

5. 魏康伯:"本方所治证属感受时疫秽毒,或暑热瘴气,逆乱气机,甚则直蒙心窍所致。故治以芳香开窍,辟秽解毒立法。方中麝香、冰片芳香透窍,行气辟秽;牛黄、雄黄、硼砂、硝石清心解毒;更以珍珠镇心宁神,金箔重镇心神。诸药合用,共奏清心开窍,和调气机,祛秽除疫之功。本方多用于治暑月痧气,临床常以胸闷气粗,头胀昏蒙,或吐或泻,腹痛阵作,苔腻浊,脉沉数或沉伏为辨证要点。孕妇忌服。"(《中国医学百科全书·方剂学》)

6. 宗全和,等:"本方所治之证,乃因感受秽浊之气所致,治宜开窍行气,辟秽解毒。方中当门子、梅冰芳香开窍,行气辟秽,止痛,俱为主药;牛黄清心解毒,豁痰开窍,是为辅药;硝石泻热破结,硼砂清热解毒,雄黄辟秽解毒,珍珠、飞金镇心安神,共为佐药。诸药合用,具有芳香开窍,辟秽解毒的作用。"(《中医方剂通释》卷4)

【评议】本方始用于军旅之中,防治山岚水毒、秽浊、湿热所伤,一切昏眩闷胀之邪,吊脚绞肠等证。对于其病机,陈氏认为属"外邪相侵引起三焦津气逆乱",而冉氏、魏氏看法近似,认为"属感受时疫秽毒,或暑热瘴气,逆乱气机,甚则直蒙心窍所致",应以后者更切中关键所在。对本方的开窍、辟秽、解毒作用,注家看法相近,冉氏还认为本方有清热作用。查方中性寒的牛黄、珍珠、硼砂、火硝总量不过10g,性温的雄黄却有24g,但雄黄长于解毒,也可用于热毒证,且本方用治"暑热秽恶"为病,故本方应有一定的清热作用。

【验案举例】顽固性口腔溃疡 《浙江中医杂志》(1983,7:327):某,患复发性口腔溃疡已4年余,舌光剥,边尖红,夹有碎点,口腔黏膜溃疡点多并广泛浸润,部分溃疡盖有白色假膜,脉象弦细、右关独盛。证属阴虚火旺,治以滋阴降火,内服清胃散加减,局部用行军散,一日2次外搽,经治12天痊愈,随访2年未见复发。

抱 龙 丸
(《小儿药证直诀》卷下)

【异名】小抱龙丸(《太平惠民和剂局方》卷10)、加减抱龙丸(《普济方》卷387)、保肝丸(《增补内经拾遗方论》卷4)。

【组成】天竺黄一两(30g) 雄黄水飞一钱(3g) 辰砂 麝香别研各半两(各15g) 天南星四两(120g)腊月酿牛胆中,阴干百日,如无,只将生者去皮脐,锉,炒干用

【用法】上为细末,煮甘草水和丸皂子大,温水化下服之。百日小儿,每丸分作三四服,五岁一二丸,大人三五丸。亦治室女白带。伏暑用盐少许,嚼一二丸,新水送下。腊月中,雪水煮甘草和药尤佳。一法用浆水或新水浸天南星三日,候透软,煮三五沸,取出,乘软切去皮,只取白软者,薄切,焙干,炒黄色,取末八两(240g),以甘草二两半(75g),拍破,用水二碗浸一宿,慢火煮至半碗,去滓,旋旋洒入天南星末,慢研之,令甘草水尽,入余药。

【功用】清热化痰,开窍安神。

【主治】小儿急惊,痰热闭窍之证。身热昏睡,痰盛气粗,发惊发厥,四肢抽搐。

【病机分析】本方所治小儿急惊,系痰热壅盛,内闭心窍所致。小儿脏腑娇嫩,形气未充,腠理不密,感受外邪,易入里化热生痰,蒙蔽心窍,引动肝风,故见身热昏睡,痰盛气粗,惊厥抽搐。

【配伍意义】本方为痰热闭窍之小儿急惊风而设。根据《素问·至真要大论》"热者寒之"与"开之发之"的原则,治宜清热化痰,开窍安神。方中胆南星性味苦凉,长于清热化痰,息风定惊,"治小儿急惊必用"(《景岳全书》卷48),故用量独重;麝香芳香开窍,除"小儿惊痫"(《药性论》,录自《中药大辞典》),两药配伍,既能清热化痰,又能芳香开窍,治痰热闭窍,甚为合拍,共为君药。天竺黄清热豁痰,凉心定惊;雄黄祛痰解毒,两药助君药清热化痰,共为臣药。辰砂性寒重镇,安神定惊,为佐药。甘草调和诸药,为使药。诸药配伍,共奏清热化痰,开窍安神之功。

【类方比较】抱龙丸与小儿回春丹均由胆南星、朱砂、麝香、天竺黄等药物组成,有清热、化痰、开窍的功用,用于痰热闭窍之小儿急惊。抱龙丸用药简练,专于清热化痰,开窍安神。而小儿回春丹则在其基础上去雄黄,增加了多味清心开窍、息风止痉、理气、化痰、泻热之品,不但清热化痰开窍之力大大增强,而且能息风定惊,理气和胃,对于小儿急惊兼有肠胃不和者,尤为适宜。

【临床运用】

1. 证治要点 本方用于小儿急惊风之痰热闭窍者,以身热昏睡,痰盛气粗,惊厥抽搐为证治要点。

2. 加减法 本方息风定惊之力较弱,临床使用时可用钩藤、僵蚕等煎汤调服,以加强息风止痉之力。

3. 本方现代常用于流行性脑脊髓膜炎、流行性乙型脑炎、急性肺炎等证属痰热闭窍者。

【使用注意】对于阳气衰微,寒痰上壅的慢惊,本方不宜使用。

【源流发展】本方出自宋·钱乙《小儿药证直诀》卷下,为钱氏所制,"治伤风,瘟疫,身热昏睡,气粗,风热痰塞壅嗽,惊风潮抽,及蛊毒,中暑,沐浴后并可服,壮实小儿宜时与服之。"钱乙为中医儿科奠基人,平生刻意方药,"为方博达,不名一师"(《小儿药证直诀·钱仲阳传》),善于化裁古方和创制新方,对于那些病势急迫,邪实热盛之证更立精专之剂,本方即为其代表作之一。

钱乙丰富和发展了北宋以前小儿急惊的辨治,对后世影响极大,如本方就堪称治疗小儿急惊的祖方,后世的抱龙丸、牛黄抱龙丸、琥珀抱龙丸以及小儿回春丹类方大多由其加减变化而来,其主要变化有以下3类:①加牛黄、琥珀、珍珠、僵蚕、全蝎等,以增强息风止痉之力,如《景岳全书》卷62琥珀抱龙丸,加琥珀;《古今医鉴》卷13牛黄抱龙丸加牛黄、珍珠、琥珀、金箔;《中药成方配本》牛黄抱龙丸去雄黄,加牛黄、全蝎、防风;《中国药典》牛黄抱龙丸,加牛黄、琥珀、僵蚕、全蝎、茯苓。②除上述平肝息风之品外,又加人参、茯苓等,以增强益气扶正之力,用于小儿急慢惊风,如《证治准绳·幼科》卷2之琥珀抱龙丸,加琥珀、僵蚕、钩藤、牛黄、人参、茯苓;《摄生众妙方》卷10之牛黄抱龙丸,加牛黄、僵蚕、钩藤、人参、茯苓;《中国药典》琥珀抱龙丸,去麝香、雄黄,加琥珀、茯苓、山药、檀香、枳壳、枳实、红参。③加牛黄、川贝母等,加强清心化痰开窍之力,亦用于小儿急惊,如《青囊秘传》抱龙丸去麝香,加牛黄、远志;《中药成方配本》小儿回春丹去雄黄,加牛黄、珠粉、煅青礞石、川贝母、制半夏、黄连、胡黄连、菖蒲等。

【疑难阐释】关于方名:对"抱龙丸"的含义,有人认为"抱,保也;龙,肝脏也。肝脏受惊则魂升,搐搦不语,用以熄风化痰,镇惊发音,保守肝魂也"(《绛雪园古方选注》卷下);也有人认为,对小儿急惊,本方祛热邪,化痰热,开心窍,可化险为夷,使赤子得保,以达抱子成龙之义,故名抱龙丸。以上两种说法可以并存。

【方论选录】

1. 张寿颐："是方胆星、竹黄不过为痰热而设,然方下主治不少,皆为实热痰壅言之。以小儿伤寒温热,每多痰热窒塞,故可通治。方下瘟疫,即今之所谓温病,然麝香开泄太重,此方太多,宜大减之。又谓壮实小儿可以时服,则言之太过。方后谓亦治室女白带,则带下每多湿热凝滞,停积胞中所致,此能涤湿清热,所以可治。腊雪合药,清温甚佳。"(《小儿药证直诀笺正》卷下)

2. 陈潮祖："痰热引起惊风,首当清其气郁所化之热,祛其津液凝结之痰,使神明不为痰热壅蔽,筋脉不为痰热所滞,神昏抽搐才可消失。此方用胆星、竺黄清热化痰,熄风解痉,用量最重,当是针对基本病理及其主证抽搐而设。痰热之成,实由外感温邪所致,若不消除致病原因,实难期其必效。雄黄、朱砂有毒而擅长解毒,可以消除病因;雄黄又可劫痰,朱砂又可定惊,配入方中,实属一举两得。复用麝香开窍醒神,合而成方,能呈清热化痰,开窍安神功效。"(《中医治法与方剂》)

3. 俞景茂："此方竺黄、胆星清热化痰;雄黄祛痰解毒能治惊痫;麝香、辰砂芳香开窍而安心神,故适宜小儿痰热内壅而致之急惊实证。后世牛黄抱龙丸、琥珀抱龙丸,均从此方加减组成。《明医杂著》牛黄抱龙丸系本方加牛黄而成,清热解毒之力较本方为优,用治痰热迷心,狂乱神昏者为宜;《活幼心书》琥珀抱龙丸系本方加琥珀、人参、甘草、枳壳、枳实、茯苓、山药、金箔、檀香,去麝香而成,能兼益脾胃,对小儿体虚之痰热急惊颇为适合。"(《小儿药证直诀类证释义》)

4. 魏康伯："本方所治证属痰热闭窍所致,故治从化痰开窍立法。方中天竺黄、陈胆星清热化痰为君;麝香芳香开窍,雄黄劫痰解毒为臣;辰砂性寒重镇,安神定惊为佐使。诸药合用,共奏清热安神开窍之功。本方主要用于小儿急惊,痰热内壅者。临床以身热昏睡,痰盛气促,惊厥抽搐,苔黄垢腻,脉弦数,为辨证要点。本方也可用于妇女带下,属痰湿下注者。对于阳气衰微,寒痰上壅的慢惊,不宜使用。孕妇则忌服。"(《中国医学百科全书·方剂学》)

【评议】本方为治疗小儿痰热惊风名方,以清热化痰、开窍安神立法,而不用息风止痉之品,注家从以下两方面解释:其一,"本方所治证属痰热闭窍所致,故治从化痰开窍立法"(《中国医学百科全书·方剂学》);其二,"痰热引起惊风,首当清其气郁所化之热,祛其津液凝结之痰,使神明不为痰热壅蔽,筋脉不为痰热所滞,神昏抽搐才可消失"(《中医治法与方剂》),均为治病求本之意。若是惊搐重证,本方镇惊之力不足,仍须加味。本方的化裁方很多,各有所长,俞氏所举的牛黄抱龙丸、琥珀抱龙丸就是其中较有影响者,临床宜鉴别使用。

【验案举例】

1. 急惊

(1)《保婴撮要》卷2,一小儿忽腰背反张,目上视,面青亦。曰:青属肝主风,赤属心主火,此风火相搏。用柴胡栀子散,倍加钩藤钩顿安,而痰如旧,又用抱龙丸而愈。

(2)《保婴撮要》(录自《历代儿科医案集成》):一小儿沉困发热,惊搐不乳,视其脉纹,如乱鱼骨,此风热急惊之症也。先用抱龙丸少许,祛风化痰;后用六君子汤加柴胡壮脾平肝而愈。

按语:以上两案均使用了抱龙丸,案1先用柴胡栀子散加味,案2继用六君子汤加味,皆为标本两治。

2. 痫 《万氏家传幼科发挥》卷2:黄州府万鲁庵,有了病痫。予见容貌俊伟,性格聪明,告其父曰:可治。乃与琥珀抱龙丸方,使自制服之。

【临床报道】

1. 流行性乙型脑炎 对有高热、惊跳、嗜睡的流行性乙型脑炎患者 55 例,应用紫雪、抱龙丸加银翘或银翘、白虎同用。结果:52 例发热逐步下降,嗜睡、惊跳亦随之缓解;3 例仍不能控制病情而进入抽搐昏迷状态[1]。

2. 小儿脐疝 苏合香丸合抱龙丸外用治疗小儿脐疝 120 例。用苏合香丸、抱龙丸等量,揉搓混合成汤圆状,直径稍大于脐环,将其紧扣疝环置于脐上,然后用加压板、胶布固定,3 天换药 1 次,直至脐环闭合痊愈。结果:病儿均无不适反应。治疗 2 次痊愈 20 例,占 16.7%;治疗 3 次痊愈 94 例,占 78.3%;治疗 4 次痊愈 6 例,占 5%。随访 92 例,无 1 例复发[2]。

参 考 文 献

[1] 忻德宇,史德庄,张明泉. 治疗流行性乙型脑炎点滴体会[J]. 浙江中医杂志,1965,8(8):1.

[2] 方婷娜. 苏合香丸合抱龙丸填塞加压法治疗小儿脐疝 120 例[J]. 中国中医药科技,2005,12(5):325.

第二节 温 开

苏合香丸(吃力伽丸)
(《广济方》,录自《外台秘要》卷 13)

【异名】安息香丸(《中藏经》卷下)、白术丸(《苏沈良方》卷 5)、乞力伽丸(《普济方》卷 237)、苏合丸(《赤水玄珠》卷 4)。

【组成】吃力伽即白术 光明砂研 麝香当门子 诃黎勒皮 香附子中白 沉香重者 青木香 丁子香 安息香 白檀香 荜茇上者 犀角各一两(各 30g) 熏陆香 苏合香 龙脑香各半两(各 15g)

【用法】上十五味,捣筛极细,白蜜煎,去沫,和为丸。每朝取井华水,服如梧子四丸,于净器中研破服,老小每碎一丸服之,冷水、暖水,临时斟量。仍取一丸如弹丸,蜡纸裹,绯袋盛,当心带之。忌生血物、桃、李、雀肉、青鱼、酢等(现代用法:口服,每次 1 丸,小儿酌减,一日 1~3 次,温开水送服。昏迷不能口服者,可鼻饲给药)。

【功用】温通开窍,行气止痛。

【主治】寒邪、秽浊或气郁闭阻机窍之证。中风、中气及感受时行瘴疬之气,突然昏倒,不省人事,牙关紧闭,苔白,脉迟,以及气滞寒凝,心腹猝痛,甚则昏厥。

【病机分析】本方主治病证较广,多因寒邪、秽浊或气郁闭阻气机,蒙蔽清窍所致,如中风、中气及感受时行瘴疬之气,由于寒邪及秽浊之气蒙蔽清窍,使气机闭塞,故突然昏倒,不省人事,牙关紧闭;气滞寒凝,阻滞胸腹,甚则闭塞气机,故胸腹猝痛,甚则神昏肢厥。

【配伍意义】本方主要为寒邪、秽浊或气郁闭阻气机,蒙蔽清窍之证而设。根据《素问·至真要大论》"寒者热之"、"逸者行之"与"开之发之"的原则,寒者宜温,闭者当开,不通者当行,治以温通开窍为主,行气止痛为辅。方中苏合香辛温走窜,通窍开郁,辟秽豁痰,"能透诸窍脏,辟一切不正之气,凡痰积气厥,必先此开导,治痰以理气为本也"(《本经逢原》卷 3);安息香开窍辟秽祛痰,通行气血,"治卒中暴厥,心腹诸痛"(《本草便读》);麝香开窍辟秽,通络散瘀,《本草纲目》卷 51 言"盖麝香走窜,能通诸窍之不利,开经络之壅遏,若诸风、诸气、诸血、诸痛、惊痫、癥瘕诸病,经络壅闭,孔窍不利者,安得不用为引导以开之、通之耶";冰片通诸窍,散郁火,"凡一切风痰,诸中内闭等证,暂用以开闭搜邪"(《本草便读》),以上四药芳香走窜,开窍启闭,辟秽化浊,共为君药。香附善理气解郁,"乃气病之总司"(《本草纲目》卷14);木香行气止痛,善治中寒气滞,心腹疼痛;沉香降气温中,暖肾纳气,"凡一切不调之气皆能调之"(《医林纂要探源》卷3);白檀香行气和胃,治心腹诸痛、霍乱等;熏陆香即乳香,调气活血定痛,治气血凝滞之心腹疼痛;丁香温中降逆,治心腹冷痛;荜茇温中散寒,下气止痛,以上诸香辛散温通,行气解郁,散寒止痛,活血化瘀,共助君药芳香辟秽,开窍启闭之功,均为臣药。白术补气健脾,燥湿化浊;诃子温涩收敛,下气止痛;犀角凉血清心、泻火解毒;朱砂清心解毒,重镇安神,以上四药,一补一敛,一寒一重,可防止诸香辛散温热,耗气蕴热之弊,俱为佐药。诸药合用,以芳香化浊,温通开窍,行气止痛。

本方配伍特点有二:其一,集众多辛温香散之品,相须而用,使行气开窍、辟秽化浊之力尤著;其二,方中反佐补气、收敛、寒凉、重镇之品,与诸香配伍可防止过用辛温香散之弊,相反相成,而能更充分发挥开窍行气,温通辟秽之功。

【类方比较】苏合香丸与安宫牛黄丸、至宝丹、紫雪均属芳香开窍剂,可用于中风等证,见有猝然昏倒、不省人事者。但苏合香丸集众多辛温香散之品于一方,以开窍行气为主,为温开剂之代表方剂,主治寒邪或秽浊闭阻气机之证;而安宫牛黄丸、至宝丹、紫雪均以寒凉清热药与芳香开窍药配伍组方,清热兼以开窍,为凉开剂之代表方剂,主治温热之邪内陷心包或痰热内闭之热闭证。

【临床运用】

1. 证治要点　本方为温开剂的代表方,主要用于寒邪、秽浊或气郁闭阻机窍之证,以突然昏倒,不省人事,牙关紧闭,苔白,脉迟为证治要点。

2. 加减法　本方为成药,可针对不同病证以不同汤药送服,脉弱体虚者可用人参汤送服,以扶助正气,防止外脱;中风痰壅者,可用姜汁、竹沥送服,以助化痰之力;癫痫痰迷心窍者,可用菖蒲、郁金煎汤送服,以化痰开窍。

3. 本方现代常用于流行性乙型脑炎、脑血管意外、癔症性昏厥、癫痫、肝昏迷、冠心病心绞痛、心肌梗死、胆道蛔虫症、胆绞痛、过敏性鼻炎等,属寒闭与寒凝气滞者。

【使用注意】

1. 脱证、热闭证忌用,孕妇慎用。

2. 本方辛香走窜,不可过量服用。

【源流发展】本方首见于唐·王焘《外台秘要》引《广济方》,在《外台秘要》卷13与卷31均载本方,卷13方前12味药各用一两,卷31方前12味药各用二两,其余无不同。《外台秘要》卷13载:"广济疗传尸骨蒸,殗殜肺痿,疰忤鬼气,卒心痛,霍乱吐痢,时气,鬼魅,瘴疟,赤白暴痢,瘀血月闭,痃癖疔肿,惊痫,鬼忤中人,吐乳,狐魅,吃力伽丸。"《广济方》即为《玄宗开元广济方》,原书已佚,但《外台秘要》引《广济方》甚多。本方原名为吃力伽丸,宋·《苏沈良方》卷5始称为苏合香丸,为后世所常用。

宋以后方书所载本方之同名方,仅《中医方剂大辞典》就收录8首,方中药量与药味均有变化,如《普济方》卷361之苏合香丸加人参,《张氏医通》卷13之苏合香丸去朱砂、诃子、白檀香、荜茇,而1977年以后诸版《中国药典》,方中犀角均以水牛角浓缩粉代替。当代在本方基础上精简药味,改进剂型,陆续研制出冠心苏合丸、苏冰滴丸、宽胸丸(荜茇、良姜、延胡索、檀香、细辛、冰片等)、宽胸气雾剂等,主要用于治疗冠心病。

【疑难阐释】

1. 关于本方的来源 《中国医学百科全书·方剂学》、《方剂学》（统编教材6版）等谓本方来自《太平惠民和剂局方》，而《中医方剂大辞典》谓本方来自《外台秘要》卷13引《广济方》。查《外台秘要》卷13引《广济方》吃力伽丸，与《太平惠民和剂局方》卷3之苏合香丸相比，除药量增大1倍外，其用药、主治、用法基本相同。《广济方》即《玄宗开元广济方》，刊行于公元723年，早于《外台秘要》约30年，早于《太平惠民和剂局方》约250年。因此，本方来自《外台秘要》卷13引《广济方》。

2. 关于方名 苏合香丸原名吃力伽丸，吃力伽即白术之异名。开窍剂以补气药命名，是告诫使用开窍行气之剂，毋忘顾护正气，其意义同于《伤寒论》之十枣汤。一般认为，方中用白术燥湿化浊，健脾益气，可防诸香辛散走窜太过。《苏沈良方》卷5称本方为苏合香丸，不但突出了苏合香通窍开郁，辟秽豁痰作用，而且更切合本方的芳香开窍功用，为后世所常用。有人认为苏合香丸之名首见于《太平惠民和剂局方》，此说有误，据考《苏沈良方》刊于公元1077年以前，早于《太平惠民和剂局方》。

3. 关于本方主治 本方主治较多，古今有所不同。宋·《太平惠民和剂局方》将本方归于"治一切气"方，所治与《外台秘要》原载相似。元·《世医得效方》卷2又将其用于防疫，"苏合香丸，凡入瘟疫家，先令开启门户，以大锅盛水二斗于堂中心，用二十圆煎，其香能散疫气。凡病者各饮一瓯后，医者却入诊视，不致相杂。"明·《证治准绳·杂病》卷1总结前人经验，云："俗有中风、中气、中食、中寒、中暑、中湿、中恶之别，但见卒然仆倒，昏不知人，或痰涎壅塞，咽喉作声，或口眼歪斜，手足瘫痪，或半身不遂，或六脉沉伏，或指下浮盛者，并可用麻油、姜汁、竹沥调苏合香丸。"统编教材《方剂学》及《中国医学百科全书·方剂学》将本方归于开窍剂，后者谓本方"主治中风、中气、猝然昏倒，牙关紧闭，不省人事；或中恶、客忤，胸腹满痛，或突然昏迷，痰壅气闭；以及时疫霍乱，腹痛胸痞，欲吐泻不得，甚则昏闭者"。当代一般认为，本方主要用于寒邪、痰浊及气郁闭阻机窍所致诸证。

4. 关于方中犀角 犀角性味咸寒，清热凉血，解毒定惊，主治热入血分，斑疹，出血，惊狂，烦躁，谵语等症，而苏合香丸治疗寒闭之证，何以配伍犀角？《成方便读》卷2云："犀角解其毒。"《中国医学大辞典》云："方中用犀角为寒因寒用之向导，与至宝丹中用龙脑、桂心无异。"综观全方药物之配伍，究其犀角之用意，当以后者论述较为妥当。苏合香丸所治寒闭之证，无热毒内蕴，无需凉血解毒，使用犀角，旨在寒因寒用，为反佐之用法，寒邪闭阻关窍，于大队温热之品中，稍佐寒药为向导，有利于温通开窍，行气止痛，且寒性受制，仍不违温通开窍之宗旨。

5. 关于方中青木香 本方中的青木香究竟是何物，一直有争议。"1977年版国家药典虽早已规定，青木香是指马兜铃或北马兜铃的根，并将苏合香丸中的青木香直接改为木香，但全国统编高等中医药院校方剂学教材、全国自考方剂学教材、全国函授方剂学教材等，除六版、七版方剂学在方解中按木香解释外，其余则均按青木香记载并解释方义"[1]。当代以青木香入药的是马兜铃科植物马兜铃的干燥根（《中国药典》），而木香为菊科植物。李时珍指出："木香，……昔人谓之青木香，后人因呼马兜铃根为青木香，乃呼此为南木香、广木香以别之"（《本草纲目》卷14）。查《神农本草经》载木香而未载青木香。至梁代，陶弘景云："此（指木香）即青木香也。"到了唐代，青木香这一名称更常用。有人统计，"在唐代两大方书《千金要方》与《外台秘要》上万首方剂中，'木香'之名只出现了6次，而'青木香'之名则出现了149次，'马兜铃根'出现了1次"[1]。这里的青木香，大部分应当是指菊科植物木香，因为木香远比青木香(马兜铃根)常用。苏合香丸荟萃十种香药,意在温通开窍辟秽,解除气机之闭阻,故选用辛苦性温、香气浓郁、长于行气调中、"主邪气、辟毒疫温鬼"(《神农本草经》)的菊科植物木香,远比辛苦性寒、微有香气的青木香(马兜铃根)更合理。故原方中的青木香应当是菊科植物木香。况且,"近年发现马兜铃根所含的马兜铃酸存在肾损害,导致中草药肾病的危险因素,故明确苏合香丸中的青木香应为今日之广木香,停止苏合香丸、冠心苏合丸等成药中使用青木香(马兜铃根),不论对方剂学的理论教学,还是对相关中成药的趋利避害,都是非常必要的"[1]。当代《中国药典》中苏合香丸使用的是木香,而不是青木香。

【方论选录】

1. 沈括,等:"此药大能安气血,却外邪。凡疾自内作,不晓其名者,服此往往得效,唯治气痞气厥,气逆不和,吐利,荣卫阻塞,尤有神功。"(《苏沈良方》卷5)

2. 吴昆:"病人初中风,喉中痰塞,水饮难通,非香窜不能开窍,故集诸香以利窍;非辛热不能通塞,故用诸辛为佐使。犀角虽凉,凉而不滞;诃梨虽涩,涩而生津。世人用此方于初中之时,每每取效,丹溪谓辛香走散真气,又谓脑、麝能引风入骨,如油入面,不可解也。医者但可用之以救急,慎毋令人多服也。"(《医方考》卷1)

3. 王子接:"苏合香能通十二经络、三百六十五窍,故君之以名其方,与安息香相须,能内通脏腑。龙脑辛散轻浮,走窜经络,与麝香相须,能内入骨髓。犀角入心,沉香入肾,木香入脾,香附入肝,熏陆香入肺。复以丁香入胃者,以胃亦为一脏也。用白术健脾者,欲令诸香留顿于脾,使脾传输于各脏也。诸脏皆用辛香阳药以通之,独心经用朱砂寒以通之者,以心为火脏,不受辛热散气之品,当反佐之,以治其寒阻关窍,乃寒因寒用也。"(《绛雪园古方选注》卷中)

4. 张秉成:"此方汇集诸香以开其闭,而以犀角解其毒,白术、白蜜匡其正,朱砂辟其邪。性偏于香,似乎治邪中气闭者为宜耳。"(《成方便读》卷2)

5. 李畴人:"苏合香丸用诸香合成。苏合香出自外国,安息香出安息国,并能透窍开闭,犀角、脑、麝幽香凉心肺,香附、木香、丁香、沉香,宣气通窍化痰,以白术一味,坐镇中宫,朱砂宁心安神,而后诸香彻上彻下,无所不通,亦无所不开,斯气厥、痰秘、尸厥,一切不正之邪,无所不祛矣。此方专治气分闭结,不入血分。一方加檀、荜、勒,则燥涩太过,不相宜也。"(《医方概要》)

6. 谢观:"此方取诸香以开寒闭,与牛黄丸皆为中风门中夺门开关之将,然牛黄丸开热阻关窍,此则开寒阻关窍。方中用犀角为寒因寒用之向导,与至宝丹中用龙脑、桂心无异。若夫口开手撒,眼合声鼾,自汗遗尿等虚脱证,急用参、附峻补,庶或可救,若用牛黄、苏合之药,入口即毙矣。一方去檀香、荜茇、诃黎勒三味,以其太涩燥之故。又,方中冰、麝分量太重,用时宜减大半。"(《中国医学大辞典》)

7. 陈潮祖:"本方有疏畅气机,芳化湿浊,开窍醒神作用。方中苏合香行气、祛痰、开窍,安息香辟秽、行气、行血、麝香、龙脑芳香走窜,无所不到,四药为主,能呈芳香辟秽,开窍醒神之效。丁香、荜茇温中行气,香附疏肝,沉香达肾,木香疏畅三焦,檀香行散冷气,六药辅助主药疏通五脏六腑气机;与健脾运湿的白术为伍,亦可芳化三焦湿浊。气郁会致血滞,故用乳香活血。令气机疏畅,津液流通,血脉和利,则机窍开而神自清,包脉舒而胸痛缓,中焦理而胀痛愈,升降调而吐泻止。诸药过于辛散,故佐酸涩的诃子收敛其气,是以敛制散;诸药过于走窜,故佐解毒安神的朱砂,令其气定神安,是以静制动;诸药过于温燥,故佐凉血解毒的犀角,令其营血安定,是以凉制温;三药驾驭诸药共成开窍之功,而无走散动血之弊,有制之师,

此之谓也。用于寒闭,可以获效。"(《中医治法与方剂》)

8. 李飞,等:"本方为开窍剂中温开的代表方,集众多诸香于一方,既善于开窍,又长于行气止痛。犀角与朱砂合用,能清心解毒安神。方中应用白术、诃子寓有深意。盖白术性味甘苦而温,功能补气健脾、燥湿化浊;诃子苦酸而温,功能收涩敛气。两味与诸香药配伍,可以补气收敛,防止香窜太过,耗散正气。"(《中医历代方论选》)

【评议】本方治证甚多,注家各有心得,沈氏唯以诸气病"有神功",吴氏意属"中风,喉中痰塞",张氏以"邪中气闭者为宜",李畴人则认为"专治气分闭结",而谢氏与牛黄丸、至宝丹鉴别,认为"此则开寒阻关窍",以方测证,当以"邪中气闭"、"寒阻关窍"尤为适宜。对于本方的配伍,注家对用诸香开窍行气的认识基本一致,而对白术、诃子、犀角、朱砂的作用则见仁见智,其说不一,其中当以陈氏之论说服力更强,而王氏先言诸香直入脏腑,后言"用白术健脾者,欲令诸香留顿于脾,使脾传输于各脏",似有画蛇添足之嫌。

【验案举例】

1. 寒厥 《苏沈良方》卷5:淮南监司官谢执方,因呕血甚久,遂奄奄而绝,羸败已久,手足都冷,鼻息皆绝,计无所出,唯研苏合香丸灌之,尽半两,遂苏。又予所乘船,有一船夫之子病伤寒,日久而死,但心窝尚暖,不忍不与药,弃而不救,试与苏合香丸,灌之四丸乃醒,遂瘥。

按语:以上2案皆为久病,正虚寒闭,用苏合香丸虽可使之苏醒,但仍须补虚培本,否则恐前功尽弃。

2. 中风 《时病论》卷2:南乡余某,年将耳顺,形素丰肥,晨起忽然昏倒,人事无知,口眼㖞斜,牙关紧闭,两手之脉皆浮滑,此为真中风也,诚恐痰随风涌耳。令购苏合香丸,未至,痰声遂起,急以开关散先擦其龈,随化苏合香丸,频频灌下,少顷,痰如鼎沸,隔垣可闻,举家惊惶,索方求救,又令以鹅翎向喉内蘸痰,痰忽涌出,约有盈碗,人事略清,似有软倦欲寐之状。屏去房内诸人,待其宁静而睡,鼻有微鼾,肤有微汗,稍有痰声。顷间又一医至,遂谓鼾声为肺绝,汗出为欲脱,不可救也,即拂衣而去。丰思其体颇实,正未大虚,汗出微微,谅不至脱,痰既涌出,谅不至闭,询其向睡,亦有鼾声,姑以宣窍导痰法加东参、姜汁治之,从容灌下。直至二更时分,忽闻太息一声,呼之遂醒,与饮米汤,牙关似觉稍松,诘其所苦,又有垂头欲睡之态,即令弗扰,听其自然,依旧鼾声而寐,汗出周身,至次日黎明甫醒,皮肤汗减,痰声亦平,口眼亦稍端正。复诊其脉,滑而不浮,似乎风从微汗而去,痰尚留滞于络也。继用茯神、柏子养心收汗,橘络、半夏舒络消痰,加稽豆、桑叶以搜余风,远志、菖蒲以宣清窍,更佐参、甘辅正,苏合开痰,本末兼医,庶几妥当,合家深信,一日连尝二剂,至第五朝诸恙皆减,饮食日渐进矣。

按语:本案为风痰蒙蔽清窍所致,以苏合香丸开窍化浊,使人事略醒,再以宣窍导痰等法方收全功。此案也说明,苏合香丸不以化痰见长,用于中风痰盛神昏,主要是为开窍醒神。

3. 嗜睡 《上海中医药杂志》(1987,7:26):某女,38 岁。半年来嗜睡,无力,难以胜任工作。每晚虽沉睡 12 小时,白天仍极易入睡,尤以午饭后为甚,常碗未离手已入梦乡,难以唤醒,有时说话之际也会入眠。患者精神委靡,体胖,胸闷喜叹,舌质淡胖,苔白腻,脉濡。证属痰湿蒙蔽心窍,心阳失展,拟开闭宣窍,化痰温阳,用苏合香丸早晚各 1 粒,研碎吞服,并以温胆汤加减治疗。3 天后胸闷减而精神略振,能坚持看完一场电影。方已中病,击鼓再进,继服 5 剂。药后诸证已消,惟晚间仍欲早眠,改服苏合香丸早晚各 1 粒。7 天后诸症消失。后曾来信告知病未复发。

4. 阴缩 《辽宁中医杂志》(1988,1:31):某男,46 岁。小便频数,日 10 余次,色白而短,淋沥不尽年余,伴见精神委靡,面色黧黑,少腹冷痛,舌淡苔白,脉沉细。前医用补肾法治疗,月余未见好转。3月25日下午3时许,突感阴部抽吸样疼痛,逐渐加重。刻诊:呼痛声不绝,精神恐慌,面色苍白,额头冷汗出,手足冰凉,其妻一手握住患者阴茎,一手握住阴囊,用力往外拉扯,舌淡苔白,脉沉伏不现。令其妻松手后,见患者阴茎短小,仅寸许,阴囊团缩,小如鸡卵,阴茎和阴囊呈阵发性向腹中收缩,每收缩1次,病人即呼痛1次。诊为阴缩。急予苏合香丸1粒,嚼碎吞服,5分钟后少腹转温,阴部抽搐停止,疼痛亦止,随即阴囊皮肤松弛,阴茎外挺,恢复原状。次日继服1粒巩固疗效。

5. 小儿喘息 《辽宁中医杂志》(1990,2:19):某男,8个月,1985年3月就诊。其母代诉:患儿4个月前因感冒突发喘息,气急憋闷,经儿科诊为间质性肺炎,用抗生素治疗收效不显。刻诊:形体肥胖,喘息气急,喉间有痰鸣声,面色黄白,舌苔薄白,指纹黄淡。证属邪气闭肺,气机不宣,治当理气化痰,投苏合香丸2丸,每次1/3丸,日服2次。服用1丸后症状明显减轻,一日内只发作2~3次,每次约1小时,喉间已无痰鸣。守方继服6丸而愈。

6. 呃逆 《辽宁中医杂志》(1990,2:19):某男,48岁,1986年7月21日入院。患者1周前外出感受风寒,周身不适,时觉胸闷气短,间断呃逆。近日突然呃逆伴恶心呕吐,吐后呃逆减轻。至晚上呃逆频作,胸中满闷,呼吸困难,有窒息感,于晚8时以"膈肌痉挛"急诊收入院,曾予解痉、镇静剂治疗,效果不显。刻诊:患者呈端坐位,因呃逆频频,致言语不能接续,四肢不温,舌苔薄白,脉沉弦。证属寒邪阻遏,肺胃之气失降所致。治当温中散寒、理气止呃。投苏合香丸,每服1丸,日3次。次日呃逆减轻,精神转佳,呈卧位,已停止吸氧,能进稀粥,苔薄,脉沉缓。共服苏合香丸15丸而愈,至今未发。

7. 双眼挤动症 《辽宁中医杂志》(1990,2:19):某男,13岁,1985年5月17日初诊。诉:双眼挤动已3年。当初因被家长训斥哭泣上学,晚间即发现两眼挤动,也未予重视。症状逐渐加重后,经某医院眼科检查:视力正常,双眼结膜充血,屈光间质透明,眼底未见异常,诊为双眼慢性结膜炎。近20天症状明显加重而就医。诊见:两眼频频挤动,口鼻亦随之抽动,约57次/min,两眼干涩,眼睑青暗,舌苔薄白,脉弦。诊为双眼挤动症。证属风寒外袭,胞络闭阻所致。治当祛风散寒、温经通络,遂投苏合香丸10丸,每日服2/3丸,以菊花10g,芥穗5g水煎送服,日服2次。1周后复诊:症状明显减轻,两眼挤动次数明显减少,约12次/min,两眼润泽,苔薄,脉弦缓,上药继服9日。三诊:上述症状消失,两眼润泽,面色红润,精神愉快,投六味地黄丸5丸,以善其后。随访3年,病未复发。

8. 三叉神经痛 《辽宁中医杂志》(1990,2:19):某男,56岁。1988年7月19日入院。患者20天前因酒后乘凉,致左侧偏头痛,后疼痛连及左侧面颊部,呈阵发性刀割样痛,数分钟后疼痛缓解,一日内可发作数次,诊为三叉神经痛。曾用针灸、龙胆泻肝汤、卡马西平等治疗,效果欠佳。患者面色少华,神疲懒言,咽干不渴,便燥,舌淡少津,苔薄,脉弦滑。证属外感风寒,经脉痹阻,气机不利,不通则痛,取苏合香丸,每次1丸,日服2次,药进5日,诸症悉除。

9. 血卟啉病 《辽宁中医杂志》(1988,1:31):某女,48岁,右胁痛如锥刺,痛处固定不移,拒按,伴全腹剧烈胀痛,昼轻夜重,间歇发作13年。每次发作,剧痛难忍,疼痛持续2~3小时不等,之后即缓解,但余痛不息。兼见面色黧黑,夜寐不安,恶梦纷纭,口苦口涩,口渴但不欲多饮,纳差,舌紫暗胖嫩,边有齿印,苔白而厚,脉沉涩。近来病情加重,肝大胁下3~4cm,质硬中等;腹部膨隆,鼓之如鼓,但无青筋暴起。实验室检查:尿卟胆原试验阳性,尿液新鲜时呈深黄色,经日晒或加酸后转为红色。用吩噻嗪类、氯丙嗪、麦啶等药治疗,剧痛未减,急投苏合香丸 1 粒,令病者嚼碎,以温开水吞服,服后 2 分钟,剧痛大减,3 分钟后,疼痛立止,其后每 3 天服 1 粒,共用 4 粒;另外加服疏肝理气止痛之中药 50 余剂,病愈出院。追访 2 年未见复发。

按语:案 3 证属痰湿蒙蔽心窍,以苏合香丸化浊开窍;案 4 证属寒凝肝脉,以苏合香丸行气散寒,祛瘀止痛;案 5 与案 6 均属"气逆不和",应为苏合香丸之适应证(见《苏沈良方》卷5);案 7 证属风邪乘袭,眼睑络脉闭阻,而非热盛动风,以苏合香丸行气散寒;案 8 证属风寒痹阻,经气不利,以苏合香丸温通散寒,行气止痛;案 9 证属寒实内结,以苏合香丸辛温宣通,散寒止痛。以上诸病证用苏合香丸治疗仅见于个案报道,多数不是常规治法,常被当代文献所引用。

【临床报道】

一、内科

1. 流行性乙型脑炎　对重症单纯型流行性乙型脑炎 15 例中之神昏、痰鸣、苔白腻者,予以温开法,用苏合香丸治疗取得较好疗效[2]。对流行性乙型脑炎合并呼吸衰竭 64 例,以本丸每次 1/2～1 丸,每日 2～4 次,同时配合西药兴奋呼吸中枢及吸氧,取得较好疗效,使死亡率明显下降[3]。

2. 冠心病　以本方汤剂为主,部分患者采用丸药和针灸,少数病情危重者加用西药,治疗 30 例。在心绞痛发作时服用苏合香丸半丸或 1 丸,服后 3 分钟疼痛缓解,一般 8 分钟疼痛即可完全消失[4]。

二、外科

1. 胆绞痛　胆绞痛 50 例,其中急性胆囊炎(胆石性)42 例,胆总管结石 8 例。均经过中医辨证论治及阿托品肌注等措施疼痛不缓解。用苏合香丸每次服 1 丸,每天 2 次,连服 2～5 天。结果:大多数患者服药 1 丸后疼痛减轻,12 例服 4 丸后痛止;24 例服 4 丸后绞痛明显减轻,连服 4 丸后好转;10 例服 6 丸后痛止。除 7 例手术病例外,其余病例随访 3 个月无复发[5]。

2. 胆道蛔虫症　用苏合香丸每次服 1 丸,每日 2 次,连服 2～3 日,治疗胆道蛔虫症 60 例。结果:治愈 43 例(占 71%),好转 10 例(占 17%),无效 7 例(占 12%),总有效率为88%。治疗后 3 天内排出蛔虫者 19 例,占 32%;治疗前 B 超检查总胆管见有蛔虫影者 17例,一周后复查 15 例,13 例虫影消失[6]。

三、五官科

1. 面瘫　以苏合香丸每次 6g,每日 2 次,治疗面瘫 23 例。疗效标准:患者抬眉与健侧相同,眼睑闭合完全,鼻唇沟恢复正常,耸鼻自如,鼓颊不漏,露齿口角不歪为痊愈;蹙额、皱眉、露齿、鼓颊基本可以完成,病侧额纹、鼻唇沟未完全恢复正常为有效;治疗后无明显变化为无效。治疗结果:痊愈 18 例,有效 4 例,无效 1 例[7]。

2. 过敏性鼻炎　以苏合香丸治疗过敏性鼻炎 68 例,均获良效[8]。

四、其他
本方还可用于急性重型颅脑损伤的气闭脑窍证[9]。

【附方】

1. 冠心苏合丸(《中国药典》2010 年版)　苏合香 50g　冰片 105g　乳香(制)105g　檀香 210g　土木香 210g　以上五味,除苏合香、冰片外,其余乳香等三味粉碎成细粉,过筛。冰片研细,并与上述粉末配研,过筛,混匀;另取炼蜜适量,微温后加入苏合香,搅匀,再与上述粉末混匀,制成1000丸。含服或嚼碎服,每次1丸,每日1～3次。亦可于临睡前或发病时服用。功用:理气、宽胸、止痛。主治:寒凝气滞、心脉不通所致的胸痹,症见胸闷、心前区疼痛;冠心病、心绞痛见上述证候者。

本方为治疗冠心病心绞痛的常用方剂,由苏合香丸化裁而来,一方有朱砂。方中苏合香、冰片芳香走窜,开窍豁痰止痛为君药;檀香、青木香理气宽胸,助君药解郁化浊为臣药;乳香活血散瘀止痛,为佐药。诸药相伍,芳香开窍,化浊散瘀,行气止痛。

2.苏冰滴丸(《上海市药品标准》1980年版) 苏合香脂5g 冰片10g 加聚乙二醇-6000 35g 制成滴丸1000粒。口服,每次2～4粒,一日3次,发病时含服或吞服。功用:芳香开窍,行气止痛。主治:冠心病胸闷,心绞痛,心肌梗死。

本方为冠心苏合丸的简化方,方中苏合香芳香开窍,行气解郁,散寒化浊,可解气血郁滞;冰片芳香开窍,行气止痛。二药合用,芳香开窍,行气止痛。

苏合香丸、冠心苏合丸及苏冰滴丸均有芳香开窍,行气止痛的作用,可用于冠心病、心绞痛等,属寒凝气滞、痰浊为患者。但苏合香丸药物众多,开窍行气,散寒止痛之力较强,可广泛用于寒邪、秽浊或气郁等闭阻机窍诸证。冠心苏合丸与苏冰滴丸均为苏合香丸简化方,为冠心病心绞痛而设,冠心苏合丸用药5味,兼有开窍与行气活血之效;苏冰滴丸为冠心苏合丸的进一步简化方,药仅2味,且剂型改为滴丸,具有体积小、服用方便、能迅速缓解症状等优点。

参 考 文 献

[1] 张尊如,曹占地.苏合香丸中青木香问题的探讨[J].北京中医药大学学报,2004,27(2):12-13.

[2] 南京市流行性乙型脑炎防治委员会中医治疗组.中医治疗84例流行性乙型脑炎的经验介绍[J].中医杂志,1959,(8):4-9.

[3] 何世英,于琴.流行性乙型脑炎的中医治疗体会[J].天津医药,1980,8(7):422-424.

[4] 原希偓,赵恩俭.中西医结合治疗冠状动脉硬化性心脏病30例初步总结[J].天津医药杂志,1966,8(1):1-4.

[5] 黄成钰.苏合香丸治疗胆绞痛50例疗效观察[J].浙江中西医结合杂志,1996,6(1):19-20.

[6] 孔夏生.苏合香丸治疗胆道蛔虫症60例疗效观察[J].现代康复,1998,2(8):899.

[7] 潘进财.苏合香丸治疗面瘫23例[J].新疆中医药,1997,15(2):47.

[8] 奚忠贞.苏合香丸治疗过敏性鼻炎68例[J].吉林中医药,1986,(6):17.

[9] 马朝晖,谢裕华.中西医结合辨证治疗急性重型颅脑损伤的临床观察[J].广州中医药大学学报,2008,25(6):503-506.

紫金锭(太乙神丹)
(《丹溪心法附余》卷24)

【异名】追毒丹、紫金丹(《丹溪心法附余》卷24)、万病解毒丹(《疮疡经验全书》卷13)、加减解毒丸(《证治准绳·疡医》卷5)、太乙紫金丹(《外科正宗》卷2)、神仙紫金锭(《济阴纲目》卷90)、太乙紫金锭(《医宗金鉴》卷66)、玉枢丹(《麻科活人全书》卷4)、千金解毒丸(《霉疮证治秘鉴》卷下)、太乙玉枢丹(《慈禧光绪医方选议》)。

【组成】雄黄一两(30g) 文蛤一名五倍子,捶碎,洗净,焙三两(90g) 山慈菇去皮,洗净,焙二两(60g) 红芽大戟去皮,洗净,焙干燥一两半(45g) 千金子一名续随子,去壳,研,去油取霜一两(30g) 朱砂五钱(15g) 麝香三钱(9g)

【用法】上除雄黄、朱砂、千金子、麝香另研外,其余三味为细末,却入前四味再研匀,以糯米糊和剂,杵千余下,作饼子四十个,如钱大,阴干。体实者一饼作二服,体虚者一饼作三服,凡服此丹但得通利一二行,其效尤速;如不要行,以米粥补之。若用涂疮,立消。孕妇不可服(现代用法:上为细末,糯米糊作锭。外用,磨水外搽,涂于患处,日3~4次。内服,1~3岁,每次0.3~0.5g;4~7岁,每次0.7~0.9g;8~10岁,每次1.0~1.2g;11~14岁,每次1.3~1.5g;15岁以上每次1.5g,一日2~3次,温开水送服)。

【功用】 辟秽解毒,化痰开窍,消肿止痛。

【主治】

1. 暑令时疫。脘腹胀闷疼痛,恶心呕吐,泄泻,痢疾,舌润,苔厚腻或浊腻,以及痰厥。

2. 外敷治疗疮肿毒,虫咬损伤,无名肿毒,以及痄腮、丹毒、喉风等。

【病机分析】 本方的适应证范围较广泛,其主要病机为秽恶痰浊之邪郁阻,气机闭塞,升降失常。夏季暑湿当令,易感秽恶痰浊或疫毒之邪,邪干肠胃,运化失司,气机逆乱,升降失常,则脘腹胀痛、恶心呕吐、泄泻、下痢;若秽恶痰浊之邪闭阻气机,蒙蔽清窍,则头昏胸闷,甚则神昏谵语、猝然昏仆。至于疗疮肿毒、痄腮、喉风等,多由湿热酿毒而成。

【配伍意义】 本方所治主要为秽恶痰浊之邪为病,气机闭塞,升降失常之证,以及疗疮肿毒等。根据《素问·至真要大论》"结者散之"与"开之发之"的原则,治宜辟秽解毒,化痰开窍,消肿止痛。方中山慈菇甘微辛寒,化痰解毒,消肿散结,《本草新编》云"山慈菇,玉枢丹中为君,可治怪病。大约怪病多起于痰,山慈菇正消痰之药,治痰而怪病自除也"(录自《中药大辞典》);麝香芳香开窍,辟秽解毒,通络散瘀,行气止痛,二药共为君药。千金子霜与红芽大戟均为有毒之品,皆能以毒攻毒,荡涤肠胃,攻逐痰浊,驱除秽恶积垢,使邪毒速从下行;五倍子涩肠止泻,化痰解毒,外用善治疮疖肿毒,与上二药配伍,使泻下而无滑脱之虞,涩肠而无留邪之弊,进而调理肠胃,使中焦升降复常,则气机通畅;雄黄化痰辟秽解毒,四药均为臣药。朱砂重镇安神,兼以解毒,为佐药。诸药配伍,共奏辟秽解毒,化痰开窍,消肿止痛之功。

本方配伍特点有二:其一,集诸解毒之品于一方,重在解毒辟秽,兼以化痰开窍,以祛邪为主;其二,攻逐痰浊与收敛止泻相配,使驱邪而无伤正之虞,涩肠而无恋邪之弊,而尽其解毒驱邪之能事。

本方用途广泛而疗效突出,价值可与金玉相媲美,故名紫金锭、玉枢丹。

【类方比较】 本方与行军散均用麝香、雄黄等药,属开窍剂,可用于感受秽恶痰浊之邪,气机闭塞,升降失常之证。但行军散药性偏寒,集牛黄、麝香、冰片等芳香开窍之品,其清心开窍之力较强,尤宜于暑秽窍闭神昏者。而本方则集山慈菇、千金子、红芽大戟等解毒攻毒之品,峻烈性猛,解毒辟秽化痰之力较强,而开窍力弱,尤宜于暑令时疫之邪毒较盛者。

【临床运用】

1. 证治要点　本方为常用成药,用途广泛,临床以脘腹胀闷疼痛,呕恶泄痢,舌润,苔厚腻或浊腻为证治要点。

2. 加减法　本方在使用时常对证加药磨服或外敷。据《丹溪心法附余》卷24介绍,本方可用生姜、薄荷汁入井华水磨服,以辟秽解毒;大人中风诸痫用酒磨服,以助药力行散;小儿急慢惊风、五疳八痢,入薄荷一叶同井华水磨服,以辟秽解毒;头痛用酒入薄荷同研烂,外敷太阳穴上,以疏风通络。后世又有发展,中暑或霍乱,上吐下泻,可用生姜汁磨服,以开痰下气;痰盛之癫狂痫证,抽搐中风,可用菖蒲煎汤磨服,以化浊开窍;斑疹、麻疹等疹毒潜伏,壮热烦渴,神昏谵语者,可用薄荷汤加生姜少许磨服,以发表透疹;新久疟疾临发时,可用桃、柳枝煎汤磨服,以祛风辟邪;跌打损伤,用松节油磨服,并外敷患处,以行气活血止痛;进入疫区,或入传染病家以前,用桃根煎汤磨浓,滴鼻中并服少许,以预防感染。

3. 本方现代常用于流行性脑脊髓膜炎、癫痫、慢性肝炎、急性胃肠炎、慢性溃疡性结肠炎、痢疾、伤寒、食物中毒、扁桃体炎、急慢性咽喉炎、食道癌、贲门癌、白血病、嗜酸性粒细胞增多症、急慢性前列腺炎、癃闭等属于秽恶痰浊为病,气机闭塞,升降失常者;外用治疗体表的急性化脓性感染,如毛囊炎、急性淋巴结炎、急性淋巴管炎、蜂窝组织炎、急性乳腺炎等疖、疔、痈,以及药源性静脉炎、带状疱疹、流行性腮腺炎、接触性皮炎、隐翅虫性皮炎、手癣、扁平疣、急性睾丸炎、宫颈糜烂、真菌性阴道炎、肛窦炎、急性痛风性关节炎等属于邪实毒盛者。

【使用注意】

1. 本方含有毒之品,性猛峻烈,不宜过服、久服。

2. 服后偶见恶心、腹泻,一般不需处理,停药后自愈。

3. 亡阳、厥脱之证禁用。

4. 孕妇、老年体弱者及气血虚弱者忌服。

【源流发展】 本方出自明·方广《丹溪心法附余》卷24"救急诸方"中,原称"太乙神丹,一名追毒丹,又名紫金丹","治一切医所不疗之疾,毒药、蛊毒、瘴气、狐狸、鼠莽、恶菌、河豚等毒,吃死牛、马肉,毒蛇、犬、恶虫咬伤,中恶、瘟疫、伤寒、结胸发狂、缠喉诸风、瘾疹、赤肿丹瘤,生姜、薄荷汁入井华水磨服,大人中风诸痫用酒磨服,小儿急慢惊风、五疳八痢,一饼作五服,入薄荷一叶同井华水磨服,牙关紧者涂之即开,痈疽、发背、疔肿,一切恶疮用井华水磨服及涂患处,未溃者觉痒立消,头痛用酒入薄荷同研烂,以纸花贴太阳穴上,立效。"

本方为宋·《是斋百一选方》卷17之无名方加味而成,该方药用文蛤、红芽大戟、山慈菇、续随子、麝香,宋·《外科精要》卷中将其命名为紫金锭,又名神仙追毒丸等。本方是在其基础上加雄黄、朱砂,其辟秽解毒、镇惊安神之力更增,也更为临床所常用。从本方方名众多,应用广泛,送服方法多样分析,当为民间广泛应用的验方,制方者已不可考。历代医家根据各自的临床经验,针对不同证候,将其加减化裁,如《霍乱论》卷下太乙紫金丹去朱砂、加檀香、安息香、苏合香油、冰片等芳香之品,意在增强辟秽开窍之功;《重庆堂随笔》卷上之太乙紫金丹,不用朱砂,加白檀香、冰片,其意近似。《疡科心得集》玉枢丹则去五倍子、续随子、朱砂,加大黄、降香、天南星、生半夏、乳香、没药,以化痰解毒,活血化瘀,用治一切风火肿毒。当代习称本方为紫金锭或玉枢丹,有锭剂、水丸剂、片剂和散剂等几种剂型。

【疑难阐释】

1. 关于本方出处 《方剂学》(统编教材6版)等方剂学专著称本方出自明·《片玉心书》,而《中医方剂大辞典》称本方源于《丹溪心法附余》卷24。查《丹溪心法附余》卷24与《片玉心书》卷5均载本方,《片玉心书》刊行于1579年,而《丹溪心法附余》刊行于1502年,以后者更早,故本方的出处应为《丹溪心法附余》卷24。

2. 关于本方的主要作用和归类 本方可内服外用,用途广泛,古今医家将其用于内、外、妇、儿、五官等各科数十种病证,当代方剂学著作一般将其归于开窍剂,如《方剂学》(统编教材6版)将其归于温开剂,《方剂学》(李飞主编)将其归于凉开剂,而《中成药与名方药理及临床应用》将其归于清热剂的清热解毒剂。查《丹溪心法附余》卷24,本方"治一切医所不疗之疾,毒药、蛊毒、瘴气、狐狸、鼠莽、恶菌、河豚等毒,吃死牛、马肉,毒蛇、犬、恶虫咬伤"等证,以解毒之用为首。当代有人分析本方的药物组成,认为"本方解毒力量甚强。所以能解诸毒者,以其有大戟、千金解蛊毒,五倍子消酒毒、药毒,朱砂解胎毒、痘毒,慈菇解恶蛇狂犬毒;得赋纯阳之色,禀正阳之气,能化幽阴。消痰滞、散风毒、消暑热毒、伤寒阴毒、伏各虫兽毒、辟百邪、杀百毒的雄黄为主帅;解沙虫溪瘴毒,通诸窍之不利,开经络之壅遏的麝香为前驱,集解毒药之大成"(《中医治法与方剂》)。在本方的功效中,用来命名方名的只有解毒,而在已知的12个方名中,就有4个以"解毒"、"追毒"命名,可见历代医家对本方解毒作用的重视。综上所述,本方寒温同用,无明显的寒热作用,临床以解毒见长,而开窍作用较弱,似应属于解毒开窍剂更合理。

3. 关于方名的含义 本方名称较多,多含褒奖之意。紫金锭是形容本方贵重如同紫金;紫金,原指一种精美的金子。玉枢丹是形容本方作用重要,不可缺少,贵重如玉;枢,是指重要的或中心的部分。锭剂,是将药物研成细末,单独或与赋形剂混合后制成圆柱形或长方形等形状的一种固体制剂,使用时研末调服,或磨汁涂敷患处,本方即为锭剂。丹,原指道家用含汞、硫黄等矿物药经过加热升华而制成的一种化合制剂,但也有将较贵重的或有特殊功效的其他剂型称为丹,如红升丹、白降丹实为散剂,小儿回春丹、至宝丹实为丸剂,当代玉枢丹就为水丸剂。

【方论选录】

1. 张秉成:"夫时疫一证,为天地疠气所钟,中挟恶毒之气,其中于人也,必乘其虚者而袭之,但易于传染,病状相似,与六淫之邪为病自不相同。人身中气血周流,清而无滞,即六淫外来之邪,尚与之势不两立,焉能与此乖戾不正之气为伍哉!故一受此气,气血顿为拂逆,多见霍乱内闭急暴等证,盛则大吐大泻,正气不守而卒死者有之。是以治法必以猛药开泄,为之拨乱反正。若红灵、苏合、至宝之类,尚嫌缓不济事,故方中以毒攻毒之品,居其大半。山茨菇辛寒有毒,功专泻热散结;千金子辛温有毒,功专行水破血,导滞通肠;大戟辛苦而寒,能通能散,专主逐水行瘀,三者功用相仿,皆能以毒攻毒,辟蛊除邪。然疫毒之邪,散漫不定,恐攻不胜攻,逐不胜逐,故以五倍子酸咸性涩者敛而降之,使之归聚不散,然后三者之力,方可各展其长。但疫毒之来,元气为之骤闭,且恐药饵有所不受,故必用麝香以开其闭。朱砂、雄黄,皆禀土之精气结成,俱能辟恶镇邪,以疫毒既自土中而出,仍以土中之精华解化之,所谓百毒遇土则化,况又假宝气以镇邪乎!"(《成方便读》卷1)

2. 朱良春,等:"方中山慈菇泻热散结,千金子行水破血,大戟逐水行瘀,三者功用相仿,都能解毒攻邪。但由于疫毒之邪,散漫不定,必佐以酸咸性涩的五倍子敛而降之,使之归聚不散,然后三者方可展其专长。又由于疫毒暴袭,元气为之骤闭,且恐上药攻邪之力不及,故必用麝香以开其窍,朱砂、雄黄辟恶镇邪,以解疫毒。本方临床用于真性霍乱、急性胃肠炎的吐泻,以及伤寒、温邪而引起的热利不畅,往往一药而平。对于痈肿、疔毒,内服外敷并施,也有较好的疗效。"(《汤头歌诀详解》)

3. 陈潮祖:"本方有解毒利窍,通畅气机之功。方中山慈菇泻火解毒,涤痰散结;大戟泻水行血,发汗(《别录》)利便;千金子行水破结,导滞通肠;雄黄搜剔三焦,消解痰涎,四味竞其峻利之功,搜剔之力。得辛香走窜,无处不到,利窍开闭,通经活络,直透肌骨的麝香相助,则外而皮毛,内而脏腑,深而骨髓,浅而经络,上而清窍,下而浊窍之气机无所不通。全身气机皆畅,关节均通,则百病自解,疮肿自消。然散而不敛,通而不涩,则真气恐因之而涣散,元气每受其损伤,故再入五倍子之敛肺降火,朱砂之镇心宁神以救其偏而补其缺,通中寓敛,病除而正气亦安。本方所用药物,其味则苦辛甘并全,其气则寒温平并进,其质则草木兽虫金石无有所遗,其法则通敛升降无不尽备,徐灵胎誉为秘方第一,非虚言也。本方解毒力量甚强。所以能解诸毒者,以其有大戟、千金解蛊毒,五倍子消酒毒、药毒,朱砂解胎毒、痘毒,慈菇解恶蛇狂犬毒;得赋纯阳之色,禀正阳之气,能化幽阴。消痰滞、散风毒、消暑热毒、伤寒阴毒、伏各虫兽毒、辟百邪、杀百毒的雄黄为主帅;解沙虫溪瘴毒,通诸窍之不利,开经络之壅遏的麝香为前驱,集解毒药之大成,故无往不利,所向披靡矣!"(《中医治法与方剂》)

4. 李飞,等:"本方主治秽恶痰浊闭阻气机,或蒙蔽心窍,以致脘腹胀闷疼痛,呕吐泄泻,小儿急惊风,或疗疮疖肿,蛇虫咬伤等,运用范围较广泛。方以麝香、朱砂开窍安神,与山慈菇、红大戟、千金子霜逐痰消肿,破瘀止痛相合,佐以雄黄辟秽解毒,五倍子酸涩敛降,使开中寓散,散中兼收。本方现代用于急性胃肠炎、食物中毒等,有较好的疗效。外敷亦可治疗皮肤及软组织急性化脓性感染疾病。由于方中药物皆峻烈或有毒,内服时应严格掌握剂量。"(《中医历代方论选》)

5. 宗全和,等:"时邪外感与饮食不洁是本方证的成因,由于感受秽恶痰浊之邪,气机闭塞,升降失常,以致脘腹胀闷疼痛,吐泻兼作等证。治宜化痰开窍,辟秽解毒。方中麝香芳香开窍,活血消肿,山慈菇清热解毒、散痈消肿,共为主药;辅以红芽大戟、千金子利二便,攻下泄毒,散结消肿,雄黄解疮毒,去瘟毒;佐以朱砂镇静安神,清热解毒,五倍子辟秽解毒。诸药合用,有显著的辟秽开窍,解毒消肿的功效。"(《中医方剂通释》卷4)

【评议】本方证为感受乖戾不正之气,秽恶痰浊之邪所致,故张氏认为:"治法必以猛药开泄,为之拨乱反正"(《成方便读》卷1)。陈氏认为本方解毒利窍,尤其是"解毒力量甚强","集解毒药之大成,故无往不利,所向披靡矣"(《中医治法与方剂》),与张氏所论一脉相承。对于五倍子的作用,张氏与朱氏认为以之敛邪,陈氏认为以之敛正,而李氏等认为"使开中寓散,散中兼收"。查方中用红芽大戟、千金子共二两半,五倍子三两,峻下与收敛同用,则逐邪解毒而无滑脱之虞;且本方证病机为气机闭塞,升降失常,却仅用一味麝香开窍,而不用一味行气之品,值得玩味,因行气之品多属辛温,有助热蕴毒之虑,故以上三药通降与收敛相配,调理肠胃,使升降复常,则理气已寓其中。

【验案举例】

1. 中毒性痢疾 《四川中医》(1988,4:12):某女,4岁,1966年6月接诊。患者2日来高热(T40℃),呕吐,嗜睡,大便不爽,小便色赤,舌红紫,脉弦而数。西医诊断:中毒性痢疾。中医辨证属湿热毒邪壅滞胃肠,不得宣泄。治拟通泻湿热壅滞,解毒开窍醒神。急用紫金锭1钱姜汁磨匀,3次灌服。服1次后呕吐止,精神稍佳。2小时后体温降至38℃。4小时后更用银花、连翘、薄荷各1钱煎汤送服,服后神志益清。服第三次后,热退身凉,精神佳,体温37℃,二便正常。随访半月未发。

按语:下痢见高热神昏,用紫金锭解毒开窍,加生姜汁磨服以和胃止呕,且紫金锭又能攻逐肠胃秽恶积垢,使毒热由下而解,故热退神清;继以清热解毒、芳香醒神之品送服,清热毒余邪,方收全功。

2. 锁喉风 《河北中医》(1987,3:31):某男,6岁。患者因麻疹合并喉炎、肺炎、心衰而住院,经西医抢救,肺炎、心衰得以控制,但喉炎未愈,呼吸困难,声音嘶哑,咳似犬吠,咽拭子培养为金黄色葡萄球菌感染。2周后凌晨,突然出现喉梗阻,三凹症明显,呼吸困难,伴鼻煽、肋煽,指唇发绀。立即针刺天突、少商、合谷、肺俞,并予紫金锭1.5g,频频灌下。20分钟呼吸困难缓解,3小时后,危急症状消失,再给紫金锭1.5g,基本痊愈,以养阴清肺调理1周痊愈出院。

按语:紫金锭治喉风,以解毒开窍之功取效,因病情危急,刻不容缓,故合针灸清泻肺热。

3. 蛔虫病 《中成药研究》(1980,4:47):某男,6岁,1978年9月16日初诊。患者阵发性绕脐腹痛,时发风疹瘙痒不安,延已2周,粪检查见蛔虫卵,考虑蛔虫使然。予玉枢丹2g,一天量,下午4时及临睡前各服1g。9月17日复诊:下蛔5条,腹痛已除,风疹亦解。

按语:用本方驱蛔,疗效较好,一般成人每天3g,儿童1岁用0.3g。

4. 癃闭 《河北中医》(1987,3:31):某男,68岁。因小便不通2日来医院就诊,诊断为老年性前列腺肥大合并感染,立即导尿并保留导尿管,中药予白茅根60g,水煎化服紫金锭2g,日服2剂。翌日小便通畅,去导尿管,继以紫金锭1.5g,每日3次。1周后痊愈出院。

按语:前列腺肥大合并感染,多属湿热下注,痰瘀阻窍,紫金锭可解毒开窍,化痰消肿,重用白茅根送服以清热利湿,方法简便有效。

5. 手癣 《福建中医药》(1984,4:59):某男,52岁,干部,1982年5月10日诊。患者双手皮下初见丘疹、疱疹,瘙痒难忍已2年余,日久水疱隐没,迭起白皮,皮肤粗糙变厚,有时局部皮肤色红,夜间瘙痒尤甚,曾用肤轻松软膏、癣药水等药未效,诊为手癣(鹅掌风)。嘱每晚临睡前以紫金锭食醋液(紫金锭20片,食醋500ml)将双手掌浸泡在药液内20分钟左右,不用清水冲洗,白天数次外搽,连用10天双手癣症根除。

按语:食醋含醋酸约20%,具有消痈肿,治疮癣之功,与紫金锭配伍外用,治疗皮肤及角质层真菌感染疗效颇佳。

【临床报道】

一、内科

1. 慢性肝炎 治疗组60例慢性肝炎,应用:①紫金锭每次1.5g,一日2次;②重肝专方(虎杖、蒲公英、牡丹皮、茵陈、水牛角、丹参、白茅根、大黄、郁金)加减;③清开灵、丹参液静脉点滴。对照组30例用促肝细胞生长素静脉点滴。2组同时采用西医综合基础治疗及对症处理。30天1个疗程,治疗1~2个疗程。结果:2组临床治愈各19例、3例,显效各11例、3例有效各19例、8例,无效各7例、12例,死亡各4例、4例,总有效率各为81.7%、46.6%,差异显著($P<0.05$)。食欲不振、恶心、乏力、腹胀、出血、意识障碍、少尿等主要症状改善情况,以治疗组为优($P<0.05$和$P<0.01$)。2组的黄疸消退率分别为58.3%和33.3%,腹水退尽率分别为77.2%和22.2%,均有显著差异($P<0.05$和$P<0.01$)。治疗组TBil、ALT、AST、HA、PTA等主要生化指标与治疗前比较均有明显改善($P<0.05$和$P<0.01$)[1]。

2. 慢性溃疡性结肠炎 以本药合灭滴灵保留灌肠治疗40例。用紫金锭每次6片(18g),研末溶于灭滴灵100ml,睡前保留灌肠,每晚1次,15天1疗程,重者连续使用2~3个疗程。结果:临床痊愈33例,好转6例,无效1例。平均疗程为33天[2]。

3. 急性痛风性关节炎 设观察组和对照组各30例,均使用秋水仙碱、吲哚美辛、吡罗昔康、激素等药物,观察组还以本药醋调成糊状,涂于患处,外敷纱布,胶布固定,每天换药1~2次。结果:2组显效各16例、8例,有效各12例、12例,无效2例、10例,总有效率各为93.3%、63.3%,差异显著($P<0.05$)[3]。

4. 流行性脑脊髓膜炎 用本药治疗流行性脑脊髓膜炎21例。每日用紫金锭0.9~2.4g,分3~4次服,6~13岁每次0.3g,13岁以上每次0.6g,俟症状消失,减半或用1/3量,直至脑脊液或血象恢复正常。高热或持续发热者配合银翘散,神经症状较重者配合针灸。结果均获痊愈。一般治疗6~10天,症状3~7天消失,平均5天[4]。单独用本药治疗17例,按病情轻重、年龄大小,每次服0.45~3g,6~8小时1次,每日总量为1.8~12g,连续用药3日以上,待脑膜炎的主症与体征完全消失后停药。结果:完全有效者1例,部分有效者

15 例,无效 1 例[5]。

5. 贲门癌、食道癌　以本药加紫硇砂治疗食管癌 445 例、贲门癌 190 例,共 635 例。将紫金锭研粉与醋制硇砂粉等量混匀,每餐前服 1g,每日 3 次,15 日 1 疗程,疗程间停药 3～5日,可连续用药 10～20 疗程。结果:临床治愈 2 例,显效 6 例,有效 452 例,无效 175 例,总有效率为 72.44%[6]。

6. 顽固性呃逆　86 例顽固性呃逆中,流行性出血热 45 例,急性脑血管病 9 例,急性酒精中毒 14 例,恶性肿瘤化疗后 13 例,无原发病和病因不明 5 例。其中,治疗组 43 例,予紫金锭 1 锭口服;对照组 43 例予山莨菪碱及甲氧氯普胺肌内注射,同时予双侧内关、合谷、足三里注射维生素 B_1。两组均治疗 1 次。结果:治疗组 43 例全部治愈,对照组治愈 6 例、好转 21 例,无效 16 例,疗效以治疗组为优($P<0.01$)。对照组无效的 16 例再予紫金锭,仍然全部痊愈[7]。

二、外科

1. 体表及软组织急性化脓性感染　以本药内服外敷治疗 186 例,其中,急性淋巴结炎 58 例,疖肿 54 例,蜂窝织炎 38 例,急性乳腺炎 24 例,痈 6 例,急性淋巴管炎 4 例,丹毒 2 例。外敷患处,每日 1～2 次或多次;症状严重者内服,每次 1～2 锭,每日 1～2 次,必要时 3～6小时服 1 次。感染严重者配合应用抗生素。结果:治愈 162 例,无效者 24 例,治愈率为 87.1%。其中以丹毒及急性淋巴管炎效果最好,疖肿及急性淋巴结炎效果较好,痈及急性乳腺炎较差。治愈时间多为 3～7 天[8]。以本药内服外敷治疗 42 例,其中,痈 7 例,疗 6 例,疖肿 17例,丹毒 12 例。内服一次 3 片,每日 3 次,小儿酌减;外敷用醋或凉开水调成糊状。除 1 例疗毒走黄加用汤剂和抗生素外,其余都未使用其他药物。结果:经 5～12 天全部治愈[9]。

2. 药源性静脉炎　临床常以本药外敷治疗,一般以醋调成糊状,涂于患处,外覆无菌纱布,胶布固定,每天换药数次。如观察组 30 例以本药外敷患处,每天换药 1～2 次;对照组 30 例采用 50%硫酸镁浸湿无菌纱布后直接敷于患处,并保持纱布湿润。结果:2 组显效各 16 例、8 例,有效各 12 例、12 例,无效各 2 例、10 例,总有效率各为 93.3%、66.7%,差异显著($P<0.05$)[10]。观察组 36 例用本药外涂,每天 4～5 次;对照组 36 例用 50%硫酸镁溶液湿热敷,每天 2 次,每次 20 分钟。2 天后评价疗效。结果:2 组治愈各 26 例、6 例,显效各 9例、22 例,无效各 1 例、8 例,有效率各为 97.2%、77.8%,差异显著($P<0.05$)[11]。

3. 肛窦炎　用内疏黄连汤(生大黄、甘草、黄连、生栀子、桔梗、木香、当归、白芍、槟榔、黄芩、连翘、薄荷)加减,配合本药,研末喷敷病灶处,每日 1 次,治疗 37 例。10 天 1 疗程,治疗 3 个疗程。结果:治愈 32 例,显效 3 例,2 例未坚持治疗。1 个疗程治愈 8 例,2 个疗程治愈 21 例,3 个疗程治愈 3 例[12]。

4. 慢性前列腺炎　治疗组 100 例用紫金胶囊(五倍子、山慈菇、麝香、丹参、大血藤、赤芍),每次 2 粒,一日 3 次;对照组 50 例用男康片。结果:2 组临床控制各 30 例、10 例,显效各 36 例、12 例,有效各 24 例、15 例,无效各 10 例、13 例,总有效率各为 90%、74%,差异显著($P<0.05$)。2 组治疗前后中医证候积分比较,及治疗组与对照组中医证候积分比较也有显著差异(均 $P<0.05$)[13]。

三、妇科

1. 宫颈糜烂　以本药治疗 118 例,每次用药 6 片,研为细末,涂于宫颈糜烂面,每日 1次,10 次为 1 疗程。结果:治愈 101 例,占 85.6%;显效 10 例,占 8.5%;好转 4 例,占 3.3%;无效 3 例,占 2.5%。多数病例在用药 3～5 天后,阴道分泌物明显减少,临床伴随症逐渐消失[14]。

2. 真菌性阴道炎 治疗组 50 例用紫金锭 2 粒,1 粒于睡前塞入阴道深处,另 1 粒研成粉末,用新鲜麻油调成糊状,涂于阴唇及阴道口黏膜上。对照组 50 例用制霉菌素 2 片,用法同前。均连用 7 天。结果:2 组真菌转阴各有 42 例、31 例,无效各 8 例、19 例,治愈率各为 84%、62%。差异显著($P<0.01$)[15]。

四、儿科

1. 细菌性痢疾 以本药治疗 43 例,1~3 岁每日 0.3g,4~7 岁 0.6g,8~10 岁 0.9g,11~14 岁 1.2g,分 3 次温开水送服。结果:痊愈 39 例,好转 2 例,无效 2 例,总有效率为 95.58%;服药最短 1 天半,多为 3~5 天症状消失,大便化验正常[16]。

2. 癫痫 运用紫金锭和紫参片(紫金锭加苦参)分组治疗 105 例。紫金锭组 65 例,1 岁以下每日用紫金锭 0.15g,1~5 岁 0.3g,6~10 岁 0.6g,11~14 岁 0.9g,分 2 次服。紫参片组 40 例,较紫金锭用药剂量增加 1/3,均于半年不发病后剂量减半,1 年以上停药。原服用西药者仍照服,在加服紫金锭或紫参片后 2 个月以上不发病,或于原来发作间歇 3 倍以上无发作时,逐渐减量停药;1.5~2 年不发作者再停药。结果:2 组治愈各 21 例、17 例,有效各 24 例、13 例,无效各 20 例、10 例,总有效率各为 69.2%、75.0%。对癫痫大发作、精神运动性发作的效果均较好,对癫痫小发作的疗效则较差[17]。

五、五官科

1. 扁桃体炎和咽喉炎 用本药治疗扁桃体炎和咽喉炎 169 例,每日用药 3 次,每次 1g,将该药压碎成粉,含服徐徐咽下,不可用水冲服,重者药量加倍,儿童减半。继发感染等高烧不退者,予抗生素及退热药。结果:治愈 162 例,无效 7 例,治愈率 96%;一般服药 2~5 天痛止、肿消[18]。

2. 流行性腮腺炎 本药治疗流行性腮腺炎可内服外用,并常配合中西药物、针灸等其他措施[19,20]。如以本药配合柴胡针剂、利巴韦林治疗 47 例,本药调醋外涂患处,每日 2~3 次,至消肿为止。对照组 40 例,予利巴韦林、抗腮腺炎针及板蓝根冲剂等治疗。结果:从消肿天数及痊愈时间,治疗组显著优于对照组($P<0.01$)[21]。

六、皮肤科

1. 带状疱疹 本药治疗带状疱疹可内服外用,并常配合中西药物等其他措施[22~24]。如本药配合鱼腥草注射液治疗 27 例,本药醋调外敷,每日 4 次;对照组 23 例用氯苯那敏、西咪替丁、聚肌胞、阿昔洛韦软膏。治疗 7~10 天。结果:试验组显效率为 88.9%,对照组为 65.2%,差异显著($P<0.05$)。组间水疱停止出现时间、水疱干涸时间、疼痛开始缓解时间、完全结痂时间比较,均以试验组为优($P<0.05$ 或 $P<0.01$)[25]。

2. 隐翅虫性皮炎 用本药水调后均匀涂于疮面,每日 3~4 次,治疗本病 30 例,经 3~10 日,均痊愈[26]。

3. 扁平疣 将本药研末醋调,制成糊状,涂于患处,每日 2~3 次,14 天为 1 疗程,治疗扁平疣 30 例。结果:用药 1 疗程治愈 10 例,2 疗程治愈 9 例;显效 6 例,其余 5 例效果不明显,总有效率 83%[27]。

七、其他

本药还可用于白血病、嗜酸性粒细胞增多症、急性前列腺炎、蜘蛛尿毒感染等[28~31]。

【实验研究】

1. 对消化道的运动影响 紫金胶囊和紫金锭均能减少小鼠腹腔注射醋酸所致扭体反

应次数,降低腹腔毛细血管通透性[32,33]。紫金胶囊和紫金锭均能降低离体兔肠自主舒缩运动、乙酰胆碱及氯化钡刺激离体兔肠舒缩运动频率;但对振幅减少值差异没有统计学意义,提示二者对病理性肠平滑肌痉挛可通过减少其舒缩运动频率而起到一定的缓解作用[32]。

2. 抑菌作用　紫金胶囊和紫金锭对金黄色葡萄球菌、大肠杆菌、绿脓杆菌均有抑制作用[32,33]。

3. 抗白血病作用　从血象、骨髓、病理、骨髓细胞增殖动力学等方面的研究表明:紫金锭能明显抑制和杀伤实验白血病小鼠(L_{7212})白血病细胞(主要作用于细胞周期的 S 期),缓解、减轻白血病细胞对肝脾的浸润,从而显著延长白血病小鼠生存期。紫金锭与益气养阴方、补气养血方、养阴解毒方、补肾方、活血化瘀诸方配伍,具有明显的协同作用[34]。对白血病小鼠的血象、骨髓、腹水细胞变化的动态观察表明:紫金锭能明显地抑制和杀伤实验白血病小鼠(L_{1210})白血病细胞,缓解、减轻白血病细胞对脾脏的浸润,明显抗腹腔炎症,减缓腹水形成,降低血小板下降幅度,从而显著延长白血病小鼠生存期[35]。对 L_{615} 急性白血病小鼠模型,紫金散(山慈菇、五倍子、红芽大戟、雄黄、朱砂、千金子霜)600mg/kg、300mg/kg 组脾指数显著降低,似呈量效相关趋势。特别是 300mg/kg 中剂量组,其骨髓中原粒、早幼粒细胞所占有核细胞的比率、外周粒细胞和淋巴细胞总数较模型组有所降低,提示紫金散对急性白血病的增殖有一定的抑制作用[36]。

4. 对细菌性前列腺炎的影响　紫金胶囊对大鼠细菌性前列腺炎症模型,能抑制炎症所致腺体重量增加、腺上皮细胞增生和纤维组织增生[33]。

参 考 文 献

[1] 谭兰香,来加珊,张英,等. 紫金锭合专方加减治疗早中期慢性重型肝炎的临床研究[J]. 中西医结合肝病杂志,2002,12(1):15-16.

[2] 周亚林. 灭滴灵合紫金锭保留灌肠治疗慢性溃疡性结肠炎40例[J]. 湖北中医杂志,1993,15(1):17.

[3] 方毅贞,力少意,黄芳梅,等. 外用紫金锭辅助治疗急性痛风性关节炎的疗效观察[J]. 国际护理学杂志,2006,25(10):795-796.

[4] 胡秉章. 紫金锭治疗流行性脑脊髓膜炎简介[J]. 江西医药,1960,(11):33.

[5] 张孝秩,顾恩全,屠光英,等. 玉枢丹对流行性脑脊髓膜炎的疗效及其抗菌作用的研究[J]. 上海中医药杂志,1963,(6):9-12.

[6] 山东北镇卫生学校肿瘤研究小组,山东惠民地区人民医院科研小组. 紫硇砂、紫金锭合剂治疗食管癌和贲门癌635例疗效的初步报告[J]. 新医学,1974,5(3):110-111.

[7] 沈勇波. 紫金锭治疗顽固性呃逆临床体会[J]. 中国中医急症,2008,17(9):1295-1296.

[8] 葛尾彰. 紫金锭治疗皮肤及软组织急性化脓性感染186例分析[J]. 中医杂志,1961,(6):20.

[9] 鲜光亚. 紫金锭内服外敷治疗疔痈[J]. 四川中医,1986,4(6):48.

[10] 方毅贞,林少珍,方少意. 紫金锭外敷治疗输液致静脉炎的疗效观察[J]. 护理学杂志,2005,20(5):91.

[11] 徐海莲,郑丽娟,高清琴. 紫金锭治疗静脉留置针并发静脉炎效果观察[J]. 护理学杂志,2003,18(12):949.

[12] 陈作仕. 内疏黄连汤合紫金锭治疗肛窦炎37例[J]. 新中医,1995,(4):21-22.

[13] 贺菊乔,周亮,席建元. 紫金胶囊治疗慢性前列腺炎湿热挟瘀证100例临床观察[J]. 湖南中医药导报,2003,9(6):39-40.

[14] 代加莉,代熹虹. 紫金锭治疗宫颈糜烂的临床观察[J]. 甘肃中医,1996,9(2):32-33.

[15] 张燕昇. 紫金锭治疗霉菌性阴道炎 50 例[J]. 江苏药学与临床研究,2000,8(2):33-34.

[16] 张若芬. 紫金锭治疗小儿菌痢 43 例[J]. 浙江中医杂志,1990,25(11):486.

[17] 王焕庭. 紫金锭与紫参片治疗儿童癫痫 105 例报告[J]. 中医杂志,1983,24(1):48-50.

[18] 杨长林,李永平. 紫金锭治疗扁桃体炎及咽喉炎[J]. 中成药,1991,13(4):45.

[19] 周振农. 内外兼治流行性腮腺炎[J]. 四川中医,1997,15(12):39.

[20] 蒋晓霞. 角孙穴灯火灸配紫金锭外敷治疗痄腮[J]. 浙江中医杂志,2005,40(2):58.

[21] 廖剑平,陈英. 柴胡、利巴韦林加紫金锭治疗流行性腮腺炎疗效观察[J]. 江西中医药,2002,33(4):44.

[22] 朱乾福. 紫金锭治疗带状疱疹 38 例[J]. 中成药,1996,(9):50.

[23] 陈妍. 龙胆泻肝汤加外用紫金锭治疗带状疱疹 62 例[J]. 辽宁中医学院学报,2003,5(3):250.

[24] 王开玉. 口服七厘散加外涂紫金锭治疗带状疱疹 31 例[J]. 中国乡村医药杂志,2001,8(7):33.

[25] 陈琴. 鱼腥草注射液合紫金锭外敷治疗带状疱疹临床观察[J]. 中医药临床杂志,2006,18(1):36-37.

[26] 魏良铜. 紫金锭治疗隐翅虫性皮炎[J]. 中国民间疗法,1999,(9):13.

[27] 徐凤荣. 紫金锭研碎加白醋治疗扁平疣 30 例临床观察[J]. 齐鲁护理杂志,2004,10(6):924.

[28] 唐由君. 传统抗癌中成药配合中药复方治疗白血病的研究[J]. 中国中西医结合杂志,1998,18(10):583-584.

[29] 岳育新,赵世谦,邓福仁,等. 联合应用全干蟾粉、紫金锭和强的松治疗嗜酸性粒细胞增多症 13 例临床观察[J]. 中西医结合杂志,1982,2(1):35-36.

[30] 唐礴,杜位良,万川. 中西医结合治疗急性前列腺炎疗效观察[J]. 中国中医急症,2004,13(6):364-365.

[31] 李毅平. 紫金锭治疗蜘蛛尿毒感染[J]. 中成药研究,1987,(12):44.

[32] 袁劲松,汤翠娥. 紫金胶囊的药效学研究[J]. 中药药理与临床,2001,17(4):6-8.

[33] 贺菊乔,朱晓明,曹晖. 紫金胶囊治疗大鼠细菌性前列腺炎的实验研究[J]. 中国中医药科技,2000,7(2):72-73.

[34] 唐由君,陈刚,张若英,等. 紫金锭及其加味抗急性白血病的实验研究[J]. 山东中医学院学报,1989,13(6):58-64.

[35] 唐由君,陈刚,张若英,等. 传统抗癌中成药对急性白血病(L_{1210})的实验研究[J]. 山东中医学院学报,1989,13(6):65-68.

[36] 韦大文,刘婷,张晓云,等. 紫金散抗 L_{615} 急性白血病的实验研究[J]. 中国医药学报,1999,14(1):64-65.

通 关 散
《辅行诀脏腑用药法要》

【组成】皂角刮去皮弦,用净肉,火上炙燥,如杏核心大一块　细辛根等分(各3g)

【用法】共为极细末,每用苇管吹鼻中少许。

【功用】通关开窍。

【主治】厥证。突然昏倒,不省人事,息闭不通,牙关紧闭,面色苍白,痰涎壅盛。

【病机分析】本方所治"诸凡卒死,息闭不通"(《辅行诀脏腑用药法要》),属气闭、痰阻、中恶引起的厥证,"皆脏气被壅,致令内外隔绝所致"(《辅行诀脏腑用药法要》),多因卒中秽恶,或情志所伤,或劳倦过度,饮食不节,损伤脾胃,聚湿生痰,痰阻气滞,致肺气闭塞,内外不通,故有突然昏倒,不省人事,息闭不通,牙关紧闭,面色苍白,痰涎壅盛。

【配伍意义】本方为气闭、痰阻、中恶之厥证而设。根据《素问·至真要大论》"逸者行之"与"开之发之"的治疗原则,药用辛温走窜,搐鼻取嚏,以通关开窍。方中皂角辛温走窜,刺激性强,"通上下关窍,而涌吐痰涎,搐鼻立作喷嚏"(《本草备要》卷2),用为君药。细辛辛温,香窜性烈,有"升发辛散,开通诸窍之功"(《本草经疏》卷1),用为臣药。两药相配吹鼻,共奏开通肺气、通关开窍之功,故名通关散。

本方配伍特点:以辛温走窜、刺激性强之品相须为用,药精力专。

【类方比较】本方与苏合香丸均有开窍作用,可用于气厥、痰厥、中恶等证。苏合香丸药物众多,通过口服,药物被吸收后才能发挥其芳香化浊,温通开窍,行气止痛作用,一日可数次服用。而本方药仅二味,通过吹鼻取嚏以开通肺气,为急救催醒之方,不作常服。

【临床运用】

1. 证治要点　本方主要用于厥证,以突然昏倒,不省人事,息闭不通,牙关紧闭,面色苍白,痰涎壅盛为证治要点。

2. 加减法　为加强其开窍作用,可加麝香、薄荷,研细末吹鼻;痰浊壅盛甚者,可加生半夏、生南星、雄黄等,研细末吹鼻,或配合服用导痰汤、涤痰汤等以祛痰。

3. 本方现代常用于癔症、精神病、过敏性休克等证属气闭痰阻者,慢性鼻炎、鼻窦炎等属风寒者,以及术后急性尿潴留。

【使用注意】

1. 脱证、热闭证不宜使用,高血压脑病、脑血管意外、颅脑外伤及癫痫等所致昏厥亦不宜使用。孕妇忌用。

2. 本品为急救治标之剂,只可暂用,中病即止。

3. 使用本品以取嚏为度,用量不宜过多,以防吸入气管。

【源流发展】本方始见于敦煌遗书《辅行诀脏腑用药法要》,为开窍以救卒死中恶方之一,"治诸凡卒死,息闭不通者",吹入鼻中,"得嚏则活"。唐·《备急千金要方》卷25用治自缢。宋·《类编朱氏集验医方》卷1用此方"治卒中口噤,不省人事",并提出"或用半夏"。明·《丹溪心法附余》卷1用此方"治卒中风邪,昏闷不醒,牙关紧闭,汤水不下",并将其命名为通关散,而沿用至今。

后世医家因本方药少力单,常加味使用,其变化主要有三个方面:①加辛香宣散之品,以助行气开窍,如《医宗金鉴》卷51之通关散加薄荷、生半夏,《中国药典》(1963年版)之通关散加薄荷、麝香,《中国药典》(1977年以后诸版)之通关散加鹅不食草;②加半夏、天南星等化痰药,增加本方祛痰之力,如《医宗金鉴》卷39之通关散加天南星、生半夏、薄荷;③加僵蚕、蜈蚣等以祛风止痉,如《婴童百问》卷4之通关散由猪牙皂角、天南星、麝香、蜈蚣、僵蚕组成,治小儿惊风抽搐,关窍不通。

【疑难阐释】

1. 关于本方的出处　敦煌遗书《辅行诀脏腑用药法要》载:"陶经隐居云:中恶卒死者,皆脏气被壅,致令内外隔绝所致也,神仙有开五窍以救卒死中恶之方五者,录如下:……吹鼻以通肺气:治诸凡卒死,息闭不通者,皆可用此法之。皂角刮去皮弦,用净肉,火上炙燥,如杏核心大一块,细辛根等分,共为极细末,每用苇管吹鼻中少许,得嚏则活也。"该书原题"梁·华阳隐居陶弘景撰",经考察当为陶氏弟子述师之作,约成书于陶弘景(公元456—536年)之后至隋唐期间,是一部道家医书[1]。而唐·《备急千金要方》成书于公元650年,故本方的出处定为《辅行诀脏腑用药法要》更妥。

尽管该书所录方剂主要来源于汉代的《汤液经法》,但本方为"神仙"所授,很可能是道家秘方,还不能认定源自《汤液经法》[1~3]。

2. 关于本方的作用机制 本方药仅二味,通过搐鼻取嚏,即可通关开窍。因鼻为肺窍,肺主一身之气,刺激鼻窍得嚏,使肺气得以宣通,气机闭塞得解,则诸窍通利,神志清醒。尽管本方药性辛温,猪牙皂角又有较强的祛痰作用,但临床使用时用量很小,药物又往往随嚏而出,很难被吸收,更难充分发挥其温通祛痰的作用。因此,本方主要是通过刺激鼻窍得嚏,开通肺气,通畅气机,以达到通关开窍的目的。

3. 关于中风 《丹溪心法附余》卷1载本方"治卒中风邪,昏闷不醒,牙关紧闭,汤水不下"。《成方便读》卷2也说:"此亦治中风闭证。"中风,当代一般指脑血管意外,如使用本方取嚏,可能引起一过性胸、腹腔内压力升高和血压升高,有可能使病情加重,故当代文献将脑血管意外等脑实质病变列为本方禁忌证。

4. 关于"通关"的含义 通关,是指通关窍。人体除口、鼻、眼、耳、前后二阴九窍外,还有心窍,即心神之窍。以"通关"命名方剂,是提示其有通关窍的作用,如《圣济总录》卷15之通关散,治脑风,鼻息不通;《喉科指掌》卷1之通关散,治咽喉急症,可通利咽喉;《串雅补》卷2之通关散,治关膈不通,可令食水得进;《医方类聚》卷136之通关散,治小便不通,可通利小便。而本方的含义,是指对神昏口噤、气闭不通等证,有开窍通关的作用。

【方论选录】

1. 张秉成:"此亦治中风闭证之一法也。凡邪气骤加,正气被遏,经隧不通,肢厥脉绝,此时不特药力所不能达,且亦不能进,惟有取嚏一法,先开其关,使肺气一通,则诸脏之气皆通,然后方可用药施治。二味皆辛散之品,俱能开窍,均可上行,合之为散,以搐鼻中,一取嚏而关即通也。"(《成方便读》卷2)

2. 陈潮祖:"卒倒无知,病情危急,当务之急,应当使其苏醒,使用本方搐鼻取嚏,乃是一种应急措施。方中细辛辛通气机,皂角涤痰泄浊,二药辛窜而有刺激作用,鼻窍受其刺激,一嚏气机即通,从而达到通关开窍目的。本方之所以采用'搐鼻取嚏',是因鼻属气的出入门户。肺系通联三焦,三焦气闭只须通其肺窍而三焦之气可通。嚏是气机已通现象,故以得嚏为其见效指征。一般认为此方是用细辛辛通气机,皂角涤痰去垢,从而达到开窍目的。但因此药并未内服,只吹少许于鼻,得嚏即苏,谓系通过涤痰达到开窍目的,似乎有点牵强。作刺激鼻窍解释,与刺激人中、合谷二穴能治气厥如出一辙,似乎更近情理。"(《中医治法与方剂》)

3. 宗全和,等:"本方因对气机运行受阻,清窍闭塞所致的神昏症有缓解作用,故名'通关散'。方中猪牙皂角辛温燥烈,祛痰开窍;细辛宣散通窍。二者合用搐鼻取嚏,使肺气宣通,气机畅达,诸窍得通,则神志可清。"(《中医方剂通释》卷4)

【评议】 注家对本方的作用看法相近,窍闭神昏,"此时不特药力所不能达,且亦不能进"(《成方便读》卷2),以本方取嚏,"使肺气宣通,气机畅达,诸窍得通,则神志可清"(《中医方剂通释》卷4)。陈氏还指出"此药并未内服,只吹少许于鼻,得嚏即苏,谓系通过涤痰达到开窍目的,似乎有点牵强"(《中医治法与方剂》),此言有理。因此,本方用后能否得嚏,可作为气机是否通畅的指征,故前人有"嚏者可治,无嚏者为肺气已绝,不治"的说法。

【验案举例】

1. 中恶 《谢映庐医案》卷6:陈调元之子,五岁,忽然昏倒,目瞪鼻煽,咽喉气壅,两手握拳,举家大哭。时已傍晚,同辈环视,莫敢用药。余用通关散吹入鼻中,连搐二管,始得一嚏;又搐一管,连得二嚏;复用红棉散葱汤调服一钱,令其裹取微汗,即瘥。此幼稚肺气娇薄,腠理不固,感阴物恶毒之气,阻塞肺窍,清道壅而不宣者。取其嚏,发其汗,则塞者开而壅者通矣。

按语:《备急千金要方》卷 25 载:《集验方》用通关散治中恶。本案以之得嚏,复以发表化痰,均为开塞通壅。

2. 中食 《谢映庐医案》卷 2:李妇,胸腹大痛,忽然昏倒,手足逆冷,口不能言,两手握固,两尺脉细。先一医断其脉绝,必死,已煎就附子理中汤之药,希图援救。适闻余至,请视。诊得两尺果无,而症与脉反,若果真脱,岂有不面青大汗之理。书云:上部有脉,下部无脉,其人当吐,不吐者死。似此必伤食所致,以故胸中痞塞,阴阳不通,上下阻绝,理宜先开上窍,俾其中舒。因问:"曾伤食否?"伊姑曰:"曾到戚家贺寿,油腻、肉、面,颇为大啖。"因放胆用法而不用药,令炒盐一两,热水灌服,兼用通关散吹鼻,大嚏大吐,顷刻而醒,吐出完肉数块、面、蛋带痰数碗,其病如失。

按语:此案为食厥,病由食滞上脘,气机不通,当用吐法,因而越之,合通关散开窍通关,为两法同用,不但使食积得出,且使气机得畅,取效更速,有锦上添花之妙。

3. 溺水昏迷 《河南中医》(1999,6:54):某男,3 岁,溺水 5 分钟后被村人救起,即倒置其体,将肺胃之水液倒出,行人工心肺复苏,心跳、呼吸恢复,但未清醒,即送医院急诊,经用通关散少许吹鼻 2 次,倾刻病儿哭闹,神志转清,入院调治 5 天而安。

按语:溺水后气机闭塞,以通关散吹鼻得嚏,使气机畅利,神志清醒。

4. 鼻腔异物 《河南中医》(1999,6:54):某男,2 岁,因年幼无知,玩耍中误将一花生仁塞入右鼻孔,深达 3cm,患儿哭闹不止,到五官科就诊,欲钳取困难,后到儿科求助,即用通关散少许吹入双鼻孔,倾刻喷嚏频作,竟将花生仁冲出,不安霍然而解。

按语:由于小儿欠合作,取出鼻腔异物有一定困难。用通关散吹鼻取嚏,使异物随嚏而出,方法简便可行,但以异物不大,阻塞时间不长为宜。

【临床报道】

1. 肛肠手术后急性尿潴留 治疗组 68 例用通关散适量,吹入患者双侧鼻孔内,以得嚏为度,如观察 10 分钟无嚏,可再吹入少许。对照组 30 例,均给予双侧足三里穴位注射新斯的明各 0.5mg。以 1 小时内患者排出尿液、尿潴留症状消失为有效。结果:治疗组有效 59 例,有效率为 86.76%。对照组有效 23 例,有效率为 76.67%。两者无显著性差异($P>0.05$)[4]。

2. 呼吸衰竭 以加味通关液(麝香、皂角、细辛)超声雾化吸入治疗Ⅱ型呼吸衰竭患者 27 例,并与西药尼可刹米组 30 例对照。两组均给予氧疗、抗感染及对症处理,治疗组用加味通关液 3ml 加入生理盐水 10～20ml 中超声雾化吸入,每隔 4～6 小时重复使用,观察 3 天。疗效标准:呼吸困难基本消失,肺性脑病症状消失,静息状态吸气时氧分压>60mmHg,二氧化碳分压<50mmHg,血 pH 在正常范围。结果:治疗组临床治愈显效率为 70.3%,PaO_2 上升达 38.4%,咳嗽、呼吸困难、咯痰好转率、平均治疗时间与对照组比较均有显著性差异($P<0.05$)[5]。

3. 特发性便秘 治疗组 30 例用通关散 4g 加蜂蜜 20ml 调匀注入肛内,对照组 26 例用开塞露 1 个注入肛内。两组治愈各 11 例、7 例,显效各 16 例、9 例,有效各 2 例、6 例,无效各 1 例、4 例,总有效率各为 96.7% 和 84.7%,差异显著($P<0.05$)[6]。

参 考 文 献

[1] 王淑民.《辅行诀脏腑用药法要》与《汤液经法》、《伤寒杂病论》三书方剂关系的探讨[J]. 中医杂

志,1998,39(11):694-696.

[2] 王淑民. 敦煌卷子《辅行诀脏腑用药法要》考[J]. 上海中医药杂志,1991,(3):36-39.

[3] 朱建平. 通关散方源考[J]. 中国医药学报,2002,17(2):114-115.

[4] 邓月华. 通关散外用治疗肛肠手术后急性尿潴留 68 例[J]. 中国中西医结合外科杂志,1998,4(2):86.

[5] 池逊,吴焕林,邹旭,等. 加味通关液超声雾化吸入治疗Ⅱ型呼吸衰竭的临床观察[J]. 中医杂志,1997,38(9):539-540.

[6] 梁劲军,郭锡泉,肖桂玲,等. 蜜调通关散注肛治疗严重特发性便秘 30 例[J]. 中国中西医结合消化杂志,2002,10(5):306.

（王存选　陈如泉　陈　力）

第十二章

理 气 剂

　　凡以理气药为主组成,具有行气或降气的作用,用于治疗气滞或气逆病证的方剂,称为理气剂。

　　理气方剂的应用有着悠久的历史。早在《素问·六微旨大论》就说到"出入废则神机化灭,升降息则气立孤危。非出入则无以生长壮老已,非升降则无以生长化收藏。是以升降出入无器不有",指出人体的生命活动,无非是气的升降出入的生化运动。如果一旦遭受各种致病因素的侵犯,就有可能导致气的升降出入运动异常而发生疾病,所以《素问·举痛论》说:"百病生于气也。"基于上述认识,《素问·至真要大论》进一步提出了气病的治疗原则,其中"逸者行之"、"结者散之"与"木郁达之"(《素问·六元正纪大论》),概括了行气的治法;"高者抑之"、"惊者平之"包含了降气的治法,成为理气方剂的立论依据。《神农本草经》所收载的药物中,已包括了木香、枳实、厚朴、桔梗、射干、款冬花、紫石英、钟乳石等常用的行气与降逆药物,为理气方剂的产生奠定了药物学基础。东汉末年张仲景的《伤寒杂病论》中,记载了厚朴三物汤、半夏厚朴汤、枳实薤白桂枝汤、旋覆代赭汤、橘皮竹茹汤、大半夏汤等众多的调理气机方剂,反映了仲景对于气机阻滞和气机逆乱证治的重视,而且这些方剂配伍严谨,选药精当,被历代医家奉为圭臬,对后世理气方剂的组方配伍及其运用产生了深远的影响。隋·巢元方的《诸病源候论》专列"气病诸候",较为系统地阐述了气病的病因、病机与临床表现,为理气法的应用奠定了理论基础。唐·孙思邈的《备急千金要方》、王焘的《外台秘要》,广搜博采,荟萃了诸多行之有效的理气方剂,保留了古代医家的许多宝贵经验。宋·严用和的《济生方》收载方剂以临床实用为特色,其中的四磨汤、橘核丸等至今仍为中医临床所习用。至金、元时期,随着各种学术流派的形成,学术思想空前活跃,对于理气法的运用更为广泛,创制了众多颇具时代特色的理气方剂。如刘完素《素问病机气宜保命集》中的金铃子散、李杲《内外伤辨惑论》中的厚朴温中汤、《兰室秘藏》中的乌药汤等,皆成为传世的名方。若论在气病治疗的理论与实践方面均卓有建树的当推元代朱震亨,他继承《内经》"百病生于气也"以及《难经》"气者,人之根本也"的理论,进一步指出:"气血冲和,万病不生,一有怫郁,诸病生焉。故人身诸病,多生于郁"(《丹溪心法》卷3)。所谓"郁",即"结聚而不得发越也。当升者不得升,当降者不得降,当变化者不得变化也"(《金匮钩玄》卷1),强调气血郁滞是导致多种疾病的重要病理因素,据此而创越鞠丸以治疗因气机郁滞而致六郁。此后,明代医家叶文龄《医学统旨》柴胡疏肝散、秦景明《症因脉治》丁香柿蒂汤、张时彻《摄生众妙方》定喘汤、张介宾《景岳全书》暖肝煎等方剂的问世,更加丰富了理气剂的内容。清代医家汪昂首次将上述方剂以"理气之剂"加以概括,至此,理气方剂始在方书中独立成篇。目前理气剂主要应用于心血管系统、消化系统、呼吸系统、神经系统、泌尿系统等方面的疾病,在冠心病心绞痛、心律失常、急慢性胃炎、胃神经官能症、胃扩张、胃及十二指肠球部溃疡、幽门不全梗阻、神经性呃逆、急慢性肝炎、胆囊炎、急慢性支气管炎、支气管哮喘,以及恶性肿瘤放化疗过程中肠胃道反应的治疗方面取得了较为显著的疗效。但有关本类方剂的实验研究工作开展得尚较少，亦不够深入，对此今后应当予以重视和必要的投入，以进一步揭示气病的实质与理气方剂的作用机制，进而为更加合理而正确地应用理气剂提供依据。

理气剂是为治疗气滞或气逆证候而设，治疗总以调节气的升降为原则，若以郁滞为主者，治宜行气而调之；如以冲逆为主者，则当降气以平之，故而理气剂一般分为行气与降气两类。

1. 行气剂 具有疏畅气机的作用，适用于气机郁滞的病证。临床以脾胃气滞证和肝气郁滞证为常见。脾胃气滞多见有脘腹胀满，嗳气吞酸，呕恶食少，大便不调等症，常选用疏理脾胃气机之药如陈皮、厚朴、木香、枳壳、砂仁等为主组方；肝气郁滞多见有胸胁或少腹胀痛，或疝气疼痛，或月经不调、痛经等症，常选用疏肝理气之药如香附、川楝子、青皮、乌药、郁金等为主组方。在配伍用药方面，一般依据脏腑病位以及气滞所兼夹的病理因素酌定，大体上有以下几类。①配活血药，如川芎、当归、桃仁、赤芍、丹参、延胡索之类，其中尤以活血而兼行气作用者为佳。盖气与血的关系至为密切，血液的正常运行，全靠气机的调畅，大凡气机郁滞，常致血行不畅，因而气郁之证，常合并有不同程度的瘀血存在，故行气方剂常据气滞之久暂以及瘀血的程度，适当配伍活血化瘀药物，既能顾及瘀血之兼证，又利于气机的流畅。如越鞠丸与柴胡疏肝散中之川芎，金铃子散与加味乌药汤中之延胡索，橘核丸中之桃仁、延胡索，启膈散中之丹参。②配温里药，如肉桂、干姜、高良姜、小茴香、草豆蔻之类。由于寒主收引，其性凝敛，影响气机的畅达而成寒凝气滞之证，故对于气滞兼寒之证宜配入温里药，以增温里散寒，行气开郁之功。如天台乌药散中之高良姜、小茴香，暖肝煎中之肉桂、小茴香，良附丸中之高良姜，厚朴温中汤中之干姜、草豆蔻等。③配清热药，如栀子、牡丹皮之类。因气机失畅，郁而不行，易于化热生火，此时应当酌伍清热泻火之品以清怫郁之热。方如越鞠丸中之栀子。④配化痰药，如半夏、天南星、瓜蒌、贝母之类。盖因人体津液的运行敷布，有赖于气机的调畅，故当七情内伤，气机郁滞，影响肺胃的宣降功能，常致津液失于布散，凝聚为痰而成痰气互结之证，此时在行气方中伍以化痰之品可收痰气并治、相辅相成之功。如半夏厚朴汤中之半夏，瓜蒌薤白白酒汤、瓜蒌薤白半夏汤以及枳实薤白桂枝汤中之瓜蒌、半夏，启膈散中之贝母等。⑤配滋阴养血药，如当归、枸杞子、白芍之类。肝为藏血之脏，肝郁气滞日久最易暗耗阴血，故疏肝行气解郁之剂，在组方配伍时常顾护其虚，适当加入养血之品补肝体以遂肝用。如柴胡疏肝散中之白芍，暖肝煎中之当归、枸杞子等。此外，若气机失畅，水道不利，湿浊内生者，宜配伍健脾祛湿之品以兼顾之，如越鞠丸中之苍术、厚朴温中汤中之茯苓、橘核丸中之木通等；若气郁日久不解，血滞痰凝，结为肿块者，可酌配咸润软坚散结之品以提高疗效，如橘核丸中之海藻、昆布、海带；对于气滞又见有气虚者，宜配入补气之品以兼顾其虚，即便无明显气虚之象者，由于行气药物辛香走窜，易于耗散正气，佐以补气之品亦有行气而不耗气之妙，如四磨汤中之人参。行气剂的代表方有越鞠丸、柴胡疏肝散、枳实薤白桂枝汤、半夏厚朴汤、金铃子散、天台乌药散、加味乌药汤等。

2. 降气剂 具有降气平喘或降逆止呕的作用，适用于气机上逆的病证，临床以肺气上逆证和胃气上逆证较为常见。肺气上逆以咳喘为主要见症，常选用降气平喘，止咳祛痰之药如苏子、桑白皮、杏仁、厚朴、半夏、前胡、款冬花等为主组方；胃气上逆以呃逆、呕吐、噫气等为主要见症，常选用降逆和胃之药如旋覆花、代赭石、半夏、竹茹、丁香、柿蒂等为主组方。在配伍用药方面，亦当依据脏腑病位以及气逆所兼夹的病理因素而定，大体上有以下几类。①配补益药，如人参、当归、炙甘草、大枣之类。对于肺胃气逆而兼气血不足者，适当配合补益气血之品,可收标本兼顾之效。如苏子降气汤中之当归、旋覆代赭汤与橘皮竹茹汤中之人参、炙甘草、大枣,丁香柿蒂汤与大半夏汤中之人参等。②配温肾纳气药,如肉桂、沉香之类。因肺司呼气,肾主纳气,故对咳喘日久,兼有肾不纳气者,每于降气的同时,配伍温肾纳气之品,以增强疗效,如苏子降气汤中的肉桂,即为纳气入肾治疗下虚而设,若将肉桂易为沉香,则纳气平喘之力更著。③配敛肺止咳药,如白果、五味子之类。由于咳喘日久,耗散肺气,且肺气受损,又会影响其肃降之性。故降气平喘方中适当配伍收涩之品,可增强其止咳平喘之效,如定喘汤中之白果等。降气剂的代表方有苏子降气汤、定喘汤、旋覆代赭汤、橘皮竹茹汤、丁香柿蒂汤等。

以上将行气剂与降气剂的主要配伍方法分而论之,实际上两类方剂的组成大多行气与降气并用,一来不少理气药物本身行气与降气之功兼备,如厚朴、沉香、枳壳、陈皮、砂仁等,二来行气方剂常配伍降气之品,降气方剂亦常配伍行气之味。这是因为气滞与气逆均是气机失调的表现,二者常常同时出现,只是在病机上有所侧重而已,如枳实薤白桂枝汤所治气滞之证,也兼有气逆抢心的见症,苏子降气汤所治气逆之证,亦见胸膈满闷等气滞之象。

应用理气剂应注意以下几个方面:首先,由于气滞与气逆常相兼并见,治疗时应注意辨清其轻重主次,以选用适当的理气方剂,并斟酌方中行气药物与降气药物的比重。其次,导致气滞与气逆的原因有多种,如阴寒内盛、七情郁结、湿痰瘀血内阻等常为气滞之因,痰壅于肺、气虚阴伤等常为气逆之由,一旦气机失调又可能产生瘀血、湿阻、痰凝、化火、食积等继发性病理因素,所以,使用理气剂时审证析因务求详明,遣药制方才能丝丝入扣。其三,理气药物大多辛温香燥,易于耗气伤津,助热生火,使用时当适可而止,慎勿过剂,或适当配伍益气滋润之品以制其偏;若患者属年老体弱或素体气虚阴亏、内热较甚者,则当慎用,或随证配伍相应的药物。此外,理气药物辛散走窜,有动血及动胎之弊,对于有出血倾向的患者或妇女适值经期者,亦应慎用,孕妇则不宜使用本类方剂。

(樊巧玲)

第一节 行 气

越 鞠 丸
(《丹溪心法》卷3)

【异名】芎术丸(《丹溪心法》卷3)、越曲丸(《松崖医径》卷下)。

【组成】苍术 香附 抚芎 神曲子 栀子各等分

【用法】上为末,水泛为丸,如绿豆大。

【功用】行气解郁。

【主治】六郁证。胸膈痞闷,脘腹胀痛,嗳腐吞酸,恶心呕吐,饮食不消。

【病机分析】本方所治,乃气、血、痰、火、湿、食六郁而以气郁为主之证。朱震亨认为:"人生诸病,多生于郁"(《丹溪心法》卷3)。何谓郁?其门人戴元礼曰:"郁者,结聚而不得发越也,当升者不得升,当降者不得降,当变化者不得变化也"(录自《丹溪心法》卷3)。可见,郁的本质是"结聚"。人身之中,气、血、痰、火、湿、食皆可结聚为病,故均可致郁,因而有"六郁"之称。六郁之中,又以气郁为先。"气者,人之根本也"(《难经·八难》),气机冲和调达,升降出入有序,周流运行不息,则脏腑功能协调,肢体百骸舒畅。若喜怒无常,忧思过度,寒温不适,饮食不节,均可引起气机失常而致病。气机郁滞,可影响血液运行而致血郁,影响津

1109

液敷布而致湿郁、痰郁,影响脾胃受纳运化而致食郁,气郁不解又可生热化火,诸郁随之而起。六郁既生,故见胸膈痞闷,脘腹胀痛,吞酸呕吐,饮食不消等症。

【配伍意义】由于六郁之中以气郁为主,故本方立意重在行气解郁,使气行则血行,气畅则痰、火、湿、食诸郁随之而消。如《成方便读》卷2所说:"治郁者必先理气,以气行则郁行,气阻则郁结耳。"方中香附行气解郁,以治气郁,黄宫绣谓:"香附专属开郁散气"(《本草求真》卷3),用为君药。川芎为血中气药,有活血行气之功,既能治血郁,又可加强君药行气解郁之力。苍术气味芳香雄烈,可以悦脾化湿,以治湿郁。朱氏习以上述三味相协以治郁证,其本意则是取苍术、川芎之升配香附之降,升降相因,令郁散而气行。他曾说:"苍术、抚芎,总解诸郁⋯⋯凡郁皆在中焦,以苍术、抚芎开提其气以升之"(《丹溪心法》卷3)。又说:"此方药兼升降者,将欲升之,必先降之,将欲降之,必先升之。苍术辛烈雄壮,固胃强脾,能径入诸经,疏泄阳明之湿,通行敛涩;香附,阴中快气之药,下气最速,一升一降,故郁散而平。抚芎足厥阴药直达三焦,上行头目,下行血海,为通阴阳气血之使"(录自《医方集解·理气之剂》)。可见,朱氏原意与后人对本方用药的理解有一定差异。山栀清热泻火,以治火郁。神曲消食和胃,以治食郁,《汤液本草》卷6云其"调中下气,开胃消宿食"。以上共为臣佐药。诸药配合,则气行血活,湿祛热清,食化脾健,气、血、湿、火、食五郁自解。至于痰郁,或因气滞湿聚而生,或因饮食积滞而致,或因火邪炼津而成,今五郁得解,则痰郁自消,故药虽只用五味,却可统治六郁之证,体现了治病求本的精神。

本方的主要特点是:①以五药医六郁,贵在治病求本。②诸法并举,重在调理气机。

【临床运用】

1. 证治要点　本方为治疗六郁证的名方,临床以胸膈痞闷,脘腹胀痛,饮食不消为证治要点。

2. 加减法　本方示人以治郁大法,临床使用时可视何郁为重,重用相关药物,并适当加减。若气郁偏重,可重用香附,酌加木香、枳壳、郁金以加强行气解郁之力;若血郁偏重,可重用川芎,酌加桃仁、赤芍、红花等以助活血祛瘀;若湿郁偏重,可重用苍术,酌加茯苓、厚朴、白芷、泽泻等以祛湿;若火郁偏重,可重用栀子,酌加黄芩、黄连、青黛以清热泻火;若食郁偏重,可重用神曲,酌加山楂、麦芽、砂仁以消食化滞;若痰郁偏重,酌加半夏、瓜蒌、天南星、海浮石以化痰。

3. 本方现代常用于治疗胃肠神经官能症、胃肠功能紊乱、消化性溃疡、慢性胃炎、胆道系统感染、胆石症、慢性肝炎、肋间神经痛、精神失调症、梅核气、痛经,以及偏头痛、顽固性继发性癫痫、低血钾、冠心病、脑血栓、顽固性口腔溃疡、闭经、盆腔炎等属气、血、湿、痰、火、食等郁滞为患者。

【源流发展】越鞠丸乃治疗六郁的名方。关于"郁",早在《素问·六元正纪大论》就提到了"五郁"及其相应的治疗大法:"木郁达之,火郁发之,土郁夺之,金郁泄之,水郁折之。"元·王安道在《医经溯洄集·五郁论》明确指出了郁的含义:"凡病之起,多由乎郁。郁者,滞而不通之义。"朱震亨首倡"六郁"之说,他于《丹溪心法》卷3辟"六郁"门,在开头部分就言明自己的观点:"气血冲和,万病不生,一有怫郁,诸病生焉。故人身诸病多生于郁。"诸郁的病位主要在脾胃,所谓"诸郁皆在中焦"。至于"六郁"的内涵,则在六郁汤中有所展示,分别为"气郁"、"湿郁"、"痰郁"、"热郁"、"血郁"、"食郁"。而诸郁的证候表现,朱氏本人未见提及,其弟子戴元礼云:"气郁者,胸胁痛,脉沉涩;湿郁者,周身走痛,或关节痛,遇阴寒则发,脉沉细;痰郁者,动则喘,寸口脉沉滑;热郁者,瞀闷,小便赤,脉沉数;血郁者,四肢无力,能食便红,脉沉;食郁者,嗳酸,腹饱不能食,人迎脉平和,气口脉繁盛者是也"(录自《丹溪心法》卷3)。吴谦等在分析本方时提到:"气郁胸腹胀满,血郁胸膈刺痛,湿郁痰饮,火郁为热,及呕吐恶心,吞酸吐苦,嘈杂嗳气,百病丛生"(《医宗金鉴·删补名医方论》卷5)。进一步充实了六郁的内涵,现今各版《方剂学》教材仍多崇吴氏之说。关于六郁的治疗,朱氏在六郁门共出两方,一为六郁汤,一为本方。前者是见何郁用何药:气郁用香附、苍术、抚芎,湿郁用白芷、苍术、川芎、茯苓,痰郁用海石、香附、天南星、瓜蒌(一本无天南星、瓜蒌,有苍术、川芎、栀子),热郁用山栀、青黛、香附、苍术、抚芎,血郁用桃仁、红花、青黛、川芎、香附,食郁用苍术、香附、山楂、神曲、针砂,春加芎,夏加苦参,秋冬加吴茱萸。此方既可视作分治六郁的六首方剂,也可理解为用药指南而非固定成方。后者的功用主治原书只提到"解诸郁"三字,虽是指功效,也提示主治为六郁证。朱氏治郁,重在调中焦气机的升降,但不局限于理气,而是理气、活血、祛湿、清热、消食或祛痰诸法并举,从上述两方的用药就可看出这一点。至明代《景岳全书》卷19提出:"凡五气之郁,则诸病皆有,此因病而郁也。至若情志之郁,则总由乎心,此因郁而得病也。"嗣后医家渐渐重视情志因素与郁证发病的关系,并将郁证定义为由情志不舒,气机郁滞所引起的一类病证,其主要表现为心情抑郁,情绪不宁,胁肋胀痛,或易怒善哭,以及咽中如有异物梗阻,失眠等,其病机主要是肝气郁结,逐渐引起五脏气机不和(其中主要是心、脾受累)。治疗以疏肝理气为主,方剂多用柴胡疏肝散之类,酌情配以活血、化痰、利湿、清热、消食等品,此外还充实了有关虚证的证治内容。可见,现代中医对于郁证的认识及治法用方,既有承袭朱氏的部分,又有所发展变化。而这种变迁,又在一定程度上影响了后人对本方君药以及方证病机的认识,并由此而造成了某些差异。秦伯未指出:"本方系一般行气解郁的主方,不是肝气的主方。……凡研究和使用成方,须从前人的理论和实践去认识它。朱丹溪对于本方明白指出,诸气膹郁,皆属于肺,又认为郁病多在中焦,脾胃失其升降,如果误认为解郁便是舒肝气,先失其本意了。"提示本方虽为解郁主方,却非专一治肝之剂,需全面理解其组方配伍意义,以利临床运用。

越鞠丸创制后,很快为世人所熟知而成为临床常用方。后世仿本方加减进而组成新方,甚至仍以"越鞠"为名者甚多。完全同名者有:①《玉机微义》卷12方:由苍术、白芷、抚芎组成,三味等分为丸。主治湿郁证。临床对风湿外感,头重痛如裹,鼻塞流涕,苔腻者有一定效验。②《玉机微义》卷17方:由桃仁、红花、川芎、香附、青黛组成,五味等分为丸。主治血郁证。此方活血行气,兼以清热,对于气血郁滞或兼化热者较为适宜。以上两方既可视作朱氏越鞠丸的变化方,也可作为六郁汤的变化方。③《口齿类要》方:由苍术(炒)、神曲(炒)、香附子、山楂、山栀(炒)、抚芎、麦芽(炒)各等分组成。主治六郁牙齿痛,口疮,或胸满吐酸,饮食少思。此即朱氏方加山楂、麦芽而成,其消食化滞之功略胜,可用于气郁食滞病证。齿痛、口疮乃郁滞化热之象,临证可酌加黄连等清热药或加重山栀之量。④《女科切要》卷2方:由香附、山栀、半夏、神曲、川芎、郁金、龙胆草组成。主治妇女思想无穷,所欲不遂,带脉不约之白淫。此即朱氏方去苍术加半夏、郁金、龙胆草,其行气解郁,清化湿热之力较强,故对肝经气滞,湿热下注之白淫带下有效。⑤《寿世保元》卷3方:由海浮石、胆南星、瓜蒌、山栀、青黛、香附、苍术、川芎组成。主治嘈杂,痰水,如阻食于膈。此即朱氏方去神曲加海浮石、胆南星、瓜蒌、青黛而成,其清化痰热之功较原方显著,故对肝郁化火犯胃,且痰湿中阻之吞酸嘈杂,胸脘不舒,以及痰热壅肺,咳嗽痰黄,胸胁疼痛,脉弦,舌红苔黄腻之证较为适宜。方名不尽相同者有:①《易氏医案》越鞠汤:由香附(醋炒)一钱,苏梗六分,连翘六分,苍术八分,神曲一钱,甘草三分,桔梗四分,黄芩八分,枳壳五分,山栀六分,抚芎六分组成。主治气秘,二便皆秘,脉两寸沉伏有力,两关洪缓无力,两尺不见。此方着重理气清热,故适用于气郁化火,手阳明腑气不通,足太阳气化不利者。②《寿世保元》卷2越鞠二陈丸:由苍术(米泔浸)、山栀子(炒黑)、南芎、神曲(炒)、香附(童便炒)、山楂肉、陈皮、半夏(汤泡,姜汁炒)、白茯苓(去皮)、海浮石、胆南星、天花粉各二两,枳壳(去瓤,麸炒)一两半,甘草(炙)半两组成。主治气湿痰热血食六郁。此即朱氏方合二陈汤加山楂、海浮石、南星、天花粉、枳壳,其化痰消食、行气解郁、宽脾快膈之功胜于朱氏方,六郁而以痰郁为主者用此方较为适宜。③《慈禧光绪医方选议》越鞠逍遥加味丸:由当归四钱,白芍三钱(炒),抚芎一钱五分,醋柴一钱五分,香附三钱(炙),苍术三钱(炒),炒栀三钱,焦曲三钱,橘红二钱,半夏三钱(炙),云苓四钱,黄连一钱五分,桑皮三钱(炙),骨皮三钱,川贝四钱,生草一钱五分组成。共研极细面,炼蜜为丸,如绿豆大,朱砂为衣,每服三钱,白开水送下。主治忧思气怒,饮食不调,损伤肝脾。此即朱氏方合逍遥散加橘红、半夏、黄连、桑皮、地骨皮、川贝母,有解郁和肝,理肺健脾,顺气化痰,清热止咳等效,故宜于肝脾不和,抑郁少食,兼有肺热咳痰者。上述诸方,或偏重燥湿,或偏重活血,或擅长消食,或长于清除湿热,或长于清化痰热,或以理气为主,或药简效专、治证单一,或大剂合方、诸郁兼顾,颇能启发后学临床活用古方之思路。

【疑难阐释】

1. 关于方证病位 本方证的性质属气郁为主的六郁证,诸家看法大致相同,但关于其病位却有三种解释。其一,肺与中焦。《医方集解·理气之剂》引朱震亨语:"肺属金,主气……伤则失职,不能升降,故《经》曰:诸气膹郁,皆属于肺。又郁病多在中焦。中焦,脾胃也,水谷之海,五脏六腑之主,四脏一有不平,则中气不得其和而先郁也。"季楚重等亦附和此说。其二,脾胃。《丹溪心法》卷3六郁门只提"凡郁皆在中焦",未论及肺,其后以吴谦等为首,《方剂学》二版教材、广东中医学院主编《方剂学》1974年版及山东中医学院《中药方剂学》等均承袭此说。认为六郁为病,主要责之脾胃气机不畅,升降失常,以致湿、食、痰、火、气、血等相因郁滞。其三,肝(胆)与脾(胃)。如《方剂学》教材四版、六版以及《医方发挥》等。认为气、血、火三郁病在肝胆,食、湿、痰三郁病在脾胃。此外,还有只论六郁,不提病在何脏者,如《方剂学》五版教材。我们认为,上述第三种观点较为符合临床实际。从肝脾的生理病理特点来看,肝主疏泄,为藏血之脏,肝胆互为表里,为相火寄居之所,若抑郁忧思等因影响到肝,则肝气郁结,肝气郁则肝血亦郁,并可化火生热而成火郁。肝病最易传脾,脾主运化而恶湿,为生痰之源,肝气郁滞,则脾胃纳运失常,水谷不化,而致湿郁、痰郁、食郁;从药物归经分析,方中所用,皆为入肝(胆)、脾(胃)之品;浏览古今有关本方的临床运用记载,用于肝脾病变甚多而治疗肺系病变者极少。以上可从不同角度分别说明本方的病位主要在于肝(胆)脾(胃)。

2. 关于本方君药 朱氏制方原意是以苍术、川芎二药为君。他认为"苍术、抚芎总解诸郁",治诸郁皆可以此二味为基础,"随证加入诸药"(《丹溪心法》卷3)。丹溪六郁汤即用川芎治六郁,苍术、香附各治五郁,足见川芎、苍术在方中的重要性。再联系越鞠丸的别名——芎术丸之取芎、术为方名来看,也可印证这一点。同时他还认为,此二味之解诸郁,要在调理中焦而升降气机。"凡郁皆在中焦,以苍术、抚芎开提其气以升之。假如食在气上,提其气则食自降矣。余皆仿此"(《丹溪心法》卷3)。考虑到本方证的主要症状——胸膈痞闷、吞酸呕吐、饮食不消等,与中焦气机升降失常有一定关联,故致力于恢复中焦气机升降和传化功能有其积极意义,然而,这种对于郁证病机以及药物功用的理解,与今天的认识已有一定差距。另一种观点是视何郁为重,选用相应药物为君,气郁以香附为君,湿郁以苍术为君,血郁以川芎为君,以此类推。吴谦、费伯雄等均持此看法。他们认为,本方用药不过示人以大法,临证尚须酌情加减,方能得古人之意而不泥古人之方。这种看法,对于启迪后学活用成方颇有可取之处,但就分析方义而言,则须从越鞠丸本身是一首成方,有其固定的组成、用量及剂型这些基本因素出发,不宜抛开这些因素单纯强调变通活用,更何况《丹溪心法》原书同卷已有一首圆机活法、随证合药的六郁汤。第三种观点是以香附为君。吴昆首先提出本方以理气为主,后人遂从之而以理气药香附作为方中君药,其中包括张秉成、盛心如以及五、六版《方剂学》教材。其理由主要是诸郁以气郁为主,气郁多责之于肝,而香附主入肝经,功擅疏肝解郁。这种看法较之上两种观点更为符合现代中医对郁证病机和有关药物的认识,是对本方配伍认识上的发展。

3. 关于方名解释 对于越鞠丸的解释,主要有两种说法:其一,以功用命名。越,发越也;鞠,弯曲也,郁也。越鞠,即发越郁结之气。朱氏谓本方"解诸郁",其门人戴元礼云:"郁者,结聚而不得发越也"(录自《丹溪心法》卷3),可见,朱氏治郁之法是使结聚之气得以发越。"越鞠"二字,系该方发越郁结之气作用的概括。故吴昆释本方名曰:"越鞠者,发越鞠郁之谓也。"其二,据方中药物命名。川芎,《神农本草经》原名芎䓖,别名抚芎,而在《左传》中名为鞠穷。栀子,《神农本草经》名木丹,《名医别录》称作越桃,至《药性论》始称山栀子。朱震亨从"越桃"与"鞠穷"中各取一字,得名越鞠丸。李时珍于芎䓖释名项云:"丹溪朱氏治六郁越鞠丸中用越桃、鞠穷,故以命名"(《本草纲目》卷14)。朱震亨创制的越桃散,即栀子一味,方名亦是取自栀子的别名。以上两说均有道理,但以第一种说法更为贴切。盖原书在越鞠丸之下明言,该方"又名芎术丸"。通常以药物命名的方剂,方名药物多为方中的主要药物,朱氏本以苍术、川芎为方中君药,取名芎术丸乃顺理成章之事,若云其同时又以栀子、川芎名方且作为正名,似乎于理不通。此外,一般由一人命名的方剂,如有两个或超过两个的方名,其中之一若用主要药物命名,其余的则多以功效、主治或某一相关因素命名,不大可能出现两个均以主要药物命名,而具体药物又不尽相同的情况。因此,以功用释方名较为符合朱氏本意。

【方论选录】

1. 吴昆:"越鞠者,发越鞠郁之谓也。香附理气解,苍术开湿郁,抚芎调血郁,栀子治火郁,神曲疗食郁。此以理气为主,乃不易之品也。若主湿郁加白芷、茯苓,主热郁加青黛,主痰郁加南星、海浮石、瓜蒌,主血郁加桃仁、红花,主食郁加山楂、砂仁,此因病而变通也。如春加防风,夏加苦参,秋冬加吴茱萸,此《经》所谓升降沉浮则顺之,寒热温凉则逆之耳。"(《医方考》卷4)

2. 季楚重:"《内经》论木郁达之五句,前圣治郁之法最详。所谓郁者,清气不升,浊气不降也。然清浊升降,皆出肺气,使太阴失治节之令,不惟生气不升,收气亦不降,上下不交而郁成矣。故经云:太阴不收,肺气焦满;又云:诸气膹郁,皆属于肺。然肺气之布,必由胃气之输,胃气之运,必本三焦之化,甚至为痛、为呕、为胀、为利,莫非胃气不宣、三焦失职所致。方中君以香附快气,调肺之郁;臣以苍术开发,强胃而资生;神曲佐化水谷,栀子清郁导火,于以达肺,腾胃而清三焦;尤妙抚芎之辛,直入肝胆以助妙用,则少阳之生气上朝而营卫和,太阴之收气下肃而精气化。此丹溪因五郁之法而变通者也。然五郁之中,金木尤甚。前人用逍遥散调肝之郁,兼清火滋阴;泻白散清肺之郁,兼润燥降逆。要以木郁上冲即为火,金郁敛涩即为燥也。如阴虚不知滋水,气虚不知化液,是又不善用越鞠矣。"(录自《古今名医方论》卷4)

3. 吴谦,等:"夫人以气为本,气和则上下不失其度,运行不停其机,病从何生?若饮食不节,寒温不适,喜怒无常,忧思无度,使冲和之气升降失常,以致胃郁不思饮食,脾郁不消水谷,气郁胸腹胀满,血郁胸膈刺痛,湿郁痰饮,火郁为热,及呕吐恶心,吞酸吐酸,嘈杂嗳气,百病丛生。故用香附以开气郁,苍术以除湿郁,抚芎以行血郁,山栀以清火郁,神曲以消食郁。此朱震亨因五郁之法而变通者也。五药相须,共收五郁之效。然当问何郁病甚,便当以何药为主。至若气虚加人参,气痛加木香,郁甚加郁金,懒食加谷蘖,胀加厚朴,痞加枳实,呕痰加姜、夏,火盛加萸连,则又存乎临证者之详审也。"(《医宗金鉴·删补名医方论》卷5)

4. 费伯雄:"凡郁病必先气病,气得流通,郁于何有?此方注云统治六郁,岂有一时而六郁并集者乎?须知古人立方,不过昭示大法。气郁者,香附为君;湿郁者,苍术为君;血郁者,川芎为君;食郁者,神曲为君;火郁者,栀子为君。相其病在何处,酌量加减,方能得古人之意而不泥古人之方。读一切医书,皆当如是观。"(《医方论》卷2)

5. 张秉成:"越鞠者,发越郁鞠之意也。郁者,抑郁不伸之谓也。《内经》本有五郁之治,此特以五运而言。然五运六气之郁,皆属无形之邪,故虽郁而易愈。若夫湿痰、瘀血、食积等物有形者,一有郁遏,则为患多矣。而治郁者必先理气,以气行则郁行,气阻则郁结耳。故首以香附流行气分之品为君,而以苍术燥湿郁,川芎行血郁,神曲消食郁,三者皆能调有形之郁而致平和。但郁则必热,所谓痞坚之处,必有伏阳,故以山栀之降火,化阴中之伏热,使之屈曲下行,而合之香附开气郁,山栀降火郁,亦仿《内经》五郁之治。此丹溪之大法,学者尤当临证变通,观病之所在,加减可也。"(《成方便读》卷2)

6. 盛心如:"是方也,丹溪本《内经》五郁之法而变通以治气、血、痰、食、湿、火诸郁也。气统于肺,血藏于肝,痰湿与食则并属于太阴阳明,火则并司于少阴少阳。香附长于行气,所以开气之郁也;苍术苦燥,所以泄湿与痰之郁也;川芎上升,所以调血之郁也;栀子苦寒,所以清火之郁也;神曲消食郁,更所以发越其郁遏之气也。气郁则血与痰、食、湿、火靡不因之而俱郁,故以香附为君。方后更备随症加减之法,用治一切郁症,无余蕴矣。"(《实用方剂学》)

7. 蒲辅周:"郁之为病,人多忽视,多以郁为虚,惟丹溪首创五郁、六郁之治,越鞠丸最好。郁证主要抓气郁、肝胃不和。"(《蒲辅周医疗经验》)

8. 秦伯未:"本方系一般行气解郁的主方,不是肝气的主方。方内用苍术解湿郁,香附解气郁,川芎解血郁,山栀解火郁,神曲解食郁,并因气行湿去,痰亦不化自解,故药仅五种,总治六郁之病。六郁之病,多由气滞为先,然后湿、食、痰、火、血相因而郁,但并非一郁而六者皆郁。又六郁的出现,各有轻重,不能同样看待。故用药应分主次,对本方亦当加减。如气郁偏重加木香,湿郁偏重加茯苓,血郁偏重加红花,火郁偏重加青黛,食郁偏重加砂仁,又痰多可加半夏,挟寒可加吴萸等。凡研究和使用成方,须从前人的理论和实践去认识它。朱丹溪对于本方明白指出,诸气臆郁,皆属于肺,又认为郁病多在中焦,脾胃失其升降,如果误认为解郁便是舒肝,先失其本意了。"(《谦斋医学讲稿》)

【评议】临床运用本方必须因病证而变通,乃诸家共识。吴昆首释"越鞠"之义,指出本方以理气为主,要言不繁。季楚重以《内经》的理论阐发"郁"的发生与肺、胃、三焦的关系,进而论及本方的配伍机制,又从前人金郁、木郁以逍遥、泻白分治兼顾生热化燥伤阴,提出善用本方者见阴虚、气虚当予滋补。吴谦等简要说明了六郁的证候表现,充实了原书主治内容,并明确提出了何郁病甚就当以何药为主的观点。费伯雄认为六郁岂能一时并集,本方不过昭示治郁大法,进一步演绎了吴谦等的观点。张秉成指出《内经》之五郁皆无形之郁,本方则兼调治湿痰、瘀血、食积等有形之郁,说明丹溪治郁之大法在《内经》的基础上又进了一步。

蒲氏认为郁证主要抓气郁、肝胃不和,反映了当代中医对郁证的看法。秦氏提出应正确理解解郁的含义,不可将本方与治肝气的专方混为一谈,其论述颇为中肯,值得借鉴。

【验案举例】

1. 郁证 《新中医》(1994,1:5):某女,22 岁,服务员。患神经衰弱多年,近因精神受刺激,出现情绪低沉,表情淡漠,胸脘痞闷,多疑善虑,心烦欲哭,失眠多梦,甚则彻夜不眠,头昏沉,体虚出汗,食欲不振,大便偏干,舌淡嫩红,苔薄腻,脉沉细滑。证属肝郁脏躁。予以越鞠丸合甘麦大枣汤加麻仁、珍珠母、龙骨、夜交藤。连服 18 剂后,诸症消失,睡眠安稳,情绪稳定。后改服加味逍遥丸、天王补心丹调理半月余,随访半年,未再发作。

2. 冠心病 《湖南中医杂志》(1987,3:43):某女,43 岁,工人。左胸闷痛,心慌,纳呆,食后腹胀,神疲乏力,表情抑郁,舌质瘀紫,苔微黄而滑腻,脉弦滑。心电图:T 波倒置,ST 段下移。实验检查:总胆固醇 280mg%。证属气滞血瘀,痰浊痹阻,胸阳不宣。方拟越鞠丸加灵脂、生蒲黄、山楂。进药 10 剂,心绞痛、胸闷、短气症状自觉减轻大半。守原方 15 剂后临床症状基本缓解,但气虚未复,继予原方加黄芪,服药月余,心电图检查:基本正常;实验检查:总胆固醇 180mg%。

3. 癫痫 《四川中医》(1991,5:19):某女,51 岁。患心内膜炎继发脑栓塞、癫痫 20 年。现每周发作 1~3 次,甚则日发数次,发作时畏寒肢冷,两目上视,四肢颤动,大汗淋漓,昏不知人,持续 10~15 分钟缓解,每 2~3 月必持续发作 3~5 天。诊见:纳呆,语謇,舌苔左半黄腻,脉沉细弦。以越鞠丸为主方,配醒脾化浊药物如白蔻仁、薏苡仁、清半夏、豆黄卷、莲子、芦根等。服药 1 年,计 60 余剂后自停。治疗后胃纳大增,言语思维较以前流利清楚,癫痫发作延至 2~4 月发作 1 次,癫痫持续状态已经 9 个月未见发生。

4. 慢性胃炎 《吉林中医药》(1994,2:35):某女,33 岁,农民。有慢性胃炎病史 3 年,近 10 余天胃脘作痛以空腹为甚,嘈杂泛酸,有烧灼样感,精神不佳,寐差,小便色黄,大便不爽,舌质红苔薄黄而腻,脉弦数,属胃气不和,湿热蕴中。方选越鞠丸加黄连、吴茱萸、厚朴、枳壳、木香,服药 3 剂后,胃脘灼痛泛酸等证均减,睡眠亦佳,大便正常。原方继服 8 剂,胃脘痛基本消失,后又投和胃之剂以巩固疗效。

5. 脑血栓 《时珍国药研究》(1993,1:41):某男,75 岁。患者于 7 月前因胃溃疡穿孔行外科手术,术后 1 个月,左侧上、下肢麻木,站立不稳,嘴角歪斜。用脉通、维脑路通、丹参片治疗 5 月余,未见明显疗效。初诊:精神抑郁,烦躁失眠,头痛目眩,胸闷腹胀,食欲不振,嗳气吐酸,面色黧黑,左侧喎僻不遂,血压 140/90mmHg,舌淡苔白,脉弦细。辨证属情志不遂,气血郁滞,血脉空虚,脉络失养,拟越鞠丸,以温开水入黄酒少许送服。服药 15 天后,诸症均减轻,续服 20 天后左半身能自由活动。为巩固疗效,加服归脾丸、六味地黄丸 1 个月善后调理。

按语:越鞠丸之运用,重在变通,前贤早有明示。案 1 气郁而兼脏阴不足,心肝不和,故配合以甘麦大枣及安神之品;案 2 血郁偏重,故加入活血化瘀药;案 3 痰浊偏胜,故增加祛痰化浊之力;案 4 湿热内郁,故处方中又含左金丸、连朴饮之意;案 5 从诸郁论治脑血栓后遗症,投以原方,竟使久用常规药物不效者有了明显起色。丹溪云:越鞠丸"解诸郁",信矣。

【临床报道】

1. 梅核气 以本方为基本方,治疗梅核气 44 例。痰多加二陈汤;咽干加麦冬、玄参;食少加鸡内金、麦芽;胸闷加厚朴、苏梗;心烦加淡豆豉、郁金。结果:痊愈 19 例,总有效率为 95.45%[1]。

2. 消化性溃疡 本方加柴胡、白芍、罂粟壳治疗消化性溃疡 50 例。若气滞偏重者加枳壳;痰湿偏重者加茯苓、法半夏;火郁偏重者加黄连;食积偏重者加麦芽;脾胃虚寒者去栀子,加党参、高良姜。20 天为 1 疗程,隔 5 天再进行第 2 个疗程。结果:全部 50 例患者,治愈(自觉症状消失,纤维胃镜或胃肠钡餐证实原发病灶消失)19 例(38%),有效(临床症状和体征消失,纤维胃镜或胃肠钡餐检查证实原发病灶缩小 1/3 以上)25 例(50%),无效(自觉症状减轻或如故,纤维胃镜或胃肠钡餐证实原发病灶无变化)6 例(12%),总有效率 88%。其中,胃溃疡 19 例,治愈 8 例(42%),有效 9 例(47%),无效 2 例(11%),总有效率 89%;十二指肠球部溃疡 24 例,治愈 9 例(38%),有效 12 例(50%),无效 3 例(12%),总有效率 88%;复合性溃疡 7 例,治愈 2 例(29%),有效 4 例(57%),无效 1 例(14%),总有效率 86%。一般用药 10 天后症状明显改善,1 个疗程后主要症状消失,最长不超过 1 个月,症状有效率达 98%[2]。

3. 功能性消化不良 采用国际通用的功能性消化不良的诊断标准,收集了 90 例门诊病例,随机分为治疗组 60 例和对照组 30 例。治疗组用越鞠丸随症加减进行治疗,1 个月为 1 疗程;对照组用西沙必利 10mg,每口 3 次,饭前 30 分钟服用。结果治疗组 60 例中,临床治愈 25 例,占 41.7%;显效 18 例,占 30.0%;有效 10 例,占 16.7%;无效 7 例,占 11.7%;总有效率为 88.3%。对照组 30 例中,临床治愈 4 例,占 13.3%,显效 6 例,占 20.0%;有效 7 例,占 23.3%;无效 13 例,占 43.3%;总有效率为 56.7%。2 组比较治愈显效率和总有效率有显著性差异($P<0.05$),治疗组疗效优于对照组[3]。

4. 糖尿病胃轻瘫 越鞠丸加党参、枳壳、赤芍、白芍、炒鸡内金为基础方治疗 2 型糖尿病胃轻瘫 80 例。随症加减:上腹胀满者,加佛手、焦山楂;恶心呕吐痰涎者,加半夏、竹茹;泛酸者,加黄连、吴茱萸、延胡索;大便干结者,加枳实、生大黄。30 天为 1 疗程,1 疗程结束后评定疗效。结果显效(临床症状基本消失,X 线钡餐检查胃排空时间<4 小时)40 例,有效(临床症状明显好转,X 线钡餐检查胃排空时间 4~6 小时)33 例,无效(临床症状无明显减轻或反而加重,X 线钡餐检查无变化)7 例,总有效率 91.25%。治疗后随访 3 个月,复发 6 例,复发率 7.5%[4]。

5. 高脂血症 将 74 例高脂血症患者随机分为 2 组,治疗组 44 例,以越鞠丸为基本方,头晕者,加天麻;胸闷心悸者,加瓜蒌、丹参;腰膝酸软者加枸杞子。水煎服,每日 1 剂,连用 8 周。对照组 30 例,口服血脂康胶囊(0.6g/次,2 次/d)。结果显示,治疗组治疗后 4 周、8 周血清 TC、TG、LDL-C 均明显降低,HDL-C 升高,与治疗前及对照组治疗后比较有显著性差异($P<0.05$ 或 $P<0.01$);治疗组总有效率为 79.55%,对照组为 53.33%,治疗组明显优于对照组($P<0.05$)[5]。

6. 不寐 将 78 例不寐患者随机分为两组。治疗组 40 例以越鞠丸加味治疗,基本方:香附 10g,川芎、栀子、半夏、天门冬、焦神曲各 9g,苍术 6g,枣仁、珍珠母各 30g,合欢皮 15g。气虚乏力者加太子参,茯神;血虚心悸者加龙眼肉,当归;阳虚自汗者加桂枝,炙甘草;阴虚口渴者加生地,麦冬;气滞胁痛者加郁金,延胡索;舌黯血瘀者加丹参,红花;心火亢盛者加黄连,朱砂(冲服);肢体麻木者加姜黄,桑枝。15 天为 1 疗程。对照组用艾司唑仑 1mg,睡前服,每日 1 次,口服谷维素 20mg,每日 3 次,15 天为 1 疗程。治疗组治愈(每晚睡眠 6 小时以上,伴随症状消失)12 例,显效(睡眠明显好转,睡眠时间增加 3 小时以上,深度增加)16 例,有效(症状减轻,睡眠时间较前增加,但不足 3 小时)10 例,无效(治疗前后无明显改善)2 例,总有效率 95%。对照组治愈 2 例,显效 8 例,有效 12 例,无效 16 例,总有效率 57.9%。

两组有显著性差异($P<0.01$)[6]。

【实验研究】抗抑郁:给雄性 ICR 小鼠灌服越鞠丸提取物,结果显示越鞠丸提取物可以明显缩短小鼠强迫游泳不动时间,缩短小鼠悬尾不动时间,拮抗利血平所致的小鼠体温下降,增加 5-羟色胺酸(5-HTP)诱导小鼠甩头总次数,使得 5-羟基吲哚乙酸(5-HIAA)/5-羟色胺(5-HT)比值减少。显示越鞠丸提取物可以改善小鼠抑郁状态的行为,具有一定的抗抑郁作用[7]。

参 考 文 献

[1] 禹永明.越鞠丸加减治疗梅核气 44 例[J].云南中医杂志,1992,(5):16.

[2] 阳怀来.加减越鞠丸治疗消化性溃疡——附 50 例临床观察[J].湖南中医杂志,1989,(1):9.

[3] 史成和.越鞠丸加减治疗功能性消化不良 60 例临床观察[J].北京中医药大学学报:中医临床版,2005,12(1):15-17.

[4] 杨玉莲.越鞠丸加味治疗 2 型糖尿病胃轻瘫 80 例[J].山东中医杂志,2007,26(8):529-530.

[5] 孙素芹.越鞠丸加减治疗高脂血症 44 例临床观察[J].上海中医药杂志,2008,42(1):35-36.

[6] 蔡小平.越鞠丸加减治疗不寐 40 例[J].陕西中医,2003,23(8):727.

[7] 尉小慧,畅洪昇,翟卫峰,等.越鞠丸提取物 YJ-XCC1Z3 抗抑郁作用研究[J].中国中药杂志,2007,32(24):2628-2631.

(瞿 融 张卫华)

柴胡疏肝散

(《医学统旨》,录自《证治准绳·类方》卷 4)

【异名】柴胡舒肝散(《验方新编》卷 5)、柴胡疏肝汤(《不知医必要》卷 2)。

【组成】柴胡 陈皮醋炒各二钱(各 6g) 川芎 芍药 枳壳麸炒各一钱半(各 5g) 甘草炙五分(3g) 香附一钱半(5g)

【用法】上作一服。水二盏,煎八分,食前服。

【功用】疏肝解郁,行气止痛。

【主治】肝气郁滞证。胁肋疼痛,胸闷喜太息,情志抑郁易怒,或嗳气,脘腹胀满,脉弦。

【病机分析】肝喜条达而恶抑郁,其经脉布胁肋,循少腹。若情志不遂,木失条达,则致肝气郁结,经气不利,胁肋疼痛,甚则胸脘腹部胀闷;疏泄失职,则情志抑郁;久郁不解,肝失柔顺舒畅之性,则情绪急躁易怒;肝气横逆犯胃,胃气失和,故嗳气频作;脉来弦长,亦为肝郁不舒之征。

【配伍意义】本方所治诸证皆由肝气郁结而致,治当顺其条达之性,发其郁遏之气。方中柴胡苦辛微寒,归经肝胆,功擅条达肝气而疏郁结,用为君药。香附苦辛而平,专入肝经,长于疏肝理气,并有良好的止痛作用;川芎味辛气雄,入肝胆经,能行气血,疏肝开郁,止胁痛,二药相合,共助柴胡以解肝经之郁滞,而增行气止痛之效,同为臣药。陈皮理气行滞而和胃,醋炒以入肝行气;芍药(现临床多用白芍)、甘草养血柔肝,缓急止痛,俱为佐药。甘草调和药性,兼作使药。诸药相合,共奏疏肝解郁,行气止痛之功。

本方配伍特点是:以大队辛散入肝理气之药为主,参以养血柔肝、通行血脉、和胃之品,疏肝之中兼以养肝,理气之中兼以调血,治肝之中兼以和胃。

【类方比较】本方由四逆散加减变化而来,均有疏肝理气之功。但四逆散之柴胡、枳实、芍药、甘草四药等量,主要在于调理肝脾气机;本方则重用柴胡,轻用甘草,将枳实易为枳壳,再加香附、陈皮、川芎等药,重在行气疏肝,并能和血止痛,为治疗肝郁气滞诸证的代表方和常用方。

【临床运用】

1. 证治要点　本方为疏肝解郁的常用方剂,临床运用时以胁肋胀痛,脉弦为证治要点。

2. 加减法　若胁肋疼痛较甚者,酌加当归、郁金、乌药等以增强行气活血之力;若肝郁化火,口渴舌红,脉象弦数者,酌加山栀、黄芩、川楝子等以清肝泻火。

3. 本方现代常用于治疗肝炎、慢性胃炎、胁间神经痛等辨证属于肝郁气滞的多种疾病。

【使用注意】本方芳香辛燥,易于耗气伤阴,不宜久服。若胁痛而伴口干,舌红苔少等肝阴不足之证者,应配伍养血滋阴之品同用。

【源流发展】本方是由四逆散将枳实易为枳壳,再加香附、陈皮、川芎而成,各药用量亦有变化(四逆散中四药等分),尤其是重用柴胡以突出疏肝解郁之功,又加诸行气之品,使本方疏肝解郁,行气止痛之力较之四逆散大增。据现有资料,本方始见于明代医家叶文龄所著的《医学统旨》中(《证治准绳·类方》卷4),用于治疗"胁痛"。后世医家在应用本方时又结合自己的临床经验,对其证治理论作了一些补充。尤其是明末医家张介宾将本方收入《景岳全书·古方八阵》,并首次对柴胡疏肝散的配伍意义进行分析之后,该方在临床运用更为广泛,逐渐成为治疗肝郁气滞证候的常用方,以至于后人谈到本方时,大多误以为张氏所创。由于本方专于疏肝理气,而肝郁日久,常致化热;肝郁气逆,又常犯胃,故后人应用本方时,常加入栀子、黄芩等清热药以增清肝之功,如《张氏医通》卷14"治怒火伤肝,胁痛",加姜汁炒栀子一钱。而《医学传灯》卷下则加白茯苓、半夏等,以增本方和胃健脾之功。本方为疏肝理气法之代表方,近人秦伯未赞之为"疏肝的正法,可谓善于运用古方"(《谦斋医学讲稿》)。

【疑难阐释】

1. 关于本方方源　本方来源,在各版《方剂学》教材及多数方剂学专著中,均为张介宾的《景岳全书》。前已述及,在现存方书中,最早载有本方的是《医学统旨》(《证治准绳·类方》卷4),刊于明嘉靖年间(公元1534年)。而《景岳全书》成书于1624年,较之叶文龄《医学统旨》的问世迟了将近1个世纪。由于张介宾学术思想影响较大,著作流传甚广,以至于后人将叶氏之方误以为张氏所制。

2. 关于方中芍药　方中芍药,原书未著赤、白,《景岳全书》亦照原书收录,但其方论所析功用,似与白芍较合。《谦斋医学讲稿》中对于本方配伍作用的论述亦以白芍析之。由于白芍长于养血柔肝,与疏肝解郁的柴胡配伍,是治疗肝郁气滞证候的常用药对,故近人以本方治疗肝郁之证时,每每选用白芍。但亦有应用赤芍者,如《医医偶录》卷2。赤芍之功长于清热凉血,活血散瘀,用于肝郁化热,并兼血脉不和者,较之白芍为优。所以,临证可斟酌证候病机灵活选择。

【方论选录】

1. 张介宾:"柴胡、芍药以和肝解郁为主,香附、枳壳、陈皮以理气滞,川芎以活其血,甘草以和中缓痛。"(《景岳全书·古方八阵》卷56)

2. 秦伯未:"本方即四逆散加川芎、香附和血理气,治疗胁痛,寒热往来,专以疏肝为目的。用柴胡、枳壳、香附理气为主,白芍、川芎和血为佐,再用甘草以缓之,系疏肝的正法,可谓善于运用古方。"(《谦斋医学讲稿》)

【评议】张、秦二贤对于本方配伍作用的阐析简明扼要。秦氏指出本方源于仲景之四逆散,使后学得以明辨源流,所云"疏肝的正法"一语,可谓对其疏肝解郁之功的高度评价。

【验案举例】

1. 神经官能症 《四川中医》(1989,4:23):一患者,自觉咽中有异物,多方检查结果均无异常,并见精神抑郁,时叹息,其症状每随情志波动而变化。治用柴胡疏肝散加半夏、瓜蒌各15g。作汤煎服,服药2剂,咽部异物感明显减轻,继服5剂而痊愈。

2. 中耳炎 《四川中医》(1989,4:23):一患者,自觉耳内胀闷堵塞,听力下降。西医诊断为"非化脓性中耳炎"。检查:耳鼓膜轻度充血并呈内陷。证属肝气郁结,气血凝滞。治用柴胡疏肝散加僵蚕12g,菖蒲6g。服药5剂,耳闭塞明显减轻,继服上方19剂,听力恢复,余症消除。

按语:案1乃"梅核气"之疾,由肝气郁结,气郁生痰,痰气结于咽喉而致。故方取柴胡疏肝散以疏肝解郁,加半夏、瓜蒌以化痰散结,药证相合,奏效甚捷。足少阳胆经入耳中,肝胆之气郁结而觉耳闷如堵,故案2仍以长于舒畅肝胆之气的柴胡疏肝散为主方,加用僵蚕、石菖蒲化痰开窍,药服5剂即获良效。两案见症虽异,肝气郁结之机则一,故尔均投疏肝理气而奏效。

3. 血管性头痛 《四川中医》(1988,9:32):某女,33岁。近一年来,头痛反复发作,两颞侧阵发性跳痛,每日3~4次,伴少寐、乏力,精神抑郁,沉闷不乐,善太息,舌质暗红,舌下可见瘀点,苔少,脉弦细。证属肝气郁结,气滞血瘀,脉络受阻。方用柴胡疏肝散去陈皮,加丹参、葛根,4剂后头痛等症明显减轻,痛发次数减少,继进原方8剂,诸症消失。

按语:患者头痛,两侧颞部为甚,且伴精神抑郁,善太息,病属肝郁失疏可知;痛处固定,舌下瘀点,乃久病入络之征。故予长于疏肝解郁之柴胡疏肝散疏泄肝胆气滞,再加丹参活血化瘀、葛根升津舒筋,药证相合,应手而效。

4. 血管神经性水肿 《新中医》(1994,12:16):某女,38岁,干部。患者2年前不明原因周身肿胀,病情时轻时重,反复不愈,轻时则感周身发紧、疲倦,重则按之凹陷。诊见面呈青紫色,面目身均肿胀,平素爱生气,脾气暴躁,闻及声音气粗,时有叹息,按之皮肤凹陷,久不复原,脉沉弦滑细,治宜疏肝理气,活血扶脾,以柴胡疏肝汤加丹参、白术,服1剂后小便增多,2剂后周身有轻松感,3剂后肿消大半。再予3剂后其肿全消,周身轻松舒适,食欲亦增。又予2剂调之,愈后随访1年,未再复发。

按语:肝失疏泄,则气机失于流畅,津液不能正常输布,水湿停蓄,泛溢肌肤,而为水肿;气不行血,血脉失畅,则面色青紫。故以本方疏肝理气,俾气行则水行,再加丹参活血以行滞,白术健脾以运湿。本案以行气之法治疗水肿,可谓匠心独运,亦治病求本之意也。

【临床报道】

1. 带状疱疹后遗神经痛 以柴胡疏肝散为主方,加减治疗带状疱疹后遗神经痛32例,全部患者皮肤损害均已病愈,但仍遗留神经疼痛,严重者夜晚难以入眠。基本方组成:柴胡、枳壳各12g,制乳香、制没药各6g,白芍20g,延胡索、川芎、香附各15g,细辛3g,甘草9g。胸部疼痛加桔梗;腰以下部位疼痛加牛膝;失眠者加柏子仁;气虚者加党参、黄芪;便秘者加火麻仁。10剂为1疗程,经治后,治愈(疼痛全部消失,起居正常且规律)24例,好转(疼痛大部分消失,不影响日常活动和睡眠)6例,无效(症状无明显改善)2例,总有效率95%[1]。

2. 脂肪肝 本方加减治疗脂肪肝,肝郁气滞重加虎杖、川楝子、郁金、莱菔子,兼痰湿内阻加苍术、半夏、茯苓、皂角刺、胆南星,兼气虚血瘀加白术、党参、黄芪、茯苓、丹参、三七粉、山楂、虎杖。服药期间注意饮食调节,少食油腻,适当运动。治疗30日为1疗程,2疗程后统计疗效。治疗62例,显效(临床症状、体征完全消失,B超检查显示肝脏大小及声像图恢复正常,或肝内回声明显减弱,肝内血管清晰,ALT、γ-GT 恢复正常,TC、TG 下降>20%或至正常范围)55 例,有效(症状、体征显著好转或基本消失,B 超示肝脏形态好转,回声明显减轻,多项指标明显改善,ALT、γ-GT 部分或全部恢复正常,TC、TG 均下降 10%~19%)3 例,无效(症状、体征无明显变化,ALT、γ-GT、TC、TG 无变化或仍进展)4 例,总有效率 88.7%[2]。

3. 反流性食管炎 以本方加减治疗反流性食管炎 35 例。偏于湿热者,加黄柏、苍术;偏于寒湿者,加藿香、砂仁、吴茱萸;偏于脾虚者,加党参、白术、茯苓、半夏;腹胀嗳气,大便干燥者,加大黄、厚朴。结果:显效(3~6 剂内患者无剑突后烧灼感或疼痛,躯干前屈或仰卧时无食物反流)25 例,占 71.4%;有效(7~12 剂内患者剑突后烧灼感或疼痛减轻,躯干前屈或仰卧时无食物反流)8 例,占 22.9%;无效(15 剂内患者仍有剑突后烧灼感或疼痛,躯干前屈或仰卧时食物反流症明显)2 例,占 5.7%,总有效率 94.3%。作者认为该病往往缠绵难愈,为提高治愈率,必须在治疗上重视疏肝理气,和胃降逆,同时注意饮食调养及善后自理,以巩固疗效[3]。

4. 胆汁反流性胃炎 以本方为基础方,加炒谷芽、炒麦芽、黄连、吴茱萸、蒲公英、薏苡仁、丹参。3 周为 1 疗程,共治疗胆汁反流性胃炎 85 例,全部病例临床表现为上腹部胀痛或胃脘痞满、嗳气、口苦、呕吐苦水等,查体上腹部轻压痛或压之不适,经胃镜检查确诊为胆汁反流性胃炎。结果痊愈(临床症状、体征消失,胃镜复查急性炎症消失,胃黏膜正常,胆汁反流消失)30 例,显效(临床症状、体征明显好转,胃镜复查胃黏膜镜像基本正常,胆汁反流明显减少)34 例,有效(临床症状好转,胃镜复查胃黏膜有所好转,胆汁反流有所减少)12 例,无效(临床症状、体征无改善或加重,胃镜复查胃黏膜镜像无改变或加重)9 例。总有效率 89.4%[4]。

5. 功能性消化不良 以本方为基本方加减,治疗功能性消化不良 118 例。处方:柴胡 12g,川芎 9g,白芍、枳壳、香附、青皮、陈皮、砂仁各 12g,蒲公英、海螵蛸各 30g,焦三仙各 15g,鸡内金 15g,莱菔子 30g,甘草 6g。腹胀嗳气重,加川楝子、厚朴;反酸重,加瓦楞子;年高或病程久,加丹参。服药时间 15~60 天,平均 25 天。结果,痊愈(症状完全消失)85 例,显效(症状基本消失)26 例,好转(症状部分消失)6 例,无效(症状无改变)1 例,总有效率 99.15%[5]。

6. 慢性浅表性胃炎 将 120 例慢性浅表性胃炎患者随机分成两组,治疗组 60 例以柴胡疏肝散加减治疗,基本方:柴胡、陈皮各 6g,川芎、香附、枳壳、芍药各 4.5g,炙甘草 1.5g。肝胃气滞加川楝子,胃热炽盛加炒黄连、炒吴茱萸,瘀阻胃络加川楝子、延胡索,胃阴亏虚去川芎、枳壳,合一贯煎,脾胃虚寒合大建中汤。对照组用奥美拉唑 20mg,每天早晨空腹口服 1 次;阿莫西林 0.5g,每天口服 2 次。2 组均以 4 周为 1 疗程。1 疗程结束后复查内镜及 HP;2 疗程结束后,停药 1 个月进行复查。近期疗效,治疗组治愈 46 例,好转 10 例,未愈 4 例,总有效率 93.33%;对照组治愈 37 例,好转 14 例,未愈 9 例,总有效率 85.00%。两组比较疗效有显著性差异(P<0.01)。HP 清除率,治疗组为(51/60)85.00%,对照组为(45/60)75.00%,差异也有显著性(P<0.01)[6]。

7. 十二指肠溃疡 将 110 例十二指肠溃疡患者随机分为两组,治疗组 60 例以柴胡疏肝散加味治疗:柴胡、香附各 12g,陈皮、枳壳、芍药各 9g,乌贼骨 30g,酸枣仁 15g,炙甘草 10g。若溃疡活动期内胃黏膜有出血斑者加白及、仙鹤草,胃酸多者加用左金丸。对照组 50 例,予西咪替丁 200mg,每日 3 次餐前服用,睡前加服 400mg。治疗期间除伴有出血时加用止血药外不用其他抗溃疡药物。以 5 周为 1 疗程,服药期间忌食生冷、辛辣等刺激性食物,保持睡眠充足,情志舒畅。治疗组 60 例中,治愈(症状及体征消失,纤维胃镜下观察,溃疡面完全消失,大便潜血阴性)46 例,显效(体征明显改善,胃镜下观察溃疡面基本消失,大便潜血阴性)8 例,有效(症状及体征有改善,胃镜下观察,溃疡面缩小 50% 以上)6 例,总有效率达 100%;对照组 50 例,治愈 32 例,显效 5 例,有效 4 例,无效 9 例,总有效率为 82%。经统计学处理,有明显差异($P<0.05$)[7]。

8. 慢性胃扭转　以本方加味治疗慢性胃扭转 21 例,基本方:柴胡、枳壳、赤芍、制香附各 12g,川芎 9g,甘草 6g,白术、党参各 12g,薏苡仁 20g,川楝子、延胡索各 12g,白芷 9g。气虚,加黄芪;血虚,加白芍;胃热,加黄连、蒲公英;胀痛甚去党参,加乳香、没药;恶心呕吐,加旋覆花(布包)、姜半夏;纳呆,加鸡内金;有吐血,加三七粉、白及。2 周为 1 疗程,1 疗程结束后观察疗效。显效(症状消失,胃镜及 X 线钡餐检查正常,1 年之内无复发)5 例,有效(症状明显改善,胃镜及 X 线钡餐检查正常,但 1 年之内又复发)9 例;好转(症状减轻,胃镜及 X 线钡餐检查无变化,或症状无明显改善,但胃镜及 X 线钡餐检查有好转)4 例,无效(症状、胃镜及 X 线钡餐检查无改善或加重)3 例[8]。

9. 慢性胆囊炎　以本方为基本方,治疗 45 例慢性胆囊炎患者。胁痛重者,加青皮、川楝子、郁金;气郁化火者去川芎,加牡丹皮、山栀、黄连、川楝子;气郁化火伤阴者,去川芎,加当归、何首乌、杞子、山栀、菊花;胃失和降者,加半夏、藿香、生姜。每日 1 剂,1 个月为 1 疗程,治疗 1 疗程观察疗效。结果显效(临床症状消失或基本消失)35 例,有效(临床症状明显减轻)9 例,无效(临床症状无明显变化)1 例,总有效率 97.7%[9]。

10. 不寐　本方加味治疗不寐 43 例。基本方:柴胡、枳壳、香附、酸枣仁、佛手、郁金各 10g,炙甘草 5g,川芎 8g,白芍、山药各 15g。口苦心烦较甚者加栀子、黄连各 6g;腹胀或纳食不馨、便溏者加党参、大腹皮;心神不宁,惊悸者加珍珠母,夜交藤。6 剂为 1 疗程,服药期间停服其他药物。经过 1~3 疗程治疗,治愈(睡眠正常,伴随症状消失)31 例,好转(睡眠时间延长,伴随症状改善)10 例,未愈(症状无改变)2 例。总有效率为 95.35%[10]。

11. 特发性性早熟　本方加减治疗女童特发性性早熟 40 例。处方:柴胡、黄芩、当归、郁金、香附各 6g,白芍、生地黄各 8g,生麦芽 15g,夏枯草 12g,生甘草 4g。加减:热盛加牡丹皮、栀子、龙胆草,阴虚火旺加黄柏、知母,阴道出血加旱莲草、白茅根,阴道分泌物增多加椿根皮 3g。3 个月为 1 疗程。治疗过程中均未见不良反应发生,临床痊愈(乳房缩小至 Tanner I 期,阴道分泌物及流血消失,血清性激素测定、盆腔 B 超检查恢复正常,骨龄增长同年龄增长相符)24 例,好转(乳房缩小,阴道分泌物及流血减轻,血清性激素水平下降,子宫、卵巢容积变小,骨龄增长减慢)12 例,无效(各项指标均无变化)4 例,总有效率 90.0%[11]。

12. 瘿瘤　以本方为基础方治疗瘿瘤 120 例。视体质各异及肿块大小等症情,可酌情加浙贝母、夏枯草、海藻、昆布等化痰软坚;加白芥子温化经膜之痰;加丹参、三棱、莪术、穿山甲等化瘀散结;加桔梗引药上行。所有病例中,服药最多者 82 剂,最少者 14 剂,随访疗效。结果痊愈(瘿瘤肿块完全消失)96 例;18 例因中断治疗,肿块均有不同程度减小;6 例无效转外科手术切除治疗。治愈率 80%,有效率 93%[12]。

13. 睾丸炎　以本方去香附、川芎、陈皮,加黄芩、乌药、桃仁、小茴香、橘核、败酱草为基本方,伴恶寒发热者,加防风、荆芥;疼痛喜暖者,加吴茱萸、干姜、附片;疼痛喜冷,局部红肿,热毒甚者,加银花、蒲公英;湿热重者,加龙胆草、黄柏、木通;疼痛下坠较显者,加升麻、黄芪;

伴腰酸者,加杜仲、胡芦巴;伴便秘者,加大黄、芒硝;日久不愈,睾丸坚硬,瘀血甚者,加昆布、三棱。共治疗睾丸炎 37 例(急性 29 例,慢性 8 例),经过 2 个疗程(7 天为 1 疗程),治愈(睾丸红肿坠胀消失,疼痛缓解,睾丸质地变软,活动自如)32 例,占 86.48%,其中急性睾丸炎患者全部治愈;好转(睾丸肿胀明显缩小,疼痛减轻,活动无明显障碍)4 例;无效(睾丸肿胀疼痛依然,质地坚硬)1 例,总有效率为 97.39%[13]。

【实验研究】

1. 抗抑郁　用枷锁法制造肝郁证大鼠模型,研究柴胡疏肝散对肝郁证大鼠行为、血液流变及脑组织中单胺类神经递质的影响。结果模型组大鼠体重下降,糖水消耗量降低,胸腺、脾脏及血浆白细胞介素 II(IL-2)含量下降,血流变呈血瘀样表现,去甲肾上腺素(NA)、多巴胺(DA)、5-羟色胺(5-HT)的含量下降,柴胡疏肝散则可明显对抗上述改变。实验结果提示柴胡疏肝散抗抑郁作用是多途径的,涉及免疫系统、神经系统、血液系统等[14]。

2. 抗肝纤维化　采用 40% 四氯化碳(CCl_4)皮下注射,制备肝纤维化模型并以柴胡疏肝散干预。结果发现柴胡疏肝散组较模型组肝功能明显改善,血清透明质酸(HA)及层粘连蛋白(LN)显著降低,肝组织羟脯氨酸(HYP)含量明显少,肝组织纤维化程度明显改善,肝组织 α-平滑肌肌动蛋白(α-SMA)及转化生长因子($TGF-\beta_1$)表达减少。结果提示柴胡疏肝散对 CCl_4 诱导的大鼠肝纤维化有防治作用[15]。

参 考 文 献

[1] 蔡秀巧. 柴胡疏肝散加减治疗带状疱疹后遗神经痛 32 例[J]. 山东中医杂志,2007,26(9):618-619.

[2] 唐方荣. 柴胡疏肝散加减治疗脂肪肝 62 例临床观察[J]. 四川中医,2008,26(4):82-83.

[3] 姚文珍. 柴胡疏肝汤加减治疗返流性食管炎 35 例[J]. 天津中医,1994,11(6):34-35.

[4] 赵建旺. 柴胡疏肝散加减治疗胆汁反流性胃炎 85 例[J]. 浙江中医杂志,2008,43(5):255-256.

[5] 贺先波. 柴胡疏肝散治疗功能性消化不良 118 例[J]. 山东中医杂志,2006,25(7):460.

[6] 赵仕伟,莫激勤,赵永群. 柴胡疏肝散加减治疗慢性浅表性胃炎[J]. 浙江中医杂志,2006,41(1):39.

[7] 刘新. 柴胡疏肝散治疗十二指肠溃疡 60 例[J]. 陕西中医,2008,29(9):1207.

[8] 王俊华. 柴胡疏肝散加味治疗慢性胃扭转 21 例[J]. 辽宁中医杂志,2001,28(7):412.

[9] 司书凯. 柴胡疏肝散治疗慢性胆囊炎 45 例[J]. 四川中医,2005,23(11):62.

[10] 张学英,谭毅. 柴胡疏肝散加味治疗不寐 43 例[J]. 新中医,2004,36(3):59.

[11] 夏玮. 柴胡疏肝散加减治疗女童特发性性早熟 40 例临床观察[J]. 新中医,2007,39(4):24-25.

[12] 张兴正. 柴胡疏肝散加减治疗瘿瘤 120 例[J]. 四川中医,2006,24(8):55-56.

[13] 张宏俊,王道俊. 柴胡疏肝散加味治疗睾丸炎 37 例[J]. 陕西中医,1993,14(2):54.

[14] 严亨秀,任昉,顾健. 柴胡疏肝散对实验性肝郁证大鼠的影响[J]. 中药药理与临床,2006,22(6):5-6.

[15] 付德才,杨世忠,宋祥福. 柴胡疏肝散抗肝纤维化的实验研究[J]. 中国老年医学杂志,2007,27(6):1146-1147.

枳实薤白桂枝汤

(《金匮要略》)

【异名】枳实薤白汤(《医学入门》卷 7)、栝楼薤白桂枝汤(《金匮要略心典》卷中)。

【组成】枳实四枚(12g)　厚朴四两(12g)　薤白半升(9g)　桂枝一两(6g)　栝蒌实一

枚捣(12g)

【用法】上以水五升,先煮枳实、厚朴,取二升,去滓纳诸药,煮数沸,分三次温服。

【功用】通阳散结,祛痰下气。

【主治】胸痹。胸满而痛,甚或胸痛彻背,喘息咳唾,短气,气从胁下上抢心,舌苔白腻,脉沉弦或紧。

【病机分析】本方所治胸痹系胸阳不振,津聚成痰,痰浊中阻,气结在胸所致。痰阻气滞,结于胸中,故胸满而痛,甚则胸痛彻背;痰浊中阻,肺失宣降,则见咳唾喘息,短气;胸阳不振,阴寒之气上逆,故有气从胁下上抢心之候。

【配伍意义】本方治证以胸阳不振为本,痰阻气滞而气逆为标。急则治其标,故以通阳散结,祛痰下气为法。方中栝蒌实即全瓜蒌,功擅涤痰散结,宽胸利膈;配伍薤白宣通胸阳,散寒化痰,二药相合,能散胸中凝滞之阴寒,化上焦结聚之痰浊,宣胸中阳气以宽胸,乃治疗胸痹之要药,共为君药。枳实下气破结,消痞除满;厚朴下气除满,燥湿化痰,二者同用,长于泻实满,消痰下气,共助君药以增宽胸散结,下气除满,通阳化痰之效,均为臣药。佐以桂枝通阳散寒,降逆平冲。诸药配伍,祛痰下气,散结除满之力相得益彰,正如周岩所说:"栝楼实之长,在导痰浊下行,故结胸胸痹非此不治。然能导之使行,不能逐之使去,盖以性柔,非济之以刚,则下行不力,……栝蒌薤白等汤则有薤、酒、桂、朴,皆伍以苦辛迅利之品,用其所长,又补其所短也"(《本草思辨录》卷2)。俾胸阳振,痰浊降,阴寒消,气机畅,则胸痹而气逆上冲诸证可除。

本方配伍特点有二:一是寓降逆平冲于行气之中,以调气机升降之舛;二是寓散寒化痰于理气之内,以祛阴寒痰浊之邪。

【临床运用】

1. 证治要点　本方是治疗胸阳不振,气滞痰阻之胸痹的常用方剂,使用时应以胸痛,喘息短气,舌苔白腻,脉弦紧为证治要点。

2. 加减法　若寒邪较重者,可酌加干姜、桂枝、附子等以通阳散寒;若兼血瘀者,可加丹参、赤芍、桃仁、红花等以活血祛瘀。

3. 本方现代常加减用于冠心病心绞痛、慢性支气管炎、慢性胃炎、非化脓性肋软骨炎、肋间神经痛等属胸阳不振,痰浊气滞证候者。

【源流发展】张仲景在《金匮要略·胸痹心痛短气病脉证治》中首次较为系统地论述了胸痹的辨证论治理论与治法方药。仲景认为胸痹的成因主要是"阳微阴弦",即上焦阳虚,阴邪上逆,闭塞清旷之区,阳气不通使然,证属本虚标实。所以治疗时主张依据证候虚实、标本缓急分别论治,"急则治标,缓则治本"。治标之法,以宣痹通阳为主,兼以祛痰散结,组方常以栝蒌配伍薤白为基本药物:若表现为喘息咳唾,胸背痛,短气等典型证候者,即以栝蒌薤白白酒汤治之,通阳散结,行气祛痰,药简力专;若痰浊较著者,再加入半夏,即为栝蒌薤白半夏汤;若气结较甚,兼见逆气上冲者,则去半夏,加枳、朴、桂而成枳实薤白桂枝汤。唐宗海曾对仲景上述加减进退之法做过精辟的分析:"用药之法,全凭乎证,添一证则添一药,易一证亦易一药。观仲景此节用药,便知义例严密,不得含糊也。……故但解胸痛,则用栝楼薤白白酒;下节添出不得卧,是添出水饮上冲也,则添用半夏一味以降水饮;再下一节又添出胸痞满,则加枳实以泄胸中之气,胁下之气亦逆抢心,则加厚朴以泄胁下之气。仲景凡胸满均加枳实,凡腹满均加厚朴,此条有胸满胁下逆抢心证,故加此二味,与上两方又不同矣。……读者细心考求,则仲景用药之通例,乃可识矣"(《金匮要略浅注补正》卷4)。上述仲景治疗胸痹三方得到了后世医家的高度评价,对治疗胸痹方剂的构成影响极大,栝蒌配伍薤白亦作为治疗胸痹的常用药对而沿用至今,历久不衰。

【疑难阐释】

1. 关于原方之栝蒌实 栝蒌实,原名"栝楼",始载于《神农本草经》,又名"泽治"(《吴普本草》)、"黄瓜"(《名医别录》)、"天圆子"(《东医宝鉴》)等。《针灸甲乙经》中始名之为"瓜蒌",沿用至今,成为本品通称,今之临床又常称之为"全瓜蒌",以别于瓜蒌皮、瓜蒌仁等。从本方所载"栝蒌实一枚",可见其即"全瓜蒌"。张山雷曾说:"蒌实入药,古人本无皮及子仁分用之例,仲景书以枚计,不以分量计,是其确证。盖蒌实能通胸膈之痹塞,而子善涤痰垢粘腻,一举两得"(《本草正义》卷6)。说明治疗胸痹当以皮、子并用为捷。

2. 关于本方用法 仲景原书载本方煎煮时应先煮枳实、厚朴,去滓后再下余药,其理为何? 有人认为"先煮枳实、厚朴者,取其味厚气胜,降逆气而泄实满。微煮桂枝、薤白、瓜蒌者,取其辛散轻扬,布阳气而散阴邪"[1]。魏念庭则说:"先后煮治,以融和其气味,俾缓缓荡除其结聚之邪"(《金匮要略方论本义》卷9)。据笔者目前掌握资料,还难以判定孰是孰非,姑存疑待考。

【方论选录】

1. 徐彬:"胸痹而加以心中痞,胸满,似痞与结胸之象,乃上焦阳微,而客气动膈也。注云留气结在胸,即客气也。更胁下逆抢心,是不独上焦虚而中焦亦虚,阴邪得以据之,为逆为抢。故于薤白、栝楼,又加枳、朴以开其结,桂枝行阳以疏其肝。人参汤亦主之者,病由中虚,去其太甚,即可补正,以化邪也。"(《金匮要略论注》卷9)

2. 魏念庭:"心中痞气,气结在胸,正胸痹之病状也,再连胁下之气俱逆而抢心,则痰饮水气,俱乘阴塞之邪,动而上逆,胸胃之阳气,全难支拒矣。故以枳实、厚朴开郁温中,薤白、桂枝升阳益胃,微用栝楼实而不用根,以甘代苦,使作先驱,引阳入阴。犹必先后煮治,以融和其气味,俾缓缓荡除其结聚之邪。"(《金匮要略方论本义》卷9)

3. 吴谦,等:"心中,即心下也。胸痹病,心下痞气,闷而不通者虚也。若不在心下,而气结在胸,胸满连胁下,气逆撞心者实也。实者用枳实薤白桂枝汤主之,倍用枳、朴者,是以破气降逆为主也。虚者用人参汤主之,是以温中补气为主也。由此可知痛有补法,塞因塞用之义也。"(《医宗金鉴·订正金匮要略注》卷20)

4. 陈元犀:"枳实、厚朴泄其痞满,行其留结,降其抢逆;得桂枝化太阳之气而胸中之滞塞自开;以此三药与薤白、栝楼之专疗胸痹者而同用之,亦去痰莫如尽之旨也。"(《金匮方歌括》卷3)

5. 唐宗海:"用药之法,全凭乎证,添一证则添一药,易一证亦易一药。观仲景此节用药,便知义例严密,不得含糊也。……故但解胸痛,则用栝楼薤白白酒;下节添出不得卧,是添出水饮上冲也,则添用半夏一味以降水饮;再下一节又添出胸痞满,则加枳实以泄胸中之气,胁下之气亦逆抢心,则加厚朴以泄胁下之气。仲景凡胸满均加枳实,凡腹满均加厚朴,此条有胸满胁下逆抢心证,故加此二味,与上两方又不同矣。……读者细心考求,则仲景用药之通例,乃可识矣。"(《金匮要略浅注补正》卷4)

6. 蔡陆仙:"栝楼薤白桂枝汤不但多枳、朴,且增一桂枝,只此一味,当非泛泛加入,因此条有痞气,胁下逆抢心症,则系心气被阻,不得下交,故用桂枝以下气,导心火下交太阳,以成其气化斡旋之功用。即理中加桂,亦是因脾气不运,水气滞逆,亦用桂枝,其义可思矣。"(《中国医药汇海·方剂部》)

【评议】唐氏从仲景治疗胸痹三方证候之差异,来认识枳实薤白桂枝汤的配伍作用,论理严谨,充分显示了仲景在治疗疾病时以证为纲,随证加减,灵活变通,药味简而不杂,虚实轻重分治,层层推进,丝丝入扣的组方配伍特点。蔡氏则就方中桂枝之功提出了自己的见解,认为此药之用寓意深刻,当非泛泛而加,颇有启发。魏氏认为本方"先后煮治",意在"融和其气味,俾缓缓荡除其结聚之邪",值得进一步探讨。

【验案举例】

1. 背部冷 《国医论坛》(1994,5:13):某女,47岁,教师。患者颈椎下部发冷伴肌肉瞤动3个月。3个月前患感冒经治疗痊愈,惟遗留背部发冷,时见全身寒颤,不自主耸肩等。X线拍片排除颈椎增生等症。中西医按风湿治疗效果欠佳,遂来求治。诊其背部发冷,咳唾清稀痰涎,口角流涎,面色苍白,气短乏力,舌体胖大有齿印,舌苔白腻,脉沉紧。诊为胸阳不振,痰湿阻滞。治以通阳散结,祛痰利湿。予枳实薤白桂枝汤加味:枳实12g,厚朴12g,薤白9g,桂枝9g,瓜蒌9g,人参6g,茯苓9g,半夏6g,黄酒30g。6剂,每日1剂,水煎服(兑入黄酒),每剂3煎,前两煎混兑,分2次内服,第三煎取汁300ml,再兑开水500ml,热敷患处30分钟。二诊:口角流涎明显减少,背冷稍有好转,余症同前。上方加附子9g,继服9剂,方法同前。三诊:背部发冷等症消失。随访半年无复发。

按语:此案乃患者素体胸中阳气亏虚,复感外寒,寒邪凝滞经脉,痰湿阻滞,气血不通,局部失于温养所致,故见背部发冷等诸症。方取枳实薤白桂枝汤温经通阳,化痰行气,增用人参、附子以助益气温经,茯苓、半夏以助利湿化痰,俾胸背经气得通,气血得畅,则背部冷症瘳矣。

2. 胃脘痛 《中国乡村医生杂志》(1998,12:28):某男,45岁。胃脘胀痛半年。曾行胃镜检查示慢性浅表性胃炎,经中西医多方诊治,病情依旧。仔细询问斯疾起于夏季食冰糕之后,初觉胃部不适,逐渐脘腹胀痛,时有冷感,且遇冷益甚,饮食减少,周身疲乏,面色无华,舌淡,苔白腻,脉沉缓。证属寒冷伤脾,脾阳不振,脾失健运,聚湿生痰,治宜温运脾阳,化痰和胃。处方:瓜蒌实1枚,薤白15g,厚朴5g,枳实15g,桂枝6g,附子5g,砂仁6g,法半夏12g。5剂药后,诸症减轻,冷感消失,遂去附子,加白术15g,建曲15g,续服十余剂,病愈而安。

按语:脘腹胀痛,喜暖畏冷,纳差乏力,舌苔白腻等,显为痰湿中阻,气机失畅之候。枳实、薤白、厚朴、砂仁等苦温辛燥,行气除满,燥湿畅中;瓜蒌、半夏化痰和胃,桂枝、附子通阳祛寒,诸药配伍,使痰湿化而气机畅,气机畅而胀满消。二诊时患者自觉冷感消失,故去附子加白术、六曲健脾助运,消食和胃而收功。

【临床报道】

1. 冠心病心绞痛(胸痹) 用枳实薤白桂枝汤(枳实15g,厚朴15g,薤白12g,桂枝6g,瓜蒌12g,头煎加水400ml,水煎30分钟,取汁150ml。二煎加水300ml,水煎30分钟,取汁150ml,混合两次煎液)治疗胸痹(均确诊为冠心病心绞痛或隐匿性冠心病)30例,并设地奥心血康对照组30例(每次200mg,每日3次)。两组治疗前停用其他中西药物,1个月为1疗程,若心绞痛频繁者,可在原用西药情况下加用本药,但两组所用西药一致。结果治疗组对于阴寒内结证的总有效率为71.34%,对心血瘀阻证的总有效率为44.40%,与对照组相比差异无统计学意义;治疗前后的心电图变化的有效率,治疗组为43.33%,对照组为50.00%,其差异亦无统计学意义。表明本方对于冠心病心绞痛的疗效与地奥心血康相当[2]。

2. 室性期前收缩 枳实薤白桂枝汤加味治疗室性期前收缩患者24例。基本方为:瓜蒌、薤白、桂枝各15g,厚朴、枳实、半夏各10g,丹参30g,楮实子12g,生龙齿30g,五味子9g,炙甘草15g。若气虚乏力者,加党参、黄芪;血虚者,加当归。结果:近期治愈(期前收缩及伴随症状消失,随访半年内无复发)15例,显效(期前收缩明显减轻或发作次数减少50%以上,随访半年内病情稳定)6例,有效(期前收缩减轻,1分钟内次数减少)2例,无效(服药前后症状无变化)1例[3]。

3. 外伤后遗胸痛 以枳实薤白桂枝汤(枳实10g,薤白10g,厚朴10g,桂枝6g,全瓜蒌20g)加当归20g,柴胡10g,延胡索10g为基本方,若属血瘀型者,加三七粉(冲服)、桃仁、红花;气滞型者,加青皮、香附;痰瘀阻滞型者,加苏子、白芥子、半夏;兼心烦口苦、舌红苔黄等热象者,去桂枝,加川楝子、黄芩、栀子。治疗外伤后遗胸痛37例,结果痊愈(疼痛完全消失,局部无压痛,无胸闷气喘,深呼吸及身体转侧自如)19例,显效(局部重压微痛,呼吸不受限,劳累后仍有胸闷,能坚持原工作)12例,有效(症状减轻,深呼吸及转侧时仍有微痛)2例,无效(症状无改善)4例。总有效率为89.20%[4]。

4. 慢性支气管炎 枳实薤白桂枝汤加党参、干姜等为基本方,治疗慢性支气管炎迁延期患者30例,同时与金匮肾气丸为主方治疗的22例患者进行对照。两组均酌加沙参、紫菀以补肺止咳平喘;若病情迁延,痰郁化热者,则稍减辛热之品,加黄芩、鱼腥草、竹沥等。治疗3个月后观察疗效。结果:治疗组在咳嗽、咯痰、哮鸣音显控率、改善小气道通气障碍等方面,明显高于对照组($P<0.05\sim0.01$),并有减少感冒发作次数,降低LPO,提高SOD和免疫球蛋白等作用。提示通阳泄浊,健脾益气合方,具有止咳化痰平喘,提高免疫功能,改善肺通气障碍和抗氧自由基作用[5]。

5. 儿童过度呼吸综合征 儿童过度呼吸综合征临床表现为有精神刺激、情绪波动或焦虑不安病史,胸闷气塞,深大呼吸阵发性出现,可伴有头昏、四肢麻木等不适,虽能意识到,但不能自我控制。用枳实薤白桂枝汤(枳实、瓜蒌、薤白各10g,桂枝、厚朴各3g)加柴胡、香附、郁金、佛手各10g,青皮5g,7天为1疗程,治疗本病36例,结果全部获愈。其中23例在1疗程后临床症状即全部消失,其余13例亦明显好转。服药最短3天,最长15天[6]。

【附方】

1. 瓜蒌薤白白酒汤(《金匮要略》) 栝蒌实一枚捣(12g) 薤白半升(12g) 白酒七升(适量) 上同煮,取二升,分温再服(现代用法:用黄酒适量,加水煎服)。功用:通阳散结,行气祛痰。主治:胸痹。喘息咳唾,胸背痛,短气,寸口脉沉而迟,关上小紧数。

本方原名"栝楼薤白白酒汤",《冯氏锦囊秘录》卷7始称之为"瓜蒌薤白白酒汤",并沿用至今。方中瓜蒌实理气宽胸,涤痰散结,为君药;薤白通阳散结,行气止痛,为臣药;二药相配,一祛痰结,一通阳气,相辅相成,为治胸痹之要药。佐以辛散温通之白酒,行气活血,以增强薤白行气通阳之功。药仅三味,配伍精当,共奏通阳散结,行气祛痰之功,为治疗胸痹证候的基本方。

2. 瓜蒌薤白半夏汤(《金匮要略》) 栝蒌实一枚捣(12g) 薤白三两(9g) 半夏半升(12g) 白酒一斗(适量) 上同煮,取四升,温服一升,日三服(现代用法:用黄酒适量,加水煎服)。功用:通阳散结,祛痰宽胸。主治:胸痹而痰浊较甚,胸痛彻背,不得安卧者。

本方原名"栝楼薤白半夏汤",《济阴纲目》卷72始称之为"瓜蒌薤白半夏汤",并沿用至今。本方又名"瓜蒌薤白汤"(《医醇賸义》卷4)、"瓜蒌半夏白酒汤"(《医学金针》卷3)。本方乃瓜蒌薤白白酒汤加半夏而成。由于半夏味辛性温,长于祛痰散结,故较之原方祛痰开结之功尤著,常用于胸痹而痰浊较盛之证。

枳实薤白桂枝汤与瓜蒌薤白白酒汤、瓜蒌薤白半夏汤三方均以瓜蒌配伍薤白为主,皆具通阳散结,祛痰宽胸之功,为治疗胸痹的常用方。其中瓜蒌薤白白酒汤以通阳散结,宽胸祛痰为主,适用于胸痹而痰浊较轻者,以胸痛、喘息、短气为主要表现;瓜蒌薤白半夏汤较上方增半夏一味,则祛痰散结之力较胜,适用于胸痹而痰浊较盛者,以胸痛彻背,且不得安卧为主要表现;枳实薤白桂枝汤虽减半夏、白酒,但加枳、朴、桂枝三味,故长于消痞除满,下气降逆,适用于胸痹而气结较甚,以胸中痞满,气从胁下上逆冲心为主要表现者。

参 考 文 献

[1] 许济群. 高等中医院校教学参考丛书:方剂学[M]. 北京:人民卫生出版社,1995:372.

[2] 郭来,张家礼. 枳实薤白桂枝汤治疗冠心病心绞痛 30 例[J]. 成都中医药大学学报,1997,20(4):25-26.

[3] 杜萍格,吴瑞格. 枳实薤白桂枝汤加减治疗室早 24 例[J]. 现代中西医结合杂志,1999,8(4):597.

[4] 张永红. 枳实薤白桂枝汤加味治疗外伤后遗胸痛[J]. 中医正骨,1999,(6):32.

[5] 奚肇庆,曹世宏,韩树人,等. 枳实薤白桂枝汤合人参汤治疗慢性支气管炎 30 例临床观察[J]. 南京中医药大学学报,1996,12(4):20-21.

[6] 邱丽萍. 经方治疗儿童过度呼吸综合征[J]. 四川中医,1998,16(12):35.

(樊巧玲 张卫华)

半夏厚朴汤
(《金匮要略》)

【组成】半夏一升(12g) 厚朴三两(9g) 茯苓四两(12g) 生姜五两(15g) 苏叶二两(6g)

【用法】上五味,以水七升,煮取四升,分四服,日三夜一服。

【功用】行气散结,降逆化痰。

【主治】梅核气。咽中如有物阻,咯吐不出,吞咽不下,胸膈满闷,或咳或呕,舌苔白润或白滑,脉弦缓或弦滑。

【病机分析】梅核气以咽中有异物感,梗阻不适,咯之不出,咽之不下,但饮食吞咽并无妨碍为特征。多由七情郁结,痰气凝滞而致。肝主疏泄而喜条达,脾胃主运化转输水津,肺主宣降,司通调水道之职。若情志不遂,肝气郁结,肺胃宣降失司,津液不得正常输布,聚而成痰,痰气相搏,阻于咽喉,则咽中如有物阻,吐之不出,吞之不下;气机郁滞,故胸膈满闷;痰气上逆,肺失宣降,则见咳嗽,胃失和降,则见呕吐;苔白润或白滑,脉弦缓或弦滑,均为气滞痰凝之征。

【配伍意义】梅核气的病机主要为痰气互结咽喉,痰阻可加重气滞,气滞会促使痰凝,此时气不行则郁难开,痰不化则结难散,治当行气与化痰兼顾。方中半夏、厚朴均为苦辛温燥之品,前者属祛痰药,功擅化痰散结,降逆和胃;后者属理气药,长于行气开郁,下气除满。半夏之散结降逆,有助于厚朴理气;厚朴之理气燥湿,有助于半夏化痰,两者相配,痰气并治,共为君药。臣以茯苓渗湿健脾,俾脾运湿去,则痰无由生,从而增强半夏化痰之力。用苏叶者,一则取其芳香行气,协厚朴开郁散结;再则梅核气的病位主要在咽喉,喉为肺系,苏叶质轻入肺,除可宣肺外,尚能引药上行以达病所,是臣药又兼使药之职。佐以生姜之辛温,散郁结,降逆气,消痰涎,助半夏化痰散结,和胃止呕,并解半夏之毒。《本经逢原》卷 3 云其"解半夏毒","止呕吐,化痰涎,消胀满……散郁结"。上述诸药以辛、苦者居多,辛可行气散结,苦能燥湿降逆,合而成方,散结行滞,降逆化痰,故为治疗痰气互结之梅核气的良剂。

全方五味药,可大致分为两部分。其一为半夏、生姜、茯苓,重在化痰。此三味实则包含了张仲景两首蠲饮和胃的小方剂:①小半夏汤,见《金匮要略·痰饮咳嗽病脉证并治》,由半夏和生姜组成,主治心下有支饮,呕吐不渴者;②小半夏加茯苓汤,出处同上,组成即上方加茯苓,其化饮利水之功较胜,主治支饮呕吐,心下痞,眩悸者。其二为厚朴、苏叶,功在理气。两组药物相辅相成,痰化则气行郁开,气顺则痰消结散。另就理气而言,厚朴、苏叶固以行气为功,但前者又兼下气之效,且半夏、生姜本为降逆良药,所以本方虽为行气之剂,实则兼具降气作用。因此,本方的特点可概括为八个字:理气化痰,行中有降。

【临床运用】

1. 证治要点 本方为治疗梅核气的常用方,临床以咽中如有物阻,但饮食吞咽无碍,苔白腻,脉弦滑为证治要点。

2. 加减法 若气郁较甚者,酌加香附、郁金等以增强行气解郁之功;胁肋疼痛者,酌加川楝子、延胡索以疏肝止痛;咽痛者,酌加玄参、桔梗以利咽;痰气郁结化热,心烦失眠者,酌加栀子、黄芩、连翘以清热除烦。

3. 本方现代常用于咽异感症、癔症、焦虑性神经症、抑郁症、顽固性失眠、慢性咽喉炎、慢性支气管炎、慢性胃炎、食管痉挛、化疗或放疗所致恶心呕吐,以及反流性食管炎、结肠肝(脾)曲综合征、精神分裂症、梅尼埃病、脑震荡后遗症、甲状腺腺瘤、颈前血管瘤、环状骨膜炎、闭经、婴幼儿秋季腹泻、新生儿幽门痉挛等属气滞痰阻者。

【使用注意】本方药物多为苦辛温燥之品,易于伤阴助热,故阴虚津亏或火旺者不宜使用。

【源流发展】关于本方的主治,原书叙述甚简,仅云:"妇人咽中如有炙脔,半夏厚朴汤主之。"脔,切成块的肉;炙脔,即烤肉块,形容咽中如有物阻之状。《备急千金要方》卷3对此作了形象贴切的解释:"咽中帖帖,如有炙肉脔,吐之不出,咽之不下。"后世医家将这种咽喉部的异物感称作梅核气,本方遂为治疗梅核气的主方。唐、宋以后,医家对本方主治病证——梅核气的认识日渐全面深入。唐代《备急千金要方》卷3在本方主治中除详细记载了梅核气的咽部症状外,还录有"胸满,心下坚"数字,这是关于本方证全身症状的最早记载。宋代《三因极一病证方论》卷8提到,梅核气是因"喜怒不节,忧思兼并,多生悲恐,或时振惊,致脏气不平"而发病,其全身症状可见"憎寒发热,心腹胀满,傍冲两胁"。《易简方》进一步指出:"喜、怒、悲、思、忧、恐、惊之气,结成痰涎,状如破絮,或如梅核,在咽喉之间,咯不出,咽不下,此七气所为也。"其兼症有:"或中脘痞满,气不舒快,或痰涎壅盛,上气喘急,或因痰饮中积,呕逆恶心"。可见,当时的医家已经了解到梅核气可伴随诸多全身症状,并认识到梅核气的病因乃"喜、怒、悲、思、忧、恐、惊"七情所为,其病机为痰涎结聚,"气不舒快","脏气不平",与今天的看法基本一致。从当时所用方剂来看,《三因极一病证方论》之大七气汤,其用药与本方并无二致,只是将本方组成中的生姜五两改为在用法中加生姜七片,《易简方》之四七汤系在大七气汤的基础上再加入大枣一枚。此二方组成与本方极为相近,主治亦与本方相同,以致新近出版的《中医方剂大辞典》(第三册)将此二方作为半夏厚朴汤的异名方。《易简方》四七汤主治中有关肺、胃证候如"痰涎壅盛,上气喘急","中脘痞满","呕逆恶心"的记载,则为后世将本方引申应用于痰气壅滞于肺之胸闷气喘、咳嗽痰多,中焦痰阻气滞之胃脘痞闷疼痛、嗳气不舒、呕恶食少等病证开了先河。随着临床经验的积累,后人认识到梅核气不仅是妇女,男子亦有罹患。由方剂的分类即可窥见一斑:在《金匮要略》和《备急千金要方》中,本方均收载于妇人病篇,至《三因极一病证方论》,治梅核气的方剂已列于七气证治中。其后吴谦等更是明确指出:"此证男子亦有,不独妇人也"(《医宗金鉴·订正金匮要略注》卷23)。明、清以后,梅核气被列入郁证的范畴,本方随之成为治疗郁证的常用方。直至现代临床,本方对于以痰气互结为主的神经精神系统疾病、咽异感症、慢性咽炎、慢性支气管炎、支气管哮喘和慢性胃炎等疾病的治疗,仍发挥着重要作用。

本方的立法用药对后世有很大影响。取法本方以治七情不舒,痰气凝滞之证的方剂甚多,最著名的便是上面提到的大七气汤和四七汤及其由此而衍生出来的一系列类方。这些方剂在用药上有一共同点,即将半夏厚朴汤之生姜从组成移至用法中作为药引,用量有所减轻。即使欲加强辛散或化痰之力,也是另配它药。这是后世与经方在用药方面的显著区别之一。现择其中具有代表性的方剂简介如下:①《是斋百一选方》卷4四七汤,方用人参、茯苓各二两,半夏二两(生),厚朴(姜汁制)三两。为粗末,每次三钱,水一盏半,加生姜七片、大枣一个,煎六分,食前服。主治七种气。②《普济方》卷321引《瑞竹堂经验方》四七汤,方用半夏一两(汤泡七次),厚朴(姜制)、赤茯苓各五钱,紫苏叶二钱,甘草二钱,香附子五钱。咬咀,分作四服,每次用水二盏,加生姜五片,煎至七分,去滓,加琥珀末一钱调服。主治妇人女子小便不顺,甚者阴户疼痛。③《国医宗旨》卷2四七汤,方用紫苏二钱,厚朴三钱(姜汁炒),白茯苓四钱,半夏(姜制)五钱,槟榔(坚实,内白花者)二钱。加生姜七片、乌梅一个,水煎,细嚼沉香温服。主治七情所感,喉间梅核气,心腹痛。④《杂病源流犀烛》卷24四七汤,方用苏叶、半夏、厚朴、赤茯苓、陈皮、枳实、南星、砂仁、神曲各一钱,青皮七分,蔻仁六分,槟榔、益智仁各三分。加生姜五片,水煎服。主治梅核气。其中《是斋百一选方》方有人参无苏叶,行气之力稍弱,但兼补气之功,适用于七情所伤,气郁痰凝而正气不足者。《普济方》引《瑞竹堂经验方》方用赤茯苓并加香附、琥珀、甘草,兼有化瘀止痛,通利水道之功,故适用于妇女情志抑郁,气血湿浊凝滞,小便不畅,阴部疼痛之证。《国医宗旨》方增入槟榔、沉香等,理气止痛作用较好,故适用于梅核气而兼心腹疼痛者。《杂病源流犀烛》方由半夏厚朴汤合导痰汤加减而来,故有较强的化痰理气作用。

【疑难阐释】关于本方君药:对此历来有两种看法,一种认为以半夏为君,如《方剂学》五版、六版教材,另一种认为半夏、厚朴共同为君,如《方剂学》四版教材。我们认为,后一种观点较为正确。理由是:①本方所治之梅核气乃七情郁滞,气痰互结之证,法当化痰、理气并举,半夏重在化痰,厚朴偏于理气,两者相辅相成,并驾齐驱,是最能体现立方宗旨的两味药;②本方列于理气剂之中,作为理气的代表方,方中理气药的作用自当受到足够的重视,将厚朴作为君药之一实属顺理成章之事;③《金匮要略》以半夏、厚朴作为方名,可知仲景本意亦以此二味为君。

【方论选录】

1. 徐彬:"气为积寒所伤,不与血和,血中之气溢而浮于咽中,得水湿之气而凝结难移。妇人血分受寒,多积冷结气,最易得此病,而男子间有之。药用半夏厚朴汤,乃二陈汤去陈皮、甘草,加厚朴、紫苏、生姜也。半夏降逆气,厚朴兼散结,故主之;姜、苓宣至高之滞而下其湿;苏叶味辛气香,色紫性温,能入阴和血而兼归气于血,故诸失血以赤小豆和丸服,能使血不妄行,夏天暑伤心阴,能下暑郁,而炙脔者用之,则气与血和,不复上浮也。"(《金匮要略论注》卷22)

2. 吴谦,等:"咽中如有炙脔,谓咽中有痰涎,如同炙肉,咯之不出,咽之不下者,即今之梅核气病也。此病得于七情郁气,凝涎而生。故用半夏、厚朴、生姜,辛以散结,苦以降逆;茯苓佐半夏以利饮行涎；紫苏芳香，以宣通郁气，俾气舒涎去，病自愈矣。此证男子亦有，不独妇人也。"（《医宗金鉴·订正金匮要略注》卷23）

3. 黄元御："湿土埋塞，浊气上逆，血肉凝涩，结而不消，则咽中如有炙脔。半夏厚朴汤茯苓泄湿而消瘀，朴、半、姜、苏降逆而散滞也。"（《金匮悬解》卷22）

4. 陈元犀："盖妇人气郁居多，或偶感客邪，依痰凝结，窒塞咽中，如有炙脔状。即《千金》所谓咽中贴贴状，吞之不下，吐之不出者，今人名曰梅核气是也。主以半夏厚朴汤者，方中以半夏降逆气，厚朴解结气，茯苓消痰，尤妙以生姜通神明，助正祛邪，以紫苏之辛香散其郁气。郁散气调，而凝结焉有不化者哉？后人以此汤变其分两，治胸腹满闷呕逆等症，名七气汤，以治七情之病。"（《金匮方歌括》卷6）

5. 张秉成："半夏、茯苓化痰散结，厚朴入脾以行胸腹之气，紫苏达肺以行肌表之气，气顺则痰除。故陈无择《三因方》以此四味而治七情郁结之证。《金匮》加生姜者，亦取其散逆宣中，通彻表里，痰可行而郁可解也。"（《成方便读》卷2）

6. 曹颖甫："湿痰阻滞，咽中气机不利，如有物梗塞，吐之不出，咽之不下，仲师于无可形容之中，名之曰如有炙脔，即俗所称梅核气也。方用姜、夏以去痰，厚朴以宽胸膈，苏叶以升肺，茯苓以泄湿。务令上膈气宽，湿浊下降，则咽中出纳无阻矣。"（《金匮发微》）

【评议】关于梅核气，原书虽云妇人之病，后世则普遍认为男子亦有，不独妇人。其病因主要为七情郁结，徐彬提出与受寒、陈元犀云与外感客邪有关，亦属经验之谈。关于本方配伍，诸家多从辛散苦降，利气化痰立论，看法大致相同。黄元御谓茯苓"泄湿而消瘀"，此处之"瘀"，当作"郁"解为宜。惟徐彬提出苏叶入阴和血，将本方证与血分病混作一谈，似过牵强。此外，《太平惠民和剂局方》二陈汤以化痰药配伍理气药组方，当系受本方之启发，徐氏反以为本方由二陈汤加减而成，亦属源流倒置。

【验案举例】

1. 梅核气 《河南中医》（1994,2:109）：某女，38岁。患者平素多疑善虑，2年前偶感咽中不适，后渐觉咽中有异物梗阻，咯之不出，咽之不下，伴胸胁痞闷，食纳不振，大便溏薄，小便清利。食管镜检查无异常发现，曾用草珊瑚含片、咽炎片等治疗，症仍如前。诊见舌质淡，苔白腻，脉弦滑。证属肝郁脾虚，气滞痰阻。方用半夏厚朴汤（厚朴易厚朴花，苏叶易苏梗）加党参、苍术、白术、陈皮、香橼皮、炒山甲、神曲、大枣。服药2剂后，咽中异物感明显减轻。继服前方10剂后诸症均愈，随访1年未复发。

按语：梅核气为气滞痰阻之患，故治以半夏厚朴汤为主。但肝郁易伤脾，病久多兼脾气亏虚，故加入参、术等补气健脾之品，以助运化。以苏梗、厚朴花易苏叶、厚朴，乃取其轻宣理气而不温燥之意。

2. 顽固性失眠 《国医论坛》（1998,4:24）：某男，29岁。患睡眠障碍2年，曾经多方治疗，未见好转。刻诊：入睡困难，多梦，早醒，每日睡眠4～5小时，恶心，胸闷，干咳，痰白粘不多，咽中如有物阻，大便每日2行，时干时溏，尿频，舌暗，苔薄黄，脉弦滑。用半夏厚朴汤去生姜、苏叶，加苏梗、山栀、连翘、滑石、枳实、生甘草。服7剂后复诊，入睡已不困难，但仍多梦、胸闷、心烦。效不更方，原方去滑石、枳实，继服14剂而愈。

3. 多寐 《实用中医内科杂志》（1997,4:45）：某女，23岁，1992年8月6日来诊。患者于1个月前与他人争吵，郁而伤感，始发本病。诊见面容憔悴，抑郁不欢，体倦肢重，胸胁满闷，口淡无味，不思饮食，嗜睡不已，呼之方醒，醒而复寐，时而烦恼叹息，默默懒言，舌苔厚腻，脉弦滑。证属气机壅郁，痰湿困脾，方用半夏厚朴汤去生姜、苏叶，加苏梗、枳实、郁金、藿香、苍术、薏苡仁、菖蒲。5剂后,其症大减,思眠有度,苔转薄腻,但有时感觉轻微头昏,继服3剂,诸症皆除。

按语:上述两案,一为失眠,一为多寐。失眠者症见咽中异物感,胸闷、痰白黏、恶心,说明痰气交阻,心烦、苔薄黄、尿频,提示内有心火、湿热,故用半夏厚朴汤合枳实化痰理气,加山栀、连翘、滑石泻火除烦利湿,引心经之火从小便而去。多寐者因情志不畅,气机郁滞,脾失健运,又兼时值长夏多湿,故湿浊困脾而发病。方用半夏厚朴汤配枳实、郁金以行气开郁,燥湿化痰,加藿香、薏苡仁、苍术、菖蒲芳香化浊开窍。气机畅,痰湿除,清窍明,诸症自除。

4. 精神分裂症 《江西中医药》(1997,1:34):某女,22岁。1周前因受刺激后开始精神失常。症见:神情痴呆,表情淡漠,不言不语,状如木僵,口流清涎,任其外溢,舌质淡红,苔白厚腻而水滑,脉弦滑。证属痰气郁结,内扰神明,蒙蔽清窍。方拟半夏厚朴汤去生姜,加郁金、石菖蒲、陈皮、制南星。3剂后病情好转,神志转清醒,痴呆、木僵状态消失,口无流涎,但语言迟钝,吐词欠清晰,语声低微,睡眠差,不欲饮食,舌淡红,苔白厚腻,脉弦滑。守前方加远志、酸枣仁、麦芽,再进3剂。药后病情明显好转,双目有神,说话流利,言词清晰。因仍纳差,胸闷有时叹息,舌淡红,苔薄白,脉弦细。续前方加白术、柴胡,并给予耐心开导,解除忧虑,5剂后诸症消失。

按语:此案病属中医癫证范畴。痰气郁滞,神明被蒙,故以半夏厚朴汤合南星、石菖蒲、郁金等以理气解郁,豁痰开窍而奏效。

5. 咳喘 《江苏中医》(1997,10:35):某男,52岁。宿有咳喘之疾,近因情志不畅,感凉而发。诊见咳嗽气急,痰多色白而黏,胸中痞闷,不思饮食,舌苔白腻,脉弦细而滑。证属暴感新凉,痰湿犯肺,方拟半夏厚朴汤加苏梗、陈皮、杏仁、旋覆花、甘草。3剂后,气急大减,胸闷亦除。原方再进3剂,咳喘已平。惟纳谷不振,继以健脾和胃,予香砂六君子汤善后,数剂告愈。

按语:外感风寒,引动痰湿,上渍于肺,肺气不得宣降,而为咳喘。半夏厚朴汤方中诸药可入肺脾二经,降气化痰,苏叶、生姜尤能宣散风寒;加入旋覆花、杏仁助夏、朴降逆化痰,止咳平喘;陈皮、甘草合半夏、茯苓乃二陈汤,功擅燥湿化痰。外邪得去,痰湿渐化,气逆得平,则咳喘自愈。

6. 反流性食管炎 《福建中医药》(1997,1:47):某女,45岁。胸骨后烧灼痛2个月,尤以食后为著,时有呕吐酸水,无胃脘部疼痛,二便自调,舌质红,苔白,脉濡。胃镜提示"反流性食管炎"。治予半夏厚朴汤(苏叶易苏梗)合左金丸,加郁金、白芍、麦芽、甘草。服药6剂后,诸症消失。继服15剂巩固疗效,复查胃镜示"食管未见异常"。

按语:反流性食管炎属中医食痹范畴。本案既有气逆湿滞,更有明显的气郁化火证候,故以半夏厚朴汤合左金丸、郁金、芍药、甘草等加味以行气降逆,清热泻火,缓急止痛。

7. 结肠、肝(脾)曲综合征 《实用中医内科杂志》(1996,3:39):某女,40岁。胁痛腹胀,时作时止,每遇情绪波动而增减,现已半月余,伴呃逆,胸闷,乏力,舌淡,脉弦。X线腹部透视见结肠脾曲部积气,此为肝脾不和,气机郁结,痰食阻滞所致,治以半夏厚朴汤去生姜、苏叶,加苏梗、青皮、乌药、三仙。8剂而安。

按语:结肠、肝(脾)曲综合征,是因结肠肝曲或脾曲胀气而导致的疾病,主要表现为上腹部(偏右或偏左)胀痛不适,饱胀感,嗳气等。本例发病与情绪波动有关,故辨为肝郁气滞,肝脾不和,痰食阻滞之证,治取半夏厚朴汤加青皮、乌药、三仙等顺气消积之品,使气行郁开,痰化食消,其病自瘥。

8. 甲状腺腺瘤 《北京中医杂志》(1994,1:3):某女,45 岁,干部。患右甲状腺腺瘤三年余,初 2cm 大小,服西药多时未效,逐年增大,隐痛。初诊时右颈肿大明显,按之活动,质中。自诉腺瘤每随情绪波动而增大、缩小,纳食、二便正常,苔薄,脉涩。B 超提示:右甲状腺腺瘤,4.8cm×4.2cm 大小。此为情志不畅,气滞痰凝,积而成疾。治以半夏厚朴汤苏叶易苏梗,加黄药子、夏枯草、昆布、桃仁。连服 28 剂后,隐痛除,腺瘤已缩小。续予原方服用 3 月余,腺瘤消失,B 超复查:右甲状腺腺体大小基本正常。

9. 颈前血管瘤 《北京中医杂志》(1994,1:3):某男,4 岁。四天前哭喊时,家长发现其在咽喉处有一花生米大小的青紫肿物,突出于皮肤,哭喊停止后平软。三天后,肿物增大如山核桃大,约 1.5cm。市某医院检查诊断为先天性血管瘤,省儿保院诊断为颈前血管瘤。家长因不愿手术而来诊。诊见患儿咽喉天突穴处血管瘤隆起,高声或哭笑时更明显,色青紫,按压则稍退,与甲状腺不相邻,活动欠佳。发育良好,然烦躁多动,伴有隐睾症。证属痰浊凝结,气滞血瘀。治以半夏厚朴汤合桂枝茯苓丸。服 14 剂后,血瘤缩小一半。原方调治月余,肿物消失。

按语:上述两例乃何任验案。何氏认为,半夏厚朴汤不但可治包括瘿症、慢性咽炎在内的梅核气等无形之气郁痰凝证,而且能治甲状腺囊肿、甲状腺腺瘤、颈前血管瘤等有形的气郁痰结之证。前 1 例系中医的瘿瘤,肿处随情绪波动而增缩,证属气滞痰聚,故以半夏厚朴汤行气化痰,所加夏枯草、黄药子、昆布功擅软坚散结,是治疗瘿瘤的要药;病已三载,结久必瘀,故配桃仁活血化瘀,与半夏厚朴汤同用,有相辅相成之妙。后 1 例颈前血管瘤,属中医的血瘤,由痰气互结,血瘀脉络所致。故以半夏厚朴汤与桂枝茯苓丸合方,以前者行气解郁,化痰散结,以后者通利血脉,活血祛瘀。药证合拍,终获痊愈。

10. 闭经 《实用中医内科杂志》(1997,4:45):某女,32 岁。2 年来,身体渐胖,月经先后无定期,近 2 月余月经未至。平素自觉胸脘闷胀不舒,泛恶少食,口淡无味,时有头眩心悸,肢倦无力,白带增多,苔薄白微腻,脉濡(经妇科检查已排除妊娠)。证属痰湿内闭,阻塞胞脉,气机失调,方用半夏厚朴汤去生姜、苏叶,加苏梗、苍术、制香附、陈皮、木香、当归、薏苡仁、玫瑰花。服药 5 剂后,症状有所好转,胸闷胀满明显减轻,食纳增加,但月经仍然未至。前方加益母草 20g,又服 5 剂,月经来潮。经后嘱用苍术 10g,厚朴 10g,煎汤送服当归丸,巩固治疗 2 月,月经恢复正常。

按语:闭经不外血虚、血瘀、气滞、痰结、寒凝诸端,本案乃痰湿气滞之证。故处方以半夏厚朴汤合苍附导痰汤以理气宽膈,燥湿化痰,更佐以当归、玫瑰花、益母草等以活血调经。

11. 新生儿幽门痉挛 《北京中医》(1995,5:44):某女,25 天。生后 3 日出现呕乳,间歇发作,时轻时重,有时呕出陈旧性奶块,至今不愈。某院诊为新生儿幽门痉挛,用解痉、镇静药疗效不佳。刻诊:形体消瘦,发育不良,精神委靡,口唇淡白,小便清,大便 5 日未行,腹胀未能触及肿块,舌质淡苔白滑,指纹淡红,脉细弱。证属脾虚胃寒,运化失健,阴寒上逆,予半夏厚朴汤去生姜,加干姜、党参、白术、砂仁、炒甘草。服药 2 剂后,大便行,腹胀减,呕乳已愈过半。守方续服 2 剂而愈。

按语:分析本案用药,实为半夏厚朴汤合理中丸加砂仁,功在辛开苦降,调理气化,健脾和胃,振奋中阳。可谓活用古方之范例。

【临床报道】

1. 梅核气 半夏厚朴汤加减治疗梅核气 100 例。处方:半夏 20g,厚朴 15g,山豆根 20g,茯苓 20g,生姜 10g,苏叶 20g。经治疗后,治愈(症状消失,纤维喉镜见会厌声带充血、水肿消失)64例,有效(自觉症状及体征基本消失或减轻,纤维喉镜见会厌声带充血、肿胀减轻)33例,无效(自觉症状及体征无明显改变,纤维喉镜见会厌、声带充血、肿胀无变化)3例,总有效率97.0%[1]。也有用半夏厚朴汤浓缩液治疗梅核气,药物:法半夏2kg,制厚朴1.5kg,紫苏1kg,白茯苓2kg,生姜1.5kg。将药物洗净,碾碎,加适量清水提取蒸馏液500~800ml(另置备用)。药渣煎煮3次,合并3次药液用文火浓缩至4500ml,加适量蔗糖,溶化后待药液冷却至40℃左右,兑入蒸馏液,装入灭菌玻璃瓶内,再用低温间歇灭菌法,使药物符合卫生部药品卫生标准。每次服用15~20ml,每日2~3次,21天为1疗程。126例患者,临床治愈(咽喉异物感症状消除)43例,好转(咽部异物感症状减轻)56例,未愈(咽部异物感症状无明显变化)27例,总有效率为83%[2]。

2. 慢性咽炎 本方为基础方治疗慢性咽炎,体虚者加人参、黄芪。不拘时呷少量含咽,使药力持久作用于咽部,7日为1疗程,一般治疗1~3疗程。结果36例中治愈28例,好转6例;无效2例,总有效率94.4%[3]。也有人用微波配合半夏厚朴汤治疗慢性咽炎,取得了较好疗效。微波采用MT-A型微波治疗仪,以1%丁卡因行咽部黏膜及咽后壁表面麻醉3次,间隔5分钟,以微波探头刺入咽腔后壁淋巴滤泡表面,功率20W,时间6秒,以淋巴滤泡表面发白为止。口服半夏厚朴汤,依病情不同灵活化裁。结果100例中治愈(自觉症状消失,咽后壁淋巴滤泡消失,咽后壁光洁,无分泌物)70例,有效(自觉症状明显缓解,咽后壁淋巴滤泡消失,咽后壁光滑,无分泌物)15例,无效(自觉症状减轻或不改善,咽部黏膜慢性充血,咽后壁淋巴滤泡较治疗前缩小,无分泌物)15例,总有效率85.0%[4]。

3. 郁证 本方加减配合针灸治疗郁证29例。处方:半夏9g,茯苓12g,生姜9g,苏叶6g,香附10g,枳壳10g,旋覆花(包煎)10g,代赭石(打碎先煎)10g。10剂为1疗程,治疗2疗程。针刺取太冲、膻中、丰隆、鱼际、神门,行平补平泻,留针30分钟,每日1次,10次为1疗程,连续2疗程。结果治愈18例,显效5例,有效4例,无效2例,总有效率93.1%[5]。

4. 反流性食管炎 半夏厚朴汤加味治疗反流性食管炎180例。基本方:姜半夏10g,厚朴10g,苏叶10g,陈皮10g,茯苓15g,枳壳10g,白芍15g,甘草3g。有热象者,加竹茹、蒲公英;呃逆明显者,加代赭石,旋覆花;烧心明显者,加吴茱萸、黄连;气滞明显者,加川芎、香附。疗程最长者2个月,最短者10天。结果,痊愈(服药后症状消失,1个月后复查胃镜,食管黏膜正常)125例,好转(服药后症状减轻或消失,但1个月后复查胃镜,食管黏膜仍有炎症反应)47例,无效(服药后症状不减,1个月后胃镜检查,食管黏膜未恢复)8例,总有效率95.6%[6]。

5. 化疗所致恶心呕吐 对26例恶性肿瘤患者在化疗同时辅以半夏厚朴汤煎剂口服,另设24例肌注甲氧氯普胺作对照。结果显示:治疗组在控制呕吐方面达到了对照组的疗效($P > 0.05$),而在恶心的平均持续时间方面,治疗组显著短于对照组,经统计学处理有显著差异($P < 0.05$)。且服用该中药煎剂未出现明显的毒副反应,肌注甲氧氯普胺后有2例出现抽搐及不能静坐。故认为该方对于防治化疗所致轻、中度呕吐具有较好作用[7]。

【实验研究】
1. 对吞咽反射的作用 将32名高龄受试者分成两组,一组20名,在继续原有治疗的同时口服半夏厚朴汤提取剂7.5/d,连服4周。另一组12名继续原有治疗。分别于服药前后经鼻注入1ml蒸馏水测定吞咽反射,并在服药前后测定半夏厚朴汤组中6名受试者呼吸道分泌物中的SP。结果:半夏厚朴汤组治疗前吞咽反射为(11.6±2.97)秒,对照组为(10.98±3.97)秒,两组间无明显差异。治疗后半夏厚朴汤组明显改善[(2.56±0.38)秒],

对照组无变化[(10.8±3.58)秒]。半夏厚朴汤组中6名受试者呼吸道分泌物中的SP服药前为(9.13±2.5)mol/ml,服药后明显增加[(15.0±2.2)mol/ml][8]。

2. 对喉反射的影响 给予麻醉猫静脉注射半夏厚朴汤400mg/kg后,喉反射逐渐减弱,给药20~30分钟又逐渐恢复到正常水平。在半夏厚朴汤组成药物中,只有紫苏地上部分(20mg/kg)和厚朴(140mg/kg)显示几乎相同的反射抑制作用,其他药物对反射无影响。认为本方对喉反射的抑制作用主要决定于厚朴与紫苏,与方中其他三味生药所含的一些化学成分关系不大[9]。

3. 镇静作用 正常大鼠运动图谱表明,大鼠在黑暗时活动增强,在光亮时活动减弱。口饲半夏厚朴汤每日4g/kg,连续6天,可显著抑制大鼠的自发活动,尤其在暗活动期更为明显。停药后此效应可持续2天。在巴比妥盐强度试验中,给予2g/kg或4g/kg的药物,可明显延长环己烯巴比妥诱导的小鼠睡眠时间,表明本方具有明显的镇静作用,与厚朴所含厚朴箭毒碱、厚朴醇和紫苏提取物及其香精油主要成分——紫苏醛具有中枢神经抑制作用相符合[10]。

4. 抗抑郁 采用小鼠强迫游泳、悬尾、育亨宾增强、高剂量阿朴吗啡拮抗等实验动物模型,评价半夏厚朴汤的抗抑郁作用。半夏厚朴汤200mg/kg、500mg/kg能显著缩短小鼠强迫游泳、悬尾不动时间,50mg/kg、200mg/kg、500mg/kg能增强育亨宾对小鼠的毒性作用,500mg/kg能拮抗阿朴吗啡降低小鼠体温作用,说明半夏厚朴汤具有显著的抗抑郁作用[11]。有人通过复制慢性应激和孤养大鼠抑郁模型,采用免疫组化法观察半夏厚朴汤对模型大鼠海马和下丘脑神经营养因子(BDNF)的影响。结果显示半夏厚朴汤能够增加模型大鼠水平运动和垂直运动得分,可促进模型大鼠海马和下丘脑BDNF的表达。说明半夏厚朴汤具有抗抑郁作用,其机制与促进BDNF的表达有关[12]。

【附方】

1. 大七气汤(《三因极一病证方论》卷8) 半夏汤洗七次五两(150g) 白茯苓四两(120g) 厚朴姜制炒三两(90g) 紫苏二两(60g) 上锉散,每服四钱(12g),用水一盏半,加姜7片,煎至七分,去滓,食前服。功用:行气开郁,降逆化痰。主治:喜怒不节,忧思兼并,多生悲恐,或时振惊,致脏气不平,憎寒发热,心腹胀满,傍冲两胁,上塞咽喉,有如炙脔,吐咽不下。

2. 四七汤(《易简方》,录自《太平惠民和剂局方》卷4) 半夏五两(150g) 茯苓四两(120g) 紫苏叶二两(60g) 厚朴三两(90g) 上㕮咀,每服四钱(12g),水一盏半,加生姜7片,枣1个,煎至六分,去滓热服。功用:行气降逆,化痰散结。主治:喜、怒、悲、思、忧、恐、惊之气,结成痰涎,状如破絮,或如梅核,在咽喉之间,咯不出,咽不下,或中脘痞满,气不舒快,或痰涎壅盛,上气喘急,或因痰饮中结,呕逆恶心。

上述两方均由半夏厚朴汤变化而来。二者在组成上与原方无明显区别,只是生姜被移至用法中,剂量有所减轻。故此二方功用、主治亦与原方基本相同,唯辛散开结、降逆化痰之力较原方略弱,且四七汤因加入大枣而和胃之功稍优。

参 考 文 献

[1] 刘伟. 半夏厚朴汤治疗梅核气100例[J].实用中医内科杂志,2008,22(6):91.

[2] 庄诚,庄元春,周洁. 半夏厚朴汤治疗梅核气126例[J].陕西中医,2006,27(10):1263-1264.

[3] 陈术红,臧传国. 半夏厚朴汤治疗慢性咽炎36例[J].中国民间疗法,2004,12(1):54.

[4] 谢军,马骏.微波配合半夏厚朴汤治疗慢性咽炎 100 例[J].陕西中医,2006,26(9):1124-1125.

[5] 钟礼勇.半夏厚朴汤配合针刺治疗郁证 29 例[J].实用中医药杂志,2008,24(9):574-575.

[6] 陈利平.加味半夏厚朴汤治疗反流性食管炎 180 例[J].河南中医,2004,24(1):9.

[7] 梁耀君,胡冀.半夏厚朴汤防治肿瘤化疗所致恶心呕吐 26 例——附对照组 24 例[J].辽宁中医杂志,1999,26(4):161-162.

[8] 岩崎钢.半夏厚朴汤对吞咽反射的作用[J].国外医学:中医中药分册,1999,21(4):42.

[9] 王喜军.半夏厚朴汤对猫喉反射的影响及其它药理作用[J].中成药,1985,(9):45.

[10] 山原条二.汉方方剂功效的研究[J].国外医学:中医中药分册,1982,4(6):366.

[11] 傅强,马世平,瞿融.半夏厚朴汤抗抑郁作用的研究-Ⅰ[J].中国药科大学学报,2002,33(6):514-517.

[12] 吕昊哲,李庆云.半夏厚朴汤对慢性应激抑郁模型大鼠脑源性神经营养因子(BDNF)的影响[J].中医药信息,2008,25(4):49-50.

（瞿　融　张卫华）

厚朴温中汤
（《内外伤辨惑论》卷中）

【组成】厚朴姜制　橘皮去白各一两（各 30g）　甘草炙　草豆蔻仁　茯苓去皮　木香各五钱（各 15g）　干姜七分（2.1g）

【用法】上为粗末。每服五钱匕（15g），水二盏（300ml），加生姜三片，煎至一盏（150ml），去滓，食前温服。

【功用】行气除满,温中燥湿。

【主治】脾胃伤于寒湿,气机壅滞证。脘腹胀满,或疼痛,不思饮食,四肢倦怠,舌苔白或白腻,脉沉弦。

【病机分析】脾胃位于中焦,主受纳、腐熟与运化水谷,又一升一降,关乎人体之气机运行。若衣居不周,外受寒湿之邪,或恣食生冷之物,即可影响脾胃的生理功能而致病。诚如李杲所说:"饮食失常,寒温不适,则脾胃乃伤"(《内外伤辨惑论》卷中)。脾胃气机壅塞,故为脘腹胀满;不通则痛,故脘腹疼痛,然必多胀满而痛;胃病则难以受纳,脾病则难以运化,故食欲不振;脾胃主肌肉四肢,脾胃伤于寒湿,气机壅滞,则四肢倦怠无力;至于舌苔白或白腻,脉沉弦,皆脾胃寒湿,气机不畅也。

【配伍意义】本方所治病证乃脾胃气机壅阻,而其病因则系脾胃为寒湿所伤。因此,治当行气除满为主,辅以温中燥湿。方中重用厚朴、橘皮为君,行气消胀,且两药均苦辛而温,能燥湿温中。《本草汇言》卷 9 曰:"厚朴,宽中化滞,平胃气之药也。凡气滞于中,郁而不散,食积于胃,羁而不行,或湿郁积而不去,湿痰聚而不清,用厚朴之温可以燥湿,辛可以清痰,苦可以下气也。"《本草纲目》卷 29 则曰:"橘皮,苦能泻能燥,辛能散,温能和。其治百病,总是取其理气燥湿之功。"草豆蔻行气燥湿,温中散寒,木香行气宽中散寒,进一步加强君药行气温中燥湿之功,用作臣药。干姜、生姜并用以温中散寒,茯苓、炙甘草健脾渗湿和中,共为佐药。炙甘草兼作使药以调和诸药。诸药合用,共成行气消满,温中燥湿之功。

本方的配伍特点是:重用行气药为主,且所用行气药皆性温而燥,故能兼以散寒燥湿,再佐以温中淡渗之品。故本方虽名"厚朴温中汤",但功用却重在行气,而不在温中。这也正是本方在分类上归属于理气剂,而不属于温里剂的缘故。

【类方比较】本方与理中丸在组成上均有干姜、甘草,即含有《伤寒论》干姜甘草汤,而有温中散寒之功,并均主治中寒之证。但本方的配伍是以厚朴、陈皮行气为重,兼可燥湿,主治脾胃气滞寒湿,乃纯属邪实之证;理中丸则以干姜温中散寒为主,辅以人参、白术益气健脾,主治中焦虚寒证,乃虚实兼夹之证。两方的配伍用药、立法及主治同中有异,临床运用应善为区别。

【临床运用】

1. 证治要点 本方的功用侧重于行气温中,故临证当以脘腹胀满或疼痛,舌苔白,脉沉弦为证治要点。

2. 加减法 骤感寒邪,而脘腹痛甚者,酌加良姜、肉桂之类以加强温中散寒止痛之功;饮食不慎,兼夹食滞,而见嗳腐苔腻者,酌加神曲、山楂以消食导滞;兼肝气郁滞,而见脘腹胀痛连胁,泛酸水者,酌加香附、乌贼骨之类以疏肝制酸;兼胃气上逆,而见恶心呕吐者,酌加半夏、姜制竹茹以和胃降逆。

3. 本方现代常用于治疗急性胃炎、慢性胃炎、胃潴留、急性胃扩张和胃肠道功能紊乱等疾病,辨证属于脾胃气滞寒湿证者。

【使用注意】凡脘腹胀满或疼痛,属于气虚不运或胃阴不足者,不宜使用苦辛性温之本方,以免耗气伤阴。

【源流发展】本方首见于《内外伤辨惑论》卷中,而实源于《伤寒论》的厚朴生姜半夏甘草人参汤。《伤寒论》原文第66条曰:"发汗后,腹胀满者,厚朴生姜半夏甘草人参汤主之。"一般认为本条文的腹胀满属脾虚气滞,但从厚朴生姜半夏甘草人参汤重用厚朴、生姜(各半斤)而轻用人参(一两)来分析,当以气滞为主。厚朴生姜半夏甘草人参汤之厚朴、生姜、甘草3味药以及行气除满之法,均为李杲制订本方时所师法。北宋初的《太平圣惠方》卷5之厚朴丸,由厚朴(姜制)、陈橘皮(去白瓤)、草豆蔻、白术、缩砂、诃黎勒、桂心、干姜组成,治疗脾胃气冷,水谷不化,食即腹胀,胸膈不利,在方剂的药物组成上与本方更为接近。李氏于《内外伤辨惑论》卷中制本方,云:"治脾胃虚寒,心腹胀满,及秋冬客寒犯胃,时作疼痛。"其后,明代《明医指掌》卷5记载之同名方,即本方去草豆蔻,加大枣而成,则益脾和中之力稍强,治疗脾胃虚冷,心腹胀满疼痛。至于《温病条辨》卷2"中焦篇"苦辛温法之厚朴草果汤(由厚朴、草果、茯苓、半夏、杏仁、广皮组成),治疗"舌白脘闷,寒起四末,渴喜热饮,湿蕴之故,名曰湿疟"。其行气温中燥湿之法,与本方并无二致,故亦可视作由本方化裁而来。

【方论选录】

1. 李杲:"治脾胃虚寒,心腹胀满,及秋冬客寒犯胃,时作疼痛。戊火已衰,不能运化,又加客寒,聚为满痛。散为辛热,佐以苦甘,以淡泄之,气温胃和,痛自止矣。"(《内外伤辨惑论》卷中)

2. 张秉成:"夫寒邪之伤人也,为无形之邪,若无有形之痰、血、食积互结,则亦不过为痞满,为呕吐,即疼痛亦不致拒按也。故以厚朴温中散满为君;凡人之气,得寒则凝而行迟,故以木香、草蔻之芳香辛烈,入脾脏以行诸气;脾恶湿,故用干姜、陈皮以燥之,茯苓以渗之;脾欲缓,故以甘草缓之;加生姜者,取其温中散逆除呕也。以上诸药,皆入脾胃,不特可以温中,且能散表,用之贵得其宜耳。"(《成方便读》卷2)

3. 秦伯未:"胃寒痛,指饮食生冷和直接受寒气引起的胃痛。骤然胃脘作痛,喜手按及饮热汤,痛无休止,伴见呕吐清水,畏寒,手足不温,脉象沉迟,舌苔白腻。这种胃痛由于中焦受寒所致,属于实证,治宜温中散寒法,用厚朴温中汤。如兼饮食不慎,寒食交阻,疼痛更剧,可酌加神曲、山楂等帮助消化。"(《谦斋医学讲稿》)

【评议】李氏所谓本方"治脾胃虚寒",与本方的配伍用药及其剂量并不相符。因为本方重用厚朴、橘皮,更益以草蔻仁、木香,在全方 8 味药中理气药占据其半,可见重在行气消胀。以上诸药又属苦辛而温,芳香燥烈之品,故兼有温中化湿之功。配茯苓、甘草兼健脾渗湿,但补气之力不足;伍干姜、生姜能温中散寒,但用量较轻而其力自微。由此可见,本方所治当为气滞寒湿之实邪为患,而非脾胃虚寒。至于李氏谓本方又"治秋冬客寒犯胃,时作疼痛"及秦氏谓治"胃寒痛,指饮食生冷和直接受寒气引起的胃痛",均属寒邪为患,治当温中散寒,虽亦可使用本方,但干姜用量应加大,并酌加良姜、肉桂之属,方为允当。张氏对本方配伍意义的分析,既然认为君药厚朴是为温中散满而设,却亦认为本方是以温中为主,似未掌握全方配伍用药之精髓;至于认为本方"不特可以温中,且能散表",对于拓展本方的临床运用颇有启迪作用。

【验案举例】

1. 腹痛 《治验回忆录》:某男,50 岁。嗜酒,近月患腹痛,得呕则少安,发无定时,惟饮冷感寒即发。昨日又剧痛,遍及全腹,鸣声上下相逐,喜呕,欲饮热汤,先以为胃中寒,服理中汤不效。再诊,脉微细,苔白润无苔,噫气或吐痰则痛缓,按其胃无异状,腹则膨胀如鼓,痛在腹而不在胃,审系寒湿结聚之证。盖其人嗜酒则湿多,湿多则阴盛,阴盛则胃寒而湿不化,水湿相搏,上下攻冲,故痛而作呕。治当温中宽肠燥湿为宜。前服理中汤不效者,由于参、术之补,有碍寒湿之行,而转以滋胀,虽有干姜暖中而不化气,气不行则水不去,是以不效。改以厚朴温中汤,温中宫则水湿通畅,调滞气则胀宽痛止。但服后腹中攻痛尤甚,旋而雷鸣,大吐痰涎碗许,小便增长,遂得胀宽痛解。其先剧而后缓者,是邪正相争,卒得最后之胜利。再剂,诸症如失,略事调补而安。

2. 胃痛 《吉林中医药》(1984,5:26):某男,49 岁,工人。胃脘疼痛已 3 日,经西医肌注及口服药物治疗无效。3 日前因贪吃生冷又深夜如厕感寒遂疼痛不已,痛剧曾呕吐清水,饮热姜糖水而止。诊见:急性病容,四肢发凉,口不渴,舌淡,苔薄白,脉沉弦。处方:厚朴 20g,陈皮 5g,炙甘草 15g,草蔻 15g,茯苓 5g,木香 10g,干姜 15g。水煎服,2 剂痛止,继服 2 剂病愈。后未再复发。

3. 急性病毒性肝炎 《新中医》(1984,8:20):某男,21 岁,战士。患者半月前自觉乏力,腹胀不思饮食,恶心。继之出现黄疸。西医诊断为:急性病毒性肝炎。从湿热内郁论治,投茵陈蒿汤合丹栀逍遥散十余剂,无明显好转,且腹胀加重,大便溏薄。舌质淡,苔白滑腻,脉沉缓。肝功能检查:黄疸指数 23 单位,谷丙转氨酶 500 单位,麝浊 7 单位,锌浊 12 单位。辨为寒湿气滞,用厚朴温中汤加味。处方:厚朴 15g,干姜、陈皮、草蔻仁、泽泻、茯苓各 9g,木香 6g,茵陈 20g,郁金、板蓝根各 12g。用药 2 周,自觉症状消失,肝右肋下刚触及,复查肝功能,各项指标已复常。

按语:案 1 腹痛且膨胀如鼓,说明不仅寒湿结聚,而且气机壅阻,故用单纯温中散寒之理中汤不应,改投行气温中燥湿之厚朴温中汤乃效。案 2 胃痛属中寒气滞证,以厚朴温中汤重用厚朴、干姜,药证合拍,故能 2 剂而愈。案 3 急性病毒性肝炎当属中医之"黄疸"范畴,黄疸一般从湿热内郁论治,但本案经用茵陈蒿汤合丹栀逍遥散十余剂而无转机,且腹胀加重,舌质淡,苔白滑腻,脉沉缓,当为寒湿气滞,经用厚朴温中汤加味茵陈、郁金、板蓝根而愈。提示治疗急性病毒性肝炎,不可株守清热利湿退黄之一法,而应随证用药。

【临床报道】肠易激综合征:将 66 例腹泻型肠易激综合征患者随机分为两组。治疗组 36 例采用戊己丸合厚朴温中汤,药物组成:黄连 6g,吴茱萸 6g,白芍 15g,厚朴 9g,茯苓 15g,草豆蔻(后下)9g,木香(后下)9g,陈皮 9g,干姜 6g,炙甘草 6g,生姜 3 片。对照组采用口服双八面体蒙脱石 3g,溴丙胺太林 15mg,每日 3 次。两组疗程均为 1 个月,停药后随访 6 个月。结果治疗组治愈(疗效指数≥90%,随访 3 个月症状无复发)10 例,显效(90%>疗效指数≥60%)12 例,有效(60%>疗效指数≥30%)12 例,无效(疗效指数<30%)2 例,治愈率 27.7%,总有效率为 94.4%;对照组治愈 4 例,显效 8 例,有效 13 例,无效 5 例,治愈率 13.3%,总有效率为 83.3%。两组疗效经统计学处理,差异有显著意义($P<0.05$)[1]。

参 考 文 献

[1] 杜国如. 戊己丸合厚朴温中汤治疗腹泻型肠易激综合征 36 例[J]. 吉林中医药,2006,26(8):19-20.

良 附 丸

(《良方集腋》卷上)

【异名】止痛良附丸(《饲鹤亭集方》)。

【组成】高良姜酒洗 7 次,焙研 香附子醋洗 7 次,焙研各等分(各 9g)

【用法】上药各焙、各研、各贮,用时以米饮加生姜汁 1 匙,盐 1 撮为丸,服之立止。

【功用】行气疏肝,祛寒止痛。

【主治】气滞寒凝证。胃脘疼痛,胸胁胀闷,畏寒喜温,苔白脉弦,以及妇女痛经等。

【病机分析】肝主疏泄,可协助脾胃气机之运行,以维持人体正常之消化功能。若七情忧患,肝失疏泄,则可引起脾胃气滞;外受寒邪,或饮食生冷,又能引发中寒之证;两者相合,遂成气滞寒凝证。气滞寒凝则胃脘疼痛、胸胁胀闷,乃肝郁所致;畏寒喜温,寒之象也;苔白脉弦,亦气滞寒凝之征也。至于肝郁气滞,寒邪凝聚,在妇女亦可引发痛经。

【配伍意义】本方证乃肝郁气滞,中焦寒凝,故治疗当以行气疏肝,祛寒止痛立法。方中香附辛平入肝经,疏肝开郁,行气止痛,且用醋洗,能助入肝行气止痛之功。《本草正义》卷 5 曰:"香附,辛味甚烈,香气颇浓,皆以气用事,故专治气结为病。"高良姜辛温入脾胃经,温中暖胃,散寒止痛,且用酒洗,可助散寒宣通之功。《本草正义》卷 5 曰:"良姜大辛大温,洁古谓辛热纯阳,故专主中宫真寒重症。"两药等分合用,则行气疏肝与温中散寒并重,可使气畅寒散,则诸证自愈。

【临床运用】

1. 证治要点 本方主治气滞寒凝之胃痛,凡胃脘疼痛,胸胁胀闷,苔白脉弦者,即可使用本方。

2. 加减法 若偏于气滞,起病于忧患,胸胁胀闷较甚者,可重用香附,或酌加川楝子、郁金和木香等,以助行气止痛;若偏于寒凝,起病于受寒或饮食生冷,胃脘痛甚,形寒喜温者,可重用高良姜,或酌加干姜、吴茱萸和桂枝等,以加强温中祛寒之力;气滞寒凝之痛经,可酌加当归、川芎和白芍等和血调经止痛。

3. 本方现代常用于治疗慢性胃炎、消化性溃疡和妇女痛经等病属于气滞寒凝者。

【使用注意】孕妇虽患气滞寒凝之胃脘痛,运用本方亦应慎重,以防行气散寒走窜,损伤胎元。有人曾报道用本方加味治疗胃脘痛导致流产 1 例[1]。

【源流发展】本方出自《良方集腋》卷上,云治疗心口一点痛,乃胃脘有滞,或有虫,多因恼怒及受寒而起之证。并可根据病因适当调整方剂的药物用量:如病因寒而得者,用高良姜二钱,香附末一钱;如病因怒而得者,用高良姜一钱,香附末三钱;如病因寒怒兼有者,用高良姜一钱五分,香附一钱五分。现代一般将本方视作治疗气滞寒凝胃脘痛之代表方。《慈禧光绪医方选议》之九气拈痛丸,实由本方加味当归、五灵脂、莪术、槟榔、青皮、延胡索、郁金、木香、陈皮、姜黄和甘草而成,有行气活血之功,可治气滞血瘀诸心胃疼痛。民国时期,盛心如《实用方剂学》之良附丸,即本方加味青皮、木香、当归、干姜和沉香而成,则行气散寒之力更强,治疗胸脘气滞,胸膈软处一点疼痛,或经年不愈,母子相传。

【方论选录】秦伯未:"本方治肝胃气痛之偏于寒有效。这两药的效能,良姜长于温胃散寒,香附长于疏肝行气。一般用量大多相等,取其相互协助,因寒而得者,良姜可倍于香附;因气而得者,香附可倍于良姜。"(《谦斋医学讲稿》)

【评议】秦氏谓"本方治肝胃气痛之偏于寒者有效",从证测药,说明本方虽行气与散寒并行,但仍以行气为主。这也是本方在分类上,属于理气剂,而不属于温里剂的根据。至于秦氏所云本方的用量比例,出自《良方集腋》,并无多少新意。

【验案举例】

1. 浅表性胃炎 《陕西中医》(1994,1:26):某男,42岁。自述胃脘部胀满疼痛2年余,服药治疗无效。曾胃镜检查为浅表性胃炎。现症胃脘部胀痛,不思饮食,嗳气,喜叹息,两胁胀痛,大便不畅,苔薄白,脉弦紧。辨证为肝气客寒犯胃。治当行气散寒。处方:香附12g,良姜8g,柴胡、枳壳、川楝、青皮、延胡索、炒莱菔子各10g,白芍、麦芽各12g,郁金、栀子各9g,甘草4g。服药7剂,临床症状全部消失,继服7剂以巩固疗效。3个月后胃镜检查正常,随访半年未复发。

按语:本例胃脘疼痛属气滞客寒,故用良附丸加味行气疏肝药为主;兼以消食助运,乃因患者有不思饮食。药证合拍,故奏效自捷。

2. 泌尿系结石 《浙江中医杂志》(1994,2:59):某男,49岁。1989年7月间腰腹时而隐痛,每用良附丸加味而痛减,但时见复发。是年9月1日复诊时详询病史,患者诉近期小便混浊刺痛,腰腹绞痛难忍。经X线摄片证实为泌尿系结石。乃气滞寒凝之咎。方用良附丸加味:高良姜15g,制香附30g,木香、当归尾各20g,炒川楝、青皮各10g,海金沙、金钱草各30g,车前子20g,田七粉10g(分冲)。服药3剂,小便清长,但小腹痛加剧,又守方服3剂,结石排出而病愈。

按语:本例泌尿系结石亦属气滞寒凝证,故亦以良附丸为主,再加味利水通淋诸药以切合具体病情。药后疗效良好,说明良附丸加味可治疗石淋,可谓是古方新用。

【临床报道】

1. 慢性胃炎 本方加味配合西药治疗慢性胃炎60例。对照组给予多潘立酮10mg,硫糖铝片0.75g,每日各3次,口服;反酸明显的加雷尼替丁0.15g,每日2次,口服。治疗组在对照组治疗的基础上加良附丸加味口服。药物组成:高良姜5g,香附10g,桂枝10g,吴茱萸3g,半夏10g,陈皮10g,白芍15g,焦神曲15g,鸡内金10g,甘草3g。胃痛明显的加延胡索10g;胁背胀痛加郁金,食少难消加麦芽,大便秘结加火麻仁。半月为1疗程,一般服药1~3个疗程。结果对照组60例,治愈(临床症状消失,胃镜检查示黏膜恢复正常)26例,好转(临床症状减轻,胃镜检查示黏膜病变程度有所减轻)16例,无效(临床症状、胃镜检查均无变化)18例,总有效率70.0%;治疗组60例,治愈45例,好转10例,无效5例,总有效率91.7%。两组比较有差异(P<0.05)[2]。

2. 胆汁反流性胃炎 加味良附丸治疗胆汁反流性胃炎40例,处方:香附20g,良姜10g,党参20g,黄芪25g,莪术10g,柴胡15g,半夏15g,吴茱萸5g,茯苓20g,旋覆花20g,郁金 20g,延胡索 10g,枳壳 15g,白芍 25g,甘草 10g。溃疡加海螵蛸,儿茶,贝母;食管炎加黄芩;出血加白及,三七粉。结果:痊愈(胃镜复查无胆汁反流,黏膜充血、水肿明显好转,临床症状消失)30 例;好转(胆汁反流明显减少,黏膜充血、水肿好转,临床症状基本消失或明显减轻)8 例;无效(治疗前后无变化)2 例[3]。

【附方】九气拈痛丸(《慈禧光绪医方选议》) 当归四两(120g) 良姜四两(120g) 五灵脂四两(120g) 莪术四两(120g) 槟榔四两(120g) 青皮四两(120g) 元胡二两(60g) 郁金二两(60g) 木香二两(60g) 陈皮二两(60g) 姜黄二两(60g) 香附五两(150g) 甘草一两五钱(45g) 共为末,醋法为丸,每服二钱(6g),白开水送服。功用:行气活血止痛。主治气滞血瘀,心胃疼痛。

本方即良附丸加味而成。方中香附、槟榔、青皮、木香、陈皮行气止痛;莪术、五灵脂、当归、郁金、延胡索、姜黄活血止痛;良姜温中祛寒,畅达气血,甘草缓急止痛兼调和诸药。本方较之良附丸,除行气之功较胜外,更增活血之效。故胃脘疼属单纯气滞寒凝者宜用良附丸,而属气滞血瘀者则宜用本方。

参 考 文 献

[1] 毛新宽.良附丸加味致小产 1 例[J].陕西中医,1992,(5):204.

[2] 顾向东.良附丸加味治疗慢性胃炎 60 例临床观察[J].甘肃中医,2008,21(11):45.

[3] 李世德,刘凤云.加味良附丸治疗胆汁返流性胃炎 40 例疗效观察[J].辽宁中医杂志,1985,(7):36.

金 铃 子 散
(《太平圣惠方》,录自《袖珍方》卷2)

【异名】金铃散(《杂病源流犀烛》卷 11)。

【组成】金铃子 玄胡索各一两(各 30g)

【用法】上为末,每服二三钱(6~9g),酒调下,温汤亦可。

【功用】疏肝泄热,活血止痛。

【主治】肝郁化火证。心胸胁肋脘腹诸痛,时发时止,口苦,舌红苔黄,脉弦数。

【病机分析】肝主疏泄,性喜条达而恶抑郁。若情志失和,则肝气郁结,气机不畅,不通则痛,于是心胸胁肋脘腹等部位,均可因其气滞而发为疼痛;时发时止者,谓疼痛可随情绪的好坏而波动,心情愉快则痛止或痛减,心情不好则痛作或痛甚,此乃肝郁所致疼痛的特征;肝郁化火,则口苦,舌红苔黄,脉象弦数。

【配伍意义】针对肝气郁结,气郁化火之证,治当疏肝行气,兼以泄热,并辅以活血,因气为血之帅,气机郁结,每多血行不畅。方中金铃子即川楝子,味苦性寒,入肝、胃、小肠经,疏肝行气,清泄肝火,为君药。《本草纲目》卷 35 谓"楝实,导小肠膀胱之热,因引心包相火下行,故心腹痛及疝为要药"。玄胡索(延胡索)苦辛温,行气活血,擅长止痛,增强金铃子行气止痛之功,为臣佐药。《本草纲目》卷 13 谓:"延胡索,能行血之气滞,气中血滞,故专主一身上下诸痛,用之中的,妙不可言。"两药合用既可行气止痛,又能疏肝泄热,使气血畅,肝热清,则诸痛自愈。

【临床运用】

1. **证治要点** 本方所治心胸胁肋脘腹诸痛由肝郁化火所致,故应用时以疼痛与情绪波动相关,口苦,舌红苔黄,脉弦数为证治要点。

2. 加减法 本方所治疼痛范围甚广,可根据具体病位适当加味,如用于治疗胸胁疼痛,可酌加郁金、柴胡、香附等;脘腹疼痛,可酌加木香、陈皮、砂仁等;妇女痛经,可酌加当归、益母草、香附等;少腹疝气痛,可酌加乌药、橘核、荔枝核等。

3. 现代常用于治疗慢性肝炎、慢性胆囊炎及胆石症、慢性胃炎、消化性溃疡等病属于肝郁化火者。

【源流发展】关于本方的方源 《方剂学》全国统编教材第二、四版均云出自《太平圣惠方》,而第六版教材则云出自《素问病机气宜保命集》。查通行本《太平圣惠方》未见此方。但是,因古籍在流传过程中难免存在脱漏和版本差异等因素,故目前尚难断定古本《太平圣惠方》无此方,加之《袖珍方》卷2亦载此方出自《太平圣惠方》,因此,将此方方源作“《太平圣惠方》,录自《袖珍方》卷2”处理,较为妥当。关于本方的主治,原治热厥心痛,或作或止,久不愈者;《杂病源流犀烛》卷11用治二维病;现代则作为治疗肝郁化火而致胸腹胁肋疼痛的代表方,并治疝气疼痛和妇女痛经等。

【方论选录】

1. 张璐:“古方金铃子散,治心包火郁作痛,即妇人产后血结心疼,亦宜用之。以金铃子能降火逆,延胡索能散结血。功胜失笑散,而无腥秽伤中之患。”(《本经逢原》卷3)

2. 王子接:“金铃子散,一泄气分之热,一行血分之滞。《雷公炮炙论》云:心痛欲死,速觅延胡。洁古复以金铃治热厥心痛。《经》言诸痛皆属于心,而热厥属于肝逆,金铃子非但泄肝,功专导去小肠膀胱之热,引心包相火下行;延胡索和一身上下诸痛。时珍曰:用之中的,妙不可言,方虽小制,配合存神,却有应手取愈之功,勿以淡而忽之。”(《绛雪园古方选注》卷中)

3. 徐大椿:“热伏厥阴,木火气郁而厥阳不伸,故热厥心痛,作止不常焉。金铃子专入厥阴,化伏热以祛湿,延胡索专走血分,活血脉以调血。为散酒调,使血气和则湿热自化而木火气伸,热厥心痛无不痊矣。此调血泻湿热之剂,为热厥心痛之专方。”(《医略六书·杂病证治》卷23)

4. 张锡纯:“刘河间有金铃子散(即楝子之核),与玄胡索等分,为末服之,以治心腹胁下作疼。其病因,由于热者甚效。诚以金铃子能引心包之火及肝胆所寄之相火下行,又佐以玄胡索以开通气血,故其疼自止也。”(《医学衷中参西录》上册)

5. 秦伯未:“本方主治肝气肝火郁滞、胁痛、少腹胀痛。方仅两药,用量相等,而以金铃子为名,说明以疏肝气、泄肝火为主。金铃子只能走气分,并且偏于苦寒,配合延胡辛温活血,亦能行气止痛。”(《谦斋医学讲稿》)

【评议】张璐谓本方治诸痛“功胜失笑散,而无腥秽伤中之患”,语颇中肯。王氏谓本方“一泄气分之热,一行血分之滞”,于配伍意义的分析可谓要言不繁,所引李时珍“用之中的,妙不可言,方虽小制,配合存神,却有应手取愈之功”之语,亦非过誉之词。徐氏的方论对深入理解本方的方义,亦不无裨益;但其谓金铃子祛湿,此方泻湿热,似属牵强。张锡纯谓本方用于心腹胁下作疼由于热者甚效,因“金铃子能引心包之火及肝胆所寄之相火下行”,此说源自李时珍《本草纲目》(参见“配伍意义”项)。秦氏从本方的命名,推导出本方功用应以疏肝气、泄肝火为主,亦颇妥切。

【验案举例】

1. 肝硬化 《实用中医内科杂志》(1988,3:103):某女,39岁。患慢性肝炎2年余,曾经某院确诊为肝硬化,经常肝区隐痛,4天前因急躁气怒,胁痛加重,脘腹发胀,嗳气不畅,食纳减少,舌苔白腻,边有紫点,脉弦细而涩。肝功化验:麝絮++,锌浊度>14单位,高田氏+,转氨酶100单位。证属肝郁不舒,气滞血瘀,不通而痛。治以行气活血,散瘀止痛。处方:金铃子、延胡索、郁金、赤芍、白芍、制香附、桃仁、红花、炒枳壳各10g,柴胡6g,紫丹参15g,服药24剂,胁痛消失,肝功能复查正常,后以逍遥丸巩固之。

2. 胆道蛔虫症 《实用中医内科杂志》(1988,3:103):某女童,9岁。因上腹部阵发性疼痛2天而急诊入院。家长代诉:患儿两天来上腹部阵发性疼痛,痛如钻顶样,痛时翻滚啼哭,辗转呻吟,汗出淋漓,每隔10多分钟或半小时即发作一次,疼痛间歇期如常人。检查:体温39℃,血常规:白细胞17.8×10^9/L,中性93%,粪检有蛔虫卵,巩膜不黄染。诊断:胆道蛔虫症,胆道感染。西医经予吗啡等止痛药,疼痛不减,乃邀中医会诊。据患儿胃脘偏右剧痛2天,时痛时止,痛时曲膝抱腹,剧痛不休,尿黄便秘,苔腻脉弦数,证属肝胃郁热,蛔虫上扰胆腑。治宜疏泄肝胃,安蛔止痛,处方:金铃子、延胡索、花椒各10g,乌梅15g,槟榔、木香、黄芩各5g,共服药3剂,疼痛消除而病愈出院。

3. 消化性溃疡 《山东中医杂志》(1994,10:459):某男,34岁。患胃及十二指肠溃疡5年余,疼痛经常发作,中西药治疗效果不佳。诊见:胃脘持续隐痛,刺痛时作,痛处不移,拒按,大便色黑,小便黄赤,舌红苔黄根厚,舌背脉络粗大紫黑,脉沉左弦右涩。证属肝气郁滞,久病入络,血分瘀滞。宜行气活血兼顾。处方:金铃子、延胡索、生蒲黄、炒五灵脂、赤芍、香附、青皮、陈皮、焦三仙各10g,柴胡6g,7剂,水煎服。复诊,药后痛止纳增,依上方加减治疗1个月,疼痛未再发作,停药后观察半年无复发。

4. 结肠肝曲积气综合征 《黑龙江中医药》(1991,2:16):某女,39岁。因夫妻两地分居,家庭负担过重,经常郁闷不舒,遂致胸胁胀痛,善叹息,口苦咽干,吞酸嘈杂已有2年余,经治不效,反增夜不能寐,心烦易怒,大便秘结。舌质红,苔黄,脉弦数。多项西医理化检查均正常,但腹部透视见结肠肝曲积气。诊断为结肠肝曲积气综合征。证属肝气郁结,气郁化火。治当疏肝郁,清肝火而通便。处方:金铃子、延胡索、香附、柴胡、黄芩、陈皮、丹皮、山栀、酸枣仁、知母、甘草各15g,生大黄10g,水煎服。服药3剂,胸胁胀痛,心烦易怒等症减轻,大便通畅。遂将上方大黄减量为5g,再服药6剂后诸症俱消失,嘱其再服药3剂巩固疗效,病愈未见复发。

5. 痛经 《实用中医内科杂志》(1988,3:103):某女,23岁,已婚。患者每至经前则小腹胀痛,经后痛止,平素行经量多色紫红,伴有胸闷胁胀,嗳气纳呆,舌苔薄白,脉沉弦。证属肝郁不舒,血滞不畅。治宜疏肝行气,活血止痛。处方:金铃子、延胡索、当归、川芎、白芍、制香附、乌药各10g,柴胡6g,甘草5g,服药6剂,腹痛止。嘱患者每至经前服药5剂,连服3个月而愈。

按语:以上5案均用金铃子散加味而获佳效,但各自所加药物的侧重有所不同:案1肝硬化属气滞血瘀,故加郁金、赤白芍、制香附、桃仁、红花、丹参等以行气活血;案2胆道蛔虫症系肝胃郁热,蛔扰胆腑,故加花椒、乌梅、槟榔、黄芩等以驱蛔安蛔;案3消化性溃疡,瘀血之征较明显,故加失笑散、赤芍等活血化瘀;案4结肠肝曲积气综合征属气郁化火,故加黄芩、牡丹皮、山栀、知母、大黄等清泄郁火;案5痛经与冲任失调有关,故加当归、白芍、川芎、香附等和血调经。

【临床报道】

1. 肝胃气滞型胃脘痛 金铃子散加味治疗肝胃气滞型胃脘痛104例。基础方:川楝子

15g,延胡索 10g。若嗳气频作者加煅赭石,旋覆花,沉香;胀甚加大腹皮、莱菔子、砂仁、厚朴;痛甚加白芍;泛酸者加贝母,或海螵蛸,煅瓦楞子;口苦者加黄芩、黄连,或龙胆草;便秘者加火麻仁、黑芝麻。结果治愈 80 例,占 76.9%;好转 22 例,占 21%;未愈 2 例,占 1.9%;总有效率 98.0%[1]。

2. 结肠肝曲积气综合征　运用加味金铃子散治疗该综合征 53 例,其中男性 3 例,女性 50 例,全部病例经临床及有关理化检查排除慢性肝炎、慢性胆囊炎、慢性胃炎、消化性溃疡和胰腺炎等器质性疾病,腹部透视可见结肠肝曲积气。基本方:金铃子、延胡索、黄芩、陈皮。肝气郁结明显者,加香附、乌药、枳壳;气滞血瘀明显者,加当归、川芎、制大黄;气郁化火明显者,加牡丹皮、栀子、生大黄。每日 1 剂,水煎分 2 次服,15 天为 1 疗程。结果:近期治愈(症状完全消失,停药 2 个月后无发作)28 例,显效(症状基本消失)16 例,有效(症状减轻)8 例,无效(症状无改善)1 例,总有效率 98.1%[2]。

3. 慢性盆腔炎　运用加味金铃子散治疗慢性盆腔炎 192 例,凡接受治疗的病例均通过妇科检查,盆腔附件有增厚、抵抗、索条或包块、压痛及触痛等阳性体征。处方:延胡索 15g,川楝子 15g,三棱 15g,土茯苓 25g,莪术 15g,当归 20g,丹参 25g,香附 10g,山药 30g,芡实 25g。偏热型加苦参、黄柏,偏寒型加炮姜、小茴香。2 周为 1 疗程,疗程结束后判定疗效,3 个疗程不愈为无效。临床痊愈(自觉症状消失,盆腔索条或包块、压痛等体征消失)104 例,好转(自觉症状消失或减轻,盆腔包块、索条缩小或变软,压痛减轻或消失)64 例,无效(症状、体征无明显改变)24 例。总有效率 87.5%[3]。

【实验研究】抗炎　采用角叉菜胶诱发大鼠足肿胀和大鼠背部气囊模型、巴豆油混合致炎剂诱发小鼠耳肿胀模型及鲁米诺化学发光法测定多形核白细胞(PMN)的发光强度,结果金铃子散对大鼠足肿胀、小鼠耳肿胀有显著抑制作用,能明显减少气囊炎性渗液中前列腺素 E_2(PGE$_2$)、白介素 6(IL-6)、一氧化氮(NO),对气囊模型大鼠血清皮质醇含量无明显影响,金铃子散药物血清和延胡索乙素能明显抑制激活的 PMN 化学发光。说明金铃子散有明显的抗炎作用,其抗炎作用机制部分在于抑制 PGE$_2$、NO、IL-6 的产生,抑制 PMN 产生氧自由基,但与影响下丘脑-垂体-肾上腺皮质轴无关[4]。

【附方】延胡索汤(《严氏济生方》卷 6)　当归去芦,酒浸,锉炒　延胡索炒,去皮　蒲黄炒赤芍药　官桂不见火各半两(各 15g)　片子姜黄洗　乳香　没药　木香不见火各三两(各 90g)　甘草炙二钱半(7.5g)　上㕮咀。每服四钱(12g),水一盏半(200ml),加生姜七片,煎至七分(140ml),去滓,食前温服。功用:活血,行气,止痛。主治:妇女七情伤感,遂使血与气并,心腹作痛,或连腰胁,或引背膂,上下攻刺,经候不调,一切血气疼痛。

本方方名,《世医得效方》卷 4 引作"玄胡索汤",《东医宝鉴·外形篇》卷 3 则引作"玄胡索散"。方中延胡索、姜黄、木香行气活血止痛,蒲黄、赤芍、乳香、没药、当归活血调经止痛,官桂温经以行气血,甘草和药兼缓急止痛。诸药合用,侧重于活血调经止痛,兼以行气,与金铃子散侧重于行气泄热有所区别。因此,本方主治妇女血瘀气滞诸痛及月经不调,金铃子散则主治气郁化火诸痛。

参 考 文 献

[1] 丁培杰,张庆荣.金铃子散加味治疗肝胃气滞型胃脘痛 104 例[J].实用中医内科杂志,2008,22(3):34.

[2] 刘景贤,李玉秀.加味金铃子散治疗肝曲综合征疗效观察[J].黑龙江中医药,1991,(2):15-16.

[3] 陈淑萍. 加味金铃子散治疗慢性盆腔炎 192 例[J]. 江西中医药, 2007, 38(8): 27.

[4] 朱爱江, 方步武, 吴咸中, 等. 金铃子散的抗炎作用研究[J]. 中药药理与临床, 2008, 24(3): 1-3.

(华浩明　张卫华)

四 磨 汤
《济生方》卷 2

【异名】四磨饮(《证治要诀类方》卷2)。

【组成】人参(6g)　槟榔(9g)　沉香(6g)　天台乌药(6g)

【用法】上各浓磨水,和作七分盏,煎三五沸,放温服。或下养正丹尤佳。

【功用】行气降逆,宽胸散结。

【主治】肝气郁结证。胸膈胀闷,上气喘急,心下痞满,不思饮食,苔白脉弦。

【病机分析】肝主疏泄,喜条达而恶抑郁,肝气之疏泄功能还影响着其他各组织器官的生理活动。如《读医随笔》卷4说:"凡脏腑十二经之气化,皆必藉肝胆之气化以鼓舞之,始能调畅而不病。"若情志不遂,或恼怒伤肝,或突然遭受强烈的精神刺激等均可能导致肝失疏泄,气机不畅,甚而累及他脏。如肝气郁结,横逆胸膈之间,则胸膈胀闷;若上犯于肺,肺气上逆,则气急而喘;若横逆犯胃,胃失和降,则心下痞满,不思饮食。由此可见,本证肝肺胃同病,气滞与气逆相兼,但以肝郁气滞为本,肺胃气逆为标。

【配伍意义】本方所治证候乃气郁之甚而致气逆,治宜行气降逆,宽胸散结为法。方中乌药辛温香窜,可升可降,善理气机,李时珍称其"能散诸气"(《本草纲目》卷34),用为君药。沉香"纯阳而升,体重而沉,味辛走散,气雄横行,故有通天彻地之功"(《药品化义》),"与乌药磨服,走散滞气"(《本草衍义》卷13),为臣药。佐以槟榔辛温降泄,破积下气,与乌药、沉香相协,则行气之中寓有降气之功,一则疏肝畅中而消痞满,二则下气降逆而平喘急,合成理气开郁散结之峻剂。破气之品虽可速达行滞散结之功,然而过于辛散却易戕耗正气,故方中又佐人参益气扶正,使郁滞开而正气不伤,且与沉香合用还可温肾纳气,以助平喘之力。四药配伍,可使郁滞之气畅行,逆上之气平复,则满闷、喘急、纳差等症渐愈。

本方配伍特点有二:一是行气与降气同用,但以行气开郁为主;二是破气与补气相合,使郁开而不伤正气。

【类方比较】本方与柴胡疏肝散均可疏肝解郁,用于肝气郁结,胸膈满闷之证。但柴胡疏肝散以柴胡配伍白芍理气柔肝为主,另加香附、川芎、陈皮、枳壳等行气之品,专于疏肝理气,且作用较为和缓,适宜于肝气不舒,胸脘胁肋胀痛者;四磨汤则以乌药与沉香、槟榔合用,气味雄烈,行气作用较为峻猛,再入人参补气扶正,使行气之中有降气之力,破气之中寓补气之功,适宜于肝气郁滞较甚并兼气逆之象,症见胸膈胀闷,上气喘急者。

【临床运用】

1. 证治要点　本方适宜于肝气郁结兼有气逆之重证。以胸膈胀闷,上气喘急为证治要点。

2. 加减法　若体壮气实而气结较甚,大怒暴厥,心腹胀痛者,可去人参,加木香、枳实以增其行气破结之力;若兼大便秘结,腹满或腹痛,脉弦者,可加枳实、大黄以通便导滞。

3. 本方现代常用于治疗支气管哮喘、肺气肿等属气滞兼有气逆之证的多种疾病。

【使用注意】本方乃破气降逆之峻剂,适宜于气机郁结重证。若虽胸膈心下胀满,但正气虚弱,神倦脉弱者慎用。

【源流发展】本方由宋代著名医家严用和为治疗"七情伤感,上气喘息,妨闷不食"所拟,始载于《济生方》卷2。斯方行气、降气、补气三法并用,不仅遣药配伍颇具特色,各药磨汁再煎的服药方法亦别具一格。王又原赞之曰:"四品气味俱厚,磨则取其味之全,煎则取其气之达,气味齐到,效如桴鼓矣"(录自《古今名医方论》卷2)。本方原书未载用量,《医方集解》收录时增加了各药等分。后世医家在应用本方时常根据证候气滞之微甚酌情增损,其加减衍化方中亦有与本方齐名者。如将原方之人参易为党参,再加木香,诸药等分为末,每次二钱淡姜汤送下,名"五磨饮"(《不知医必要》卷4);若原方减去人参,加木香、枳实,各药等分,白酒磨服,名"五磨饮子"(《医便》卷3);若原方加枳壳、木香,磨汁服,名为"六磨饮"(《太平惠民和剂局方》,录自《证治要诀类方》卷2),《杏苑生春》称之"六磨汤"。上述方剂或增加行气药物的数量以加强理气之功,或减去人参而使之专行滞气,从而将本方广泛用于多种气滞、气逆证候。

【疑难阐释】

1. 关于本方的隶属归类　本方在历代出版的方剂学著作或教材中均列入理气剂,但有时被划归"行气"类(六版),有时又被划归"降气"类(五版)。这是因为本方所用理气之品大多具有行气与降气双重作用,故而全方亦兼具行气与降气之功,二者之主次似乎难以明辨。但前已述及,本方所治证候乃肝气郁滞之甚而致气机上逆,气滞为本,气逆为标,治疗理当以行气开郁为主;再者,方中乌药、槟榔、沉香均有行气之功,三药相合,行气开郁散结之力颇著,本方目前在临床上亦主要用于治疗多种气滞证候。因而笔者认为,将本方归入行气类方剂更能体现原方的功用和主治重点,至于临床应用时据证加减而侧重于行气或降气又当别论。

2. 原方用法中"下养正丹尤佳"释疑　考宋以前以"养正丹"命名的方剂仅有2首,一是宝林真人谷伯阳方(《太平惠民和剂局方》卷5吴直阁增诸家名方),由水银、硫黄、朱砂、黑锡各一两组成。二是《养生必用》方(《幼幼新书》卷9),又名"至圣来复丹",由硫黄、消石、玄精石、五灵脂、青皮、陈皮组成。二方均以金石类药为主,有助阳散寒之功。由此推测严氏四磨汤可能是为阳虚寒凝以致气滞甚而上逆之证所拟,故以养正丹温肾纳气或温散寒邪,即如王又原所说:"其下养正丹者,暖肾药也。本方补肺气养正,温肾气镇摄归根,喘急遄已矣"(录自《古今名医方论》卷2)。加之原方中药物大多辛温,兼有温里散寒之效。由此可见,运用本方固然应以气滞之甚兼有气逆为辨证要点,但其毕竟性温,对于证候性质偏寒者较为适宜。

3. 关于方中人参的作用　对于本方人参作用的认识历来有两种观点:一是用以防止破气伤正,用为佐制药。如汪昂所云:"加人参者,降中有升,泻中带补,恐伤其气也"(《医方集解·理气之剂》)。二是用以补气疗虚,用为佐助药。如王又原说:"正气既衰,邪气必盛,纵欲削坚破滞,邪气必不伏。方用人参补其正气,……"(录自《古今名医方论》卷2)。张秉成也说:"其所以致气逆者,虚也。若元气充足,经脉流行,何有前证? 故以人参辅其不逮,否则气暂降而郁暂开,不久又闭矣,是以古人每相需而行也。若纯实无虚者,即可去参,加枳壳,……"(《成方便读》卷2)。如上所述,本方原为阳虚寒凝气滞,本虚标实之证而设,配伍人参当有补虚培本之意,所以,王、张二人可谓参透严氏立方本旨者。但从目前临床应用实际来看,本方使用要点主要在于气机滞而上逆,若兼阳气虚弱者可以人参补气培本,无虚象者亦可以人参治实防虚。不过本方毕竟药性破泄,气虚较甚者不宜使用。

【方论选录】

1. 王又原:"《经》云:圣人啬气,如持至宝;庸人役物,而反伤太和。此七情随所感,皆能为病。然愈于壮者之行,而成于弱者之着。愚者不察,一遇上气喘急、满闷不食,谓是实者宜泻,辄投破耗等药,得药非不暂快,初投之而应,投之久而不应矣。夫呼出为阳,吸入为阴,肺阳气旺,则清肃下行,归于肾阴,是气有所收摄,不复散而上逆。若正气既衰,邪气必盛,纵欲削坚破滞,邪气必不伏。方用人参补其正气,沉香纳之于肾,而后以槟榔、乌药从而导之,所谓实必顾虚,泻必先补也。四品气味俱厚,磨则取其味之全,煎则取其气之达,气味齐到,效如桴鼓矣。其下养正丹者,暖肾药也。本方补肺气养正,温肾气镇摄归根,喘急遄已矣。"(录自《古今名医方论》卷2)

2. 汪昂:"此手太阴药也。气上宜降之,故用槟榔、沉香;气逆宜顺之,故用乌药;加人参者,降中有升,泻中带补,恐伤其气也。大实者仍宜枳壳。"(《医方集解·理气之剂》)

3. 张璐:"四磨汤虽用人参,实为散气之峻剂。盖槟、沉、乌药,得人参助之,其力愈峻。服后大便必有积沫,下后即宽。若六磨更加破气二味,下气尤迅。近世医人以气滞不敢用参,但用诸破气药磨服,殊失本方之旨。"(《张氏医通》卷13)

4. 唐宗海:"取人参滋肺,以补母之气;取沉香入肾,以纳气之根;而后以槟榔、乌药从而治之。泻实补虚,洵为调纳逆气之妙法。盖肺为阳,而所以纳气下行者,全赖阴津,故用人参以生津;肾为阴,而所以化气上行者,全赖真阳,故用沉香以固阳,为沉其水,故能直纳水中之阳也。"(《血证论》卷7)

5. 张秉成:"夫七情之病,所因各自不同,有虚实之分,脏腑之异。大抵此方所治,皆为忧愁思怒得之者多。因思则气结,怒则气上,忧愁不已,气多厥逆,故为上气喘急,妨闷不食等证。然气之所逆者实也,实则泻之,故以槟榔、沉香之破气快膈峻利之品,可升可降者,以之为君;而以乌药之宣行十二经气分者助之。其所以致气逆者,虚也。若元气充足,经脉流行,何有前证? 故以人参辅其不逮,否则气暂行而郁暂开,不久又闭矣。是以古人每相需而行也。若纯实无虚者,即可去参,加枳壳,在用者神而明之耳。"(《成方便读》卷2)

6. 秦伯未:"本方主治肝气横逆,上犯肺脏,旁及脾胃,引起上气喘息,胸膈不食,甚至气噎昏厥。用沉香为主,槟榔、乌药从而导之,降气行气,力量专一。用人参者,恐诸药耗散正气。若去人参,加木香、枳壳,即'五磨饮子',就成为单纯的调气方了。"(《谦斋医学讲稿》)

【评议】诸家皆认为本方是从行气降逆立法,为气机郁滞而致气逆之证而设。秦氏所云"肝气横逆,上犯肺脏,旁及脾胃",概括了本方目前临床的使用要点;而张璐以"散气之峻剂"概括本方功用,亦颇得要领。王、唐、张(秉成)氏认为本方治证乃本虚标实,故遣药制方泻中有补,与严氏制方本意相合。张璐"盖槟、沉、乌药,得人参助之,其力愈峻"之论,以及秦氏"用人参者,恐诸药耗散正气"之说,阐述了以本方治疗气实证时人参的作用。王氏有关本方用法的论述对后世影响甚大,所谓"四品气味俱厚,磨则取其味之全,煎则取其气之达"之说被广泛引用,但其中机制尚待研究。

【验案举例】

1. 胃脘痛 《新中医》(1983,7:11):某男,39岁,教师。罹患胃脘疼痛反复发作已3年之久。自感胃部胀痛满闷,按之则舒,攻冲季胁,嗳气频作,纳呆,舌质正常,苔薄白,脉沉弦。经钡餐造影诊断为"浅表性胃炎",证属肝疏失调,横犯中州。拟降逆解郁,益举中气。处方:乌药、沉香另冲、炒槟榔、党参、枳壳各10g,炒赤芍、软柴胡各6g,4剂,水煎日服2次。药后痛胀略减,冲气已平,嗳气仍作,继以原方减槟榔、柴胡消导升疏之品,加半夏降逆醒脾。连进4剂,诸证均减。再加益气健脾之品以善后,年过2载,未再复发。

2. 梅核气 《新中医》(1983,7:12):某女,44岁,干部。患者咽喉似有异物感年余,咽之不下,吐之不出,如物梗咽,但进食吞咽正常,曾经多方治疗不显,患者疑为恶变,情绪紧张,精神淡漠,不思饮食,胸中不适,夜不成寐,舌尖红,苔薄白,脉弦细。良由七情郁结,气机不畅,津液失于输布以致痰气交阻而成梅核气证。法宜开郁散结,调理气机为主。方用:乌药、沉香、海藻、槟榔、生甘草、浙贝母各10g,参须4.5g,石斛15g,生麦芽30g。4剂后咽部稍感舒适,饮食猛增,夜已入睡,效不更法,连进13剂,患者喜告病已衰其大半,其效之速,出乎所料,后改为丸剂,并嘱其注意饮食起居,经远期追访未再发。

3. 阴吹 《江苏中医》(1997,10:27):某女,6岁。前阴时有"咽咽"声1年余,入夜尤甚。曾经多种检查未发现器质性病变,多方治疗亦告无效。近半月来,此病每日发作三四次,有时声响较大,故来求中医诊治。视患儿发育正常,眠食均可,小便如常,惟大便燥结,三四日一行。肛门指诊未见异常。此属《金匮要略·妇人杂病脉证并治》所载之"阴吹"。治疗虽可用猪膏发煎,但其煎制不易,且小儿亦畏服汤剂。故予以四磨汤口服液(中德湖南鸳马制药有限公司产)15ml,1日3次。连续服用5天后,患儿大便通畅,每日1次,阴吹之症仅在夜间发生一二次,继续治疗1个月而痊愈。

按语:胃痛之病,其因不一,必审因而论治。案1系肝郁气滞以致土衰木旺,升降失序,使气血交阻,郁而上逆,故予以行气降逆之四磨汤,并将人参易为党参者以发挥其健脾之力,既可培本以防耗散正气,又有"见肝之病,知肝传脾,当先实脾"(《金匮要略》)之意。案2之梅核气由痰气交阻而致,治以四磨汤行气散结,正合"善治痰者,不治痰而治气,气顺则一身之津液亦随气而顺矣"之理(《证治准绳·杂病》卷2)。案3之阴吹系胃肠燥结,腑气不畅,以致浊气下趋所致,予以四磨汤行气通腑,下气降浊,俾大便通畅,肠胃气机复常,阴吹乃愈。

【临床报道】

1. 肿瘤化疗后出现胃肠道症状 以本方治疗27例因化疗而出现腹胀、呃气、厌食和排便困难等胃肠道症状的恶性肿瘤患者(治疗组),并设西沙必利治疗15例作为对照组。结果:治疗组:显效为59.3%,有效为25.9%,总有效率85.2%;对照组:显效为66.7%,有效为20.0%,总有效率为86.7%,两组间比较差异无显著性($P>0.05$)。其中治疗组腹胀、厌食、呃气、排便困难的总有效率分别为85.2%、87.5%、83.0%、60.0%;对照组则分别为93.3%、85.7%、83.3%、66.7%,两组间差异无显著性($P>0.05$)[1]。

2. 术后肠粘连 以本方(沉香改木香;人参改党参)加柴胡、延胡索、莱菔子、陈皮、谷芽、麦芽、黄芩、赤芍、白芍、地丁草、银花、甘草,为基本方。便秘者,加生大黄;腹胀痛甚者,加沉香、枳壳、川朴,并可配木香顺气丸,内服;呕吐甚者,加半夏、代赭石;瘀血明显者,加桃仁、红花。治疗胆囊术后、阑尾术后、妇科卵巢囊肿和输卵管结扎术后、胃切除术后肠粘连患者,共181例。结果:105例痊愈(药后症状消失,体质恢复正常,观察1年以上未见复发者),占58%;66例好转(临床症状消失或基本消失,观察1年,时有轻度反复者),占36%;10例无效(药后未见好转,或好转不大,转外科手术治疗者),占6%,总有效率94%[2]。

3. 婴幼儿胃食管反流 四磨汤口服液治疗婴幼儿胃食管反流28例,其中年龄1~3个月20例,3~6个月8例。按照1.5ml/kg,每天3次,喂奶前15~20分钟口服给药。经治疗后显效11例,有效14例,无效3例,总有效率89.3%[3]。另有人观察了四磨汤对早产儿胃食管反流的影响,将早产儿胃食管反流45例随机分为观察组和对照组,两组均给予鼻饲管喂养,观察组在每次鼻饲管喂养前5分钟给四磨汤口服液按0.2ml/kg鼻饲管注入,治疗期间两组均采用同一种早产儿配方奶粉喂养。治疗14天后,观察组22例中19例出现胃食管反流(人均反流次数 7 次),对照组 23 例全部出现(人均反流次数 13 例)。观察组人均反流次数较对照组少,差异有显著性($t=5.96,P<0.05$)。结果说明四磨汤能有效加速胃排空,减少胃食管反流的发生,对促进早产儿胃肠动力成熟有积极作用[4]。

【附方】五磨饮子(《医便》卷 2):木香 乌角沉香 槟榔 枳实 台乌药各等分白酒磨服。功用:行气降逆,宽胸散结。主治:七情郁结,脘腹胀痛,或走注攻冲,以及暴怒暴死之气厥证。

本方乃四磨汤去人参,加木香、枳实而成,较之四磨汤行气散结之功更著。关于其配伍意义,吴昆之论可资参考:"怒则气上,气上则上焦气实而不行,下焦气逆而不吸,故令暴死。气上宜降之,故用沉香、槟榔;气逆宜顺之,故用木香、乌药;佐以枳实,破其滞也;磨以白酒,和其阴也"(《医方考》卷 6)。所以,本方与四磨汤皆能行气降逆,同治气郁气逆之证,但四磨汤降逆散结中兼以益气扶正,治实防虚,邪正兼顾;本方则全用行气破结之品,药专力猛,宜于体壮气实,气结较甚之证。

参 考 文 献

[1] 李云菁,李志革,黄秉琰. 四磨汤治疗化疗所致的胃肠道症状 27 例总结[J].湖南中医杂志,1997,13(4):5.

[2] 沈开金. 四磨饮加减治疗术后肠粘连 181 例小结[J].浙江中医杂志,1997,(3):104.

[3] 吴晓红. 四磨汤治疗婴幼儿胃食管反流 28 例[J].山东中医杂志,2007,26(1):30-31.

[4] 王皓,武艳霜. 四磨汤对早产儿胃食管反流的影响[J].中国中西医结合杂志,2005,25(8):763-764.

(樊巧玲　张卫华)

天台乌药散(乌药散)
(《圣济总录》卷 94)

【组成】乌药 木香 茴香微炒 青橘皮汤浸,去白,焙 高良姜炒各半两(各 15g) 槟榔锉二个(9g) 楝实十个(12g) 巴豆微炒,敲破,同楝实二味用麸一升炒,候麸黑色,拣去巴豆并麸不用七十粒(12g)

【用法】上除炒巴豆不用外,捣罗为散。每服一钱匕(3g),食前温酒送下;疼甚,炒生姜、热酒调下。

【功用】行气疏肝,散寒止痛。

【主治】肝经气滞寒凝,发为小肠疝气。前阴牵引脐腹疼痛,睾丸偏坠肿胀,舌淡苔白,脉象沉弦。亦治妇女痛经,癥聚等属气滞寒凝者。

【病机分析】足厥阴肝经起于足大趾,经下肢内侧上行,绕阴器,过少腹,经过胃旁,属肝络胆。若肝经气机郁滞,复感外寒,内外相合,即可发为小肠疝气,其症前阴并腹股沟牵引脐腹疼痛,睾丸肿胀偏坠,时聚时散,即前人所谓"气疝"、"寒疝"及"狐疝"之类。肝为血海,而前人又有女子以肝为先天之说,厥阴气滞寒凝,故又可发为痛经、癥聚等。然而,既属气滞寒凝,必以舌淡苔白,脉来沉弦为凭。

【配伍意义】本方主治之小肠疝气、痛经和癥聚等,均由肝经气滞寒凝所致,故治当行气疏肝,散寒止痛。方中乌药辛温,入厥阴肝经,既疏肝行气,又散寒止痛,为君。诚如《药品化义》卷 2 所云:"乌药,气雄性温,故快气宣通,疏散凝滞,甚于香附……以之散寒气,则客寒冷痛自除……开郁气,中恶腹痛,胸膈胀满,顿然可减。"青皮疏肝行气,木香理气止痛,小茴香暖肝散寒,高良姜散寒止痛,四药皆辛温芳香之品,合用以加强乌药行气散寒之功,共为臣药。槟榔和楝实(即川楝子)为佐药,其中,槟榔质重下坠,下气导滞,能直达下焦而破坚;川楝子苦寒,本不宜于寒证,但与辛热走窜之巴豆打破后同炒,再去巴豆而用,则既可制其苦寒之性,又能增其行气散结之力,且避免了巴豆峻下之弊,如此药物配伍炮制之妙,堪为典范。综观全方,是以行气药为主,配伍散寒药,组成行气疏肝,散寒止痛之方,使气行寒散,肝脉调和,则疝气、痛经、瘕聚等病证自愈。

【临床运用】

1. 证治要点 本方主治气滞寒凝之疝气,以少腹痛引睾丸,舌淡苔白,脉沉弦为证治要点。若用治痛经、瘕聚,亦须有上述舌、脉。

2. 加减法 前阴肿胀偏坠明显者,可酌加荔枝核、橘核以行气止痛;寒甚而喜温畏寒者,可酌加肉桂、吴茱萸等以散寒止痛;痛经者,可酌加当归、川芎、香附等和血调经;瘕聚者,可酌加枳实、厚朴、莪术以破气消瘕。

3. 现代常用本方治疗腹股沟斜疝和直疝、睾丸炎、附睾炎、胃肠功能紊乱、肠痉挛和痛经等,辨证属于气滞寒凝者。

【源流发展】历版《方剂学》教材和《中医方剂大辞典》[1]均认为天台乌药散出自元·李杲所著《医学发明》。其实,本方即北宋末年官修《圣济总录》卷94的乌药散。《医学发明》卷5之天台乌药散与此方药味、用量和用法完全一致,只是将方中乌药改成乌药的道地药材天台乌药而已。在主治方面,《圣济总录》乌药散主治疝气控睾痛引少腹,《医学发明》天台乌药散又增妇人瘕聚、痛经等。后人一般均以本方为治疗气滞寒凝之疝气的代表方剂,如《成方切用》卷2"理气之剂"即载本方"治小肠疝气,牵引脐腹疼痛,阴凝成积等证"。至于用本方加减而衍化的方剂,如《普济方》卷140乌药散,即本方去木香、槟榔、川楝子和巴豆,加赤豆、干漆、没药和硇砂而成,其行气之力稍逊,而活血软坚之力较胜,用治厥阴疝病,胁腹引小腹而痛。《医方集解·祛寒之剂》之导气汤,则系本方减乌药、青皮、良姜、槟榔和巴豆,再加吴茱萸而成,虽名导气汤,但实则行气破滞之功不若本方,故用治寒疝疼痛。

【方论选录】

1. 汪昂:"此足厥阴、手太阴药也。乌药散膀胱冷气,能消肿止痛;川楝导小肠邪热,引小便下行;木香、青皮行气而平肝;良姜、茴香散寒而暖肾;槟榔性如铁石,能下水溃坚;巴豆斩关夺门,破血瘕寒积,皆行气祛湿散寒之品也。"(《医方集解·祛寒之剂》)

2. 徐大椿:"气逆于中,寒滞不散,不能敷化精微,乃成疝瘕于腹,故小腹疼痛,控引睾丸焉。乌药顺九天之气,小茴祛九地之阴,槟榔破滞气以达卜,木香调中气以醒脾,青皮破气平肝,良姜涤寒散滞,川楝子泻湿热以除疝气也。为散,温酒调服,使湿化气行,则寒邪解散而疝瘕自平,其小腹疼痛亦退,何控引睾丸之有哉?此温中散滞之剂,为气逆寒滞疝瘕之专方。"(《医略六书·杂病证治》卷24)

3. 吴瑭:"寒疝少腹或脐旁,下引睾丸,或掣胁,下掣腰,痛不可忍者,天台乌药散主之。此寒湿客于肝肾、小肠而为病,故方用温通足厥阴、手太阳之药也。乌药祛膀胱冷气,能消肿止痛;木香透络定痛;青皮行气伐肝;良姜温脏劫寒;茴香温关元,暖腰肾,又能透络定痛;槟榔至坚,直达肛门散结气,使坚者溃,聚者散,引诸药逐浊气,由肛门而出;川楝导小肠湿热,由小便下行,炒以斩关夺门之巴豆,用气味而不用形质,使巴豆帅气药散无形之寒,随槟榔下出肛门;川楝得巴豆迅烈之气,逐有形之湿从小便而去,俾有形无形之结邪,一齐解散而病根

拔矣。"(《温病条辨》卷3)

4. 张秉成："治小肠疝气，牵引脐腹疼痛，阴凝成积等证。夫治疝之法，皆不外暖下祛寒，逐湿行气，然阴寒之气若与厥阴之瘀血、或痰凝结为积者，又非前药所能卒除，则必以推荡之品，从其性而温之，方能有效。方中乌药、木香辛温香烈，善行善散，能上能下，以宣气中之滞；茴香暖下而祛寒，良姜温中而止痛，青皮入肝破气，槟榔导积下行。其妙用在巴豆与川楝二味同炒，去巴豆不用，但取其荡涤攻坚、刚猛直前之性味，同川楝入肝，导之下行，又不欲其直下之意。一如用兵之法，巴、楝，钦点之上将也；青、槟，前导之先锋；乌药、木香，为偏裨之将；茴香、良姜，为守营之官。立方之神，真战无不克也。"(《成方切用》卷2)

5. 李畴人："乌药、大茴、木香、青皮并疏通厥阴之气，槟榔沉降破坚，良姜辛温化肝胃之寒结，巴豆泻寒积而破结气，引以川楝之苦寒入厥阴。全方并温通厥、少气分而化寒痰结气者也，故能治睾丸肿胀、寒疝下坠、气结不通作痛之病。亦治气厥、寒厥。或加麝香三厘调服更妙。"(《医方概要》)

【评议】汪氏的方论晓畅通达，但其云天台乌药散是"足厥阴、手太阴药"，此方治疝，属足厥阴药应无疑意，而曰手太阴药似缺少根据；又，汪氏认为方中巴豆"斩关夺门，破血瘕寒积"，似过于穿凿，不若吴氏和张氏两者的看法切合实际。吴氏和张氏均注意到巴豆是与川楝同炒，又去巴豆不用，乃"用气味而不用形质"，"但取其荡涤攻坚刚猛直前之性味，同川楝入肝，导之下行，又不欲其直下之意"。徐氏认为此方主治病证由"气逆于中，寒滞不散，乃成疝瘕于腹"，颇为精辟；不过，既然属"寒滞不散"，又云"川楝子泻湿热以除疝气也"，则前后自相矛盾。川楝固属苦寒之品，然与辛热之巴豆同炒后，其苦寒之性大减，这也正是本方配伍巴豆的妙意之一。李氏认为本方除疗疝外，还可治疗气厥、寒厥，临证或加麝香则效更佳，别有心得，可供临床参考。

【验案举例】

1. 疝瘕 《吴鞠通医案》卷4：马氏，24岁，瘕痛十数年不愈，三日一发，或五日、十日一发，或半月一发，发时痛不能食，无一月不发者，与天台乌药散，发时服二钱，痛轻服一钱，不痛时服三五分。一年以外，其瘕化尽，永不再发。

2. 积聚 《吴鞠通医案》卷2：吴，31岁，脐右结癥，迳广五寸，睾丸如鹅卵大，以受重凉，又加暴怒而得。痛不可忍，不能立、坐、卧。服辛香流气饮，三日服五帖，重加附子、肉桂至五七钱之多，丝毫无效。因服天台乌药散，初服二钱，满腹热如火烧，明知药至脐右患处，如搏物者然，痛加十倍，少时腹中起蓓蕾无数，凡一蓓蕾下浊气一次，如是者二三十次，腹中痛楚松快。少时痛又大作，服药如前，腹中热痛、起蓓蕾、下浊气亦如前，但少轻一等。次早腹微痛，再服乌药散，则腹中不知热矣。以后每日服二三次，七日后肿痛全消。

3. 疝气 《四川中医》(1989,4:17)：某男婴，7个月。患儿系母乳喂养，未加辅食，发育营养一般。因疝气哭闹4天而就诊。查体：右侧腹股沟处有一光滑、整齐、稍有弹性的可复性肿物，同侧阴囊偏大而坠。西医外科诊断为腹股沟斜疝。指纹紫滞，舌苔薄白。此属气滞寒凝之小肠疝气，予天台乌药散加减。处方：乌药、木香、炒茴香、青皮各6g，炒良姜3g，川楝子4g，党参、黄芪、茯苓各10g。子母同服此药。3剂后好转，12剂而愈。

4. 虫积腹痛 《福建中医药》(1964,5:21)：某男，35岁。素有腹痛之患，每年发作数次。近日因偶食生冷又致复发。心下至少腹胀痛，拒按，痛剧则冷汗淋漓，肢厥欲呕，痛止则神清自若，大便二日未行，脉沉紧，舌淡白，左下唇发现粟状颗粒。良由寒湿阻遏，气不化运，以致蛔虫窜扰。法当利气化湿，温脏安蛔。处方：台乌药三钱，广木香八分，细青皮八分，高良姜一钱,川楝子五钱(巴豆二十个同炒),尖槟榔四钱,开口花椒八分,乌梅二钱,小茴香一钱。服药1剂,大便溏泻2次,排出蛔虫十数条,胀痛全消,病竟霍然。

按语:案1和案2均出自《吴鞠通医案》,加之《温病条辨》卷3"下焦篇"第54条专论天台乌药散,说明吴氏对此方确有独到的学术见解与临床经验。瘕者,假也,多属气滞,故案1之十数年疝瘕作痛,持续用药一年而获瘳,然非胸有定见者,安可一方而用一年之久哉?案2之积聚,非血积也,"以受重凉,又加暴怒而得",当责之寒、气二字,故亦用天台乌药散。从药后的患者反应看,本方的功用也是以行气为主。案3之婴儿疝气,去方中槟榔和巴豆之攻逐,加党参、黄芪、茯苓益气健脾,以生养壮实腹壁肌肉,疗效甚佳。案4之虫积腹痛,乃寒阻气滞、蛔虫扰动,故治疗用本方行气散寒为主,再加乌梅安蛔止动,花椒散寒杀虫,而原方中的槟榔、川楝子亦兼可驱虫,用药1剂,病即霍然,说明本方稍加化裁即为治虫积腹痛之良剂。

【临床报道】

1. **慢性阑尾炎** 将慢性阑尾炎患者79例,随机分为治疗组40例和对照组39例。治疗组全部给予天台乌药散加减。基本方为:乌药15g,小茴香10g,木香、川楝子、槟榔、高良姜、青皮各6g,巴豆7个。先把巴豆微打破,同川楝子用麸皮炒黑,去巴豆及麸皮不用,一般3服后巴豆加麸皮炒川楝子改单用麸皮炒川楝子继用。气虚较甚者加白术15~30g,改巴豆为3~4个,疼痛较甚者加延胡索10g,积热明显者去巴豆加大黄10g。对照组予抗感染治疗,0.9%NS 250ml+头孢噻肟钠5.0g,5%GNS 250ml+阿米卡星0.6g,甲硝唑250ml,静脉点滴,每日1次。结果治疗组40例中,治愈(症状体征消失,无腹痛及胃肠道功能紊乱现象,随防1年无复发者)34例,好转(症状体征减轻,腹痛缓解,胃肠道功能紊乱减轻,右下腹压痛反跳痛减轻;或症状体征消失,无腹痛及胃肠道功能紊乱现象,但未满1年又复发者)4例,无效(症状体征无明显改变)2例,总有效率95.0%;对照组39例中,治愈11例,好转16例,无效12例,总有效率69.23%[2]。

2. **慢性浅表性胃炎** 105例慢性浅表性胃炎患者,分为治疗组65例和对照组40例。治疗组用天台乌药散为主治疗,处方:乌药10g、木香10g、小茴香9g、高良姜15g、槟榔15g、川楝子15g、青皮6g。若疼痛较明显者加延胡索,反酸较明显者加海螵蛸,纳呆、嗳气者加生麦芽。15天为1疗程。对照组采用三联疗法治疗:果胶铋每日4次,每次餐前30分钟及睡前各服0.1g,连用15天;阿莫西林,每日2次,每次餐前30分钟服1.0g,连用15天;甲硝唑片,每日3次,每次餐前30分钟服0.4g,连用15天。结果治疗组65例中,治愈12例,好转42例,无效11例,总有效率83.0%;对照组40例中,治愈7例,好转21例,无效12例,总有效率70.0%。两组比较有显著差异($P<0.05$)[3]。

【附方】

1. **三层茴香丸**(原名三增茴香丸,《是斋百一选方》卷15) 第一料:茴香舶上者,用海盐半两同炒焦黄,和盐秤 川楝子炮,去核 沙参洗,锉 木香各一两(各30g) 第二料:加荜茇一两(30g) 槟榔半两(15g) 第三料:又加白茯苓紧小实者,去黑皮四两(120g) 黑附子炮,去皮脐,秤半两或一两(15~30g) 用法:第一料:为细末,又水煮米粉稠糊为丸,如梧桐子大。每服20丸,空心食前,温酒或盐汤送服,每日3次。小病此1料可安。才尽,便可服第二料。第二料:入前药共6味,重五两半(165g),细末,依前法糊丸,服如前。若病大未愈,便服第三料。第三料:合前药共8味,重十两(300g),并依前法糊丸,服丸如前,并加至30丸。新久大病,不过此三料可愈。功用:行气疏肝,消疝止痛,温肾祛寒。主治:肾与膀胱俱虚,为邪气搏结,遂成寒疝。脐腹撮痛,阴核偏大,肤囊壅肿,重坠滋长,有妨行步,瘙痒不止,时流黄水,浸成疮疡;或长怪肉,屡治不痊,致令肾经闭结,阴阳不通,外肾肿胀,冷硬如石,渐渐丑大者。

三层茴香丸首见于宋·《是斋百一选方》,原名三增茴香丸,至明·《证治准绳·类方》卷6转录才改名为三层茴香丸,遂成通行名。此方依所治寒疝病情轻重,逐步增加药味,使药效渐次加强,特色鲜明。第一料中茴香、木香行气散寒止痛,川楝子疏肝行气止痛,沙参养阴以防诸行气药辛散伤阴;第二料中加荜茇、槟榔,则增散寒行气破滞之功;第三料中又加白茯苓、黑附子,则又具温肾健脾除湿之功。如此全方功用次第增益,所治寒疝病情亦逐步加重,与天台乌药散等方所治之诸疝迥然有别。

2. 导气汤(《医方集解·祛寒之剂》) 川楝子四钱(12g) 木香三钱(9g) 茴香二钱(6g) 吴茱萸汤泡一钱(3g) 用法:长流水煎服。功用:疏肝行气,散寒止痛。主治:寒疝疼痛。

本方用川楝子疏肝行气止痛,茴香、木香行气散寒止痛,吴茱萸温肾暖肝而散寒止痛。合而成方,可疏肝行气,散寒止痛。此方实系天台乌药散加减而来(详参前“源流发展”项),其行气破滞之功不如天台乌药散,故用治一般寒疝;若气滞寒凝并见之小肠疝气,当使用天台乌药散。

参 考 文 献

[1] 彭怀仁.方剂大辞典:第二册[M].北京:人民卫生出版社,1994:114.
[2] 谢永侠,张素梅,王福玲.天台乌药散治疗慢性阑尾炎40例[J].陕西中医,2005,26(6):515-516.
[3] 胡志明,曾玉芬.天台乌药散治疗慢性浅表性胃炎65例[J].湖南中医杂志,2006,22(5):53-54.

(华浩明 张卫华)

橘 核 丸
(《济生方》卷3)

【异名】橘核疝气丸(《全国中药成药处方集》抚顺方)。

【组成】橘核炒 海藻洗 昆布洗 海带洗 川楝子去肉,炒 桃仁麸炒各一两(各30g) 厚朴去皮,姜汁炒 木通 枳实麸炒 延胡索炒,去皮 桂心不见火 木香不见火各半两(各15g)

【用法】上为细末,酒糊为丸,如梧桐子大。每服70丸,空心盐酒汤任下。

【功用】行气止痛,软坚散结。

【主治】㿗疝。睾丸肿胀偏坠,或坚硬如石,或痛引脐腹,甚则阴囊肿大,轻者时出黄水,甚则成痈溃烂。

【病机分析】㿗疝一证,多因久处卑湿之地,寒湿滞留厥阴,肝脉气血不和所致。肝脉抵少腹,绕阴器,初时寒湿浸淫肝经气分,故但见睾丸肿胀,偏坠疼痛;久则痰湿内结,气血瘀滞,乃致坚硬如石。寒湿痰浊内阻,久之亦可致黄水淋漓,甚至成痈溃烂。

【配伍意义】本方治证系寒湿痰瘀与气血搏结日久而成,治宜行气活血,软坚散结为主,辅以散寒祛湿。方中橘核苦辛性平,入肝行气,散结止痛,是治疝之要药,为方中君药。川楝子入厥阴气分,以助君药行气疏肝之力;桃仁入厥阴血分,以助君药活血止痛之功;海藻、昆布、海带软坚散结,以助君药消肿散结之效,共为臣药。延胡索活血散瘀,木香行气散结,厚朴下气除湿,枳实行气破坚,木通通利血脉而除湿,肉桂温肝肾而散寒凝,并制川楝子、木通之寒,俱为佐药。诸药合用,理气、破血、软坚、行水之法俱备,直达肝经,共奏行气活血,散寒除湿,软坚散结之功,使气血调畅,寒湿得除,则睾丸肿胀坚硬诸症自行缓解。

本方专为治疗癞疝而设,故其配伍特点是以大队行气活血之品配伍软坚散结药组方,较之一般的治疝方剂消肿散结之力更著。

【类方比较】本方与天台乌药散均能入肝行气止痛,治疗疝气疼痛。但天台乌药散功专行气散寒,而行气止痛之力为胜,适用于寒凝气滞的小肠疝气,以少腹痛引睾丸,偏坠肿胀而时聚时消为特征;本方则功兼活血软坚散结,适用于寒湿侵犯厥阴,肝经气血不和之癞疝,以睾丸肿胀硬痛为特征。

【临床运用】

1. 证治要点　本方主治寒湿疝气。以睾丸肿胀偏坠,痛引少腹,按之坚硬为证治要点。

2. 加减法　若寒甚者,酌加小茴香、吴茱萸等以增强散寒止痛之功;瘀肿痛甚者,酌加三棱、莪术等以祛瘀消肿止痛;寒湿化热,阴囊红肿痒痛者,可去肉桂,酌加黄柏、土茯苓、车前子等以清热利湿。原书载有"虚寒甚者,加炮川乌一两;坚胀久不消者,加硇砂二钱,醋煮旋入",以增消结软坚之力。

3. 本方现代常用于治疗睾丸鞘膜积液、急慢性睾丸炎、睾丸结核、附睾炎等辨证属于寒湿侵犯厥阴,肝脉气血凝滞者。

【使用注意】睾丸偏坠肿胀而质地柔软者,不宜使用本方。

【源流发展】本方原书用于治疗"四种癞病,卵核肿胀,偏有大小,或坚硬如石,或引脐腹绞痛,甚则肤囊肿胀,或成疮毒,轻则时出黄水,甚则成痈溃烂"。是方以行气活血,散寒除湿,软坚散结为法治疗癞疝,对后世影响颇大。综观历代对于癞疝的治疗,多以橘核为主,参以行气活血之品。如《仁术便览》卷3之橘核散,以单味橘核研末酒调服,治疗小肠气痛坚硬;《医学心悟》卷3之橘核丸以橘核、川楝子、桃仁、红花、小茴香等,治疗七疝;《医学启蒙》卷4之橘核汤以橘核、川楝子、吴茱萸、小茴香、木香等,治疗疝气;《明医指掌》卷6之橘核散以橘核、桃仁、栀子、吴茱萸、小茴香等,治疗湿热寒郁作疝等等。现代临床对于睾丸肿胀坚硬之疾,亦选用本方为主,随证加减,多获良效。

【疑难阐释】

1. 关于本方主治证候　本方原治四种癞病,严用和释曰:"夫阴癞之证有四种:一曰肠癞,二曰气癞,三曰卵胀,四曰水癞是也,《圣惠》云:肾气虚,风冷所侵,流入于肾,不能宣散而然也。《三因》云:阴癞属肝,系宗筋,胃阳明养之。考之众论,俱为至当。多由不至卫生,房室过度,久蓄忧、思、恐、怒之气,或坐卧冷湿处,或劳役无节,皆能致之。病则卵核肿胀,偏有大小,或坚硬如石,或脐腹绞痛,甚则肤囊肿胀,多成疮毒,轻者时出黄水,甚则成痈溃烂。大抵卵胀,肠癞皆不易治,气癞、水癞灸之易愈也。又有小儿有生以来便如此者,乃宿痰也。四癞治法,橘核丸用之屡验"(《济生方》卷3)。可知本方所治之癞病,乃寒湿之气,侵于肝肾(肝脉络于前阴,睾丸为外肾),阻遏气血,以致气血痰湿瘀结于睾丸而致。

2. 关于原书加用硇砂之意　硇砂,为氯化物类卤砂族矿物卤砂(硇砂)的晶体或人工制成品,主要含氯化铵(NH_4Cl)。生品有腐蚀性,外用可化腐生肌,治疗瘰疬、翳障、息肉、赘疣等。本品醋制后药物更为纯净,毒性亦有所降低,可供内服以消积软坚,祛痰利尿,用于治疗气血凝滞,痰湿稽留而成癥瘕积聚,久治难效者。因而原书所载"若坚胀久不消者,加入硇砂"之意,是为了加强本方消坚散结之力。

【方论选录】

1. 汪昂:"此足厥阴药也。橘核、木香能入厥阴气分而行气;桃仁、延胡能入厥阴血分而活血;川楝、木通能导小肠膀胱之热,由小便下行,所以去湿;官桂能平肝暖肾,补肾命之火,所以祛寒;厚朴、枳实,并能行结水而破宿血;昆布、藻、带,咸润下而软坚,寒行水以泄热,同为散肿消坚之剂也。"(《医方集解·祛寒之剂》)

2. 费伯雄:"此乃治癞疝之专剂,理气、破血、软坚、行水之法俱备。其知痛楚者不可误用。"(《医方论》卷3)

3. 李畴人:"此方治癞疝卵核肿胀,偏有大小,或坚硬如石,痛引脐腹。橘核、川楝辛香苦泄,疏利阳明、厥阴之逆气;肉桂温肝散下焦结气;厚朴、枳实开中焦逆满;延胡、桃仁和血中气滞,气中血滞;昆布、海藻沉而下降,咸而软坚;木香利三焦气滞,木通渗小肠、膀胱湿热。合散寒通气,疏利厥少膀胱,其少腹胀痛,睾丸结疝可冰释而消矣。"(《医方概要》)

【评议】本方主治之证,原书有"引脐腹绞痛",但费伯雄在方论中指出"其知痛楚者不可误用"。对此应如何理解? 有人认为,"癞疝以至睾丸肿胀坚硬,寒湿痰瘀相互搏结,疝气或引脐腹疼痛在所难免。然而,亦有因持续肿胀,营血不荣,而见麻木不知痛痒者,所以费氏之说有失偏颇。不过,若癞疝由麻木不知痛痒,变为持续性疼痛,说明病情有变,应进一步检查为是,免致贻误"[1],此说可资参考。

【验案举例】

1. 睾丸炎 《山东中医杂志》(1987,6:19):某男,52岁。1982年5月来诊。15年前行输精管结扎,术后常感左侧睾丸和少腹坠胀牵痛,多处皆诊为睾丸炎,治疗乏效。临证所见,左侧睾丸肿大,拒按,表面光滑,活动尚可,皮肤色泽略显光亮,自述小便黄赤,尿意略频。观其舌质红,苔厚腻微黄,脉短沉弦。血白细胞$12.5×10^9/L$,嗜中性78%,淋巴细胞21%,嗜酸粒细胞1%,血沉30mm/小时。中医辨证:湿热下注,气血凝结,肝经阻滞。治法:清热燥湿,软坚散结,理气止痛。处方:橘核丸改汤剂,加苍术12g,黄柏9g,银花20g,土茯苓30g。水煎服,每日1剂。5剂后,痛缓胀减。上方去肉桂,加皂刺18g,地龙12g,荔枝核15g。先后服20余剂,诸症悉平,复查血常规正常。

按语:本案以睾丸肿胀硬痛为特征,当属癞疝之疾。由于证属湿热下注,气滞血瘀为患,故初诊以橘核丸加黄柏、银花等清热解毒燥湿之品。二诊诸症悉减,又加皂刺、荔枝核等以增软坚散结之力,药证相合而获良效。

2. 淋巴结炎 《山东中医杂志》(1987,6:19):某男,35岁。1981年3月来诊。半年前不慎坠仆于地,不久即觉腹部不适,自扪及腹部有一小包块,某医院诊为腹壁淋巴结炎。屡用消炎、镇痛药及理疗,均无效,转中医诊治。诊见患者精神抑郁,嗳气,脐上部可扪到一山楂大小结节,质韧,光滑活动,压痛明显。舌质瘀暗,苔薄白微黄,脉沉弦。证属气机阻滞,血瘀经络。药用橘核丸方改汤剂,加穿山甲9g,荔枝核15g,地龙12g,水煎服。2煎后,以米醋渍其药渣布包,趁热置敷患处,冷后放暖水袋上加温再敷。3剂后痛减,服15剂后包块消失。

按语:本案属癥瘕之疾,由气滞血瘀而致,故以擅长行气活血,软坚散结之橘核丸为主方,再加穿山甲、地龙、荔枝核等活血通络之品,以助消癥散结之效。同时以药渣外敷,内外合治,收效甚捷。

【临床报道】男性免疫性不育症:观察橘核丸治疗男性免疫性不育症的临床疗效,将264例患者随机分为2组,治疗组132例用橘核丸治疗,对照组132例用泼尼松治疗。结果:治疗组总有效率为90.91%,对照组为44.70%,两组比较差异有非常显著性意义($P<0.01$);

抗精子抗体（AsAb）转阴率治疗组为 90.91%，对照组为 44.70%，有显著性意义（$P<0.01$）；治疗组治疗前后精子液化时间、精子密度、精子活率和精子畸形率比较，差异均有非常显著性意义（$P<0.01$），对照组治疗前后比校，差异无显著性意义（$P>0.05$），两组治疗后精子液化时间、精子密度、精子活率和精子畸形率比较，差异均有非常显著性意义（$P<0.01$）；配偶受孕率治疗组为 56.06%，对照组为 19.70%，差异有非常显著性意义（$P<0.01$）[2]。

参 考 文 献

[1] 李飞. 中医历代方论选[M]. 南京:江苏科技出版社,1992:480.
[2] 程可佳,陈桂冰,黎杰运,等. 橘核丸治疗男性免疫性不育症132例疗效观察[J]. 新中医,2007,39(7):39-40.

暖 肝 煎
（《景岳全书》卷51）

【组成】当归二钱(6g) 枸杞三钱(9g) 茯苓二钱(6g) 小茴香二钱(6g) 肉桂一钱(3g) 乌药二钱(6g) 沉香一钱(木香亦可)(3g)

【用法】水一盅半,加生姜三五片,煎七分,食远温服。

【功用】温补肝肾,行气止痛。

【主治】肝肾虚寒证。睾丸冷痛,或小腹疼痛,畏寒喜暖,舌淡苔白,脉沉迟。

【病机分析】本方证之睾丸冷痛乃因肝肾不足,寒客肝脉,气机郁滞所致。阳虚不能御邪,故寒从下受。寒为阴邪,凝敛收引,脏腑失煦,气机不畅,故睾丸及少腹冷痛;而畏寒喜暖,舌淡苔白,脉沉迟等亦为肝肾阴寒之征。

【配伍意义】本方所治系肝肾不足,寒凝气滞之证,治宜暖肝温肾,行气止痛为法。方中肉桂辛甘大热,暖肝温肾,散寒止痛;小茴香味辛性温,暖肝散寒,理气止痛,二药同用以温肾暖肝散寒,共为君药。当归、枸杞子养血补肝益肾,以复肝肾不足之本;乌药、沉香行气散寒止痛,以祛阴寒冷痛之标,同为臣药。阳虚阴盛,水湿不化,故以茯苓之淡渗利湿,健脾助运为佐。煎药时少加辛温之生姜,可温散寒凝止痛之功益著。诸药配伍,温补肝肾以治其本,行气祛寒以治其标,俾下元得温,寒凝得散,气机通畅,则睾丸、少腹疼痛等症自解。

【类方比较】天台乌药散、橘核丸、暖肝煎三方同治疝痛。但天台乌药散与橘核丸所治之疝,属于实证,故两方皆以祛邪为主,以行气散寒见长;暖肝煎则在行气散寒的同时,兼以温补肝肾,故适宜于厥阴气滞、肝肾虚寒之证,是祛邪扶正、标本兼顾之方。

【临床运用】

1. 证治要点 本方适用于肝肾虚寒,气机阻滞之小腹疼痛,疝气痛。以睾丸或小腹疼痛,畏寒喜温,得温痛减,舌淡苔白,脉沉迟为证治要点。

2. 加减法 寒甚者,加吴茱萸、干姜、附子等以增其温里祛寒之功;腹痛甚者,加香附以行气止痛;睾丸痛甚者,加青皮、橘核以加强疏肝理气之效。

3. 本方现代常用于治疗精索静脉曲张、腹股沟疝、鞘膜积液等属于肝肾虚寒证的多种疾病。

【使用注意】疝气而见阴囊红肿热痛者,禁用。

【源流发展】本方为明末医家张介宾所制,张氏临床以擅用温补之法著称,他认为疝气的成因有多种,但主要与受寒有关:"或以色欲,或以劳损,或以郁怒,或以饮食酒湿之后,不知戒慎,致受寒邪,则以阴求阴,流结于冲任血气之海,而下归阴分,遂成诸疝。"因而创制暖肝煎,重在温暖下元,补益肝肾,结合行气止痛。张氏此法开创了以温补之法治疗疝气的新思路,进一步丰富了疝气的治法和方剂理论。本方目前在临床上还被加减用于妇女痛经属肝肾不足,寒凝气滞证者。

【疑难阐释】关于本方君药　对于本方君药的认识,大致有两种观点:一是当归与枸杞子,二是肉桂与小茴香。笔者赞同后者,理由有四。其一,本方主治小腹或疝气疼痛之证,以阴寒内盛为主要病机,张氏对此释曰"疝之暴痛或痛甚者,……非有实邪而寒胜"(《景岳全书》卷33);其二,小腹或疝气疼痛,每以受寒为诱因,故张氏指出:"寒疝最能作痛,多因触冒寒邪或犯生冷所致。"可见尽管疝气之成因错综复杂,但感寒受冷确系主要因素之一。其三,本方证除小腹或疝气疼痛等局部症状外,还可见到全身性虚寒征象,即如张氏所说:"凡喜暖畏寒,脉弦细,鼻尖手足多冷,大小便无热之类皆是也。"其四,原书方后注云:"如寒甚者,加吴茱萸、干姜,再甚者,加附子。"说明张氏创制此方,主要着眼于阴寒内盛之病机。综上所述,本方以温肝暖肾的肉桂与小茴香共作君药为宜。

【方论选录】

1. 张介宾:"疝之暴痛或痛甚者,……非有实邪而寒胜者,宜暖肝煎主之。寒疝最能作痛,多因触冒寒邪或犯生冷所致。凡喜暖畏寒,脉弦细,鼻尖手足多冷,大小便无热之类皆是也。"(《景岳全书》卷33)

2. 徐镛:"此治阴寒疝气之方,疝属肝病,而阴寒为虚,故用当归、枸杞以补真阴之虚,茯苓以泄经腑之滞,肉桂补火以镇浊阴,乌药利气而疏邪逆,小茴、沉香为疝家本药,生姜为引,辛以散之。如寒甚者,吴萸、附子、干姜亦可加入。"(《医学举要》卷5)

3. 蔡陆仙:"所谓乙癸同源,虚则补母也。肝之所以寒者,肾之温气不足也。本方肉桂、茴香温肾之品,亦暖肝之品也。沉香温纳肾气,乌药温顺肝气,枸杞补肝肾而益精。茯苓调水道以通阳,用当归为君,俾诸药尽汇于肝,于是凝冱解冻,阳和敷布,向之飒飒以无风者,今则欣欣以向荣矣。经云:木位之主,其补以辛,寒淫所胜,平以辛热,佐以甘苦。肝木不及则金过于亢,清反胜之,则当以辛平之也。酸甘合化为阴,辛甘合化为阳,大抵补肝之体者,宜酸甘之品,补肝之用者,宜辛甘之品也。"(《中国医药汇海·方剂部》)

4. 秦伯未:"本方以温肝为主,兼有行气、散寒、利湿作用。以当归、杞子温补肝脏,肉桂、茴香温经散寒,乌药、沉香温通理气,茯苓利湿通阳。凡肝寒气滞,症状偏在下焦者,均可用此加减。"(《谦斋医学讲稿》)

【评议】张氏明确指出暖肝煎治证乃"非有实邪而寒胜",示人斯证性质属于虚寒,使后学得以执其大要。蔡氏认为本方以当归为君药,此说不甚恰当。秦氏"凡肝寒气滞,症状偏在下焦者,均可用此加减"之论,既概括了本方治证的基本病机,又说明本方之用并不局限于疝气之疾,颇有参考价值,但应当明确论中所谓肝寒实乃肝肾之虚寒。

【验案举例】

1. 睾丸肿大症　《四川中医》(1990,1:35):某男,46岁。左侧睾丸肿如鹅卵大十余天,面色青紫,少腹、腰部胀痛,屈膝弯腰,步履艰难,脉沉紧,苔白。辨证为寒滞肝经。予本方加吴茱萸,3剂后,疼痛大减,睾丸小如鸡卵。后以上方增减续服5剂告愈。

2. 精索神经痛　《江西中医药》(1994,6:19):某男,48岁。右侧睾丸牵及少腹胀痛2月余,行则偻俯,不敢直立,前阴坠胀不适,有寒凉感,腰酸腿软,四肢不温,食欲稍差,睡眠及两便正常,舌润滑,苔淡白,脉沉弦。证属寒滞肝肾,气机不畅。以本方加全蝎、蜈蚣、生姜,服药 7 剂,痛减大半,诸症缓解,续服 7 剂,痛止疾愈。随访 2 年,疾未再作。

按语:案 1 与案 2 皆以睾丸偏坠疼痛为主症,并伴畏寒喜暖,痪差神疲等肝肾阴寒,正气不足之象,故属寒滞肝经,肝肾不足之"疝气"。案 1 因患者面青、脉紧而加入吴茱萸以增温肝散寒之力,案 2 则因患者少腹胀痛,筋脉拘急而加入全蝎、蜈蚣以增通经活络之效。

3. 输尿管结石 《四川中医》(1989,3:29):某男,68 岁。1988 年 6 月 12 日就诊。反复左腰及少腹绞痛半年余,疼痛向会阴部放射,得温则痛减,伴大便溏,小便清,神疲乏力,纳差,舌淡红苔白稍腻,脉沉细。X 线片示:左输尿管下段结石如绿豆大(与半年前 X 线片结果同)。为寒滞肝经之腹痛。予暖肝煎加减:当归 12g,小茴香、乌药各 10g,枸杞子、茯苓各 15g,沉香、肉桂各 3g。水煎服,每日 1 剂。12 剂后,患者感左下腹绞痛,并于小便中有细砂样物排出。15 剂后 X 线片示:左输尿管下段致密影消失。

按语:本案虽非疝气之疾,但患者少腹疼痛,喜暖畏寒,神疲乏力,苔白脉细,乃肝肾不足,寒凝气滞之候,故予擅长疏肝温肾,行气止痛的暖肝煎,药服 2 周痼疾即瘥。

【临床报道】慢性阑尾炎 采用暖肝煎去枸杞子,加川芎(取汁顿服,药渣趁热用布包好热敷右下腹部,药渣外再加暖袋以保温),治疗慢性阑尾炎 20 例。如出现右下腹疼痛拒按明显者,加水蛭;右少腹不适、腹胀者,加枳壳、槟榔。结果:治愈(自觉症状及右下腹深压痛消失)9 例,显效(自觉症状消失,右下腹深压痛减轻)6 例,有效(自觉症状及右下腹深压痛均有不同程度减轻)4 例,无效(症状无明显改善)1 例[1]。

参 考 文 献

[1] 崔振波. 暖肝煎治疗慢性阑尾炎疗效观察[J]. 实用中医内科杂志,1994,8(2):29.

启 膈 散

(《医学心悟》卷 3)

【组成】沙参三钱(9g) 丹参三钱(9g) 茯苓一钱(3g) 川贝母去心一钱五分(4.5g) 郁金五分(1.5g) 砂仁壳四分(1.2g) 荷叶蒂二个(3g) 杵头糠五分(1.5g)

【用法】水煎服。

【功用】理气开郁,润燥化痰。

【主治】噎膈。吞食时自觉食管梗塞不舒,胸膈痞胀隐痛,嗳气则舒,干呕或泛吐痰涎,或伴大便艰涩,口干咽燥,形体逐渐消瘦,舌红苔白,脉细弦。

【病机分析】本方所治噎膈,是由于抑郁日久,气结而津液不能输布,反聚成痰,气郁痰阻,通降失司,胃中干燥,以致咽下梗塞,甚则疼痛;肝失疏泄,气郁不畅,则胸膈痞胀,嗳气则舒;胃气失于和降,故干呕或泛吐痰涎;津亏血燥,故大便艰涩,口干咽燥,形体逐渐消瘦。舌红苔白,脉象细弦,亦为肝郁气滞,阴亏津少之征。

【配伍意义】本方是为气滞痰凝,津液不足之证而设,所以治疗本证,不能复以温燥之品,再损其液,宜用润燥解郁,化痰开结之法治之。方中沙参清胃滋燥而不腻,川贝母解郁化痰而不燥,二药重用,可润燥化痰,解郁开结,共为君药。郁金行气开郁,祛瘀散结;砂仁壳行气畅中,和胃止呕,同为臣药。茯苓渗湿化痰,健脾助运以资气血生化;杵头糠开胃下气,善疗卒噎;丹参活血消瘀,以助散结;荷蒂升阳健脾,祛湿和胃,俱为佐药。诸药相合,共奏理气开郁,润燥化痰之功。

本方配伍特点有三:一是刚柔相济,理气开郁与润燥生津同用,行气而不燥;二是气血痰兼治,行气化痰与活血消瘀并施,使诸郁解而关格开;三是升降并用,诸降逆开结药中伍以一味升阳的荷叶蒂,以助气机升降之复。

【临床运用】

1. 证治要点　本方适用于噎膈初起的痰气交阻证,使用时以吞咽梗阻,嗳气稍舒,口干咽燥,苔白,脉弦为证治要点。

2. 加减法　若嗳气呕逆明显者,酌加旋覆花、代赭石等,滴入姜汁,或以人乳磨沉香冲服以降逆和胃;若泛吐痰涎,加法半夏、陈皮,或噙化玉枢丹以和胃化痰;若气郁化火者,去砂仁,酌加黄连、山栀、金果兰、山豆根等以清热利咽;若大便不通者,加大黄、莱菔子等,以通腑降浊,利气化痰,但不可多服、久服,以免更劫其阴。

3. 本方现代常用于治疗食管癌早期、食管炎、食管憩室等辨证属于气郁痰阻,通降失司者。

【使用注意】 若瘀血内结,饮食格拒不下,呕出物如赤豆汁,或阴津枯槁,形体瘦弱,舌质光红,或气虚阳微,形瘦神败者,不宜使用本方。

【源流发展】《医学心悟》卷3说:"噎膈,燥证也,宜润。""凡噎膈症,不出胃脘干燥四字。""夫胃既槁矣,而复以燥药投之,不愈益其燥乎! 是以大、小半夏二汤,在噎膈门为禁剂,予当用启膈散开关,更佐以四君子汤调理脾胃。"基于上述认识,程氏在治疗噎膈时,不仅处方遣药力主柔润而避刚燥,而且注重健脾益胃。他在《医学心悟》"噎膈门"中共列举了四首治疗噎膈的方剂(启膈散、四君子汤、逍遥散、调中散;由北沙参、荷叶、陈皮、茯苓、川贝母、丹参、陈仓米、五谷虫组成),均体现了其上述学术思想。

【疑难阐释】

1. 关于本方主治　噎膈系指吞咽梗阻,饮食难下,纳而反出的一类疾病。分别言之,噎指吞咽之时,梗噎不顺;膈为胸膈阻塞,饮食不下。临床所见,噎证常为膈证的前驱征象,膈证多属噎证的严重后果,噎与膈又常同时并见,因此,合称噎膈。从噎膈的症状、体征来看,似属现代医学胃、食管部位的病变,如食管癌、胃贲门癌、食管憩室、贲门痉挛、食管炎、食管功能性疾病等。

2. 关于方中部分药物　本方中之沙参原书未注明是南沙参还是北沙参,应用时可灵活选用,若欲滋阴润燥者可选北沙参,欲润燥化痰者可选南沙参。方中杵头糠即米皮糠,作为药用始载于《本草纲目》,其味甘、辛,性温,归胃、大肠经,具有开胃下气之功,是前人治疗噎膈的常用药物,《太平圣惠方》卷50载用此一味,蜜丸食化,治疗膈气噎塞。现代研究发现,本品具有抗肿瘤、免疫调节、降血糖、降血脂等多方面的药理作用。方中荷叶蒂即荷叶的基部,其味苦、涩,性平,归脾、胃、肝经,具有健脾祛湿,升发脾阳之功,张璐说:"入健脾药,但用其蒂,谓之荷鼻,取其味厚胜于他处也"(《本经逢原》卷3)。

【临床报道】 慢性咽炎:本方加香附、半夏、厚朴、桔梗、甘草、生姜为主随证加减,治疗慢性咽炎117例。若属痰热者,加竹茹、胆南星、黄芩;咽燥明显者,去半夏,加玄参、花粉、芦根;属寒痰者,加天南星、干姜;胁肋胀痛者,加川楝子、延胡索、柴胡;烦躁易怒、失眠多梦者,加珍珠母、生龙齿、栀子;悲伤欲哭,情志异常者,加生百合、小麦、大枣;血虚心悸者,加党参、当归、枣仁;脾虚纳呆者,加党参、白术、焦三仙。结果:临床治愈(自觉症状消失,全身情况及咽部检查正常,随访2年以上无复发)102例,占87.2%;好转(自觉症状改善,全身情况一般,咽部检查较前明显好转)12例,占10.3%;无效(自觉症状没有改善或加重,全身情况较差,咽部检查无改变)3例,占2.6%,总有效率为97.4%[1]。

【实验研究】抗肿瘤:运用裸鼠荷瘤动物模型,对启膈散及其拆方抑制肿瘤生长的作用及 PLC-γ1 蛋白表达进行了观察。分为全方组(W组,方含丹参、郁金、砂仁壳、沙参、贝母、茯苓)、活血组(P组,方含丹参、郁金、砂仁壳)、化痰组(R组,方含沙参、贝母、茯苓)。实验运用 Western blot 方法检测发现,启膈散及其拆方对 Eta109 细胞荷瘤裸鼠肿瘤组织 PLC-γ1 蛋白表达有很强的抑制作用,进一步表明启膈散及其拆方可以通过抑制 PLC-γ1 表达,调节其介导的细胞信号转导,从而发挥抗肿瘤作用[2]。

参 考 文 献

[1] 刘国旺.袁新霞.启膈散加减治疗慢性咽炎 117 例[J].国医论坛,1993,(5):31.

[2] 司富春.启膈散及其拆方抑制人食管癌细胞裸鼠移植瘤作用的机理研究[J].中国中医基础医学杂志,2007,13(6):451-452.

加味乌药汤(加味乌沉汤)
(《奇效良方》卷 63)

【组成】乌药　缩砂　木香　玄胡索各一两(各 30g)　香附炒,去毛二两(60g)　甘草一两半(45g)

【用法】上锉细。每服七钱(20g),水一盏半,生姜三片,煎至七分,不拘时温服。

【功用】行气活血,调经止痛。

【主治】痛经。月经提前或月经初行时,少腹胀痛,胀甚于痛,或连胸胁、乳房胀痛,舌淡,苔薄白,脉弦紧。

【病机分析】痛经多由气血运行不畅所致。若情志不舒,肝气郁滞,气机不利,则血行失畅,冲、任经脉不利,经血滞于胞中而作痛,或少腹胀痛,或连及胸胁、乳房;若气滞痛甚,则脉象弦长而紧。

【配伍意义】本方是为肝郁气滞之痛经而设,故以疏肝解郁,调经止痛立法。方中重用香附,疏肝理气,调经止痛,为君药。乌药辛散温通,助香附疏肝解郁,行气止痛;延胡索行气活血,调经止痛,两药合用,行气活血,调经止痛,共为臣药。木香、砂仁行气止痛而消胀,生姜温胃散寒,均为佐药。甘草缓急止痛,兼调诸药,为佐使之用。诸药相合,共奏行气活血,调经止痛之功,使气行血畅,经调痛止。

【类方比较】本方与逍遥散均有疏肝解郁作用,可治疗妇女经行腹痛或经前乳房胀痛。本方疏肝行气止痛之力较强,宜于肝郁气滞,血行不畅之痛经;而逍遥散疏肝行气之力较弱,兼可养血柔肝,健脾助运,宜于肝郁血虚,脾失健运之痛经。

【临床运用】

1. 证治要点　本方治疗肝郁气滞之痛经。以经前少腹胀痛,胀甚于痛为证治要点。

2. 加减法　若兼血瘀,经少色黯,夹有血块者,加蒲黄、五灵脂以祛瘀止痛;若兼寒者,加吴茱萸、小茴香以温经散寒止痛。

3. 本方现代常用于治疗妇科之痛经、闭经、月经后期等辨证属于肝郁气滞,血行失畅者。

【使用注意】若经后腹痛,证属肝肾气血不足者,不宜使用本方。

【源流发展】本方始载于《奇效良方》,原名"加味乌沉汤",是由李杲《兰室秘藏》卷中之乌药汤(乌药、香附、木香、当归、甘草)去当归,加延胡索、砂仁而成,使原方养血之力减弱,而行气止痛之效增强,成为妇科调气行血止痛的常用方。《济阴纲目》卷1收载本方时更名为"加味乌药汤",旨在说明本方与乌药汤的源流关系。

【临床报道】脾曲综合征 以原方去生姜,加郁金、陈皮、制厚朴,水煎服,连服15天。治疗脾曲综合征患者60例,其中显效(左上腹胀痛、胀气以及压痛消失,腹部X线检查见脾曲无大量气体积聚与结肠扩张)54例(90%),有效(左上腹胀痛减轻,发作时间缩短,间歇期延长,局部压痛减轻)4例(7%),无效(症状及体征无明显改善)2例(3%),总有效率97%,且均未见不良反应。左上腹胀痛及腹部压痛消失最短需3天,最长需10天,平均7.2天。性别、年龄及病程长短与疗效无关。随访50例,随访期1~5年,有5例复发,继用上方而获显效。认为本方可能有调节内脏自主神经功能,使结肠排空加速、痉挛解除,使胃肠道平滑肌功能恢复正常的作用[1]。

【附方】正气天香散(刘河间方,录自《医学纲目》卷4):乌药二两(60g) 香附末八两(240g) 陈皮 苏叶 干姜各一两(各30g) 上为细末,每次三钱(9g),水调服。功用:行气温中,调经止痛。主治:妇人一切气,气上撞心,心胸攻筑,胁肋刺痛,月水不调。

关于本方配伍意义,汪绂之说可资参考:"香附理肝脏之郁,行血中之气;乌药苦涩,能坚肾水、补命火,温下焦,而去冲任之沉寒痼冷,破土郁,行肝气;陈皮佐乌药以理气;苏叶辛温表散外淫之风寒燥湿,舒散肝郁,而色紫兼入血分,大能调理经血,但其性过于疏散,此用以佐香附;姜性行,而干姜能守,守者为行之本,此专以补肝理冲任。此调经而专入气分之药,以肝气不郁,则经血自调也"(《医林纂要探源》卷8)。本方改为汤剂,名"正气天香汤"(《医学正传》卷4)、"绀珠正气天香汤"(《玉机微义》卷49)。

本方与加味乌药汤均有疏肝行气止痛作用,用于治疗痛经。本方兼可温中,适宜于寒凝肝脉,气机不畅之痛经;加味乌药汤兼能活血,适用于肝郁气滞,血行不畅之痛经。

参 考 文 献

[1] 伯运宽,孙弼纲. 加味乌药汤治疗脾曲综合征[J]. 北京中医,1984,(2):46.

第二节 降 气

苏子降气汤(紫苏子汤)
(《备急千金要方》卷7)

【异名】降气汤(《普济方》卷183)、苏子降气饮(《杏苑生春》卷3)、紫苏汤(《景岳全书》卷54)。

【组成】紫苏子一升(12g) 前胡(9g) 厚朴 甘草 当归各一两(各6g) 半夏一升(12g) 橘皮三两(9g) 大枣二十枚(10枚) 生姜一斤(6g) 桂心四两(3g)

【用法】上㕮咀,以水一斗三升,煮取二升半,分五次服,日三次,夜二次。

【功用】降气平喘,祛痰止咳。

【主治】咳喘证。痰涎壅盛,咳喘短气,胸膈满闷,或腰疼脚软,或肢体浮肿,舌苔白滑或白腻,脉弦滑。

【病机分析】肺主气,司呼吸,痰涎壅阻于肺,肺失宣发肃降之职,故气机上逆而为咳嗽气喘,气机不畅而觉胸膈满闷。"肺为气之主,肾为气之根"(《景岳全书》卷19),肾虚不能纳气,则气短不足以息;肾为水脏,主管水液的输布与排泄,肾阳不足,气化不利,水液内停,则肢体浮肿;腰为肾之府,下元不足,则腰疼脚软。舌苔白滑或白腻,脉象弦滑等均为肺中痰涎壅盛的外在表现。综上可见,本证病机包括痰涎壅盛与肾阳不足两方面的变化,其中痰涎壅阻于肺为发病之标,肾阳虚馁于下为致病之本。

【配伍意义】本方治证系本虚标实,上盛下虚。由于气逆痰盛,故当"急则治标","发时治标",以降气祛痰,止咳平喘为法。方中紫苏子辛温而润,其性主降,长于降上逆之肺气,消壅滞之痰涎,为治疗痰壅气逆胸满之要药,被张璐誉为"除喘定嗽,消痰顺气之良剂"(《本经逢原》卷2);本品并擅润肠通便,可使腑气通畅而助肺气之肃降,用为君药。半夏辛温而燥,助苏子以化痰涎;厚朴辛温苦降,助苏子以降逆气,同为臣药。橘皮辛温苦燥,合半夏可增燥湿化痰之力,并有助于气顺痰消;前胡辛苦微寒,长于降气祛痰,且具辛散之性,与诸药相伍,既可增降逆化痰之效,又使肃降之中寓以宣散,以复肺气宣降之职,并制诸温药之燥;桂心辛甘大热,温补肾元,纳气平喘;当归辛苦温润,既可养血补虚以助桂心温补下元,又能治"咳逆上气"(《神农本草经》卷2),还可制半夏、厚朴、橘皮之燥,防其辛燥伤津;生姜和胃降逆,化痰止咳,俱为佐药。大枣、甘草和中益气,调和药性,为佐使药。诸药相合,上下并治,标本兼调,俾逆气降、痰涎消,则喘咳自平。

本方配伍特点有二:一是以降气祛痰药配伍温肾补虚药,虚实并治,标本兼顾,而以泻实治标为主;二是大队降逆之品中参以宣散之药,众多苦温之味中酌用凉润之品,使降中寓升,温而不燥。

【临床运用】

1. 证治要点　本方是治疗痰涎壅盛咳喘的常用方,临床运用时应以咳喘气急,痰多稀白,胸膈满闷,舌苔白滑或白腻为使用要点。

2. 加减法　若痰涎壅盛,喘咳气逆难卧者,酌加沉香以增强降气平喘之力;兼有表证者,加麻黄、杏仁等以宣肺平喘,疏散外邪;兼气虚者,加人参、黄芪等以益气补虚;若肾虚较明显者,可加附子、补骨脂等以助温肾纳气之功;若无明显腰酸腿软,气短浮肿等下虚之象者,桂心亦可去之。

3. 本方现代常用于治疗慢性支气管炎、肺气肿、支气管哮喘等辨证属痰壅于肺,气机上逆的多种疾病。

【使用注意】本方以降气祛痰,治疗上盛为主,若咳喘不甚而肾虚明显者,不宜使用。一旦标症渐缓,即应逐渐增大方中温补下元药物的比重。

【源流发展】本方始见于唐代著名医家孙思邈的《备急千金要方》卷7"风毒脚气"门中,原名为"紫苏子汤",主治"脚弱上气",并曰:"昔宋湘东王在南州,患脚气困笃,服此汤大得力。"宋·宝庆年间此方被辑入《太平惠民和剂局方》,用于"男、妇虚阳上攻,气不升降,上盛下虚,膈壅痰多,咽喉不利,咳嗽,虚烦引饮,头目昏眩,腰疼脚弱,肢体倦怠,腹肚疞刺,冷热气泻,大便风秘,涩滞不通,肢体浮肿,有妨饮食",并云常服本方可"清神顺气,和五脏,行滞气,进饮食,去湿气"(《太平惠民和剂局方》卷3宝庆新增方)。详细论述了本方的适应证候及其功用,并以"上盛下虚"对本方治证病机进行了高度概括,使后学得以执其大要,本方亦由此广为流传,沿用至今。综观后世医家对于本方的化裁运用,大致体现在以下三个方面。一是加强治上祛邪之力:如《证治准绳·类方》卷2以沉香易桂心,增强了原方降逆平喘的功效,用于痰涎壅盛,喘咳气逆难以平卧者。此法对后世影响甚大,运用极广,被收入汪昂的《医方集解》以及多种版本的方剂歌诀之中。此外诸如《简明医彀》卷4加天南星,《证治汇补》卷5加杏仁、桑白皮、桔梗等,均有异曲同工之妙。二是加宣肺散寒药以治外感寒邪,痰壅于肺者。如《圣济总录》卷48的紫苏子汤。三是加疏风解毒药物以治风痰凝结之疾。如《疮疡经验全书》卷1加防风、黄芩或羌活、连翘等,用于弄舌喉风、喉缠风等,若后期正气虚弱者,再加人参、黄芪等以扶正托毒。此法使治肺降逆祛痰之方变为外科疮疡之剂,大大拓展了本方运用的思路和范围。虽然苏子降气汤是为上盛下虚之证而设,但综观历代衍化诸方,大多用于痰壅气逆的上盛之证,反映了原方侧重降逆之功。对此清代医家张璐概括道:本方"全以降泄逆气为主,故《局方》更名苏子降气汤。后世取治虚阳上攻,痰涎壅盛,肺气喘满,服之气降即安"(《千金方衍义》卷7)。寥寥数语,总结了本方的功用要点和源流发展梗概。根据苏子降气汤降逆下气之功,现代又将本方扩大用于治疗妊娠呕吐、口鼻出血等肺胃气逆之证。

【疑难阐释】

1. 关于本方方源 本方在各版《方剂学》教材中均认为出自《太平惠民和剂局方》。上已述及,本方原名"紫苏子汤",始载于《备急千金要方》(公元650年),后经400余年的辗转流传而被辑入《太平惠民和剂局方》之中,并更名为苏子降气汤。比较二方,组成药物完全一致(前者之橘皮在后方之末注为"一方有陈皮去白,一两半";再者,方中生姜与大枣在后方中改作药引,用量较轻),药量比例大体相同,所不同的仅仅是后方在煎药时加入苏叶五片。所以二方名异而实同,本方方源理应改作《备急千金要方》。

2. 关于方中当归的作用 本方治证病在气分,为何配伍补血和血的当归?对此虽然各版《方剂学》教材均以止咳、制燥、补虚论之,但当归主在补血而非补肾,以其合肉桂治疗下虚总有牵强附会之感;而且止咳、润燥又非本药之长,舍其长而用其短亦有些于理难合。综观历代医家方论,对于本方制方大法所见均同,方中各药作用分析大体一致,惟有关当归的论述各执一辞,分歧颇大。如汪昂云"润以和血"(《医方集解·理气之剂》),张璐云"温散滞血"(《千金方衍义》卷7),唐宗海云"补血载气"(《血证论》卷7),张秉成云"导血归经"(《成方便读》卷2)等等。若联系前后文义分析,诸家所论除汪氏随文释义外,均各有所据:张璐是针对本方所治脚气病气血壅滞而言,唐氏认为"气以血为家,喘则流荡而忘返,故用当归以补血",张秉成认为本方主治证见"呕血",故以当归"导血归经"。可见,同一首方剂中的当归之所以被诸贤演绎出各不相同的作用,主要缘于对本方主治证候及其病机认识的差异。笔者认为,既然本方原为脚气病而设,那么对于方中药物作用的理解亦应以此为基点,所以张璐所言不差。但后世又将本方用于痰壅气逆,上盛下虚之证的治疗,此时方中当归作用如何?近人岳美中认为当归"止咳和血,润肠通便"(《岳美中医案》),是为经验之谈。各版教材均沿用这一观点。

【方论选录】

1. 汪昂:"治虚阳上攻,气不升降,上盛下虚,痰涎壅盛,喘嗽呕血,或大便不利。""此手太阴药也。苏子、前胡、厚朴、橘红、半夏,皆能降逆上之气,兼能除痰,气行则痰行也;数药亦能发表,既以疏内壅,兼以散外寒也。当归润以和血,甘草甘以缓中,下虚上盛,故又用肉桂引火归原也。"(《医方集解·理气之剂》)

2. 张璐:"脚气患在浊气上攻。故以苏子、橘皮、前胡、厚朴辛温降气,半夏、生姜涤除痰湿,桂心、当归温散滞血,甘草、大枣调和中气。全以降泄逆气为主,故《局方》更名苏子降气汤。后世取治虚阳上攻,痰涎壅盛,肺气喘满,服之气降即安。可见用方但取合宜,不必拘执何病主治也。"(《千金方衍义》卷7)

3. 费伯雄："此等方施之于湿痰壅塞、中脘不舒者,尚嫌其太燥,乃注中主治虚阳上攻,喘嗽呕血等症,是益火加薪,吾见其立败也。"(《医方论》卷2)

4. 唐宗海："气即水也,水凝则为痰,水泛则为饮。痰饮留滞,则气阻而为喘咳。苏子、生姜、半夏、前胡、陈皮,宣除痰饮,痰饮去而气自顺矣。然气以血为家,喘则流荡而忘返,故用当归以补血;喘则气急,故用甘草以缓其急。出气者肺也,纳气者肾也,故用沉香之纳气入肾,或肉桂之引火归原为引导。"(《血证论》卷7)

5. 张秉成："夫风邪外来,必先犯肺,于是肺中之气壅而不行,肺中之津液郁而为痰,故喘嗽不宁。肺与大肠相表里,肺津虚则大肠不润,故大便不利,甚则引动下焦虚阳上逆,而为呕血等证。先哲有见痰休治痰、见血休治血之论,虽证见痰血,仍必究其受病之源。方中苏子、前胡、厚朴,皆降气之品,有疏邪之能,半夏、橘红化其痰;火载血上,故以肉桂引火归原,当归导血归经;上下交病者治其中,故以甘草培中补土;加姜煎者,病因风邪而来,仍不离辛散之意耳。"(《成方便读》卷2)

6. 岳美中："本方以苏子为主,其主要作用有三:一为除寒温中,一为降逆定喘,一为消痰润肠。苏子得前胡,能降气祛痰,驱风散积;得厚朴、陈皮、生姜,能内疏痰饮,外解风寒;得当归,能止咳和血,润肠通便;得肉桂,能温中散寒。加沉香纳气入肾,同肉桂相伍,治上盛下虚,更为有力。此方有行有补,有润有燥,治上不遗下,标本兼顾,为豁痰降气,平喘理嗽,利胸快膈,通秘和中,纳气归原之方剂。"(《岳美中医案集》)

【评议】张璐对于本方源流的论述简明扼要,切中肯綮;并以本方主治范围的拓展提出"用方但取合宜,不必拘执何病主治也",示人以异病同治之理,亦反映了本方临床应用的发展。《医方集解》收载本方时在主治中又增加了"喘嗽呕血",并分析道:因肺虚火盛,故气高痰涌,甚则呕血。费氏对此说提出了尖锐批评:"此等方施之于湿痰壅塞、中脘不舒者,尚嫌其太燥,乃注中主治虚阳上攻,喘嗽呕血等症,是益火加薪,吾见其立败也。"由于方中用药大多辛温而燥,适宜于寒痰壅盛之证,所以汪氏之论显然脱离临床实际。张秉成则认为肺中气壅,引动下焦虚阳上逆亦可致呕血,由于证属虚阳上浮,故可通过肉桂引火归原,治本而止血。此说与汪氏所论证候性质寒热迥异,于理尚合。岳氏指出苏子的作用应从三方面加以认识,对人颇有启迪。前已述及,对于方中当归的作用诸家各执一辞,反映了对于本方所治证候及其病机认识的分歧。

【验案举例】

1. 鼻衄 《陕西中医》(1999,6:278):某男,25岁。患者经常鼻衄,曾服用不少中西药均不能根治,近日因劳累而鼻衄又作,伴腰膝酸软,易怒,二便尚调,舌质淡,苔白,脉沉弦。证属上盛下虚,有升无降,血随气逆。处以苏子降气汤加味:苏子、前胡、厚朴各9g,小蓟、半夏各10g,肉桂、橘红、生草各6g,太子参12g,藕节15g,服上方3剂病愈。为巩固疗效,又服6剂。半年后随访,未复发。

按语:王肯堂说:"口鼻出血,皆系上盛下虚,有升无降,血随气上,越出上窍,法当顺其气,气降则血归经矣,宜苏子降气汤加人参、阿胶……"(《证治准绳·杂病》卷3)。本案鼻衄于上,肾虚于下,为上盛下虚之证,故以苏子降气汤降逆上之气,并可引火归原,再加太子参益气养阴,藕节、小蓟凉血止血,诸药合用,治上顾下,使气降而血自归经。如此变法,颇值玩味。

2. 胃脘痛 《陕西中医》(1995,8:358):某男,32岁。胃脘痛有年,曾经当地县医院行胃镜检查诊断为"慢性浅表性胃炎"。经中西药物治疗数月,虽有缓解但发作未断。近2月来发作频繁,隐痛喜按,胸脘痞满,吐酸纳差,畏寒,舌苔白腻。此乃中阳不足,气失和降之候。治以温中止痛,理气降逆。处方:苏子、半夏、肉桂、当归各9g,甘草3g,前胡6g,川朴10g,干姜、香附各12g。6剂后发作渐稀,痛已轻微,继前方增白芍12g,再进5剂,胃痛未作,饮食渐进,原方出入改用丸剂,调理2月告愈。

按语:本案为江苏省邳州市已故名老中医许翠如先生验案。该患者因胃中虚寒,气机失畅,以致胃脘拘急疼痛,气失和降。故取苏子降气汤中之苏子、前胡、川朴等降气疏邪;半夏理气和胃,降逆止呕;当归养血活血,并制半夏之燥;肉桂温里散寒,再加干姜、香附以增温中行气止痛之力;甘草和中。诸药配伍,使中阳复而气机畅,逆气降而脘痛止。

【临床报道】

1. 哮喘　本方去半夏,加旋覆花、鱼腥草、地龙、白芥子为基本方,痰热较盛,咳痰黄稠,舌红苔黄者,去白芥子,加瓜蒌、黄芩、桑白皮;寒热错杂,咳痰黄稠或白黏难咳,或恶寒身痛,烦急气促,面目浮肿者,去鱼腥草、前胡,加黄芩、葶苈子、丹参、泽泻;热盛者,加金银花、重楼;因季节变化,起居不慎,花粉过敏等诱发者,加路路通、徐长卿、蝉蜕;胸胁胀痛者,加柴胡、白芍;下肢水肿者,加车前子。共治疗哮喘130例,服药35剂后,痊愈(1年以上未发作者)16例,临床控制(哮喘症状完全控制,体征消失)48例,显效(哮喘症状减轻,发作次数减少)40例,有效12例,无效(无变化或加重)14例,总有效率89%,显效率80%[1]。

2. 慢性支气管炎　苏子降气汤加减治疗慢性支气管炎发作期49例。基本方:苏子、前胡、陈皮、当归、半夏、补骨脂、胡桃肉各10g,肉桂、炙麻黄、厚朴、甘草各6g,沉香(后下)3g。痰湿型加苍术、白术、陈皮;寒痰型加细辛、五味子;热痰型加桑白皮、鱼腥草,去肉桂;痰多喘甚者加川贝母、莱菔子;肺部哮鸣音明显者加地龙、蝉蜕;兼有表证者,加荆芥、薄荷;咯血者,加田七粉(冲服)、黛蛤散;便秘者加全瓜蒌;水肿者加茯苓皮、车前子。5剂为1疗程。治疗2~3疗程后,显效(气喘、咳嗽、咯痰等临床症状及肺部啰音消失或基本消失,X线检查肺部感染阴影消散)30例(占61%),有效(气喘、咳嗽、咯痰等临床症状减轻,肺部可闻及散在啰音,X线提示肺部感染阴影未完全消散)15例(占30%),无效(临床症状、体征、X线表现无改变)4例(占9%),总有效率91%[2]。

3. 妊娠呕吐　苏子降气汤去肉桂、厚朴,加陈皮、砂仁、白术、旋覆花、黄芩、川断,治疗妊娠呕吐96例(初孕者89例,孕二次者7例;孕期在6~12周者92例,13周以上者4例)。若偏于痰湿者,则加重半夏用量为15g,并加茯苓10g;若偏于肝热者,加竹茹12g、白芍15g。96例患者服用本方后,1剂呕吐减轻,3剂痊愈者68例,占70.8%;3剂呕吐减轻,5剂痊愈者26例,占27.08%;2例服后无效,仅占2.08%[3]。

【实验研究】 抗哮喘　卵白蛋白注射致敏雾化吸入激发法复制哮喘模型,观察苏子降气汤对哮喘模型肺组织核因子-κB(NF-κB)蛋白表达、血及肺泡灌洗液(BALF)中嗜酸性粒细胞(EOS)数量、肺组织形态学的影响。结果苏子降气汤对NF-κB蛋白表达有明显抑制作用,能明显降低血及BALF中EOS数量,改善肺组织形态学。说明苏子降气汤降低哮喘模型血及BALF中EOS数量的作用机制之一可能与调控肺组织NF-κB蛋白表达有关[4]。

参 考 文 献

[1] 连业顺. 苏子降气汤合旋覆代赭汤加减治疗哮喘130例[J]. 实用中医内科杂志,1996,10(3):48.

[2] 曹方会. 苏子降气汤治疗慢性支气管炎发作期49例[J]. 时珍国医国药,2007,18(5):1280.

[3] 乔圃,乔家赞. 苏子降气汤加减治疗妊娠呕吐96例[J]. 新疆中医药,1995,(4):20.

[4] 旺建伟,李翼,徐国亭. 苏子降气汤对哮喘大鼠核因子-κB表达及嗜酸性粒细胞数量的影响[J]. 中国实验方剂学杂志,2005,11(3):58-59.

定 喘 汤

(《摄生众妙方》卷6)

【异名】千金定喘汤(《寿世保元》卷3)、白果定喘汤(《李氏医鉴》卷5)、千金汤(《杂病源流犀烛》卷1)。

【组成】白果二十一个去壳,砸碎,炒黄色(9g) 麻黄三钱(9g) 苏子二钱(6g) 甘草一钱(3g) 款冬花三钱(9g) 杏仁一钱五分去皮,尖(4.5g) 桑皮三钱蜜炙(6g) 黄芩一钱五分微炒(4.5g) 法制半夏三钱如无,用甘草汤泡七次,去脐用(9g)

【用法】上药用水三盅,煎二盅,作二服。每服一盅,不用姜,不拘时候徐徐服。

【功用】宣降肺气,清热化痰。

【主治】痰热内蕴,肺失宣肃之哮喘。咳嗽痰多气急,痰稠色黄,或微恶风寒,舌苔黄腻,脉滑数。

【病机分析】本方所治哮喘,系由素体痰热内蕴,又复外感风寒所致。痰热久蕴,肺失清肃,复为风寒所遏,使肺气壅闭,不得宣泄,如此则哮喘,咳嗽气急,胸膈胀闷,痰稠色黄等诸症迭起。若风寒客表,卫阳被遏,可见微恶风寒。舌苔黄腻,脉来滑数均痰热内蕴之征。

【配伍意义】本方治证病位虽涉表里,但以痰热内蕴,肺失宣肃为主要病机,故治疗亦当着眼于宣降肺气,清热化痰。方中麻黄辛温,既可疏表散寒,又长于宣肺止咳平喘,张山雷说:"麻黄轻清上浮,专疏肺郁,宣泄气机,是为治感第一要药。虽曰解表,实为开肺;虽曰散寒,实为泄邪"(《本草正义》卷3)。白果性味甘苦涩平,为敛肺定喘要药,杨时泰说:"此果经霜乃熟,禀收降之气最专,……然必合于散剂,使气能疏越,……乃得收其全功焉"(《本草述钩元》卷17)。二药配伍,宣散之中寓以收敛,既能增强止咳定喘之效,又可使开肺而不耗气,敛肺而不留邪,相反而相成,共为君药。桑白皮泻肺平喘,黄芩清热化痰,二者合用以消内蕴之痰热而除致病之本,同为臣药。杏仁、苏子、半夏、款冬花降气平喘,化痰止咳,助君、臣药以平喘祛痰,俱为佐药。甘草生用,调和诸药,且能止咳,用为佐使。诸药配伍,外散风寒,内清痰热,使肺气宣而逆气降,痰浊化而咳喘平。

本方配伍特点是宣开与清降并用,发散与收敛兼施,融宣、降、清、散、收于一方,故定喘止咳之力颇著。

【类方比较】本方与苏子降气汤均为降气平喘之剂,本方是用宣降肺气之麻黄、白果配伍清热化痰之黄芩、桑白皮为主,故具有宣降肺气,清热化痰,定喘止咳之功,主治痰热蕴肺,肺失宣肃之哮喘,症见咳喘气急,痰多稠黄,舌红苔黄腻者。而苏子降气汤是以苏子降气平喘为主,配以下气祛痰,温肾纳气之品,故具有降气祛痰,止咳平喘,兼以温肾纳气之功,主治上盛下虚而以上盛为主之哮喘,症见咳喘气急,痰多稀白,舌淡苔白腻者。

本方与小青龙汤均有宣肺解表,祛痰平喘之功,皆可治疗外感风寒,内有痰浊之咳喘。但小青龙汤是用麻黄、桂枝配干姜、半夏、细辛,功在解表散寒,温化寒饮,适宜于内有寒饮,且表寒较重之咳喘;本方是以麻黄、白果与黄芩、桑白皮配伍,功在宣肺降逆兼以解表,清泄肺热以平喘咳,用于治疗痰热内蕴而表寒不著之咳喘。

【临床运用】

1. 证治要点 本方主要用于痰热内蕴,肺失宣肃之咳喘。以咳喘气急,痰多色黄,苔黄腻,脉滑数为证治要点。

2. 加减法 若无表证者,麻黄用量可减,或用炙麻黄,取其宣肺定喘之功;若痰稠难出者,可酌加全瓜蒌、胆南星等以增强清热化痰之力;若胸闷较甚者,可加枳壳、厚朴以理气宽胸;若肺热较甚者,宜合入金荞麦、鱼腥草等以增强清肺之效。

3. 本方现代常用于治疗支气管哮喘、慢性支气管炎等辨证属于痰热蕴肺的多种疾病。

【使用注意】新感风寒,无汗而喘,内无痰热者不宜使用本方;哮喘日久,肺肾阴虚或气虚脉弱者,亦不宜使用本方。

【源流发展】本方始见于明代张时彻所撰的《摄生众妙方》卷6(1550年),但从其组成药物分析,其遣药配伍似源于宋代王衮《博济方》卷2之华盖散。是方以麻黄配伍苏子、杏仁、桑白皮为主,有宣降肺气,清肺化痰之功,本方在其基础上又增白果、黄芩、半夏等,使定喘止咳之功益著。本方的主治证候原书中仅载"哮喘"二字,吴昆《医方考》卷2指出是证乃"肺虚感寒,气逆膈热,作哮喘者",汪昂、张秉成等皆从吴氏之说,且又进一步加以阐发,后世亦据此而以"风寒外束,痰热蕴肺"概括本方证候之病机,将本方广泛用于多种因痰热蕴肺,肺气上逆而致的咳喘病证。

【疑难阐释】

1. 关于本方的主治证候 前已述及,本方主治在《摄生众妙方》中所载甚简,仅有"哮喘"二字,且未言其证候性质。该书问世30余年之后,吴昆在《医方考》卷2中对本方主治作了进一步的发挥,首次提出本方所治哮喘由"肺虚感寒,气逆膈热"而致。此后不少医家均沿袭其说,如汪昂的《医方集解》、张秉成的《成方便读》等,及至各版统编教材《方剂学》则将本方主治明确写作"风寒外束,痰热内蕴的哮喘"。但令人费解的是,多数教材在"主治"项中并未相应出现反映风寒束表病机的症状描述(二版、五版),亦有以"或恶寒发热"(四版)一笔带过,说明表证并非本证所必具。六版教材虽然增加了"微恶风寒",但其中的"微"字却表明即使本证兼表,亦颇轻微。再从目前临床运用本方的实际来看,并不拘于有无表寒之证。因此笔者认为,本方主治证候乃痰热蕴肺,肺失宣肃之咳喘,所谓"肺虚感寒"、"风寒外束"之说恐系后人据方中之用麻黄而对证候作出的推测,并不一定符合张氏制方本意。费伯雄说:"治痰先理气,不为疏泄则胶固不通,此定喘用麻黄之意也"(《医方论》卷2)。可见,本方所用诸药重在宣降肺气,清热化痰,只要证属痰热蕴肺,肺失宣肃之咳喘即可使用;若兼风寒表证见微恶风寒者可用,而恶寒较甚且无汗者,则必须于本方中再加辛温解表之品以助发散之力。

2. 关于方中白果的作用及其用量 白果味甘、苦、涩,性平,有小毒。归肺、肾二经。本品长于敛肺定喘,是否亦兼化痰之功?对此各版教材的答案大多是肯定的。笔者细考历代本草著作,仅《医学入门》卷3中载有白果"化痰定喘"之说,《本草纲目》卷30云其"生食降痰",《本草求真》卷5亦云"白果,虽属一物,而生熟攸分,不可不辨。如生食,则能降痰,……至其熟用,则竟不相同。如稍食则可,再食则令人气壅,多食则令人胪胀昏闷"。再从各家方论所述,亦多认为本方白果之功主要在于敛肺定喘。因而笔者认为,本方所用炒白果,主要取其收敛肺气,定喘止咳化痰之效。方中白果用量原书为21枚(约30g),此剂量是否恰当?王泰林说:"白果收涩,(原方)二十一枚恐太多,宜减之"(《王旭高医书六种·退思集类方歌注》)。意在防止过用白果,可能因其收涩之性而致"闭门留寇"。其次,因白果有毒,多食可能出现呕吐、腹痛、腹泻、抽搐、烦躁不安等症状,故各版《方剂学》教材定喘汤中白果的参考用量均被减为9g。据《中药大辞典》载:白果的中毒量为"小儿7～120粒,成人40～300粒不等"。亦有报道,将含白果27g的定喘汤按150g/kg体重给小白鼠连续灌胃3天,未出现任何毒性反应；并且发现本方的平喘作用在一定范围内与白果的剂量成正比[1]。因而认为使用定喘汤时，其中白果的剂量应该遵循制方者的原意，不宜过轻。

3. 关于黄芩、桑白皮在方中的作用 本方之黄芩与桑白皮，在多数教材的方解中均被列为佐药。但分析本方治证病机，其咳喘之成乃痰热蕴肺以致肺失宣肃，可见痰热为致病之本，气机失常为发病之标，治法宣降肺气与清热化痰理当并重。作为苦寒清热化痰的黄芩与桑白皮至少应置于臣药之列，否则不能体现清热化痰之法在本证治疗中的重要性和必要性。

【方论选录】

1. 吴昆："肺虚感寒，气逆膈热，作哮喘者，此方主之。声粗者为哮，外感有余之疾也，宜用表药；气促者为喘，肺虚不足之证也，宜用里药。寒束于表，阳气不得泄越，故上逆。气并于膈，为阳中之阳，故令热。是方也，麻黄、杏仁、甘草，辛甘发散之物也，可以疏表而定哮；白果、款花、桑皮，清金保肺之物也，可以安里而定喘；苏子能降气，半夏能散逆，黄芩能去热。"（《医方考》卷2）

2. 汪昂："此手太阴药也。表寒宜散，麻黄、杏仁、桑皮、甘草，辛甘发散，泻肺而解表；里虚宜敛，款冬温润，白果收涩，定喘而清金；苏子降肺气，黄芩清肺热，半夏燥湿痰，相助为理，以成散寒疏壅之功。"（《医方集解·理气之剂》）

3. 王泰林："此定喘之主方也。凡病哮喘，多由寒束于表，而气并于膈中，不得泄越，故膈间必有痰热胶固，斯气逆声粗而喘作矣。治之之法，表寒宜散，膈热宜清，气宜降，痰宜消，肺宜润，此方最为合度。白果收涩，二十一枚恐太多，宜减之。"（《王旭高医书六种·退思集类方歌注》）

4. 费伯雄："治痰先理气，不为疏泄则胶固不通，此定喘用麻黄之意也。"（《医方论》卷2）

5. 张秉成："夫肺为娇脏，畏热畏寒，其间毫发不容，其性亦以下行为顺，上行为逆。若为风寒外束，则肺气壅闭，失其下行之令，久则郁热内生，于是肺中之津液郁而为痰，哮喘等疾所由来也。然寒不去则郁不开，郁不开则热不解，热不解则痰亦不能遽除，哮咳等疾，何由而止？故必以麻黄、杏仁、生姜开肺疏邪，半夏、白果、苏子化痰降浊，黄芩、桑皮之苦寒，除郁热而降肺，款冬、甘草之甘润，养肺燥而益金。数者相助为理，以成其功。宜乎喘哮痼疾，皆可愈也。"（《成方便读》卷2）

【评议】本方为历代医家治疗哮喘的常用方。对于方中麻黄的配伍作用，注家多从疏邪解表散寒而论，惟费氏指出麻黄之功主要在于宣利肺气，提示本方的运用不应局限于风寒外束，痰热蕴肺之证，颇有理论与实际意义。但吴昆所谓"声粗者为哮，外感有余之疾也，宜用表药；气促者为喘，肺虚不足之证也，宜用里药"之论，显然不符合实际情况。王氏指出白果之量不宜过重，可资临证参考。

【验案举例】

1. 咳喘 《吉林中医药》(1995,2:19)：某男，32岁。每至冬季即发咳喘已历4年，发病时咳嗽，咳痰清稀而色白，气喘不已，畏寒乏力，难于适应正常工作。现咳喘又作已1月余，舌苔白腻，脉象沉紧。予定喘汤加减：麻黄15g，白果10g，苏子15g，款冬花15g，半夏15g，桑白皮15g，黄芩10g，杏仁15g，生姜15g，甘草10g，附子10g(先煎)，补骨脂15g，太子参10g。每日1剂，水煎服。服药10余剂后，诸症状明显减轻。遂以上方去附子、黄芩，加菟丝子、覆盆子、枸杞子制成丸剂，服用3个月，咳喘已止，精力充沛，随访3年，未再复发。

按语：痰壅于肺，宣降失司，故而咳喘痰多；脾肾不足，阳气虚馁，故觉畏寒乏力。证候虚实互见，治亦补泻兼施。处方以定喘汤宣降肺气，化痰平喘，再加附子、补骨脂、太子参温补脾肾。诸症减后,再加重培补脾肾之品,且改汤为丸,长期服用,标本兼治而收良效。

2. 哮喘 《中医药学报》(1996,6:15):某男,38 岁。患支气管哮喘 2 年,此次发病出现喘促,气粗,喉中痰鸣,胸高胁胀,咳痰色黄稠厚,口渴。处方:炙麻黄 10g,白果 15g,桑白皮 20g,款冬花 15g,半夏 15g,杏仁 15g,苏子 15g,黄芩 30g,甘草 10g,石膏 30g,葶苈子 15g。每日 1 剂,水煎早晚分服。二诊:服药 1 周后痰鸣缓解,原方去石膏,加紫菀 15g,再服 7 剂。三诊:诸症悉减,原方去黄芩,加生地 15g,续服 1 周而痊愈。

按语:本案痰热壅肺,气道不利,宣降失司,予以定喘汤宣降肺气,清热化痰,止咳平喘,更加石膏清泻肺热,葶苈子泻肺化痰,以助平喘之力。药后诸症悉减,痰热渐清而肺阴受损,故先后去石膏、黄芩之泻肺,加紫菀、生地以润肺,调治 2 旬而愈。

【临床报道】

一、内科

1. 哮喘 将轻、中度哮喘患者 56 例随机分成两组。治疗组 30 例予定喘汤合参蛤散治疗,1 周为 1 个疗程,坚持服用 4 个疗程;对照组 26 例每次予氨茶碱 0.1 克,1 日 2 次,常规使用抗过敏药(酮替芬每次 1mg,睡前服)。观察治疗前后各组哮喘患者的症状评分(根据 Chetta A 的方法)。结果治疗组在用药 2 个月后症状评分由治疗前的 (6.1 ± 2.3) 分降至 (2.3 ± 1.6) 分 $(P<0.01)$,对照组症状评分由治疗前的 (5.8 ± 2.5) 分降至 (3.3 ± 2.0) 分 $(P<0.01)$,说明定喘汤合参蛤散对支气管哮喘有明确的治疗作用[1]。有人以定喘汤治疗热哮型哮喘 31 例,每日 1 剂,1 周为 1 疗程,1 疗程后统计疗效。结果临床控制(喘息症状及肺部哮鸣音消失或不足轻度)8 例,显效(喘息症状及肺部哮鸣音明显好转)15 例,好转(喘息症状及肺部哮鸣音有好转)5 例,无效(喘息症状及肺部哮鸣音无好转或加重)3 例,有效率达 90.4%[2]。又有人将哮喘发作期热哮型 63 例患者随机分为治疗组 33 例,在西医常规治疗基础上同时给予定喘汤口服,对照组 30 例给予西医常规治疗。给药 14 天后,治疗组临床控制 20 例,显效 9 例,好转 2 例,无效 2 例,总有效率 93.9%;对照组临床控制 13 例,显效 11 例,好转 3 例,无效 3 例,总有效率 90.0%。两组总有效率比较差异无统计学意义 $(P>0.05)$,但治疗组临床控制率明显高于对照组,差异有统计学意义 $(P<0.05)$[3]。

2. 慢性阻塞性肺疾病 将 130 例慢性阻塞性肺疾病(COPD)急性加重期患者随机分为治疗组 68 例和对照组 62 例,2 组均予以吸氧、解痉、抗感染等对症治疗,治疗组在常规治疗基础上,予以定喘汤合皂荚丸汤剂口服,2 组连续治疗 7 天后,治疗组在临床综合疗效、症状体征改善及实验室指标改善方面,均明显优于对照组 $(P<0.05)$,且不良反应发生率较低。说明定喘汤合皂荚丸联合抗生素治疗 COPD 安全、有效[4]。

3. 肺心病 将 60 例肺心病患者随机分为 2 组,即定喘汤组(治疗组)30 例和西药组(对照组)30 例。对照组以西医常规治疗,治疗组在此基础上配以定喘汤治疗,10 天为 1 疗程。1 个疗程后,治疗组显效 21 例,好转 7 例,无效 2 例,总有效率 93.33%;对照组显效 12 例,好转 12 例,无效 6 例,总有效率 80%。治疗组总有效率显著优于西药对照组,且能降低血二氧化碳分压,提高氧分压,有效改善心肺功能,说明定喘汤是治疗肺心病急性发作期的有效药物[5]。肝素钠合加味定喘汤(原方加泽泻、葶苈子、桂枝)治疗慢性肺源性心脏病 35 例(全部病例均无出血倾向)。结果:显效(轻度活动或安静状态下无呼吸困难或轻度呼吸困难,口唇发绀消失,肺部干啰音消失或明显减少,颈静脉怒张、肝大压痛及下肢水肿等体循环瘀血征减轻)25 例,占 71.4%;有效(呼吸困难减轻,口唇发绀减轻,肺部干湿啰音减少,体循环瘀血征减轻)8 例,占 22.8%;无效(症状和体征与用药前基本相同)2 例,占 5.7%,总有效率 94.2%。血流动力学表明,治疗前后血小板黏附率和纤维蛋白血栓形成时间变化最为显著[6]。有人以本方加丹参、桃仁、川芎,组成活血定喘汤,治疗慢性肺心病心衰 56 例(治疗组);设对照组 44 例,用酚妥拉明 10mg 加入 10% 葡萄糖 250ml 内静滴,氢氯噻嗪 25mg 口服。结果:治疗组显效(与用药前相比心功能进步 2 级)23 例,有效(与用药前相比心功能进步 1 级)28 例,无效(心功能无改善)5 例,总有效率 91.7%,平均纠正心衰时间 5.7 天,平均住院时间 15 天;对照组显效 15 例,有效 16 例,无效 13 例,总有效率 70.4%,平均纠正心衰时间 9.4 天,平均住院时间 20.2 天;经统计学处理,治疗组总有效率明显高于对照组($P < 0.05$)[7]。

二、外科

慢性前列腺炎 本方合止嗽散,加大青叶、板蓝根为基本方,治疗慢性前列腺炎 70 例。若前列腺液中白细胞明显增多者,加黄柏、苍术各 15g;卵磷脂小体明显减少者,加狗脊 50g,续断 25g,巴戟天 15g,淫羊藿 15g;阴虚者,加知母、黄柏、生地各 15g;阳虚者,加黄芪 30g,党参 20g;有血瘀者,加丹参 20g,延胡索 20g。经 6～30 天的治疗后,结果:痊愈(疼痛症状和膀胱尿道刺激症状消失,前列腺镜检白细胞高倍镜在 10 个以下,前列腺无触痛)29 例,好转(自觉症状消失,但前列腺镜检白细胞仍较多,前列腺无改变,或前列腺镜检白细胞视野在 10 个以下,但仍存在自觉症状)37 例,无效(自觉症状、前列腺镜检、前列腺触诊均无明显改善)3 例,中断治疗 1 例,总有效率为 94.29%[8]。

三、儿科

1. 哮喘 定喘汤为基本方加减治疗小儿轻症哮喘属风寒外束、痰热闭肺型患儿 68 例。连服 10 剂为 1 疗程。结果全部患者经治疗后治愈(发热、气促症状消失,双肺听诊正常,胸片及实验室检查正常)50 例,显效(发热、气促症状明显减轻,鸣音及干湿性音基本消失,胸片及实验室检查基本正常)11 例,有效(发热及气促症状稍轻,双肺听诊可闻及干性音,胸片示肺纹理稍粗)6 例,无效(症状、双肺听诊、胸片及实验室检查无改变或加重)1 例,总有效率 97%[9]。也有人以定喘汤为基础方加减治疗小儿咳嗽变异性哮喘,7 天为 1 疗程(用药 6 天,停药 1 天),至咳嗽症状消失后,在原方的基础上去炙麻黄、杏仁,加黄芪、白术、茯苓、川贝母。7 天为 1 疗程(用药 6 天,停药 1 天),共 2 个疗程。结果所治 74 例中,完全缓解 48 例(临床症状完全消失,肺部听诊双肺呼吸音清,肺功能检测呼气峰流速值大于预计值的 80%);好转(临床症状明显减轻,肺部听诊双肺呼吸音正常或略粗,肺功能检测呼气峰流速值为预计值的 60%～80%)23 例;无效(临床症状无改善,肺功能检测呼气峰流速值低于预计值的 60%)3 例[10]。

2. 毛细支气管炎 运用定喘汤加减治疗急性毛细支气管炎 76 例,中医辨证属痰热壅肺型 42 例,风寒闭肺型 34 例,所有患儿采用西药对症治疗外,均服用中药定喘汤。辨证分为痰热壅肺和风寒闭肺 2 型,痰热壅肺,肺气闭郁者,原方加生石膏、射干;风寒闭肺,肺气失宣者,定喘汤去桑白皮、黄芩,加细辛、生姜、紫菀。结果 1 周内治愈(症状体征消失,胸部 X 线检查肺部炎症吸收)65 例,其中痰热壅肺型 36 例,风寒闭肺型 29 例;好转(症状体征好转,胸部 X 线检查肺部炎症部分吸收)11 例,其中痰热壅肺型 6 例,风寒闭肺型 5 例[11]。另有人将住院 221 例患儿按入院先后顺序分成治疗组 115 例和对照组 106 例,均给予抗病毒、解痉平喘等常规综合治疗,治疗组同时用定喘汤加减治疗。结果治疗 7～10 天后,治疗组痊愈(症状体征消失,胸部 X 线检查肺部炎症吸收)99 例,好转(症状体征好转,胸部 X 线检查肺部炎症部分吸收)9 例,无效(症状体征及胸部 X 线检查无改善或加重或出现并发症)7

例,总有效率93.9%;对照组痊愈80例,好转9例,无效17例,总有效率84%。两组疗效比较,差异有显著性($P<0.05$),治疗组疗效优于对照组[12]。

3. 肺炎 定喘汤配合外贴法(治疗组)治疗小儿肺炎63例,并设对照组60例。两组患者均用抗生素、氨茶碱、强心苷等药物进行治疗。但治疗组在此基础上,内服定喘汤,并用吴茱萸10g,研末醋调,外敷双足涌泉穴,胶布固定,隔日换1次,6天为1疗程。结果:显效(主要体征消失,1周后复查胸片示肺部炎症明显减轻),治疗组50例,对照组18例;有效(主要体征消失,1周后复查胸片示肺部炎症好转),治疗组10例,对照组21例;无效(体征无改善,疗程超过7天),治疗组3例,对照组21例。治疗组总有效率95%,对照组总有效率65%,治疗组优于对照组[13]。

【实验研究】

1. 白果用量 用超声雾化器喷雾0.4%磷酸组织胺10秒钟,观察豚鼠抽搐倒地时间,以测定定喘汤及其拆方之平喘作用。结果表明,定喘汤重用白果者比轻用者效果好,未用白果者较差。急性毒性实验显示,即使重用白果,也很安全。按150g/kg体重给小白鼠灌胃,3天内饮食、活动均正常,无毒性反应,无死亡[14]。

2. 抗哮喘 采用腹腔注射卵清蛋白和灭活百日咳杆菌,制成大鼠哮喘模型,随机分为正常对照组、哮喘模型组、定喘汤组、西药倍氯米松对照组和定喘汤加倍氯米松组共5组,给药两周后处死测定各组大鼠血浆及支气管肺泡灌洗液(BALF)中一氧化氮(NO)、内皮素-1(ET-1)、白细胞介素-5(IL-5)含量。结果显示哮喘模型大鼠组BALF中NO浓度、ET-1含量明显高于正常对照组;与模型组相比,定喘汤组、倍氯米松组NO、ET-1含量显著下降,后两组之间无统计学差异,中西药联合治疗组BALF中NO浓度显著低于定喘汤组、模型组,接近正常组;哮喘模型组大鼠血浆和BALF中IL-5含量均明显高于正常组;与模型组相比,各治疗组IL-5均明显下降;其中中西药联合治疗组显著低于定喘汤组、倍氯米松组,接近正常组。说明定喘汤能够下调血浆和BALF中IL-5,抑制BALF中NO、ET-1的合成和释放,从而减轻哮喘气道炎症及气道上皮重建,降低气道高反应性,可能是其治疗哮喘的机制之一[15]。

参 考 文 献

[1] 陈新良,苏小妹. 定喘汤合参蛤散治疗支气管哮喘56例疗效观察[J]. 国际医药卫生导报,2008,14(12):102-104.

[2] 黎同明,刘小虹. 定喘汤治疗热哮型哮喘31例[J]. 陕西中医,2005,26(4):293-294.

[3] 隋学斌,杨艳华. 定喘汤治疗哮喘发作期热哮型33例临床分析[J]. 医学研究杂志,2006,35(10):98-99.

[4] 张南会. 定喘汤合皂荚丸对慢性阻塞性肺疾病急性加重期的改善作用[J]. 中医药临床杂志,2008,20(5):460-462.

[5] 赵静. 定喘汤加减治疗肺心病急性发作期30例[J]. 福建中医,2005,36(4):20-21.

[6] 路建军. 肝素钠合定喘汤治疗慢性肺源性心脏病疗效观察[J]. 临床医学,1997,17(4):7-8.

[7] 胡兴华. 活血定喘汤治疗慢性肺心病心衰100例[J]. 湖南中医药导报,1997,3(5):7-8.

[8] 于洪伟. 定喘汤合止嗽散加减治疗慢性前列腺炎70例[J]. 实用中医内科杂志,1997,11(1):21.

[9] 盛宾杰. 定喘汤治疗小儿哮喘临床观察[J]. 光明中医,2008,23(2):199-200.

[10] 孙淑华,金晓颖,王雪峰. 定喘汤治疗小儿咳嗽变异性哮喘74例[J]. 辽宁中医杂志,2004,31(3):231-232.

[11]展玉萍.定喘汤加减治疗急性毛细支气管炎76例[J].四川中医,2003,21(7):74-75.

[12]李须尧,谢东柏.中药定喘汤加减配合治疗婴幼儿毛细支气管炎115例[J].临床和实验医学杂志,2008,7(9):115-116.

[13]陈红.内服外贴治疗小儿肺炎63例[J].陕西中医,1996,17(8):338.

[14]徐长化,俞良栋,李波.定喘汤中白果用量的实验研究[J].浙江中医杂志,1989(3):123-124.

[15]肖丽玲,伍参荣,唐小梅.定喘汤对哮喘大鼠NO、ET-1、IL-5的影响[J].中国实验方剂学杂志,2005,11(3):58-59.

旋覆代赭汤
(《伤寒论》)

【异名】旋覆代赭石汤(《普济方》卷127)、代赭旋覆汤(《医方集解·理气之剂》)、旋覆花代赭石汤(《类聚方》)。

【组成】旋覆花三两(9g) 人参二两(6g) 代赭石一两(9g) 甘草三两炙(6g) 半夏半升洗(9g) 生姜五两(10g) 大枣十二枚擘(4枚)

【用法】以水一斗,煮取六升,去滓再煎,取三升,温服一升,一日三次。

【功用】降逆化痰,益气和胃。

【主治】胃气虚弱,痰浊内阻证。心下痞鞕,噫气不除,或反胃呕逆,吐涎沫,舌淡,苔白滑,脉弦而虚。

【病机分析】本方原治伤寒发汗后,又误用吐、下之法,表证虽解,却出现心下痞硬,噫气不除者。析其病机,乃经吐、下之攻伐,胃气因之受伤,不得正常升降转输,遂使津凝为痰,浊邪留滞,阻于中焦,气机失畅,而病心下痞硬。气机升降失序,胃气不得和降反而上逆,故噫气频作,或反胃呕逆。呕吐涎沫,舌苔白滑,乃痰浊内阻之征;舌质淡,脉弦而虚,为中虚气滞之象。证候以脾胃气虚为本,痰阻气逆为标,临床表现虽然虚实互见,但以气逆痰阻为主要方面。

【配伍意义】本方是为脾胃气虚,痰浊中阻,胃气上逆,本虚标实之证而设,法宜"急则治其标",以降逆化痰为主,兼以益气补中。方中旋覆花苦辛咸而微温,归肺、胃、大肠经,其性主降,功擅下气,药味兼咸,能化胶结之痰,为治痰阻气逆之证所常用,《本草易读》卷4称之为"下气行水,消痰软坚……除噫气而止呕逆",故本方重用以下气消痰,用为君药。代赭石苦甘而微寒,归肝、胃、心经,其性重坠降逆,长于镇摄肺胃之逆气,故张璐说:"赭石之重,以镇逆气。……仲景治伤寒吐、下后,心下痞硬,噫气不除,旋覆代赭石汤,取重以降逆气,涤痰涎也"(《本经逢原》卷1),本方少少与之,意在与旋覆花相协而加强降逆下气,止呕化痰之功,以平气逆呕噫之标;半夏祛痰散结,降逆和胃;生姜温胃化痰,散寒止呕,助旋覆花、代赭石降逆而止呕噫,同为臣药。人参、大枣、炙甘草甘温益气,健脾养胃,以复中虚气弱之本,俱为佐药。甘草调和药性,兼作使药。诸药相合,标本兼顾,共奏降逆化痰,益气和胃之功,使胃气复,痰浊消,气逆平,清气升而浊气降,则痞满、噫气、呕呃自除。

本方配伍特点有二:一是集旋覆花、代赭石、半夏、生姜等降逆和胃之品于一方,降逆下气之功颇著;二是配伍人参、甘草、大枣等益气补虚之品,共成标本兼治,治实顾虚之剂。

【类方比较】本方与半夏泻心汤的组成中均含有半夏、人参、甘草、大枣等药,可治疗虚实错杂之痞证。但半夏泻心汤以黄芩、黄连之苦寒泄热配伍干姜、半夏之辛温开结为主,以温清并用,辛开苦降为组方特点,故适用于寒热互结之痞证;本方以旋覆花、代赭石之降逆下气配伍半夏、生姜之和胃散结为主,以降逆和胃,治实顾虚为组方特点,故适用于中虚痰阻气逆之痞证。

【临床运用】

1. 证治要点 本方主治胃虚痰阻,气逆不降之证。以心下痞硬,噫气频作,呕呃,苔白滑,脉弦虚为证治要点。

2. 加减法 原方代赭石用量较轻,恐其苦寒质重伐胃,若气逆较著,胃虚不甚者,可重用至20～30g,以增强其重镇降逆之功;若痰多苔腻者,可加茯苓、陈皮等以化痰和胃;若腹胀较甚者,可加枳实、厚朴等以行气除满;若腹痛喜温者,可加干姜、吴茱萸、丁香等以温中祛寒;若舌红苔黄脉数,有内热之象者,可加黄连、竹茹等以清泄胃热。

3. 本方现代常用于治疗胃神经官能症、慢性胃炎、胃扩张、胃及十二指肠球部溃疡、幽门不全梗阻、神经性呃逆等辨证属于胃虚痰阻气逆的多种疾病,对于防治恶性肿瘤化疗的呕吐反应亦有一定疗效。

【使用注意】方中代赭石性寒沉降,有碍胃气,若胃虚较著者,其用量不可过重。

【源流发展】旋覆代赭汤出于《伤寒论·辨太阳病脉证并治》第161条,用于"伤寒发汗,若吐,若下,解后,心下痞鞕,噫气不除者"。由于原书行文较简,后世医家对于本方治证病机的理解并达成共识经历了较长的时期。从仲景文中可知伤寒病本在表,然汗不得法,再经吐、下之误,在表之邪虽解,脾胃之气亦伤。症见心下痞硬,提示有形之邪内阻,但其性质尚不得而知;噫气不除,则系胃气失和而上逆。金代成无己在分析本方时仅从"胃气弱而未和,虚气上逆"(《注解伤寒论》卷4)论之,并未提到痰饮内阻;明代许宏亦未从证候病机方面认识到痰饮的存在,仅在方论中提到旋覆花"下气除痰为君"(《金镜内台方议》卷8);至明末方有执始明确指出本证"心下痞硬,噫气不除者,正气未复,胃气尚弱,而伏饮为逆也",方中"旋覆、半夏,蠲饮以消痞硬"(《伤寒论条辨》卷2)。方氏之说得到了众多医家的广泛认同,并且又将本方扩展用于内伤杂病因脾胃气虚,痰浊中阻,胃气上逆所致脘痞噫气者。本方以旋覆花与代赭石相伍降逆下气之法,被后世医家广为沿用,并参入己见,灵活变通。如明·陶华使用本方时每以枳实易大枣,以加强消痞除满之力(《伤寒全生集》卷2);清·李用粹治"呕吐不已,真气逆而不降"时,以旋覆花三钱水煎,调代赭石末一钱服下,仅取原方镇坠之功(《证治汇补》卷5);而徐大椿则据本方主药亦入肺经之理,加入桑白皮、川贝母等药,用于治疗"痰气上壅,气喘咳嗽,脉弦者"(《医略六书》卷26),首开以旋覆代赭汤加减治疗肺系疾病之先河。张锡纯更善用本方加减化裁,尤其对赭石一药的运用独具匠心,其镇摄汤、参赭镇气汤、镇逆汤等治疗虚气上冲所致的胸膈满闷、喘逆、呕吐、膈食、吐血等,多见奇效。近代本方的使用范围又有扩大,大凡消化系统疾病(如急慢性胃炎、胃及十二指肠球部溃疡、胃扩张、胃下垂、食管梗阻、幽门不全梗阻、胆道感染、慢性肝炎、膈肌痉挛等)、神经系统疾病(如神经性呕吐、胃神经官能症、梅尼埃病等)、呼吸系统疾病(如支气管炎、支气管哮喘、支气管扩张等),以及梅核气、妊娠恶阻等见有"痞"、"噫"之象,辨证属中虚痰阻气逆者,以旋覆代赭汤加减治之多获良效。

【疑难阐释】

1. 关于本方的君药 本方主治证候病机以胃气上逆为重心,方中旋覆花、代赭石均为降逆下气之要药,由于原方重用旋覆花而轻用代赭石,故许宏、汪琥等认为本方是以旋覆花为君药(见"方论选录"),统编教材第五、六版亦持此见。但更多的注家则认为旋覆花、代赭石均为本方的主要药物,如成无己、吴昆、罗美、周扬俊、王子接、尤怡、张秉成等,《方剂学》四版教材亦明言两药共任君药,而且本方方名亦反映了仲景对此两药的重视。笔者认为,本方治证是以胃气上逆而致噫气不除为主症,法宜降逆下气为要,若论镇逆之功,固然以代赭石为胜,但旋覆花兼能消痰,且其用量重达代赭石的三倍,由此似可揣及仲景制方本意是以旋覆花作为降逆化痰的主要药物。然而综观目前本方在临床上的应用,代赭石的剂量往往是旋覆花的2~3倍,与仲景原方大异。所以,旋覆花与代赭石或共任君药,或分列君、臣药,应当因方、因证而定。本书据仲景制方本旨而以旋覆花为君析之。

2. 关于方中旋覆花与代赭石的用量 上已述及,原方重用旋覆花而轻用代赭石,两药之比为3:1。对此历代医家提出了不同的看法:一是认为本证胃气已虚,若重坠太过,则更伤生发之气,因而仲景示人轻用颇有深意。二是认为花者质轻体积大,石者质重体积小,本方石药仅为花的1/3有悖常理;且代赭石药性平和,长于镇潜,非重用不足以降逆上之气。张锡纯亦主张重用本品,认为"此方中之赭石,即少用亦当为人参之三倍也"(《医学衷中参西录》中册)。今人使用本方时,两药之比多为1:1.5~3。两种观点似乎截然相反,但综合临床资料分析,各有其理。若胃虚不重而气逆为甚者,重用代赭石无妨;若胃虚较重,气逆不甚者,则代赭石用量不宜过大。两药比例应据胃虚与气逆的程度而定,并非一定拘于石药多而花药少之常规。由于原方中生姜剂量重达五两,对于代赭石量轻降逆和胃之不足已有所补,由此亦可揣测仲景不欲石药过重伤胃之意。

3. 关于方中人参的作用 本方治证以痰阻气逆为标,胃气虚弱为本,是方配用人参意在益气补虚养胃,对此多无疑义。因而临床运用本方时,若胃虚不显者,一般主张减去人参。但亦有人对人参的作用提出了不同的看法,认为使用本方时,必用人参(或以太子参、党参代之),藉以扶胃降逆。否则,胃弱者多嘈杂不堪,胃气健者虽无大碍,然疗效较差。所以,在对旋覆代赭汤进行加减运用时,惟人参、旋覆花、代赭石三药不可更易[1]。此说可资参考。

4. 关于代赭石的炮制方法 本方所用乃生赭石,但亦有人主张用煅赭石,因煅用镇降作用不减,药性易于煎出,且能减其性味之苦寒。张锡纯说:代赭石"生研服之不伤肠胃,即服其稍粗之末也与肠胃无损。且生服则养气纯全,大能养血。……若煅用之即无斯效,煅之复以醋淬之,尤非所宜"(《医学衷中参西录》中册),力陈赭石煅用之弊,反映了张氏应用本药的临床经验。综观目前临床对本方的应用,处方中亦以生代赭石居多。

【方论选录】

1. 成无己:"大邪虽解,以曾发汗吐下,胃气弱而未和,虚气上逆,故心下痞硬,噫气不除,与旋覆代赭石汤降虚气而和胃。硬则气坚,咸味可以软之,旋覆之咸,以软痞硬。虚则气浮,重剂可以镇之,代赭之重,以镇虚逆。辛者散也,生姜、半夏之辛,以散虚痞。甘者缓也,人参、甘草、大枣之甘,以补胃弱。"(《注解伤寒论》卷4)

2. 许宏:"汗吐下后,大邪虽解,胃气已弱而未和,虚气上逆,故心下痞硬,而噫气不除者。与旋覆花下气除痰为君;以代赭石为臣,而镇其虚气;以生姜、半夏之辛,而散逆气,除痞散硬以为佐;人参、大枣、甘草之甘,而调缓其中,以补胃气而除噫也。"(《金镜内台方议》卷8)

3. 吴昆:"伤寒发汗,若吐若下解后,心下痞硬,噫气不除者,此方主之。汗、吐、下而解,则中气必虚,虚则浊气不降而上逆,故作痞硬;逆气上于心,心不受邪,故噫气不除,《内经·宣明五气篇》曰:五气所病,心为噫是也。旋覆之咸,能软痞硬而下气;代赭之重,能镇心君而止噫;姜、夏之辛,所以散逆;参、草、大枣之甘,所以补虚。或曰:汗、吐、下中虚,肺金失令,肝气乘脾而作上逆,逆气干心,心病为噫,此方用代赭石固所以镇心,而亦所以平肝也。亦是究理

之论。"(《医方考》卷1)

4. 方有执："解，谓大邪已散也。心下痞硬，噫气不除者，正气未复，胃气尚弱，而伏饮为逆也。旋覆、半夏，蠲饮以消痞硬；人参、甘草，养正以益新虚；代赭以镇坠其噫气；姜、枣以调和其脾胃。然则七物者，养正散余邪之要用也。"(《伤寒论条辨》卷2)

5. 罗美："仲景此方，治虚不归元，而承领上下之圣方也。盖发汗吐下解后，邪虽去，而胃气之亏损亦多；胃气既亏，三焦因之失职，阳无所归而不升，阴无所纳而不降，是以浊邪留滞，伏饮为逆，故心下痞硬，噫气不除。方中以人参、甘草养正补虚，姜、枣和脾养胃，所以安定中州者至矣。更以代赭石得土气之甘而沉者，使之敛浮镇逆，领人参以归气于下；旋覆之辛而润者，用之开肺涤饮，佐半夏以蠲痰饮于上。苟非二物承领上下，则何能使噫气不除者消，心下硬自除乎？观仲景治下焦水气上凌，振振欲擗地者，用真武汤镇之；利在下焦者，下元不守，用赤石脂禹余粮固之。此胃虚在中，气不得下，复用此法领之，而胸中转否为泰。其为归元固下之法，各极其妙如此。"(《古今名医方论》卷3)

6. 汪琥："夫旋覆花味辛气温，乃散气开痞之药。痞气开散则心下之硬自消。前二条证，泻心汤内有芩、连，以泻心下之痞硬，此汤中药味与泻心汤药味相同，因无芩、连，故以旋覆为君也。且也，伤寒解后，心下已无邪热，所以不用芩、连；又噫气不除，纯系虚气上逆，《尚论篇》云：胃气全不下行，有升无降，故用代赭领人参下行，以镇安其逆气，因名为旋覆代赭石汤也。"(《伤寒论辨证广注》卷5)

7. 周扬俊："旋覆花能消痰结软痞，治噫气；代赭石治反胃，除五脏血脉中热，健脾，乃痞而噫气者用之，谁曰不宜？于是佐以生姜之辛，可以开结也，半夏逐饮也，人参补正也，甘草、大枣益胃也。余每借之以治反胃、噎食气逆不降者，靡不神效。"(《伤寒论三注》卷2)

8. 王子接："旋覆代赭石汤，镇阴宣阳方也，以之治噫。噫者，上焦病声也。脾失升度，肺失降度，阴盛走于胃，属于心而为声。故用旋覆咸降肺气，代赭重镇心包络之气，半夏以通胃气，生姜、大枣以宣脾气，而以人参、甘草奠安阳明，不容阴邪复遏，则阴宁于里，阳发于表，上中二焦皆得致和矣。"(《绛雪园古方选注》卷上)

9. 黄元御："外证虽解而汗下伤中，土败胃逆，碍胆经降路，胃口痞塞，肺气郁蒸而化痰饮，胃土壅遏而生哕噫。旋覆花代赭石汤，参、甘、大枣补其中脘；半夏、姜者，降其逆气；旋覆花行痰饮而开郁浊也。浊气上填，痞闷嗳气，以旋覆花、代赭石补虚降逆，噫气立除。若除后再用，则病下陷，不可常服也。"(《伤寒悬解》卷5)

10. 尤怡："伤寒发汗，或吐或下，邪气则解。而心下痞硬，噫气不除者，胃气弱而未和，痰气动而上逆也。旋覆花咸温，行水下气；代赭石味苦质重，能坠痰降气；半夏、生姜辛温，人参、大枣、甘草甘温，合而用之，所以和胃气而止虚逆也。"(《伤寒贯珠集》卷1)

11. 唐宗海："此方治哕呃，人皆知之，而不知呃有数端，胃绝而呃不与焉。一火呃，宜用承气汤；一寒呃，宜理中汤加丁香、柿蒂；一瘀血滞呃，宜大柴胡加桃仁、丹皮。此方乃治痰饮作呃之剂，与诸呃有异，不得见呃即用此汤也。方取参、草、大枣以补中，而用生姜、旋覆以去痰饮，用半夏、赭石以镇逆气。中气旺则痰饮自消，痰饮清则气顺，气顺则呃止。治病者，贵求其本，斯方有效，不为古人所瞒。兼火者，可加麦冬、枯芩；兼寒者，可加丁香、柿蒂；痰多者，加茯苓。盖既得其真面，然后可议加减。"(《血证论》卷7)

12. 张秉成："夫伤寒既云解后，则无邪可知，但既经发汗、吐、下，则正虚亦可知。正虚无邪而心下痞硬者，其必因素有之痰涎虚而不化，遏郁气道而不通，故时欲噫气以伸之。旋覆花能斡旋胸腹之气，软坚化痰，而以半夏之辛温散结者协助之。虚则气上逆，故以代赭之重以镇之。然治病必求其本,痞硬、噫气等疾,皆由正虚而来,故必以人参、甘草补脾而安正,然后痰可消,结可除;且旋覆、半夏之功,益彰其效耳。用姜、枣者,病因伤寒汗、吐、下后而得,则表气必伤,藉之以和营卫也。"(《成方便读》卷2)

【评议】旋覆代赭汤作为仲景降逆止噫之名方,受到了历代医家的高度关注,对其方证进行分析阐释者颇多。诸家均认为本方立法在于益气和胃,降逆化痰,对于方中各药配伍作用的认识亦基本一致。其中张秉成关于本方证治以及配伍意义的阐述说理清晰,分析允当,简明扼要。唐宗海指出本方"乃治痰饮作呃之剂",若火呃、寒呃、瘀血滞呃等禁用,切"不得见呃即用此汤也",对临床有一定参考价值。

【验案举例】

1. 噫气不除 《北京中医》(1994,3:35):某女,34岁。十二指肠球部溃疡病史5年,常有心下痞硬感,曾经中西医调治1年余而愈。近月来因家事情志不遂,又觉心下痞硬而噫气频作,疑得胃癌,忧虑不解,经某医院系统检查,排除癌变,诊为神经性膈肌痉挛,治疗半月效果不显。现症心下痞硬,噫气不除,纳呆食少,大便不畅,舌淡苔滑,脉弦滑无力。证属脾胃失和,痰气交阻,肝胃气逆。治以调和脾胃,涤饮化痰,镇肝降逆,选用旋覆代赭汤。处方:旋覆花(包煎)12g,代赭石(先煎)4g,人参8g,半夏12g,炙甘草12g,生姜20g,大枣4枚。水煎,早晚分温服。药服7剂后,噫气不作,心下自觉宽畅,饮食增加,大便通畅。尚面色不华,身倦乏力,舌淡苔白,脉弦细略滑,改用当归芍药汤,调理半月痊愈。

《山东中医杂志》(1998,3:3):某女,25岁。剖腹产后2天,呃逆频频,胃脘胀痛顶胸,刀口痛甚,给予消炎、镇静及恢复胃肠功能药物治疗,均未奏效。刻诊:脸面轻微浮肿,以眼睑为甚,神疲乏力,呃逆频作,不能自主,昼夜难眠,纳差,苔白,脉弦数。此乃术后伤气,胃气因虚上逆。治拟扶脾益胃,降逆化痰,宁心安神,旋覆代赭汤加减。药用:旋覆花15g(包煎),代赭石30g,党参、茯苓、甘草、大枣各12g。服药1剂,呃逆渐平,续服4剂,诸症悉除。

2. 反胃 《湖北中医杂志》(1981,6:44):某男,28岁。患溃疡病10年。近半月来胃脘痛甚,伴上腹饱胀,反胃吐食,朝食暮吐,暮食朝吐,中夹大量水液,吐后则痛胀减轻。因在当地医治无效而来院诊治,门诊以"十二指肠球部溃疡并幽门梗阻"收住入院。入院后,X线吞钡检查,见胃影扩大,蠕动加强,胃排空时间延长,符合幽门梗阻特征。患者形瘦面苍,眼眶凹陷,上腹膨隆,叩之有振水音,舌淡红,苔白微黄,脉弦细。乃辨证为中虚气逆夹饮,治以温中化饮,降逆和胃。处方:旋覆花10g,代赭石30g,党参15g,甘草6g,半夏10g,生姜3片,大枣5枚,黄连5g。服药2剂后,腹痛呕吐止,继以原方加减,6剂而临床症状消失。

《四川中医》(1994,1:41):某男,57天。出生14天时出现呕吐,发热,咳嗽,治疗1个月未愈,遂被县人民医院收住治疗,诊为"新生儿幽门痉挛",输液2天无明显疗效,乃求治于中医。查血常规:WBC 8.9×10⁹/L,DC:N 68%,L 32%,Hb 72g/L。其母代诉:呕吐42天,凡喂乳、开水等即吐,形体枯瘦,精神委靡,目无光彩。采用禁食、输液等治疗2天,仍呕吐,故以旋覆代赭汤加味(旋覆花包煎、枳壳各5g,代赭石10g,党参、大枣、生姜、竹茹各6g),水煎服,分3次服用,每日1剂。结果药服3剂呕吐即止,痊愈出院,追访2个月,未见复发,身体已壮。

3. 奔豚气 《北京中医》(1996,1:30):某女,39岁。气从少腹上冲胸脘,反复发作4月余。患者性格内向,4个月前营业时与顾客发生争吵,自感受侮辱,于次日起发病。初则4~5日1次,逐渐加重,近来日发1次,辗转求治不愈。刻诊:每日下午4时许,自觉少腹左侧先有拳头样物攻动,似奔豚状,十余分钟后慢慢地向少腹中部移动,然后向上,达胸脘时,突发呕吐痰涎甚多,随即昏厥仆地,移时苏醒,醒后如常人,历经1小时许。曾作钡剂灌肠和胃肠钡餐摄片检查,未见异常。苔薄白脉弦。证属奔豚气,由郁怒伤肝,肝气上逆所致。治宜镇肝降逆,以旋覆代赭汤合桂枝加桂汤出入:旋覆花10包,代赭石30g,姜半夏10g,党参10g,桂枝15g,白芍10g,甘草7g,生姜3片,大枣4枚。每日1剂,水煎服。服上方3剂后,奔豚之气顿减,仅感左侧少腹部拳头样物活动,较前为轻,且不移动、上冲,持续10分钟许即停止,原方继服5剂而愈。

按语:患者郁怒之后出现气从少腹向上攻冲,故从肝气上逆论治。旋覆代赭汤虽然原为胃气上逆之证所拟,但旋覆花、代赭石二药亦可入肝镇逆,故以该方再合长于降逆平冲的桂枝加桂汤而效。

4. 咳嗽 《四川中医》(1991,1:6):某男,3岁6个月。咳嗽3月余。诊时咳嗽气喘,喉间痰声漉漉,甚则憋呕,咳末无回声,纳谷不馨,舌质淡,苔薄腻,脉细。证属病久伤正,中气既伤,痰涎内生,阻于气道。拟法益气和胃,降逆化痰。旋覆代赭汤主之。处方:旋覆花包煎、炒党参、半夏各10g,代赭石先煎15g,甘草3g,大枣5枚,生姜3片。药后3剂后,咳嗽减轻,偶闻咳声,痰亦减少,惟纳谷仍少,苔薄,脉细。效不更法,前方加焦三仙各10g,续5剂以善其后。

按语:本案乃痰阻气道,肺气上逆而致咳嗽,故以旋覆代赭汤降逆化痰,药服3剂即获显效。二诊因患儿纳谷欠佳,故又加入焦三仙消食和胃而收全功。

5. 便秘 《国医论坛》(1996,6:16):某女,34岁。大便秘结3年,1周1次,干结难解,迭服果导片、润肠丸等,初服有效,继则不效。刻下大便干结,5日未行,胃脘痞胀,少腹略感滞闷,矢气少,嗳气频作,饮食乏味,面萎神疲,舌质淡,苔薄白,脉沉细。脉症合参,此乃中气不足,脾胃转运无权,清浊升降失序。用旋覆代赭汤加味:旋覆花包煎10g,代赭石打碎20g,党参20g,半夏6g,白术15g,火麻仁15g,枳壳10g,生姜3片,大枣5枚。2剂后腑垢即解。嗣后上方加减,共服药18剂,大便正常,追访至今2年未发。

按语:此例便秘,乃中气虚馁,肠中糟粕不能传导下行而致。脾胃虚弱,运化无力,浊气不降反而上逆,徒事通利,取效一时而中气更伤。以旋覆代赭汤补中气,降胃逆,以冀脾胃气增,推运有权,腑气通畅而大便自调。

【临床报道】

1. 呃逆 用旋覆代赭汤合理中汤治疗胃癌术后顽固性呃逆27例,所有病例均属呃逆持续发作超过24小时,且经用镇静剂、解痉剂等常规治疗无效者。以旋覆代赭汤合理中汤治疗,药物组成:旋覆花、白术、生姜、法半夏各10g,党参20g,代赭石30g,炙甘草6g,大枣4枚。伴腹满便秘者加制大黄、厚朴;胃寒者加丁香、高良姜;痰多者加茯苓、陈皮;发热者加竹叶,生地黄;胃阴虚加沙参、麦冬、石斛。5天后观察疗效。临床治愈(呃逆症状完全消失,停药后1周未复发)15例,有效(呃逆症状缓解或消失后复发,但程度明显减轻或频率减少)11例,无效(呃逆症状无改善)1例[1]。又有人用旋覆代赭汤治疗肝癌放射介入后呃逆67例,方药:旋覆花6g,代赭石24g,党参18g,大枣6g,炙草6g,生姜6g,半夏12g。连服3天,同时在服药第1天即用氯丙嗪25mg于足三里穴位注射(不分左右)轻症注射1次即可缓解,重症连用3天,每天注射1次,每次25mg。结果67例呃逆完全缓解,不复发,如下一疗程再行放射介入治疗复发,用此法仍然有效[2]。

2. 化疗所致恶心呕吐 恶性肿瘤患者45例采用自身交叉对照,随机分为治疗组和对照组。对照组用昂丹司琼4mg于化疗第1天开始静脉注射,1日1次,连用3天。治疗组昂丹司琼用法同上,同时服用中药旋覆代赭汤,药物:旋覆花、代赭石各10g,生姜3片,半夏9g,人参、炙甘草各6g,大枣12枚。若胃虚有热加橘皮、竹茹,胃气虚寒加丁香、柿蒂,呕吐酸腐宿食加神曲、鸡内金,1日1剂,分3次服用,用至化疗结束后第3天。化疗3天后,对照组未出现恶心症状和轻度恶心患者14例,占31%,而治疗组未出现恶心症状和轻度恶心患者28例,占62.2%(28/45),两组比较,差异明显($P<0.01$),对照组止呕有效率为35.5%,治疗组为62.2%,两组比较有明显差异($P<0.05$)[3]。

3. **胃扭转**　以本方为主治疗胃扭转40例,所有病例均以X线下胃肠钡餐检查结果有胃扭转为诊断标准。症状不十分明显者,可用原方适量治疗;纳呆食少者,加白术、茯苓、砂仁;恶心呕吐甚者,适当增加半夏、生姜用量,或视病情加用竹茹、茯苓;脘腹痛甚而胀者,可酌情加入延胡索、砂仁、白芍、白术及三仙;噫气甚者,加厚朴、砂仁。饭前2小时空腹热服,每日1次。治疗后复经胃肠钡餐检查以无胃扭转征象者为治愈。结果服药至3剂治愈18例,服药至6剂治愈13例,服药至15剂治愈1例,服药至18剂治愈1例,服药18剂以上无效者7例,治愈率为82.5%,无效率为17.5%[4]。

4. **胃食管反流病**　胃食管反流病患者65例,随机分为治疗组33例和对照组32例。治疗组以旋覆代赭汤合左金丸为主加减治疗,疗程为1个月。主方:旋覆花15g,代赭石15g,法半夏10g,太子参12g,生甘草5g,生姜2片,吴茱萸5g,黄连9g,苦参10g。脾胃虚寒者5例,加高良姜、桂枝;脾胃湿热者9例,加青蒿、连翘;肝胃不和者14例,加柴胡、当归;胃阴不足者5例,加沙参、石斛。对照组予奥美拉唑胶囊20mg,每日2次口服;西沙必利5mg,每日3次饭前30分钟口服;阿莫西林500mg,每6小时口服1次;每日3次,疗程为1个月。结果治疗组,治愈21例,显效7例,有效5例,总有效率为100%。对照组,治愈16例,显效8例,有效5例,无效3例,总有效率为90.6%。两组治愈率与总有效率相比均有显著差异($P<0.01$)[5]。

5. **功能性消化不良**　以旋覆代赭汤配合奋乃静(治疗组),治疗功能性消化不良64例,脾虚者,加白术、谷麦芽、炙鸡内金、砂仁、蔻仁;胃气上逆者,加苏梗、丁香、柿蒂、佛手;肝郁气滞者,加柴胡、郁金、青皮;胃脘痛者,加延胡索、白芍、海螵蛸、煅瓦楞等。另设对照组88例,药用雷尼替丁0.15mg,每天2次,或法莫替丁20mg,每天2次;多潘立酮10mg,每日3次,或西沙必利5mg,每日3次,空腹服用。结果:治疗组显效(3～4周症状基本消失)34例,有效(3～4周症状明显好转)22例,无效(服药2周后症状无明显改善)8例,总有效率87.5%;对照组显效38例,有效28例,无效22例,总有效率75%[6]。

6. **胆汁反流性胃炎**　149例胆汁反流性胃炎患者随机分为两组。治疗组84例,对照组65例。治疗组予旋覆代赭汤合左金丸加减,组成:旋覆花9g,代赭石30g,生晒参9g,吴茱萸3g,黄连9g,干姜9g,半夏12g,甘草9g,大枣5枚。脾虚者加黄芪,嘈杂泛酸加煅瓦楞子、乌贼骨,大便秘结加制大黄、槟榔,胃阴虚加石斛、沙参,胃脘痛加延胡索、蒲黄。对照组予多潘立酮10mg,每日3次,餐前10分钟服;奥美拉唑20mg,每日1次;铝碳酸镁咀嚼片,每日3次,嚼服。两组均4周为1个疗程,饮食忌酒、辛辣、过热及生冷油腻之品。停药8周后随诊复查胃镜。治疗组临床痊愈(临床症状、体征消失,胃镜复查炎症消失,未见胆汁反流,胃黏膜像正常)26例,显效(临床主要症状、体征明显好转,胃镜复查胃黏膜像基本正常,胆汁反流明显减少)21例,有效(临床症状、体征好转,胃镜复查胃黏膜像有所好转,胆汁反流有所减少)30例,无效(临床症状、体征未减轻,甚或加重,胃镜复查未见改善)7例,总有效率为91.67%;对照组临床痊愈8例,显效18例,有效22例,无效17例,总有效率为73.84%。两组统计学处理有显著性差异($P<0.05$),治疗组疗效优于对照组[7]。

7. 噎膈 旋覆代赭汤为主方,治疗噎膈 16 例(其中贲门癌术后 2 例,贲门息肉 1 例,贲门部肿瘤 2 例,食管神经官能症 11 例)。临床辨证分为气滞型、痰凝型、瘀血型、阴亏型和气虚阳衰型,并随证予以加减。治后 16 例中,9 例症状完全消失,均属食管神经官能症;5 例症状缓解,其中 2 例为食管神经官能症、1 例贲门息肉、1 例贲门部肿瘤、1 例贲门癌术后;2 例无变化,其中 1 例为贲门部肿瘤,另 1 例为贲门癌术后[8]。

8. 梅核气 本方去人参、大枣,加厚朴、苏梗、陈皮、茯苓为基本方,治疗梅核气 288 例。若肝气夹痰者,加白蒺藜、钩藤;肝胃不和者,加佛手、枳壳、山药;阴虚火旺者,去生姜、炙半夏,加枸杞子、桑椹、玄参、石斛、当归;肺虚痰湿者,加黄芪、炒扁豆、焦白术、泽泻;阳虚者,加附子、生姜;痰黏不畅者,加竹茹;咽部梅核样异物梗塞者,加八月札;咽喉干燥者,加玄参、麦冬、生地;咽痒作咳、恶心者,加炒荆芥、姜竹茹;眼花目眩耳鸣者,加青葙子、枸杞子、甘菊花、当归;胸闷者,加香附、广郁金、川芎;胁痛者,加延胡索;失眠多梦者,加合欢花、夜交藤;心烦易怒者,加白蒺藜、钩藤等;食欲不振者,加焦山楂、谷芽、鸡内金等;嗳气泛酸者,加炙乌贼骨、煅瓦楞;大便干燥者,加火麻仁。结果:随访 3 个月痊愈(治疗后症状消失,过度劳累,情志剧烈变化后不复发)216 例,占 75%;显效(治疗后症状消失,过度劳累,情志剧烈变化时咽部异物感时隐时现,但休息后可自愈)54 例,占 18.7%;无效(治疗前后症状无明显变化,局部检查无明显改变)18 例,占 6.3%;总有效率 93.8%[9]。又有人以本方加酸枣仁、柏子仁,治疗癔症球(梅核气)45 例。若胸痛者,加桃仁、延胡索各 10g;有阴虚征象者,加生地、麦冬各 15g。结果:治愈(症状消失、眠食正常、恢复工作)34 例,基本治愈(症状基本消失、眠食尚好、恢复工作)8 例,无效 3 例。服药最少 6 剂,最多 35 剂,一般 10~20 剂[10]。以旋覆代赭石汤去人参、大枣,加香附、枳壳、桔梗为基本方,伴胸胁满闷者,加郁金、佛手;心悸失眠者,加远志、五味子、酸枣仁;腹胀者,加厚朴、枳实;食欲不振者,加蔻仁、山楂、神曲。共治疗咽神经官能症 500 例(无咽喉和消化道的器质性病变)。结果:病程在半年以内者 214 例,治愈(自觉症状全部消失)124 例,显效(主要症状消失)52 例,有效(自觉病状较前减轻)35 例,无效(自觉症状无改变)3 例;病程在 1 年以内者 159 例,治愈 95 例,显效 38 例,有效 20 例,无效 6 例;病程在两年以内者 82 例,治愈 32 例,显效 31 例,有效 6 例,无效 13 例;病程在 3 年以内者 45 例,治愈 16 例,显效 7 例,有效 9 例,无效 13 例,总有效率 93%[11]。

9. 眩晕 以旋覆代赭石汤(人参改太子参)去大枣,加葛根、茯苓、陈皮、川芎、砂仁为基础方,伴恶心呕吐者,加竹茹 10g;伴耳聋耳鸣者,加菖蒲、蝉蜕各 10g;烦躁,血压高者,加珍珠母 20g,天麻 10g;大便不畅者,加玄参 20g;睡眠不足者,加枣仁 20g,黄连 3g。共治疗脾虚痰阻型眩晕 56 例(服用中药期间,停用全部西药)。结果:显效(用药 1~2 个疗程,眩晕及伴随症状消失者)46 例,占 82.2%;有效(眩晕和(或)伴随症状消失者)10 例,占 17.8%,总有效率 100%。其中视物旋转消失时间为 1~3 天,恶心呕吐消失时间为 1~4 天,眩晕减轻或消失时间为 3~8 天;随访半年无复发者 43 例(占 76.8%),再复发者 13 例(占 23.3%)[12]。另有人以本方加磁石、泽泻,治疗内耳眩晕 58 例。若眩晕甚者,加天麻 15g,白蒺藜 12g;呕吐甚者,去党参,加吴茱萸、丁香各 5g(不能进食者,先予甲氧氯普胺 10mg 肌注);耳鸣明显者,加炒枣仁 12g,夜交藤 30g;伴腹泻者,加炒白术、生薏仁各 15g,服药 3 天为 1 疗程。结果:显效(服药 1 疗程,眩晕耳鸣及呕吐恶心基本消失,听力恢复至发病前,并能恢复工作)40 例,有效(服药 1 疗程后,症状明显改善,能下床活动,从事家务工作;或服药 2 个疗程后,达到显效标准)17 例,无效(服药 2 个疗程后,症状有改善,但未能达到显效标准)1例[13]。

【实验研究】

1. 对大鼠离体食管肌条收缩活动的影响　将旋覆代赭汤药物分为辛开药组、降逆药组、甘补药组、辛开降逆药组、辛开甘补药组、降逆甘补药组和全方组。取大鼠食管,制成食管肌条,描记旋覆代赭汤及其拆方各组给药前后各3分钟大鼠离体食管肌条的收缩曲线。结果:辛开组对食管肌条收缩活动呈抑制倾向,能明显减慢其收缩频率,甘补组、降逆甘补组能明显减小食管肌条的收缩幅度;降逆组、辛开降逆组、全方组能明显增大食管肌条的收缩幅度;辛开降逆组、辛开甘补组、全方组能明显加快其收缩频率。结果说明拆方各组中,部分药组之间呈协同作用趋势,而部分药组之间则呈制约趋势,只有辛开降逆组、全方组能明显增大食管肌条的收缩幅度和加快其收缩频率[14]。

2. 对反流性食管炎模型大鼠的作用　将80只Wistar大鼠随机分为正常对照组、模型组、中药治疗组、西药对照组,后3组行"食管十二指肠端侧吻合术",术后1周分别给予0.9%生理盐水、旋覆代赭汤水煎剂和枸橼酸莫沙必利分散片混悬液,连续给药21天后,检测食管黏膜组织形态。结果模型组肉眼及病理积分最高,正常对照组最低,两者比较有显著性差异($P<0.05$),中药治疗组及西药对照组肉眼及病理积分均显著降低,两组比较,无显著性差异($P>0.05$);两组与模型组相比,均有显著性差异($P<0.05$);两组与正常对照组相比,均无显著性差异($P>0.05$)[15]。同时用免疫组化的方法检测大鼠食管黏膜组织增殖细胞核抗原(PCNA)的表达,旋覆代赭汤能显著抑制反流性食管炎模型大鼠PCNA表达的升高,与模型组相比PCNA的表达率显著降低($P<0.01$),其疗效与西药组相当,与正常组相比亦无显著性差异($P>0.01$),结果显示旋覆代赭汤对反流性食管炎有良好的治疗作用,在组织形态学水平上,可明显改善食管黏膜损伤及病理情况。旋覆代赭汤可明显降低混合性反流性食管炎食管黏膜PCNA的高表达,可较好地使PCNA水平恢复至接近正常水平,可能是它预防反流性食管炎复发及癌变的机制之一[16]。

3. 促胃肠动力作用　旋覆代赭汤能促进正常小鼠胃排空,对芬氟拉明、左旋麻黄碱造成的小鼠胃排空抑制有明显的拮抗作用,但对吗啡所致者无明显影响,其作用机制可能与5-羟色胺和肾上腺素受体有关[17]。另采用正交设计拆方表明,方中党参、代赭石、大枣、旋覆花对胃底收缩运动均有显著促进作用,甘草无明显影响,生姜和半夏则作用相反,而旋覆花分别与甘草或大枣合用对胃底条收缩有显著协同作用[18]。在整体动物实验中,本方对正常小鼠的小肠运动无明显促进作用;对阿托品或吗啡引起的小鼠小肠推进抑制无明显拮抗作用;但对左旋麻黄碱引起的小鼠小肠推进抑制有明显拮抗作用,说明本方对某些病理状态下小肠运动有一定的促进作用,其作用机制可能与抑制交感神经功能有关[19]。

参 考 文 献

[1] 吴苏柳. 旋覆代赭汤合理中汤治疗胃癌术后顽固性呃逆27例[J]. 福建中医药,2007,38(3):35.

[2] 王振强. 旋覆代赭汤合氯丙嗪穴位注射治疗肝癌放射介入后呃逆67例[J]. 实用中医内科杂志,2004,18(6):58-59.

[3] 王建平. 旋覆代赭汤防治顺铂联合化疗所致迟发性恶心呕吐45例[J]. 实用中医内科杂志,2007,21(1):71.

[4] 郭丕春. 旋覆代赭汤治疗胃扭转40例[J]. 时珍国医国药,2007,18(2):481.

[5] 侯一军,于书香,郭旸. 旋覆代赭汤合左金丸治疗胃食管反流病33例分析[J]. 北京中医药,2008,27(3):197-198.

[6] 高文荣. 旋覆代赭汤加奋乃静治疗 64 例功能性消化不良[J]. 浙江中医杂志,1996,6(4):221.

[7] 朱新平. 旋覆代赭汤合左金丸加减治疗胆汁反流性胃炎 84 例[J]. 江西中医药,2007,38(3):28-29.

[8] 顾兆雄. 旋覆代赭汤加减治疗噎嗝 16 例[J].浙江中医杂志,1983,(7):310.

[9] 吴文库. 旋覆代赭汤治疗梅核气 288 例[J].中国中西医结合耳鼻喉科杂志,1997,5(2):76.

[10] 刘浩江. 旋覆代赭汤加味治疗癔症球 45 例[J].上海中医药杂志,1984(4):18-19.

[11] 刘天会. 旋覆代赭汤加减治疗咽神经官能症 500 例[J].陕西中医,1994,15(6):248.

[12] 赵锡银,张海文. 旋复代赭汤治疗脾虚痰阻型眩晕 56 例临床观察[J].中医药信息,1998,(4):34-35.

[13] 孙大兴. 旋覆代赭汤治疗内耳眩晕 58 例[J].陕西中医,1997,18(1):12.

[14] 代二庆,李海英,赵占考,等. 旋覆代赭汤及其拆方对大鼠离体食管肌条收缩活动的影响[J]. 现代中西医结合杂志,2004,13(10):1268-1269.

[15] 杨幼新,袁红霞,魏爱勤,等. 旋覆代赭汤对反流性食管炎模型大鼠食管黏膜组织形态影响的实验研究[J].天津中医药,2008,25(6):484-486.

[16] 唐丽明,曹丽霞,袁红霞,等. 旋覆代赭汤对混合性反流性食管炎模型大鼠 PCNA 表达的影响[J].上海中医药杂志,2009,43(2):53-55.

[17] 陈多,吴春福,王长洪,等. 旋复代赭汤促胃肠动力作用研究Ⅰ. 对小鼠胃排空的影响[J].中药药理与临床,1997,13(1):4-6.

[18] 陈多,吴春福,王长洪,等. 旋复代赭汤促胃肠动力作用研究Ⅱ. 用正交设计法研究对正常大鼠胃底条收缩的影响[J].中药药理与临床,1997,13(2):4-6.

[19] 陈多,吴春福,王长洪,等. 旋复代赭汤促胃肠动力作用研究Ⅲ. 旋复代赭汤对小鼠小肠推进的影响[J].中药药理与临床,1997,13(4):7-9.

橘皮竹茹汤
（《金匮要略》）

【异名】竹茹汤(《医学入门》卷7)、陈皮汤(《医学纲目》卷16)、陈皮竹茹汤(《医学纲目》卷16)、竹茹橘皮汤(《中国医学大辞典》)。

【组成】橘皮二斤(12g) 竹茹二斤(12g) 大枣三十枚(5枚) 生姜半斤(9g) 甘草五两(6g) 人参一两(3g)

【用法】以水一斗,煮取三升,温服一升,一日三次。

【功用】降逆止呃,益气清热。

【主治】胃虚有热之呃逆。呃逆或干呕,虚烦少气,口干,舌红嫩,脉虚数。

【病机分析】呃逆之证,有寒、热、虚、实之分。本方所治乃久病或吐利伤中,耗气劫液,虚热内生,胃失和降,气机上逆而致。胃虚有热,其气上逆,则作哕。古之哕者,即今之呃逆是也。虚烦少气,口干,舌质红,脉虚数等,亦为胃中有热之征。

【配伍意义】胃虚宜补,胃热宜清,气逆宜降,故治宜益气清热,降逆和胃为法。方中橘皮辛苦而温,行气和胃以止呃;竹茹甘寒,清热安胃以止呕,二药相伍,既能降逆止呕,又可清热安胃,且用量俱重,共为君药。生姜和胃止呕,为呕家之圣药,助君药以降胃气之逆;人参益气补中,与橘皮相合,则行中有补,同为臣药。甘草、大枣益气补脾养胃,合人参以补中益胃,奠安中土而复胃气之虚,俱为佐药。甘草调和药性,兼作使药。诸药合用,共成降逆止呃,益气清热之功。

本方配伍特点有二:一是甘寒之竹茹与辛温之橘皮、生姜相伍,则清而不寒;二是益气养胃之人参、大枣、甘草与行气和胃之橘皮相合,则补而不滞。

【临床运用】

1. 证治要点 本方主治胃虚有热,气逆不降之证。以呃逆频作或呕吐,舌红嫩为使用要点。

2. 加减法 若胃阴不足较甚,口干、舌红少苔者,可加石斛、麦冬等以滋阴养胃,或合麦门冬汤加减;胃热呕逆而气虚不显者,可去人参、甘草、大枣,加丁香、柿蒂等以加强降逆止呃之力;若胃热较甚,口渴欲饮,舌红苔黄者,宜加黄连以清泄胃热。

3. 本方现代常加减用于治疗妊娠呕吐、幽门不全梗阻呕吐、腹部手术后呃逆不止等辨证属于胃虚有热,胃气上逆的多种疾病。

【使用注意】呃逆、呕吐等属虚寒或实热者,不宜使用本方。

【源流发展】本方由张仲景所创,始载于《金匮要略·呕吐哕下利病脉证治》。原文为"哕逆者,橘皮竹茹汤主之",历代医家根据自己临床运用的体会,对本方理法证治又有不少补充和发展。最早以"胃虚有热"来概括本方治证病机的是明代著名医家张介宾,他在《景岳全书》卷54中说本方是为"吐利后,胃虚膈热呃逆"之证而设;清代医家李文亦赞同张氏之说,指出"此哕逆因胃中虚热气逆所致"(录自《医宗金鉴·订正仲景全书金匮要略注》卷22)。

后世运用本方时常作如下加减变化:一是再加降逆和胃药以增降逆下气之功,如《类证活人书》卷16将原方生姜减去,改用半夏,治疗妊娠恶阻;《寿世保元》卷3以本方加柿蒂、丁香,治疗胃虚膈热而呃逆者;二是加清热药,本方清胃之药仅竹茹一味,若用于胃热较著之证则力有不逮,《医宗金鉴》卷62在本方中更加黄连,以治胃火上逆气冲,时时呃逆,身热烦渴,口干唇焦者;三是加滋阴药,用于胃阴不足较甚,口渴舌红少苔者,如《麻症集成》卷4加沙参、麦冬,治麻疹胃虚羸瘦,呕逆不已;四是去益气补虚药,用于胃热气逆而中虚不著者,如《温病条辨》卷2之新制橘皮竹茹汤,即本方去人参、甘草、大枣,加入柿蒂降逆而成,用于湿热壅遏胃气致哕。此外,宋代医家严用和在本方中加入茯苓、半夏、麦冬、枇杷叶,被后世称为"济生橘皮竹茹汤"(《济生方》卷2),其补虚、清热、降逆等功效均较之原方更著。

【疑难阐释】关于本方的药性与适应证 本方药性较为平和,虽有竹茹之寒,但他药皆温,全方合用,几近平性,虽历代注家多谓本方主治胃虚有热之呃,但黄元御、吴谦等只言中虚气逆,未及热也;陈元犀则谓"寒热错乱",所以本方的适应范围当不限于胃虚有热,凡见胃虚气逆,呕恶哕呃者皆可适用。若热重当需加黄连等,如《医宗金鉴·外科心法要诀》卷62治溃疡,胃火上逆气冲热呃之橘皮竹茹汤;若胃气不虚者,尚可去人参、甘草、大枣,如《温病条辨》卷2的新制橘皮竹茹汤,治"阳明湿温,气壅为哕"。

【方论选录】

1. 赵以德:"中焦者,脾胃也。土虚则在下之木得以乘之,而谷气因之不宣,变为哕逆。用橘皮理中气而升降之;人参、甘草补土之不足;生姜、大枣宣发谷气,更散其逆;竹茹性凉,得金之正,用之以降胆木之风热耳。"(《金匮玉函经二注》卷17)

2. 吴昆:"呃逆者,由下达上,气逆作声之名也。大病后,则中气皆虚,余邪乘虚入里,邪正相搏,气必上腾,故令呃逆;脉来虚大,虚者正气弱,大者邪热在也。是方也,橘皮平其气,竹茹清其热,甘草和其逆,人参补其虚,生姜正其胃,大枣益其脾。"(《医方考》卷3)

3. 魏念庭:"哕逆者,胃气虚寒固矣。亦有少挟虚热作哕者,将何以为治?仲景主之橘皮竹茹汤。橘皮、竹茹行气清胃,而毫不犯攻伐寒凉之忌。佐以补中益气温胃之品,而胃气

足,胃阳生,浮越不必留意也。……橘皮竹茹为胃气既虚、复有痰热者立也。"(《金匮要略方论本义》卷17)

4. 王子接:"橘皮汤治呕哕,橘皮竹茹汤治哕逆。呕者,张口有物有声;哕者,撮口有声无物。若呕哕四肢厥冷,乃胃中虚冷,阴凝阳滞,主之以陈皮、生姜,辛香温散,开发胃阳,而呕哕自止。若哕逆无寒证,明是胃虚,虚阳上逆,病深声哕,当重用橘皮通阳下气,臣以竹茹清胃中虚火,又不涉寒凉,佐以参、甘、姜、枣奠安胃气,御逆止哕。病有虚实,治有深浅,勿谓病深声哕为难治之候也。"(《绛雪园古方选注》卷中)

5. 李文:"哕有属胃寒者,有属胃热者,此哕逆因胃中虚热气逆所致。故用人参、甘草、大枣补虚;橘皮、生姜散逆;竹茹甘寒,疏逆气而清胃热,因以为君。"(录自《医宗金鉴·订正金匮要略注》卷22)

6. 吴谦,等:"哕即干呕也。因其有哕哕之声,而无他物,故不曰干呕,而曰哕逆,属气上逆为病也。上逆之气,得出上窍,皆能作声,故肺虚气上逆,则作咳,气从喉出而有咳逆之声,若为邪所阻,则为喘满,故无声也。胃虚气上逆,则作哕,气从咽出而有哕逆之声。若与物凝结,则为痞痛,故无声也,是知气病也明矣。然邪之所凑,正气必虚,故用橘皮、竹茹、生姜以清邪气,人参、甘草、大枣以补正气,则上逆之气自可顺矣。"(《医宗金鉴·订正金匮要略注》卷22)

7. 徐大椿:"胃气虚弱,虚热内迫,不能发育而输纳无权,故呃逆不止焉。人参扶元补胃虚,竹茹清热解胃郁,橘皮利气和中,甘草缓中和胃,生姜温胃口,大枣缓脾元也。俾脾胃调和,则虚热自解,而输纳有权,呃逆无不止矣。此补虚解热之剂,为胃虚热呃之专方。"(《医略六书·杂病证治》卷22)

8. 陈元犀:"《金匮》以呃为哕。凡呃逆证,皆是寒热错乱,二气相搏使然。故方中用生姜、竹茹,一寒一热以祛之;人参、橘皮,一开一阖以分之;甘草、大枣奠安中土,使中土有权,而哕逆自平矣。此伊圣经方,扁鹊丁香柿蒂散即从此方套出也。"(《金匮方歌括》卷5)

【评议】本方治证,注家多从胃虚有热、胃气上逆立论,但魏念庭与陈元犀则认为是证乃胃中虚寒夹有虚热而致,故"方中用生姜、竹茹,一寒一热以祛之",两种观点见仁见智,值得进一步探讨。对于本方之配伍作用,诸家皆从降逆和胃,益气补虚加以阐释,或简或详,可相互参阅。

【验案举例】

1. 干呕 《柳选四家医案·静香楼医案》:胃虚气热,干呕不便。橘皮竹茹汤加芦根、粳米。

按语:本案胃虚气逆干呕,故以橘皮竹茹汤降逆止呃,益气清热,再加芦根清热止呕,粳米益胃和中,遣方用药丝丝入扣,值得玩味。

2. 呃逆 《河南中医》(1995,1:45):某男,37岁。间歇性呃逆1年,近月余症状加重而就诊。患者体质壮实,略显肥胖,呃呃连声,声高音宏,口干欲饮,便结尿黄,舌红脉弦。呃前曾有情志刺激病史。脉证合参,此系七情郁结,蕴久化火,火逆冲上,扰动膈肌而成。治宜清热和胃,理气止呃。方用陈皮20g,竹茹15g,党参12g,生甘草10g,生姜10g,大黄10g,生白术12g,夏枯草12g,大枣7枚。1剂呃逆大减,3剂症状消失,1年后复发1次,但症状不如前甚,仍以上方治之而愈。

按语:胃热气逆而致呃逆,故予橘皮竹茹汤降逆止呃,清热和胃。腑气不通,则胃气不降,故加大黄泻热通腑,令胃气得以下行;证由七情郁结化火而起,又加夏枯草以清肝泻火。

药证相合,应手而愈。

【临床报道】

1. 妊娠恶阻　用橘皮竹茹汤加味治疗妊娠恶阻 40 例,所有患者均经尿妊娠试验或 B 超检查确诊为早孕,并排除葡萄胎、肝炎、消化道疾病等其他疾病引起的呕吐。方药:陈皮 10g,竹茹 10g,党参 12g,生姜 9g,大枣 5 枚,子芩 15g,白术 10g,砂仁 6g,苏梗 10g。经治疗后,治愈 25 例;好转 12 例;未愈 3 例。总有效率 88％[1]。

2. 胆汁反流性胃炎　将 70 例胆汁反流性胃炎患者,随机分为两组。治疗组 35 例予橘皮竹茹汤加味:橘皮、竹茹各 20g,党参、生姜、蒲公英各 15g,柴胡、半夏、白芍、枳实、郁金各 10g,大枣、甘草各 6g,采用免煎中药颗粒,每日 2 剂(早晚各 1 剂,饭前 1 小时服)。对照组口服铝碳酸镁片,每次 1g,每日 3 次,餐后 1.5 小时嚼服。研究过程中,治疗组中有 5 例未能在治疗后复查而脱落;对照组中有 7 例脱落。结果治疗组 30 例,痊愈(临床症状消失,胃镜下胃内无胆汁黏液,胃黏膜充血、水肿消失)3 例,显效(临床症状基本消失,胃镜下胃黏膜无胆汁附着,胃黏膜充血、水肿改善)14 例,好转(临床症状改善,胃镜下胃黏膜胆汁附着减少,充血、水肿减轻)11 例,无效(临床症状无改善或加重,胃镜下无改善,甚至加重)2 例,总有效率 93.3％。对照组 28 例,痊愈 1 例,显效 7 例,好转 14 例,无效 6 例,总有效率 78.6％。两组疗效差异有统计学意义(P＜0.05),治疗组的疗效优于对照组[2]。

3. 胃癌放化疗后呃逆　用益胃汤合橘皮竹茹汤治疗胃癌放化疗后呃逆 96 例,基础方:沙参、麦冬、玉竹、石斛、橘皮、竹茹、柿蒂、乌梅各 10g,甘草 6g,每日 1 剂,水煎分 2 次口服,重者每日 2 剂,忌食辛辣。随症加减:伴胃痛者加延胡索、白芍、丹参;伴烦躁不安者加珍珠母、酸枣仁;伴便秘者加肉苁蓉、火麻仁、何首乌;伴呕吐者加半夏;伴腹胀痞满者加大腹皮、槟榔。结果 96 例呃逆全部治愈。一般服药 2 剂后呃逆有不同程度减轻,多数服药 5 剂后呃逆症状基本消失,2 例服药 7 剂后呃逆方止。随访月余均未见复发[3]。

4. 肾衰竭　以橘皮竹茹汤加味治疗以恶心呕吐、腹胀厌食、头晕嗜睡等为主症的急、慢性肾衰竭 31 例。基本方为橘皮、竹茹各 10g,红参须、红枣各 8g,炙甘草、生姜各 5g,法半夏 12g,黄芪 25g。若为糖尿病者,去甘草,加怀牛膝;尿少者,加白术、茯苓;血压高者,加钩藤;大便结或数日不解者,加生大黄。上药加水 500ml,泡 30 分钟后再煎成 180～200ml 药液,分 4 次服。结果治愈 12 例,好转 17 例,未愈 2 例(分别为糖尿病和多囊肾),有效率为 93.5％[4]。

【附方】新制橘皮竹茹汤(《温病条辨》卷 2)　橘皮三钱(9g)　竹茹三钱(9g)　柿蒂七枚　姜汁三茶匙冲　以水五杯,煮取二杯,分二次温服,不知再作服。有痰火者,加竹沥、瓜蒌霜;有瘀血者,加桃仁。功用:和胃降逆。主治:阳明湿温,气壅为哕者。

本方乃橘皮竹茹汤去补虚之品,再加柿蒂降逆而成,对其加减变化之理,吴瑭释曰:"湿热壅遏胃气致哕,不宜用参、甘峻补,故改用柿蒂。柿成于秋,得阳明燥金之主气,且其形多方,他果未之有也,故治肺胃之病有独胜;柿蒂乃柿之归束处,凡花皆散,凡子皆降,凡降先收,从生而散而收而降皆一蒂为之也,治呃逆之能事毕矣"(《温病条辨》卷 2)。本方与橘皮竹茹汤均有理气和胃,降逆清热止呃作用,均可治疗胃中有热,胃气上逆之呃逆证。但本方无益气作用,适用于胃热呃逆而胃气不虚者;而橘皮竹茹汤兼有益气作用,适用于胃热呃逆而胃气虚弱者。

参 考 文 献

[1] 吴红. 加味橘皮竹茹汤治疗妊娠恶阻 40 例[J].黑龙江医药,2007,20(3):264-265.

［2］姚春,陈国忠,李桂贤,等. 加味橘皮竹茹汤治疗胆汁反流性胃炎 35 例[J].陕西中医,2009,30(1):34-35.

［3］李强,杨柳. 益胃汤合橘皮竹茹汤治疗胃癌放化疗后呃逆 96 例[J].中国中医药信息杂志,2001,8(7):67.

［4］温水应. 橘皮竹茹汤加味治疗肾功能衰竭 31 例[J].新中医,1996,(9):40-41.

丁香柿蒂汤
《症因脉治》卷 2

【组成】丁香(6g)　柿蒂(9g)　人参(3g)　生姜(6g)

【用法】水煎服。

【功用】温中益气,降逆止呃。

【主治】虚寒呃逆。呃逆不已,胸脘痞闷,舌淡苔白,脉沉迟。

【病机分析】胃为五脏六腑之海,其气以通降下行为顺。今因胃中虚寒,失于和降,其气上逆而发呃逆。气逆不顺,故胸脘痞闷;舌淡苔白,脉沉迟等皆为胃气虚寒之征。

【配伍意义】本方是为虚寒呃逆而设,故治宜温胃降逆止呃之法。方中丁香辛温芳香,能温中散寒,降逆止呃,为治疗胃寒呃逆之要药;柿蒂苦平,善降胃气,亦为治疗胃气上逆之呃逆的要药,两药配伍,温胃散寒,降逆止呃之功相得益彰,共为君药。生姜辛温,为呕家圣药,与丁香、柿蒂合用,则温胃降逆之功尤著,用为臣药。更配人参甘温益气,补虚养胃,为佐药。四药合用,共奏温中益气,降逆止呃之功,使胃寒散,胃虚复,气逆平,则呃逆、胸痞自除。

本方组成以降逆和胃为主,兼以温中补虚,故寓温补于降逆之中为其主要配伍特点。

【类方比较】本方与旋覆代赭汤、橘皮竹茹汤均有降胃气、止呕逆、养胃气之功,同治胃虚气逆之证,故方中都用人参补中益气,生姜和胃止呕。但旋覆代赭汤重在降逆止呕化痰,主治胃虚痰阻,气逆不降之心下痞硬,反胃呕吐,噫气不除者,故以旋覆花降气消痰,代赭石重镇降逆为主;橘皮竹茹汤主治胃虚呃逆偏于热者,故用橘皮理气和胃,竹茹清胃止呃为主;本方主治胃虚呃逆偏于寒者,故用丁香、柿蒂散胃寒,降逆止呃为主。概而言之,三方皆有降逆益气之功,但旋覆代赭汤以重镇降逆为主,橘皮竹茹汤以清热降逆为主,丁香柿蒂汤则以温胃降逆为主。

本方与吴茱萸汤皆有人参、生姜,同具温中散寒,降逆止呕(呃)之功。但丁香柿蒂汤证病机为胃中虚寒,逆气上冲,以呃逆为主症,治疗重点在于"降逆",以丁香、柿蒂为君药,属于降气剂;吴茱萸汤证病机为肝胃虚寒,浊阴上逆,以干呕、吐涎沫、巅顶痛等为主症,治疗着眼点在于"祛寒",以吴茱萸温肝暖胃,散寒降浊为君药,因此归于温中祛寒剂。

【临床运用】

1. 证治要点　本方主治胃气虚寒,气逆不降之呃逆。以舌淡,苔白,脉沉迟为使用要点。

2. 加减法　若兼气滞痰阻者,可加半夏、陈皮以理气化痰;胃气不虚者,可减去人参;若胃寒较甚者,酌加吴茱萸、干姜等以增温中祛寒之力;若兼气滞胸脘胀满者,加陈皮、木香等以理气除满。

3. 本方现代常用于治疗神经性呃逆、膈肌痉挛等属胃中虚寒证者。

【使用注意】胃热呃逆者,不宜使用本方。

【源流发展】本方由明末医家秦景明所创,首载于《症因脉治》(刊于 1641 年)。追溯其源,实乃综合了宋代医家周应《简要济众方》(1051 年)之柿钱散(丁香、柿蒂、人参)与朱端章《卫生家宝方》(1184 年)之顺气汤(丁香、柿蒂、生姜)两方变化而来。本方原书未著用量,《医林纂要探源》卷 7 收载本方时增补了各药剂量,即丁香二钱,柿蒂二钱,人参一钱,生姜五片。后世在应用本方时的加减变化主要体现在以下三个方面:一是加入和胃降逆之品,以助降气止呃之力,如《世医得效方》卷 4 之丁香柿蒂汤加半夏、陈皮等;二是加入行气之品,以增理气除满之效,如《施圆端效方》(《医方类聚》卷 113)之丁香柿蒂汤加青皮、陈皮等;三是加入温里之品,以增散寒之功,如《伤寒全生集》卷 3 之丁香柿蒂汤加干姜、高良姜、小茴香等。

【方论选录】

1. 汪昂:"此足阳明、少阴药也。丁香泄肺温胃而暖肾,生姜去痰开郁而散寒,柿蒂苦涩而降气,人参所以辅真气使得展布也。火呃亦可用者,盖从治之法也。"(《医方集解·理气之剂》)

2. 费伯雄:"呃逆之症非一端。若肾气不收,厥逆而上,头汗微喘,当用大剂参、附以收摄真阳。此治连珠发呃之要法,非丁香、柿蒂等所能胜任也。若因寒犯胃,气郁而呃者,则此方为宜。丹溪乃以相火上冲之呃为辞,岂呃逆之症,但有火呃,竟无寒呃乎?是又过当之谈矣。"(《医方论》卷 2)

3. 汪绂:"丁香下暖肾命,治冲脉之寒气上冲,中暖脾胃,去积秽之沉寒宿壅,上泻肺邪,去上焦风寒湿热;柿蒂苦涩寒,涩能补敛肺气,以受胃气之上辅,而不至于游散,苦能降泄肺气,以平上焦之虚热,而不至于冲逆;丁香自下而上,以主于祛寒,柿蒂自上而下,以主于泄热,使寒热得其平,而上下不相拒,则逆气平矣;人参以补正气;生姜所以行胃气而升之。"(《医林纂要探源》卷 7)

4. 张秉成:"夫呃逆一证,其声短促,连续不断之象。虽其证有火、有寒,皆能所致,然无不皆自胃腑而来者,以胃气下行为顺,上行为逆,或邪搏胃中,则失其下降之令,即上出于口而为呃矣。昔人有谓肾病者,究竟脏气不能上至于口,必因于胃而出也。亦犹咳之一证,虽有五脏之分,然亦总不离于肺也。方中以丁香温胃祛寒,补火生土;柿蒂苦温降气,生姜散逆疏邪,二味皆胃经之药;用人参者,以祛邪必先补正,然后邪退正安,且人参入胃,镇守于中,于是前三味之功,益臻效验耳。"(《成方便读》卷 2)

5. 秦伯未:"呃逆连声不止,以胃寒为多,一般采用丁香柿蒂汤,用丁香温胃,柿蒂苦涩降气。此证最易损伤中气,久病及年老患者,须防胃气垂败,可加人参、生姜。此外,寒重的可用吴萸、干姜,痰湿重的厚朴、半夏亦为常用。"(《谦斋医学讲稿》)。

【评议】费氏指出呃逆之因多端,若"因寒犯胃,气郁而呃者,则此方为宜",概括了本方所治呃逆的病机特点。汪绂对于丁香与柿蒂二药作用的阐释颇详,值得细细揣摩;张氏有关方义的论述亦较中肯,特别是"用人参者,以祛邪必先补正,然后邪退正安,且人参入胃,镇守于中,于是前三味之功,益臻效验耳"之论,尤为透彻。但汪昂所谓"火呃亦可用者,盖从治之法也",显然于本方立法不合。秦氏提到本证见于"久病及年老患者,须防胃气垂败",对于预后的判断有一定参考价值。

【验案举例】呃逆 《实用中医内科杂志》(1997,2:45):某女,18 岁。呃逆频作 3 天。有胃病史 1 年,本次因受凉突然发作。诊见:呃逆频频,喉中吪吪声,影响劳动、睡眠、饮食,服过吗丁林、胃苏冲剂等无效。查体:舌淡苔白,脉弦滑,四肢皮肤冷,心肺无异常,腹软,剑突下有压痛,肝脾未及。处方:丁香 10g,柿蒂 10g,生姜 10g,党参 10g,吴茱萸 6g,肉桂 6g,2 剂而愈。

按语:本案呃逆频作因感受寒凉诱发,且伴四肢不温,舌淡苔白,故从胃寒气逆论治,方予丁香柿蒂汤再加吴茱萸、肉桂以增温中祛寒之力,药证相合,收效甚捷。

【临床报道】

1. 肿瘤所致顽固性呃逆　将肿瘤所致顽固性呃逆患者 60 例随机分为两组,治疗组和对照组各 30 例。治疗组予丁香柿蒂汤,呕吐重加竹茹,食欲不振加焦三仙,畏寒腹痛加干姜。对照组双侧足三里各给予山莨菪碱针 5mg 加入 0.9％氯化钠注射液 5ml 穴位注射,每日 1 次。两组均 5 日为 1 疗程。结果治疗组治愈(5 日内症状消失,观察 10 日无复发)27 例,好转(5 日内呃逆程度减轻或间隔时间延长,10 日内症状未加重)1 例,无效(治疗前后症状无明显变化,或 10 日内好转又加重)2 例,总有效率为 93.3％;对照组 30 例中,治愈 10 例,好转 8 例,无效 12 例,总有效率为 60.0％。两组总有效率比较有显著性差异($P < 0.01$)[1]。

2. 反流性食管炎　丁香柿蒂汤加味治疗反流性食管炎 66 例,方药:丁香、柿蒂、白及、党参各 30g,白芍、赤芍、半夏、生姜各 20g,代赭石 50g。以上药取 2 剂烘干研成细末,饭后 2 小时服 1 次,每次 6g,续服 5 周为 1 疗程。服药期间忌酒、辣椒、甜食、生硬不易消化以及含淀粉高的土豆、红薯等食物。1 疗程后胃镜复查。结果治愈(临床症状消失,胃镜检查:食管黏膜光滑、色泽正常,无黏液附着)51 例,占 77.2％;好转(临床症状大部分消失,胃镜检查可见食管黏膜表面有片状霜样附着物)12 例,占 18％;无效(临床症状及检查结果无变化)3 例,占 4.5％。总有效率 95.5％[2]。

3. 输液所致呃逆　丁香柿蒂汤(公丁香 5g,柿蒂 5g,党参 10g,生姜 3 片)水煎温服,治疗输液引起的呃逆 20 例。结果全部获愈,其服 1 剂呃逆即止者 16 例,服 2 剂止者 3 例,服 3 剂止者 1 例[3]。

【附方】

1. 柿蒂汤(《卫生家宝方》,录自《济生方》卷 2。原名"顺气汤")　柿蒂　丁香各一两(各 30g)　上㕮咀,每服四钱(12g),水一盏半,加生姜 5 片,煎至七分,去滓服,不拘时候。功用:温中降逆止呃。主治:胸满咳逆不止,胃寒呃逆。

2. 柿钱散(方出《简要济众方》,录自《经史证类备急本草》卷 12,名见《洁古家珍》)　丁香一两(30g)　干柿蒂一两(30g)焙干　上为散,每服一钱(3g),煎人参汤下,不拘时候。主治伤寒咳噫不止及哕逆不定。

丁香柿蒂汤、柿蒂汤与柿钱散均以丁香、柿蒂为主组成,俱有温中降逆止呃之功,用于治疗胃寒气逆之呃逆不止。其中丁香柿蒂汤还有人参、生姜,故降逆之功较著,并兼补虚之效;柿蒂汤较之丁香柿蒂汤少人参一味,故无补虚之力,适宜于寒呃而正气不虚者;柿钱散较之丁香柿蒂汤少生姜一味,故降逆温中之功逊之,适宜于中虚而胃寒气逆不著者。三方各有特点,临证可斟酌选用。

参 考 文 献

[1] 栾祖鹏,隗希花,马敏,等 . 丁香柿蒂汤治疗肿瘤致顽固性呃逆 30 例临床观察[J]. 河北中医,2005,27(3):205.

[2] 杨华英,吴胜海,洪多伦 . 丁香柿蒂汤治疗反流性食管炎疗效观察[J]. 时珍国医国药,2002,13(6):367-368.

[3] 童刘章 . 丁香柿蒂汤治疗输液所致呃逆 20 例[J].实用中医药杂志,1996,(3):8.

大 半 夏 汤

（《金匮要略》）

【组成】半夏二升洗,完用(15g)　人参三两(9g)　白蜜一升(9g)

【用法】以水一斗二升,和蜜扬之二百四十遍,煮药,取二升半,温服一升,余分再服。

【功用】和胃降逆,益气润燥。

【主治】胃反证。朝食暮吐,或暮食朝吐,宿谷不化,吐后转舒,神疲乏力,面色少华,形体瘦弱,大便燥结如羊屎状,舌淡红苔少,脉细弱。亦治膈间痰饮,心下痞硬,食入即吐,肠中沥沥有声,舌质淡,苔白滑,脉细缓无力。

【病机分析】本方所治之胃反呕吐多因饥饱无常,恣食生冷,或思虑过度,劳倦太过,而致损伤脾胃,中焦阳气不振,脾胃虚寒,无力消化谷物,故饮食入胃停留不化,良久尽吐而出,吐后转舒;若呕吐日久,津液暗耗,气阴两伤,则见神疲乏力,面色少华,形体瘦弱,大便燥结如羊屎状,舌淡红苔少,脉细弱等。若脾失健运,水湿停蓄,化生痰饮,停结于胃,气机郁结,可致心下痞硬,肠中沥沥有声;脾胃虚弱,则神疲乏力,面色少华,大便溏少,并见舌淡苔白滑,脉细缓无力等中虚饮停之征。

【配伍意义】方中重用半夏,既为和胃止呕之要药,又擅燥湿化痰,开郁散结,反胃呕吐之证得之,可使胃气和而呕逆止;痰饮痞结之证得之,可令痰饮化而痞满消,故为本方君药。患者反复呕吐不能纳谷,戕伤胃气,故配人参益气补虚,健脾养胃,合半夏则标本兼治,以为臣药。更佐白蜜补中和脾,生津益胃,与人参相合,则补虚益胃之功益著;且蜜性甘缓,能和百药,与半夏同用,还可缓其辛燥伤津耗气之弊。三药配伍,既能降逆散结,又能益气生津,润燥养胃,还可化痰开结,用于脾胃虚弱,津亏肠燥,胃气上逆之证,可收和胃降逆,益气健脾,润燥滋液之功;用于脾胃虚弱,痰饮中阻,气机郁结之证,可奏燥湿化痰,益气补虚,开郁散结之效。

本方配伍特点有二:一是半夏与白蜜同用,则温燥而不伤阴;二是半夏与人参相伍,则辛散而不耗气。

【类方比较】本方与旋覆代赭汤中均有人参、半夏两药,皆可益气补虚,和胃降逆,用于脾胃虚弱,胃气上逆之反胃呕吐。由于旋覆代赭汤重用旋覆花为君,配伍代赭石、半夏、生姜等,故而降逆止呕之功较著,兼可化痰,故而适宜于反胃呕吐较甚,或兼痰饮中阻者;本方降逆和胃之功虽然稍逊,但诸药以蜜水煎煮,而有益胃生津之效,适宜于脾胃虚弱,津气不足,胃气上逆之反胃呕吐,临证应择宜而用。

【临床运用】

1. 证治要点　本方是治疗脾胃虚弱,饮停气逆而致反胃的著名方剂,临床应用时应以朝食暮吐,暮食朝吐,神疲乏力,大便燥结为证治要点。

2. 加减法　若呕吐甚者,可加旋覆花、代赭石、沉香等以增降逆止呕之效;若脾胃虚寒,四肢不温者,可加吴茱萸、丁香等以温中降逆;若饮停气逆,反胃呕吐者,宜减白蜜,加白术、茯苓等以健脾祛湿化饮;若津伤较著,口干,舌红苔少者,可加麦冬、当归等以滋阴润燥;若便秘较甚者,可加火麻仁、郁李仁等以润肠通便;若病久不愈兼见血瘀,脘腹胀痛,舌见瘀斑、瘀点者,酌加赤芍、桃仁、红花、丹参等以活血化瘀。

3. 本方现代常用于幽门痉挛、幽门狭窄或梗阻、胃癌、神经性呕吐、贲门失弛缓症等表现为朝食暮吐,暮食朝吐,辨证属脾胃虚弱,气阴不足,胃气上逆者。

【使用注意】 若中阳虚弱，或肾阳不足，命门火衰，里寒较著，兼见面色㿠白，四肢清冷，腰膝酸软者，不宜使用本方。

【源流发展】 本方首载于《金匮要略·呕吐哕下利病脉证治》，是仲景为胃反呕吐而拟。原文虽然仅有"胃反呕吐者，大半夏汤主之"廖廖数字，但在该篇之首仲景已对胃反的病机及其临床表现特点进行了论述："趺阳脉浮而涩，浮则为虚，涩则伤脾，脾伤则不磨，朝食暮吐，暮食朝吐，宿谷不化，名曰胃反。"指出本病之成乃胃寒不能蒸腐水谷，脾燥难以运化水谷精微，以致水谷不消，逆而反出。由于方中半夏辛散温燥，既为止呕要药，又长于燥湿化痰，所以本方又被后世医家用于治疗痰饮病或痰饮中阻而致的呕吐，如《肘后备急方》卷4以本方治疗"膈间痰饮"，《三因极一病证方论》卷11以本方治疗"心气不行，郁生涎饮，聚结不散，心下痞硬，肠中沥沥有声，食入即吐"等等。后世医家在以本方治疗胃反或呕吐之疾时，常加入白术、生姜等，如《备急千金要方》卷16、《鸡峰普济方》卷12之同名方，张璐析之曰："加白术、生姜，不但佐参、半之祛痰，且善行白蜜之滞也"（《千金方衍义》卷16）。若治疗痰饮类疾患时，常减去白蜜之甘以防助湿满中，合入白术、茯苓、桂枝等以健脾助运、温化痰饮，如《备急千金要方》卷18治疗"痰冷澼饮，胸膈中不利"，《御药院方》卷5治疗"痰饮及脾胃不和"，《世医得效方》卷6治疗"水渍于肠胃，溢于皮肤，漉漉有声"等同名方意皆如此。

【疑难阐释】

1. 关于胃反与呕吐之鉴别 胃反，是指饮食入胃，宿谷不化，经过良久，由胃反出的病证。《金匮要略》说："趺阳脉浮而涩，浮则为虚，涩则伤脾，脾伤则不磨，朝食暮吐，暮食朝吐，宿谷不化，名曰胃反。"《太平圣惠方》卷47始称之为"反胃"，后世也多以反胃名之。本病多因饮食不当，饥饱无时，恣食生冷，损伤脾阳，或忧愁思虑，损伤肝脾，或房室劳倦，损伤脾肾，均可导致脾胃虚寒，不能腐熟水谷，饮食不化，停滞胃中，终至尽吐而出。若反复呕吐，致津气并虚，日久不愈，则脾虚及肾，导致肾阳亦虚，命门火衰，犹如釜底无薪，不能腐熟水谷，则病情更为严重。反胃与呕吐既有联系，又有区别：反胃有呕吐的临床表现，也可隶属呕吐范畴，但其多系脾胃虚寒，胃中无火，难于腐熟，食入不化所致。表现为食饮入胃，滞停胃中，良久尽吐而出，吐后转舒，古人称"朝食暮吐，暮食朝吐"。而呕吐是以有声有物为特征，病机为邪气干犯，胃虚失和所致，实者食入即吐，或不食亦吐，并无规律，虚者时吐时止，或干呕恶心，但多吐出当日之食。

2. 关于本方治证病机 对于本方所治"胃反"病机，历代医家认识不一。概括起来，主要有三种观点：一是脾胃虚弱，饮停气逆，如赵以德、沈明宗等；二是脾胃虚弱，津伤气逆，如陈元犀、唐宗海等；三是既有饮停，又有津伤，如徐大椿。笔者认为，上述几种情况虽然均可成为胃反之因，但从大半夏汤组成药物及其功用分析，其适应证候以陈、唐之说较为惬当。因为若为饮停，则方中白蜜之甘润似有不宜，历代医家应用本方治疗痰饮证候时，大多减去方中白蜜而合入茯苓、桂枝、白术等，推测其意，亦是为了防止味甘腻滞可能助湿满中之虞。由此可见，本方应为治疗中虚气逆津伤之反胃或呕吐而设，若胃气上逆缘于痰饮中阻或其他原因者，亦可加减用之。

【方论选录】

1. 赵以德："阳明，燥金也，与太阴湿土为合。腑脏不和，则湿自内聚，为痰为饮；燥自外款，为胃脘痛；玄府干涸，而胃之上脘尤燥，故食难入，虽食亦反出也。半夏解湿饮之聚结，分阴阳，散气逆；人参补正；蜜润燥。以水扬之者，《内经》云：清上补下，治之以缓。水性走下，故扬以缓之，佐蜜以润上脘之燥也。"（《金匮玉函经二注》卷17）

2. 沈明宗："此偏痰多之方也。胃反本于营卫两虚，木气乘脾而不健运，津液化为痰饮，卫气逆而化火，痰火上溢，则胃反呕吐，故用人参甘温滋润，补脾胃，合蜜润燥而生营卫，半夏涤饮下逆而退其标，水蜜合扬二百四十遍，取其性柔，以养胃阴而不燥也。"(《张仲景金匮要略》卷 17)

3. 尤怡："胃反呕吐者，胃虚不能消谷，朝食而暮吐也。又胃脉本下行，虚则反逆也。故以半夏降逆，人参、白蜜益虚安中。东垣云：辛药生姜之类治呕吐，但治上焦气壅表实之病，若胃虚谷气不行，胸中闭塞而呕者，惟宜益胃推扬谷气而已，此大半夏汤之旨也。"(《金匮要略心典》卷下)

4. 汪绂："半夏和顺阴阳之气，调剂开阖之宜，故能散逆气而通水道，去壅滞，治呕者恒必用之；人参益脾胃，补中气，散虚热；白蜜甘寒滑润，补而不滞，行而能滋，缓肝润肺，厚脾和胃，泻火清金，通利三焦，治反胃者，最所宜用。"(《医林纂要探源》卷 6)

5. 徐大椿："脾胃两虚，痰涎内滞，不能运化精微，而津液暗耗，故食入于胃，必夹痰上涌，吐尽始已。人参扶元，补脾胃之虚；白蜜润燥，滋津液之耗；半夏开豁痰涎，以醒脾胃也。入蜜水煎，使痰涎消化，则脾健胃润而纳化如常，何有胃反呕吐之患哉！此豁痰扶元之剂，为元虚夹痰胃反之专方。"(《医略六书·杂病证治》卷 22)

6. 王子接："大半夏汤，通补胃腑之药，以人参、白蜜之甘，厚于半夏之辛，则能兼补脾脏，故名其方曰大。以之治胃反者，胃中虚冷，脾因湿动而不磨谷，胃乃反其常道而为朝食暮吐。朝暮者，厥阴肝气尽于戌，旺于丑也，宿谷藉肝气上升而乃吐出。主之以半夏辛温利窍除寒，人参扶胃正气，佐以白蜜扬之二百四十遍，升之缓之，俾半夏、人参之性下行不速，自可斡旋胃气，何患其宿谷不消，肝气僭升也乎？"(《绛雪园古方选注》卷中)

7. 陈元犀："此方用水之多，取其多煮白蜜，去其寒而用其润，俾粘腻之性流连于胃，不速下行，而半夏、人参之力，可以徐徐斡旋于中，非参透造化之理者不能悟及。膈咽之间，交通之气不得降者，皆冲脉上行，逆气所作也。师以半夏降冲脉之逆，即以白蜜润阳明之燥，加人参以生既亡之津液，用甘澜水以降逆上之水液。古圣之经方，惟师能用之。"(《金匮方歌括》卷 5)

8. 唐宗海："此反胃即脾阴不濡，胃气独逆，今之膈食病足矣，或粪如羊屎，或吐后微带血水。用半夏降冲逆，即是降胃，用参、蜜滋脾液以濡化水谷，则肠润谷下。"(《金匮要略浅注补正》卷 8)

【评议】诸家皆认为"胃反"是由中虚失运，胃气上逆而致，其中部分医家又指出本证胃气之逆还与肝木乘脾(沈氏、王氏)、痰饮内阻(赵氏、沈氏)、胃燥阴虚(赵氏、徐氏、唐氏)等因素有关，说明胃反呕吐的发生与多种因素有关。本方用时原书要求以水蜜合煎，多数医家认为其用意在于滋液润燥，与上述有关本证病机的认识相符。至于原书用法所载"水蜜合扬"的作用，诸家见解不一，或认为是"取其性柔，以养胃阴而不燥"(沈明宗)，或认为是缓和药性，使诸药下行不速(赵以德、王子接)，或认为是"用甘澜水以降逆上之水液"(陈元犀)等，见仁见智，有待进一步探讨。

【验案举例】

1. 呕吐 《张聿青医案》卷 10：某，口吐涎沫，胃气虚不能约束津液也；吐沫而仍渴，胃阴虚而求救于水也；舌萎苔黄，胃气不治而虚浊反行攒聚也。气阴益亏，又复夹浊，用药顾此失彼，且恐动辄得咎，惟仲景大半夏汤。取人参以补胃气，白蜜以和胃阴，半夏以通胃阳，试进之以觇动静。人参一钱，白蜜五钱，半夏三钱。

按语：呕吐涎沫、口渴、舌萎苔黄，系气阴不足，痰浊中阻，胃气上逆之征。正虚宜补之，然滋补则恐碍邪;痰浊宜温化,然祛痰又虑伤阴,治宜两顾。方取大半夏汤之半夏化痰和胃以治实,人参、白蜜益气养阴以补虚。方之与证,甚为合拍。

2. 噎膈 《医宗必读》卷7:邑宰张孟端夫人,忧怒之余,得食则噎,胸中隐隐痛。余诊之曰:脉紧且滑,痰在上脘,用二陈加姜汁、竹沥。长公伯元曰:半夏燥乎?余曰:湿痰满中,非此不治。遂用四剂,病尚不减,改大半夏汤,服四帖,胸痛乃止,又四帖,而噎亦减,服20剂而安。若泥半夏为燥,而以他药代之,其能愈乎?惟痰不盛,形不肥者,不宜予也。

按语:本证起于"忧怒之余",病久脾胃气虚而痰湿中阻,气逆作噎,初诊从"脉紧而滑","湿痰满中"之实证着眼,治以燥湿化痰,降逆和胃,用二陈加姜汁、竹沥未效,后以和胃降逆,益气润燥之大半夏汤而收功。说明证之虚实,应加详察。

【临床报道】

1. 癌症化疗的辅助治疗 以大半夏汤为主方予以癌症患者化疗过程中服用,可较好地缓解患者的胃肠道反应。方法是取姜半夏、人参各12g,苏叶10g,黄连、生姜各6g,加水300ml,煎取200ml,装入保温瓶中,喝时加入蜂蜜30ml,摇匀频服,每次30～50ml,从接受化疗之日起开始服药至化疗结束后2周,每日1剂。结果43例中:显效(胃肠道反应已出现者服药数剂,恶心呕吐症状消失,饮食量增加,有明显食欲感,全身乏力等症状明显改善;或接受化疗之日开始服药,胃肠道症状不出现或出现轻微症状者)35例;有效(服药数剂,恶心呕吐症状减轻,有食欲但饮食量不多,全身乏力等症状轻微改善;或接受化疗开始服药,胃肠道反应仍出现,但症状轻微,需配合西药镇吐者)5例;无效(服药数剂,临床症状无改善或症状继续出现)3例。总有效率93%[1]。

2. 胆囊术后胃食管反流 以大半夏汤为主方:半夏、党参各10g,蜂蜜30g,治疗胆道术后胃食管反流76例。胃气上逆明显加旋覆花、代赭石,胃虚兼热加陈皮、竹茹、北沙参,胃寒加丁香、柿蒂。2周为1疗程,如症状未好转可继续服用。治疗最短1疗程,最长3疗程,结果显效(临床症状消失,电子胃镜复查胃食管内胆汁反流征象消失)32例;好转(临床症状明显减轻,电子胃镜复查胃食管内胆汁反流征象减轻)39例;无效(临床症状无改善)5例。总有效率为93.4%[2]。

【附方】干姜人参半夏丸(《金匮要略》) 干姜一两(3g) 人参一两(3g) 半夏二两(6g) 上为末,以生姜汁糊为丸,如梧桐子大。饮服十丸,一日三次。功用:益气温中,和胃降逆。主治:妊娠呕吐不止。

本方配伍意义,前人释曰:"恶阻者,谓胃中素有寒饮,恶阻其胎而妨饮食也。主之以干姜去寒,半夏止呕;恶阻之人,日日呕吐,必伤胃气,故又佐人参也"(《医宗金鉴·订正金匮要略注》卷23)。《产科发蒙》卷1将本方改为汤剂,名为"干姜人参半夏汤"。

本方与大半夏汤组成中均有半夏、人参两药,同具和胃降逆,益气补中之效。本方中又配入干姜,故兼可温中祛寒,适宜于脾胃虚寒,痰饮内停,胃气上逆之妊娠呕吐;大半夏汤中加入白蜜,故又能生津润燥,适宜于脾胃气虚,津液耗伤,胃气上逆之反胃呕吐。

参 考 文 献

[1] 邓永启,刘洪明,徐秀华. 大半夏汤加味防治化疗药引起的胃肠道反应43例[J]. 四川中医,1997,15(9):24.

[2] 单明义. 大半夏汤治疗胆囊术后胃食管反流症[J]. 山西中医,2003,19(3):5.

(樊巧玲 张卫华)

第十三章

理 血 剂

　　凡用理血药为主组成,具有活血祛瘀和止血作用,治疗瘀血和出血病证的方剂,称为理血剂。

　　血是营养人体的重要物质,在正常情况下,周流不息地循行于脉中,灌溉五脏六腑、四肢百骸。一旦因某种原因,造成血行不畅,瘀蓄内停,或离经妄行,或亏损不足,均可引起血分病变,如瘀血、出血、血虚等证。因此,血病治法概括起来主要分活血祛瘀、止血、补血三个方面。补血已于补益剂中叙述,故本章主要论述活血祛瘀和止血两类。为了叙述的方便,兹将活血祛瘀与止血分述于下。

一、活 血 祛 瘀

　　《内经》虽无瘀血一词,但有恶血、留血等名称,认为当气血运行发生障碍时,就会导致疾病的产生。故《素问·调经论》说:"血气不和,百病乃变化而生。"在《内经》中,着重讨论的瘀血病证有疼痛、痹证、癥积、痈肿等。在治法方面,《内经》基于重视气血正常运行的观点,提出了调畅血行,祛除恶血的治疗思想。《素问·至真要大论》指出"疏其血气,令其调达,而致和平";《素问·阴阳应象大论》说"血实宜决之";《素问·针解》说"菀陈则除之者,出恶血也"。此外,《素问·至真要大论》关于"必伏其所主,而先其所因","坚者削之","结者散之,留者攻之"等治法,均包含活血祛瘀治法在内。甘肃武威出土的《治百病方》,早于《神农本草经》记载了许多具有活血祛瘀作用的药物,以及由当归、川芎、漏芦、蜀椒、贝母等组成的,用于瘀证的方剂。《神农本草经》总结汉以前的用药经验,收载了具有活血祛瘀作用的药物约30余种,奠定了治疗瘀证的药物学基础。汉·张仲景《金匮要略·惊悸吐衄下血胸满瘀血病脉证治》,首先提出瘀血病名,述及瘀血证有胸满、唇痿舌青、口燥、但欲嗽水不欲咽等临床表现。在《伤寒论》的太阳和阳明病篇中,对蓄血证作了比较详细地阐述。仲景关于瘀血、蓄血的论述,开拓了杂病、伤寒及妇科瘀血论治的新领域。他所制定的桂枝茯苓丸、下瘀血汤、桃核承气汤、抵当汤、抵当丸、鳖甲煎丸、大黄牡丹汤、温经汤、红兰花酒等方剂,为后世应用活血祛瘀法树立了典范。《伤寒论》及《金匮要略》奠定了活血祛瘀法的临床学基础。唐代的《备急千金要方》和《外台秘要》,扩充了许多活血祛瘀的药物和方剂。如《千金方》主治妇科瘀证的蒲黄散、桃仁芍药汤、生牛膝酒、泽兰汤;《外台秘要》治疗损伤瘀血的蒲黄散等。宋代的众多方书介绍了活血祛瘀的方剂,如《太平惠民和剂局方》的失笑散、四神丸(当归、川芎、赤芍、干姜)、导滞散(当归、大黄),《圣济总录》的虎杖散(虎杖、赤芍)、牛膝散,《三因极一病证方论》的小三棱煎、乌金汤、当归汤等。金、元时代,滑寿提出对蓄血证初以桃仁、大黄行血破滞之剂折其锐气,而后分别治之的原则。朱丹溪重视解郁散结,创立气、血、痰、火、湿、食六郁之说,其中以气血之郁最为重要。朱氏在积聚、痛证、肺胀等病证的治疗中,十分注重应用活血祛瘀的治法。明代,朱橚等编的《普济方》很重视瘀血的证治,收载了延胡索散、荆三棱散等多个活血祛瘀方剂。张介宾对活血祛瘀的治法亦有许多独创的见解,《景岳全书·杂证谟》卷30说"血有蓄而结者,宜破之逐之";"血有涩者宜利之";"血有虚而滞者,宜补之活之";"血必由气,气行则血行,故凡欲治血,则或攻或补,皆当以调气为先"。议论甚精,其法可师。清代对活血祛瘀治法及方剂有较大的发展,叶桂倡导"通络"之说,《临证指南医案》对痹证、痛证、郁证、积聚、癥瘕、疟母、噎膈、便秘及月经胎产等多种病证,广泛应用了活血祛瘀通络的药物,对瘀滞严重及有干血内结者,还常应用虫类逐瘀药。王清任对活血祛瘀法的研究贡献尤大,在《医林改错》中,他自制的31首新方中,具有活血祛瘀作用的就有22首。其中直接以逐瘀或活血命名的方剂有8个,仅通窍活血汤、血府逐瘀汤、膈下逐瘀汤三个方剂所治的病证就有88种之多,这些方剂的疗效不断为临床研究所证实,王清任的有关理论及实践,有力地推动了瘀血学说和活血祛瘀治则的发展。近代医家张锡纯对活血祛瘀治法也颇有研究,对活血祛瘀药的作用作了许多新的发挥,他还拟定了活络效灵丹、理冲汤、理冲丸等活血祛瘀的新方剂,为当代中医临床所广泛应用。

综上所述,对瘀证及活血祛瘀治法的认识,肇始于《内经》,奠基于仲景,经历代之演进至清代有较大发展,瘀血学说及活血祛瘀治法逐渐成为中医学里具有重要理论及实践意义的一个组成部分。

活血祛瘀剂是为治疗瘀血证而设。瘀血证是血行不畅或瘀血阻滞所致的病证。血贵流通,最恶瘀滞。倘若寒邪相侵,或阳虚内寒,血因寒而凝;或邪从热化,血因热而结;或气行不畅,血因气滞而涩;或元气虚衰,运血无力,血因气乏而滞;或跌仆损伤,血络破损,局部血行障碍,皆可引起血液运行不利,滞于血络而形成瘀血。瘀血是病理产物之一,一旦产生,又成为一种致病因素导致多种病证,如经闭、痛经、干血痨、癥瘕、半身不遂等。瘀血证的临床表现有以下特征:①疼痛:一般多刺痛、拒按、固定不移。②肿块:肿胀固定不移,在体表色青紫,在体内为癥积,按之较硬,有压痛。③出血:血色紫黯而夹瘀块。④发绀与失荣:舌质黯红,或有瘀点瘀斑,唇面指甲青紫,脉涩,面色黧黑,肌肤甲错。活血祛瘀剂的组成,每以活血祛瘀药物为主,常用药物如川芎、桃仁、红花、丹参、水蛭、虻虫之类。在配伍方面,约有以下几类:①配理气药,如枳壳、柴胡、香附之类。因气血相互依存,血随气行,亦随气滞;瘀血内阻,亦常影响气机不利,故活血祛瘀剂常配行气药疏畅气机以助血行。②配补血药,如当归、地黄之类。瘀血不去,新血不生,可致头面、肌肤失荣,而见面目黧黑,肌肤甲错等症,故祛瘀之方,宜配少量补血药为佐,以兼顾"因瘀致虚"的病理特点。另外,活血之品,尤其是峻猛的破血药物多有耗血之虞,故活血剂稍佐养血药物,则寓有祛瘀不伤正之义。③配消除病因药:瘀血既是致病因素,更是病理产物。形成瘀血的原因有寒热虚实之别,因此,活血祛瘀剂在遣用祛瘀药物的同时,宜酌配相应的药物,如因寒者,配以温经散寒药,如桂枝、吴茱萸等;因热者,配以苦寒清热药,如黄芩、大黄等;因气虚者,配以补气药,如黄芪、人参等;因外伤者,配化瘀定痛,走窜通络药,如乳香、没药、参三七、穿山甲、麝香等,以消除病因,治病求本。活血祛瘀剂的代表方有桃核承气汤、血府逐瘀汤、补阳还五汤、温经汤等。

应用活血祛瘀剂当注意以下几点:①注意瘀血的病理归类。闭塞性瘀血,治当补气、化瘀、温通;郁滞性瘀血,治以行气、化瘀、温通、攻逐;出血性瘀血,宜止血、消瘀、固本。②用药注意温通。血得温则行,遇寒则凝。寒则涩而不流,温则消而去之。故活血祛瘀与温通多配合使用。③活血剂能促进血行,凡月经过多,血虚无瘀之证及孕妇均当慎用;出血性疾病,审其确系瘀血阻滞,血不循经,才能使用,否则不可妄投。④注意剂型:新瘀证急,宜用汤剂,以取其力大效速;久瘀证缓,宜用丸剂,以取其力小性缓,使瘀消而不致伤正。⑤前人在使用活血方时，多要用酒，有的用水、酒合煎，有的用药末与酒和服，有的用酒泡服。分析其用酒的目的，在于加速血液运行，使药力易于达到病所，增强祛瘀效力，这种用药方法是值得注意的。

二、止 血

止血剂所主治的各种出血，属中医学"血证"范畴。凡血液不循常道，上溢于口鼻诸窍之鼻衄、齿衄、呕血、咯血，下出于二阴之便血、尿血以及溢于肌肤之间的肌衄等均属本证范围。

对于出血的证治，历代医家积累了丰富的理论和经验。早在《内经》就有各类出血的相关论述，如《素问·至真要大论》说"少阳司天，火淫所胜，则温气流行，金政不平，民病……咳唾血"；《素问·举痛论》说"怒则气逆，甚则呕血"；《素问·阴阳别论》说"结阴者，便血一升，再结二升，三结三升"；《灵枢·百病始生》说"阳络伤则血外溢，血外溢则衄血；阴络伤则血内溢，血内溢则后血"；《素问·气厥论》说"胞移热于膀胱，则癃溺血"。可见，《内经》已对包括咳血、吐血、衄血、便血、尿血在内的各种血证的病因、病机有了初步的认识。《金匮要略》在出血病证的临床辨证论治方面奠定了基础。《金匮要略·惊悸吐衄下血胸满瘀血病脉证治》中指出吐血有虚寒和热盛的不同，并制定了柏叶汤和泻心汤一寒一温两个常用方剂；对便血的辨证，提出了当分远血和近血，并制定了相应的方剂："下血，先便后血，此远血也，黄土汤主之"；"下血，先血后便，此近血也，赤小豆当归散主之"。唐·孙思邈《备急千金要方》载有治吐血证的方剂25首，治尿血的方剂13首，其中包括著名的犀角地黄汤及生地黄叶、大黄末等方药，为后世治疗血证所广泛应用。宋、金、元时期，对各类出血证的治法又有了长足的发展，如《严氏济生方·血病门》提出"风则散之，热则清之，寒则温之，虚则补之"的原则。朱震亨根据其"阳常有余，阴常不足"的理论，认为吐血多由"阳盛阴虚"所致，提出"补阴抑火，使复其位"（《丹溪心法》卷2）作为治疗原则。同时，朱震亨在治疗便血中，提出"不可纯用寒凉药，必于寒药中加辛味为佐，久不愈者，后用温剂，必兼升举药中加酒浸炒凉药"，以及"凡用血药，不可单行单止"（《丹溪心法》卷2）。对于咳血，朱丹溪则改变了以往多混于吐血中讨论的局限，首先明确了咳血的病名，并列专篇讨论，谓"咳血者，嗽出痰内有血者是"（《丹溪心法》卷2），创制了清肝宁肺名方咳血方，这些宝贵的临床经验总结，都对后世血证治法方药的发展产生了极大的影响。及至明、清时期，随着中医药学的发展，对血证的辨证和治法又有了进一步的丰富和提高。李梴十分强调脾胃对气血关系的重要性，认为"脾胃能统气血"，故治"血病每以胃药收功，胃气一复，其血自止"（《医学入门》卷5）。同时，根据气随血行，气行则血行，气止则血止，气温则滑，气寒则凝的特性，提出"凉血必先清气，知血出某经，即用某经清气之药，气凉则血自归经。若有瘀血凝滞，又当先去瘀而后调气，则其血立止"的治疗原则。《景岳全书·杂证谟》卷30认为"血动之由，惟火惟气耳"，在治疗上，张介宾强调：因阳盛阴虚血随气上者，则"惟补阴抑阳，则火清气降而血自静矣"。缪希雍《先醒斋医学广笔记·吐血三要法》提出了治吐血的三要诀："宜行血不宜止血"、"宜补肝不宜伐肝"、"宜降气不宜降火"，皆受到后世医家的广泛重视。唐宗海在《血证论》卷2中提出治血证常用四法："惟第用止血，庶血复其道，不至奔脱尔，故以止血为第一法"；"血止之后，其离经而未吐出者，是为瘀血，……故以消瘀为第二法。止吐消瘀之后，又恐血再潮动，则须用药安之，故以宁血为第三法。……去血既多，阴无有不虚者矣，……故又以补虚为收功之法"。止血、消瘀、宁血、补血四法，遂成为当代通治血证之治法大纲。

由上可见，出血的基本理论源自《内经》，其辨证论治的基础奠定于《金匮要略》，经过后世医家的逐步补充，尤其是金、元以后各家不断通过临床实践加以丰富和完善，直至现代，已在证候分类、治法方药各方面基本形成了比较完善的理论体系。

止血剂是为治疗出血证而设。血行脉中，环周不息，一旦外受六淫侵袭，内为七情所动，或遭跌仆损伤，则血不宁谧，溢于脉外则成出血之证。血是营养机体的重要物质，若不迅速止血，血液大量丢失，将会造成不良后果。故止血剂的组成，每以止血药或收涩药物，如小蓟、侧柏叶、藕节、棕榈炭、黄土、诃子、乌贼骨等为主，以制止出血，塞流治标。出血一证，症状单一，但证情复杂。究其出血机制，大致有五：一为火热炽盛，迫血妄行；二为阳气不足，血失统摄；三为元气虚损，气不摄血；四为瘀血阻络，血不循经；五为跌打损伤，血络破损。因此，本类方剂在配伍方面，常遣用清热、温里、补气、活血等消除出血原因的药物，以澄本清源，治病求本。如热迫血行者，配以生地、牡丹皮、栀子、青黛等清热泻火凉血之品，代表方如十灰散、小蓟饮子、咳血方等；阳虚不统血者，配以干姜、附子等温里助阳之品，代表方如黄土汤、柏叶汤；气虚不摄血者，伍以人参、黄芪、白术等益气健脾之品，代表方如固冲汤（见固涩剂）；瘀阻血不循经者，伍以桃仁、川芎之类，代表方如温经汤、桂枝茯苓丸（见活血祛瘀剂）。

止血剂的配伍除以塞流、澄源为基本结构外，尚有以下几类：①配益阴养血药，如当归、地黄、阿胶之类。失血之证，必然耗损阴血，故止血剂佐以补血滋阴之品，是为补充受损营阴而用，此即"去血既多，阴无有不虚者矣，故又以补虚为收功之法"（《血证论》卷2）。②配活血药，如牡丹皮、川芎之类。止血之方配伍活血药物，粗看似乎形同冰炭，其实是宗"止血不留瘀"之旨。止血过急易致瘀滞；大剂凉血止血药的运用也易致血涩不行，故配伍活血药物，可以避免血止留瘀之弊。正如缪氏所言："血不行经络者，气逆上壅也，行血则血循经络，不止自止，止之则血凝"（《先醒斋医学广笔记》卷2）。但应用时当严格控制活血药的剂量，不能喧宾夺主（瘀血所致之出血则另当别论），免生欲止不能，甚至狂溢之变。③配沉降或升提药，血随气而升降，逆而上出者是升多于降，陷而下泄者是降多于升。故上部出血，宜配沉降之牛膝、代赭石、龙骨、牡蛎等，使血随气下而不上溢；下部出血，宜配升提之荆芥、防风、升麻、黄芪等，使血随气升而不下溢。

由于出血原因有寒热虚实之异，病情有轻重缓急之别，而古人治出血之方，或澄源治本为主，或塞流治标为主，或双管齐下，标本并图。对纯从消除病因达到止血之方，或以收涩止血为主的止血方，多已归入其他章节，故意欲尽详出血证的治疗，尚需参阅清热剂、温里剂、补益剂、固涩剂、活血祛瘀剂等有关章节。

应用止血剂当注意以下几点：①止血应治本。中医治病，力求图本，古今许多方剂不用止血药而能收到良好效果，证明审因论治是治病良法。因而凡见出血，在止血的基础上，应据失血原因适当配伍，切勿一味着眼于止血，所以前人有"见血休止血"之说。②上部出血，忌用升提，即发汗、催吐、升散；下部出血忌用沉降，即通里攻下。③大出血，有虚脱先兆者，单用止血药，往往缓不济急，须用人参汤、参附汤等以补气固脱，即"血脱者益气"。④为增强止血之力，本类方剂有些药物宜炒炭存性用之。

（邓中甲 贾 波）

第一节 活 血 祛 瘀

桃核承气汤
（《伤寒论》）

【异名】桃仁承气汤（《伤寒括要》，录自《医方类聚》卷54）。

【组成】桃仁去皮尖五十个(12g)　桂枝去皮二两(6g)　大黄四两(12g)　甘草炙二两(6g)　芒硝二两(6g)

【用法】上五味,以水七升,煮取二升半,去滓,内芒硝,更上火微沸,下火,先食温服五合,日三服,当微利。

【功用】破血下瘀。

【主治】下焦蓄血证。少腹急结,小便自利,甚则谵语烦躁,其人如狂,至夜发热,以及血瘀经闭,痛经,脉沉实而涩等。

【病机分析】本方主治下焦蓄血证,其病机为瘀热互结于下焦少腹。《伤寒论》原治邪在太阳不解,循经内传,入腑化热。邪热与下焦血分相搏,故少腹急结;热在血分而不在气分,膀胱气化未受影响,故小便自利;热在血分,瘀热上扰心神,故至夜发热,甚则谵语,如狂。至于经闭、痛经,皆因血热互结所致。

【配伍意义】本方以调胃承气汤减芒硝量,再加桃仁、桂枝而成。方中桃仁破血祛瘀,大黄下瘀泻热,二药合用,直达病所,"瘀"、"热"并治,共为君药。桂枝通行血脉,助桃仁破血祛瘀,又防寒药遏邪凝瘀之弊;芒硝咸寒软坚,助大黄下瘀泻热,共为臣药。炙甘草益气和中,并缓诸药峻烈之性,使祛瘀而不伤正,为佐使药。诸药合用,共奏破血下瘀泻热之功,使血分瘀滞得化,结热得清,则下焦蓄血证候自愈。本方的配伍特点:①在大队寒凉药中配以少量温经活血的桂枝,既助桃仁等活血之力,又使全方凉而不遏。②泻热攻下与活血祛瘀药并用,清中寓化,泻中寓破,瘀热并除。③药后"微利",使邪有出路。

【临床运用】

1. 证治要点　应用本方,不论何处的瘀血证,只要具备瘀热互结这一病机,均可加减治疗。以少腹急结,小便自利,脉沉实或涩为证治要点。

2. 加减法　若用于跌打损伤,瘀血留滞,疼痛不能转侧者,可加赤芍、当归尾、红花、苏木以活血祛瘀止痛;月经不调或经闭属实证者,可加当归、红花以活血调经;用于火热上攻之目赤、齿痛、头痛、吐衄等,可加黄芩、黄连、栀子以泻火解毒。

3. 现代临床应用本方治疗的疾病　涉及各科、多系统,有数十种之多。如精神分裂症,反应性精神病,癔症;跌打损伤,各种外伤肿痛,早期胸腰椎骨折,脑震荡后遗症;血管性头痛,肌紧张性头痛,坐骨神经痛,高血压病,动脉硬化,蛛网膜下腔出血;前列腺增生,单纯性前列腺炎,肾、输尿管、膀胱结石,慢性肾炎,肾病综合征,手术后尿潴留,血淋,糖尿病;肠结核,粘连性肠梗阻,痉挛性便秘,弛缓性便秘;雀斑,湿疹,青年痤疮,冻疮,荨麻疹;盆腔炎,附件炎,继发性不孕症,子宫内膜炎,宫外孕,葡萄胎,经前期紧张症,更年期综合征,痛经,闭经,阴道血肿,产后恶露不下,产后血栓性静脉炎;慢性轴性视神经炎,中心性视网膜炎,水泡性结膜炎,虹膜炎,眼底出血等。

【使用注意】

1. 如表证未解者,当先解其表,而后再用本方。

2. 本方功能破血下瘀,对孕妇忌用。

【源流发展】本方源自《伤寒论·辨太阳病脉证并治》,由桃仁、桂枝合调胃承气汤而成,乃仲景宗《内经》"热者寒之"、"结者散之"、"血实者宜决之"之旨,将活血祛瘀与泻热攻下两法并用,专治下焦蓄血证之方。历代医家对其加减运用,约有如下变化:①加行气导滞之品,如枳实、厚朴等,方如《普济方》卷134引《德生堂方》之桃仁承气汤,即本方去芒硝、桂枝、甘草,加枳实、厚朴,主治伤寒鼻口出血,及大便秘结,小便黑赤如血。②加活血祛瘀、凉血散瘀之品，如当归、红花、牡丹皮、赤芍等，方如《仁斋直指附遗》卷6之桃仁承气汤，即本方加当归、苏木、红花，主治跌扑损伤，瘀血作腹痛者；《温疫论》卷上之桃仁承气汤，即本方去桂枝、甘草，加当归、生地、芍药、牡丹皮，主治蓄血证。③加滋阴养血之品，如生地、当归、白芍等，方如《疹科正传》之桃仁承气汤，即本方去芒硝、桂枝，加生地、当归、白芍、红花、青皮，主治疹后蓄血证。后世对本方的临床应用，不论瘀血结于上焦，还是结于下焦，只要符合瘀热互结的病机，皆可使用本方。使原治下焦蓄血证之方，也用于上部郁血之面红、目赤、齿痛、头痛及瘀热上攻所致之吐衄，不但取其破瘀之功，而且借其降气泻下、釜底抽薪之力，引热引血下行，以平降上逆之气血，可谓反其"位"而用之。

【疑难阐释】

1. 关于蓄血部位　本方主治下焦蓄血证，历代医家多无异议，但对血蓄于下焦何处？则众说纷纭。有人认为血蓄膀胱，如喻昌曰："若少腹急结，则膀胱之血蓄而不行。"（《尚论篇》卷1）。柯琴、钱潢等医家认为血结在肠，如钱氏曰："注家有血蓄膀胱之说，恐尤为不经。愚谓仲景之意，盖以太阳在经之表邪不解，故热邪随经内入于腑，而瘀热结于膀胱，则热在下焦，血受煎迫，故溢入回肠，其所不能自下者，蓄积于少腹而急结也"（《伤寒溯源集》卷1）。曹家达则认为，"惟与其谓病所属膀胱，无宁谓属大肠与子宫。盖考诸实例，女子之瘀血有从前阴下者，有从大便下者，男子则悉从大便下。桃核承气汤煎服法中，又曰'当微利'，亦可以为证"（《经方实验录》）。临床应用本方，有用于肠道疾患的，如以本方加黄芩、黄连、木香、马齿苋治疗暴发性痢疾，本方加减治疗急性坏死性肠炎；有用于治疗妇科疾患的，如程氏用本方加减治疗宫外孕，陈氏用之治疗子宫脱垂等；有用于治疗阴部疾患的，如曾氏用之加味治愈1例大面积阴道血肿，王氏用之加牛膝治愈阴茎血肿；亦有用于膀胱疾患的，如翁氏以本方治愈癃闭，日本医家以排尿困难、尿意频数、血尿为用方指征，将本方用治膀胱炎、尿道炎、前列腺炎、肾结石等泌尿系疾患。为此，笔者认为，《伤寒论》所论之蓄血证，皆以少腹急结与小便并叙，表明小便自利为蓄血证的重要辨证依据之一，揣度仲景原意，当以蓄血于肠之说比较切合病情。因蓄血在膀胱之内，应有小便不利。就临床应用而言，则不必拘泥仲景之说。宗《素问·阴阳应象大论》"其下者，引而竭之"之旨，无论血结于下焦何处，只要症见少腹急结，辨证属瘀热为患者，皆可应用本方下血逐瘀，导瘀外出。

2. 关于桂枝的作用　桂枝在方中的作用，历代医家见解不一。许宏以为散血，吴昆认为引经，张锡驹谓之行气，费伯雄主张解表。以上四说均难切合方义。谓解表者，与《伤寒论》"其外不解者，尚未可攻，当先解其外；外解已，但少腹急结者，乃可攻之，宜桃核承气汤"之论相悖。曰行气者，恐非仲景原意。桂枝辛温，其辛而散，以发汗解肌为功，并非行气之品，况且仲景行气多用枳、朴等药，未见有用桂枝行气之例。云引经者，更令人疑窦丛生。本方证乃血结下焦，遵《内经》"其下者，引而竭之"治则，当因势利导，引血下行。故方以入大肠经的桃仁与硝、黄合用，直达病所，破血下瘀，何须桂枝引经？且桂枝气味俱轻，辛散外达，不走下焦，何以能引药直抵下焦蓄血之所？显然，引经之说亦难切合方义。言散血者，虽与本方治瘀血证吻合，但不言热因热用之理，似有蕴理未达之嫌。我们认为，本方用桂枝，主要取其行血通脉之功。然瘀热互结，何以用辛温之桂枝？盖血得热则行，得寒则凝。本方之蓄血证因热而瘀，自当治热以苦寒之品，但苦寒泻热太过，易冰伏气血而致血涩不行，反不利于瘀血的消散，故于桃仁、硝、黄破血逐瘀的同时，佐少量辛散温通之桂枝，使清热而无凝涩之弊，此乃寒温相合，相反相成之意。

【方论选录】

1. 吴昆:"伤寒外证已解,小腹急,大便黑,小便利,其人如狂者,有蓄血也,此方主之。无头痛、发热恶寒者,为外证已解;小腹急者,邪在下焦也;大便黑者,瘀血渍之也;小便利者,血病而气不病也。上焦主阳,下焦主阴。阳邪居上焦者,名曰重阳,重阳则狂。今瘀热客于下焦,下焦不行,则干上部清阳之分,而天君弗宁矣,故其人狂。桃仁,润物也,能泽肠而滑血;大黄,行药也,能推陈而致新;芒硝,咸物也,能软坚而润燥;甘草,平剂也,能调胃而和中;桂枝,辛物也,能利血而行滞。又曰:血寒则止,血热则行。桂枝之辛热,君以桃仁、硝、黄,则入血而助下行之性矣。斯其制方之意乎!"(医方考)卷1)

2. 王肯堂:"按以上证,玩之当是桂,非桂枝也。盖桂枝轻扬治上,桂厚重治下。"(《证治准绳·伤寒》卷6)

3. 喻昌:"若少腹急结,则膀胱之血蓄而不行,先解外,乃可攻。其攻法亦自不同,必用桃仁增入承气,以达血行。仍加桂枝分解外邪,正恐余邪少有未解,其血得以留恋不下乎。桃仁承气汤中用桂枝解外,与大柴胡汤中用柴胡解外相仿,益见太阳随经之热,非桂枝不解耳。"(《尚论篇》卷1)

4. 方有执:"桃仁,逐血也;桂枝,解外也;硝、黄,软坚而荡热也;甘草,甘平而缓急也。然则五物者,太阳随经入腑之轻剂也。"(《伤寒论条辨》卷1)

5. 钱潢:"此方自成氏以来即改桂为桂枝,何其故也?揣其臆见,是必因热结膀胱,迫血妄行,畏桂之辛热而不敢用,故易之以桂枝耳。不知血既瘀蓄,而以大黄之苦寒,芒硝之咸寒下之,非以桂之辛热佐之,安能流通其凝结,融化其瘀滞乎?况硝、黄得桂,则无苦寒之虑;桂得硝、黄,亦无辛热之虞矣。"(《伤寒溯源集》卷1)

6. 尤怡:"愚按此即调味承气汤加桃仁、桂枝,为破瘀逐血之剂。缘此证热与血结,故以大黄之苦寒,荡实除热为君;芒硝之咸寒,入血软坚为臣;桂枝之辛温,桃仁之辛润,擅逐血散邪之长为使;甘草之甘,缓诸药之势,俾去邪而不伤正为佐也。"(《伤寒贯珠集》卷1)

7. 黄元御:"外证已除,但余小腹急结者,乃可攻之,宜桃核承气汤。桂枝、桃仁通经破血,大黄、芒硝下瘀而泄热,甘草保其中气也。"(《伤寒悬解》卷3)

8. 费伯雄:"此方《准绳》以为当用桂,喻西江等以为当用枝。予则以为主治注中有'外证不解'一语,此四字最为着眼。有桃仁、大黄、芒硝、甘草以治里,必当用桂枝以解表。仲景立方,固无遗漏也。"(《医方论》卷2)

9. 唐宗海:"桂枝禀肝经木火之气,肝气亢者,见之即炽;肝气结者,遇之则行。故血证有宜有忌。此方取其辛散,合硝、黄、桃仁,直入下焦,破利结血。瘀血去路不外二便,硝、黄引从大便出,而桂枝兼化小水,此又是一层意义。"(《血证论》卷7)

【评议】对该方配伍意义的分析,大黄、芒硝、甘草的作用,无可非议。至于方中桂枝一药,是用肉桂,或是桂枝,以及桂枝的作用,历代医家见解不一。王肯堂认为当用肉桂,钱潢等亦宗是说。而吴昆、喻昌等多数医家均认为当用桂枝,因桂枝辛散,通行血脉之力较强,而燥烈之性则较肉桂为弱。本方证是瘀热互结所致,既欲其通行血脉,又应防其助热之弊,故当用桂枝。喻昌、方有执、费伯雄等虽指出当用桂枝,但认为用桂枝是解表,则欠妥当。《伤寒论》原文:"其外不解者,尚未可攻,当先解其外;外解已,但少腹急结者,乃可攻之,宜桃核承气汤。"既谓"外解已",即无表证者方可用本方攻之,可见,方中桂枝并非为解外邪而设。钱、尤、黄、吴诸氏之分析研讨,知其通经活血、逐邪散瘀、制约寒凉之意,深得仲景之旨。且吴、尤、黄三氏更进一步指出了桃仁配桂枝,为破血逐瘀、通经化滞之剂,尤有发挥。

【验案举例】

1. 下焦蓄血 《邃园医案》：某男，20余岁。先患外感，诸医杂治，证屡变，由其父陪来求诊。审视面色微黄，少腹胀满，身无寒热，坐片刻即怒目注人，手拳紧握，伸张如欲击人状，有顷既止，嗣复如初。脉沉涩，舌苔黄暗，底面露鲜红色。诊毕其父促书方，并询病因。答曰：病已入血分，前医但知用气分药，宜其不效。《内经》言"血在上善忘，血在下如狂"。此证即《伤寒论》"热结膀胱，其人如狂也"，当用桃核承气汤，即疏方授之。一剂知，二剂已，嗣以逍遥散加丹、栀、生地调理而安。

按语：本案除精神症状外，辨证关键是少腹满胀，脉沉涩，舌苔黄暗，底面露鲜红色，确属血分瘀热，所以改用桃核承气汤，仅服药2剂，即收到显著效果。

2. 阴道血肿 《中医杂志》(1965,4：44)：某女，36岁。产后3日即下身不适，小腹胀痛，继则小便不通，曾用抗生素及导尿不效。头晕，呻吟不止，彻夜不眠。妇科检查发现大血肿堵塞阴道，血肿由阴道左侧壁至穹窿部并向子宫左侧韧带及腹壁处向上漫延至肾区；腹部触诊，于左侧肾区外向腹股沟可触及条形块，质软有压痛，舌润无苔，脉沉略数。诊为瘀血蓄积下焦（阴道大面积血肿），压迫膀胱及尿道而至尿闭。治以桃仁承气汤加减（桃仁6g，大黄12g，朴硝6g冲化，桂枝、当归、党参、三七各9g，甘草3g，红花6g），连服2剂（于18小时内服完）。服后下瘀血块约2升余，小便亦随之而通，诸症消失而痊愈。

3. 阴茎血肿 《江西中医药》(1983,6：40)：某男，32岁，未婚。扭伤阴茎，疼痛难忍，阴茎青紫肿大，有尿意时感尿道灼热窘迫，疼痛加剧，痛引睾丸，小便不通，小腹拘挛胀痛。药用桃仁20g，大黄25g(后下)，芒硝（另冲）、桂枝各15g，生甘草10g，牛膝30g。服1剂后小便排出血块，大小便通利，疼痛消失。共服药3剂治愈。

按语：以上两案，病位俱在下焦，病性均为瘀血闭结之实证，与桃核承气汤辨证要点颇为相合，故以本方加味治疗而取效。

【临床报道】

一、内科

1. 肠炎 本方加红花、黄芩等治疗急性坏死性肠炎22例，治愈19例，死亡2例，转外科1例。有效地降低了死亡率[1]。有人认为，慢性肠炎患者若常见腹胀腹痛，大便时干时稀，或便下黏液、胶冻样分泌物，面黄肌瘦，用健脾法无效，应用本方先攻其瘀滞，再与健脾之药调理，可获得满意疗效[2,3]。

2. 便秘 以桃核承气汤为主方治疗2型糖尿病患者便秘22例。药用：桃仁、桂枝各15g，大黄(后下)5～10g，芒硝（冲服）、甘草各10g。气阴亏虚加黄芪、枳壳、玄参、知母；血虚加肉苁蓉、当归；热结加生地、西洋参、黄连、枳实、生地。结果：治愈（2天以内排便1次，便质转润。解时通畅，短期无复发）14例，好转（3天以内排便，便质转润，排便欠畅）7例，无效（症状无改善）1例[4]。

3. 脑血管病 以桃核承气汤加味治疗急性脑卒中83例。处方：桃仁、桂枝、田七、大黄、芒硝（冲服）、地龙、竹黄、枳实、牛膝各10g。昏迷加石菖蒲、郁金，送服安宫牛黄丸1粒，头痛剧加羚羊角、钩藤，眩晕加天麻、白术；痰涎壅盛加胆南星、川贝母、法半夏。结果：治愈（神清，症状和体征消失，瘫痪肢体肌力Ⅴ级或上下肢肌力之和＞Ⅸ级，言语流利，生活基本可自理）19例，显效（神清，瘫痪肢体肌力恢复＞Ⅳ级，或上下肢肌力之和≥Ⅶ级，症状和体征明显改善，生活可部分自理）25例；好转（瘫痪肢体肌力恢复提高Ⅰ～Ⅱ级，症状、体征改善）29例；无效（症状、体征无改善）5例；恶化2例；死亡3例；总有效率75.9%[5]。以桃核承气汤加味治疗脑出血术后并发症 62 例。采用止血、脱水、防治感染等常规治疗,术后第二天起加用桃核承气汤(桃仁、生大黄、芒硝、丹皮、黄芩、石菖蒲、广郁金等)。结果:显效 50 例,有效 9 例,无效 3 例。总有效率为 95%[6]。

4. 肝性血卟啉病 本方加减治疗血卟啉病 35 例。病程最短 3 天,最长 58 天,首发 31 例,复发者 4 例。伴有贫血,血红蛋白在 80g/L 以下,网织红细胞在 0.015 以上者 12 例,功能试验 28 例均有不同程度损害。属间歇急性型 31 例,混合急性型 4 例。服药后治愈 31 例,好转 3 例,无效 1 例,总有效率为 97.1%,平均治疗时间为 10.2 天[7]。刘氏以本方加丹皮、白芍为主,腹胀甚者加枳壳、厚朴,大便秘结者加麻子仁、番泻叶,腹痛重者加元胡、川楝子,瘀血重者加䗪虫、丹参,体弱者加党参、黄芪,治疗肝性血卟啉病 100 例。结果全部治愈,平均服药 12 剂[8]。

5. 精神病 本方治疗 10 例精神分裂症属下焦蓄血之患者,其中有狂症表现者 8 例,有癫痫表现者 2 例,均有不同程度的精神症状,并见少腹拘急胀满,大便色黑或不畅,小便自利等,均用本方加减治愈[9]。有报道治疗 3 例精神分裂症,其中 2 例为蓄血发狂,均用本方加减治愈[10]。

二、外科

1. 外伤头痛 本方加减治疗外伤性头痛 10 例,其中 8 例服药 10~15 剂后症状减轻,服至 40~90 剂痊愈。另 2 例服药 60~90 剂基本痊愈[11]。本方合葛根汤治疗头部受伤后,瘀血未去,而遗留头疼等种种不良症状,每多获效[12]。

2. 慢性荨麻疹 慢性荨麻疹 30 例。全部病例均接受过西医及中医消风祛湿、止痒、凉血清热等治疗数月至 2 年不等,治疗未痊愈,经常复发。方药:桃仁 10g,大黄(后下)10g,桂枝 9g,芒硝(冲服)9g,甘草 6g,当归 10g,赤芍 12g。结果:痊愈(无风团和皮肤瘙痒)26 例,显效(无风团,皮肤微痒)2 例,有效(间或出现风团,略痒)1 例、无效(风团和皮肤瘙痒均未改变)1 例,总有效率 96.7%[13]。

3. 急腹症 加味桃核承气汤治疗粘连性肠梗阻 64 例,治愈 54 例,有效 6 例,无效 4 例,总有效率 93.8%,4 天内解除梗阻者 24 例,5~7 天解除梗阻者 36 例,中转手术 4 例[14]。王氏以桃核承气汤加味治疗急性胰腺炎 60 例,与西药治疗的 45 例进行对比观察,结果两组的总有效率均为 100%,提示两组疗效相当,但中药治疗具有简便价廉的特点[15]。

三、妇科

本方可用于多种妇科疾病,有用治妇女闭经,同时伴有心烦不宁,少腹急结满硬,舌质紫黯等瘀血见证者,多获良效[16]。有以本方治愈气滞血瘀型痛经[17]。有以本方加凉血活血之品,治愈盆腔脓肿患者 1 例[18]。有以本方加减,治愈慢性盆腔炎 1 例[19]。此外,还有用本方治愈宫外孕、子宫脱垂、大面积阴道血肿等病的报道[20~22]。

四、男科

慢性前列腺炎 以桃核承气汤加减治疗慢性前列腺炎 85 例。处方:桃仁 10g,桂枝 5g,制大黄 10g,天花粉 10g,甘草 5g,石菖蒲 10g。大便稀溏者,加党参、茯苓;少腹、阴囊、会阴部疼痛,加乌药、香附、川楝子;尿频、尿急、尿痛,舌苔黄腻者,桂枝减量,加虎杖、大血藤、黄柏;腰膝酸软、小便频数,夜尿多者,加补骨脂、川续断、桑寄生;形寒肢冷,舌胖质淡、苔白者加金匮肾气丸;30 天为 1 疗程,观察治疗 1~3 疗程。结果:治愈(临床症状消失,镜检前列腺液正常)52 例,好转(临床症状基本缓解,镜检前列腺液正常)21 例,无效(临床症状未见缓解,镜检前列腺液未见改变)12 例。总有效率 85.8%[23]。

五、五官科

咽炎 本方治疗急性咽炎 47 例,全部治愈。服药 2~5 剂,平均治愈时间为 2.8 天。笔者认为本病属中医之风热喉痹,多由风热邪毒侵犯与气血相搏,气滞血瘀,经脉痹阻而成。因咽喉外通口鼻,内达肺胃,热毒搏结不去,极易成为腑实,而桃核承气汤能清热解毒,祛除瘀滞,故收良效[24]。

【实验研究】

1. 对血液系统的影响 观察桃核承气汤对大鼠血栓形成及对家兔 ADP 诱导的血小板聚集和凝血酶原时间的影响。结果显示:大鼠灌服桃核承气汤 10g 生药/kg 后,能减轻血栓干重($P<0.05$ 或 $P<0.01$),家兔灌服桃核承气汤 5g 生药/kg 后,能抑制 ADP 诱导的血小板聚集($P<0.05$)。大黄酸体外给药(0.1g/ml 和 1ml),对 ADP 诱导的血小板聚集也有抑制作用($P<0.01$)。提示桃核承气汤能抑制血栓形成和血小板聚集,大黄酸为桃核承气汤在体内产生活血化瘀的重要药效成分之一[25]。另外,有学者研究证明,本方及组成药有抑制血小板聚集,抑制血栓形成,抑制凝血,促进纤溶和延长 α-PTT 及减少血小板等作用[26~29]。

2. 对肾功能的影响 本方能明显对抗由抗癌剂顺铂所致大鼠肾损害而引起的尿素氮及肌酐的上升,并呈现量效关系,还可减轻顺铂的毒性,延长小鼠的存活时间[30,31]。

3. 抗炎 日本东洋医学综合所采用角叉菜胶诱导的大鼠足趾肿胀法对本药的不同煎法进行了抗炎作用比较,结果表明:5 味药合在一起浸提者作用最强,拆方研究发现,大黄、甘草抗炎作用最佳,桃仁作用差,芒硝则以 Na_2SO_4 抗炎效果较强而 $MgSO_4$ 无效[32]。

4. 泻下 本方对多种类型的便秘均有不同程度的泻下效果。如对小鼠自身粪便灌胃造成的实热型便秘、只给大米而不饮水引起的小鼠燥结型便秘,给药组的排便总粒数与对照组相比均有明显差异性。对禁食 12 小时后灌服 10% 活性炭冰水所致脾胃虚寒型便秘,在排便时间及排便总数上,同对照组相比亦具明显差异性;并可使小鼠肠腔内炭末的推进百分率增加,提示可使肠运动功能增强[33]。

5. 抗惊厥 本方水煎剂给小鼠 20g/kg 灌胃,可明显对抗戊四氮、硝酸士的宁、异烟肼和电刺激所致的惊厥,并可增强地西泮的抗惊厥作用[33]。

【附方】

下瘀血汤(《金匮要略》):大黄二两(6g) 桃仁二十枚(12g) 䗪虫熬,去足二十枚(10g) 上三味,末之,炼蜜和为四丸,以酒一升,煎一丸,取八合顿服之,新血下如豚肝。功效:逐瘀泻热。主治:产妇腹痛,因干血内结,著于脐下者;亦主血瘀经闭。

本方与桃核承气汤均有破血下瘀作用,但本方是主治产妇腹痛,证见少腹刺痛,拒按,或有肿块者;桃核承气汤是主治下焦蓄血证的少腹急结,以及瘀热互结,上扰心神之夜热,如狂等症。方中大黄泻热逐瘀,桃仁活血化瘀润燥,䗪虫逐瘀破结,三味相合,破血下瘀之力尤甚。以蜜为丸是缓其药性而不使骤发,酒煎则引入血分。因其为攻逐瘀血之剂,故也可用于瘀血停积之经水不利证。

参 考 文 献

[1] 肖旭辉. 桃核承气汤加减治疗急性坏死性肠炎[J]. 新中医,1984,(2):34.

[2] 陈德奎. 活血化瘀法的临床运用[J]. 上海中医药大学,1965,(2):1.

[3] 杜梅英. 桃仁承气汤治疗慢性肠炎[J]. 河南中医,1986,(2):34.

[4] 教富娥,丛科. 桃核承气汤治疗 2 型糖尿病便秘 22 例[J]. 辽宁中医杂志,2006,33(9):1163.

[5] 潘金辉,黄坚. 桃核承气汤治疗急性脑卒中 83 例[J]. 辽宁中医杂志,2001,28(4):210.

[6] 汤忠华．桃核承气汤加味治疗脑出血术后并发症 62 例[J].陕西中医,2007,28(10):1313-1314.

[7] 游开泓．中医药国际学术会议论文集[C].中国学术出版社,1978:44.

[8] 刘启明,赵桂兰．经方桃核承气汤治疗肝性血卟啉病 100 例[J].中医药学报,1993,(1):24.

[9] 扬景福．桃核承气汤加减治疗精神分裂症[J].陕西中医,1983,(3):14.

[10] 叶桔泉．精神分裂症 3 例[J].浙江中医学院学报,1979,3(1):39.

[11] 秦增寿．桃核承气汤加味治疗外伤性头痛[J].河南中医,1983,(4):11.

[12] 叶执中．桃仁承气汤[J].新中医,1974,(1):25.

[13] 曾国根．桃核承气汤治疗慢性荨麻疹 30 例[J].时珍国医国药,2001,12(9):830.

[14] 王学军．桃核承气汤为主治疗粘连性肠梗阻 64 例报告[J].甘肃中医,2003,16(10):24.

[15] 王如高．桃核承气汤加味治疗急性胰腺炎 60 例疗效观察[J].山西中医,2001,17(2):17.

[16] 孙明谦．经闭如狂[J].新中医,1975,(1):25.

[17] 朱均．桃核承气汤治愈 1 例严重痛经[J].贵阳中医学院学报,1980,(2):75.

[18] 白兆芝．蓄血证 1 例治验[J].中医杂志,1983,(8):74.

[19] 王付．经方辨治慢性盆腔炎[J].四川中医,2003,21(6):50-51.

[20] 程昭斌．桃核承气饮治疗宫外孕[J].江西中医药,1984,(3):9.

[21] 陆文彬．桃核承气汤治疗子宫脱垂[J].浙江中医杂志,1960,(5):27.

[22] 曾志恢．桃核承气汤加减治愈 1 例大面积阴道血肿[J].中医杂志,1965,(5):27.

[23] 袁晓明．桃核承气汤加减治疗慢性前列腺炎 85 例临床观察[J].上海中医药杂志,2000,5:30-31.

[24] 王继仙．桃核承气汤加味治疗急性咽炎[J].广西中医药,1989,12(2):21.

[25] 谢华,马越鸣,张晓晨,等．桃核承气汤对动物血栓形成及血小板聚集的影响[J].中成药,2006,28(11):1631-1634.

[26] 赵润芝．延安桃仁药理作用的研究——抗凝作用研究(一).中药药理与临床,1985,(创刊号):105.

[27] 冈本彰枯．数种中药对纤溶酶系的作用及其解析[J].国外医学:中医中药分册,1984,(1):54.

[28] 翁维良．20 种活血药对血液粘滞性作用的观察[J].中医杂志,1984,25(2):149.

[29] 樱川信男．祛瘀血药的凝血系探讨[J].国外医学:中医中药分册,1983,(4):201.

[30] 池田善明．汉方方剂对顺铂肾毒性的减轻效果[J].国外医学:中医中药分册,1987,9(2):48.

[31] 涉谷清．汉方药对抗癌剂副作用的减轻作用——对小鼠顺铂毒性效果的探讨[J].国外医学:中医中药分册,1987,9(2):48.

[32] 李在玢．桃核承气汤药理作用的实验研究[J].中成药,1990,(11):24.

[33] 郭子光．日本汉方医学精华[M].成都:四川科技出版社,1990:129.

（邓中甲 叶俏波 秦幼平）

抵 当 汤
（《伤寒论》）

【组成】水蛭熬 虻虫去翅足,熬各三十个(各 6g) 桃仁去皮尖二十个(9g) 大黄酒洗三两(9g)

【用法】以水五升,煮取三升,去滓。温服一升。不下,更服。

【功用】破血逐瘀。

【主治】下焦蓄血证。少腹硬满,小便自利,大便硬而色黑易解,发狂或喜忘,或身发黄,或经水不利,脉沉涩。

【病机分析】蓄血一证,乃热与血相结,血变浓稠而成瘀,瘀与热互结于下焦所致。瘀热互结下焦,阻滞气机,故少腹硬满。膀胱、大肠、胞宫皆位居下焦,血蓄下焦,究为何腑? 依据小便自利,大便硬而色黑易解,经水不利等症分析,其部位当是肠腑与子宫。血未蓄于膀胱,膀胱气化功能正常,故小便自利。热与瘀结于肠道,热灼津液,故大便硬;屎虽硬而混有瘀血,血与粪并,故易下而色黑。瘀热结于胞宫,冲任受阻,故妇人经水不利。血为心所主,心又主神明,瘀热互结,新血不生,血不养心;或瘀热上扰,神明扰乱,故神志异常而发狂、喜忘。发黄一症,一般因于湿热郁蒸而形成,此种发黄皮肤色黄鲜明如橘子,多伴小便不利,脉滑数。本方证之发黄,既与瘀热互结,新血不生,荣气不能敷布有关,亦与血瘀于里,肝藏血失常,致肝失疏泄,胆汁不循常道有关。何以知瘀血所致? 一是皮肤黄晕如油,其色微熏,二是伴见小便自利,发狂,舌质黯,脉沉涩等症。此如成无己所谓"身黄脉沉结,少腹硬,小便不利者,胃热发黄也,可与茵陈蒿汤。身黄脉沉结,小腹硬,小便自利,其人如狂者,非胃中瘀热,为热结下焦而为蓄血也,与抵当汤以下蓄血"(《伤寒明理论》卷4)。

【配伍意义】本方所治之证,为瘀热互结,血蓄下焦引起。血蓄发狂,表明热瘀互结已深,病重势急,攻逐不可稍缓,治当选用活血峻品以破血逐瘀。故方用功擅破血逐瘀,药力峻猛之水蛭、虻虫为主要药物。水蛭咸苦性平,有毒,入肝经,"主逐恶血瘀血"(《神农本草经》卷3),具有破瘀血而不伤新血,专入血分而不伤气分的特点,正如《医学衷中参西录》上册所誉:"凡破血之药,多伤气分,惟水蛭味咸专入血分,于气分丝毫无损,且服后腹不觉疼,并不觉开破,而瘀血默消于无形,真良药也。"虻虫微苦微寒,亦入肝经而"专破瘀血";《本草从新》卷6谓之"攻血遍行经络,坠胎只在须臾",其逐瘀之力较水蛭为甚。两药一飞一潜,相须而用,则破血逐瘀之功尤强。再辅以活血祛瘀的桃仁、大黄,则攻逐瘀血的作用就更为峻猛。瘀热互结较深,得擅长荡涤肠胃的大黄,既可使内蓄瘀血从下窍而泄,又可通过"釜底抽薪"使热邪从下窍而去,体现了"其下者,引而竭之"(《素问·阴阳应象大论》)的因势利导的用药原则。

本方配伍特点有二:一是遣药较猛,药力尤著,意在峻攻;二是活中寓下,因势利导,邪有去路。

【类方比较】本方与桃核承气汤皆治瘀热互结于下焦的蓄血证,症见少腹胀满,如狂,小便自利,脉涩等,均以活血药与泻下药组方而体现了破血逐瘀,兼清瘀热之法。所不同的是桃核承气汤证为瘀热初结,其症以少腹急结(自觉症)、如狂等为特点,病势轻而浅,尚有下通之机,故缓攻瘀血即可,方以活血之桃仁、桂枝与泻下之大黄、芒硝配合,并辅以甘缓之甘草、白蜜。抵当汤证为瘀热已结之后,症以少腹硬满(兼他觉症)、发狂、大便硬而色黑易解为特点,其病势重而深,全无下通之机,治当峻攻瘀血,故方用活血峻药水蛭、虻虫与大黄、桃仁合用。

【临床运用】

1. 证治要点　本方祛瘀之力为活血剂之冠,临床应用,以体质壮实,少腹硬满疼痛,舌质黯,脉沉涩为证治要点。

2. 本方现代用治中风后遗症、脑梗死、精神分裂症、闭经、癃闭等辨证属瘀热互结者。

【使用注意】

1. 非属瘀结证实者,本方不可贸然使用。

2. 孕妇忌用。

【源流发展】抵当汤为张仲景所制,《伤寒论》用治蓄血证,《金匮要略》用于妇人经水不利。后世医家取本方活血逐瘀之功,将其用于瘀血所致的多种病证。如《世医得效方》卷4

用于瘀血凝滞,腹内刺痛;《医林绳墨》卷1用于治疗瘀血结于胸中而成的血结胸,症见谵语,小腹亦满,漱水不欲咽者。由于本方对瘀滞重证,一般祛瘀药不效者,确有良效,故历代医家不嫌其猛,沿用至今,并在此基础上衍化出新的方剂。其加减变化有以下三个特点:①宗仲景之旨,配行气、泻下药,力主攻瘀。如《备急千金要方》卷25之桃仁汤,以本方加芒硝、桂心、当归、甘草,主治因摔伤致血瘀者;《伤寒全生集》卷2之抵当汤,以本方加枳实、当归,治下焦蓄血证。②遵仲景抵当丸之制,以丸易汤,峻药缓图。仲景在《伤寒论》以本方药物减轻分量,改作丸剂之抵当丸,属缓攻之剂,用于蓄血证介乎桃核承气汤证与本方证之间。后人遵其旨,以丸易汤,治疗体质较弱而瘀血较重者,以峻药缓图。如《证治准绳·类方》卷3之代抵当丸,即抵当汤去水蛭、虻虫,加芒硝、当归尾、生地黄、穿山甲、桂。王氏自谓:"用归、地者,欲下血而不损血耳,且引诸药至血分也;诸药皆犷悍,而欲以和济之也。"《张氏医通》卷16之变通抵当丸(本方去水蛭,加䗪虫),亦属此意。③重视瘀血形成的病因,或配入温里祛寒之细辛、附子、肉桂,或增入清热凉血的生地、大青叶,以兼顾寒热病性。如《千金翼方》卷5之荡胞汤,以本方加附子、桂心、细辛、厚朴、橘皮、人参、当归、芍药、牛膝、茯苓、牡丹皮、朴硝,功能破血逐瘀,温中补虚,用治"妇人断续二三十年生来无子并数数失子(流产)"者;《杂病源流犀烛》卷17之生地黄汤,即本方加生地黄、大青叶、生藕节、干漆而成,功能破血逐瘀,清热养阴,治蓄血证,脐下满,脉沉细微者。

【疑难阐释】

1. 关于水蛭、虻虫的遣用 本方逐瘀之力乃活血方之冠。血蓄下焦,何以选用破血峻烈之水蛭、虻虫?本方所治之蓄血证以少腹硬满与其人发狂并见为特征,表明其病势较之桃核承气汤证既深且重。此"苛毒重疾",如只求平稳而用桃仁、红花之类平和的活血药,则病重药轻,鞭长莫及,非得水蛭、虻虫搜剔嗜血之虫类峻药"不足以抵其巢穴","斩关取胜"。正如王子接所谓"蓄血者,死阴之属,真气运行而不入者也,故草木不能独治其邪,务必以灵动嗜血之虫为之向导。飞者走阳络,潜者走阴络,引领桃仁攻血,大黄下热,破无情之血结,诚为至当不易之方,毋惧乎药之险也"(《绛雪园古方选注》卷中)。

2. 关于本方方名 抵当汤方名的训解,历代医家观点有异,归纳起来,大致有四:一为抵挡、抗拒之义。如成无己在《伤寒明理论》卷4云:"血蓄于下,非大毒驶剂,则不能抵当其甚邪,故治蓄血曰抵当汤。"二为抵达病所之义。如柯琴在《伤寒来苏集·伤寒附翼》卷上曰:"夫瘀血不去,则新血不生,营气不流,则五藏不通而死可立待。……非得至峻之剂,不足以抵其巢穴,而当此重任也。……名之曰抵当者,谓直抵其当攻之所也。"三为恰当之义。如方有执《伤寒论条辨》卷1注:"抵当之'当',去声。抵,至也。至当不易之正治也。"四是抵当为水蛭之异名。如山田正珍在《伤寒论集成》中谓:"按《尔雅·释虫》曰:蛭蝚,至掌。《名医别录》亦云:水蛭一名至掌。《太平御览》亦引《本草经》曰:水蛭一名至掌。……又考之字书,抵通作牴。牴邸二音,击也,能也,当也,至也。乃知其训抵为至,亦因同音而然……此知至抵通用,所谓抵当即抵掌之讹。而实为水蛭之异称矣。是方以水蛭为君,所以命曰抵掌汤已。其不直曰水蛭汤者,盖污秽之物,不欲斥言,殊取其异称以为方名。"上述四种意见,除第一种之抵挡、抗拒,含有被动之意,与本方破血逐瘀,荡涤体内瘀血,其性峻猛之药性特点似难吻合外,其余三种均有独到之处,宜合参而释之。

【方论选录】

1. 成无己:"人之所有者,气与血也。气为阳,气流而不行者则易散,以阳病易治故也。血为阴,血蓄而不行者则难散,以阴病难治故也。血蓄于下,非大毒驶剂,则不能抵当其甚邪,故治蓄血曰抵当汤。水蛭味咸苦微寒,《内经》曰:咸胜血,血蓄于下,胜血者必以咸为主,故以水蛭为君;虻虫味苦微寒,若走血,血结不行,破血者必以苦为助,是以虻虫为臣;桃仁味苦甘平,肝者血之源,血聚则肝气燥,肝苦急,急食甘以缓之,散血缓急,是以桃仁为佐;大黄味苦寒,湿气在下,以苦泄之,血亦湿类也,荡血逐热,是以大黄为使。四物相合而方剂成,病与药对,药与病宜,虽苛毒重疾,必获全济之功矣。"(《伤寒明理论》卷4)

2. 柯琴:"膀胱为水府,血本无所容蓄者也。然太阳为诸阳主气,是气之最多者,而其经则又多血少气,则知太阳在表,阳分之气多,而在经血分之气反少也。少气者,膀胱之室热结硬满,法当小便不利,而反利者,是太阳上焦之气化行,而下焦血海之气化不行可知,必其随经之营血,因瘀热而结于里矣。此为小腹之里而非膀胱之里,故小便虽利,而硬满急结,蓄血仍瘀于小腹也。热淫于内,神魂不安,故发狂;血瘀不行则营不运,故脉微而沉;营不运则气不宣,故沉而结也;营气不周于身则身黄;消谷善饥者,胃火炽盛也;大便反易者,血之濡也;色黑者,蓄血渗入也;善忘者,血不荣,智不明也。此皆瘀血之征兆,非至峻之剂,不足以抵其巢穴而当此重任,故立抵当汤。蛭,虫之善饮血者,而利于水;虻,虫之喜吮血者,而猛于陆,并举水陆之善取血者以攻之,同气相求;更佐桃仁之苦甘,推陈致新;大黄苦寒,荡涤邪热,此名抵当也。若热虽盛而未狂,小腹满而未硬,宜小其制,为丸以缓治之。若外证已解,小腹急结,其人如狂,是转属阳明,用调胃承气加桃仁、桂枝之行血者于其中以微利之,胃和则愈矣,此桃仁承气又为治之缓也。"(录自《古今名医方论》卷3)

3. 尤怡:"太阳之邪随经入里,与血俱结于膀胱,所谓经邪入腑,亦谓之传本是也。抵当汤中水蛭、虻虫食血去瘀之力倍于芒硝,而又无桂枝之甘辛,甘草之甘缓,视桃仁承气汤为较峻矣。盖血自下者,其血易动,故宜缓剂,以去未尽之邪;瘀热在里者,其血难动,故须峻药以破固结之势也。"(《伤寒贯珠集》卷1)

4. 费伯雄:"此症虽瘀热结于少腹极阴之处,不得以里症名之,盖膀胱乃太阳本经之病,非由太阳传里之症。但水蛭、虻虫二味,人不敢用,即代抵当丸,尚嫌其太峻。"(《医方论》卷2)

【评议】注家皆认为本方证属瘀血重证,此"苛毒重疾",多数医家主张必用攻坚破结之治,方可驱逐瘀血。如成氏曰"非大毒驶剂则不能抵当其甚邪";柯氏谓"非至峻之剂,不足以抵其巢穴而当此重任";尤氏云"须峻药以破固结之势";唯费氏言"水蛭、虻虫二味,人不敢用,即代抵当丸,尚嫌其太峻"。虽费氏之论,未免过于谨慎,但从反面告诫学者,此为破血峻剂,非体质壮实,不得妄投。柯氏据蓄血证之轻重、浅深,治疗有缓急之别,剂型有丸汤之分,药物有峻缓之异以释治蓄血三方的不同,可谓深谙仲景用药之特点。

【验案举例】

1. 蓄血证 《续名医类案》卷4:张意田治角口焦妊人,七月间患壮热舌赤,少腹闷满,小便自利,目赤发狂,已三十余日,初服解散,继则攻下,但得微汗,而病终不解。诊之,脉至沉微,重按疾急。夫表证仍在,脉反沉微者,邪陷于阴也,重按疾急者,阴不胜真阳,则脉流搏疾,并仍狂矣。此随经瘀血,结于少腹也,宜服抵当汤。乃自制虻虫、水蛭,加桃仁,大黄煎服。服后下血无算。随用熟地一味捣烂煎汁,时时饮之,以救阴液;候其畅通,用人参、附子、炙草,渐渐服之,以固真元。共服熟地二斤余,人参半斤,附子四两,渐得平复。

2. 闭经 《经方实验录》卷中:周姓少女,年约十八九,经事三月未行,面色萎黄,少腹微胀,证似干血劳初起。因嘱其吞服大黄䗪虫丸,每服三钱,日三次,尽月可愈。自是之后,遂不复来,意其差矣。越三月再诊,面颊以下几瘦不成人,背驼腹胀,两手自按,呻吟不绝。深悔前药之误。然病已奄奄,尤不能不一尽心力。第察其情状,皮骨仅存,少腹胀硬,重按痛益甚。此瘀积内结,不攻其瘀,病焉能除? 又虑其元气已伤,恐不胜攻,思先补之,然补能恋邪,尤为不可。于是决以抵当汤予之。虻虫一钱,水蛭一钱,大黄五钱,桃仁五十粒。服药后下黑瘀甚多,胀减痛平。惟脉虚甚,不宜再下,乃以生地、黄芪、当归、潞党参、川芎、白芍、陈皮、茺蔚子活血行气,导其瘀积。一剂之后,遂不复来。

3. 胁痛 《古今医案按》卷 7:虞天民治一人,年四十余,因骑马跌扑,次年左胁胀痛,医与小柴胡汤加青皮、龙胆草等药,不效,诊其脉,左手寸尺皆弦数而涩,关脉芤而急数,右三部惟数而虚。虞曰:明是死血证,用抵当丸一剂,下黑血二升许,后以四物汤加减调理而安。

4. 发狂 《上海中医药杂志》(1981,5:26):某男,53 岁,教师。1973 年 8 月 12 日诊治。患者有头痛眩晕病已十余年,血压经常持续在 250~180/150~200mmHg 之间,头痛恶热,得凉稍减。久服清热祛风,潜阳养阴之剂,症情时轻时重。因炎夏感受暑热,加之情志不舒而晕倒,昏不知人。住院服中西药治疗无效,邀吾诊治。症见形体肥胖,面色晦暗,昏不知人,骂詈不休。舌黄少津,质有瘀斑,少腹硬满,疼痛拒按,大便不通,脉象沉弦。血压 220/120mmHg。此素有血行不畅,又值暑热内侵,加之情志不舒,遂入血分,热与血结,瘀血攻心,致使神识昏迷。治宜通瘀破结,泻热通便。方用:酒大黄(后入)15g,水蛭 12g,桃仁 15g,虻虫 4.5g,白芍 15g。上方服后,泻下硬而黑晦如煤之便,腹痛减轻,神志清醒。续服 2 剂,又泻下 4 次,血压降至 180/98mmHg,诸症好转,继以他药调治而愈。

按语:案 1 之少腹闷满,小便自利,发狂,脉沉微,系瘀热互结于下焦的典型案例,故以抵当汤取效。此证服本方后,继用熟地、人参等多剂,是因病程较长,体力衰弱,另一方面也可以看出本方药力之峻猛程度,以此体会到方后注之"不下,更服",是有着深刻的意义。本证先猛攻,后峻补,使邪去而正不伤,足资取法。案 2 之停经 3 个月,伴见面色萎黄,少腹微胀,证似干血劳初起,用破瘀生新的大黄䗪虫丸何以无效? 曹颖甫在原书中自按曰:"丸药之效否,与其原料之是否道地,修合之是否如法,储藏之是否妥善,在在有关,故服大黄䗪虫丸而未效者,不能即谓此丸竟无用也。"丸药无效,则瘀结愈甚,瘀血不去则新血不生,致使形体失养之证亦甚。此瘀积内结,元气已伤之重证。病临险境,最易倾覆。当此之时,既须分清病之标本,又要分清证之缓急。该案系瘀血久积而致正气亏损,病根是瘀血,瘀不去则正愈虚,故先攻瘀,后扶正,乃上策也。服本方瘀血下,胀痛减,且又见脉虚,治又当祛瘀扶正并行。此案辨证准确,用药果断而有序,故能挽狂澜而扶倾。案 3 之胁痛是血瘀而非气滞,故用小柴胡加味无效。但既认是死血,何以不用抵当汤而用丸,是虑其右三部脉数而虚之故乎,观其善后用四物汤,则此证着眼在血分可知。案 4 之发狂,舌质有瘀斑,少腹硬满,疼痛拒按,大便不通,脉沉弦,是热血互结于下,瘀热攻心于上,用本方破血逐瘀,泻热通便,药证相符,故诸症好转,加入白芍养血平肝,寓有祛邪不伤正之意。

【临床报道】

1. 缺血性中风 将 88 例患者随机分为两组:治疗组 68 例,年龄 38~80 岁,平均 61.4 岁;病程最短 5 小时,最长 4 天;其中半身不遂 68 例,口眼歪斜 57 例,语言障碍 42 例,偏身麻木 47 例,头晕头痛 15 例。对照组 20 例,平均年龄 61.7 岁;病程最短 8 小时,最长 3 天;其中半身不遂 20 例,口眼歪斜 17 例,语言障碍 16 例,偏身麻木 18 例,头晕头痛 10 例。治疗组内服加味抵当汤煎剂 150ml,每日两次。对照组内服血栓心脉宁胶囊 4 粒,每日 3 次。两组均用药 2 周为 1 疗程,治疗前停用其他药物,分别检查血流动力学、肝肾功能,并于治疗后复查。治疗期间不加其他药物,但均辅助针灸治疗。结果:①临床症状改变:治疗组 68

例,治愈(症状完全消失,肢体肌力增强两个等级)49 例,好转(症状好转,但未消失,肢体肌力增强一个等级)15 例,无效(症状体征无变化)4 例,有效率为 94.12%。对照组 20 例,治愈 4 例,好转 14 例,无效 2 例,有效率 90%。两组治愈率分别为 72%、20%,有显著性差异($P<0.05$)。其中对半身不遂、口眼歪斜、偏身麻木的改善治疗组优于对照组。②对血流变指标的影响:两组治疗后全血低切值、血浆黏度、红细胞聚集指数较治疗前有明显改善($P<0.01$ 和 $P<0.05$),其中血浆黏度、纤维蛋白原、甘油三酯的改善治疗组更为明显($P<0.01$,$P<0.05$)[1]。

2. 急性脑出血 以脑电地形图为对象,观察抵当汤对本病的治疗作用。95 例患者随机分为治疗组 50 例,对照组 45 例。治疗组以抵当汤加味治疗,方由水蛭 6g,虻虫 1.5g,桃仁 9g,制大黄 9g,生姜 3 片,大枣 9g 组成。4 周为 1 疗程。吞咽困难者给以鼻饲。对照组采用常规西医治疗。全部患者均进行 2 次脑电地形图检查(首次检查在发病后 1~3 天内进行,4 周治疗结束后予以复查),并进行疗效分析统计。结果:治疗组显效 35 例,占 70%;有效 12 例,占 24%;无效 3 例,占 6%;总有效率为 94%。对照组显效 28 例,占 62.2%;有效 4 例,占 8.9%;无效 13 例,占 29%;总有效率为 71%。二者比较有显著性差异($P<0.01$)[2]。孙氏以体感诱发电位(SLSEP)为指标,观察抵当汤对本病的治疗作用。治疗组 39 例,方用虻虫、桃仁、制大黄、大枣各 50g,水蛭 75g,生姜 10g,黄酒 15g,甜叶菊苷 1.875g,制成 1000ml 口服液。每次 20ml,每日 2 次。口服困难者鼻饲或高位灌肠。总疗程 4 周。对照组 30 例,西医常规处理。于病后 7 天内及疗程结束时分别检查 1 次 SLSEP。结果治疗组好转率为 85%,对照组好转率为 63%。治疗组较对照组有显著性差异[3]。

3. 子宫内膜异位症 采用抵当汤为主治疗子宫内膜异位症 58 例,处方为:水蛭 8g,延胡索 12g,蒲黄 10g,蟅虫 8g,桃仁 15g,川楝子 15g,生大黄 12g,五灵脂 15g,滑石 15g,车前子 12g,木通 10g,没药 15g。15 天为 1 疗程;病程短者 1 疗程,长者 1~2 疗程。评价指标为:显效:症状基本消失,肿块缩小 1/2 以上,虽有局部症状存在,但不孕者能生育。有效:症状明显减轻,盆腔肿块有所缩小。无效:主要症状无变化或恶化,局部病变无变化或有加重趋势。结果:显效 28 例,有效 24 例,无效 6 例,总有效率 89.66%[4]。

4. 深静脉血栓形成 抵当汤合四妙勇安汤加味(水蛭 8g,虻虫 2g,大黄 12g,桃仁 10g,银花 30g,玄参 30g,当归 20g,甘草 10g,萆薢 12g,牛膝 12g)治疗中下肢深静脉血栓形成 19 例。偏湿者酌加防己、木瓜;偏热毒者加地丁、野菊、蒲公英;肢冷麻木者加桂枝等。用药 2~4 周。结果:治愈 16 例,显效 2 例,无效 1 例,总有效率 94.74%。本组有 1 例并发肺栓塞,经急诊处理后,继以中药治疗痊愈[5]。

5. 外伤后便秘 抵当汤加甘草(水蛭、桃仁各 10g,虻虫 6g,大黄 12g,甘草 5g)治疗外伤后便秘 30 例。30 例中腹部手术 14 例,骨伤科 16 例(腰椎骨折 8 例,骨盆骨折 4 例,股骨颈骨折 2 例),腰腹软组织损伤 2 例;损伤后便秘时间最短 3 天,最长 10 天。药后大便通畅即停服。体质较差者用量酌减,内脏出血者慎用。显效(服药 1 剂大便即通,腹胀缓解)12 例,有效(服药 2 剂排便)17 例,无效(服药 3 剂后仍未排便,腹胀如故,改用其他方法治疗)1 例。总有效率 96.7%[6]。

6. 前列腺增生 抵当汤加味(桃仁、穿山甲、生大黄各 10g,炒水蛭、炒虻虫各 6g)治疗前列腺增生 40 例。30 天为 1 疗程。排尿无力,或点滴而出者加黄芪、桂枝;尿闭者加三棱、莪术;尿血者加紫草、牡丹皮;尿痛者加蒲黄、牛膝;尿频、尿急、尿道灼热疼痛者加蒲公英、泽泻;小腹胀痛者加乳香、没药,大便通畅酌减大黄用量。治疗结果:治愈 24 例(排尿正常,症状体征消失,肛诊前列腺正常,残余尿测定为阴性,观察 3 个月无复发);显效 14 例(排尿基本恢复正常,主要症状及体征好转,肛诊前列腺缩小);无效 2 例(临床症状及体征无改善,肛诊前列腺无缩小)。总有效率为 95％[7]。

7. 高脂血症 本方治疗高脂血症 69 例,并用脂必妥治疗 44 例为对照组。治疗组每日口服抵当丸 1 粒 2 次,4 周为 1 疗程;对照组口服脂必妥,每次 3 片,每日 3 次,4 周为 1 疗程。以 TC、TG、HDL-C 为疗效判定指标。结果:治疗组显效(TC 下降 15％以上,TG 下降 30％以上,HDL-C 升高 0.26mmol/L 以上)51 例,有效(TC 下降 5％～14％,TG 下降 10％～29％,HDL-C 升高 0.1～0.25mmol/L)16 例,无效(TC 下降 5％以下,TG 下降 10％以下)2 例,总有效率 97.10％;对照组显效 27 例,有效 9 例,无效 8 例,总有效率 81.8％。两组总有效率比较,有显著性差异($P < 0.01$)。患者上述指标自身对照显示:治疗组 TC、TG 下降幅度显著($P < 0.001$),对照组治疗前后无显著差异($P > 0.05$)[8]。

8. 急性尿潴留 应用抵当汤为基本方(大黄 15g,桃仁 12g,水蛭 9g,虻虫 6g)随证治疗急性尿潴留 30 例。前列腺增生伴炎症者加黄柏、知母、黄连、萆薢、石韦、党参、黄芪、牡丹皮、鳖甲。尿路结石在 0.5cm×0.5cm～0.5cm×0.8cm 以内者加海金沙、鸡内金、金钱草、木通、车前子。结果:30 例患者临床症状均缓解,实验室检查正常,获临床痊愈。随访 1～2 年,未复发者 24 例;偶有复发,再服药有效者 3 例;症状缓解,反复发作,再服药有效者 2 例,无效者 1 例[9]。

【实验研究】

1. 对血液流变性的影响 雄性 SD 大鼠后肢注射地塞米松造模,观察抵当汤等方剂对血液流变性和血脂的影响,结果发现给予抵当汤治疗后,全血黏度、血浆黏度及血细胞比容显著降低($P < 0.01$),纤维蛋白原含量降低($P < 0.05$);血脂各指标中甘油三酯含量显著降低($P < 0.01$),β 脂蛋白含量降低($P < 0.05$),但对胆固醇作用不明显($P > 0.05$)。表明治疗后血液黏度下降,主要不是因为胆固醇含量减少引起,而是由于甘油三酯、β 脂蛋白及血浆中链状高分子物质纤维蛋白原浓度降低所致,并与血细胞比容密切相关[10]。

2. 对脑出血的影响 采用高血脂大鼠脑内注血模型,观察本方对注血后脑组织中自由基衍生物丙二醛(MDA)、Ca^{2+}、Fe^{2+}、脑含水率的影响。结果表明,本方能显著地清除脑内自由基,降低脑含水率,同时还能提高注血后脑组织中的 Fe^{2+} 浓度(此为本方加速血肿中红细胞破坏、促进血肿吸收、且无加速自由基反应作用的证据),说明本方对脑出血有较好的治疗作用[11]。还观察了本方对脑内注血大鼠脑内不同时相频率、波幅、θ 波指数的影响,结果显示:给药组耐缺血缺氧程度显著优于模型加生理盐水组。可认为本方能改善脑出血后的脑电活动[12]。

3. 对中风患者纤维蛋白原及血小板的影响 通过对 144 例中风患者的血清纤维蛋白原(FBG)、血小板(PLT)的动态观察发现:在 FBG 高于 2g/L 的病例中,用加味抵当汤治疗后,FBG 逐渐降低,在 FBG 低于 2g/L 的病例中,用加味抵当汤治疗后,FBG 逐渐增高至正常。在 PLT 高于 10g/L 的病例中,用加味抵当汤治疗之后,PLT 逐渐下降;而 PLT 低于 10g/L 者,用药之后反而增高至正常,经统计学处理结果有显著性差异。从而提示抵当汤通过对 FBG、PLT 的双向调节,动态地维持血中恒量黏比度、血小板的聚集状态。说明本方能改善中风之后的浓、黏、凝、滞的状态,消除脑水肿,改善微循环障碍,降低毛细血管的通透性,增强吞噬细胞的功能,促使侧支循环的建立,改善脑细胞缺血、缺氧的状态,故在治疗上能取得较好的疗效[13]。

4. 降血脂 采用经典喂养法复制大鼠血脂异常的模型,喂高脂饲料,同时每天灌胃抵当汤。连续喂养 8 周。实验结束断头取血,测定血清 TC、TG、HDL-C、LDL-C。取主动脉采用 RT-PCR 方法测定组织中 ET-1mRNA、VCAM-1mRNA 表达。结果显示:血清 TC、TG、LDL 明显降低,HDL 显著升高;主动脉组织 ET-1mRNA、VCAM-1mRNA 表达显著降低。认为抵当汤具有调节血脂,保护内皮功能的作用,是防治血脂异常理想的药物[14]。

5. 抗氧化 运用微量快速法检测血浆超氧化物歧化酶活性,改良八木国夫法检测血浆丙二醛含量,运用薄层扫描法检测主动脉神经酰胺含量。观察抵当汤改良方对实验性动脉粥样硬化家兔抗氧化活性及神经酰胺含量的影响。结果:抵当汤改良方对实验性动脉粥样硬化家兔能有效提高血浆超氧化物歧化酶活性,降低血浆丙二醛含量,降低主动脉神经酰胺脂质含量。认为抵当汤改良方抗实验性动脉粥样硬化作用与提高机体抗氧化酶活性及降低神经酰胺含量有关[15]。

6. 抗炎、镇痛、促进子宫微循环 观察抵当汤(桃仁、水蛭等)对大鼠子宫韧带微循环的影响及其镇痛抗炎作用。结果显示:抵当汤可减少醋酸所致小鼠扭体次数,延长小鼠热刺激痛阈,显著抑制二甲苯所致的小鼠耳廓肿胀度和肿胀百分率,显著抑制大鼠肉芽肿胀和蛋清所致大鼠足跖肿胀值和足跖肿胀百分率。有镇痛抗炎作用。同时可使大鼠子宫微动脉、静脉口径增大,毛细血管网点数增加,血流速度增加,可促进子宫微循环[16]。

7. 抗肿瘤 建立小鼠 Crohn's(S_{180})肉瘤动物模型,将荷瘤小鼠分为抵当汤化裁方高、中、低剂量组,连续灌胃 10 天。设阴性对照组和正常组,观察抑瘤率。结果:抵当汤高、中、低剂量组对荷瘤小鼠瘤重的抑瘤率分别为 56.25%、36.51% 和 18.42%,与阴性对照组比较有显著差异,尤以高剂量组为明显;$CD4^+$ T 淋巴细胞数量、$CD8^+$ T 淋巴细胞数量及 $CD4^+/CD8^+$ 比值与阴性对照组比较均明显升高,尤以高剂量组最为明显。认为抵当汤化裁方对 S_{180} 荷瘤小鼠肿瘤有抑制作用,并能缓解和改善 S_{180} 荷瘤小鼠免疫力低下和免疫紊乱状态[17]。

参 考 文 献

[1] 董荣芬,王宝玉. 加味抵当汤治疗缺血性中风临床研究[J]. 北京中医,1998,17(4):17-18.

[2] 黄晓明. 抵当汤加味治疗急性脑出血的脑电地形图观察[J]. 浙江中医学院学报,1996,20(3):30.

[3] 孙岩. 加味抵当汤对急性脑出血患者体感诱发电位的影响[J]. 浙江中医杂志,1996,31(12):564.

[4] 吴雪华. 抵当汤加减治疗子宫内膜异位症 58 例[J]. 中国中医急症,2003,12(4):370.

[5] 马建波. 抵当汤合四妙勇安汤治疗下肢深静脉血栓形成 19 例[J]. 北京中医杂志,2003,22(2):31.

[6] 何文绍. 抵当汤加甘草治疗外伤后便秘 30 例[J]. 新中医,2003,35(11):52-53.

[7] 华刚. 抵当汤加味治疗前列腺肥大 40 例[J]. 陕西中医,2004,25(12):1087-1088.

[8] 李振明. 抵当丸治疗高脂血症 69 例[J]. 北京中医,1998,(4):16.

[9] 汪凤杰. 抵当汤加减治疗急性尿潴留 30 例[J]. 湖北中医杂志,1988,(1):20.

[10] 唐凯. 抵当汤等对血液流变性异常大鼠模型的影响[J]. 浙江中医杂志,1988,23(7):319.

[11] 杨万章,万中民. 逐瘀化痰汤等三方对大鼠脑出血组织 MDA、Ca^{2+}、Fe^{2+} 影响的实验研究[J]. 北京中医药大学学报,1997,20(6):35.

[12] 杨万章,万中民. 逐瘀化痰汤、三生饮、抵当汤对实验大鼠脑出血后 EEG 变化的研究[J]. 北京

中医药大学学报,1996,19(3):64.

[13] 张歌心,黄晓明.加味抵当汤对中风的纤维蛋白原、血小板的实验观察[J].浙江中医学院学报,1997,21(2):37.

[14] 张艳慧,蔡冀民,宋爱华,等.抵当汤对血脂异常大鼠 ET-1mRNA、VCAM-1mRNA 表达影响[J].四川中医,2007,25(2):21-23.

[15] 黄河清,陶莎,刘培庆.抵当汤改良方对实验性动脉粥样硬化家兔抗氧化活性及神经酰胺含量的影响[J].中国中药杂志,2002,27(12):942-944.

[16] 李洁,王晓,刘思好,等.抵当汤对大鼠子宫微循环的影响及其镇痛抗炎作用[J].中医药学刊,2006,24(2):251-253.

[17] 姜波,艾华.抵当汤化裁方对荷瘤小鼠抑瘤作用及对 T 淋巴细胞亚群的影响[J].吉林中医药,2008,28(2):147-148.

(邓中甲　贾　波　叶俏波　胡　鹏)

血府逐瘀汤
(《医林改错》卷上)

【组成】当归三钱(9g)　生地三钱(9g)　桃仁四钱(12g)　红花三钱(9g)　枳壳二钱(6g)　赤芍二钱(6g)　柴胡一钱(3g)　甘草二钱(6g)　桔梗一钱半(4.5g)　川芎一钱半(4.5g)　牛膝三钱(9g)

【用法】水煎服。

【功用】活血祛瘀,行气止痛。

【主治】胸中血瘀证。胸痛、头痛日久不愈,痛如针刺而有定处,或呃逆日久不止,或内热烦闷,心悸失眠,急躁易怒,入暮潮热,唇黯或两目黯黑,舌黯红或有瘀斑,脉涩或弦紧。

【病机分析】本方为治疗瘀血内阻胸部,气机郁滞所致胸痛、胸闷之方,即王清任所称"胸中血府血瘀"之证。瘀血内阻胸中,阻碍气机,不通则痛,故胸痛日久不愈;胸胁为肝经循行之处,瘀血内阻胸中,气机郁滞,故胸胁刺痛;瘀血阻滞,清阳不升,则为头痛;瘀热上冲动膈,可见呃逆不止;郁滞日久,肝失条达之性,故急躁易怒;气血瘀而化热,病在血分,故入暮潮热、内热烦闷;瘀热上扰心神,闭阻心脉,心失所养,故见心悸失眠。至于唇、目、舌、脉所见,皆为瘀血征象。血瘀为主,气滞次之。

【配伍意义】本方系由桃红四物汤合四逆散(生地易熟地,赤芍易白芍)加桔梗、牛膝而成,王清任用以治疗"胸中血府血瘀"所致诸证。方中当归、川芎、赤芍、桃仁、红花活血化瘀;牛膝祛瘀血,通血脉,并引瘀血下行,共为方中主要组成部分。气能行血,血的循行,有赖于肺气的敷布,肝气的疏泄。故配柴胡疏肝解郁,桔梗开宣肺气,载药上行,合枳壳,则一升一降,宽胸行气,使气行则血行。生地凉血清热,合当归又能养血润燥,使瘀去新生。甘草调和诸药。

本方配伍特点:①气血同治。活血化瘀配疏肝理气,以化瘀为主,理气为辅,既行血分瘀滞,又解气分郁结。②活中寓养。即活血理气之中寓养血益阴之品,药如当归、生地、甘草,使活血理气而无耗血伤阴之弊,祛瘀而又生新。③升降同用。方中柴胡与牛膝、桔梗与枳壳的配伍,乃升降合用,条达气机之法,使气血升降和顺。

王清任认为膈膜的底处如池,池中存血,名曰"血府"。根据"血府"产生"血瘀"的理论,王氏创立了血府逐瘀之剂,故名"血府逐瘀汤"。

【临床运用】

1. 证治要点　本方治疗瘀阻胸部之证为主,以胸痛,痛有定处,舌黯红或有瘀斑,脉涩或弦紧为证治要点。

2. 加减法　若瘀在胸部,宜重用赤芍、川芎,佐以柴胡、青皮;瘀在脘腹部,重用桃仁、红花,加乳香、没药、乌药、香附;瘀在少腹者,加蒲黄、五灵脂、官桂、小茴香等;瘀阻致肝肿胁痛者,加丹参、郁金、䗪虫、九香虫;瘀积肝脾肿硬者,加三棱、莪术、制大黄或水蛭、䗪虫等;血瘀经闭、痛经者,可用本方去桔梗加香附、益母草、泽兰等以活血调经止痛。

3. 本方是王清任所创诸方中应用最广泛的一首,用以治疗"胸中血府血瘀之证"。从所治症目来看,计有 19 种,这些病证虽各不相同,但只要有瘀血证据,就可用本方治疗。结合现代医学,这些病证基本属于神经系统和心血管系统两方面疾病。现代常加减用于治疗冠心病心绞痛、风湿性心脏病、胸部挫伤、肋间神经痛、肋软骨炎之胸痛、慢性肝炎、肝脾肿大、溃疡病、神经官能症,以及脑震荡后遗症之头昏头痛、精神抑郁,属于瘀阻气滞者,均取得一定疗效。

【使用注意】因方中活血祛瘀药物较多,故孕妇忌服。

【源流发展】本方为清代王清任所订,从组成药物分析,由桃红四物汤合四逆散加桔梗、牛膝而成。其病机关键在于血瘀,兼见气滞,故治疗当以活血祛瘀为主,辅以疏肝理气。

王氏将瘀血所生的疾病,大致按人体的部位来分证,因此立血府逐瘀汤治胸中血府血瘀之证,立通窍活血汤治头面四肢周身血管血瘀之证,立膈下逐瘀汤治肚腹血瘀之证,立少腹逐瘀汤治少腹血瘀积块或妇女月经不调之证。以上各方和血逐瘀汤异中有同,可以说是血府逐瘀汤的姊妹方。

【疑难阐释】

1. 关于对"血府"的正确理解　王氏限于历史条件,只能从病孩残尸和刑场上观察脏腑,缺乏实际解剖实验,认为"血府即人胸下膈膜一片,其薄如纸,最为坚实,前长与心口凹处齐,从两胁至腰上,顺长如坡,前高后低,底处如池,池中存血即精汁所化,名曰血府"。这是王氏把尸体的胸腔积血误认为是生理性的结果,遂称"血府"。从"血府"产生血瘀,而采取活血化瘀治法,使本方被广泛用于临床而有较高的疗效。追溯王氏观点的学术渊源,早在《内经》就有关于血府的记载,《素问·脉要精微论》说:"夫脉者,血之府也。"关于脉管内外都有瘀血的病机,《灵枢·经脉》指出:"手少阴气绝,则脉不通,脉不通则血不流;血不流则髦色不泽,故其面黑如漆紫者,血先死。"《灵枢·贼风》又说:"若有所坠堕,恶血在内而不去,……则血气凝结。"可见前人将瘀血分为脉管内和脉管外两类。王氏尽管有"血府"部位认识上的错误,但对血府有瘀血这一病机的认识还是正确的。不管王氏认为的"血府"之瘀血是脉管内瘀血,还是脉管外瘀血,瘀血都是客观存在的病机现象。而且《内经》所指的血府是"脉",与王氏的胸中"血府"完全有别。因为"脉"是血液通行的隧道,将人体脏腑、四肢、骨肉、皮毛等密切联系在一起,并濡养之,所以血府逐瘀汤能广泛治疗人体瘀血所致的许多疾病。这就是本方由错误的部位认识而产生了有益的治疗根据所在。

2. 关于本方主治　因原书本方主治病证多达 19 种:头痛、胸痛、胸不任物、胸任重物、天亮出汗、食自胸右下、心里热(名曰灯笼病)、瞀闷、急躁、夜睡多梦、呃逆、饮水即呛、不眠、小儿夜啼、心跳心忙、夜不安、俗言肝气病、干呕、晚发一阵热。由于临床表现多样化,故临证时较难掌握。但只要牢牢把握血府血瘀的五个方面:①疼痛痛有定处;②情志的改变;③胸中异常感觉;④发热失眠;⑤血瘀之舌脉,则辨证施治有章可循。

【方论选录】

1. 唐宗海:"王清任著《医林改错》,论多粗疏,唯治瘀血最长。所立三方,乃治瘀活套方也。一书中唯此汤歌诀"血化下行不作痨"句颇有见识。凡痨所由成,多是瘀血为害,吾于血症诸门,言之綦详,并采此语以为印证。"(《血证论》卷8)

2. 周凤梧:"瘀血内阻胸中,故为胸痛烦闷,心悸失眠;瘀阻清阳不升,故上为头痛(无表邪、无里症、无气虚及痰饮等症);胃有瘀热上冲,或食道、会厌有瘀血阻滞,则为呃逆干呕或饮水及呃;气郁不舒,则急躁善怒;其面、唇、舌、脉的见症,皆为瘀滞之象。前人认为本症乃由血瘀气郁,阳气不得宣发所致。故本方采用了升阳解郁,活血祛瘀之法以开胸止痛。全方是以桃红四物汤与四逆散(枳壳易枳实)合方,再加桔梗、牛膝而成。桃红四物汤活血祛瘀;四逆散疏肝解郁;加桔梗开胸膈之气,与枳壳、柴胡同用,尤善开胸散结;牛膝引瘀血下行,一升一降,促使气血更易于运行。配合成方,不仅适用于血瘀所致的上述病症,并可作为通治一切气滞血瘀之方。"(《实用方剂学》)

3. 岳美中:"方中以桃红四物汤合四逆散,动药与静药配伍得好,再加牛膝往下一引,柴胡、桔梗往上一提,升降有常,血自下行,用于治疗胸膈间瘀血和妇女逆经证,多可数剂而愈。"(《岳美中医话集》)

4. 高体三,等:"本方主治胸部的瘀血证。胸部属肝而包括上焦,肝司营血,性喜畅达,功能疏泄。今血瘀胸中,肝失疏泄畅达,故症见头痛、胸痛、失眠、心慌、呃逆等证。治宜调肝逐瘀为法。故本方除桔梗引药上行,牛膝引邪下行,甘草和中调药外,其余药物均入肝经。如当归、生地、柴胡养血活血,清热疏肝,适用于血瘀热证;桃仁、赤芍、红花逐瘀活血;血不得气不活,气不得血不行,川芎为血分气药,枳壳擅长理气疏肝,二者合用,助本方理气活血,并有调理肝脾作用。诸药配伍,共成活血逐瘀,理气疏肝之剂。"(《汤头歌诀新义》)

5. 成都中医学院:"本方主治诸证,均属瘀血所致。心主血,肝藏血。瘀血内阻手足厥阴,血液循环障碍,故产生头痛、胸痛、心前区憋闷、失眠多梦、心悸怔忡、烦躁易怒等证。本方用桃仁、红花、赤芍、川芎、牛膝等活血祛瘀,治血分的瘀滞;枳壳、柴胡、桔梗、甘草调气疏肝,治肝气的郁结,俾瘀血去,肝郁疏,而诸证可解。然肝为藏血之脏,若只活血而不养血,恐阴血受伤,故用当归、地黄补血调肝,庶活血而无耗血之虑,理气而无伤阴之弊。"(《中医治法与方剂》)

【评议】本方的基本病机是血府血瘀气郁,血瘀为主,兼见气郁,各家认识统一。周氏根据基本病机,对一些主治病证做了较详细的分析,在治法上特别提出了"升阳解郁"。关于本证脏腑经络的归属问题,高氏等认为病在上焦和肝经,治宜"调肝逐瘀";成都中医药大学专家则指出其与手足厥阴之心、肝及其经络的联系,治法上偏重调补气血。岳氏关于"动药"、"静药"之比拟,生动地描述了本方对人体气血阴阳的调和作用。综观以上诸家方论,其"气血同治"、"活中寓养"、"升降并用"之配伍特点显而易见,这正是本方何以具有广泛的适应证,并被血证专家唐宗海誉为"治瘀活套方"而推崇备至的原因所在。

【验案举例】

1. 神经衰弱 《新中医》(1991,11:49):某男,36岁,教师。近1年来自觉心悸,失眠,头痛,头晕,胸闷,思维紊乱,健忘;每因心情不佳,病情加重,影响工作。经多方治疗,疗效不著。西医诊为"神经衰弱"。诊得:舌质紫黯,边有瘀点,脉弦涩。证属瘀血阻络,气血运行不畅,脑失所养。治当活血化瘀,宽胸理气。治以血府逐瘀汤:红花6g,当归、川芎、赤芍、柴胡、枳壳各10g,甘草3g,生地15g,桔梗5g,川牛膝、桃仁各12g。3剂,水煎服。二诊:服药后头晕、心悸、头痛减轻,能入睡但易醒梦多。效不更方,原方加炒酸枣仁、远志各10g,再进3剂。三诊:诸证明显好转,记忆力提高。续投5剂,诸证悉除,记忆力恢复,精神如常,能正常工作。随访1年,未再复发。

按语:神经衰弱属中医"眩晕"、"健忘"范畴。其病因、病机复杂,治法多样,如补益心脾,交通心肾,燥湿祛痰,清火息风等。本例乃瘀血内阻,气血运行不畅,心神失养,故见头晕失眠,心悸健忘,思维紊乱等症,符合血府逐瘀汤之病机,故投之而获效。

2. 嗳气 《河北中医》(1988,1:16):某男,37岁。患嗳气症十余年,初未介意。近几年逐渐加重,嗳气频作,越想控制嗳气越甚,别无不适。舌黯,苔薄黄,脉弦细。证属瘀阻气滞,胃失和降。治以活血化瘀行气,用血府逐瘀汤。处方:当归15g,川芎6g,赤芍9g,生地9g,桃仁10g,红花6g,川牛膝6g,柴胡9g,枳壳9g,桔梗6g,甘草3g。6剂。二诊:嗳气已近乎消失,舌黯亦减,苔薄黄,脉弱,守上方3剂而愈。

按语:嗳气一证,临床十分常见,多从气分立论,因瘀血所致者较少见。本例除嗳气外别无不适,察其舌黯,当属瘀血,故投血府逐瘀汤活血化瘀而收效。

3. 前列腺肥大 《新中医》(1991,7:42):某男,67岁,干部。患尿频、尿意不尽半年。经某医院检查诊断为前列腺肥大Ⅱ°,弹性尚可,中央沟变浅。症见:小便点滴而下,尿如细线,5~6次/小时,小腹憋胀刺痛,神情苦闷。舌紫黯,有瘀点,脉沉涩。证属瘀阻精道,膀胱气化失常。治以化瘀通窍,活血利尿。投以血府逐瘀汤。处方:当归、赤芍各15g,生地、川芎、桃仁、红花、柴胡、枳壳、牛膝各10g,甘草、桔梗各6g。二诊:服药3剂后排尿稍畅,小腹胀痛减轻;上方加王不留行30g,重在活血通络。连服20剂,排尿通畅,诸症大减,1年后随访体健。

按语:前列腺肥大,组织充血肿胀,尿道梗塞,导致排尿困难,属于中医癃闭范畴。证属瘀血阻络,精关不利,膀胱气化失常。膀胱者乃六腑之一,以通为用,故用血府逐瘀汤加王不留行逐瘀通腑,瘀消腑气通,水道畅利,故获良效。

4. 糖尿病 《新中医》(1991,12:41):某男,54岁,干部。近2个月来疲乏头晕,口渴,饮水多。经某医院检查:血糖11.1mmol/L,尿糖(+++),诊断为糖尿病。用降糖片D_{860}、六味地黄丸及滋肾养阴、清热生津等中药数十剂,见效甚微。症见:头晕,口渴,疲乏,消瘦,小便浑浊。舌紫黯,边有瘀点,苔薄干,脉细涩。证属血瘀津伤,治宜活血化瘀,益气养阴。处方:当归、生地、红花各9g,桃仁12g,枳壳、川芎、柴胡、赤芍、桔梗、黄芪、天冬、牛膝、丹参各6g,甘草3g。二诊:服7剂,诸症明显减轻,查空腹血糖为8.9mmol/L,尿糖(++),效不更方,再投10剂。三诊:自觉症状消失,舌淡红、瘀点消失,脉和缓有力。查空腹血糖为5.6mmol/L,尿糖阴性。随访1年,未复发。

按语:《血证论》卷5曰:"瘀血在里,则口渴,所以然者,血与气本不相离。内有瘀血,故气不得通,不能载水津上行,是以发渴,名曰血渴,瘀血去,则不渴矣。"此例舌质紫黯有瘀点,脉细涩,属血瘀证无疑,故用活血化瘀法。活血能润燥,瘀化津自生,津血同源,互为资生转化,故病得瘥。

【临床报道】

一、内科

(一)循环系统疾病

1. 冠心病 本方加味治疗冠心病心绞痛50例,以症状改变及心电图改变为指标评价疗效。结果:①心绞痛症状改变情况:显效19例,有效25例,无效6例,总有效率85%。②心电图异常者48例,治疗后:显效15例,有效22例,无效11例,总有效率74%[1]。邓氏等用本方加减(黄芪、丹参、生地、桃仁、红花、赤芍、川芎、桔梗、牛膝、瓜蒌、枳壳、柴胡)治疗冠心病心绞痛 80 例。总有效率 96.75%[2]。

2. 心肌缺血　本方加味治疗老年性心肌缺血 84 例,每 3 周为 1 疗程,经 1～3 疗程治疗后,29 例显效,占 34.5%;46 例有效,占 54.8%;9 例无效,占 10.7%。总有效率为 89.3%[3]。

3. 中风　将临床确诊为出血性中风患者 59 例随机分为两组,对照组 28 例,治疗组 31例,两组均予西医常规治疗,治疗组另在出血后早期(24～72 小时)给予血府逐瘀汤治疗,并根据证型变化予以加味;结果治疗组治疗后 4 周的颅内血肿体积明显缩小、病类诊断评分显著降低,与对照组比较差异明显($P<0.05$)[4]。

4. 脑血管病　本方加减治疗脑血栓形成 100 例,并设对照组 100 例口服曲克芦丁,疗效评定根据《卒中患者临床神经功能缺损程度评分标准和疗效评定标准》。结果证明:治疗组与对照组总有效率相比无显著差异($P>0.05$),但在肌力恢复程度上,治疗组恢复优于对照组($P<0.01$)[5]。李氏认为脑动脉硬化所致眩晕与瘀血关系密切,故用本方加丹参、天麻并随证加减进行治疗,共观察 31 例,痊愈率 80%,好转率 20%[6]。

5. 心衰　本方加减治疗肺心病心衰 27 例,必要时佐以中西药抗感染,其中显效 9 例,占 33.3%;好转 15 例。占 55.6%;无效 3 例,占 11.1%,服药最少者 7 剂,最多者 31 剂[7]。

6. 病毒性心肌炎　本方加减:桃仁、红花各 10g,当归 15g,生地、川芎、赤芍、柴胡各10g,枳壳 12g,黄芪 30g,太子参 15g,五味子 10g,麦冬 15g,丹参 20g,治疗病毒性心肌炎 52例。结果:显效 20 例,有效 28 例,无效 4 例。总有效率 92.3%[8]。

7. 休克　天津市第一中心医院使用本方加减,治疗 DIC 22 例,结果:治愈 16 例,好转 1例,死亡 5 例。认为用本方加减,适当配伍理气活血药,有助于改善微循环,防止休克进一步恶化[9,10]。

8. 高血压病　邓氏用本方加味治疗高血压病 50 例(包括原发性及继发性),总有效率92%,优于西药对照组($P<0.01$)[11]。

(二)神经精神系统疾病

1. 头痛、神经痛　血府逐瘀汤治疗瘀血型头痛 48 例,其中痊愈(头痛症状消失)34 例(70.8%),好转(临床症状明显改善,头痛减轻)13 例(27.1%),无效 1 例(2.1%)[12]。杨氏以本方加味治疗偏头痛 43 例,其中基本控制 17 例,占 39.5%;显效 21 例,占 48.9%;有效 3例,占 6.9%;无效 2 例,占 4.7%。总有效率达 95.3%。[13]杨氏以本方加减治疗带状疱疹后遗神经痛 37 例。临床治愈 34 例(91.89%),显效 3 例(8.11%),全部有效。患者一般服药3 剂后症状缓解,5～7 剂后疼痛明显减轻;用药最短 7 天,最长 15 天,平均 11 天[14]。

2. 失眠　本方加减治疗失眠 60 例,结果治愈 31 例,显效 15 例,有效 11 例,无效 3 例。治愈率为 51.7%,总有效率为 95.0%[15]。

3. 精神障碍　本方加味治疗周期性精神病 50 例,对照组 36 例口服西药谷维素片、地西泮片,治疗 12 周后两组比较。结果中药治疗组总有效率为 94%,疗效明显优于对照组($P<0.05$)[16]。陈氏用本方和化痰法治疗脑动脉硬化性精神障碍 40 例,平均治疗时间36.4 天,结果:痊愈 29 例,好转 5 例,其疗效明显优于西药对照组[17]。余氏将 62 例缺血性脑卒中后抑郁症患者随机分为治疗组 32 例,用血府逐瘀汤治疗;对照组 30 例,用氟西汀胶囊治疗,4 周为 1 疗程,观察抑郁症改善和神经功能康复疗效。结果:抑郁症疗效总有效率:治疗组为 87.50%,对照组为 66.67%,两组总有效率差异有显著性意义($P<0.05$)　神经功能康复疗效:治疗组为 93.75%,对照组为 56.67%,两组总有效率差异有非常显著性意义

$(P<0.01)^{[18]}$。

4. 血管性痴呆 将70例血管性痴呆随机分为治疗组、对照组各35例。两组均给予阿米三嗪/萝巴新口服,治疗组加服本方加黄精、三七、大黄、石菖蒲。两组治疗2个月后进行疗效比较:治疗组显效13例,有效17例,无效5例,有效率82.85%;对照组显效9例,有效14例,无效12例,有效率65.71%。两组有效率差异有显著性$(P<0.05)^{[19]}$。

5. 外伤性癫痫 血府逐瘀汤加三棱、土鳖虫、生甘草治疗外伤性癫痫48例。30天为1疗程,停药3天再进行下一疗程治疗,用6个疗程,接着隔日或隔2天服1剂,共治疗1年。结果治愈(发作间歇时间比治疗前延长1年以上)22例占45%,好转(发作时症状比前减轻,间歇期明显延长)18例占37%,无效8例占18%[20]。

(三)呼吸系统疾病

1. 慢性支气管炎 本方加味治疗慢性支气管炎72例,治疗期间停服所有西药,10剂为1疗程,服药3~5疗程后,痊愈21例,显效28例,好转19例,无效4例,总有效率为94.4%[21]。

2. 哮喘 本方治疗哮喘66例,其中包括支气管哮喘27例、慢性肺气肿15例、肺心病13例、癔症性哮喘11例,治疗1~3周。结果:痊愈47例,好转13例,无效6例,总有效率90.9%[22]。

3. 肺心病 在西医常规治疗的基础上配合血府逐瘀汤加味治疗慢性肺心病40例。连续服用15天为1疗程,间歇7天,根据病情加减,用药6疗程结束,并于每年夏季服药2疗程,总共8疗程。总有效率为92.5%[23]。

4. 放射性肺损伤 将50例放射性肺炎随机分为中药治疗组和对照组,中药治疗组每日口服加味血府逐瘀汤,对照组每日口服泼尼松30mg,2个月后评价疗效;并连续追踪6个月,观察两组患者发生肺纤维化情况。结果:中药治疗组有效率为86.7%,对照组有效率为55.0%$(P<0.05)$;6个月后,中药治疗组肺纤维化发生率为26.7%,对照组为80%$(P<0.05)^{[24]}$。

(四)消化系统疾病

1. 肝胆病 本方加减治疗淤胆型肝炎30例,并配合西药常规保肝治疗,平均用药60天。除1例患者中途改用其他疗法外,其余29例全部治愈[25]。陈氏等以本方治疗肝硬化50例。其中按病因分类,肝炎后肝硬化26例,酒精性肝硬化20例,原发性胆汁性肝硬化2例,中毒性肝硬化1例,原因不明肝硬化1例。按西医分期,代偿期30例,失代偿期20例。4周为1疗程,3疗程后观察疗效。治疗期间,原则上不用西药,对于腹水明显者可适量配服利尿药。结果本组50例中,显效28例,好转17例,无效5例,总有效率90%[26]。以本方加延胡索、蒲公英等治疗胆囊炎100例,10天为1疗程。结果痊愈80例,好转16例,无效4例。总有效率为96%。一般服药1~3天腹痛缓解,其中1个疗程治愈60例[27]。

2. 胃病 本方加减治疗慢性萎缩性胃炎88例,其中基本治愈54例,占61.36%;好转30例,占34.10%;无效4例,占4.54%[28]。蔡氏将糖尿病性胃轻瘫患者随机分为治疗组82例和对照组57例。两组病例均给予饮食控制、运动疗法、口服降糖药或(和)皮下注射胰岛素控制血糖(空腹血糖降至7.0mmol/L以下,餐后2小时血糖降至10.0mmol/L以下)的基础上,治疗组加用血府逐瘀汤加木香、厚朴。对照组用多潘立酮片10mg,每日3次,餐前口服。2周为1疗程,共观察2疗程。治疗组痊愈(临床症状消失,胃肠造影示排空正常)20

例,好转(临床症状消失,胃肠造影仍为排空延迟)58 例,无效(临床症状不明显,胃肠造影示大量潴留或排空延迟)4 例,总有效率 95.12%。对照组总有效率为 89.47%。两组总有效率比较有显著性差异($P<0.05$)[29]。

3. 顽固性呃逆 本方治疗顽固性呃逆 37 例,服药 3～9 剂,治愈 36 例,1 例无效[30]。

（五）泌尿系统疾病

1. 特发性水肿 本方加减(桃仁、枳壳各 12g,红花、牛膝、当归各 9g,川芎、赤芍、巴戟天、肉苁蓉各 15g,柴胡 10g,炙甘草 6g)治疗特发性水肿 52 例。浮肿甚者加桑白皮、猪苓、茯苓;伴有大便干者加生大黄。治疗 10 天为 1 疗程,连治 1～3 疗程。结果:治愈 33 例,显效 11 例,有效 7 例,无效 1 例,治愈率为 63.46%,总有效率 98.08%[31]。

2. 遗尿 顽固性遗尿 2 例,病史长达 17 年之久,用本方加桑螵蛸、韭菜子,用药 32 剂治愈[32]。

3. 前列腺炎 本方加王不留行、土鳖虫等治疗慢性前列腺炎 50 例。并设对照组 50 例采用西药治疗。结果:治疗组总有效率 90%,对照组总有效率 62%,治疗组明显优于对照组($P<0.01$)[33]。许氏等以本方治疗慢性非细菌性前列腺炎 45 例,20 天为 1 疗程。结果治愈 12 例,有效 25 例,未愈 8 例,总有效率 83%;其中治疗 1 个疗程 13 例,2 个疗程 20 例,3 个疗程 12 例[34]。

4. 乳糜尿 本方加减治疗乳糜尿 30 例,10 天为 1 疗程,一般治疗 2～3 疗程。结果:痊愈 12 例,显效 10 例,好转 6 例,无效 2 例,总有效率为 93.3%[35]。

（六）内分泌代谢系统疾病

1. 高脂血症 本方治疗血瘀气滞型高脂血症 20 例,13 例用药 1 疗程,6 例 2 疗程,1 例 3 疗程。显效者 11 例,改善 8 例,无效 1 例,总有效率 95%[36]。

2. 其他 本方加味治疗甲状腺功能亢进症 20 例,治愈 9 例,显效 6 例,好转 3 例,总有效率 90%[37]。本方加郁金、姜黄治疗嗜铬细胞瘤 1 例,同时服用大黄䗪虫丸,连续用药 5 个月余,诸症基本消失[38]。垂体性侏儒症 1 例,服用本方 30 余剂见效,配合十全大补丸服用 130 余剂,结果身高增长 6cm,声音变重浊,出现性欲情感[39]。梁氏以本方加郁金、香附治疗希恩综合征 1 例,服药 3 剂后患者冷感大减,肢麻渐除,原方续服 9 剂后,诸症消失,身无不适[40]。

二、外科、骨伤科

1. 颅脑损伤 将 82 例幕上血肿<30ml,幕下血肿<10ml,不考虑手术的颅脑损伤患者随机分为治疗组 42 例与对照组 40 例,两组均采用常规治疗方法,治疗组加用血府逐瘀汤加减内服。观察两组的临床疗效并进行比较。结果:治疗组显效(症状、体征消失,CT 检查病灶消失)31 例,有效(症状减轻,体征改善,CT 检查无严重病变)6 例,无效(症状如偏瘫等无改变)4 例,死亡 1 例,总有效率 88.10%,临床疗效明显优于对照组($P<0.05$)[41]。

2. 肋软骨炎、肋骨骨折、气胸 本方加味治疗肋软骨炎 29 例,治疗期间,不再使用其他药物及治疗方法。结果:痊愈 16 例(病灶区压痛消失,肋软骨隆起逐渐消退如常,随访 2 个月以上稳定者);有效 9 例(病变区压痛基本消除或明显减轻,但肋软骨隆起未明显消退,随访疗效稳定者);无效 4 例(症状、体征无明显缓解,或虽有减轻,但嗣后复发者)。痊愈者中,最少服药 12 剂,最多 25 剂[42]。吴氏用本方加减治疗肋骨骨折 62 例,在骨折处外敷自制伤科止痛膏,并在敷药处用弹力胸围外固定。结果治愈 53 例,占 85.5%;有效 9 例,占 14.5%[43]。梁氏以本方加山楂、麦芽,治疗外伤性气胸 1 例,服药 3 剂后呼吸平稳,胀闷疼痛减轻,服药 18 剂后康复如常[40]。沈氏治疗月经性气胸 6 例,经前 10 天服药 7～15 剂,气体完全吸收,均获痊愈[44]。来氏报道血府逐瘀汤治疗自发性气胸 12 例,均在 2～4 周治愈,胸腔气体吸收,肺脏复张[45]。

3. 外周血管病 血府逐瘀汤加味治疗静脉炎 38 例,病程在 2～10 年。结果:显效(服药 3～5 剂后,下肢静脉肿胀、发热、疼痛消失)8 例,有效(服药 14～28 剂后,静脉肿胀、疼痛明显减轻以至消失)29 例,无效 1 例[46]。张氏用本方加温经通络之品,治疗 30 例血栓闭塞性脉管炎,经治 2～4 个月,痊愈 15 例,好转 14 例,无效 1 例[47]。

4. 术后肠粘连 本方加味治疗术后肠粘连 32 例。治疗后 1 天腹痛减轻 12 例,3 天 8 例,5～7 天 5 例,10 天 7 例;治疗后 3 天腹痛消失 14 例,5 天 8 例,7 天 3 例。共治愈 25 例,好转 7 例[48]。

5. 创伤后急性肾衰 本方去生地、川牛膝,加白茅根、丹参、瞿麦、大腹皮、大黄,治疗 36 例创伤后急性肾衰,服药 6～10 剂后均获痊愈,随访 3 年,无复发及后遗症。无 1 例截肢和死亡[49]。

6. 颈椎病 本方加黄芪、葛根,治疗气滞血瘀证型脊髓型颈椎病 60 例,并随机选择 60 例西药布洛芬治疗作对照组,14 天为 1 疗程,1～3 疗程后观察病情改进率。结果观察组治疗 1～3 疗程后改进率均高于对照组(P＜0.001)[50]。

三、妇产科

1. 子宫内膜异位症 本方治疗子宫内膜异位症 79 例,设孕三烯酮对照组 56 例,两组均连续用药 6 个月。中药治疗组总有效率为 91.14%,与西药对照组相比,差异无显著性意义。但治疗组在治疗期间未出现肝功能异常改变。无痤疮、月经紊乱及闭经等副作用。而对照组在治疗期间有 5 例出现痤疮,28 例出现月经紊乱,16 例出现闭经,5 例出现肝功能异常,2 例停药[51]。

2. 药流后阴道出血 将 336 例选择药物流产的患者随机分为两组,治疗组 224 例加服血府逐瘀胶囊,对照组 112 例只常规服用抗生素,观察两组流产效果及出血情况。结果:治疗组完全流产率明显高于对照组(P＜0.05),治疗组阴道出血量及出血时间也明显少于对照组(P＜0.05)[52]。

3. 盆腔瘀血综合征 本方治疗盆腔瘀血综合征 31 例,以 12 天为 1 疗程,治疗 2 疗程后,痊愈 9 例,好转 15 例,无效 7 例[53]。

4. 慢性盆腔炎 朱氏选择符合慢性盆腔炎诊断标准的对象 160 例。采用血府逐瘀汤加味口服治疗,1 个月为 1 疗程。结果:治疗后患者症状体征明显改善,疗效达 93.125%[54]。

5. 乳腺增生 本方加减治疗乳腺增生 31 例,设对照组 31 例用抗生素配合多功能微波治疗机治疗。结果治疗组治愈(乳房肿块及疼痛消失)19 例,好转(乳房肿块缩小,疼痛减轻或消失)10 例,无效 2 例,总有效率为 93.55%。对照组有效率为 83.87%两组有效率有显著性差异(P＜0.01)[55]。

6. 其他 本方随证加减治疗痛经 70 例,结果痊愈 34 例,好转 31 例,无效 5 例[56]。

四、五官科

1. 眼科疾病 本方化裁治疗各种眼底血证(包括视网膜静脉阻塞、视网膜静脉周围炎、外伤性眼底出血、高度近视眼底出血、玻璃体积血、黄斑变性)共 35 例 40 只眼。结果:临床治愈 17 只眼,显效 6 只眼,有效 11 只眼,无效 6 只眼,总有效率为 85%[57]。白氏选择视网膜静脉阻塞的患者 83 例,用血府逐瘀汤加减进行分期治疗。结果:中央静脉阻塞的总有效率为 72％,分支静脉阻塞的总有效率为 92％[58]。陈氏采用随机分组法,治疗组采用血府逐瘀汤加减,治疗糖尿病性视网膜病变 68 例,并与对照组 52 例进行疗效比较。观察指标:视力、血液流变学及眼底荧光造影变化。结果:治疗组总有效率 83.33％,对照组总有效率53.06％,两组疗效比较有显著性统计学差异($P<0.01$)。治疗组明显降低了糖尿病性视网膜病变患者的血液黏度,改善了视网膜微循环状态,视力提高显著[59]。顾氏用本方治疗外伤性前房出血 69 例(72 眼)。结果:72 眼前房出血出院时积血全部吸收,无角膜血染并发症,视力较治疗前均有恢复[60]。

2. 耳、咽疾病　血府逐瘀汤治疗为主配合高压氧和西药治疗暴震性耳聋 70 例。结果:痊愈 18 例,显效 21 例,有效 21 例,无效 10 例。总有效率为 85.71％[61]。李氏用本方治疗慢性咽炎 64 例,咽干、咽痛加玄参、天花粉、炙枇杷叶;咽痒加射干、薄荷;咽中有异物加苏梗、半夏。结果:治愈 52 例,显效 11 例,无效 1 例,总有效率为 98.4％[62]。

五、皮肤科

1. 黄褐斑　运用血府逐瘀汤,将理气活血法融于黄褐斑的各种证型的治疗中,临床观察该病 57 例,30 天为 1 疗程。结果痊愈 12 例,显效 30 例,有效 12 例,无效 3 例,总有效率94.2％[63]。

2. 鳞状毛囊角化病　对 40 例鳞状毛囊角化病采用血府逐瘀汤加减内服外洗治疗。结果痊愈 24 例,显效 8 例,有效 5 例,无效 3 例,总有效率 92.5％[64]。

3. 皮肤瘙痒症　本方加鸡血藤治疗顽固性皮肤瘙痒症 15 例。其中治愈(临床症状消失,随访无复发)13 例,显效(临床症状明显好转,皮损消退 70％以上)2 例,疗程为 4～30 天[65]。

4. 银屑病　本方加三棱、莪术、蝉蜕、乌梢蛇为基础方,治疗银屑病 23 例。关节肿痛加秦艽、羌活、独活、鸡血藤;热象明显加黄芩、黄柏、黄连。结果全部治愈。全身症状消失,皮疹消退。随访半年未复发[66]。

六、男科

本方加减治疗输精管结扎术并发阴囊血肿 18 例,疗程 1～3 个月。结果:痊愈 12 例,好转 5 例,1 例因血肿较大(直径 10cm)采取手术切开引流后服中药治愈[67]。

七、其他

1. 慢性疲劳综合征　本方治疗慢性疲劳综合征 30 例。患者均有反复出现疲倦感 6 个月以上,伴有其他症状的:低热 15 例,咽喉痛 4 例,淋巴结肿大 2 例,全身肌肉乏力 22 例,头痛 19 例,头晕 15 例,心悸 9 例,关节痛 6 例,记忆力下降 13 例,失眠 20 例,嗜睡 3 例,多梦 8 例,耳鸣 2 例,食欲减退 17 例。30 日为 1 疗程,一般治疗 1～3 疗程。30 例中痊愈 10 例,显效 12 例,有效 3 例,无效 5 例,总有效率 83.33％[68]。

2. 多汗症　本方治疗糖尿病多汗症 45 例。阴虚明显者加地骨皮、浮小麦;气虚明显者加太子参、黄芪、糯稻须根;胃实热偏盛者加大黄、厚朴、知母、石膏、浮小麦。结果:显效 23 例,有效 20 例,无效 2 例,总有效率 95.15％[69]。

3. 血小板减少性紫癜　王氏等用本方加黄芪、益母草、丹参、阿胶、党参治疗特发性血小板减少性紫癜 35 例,设泼尼松对照组 32 例。两组均以 30 天为 1 疗程,3 疗程后评定疗效。结果:治疗组显效 8 例,良效 24 例,进步 2 例,无效 1 例,良显率 91.42％;对照组显效 4 例,良效 20 例,进步 6 例,无效 2 例,良显率 75.00％。两组良显率比较,差异有显著性($P<0.01$)[70]。

4. 真性红细胞增多症 本方加丹参治疗真性红细胞增多症 3 例,脾虚便溏重时加用白术、茯苓、佛手;生地黄酌情减量。病情较重、血红蛋白含量高时适当加用三棱、莪术、土鳖虫。热象重时加用白花蛇舌草、金银花、鳖甲、青蒿适量。3 例均告治愈[71]。

【实验研究】

1. 对血液流变学的影响 将 50 只大鼠随机分为正常组、血瘀模型组、中药低、中、高剂量 5 组,每组 10 只,分别给生理盐水和低、中、高剂量的血府逐瘀汤 3 天,每天 1 次,第 4 天处死动物,采血测不同切变率下的全血比黏度、血浆比黏度和血细胞比容。结果发现“血瘀”模型给药组不同切变率下的全血比黏度值均低于“血瘀”模型组,证实血府逐瘀汤能明显改善血瘀大鼠的血液黏度,且呈剂量依赖性[72]。

2. 对心脏的影响 将患者随机分为常规治疗组与合用血府逐瘀汤治疗组,应用流式细胞仪检测治疗前后血小板 GP2b/3a 复合物活性及 P-选择素、溶酶体膜糖蛋白的活性变化。结果发现血府逐瘀汤治疗 2 周后患者血小板 GP2b/3a 复合物活性出现有统计学意义的降低。认为血府逐瘀汤具有较温和的抑制 GP2b/3a 复合物活性的作用,可认为是此方治疗冠心病的药理作用之一[73]。牛氏等观察血府逐瘀汤对大鼠心肌缺血模型的影响。设硝酸异山梨酯对照组。结果显示血府逐瘀汤可以提高血清一氧化氮(NO)的含量,而降低血浆内皮素(ET-1)的含量,且优于硝酸异山梨酯,具有明显抗心肌缺血损伤的作用[74]。小鼠灌服本方(2.5g/100g,50%药液)后 45 分钟放入含一定量氯仿的密闭瓶中,呼吸停止后,立即开胸观察心室纤颤发生率。结果给药组发生率为 10%,而生理盐水对照组高达 90%,说明本方有显著的抗心律失常的作用[75]。

3. 保肝 研究血府逐瘀汤对 D-氨基半乳糖氨(D-GalN)所致小鼠肝损伤的保护作用。结果发现,血府逐瘀汤高剂量组血清 ALT 活性和 MDA 含量均明显低于模型组($P<0.01$)、小鼠血清 SOD 的活性明显高于模型组($P<0.01$),肝组织病理改变明显减轻。但与齐墩果酸片组比较无差异。结论为:血府逐瘀汤对 D-GalN 所致小鼠肝损伤具有较好的保护作用,其保肝机制与抗脂质过氧化损伤密切相关[76]。张氏等发现血府逐瘀汤组与实验对照组比较,小鼠血清中Ⅰ型、Ⅱ型前胶原(PC-Ⅰ、PC-Ⅱ)、肿瘤坏死因子(TNF-α)、白细胞介素 6(IL-6)、肝组织中羟脯氨酸(HYp)含量均显著减少($P<0.01$),肝内虫卵肉芽肿的周长、最大径、最小径显著缩短,肝内病灶中增生纤维组织所占面积显著缩小($P<0.05$ 或 $P<0.01$),肝病灶炎性细胞浸润明显减轻。效果不低于秋水仙碱组[77]。

4. 镇痛 小鼠腹腔注射本方水煎剂(15.2g/kg),药后 30 分钟、60 分钟、90 分钟的痛阈值分别比给药前提高 66.35%、154.98%、92.89%,说明本方有显著的镇痛作用[76]。此外,血府逐瘀汤还能延长利血平所致偏头痛小鼠的凝血时间,提高痛阈,调节 5-羟色胺(5-HT)的过度降低[78]。

5. 抗缺氧 小鼠腹腔注射血府逐瘀汤水煎剂(2.5g/100g 体重),可使其缺氧状态下存活时间明显延长[75]。

6. 对实验性眼底损伤的影响 由血府逐瘀汤加减而成的眼底Ⅲ号口服液对红宝石激光造成的家兔眼内出血有良好的治疗作用。39 只家兔 58 只眼造模后视网膜电图(ERG)振幅明显下降。经灌服眼底Ⅲ号口服液 9ml/kg 治疗 3 周后,ERG 振幅明显恢复。a 波最大恢复及最终恢复均为 33%,b 波最大及最终恢复分别为 34%和 28%。比尿激酶组和空白对照组恢复程度高且稳定持久($P<0.05$)[79]。

7. 其他 血府逐瘀汤还有促进巨噬细胞吞噬功能的作用[80]。

【附方】

1. 通窍活血汤(《医林改错》卷上) 由血府逐瘀汤去柴胡、枳壳、桔梗、甘草、牛膝、当归、生地,加生姜、红枣、老葱、麝香组成。功用:活血祛瘀,通络开窍。主治:头面上部血瘀引起的脱发、耳聋、酒皶鼻,以及白癜风、紫癜风、牙疳、干血劳、脑震荡后遗症的头痛头晕等。

2. 膈下逐瘀汤(《医林改错》卷上) 由血府逐瘀汤去柴胡、桔梗、牛膝、生地,加丹皮、乌药、香附、延胡索、五灵脂组成。功用:活血消癥,行气止痛。主治:膈下瘀血蓄积,或腹中胁下有痞块,痛处不移者。

3. 少腹逐瘀汤(《医林改错》卷下) 由血府逐瘀汤去柴胡、枳壳、桔梗、牛膝、甘草、生地,加蒲黄、五灵脂、干姜、肉桂、延胡索、小茴香、没药组成。功用:活血祛瘀,温经止痛。主治:瘀滞寒凝,少腹积块,痛或不痛,或少腹胀满,或月经不调,其色紫黑,或有瘀块,或崩漏少腹疼痛等。

4. 身痛逐瘀汤(《医林改错》卷下) 由血府逐瘀汤去柴胡、枳壳、桔梗、生地,加秦艽、羌活、没药、五灵脂、香附、地龙组成。功用:活血祛瘀,通痹止痛,祛风除湿。主治:痹症而有瘀血闭阻经络所致的肩痛、腰痛、腿痛,或周身疼痛,经久不愈。

王清任善于运用活血化瘀药物,创制了一系列活血化瘀的名方,血府逐瘀汤、通窍活血汤、膈下逐瘀汤、少腹逐瘀汤、身痛逐瘀汤,常称为五逐瘀汤,各方均以川芎、当归、桃仁、红花、赤芍为基础药物,俱有活血祛瘀止痛作用。其中血府逐瘀汤配有行气开胸的枳壳、桔梗、柴胡,以及引血下行的牛膝,故宣通胸胁气滞,引血下行之力较好,主治胸中瘀阻之证;通窍活血汤配有通阳开窍的麝香、老葱、生姜等,故辛香通窍作用较好,主治瘀阻头面之证;膈下逐瘀汤配有香附、延胡索、乌药、枳壳等疏肝行气止痛之品,故行气止痛作用较好,主治瘀阻膈下,肝郁气滞之两胁及腹中胀痛;少腹逐瘀汤配有温里祛寒之小茴香、官桂、干姜,故温经止痛作用较优,主治血瘀少腹之月经不调、痛经等;身痛逐瘀汤配有通络宣痹止痛之秦艽、羌活、地龙等,故多用于瘀血痹阻经络所致的肢体痹痛或周身疼痛等。

参 考 文 献

[1] 葛少勇. 血府逐瘀汤加味治疗冠心病心绞痛50例[J]. 陕西中医,2008,29(10):1363-1364.

[2] 邓存国,田文继. 血府逐瘀汤加减治疗冠心病心绞痛80例[J]. 四川中医,2007,25(7):68.

[3] 袁聿文,袁秀云. 血府逐瘀汤治疗老年性心肌缺血84例[J]. 浙江中医杂志,1997,(10):45.

[4] 欧阳永红. 血府逐瘀汤加味治疗出血性中风31例临床观察[J]. 中国中医急症,2006,15(12):1327-1328.

[5] 陈戎. 加减血府逐瘀汤治疗脑血栓形成恢复期临床疗效观察[J]. 广西中医药,1998,21(3):12.

[6] 李佑新. 血府逐瘀汤加减治疗脑动脉硬化所致眩晕31例[J]. 湖南中医杂志,1993,9(1):41.

[7] 吴萍. 血府逐瘀汤治疗肺心病心衰27例[J]. 实用中医内科杂志,2005,19(4):364-365.

[8] 任美时. 血府逐瘀汤加减治疗病毒性心肌炎52例[J]. 辽宁中医杂志,2005,32(4):296.

[9] 天津市第一中心医院. 运用活血化瘀法则治疗急性弥散性血管内凝血22例分析[J]. 中华内科杂志,1977,2(2):79.

[10] 天津市第一中心医院. 中西医结合抢救急性心、肺、肾功能衰竭的初步工作汇报[J]. 天津医药,1977,5(2):52.

[11] 邓世发. 血府逐瘀汤加味治疗瘀血性高血压头痛初探[J]. 北京中医杂志,1985,(6):34.

[12] 霍凤林. 血府逐瘀汤治疗瘀血型头痛48例[J]. 河北中医,2005,27(8):636.

[13] 杨贵荣. 血府逐瘀汤加味治疗偏头痛43例疗效观察[J]. 甘肃中医,2007,20(1):28.

[14] 杨金德.血府逐瘀汤加减治疗带状疱疹后遗神经痛 37 例[J].中国中医急症,2004,13(10):657.

[15] 邓存国.活血化瘀法治疗失眠 60 例[J].新中医,2007,39(3):56.

[16] 杨晓.加味血府逐瘀汤治疗周期性精神病 50 例[J].陕西中医,2008,29(9):1172-1173.

[17] 陈定生.血府逐瘀汤配合化痰法治疗脑动脉硬化性精神障碍 40 例[J].中西医结合杂志,1989,(12):573.

[18] 余胜利.血府逐瘀汤治疗缺血性脑卒中后抑郁症 32 例疗效观察[J].浙江中医杂志,2007,42(3):148-149.

[19] 陈阳,杨斌.血府逐瘀汤加减治疗血管性痴呆 35 例[J].河南中医,2006,26(12):65.

[20] 许海峰.血府逐瘀汤加味治疗外伤性癫痫 48 例[J].现代中西医结合杂志,2005,14(2):232.

[21] 陈华琴,李淑云.血府逐瘀汤治疗慢性支气管炎 72 例[J].山东中医杂志,1997,16(2):68.

[22] 高建华.血府逐瘀汤治疗喘证 66 例观察[J].黑龙江中医药,1991,(3):22.

[23] 乔志宏,张捷.血府逐瘀汤加味治疗慢性肺心病 40 例[J].陕西中医,2006,27(12):1459-1460.

[24] 李晶,刘亚娴,王卫华,等.加味血府逐瘀汤治疗放射性肺损伤 30 例[J].陕西中医,2006,27(9):1080-1081.

[25] 赵龙庄.血府逐瘀汤加减治疗淤胆型肝炎 30 例[J].陕西中医,2005,26(9):880-881.

[26] 陈洁,陈宝刚.血府逐瘀汤治疗肝硬化 50 例[J].辽宁中医杂志,2008,35(2):239-240.

[27] 郭汇浩,冯娥.血府逐瘀汤治疗胆囊炎 100 例[J].吉林中医药,2006,26(1):36.

[28] 李秀兰.血府逐瘀汤治疗慢性萎缩性胃炎[J].吉林中医药,1994,(6):12.

[29] 蔡文.血府逐瘀汤加味治疗糖尿病性胃轻瘫 82 例[J].江西中医药,2004,35(3):27.

[30] 李继功.血府逐瘀汤治疗顽固性呃逆 37 例[J].山东中医杂志,1992,11(6):18.

[31] 程桂真.从瘀论治特发性水肿 52 例[J].新中医,2007,39(6):56-57.

[32] 王建国.加味血府逐瘀汤治愈多年遗尿症 1 例[J].辽宁中医杂志,1990,(5):36.

[33] 常建国.加味血府逐瘀汤治疗气滞血瘀型慢性前列腺炎 50 例[J].四川中医,2003,21(12):42-43.

[34] 许锐乾,陈明坤.血府逐瘀汤治疗慢性非细菌性前列腺炎 45 例[J].江西中医药,2004,35(11):36-37.

[35] 桑健.血府逐瘀汤治疗乳糜尿 30 例[J].江苏中医,1994,15(3):17.

[36] 佘冬严.血府逐瘀汤对气滞血瘀型高脂血症降脂作用的临床观察和实验研究[J].中国中西医结合杂志,1998,8(10):601.

[37] 胡杰生.血府逐瘀汤加味治疗甲亢 20 例[J].山东中医杂志,1993,12(2):21.

[38] 岳美中.颤抖瘀血证[J].新中医,1978,(4):18.

[39] 唐学游.瘀血论治 3 则[J].黑龙江中医药,1985,(6):37.

[40] 梁继荣.血府逐瘀汤新用举隅[J].山东中医杂志,1991,10(2):32.

[41] 黄新.血府逐瘀汤治疗颅脑损伤 42 例临床观察[J].中国中医急症,2006,15(2):121-122,144.

[42] 朱泽南,刘佩萱,方丽璇.血府逐瘀汤加味治疗肋软骨炎 29 例[J].光明中医,2005,20(2):56-57.

[43] 吴建国.血府逐瘀汤加减治疗肋骨骨折 62 例[J].湖南中医杂志,2006,22(1):25.

[44] 沈帼男,程群才.应用血府逐瘀汤治疗月经性气胸 6 例临床报道[J].中医杂志,1993,34(11):668.

[45] 来合计.应用血府逐瘀汤治疗自发性气胸[J].河南中医,1990,10(1):33.

[46] 吴逢旭.血府逐瘀汤治疗静脉炎 38 例[J].浙江中医杂志,1997,(4):157.

[47] 张玉芳.血府逐瘀汤加减治疗血栓闭塞性脉管炎 30 例[J].辽宁中医杂志,1992,(3):33.

[48] 吴松柏,李莉,任丽娟.血府逐瘀汤加味治疗术后肠粘连 32 例[J].新中医,2007,39(4):66.

[49] 刘明武.血府逐瘀汤加减治愈创伤后急性肾衰 36 例[J].新中医,1991,23(11):27.

[50] 吴弢,高翔,叶秀兰,等. 血府逐瘀汤加减方治疗脊髓型颈椎病[J].上海中医药杂志,2006,40(5):31-32.

[51] 张菁云. 血府逐瘀汤治疗子宫内膜异位症 79 例观察[J].浙江中医杂志,2008,43(8):455.

[52] 张菁. 血府逐瘀胶囊防治药物流产后阴道出血 224 例[J].陕西中医,2006,27(6):659-660.

[53] 陈清秀,郭祥文,邓玉芳. 中药血府逐瘀汤治疗盆腔瘀血综合征 31 例[J].华西医学,2003,18(4):543.

[54] 朱惠云. 血府逐瘀汤加味治疗慢性盆腔炎 160 例[J].辽宁中医药大学学报,2007,9(1):91.

[55] 史生,赵省. 血府逐瘀汤加减治疗乳腺增生 31 例疗效观察[J].中国误诊学杂志,2005,5(1):100-101.

[56] 田中立. 血府逐瘀汤加减治疗原发性痛经 70 例疗效观察[J].浙江中医杂志,1984,19(6):270.

[57] 宋云娟. 血府逐瘀汤治疗眼底血证[J].云南中医杂志,1998,19(3):23.

[58] 白岩,张伟霞. 血府逐瘀汤治疗视网膜静脉阻塞 83 例[J].陕西中医,2008,7:64-65

[59] 陈建军. 血府逐瘀汤加减治疗糖尿病性视网膜病变 68 例疗效观察[J].四川中医,2007,25(12):105-107.

[60] 顾忠俊. 血府逐瘀汤加减为主治疗外伤性前房出血 69 例[J].陕西中医,2006,27(11):1377-1378.

[61] 王东馥. 血府逐瘀汤为主治疗爆震性耳聋 70 例临床观察[J].四川中医,2006,24(12):89-90.

[62] 李新存. 血府逐瘀汤治疗慢性喉炎 64 例[J].北京中医,1993,(6):48.

[63] 武子华. 血府逐瘀汤加减治疗黄褐斑 57 例[J].四川中医,2003,21(12):78.

[64] 常贵祥. 血府逐瘀汤加减治疗鳞状毛囊角化病 40 例[J].光明中医,2007,22(11):85.

[65] 王艳英. 血府逐瘀汤治疗顽固性皮肤瘙痒症 15 例[J].现代中西医结合杂志,2004,13(19):2577.

[66] 王佩茂,王象腾. 血府逐瘀汤加味治疗银屑病 23 例[J].四川中医,1993,11(11):42.

[67] 吴兆玉. 血府逐瘀汤加减治疗输精管结扎术并发阴囊血肿 18 例[J].河南中医,1997,17(1):32.

[68] 王纪贵,姚小华. 血府逐瘀汤治疗慢性疲劳综合征 30 例分析[J].江西中医药,2005,36(1):57.

[69] 常凯. 血府逐瘀汤加味治疗糖尿病多汗症 45 例[J].四川中医,2007,25(3):70-71.

[70] 王啸,郑欣,喇万英. 血府逐瘀汤加减治疗特发性血小板减少性紫癜 35 例临床观察[J].江苏中医药,2007,39(6):41-42.

[71] 崔徐江,葛志红,梁冰. 血府逐瘀汤治疗真性红细胞增多症 3 例[J].中医杂志,2006,47(9):685-686.

[72] 黄宏伟. 血府逐瘀汤对大鼠血液流变学的影响[J].甘肃中医,2005,18(4):39-40.

[73] 罗海明,周箐,符德玉,等. 血府逐瘀汤对冠心病人血小板 GP2b/3a 复合物活性的影响[J].中药药理与临床,2005,21(5):57-58.

[74] 牛占忠,沈娟,范书萍,等. 血府逐瘀汤对大鼠心肌缺血模型 NO、ET-1 含量的影响[J].河北中医,2006,28(11):865-866.

[75] 邓国刚,曹伟春. 血府逐瘀汤的实验研究[J].中国医药学报,1990,5(4):33-35.

[76] 李小晕,李钢,李常青. 血府逐瘀汤对 D-氨基半乳糖氨所致小鼠肝损伤的保护作用[J].陕西中医,2006,27(1):106-108.

[77] 张晓平,陈建明,强世平. 血府逐瘀汤抗血吸虫致小鼠肝纤维化的实验研究[J].中医杂志,2003,44(4):299-300.

[78] 李松梅. 血府逐瘀汤对小鼠偏头痛作用的实验研究[J].山西中医学院学报,2006,7(2):13-14.

[79] 段俊国,邓亚平. 活血化瘀治疗实验性眼内出血的 ERG 研究[J].中西医结合杂志,1989,9(10):609-612.

[80] 张蕴芬. 血府逐瘀汤机制-Ⅰ血府逐瘀汤不同剂型对小鼠腹腔巨噬细胞吞噬功能的影响[J].中

药药理与临床,1985,(创刊号):14.

补阳还五汤

(《医林改错》卷下)

【组成】黄芪生四两(120g) 归尾二钱(6g) 赤芍一钱半(4.5g) 地龙去土一钱(3g) 川芎一钱(3g) 桃仁一钱(3g) 红花一钱(3g)

【用法】水煎服。

【功用】补气,活血,通络。

【主治】中风。半身不遂,口眼㖞斜,语言謇涩,口角流涎,小便频数或尿遗不禁,舌黯淡,苔白,脉缓。

【病机分析】王氏认为:"元气既虚,必不能达于血管,血管无气,必停留而瘀"(《医林改错》卷下)。气虚不能行血,以至脉络瘀阻,筋脉肌肉失养,故致半身不遂,口眼㖞斜;气虚血滞,舌体、面肌失养,故语言謇涩,口角流涎;气虚失于固摄,气化失司,则小便频数,甚或尿遗不禁;苔白、脉缓为气虚佐证,舌黯淡为气虚血滞之征。综上所述,本方病机为气虚血滞,因虚致瘀,瘀阻脑络;气虚为本,血瘀为标,本虚标实。

【配伍意义】本方由补气药与活血祛瘀药相配伍,治疗中风所致半身不遂,舌强语謇。因其病机以气虚为本,血瘀为标,故方中重用生黄芪为君药,大补脾胃中气以资化源,固摄经络真气以节散流,使气旺则血行,祛瘀而不伤正。当归尾长于活血,兼能养血,有化瘀而不伤血之妙,为臣药。佐以川芎、赤芍、桃仁、红花,助当归尾活血祛瘀以治标;更佐性善走窜、长于通络之地龙,与生黄芪配合,增强补气通络之力,使药力能周行全身。诸药合用,则气旺血行,瘀消脉通,筋肉得以濡养,痿废自能康复。

本方配伍用药特点有三:一是重用生黄芪(四两),量大力专,既可资生脾胃化源又能顾护经络真气,使营卫之气充足,方能鼓动血脉,可谓"开源节流"。二是活血通络之药用量较小,六味药的总量仅为黄芪的五分之一,既使全方祛瘀而不伤正,又体现了补气为主,化瘀为辅的立法宗旨。三是在黄芪运用上,不仅量重,还要求渐增,愈后继服、久服,以补"阳"还"五"。

【类方比较】本方与血府逐瘀汤均为理血剂中的名方,同为王清任所创,两方所用活血化瘀药物皆有桃仁、红花、当归、赤芍、川芎,其不同之处在于:①病机不同。此为气虚血滞,因虚致瘀,瘀阻脑络,气虚是本,血瘀为标,本虚标实;彼是瘀血内阻胸中,气机郁滞,因瘀而滞,瘀热上扰,血瘀为主,气滞次之,不兼气虚。②组方原则不同。本方以益气固摄为主,化瘀通络为辅,故重用生黄芪补气为主,辅以小剂量活血药物;而血府逐瘀汤则以化瘀为主,理气解郁为辅,故用活血化瘀药物为主,佐以柴胡、桔梗、枳壳疏肝理气解郁,并以牛膝引血下行。③扶正固本侧重点不同。本方重在补气,故重用黄芪,方中当归尾兼能养血;血府逐瘀汤则侧重养血,故以当归合生地养血润燥,方中甘草兼能益气和中。

【临床运用】

1. 证治要点 本方是治疗气虚血瘀之证的常用方剂。常用于中风后的治疗,以半身不遂,口眼㖞斜,苔白脉缓或细弱无力为证治要点。

2. 加减法 治疗中风偏瘫,偏寒者,可加肉桂、巴戟天等温肾散寒;脾虚者,可加党参、白术以健脾益气;痰多者,加法半夏、天竺黄以化痰;语言不利者,加菖蒲、远志以开窍化痰;口眼㖞斜者,加白附子、僵蚕、全蝎以祛风化痰通络;偏瘫日久,疗效不显者,加水蛭、虻虫以破瘀通络;下肢痿软者,加杜仲、牛膝以补益肝肾;头昏头痛者,加菊花、蔓荆子、石决明、代赭石以镇肝息风。

3. 现代常用本方治疗脑血管病所致的偏瘫及其后遗症,脑动脉硬化,小儿麻痹后遗症,以及其他原因所致之偏瘫、截瘫、单瘫、面神经麻痹辨证属气虚血瘀者。也用于治疗神经精神系统的各种神经痛、神经衰弱、癫痫等;心血管系统的冠心病、高血压病、肺心病、闭塞性动脉硬化、血栓闭塞性脉管炎、下肢静脉曲张,以及慢性肾炎、糖尿病、前列腺增生等属气虚血瘀者。

【使用注意】

1. 本方用于治疗中风,应以患者清醒,体温正常,出血停止,而脉缓弱者为宜。

2. 使用本方需久服缓治,疗效方显,愈后还应继续服用一段时间,以巩固疗效,防止复发。

3. 高血压者用之无妨,但阴虚血热者忌服。

【源流发展】本方是清代王清任针对半身不遂所创立的方剂。从方源分析,当是桃红四物汤去地黄、加地龙并重用黄芪而成。对于中风病的认识,历代医家关于"气滞血瘀"的论述颇多,但从未明确提出"气虚血瘀"之说,更缺乏关于气虚血瘀的论述。《灵枢·刺节真邪》曰:"虚邪偏客于身半,其入深,内居营卫;营卫稍衰,则真气去,邪气独留,发为偏枯。"王氏在总结《内经》及前代医家关于中风理论的基础上,结合自身临床实践经验,提出了中风半身不遂的病机是"气虚血瘀"的著名论点。他在《医林改错》卷下写道:"人之半身不遂,由元气亏损。夫人之元气,分布周身,若亏损过半,经络自然空虚,……故半身不遂。""元气既虚,必不能达于血管,血管无气,必停留而瘀。"由此首开补气活血法治疗中风之先河,并为后世医家广为沿用。

【疑难阐释】

1. 方名"补阳还五"的含义 气属阳,血属阴,阳动而阴静,故阴血之运行依赖阳气的推动。气机阻滞,不能推动血行,可引起血瘀;而元气亏虚,无力推动血液运行,也可导致血瘀。王清任深悟此理,比拟人体阳气有十成,且"分布周身,左右各得其半";若各种原因导致阳气五成亏损,则十去其五而致半身无气,最终因气虚血瘀而致半身不遂;故创用补气活血之剂,使亏损的五成元气得以恢复,故有"还五"之称,阳气重新周行全身则"十全"矣,故王氏将其称为"补阳还五汤"。

2. 黄芪的用量、用法问题 原方是补气为主,活血祛瘀为辅,且黄芪用量由少渐加,最多每日至八两。目前临床实际应用是,补气药减轻,一般从30~60g开始,效果不显时,逐渐加大用量;活血药加重,单味活血药用量通常在6g以上。此外,王氏强调:"服此方愈后,药不可断,或隔三五日吃一付,或七八日吃一付。"总而言之,本方黄芪的用量用法特点是:黄芪独重,久服渐增,愈后继服。

【方论选录】

1. 陆懋修:方以黄芪为君,当归为臣,若例以古法当归补血汤,黄芪五倍于当归,则二钱之归宜君以一两之芪,若四两之芪即当臣以八钱之归。今则芪且二十倍于归也,大约欲以还五成之亏,有必需乎四两之多者。"(《世补斋医书》)

2. 张锡纯:"至清中叶王勋臣出,对于此证专以气虚立论,谓人之元气,全体原十分,有时损去五分,所余五分,虽不能充体,犹可支持全身。而气虚者,经络必虚,有时气从经络虚处透过,并于一边,彼无气之边,即成偏枯。爰立补阳还五汤,方中重用黄芪四两,以峻补气分,此即东垣主气之说也。然王氏书中,未言脉象何如,若遇脉之虚而无力者,用其方原可见效。若其脉象实而有力,其人脑中多患充血,而复用黄芪之温而升补者,以助其血愈上行,必至凶危立见,此固不可不慎也。(《医学衷中参西录》上册)

3. 岳美中:"补阳还五汤是王氏以补气活血立论治病的代表方剂,方中选药精,配伍当,动静得宜,主次分明。主药黄芪用以培补已损失之五成元气,药量达四至八两,助药归、芍、芎、桃、红、地龙辅黄芪流通血脉,化瘀行滞,每味仅在一至二钱之间,其总量为七钱半,是主药的五至十分之一。适用于中风右半身不遂,神志清醒,右脉大于左脉,重取无力,舌苔右半边尤白,舌质淡,动转困难,属于气虚不运者。此方对左手不用者疗效较差,黄芪用量不足一两无效,而且原方服后还可能有发热反应,使用时应予注意。"(《岳美中医话集》)

4. 上海中医学院:"本方是补气药与活血祛瘀药配伍的方剂,黄芪生用、重用则力专而性走,周行全身,大补元气而起痿废,配合当归、赤芍、地龙、川芎、桃仁、红花多种活血祛瘀之药,但每种药物的用量较小,故本方使用祛瘀药的目的,不在于逐瘀,而在于活血以通血络,其所以用大剂量黄芪为主药的目的,就是以补气来行血通络。"(《中医方剂临床手册》)

5. 高体三,等:"本方所治半身不遂证候,系有气虚血瘀所致。半身不遂亦称中风。肝主风又主藏血,喜畅达而行疏泄,邪之所凑,其气必虚,气为血之帅。本证中风半身不遂,一属中气不足则邪气中之,二属肝血瘀滞经络不畅,气虚血瘀发为半身不遂。治宜补气活血为法。气虚属脾,故方用黄芪120克补中益气为主;血瘀属肝,除风先活血,故配伍当归尾、川芎、桃仁、赤芍、红花入肝,行瘀活血,疏肝祛风;加入地龙活血而通经络。共成补气活血通络之剂。"(《汤头歌诀新义》)

【评议】补阳还五汤被后世医家誉为补气活血代表之方,以上各家方论,对本方大补元气,助气行血之功认识统一。其中陆氏以当归补血汤作比较,显示了彼中黄芪补阳生阴与此中黄芪助气行血之别。张氏指出:王清任继承了东垣主气之说,"专以气虚立论",具有划时代意义;同时强调,脉象是运用本方的重要指征。岳氏关于本方较适合右半身不遂的论述,属个人经验之谈,有待临床进一步验证。上海中医药大学关于本方"黄芪生用、重用则力专而性走,周行全身,大补元气而起痿废"的论述,以及高氏等认为本证"血瘀属肝,除风先活血"均有新意,启发后学。

【验案举例】

1. 颈性眩晕 《新中医》(1993,12:45):某男,54岁,机关干部。因眩晕反复发作1年,加重3日而就诊。近1年来每因思虑劳累或伏案工作过度而后头昏目眩,轻则闭目静息可止,重则如坐舟车,摇摇欲仆,不能睁眼视物。曾多方医治,诊为"眩晕综合征",中医每以平肝潜阳、滋阴息风,或健脾化痰法治之,西医予输液加能量合剂、高糖静脉推注等,只能取效一时。3日前眩晕复发,自觉屋宇旋转,不能睁眼视物,蜷卧不起,稍动则摇摇欲仆,呕恶频频。舌质暗淡边有紫气,脉细涩。血压105/78mmHg,摄颈椎正位片提示:4、5颈椎骨质增生。脉证合参,诊为颈性眩晕。此乃气虚血瘀,清空失养所致。治以补阳还五汤加味。处方:生黄芪60g,川芎9g,赤芍12g,地龙、桃仁、红花、当归各10g,葛根、紫丹参各30g,甘草4g,3剂。二诊:眩晕大减,精神好转,呕恶已除,舌边紫气亦退,但舌质仍偏暗,脉细无力,效不更方,继服原方5剂。三诊:眩晕告瘥,起居如常,苔脉以和,予颈复康1包,日3次,以巩固疗效。1月后复摄颈椎片,报告无异常。随访年余未复发。

按语:眩晕一症,《素问》责之"木郁之发",《灵枢》视为"上气不足",河间主风火,丹溪主痰,景岳从虚,前贤之论,虽有执偏之弊,然证诸临床,具有其实践基础。因瘀致眩晕者,临床并不鲜见,故明代杨仁斋《直指方》云:"瘀滞不行,皆能眩晕。"本案病机正是气虚血瘀,清空失养。补阳还五汤益气活血,加葛根以升举清阳,柔筋活络,丹参增强活血化瘀之力。方中肯綮,气旺血行,瘀祛络通,清空得养,眩晕宿疾乃愈。

2. 癫痫 《浙江中医学院学报》(1994,1:41):某男,21岁,农民。患者不慎从行驶的汽车上跌下,致颅脑外伤,在杭州某医院开颅手术后,即出现全身肌肉强直,四肢阵挛性抽搐,每约20~40分钟发作1次。发作时神志不清,口中似羊叫,并伴有失语,偏瘫,大小便失禁,大便干燥。在杭住院时经尼可林、苯妥英钠等治疗月余,症状未见明显减轻。检查:精神委靡,失语,右侧肢体肌力"0"级,膝腱反射消失。舌淡,苔薄白,脉弦细。脑电图示:弥散性高幅发作性慢波。辨证为气虚血瘀。治当益气活血,祛风通络。处方:生黄芪50g,当归10g,赤芍10g,川芎20g,广地龙5g,桃仁10g,红花5g,川蜈蚣3条,石菖蒲15g,火麻仁10g,水蛭10g,5剂。二诊:发作次数明显减少,约每日发作4~5次。续投原方15剂后,每日发作1~2次,语言含糊,右侧肢体肌力Ⅱ级,精神好转。又守方2月,癫痫停止发作,语言清晰,对答切题,能扶杖行走,大小便自理。随访半年未发,符合外伤性癫痫治愈标准。

按语:外伤性癫痫为颅脑外伤后常见病。本例患者外伤成瘀,阻滞血脉,复因手术耗气伤血,致气血流行不畅。且瘀血不去,新血不生。故用补阳还五汤,意在鼓舞正气,使气旺血行,瘀祛络通,而清窍得养。加蜈蚣、全蝎、水蛭更添祛风通络之功。

3. 重症肌无力 《四川中医》(1990,11:31):某女,63岁。患者近月来出现双眼睑下垂,吞咽困难,后渐四肢软弱乏力,行动困难,方来求治。诊见:体胖,面色㿠白,语言謇涩,双眼睑下垂,不能自行启闭,伴有复视,咀嚼及吞咽困难,手无力端碗、梳头,步履艰难,尤以午后为甚。舌淡紫,边有齿印,苔薄,脉缓。诊为痿证,乃属气虚络阻所致。西医诊为重症肌无力,病者要求服中药治疗。拟补气、活血、通络之剂,选补阳还五汤加味治之。处方:黄芪60g,当归、川芎、赤芍、红花、桃仁、地龙各10g,葛根30g,麻黄6g,每日1剂。二诊:服至9剂,眼睑下垂、咀嚼吞咽困难、肢软无力等均有好转;再服15剂,诸症均愈。

按语:重症肌无力多属中医痿证范畴。患者素体虚弱,加之劳倦伤中,正气更虚;因虚致瘀,脉络瘀阻,筋脉肌肉失养,故见语謇、睑垂、咀嚼吞咽困难、四肢肌肉无力等症。用补阳还五汤补养气血,活血通络,佐葛根、麻黄载药上行并外达肤腠,以通脉络,获满意疗效。

【临床报道】

一、内科

(一)心脑血管系统疾病

1. 脑梗死 本方加石菖蒲、远志治疗脑梗死33例。上肢偏瘫者加桑枝;下肢偏瘫者加牛膝、川断;偏瘫日久者加水蛭;口眼歪斜者加僵蚕、白附子。结果:痊愈(意识清楚,血压平稳,肢体及语言功能恢复正常,生活完全自理)20例,好转(意识清楚,血压平稳或时有波动,肢体及语言功能明显改善,生活基本能自理)11例,无效(治疗1疗程后,症状无改善)2例,治愈率60.6%,总有效率93.6%。疗程最短28天,最长86天,平均57天[1]。65例急性脑梗死患者随机分为两组,即补阳还五汤治疗组33例,对照组32例。两组基础治疗都采用尼莫地平片20mg/次,双嘧达莫片50mg/次,每日3次口服。有脑水肿颅内压增高征象或(和)感染者,可给予20%甘露醇和抗生素治疗,并根据病情选择降压、降糖等对症治疗。所有患者均未采用溶解血栓药物。对照组用胞磷胆碱0.5g加入5%葡萄糖注射液或生理盐水250ml中静脉滴注,每日1次。结果:治疗组显效率69.70%,有效率87.88%,明显高于对照组(43.75%,65.63%)(P<0.05),且未见明显不良反应[2]。

2. 脑出血 将 60 例中小量脑出血急性期患者随机分为对照组 30 例西医常规治疗,治疗组 30 例在西医常规治疗的基础上口服或鼻饲补阳还五汤加减。结果:治疗组总有效率 87%,对照组总有效率 73%,两组比较有显著性差异($P<0.05$)。认为在西医常规治疗的基础上加用补阳还五汤加减治疗中小量脑出血急性期疗效确切,血肿吸收迅速[3]。

3. 中风后遗症 100 例中风后遗症患者随机分为两组,每组 50 例。治疗组给予补阳还五汤原方。气虚明显者加党参、太子参;痰热腑实者加大黄、瓜蒌、枳实;血瘀重加莪术、鸡血藤;言语不利加远志、菖蒲;小便失禁加桑螵蛸、益智仁;血压偏低者加麻黄、丹参、熟地;血压偏高,阴虚阳亢,两颧红赤者加天麻、钩藤、石决明、牛膝;有神志改变者加远志、菖蒲、胆南星。治疗 1 周以上肢体活动无明显改善者加水蛭(研末冲服)、全蝎。对照组用西药曲克芦丁及营养脑细胞药物,降压药,口服硝苯地平、卡托普利、复方降压片等酌情选用。治疗组与对照组均连续用药,疗程最短 28 天,最长以 60 天为限。结果治疗组痊愈 4 例,占 8%,显效 30 例,占 60%,好转 14 例,占 28%,无效 2 例,占 4%。对照组,痊愈 1 例,占 2%,显效 24 例,占 48%,好转 19 例,占 38%,无效 6 例(其中肾功化验异常者 2 例,胃炎 3 例,胃溃疡 1 例)。经统计本方治疗中风后遗症疗效优于西药[4]。

4. 冠心病 将 120 例本病患者随机分为治疗组和对照组各 60 例。对照组硝酸异山梨酯 30mg/d,分 3 次服用。治疗组采用补阳还五汤加味治疗。处方:红参 15g,黄芪 50g,桃仁 15g,红花 30g,当归 15g,川芎 30g,熟地 15g,白芍 15g,丹参 40g,延胡索 10g,炙甘草 6g。两组疗程均为 60 天,治疗期间除治疗用药以及必要时使用舌下含服或喷雾硝酸甘油外,均停用一切其他影响疗效观察的药物。结果:①心绞痛疗效:治疗组显效 30 例,有效 25 例,无效 5 例。总有效率为 91.67%。对照组显效 6 例,有效 17 例,无效 37 例。总有效率为 43.33%。两组有效率有显著性差异($P<0.01$)②心电图比较:治疗组显效 21 例,有效 22 例,无效 17 例,总有效率为 71.67%。对照组显效 6 例,有效 20 例,无效 34 例,总有效率 48.33%。两组有效率有显著性差异($P<0.05$)[5]。

(二)神经系统疾病

1. 血管性痴呆 阎氏对 79 例血管性痴呆进行随机对照研究,对照组 36 例采用静脉滴注脑蛋白水解物针,口服茴拉西坦片、尼莫地平片治疗;治疗组 43 例在对照组治疗的基础上加用补阳还五汤加减治疗,疗程 30 天,两疗程后评定疗效。治疗前后分别评定患者 MMSE、HDS-R 计分,并计算各组的总有效率。结果:与对照组比较,治疗组积分明显改善($P<0.05$),总有效率高于对照组($P<0.01$)[6]。

2. 头痛 治疗组采用补阳还五汤加味治疗气虚血瘀型头痛患者 39 例,对照组采用尼莫地平片、罗通定片治疗,分别于用药 30 天后统计疗效,分析比较。结果:治疗组总有效率 100%,与对照组相比均有显著性差异($P<0.05$)。认为补阳还五汤加味治疗气虚血瘀型头痛疗效优于使用尼莫地平片、罗通定片,临床疗效显著[7]。

3. 多发性神经根炎 以加减补阳还五汤治疗感染性多发性神经根炎 35 例,上肢麻痹重者加桑枝;下肢麻痹重者加牛膝;有发热、灼痛、心烦者加黄柏;身重肢沉者加萆薢,苍术;潮热盗汗,舌干苔少者加龟甲,麦冬。结果:痊愈 27 例,达 77.1%;好转 8 例,达 22.9%。全部病例均在服药 8 天后有不同程度运动功能恢复,18 例感觉及自主神经障碍者,均在用药 13 天后症状逐渐消失[8]。

4. 坐骨神经痛 谢氏运用补阳还五汤治疗坐骨神经痛 35 例,结果治愈 24 例,好转 9 例,无效 2 例。认为本病属痹证范畴,主要因正气不足,感受风寒湿邪所致。本方切中这一病机,标本同治,故取得较满意的疗效[9]。

5. 后遗神经痛 补阳还五汤加味(黄芪 50g,当归 12g,赤芍 12g,地龙 12g,川芎 12g,生地 12g,红花 6g,桃仁 6g,延胡索 12g,白芍 30g,甘草 6g,麦冬 12g)治疗带状疱疹后遗神经痛 38 例,疼痛发于头部者加蔓荆子、蜈蚣;发于躯干部者加郁金、川楝子;发于下肢者加牛膝。同时设西药布洛芬缓释胶囊对照组 32 例。两组治疗均以 10 天为 1 疗程,共治疗 2 疗程。结果:治疗组痊愈(疼痛及伴随症状完全消失)23 例;好转(疼痛未完全消失,但较服药前明显改善,伴随症状好转)12 例。无效(症状无变化)3 例。总有效率 92.1%。对照组痊愈 14 例,有效 10 例;无效 8 例,总有效率 75.0%,两组总有效率有显著性差异($P<0.05$)[10]。

6. 面神经麻痹 本方加味配合中药药渣热敷治疗本病 80 例。方药:生黄芪 60g,当归 10g,赤芍 6g,川芎 6g,桃仁 10g,红花 10g,地龙 10g,白附子 10g,僵蚕 10g,白芷 10g,防风 10g。另蜈蚣 20 条去头足,全蝎 50g,甘草 50g 为末,每次 5g,日服 2 次,中药汤剂冲服。每日取两煎后热药渣用毛巾包裹热敷患处,每次 30 分钟,15 天为 1 疗程,休息 3 天继续第 2 疗程。治疗结果:痊愈 45 例,显效 23 例,好转 9 例,无效 3 例,有效率为 96.3%[11]。

(三)呼吸系统疾病

肺心病 应用补阳还五汤加减治疗肺心病辨证为气虚血瘀所致者 30 例,药用:桃仁 15g,红花 12g,赤芍 15g,地龙 15g,当归尾 20g,川芎 15g,生黄芪 80g,茯苓 15g,泽泻 15g,大黄 10g,北五加皮 8g,柴胡 12g。肺部感染者加金银花、大青叶、益母草;合并高脂血症者加草决明、山楂;合并高血压者加龙骨、牡蛎;合并心律失常者加炙甘草、生地、苦参。15 天为 1 疗程。结果:显效(胸闷,气短,咳嗽,咯痰,较前明显改善,步行时间延长)21 例;有效(胸闷,气短减轻,步行时间延长,仍咳嗽,咯痰,爬山上楼,仍感心悸气短)7 例;无效(所有症状较前无改善,转入西医内科治疗)2 例。总有效率 93%[12]。

(四)泌尿系统疾病

根据中医"久病多虚"、"因虚致瘀"、"久病入络"、"久漏宜通"等理论,邹氏以本方加味治疗前列腺增生 41 例,治愈 34.1%,好转 43.1%,有效 7.0%,总有效率为 95.1%[13]。

(五)内分泌、代谢性疾病

1. 糖尿病 对照组(维生素 B$_1$ 10mg、维生素 B$_6$ 10mg、弥可保片 500μg,每日 3 次)30 例,治疗组在此基础上用补阳还五汤加减(生黄芪 60g,葛根、天花粉各 30g,太子参 20g,当归、干地龙各 12g,桃仁、生地、赤芍、川芎各 10g,红花 6g,炙甘草 5g,全蝎 3g),治疗糖尿病周围神经病变 44 例,4 周为 1 疗程。结果:治疗组显效 26 例,有效 17 例,无效 1 例,总有效率 86%;对照组 30 例,显效 8 例,有效 10 例,无效 12 例,总有效率 60%。两组间显效率和总有效率有显著性差异($P<0.05$)[14]。122 例Ⅲ期糖尿病肾病患者随机分为治疗组 60 例,对照组 62 例。对照组给予糖尿病健康教育、饮食控制及适量运动,应用胰岛素或口服降糖药物严格控制血糖。血压$>17.3/10.7$kPa(130/80mmHg)的患者予马来酸依那普利片每日 2 次,使血压$<17.3/10.7$kPa(130/80mmHg)。治疗组在对照组治疗基础上加用补阳还五汤(黄芪 50g,当归 5g,川芎 15g,赤芍药 15g,地龙 15g,红花 10g,桃仁 10g)。两组均以 2 个月为 1 疗程,1 疗程后观察指标治疗前后测定 FPG(每周 1 次)、HbA1c、UAER 及血液流变学指标,统计疗效。结果:治疗组显效 23 例,有效 30 例,无效 7 例,总有效率 88.3%;对照组显效 15 例,有效 25 例,无效 22 例,总有效率 64.5%。两组总有效率比较差异有统计学意义($P<0.01$)[15]。

2. 高脂血症 补阳还五汤加减治疗高甘油三酯血症 24 例,并与洛伐他汀治疗 24 例对照观察。药物组成:生黄芪 120g,当归 20g,川芎 15g,桃仁 10g,红花 10g,赤芍药 10g,地龙 10g。伴头痛、头晕者加三棱、莪术、水蛭;伴视物昏花者加石决明、枸杞子;伴耳鸣者加天麻、钩藤。结果:治疗组显效(TG 下降>40%)18 例,有效(TG 下降 20%~40%)6 例;对照组显效 14 例,有效 6 例,无效 4 例,总有效率 83.3%。两组总有效率比较差异有统计学意义(P<0.05)。此外,对照组出现肝功能异常 1 例,治疗组肝肾功能均无明显异常[16]。张氏以本方加泽泻、虎杖、首乌、决明子、生山楂为主治疗高脂血症 82 例,结果:显效 41 例,占 50%;有效 31 例,占 37.8%;无效 10 例,占 12.2%;总有效率为 87.8%[17]。

(六)免疫性疾病

系统性红斑狼疮 本方加减治疗系统性红斑狼疮(SLE)15 例,10 天为 1 疗程。结果 14 例临床显效,SLE 活动缓解最短为 3 疗程,最长为 5 疗程;同时还发现,补阳还五汤具有清除自由基和增加超氧化物歧化酶的作用,能显著降低 SLE 患者血中 LPO 含量并使 SOD 活性升高[18]。

二、妇科

产后身痛 加味补阳还五汤为基本方随证加减,治疗产后身痛 45 例。方药:黄芪 50g,桂枝 10g,白芍 15g,当归 15g,川芎 10g,地龙 5g,甘草 6g,桃仁 10g,五爪金龙 30g,牛蒡子 30g,川断 15g,独活 10g。血虚明显加鸡血藤,血瘀明显加益母草,兼外感加防风,肾虚加杜仲。药渣用布袋包,热敷患处,每次热敷 30 分钟。结果:治愈 32 例,好转 11 例,无效 2 例,总有效率 95%[19]。

三、骨科

1. 腰椎管狭窄症 补阳还五汤加味治疗退变性腰椎管狭窄症 80 例,药用黄芪 30g,寄生 30g,党参 15g,当归 15g,赤芍 15g,牛膝 15g,杜仲 15g,川芎 9g,地龙 9g,独活 9g,桃仁 6g,红花 6g。若腰腿痛甚者加制川草乌;下肢麻木甚者加全蝎、乌梢蛇;间歇性跛者黄芪加至 60g。治疗 12~61 天,平均治疗 32.6 天。结果:治愈(腰腿痛消失或仅有轻微腰、臀、股麻木,直腿抬高 80°以上,功能活动正常)48 例;显效(腰腿痛明显减轻,直腿抬高 60°以上,功能活动基本正常)22 例;有效(腰腿痛减轻,其余症状和体征有不同程度改善)7 例;无效 3 例,总有效率 96.3%[20]。

2. 腰椎术后下肢麻痹 95 例患者随机分为治疗组 50 例,对照组 45 例,治疗组用补阳还五汤加弥可保片治疗,对照组单纯应用弥可保片治疗。结果:治疗组优、良 47 例,可、差 3 例,对照组优、良 36 例,可、差 9 例;两组总优良率比较,差异有显著性(P<0.05),治疗组优良率高于对照组[21]。

3. 椎-基底动脉供血不足性眩晕 42 例椎-基底动脉供血不足性眩晕患者分为两组,治疗组 22 例,以补阳还五汤化裁治疗,对照组 20 例,口服尼莫地平治疗,两组均以 4 周为 1 疗程。治疗前后观察两组眩晕及伴随症状及 TCD 变化。结果:治疗组有效率为 86.36%,对照组为 55%。两组有效率比较有显著性差异(P<0.05)[22]。

4. 椎动脉型颈椎病 55 例椎动脉型颈椎病患者随机分为治疗组 36 例与对照组 19 例,治疗组运用本方加减(黄芪 40g,白芍 20g,川芎 15g,当归 15g,半夏 12g,桃仁 10g,红花 10g,地龙 15g,葛根 30g,鹿衔草 30g),剩下药渣盛入布袋,加入酒糟蒸热后敷于颈后部,早晚 2 次,连续 15 天为 1 个疗程。连续 2 疗程。对照组口服氟桂利嗪 5mg,睡前服,连续 15 天为 1 疗程,连续 2 疗程。结果:治疗组总有效率为 94.5%,对照组为 72.2%。两组总有效率比较,差异有显著性(P<0.05)[23]。

5. 肋软骨炎　本方加味治疗肋软骨炎 38 例,炎症期加延胡索、白芷、木香、柴胡;增生期加郁金、鳖甲;结果:痊愈 31 例,有效 6 例,无效 1 例,总有效率为 97.4%[24]。

四、五官科

1. 耳鸣　观察补阳还五汤治疗神经性耳鸣的临床疗效。方法:治疗组 30 例用补阳还五汤(黄芪 20g,当归尾 10g,赤芍 10g,地龙 6g,川芎 10g,红花 6g,桃仁 10g)。伴腰膝酸软,失眠健忘者加牛膝、杜仲;伴胸胁胀闷疼痛,心烦易怒者加龙胆草、栀子;伴头昏沉重,胸闷脘痞者加半夏、白术。15 天为 1 疗程。对照组 30 例用低分子右旋糖酐及丹参片治疗。结果:治疗 15 天后,总有效率治疗组 93.3%、对照组 73.3%,两组比较有显著性差异($P<0.05$)[25]。

2. 耳聋　本方加生大黄、党参、丝瓜络、路路通治疗突发性耳聋 48 例,肾阳虚加仙茅、仙灵脾、肉桂,肾阴虚加服六味地黄丸,阴阳俱虚加菟丝子、女贞子,瘀久化热者加败酱草、虎杖。结果:治愈 22 例,显效 21 例,无效 5 例,总有效率 89.5%,明显优于对照组的 66.7%($P<0.05$)[26]。

3. 前部缺血性视神经病变　补阳还五汤为主治疗前部缺血性视神经病变 22 例共 30 只眼,方药为:黄芪 30g,当归、赤芍各 12g,生地 15g,川芎 6g,地龙 9g。阴虚阳亢者,加旱莲草、白蒺藜,石决明;肝郁气滞者,加柴胡,郁金。14 天为 1 疗程,治疗时间 2～6 个月。此外,所有患者均予以丹参注射液 20ml 静脉滴注,每日 1 次,14 天为 1 疗程,休息 7 天,开始第 2 疗程,可连续 4～5 疗程。对早期水肿明显者,给予泼尼松 30mg 晨起顿服,以后逐渐减量直至停用。对伴有高血压、糖尿病等全身病患者,分别给予相应治疗。结果:12 只眼显效(视力大于 1.0 或提高 4 行以上,视野暗点缩小,视野扩大 30°),14 只眼有效(视力提高 2 行以上,视野暗点缩小),4 只眼无效(视力提高 2 行以下,或视力、视野无改善)。总有效率 86.67%,治疗前后视力变化差异有显著性($P<0.05$)[27]。

五、皮肤科

1. 雷诺病　补阳还五汤加减治疗雷诺病 50 例。基本方:当归尾、川芎、黄芪、桃仁、地龙、赤芍、红花、桂枝。加减:阳虚明显者,加熟附片 5g,细辛 5g,干姜 10g;伴汗出不止者,加龙骨 15g,牡蛎 15g;气血不足者,加人参 15g,熟地黄 15g,白芍 10g;下肢症状严重者,加怀牛膝 15g;上肢症状严重者,加片姜黄 6g,桑枝 10g。结果:痊愈(症状完全消失,手足转温,1年未复发)28 例,显效(症状较治疗前明显改善)19 例,无效 3 例,有效率为 94%[28]。

2. 黄褐斑　93 例患者随机分为治疗组 51 例,对照组 42 例。两组常规治疗用药、预防护理方法均相同,治疗组用补阳还五汤加减,对照组用六味地黄丸。结果:治疗组有效率 80.39%,对照组有效率 52.38%,两组相比差异有显著性意义($P<0.01$)。认为补阳还五汤加减治疗女性黄褐斑疗效优于六味地黄丸[29]。

3. 斑秃　本方加减(黄芪 30g,麻黄根 9g,当归、赤芍、丹参各 15g,川芎、红花、五味子各 10g,地龙、桃仁各 12g,羌活 9g)治疗斑秃 30 例。其中全秃 2 例,合并弥漫性脱发 6 例。兼肝肾不足者加熟地、女贞子、旱莲草、菟丝子、黑芝麻、桑椹;兼风盛血燥者加天麻、钩藤、首乌藤、珍珠母;兼血虚者加白芍、鸡血藤、炒枣仁、枸杞子;兼脾虚者加白术、扁豆、茯苓、山药。1个月为 1 疗程,2～3 疗程起观察疗效。结果:痊愈(头发全部长出,头皮厚度及温度恢复正常)19 例,显效(脱发区 80% 长出新发,脱发停止,头皮厚度及温度恢复正常)5 例,有效(50%脱发区长出新发,脱发减轻或停止)4 例,无效 2 例,总有效率 93.3%[30]。

4. 慢性荨麻疹　本方加荆芥、防风、全蝎各 10g 治疗慢性荨麻疹 36 例。遇冷加重者,加桂枝;遇热加重者,加丹皮、生地;夹湿热者,加黄芩、苦参、白鲜皮、土茯苓;病程长、瘙痒重

者,加穿山甲、皂角刺、乌梢蛇。结果:痊愈 33 例,占 92%;好转 3 例,占 8%[31]

【实验研究】

1. 抗脑缺血损伤 采用颈内动脉线栓法建立大鼠局灶性脑缺血模型,检测脑梗死体积并对其神经功能行为评分加以比较。研究发现,脑缺血 6 小时后,模型组脑梗死体积显著增大,神经功能行为评分显著升高;而补阳还五汤 4 类有效部位生物碱、多糖、苷、苷元均有缩小梗死灶体积的作用,其中以生物碱作用最强[32]。复制中风后遗症"气虚血瘀"大鼠模型。治疗组在造模结束后灌服补阳还五汤水煎液,连续给药 15 天。通过重量法观察脑含水量的变化,并采用免疫组织化学方法和酶联免疫方法检测 VEGF 的表达和蛋白水平。结果:与模型组相比,补阳还五汤能降低模型大鼠脑含水量($P<0.05$),VEGF 阳性细胞数量明显增多($P<0.05$),蛋白水平提高($P<0.05$)。证实补阳还五汤能改善中风后遗症大鼠脑水肿,并增强 VEGF 的表达和蛋白水平,这可能是其发挥抗脑缺血损伤的机制之一[33]。另有实验证明,补阳还五汤可能通过使脑出血血肿周围脑组织 Tie-2 受体的表达增强,而促进脑出血损伤区血管新生和成熟的作用,并促进脑出血大鼠神经功能的恢复[34]。

2. 抗脑水肿 向颈总动脉注入百日咳菌液致大鼠急性脑水肿,然后给大鼠静脉注射补阳还五汤 10g/kg,能明显降低脑蛋白、糖原、丙二醛和水的含量;增强脑组织中超氧化物歧化酶和谷胱甘肽过氧化物酶活性;使脑组织中 Cu^{2+}、Zn^{2+} 含量和铜锌比值(Cu^{2+}/Zn^{2+})增高[35]。

3. 抑制血小板聚集,抗血栓形成和溶血栓 ①补阳还五汤 2g/kg 灌胃给药,能显著抑制大鼠体内血栓的形成。②用含补阳还五汤的灌流液,灌流人的脐动脉,结果表明,其对凝血酶和凝血酶凝固纤维蛋白原的活性有抑制作用[36]。③补阳还五汤 2g/kg 灌胃给药,可显著增强家兔实验性肺小动脉血栓的溶栓作用[37]。④用比浊法体外试验,补阳还五汤(40%,5μl)有显著的抑制 ADP 诱导的血小板聚集作用。对照组聚集率为 59.45%,给药组为 41.55%[36]。

4. 抗神经元细胞损伤 采用 Aβ1-40 海马区注射,建立老年性痴呆(AD)大鼠模型,用免疫组化法观察中药补阳还五汤对 AD 大鼠海马区 β 淀粉样前体蛋白(β-APP)及相关基因:环氧合酶 2(COX-2)、核转录因子抑制蛋白 α(IκB-α)、神经元型一氧化氮合酶(nNOS)的影响。结果显示,补阳还五汤能明显降低 AD 模型大鼠海马区 B-APP,COX-2,IκB-α 的表达,使 nNOS 表达升高。认为补阳还五汤可能通过 COX-2,NF-κB/IκB-α,增加模型大鼠海马区 nNOS 表达,影响 B-APP 生成,延缓神经元细胞的早期损伤和迟发性损伤,从而起到治疗 AD 的作用[38]。

5. 抗炎 给小鼠灌胃补阳还五汤 10、20g/kg,每日 1 次,连续 10 天,能明显抑制二甲苯所致小鼠耳廓肿胀和醋酸所致毛细血管通透性增加,并显著加强免疫器官胸腺和脾脏的重量,增加特异性抗体溶血素含量,增强巨噬细胞吞噬功能[39]。补阳还五汤每日 260g 生药/kg 灌胃,连续 15 天能抑制 Freud's 完全佐剂形成大鼠佐剂性关节炎(AA)的肿胀的程度,对大鼠胸腺指数和脾脏指数有升高作用;并能降低血清肿瘤坏死因子(TNF-α)、白细胞介素-2(IL-2)、循环免疫复合物(CIC)含量及抑制超氧化物歧化酶(SOD)活性的释放($P<0.001$)[40]。

6. 耐缺氧 给小鼠灌胃补阳还五汤 2g/kg,每天 1 次,连续 10 天,能显著提高小鼠耐缺氧时间和延长小鼠游泳时间[41]。

参 考 文 献

[1] 梁向新,王君.补阳还五汤加减治疗脑梗死 33 例[J].时珍国医国药,2008,19(8):2046.

[2] 陈苡靖.补阳还五汤治疗急性脑梗塞的临床观察[J].辽宁中医杂志,2007,34(10):1413-1414.

[3] 孙振山.补阳还五汤加减治疗急性期中小量脑出血 30 例[J].长春中医药大学学报,2007,23(2):49-50.

[4] 李莹莹.补阳还五汤加减治疗中风偏瘫患者 50 例疗效观察[J].辽宁中医杂志,2007,34(6):477.

[5] 刘国晖.补阳还五汤治疗冠心病心绞痛 60 例[J].湖南中医杂志,2008,24(5):57.

[6] 阎奇.中西医结合治疗血管性痴呆 43 例疗效观察[J].四川中医,2007,25(5):41-42.

[7] 任彬彬.补阳还五汤加味治疗气虚血瘀型头痛 39 例[J].光明中医,2008,23(12):1956-1957.

[8] 朱倩,刘士敬.加减补阳还五汤治疗感染性多发性神经根炎 35 例[J].浙江中医杂志,1997,32(2):64.

[9] 谢伟坚.补阳还五汤治疗坐骨神经痛 35 例疗效观察[J].新中医,1997,29(4):22.

[10] 王一安.补阳还五汤加味治疗带状疱疹后遗神经痛 38 例[J].北京中医,2007,26(6):853,953.

[11] 曾铎授.补阳还五汤加减治疗面神经麻痹 80 例[J].河南中医,2007,2(7):62-63.

[12] 王宝龙,高菀宏,王学勒.补阳还五汤加减治疗老年肺心病 30 例[J].内蒙古中医药,2008,27(6):73.

[13] 邹世光.加味补阳还五汤治疗老年前列腺增生 41 例[J].河南中医,1993,13(3):233.

[14] 章可谓.益肾补阳还五汤治疗糖尿病周围神经病变 74 例[J].实用中医内科杂志,2008,22(9):34.

[15] 李宝纯,刘树文,李青.补阳还五汤治疗Ⅲ期糖尿病肾病 60 例临床观察[J].河北中医,2008,30(9):937-938.

[16] 翟章锁,韩新玲.补阳还五汤加减治疗高甘油三酯血症 24 例[J].河北中医,2007,29(9):807.

[17] 张秀云.补阳还五汤治疗高脂血症 82 例临床观察[J].新疆中医药,1998,16(1):20.

[18] 赵喜荣,吴素花.补阳还五汤加味治疗红斑狼疮 15 例疗效观察[J].中医药研究,1997,13(6):31-32.

[19] 周凤洁.加味补阳还五汤治疗产后身痛 45 例临床观察[J].四川中医,2008,26(2):70-71.

[20] 张英杰,刘元梅.补阳还五汤加味治疗退变性腰椎管狭窄症 80 例[J].实用中医内科杂志,2008,22(7):47.

[21] 陈伯健,王爱明,王昭佩,等.补阳还五汤促进腰椎术后下肢麻痹恢复的临床疗效[J].四川中医,2008,26(3):93-94.

[22] 潘丽菊.补阳还五汤加减治疗椎-基底动脉供血不足性眩晕临床分析[J].辽宁中医药大学学报,2008,10(7):94-95.

[23] 孙波,陈云志,杨新勇.补阳还五汤加减治疗椎动脉型颈椎病临床观察[J].辽宁中医杂志,2008,35(7):1050-1051.

[24] 刘厚强,崔艳.补阳还五汤加味治疗肋软骨炎[J].山东中医杂志,1998,17(5):216.

[25] 黄亦彤,顾玉潜.补阳还五汤治疗神经性耳鸣疗效观察[J].实用中医药杂志,2008,24(8):487.

[26] 郎福文.补阳还五汤治疗突发性耳聋 48 例[J].国医论坛,1997,12(2):37.

[27] 陈建峰,冯燕敏.补阳还五汤治疗前部缺血性视神经病变 22 例[J].浙江中医杂志,2007,42(9):517.

[28] 王艳馨.补阳还五汤治疗雷诺病 50 例[J].河南中医,2008,28(11),85.

[29] 张枫,董向东,薛继强.补阳还五汤加减治疗女性黄褐斑 51 例[J].江西中医药,2007,38(7):52.

[30] 魏静.加味补阳还五汤治疗斑秃 30 例[J].陕西中医,2008,29(7):831.

[31] 吕福全.补阳还五汤加味治疗慢性荨麻疹 36 例[J].天津中医,1998,15(3):113.

[32] 唐映红,邓常青,刘旺华,等.补阳还五汤4类有效部位对局灶性脑缺血大鼠脑梗死体积的影响[J].中草药,2005,36(2):236.

[33] 卢永康,彭康,张家杰,等.补阳还五汤对中风后遗症"气虚血瘀"大鼠模型血管内皮生长因子表达的影响[J].辽宁中医杂志,2008,35(11):1756-1758.

[34] 阳鹤鹏,邢之华,唐涛,等.益气活血中药对脑出血大鼠脑组织Tie-2受体蛋白表达的影响[J].中国中医急症,2008,17(6):806-808.

[35] 谭峰,贺石林.补阳还五汤对实验性脑水肿微量元素与细胞化学成分的影响[J].实用中西医结合杂志,1993,6(5):262.

[36] 谢人明,王朝玲.补阳还五汤对血小板聚集及体内血栓形成的影响[J].云南中医学院学报,1989,12(2):10.

[37] 段登志,薛朝霞.加强补阳还五汤的抗血栓形成和溶血栓作用[J].云南中医杂志,1992,13(1):23.

[38] 韩玉生,周忠光.补阳还五汤对Aβ1-40所致老年性痴呆大鼠海马区β淀粉样前体蛋白及相关基因表达的影响[J].时珍国医国药,2009,20(1):9-11.

[39] 段泾云.补阳还五汤抗炎免疫药理作用[J].中西医结合杂志,1989,9(3):164.

[40] 杨威,肖柳英,潘竞锵.补阳还五汤对诱导性佐剂关节炎大鼠的药理作用研究[J].中药材,2008,31(9):1405-1407.

[41] 张华,李灵.用补阳还五汤对小鼠的耐缺氧及抗疲劳试验[J].浙江医科大学学报,1993,22(1):66.

复元活血汤

（《医学发明》卷3）

【异名】伤原活血汤（《奇效良方》卷56）、再生活血止痛散（《跌损妙方》）、复元汤（《寿世保元》卷9）、复元通气汤（《证治宝鉴》卷9）、复元羌活汤（《医方集解·理血之剂》）、当归复元汤（《医略六书》卷20）。

【组成】柴胡半两(15g) 瓜蒌根 当归各三钱(各9g) 红花 甘草 穿山甲炮各二钱(各6g) 大黄酒浸一两(30g) 桃仁酒浸,去皮尖,研如泥五十个(15g)

【用法】除桃仁外,锉如麻豆大。每服一两(30g),水一盏半,酒半盏,同煎至七分,去滓,大温服之,食前。以利为度,得利痛减,不尽服。

【功用】活血祛瘀,疏肝通络。

【主治】跌打损伤,瘀血留于胁下,痛不可忍。

【病机分析】跌打损伤之后,必有经伤络损。血离脉道,流溢脉外,或滞于肌肤,或郁于营卫,或积于胸胁,或结于脏腑。本方主治瘀血停留于胁下,痛不可忍者。盖胁为肝脏所在部位,又是肝胆经络循行之处,肝为藏血之脏,若有瘀血内阻,必致肝气郁结;血瘀气滞,故见胁肋疼痛,甚至痛不可忍。

【配伍意义】瘀积胁痛,治当活血祛瘀为主,兼以疏肝理气通络。方中重用酒制大黄荡涤留瘀败血,引瘀血下行;柴胡疏肝理气,气行则血行,兼引诸药直达病所。两药合用,一升一降,以攻散胁下瘀滞,共为君药。当归、桃仁、红花活血祛瘀,消肿止痛,共为臣药。穿山甲破瘀通络;瓜蒌根即天花粉,既能入血分消扑损瘀血而续绝伤,又能合当归清郁热而润血燥,正合血气郁久化热化燥之治,共为佐药。甘草缓急止痛,调和诸药,为使药。方中大黄酒制,且加酒煎药,均为借酒行散之功以增强活血通络之力。

本方配伍特点:一是大剂量攻逐药配以行气药,治以破血祛瘀为主,疏肝理气为辅;二是升降并用,大黄与柴胡,同为君药,一升一降,条畅气机,消散积滞。以酒、水 1：3 的比例为溶剂煎药,促进血行,使药力速达病所,增强祛瘀之力。

【类方比较】本方与血府逐瘀汤均为治疗胸胁瘀积疼痛要方,二者共同点:均为气血同治之方,活血化瘀配疏肝理气,以祛瘀为主,理气为辅。但本方祛瘀止痛之力较大,以治跌打损伤,瘀留胁下为主,亦用于各种外伤、软组织损伤所致的积瘀疼痛;血府逐瘀汤则以活血化瘀为主,主治血瘀气滞,留结胸中之胸中血瘀证,亦用于其他神经系统和心血管系统的瘀血证。

【临床运用】

1. 证治要点　本方常用于跌打损伤,以胁肋瘀肿疼痛,痛处固定不移,痛不可忍为证治要点。

2. 加减法　若气滞较甚者,酌加木香、香附、青皮、枳壳、郁金以助行气止痛之力;血瘀较重者,可加三七粉,或酌加乳香、没药等以增强化瘀止痛之效。

3. 本方现代常用于各种外伤、软组织损伤、肋间神经痛、肋软骨炎等属于血瘀气滞者。

【使用注意】

1. 服药后以利为度,不必尽剂,因瘀血已下,免伤正气。若下后痛减,但病未痊愈,需要继续服药者,必须更换方剂或调整原方剂量。

2. 孕妇忌服。

3. 损伤过重,有筋断骨折、内脏破裂或严重开放性损伤者,宜中西医结合治疗。

【源流发展】本方始载于《医学发明》卷 3,为治疗跌打损伤之常用方剂。就方源而论,可上溯到《伤寒论》桃核承气汤,为桃核承气汤去桂枝、芒硝,加柴胡、天花粉、红花、当归、穿山甲而成。其治法"活血祛瘀,疏肝通络"的立论根据,则源于《灵枢·邪气脏腑病形》,其曰:"有所堕坠,恶血留内,若有所大怒,气上而不下,积于胁下,则伤肝。"因其主治"瘀血留于胁下",现代常用于治疗肋软骨炎(蒂策综合征)、肋间神经痛而获良效。

【疑难阐释】

1. 方名阐释　本方配伍虽以活血祛瘀为主,然方中天花粉一味,既消扑损瘀血,尤善"续绝伤"(《神农本草经》卷 2),生肌消肿,与当归、甘草共奏生养新血之功,使瘀去新生,元气自复,正如《成方便读》卷 2 所说:"去者去,生者生,痛自舒而元自复矣。"故方名复元活血汤。

2. 关于本方君药　原书谓以柴胡为君,后世有主张以柴胡、当归为君(山东中医学院《中药方剂学》)者,有以大黄、桃仁为君(《中医治法与方剂》)者,众说纷纭。细考诸药配伍关系,不难发现:第一,本方主治血瘀之证无疑。柴胡虽能引经,使药达病所,但无活血祛瘀之功;且其量小多用于引经,量大则为疏肝理气,本方柴胡用量较大,决非引经所能完全解释,故有疏肝理气兼引经的双重作用。第二,本方用药以活血祛瘀为主,尤其大黄用量独重,且用酒制,意在突出活血之功,理应为君。第三,考虑到活血祛瘀药配伍疏肝理气,使气行则血亦行,兼以柴胡为引领,更能发挥其定向的活血祛瘀作用,故以大黄、柴胡共为君药更为妥当。

3. 关于柴胡的作用　柴胡在方中的作用,历代医家认识尚不统一。李杲方后自释"以柴胡为引,用为君"(《医学发明》卷 3),秦伯未从其说,认为"方内柴胡系引经药,不以疏肝为目的"(《临证备要》)。而费伯雄则强调"治跌扑损伤之法,破瘀第一,行气次之"(《医方论》卷 2)。我们认为,复元活血汤用柴胡有疏肝理气和引经的双重作用。首先,因其病位在胁下,务使胁下瘀血悉除,确需引经药直达病所;而柴胡为厥阴肝经最佳引经药,自不待言。其次,倘若仅言其归经,则较大用量的柴胡(仅次于大黄)决非引经所能完全解释。因而柴胡在方中还应发挥疏肝行气的作用。然而外伤所致瘀血证,何需柴胡疏肝?其理在于:气行则血行,血行则气畅;气郁每致血滞,血涩亦会影响气运。因肝的经脉布于胁下,跌打损伤致瘀留胁下,必然影响肝主疏泄之功能。故本方虽有瘀血无疑,也不能排除肝气郁滞之病机,治当活血化瘀配合疏肝行气。正如张秉成所说:"夫跌打损伤一证,必有瘀血积于两胁间,以肝为藏血之脏,其经行于两胁,故无论何经之伤,治法皆不离于肝。且跌仆一证,其痛皆在腰胁间,尤为明证。故此方以柴胡之专入肝胆者,宣其气道,行其郁结"(《成方便读》卷2)。退一步而论,即使瘀血证不伴气郁,据"气行则血行"之理,亦应于活血之中伍以行气之品,以利于瘀血之消散。

【方论选录】

1. 李杲:"《黄帝针经》云:有所堕坠,恶血留内。若有所大怒,气上而不行,下于胁,则伤肝。肝胆之经,俱行于胁下,经属厥阴、少阳,宜以柴胡为引,用为君。以当归和血脉,又急者痛也,甘草缓其急,亦能生新血。甘生血,阳生阴长故也,为臣。穿山甲、瓜蒌根、桃仁、红花,破血润血,为之佐。大黄酒制,以荡涤败血,为之使。气味和合,气血各有所归,痛自去矣。"(《医学发明》卷3)

2. 徐大椿:"血瘀内蓄,经络不能通畅,故胁痛,环脐腹胀,便闭焉。大黄荡涤瘀热以通肠,桃仁消破瘀血以润肠,柴胡散清阳之抑遏,蒌根清浊火之内蕴,甲片通经络破结,当归养血脉荣经,红花活血破血,甘草泻火缓中。水煎温服,使瘀行热化,则肠胃廓清而经络通畅,腹胀自退,何胁痛便闭之不瘳哉?此破瘀通闭之剂,为瘀热胁痛胀闭之专方。"(《医略六书·杂病证治》卷23)

3. 费伯雄:"治跌仆损伤之法,破瘀第一,行气次之,活血生新又次之。此方再加一二味行气之药更佳。"(《医方论》卷2)

4. 张秉成:"夫跌打损伤一证,必有瘀血积于两胁间,以肝为藏血之脏,其经行于两胁,故无论何经之伤,治法皆不离于肝。且跌仆一证,其痛皆在腰胁间,尤为明证。故此方以柴胡之专入肝胆者,宣其气道,行其郁结;而以酒浸大黄,使其性不致直下,随柴胡之出表入里,以成搜剔之功。当归能行血中之气,使血各归其经。甲片可逐络中之瘀,使血各从其散。血瘀之处,必有伏阳,故以花粉清之。痛盛之时,气脉必急,故以甘草缓之。桃仁之破瘀,红花之活血。去者去,生者生,痛自舒而元自复矣。"(《成方便读》卷2)

5. 秦伯未:"胁痛如刺,痛处不移,按之更剧,脉象弦涩或沉涩,多由跌仆殴斗损伤,瘀积胁下,痛处皮肤有青紫伤痕,宜逐瘀为主,用复元活血汤。方内柴胡系引经药,不以疏肝为目的。"(《临证备要》)

6. 上海中医学院:"本方是伤科常用的内服方剂,主治瘀血停滞、胸胁疼痛之症。方中当归、红花、桃仁、山甲、大黄活血破瘀,是主要组成部分。因为胸胁是肝经循行的部位,故用柴胡以疏肝。方中使用天花粉并不是取其润燥生津的作用,而主要是取其能除跌仆瘀血(见《本草经》及《景岳全书》)的功效,甘草用以缓急止痛。瘀血去则新血生,故有'复元'之名。"(《中医方剂临床手册》)

【评议】李氏析方,只以柴胡为君,而以大黄为使,忽视了方中大黄的主导地位,何以解释大黄用量特重,且用酒制。徐氏柴胡散清阳抑遏之说,也埋没了其在方中引经、疏肝的主要作用。费氏"破瘀第一,行气次之,活血生新又次之"之论颇合本方立法宗旨,"此方再加一、二味行气之药"之主张较符合临床实际,应予重视。张氏对本方配伍意义进行了较全面论述,尤其对方名的阐释,条理清晰。众论之中,唯秦氏对本证脉象作了描述,并补充了其临床表现,但认为柴胡只引经不疏肝,则失之偏颇。上海中医药大学则指出了天花粉在本方中的独特作用。

【验案举例】

1. 脑挫伤、脑震荡　《江西中医药》(1987,4:20):某男,30岁。从5米高处跌坠落地,当即昏迷不省人事,片刻后苏醒;吐鲜血数口,呕吐4次,头顶巨痛,目胀;右额挫裂伤口3.4cm,深达骨膜,前额青紫肿胀,左目眶青肿。舌质暗红,脉弦涩。摄片检查:颅骨及颅内无异常。诊断:脑挫伤、脑震荡。处理:清创缝合,西药镇痛、镇静对症处理。但巅顶疼痛仍巨剧,卧而不敢动,动则头痛如裂,目欲暴。邀中医会诊,辨证为脑震络瘀,气血遏阻。处方:柴胡、天花粉、䗪虫、刘寄奴、当归尾、桃仁各10g,穿山甲6g,川芎、红花各8g,酒大黄12g,甘草4g。水煎温服。二诊:3剂后,头痛顿减,青紫肿胀消散。急势已过,乘胜搜逐,杜防残留不尽之邪。守方再进6剂,诸症消失,脑健目明,随访2年无后患。

按语:肝脉循目达额上巅入络脑,头部损伤,脑震络脉瘀滞。拟复元活血汤疏肝通络,逐瘀散结。络脉畅通,气机斡旋,郁结溃散,升降无阻,邪去正复,诸症自愈。

2. 眼球内出血、视网膜震荡　《江西中医药》(1987,4:20):某男,50岁。因民事纠纷,被人用拳击伤左眼,致目眶青紫,眼睑肿胀,瞳仁浑浊,血布白睛,眼球剧痛,视物不清。舌质暗红,脉弦涩。眼科检查:左眼底1.5cm血块,视神经乳头及黄斑部水肿。诊断:左眼球内出血,视网膜震荡。经用抗生素、激素疗效不显,邀中医会诊,辨证为目伤络损,瘀血灌瞳。处方:柴胡、天花粉、当归、桃仁、丹皮各10g,红花6g,大黄8g,炒栀子8g,茜草10g,甘草4g。水煎温服4剂。二诊:目眶、眼睑肿胀已消,青紫渐散,疼痛缓解。药已中病,恐邪留恋,守原方加木贼草10g,服12剂。三诊:眼球内瘀血消散,疼痛已止,视力恢复至1.2,随访数年无后遗症。

按语:肝开窍于目,其经脉连目系,目伤则络损于内,瘀血凝滞瞳仁。方用复元活血汤去山甲,虑其走窜之性猛,增炒栀子清血分郁热,丹皮、茜草散营分瘀留之结而止血,木贼草退翳行血滞。诸药相辅,共奏疏肝通络,活血祛瘀,凉血止血之效。

3. 粘连性肠梗阻　《新中医》(1991,5:44):某男,43岁,农民。主诉:腹痛、呕吐、腹胀、不大便7日。患者因粘连性肠梗阻,在某医院行肠道分离术,1月后出院。近2年来上症反复发作4次,均经保守疗法及对症处理而缓解。本次发作已住院4日,采取胃肠减压、支持疗法、对症处理、大承气汤灌肠等,症状不减,决定手术。因患者恐惧开刀,邀中医诊治。诊见:痛苦面容,胃脘刺痛,连及两胁,右下腹痛甚拒按,腹胀、叩之如鼓,呕吐,便秘。舌质暗,脉弦。X线检查:可见肠梗阻征象。证属血瘀腑闭,治宜活血祛瘀,疏肝通腑。方用复元活血汤加味:柴胡、当归、天花粉、穿山甲各15g,红花45g,甘草10g,桃仁、大黄(后下)、芒硝(冲)各30g。1剂,水煎至1000ml,深部灌肠。约3小时后,腹痛剧烈,泻下臭秽黑色软便2次,并有燥屎3~4枚,矢气频,呕吐止,腹胀减,腹痛缓,舌质暗,脉细。后以桃红四物汤调理半月,痛除,X线腹透未见异常。随访未复发。

按语:粘连性肠梗阻属中医腹痛范畴。本案以"胃脘刺痛,右下腹疼痛拒按,舌质暗,脉细涩"为主症,乃瘀血阻于肠道,燥屎结于肠中,腑气不利,传导受阻。用复元活血汤灌肠而便通痛止,后以桃红四物汤调理而愈。

【临床报道】

一、内科

1. 胆囊炎、胆结石　本方加减治疗胆囊炎、胆结石20例。处方:桃仁、红花、郁金、青皮、泽泻、白芍各 10g,柴胡、枳壳、车前草各 15g,当归 20g,酒大黄 30g,炙甘草 4g。伴随呕吐者加姜半夏、竹茹、陈皮;发热重者加黄芩、连翘、焦山栀;胁痛甚者加川楝子、延胡索;伴黄疸加茵陈、虎杖;伴结石者加海金沙、金钱草;同时结合西医抗感染:静滴青霉素、氨苄西林。结果:显效 14 例,有效 4 例,无效 2 例,总有效率 90%[1]。

2. 脑梗死、脑出血 复元活血汤加减(当归 10g,桃仁 10g,红花 9g,制大黄 10g,炮穿山甲 10g,柴胡 9g,僵蚕 15g,地龙 10g,水蛭 10g)结合丹参注射液治疗急性脑梗死 32 例。对照组 32 例应用尼莫地平片治疗。两组均以 2 周为 1 疗程。结果:治疗组总有效率 93.7%,对照组总有效率 81.25%,两组比较差异有统计学意义($P<0.01$);两组治疗后血液流变学指标全血黏度、血浆比黏度、血细胞比容,血脂指标总胆固醇及甘油三酯均降低,与治疗前比较均有统计学意义($P<0.05,P<0.01$)[2]。孟氏治疗 45 例急性脑出血患者,设对照组 18 例,采用常规西医保守治疗,主要为降颅压和对症处理;设治疗组 27 例,在上述治疗的同时,于患者发病 72 小时后加服加味复元活血汤。意识障碍或吞咽困难不能口服者,予以鼻饲管注入。处方:酒大黄 15~30g,柴胡、天花粉、当归各 10~15g,桃仁、红花各 5~10g,穿山甲 5~10g,玄参、生地黄、白芍各 15~30g,牛膝 10~15g,甘草 5g。兼肝阳上亢者加石决明、夏枯草、钩藤,兼气虚者加生黄芪、西洋参,瘀血证明显者加赤芍、丹参,痰湿盛者加清半夏、制胆南星,大便不通腑实者加芒硝(冲)。以 4 周为 1 疗程,1 疗程结束后,根据《脑卒中患者临床神经功能缺损程度评分标准》评定疗效。结果:治疗组治愈 7 例,显效 11 例,有效 8 例,无效 1 例,总有效率 96.3%。对照组治愈 3 例,显效 6 例,有效 5 例,无效 4 例,总有效率 77.78%。两组疗效对比,差异有极显著的统计学意义($P<0.01$)[3]。

3. 眩晕 本方加减(天花粉、当归各 15g,甘草、柴胡、炮穿山甲、桃仁、红花各 10g,葛根 20g,威灵仙 30g)治疗眩晕(梅尼埃病、颈椎病、椎底动脉供血不足)38 例。呕吐重者加姜半夏,白术。结果治愈 26 例,好转 7 例,无效 5 例,总有效率为 86.84%[4]。

二、外科

1. 胸肋挫伤 复元活血汤加味治疗胸肋挫伤 86 例。方药:柴胡 9g,花粉 12g,当归、红花、穿山甲、大黄、桃仁各 10g。胸肋疼痛、闷胀、呼吸说话时有牵掣痛,甚至不能平卧者,加延胡、香附、郁金、川楝子等;痛有定处,压痛明显,深呼吸及咳嗽疼痛加重者,可加三七、乳香、没药。伴有胸腰椎压缩性骨折及其他部位损伤和骨折者,配合其他相应治疗。治疗结果:显效 56 例,占 65%;好转 26 例,占 30%;无效 4 例,占 5%;总有效率为 95%[5]。

2. 肋软骨炎 本方加减治疗肋软骨炎 46 例,处方:柴胡 10g,当归 15g,炮穿山甲 10g,桃仁 10g,红花 10g,花粉 15g,酒大黄 6g,延胡索 10g,郁金 10g,白芍 10g,香附 10g,枳壳 10g,甘草 10g。痛剧加血竭;隆起显著者加夏枯草、牡蛎。5 天为 1 疗程,治疗 2~3 疗程后,观察疗效。结果:痊愈 34 例,好转 8 例,无效 4 例。总有效率 91.30%[6]。

3. 血栓性静脉炎 本方为主治疗胸腹壁血栓性静脉炎 38 例。兼胸痛、肝气郁滞较重者,加枳壳、青皮、香附;湿热夹杂,加龙胆草、黄芩、丝瓜络;索条坚硬,结节明显,疼痛剧烈,舌质紫黯或瘀斑重者,加夏枯草、乳香、水蛭、地龙;伴下腹、腿部引痛,腋下及腹股沟淋巴结肿大,或白细胞增高者,加连翘、川楝子、延胡索。结果:38 例全部治愈(痛止,索条消失或有残迹)[7]。

4. 腰椎间盘脱出症 本方加减治疗急性腰椎间盘脱出症 45 例。气滞血瘀型处方为:柴胡、花粉、当归、桃仁、红花、延胡索、鸡血藤各 15g,大黄 5~20g,土鳖虫 15~30g,川断、骨碎补各 20g,细辛 5g。寒湿阻络型上方加威灵仙、仙灵脾、伸筋草、海风藤各 15~30g。腰脱日久,肌肉萎缩者酌加黄芪、党参、当归、桑寄生。大黄单包后下,以大便每日不超过3次为度。10剂为1疗程。治愈(腰腿痛消失,直腿抬高70°以上,能从事原工作)37例;好转(腰腿痛减轻,腰部活动功能改善)8例[8]。

5. 痔科术后并发症　本方(柴胡9g,花粉、当归、桃仁、红花各10g,穿山甲片、大黄各6g,甘草3g)治疗痔科术后并发症150例。其中术后出血患者31例,术后疼痛患者50例,排便困难患者40例,肛门水肿患者29例(其中有疼痛、出血、水肿、便秘兼有者)。出血者加槐花、荆芥、地榆、防风、三七粉;疼痛者加白芍、延胡索、没药;水肿者加蝉蜕、萆薢、琥珀;便秘者加枳实、瓜蒌实。3剂为1疗程。结果:治愈90例,好转57例,无效3例。总有效率为98%。3例无效者均为术后出血患者,经手术探查为痔基底部小动脉出血,经缝扎后血止[9]。

6. 带状疱疹后遗神经痛　复元活血汤治疗带状疱疹后遗神经痛32例。血热者加生地黄、紫草;血瘀者加丹参、赤芍;气滞者加延胡索、川楝子;痛剧加全蝎、蜈蚣。结果:患者服药5~20剂,治愈28例,好转4例[10]。

三、男科

慢性前列腺炎　复元活血汤加味(柴胡、红花各6g,当归、穿山甲、桃仁、天花粉、黄柏、制大黄各9g,败酱草、山药、淫羊藿、肉苁蓉各15g,甘草3g)治疗慢性前列腺炎178例。湿热重者加蒲公英、马鞭草,瘀血明显者加三棱、莪术,气虚加党参、黄芪,腰膝酸软明显者加菟丝子、怀牛膝。20天为1疗程,连服2疗程。结果:临床治愈(自觉症状消失,前列腺液检查连续3次以上正常)67例,占37.6%;显效(症状基本消失,前列腺质地改善,前列腺检查连续3次以上WBC值较前减少50%以上或WBC<15个/HP;卵磷脂小体增加1个"+"以上)72例,占40.5%;有效(主要症状减轻,前列腺检查较前有好转,前列腺液化验WBC值较前减少25%以上)24例,占13.5%;无效(主要症状、体征及前列腺液检查均无改善或反而加重)15例,占8.4%,总有效率91.6%[11]。

四、妇科

乳腺增生　本方为基础,治疗乳腺增生92例。结果:治愈51例,显效18例(肿块缩小1/2以上),好转14例,无效9例[12]。张氏以本方加味治疗乳腺增生80例。方药组成:醋柴胡、炙穿山甲、肉苁蓉、制首乌、丝瓜络各15g,全瓜蒌、当归各20g,桃仁12g,香附、酒大黄、红花、甘草各10g。结果:痊愈44例,随访2年以上未复发;显效23例,有效10例,无效3例,总有效率为96.25%[13]。

【实验研究】

1. 抗炎、镇痛　采用多种疼痛、炎症动物模型,观察复元活血汤的抗炎及镇痛作用;采用微循环实验,观察复元活血汤对微循环的影响。结果发现,复元活血汤可不同程度提高小鼠热板痛阈值,延长扭体潜伏期,减少扭体次数;抑制二甲苯所致小鼠耳廓肿胀,还能降低腹腔毛细血管通透性;扩张小鼠耳廓微动脉和微静脉。结论:复元活血汤具有镇痛、抗炎及改善微循环作用[14]。

2. 抗肝纤维化　以胆固醇和酒精饲喂法复制大鼠肝硬化模型,以显微病理分析法评价药物疗效,以观察复元活血汤对大鼠试验性肝硬化的病理影响。结果发现,给药组肝脏纤维增生的程度明显轻于模型组(P<0.05)。显示复元活血汤对大鼠实验性肝硬化的形成有抑制作用[15]。

【附方】七厘散(《同寿录》卷尾):上朱砂水飞净一钱二分(3.6g)　真麝香一分二厘

(0.36g)　梅花冰片一分二厘(0.36g)　净乳香一钱五分(4.5g)　红花一钱五分(4.5g)　明没药一钱五分(4.5g)　瓜儿血竭一两(30g)　粉口儿茶二钱四分(7.2g)　上为极细末，瓷瓶收贮，黄蜡封口，贮久更妙。治外伤，先以药七厘(0.5～1g)烧酒冲服，复用药以烧酒调敷伤处。如金刃伤重，急用此药干掺。功用：散瘀消肿，定痛止血。主治：跌打损伤，筋断骨折，瘀血肿痛，或刀伤出血。并治无名肿毒，烧伤烫伤等。

复元活血汤与七厘散均有活血行气，消肿止痛之功，俱治跌打损伤，血瘀气滞之肿痛。但前者长于活血祛瘀，疏肝通络，主治瘀血留于胁下，痛不可忍者；而后者长于活血散瘀，止血生肌，故善治外伤瘀血肿痛，或刀伤出血，为既可外敷，又可内服之剂。

参 考 文 献

[1] 钱菊芬 . 复元活血汤加减治疗胆囊炎、胆结石20例[J].陕西中医,1998,18(2):75.

[2] 仇年芳 . 复元活血汤加减治疗急性脑梗死32例疗效观察[J].河北中医,2007,29(3):208-209.

[3] 孟祥庚 . 加味复元活血汤治疗急性期脑出血疗效观察[J].中国医药导报,2008,5(9):61.

[4] 唐世球 . 复元活血汤加减治疗眩晕38例[J].新疆中医药,1997,15(2):20.

[5] 黄少廷 . 复元活血汤加味治疗胸肋挫伤86例[J].四川中医,2001,19(7):61.

[6] 王静,张岳云 . 复元活血汤加减治疗肋软骨炎46例临床观察[J].内蒙古中医药,2008,(2):9-10.

[7] 陈城 . 中医治疗胸腹壁血栓性静脉炎38例[J].新中医,1983,(12):14.

[8] 蒋宏 . 复元活血汤加减治疗急性腰椎间盘脱出症45例[J].时珍国医国药,2003,14(6):335.

[9] 邓森田,王翔 . 复元活血汤治疗痔科术后并发症150例[J].陕西中医,2007,28(3):310.

[10] 张智勤 . 复元活血汤治疗带状疱疹后遗神经痛[J].甘肃中医,2006,19(8):26.

[11] 卢伟 . 复元活血汤为主治疗慢性前列腺炎178例[J].实用中医药杂志,2006,22(3):137.

[12] 刘浩江 . 复元活血汤加减治疗乳腺增生92例[J].浙江中医杂志,1985,(8):378.

[13] 张艳,崔致然 . 复元活血汤加味治疗乳腺增生病80例[J].陕西中医,1994,15(2):52.

[14] 石米扬,段礼新,易吉萍 . 复元活血汤部分药理作用研究[J].武汉大学学报:医学版,2004,25(1):58-61.

[15] 黄利,李利民,俞舸,等 . 复元活血汤对大鼠实验性肝硬化的病理影响[J].华西药学杂志,2006,21(5):504-505.

(邓中甲　叶俏波　秦幼平)

温 经 汤
(《金匮要略》)

【异名】调经散(《仁斋直指方论·附遗》卷26)、大温经汤(《丹溪心法附余》卷21)、小温经汤(《血证论》卷8)。

【组成】吴茱萸三两(9g)　当归　川芎　芍药　人参　桂枝　阿胶　生姜　牡丹皮去心　甘草各二两(各6g)　半夏半升(6g)　麦冬去心一升(9g)

【用法】上以水一斗,煮取三升,分温三服。

【功用】温经散寒,养血祛瘀。

【主治】冲任虚寒,瘀阻胞宫证。漏下不止,月经不调,或前或后,或逾期不止,或一月两行,或经停不至,而见傍晚发热,手心烦热,唇口干燥,少腹里急,腹满,舌质黯红,脉细而涩。亦治妇人久不受孕。

【病机分析】本方为妇科调经之祖方。所治漏下不止、月经不调、经行腹痛、闭经、不孕之病证，皆由冲任虚寒，瘀血阻滞引起。冲为血海，任主胞胎，二经起于女子胞中。《素问·上古天真论》说："女子……二七而天癸至，任脉通，太冲脉盛，月事以时下，故有子。"可见妇女月经的行止及孕育与冲任二脉息息相关。今冲任虚寒，固摄无力，加之瘀血阻滞，血不循经，故致漏下不止或逾期不止。冲任为奇经八脉，八脉系于肝肾。所谓冲任虚寒，其本质乃肝肾虚寒。肝肾阳气衰惫，可使疏泄封藏失司，又遇瘀血阻于胞宫，冲任流通不畅，则易呈胞宫溢蓄失调，经候反常之病变，其月经每表现为或提前、或延后、或一月两行等不调之证。寒凝血瘀气滞，胞脉不通，则经行少腹冷痛胀满，或经停不至。冲任虚寒，胞宫失养；瘀血阻滞，胞脉不畅，不能摄精成孕，故见久不受孕。"血主濡之"（《难经·二十二难》）。下血日久，阴血必耗；肝肾虚寒，阴血乏源；瘀血不去，新血不生，三者均可致阴血不足，血亏而不能外荣，则口唇干燥。至于傍晚发热、手足心热，乃血虚生热及瘀血化热之征。舌质黯红，脉细涩，是寒凝血瘀之佐证。所以此证机制可用虚、寒、瘀、热四字赅之。

【配伍意义】本方证既有阳气亏虚，虚寒内生，寒凝血瘀之病变，又兼阴血不足，虚热瘀热内生之病机，属虚实寒热夹杂之候，非纯用祛瘀之法所宜，治当寒热攻补共投，方为万全之策，故拟温经散寒，祛瘀养血，稍佐清热为法。方中吴茱萸辛苦而热，入肝胃肾经，辛能行气以止痛，热能温经以祛寒，故能散寒止痛；桂枝辛甘而温，能祛散寒邪，通行血脉，两药合用，温经散寒，通利血脉之功更佳，共为君药。当归辛甘温，既能补血活血，又善止痛，为妇科调经要药，故《神农本草经》卷2谓其"主妇人漏下绝子"；川芎辛香行散，既能活血祛瘀以调经，又能行气开郁以止痛，故《神农本草经》卷1云其主"妇人血闭，无子"；芍药"生血活血"（《女科经论》卷5），缓急止痛，治"妇人血闭不通"（《药性本草》）、"崩漏"（《长沙药解》卷2），三药合用，活血止痛，养血调经，为臣药。阿胶甘平，能"止血去瘀"（《本草分经》）、"固漏，养血，滋肾"（《景岳全书·本草正》卷49），疗"女人血痛血枯，经水不调，无子，崩中带下……"（《本草纲目》卷50）；麦冬甘苦微寒，养阴生津，"退血燥之虚热"（《景岳全书·本草正》卷48），二药合用，养阴润燥而清虚热，并制吴茱萸、桂枝之温燥。牡丹皮味苦辛，性微寒，入心肝肾经，长于凉血散血，合桂枝、川芎，可助祛瘀之力，合麦冬则清血分之虚热与瘀热。摄血者气也，生血者脾也，故用人参、甘草益气健脾；生姜、半夏和胃运脾，与参、草相合，调补脾胃，既资生血之源，又达统血之用。此即尤怡所谓"人参、甘草、姜、夏以正脾气。盖瘀久者，营必衰；下多者，脾必伤也"（《金匮要略心典》卷下）。以上五药，俱为佐药。甘草尚能调和药性，又作使药。全方用药，温清补通兼备，恰与方证病机之虚寒瘀热对应，堪称遣药组方丝丝入扣。方名温经，且重用吴萸，使本方功效重在温散寒邪，温中寓通，温中寓补，温中寓清，是为主次分明，杂而有序。

本方的配伍特点有二：一是方中温清补消并用，但以温经化瘀为主。二是大队温补药与少量寒凉药配伍，能使全方温而不燥，刚柔相济，以成温通、温养之剂。

【临床运用】

1. 证治要点　本方为妇科调经常用之方，主要用于冲任虚寒而有瘀滞的月经不调、痛经、崩漏等。临床应用以月经不调，小腹冷痛，经血夹有瘀块，时有烦热，舌质黯红，脉细涩为证治要点。

2. 加减法　若小腹冷痛甚者，去牡丹皮、麦冬，加艾叶、小茴香，或以肉桂易桂枝，以增强散寒止痛作用；少腹胀满属气滞者，加香附、乌药以行气止痛；漏下色淡不止者，去牡丹皮，加艾叶、熟地以温经补血止血；经血色紫黯，血块多者，去阿胶，加桃仁、红花以增强活血祛瘀之功；如阴虚内热明显，可去吴茱萸、生姜、半夏，加生地、女贞子、旱莲草以补益肝肾之阴；子宫虚冷,瘀阻胞脉,婚久不孕,症见月经后期,量少,或月经稀少,色黯淡,少腹冷痛,喜温,畏寒肢冷,性欲淡漠,可加鹿角霜、仙茅、仙灵脾、巴戟天等以温补肾阳。

3. 本方现代常用于功能性子宫出血、月经不调、先兆流产、产后腹痛、不孕、慢性盆腔炎等辨证属冲任虚寒,瘀血阻滞者。

【使用注意】

1. 本方虽为温清消补之剂,但以温为主,故瘀热虚热明显者,宜慎用。

2. 更年期患者,除注意结合调理肾阴肾阳外,如出现上述证候,尚须妇科检查,排除肿瘤等疾患。

【源流发展】 本方见于《金匮要略》妇人杂病篇,主治"妇人年五十所,病下利("下利"的"利"字,《金匮要略直解》《医宗金鉴》等皆谓当是"血"字),数十日不止,暮即发热,少腹里急,腹满,手掌烦热,唇口干燥",系"曾经半产,瘀血在少腹不去"所致者。亦治"妇人少腹寒,久不受胎";"月水来过多,及至期不来"。可见本方专为妇女冲任虚寒,兼有瘀血之证而设,乃温经祛瘀之剂。历代医家应用此方分治经、带、胎、产诸疾,其配伍有以下几方面:①宗仲景祛瘀止血之旨,治"带下,漏血不止",如《备急千金要方》卷4之芎䓖汤(川芎、干地黄、吴茱萸、芍药、当归、黄芪、干姜、甘草)即属此类。②承仲景温通并用之法,增入"主通利月水"(《名医别录》)的牛膝及活血的莪术以增强通经逐瘀之力,专疗寒滞胞宫,经血凝聚之"月信不行",如《普济方》卷333引《指南方》之温经汤(以本方去吴茱萸、阿胶、半夏、麦冬,加牛膝、白术、大枣组成)、《观聚方要补》卷9引《十便良方》之指迷温经汤(即本方去吴茱萸、阿胶、麦冬、半夏、生姜,加莪术、牛膝组成)皆属此范围。③师仲景寒热消补并投之组方特点,配伍行气止痛的香附、莪术、乌药等,构成温润结合,气血兼治之方,用以治疗寒凝血瘀气滞之痛经、月经不调及产后诸疾,如《校注妇人良方》卷1之温经汤,由桂心、当归、川芎、芍药、莪术、牡丹皮、人参、牛膝、甘草组成,主治"寒气客于血室,以致血气凝滞,脐腹作痛";《古今医鉴》卷11之大温经汤,由当归、川芎、白芍、香附、熟地黄、吴茱萸、人参、白术、茯苓、延胡索、鹿茸、沉香、陈皮、砂仁、小茴香、生姜组成,主治"妇女气血虚弱,经水不调";《产孕集》卷下之泽兰汤,由泽兰、香附、当归、川芎、芍药、红花、乌药、阿胶、人参、黄芪、白术、生姜组成,主治产后气血亏虚,恶露不尽之证。④遵仲景暖宫祛寒之意,用温经散寒之肉桂、附子与温补肾阳之巴戟天、杜仲等配伍,以治宫寒不孕之证,如《傅青主女科》卷上之温胞饮(方由白术、巴戟天、人参、杜仲、菟丝子、山药、芡实、肉桂、制附子组成),治"妇人下部寒冷不孕"。

【疑难阐释】

1. 关于本方命名 治瘀之剂,仲景何以"温经"命名?盖温经汤证之病机,虽包括寒(冲任虚寒)、瘀(瘀血阻滞)、虚(阴血不足)、热(瘀热虚热)四个方面,然寒是主要矛盾,寒凝则血涩成瘀,血瘀则新血难生,瘀久则郁而化热。因此,治之之法,宜重在温经而非攻瘀。《素问·调经论》云:"血气者,喜温而恶寒,寒则泣而不能行,温则消而去之。"故重用吴茱萸,并配桂枝以温散寒邪,使血得温则行,血行则无瘀血停滞之患;瘀血去,新血生,虚热消,则月经调而疼痛愈,方名温经汤,其意亦在此。本方之"温经",虽以温为主,但又寓温中有通,温中有补,温中有清,温、消、补兼备,使瘀去新生。

2. 关于生姜、半夏的配伍意义 生姜、半夏系仲景之小半夏汤,具有和胃降逆,燥湿化痰之功,每用于痰湿阻滞,胃气上逆之证。本方证属寒凝血瘀,病在血分,用此二药,令人费解。关于两药的配伍意义,当结合本方证病机及药物配伍从以下三方面理解:①和胃运脾,使方中补益之品补而不滞。本方证因兼有阴血不足之患,故用阿胶、麦冬、芍药等药物以滋阴养血;脾为气血生化之源,故用人参、甘草健脾益气以助生化,使阳生阴长,气旺血生。五药皆为滋补之品,易呆滞脾胃而碍其运化,配入辛苦而温的半夏及辛温的生姜,和胃运脾,寓有补而不滞之意。②降胃气,通冲任以调经。生姜、半夏皆是阳明胃经药,通降阳明,对治疗月经病究竟有何意义?王绵之教授对此的认识,颇有见地,特录之以供参考。"我认为:冲为血海,任主胞胎,冲任二脉与足阳明经相通,阳明经为多气多血之经,为气血之海,水谷之海,十二经脉之海。当冲任虚寒用辛温的药物温经散寒,补虚活血之时,要注意血本身的特点是动的,遇寒固然凝涩,遇热也容易妄行。特别虚寒有瘀的时候,不用温药,寒不得去,血不得行,但已有瘀、虚而生的内热,加上药物的作用,血就容易动,动就容易造成血不循经。而半夏是阳明经的降药,它本身不是调经药,但是阳明胃经与冲任相通,通过它的降,就能止血上逆而动,帮助调经行瘀,引血下行,帮助通经"。清代名医陈念祖用麦门冬汤治倒经,正是得之于仲景温经汤配姜、夏的用药经验。③运脾燥湿散水以防津液之壅。本方治冲任虚寒,瘀阻胞宫证。冲任虚寒的本质是肝肾虚寒。而肝肾阳气不足,疏泄失常,气化失司,易致津液运行不畅;瘀血阻滞,津气亦受其累,故两药的运脾与燥湿散水,可输津布液,防治津液壅滞之患。近代医家用之治血瘀湿聚的带下、附件炎、卵巢囊肿,效果良好,是佐证此意的实例。

【方论选录】

1. 徐彬:"药用温经汤者,其证因半产之虚而积冷气结,血乃瘀而不去,故以归、芍、芎调血,吴茱、桂枝以温其血分之气而行其瘀。肺为气主,麦冬、阿胶以补其本。土以统血,参、甘以补其虚,丹皮以去标热。然下利已久,脾气有伤,故以姜、半正脾气。名曰温经汤,治其本也。唯温经,故凡血分虚寒而不调者,皆主之。"(《金匮要略论注》卷22)

2. 魏念庭:"盖带下之故,成于瘀血,而瘀之故,由于曾经半产,胎未满足,有伤而堕。其人阳盛则易致于崩漏,阴盛则易成乎邪癥。瘀血在少腹,久留不去,追年齿已衰,积瘀成热,伤阴分,发邪火,与经血方行之少妇经闭作热,理无二也。其外证必见唇口干燥,唇口为津液征验,津液之亏,干燥必甚,不治将与脉数无疮、肌若鱼鳞,渐成危迫之证无异也。知之早,斯可以预图之。主以温经汤开散瘀血为主治。而瘀血之成,成于阴盛,故用吴茱萸之辛温,以引芎劳、芍药、丹皮、阿胶入阴血之分,补之正所以泄之也;加人参、桂枝、生姜、甘草、半夏群队阳性之药,以开阴生阳,温之即所以行之也;再加麦冬以生津治标。循阴阳本末兼理之法也。方后云,妇人少腹寒,久不受胎,兼崩中去血,或月水之来过期,及至期不来,俱主之。可见经水之来去失度,悉关血分之寒热。而血分之寒热,实由气分之虚实。方中以补气为调血,以温经为行瘀,较之时下滋阴养血之四物汤、破瘀行气之香附丸,义理纯驳粲然矣。竟有不知瘀血阴寒而妄施攻下者,则又下工之下者也。"(《金匮要略方论本义》卷5)

3. 陈元犀:"方中当归、芎劳、芍药、阿胶肝药也,丹皮、桂枝心药也,吴萸肝药亦胃药也,半夏胃药亦冲药也,麦门冬、甘草胃药也,人参补五脏,生姜利诸气也。病在经血,以血生于心,藏于肝也。冲为血海也,胃属阳明,厥阴冲脉丽之也。然细绎方义,以阳明为主,用吴茱萸驱阳明中土之寒,即以麦门冬滋阳明中土之燥,一寒一热,不使偶偏,所以谓之温也。用半夏、生姜者,以姜能去秽而胃气安,夏能降逆而胃气顺也。其余皆相辅相成温之之用,绝无逐瘀之品,故过期不来者能通之,月来过多者能止之,少腹寒而不受胎者并能治之,统治带下三十六病,其神妙不可言矣。"(《金匮方歌括》卷6)

4. 蒲辅周:"此方乃温经和血,益气生津之法。重点在厥阴、阳明。改汤为丸,对于妇科月经不调、痛经、少腹冷,余用多年,颇有效。亦治妇人少腹寒久不孕。"(《蒲辅周医疗经验》)

5. 王廷富:"此条为寒滞血瘀之漏下证治。女子七七,任脉虚,太冲脉衰,天癸竭,月经应停止。妇人年五十许，病下血数十日不止，当然属于漏下证。暮即发热，阴虚不能济阳；少腹里急、腹满，胞中有寒，瘀不行也；手掌烦热，阴血虚也；唇口干燥，冲任血伤，不上荣也。此证属带脉以下病变，致病之因，在于半产之虚，积冷，血乃瘀滞于少腹，血瘀则营阴不布，故唇口干燥。其病因病理，为半产时，下焦阳虚，风冷之邪客于胞中，血得寒则凝滞而瘀，瘀血未尽而血不归经，日久营阴耗伤必挟虚热。此为寒滞血瘀而挟虚热之漏下证，故用温经活血、养阴生津之法主治。

本条的重点有二：①方义和方后主治：方中吴茱萸、桂枝、生姜温经而散血分之寒，川芎、牡丹皮活血以祛瘀，当归、白芍、阿胶滋阴养营而生新止血，人参、麦冬益气生津，养阴而清虚热，半夏同姜、草而和胃气，吴茱萸、桂枝、生姜与血药同伍，专散血海之寒，温经而行血分之滞，而方名温经汤者，正在于斯耳。注说"亦主妇人少腹寒，久不受胎"和月经"至期不来"，属冲任虚寒血虚者，可以运用，但方中丹皮、芍药有凉血之弊，应予加减。至于"兼取崩中去血，或来过多"，尚有斟酌的必要，因崩中和月经过多，多属气虚不摄，或冲任伏火，方中吴茱萸、生姜、桂枝、当归、川芎等辛温之品，丹皮凉血活血，均非所宜。②本方适应证：本方用于漏下，应有小腹痛，喜热熨，漏下暗黑有块，块去则痛止血止，淋漓而量少，舌质紫黯而有瘀点，脉象沉涩或弦涩等脉证，确属寒凝血瘀之漏下者宜之。"（《金匮要略指难》）

6. 陈潮祖："瘀血引起出血，法当活血行瘀，令瘀去络通，血液才能循行常道；下血日久，兼见舌淡，确系寒象，病性属于虚寒，又宜温经补虚，治法始趋完善。此证本寒而标热，本虚而标实，寒热虚实错杂，用药理应寒热攻补共投，才能兼顾。方用吴茱萸、桂枝温经散寒，寒凝腹痛之证，用之效果颇佳。当归、川芎、丹皮配合桂枝活血，令瘀去络通，血行常道而下血，它证自愈，体现通因通用之法。寒证反用凉血清热的丹皮，是因此证兼见入暮发热，手掌烦热，配此可以清其内郁之阳及外浮之热。瘀血阻滞，津气亦受其累，吴萸擅长理气，专行气分之郁；半夏、生姜擅长燥湿和脾，专开津液之壅，观其用治卵巢囊肿而效，自知少腹胀痛亦与津气凝滞有关。这一组药立足于通。血行脉内而不外流，除需经隧通无阻，尤赖气为统摄。配伍人参、甘草大补元气，元气一充则卫气有源，卫气旺盛则摄血有权。对瘀血阻滞与统摄无权两种机制同时存在的出血，此方可以兼顾，较从一种病机施治之方更为完善。下血日久，阴血已亏，配阿胶合当归补益营血，麦冬合白芍补充营阴。这一组药物立足于补。此方不仅虑及气血津液的盈虚通滞，其中芍药、甘草长于柔肝缓急，又为经脉挛急而设。方中有桂枝、川芎、当归活血行瘀，亦有吴萸、半夏、生姜调气行津；有吴萸、生姜、桂枝、当归温其本寒，亦有丹皮清其标热；有活血、调气、行津之品通其滞塞，亦有益气、补血、养阴之品补其虚损；有通调基础物质之品，亦有柔和组织结构药物。展示了以活血为主，兼行津气；以温燥为主，兼寓凉润；以通滞为主，兼补虚损，以调理基础物质为主，兼顾组织结构的配伍形式。且行气之中有补气之品，行血之中有补血之品，行津之中有滋阴之品，一方兼顾气血津液的盈、虚、通、滞，粗看似乎杂乱无章，其实有理可循；粗看似乎相互牵制，其实并行不悖，构思之奇，罕有其匹，真奇方也。"（《中医治法与方剂》）

【评议】诸家均认为温经汤的主治证候属寒凝血瘀，因此，亦多从温经祛瘀的立法原则，来分析方中药物的配伍意义。其中，对病因、病机认识较深刻者，当推魏氏与王氏。魏氏认为本方证之下血，暮即发热，少腹里急，手掌烦热，唇口干燥，既与"瘀血阴寒"有关，又与"积瘀成热"有联，系"血分之寒热"所致；王氏从其说，将本方证病机概括为"寒滞血瘀而挟虚热"，乃点睛之笔。对药物配伍论述精辟透彻者，当推陈潮祖，其从气血津液的盈虚通滞分析方中药物的配伍意义，其义幽远，令人玩味深思。陈元犀另辟蹊径，认为"冲为血海也，胃属阳明,厥阴冲脉丽之也",故"以阳明为主"细绎方义,突出阳明在冲脉、厥阴中的地位,强调治阳明的重要性,亦能言之成理,有一定的参考价值。徐氏的方论,言简意明,中肯切要,其认为"丹皮以去标热",符合本方证病因、病机特点,为后人所采纳,现代方书对该药的阐释,每从此说。关于本方的应用,就其适应证,王氏以为"用于漏下,应有小腹痛,喜热熨,漏下暗黑有块,块去则痛止血止,淋漓而量少,舌质紫黯或有瘀点,脉象沉涩或弦涩等脉证";就其剂型,蒲氏主张"改汤为丸";就其使用注意,王氏提出"崩中和月经过多,多属气虚不摄,或冲任伏火,方中吴茱萸、生姜、桂枝、当归、川芎等辛温行血之品,丹皮凉血活血,均非所宜",皆为临床有得之谈。

【验案举例】

1. 闭经 《丁甘仁医案》卷 13:翁。停经九月,胃纳不旺,经旨月事不以时者,责之冲任,冲为血海,隶于阳明,阳明者胃也,饮食入胃,生化精血,荣出中焦,阳明虚则不能生化精血,下注冲任,太冲不盛,经从何来,当从二阳发病主治。拟《金匮》温经汤加味:全当归二钱,阿胶珠二钱,紫丹参二钱,赤白芍各一钱半,川桂枝四分,吴茱萸四分,仙半夏二分,炙甘草五分,茺蔚子三钱,大川芎八分,粉丹皮一钱五分,生姜二片,红枣二枚。

2. 痛经 《临证医案笔记》卷 5:杜女,12 岁。月经已通,因喜食水果,不慎寒凉,每经后脐腹撮痛,按脉沉迟细,乃先天薄弱,肝脾血虚,寒气客于血室,以致血气凝滞经后腹痛也。用温经汤为宜。党参,牛膝,甘草,当归,川芎,芍药,丹皮,蓬术,桂心。

3. 子宫肌瘤 《湖南中医学院学报》(1987,4:36):某女,40 岁。患者月经来潮时,外出作业,感受风寒,觉头疼痛,恶寒发热,小腹胀痛。经治疗后,症状缓解。尔后月经一直延后,量少色暗,白带增多,时夹血丝,小腹胀痛,固定不移,腰骶酸胀。妇科检查:外阴阴道正常,宫颈轻度糜烂,宫体增大,有如橘子大小肿块,质硬,活动较差,压痛明显,附件(一)。诊断为子宫肌瘤。面色黯,肌肤不润,舌质淡嫩,边有瘀点,脉沉迟而涩。自诉神疲气短,头晕乏力,大便不畅。证属风寒乘虚侵袭,凝滞气血,瘀阻胞宫。治宜温经养血,化瘀软坚。处方:党参15g,吴茱萸 5g,桂枝 6g,当归 15g,川芎 6g,穿山甲 6g,莪术 10g,王不留行 12g,桃仁 10g,赤芍 10g,三七 3g(冲服)。服药 15 剂,阴道流出大小不等的瘀块,小腹胀痛减轻。原方随症加减,续服 32 剂,诸症悉平,月经如常。妇科复查,子宫大小正常,肿块消失。

按语:案 1 之月经停而不行与胃纳不佳并见,是脾胃失运,生化不及,阴血不充,太冲不盛所致,拟健脾和胃,养血通经法,为对证之治。然对"阳明虚而不能生化精血"之证,却弃原方中之人参不用,似有疑惑,笔者认为用之或许有事半功倍之效;另外,用温经汤者,当有寒滞血瘀之征,此案因叙述过简而欠全面,学者尚需留意。案 2 本系先天禀赋不足,又未重视后天调养,过食生冷寒凉之物,血为寒凝,遂成经后腹痛之疾,取温经汤温散寒邪,活血祛瘀。去阿胶、麦冬,嫌其滋补滞邪;桂心易桂枝,则温通之力较强,去吴萸、半夏等药,以免过于温燥而伤津;加牛膝、莪术以增强活血止痛之功。案 3 属"乘风取凉,为风冷所乘,血得冷则成瘀血也。……瘀久不消,则变成积聚癥瘕也"(《妇人良方大全》卷 7)。故以温经汤温经养血,化瘀软坚。此案虽系本虚标实之证,但以标实为急,故去滋补之品而加穿山甲、莪术等活血通络药物,以加强消癥化积之功。用药恰当,则病获痊愈。

4. 阳痿 《新中医》(1988,5:44):某男,28 岁,工人。阳痿不举,婚后难于交合,曾经激素类药物治疗收效不显,又改服中药调治。然屡屡更医更药,服药 200 余剂,不惟阳痿未愈,反增头痛眩晕,心烦失眠等症。诊见:患者面色不泽,神疲倦怠,伴头痛且晕,手掌心时而烦热,时而出冷汗,口唇干燥,午夜心烦失眠,小腹下坠且痛,阴囊冷胀,舌淡,苔白,脉沉细。此阳气虚衰,营气不通,宗筋弛缓之候。治宜温阳散寒,调和气血。方拟温经汤治之。处方:吴茱萸、当归、半夏各15g,川芎9g,党参20g,丹皮10g,桂枝、麦冬、炙甘草各10g,生姜5片。每日1剂,水煎服。连服10剂,精神渐佳,头痛头晕减轻,饮食增加,睡眠好,阳事时兴,余症亦相应好转,药进20剂,病情又有明显进步,嗣后以此方为主,随症酌情化裁,共服药40剂,房事正常,约3月后,其爱人受孕。

按语:案4之阳痿不举与阴囊冷胀、小腹下坠且痛、神倦、面色不泽、午夜心烦失眠、口唇干燥、舌淡、苔白、脉沉细等症并见,是肝肾虚寒,瘀滞经络,宗筋失于阳气精血温养而弛纵不振之候,故用温经汤温肝暖肾以振奋阳气,益精补血以荣养宗筋,活血祛瘀以通利血脉,方证合拍,收效甚捷。仲景温经汤,素称妇科调经祖方,然案4非妇人之疾而用之疗效卓著,表明仲景制方不于病而命名,惟求证之切当,只要方证相符,则可收异病同治之效。

【临床报道】

一、妇科

1. 功能性子宫出血 温经汤加减(吴茱萸、桂枝、炮姜炭、制半夏、炙甘草各6g,川芎、炒白芍、牡丹皮、当归各10g,党参、麦冬、阿胶各15g)治疗功能性子宫出血92例。恶心呕吐或纳呆者,加生姜、砂仁;苔白滑腻、舌淡或经血黯淡质稀者去牡丹皮、麦冬、半夏,炮姜炭加量,加艾叶炭;经血量多而无腹痛,无血块者,加党参、川断;有血块伴腹痛者,加蒲黄(包);经血淋漓不断者加蒲黄、木香;舌红者去半夏、炮姜炭,加茜草、煅乌贼骨。以上方药均为经前3～5天及经期服用。平时根据情况选用归芍六君子汤、八珍汤、归脾汤、小建中汤等。结果:治愈(经期和经量均恢复正常,并在停药后3个月经周期以上维持正常者;或月经正常后出现妊娠者)36例;显效(治疗后经量较原来减少1/2以上,周期恢复达2个月以上者)38例;有效(治疗后经量较原来减少1/3,周期恢复不稳定者)14例;无效(治疗后月经周期和月经量无改变者)4例,总有效率95.65%[1]。

2. 崩漏 本方加减治疗崩漏36例。处方:吴茱萸、桂枝、甘草、生姜各6g,当归12g,白芍15g,牡丹皮、川芎、半夏、麦冬、党参各10g,阿胶(烊化)9g,生牡蛎、仙鹤草各30g。神疲乏力者加黄芪、三七粉(冲服);夹有大血块,伴有腹痛者加鸡血藤、益母草、生蒲黄;口干欲饮者加生地黄、旱莲草。出血期每日1剂,连服7剂。血止后按周期调经:经后期(月经第5天或崩漏止后),于原方去收涩之品,加滋补肾阴之品,服药7剂;排卵期(月经中期),于原方去收涩之品,加温肾阳之品,服药7剂。连续服药3个月经周期为1疗程。停药后连续观察3个月经周期以上,以确定疗效。结果:服药后治愈(经量、经期、周期恢复正常,能维持3个月经周期以上,或更年期妇女血止绝经者)18例,其中青春期崩漏4例,育龄期崩漏7例,更年期崩漏7例,占50%;好转(经量、经期、周期恢复正常,但不能维持3个月经周期;或经量减少,或经期缩短)12例,其中青春期崩漏2例,育龄期崩漏2例,更年期崩漏8例,占33.3%;未愈(阴道出血无变化)6例,其中青春期崩漏2例,育龄期崩漏3例,更年期崩漏1例,占16.7%,总有效率为83.3%[2]。

3. 药物流产后阴道出血 温经汤治疗药物流产后阴道出血时间延长42例。方药为:吴茱萸、芍药、桂枝、牡丹皮、半夏各6g,当归、新开河参、阿胶、麦冬各10g,川芎、生姜各5g,甘草3g。腹痛出血夹瘀块者,减麦冬,加荆芥炭、三七粉(吞服);出血色深红气秽者,去桂枝加土茯苓,椿根皮。结果:42例均在1周内阴道出血止[3]。

4. 痛经 温经汤加减治疗痛经98例。均为经超声检查排除器质性病变,多有经期冒雨、涉水、游泳或贪食生冷的经历,症状为经期或行经前后小腹疼痛,喜温喜按,经量正常或减少,经色黯红,畏寒,脉沉紧,苔白润,证型属寒凝胞中者。处方为:桂枝10g,吴茱萸6g,当归10g,白芍15g,川芎10g,党参15g,延胡索15g,麦冬10g,姜半夏10g,牡丹皮10g,甘草6g。畏寒肢冷加附子、肉桂、小茴香,经行不畅加红花、桃仁,在月经来潮前1周连服5剂为1疗程,若第1个月经周期未痊愈者,可在第2次月经期前一周再服1疗程。结果:1个月经周期治愈38例,2个月经周期治愈12例,3个月经周期治愈8例,3个周期好转33例,无效7例,总有效率93%[4]。

5. 不孕症 50例患者均经妇科检查确诊为子宫发育不良并排除输卵管疾病,排除盆腔内肿块或子宫肌瘤,男方经检查生育功能正常。中医辨证属肾阳虚证24例,肾阴虚6例,肝郁证7例,血瘀证10例,痰湿证3例。治疗分经前和经后两步用药,经前基本方:温经汤加泽兰。肾阳虚者,去牡丹皮,加淫羊藿、巴戟天;肾阴虚者,去桂枝,吴茱萸减量,加枸杞、何首乌。经后基本方为温经汤、八珍汤和寿胎丸化裁。经前、经后各服5剂为1疗程。肾阳虚或肾阴虚型用2~3个疗程,血瘀肝郁、痰湿型用3~6个疗程。结果:经治疗怀孕38例,其中肾阳虚组22例,肾阴虚组4例,肝郁组2例,血瘀组8例,痰湿组2例,未孕12例,总有效率76%[5]。另有王氏以本方辨证论治原发性不孕症77例,结果治愈68例,治愈率88%[6]。

6. 子宫内膜异位症 本方加味(吴茱萸6g,当归20g,赤芍15g,党参12g,桂枝10g,牡丹皮6g,川芎10g,甘草6g,阿胶10g,生姜6g,半夏6g,麦冬6g)治疗子宫内膜异位症45例,3个月为1疗程。结果:痊愈7例,显效14例,有效17例,无效7例,总有效率84.44%。并于治疗前后作T细胞亚群与NK细胞的检测,结果显示,经温经汤治疗后,本已显著降低的CD3、CD4、CD8、NK水平均显著提高[7]。

7. 月经病 本方加味治疗虚寒血瘀型月经不调236例。药用吴茱萸12g,当归、川芎、赤芍、肉桂、阿胶、牡丹皮、生姜、半夏、麦冬各10g,甘草6g,随证加减,分别于经前、经期、经后各3日,无定期见红用9日,1个月经周期为1疗程。结果:治愈143例;显效79例;无效14例,总有效率94.7%,疗效优于对照组(乌鸡白凤丸)[8]。苏氏以加减温经汤治疗月经病寒凝血瘀证患者50例,连续服药3个月经周期。结果:临床治愈19例,占38.0%;有效24例,占48.0%;无效7例,占14.0%,总有效率86%。治疗后经血ET、TXB_2含量较治疗前明显降低($P<0.05$),经血中一氧化氮(NO)、6-酮-前列腺素F1α(6-keto-PGF1α)、雌二醇(E_2)含量较治疗前明显增高($P<0.05$)。提示加减温经汤在治疗月经病寒凝血瘀证的同时,还能改善生殖激素、调节血管舒缩功能[9]。

8. 更年期综合征 温经汤治疗更年期综合征30例。处方:吴茱萸6g,当归10g,芍药30g,川芎10g,人参10g,桂枝10g,阿胶10g,牡丹皮10g,生姜10g,甘草10g,半夏12g,麦冬20g。气虚甚者,加黄芪、白术、重用人参;血虚甚者,重用当归、白芍,阳虚畏寒甚者,重用生姜、吴茱萸;阴虚甚者加熟地、重用麦冬。每个月经周期经后连服两周。设对照组30例,口服尼尔雌醇1mg、甲羟孕酮片2mg,在经期后第2、3周每周各服1次。两组病例均治疗观察3个月经周期。结果:治疗组治愈[症状消失,雌二醇(E_2)水平回升,促卵泡刺激素(FSH)、促黄体生成素(LH)水平明显下降]6例;好转(症状改善或部分症状消失,检查血清E_2水平有所回升,FSH、LH水平有所下降)18例;无效(症状无变化或加重,E_2水平仍低,FSH、LH水平升高)6例,总有效率为80%。对照组治愈3例;好转15例;无效12例,总有效率为60%。两组总有效率比较有显著性差异($P<0.05$)[10]。

9. 排卵障碍 后山向久等研究排卵障碍病例使用温经汤引起激素的经日变动,以及促性腺激素的节律性分泌。对第Ⅰ度闭经4例,第Ⅱ度闭经5例,投与温经汤7.5g/d,共10

周。观察了血中 FSH、LH、E_2 的变动。前者血中 FSH、LH、E_2 轻微增加;后者血中 LH 未见变化,但 FSH 在 4 周增加 3.6 倍($P<0.01$),8 周增加 3.1 倍($P<0.05$),E_2 在 4 周增加 4.4 倍($P<0.05$),并且服用温经汤后,FSH 基础值上升,以及 LH 出现节律性分泌与频率增加,第Ⅱ度闭经尤为明显。服用温经汤后,排卵率为 22.2%。故认为温经汤具有改善排卵障碍病例促性腺激素节律性分泌的作用[11]。

10. 老年性阴道炎和外阴瘙痒症 单用温经汤浸膏与并用阴道洗剂和栓剂等,治疗老年性阴道炎和外阴瘙痒症 45 例。结果温经汤单用组用药后自觉症状各因子降低,尤其是瘙痒感的治愈率高。温经汤与局部治疗并用组用药后自觉症状的各因子亦均降低。全部病例未发现副作用[12]。

11. 产后腹痛 温经汤治疗产后腹痛 82 例。其中属血虚腹痛者 33 例,寒凝腹痛者 20 例,血瘀腹痛者 29 例。处方:吴茱萸 9g,当归、川芎、白芍、红参、牡丹皮、阿胶(烊化)、甘草各 6g,法半夏 12g,麦冬 24g。血虚腹痛者当归用至 15g;寒凝腹痛者加荔枝核、桂枝;血瘀腹痛者加桃仁。7 天为 1 疗程。结果:所有患者均在 1 疗程内治愈(腹痛症状完全消失)[13]。

二、外科

1. 慢性阑尾炎 本方加减治疗慢性阑尾炎 19 例。方药为:吴茱萸 10g,当归 15g,牡丹皮 10g,川芎 10g,党参 10g,川楝子 15g,半夏 10g,白芍 10g,生姜 6g,乌药 10g,桂枝 6g,甘草 6g。7 日为 1 疗程,可连续治疗 2～3 个疗程。结果:治愈(症状、体征消失,2 年内无复发)18 例,1 例服药后失去联系。治愈患者疗程最长 21 天,最短 7 天,平均 15 天[14]。

2. 雷诺病 温经汤加减治疗雷诺病 23 例。处方为:当归、川芎、桂枝、赤芍、白芍、鹿角霜各 10～15g,党参、牡丹皮(无虚热之候改用丹参)15～24g,炙甘草、干姜、吴茱萸各 6～10g,阿胶(烊化)15～20g。加减:肝郁气滞者加柴胡、香附;血虚较甚者加熟地、鸡血藤;气虚甚者加黄芪;阳虚寒凝甚者加附片、细辛。1 个月为 1 疗程,服药时间最短者 2 个月,最长者 4 个月。疗效评价临床治愈:指(趾)皮肤三相变化消失。冷激发试验阴性;好转:指(趾)皮肤三相变化次数明显减少减轻,冷激发试验延迟;无效:指(趾)皮肤三相变化无改变。结果:治愈 7 例,好转 12 例,无效 4 例。总有效率为 82.61%[15]。

【实验研究】

1. 对趋化因子的影响 国外学者探讨了温经汤对促肾上腺皮质素释放因子(CRF)诱导的自发运动量的影响。对 SD 大鼠经口给予温经汤(100mg/kg)1 周,CRF 诱导的自发运动量增加有明显抑制作用,并可抑制 CRF 引起的下丘脑细胞因子诱导的中性白细胞趋化物(CINC)蓄积,推测温经汤使下丘脑 CINC 蓄积减少,是基于促进 CINC 释放。上述结果表明,温经汤可减弱 CRF 的作用,其作用机制可能部分介导 CINC 途径。认为温经汤对月经不调等与应激相关的症状以及对更年期综合征的临床疗效,部分与 CRF 的作用有关[16]。将正常大鼠的垂体前叶组织进行培养,然后添加对内分泌-免疫系统有影响的温经汤,探讨汉方药对 CINC 分泌的影响。结果显示,在添加温经汤后,CINC 的分泌量增加显著。进一步研究显示,在培养的滤泡星状细胞中添加温经汤后,CINC 分泌量呈剂量依赖性增加,培养细胞的 CINCmRNA 也同样显著增加。研究还发现温经汤中的吴茱萸、半夏、肉桂等生药对 CINC 的分泌有较强的促进作用同时,在大鼠垂体原代培养系中添加温经汤后,能剂量依赖性地抑制 GH 的分泌,添加 20μg/ml 的温经汤 12 小时后 GH 分泌量显著减少。在分泌 GH 细胞的 GH 细胞中添加温经汤后,结果与垂体原代细胞系相反。温经汤剂量依赖性地促进 GH3 细胞分泌 GH。添加 20μg/ml 的温经汤 3 小时后 GH 分泌量显著增加。由此可见,温经汤具有促进 GH 细胞分泌 GH 的作用,但当 GH 分泌细胞与滤泡星状细胞混杂时,该方对激素的分泌有抑制作用。以上研究结果表明,温经汤具有促进内分泌细胞分泌 GH 的作用,但可通过滤泡星状细胞抑制 GH 的分泌[17]。

2. 对激素的影响　在 Wistar 雌性大鼠垂体前叶初级细胞培养中发现,本方有增强 LHRH 的作用,能促进脑垂体分泌促性腺激素。另一动物实验证明,本方首先作用于下丘脑,分泌 LHRH,进而由脑垂体释放 LH。此外,本方还可提高 FSH 在培养液中的释放,在 $0.5\mu g/ml$ 浓度时可降低催乳素值 40% 左右[18]。

【附方】

1. 温经汤(《妇人大全良方》卷 1)　当归　川芎　肉桂　莪术醋炒　牡丹皮　各五分(各 6g)　人参　牛膝　甘草　各七分(各 10g)　水煎服。功用:温经补虚,化瘀止痛。主治:血海虚寒,月经不调,血气凝滞,脐腹疼痛,其脉沉紧。

2. 艾附暖宫丸(《仁斋直指方论·附遗》卷 26)　艾叶大叶者,去枝梗三两(90g)　香附去毛六两(180g)俱要合时采者,用醋五升,以瓦罐煮一昼夜,捣烂为饼,慢火焙干　吴茱萸去枝梗　大川芎雀脑者　白芍药用酒炒　黄芪取白色软者各二两(各 60g)　川椒酒洗三两(90g)　续断去芦一两五钱(45g)　生地黄一两(30g)酒洗,焙干　官桂五钱(15g)上为细末,上好米醋打糊为丸,如梧桐子大。每服五七十丸(6g),食前淡醋汤送下。戒恼怒,生冷。功用:温经暖宫,养血活血。主治:妇人子宫虚冷,带下白淫,面色萎黄,四肢酸痛,倦怠无力,饮食减少,经脉不调,肚腹时痛,久无子息。

温经汤与《良方》温经汤、艾附暖宫丸三方,均有温经补虚、活血止痛之效。其中温经汤应用人参、阿胶、当归、麦冬,故以养血补虚见长;《良方》温经汤配有莪术、牛膝,故其活血祛瘀止痛之功较强;艾附暖宫丸伍用艾叶、香附、肉桂、川椒、吴茱萸,故其温经祛寒之效较胜。

参 考 文 献

[1] 刘献玲 . 温经汤治疗功能性子宫出血 92 例分析[J]. 中国误诊学杂志,2006,6(1):2350.

[2] 杨利侠,梁岩,陈雯 . 温经汤加减治疗崩漏 36 例[J]. 四川中医,2003,21(12):52.

[3] 陈佩明 . 温经汤治疗药物流产后阴道出血时间延长 42 例[J]. 实用中医药杂志,2004,7(20):360.

[4] 徐玉倩,吴爱平,邱国珍 . 温经汤加减治疗痛经 98 例[J]. 光明中医,2008,23(3):349.

[5] 范林,王长滚 . 温经汤治疗不孕症 50 例[J]. 河南中医药学刊,1998,13(1):42.

[6] 王维臣 . 温经汤加减治疗女性不孕症的体会[J]. 内蒙古中医药,1995,14(2):24.

[7] 张永洛,王便琴 . 温经汤治疗子宫内膜异位症 45 例临床观察[J]. 中国中医药科技,1998,5(4):243.

[8] 郭士全 . 温经汤治疗虚寒月经不调 236 例疗效观察[J]. 实用中西医结合杂志,1998,11(9):812.

[9] 苏健,杜惠兰 . 加减温经汤对月经病寒凝血瘀证患者血管舒缩功能的影响[J]. 中医杂志,2008,49(4):323-325.

[10] 马晓梅 . 穆齐金 . 金匮温经汤治疗更年期综合征 30 例临床观察[J]. 山东医药,2008,48(31):102-103.

[11] 后山向久,张志军 . 关于排卵障碍病例使用温经汤引起的内分泌变动[J]. 国外医学,中医中药分册,1991,13(2):7.

[12] 千村哲朗 . 温经汤对老年性阴道炎和外阴瘙痒症的疗效[J]. 国外医学:中医中药分册,1989,11(5):282.

[13] 黎清婵,马春远 . 温经汤治疗产后腹痛 82 例[J]. 新中医,2004.36(8):65-66.

[14] 王乐湖,王建新 . 温经汤加减治疗慢性阑尾炎 19 例[J]. 广西中医药,1994,17(3):9.

[15] 梁开发. 温经汤加减治疗雷诺氏综合征 23 例[J]. 四川中医,2004,22(6):55.

[16] 怡悦温经汤对促肾上腺皮质素释放因子诱导的自发运动量的影响[J]. 国际中医中药杂志,2006,28(1):42.

[17] 白宣英. 国外医学:中医中药分册,2001,23(3):185.

[18] 宋维炳. 生殖内分泌与汉方[J]. 国外医学:中医中药分册,1988,10(5):264.

生 化 汤

（《傅青主女科·产后篇》卷上）

【组成】全当归八钱(24g)　川芎三钱(9g)　桃仁去皮尖十四枚(6g)　干姜炮黑五分(2g)　甘草炙五分(2g)

【用法】黄酒、童便各半煎服(现代用法:水煎服,或酌加黄酒同煎)。

【功用】养血祛瘀,温经止痛。

【主治】产后瘀血腹痛。恶露不行,小腹冷痛,舌淡,苔白滑,脉细而涩。

【病机分析】恶露是产后阴道流出的败血浊液,始夹瘀血小块,颜色紫红,继呈黯红颜色,旬余始净。胎儿娩出后,恶露应自然排出体外。此该下者不下,又与小腹冷痛并见,揆度其病因、病机,当是妇人新产之后,正气虚弱,阴血耗伤,冲任空虚,因起居不慎,寒邪乘虚侵入胞脉,恶露为寒所凝,使恶露当下不下或下之量少,涩滞不畅,乃致小腹疼痛。此证之形成,正如《医宗金鉴·妇科心法要诀》卷 47 所云:"产后恶露不下,有因风冷相干,气滞血凝而不行者,必腹中胀痛。"舌淡、苔白,脉细而涩,亦为血虚寒凝血瘀之征。

【配伍意义】新产之后,营血必虚,理当培补。然本方证之恶露不行,小腹冷痛,乃产后血虚,寒凝血瘀所致,专补则瘀血不去;单消则营血更伤。故治应养血祛瘀,温经止痛。方中当归辛甘而温,辛能行血,甘能补血,温可祛寒,一箭三雕,正合病证虚、寒、瘀三方面;其温、行、补三者,以补为主,故重用当归为君,使营血充沛,脉道满盈,血液环流畅利,瘀血方能疏通,将化瘀寓于养血之中,则新血生,瘀血化,故名"生化"。川芎活血行气,与当归合用,即古之"佛手散",《医宗金鉴·删补名医方论》卷 1 谓其"治妇人胎前、产后诸疾,如佛手之神妙也";桃仁活血祛瘀,二药协助当归化瘀,使瘀血去则新血生,此即唐宗海所谓"血瘀能化之,则所以生之也"(《血证论》卷 7),共为臣药。炮姜温经散寒止痛,与当归相配,可促进阴血之生长,此即"阳生阴长"之义;与川芎、桃仁相伍,能助其温化瘀血,为佐药。炙甘草既可益气健脾以资化源,又能调和药性,是使药而兼佐药之义。用黄酒温通血脉以助药力;加童便者,取其益阴化瘀,引败血下行之效。诸药配合,寓补血于行血之中,生新于化瘀之内,使生新不至于留瘀,化瘀不致于损营,不愧为"产后主剂"、"血块圣药"。

本方的配伍特点有二:一是补血药与活血药相配,消补兼施,寓补于消;二是温里药与活血药相配,温通并用,寓温于通。

【类方比较】温经汤与生化汤均为治妇科经产疾病的常用方剂,二方都具有养血温经祛瘀之功,而宜于血虚寒凝血滞之证。但温经汤重在温养而不在攻瘀,并有益气清热之效,属温清消补并用之剂,主治冲任虚寒,瘀血阻滞所致的月经不调,是调经常用方。生化汤重在温通,以生新化瘀为特点,多用于产后恶露不行,腹痛属虚寒兼瘀者,是产后常用方。

【临床运用】

1. 证治要点　本方为妇女产后的常用方剂。以产后恶露不行,小腹冷痛为证治要点。

2. 加减法　若小腹冷痛甚者,加肉桂以温经散寒,温通血脉;若腹痛不甚者,可减去桃仁;若瘀块留滞,腹痛甚,可加蒲黄、五灵脂、延胡索以祛瘀止痛;若小腹胀甚于痛者,属气滞血瘀之征,可加枳壳、乌药、香附以理气行滞消胀。若病为产后血虚受寒,瘀血内阻或胞衣残留之恶露不绝,症见恶露淋漓涩滞不畅,量少,色紫黯黑有块,小腹疼痛拒按,可加益母草、炒蒲黄以祛瘀止血;如瘀久化热,恶露臭秽者,加蚤休、蒲公英以清解郁热。

3. 本方现代常用于产后诸疾,如产后子宫复旧不良、产后子宫收缩痛、胎盘残留、人工流产后出血不止等,亦多用治宫外孕、子宫肌瘤等病辨证属于血虚受寒,瘀血阻滞者。

【使用注意】有些地区习惯将此方作为产后必服之剂,但本方终是化瘀为主,且药性偏温,应以产后受寒而致瘀滞者为宜,若产后血热而有瘀血者,则非本方所宜。

【源流发展】本方系清代名医傅山所拟,见于《傅青主女科·产后编》卷上,治"产后诸症(血块)"。对产后病的治疗,朱震亨以大补气血为主,而张从正却有"产后慎不可作诸虚不足治之"之论,两人各执其偏。傅山认为产后多虚多瘀,切不可一味选用"散血方、破血药","以轻人命",故融汇张、朱两家之说,既不泥于丹溪之纯补,亦不拘于子和之主攻,且受陈自明用黑神散(该方由熟地、炒蒲黄、当归、炮姜、桂心、芍药、甘草、黑豆组成,载于《妇人大全良方》卷18)治妇人产后瘀血诸疾的启迪及《景岳全书》卷61引钱氏生化汤治妇人胎前产后疾患的影响,以大剂当归与川芎、桃仁、炮姜等相配,创制了这首寓补血于祛瘀之中,生血于消块之内的"产后主剂"、"血块圣药",并在其所著《傅青主女科》一书中,以本方用治产后28症,为后人展示了依据病证寒热虚实化裁的规律。其加减应用要点,有以下几方面:①产后外感,兼表证者,加防风、桂枝等以解表散寒,方如加减生化汤(当归、川芎、黑姜、炙甘草、白豆蔻、吴茱萸、防风、桂枝)、加味生化汤(川芎、当归、桃仁、炙甘草、防风、羌活)。②产后外感,咳嗽有痰者,加杏仁、桔梗、桑白皮等以宣降肺气,止咳化痰,方如加味生化汤(川芎、当归、桔梗、知母)、加参安肺生化汤(川芎、当归、人参、桑白皮、桔梗、杏仁、半夏、橘红、知母、甘草)。③产后气血两虚,瘀阻胞宫者,加人参、白术、黄芪等益气健脾之品以气血同治,方如加参生化汤(川芎、当归、人参、炙甘草、桃仁、炮姜、大枣)、参归生化汤(川芎、当归、人参、黄芪、马蹄香、肉桂、炙甘草)、健脾消食生化汤(当归、川芎、炙甘草、人参、橘皮)。④产后郁怒伤肝,气机不畅之胸膈不利或胃脘痛者,加木香、砂仁以行气解郁,方如木香生化汤(川芎、当归、陈皮、炮姜、木香)、加味生化汤(当归、川芎、炮姜、炙甘草、砂仁、肉桂、吴茱萸)。⑤产后胃失和降而呕逆不食者,加砂仁、生姜和胃降逆止呕,方如加减生化汤(川芎、当归、炮姜、砂仁、藿香、生姜汁、淡竹叶)。⑥产后水湿下注肠道而腹泻下痢者,加藿香、茯苓、陈皮等化湿利湿行气之品以止泻、止痢,方如生化六和汤(川芎、当归、炮姜、炙甘草、陈皮、藿香、砂仁、茯苓、生姜)、加减生化汤(川芎、当归、炙甘草、桃仁、茯苓、橘皮、木香)。⑦产后血崩,加炒蒲黄、乌梅炭等以止血塞流,方如生血止崩汤(川芎、当归、炮姜、炙甘草、荆芥炭、乌梅炭、炒蒲黄、桃仁、大枣)。⑧产后血块日久不消,加三棱、延胡索等活血消癥之品以加强祛瘀之效,方如加味生化汤(川芎、当归、炮姜、炙甘草、三棱、延胡索、肉桂、桃仁)。⑨产后汗多痉厥,项强身反者,加天麻、羚羊角以息风止痉,方如加减生化汤(川芎、当归、麻黄根、人参、桂枝、炙甘草、羌活、天麻、羚羊角、附子)。⑩产后神志不宁而妄见者,加茯神、柏子仁等以养心安神,方如安神生化汤(当归、川芎、炮姜、炙甘草、桃仁、柏子仁、人参、茯神、益智仁、橘皮、大枣)。以上生化汤之加减变化,可以窥见傅青主用本方治产后诸疾,确是历练深厚,既法度谨严,又不失灵活多变,值得临证参考。《医门八法》卷4用本方加穿山甲、木香、白芷,治乳汁不行,属恶露壅滞,经络不舒者,以及现代临床以本方加益母草、红花等,治疗产后子宫复旧不良、产后子宫收缩痛、小产后胎盘残留、人工流产后出血不止,皆拓展了本方的应用范围。

【疑难阐释】

1. 关于方中炮姜 炮姜之性味功用,现行《中药学》教材谓其性味苦涩而温,归脾、肝经。功效与干姜相似,但温里作用弱于干姜,而长于温经止血,适血于虚寒性出血证。对生化汤用炮姜之意,可从以下两方面理解:①温经散寒:本方证乃产后血虚受寒,寒凝血瘀所致,治疗既要活血以消除病理产物,又需散寒以消除致病之因。故本方用其温热之性,祛散寒邪,则寒去血行。②温化瘀血:《本草分经》谓"炮姜……去恶生新,能回脉绝无阳,又引血药入肝而生血退热";《成方便读》卷4云:"炮姜色黑入营。"可见,炮姜善入血分,本方用之,引药入血,以温化瘀血。盖血得热则行,得寒则凝,符合《素问·调经论》"温则消而去之"之旨。

2. 关于本方的运用 生化汤为产后腹痛的常用方剂,不少地区将其作为产后必服之药,对此,有可议之处。产后腹痛,有很多原因:血虚痛,血瘀痛,寒凝痛,食积痛,亦有血热而痛,其中可用生化汤者,只有寒凝与血瘀腹痛为宜。故不能每产必用,否则,遗害无穷。孙氏曾谓:"倘产后阴虚阳胜,服之则汗多蒸热,心悸头眩;或素秉肝旺,服之则烦热汗出,睡眠不安;或服后血热沸腾,子宫出血绵绵不断"[1]此皆临床所常见。吴瑭对产后概用本方,颇有微词,他说:"近见产妇腹痛,医者并不问拒按喜按,一概以生化汤从事;甚至病家亦不延医,每至产后必服生化汤十数贴,成阴虚痨病,可胜悼哉!余见古本《达生篇》中,生化汤方下注云:专治产后瘀血腹痛,儿枕痛,能化瘀生新也。方与病对,确有所据,近日刻本,直云治产后诸疾,甚至有注产下即服者,不通已极,可恶可恨"(《温病条辨》卷5)。此论甚是。尚需说明,本方不仅为治产后血虚受寒,瘀血内阻之恶露不行的良方,因其有擅长止血塞流之炮姜、童便,也是治产后血虚感寒兼瘀之恶露不绝的佳剂。恶露不行与恶露不绝,临床表现截然相反,但其病机皆属产后血虚,寒凝血瘀,用本方则阴血生,寒邪散,瘀血化,故有异曲同工之效。

【方论选录】

1. 汪绂:"妇人产子,血既大破矣,而用力已劳,气亦耗泄,故产后多属虚寒。其有恶露不行,儿枕作痛诸病,皆气不足以行之故,故治此宜用温以行之。然所谓虚寒者,以虚为寒,非真寒也。俗于产后有用红糖、吴茱萸、胡椒煎汤饮之者,此过于热;又有用山楂汤者,则又恐耗气,皆非善治。当归以滋养其新血,川芎以行血中之气,干姜以温之,而微用桃仁以行之。治余血作痛之方,宜莫良于此矣。"(《医林纂要探源》卷8)

2. 陆九芝:"天曰大,生亦曰大化,生化汤所由名也。生化汤之用,莫神于傅山君青主。凡胎前产后,彻始彻终总以佛手散芎、归二物为女科要药,生化汤亦佛手加味耳。方中炮姜只用四分,不过借以为行气之用,助芎、归、桃仁以逐瘀生新,而甘草补之,寒固可消,热亦可去。丹溪谓产后宜大补气血,虽有他证,以末治之,非置他证于不问,只是调和气血为本,而他证第从其末耳。不善会丹溪大补两字,又不免以大补害人,而不知生化汤即是大补。其加减各有至理,后人见方中有炮姜炭,遂援其例,而干姜、生姜、桂、附、丁、萸一概羼入,以为产后宜温,又将丹溪所言认作黄芪、肉桂之十全大补而用之,且将川芎、桃仁疑前人之不通而去之,于是而生化汤遂多变相,直谓生化汤不可用,不知所说之不可用者,即此变相之生化汤,非此但用四分炮姜之生化汤,亦非以芎、归、桃仁为治之生化汤也。灵胎言姜、桂、芍药不可用,亦是已变之生化汤,不可不辨。"(《世补斋医书》卷8)

3. 张秉成:"失产后血气大虚,固当培补,然有败血不去,则新血亦无由而生,故见腹中疼痛等证,又不可不以祛瘀为首务也。方中当归养血,甘草补中,川芎理血中之气,桃仁行血中之瘀,炮姜色黑入营,助归、草以生新,佐芎、桃而化旧,生化之妙,神乎其神。用童便者,可以益阴除热,引败血下行故道耳。"(《成方便读》卷4)

4. 陈潮祖:"产后恶露不行,反映两个特点:①产后失血,多呈血虚;②恶露不行与宫内出血并存。此方重用补血活血的当归,一药之量重于其它四药之和,实寓补血于行血之中;加入去瘀生新,擅长止血的童便,又寓止血于活血之内。所以,此方虽然着重温通,却有温中寓补,补中寓通,通中寓塞之意。炮姜与甘草、当归同用,是温中寓补;当归与川芎、桃仁同用,是补中寓通;川芎、桃仁与童便合用,是通中寓止,兼顾产后同时存在体虚、受寒、瘀阻、出血四种矛盾,构思可谓缜密。"(《中医治法与方剂》)。

【评议】本方之证治,汪氏认为证属"虚寒",用药"过于热"、过于"耗气","皆非善治",宜养血行血;张氏以为"产后血气大虚,固当培补,然有败血不去","又不可不以祛瘀为首务也",皆确当中肯。而本方之配伍特点,陈氏以"温中寓补,补中寓通,通中寓塞"概之,可谓深谙其要义真谛,令人称道。陆氏以"变相之生化汤"悖于化瘀生新之旨,反证傅氏生化汤养新血,祛瘀血的重要性,别具一格,学者当潜心揣摩。

【验案举例】

1. 产后便秘　《丁甘仁医案》卷7:李右,产后二十四天,营血已虚,恶露未楚,腹痛隐隐,纳谷减少,畏风怯冷,有汗不解,旬日未更衣,舌无苔,脉象濡细。卫虚失于外护,营虚失于内守,肠中津液枯槁,腑垢不得下达也。仿傅青主加参生化汤意,养营祛瘀,和胃润肠。参须一钱,丹参三钱,砂壳八分,生、熟谷芽各三钱,当归三钱,红花四分,全瓜蒌四钱,益母草一钱五分,川芎四分,炮姜三分,火麻仁四钱。

按语:产后旬日未更衣(不大便)与畏风怕冷,有汗不解,舌元苔,脉细濡并见,是产后气血亏虚所致。气虚推动无力,则腑垢不行,血虚肠道失润,则"无水舟停",故见大便十日不解。产后二十四天恶露未尽,腹部隐痛,是血行不畅之征。纳谷减少为脾失健运,胃不纳谷之候。方用人参、当归大补气血;砂仁、二芽健脾和胃;丹参、红花、川芎、益母草、炮姜温化瘀血,麻仁、瓜蒌润肠通便。如是,则气血充、瘀血化、胃气和、腑气通,诸症悉平。

2. 药流后阴道出血　《江苏中医》(1997,4:19):某女,37岁,农民。1995年8月10日初诊。患者因停经48天接受药物流产,孕囊物排出已25天,恶露缠绵,色暗红,少腹隐痛。B超检查为子宫腔内有1.5cm×1cm的低回声暗区。舌质紫、苔薄,脉细涩。证属产后胞脉空虚,寒凝血瘀。治以活血祛瘀,温经止痛为主。处方:当归15g,益母草15g,川芎6g,桃仁6g,红花6g,炮姜6g,炙甘草3g,失笑散10g,延胡索10g。3剂。服药后,恶露明显减少,为淡红色,腹痛消失。原方去失笑散,继进2剂,告愈。

按语:药流后阴道流血不止,属中医学"恶露不尽"范畴。本例系寒凝血瘀所致恶露不尽,故以生化汤活血温经,增入红花、益母草、失笑散、延胡索,个仅为加强化瘀止痛而用;更藉益母草、蒲黄与炮姜配合以止血塞流。本案体现了活血与止血相反相成的治法,值得参考。

3. 阳痿　《陕西中医》(1995,2:84):某男,38岁。阳痿两年余。患者婚后同房阴茎不能勃起。于某省立医院查血浆睾酮为23.4nmol/L,后又于北京某医院行海绵体造影术,诊断为血管性阳痿,拒绝手术,要求中医治疗。初诊时,患者虽有性欲,但阴茎完全不能勃起。舌暗,苔薄白,边有齿印。证属阴寒凝滞,血脉不通。方用生化汤加味,处方:黄芪30g,当归20g,桃仁、川芎各10g,炮姜12g,肉桂4g,通草8g,甘草6g。患者坚持服药18剂,性交时阴茎可勃起,但欠坚硬,持续时间短,守上方继服72剂,阴茎勃起坚硬,性生活正常。

按语:血管性阳痿是由于阴茎海绵体血运不畅,海绵体不能充血勃起而致。此案系辨病辨证结合之实例。阴茎不举,苔薄白,有齿印,是肾虚寒凝之征,舌黯并参照西医诊断为"血管性阳痿",故属血脉不通之候,故用当归、黄芪补气养血,化生精气;炮姜、川芎、桃仁、通草散寒活血通脉;更以肉桂激发肾中之火。标本同治,病证兼顾,收效满意。

【临床报道】

妇科

(一)产后及人流后诸证

1. **产后子宫复旧不全** 以当归15g,川芎、桃仁各10g,炮姜3g,甘草6g为基础方防治子宫复旧不全100例。宫缩痛者加五灵脂、蒲黄;子宫复旧不全或恶露量多,时间长者加益母草;贫血重者加党参、黄芪;有胎盘胎膜残留者配合清宫术。产后1~3天服用。结果:服药后,宫底每日下降1~3指,恶露3~4天转为浆液状,未再出现晚期产后出血。子宫复旧不全及宫缩痛者,亦未发现产后感染,且乳汁分泌正常[2]。郝氏用加红生化汤(本方加红花)治疗产后复旧不良59例,产后子宫收缩41例,同时用麦角新碱治疗本病50例进行比较,结果服用本方者有子宫收缩感,近半数患者服药后阴道有血块排出,较麦角新碱组效果为好[3]。

2. **产后、人流后宫内组织残留** 本方加减(当归9g,益母草9g,川芎3g,桃仁6g,炮姜6g,炙甘草9g,红花6g,泽兰3g,南山楂6g,五灵脂6g,蒲黄6g)治疗胎盘残留61例,连服5剂为1疗程。结果:经治1个疗程后残留胎盘完全排出者21例,2个疗程后完全排出者37例,另3例在第3疗程部分排出后予以清宫。51例月经出血量较既往量明显减少,10例与既往月经量相似。月经恢复情况为:除失访的2例外,其余59例均于35~48天内恢复正常[4]。陈氏等以复方生化汤(当归12g,川芎、甘草、炮姜各6g,蒲黄、桃仁各10g,败酱草、五灵脂各20g)治疗难治性宫内组织残留症78例。连服3~5天。对照组70例,在西药(米非司酮及米索前列醇)基础上当日加服益母草冲剂,每次75g,每天2次,连用3~5天。观察组治愈(阴道出血停止,B超示宫腔内残留排出)40例,有效(阴道出血减少,B超示宫腔内残留组织仍部分未排出,须行清宫术,但残留组织易刮出)35例,无效(残留组织未排除,行清宫术亦失败,须再次清宫)3例;对照组治愈25例,有效33例,无效12例。总有效率分别为96.2%和82.9%,两组比较差异有显著性意义($P<0.05$)[5]。宝氏等以产后生化汤(当归9g,川芎3g,红花6g,益母草9g,泽兰3g,桃仁6g,炙甘草9g,炮姜6g,山楂6g)治疗药物流产后蜕膜残留20例。连服5天为1疗程。结果:1疗程后残留物完全排出者6例,2疗程后完全排出者10例,另外4例在第3疗程时仍有少量残留物未排出,行清宫术。总有效率80%[6]。

3. **产后腹痛** 以生化汤辨证加减治疗本病96例。结果:服2剂痊愈者12例,服4剂痊愈者15例,服5剂痊愈者11例,服6剂痊愈者55例;余3例服药6剂腹痛缓解后又复发,改用其他方法治疗。平均服药5.32剂,治愈率96.88%[7]。

4. **产后缺乳** 加味生化汤治疗产后缺乳80例。80例患者中,乳少70例,无乳10例。药用当归25g,川芎12g,炮姜4g,炙甘草4g,益母草30g,穿山甲10g,王不留行20g,通草6g,猪蹄2个熬汤代水煎药,3天为1疗程。结果:服药2剂痊愈者18例,服药3剂痊愈者21例,服药4剂痊愈者17例,服药6剂痊愈者20例,服药9剂痊愈者2例。服药9剂无效而改服其他药者2例,治愈率为97.5%[8]。

5. **产后尿潴留** 生化汤加减治疗产后尿潴留30例。处方:当归15g,炮姜10g,川芎、桑白皮、马兜铃、紫菀、桃仁各 12g,通草、甘草各 6g。结果:治愈(服药后 30～90 分钟内,能自行排尿)23 例;有效(服药后 90 分钟内能自行排尿,但尿液排不尽)5 例;无效(服药后 2 小时仍不能排尿者)2 例,总有效率为 93.2%[9]。

6. 药流后阴道出血 设观察组和对照组各 80 例,研究生化汤对药物流产后出血及月经恢复时间的影响,两组均给予米非司酮 25mg,空腹口服,每日 2 次,连用 3 天。第 4 日上午空腹口服米索前列醇 600μg,留院观察 6～8 小时,观察孕囊排出时间、出血情况。6～8 小时后,对排出孕囊且出血不多者,嘱其回家观察;观察组从第 4 日开始加服生化汤,7 天为 1 疗程。两组均每 2 日来院观察 1 次,检测各项指标。结果:药物流产后阴道出血量观察比较:观察组大多数阴道出血量不多,为 30～100ml,属于正常范围;对照组阴道出血量多,大多数在 150ml 以上,表现为月经量少的两组病例均不多,观察组流产后出血情况与对照组比较有非常显著性差异($P<0.01$)。流产后阴道出血持续时间观察比较:观察组流产后出血持续时间大部分在 7 天以内(71 例),仅少数超过 7 天(9 例);对照组有 54 例超过 7 天以上,其中 10 例出血达 20 天以上,表明两组出血持续时间差异有非常显著性意义($P<0.01$)[10]。

7. 人流、引产术后阴道出血 加味生化汤(当归 10g,川芎 10g,桃仁 6g,红花 4g,丹参 15g;续断 10g,杜仲 10g,炮姜 2g,茺蔚子 15g,炙甘草 6g)治疗人流后阴道不规则出血 360 例,其中显效(服上方 3 剂后不再出血)210 例,占 58.3%;有效(服上方 3 剂后流血时间不超过 6 天)150 例,占 41.7%[11]。周氏治疗流产及产后恶露不绝 30 例,方用炮姜 6～9g,当归 12～15g,甘草 4～6g,川芎 9～12g,桃仁 9g,益母草 20～30g,黑山楂 15～20g,丹参 15～20g。结果:痊愈 15 例,显效 12 例,好转 3 例[12]。

8. 刮宫术后出血 产后生化汤(当归 10g,川芎 3g,炮姜 2g,红花 2g,桃仁 3g,益母草 3g,泽兰 3g,南山楂 6g,炙甘草 3g)治疗本症 35 例。上药以黄米酒 15g 加水同煎,腹痛明显者,加五灵脂、生蒲黄;若腹痛重,阴道流血多者,加炒蒲黄;有瘀血低热感染去炮姜,加黄柏。结果:痊愈(服药 5 剂后阴道出血停止,症状消失,不需再行清宫)28 例,基本治愈(服药 2 剂后阴道出血停止)5 例,好转(服药 5～7 剂后,阴道出血停止,但反复发作需要再次清宫)1 例,无效(服药 5 剂后,症状无改善)1 例,总有效率为 94.3%[13]。

(二)妊娠病

宫外孕 生化汤加味(当归、丹参、益母草各 15g,赤芍、山楂各 12g,桃仁 10g,川芎、三七各 6g,炮干姜 4.5g,花蕊石 30g)治疗陈旧性宫外孕 36 例。包块明显加莪术、桂枝茯苓丸(包煎);腹痛明显加失笑散(包煎);出血量多加阿胶、地榆炭、云南白药。痊愈(阴道流血停止,腹痛及包块消失,再观察 1 个月身体健康,月经能正常来潮者)33 例,占 92%;无效(临床症状无改善)3 例,占 8%。服药剂数为 5～15 剂,平均 10 剂[14]。

(三)其他

1. 崩漏 生化汤加味治疗崩漏 62 例,药用当归 10g,川芎、桃仁各 6g,丹参 10g,益母草 15g,蒲黄炭 10g,三七粉(分吞)3g,香附炭、炮姜炭各 10g,炙甘草 6g。兼气虚摄血无权者,加党参、黄芪、炒白术;肝肾阴虚,血热妄行者,去炮姜,加生地、龟甲、地榆炭、旱莲草;寒凝胞宫,腹痛甚者,加制乳香、没药、五灵脂;热结血瘀伴宫内感染者,去炮姜,加牡丹皮、马鞭草、茜草。出血止后,视其病情,调冲固本,建立正常的月经周期,以善其后。结果:治愈(经量、经期、周期恢复正常,停药后能维持 3 个月经周期以上)36 例,占 58.06%;好转(经量、经期、周期虽恢复正常,但不能维持 3 个月经周期,或经量减少,或经期缩短)22 例,占 35.48%;无效(阴道出血无变化)4 例,占 6.45%。总有效率为 93.54%[15]。

2. 不孕症 采用加味生化汤经期服药治疗输卵管梗阻不孕症 60 例,处方为当归 15g,川芎 10g,桃仁 10g,炮姜 10g,炙甘草 5g,益母草 30g,山楂 20g,香附 10g,川断 15g。从月经来潮第 1 天开始,连服 5 剂为 1 疗程。如不孕下个月经期再服,一般连续服用 1～3 个疗程。结果:治愈(治疗后已获妊娠)50 例,为 83%;好转(治疗后临床症状基本消失或做输卵管通液较前通畅)6 例,为 10%;无效(治疗后无明显变化)4 例,为 7%[16]。

3. 子宫内膜炎 本方随证加味,治疗子宫内膜炎 16 例,处方为:当归、桃仁各 10g,川芎 6g,炮姜 4g,甘草 3g。气虚加党参、黄芪、白术;血虚加栀子、生地、牡丹皮;少腹疼痛加蒲黄、三七、乳香;兼外感合参苏饮。结果全部获效[17]。

【实验研究】

1. 对子宫的影响 观察生化汤提取物对小鼠离体及产后家兔子宫收缩的影响。发现生化汤提取物可收缩小鼠离体子宫;增加产后麻醉家兔子宫的张力($P<0.05$,$P<0.01$)。给药后 60～80 分钟达到效应高峰,而对产后子宫收缩频率无明显影响($P>0.05$)。提示生化汤提取物具有增加宫缩作用,药效温和而持久,可以发挥治疗产后出血的效应[18]。同时,又观察生化汤提取物对孕末期家兔子宫体及子宫颈肌电活动的影响,生化汤提取物 40mg/kg 能增加怀孕末期家兔子宫体的平滑肌动作电位脉冲的发放($P<0.01$),对其子宫颈平滑肌肌电活动则无显著的影响($P>0.05$)。提示生化汤提取物具有增加宫体肌电活动作用;对宫颈的电活动无明显影响,表明它不干预产道舒缩,有利于胎儿的娩出[19]。

2. 对血液系统的影响

(1) 对血液流变学的影响:研究生化汤对肾上腺素加冰水应激所致急性血瘀大鼠血液流变学的影响以及对正常大鼠血小板聚集率和黏附率的影响。结果显示:生化汤中剂量、高剂量能显著降低急性血瘀大鼠全血黏度、全血还原黏度、红细胞聚集指数和红细胞电泳指数等指标。同时还能降低正常大鼠的血小板聚集率和血小板黏附率,并提升红细胞数和血红蛋白浓度[20]。任氏等以体外形成血栓的长度、湿度与干重为指标,观察生化汤水煎液的抗体外血栓作用。结果显示:正常对照组上述指标分别为(2.0 ± 0.61)mg、(77.8 ± 14.5)mg、(35.7 ± 4.69)mg,生化汤组为(1.34 ± 0.21)mg、(50 ± 7.97)mg、(24.5 ± 4.20)mg。两组比较,说明生化汤对血液的流变性及心血管系统有一定的影响,可改善高黏度的血流[21]。

(2) 抗贫血:应用实验动物模型,研究生化汤对失血性血虚、化学损伤性血虚小鼠的治疗效果。结果显示:生化汤组小鼠的红细胞数、血红蛋白含量和骨髓有核细胞数及脾重量均明显高于模型组。认为生化汤有明显的抗贫血作用,并能促进骨髓及脾脏的造血功能[22]。

3. 抗炎、镇痛 给予模型小鼠腹腔注射 0.1ml 生化汤水提醇沉液(含生药 0.0215g),研究其对巴豆油所致的小鼠耳廓肿胀的抗炎作用,结果发现生化汤组的小鼠耳廓肿胀程度,显著低于对照组。两组比较有极显著性差异($P<0.001$)[23]。

参 考 文 献

[1] 孙朗川. 闲谈生化汤[J]. 福建中医药,1964,(1):41.

[2] 叶蒲初. 生化汤防治子宫复旧不全[J]. 四川中医,1989,7(12):29.

[3] 郝志光. 产褥期应用加红生化汤的体会[J]. 新中医,1977,(4):38.

[4] 王丰玲,翟俊英. 产后生化汤治疗胎盘残留 61 例临床观察[J]. 国医论坛,2002,17(5):27.

[5] 陈江平,舒丽莎,李占林. 复方生化汤治疗难治性宫内组织残留症 78 例[J]. 浙江中医杂志,2006,41(12):710.

[6] 宝玉金. 产后生化汤治疗药物流产后蜕膜残留的临床观察[J]. 河南中医,2007,27(10):47-48.

[7] 徐广益,杨秀凤,刘景荣. 中医治疗产后腹痛临床疗效观察[J]. 四川中医,2007,25(7):79.

[8] 张令柱. 加味生化汤治疗瘀血型产后缺乳 80 例[J]. 吉林中医药,2003,23(3):24.

[9] 张美阁. 生化汤加减治疗产后尿潴留临床观察[J]. 四川中医,2001,19(8):54.

[10] 赵粉言,崔晓萍,杨鉴冰,等. 傅氏生化汤对药物流产后出血及月经恢复时间的影响[J]. 上海中医药杂志,2008,42(8):57-58.

[11] 乐望梅. 加味生化汤在人流术后的运用[J]. 湖北中医杂志,1986,(1):43.

[12] 周景花. 加味生化汤治疗流产及产后恶露不绝 30 例[J]. 福建中医药,1992,23(6):21.

[13] 刘弟贵. 产后生化汤治疗刮宫术后出血 35 例[J]. 湖南中医杂志,1990,(4):43.

[14] 沈开全. 生化汤加味治疗陈旧性宫外孕 36 例[J]. 安徽中医学院学报,2000,19(1):27-28.

[15] 顾亚平. 生化汤加味治疗崩漏 62 例[J]. 辽宁中医药大学学报,2006,8(6):102-103.

[16] 于先美,李建霞. 加味生化汤治疗输卵管梗阻不孕症 60 例[J]. 河北中西医结合杂志,1998,7(2):223.

[17] 刘光来. 生化汤加味治疗子宫内膜炎的体会[J]. 四川中医,1992,(11):43.

[18] 洪敏,余黎,马骋,等. 生化汤提取物对离体及产后子宫活动的影响[J]. 南京中医药大学学报,2003,19(3):154-156.

[19] 洪敏,余黎,马骋,等. 生化汤提取物对孕末期家兔子宫肌电活动的影响[J]. 中国中药杂志,2003,28(12):1162-1164.

[20] 宋金春,曾俊芬,王玉广,等. 生化汤对大鼠血液流变性的影响[J]. 中国药学杂志,2005,40(24):1856-1858.

[21] 任青华,黎明. 生化汤、四物汤及加减补阳还五汤抗体外血栓的研究[J]. 中成药,1993,15(1):44.

[22] 宋金春,曾俊芬,王玉广,等. 生化汤补血作用的研究[J]. 中国药师,2006,9(1):5-7.

[23] 侯涿生,石俊哲. 生化汤、完带汤抗炎作用的实验研究[J]. 辽宁中医杂志,1992,16(6):43.

桂枝茯苓丸
(《金匮要略》)

【异名】夺命丸(《妇人大全良方》卷 12),牡丹丸、夺命丹(《普济方》卷 357)、仙传保命丹、安襄丸(《胎产心法》卷中)。

【组成】桂枝　茯苓　牡丹去心　桃仁去皮尖,熬　芍药各等分(各 9g)

【用法】上为末,炼蜜为丸,如兔屎大。每日一丸(3g),食前服。不知,加至三丸(现代用法:多作汤剂,水煎服,用量按原方比例酌定)。

【功用】活血化瘀,缓消癥块。

【主治】妇人宿有癥块,妊娠漏下不止,或胎动不安,血色紫黑晦暗,腹痛拒按,或经闭腹痛,或产后恶露不尽而腹痛拒按者,舌质紫黯或有瘀点,脉沉涩。

【病机分析】本方原治妇人宿有癥块,致妊娠漏下不止或胎动不安之证。胞宫素有血瘀癥块,复因妊娠,阻遏经脉,以致血溢脉外,故有妊娠初期,阴道不时少量流血,淋漓不断之胎漏;血液外流,加之瘀血不去,新血不生,则阴血亏损,血不养胎,又可致妊娠腹痛与阴道出血并见之胎动不安。

后世应用本方,已不限于妊娠,凡经、胎、产之疾,属癥块引起者,皆可用之。癥块的形成,与气、血、痰、湿密切相关。人体内的气、血、津液,在正常情况下,是运行不息的。由于各种原因,影响气、血、津液的运行,气机不利,则呈气滞;血行不畅,则呈血瘀;津行受阻,则呈痰湿。此气滞、血瘀、痰凝、湿阻的病理变化，是形成癥块的原因。此方所治的癥块，属于血瘀和痰湿阻滞所致。瘀湿之邪留结胞宫，积而成癥，属有形之邪，故小腹疼痛拒按；癥块留滞，冲任受阻，故致月经不行而经闭；产后恶露不尽，亦为瘀阻而血不归经之候，此如《胎产心法》卷4云："恶血不尽，则好血难安，相并而下，日久不止。"余如血色暗而夹瘀块，舌质紫黯，脉沉涩，俱为瘀阻胞宫之佐证。

【配伍意义】本方所治病证，皆因癥块所致。瘀血癥块不去，流者自流而漏下、出血、恶露终不能止；闭者自闭而经终不复行。依据《素问·至真要大论》"坚者削之，客者除之"的治疗原则，治当消散癥块。然血瘀湿阻成癥，病程较长，多属虚实夹杂，尤其是妊娠之身，只宜缓消，不可猛攻，否则易耗伤正气及损伤胎元，故拟活血化瘀，缓消癥块之法。方中桂枝味辛甘而性温，既能"通血脉"（《本草纲目》卷34），以使经血流畅，"又能导引三焦，下通膀胱以利小便"（《医学衷中参西录》上册），本方用之通血脉而消瘀血，助气化而行津液，一药而两擅其功，故为君药。桃仁性味苦甘平，"主瘀血"（《神农本草经》卷3）、"破癥瘕"（《名医别录》），为化瘀消癥之要药，且"消癥瘕不嫌伤胎"（《女科经论》卷3）；茯苓甘淡性平，善"益脾除湿……下通膀胱以利水"（《罗氏会约医镜》卷17），并能"利腰脐间血"（《医学启源》卷下），其补脾益气之功尚有利于安胎元。二药合用，活血祛瘀，利水渗湿，分别从瘀血与痰湿方面助君药消癥之力，为臣药。芍药味酸苦而性寒，"除血痹"，"利小便"（《神农本草经》卷2），"安胎止痛"（《珍珠囊补遗药性赋·草部》）；牡丹皮味辛苦性微寒，"善化凝血而破宿癥"（《长沙药解》卷2），并能"生血，凉血"（《本草纲目》卷14），二药与君臣药物配伍，其活血之功使消癥之力益彰，养血凉血之功，尚兼顾新血不生及瘀久化热之病理，为佐药。丸以白蜜，取其缓和诸药破泄之力，为使药。诸药相合，共奏活血化瘀，缓消癥块之效。以桂枝茯苓名方，意指此方所治之癥，是因瘀血与痰湿为患，使人得到启迪。

妇女妊娠而有瘀血癥块，只能渐消缓散，不可峻攻猛破。若攻之过急，则易伤胎元，故原书对其服法作了极为严格的规定：每日服兔屎大一丸，不知，加至三丸。可见本方用量极轻，祛瘀之力甚为缓和，是去癥保胎之良剂也。

本方配伍特点有三：一是活血药与祛湿药同用，对瘀血与痰湿兼顾，但以活血为主；二是活血之中寓有养血益气之功，消补并行，寓补于消；三是用量极轻，以蜜为丸，渐消缓散。

【临床运用】

1. 证治要点　本方为缓消癥块之剂。临床运用以妇人小腹宿有癥块，腹痛拒按，或下血色晦暗而夹瘀块，舌质紫黯，脉沉涩为证治要点。

2. 加减法　若血瘀日久，积结成癥，固定不移，疼痛拒按，可加牡蛎、鳖甲、丹参、乳香、没药、鸡内金等以活血消癥；若月经过多，崩漏不止，加失笑散、血余炭以化瘀止血；疼痛剧烈者，加延胡索、乳香、没药等以活血止痛；带下量多者，加薏苡仁、白芷、车前子等以除湿止带。用于瘀滞湿阻之闭经，宜加当归、川芎、红花、制香附、益母草等以活血行气调经；瘀阻胞宫，血行不畅之痛经，月经量少有块，血块排出后疼痛减轻，可加当归、川芎、乌药、香附、牛膝等以活血止痛。用治瘀阻胞宫之恶露不尽，宜加当归、益母草、炮姜以活血止血。

3. 现代常用本方治疗子宫内膜炎、附件炎、子宫肌瘤、卵巢囊肿、功能性子宫出血、习惯性流产、宫外孕等妇科疾患辨证属瘀湿阻于胞宫者。亦用于前列腺增生、甲状腺肿、肝脾肿大等辨证属血瘀湿滞者。

【使用注意】

1. 本方为活血化瘀消癥之方，如正常妊娠下血者则当慎之。

2. 如妇人宿有癥病又怀孕者，用本方为良益之法，但用法应从小量开始，不知渐加，使之下癥而不伤胎。

3. 临证运用本方，虽属有故无殒，但仍需注意中病即止，不可过服；若阴道下血量多，腰酸腹痛较甚，则非本方所宜，当辨而治之。

【源流发展】 本方为缓消癥块之要剂。始见于汉代张仲景《金匮要略》妇人妊娠病篇，主治"妇人宿有癥病，经断未及三月，而得漏下不止，胎动在脐上者，为癥痼害"。后世医家拓展其主治范围，有将桂枝茯苓丸用作妇产科的催生下胎之方，如《万病回春》卷6中的催生汤，即以本方改作汤剂，"候产母腹痛，腰痛，见胞浆不下"时服之，可奏催生之功；《妇人大全良方》卷12中的夺命丸即本方，用治"妇人小产，下血至多，子死腹中"之死胎不下。有将本方加大黄、木香、生地、当归、白术、石韦，用治月水不利，脐腹疼痛，如《太平圣惠方》卷72之牡丹散。现代医家多承袭仲景活血除湿以消癥散结的用药思路，将本方用于子宫肌瘤、卵巢囊肿等妇科肿瘤疾患，获得满意疗效。其应用中除增入牡蛎、鳖甲等软坚散结等药物外，根据瘀与湿的孰多孰少，或配丹参、乳香、没药等活血之品，或伍薏苡仁、苍术、泽泻等除湿之属，以期加强消散之力。值得一提的是，近年来用本方加减治疗前列腺增生、甲状腺肿大、肝脾肿大等有形肿块，取得可喜苗头。

【疑难阐释】

1. **妊娠胎漏何以用活血之法** 桂枝茯苓丸本是活血消癥之剂，治疗瘀血为患，易为学者理解，用治癥积引起的阴道流血淋漓不断，尤其是妊娠胎漏，每多疑问。盖脉道畅通则血行无阻，血行无阻则血不外流。血之所以流而不止，是因瘀血癥积留结胞宫，阻滞经脉，血不循其常道而外溢所致。根据治病求本原则，治当下其癥积，拔其病根，使癥块渐消，出血才能停止。此证如果不予消癥而唯止血是务，将使瘀阻日甚而血流不止。只有通因通用，才是正确治法。妇女有孕在身，行血之品理当慎用或忌用。而本方证之胎漏，不但不塞，反而通之，其理同上，乃癥块阻于胞脉，血不归经则胎漏，血不养胎则胎动。癥块不去，漏下不会停止，且可累及胎元，终致坠胎、小产。只有去其宿癥，通其窒塞，使新血生而能养胎，此"去癥保胎"之法，正合《内经》"有故无殒，亦无殒也"之旨。

2. **对缓消癥块的理解** 本方五药之中有四药有行血之功，为何称其为缓消癥块之剂？对此理解，当从配伍、剂型、用法三方面综合分析。从配伍来看，方中之活血药物除桃仁外，力皆不强；而桃仁在本草书籍虽载有"破血"之功，但因"逐旧血而不伤新血"(《医学衷中参西录》卷上)，"消癥瘕不嫌伤胎"(《女科经论》卷3)，为行血而不伤正之品；辅以茯苓之益气，芍药之养营，白蜜之甘缓，使本方成为祛瘀化癥的轻剂。就剂型而言，原书用丸剂，是"用药之舒缓而治之意"(《用药心法》)。就用法而论，每服1丸如兔屎大，无效再增至3丸，每次服用的量极轻，剂量既小，药力自然较薄。丁此可见，本方由于所用药物作用平和，特别是炼蜜为丸，用量较小，故属渐消缓散之剂。

【方论选录】

1. 徐彬："药用桂枝茯苓丸者，桂枝、芍药一阳一阴，茯苓、丹皮一气一血，调其寒温，扶其正气，桃仁以破恶血，消癥癖，而不嫌伤胎血者，所谓有病则病当之也。且癥之初，必因寒，桂能化气而消其本寒；癥之成，必挟湿热为窠囊，苓渗湿气，丹清血热；芍药敛肝血而扶脾，使能统血，则养正即所以去邪耳。然消癥方甚多，一举两得，莫有若此方之巧矣。每服甚少而频，更巧。要知癥不碍胎，其结原微，故以渐磨之。"(《金匮要略论注》卷20)

2. 张璐："癥病妇人恒有之，或不碍子宫，则仍行经而受孕。虽得血聚成胎，胎成三月而经始断,断未三月而癥病复动,遂漏下不止,癥在下,迫其胎,故曰癥痼害。胎以脐上升动不安,洵为真胎无疑,若是鬼胎,即属阴气结聚,断无动于阳位之理。今动在于脐上,是胎已六月,知前三月经水虽利而胎已成,后三月经断而血积成瘀,是以血下不止。故用桂心、茯苓、丹皮、桃仁以散其瘀,芍药以护其营,则血方止而胎得安。世本作桂枝茯苓丸,乃传写之误。详桂枝气味俱薄,仅堪走表,必取肉桂之心,方有去癥之功。安常所谓桂不伤胎,勿疑有碍于妊。观下条子藏开用附子汤,转胞用肾气丸,俱用桂、附,《内经》所谓有故无殒是也。"(《张氏医通》卷10)

3. 林礼丰:"血不止者,其癥不去,必害其胎,去其癥即所以安其胎,故曰当下其癥。主以桂枝茯苓丸者,取桂枝通肝阳,芍药滋肝阴,茯苓补心气,丹皮运心血,妙在桃仁监督其间,领诸药直抵于癥痼而攻之,使瘀血去而新血无伤。瘀既去则新血自能养胎,虽不专于养胎,而正所以安胎也。"(录自《金匮要略浅注补正》卷9)

4. 王廷富:"本条的重点有三:①方义:方中丹皮、桃仁逐瘀以化癥,芍药以和营,茯苓以和中,桂枝以化气,尤其是活血药中伍有桂枝,化瘀之力更强。蜜以丸者,以缓其活血之力过峻耳。本方有逐瘀化癥,推陈致新之效,促使瘀血去,则新血归经,漏下可止之功。②注家之争:本条多数注家认为是"去癥保胎"之说,但不可从,在于对原文未分段论述之故。还有注家认为剂量小,下癥不伤胎,而本证属癥病下血,虽是瘀血,只宜小剂量以化癥,癥去则血止,若剂量过大,致使大量出血,有血随气脱之险。因此,我认为本方是为癥病之下血而设,并非去癥保胎,可用于宫外孕堕胎保人。③癥病下血特征:小腹疼痛拒按,刺痛,下血而量不多,淋漓不尽,血色紫暗有块,块去则痛止血止,舌质紫暗或有瘀点,脉象多涩。"(《金匮要略指难》)

【评议】对本方的功效,多数医家认为是"去癥保胎",唯王氏强调"不可从",认为"本方是为癥病之下血而设,并非去癥保胎"。其理由是治疗瘀血引起的出血,剂量宜小,若"剂量过大,致使大量出血,有血随气脱之险"。笔者以为,王氏之论,尚需斟酌。瘀血阻滞之出血,若行血过急,确有加重出血之虑,故用量不宜过大。然量的调控仅为每服1丸,每日1次,无效加至3丸,是否有"隔靴搔痒"之嫌?倘若将仲景温经汤治崩漏下血,与本方治妊娠胎漏下血进行比较,同为化瘀止血剂而治瘀血阻滞,血不归经之出血证,其剂量与剂型的差别如此之大,则不难看出仲景用药之审慎,当是着眼于胎儿。临床诊疾,如何把握癥病下血特征,王氏之说是临床有得之谈,可资参考。

【验案举例】

1. 血崩 《蒲园医案》:某妇,48岁,萍乡人。症状:经血暴下,势不可止,色呈紫黑,腥臭难闻,小腹闷痛,脉弦有力,舌青苔黄。诊断:瘀积日久,陡然暴崩。法当因势利导,通因通用。议以桂枝茯苓丸合失笑散加味治之。桂枝一钱,茯苓三钱,桃仁一钱,丹皮二钱,赤芍二钱半,炒蒲黄一钱,生蒲黄一钱,炒五灵脂二钱,生鹿角片三钱,水煎服。3剂腹不痛,出血减;再予加味四物汤调理善后,5剂而痊。

按语:血液外溢则为瘀,血既成瘀,则不能复归其经,积聚日久,故暴崩而下。若囿于塞流之法,则多有闭门留寇之患。瘀血不去,则新血不生,甚至结为癥瘕,务须消而去之,使不留滞冲任,以贻后患。

2. 产后恶露不净 《蒲辅周医案》:某女,成年,已婚。1963年5月7日初诊:自本年3月底足月初产后,至今4旬,恶露未净,量不多,色淡红,有时有紫色小血块,并从产后起腰酸痛,周身按之痛,下半身尤甚,有时左少腹痛,左腰至大腿上三分之一处有静脉曲张,食欲欠佳,大便溏,小便黄,睡眠尚可,面色不泽,脉上盛下不足,左关弦迟,右关弦大,寸尺俱沉涩,舌质淡红无苔。由产后调理失宜,以致营卫不和,气血紊乱,恶露不化。治宜调营卫,和血消瘀。处方:桂枝一钱五分,白芍二钱,茯苓三钱,炒丹皮一钱,桃仁一钱(去皮),炮姜八分,大枣四枚,服5剂。16日复诊:服药后恶露已尽,少腹及腰腿痛均消失,食欲好转,二便正常,脉沉弦微数,舌淡无苔。瘀滞已消,宜气血双补,十全大补丸40丸,每日早晚各1丸,服后已恢复正常。

3. 人流术后阴道流血不止 《湖北中医杂志》(1986,2:42):某女,30 岁,务农,1983 年 9 月就诊。患者于同年 6 月行中期妊娠引产术后,三月来阴道出血,淋漓不尽,少腹隐隐作痛,多次治疗未愈。其面色无华,少气懒言,脉沉细无力,舌质淡红。示其脾虚,且内有瘀滞。治以活血祛瘀,益气补血。以桂枝茯苓丸合用失笑散加减:桂枝、丹皮、五灵脂、蒲黄各10g,桃仁8g,黄芪、党参、阿胶、云苓、白芍各12g。服此方1剂后,流出瘀块,恶露随之减少;2剂后去桃仁、五灵脂、蒲黄,服后恶露尽。另服归脾汤2剂,以扶其正。1月后随访,诸症悉平。

按语:案 2 及案 3,俱因恶露不绝,伴少腹疼痛,或夹血块,脉涩等,而诊为气血不足夹瘀,予桂枝茯苓丸治之。案 2 先用本方加炮姜,活血止血,继以十全大补丸善后,是先攻后补之法;案 3 于本方合失笑散再加参、芪、阿胶益气养血,化瘀止血,是攻补兼施之法。

4. 卵巢囊肿 《国医论坛》(1995,5:14):某女,32 岁,工人,1991 年 5 月 8 日初诊。患者月经周期45～50 天,经期 6～8 天,行经腹痛,夹黑色血块,并逐次加重 1 年余,白带量多质稀,少腹凉而坠痛,腰酸体倦,舌质黯两侧有瘀斑,苔白厚,脉沉弦。屡服少腹逐瘀汤、完带汤等,其效不著。妇科检查:耻骨联合左侧扪及 7cm×6.5cm×8cm 囊性包块,质软,活动度好。B 超检查报告:子宫未见异常,左附件见 6.5cm×8cm 液性暗区,提示:左侧卵巢囊肿。综其脉症,乃痰湿与瘀血互结为癥。治宜温化痰湿,活血消癥。方以桂枝茯苓丸加味:桂枝20g,茯苓45g,丹皮 10g,桃仁 10g,赤芍 10g,泽兰 30g,香附 15g,黄芪 30g。日 1 剂,水煎,分早晚 2 次温服。服药 3 个疗程后经妇科检查及 B 超复查报告:子宫及双侧附件未见异常。迭进 5 剂,改 2 天 1 剂,以巩固疗效。经随访 2 年,并做 B 超检查,无复发。

5. 右肾囊肿 《新中医》(1993,12:15):某男,55 岁,干部。左腰困痛 1 个月,B 超诊为"右肾囊肿",外科建议手术治疗。患者冠状动脉硬化性心脏病,恐手术不测,故求服中药。诊见:腰困痛固定,俯仰不便,日轻夜重,下肢无力,心悸气短。舌淡边有瘀点,舌底部青筋突出。苔薄白,脉沉无力。B 超报告:右肾上极探及 4.6cm×3.7cm×3.3cm 囊肿。治以祛瘀补气,佐以行气止痛。处方:桂枝、茯苓、牡丹皮、白芍、桃仁、牛膝各9g,枳壳 6g,党参15g,黄芪24g,水煎,日服 2 次。二诊:服药 24 剂,诸症减半,B 超复查肾囊肿缩小为 2.7cm×2.1cm×1.5cm。症情好转,效不更方,共服 51 剂,症状全消。B 超复查,肾囊肿消失。尤以心电图报告 10 年来的心肌缺血之症亦然若失。

6. 前列腺肥大 《新中医》(1978,6:23):某男,68 岁,社员。患者尿闭 5 天,在本院外科检查,诊为前列腺肥大。小腹急痛,须插导尿管方可排尿,舌苔薄白,脉来沉弦。以活血化瘀治之,用桂枝茯苓丸加味:桂枝、茯苓、桃仁、丹皮、赤芍、大黄、川牛膝、红花、益母草、泽兰。服 10 剂,能自行排尿。至今已 1 年未复发。

按语:案 4 及案 6 俱属中医"癥瘕"范畴,故予桂枝茯苓丸消散癥块。案 4、案 5 皆增入理气之品,如此,则气血津液并调,既合气行则血行,气化则湿化之意,又切中气滞、血瘀、湿聚互结为癥之病机;另外,两案尚加入补气药物,使其消癥而不伐正,兼顾了癥块多呈"虚实相半"(《用药心法》)之病证特点。案 6 以本方加活血药,意在加强化瘀消癥之力,其中牛膝尚有引药下行之功。

【临床报道】

一、妇科

1. 子宫肌瘤　将 76 例子宫肌瘤患者随机分为两组,治疗组 38 例从月经第 1 天开始服桂枝茯苓胶囊,对照组服用米非司酮,均连服 6 个月,观察比较两组患者治疗前后的临床症状及其肌瘤的大小。结果:服用桂枝茯苓胶囊的患者服药后月经异常、痛经、腰腹胀痛等一般症状的改善明显优于米非司酮组。治疗组用药后肌瘤平均体积缩小 45.5%;对照组平均体积缩小 55.1%($P > 0.05$)。认为桂枝茯苓肢囊治疗子宫肌瘤有一定临床效果,且副作用小[1]。梁氏以加味桂枝茯苓丸治疗子宫肌瘤 62 例。基本处方为:桂枝 15g,茯苓 25g,桃红、牡丹皮各 12g,土鳖虫、赤芍、鳖甲各 20g。10 剂为 1 疗程,经期可暂停用药或减轻化瘀之品。伴心烦易怒,乳房胀痛者加柴胡、白芍、香附、栀子、益母草等清肝调肝之品;中年女性更年期前后加鹿衔草、鹿角霜、泽兰、巴戟、黄柏等调节冲任之品;月经量多色鲜红、经期延长或提前者加生地、贯仲炭、茜草炭、乌贼;痛经症状重者加五灵脂、炒川楝、醋延胡索;伴膜样痛经有血块状物排出者加三棱、莪术、炒灵脂、炒蒲黄;腰痛甚者加杜仲、川断、菟丝子、怀牛膝、鹿角片;痰浊重,体态胖硕者加半夏、海藻、昆布。62 例患者中少数治疗 2~4 个月经周期,大部分治疗 18 个月经周期。结果:治愈(B 超检查显示瘤体萎缩,直径在 1cm 以下或完全消失者)25 例,显效(全身症状基本消失,瘤体萎缩,直径在 1.5cm 以下,且随访 2 年以上情况稳定者)21 例,有效(妇科症状好转,瘤体较治疗前显著缩小,或直径在 2cm 范围内,无增大者)12 例,无效(症状无明显改善,瘤体无变化者)4 例(均属肿块偏大、直径 4cm 以上,治疗 1 疗程后转手术治疗)。总有效率 93.55%。随访痊愈者 2 年疗效稳定,无复发;部分显效或有效患者绝经后瘤体自然消失[2]。

2. 卵巢囊肿　应用桂枝 15g,茯苓 10g,牡丹皮 15g,赤芍 15g,桃仁 15g,黄药子 30g,鸡内金 15g,水蛭(焙干研末装胶囊冲服)15g,荔枝核 15g,乌药 15g。另在服汤药的同时,加服大黄䗪虫丸 1 丸,早晚各 1 次。一般以服药 3 个月为 1 疗程,治疗卵巢囊肿 300 例。结果:经 1~2 疗程治疗后,痊愈 255 例(85%),好转 30 例(10%),无效 15 例(5%),总有效率为 95%[3]。武氏以桂枝茯苓丸加味治疗卵巢囊肿 50 例。药用桂枝 15g,牡丹皮 15g,茯苓 15g,赤芍 15g,桃仁 15g,水蛭(焙干研末装胶囊冲服)5g,三棱 10g,白术 10g,白芥子 10g,穿山甲 10g。气虚者加黄芪、党参;湿盛者加泽泻、薏苡仁、车前子、猪苓;下腹痛者加川楝子、延胡索、乌药;湿热盛者加大血藤、败酱草、白花蛇舌草;阳虚者加肉桂、鹿角片等。1 个月为 1 疗程,行经期间停药,一般用药 3 疗程,无效者改用其他方法治疗。结果:痊愈 20 例,好转 28 例,无效 2 例,有效率 96%。痊愈者中,2 个疗程囊肿消失者 11 例,3~4 疗程囊肿消失者 9 例。所有病例在服药过程中未出现明显副作用[4]。

3. 乳腺增生　桂枝茯苓丸加减治疗乳腺增生症 110 例。对工作忙或病症较缓不能坚持汤剂治疗者,给予桂枝茯苓丸(胶囊),但疗程不得少于 3 个月经周期;对病症较重,久治不效,兼有月经不调、痛经、闭经、不孕者,予以汤剂加减治疗。药物组成:桂枝 12g,茯苓 12g,赤白芍各 10g,牡丹皮 10g,桃仁 10g,当归 10g,丹参 10g,乳香 6g,没药 6g,橘核 12g,青皮 10g,甘草 3g。痛引胸胁、肩臂者加炒柴胡 6g,香附 10g;经行腹痛者加艾叶 6g,延胡索 10g;月经不调、闭经、不孕者在运用上方的同时结合促排卵治疗。经期酌情服用或停服,连续治疗 2~3 个月经周期。结果:治愈(乳房疼痛及肿块均消失)31 例,显效(肿块缩小 2/3 以上,质度明显变软)43 例,有效(乳房疼痛减轻,肿块减小 1/3 左右,质度变软)29 例,无效(乳房疼痛依然,肿块未见减小,症状未减甚或加重)7例,总有效率为93.64％[5]。

4. 痛经 加味桂枝茯苓丸治疗痛经50例。基本方为:党参20g,桂枝10g,赤、白芍各15g,赤、白茯苓各15g,桃仁10g,牡丹皮10g,制香附15g,当归15g,丹参15g,阿胶(烊化)15g,益母草20g,乌药20g。经色紫而夹瘀块,或少腹胀痛甚者,酌加川芎、艾叶、红花、牛膝;经水刚至而量少,去益母草。经行将尽,而量仍多或日久淋漓不断者,益母草加至30g;久寒痛甚者,加炮附子、延胡索。14天为1疗程,2疗程后判定疗效。结果:临床痊愈(经前或经期小腹胀冷痛及乳房胀痛,腰骶痛症消失,月经周期恢复正常)32例,占64％;有效(经前或经期小腹胀冷痛、乳房胀痛、腰骶痛明显减轻)14例,占28％;无效(症状稍有减轻或无明显改变)4例,占8％;总有效率92％[6]。

5. 子宫内膜异位症 桂枝茯苓丸加减治疗子宫内膜异位症50例,方药:桂枝10g,茯苓15g,桃仁10g,赤芍12g,牡丹皮10g。经前期加三棱、莪术、川牛膝、炮姜。经期加炒蒲黄(另包)、五灵脂、益母草、白芍、甘草;痛经甚者可加全蝎、蜈蚣、乌药;经量多者加黄芪、白术、五灵脂、白芍炭。经后加党参、黄芪、当归、白花蛇舌草、三棱、莪术。连用3个月。同时保留灌肠,基本方加败酱草20g,大血藤30g,三棱10g,莪术10g。每晚睡前灌肠1次,月经来潮期间停止灌肠。连用3个月。结果:痊愈(症状及体征完全消失,B超检查盆腔正常)26例,显效(症状及体征明显消失,B超检查盆腔仍有小结节存在)15例,有效(症状及体征减轻,B超检查盆腔仍有小结节存在)7例,无效(症状及体征未消失,B超检查仍同治疗前)2例,总有效率96％[7]。杜氏以桂枝10g,茯苓10g,桃仁10g,赤芍10g,牡丹皮10g治疗本病32例。有炎症且又有血瘀者加夏枯草、益母草、白花蛇舌草、三棱、莪术、皂角刺;腹痛甚者加全蝎、水蛭、蜈蚣等;肝郁气滞型加丹栀逍遥散;寒湿凝滞型加温经汤。10日为1疗程。结果:痊愈(症状完全消失)7例;显效(症状消失或显著好转,结节明显缩小)15例;好转(症状改善,盆腔触痛减轻,小结节无明显变化者)8例;无效(经3个月治疗症状无变化者)2例,总有效率为93.75％[8]。

6. 慢性盆腔炎 桂枝茯苓丸化裁治疗慢性盆腔炎40例。药物组成为桂枝12g,茯苓15g,牡丹皮12g,赤芍10g,桃仁10g。湿热阻滞型去桂枝加大血藤、败酱草、柴胡、泽泻;伴盆腔炎性包块者加黄芪、三棱、莪术;偏寒加香附、川楝子;寒湿痰瘀凝滞型加苍术、白芥子、穿山甲。1个月为1疗程,一般治疗3个月。结果:治愈26例,显效11例,有效2例,无效1例[9]。

7. 流产后阴道出血 本方加味:桂枝12g,茯苓15g,牡丹皮15g,桃仁10g,赤芍、白芍各15g,生蒲黄10g,五灵脂(炒)10g,益母草30g,三七粉(冲)3g,治疗药物流产后阴道出血106例。伴气虚去五灵脂加党参、白术;血虚加当归、阿胶;气郁加制香附、川楝子;瘀久化热,恶露臭秽加蒲公英、大血藤、墓头回、败酱草。6天为1疗程,一般连服2疗程。结果:治疗6天以内出血停止者71例,用药6~12天出血停止者27例。3例用药1疗程后要求行清宫术,5例2疗程结束仍有少量出血行清宫术[10]。

8. 附件炎 加味桂枝茯苓丸:桂枝8g,牡丹皮8g,白芍20g,芦根20g,冬瓜子20g,茯苓20g,桃仁6g,治疗本病30例,皆以少腹疼痛为主症。左侧痛者15人,右侧痛者7人,双侧痛者8人,有2人合并卵巢囊肿,1人合并输卵管积水。结果:痊愈16人(含卵巢囊肿与输卵管积水各1人),有效12人,无效2人,总有效率90.3％[11]。

9. 盆腔炎性包块 桂枝茯苓丸加味(桂枝15~20g,茯苓15~20g,牡丹皮10~15g,桃仁6~10g,赤芍15~20g,生牡蛎15~20g,败酱草10~15g,三棱6~9g,莪术6g,甘草6g)治疗盆腔炎性包块46例。10天为1疗程。结果:痊愈34例,有效10例,无效2例。总有效率为 95.7%[12]。

10. 子宫直肠窝积液　本方加味:桂枝 12～15g,赤芍、茯苓各 15g,桃仁 10～15g,甘草、牡丹皮、三棱、莪术各 10g,炒贯众、金银花各 30g,连翘 20g,治疗子宫直肠窝积液 20 例。带下量多,舌红苔黄腻,脉濡数者,加土茯苓、白花蛇舌草;赤白带下加茜草、黄芩炭;结果:痊愈 12 例,显效 7 例,无效 1 例[13]。

11. 宫外孕　桂枝茯苓丸加味(桂枝、茯苓、牡丹皮、赤芍、桃仁、制乳香、制没药各 12g,丹参 40g,昆布、海藻各 15g,生蒲黄 10g),治疗宫外孕 40 例。疗程 15～90 天。结果:治愈(临床症状消失,尿妊娠试验阴性,妇科及 B 超检查包块消失)39 例,无效 1 例(来院较迟,在接受治疗中输卵管破裂转手术治疗)。治愈率 97.5%[14]

12. 崩漏　加味桂枝茯苓丸(改作汤剂)治疗崩漏 136 例。处方:桂枝 10g,茯苓 20g,赤芍 15g,桃仁 10g,牡丹皮 10g。血瘀严重者加水蛭粉(冲)、红花;伴气虚者加黄芪、党参;兼血虚者加当归、白芍、熟地黄。结果:治愈(服药后经量、经期、周期恢复正常,能维持 3 个月经周期以上,或更年期妇女血止绝经者)123 例,有效(服药后经量、经期、周期虽恢复正常,但不能维持 3 个月经周期,或经量减少,或经期缩短)9 例,无效(服药 1 个月以上,阴道出血无变化,改作其他治疗)4 例,总有效率为 97.06%[15]。

二、内科

1. 慢性肾炎　以桂枝 12g,茯苓 12g,桃仁 9g,牡丹皮 9g,赤芍 9g 为基础方,随证加减,水肿消退后,无明显自觉症状,或有蛋白尿者,改用桂枝茯苓丸,每次 9g,日 2 次口服。治疗慢性肾炎 98 例,其中慢性肾炎普通型 51 例,肾病型 38 例,高血压型 9 例。结果:临床症状、体征消失,肾功能恢复正常,尿蛋白(一)者 71 例;临床症状、体征基本消失,肾功能基本正常,尿蛋白微量或(+)者 18 例;病情无改善或恶化者 9 例。一般疗程在 1～3 个月之间[16]。

2. 肝囊肿　桂枝茯苓丸加味治疗肝囊肿 37 例。方药为:桂枝、郁金、川楝子、皂角刺、大腹皮各 10g,茯苓、桃仁、牡丹皮、赤药各 15g,甘草 4g。胁肋胀满者加柴胡、香附;肝区疼痛者,加延胡索、白芍;囊肿偏大,或肝脏肿大,或扪及无痛性包块者,加浙贝母、莪术;脘腹胀闷者加苏梗、焦白术;脘腹疼痛者加木香、荔枝核。4 周为 1 疗程。结果:痊愈 1 例,显效 12 例,好转 13 例,无效 11 例[17]。

3. 心肌缺血　观察本方对无症状性心肌缺血的疗效,治疗组取桂枝、茯苓、赤芍、牡丹皮、桃仁以 4:5:4:4:4 之比混合,炼蜜为丸,每丸 3g,每次服用 3～6g,每日 2～3 次,饭前服用,8 周为 1 疗程。对照组口服复方丹参片,每次 4 片,每日 3 次,8 周为 1 疗程。结果:治疗组 32 例中显效 12 例,有效 18 例,无效 2 例,总有效率为 93.8%。对照组显效 4 例,有效 7 例,无效 4 例,恶化 1 例,总有效率为 68.8%。两组有效率比较有显著性差异($P<0.05$)[18]。

三、男科

1. 慢性前列腺炎　本方加味:桂枝、茯苓、赤芍各 15g,牡丹皮、桃仁、莪术各 10g,川牛膝、大血藤各 30g,三棱 9g,甘草 6g,治疗瘀血型前列腺炎 48 例。8 周为 1 疗程。伴有尿急、尿频、尿痛者,加蒲公英、金银花;伴会阴下坠感明显者,加升麻;伴性欲低下、阳痿、遗精、性交疼痛者,加川楝子、淫羊藿。结果:治愈 38 例,好转 8 例,无效 2 例,总有效率达 98%。服药最长者 6 个疗程,最短者 2 个疗程[19]。

2. 前列腺增生　桂枝茯苓丸加味治疗前列腺增生 36 例。湿热明显,小便浑浊者加萹蓄、瞿麦、黄柏、王不留行、虎杖;瘀块内阻,小便涩痛者加红花、大黄、琥珀粉(冲服)。10 天为 1 疗程。结果:经 2～3 疗程后,痊愈(排尿困难症状消失,直肠指检增生之前列腺恢复正常,随访 2 年以上未见复发)8 例,显效(排尿困难或小便滴沥症状基本消除,前列腺检查有明显缩小,随访 0.5～1 年内其症状未见加重者)11 例,有效(排尿困难,小便余沥有不同程度减轻,但检查前列腺增生无明显改善)13 例,无效(症状无变化或加重者)4 例[20]。

3. 慢性附睾炎　桂枝茯苓丸加味治疗慢性附睾炎 68 例,处方为:桂枝 6g,茯苓 15g,桃仁 9g,牡丹皮 9g,赤芍药 12g,连翘 20g,败酱草 30g,生薏苡仁 30g,穿山甲 6g,皂刺 12g,路路通 15g,丹参 30g,黄芪 30g,牛膝 15g,荔枝核 12g,橘核 12g。下坠明显,加党参、升麻、柴胡;胀痛明显,加延胡索、川楝子;疼痛明显,加三棱、莪术、制乳香、制没药;寒湿盛,去连翘、败酱草,加乌药、小茴香。连用 1 个月为 1 疗程。另设对照组 60 例,用左氧氟沙星 0.2g,每日 2 次,口服。1 个月为 1 疗程。结果:治疗组痊愈(附睾肿胀、疼痛消失)50 例,显效(症状消失,附睾肿大明显缩小、变软)15 例,有效(症状和体征较治疗前明显改善,但均未消除)3 例,痊愈率为 73.8%;对照组痊愈 24 例,显效 30 例,有效 6 例,痊愈率为 40%。两组治愈率比较有显著性差异($P<0.01$)[21]。

4. 精液不液化症　精液不液化症 54 例,随机分为治疗组和对照组,治疗组用桂枝茯苓丸加味,方药组成:桂枝 6g,茯苓 10g,赤芍 10g,牡丹皮 10g,桃仁 6g,水蛭(冲服)3g,地龙 10g,夏枯草 10g,蒲公英 10g,生麦芽 30g,败酱草 10g。对照组用知柏地黄丸(北京同仁堂中药厂生产),每丸 9g,每次 2 丸,每日 2 次;维生素 C 片,每次 300mg,每日 3 次。两组均以 1 个月为 1 疗程,每个疗程结束后均做精液分析,3 个疗程后统计疗效。结果:治疗组 36 例,痊愈(精液 60 分钟内完全液化,配偶受孕)7 例,有效(配偶虽未受孕,但精液 60 分钟内完全液化)22 例,无效(治疗后 6 分钟液化状态较前无明显改善)7 例;对照组 18 例,痊愈 3 例,有效 7 例,无效 8 例。治疗组总有效率为 80.5%,明显高于对照组 55.6%,有显著性差异($P<0.05$)[22]。

四、外科

深静脉血栓形成　本方加味:桂枝 10g,茯苓 25g,桃仁 15g,赤芍 15g,牡丹皮 15g,泽兰 30g,生水蛭 10g,木瓜 30g,川牛膝 15g,车前子(包煎)15g 治疗深静脉血栓形成综合征 50 例。水煎服,临睡前以药渣煎汤,熏洗患肢,切忌水温过高烫伤皮肤,30 天为 1 疗程,连服 2～3 疗程。结果:显效 18 例,有效 24 例,无效 8 例,总有效率 84%[23]。

五、其他

1. 腹腔粘连　桂枝茯苓丸加大血藤、苍术、黄柏、广木香为基本方,治疗腹腔粘连 31 例。大便秘结加制大黄,呕吐加吴茱萸、川连或姜半夏,疼痛较剧加沉香。服药 1 个月为 1 疗程。结果:治愈(腹胀、腹痛消失,大便通畅,随访 2 年未见复发)15 例(48%),有效(腹胀、腹痛基本消失或缓解,大便通畅,1～2 年内偶有复发)14 例(45%),无效 2 例(7%),总有效率为 93%。服药最短为 1 疗程,最长为 3 疗程[24]。

2. 卵巢癌术后　比较桂枝茯苓胶囊及生长抑素类似物辅助应用于卵巢癌术后化疗及常规化疗的结果。将 60 例经手术病理诊断确定的晚期卵巢癌患者,实验组和对照组各 30 例,两组均给予 PC 方案定期化疗,实验组同时配伍口服桂枝茯苓胶囊及肌内注射生长抑素类似物奥曲肽。结果:治疗 3 个月后,实验组疗效好于对照组,差异有显著性($P<0.01$)。认为生长抑素类似物及桂枝茯苓胶囊配伍常规化疗药物应用于卵巢癌术后辅助化疗,能够增强化疗效果[25]。

【实验研究】

1. 对子宫内膜异位症的抑制作用　将 SD 大鼠建模后分为不用药组、桂枝茯苓丸组、达那唑组和联合用药组,设假手术组为对照,探讨桂枝茯苓丸对子宫内膜异位症(EM)模型大鼠血管生成因子(VEGF)和异位内膜微血管密度(MVD)的影响。结果:桂枝茯苓丸组、达那唑组和联合用药组异位内膜呈现不同程度萎缩,腺体明显减少,腹腔液巨噬细胞计数减少,三组的大鼠外周血、腹腔液及巨噬细胞培养液 IL-8、TNF-α 降低,异位内膜 VEGF 表达减弱,MVD 也明显减少,其中以联合用药组最为明显。认为桂枝茯苓丸和达那唑可以抑制 EM 模型大鼠异位内膜的血管生成,使异位内膜萎缩,当二者联合用药时,作用更强[26]。

2. 抗肿瘤 研究桂枝茯苓丸对人胃癌 SGC-7901 细胞和小鼠肉瘤 180 的抑制作用,测定了桂枝茯苓丸对体外和体内肿瘤细胞增殖的影响。结果显示:桂枝茯苓丸在用药浓度 2g/ml 在 24 小时及 48 小时对胃癌 SGC-7901 抑制率分别为 18.6% 和 25.7%,桂枝茯苓丸体内抑瘤率为 33.7%。证实桂枝茯苓丸在体内、体外均具有抑制肿瘤生长作用[27]。

3. 抗肝纤维化 用四氯化碳建立大鼠肝纤维化模型,造模开始后即给予桂枝茯苓丸,研究桂枝茯苓丸对大鼠肝纤维化的防治作用。实验结束后测定肝纤维化指标透明质酸、层粘连蛋白、Ⅲ型前胶原(HA、LN、PCⅢ)和形态学指标方面观察桂枝茯苓丸对肝纤维化大鼠的影响。结果显示:桂枝茯苓丸可有效防治大鼠肝纤维化,显著降低模型大鼠血清 HA 含量,减轻肝脏胶原纤维增生程度[28]。

4. 提高免疫力 用单克隆抗体检测实验小鼠药物处理前后 T 细胞总数及亚群变化;并检测小鼠血清 IL-2 水平,以研究桂枝茯苓丸的免疫调节作用。结果显示:桂枝茯苓丸能增加 T 细胞总数,并能调整 T 细胞亚群紊乱,提高 IL-2 水平。认为桂枝茯苓丸对免疫功能低下小鼠具有免疫刺激和免疫调节作用[29]。

5. 抑制睾丸酮分泌 对 10 周龄 Wistar-今道系雄性大鼠,经灌胃桂枝茯苓丸提取物 20~200μg/d 3~5 天后,处死摘出睾丸。用 RIA 测定血中睾丸酮、Δ⁴-雄烯二酮、雌二醇以及睾丸中的睾丸酮和雌二醇。睾丸中睾丸酮的浓度,在给予桂枝茯苓丸后明显减少,说明本方具有抑制睾丸酮分泌的作用[30]。

6. 对性腺的影响 未成熟大鼠灌胃桂枝茯苓丸(300mg/0.2 蒸馏水/100g 体重)14 天,与对照组比较,大鼠血浆黄体生成素(LH)及促卵泡激素(FSH)、子宫湿重及 TK 分别下降 94%、67%、64%、65%。同时服用桂枝茯苓丸可使 E₂ 诱导子宫 TK 活性和子宫湿重的增加作用分别降低 39% 和 29%。桂枝茯苓丸还能加强催乳素释放激素(LHRH)引起的 LH 和 FSH 水平的增加作用,与对照组相比,使其各增加 1.2% 和 2.5 倍。上述结果表明,桂枝茯苓丸可能兼具 LHRH 类似物及弱抗雌激素的特征[31]。

7. 抗炎 本方对小鼠棉球肉芽肿的实验结果显示:本方对慢性肉芽肿组织增生有显著的抑制作用,还可显著增强腹腔巨噬细胞的吞噬功能[32]。

参 考 文 献

[1] 熊冬梅,赵丽,张晓玲.桂枝茯苓胶囊治疗子宫肌瘤 38 例[J].陕西中医,2006,27(6):679-680.
[2] 梁如碧.加味桂枝茯苓丸治疗子宫肌瘤 62 例[J].陕西中医,2008,29(3):273-274.
[3] 王惠兰.桂枝茯苓丸加味治疗卵巢囊肿临床观察[J].中医杂志,1994,35(6):355.
[4] 武凤英.桂枝茯苓丸加味治疗卵巢囊肿 50 例[J].河南中医,2006,26(8):13-14.
[5] 戚玉华.桂枝茯苓丸加减治疗乳腺增生症 110 例[J].国医论坛,2003,18(5):8.
[6] 金明玉,柳振宇.加味桂枝茯苓丸治疗痛经 50 例[J].长春中医学院学报,2002,18(3):30.
[7] 徐继辉.桂枝茯苓丸加减子宫内膜异位症 50 例[J].河南中医,2008,28(7):21-22.
[8] 杜瑞玲.桂枝茯苓丸加味治疗子宫内膜异位症 32 例临床观察[J].中草药,1998,29(4):255.

[9] 陈国珍. 桂枝茯苓丸化裁治疗慢性盆腔炎 40 例[J]. 吉林中医药,2005,25(3):28.

[10] 袁庆秀,乔军,李咏. 桂枝茯苓丸治疗药物流产后阴道出血 106 例[J]. 辽宁中医杂志,2003,30(12):1009.

[11] 彭景星. 加味桂枝茯苓丸治疗附件炎 30 例[J]. 湖北中医杂志,1987,(5):14.

[12] 耿金凤,王秀英. 桂枝茯苓丸加味治疗盆腔炎性包块 46 例[J]. 江苏中医杂志,1997,18(6):13.

[13] 刘怀敏,王莉. 加味桂枝茯苓丸治疗子宫直肠窝积液 20 例[J]. 四川中医,1993,(12):44.

[14] 范道远,周淑英. 桂枝茯苓丸加味治疗宫外孕 40 例[J]. 湖北中医杂志,1996,18(5):11.

[15] 赵亚平,程红,王明惠. 加味桂枝茯苓丸治疗崩漏 136 例[J]. 中医杂志,2008,49(4):304.

[16] 祝建华. 桂枝茯苓丸治疗慢性肾炎 98 例[J]. 河南中医,1996,18(5):8.

[17] 曹福凯,钱峻,金小晶. 桂枝茯苓丸加味治疗肝囊肿 37 例[J]. 湖北中医杂志,2004,26(1):45.

[18] 李承功,朱孔思. 桂枝茯苓丸治疗无症状性心肌缺血临床观察[J]. 江苏中医,1998,19(8):14.

[19] 王天玲. 桂枝茯苓丸治疗瘀血型前列腺炎 48 例[J]. 陕西中医,2005,26(6):513-514.

[20] 吴端兵. 桂枝茯苓丸加味治疗前列腺肥大 36 例体会[J]. 贵阳中医学院学报,2000,22(4):39.

[21] 王祖龙. 桂枝茯苓丸加味治疗慢性附睾炎 68 例[J]. 河南中医,2007,27(5):17.

[22] 贾睿. 桂枝茯苓丸加味治疗精液不液化症 54 例疗效分析[J]. 中国性科学,2007,16(3):23-24.

[23] 陈志强. 桂枝茯苓丸加味治疗深静脉血栓形成综合征 50 例[J]. 中医研究,2004,17(1):44.

[24] 蒋兰. 桂枝茯苓丸治疗腹腔内粘连 31 例[J]. 中国中医急症,1998,7(4):封三.

[25] 邢兰瑛,蔡东阁,刘星. 桂枝茯苓胶囊及生长抑素类似物在 30 例卵巢癌化疗中的作用研究[J]. 陕西中医,2006,27(10):1169-1170.

[26] 张文举,王自能,马保锋,等. 桂枝茯苓丸对子宫内膜异位症大鼠血管生成的影响[J]. 暨南大学学报(医学版),2004,25(2):164-174.

[27] 王晶,张强,迟继明. 桂枝茯苓丸抗肿瘤作用的初步实验研究[J]. 黑龙江中医药,2007,3:47-48.

[28] 张晓丽. 桂枝茯苓丸防治肝纤维化的实验研究[J]. 湖北中医学院学报,2005,7(1):16-18.

[29] 于晓红,郑瑞茂,王雅贤,等. 桂枝茯苓丸对小鼠免疫功能的影响[J]. 中医药信息,2001,18(2):52-53.

[30] 臼杵悊. 八味地黄丸与桂枝茯苓丸对大鼠睾丸产生睾丸酮的作用[J]. 国外医学:中医中药分册,1991,13(4):233.

[31] 坂木忍. 桂枝茯苓丸对大鼠性腺的影响[J]. 国外医学:中医中药分册,1988,10(4):237.

[32] 侯莉莉. 桂枝茯苓丸的药理实验研究[J]. 河北中医,1997,19(6):45.

当归芍药散

(《金匮要略》)

【异名】当归芍药汤(《济生方》卷9)、当归茯苓散(《普济方》卷339)。

【组成】当归三两(9g) 芍药一斤(10～30g) 茯苓四两(12g) 白术四两(12g) 泽泻半斤(12g) 芎䓖半斤(6g)

【用法】上为散,每服方寸匕(6g),酒和服,一日三次(现代用法:可作汤剂,水煎服)。

【功用】养肝活血,健脾除湿。

【主治】肝脾两虚,血瘀湿滞证。妇人妊娠或经期腹中拘急,绵绵作痛,头晕心悸,或下肢浮肿,小便不利,舌质淡,苔白腻。

【病机分析】《金匮要略》载此方,一用治妊娠腹中疠痛,一用治妇人腹中诸疾痛。可见,本方以治腹痛见长。引起腹痛的机制不一,有因寒而致者,有因热而致者,有因虚而致者,有因实而致者,有因经脉挛急而致者,有因血络瘀阻而致者。从方测证,揆度本方证腹痛之病因病机,当是肝脾两虚,血瘀湿滞。肝血不足,筋脉失养,腹中筋膜挛急,故腹痛;另外,血行瘀阻,水湿停滞,腹中经脉阻滞不通亦可引起腹痛。显然,本方证之腹痛是血不荣筋与脉络不通病机的综合反映。肝血亏虚,不能上荣于脑则头晕;不能奉养于心则心悸。脾不运湿,转输失常,水道被阻,则小便不利;水溢肌肤,则下肢浮肿。舌淡,苔白腻则是血虚湿滞之征。

【配伍意义】本方所治腹痛,由肝虚血瘀,脾虚湿滞引起,治当养血柔肝以解挛急,益气健脾以助运化,活血除湿以通阻滞。方中芍药味酸苦而性微寒,入肝、脾二经,既擅养血柔肝,缓急止痛,又能通血脉,利小便,《神农本草经》卷2谓其"主邪气腹痛,除血痹……止痛,利小便";《名医别录》谓其"通顺血脉,缓中,散恶血,逐贼血,去水气,利膀胱";《本草备要》谓其"补血,泻肝……治血虚之腹痛",一药多用,故重用为君。川芎辛温,善走血海而活血祛瘀;泽泻甘淡性寒,入肾与膀胱而利水渗湿,二药助君药疏其血郁,利其水邪,以消除血与津的滞塞,为臣药。当归辛甘而温,养血活血,合芍药补血以治肝血不足,合川芎祛瘀以疗瘀阻血络。白术、茯苓益气健脾,以复脾运;其中白术苦温尚能燥湿,使湿从内化,茯苓甘淡尚可渗湿,合泽泻则渗利之功尤彰,使湿从下走,三药俱为佐药。芍药、川芎、当归调血以柔肝;白术、泽泻、茯苓调津以益脾,酒和服更可助血行,通经络。六味配伍,消除病因,流通津血,柔和筋脉,兼顾导致腹痛的多种因素,故"妇人腹中诸疾痛"能投剂辄效。方中芎、归、芍活血而不峻猛,术、苓、泽除湿而不伤脾,因而妇人腹痛,无论妊娠与否,皆可用之,是为妇科及胎产疾病之常用方剂。

本方的配伍特点有三:一是补泻兼施,泻中寓补;二是津血并调,治血为主;三是肝脾同治,调肝为要。

【临床运用】

1. 证治要点 本方为肝脾两虚,血瘀湿滞者而设。临床应用以腹中拘急,绵绵作痛,头晕心悸,舌淡,苔白腻为证治要点。原书限于妇人,其实只要确属挛急和瘀滞而痛,男女皆宜。

2. 加减法 用治妇人妊娠腹痛,川芎用量宜减,可酌情加苏梗、砂仁、苎麻根、桑寄生、杜仲等安胎之品;经期或经后腹痛,宜加香附、延胡索、川楝子等以行气活血,调经止痛;产后腹痛,恶露不尽,宜加台乌药、益母草以行气活血。用治胃脘刺痛者,加五灵脂、木香以理气化瘀止痛;胃痛而吐酸甚者,加乌贼骨、瓦楞子以制酸止痛。用治胁痛者,加郁金、川楝子以疏肝活血止痛。习惯性流产属肝脾两虚,气血不足者,宜去泽泻加升麻、黄芪、阿胶、艾叶炭以安胎止血。

3. 现代常用本方治疗妊娠腹痛、妊娠下肢浮肿、月经不调、不孕症、痛经、行经腰腹酸痛、习惯性流产、子宫出血、闭经、带下、子宫及附件炎、神经衰弱、癔症、水肿、高血压、低血压、肾病综合征、慢性肝炎等疾病,辨证属肝脾两虚,血瘀湿滞者。

【使用注意】方中之川芎,其气辛窜而散,为血中气药,虽有止痛之功,但有活血之弊,如肾气旺盛者,用之无碍;肾气虚弱者,用量过多有碍胎元,故妊娠宜慎用,一般以3～6g为宜。

【源流发展】本方最早见于《金匮要略》,书中载"妇人怀妊,腹中疛痛,当归芍药散主之";"妇人腹中诸疾痛,当归芍药散主之"。由于本方不仅对肝脾两虚,血瘀湿滞之妇人腹痛有良效,且妊娠胎动不安、下利、头眩心悸等用之亦有佳效,故历代医家常用不衰,衍化出不少方剂,其演变规律大致有三方面:①侧重流通气血津液以消除病理产物。以本方加行气除湿之香附、砂仁、陈皮等,用于肝脾两虚,血瘀湿滞,兼气机不畅之妊娠心腹俱痛,痛伤胞络,胎动不安或产后浮肿。如《陈素庵妇科补解》卷3之当归芍药散(本方加陈皮、砂仁、甘草、香附、木香、乌药、紫苏、葱白组成);《医宗金鉴·妇科心法要诀》卷47之小调中汤(本方去川芎、泽泻,加陈皮),即属此类。②配伍温里或清热药以兼顾寒热病性,如《千金翼方》卷6之芍药汤,以本方去川芎、白术、泽泻,加桂心、蜀椒、生姜、半夏、蜜组成,治疗产后心痛,因寒冷所致者;《医学正传》卷7引《太平惠民和剂局方》之当归芍药汤,以本方去川芎,加黄芩、黄连、木香、甘草、槟榔,用治妊娠下痢赤白,腹中疞痛。③强调补气养血以扶正培本,如《圣济总录》卷150之芍药汤,以本方去泽泻、白术,加熟地、五味子、麦冬、玄参、人参、白薇、牡丹皮、甘草,用治妇人血风劳气,骨节疼痛,寒热头眩,眼睛痛,心虚恍惚惊悸;《陈素庵妇科补解》卷2之当归汤,以本方去泽泻,加人参、黄芪、熟地、麦冬、川断、黄芩、陈皮、香附、砂仁、甘草,治疗妊娠五月胎动不安。现代医家对本方颇为偏爱,不但将其拓展用治内科疾患,如脑血栓、高血压、老年性痴呆、梅尼埃病、水肿等,还将其用于五官科疾患,如《中医耳鼻喉科学》用治慢性鼻炎的当归芍药散,即本方加辛夷花、黄芩、菊花、地龙、薄荷、甘草组成。

【疑难阐释】关于方中芍药。本方证之主症是腹部挛痛;病机是肝脾两虚,气血不足,血瘀津滞。治当养血活血,健脾除湿,缓急止痛。因此,仲景重用芍药为一斤,当有以下四点意义:一是缓急止痛:依据仲景《伤寒论》桂枝加芍药汤、小建中汤以及小柴胡汤加减法中腹痛者去黄芩加芍药用法,本方重用芍药,主要是取其缓急止痛功用,以治"妊娠腹中疞痛"及"妇人腹中诸疾痛"。二是活血通经:从现存较早的本草专著《神农本草经》和《名医别录》所载芍药的功用来看,皆强调其活血之功,如《本经》谓之"除血痹",《别录》云其"通顺血脉,……散恶血,逐贼血"等。故而本方用芍药与川芎相配,活血祛瘀以行血通滞。三是养血柔肝,以补肝血,荣筋脉。四是利小便。《本经》谓之"利小便",《别录》云"去水气、利膀胱",于此可知古之芍药有通利小便之功,本方重用之,亦可与茯苓、泽泻共奏利水祛湿之效,以兼治水湿停滞之患。综上所述,仲景用芍药之意,包括了今之赤芍、白芍的部分功效。因此,临床运用本方,不可概用白芍,当据病证需要,确定芍药的赤、白。若腹痛较甚,血虚证候明显,则宜白不宜赤;如其腹痛虽明显,但瘀血证候较重,则宜赤芍,或赤、白同用。此外,妊娠腹痛者,以用白芍为宜。

【方论选录】

1. 赵以德:"此与胞阻痛者不同。因脾土为木邪所克,谷气不举,浊淫下流,以塞搏阴血而痛也。用芍药多他药数倍以泻肝木,利阴塞;以芎、归补血止痛,又佐茯苓渗湿以降于小便也。白术益脾燥湿,茯、泽行其所积,从小便出。盖内外六淫,皆能伤胎成痛,不但湿而已也。"(《金匮玉函经二注》卷20)

2. 徐彬:"疞痛者,绵绵而痛,不若寒疝之绞痛,血气之刺痛也。乃正气不足,使阴得乘阳,而水气胜土,脾郁不伸,郁而求伸,土气不调,则痛而绵绵矣。故以归、芍养血,苓、术扶脾,泽泻泻其有余之旧水,芎䓖畅其欲遂之血气。不用黄芩,疞痛因虚则稍挟寒也。然不用热药,原非大寒,正气充则微寒自去耳。"(《金匮要略论注》卷20)

3. 魏念庭:"妇人妊娠,腹中疞痛,血气虚阻,如上条所言而证初见者也,主以当归芍药散。归、芍以生血,芎䓖以行血,茯苓、泽泻渗湿利便,白术固中补气。方与胶艾汤同义。以酒和代干姜,无非温经补气,使行阻滞之血也。血流通而痛不作,胎斯安矣。"(《金匮要略方论本义》卷6)

4. 尤怡:"按《说文》疞音绞,腹中急也,乃血不足而水反侵之也。血不足而水侵,则胎失其所养,而反得其所害矣,腹中能无疞痛乎?芎、归、芍药益血之虚,苓、术、泽泻除水之气。"(《金匮要略心典》卷下)

5. 岳美中:"此方之证,腹中挛急而痛,或上迫心下及胸,或小便有不利,痛时或不能俯仰。腹诊:脐旁拘挛疼痛,有的推右则移于左,推左则移于右,腹中如有物而非块,属血与水停滞。方中芎、归、芍药和血舒肝,益血之虚;苓、术、泽泻运脾胜湿,除水之气。方中多用芍药,芍药专主拘挛,取其缓解腹中急痛。合用之,既疏瘀滞之血,又散郁蓄之水。服后小便或如血色,大便或有下水者,系药中病,是佳兆,应坚持多服之。"(《岳美中医案集》)

6. 李飞,等:"《金匮要略》此方,一用于妊娠腹中疞痛,一用于妇人腹中诸疾痛。根据《伤寒论》小柴胡汤加减法中腹痛者去黄芩加芍药,以及小建中汤与桂枝加芍药汤均有腹痛之证,而又均是重用芍药分析,本方重用芍药,主要取其缓急止痛,以治腹中疞痛,配当归、川芎还可养血和营。《神农本草经》称芍药"利小便"。本方证有水湿内阻,重用芍药,亦可与茯苓、泽泻共奏利水祛湿之功。至于芍药与白术相配,亦有调和肝脾的意义。对于妊娠及非妊娠妇女肝血不足,腹中筋脉挛急,出现腹中疞痛,同时伴见脾胃运化不良,水湿内阻,小便不多者,用之颇为适宜。……魏念庭称本方之证是'(胶艾汤)证初见者',又谓本方'与胶艾汤同义',恐不尽然。胶艾汤证属于冲任虚寒,故用当归、川芎、芍药、干地黄、阿胶、艾叶、甘草养血止血,温补冲任。当归芍药散证属于肝血不足,脾失健运,水湿内阻,故治宜养血补肝,健脾利湿。二方立法不同,故其治证亦各异。"(《中医历代方论选》)

7. 陈潮祖:"腹痛是本方主证;肝虚血滞,脾虚湿滞,是此证病机;其余脉证则是辨证依据。脾主大腹,腹痛自然属脾,但因疼痛多系经脉收引和血行不利所致,故当责之于肝。这种病位在脾而病机在肝之证,称为肝脾不和。肝藏血而贵流通,主筋膜而贵和柔,此证以疼痛为主,是经脉挛急与血行不畅的综合反映。面色萎黄是血虚不荣之征,以上反映了肝的病理改变。脾主运化,喜燥恶湿。下利兼见小便不利,或腰脚麻痹,或目赤疼痛兼见涕泪甚多,舌体淡胖,都是津液壅滞现象,反映了脾的病理改变。所以,此证按脏腑定位,病在肝脾;按气血津液辨证审察基础物质盈虚,是血虚与血滞,脾虚与湿滞并见;按八纲辨证定性,应是不偏寒热的虚中夹实证候。故属肝虚血滞,脾虚湿滞机制。"(《中医治法与方剂》)

【评议】关于本方主治及配伍意义,虽然诸家皆从血瘀湿滞论之,但对腹痛产生的认识却有不同。赵氏以为"脾土为木邪所克",湿阻而血塞,故痛;徐氏认为"水气胜土,脾郁不伸"而痛。尽管看法不同,但互参领会,仍有启迪。陈氏承袭三人之说,提出本方证之病机为"肝虚血滞,脾虚湿滞",较之前人认识高出一筹。而魏氏称本方证是"(胶艾汤)证初见者",未免牵强,李氏之驳,言之有理,论之有据,见解精辟,值得研读。岳氏详细论述了本方所治腹痛的特点,并指出"服后小便或如血色,大便或有下水者,系药中病,是佳兆,应坚持多服之",对临床运用颇具指导意义。

【验案举例】

1. 逆产(胎位异常) 《陕西中医》(1998,12:534);某女,27 岁。1997 年 2 月 20 日初诊。初孕 33 周,经产前检查及 B 超诊断为臀位。症见面色萎黄,形体虚胖,少腹时而隐痛,胎动微弱,舌质淡红、苔薄白,脉细滑而弱。诊断:逆产(臀位)。证属气血虚弱,治当调理气血。方用当归芍药散:当归、白芍、白术各 10g,川芎 5g,茯苓、泽泻各 8g。3 剂,水煎服,日 1剂。2 月 23 日复查胎位已矫正。

按语:中医学将胎位异常列入难产内,认为与气血虚弱、气滞血瘀有关。《妇人大全良方·产难门》卷 17 说:"妇人以血为用,惟气顺则血和,胎安则产顺;若气血调和,便能胎安产顺。"说明胎位异常与气血失和有关。故中医矫正胎位的原则是理气调血,以促其自然矫正。方中当归、白芍和血养血,安胎止痛,能缓解平滑肌痉挛,有利于胎儿转动;川芎活血行气,上行头目,下行血海,以推动胎儿矫正;白术益气健脾安胎;茯苓、泽泻淡渗利湿,可消除过多羊水,有助于胎儿转动,诸药合用,气顺血和津畅则胎位复正。

2. 产后尿潴留 《云南中医杂志》(1992,4:26):某女,23 岁。产后 3 日,小便点滴不通 1 日,产时阴道流血过多,产后小腹刺痛,小便不爽,渐致小便点滴不通。诊见:小腹硬满,烦躁,纳呆,口干不喜饮,矢气,大便溏滞。舌质紫暗,苔薄白,脉弦细涩。证属肝血虚滞,水窍闭塞。治以养血疏肝,活血利尿。用当归芍药散加减。处方:当归 12g,芍药 25g,川芎 9g,茯苓 18g,泽泻 20g,益母草 30g,1 日 1 剂,水煎日 4 服。二诊:1 剂之后,小便始通,但点滴如线不爽。再进 3 剂,小便畅通如常。

按语:产后小便不通与小腹刺痛硬满,舌质紫暗,脉弱细涩及纳呆,大便溏并见,乃肝血虚滞,脾虚湿停,水道不通之证。故以当归芍药散养血活血,健脾利尿以通闭,加益母草增强其活血利尿之功。

3. 经停水肿 《四川中医》(1987,1:12):某女,32 岁。停经 2 年余,全身浮肿 1 年多。2 年多前,小产之后,月经即停。继而全身浮肿,面目及下肢浮肿更甚。曾多次作小便常规检查,无异常发现。多方求治未效。诊见:除以上诸症外,并见腰膝酸软,纳谷不馨,小便色白,量不多,四肢微凉。舌苔薄白,脉弦细尺弱。证属血结水停,脾肾阻虚。治拟养血活络,健脾利水,补益肾气。用当归芍药散加味。处方:当归、川芎、白术、泽泻、防己、益母草、巴戟各 10g,赤芍 12g,茯苓、生薏苡仁、仙灵脾各 15g。二诊:服上方 3 剂,小便略增,浮肿减轻,腰及小腹略感坠胀,胃纳增加。脉弦细缓,尺脉稍觉有力。上方加制香附 12g。服药 3 剂,月经已至,腰酸胀感缓解,小便通利,全身浮肿消退。后经调治,半年后怀孕得子。

按语:《金匮要略·水气病脉证并治》说:"经水前断,后病水,名曰血分。"本患者缘由小产后冲任损伤,血分瘀结,以致脉络阻滞,因血结而致水停,脾虚失运,久病及肾,故现以上诸症。用本方养血活络,健脾利水,加入补益肾气之仙灵脾、巴戟等品,而奏经至肿消之效。

4. 带下 《山东中医杂志》(1993,1:12):某女,48 岁。少腹胀痛,白带多 2 年,带下淋漓不断,色白或淡黄,质粘稠,有臭味。伴有胸胁不舒,纳少,倦怠乏力,面及四肢肿胀,时肿时消,常因劳累郁怒而症状加重。曾在某医院妇科诊为慢性盆腔炎。给予中西药治疗(药物不详),效果不显。诊见:面色萎黄,眼睑浮肿,下肢肿胀,按之没指。舌质淡红,苔薄白,脉缓细略滑。余症同前。诊为带下,证属肝郁脾虚,水湿不化。治宜调肝养血,健脾利湿止带。方用当归芍药散加味。处方:当归 10g,白芍 20g,川芎 12g,赤茯苓 12g,泽泻 12g,白术 12g,车前子 10g,党参 10g,甘草 3g,柴胡 9g。二诊:服上方 12 剂白带明显减少,浮肿消退,少腹痛瘥,余症均除。随访 1 年,未再复发。

按语:本例病机责之于肝脾。由于肝气郁结,气滞血虚,木不疏土,脾气受损,运化失职以致水谷之精微不能上输以生血,反聚为湿,流注下焦,伤及任脉,而为带下病。施用当归芍药散,养肝血以疏肝用,化湿邪以健脾源,加柴胡以舒肝之郁,使气血调畅。因其病程日久,加党参以增健脾益气之功。共奏调和肝脾,利湿化浊之效。

5. 头痛 《湖南中医杂志》(1987,2:34):某女,26 岁,农民。诉头昏头痛 5 年,逐年加重。病起于妯娌不和,多次吵架,每因情志因素致郁闷不乐之时头痛加重,适天阴多雨之时也沉闷不舒,昏痛欲死,月经时前时后,无痛经史,纳差,口淡乏味,时有舌麻木感,精神抑郁,沉默少言。舌质红,边有瘀点,苔白腻,脉细涩。考虑患者夜间痛甚,抽掣感。舌边有瘀点,苔白腻,脉涩,且有外伤史,断为瘀血作痛,拟用血府逐瘀汤 5 剂后,瘀痛减轻,但头昏沉如故,仍纳差、口淡、苔腻,改投当归芍药散。处方:赤芍 15g,当归、川芎各 9g,茯苓 10g,炒苍术、炒白术、柴胡各 6g,全蝎 1 只。二诊:5 剂后,头昏消失,头痛只偶尔抽掣作痛 1 次,舌苔薄白,时口渴,上方去苍术,加白芍10g,5剂后而痛未再发作。

按语:此案头痛夜甚,抽掣作痛,有外伤史,瘀血头痛当可确诊,故用血府逐瘀汤稍收小效。但因患者除血瘀因素以外,尚有痰湿内蕴,痰湿与瘀血极易纠缠,痰湿不化,瘀终不除。故改用当归芍药散加减,活血化瘀而健脾助运;增苍术以加强燥湿之功;加柴胡疏理滞气,气行则痰化瘀消;而全蝎又为治头痛良药,善搜风而通络止痛。药证相符,则5年顽疾得以痊愈。

【临床报道】

一、妇科

1. 慢性盆腔炎　当归芍药散治疗慢性盆腔炎43例。连服7剂为1疗程。一般服2~3疗程。湿热重加金银花、蒲公英、半枝莲;寒湿重去黄柏、夏枯草,加炮姜、附片;气滞腹痛乳胀明显加延胡索、炒川楝子、制乳没;气虚明显加黄芪、党参、山药;带下量多加车前子、猪苓;有包块加三棱、莪术、红花;月经量多加蒲黄炭、旱莲草、仙鹤草;腰骶坠痛加杜仲、续断、桑寄生、狗脊。结果:显效34例(79.07%),好转5例(11.63%),无效4例(9.30%),总有效率90.70%[1]。张氏等以当归芍药散加减(当归9g,白芍18g,川芎6g,苍术12g,茯苓9g,泽泻12g)治疗慢性盆腔炎86例。有包块者加三棱、莪术;气血亏虚者加党参、熟地;输卵管不通畅者加土鳖虫。除内服外,另取100ml每晚保留灌肠1次。中药渣布包热敷小腹部,每日1次,每次30分钟。治疗10天为1疗程。对照组以青霉素800万U,每日2次静滴;阿米卡星0.4g,每日1次静滴;甲硝唑500mg,每日2次静滴;α-糜蛋白酶5mg肌内注射,隔日1次。治疗10天为1疗程。两组均治疗1个疗程后总结疗效。结果:治疗组86例,临床治愈66例,显效13例,有效6例,无效1例,总有效率为98.84%。对照组82例,临床治愈42例,显效15例,有效13例,无效12例,总有效率为85.37%。两组总有效率比较有非常显著性差异(P<0.01)[2]。

2. 输卵管积水　本方(当归12g,生白芍18g,川芎9g,茯苓30g,泽泻12g,焦白术15g)治疗输卵管积水28例。黄带偏多加黄柏、金樱子;白带偏多加金樱子、芡实;腰酸重加续断、杜仲;经来量少加延胡索、泽兰叶;经来量多加蒲黄、五灵脂;伴畏寒肢冷、带下清稀、夜尿频加金匮肾气丸(包煎)15g。结果:治疗3个月后治愈4例,有效8例,无效16例,总有效率42.86%;治疗6个月后治愈9例,有效16例,无效3例,总有效率89.29%[3]。

3. 痛经　当归芍药散(当归20g,白芍25g,白术20g,川芎15g,茯苓15g,泽泻15g)治疗痛经35例。伴心烦易怒、胸胁乳房胀痛者去茯苓、泽泻,加香附、牡丹皮、延胡索、川楝子、甘草;伴月经量多、色鲜红、带下量多、手足发热者,加黄芩、荆芥穗、生地、地榆、薏苡仁;月经量多有块,无热象者,去泽泻,酌加海螵蛸、茜草、鸡血藤、山药、甘草;伴恶心、呕吐或有腹泻、手足发冷者去泽泻、茯苓,加肉桂、小茴香、炮姜、艾叶、吴茱萸;伴月经量少、色淡、神疲乏力者,去泽泻,加党参、黄芪、山药、何首乌、熟地、甘草;伴有夜卧不安者去泽泻,加远志、五味子、合欢花、夜交藤。于经前3天开始服药,经行继续服用,连用1周为1疗程。一般连续服用3个月经周期。结果:治愈(疼痛消失,连续3个月经周期未复发)19例,好转(疼痛减轻或消失,但不能维持3个月经周期)15例,无效1例,总有效率为97.14%[4]。吴氏等以当归芍药散加乌药、香附、延胡索、炙甘草治疗痛经45例。少腹冷痛加肉桂、小茴香;少腹刺痛加桃仁、红花;少腹胀痛加郁金、川楝子;少腹绵绵作痛加黄芪、台参。对照组45例,口服布洛芬200mg,每日3次。两组均自经前3天开始服用,5天为1疗程,连用3个月经周期,治疗期间停用其他药物。结果:药物治疗3个月经周期后随访3个月,治疗组治愈14例,好转

27例,未愈4例,总有效率91.1%;对照组治愈1例,好转27例,未愈17例,总有效率60.2%。两组疗效差异有统计学意义($P<0.05$)[5]。

4. 上环后子宫出血 当归芍药散加减治疗上环后子宫出血40例。基本方:当归、白芍、川芎各10g,茯苓、白术各15g,泽泻20g,蒲公英30g,败酱草20g,蒲黄15g,三七(冲服)3g。血瘀者加茜草、泽兰、益母草;湿热者可加黄柏、栀子、大血藤、薏苡仁;寒湿者加桂枝、炙甘草、干姜;血热者加栀子、生地;气血虚加生黄芪、党参、阿胶;肾虚加续断、桑寄生、杜仲。出血期服药,7～14剂为1疗程,连续治疗3疗程。无效者取环。结果,痊愈25例,治愈率为62.5%,有效9例,总有效率为85%[6]。

5. 妊娠高血压综合征 应用本方(当归20g,白芍40g,川芎10g,茯苓15g,白术30g,泽泻15g)治疗妊娠高血压综合征46例,其中初产妇32例,经产妇14例;就诊时孕周28～36周。轻度者25例,中度者17例,重度者4例。7天为1疗程。经治2疗程后统计疗效。结果:痊愈(血压低于130/90mmHg,浮肿、蛋白尿及自觉症状完全消失)26例;好转(血压下降30/15mmHg,有轻度浮肿,蛋白尿及自觉症状消失)15例;无效(血压、浮肿、蛋白尿及自觉症状均无改善)5例,总有效率89.1%[7]。

6. 附件炎 用当归芍药散制成胶囊,每粒含生药0.4g,每服5粒,日3次。15天为1疗程,治疗附件炎49例。其中宫颈Ⅰ度糜烂者14例,(Ⅲ度糜烂者4例,左侧卵巢囊肿1例,滴虫性阴道炎3例,左侧炎性包块2例,左侧输卵管不通1例。结果:少腹疼痛消失,带下减少,月经周期月经量均恢复正常,局部无压痛,附件增厚消失为痊愈,共34例;腹痛减轻,月经周期和经量较治疗前好转,局部压痛减轻,增厚的附件变薄为好转,共11例;无效4例,总有效率为91.8%[8]。

7. 妇科腹痛 应用本方制成胶囊,每粒含生药0.4g,每服5粒,日3次。15天为1疗程,连续观察3疗程,治疗妇科腹痛206例,其中经期腹痛64例,崩漏腹痛60例,妊娠腹痛5例,产后腹痛15例,杂病腹痛62例。结果:临床治愈(腹痛消失,月经周期和经量均恢复正常,局部无压痛,附件增厚部消失,随访不再复发)99例,占48.1%;明显好转(腹痛明显减轻,月经周期和经量连续2次正常,局部压痛减轻,附件增厚部基本消失)47例,占22.8%;好转(腹痛减轻,月经周期和经量较治疗前好转,局部压痛及附件增厚部略减)28例,占13.6%;无效32例,占15.5%,总有效率为84.5%[9]。

8. 不孕症 应用本方汤剂和散剂两种剂型,治疗不孕症138例,每逢经前乳房胀痛、小腹痛,以及经期时服用汤剂,逢经后服散剂。病重者汤剂与散剂合服。结果:痊愈(症状消失,已妊娠)118例,占85.5%;有效(症状改善,无妊娠)11例;无效9例,总有效率为93.5%[10]。张氏用本方加减(紫丹参15～30g,当归、茯苓、川续断各12g,熟地、白术各6g,炙水蛭5g,制香附、赤白芍、泽泻各9g)治疗流产后不孕症84例,3个月为1疗程。结果:临床治愈(症状、体征消失并怀孕者)37例;有效(症状、体征消失,基础体温曲线上升不稳)21例;好转(症状、体征有所改善,基础体温呈单相者)15例;无效11例,总有效率为87%[11]。

9. 胎位不正 本方加续断、桑寄生、菟丝子、大腹皮、紫苏叶、陈皮治疗胎位不正217例,大部分已经过胸膝卧位或其他疗法治疗无效。连服3剂,停药2天后复查,胎儿尚未转正者继服3剂,服9剂后胎位仍未转正者为无效。结果:初产妇87例胎位全部转正,经产妇130例中128例胎位转正,2例无效[12]。林氏应用本方加太子参、砂仁、枳壳、厚朴矫正臀位胎儿100例。连服4剂,停药观察3天,为1疗程。结果:服本方1疗程后臀位矫正32例,2疗程转位48例,3疗程转位10例,无效10例[13]。陈氏应用本方治疗胎位异常239例,以3

剂为 1 疗程。结果:服药 1 疗程胎位矫正 122 例,2 疗程胎位矫正 66 例,3 疗程胎位矫正 29 例,有效率 90.8%[14]。

10. 胎动不安 本方治疗胎漏胎动不安 32 例。基本方为川芎、紫苏各 6g,当归、白术、泽泻、黄芩各 10g,白芍 12g,茯苓 15g。出血量多加杜仲、苎麻根、阿胶;腰痛加桑寄生、菟丝子、续断;疲乏加党参、黄芪。结果:显效 21 例,有效 8 例,无效 3 例[15]。

11. 经前期紧张综合征 当归芍药散加味治疗经前期紧张综合征 36 例,方药组成:白芍 30g,当归、川芎、白术、泽泻、茯苓、郁金各 10g,丹参、菟丝子、麦芽各 15g,甘草 6g。随症加味:头痛重加葛根、钩藤,失眠加柏子仁,便秘加瓜蒌仁、何首乌,情绪抑郁加浮小麦、珍珠母、百合,浮肿甚者加黄芪、仙灵脾。7～14 天为 1 疗程,2 疗程后观察疗效。经前用药至经期停服。结果:显效(症状消失,病情无反复)19 例,有效(症状减轻)14 例,无效 3 例,总有效率 92%[16]。

二、内科

1. 头痛 当归芍药散治疗血管性头痛 100 例。头痛隐隐,遇劳发作,伴自汗恶风者,加黄芪、党参、防风;若遇寒即发者,加羌活、防风、桂枝;若因情绪激动而诱发者或妇女经期即发者,加柴胡、香附;若头痛心烦、急躁易怒者,加龙胆草、焦栀子、菊花、石决明;伴恶心呕吐者,加陈皮、半夏、代赭石;伴头晕耳鸣、腰膝酸软者,酌加枸杞子、旱莲草、女贞子;久痛入络者,加全蝎、蜈蚣。连续服 15 剂为 1 疗程。结果:治愈(头痛及伴随症状消失,部分患者复查脑血流图正常,随访半年以上未见复发者)69 例,好转(头痛及伴随症状消失或减轻,但部分患者脑血流图未完全正常,或偶有轻度发作者)26 例,无效(头痛及伴随症状、脑血流图均无改善者)5 例,有效率为 95%[17]。

2. 梅尼埃病 当归芍药散加味(当归 15g,白芍、茯苓各 18g,姜半夏 12g,川芎、天麻各 10g,泽泻、白术、仙鹤草各 30g)治疗梅尼埃病 28 例。耳鸣、耳聋明显加石菖蒲、郁金;呕吐频作加代赭石、旋覆花;气虚甚者加黄芪、党参。7 天为 1 疗程,最短 1 疗程,最长 3 疗程。治愈(治疗后眩晕止,恶心呕吐消失,听力明显改善,1 年内无复发)20 例,有效(眩晕等症状基本消失,发作次数明显减少,听力改善)7 例,无效(治疗前后症状无变化)1 例[18]。

3. 眩晕 本方(当归、茯苓各 15g,白芍 20g,川芎 10g,白术、泽泻各 12g)治疗眩晕 20 例。痰盛者加半夏、胆南星、陈皮、竹茹;脾虚血弱者加熟地、首乌、丹参、桑椹;肝肾阴虚加枸杞、菊花、钩藤、玄参、龙骨、牡蛎、党参;脾肾阳虚加黄芪、山药;肝阳上亢加生石膏、石决明、磁石、知母。结果:痊愈 12 例,显效 7 例,无效 1 例[19]。另者以当归芍药散加味(当归 20g,芍药 15g,茯苓 10g,泽泻 5g,白术 12g,桂枝 5g,葛根 10g,生龙骨 15g,丹参 15g,生牡蛎 15g)治疗本病 87 例,具体运用随症加减,服药时间短者 5 天,长者 53 天。结果:优(临床症状消失,观察一年未见复发)32 例,良(临床症状消失,一年内复发)48 例,无效 7 例。总有效率为 92%[20]。

4. 特发性水肿 当归芍药散加益母草 30g,丹参 30g 治疗特发性水肿 40 例。结果:治愈(水肿全部消退,其他症状消失,实验室检查恢复正常)26 例,占 65%;好转(水肿及其他症状减轻,实验室检查有改善)10 例,占 25%;无效(水肿及其他症状和实验室检查无变化)4 例,占 10%。总有效率 90%[21]。

三、外科

1. 黄褐斑 当归芍药散加味治疗黄褐斑 20 例。患者均为女性,排除外伤、心血管疾病面容、先天印迹等引起的面部色素沉着。按褐斑色素沉着的轻重和面积大小可分为轻度 8

例,中度 7 例,重度 5 例。方药:当归 15g,赤芍 10g,白芍 10g,白术 10g,川芎 10g,茯苓 12g,泽泻 10g,熟地 15g,枸杞子 15g,白芷 12g,白及 8g,白芥子 8g,益母草 10g,天花粉(孕妇不用)6g,红花(孕妇不用)6g。14 天为 1 疗程。结果:经 1 疗程治疗后,治愈 8 例(面部褐色消失,皮肤恢复正常,半年后随访未复发),其余 12 例,重新分为中度 4 例,轻度 8 例。在第 2 疗程治疗时,中度 2 例,12 天治愈。轻度 8 例中 4 例 4 天治愈,4 例 8 天治愈[22]。

2. 足底薄膜神经炎　应用本方治疗足底薄膜神经炎 25 例。药用当归、川芎、土鳖虫各 10g,白芍、木瓜各 12g,白术、泽泻、茯苓、怀牛膝各 15g。结果:治愈 23 例,有效 2 例,一般服药 3 天开始见效。服药最少的 3 剂,最多的 12 剂,平均 7.5 剂[23]。

四、五官科

中心性浆液性视网膜病变　以本方(当归、白术、茯苓各 12g,赤芍 20g,川芎 6g,泽泻 10g)治疗中心性浆液性视网膜病变 51 例。水肿重者,加大茯苓用量;肝郁重者,加柴胡、郁金;脾虚甚者加党参、黄芪。结果:痊愈(视力提高达 1.0 以上,眼底水肿、渗出消退,眼底荧光血管造影渗漏消失或明显改变者)36 例,占 70.5%;好转(视力尤其近视提高 3 行以上,眼底水肿消失,仍有少许渗出,荧光造影渗漏范围变小)10 例,占 19.61%;无效(视力提高 1~2 行或不提高,眼底改变和治疗前一样)5 例,占 9.8%。总有效率 90.2%[24]

五、男科

前列腺增生　将 120 例前列腺增生症患者随机分为两组,各 60 例。对照组每次予前列康 6 片、诺氟沙星 2 粒、乙烯雌酚 1mg,每天 3 次。治疗组予当归芍药散加味:当归 15g,川芎 10g,白芍 15g,生白术 30~120g,泽泻 30g,茯苓 30g,益母草 30g,皂角刺 30g,7 天为 1 疗程。尿潴留者加知母、黄柏、肉桂;尿失禁者加山药、益智仁、乌药;合并血尿者加白茅根、小蓟。结果:治疗组服药最多 35 剂,最少 16 剂,显效(临床症状消失,排尿通畅,前列腺检查缩小 50% 以上或恢复正常大小)44 例;有效(临床症状消失,排尿通畅,前列腺检查缩小 50% 以上或恢复正常大小)15 例;无效 1 例;总有效率为 98.3%,对照组显效 28 例,有效 11 例,无效 21 例,总有效率为 66%。两组相比有显著性差异(P<0.05)[25]。

【实验研究】

1. 抑制子宫平滑肌收缩　当归芍药散水煎醇提取物小剂量甚至微剂量的药液(最终作用浓度为 6.67、1.67mg/ml)均可抑制正常大鼠离体子宫的自发收缩,对子宫平滑肌有完全舒张作用,还能对抗垂体后叶素、前列腺素 E_1 引起的子宫收缩加强,缓解垂体后叶素所致的大鼠痛性痉挛[26]。用缩宫素制造小鼠离体子宫平滑肌收缩模型,观察当归芍药散水提取物和 50% 乙醇提取物对小鼠离体子宫收缩效应及效应物质的异同。发现当归芍药散 50% 乙醇提取物对小鼠离体子宫平滑肌收缩呈现显著的抑制活性,其效应优于水提取物。认为本方川芎中内酯类成分、白芍中主要成分芍药苷、芍药内酯苷和白术内酯等为拮抗大鼠离体子宫平滑肌的自发性收缩和催产素诱发的收缩的主要效应成分[27]。

2. 保护生殖系统　雷公藤对雌鼠卵巢功能有抑制作用,表现为性动周期延长,孕酮明显降低,睾酮及促黄体生成素有明显升高,光镜下见卵泡体积缩小,各级卵泡数量减少。部分成熟卵泡颗粒细胞层次减少,黄体数量减少,电镜下见黄体细胞内含有脂质包涵体,部分细胞内质网扩张,胞浆内见脂褐素,部分黄体细胞内脂质空泡,宫内膜细胞器明显减少。而同时服用当归芍药散的雌鼠性动周期略延长,周期完整,LH 水平上升,光镜下见本组雌鼠各级卵泡数量增多,卵泡成长活跃,成熟卵泡多,体积大,颗粒细胞层次多,卵泡液含量多;黄体数量多,发育良好,电镜下见雌鼠宫内膜细胞与正常组相似,黄体细胞的相邻细胞面微绒毛丰富,线粒体滑面、粗面内质网均发达,脂质包涵体增多,说明中药当归芍药散对于雌鼠生殖系统具有保护作用[28]。

3. 对下丘脑-垂体-卵巢轴的作用 用出生25天幼鼠灌胃本方,在其出生后第31天可诱发30％雌鼠排卵。于生后第28天腹腔注射15单位人停经促性腺激素(GNR₄),可使65％的雌鼠于生后第29天排卵一次,戊巴比妥钠不能阻断此作用,GNR₄与本药合用,可使动物排卵两次,一次于生后第29天(60％),一次于第31天(90％)。戊巴比妥钠对第一次排卵无影响,但可使第二次排卵时间后延1天。说明本药直接或间接地作用于下丘脑,调节垂体-卵巢功能,加速神经内分泌调节的排卵过程[29]。本方可能是激素的赋活剂,可增加促黄体释放激素的值,与氯米酚同用有协同作用。能增加体内雌二醇(E_2)和孕酮(P)的含量[30]。用排卵和动情周期均已停止的老龄大鼠作为动物模型,灌胃给予当归芍药散,可恢复绝经大鼠的周期性排卵,并使330日龄大鼠血清雌激素周期性升高,这种周期性变化与90日龄大鼠相当。组织学检查表明,当归芍药散促进绝经大鼠滤泡成熟及黄体组织的形成[31]。

4. 改善微循环 国外学者观察了本方对妊娠大鼠血液流态的影响,结果表明本方有降低妊娠大鼠血液黏度的作用,影响红细胞的聚集能力;增加子宫和胎盘的血流量,有改善微循环的作用[32]。

5. 降血脂 采用高脂饲料喂养法复制大鼠血脂异常模型,观察当归芍药散对血脂的调节作用。结果显示:全方组、水药组、血药组均可调节脂质代谢,其中水药组优于血药组,而全方组调脂作用最优[33]。采用高脂饲养法建立家兔高脂血症模型,观察当归芍药散对高脂家兔的血清脂质、肝脏脂质的影响。结果发现当归芍药散可以显著降低高脂血症模型家兔血清总胆固醇(TC)、甘油三酯(TG)、低密度脂蛋白(LDL-C)、载脂蛋白B100(ApoB100)水平,升高高密度脂蛋白(HDL-C)和载脂蛋白A1(ApoA1)水平,降低肝组织TC、TG含量,抑制脂质在肝脏的沉积。还可改善血流变,降低血液黏度与红细胞的聚集性[34,35]。

6. 改善记忆 研究表明,当归芍药散能明显改善L-半乳糖诱导的亚急性衰老小鼠的学习记忆障碍,显著提高衰老小鼠和缺血/再灌损伤大鼠脑、血清中超氧化物歧化酶(SOD)活力,降低丙二醛(MDA)含量;在体外实验中,能明显抑制脑过氧化脂质的生成,具有清除羟自由基、超氧阴离子的作用[36]。当归芍药散对正常东莨菪碱模型小鼠的学习记忆功能均有不同程度的提高,并显著抑制脑内MAO-B的活性,显著增加大鼠海马内去甲肾上腺素(NA)、多巴胺(DA)、5-羟色胺(5-HT)和5-羟吲哚乙酸(5-HIAA)以及纹状体中DA含量。但对纹状体中5-HT和5-HIAA含量却有显著的降低作用。其作用机制可能与其抑制MAO-B活力,调节脑内不同部位单胺类递质含量有关[37]。利用东莨菪碱、利血平及手术摘除卵巢的方法,分别造成不同的动物记忆损伤模型。结果发现:当归芍药散可明显延长东莨菪碱造模大鼠避暗潜伏期,降低其前脑,纹状体及边缘叶内的乙酰胆碱酯酶活性,明显延长手术摘除卵巢小鼠避暗潜伏期,显著缩短利血平化小鼠水迷宫潜伏期。能通过降低乙酰胆碱酯酶活性,增强单胺能系统功能,及可能的雌激素样作用等环节,明显改善不同原因所致的多种记忆损伤[38]。林氏等制备含本方脑脊液(CSF-DSS)与含本方人工脑脊液(ACSF-DSS),应用淀粉样蛋白(Aβ25-35)诱导PC12细胞损伤,MTT法测定细胞活力和比色法测定细胞内过氧化氢酶(CAT)活性。结果:Aβ25-35可显著降低PC12细胞活力及CAT活性;5mg/LACSF-DSS和0.93g/kg-0.5％、1.86g/kg-1.0％CSF-DSS均可显著提高细胞活力与CAT活性,对Aβ25-35诱导的PC12细胞损伤起到保护作用[39]。

7. 抗衰老 将老年SD大鼠40只分别分为假手术组、去松果体组、假手术给药组、去松果体给药组,以去松果体术造成衰老模型,灌胃当归芍药散水煎剂3周,然后用Morris水迷宫测试其学习记忆能力,用放射免疫法测血清褪黑激素(MLT)浓度。结果:去松果体组平均逃避潜伏期明显高于其余各组($P<0.05$);假手术给药组穿环次数、T象限游泳距离百分比明显高于其余各组($P<0.05$)。与夜间MLT浓度比较,假手术给药组和去松果体给药组白天MLT浓度显著增高($P<0.05$)。与假手术组比较,假手术给药组白天MLT浓度显著增高($P<0.05$);与去松果体组比较,去松果体给药组白天MLT浓度显著增高,夜晚MLT浓度显著降低($P<0.05$);与去松果体给药组比较,假手术给药组白天MLT浓度增高($P<0.05$)。当归芍药散可以促进MLT的分泌,改善学习记忆能力。去除松果体后该方药的作用减弱,当归芍药散促进松果体功能是其抗衰老作用的机制之一[40]。

8. 抗心肌缺血 采用大剂量连续注射异丙肾上腺素复制大鼠心肌缺血模型。观察心电图、血清心肌酶、心肌超微结构、心肌SOD、MDA等变化。与模型组相比,当归芍药散高、低剂量组心电图阳性反映动物数显著减少($P<0.05,P<0.01$),GOT、LDH、CPK活性显著降低($P<0.05,P<0.01$),心肌SOD活性明显升高($P<0.05,P<0.01$),MDA含量明显降低($P<0.05,P<0.01$),心肌病理改变明显减轻。证明该方保护心肌细胞的作用与抗氧化机制有关[41]。

参 考 文 献

[1] 张春贤,石洪. 当归芍药散治疗慢性盆腔炎43例[J]. 长江学报自科版,2006,6(2):252-254.

[2] 张娟,张仁义. 当归芍药散治疗慢性盆腔炎86例观察[J]. 实用中医药杂志,2006,22(9):541.

[3] 王阳. 当归芍药散治疗输卵管积水28例[J]. 中国中医急症,2005,14(1):70.

[4] 刘志超,张颖. 当归芍药散加减治疗痛经35例临床观察[J]. 吉林中医药,2005,25(1):26.

[5] 吴晓明,李鸿娟. 加味当归芍药散治疗原发性痛经45例[J]. 辽宁中医药大学学报,2006,9(5):91.

[6] 杨冬梅,夏阳. 当归芍药散加减治疗上环后子宫出血40例临床观察[J]. 天津中医药,2008,25(2):107.

[7] 赵凯. 当归芍药散治妊娠高血压综合征[J]. 国医论坛,1995,10(5):19.

[8] 赵力维. 当归芍药散胶囊治疗附件炎49例[J]. 湖北中医杂志,1988,(4):25.

[9] 赵力维. 当归芍药散治疗妇科腹痛206例临床观察[J]. 浙江中医杂志,1988,(1):18.

[10] 毕明义. 当归芍药散治疗不孕症138例[J]. 陕西中医,1990,11(4):154.

[11] 张惠和. 中药治疗流产后继发性不孕症84例[J]. 陕西中医,1990,11(4):155.

[12] 吴光烈. 加味当归芍药散治疗胎位不正217例临床观察[J]. 福建中医药,1984,(4):18.

[13] 林菜花. 当归芍药散加味矫正臀位胎儿100例[J]. 福建中医药,1993,24(5):44.

[14] 陈淑音. 当归芍药散矫正胎位异常239例[J]. 陕西中医,1998,19(12):534.

[15] 许惠芳. 加味当归芍药散治疗胎漏胎动不安32例[J]. 福建中医药,1995,26(5):39.

[16] 张宁海. 当归芍药散加味治疗经前期紧张综合征36例[J]. 陕西中医,2004,25(11):986-987.

[17] 马予东. 当归芍药散治疗血管性头痛100例[J]. 河南中医,2003,23(6):10.

[18] 裴建锋. 当归芍药散加味治疗梅尼埃病28例[J]. 新中医,2003,35(8):68-69.

[19] 张开学. 当归芍药散治疗眩晕20例[J]. 湖北中医杂志,1982,(4):31.

[20] 牟海鹰. 当归芍药散加味治疗眩晕87例[J]. 四川中医,1998,16(5):28.

[21] 袁振敏,周英. 当归芍药散加减治疗特发性水肿40例[J]. 河北中医,2002,24(1):32.

[22] 刘召. 当归芍药散加味治疗黄褐斑20例小结[J]. 甘肃中医,2004,17(4):27.

[23] 朱树宽. 当归芍药散治疗足底薄膜神经炎25例[J]. 浙江中医杂志,1992,27(3):112.

[24] 魏承补. 当归芍药散治疗中心性浆液性视网膜病变 51 例[J]. 国医论坛,1990,(6):16.

[25] 耿迎春,徐文莲,王进雪. 当归芍药散加味治疗前列腺增生症 60 例[J]. 现代中西医结合杂志,2003,12(8):820-821.

[26] 郭恒林,晏军. 当归芍药散水煎醇提取物对大鼠子宫平滑肌的影响[J]. 中医药学刊,2002,20(1):91-92.

[27] 王言才,段金廒,华永庆,等. 当归芍药散抑制小鼠离体子宫收缩效应与效应分析评价[J]. 中国天然药物,2008,6(3):196-200.

[28] 胡兵,董晓蕾,陈林囡,等. 当归芍药散拮抗雷公藤对雌鼠生殖系统影响的实验研究[J]. 时珍国医国药,2000,11(9):775-776.

[29] 小山嵩夫. 当归芍药散与绝经促性腺激素共用对雌性幼鼠卵泡成熟及排卵的影响[J]. 国外医学:中医中药分册,1988,10(4):44.

[30] 刘平. 对当归芍药散的认识及研究进展[J]. 中成药研究,1984,(10):30.

[31] 聂淑琴. 当归芍药散与神经内分泌作用[J]. 国外医学·中医中药分册,1998,20(1):19.

[32] 贝原学. 当归芍药散对妊娠大鼠血液流态的影响[J]. 国外医学:中医中药分册,1985,7(3):7.

[33] 宋晓宇,王鑫国,杨旭杰. 当归芍药散(汤剂)调节血脂异常大鼠脂质代谢组方作用的协同性研究[J]. 陕西中医,2007,28(2):235-237.

[34] 陈静,叶平,阎艳丽. 当归芍药散防治高脂血症的实验研究[J]. 天津中医药,2005,22(6):493-494.

[35] 阎艳丽,王鑫国,宋晓宇,等. 当归芍药散对高脂血症家兔脂代谢及血液流变学的影响[J]. 辽宁中医杂志,2005,32(2):170-171.

[36] 马世平,詹莹,瞿融. 当归芍药散的抗氧化作用研究[J]. 中药药理与临床,2001,17(3):1-3.

[37] 舒斌,马世平,瞿融. 当归芍药散对动物学习记忆功能及其单胺递质系统的影响[J]. 江苏中医药,2002,23(6):34-35.

[38] 寇俊萍,金卫峰,华敏,等. 当归芍药散对多种记忆损伤动物模型的影响[J]. 中成药,2002,24(3):191-193.

[39] 林志宏,严永清,朱丹妮,等. 当归芍药散对 β-淀粉样蛋白致 PC12 细胞损伤的保护作用[J]. 中国药科大学学报,2005,36(4):346-349.

[40] 田荣波,何宏文. 当归芍药散抗衰老作用的松果体机制[J]. 中国中西医结合杂志,2008,28(5):444-446.

[41] 阎艳丽,于永军,宋晓宇,等. 当归芍药散及煎剂对异丙肾上腺素所致大鼠心肌缺血的影响[J]. 辽宁中医杂志,2006,33(9):1203-1204.

失 笑 散
(《近效方》,录自《经史证类备急本草》卷 22)

【异名】断弓弦散(《苏沈良方》卷 8)、失笑膏(《中藏经·附录》)、经验失笑散(《金匮翼》卷 6)。

【组成】五灵脂 蒲黄 各二钱(各 6g)

【用法】上药先用酽醋一合,熬药成膏,以水一小盏,煎至七分,热呷。

【功用】活血祛瘀,散结止痛。

【主治】瘀血停滞证。心腹刺痛,或产后恶露不行,或月经不调,少腹急痛。

【病机分析】《太平惠民和剂局方》卷 9 用本方治产后腹痛。产后离经之血当去,若恶露不行,瘀血停留胞宫,阻滞不通,不通则痛。后世医家应用则不限产后,凡瘀血停滞之心腹疼痛及妇科诸疾每多用之。瘀血内停,脉络阻滞,故心腹刺痛;瘀停胞宫,血行不畅,冲任受阻,可致经血不能如期而至或经量异常,而成月经不调之疾;产后离经之血不去,则恶露不行。

【配伍意义】本方证系瘀血停滞所致,宜活血祛瘀止痛为治。方中五灵脂性味甘温,善入肝经血分,生用则长于活血止痛,对血瘀疼痛,奏绩独胜,故《景岳全书·本草正》卷49谓其"大能行气,逐瘀止痛。凡男子女人,有血中气逆而腹胁刺痛,或女人经水不通,产后血滞,男子疝气,肠风血痢,冷气恶气,心腹诸痛,身体血痹,胁肋筋骨疼痛,其效甚捷";《玉楸药解》卷5谓其"最破瘀血,善止疼痛。凡经、产、跌打诸瘀,心、腹、胁、肋诸痛皆疗"。蒲黄药性甘平,亦入肝经血分,有活血止血作用,与五灵脂相须为用,则活血散结,祛瘀止痛之功增强,且擅治心腹诸痛,故《血证论》卷7曰"二者合用,大能行血也";《本草纲目》卷19曰蒲黄"与五灵脂同用,能治一切心腹诸痛"。以醋煎熬,庶可直抉厥阴之滞而助行血;热服则寓血得热而行之义。如此配合,则能祛瘀止痛,推陈致新。

本方药性平和,祛瘀而不伤正,对瘀血停滞之心腹疼痛,效如桴鼓,患者每于不觉之中病症悉减,不禁欣然失笑,故名"失笑散"。

【临床运用】

1. 证治要点　本方是治疗血瘀作痛的基础方、常用方,尤以肝经血瘀者为宜。临床应用以心腹刺痛,或月经不调,少腹急痛为证治要点。

2. 加减法　胃脘胀痛,痛有定处,舌黯,脉弦,是气滞血瘀证,宜合金铃子散以行气活血止痛;若痛有定处而畏寒喜热,属寒凝血瘀者,可加炮姜、小茴香以温经散寒。妇女经前或经行小腹胀痛,经血夹瘀块,血块排出后痛减,为冲任气血瘀滞,可酌加益母草、红花、桃仁、香附、延胡索等以活血行气。产后小腹疼痛,拒按,恶露淋漓不畅,可与生化汤合用,熔行血止痛止血于一炉。月经不调属血滞而兼血虚者,宜与四物汤同用,以加强养血调经之功。

3. 现代本方常用于慢性胃炎、胃及十二指肠溃疡、冠心病、产后子宫复旧不良、痛经、宫外孕及功能性子宫出血等属瘀血停滞者。

【使用注意】

1. 因本方具有活血祛瘀作用,故孕妇忌用。

2. 五灵脂易败胃,脾胃虚弱者慎用。

【源流发展】本方最早见于《经史证类备急本草》卷22引《近效方》。宋代苏轼、沈括之《苏沈良方》将其更名为"断弓弦散",主治"小肠气",并谓"疗妇人血气尤验"。《太平惠民和剂局方》卷9则进一步明确指出"产后心腹痛欲死,百药不效,服此顿愈"。至明代,本方的应用范围有了较大拓展,如李时珍《本草纲目》卷48云:"失笑散,治男女老幼心痛腹痛,少腹痛,小肠疝气,诸痛不效者,能行能止;妇人妊娠心痛及产后心痛、少腹痛、血气痛犹妙。"后世医家用本方治血瘀痛证,常加玄胡、没药等活血止痛药物以增效。方如《是斋百一选方》卷8的手拈散,以本方加没药、草果而成,主治"心胃气痛";《保命歌括》卷16之加味失笑散,以本方加玄胡索,治"小肠气痛,上冲心者";《嵩崖尊生全书》卷9之加味失笑散,即本方加没药、玄胡、赤芍、木通、姜黄、盐卤,治"胃脘痛"。现代用本方加味治疗冠心病心绞痛及宫外孕等,亦获显著效果。

【方论选录】

1. 吴于宣:"《经》云心主血,脾统血,肝藏血。故产后瘀血停滞,三经皆受其病,以致心腹疼痛,恶寒发热,神迷眩晕,胸膈满闷。凡兹者,由寒凝不消散,气滞不流行,恶露停留,小腹结痛,迷闷欲绝,非纯用甘温破血行血之剂,不能攻逐荡平也。是方用灵脂甘温走肝,生用则行血,蒲黄甘平入肝,生用则破血;佐酒煎以行其力,庶可直抉厥阴之滞,而有其推陈致新

之功。甘不伤脾,辛能逐瘀,不觉诸证悉除,直可以一笑而置之矣。"(录自《古今名医方论》卷4)

2. 徐大椿:"血瘀心脾,胃气不化,而冲任少蓄泄之权,故血崩于下,心痛于上焉。蒲黄炒黑,散瘀止血;灵脂炒灰,散瘀定痛。为散以散之,米饮以和之,使瘀化新生,则经脉清利,而脾胃气化有权,血无妄行之患,何血崩、心痛之不已哉。"(《医略六书》卷26)

3. 汪绂:"产余之血瘀,与他病血瘀有不同者,其留在冲任,其逆循心包络,不得滥及他经也。其血气已虚,不可重虚其血气,瘀非寒凝,亦非火结,则寒热之药,不可概施。蒲黄、五灵脂,皆下和冲任,而上行手厥阴、少阴者,其性和平,去瘀而能补。方名失笑者,盖以药微而能去危疾也。"(《医林纂要探源》卷8)

【评议】对本方证治、功用及药物配伍意义的认识,众医家大致相同,皆以为瘀血停滞之证,当用蒲黄、灵脂行血散血以"推陈致新",其中汪绂之论最为确当。徐氏从"散瘀止血"角度论证本方治血崩之机制,言之有理。本方蒲黄"生用则性滑而通经破瘀,炒黑则性涩而止血定崩"(《徐大椿医书全集·药性切用》卷2),灵脂亦有"生用行血,炒熟和血,炒黑止血"(《罗氏会约医镜》卷18)的特点,表明其既为一首活血止痛之名方,又是一剂化瘀止血之良方。可见是方功用发挥的方向与药物炮制密切相关,二药生用,功擅祛瘀止痛,宜于血瘀痛证;炒用则化瘀止血之功尤著,宜于瘀血阻滞,血不归经的出血证。

【验案举例】

1. 胃脘痛 《类证治裁》(录自《二续名医类案》上册):房叔。胃脘痛,脉细涩,服香砂六君子汤去白术,加煨姜、益智。痛定后,遇劳复发,食盐炒蚕豆,时止时痛。予谓昔人以诸豆皆闭气,而蚕豆之香能开脾,盐之咸能走血,痛或时止,知必血分气滞,乃用失笑散,一服痛除。

按语:本案投失笑散依据有二:一是食悦脾行血的盐炒蚕豆,有痛或时止之效;二是胃痛之疾,初病在气分,久病每在血分,该患者时痛时止,已非新病,乃久病入络之征。证属瘀血,故投药收效。

2. 痛经 《福建中医药》(1993,6:36):某女,21岁。痛经11年,痛势逐年加剧,每次临经小腹剧烈疼痛,需用止痛针才能缓解,屡治不愈。末次月经1990年9月20日,经前第一天小腹胀痛,经量甚多,夹大血块,色暗红,有腐肉样物排出,一旦排出后腹痛消失,伴见肛门坠胀,便意频繁,精神委靡不振,胸闷胁痛,腰酸如折,恶心呕吐,舌质红,边有瘀斑,苔浊,脉细弦。西医诊断:膜样痛经。中医辨证为肝郁脾虚型痛经。治宜疏肝健脾,化膜止痛。处方:生蒲黄30g,五灵脂、白术、川楝子、柴胡各15g,青皮、没药各8g,血竭4g,楂肉12g。连服4剂。二诊:月经来潮2天,此次腹痛大减,照原方蒲黄、楂肉易为炭剂,加香附、怀山继服。并嘱下次经前依上方再服3剂。三诊:患者诉本次经行3天无任何不适,经水届期而至,再以上方服3剂以巩固疗效。随访3年痛经未再发作。

按语:本例痛经以经前小腹剧痛伴见经血夹块,胁痛,舌边有瘀斑,脉弦,证属血瘀气滞无疑,故用本方加活血行气之品以祛瘀理气止痛。因月经量多,加血竭、楂炭以化瘀止血;兼神疲是脾虚之候,又加白术以益气健脾。药证相符,收效始捷。

【临床报道】

一、内科

1. 冠心病、心绞痛 治疗急重(血瘀为主)或久治不愈的(气虚为主)心绞痛30例,以本方加党参、黄芪为基础,随证加减,7天为1疗程,用药2～10疗程不等,多为4疗程。结果:

显效 16 例,占 53.3%;有效 13 例,占 43.3%;无效 1 例,占 3.3%,总有效率 96.7%,心电图改善总有效率为 83.3%[1]。王氏等应用加味失笑散(生蒲黄、五灵脂各 15g,桃仁、川芎、山楂、枳壳各 10g,三七 6g)随证加减治疗冠心病心绞痛 60 例。结果:显效(治疗后心绞痛症状分级降低两组,原为Ⅰ、Ⅱ级者心绞痛基本消失,即在较重的超过日常活动的体力活动时也不出现心绞痛,心电图基本恢复正常)23 例,有效(治疗后心绞痛症状分级降低Ⅰ级,原为Ⅰ级者心绞痛基本消失,心电图 ST-T 较前有所改善)32 例,无效(治疗后心绞痛发作及心电图均无明显变化)5 例,总有效率 91.6%[2]。

2. 高脂血症 苏氏以绞股蓝总苷片为对照,观察失笑散加味(蒲黄 15g,五灵脂 15g,生黄芪 15g,茯苓 30g,泽泻 15g)对本病的治疗作用。疗程 30 天。结果:①对高胆固醇血症的疗效:治疗组 44 例,显效 15 例,有效 22 例,无效 7 例,总有效率 84.1%;对照组 45 例,显效 12 例,有效 21 例,无效 12 例,总有效率 73.3%。②对高甘油三酯的疗效:治疗组 37 例,显效 11 例,有效 20 例,无效 6 例,总有效率 83.8%;对照组 34 例,显效 10 例,有效 14 例,无效 10 例,总有效率为 70.6%。③对高低密度脂蛋白胆固醇的疗效:治疗组 23 例,显效 12 例,有效 5 例,无效 6 例,总有效率 73.9%;对照组 19 例,显效 7 例,有效 5 例,无效 7 例,总有效率 63.2%。两组患者血脂各项内容治疗后均有改善,治疗前后自身比较,经统计学处理有显著性差异($P < 0.01$);而治疗后胆固醇、甘油三酯、低密度脂蛋白各项指标比较经统计学处理,治疗组明显优于对照组,两组间存在显著性差异($P < 0.01$)[3]。

3. 病毒性肝炎 用本方和茵陈蒿汤治疗病毒性肝炎 200 例,临床治愈率 70%,总有效率 95%。基本方为:五灵脂、炒蒲黄各 10～15g,茵陈 30～60g,山栀 10g,大黄 10～30g。急性黄疸型加黄柏、薏苡仁、茯苓、郁金、蒲公英、金钱草等;急性无黄疸型加龙胆草、牡丹皮、泽泻、茯苓、薏苡仁、车前仁、木通、赤芍等;慢性迁延型加郁金、延胡索、白芍、当归、川芎、白术、鸡内金、薏苡仁等;慢性活动型加赤芍、牡丹皮、龙胆草、醋柴胡、郁金、延胡索、枳壳、制鳖甲、三棱、莪术、白花蛇舌草等。结果:急性病毒性肝炎 139 例,治愈 112 例,好转 27 例,慢性肝炎 61 例,治愈 28 例,好转 23 例,无效 10 例[4]。

4. 胃及十二指肠溃疡 成都部队总医院内一科中西医结合诊治胃及十二指肠溃疡病 55 例,其中气滞血瘀型 19 例,用本方合香附丸加减:蒲黄、五灵脂、香附、台乌药各 10g,乳香、没药、甘草各 6g,败酱草、藕节。五香藤、蒲公英各 30g,临床治愈 15 例,好转 2 例,无效 2 例[5]。

二、妇科

1. 中期妊娠引产 应用五灵脂、炒蒲黄各等量,混合研末,制成丸剂,每次 5g,日服 2 次,从行引产术时开始服用 5 天。用于辅助中期妊娠引产。82 例中,服药组 56 例,平均妊月 5.4 个月;对照组 26 例,平均妊月 5.7 个月。两组均用 1% 依沙吖啶 10ml 羊膜腔注射引产,但服药组加服失笑散。结果:服用失笑散的引产病例,自觉症状减轻,引产时间缩短 11.3%,出血量减少 40%,不顺利者减少 32.5%;胎盘胎膜排出比对照组好,不完整数减少 12%,而且引产后仅 1 天即有 60% 的病例排出。对早期妊娠不宜吸宫术者 20 例,均为 6 周以上妊娠,进行了内服本方加味的药物流产临床观察。药物:生蒲黄 10g,五灵脂 10g,当归 15g,川芎 10g,川牛膝 10g,益母草 10g,丹参 15g,香附 10g。连服 3～5 天。服药后出现阴道流血,将生蒲黄改炒蒲黄,继服 3 天停药。如气血亏虚者可再服补中益气汤、归脾汤以善其后。结果受孕时间越短,疗效越好。故认为本方用于中止早期妊娠,可免除子宫内膜受损及并发症,可作为不宜行吸宫术的一种补救措施。另外结扎者加服本方,能防止腰痛、腹痛、一般服 1 次痛止[6]。

2. 药流后出血过多　将 140 例早孕者随机分为治疗组（80 例）和对照组（60 例），观察失笑散和生化汤对本症的治疗作用。两组均以米非司酮和米索前列醇终止妊娠，治疗组在服米索前列醇 24 小时后加服中药（蒲黄 15g，五灵脂 15g，当归 10g，川芎 10g，桃仁 10g，益母草 20g，炮姜 5g，甘草 5g），连服 5 天。药流后第 7、15、30 天复查。结果：治疗组 80 例中，少于月经量者 36 例，和月经量基本相等者 39 例，多于月经量者 5 例；对照组 60 例分别为：20 例、24 例、16 例。出血持续时间：治疗组 80 例中，7 天以内经净 50 例，8～15 天经净 28 例，16～30 天经净 2 例；对照组 60 例中分别为：18 例、21 例、19 例、30 天以上 2 例[7]。

3. 人工流产后出血　本方合桂枝茯苓丸，血虚者加当归、阿胶；脾虚者加党参、白术；肾阴虚者加山茱萸、女贞子，治疗人工流产后恶露不尽 42 例，其中刮宫后就诊者 24 例，中期妊娠引产术后就诊者 18 例。结果除 1 例无效外，其余 41 例服本方 1～2 剂痊愈，治愈率达97.6%[8]。刘氏以失笑散合佛手散加味治疗人流术后阴道出血 100 例，服药后出血时间最短 1 天，最长 6 天，其中 94 例痊愈（阴道出血停止），6 例无效（阴道出血不止，经手术而愈），有效率 94%[9]。

4. 子宫内膜异位症　应用失笑散加味（炒蒲黄 8g，五灵脂 12g，血竭 3g，三七粉 1.5g，当归 10g）为基本方，治疗本病患者 30 例。于经潮前 3 天始服。经血过多者加阿胶、京墨；经血过少者加益母草、青皮；伴见盆腔炎症而有热象加银花、牡丹皮；病程过久而有虚寒见症加党参、白术、巴戟天。结果：痊愈（月经依期而潮，局部结节和硬块消失，经潮时腹痛、腰骶酸楚或肛门坠胀诸症消失，经血量正常）12 例，显效（痛经减轻，经血量正常，或结节和硬块缩小，触痛减轻，局部组织松软，或宫颈膜下紫蓝色斑痕消失）16 例，无效（主要症状和盆腔检查依旧或加剧，转作手术治疗）2 例。总有效率 93.3%[10]。

5. 痛经　本方加味治疗膜样痛经 80 例。基本方为：蒲黄 30g，五灵脂、白术、山楂各12g，没药、川楝子各 10g，血竭、青皮各 5g。出血多者，蒲黄、山楂用炭剂；小腹痛甚加延胡索；肛门坠胀者加熟大黄炭、牛角腮；胁肋胀痛者加柴胡；合并盆腔炎加刘寄奴。于每月经前第 3 天开始服药至经行第 2 天停药。连服 3 个周期。结果：痊愈（停止服药 1 年以上，痛经未再发作）65 例，好转（停药半年症状缓解）11 例，无效（停药经痛发作，服药痛止或连续服药3 个周期腹痛依然）4 例[11]。从经期前 2 天开始口服本方胶囊剂，连服 7～10 天，经净停服，3 个月经周期为 1 疗程，治疗原发性痛经 86 例。辨证为气滞血瘀型 51 例（经前或经期小腹胀痛拒按，血色紫黯有块，块下痛减，舌质紫黯有瘀点，脉弦），寒湿凝滞型 35 例（经前或经期小腹冷痛，得热痛减，舌苔白或腻，脉弦或沉紧）。结果痊愈 26 例，显效 30 例，有效 21 例，无效 9 例。其中气滞血瘀型痊愈 16 例，显效 17 例，有效 13 例，无效 5 例；寒湿凝滞型痊愈 10例，显效 13 例，有效 8 例，无效 4 例。经统计学处理，$P>0.05$。显示失笑胶囊治疗原发性痛经，对气滞血瘀型和寒湿凝滞型疗效相当。总有效率为 89.5%[12]。承氏将 86 例患者随机分为对照组 40 例，用玄胡止痛软胶囊治疗，治疗组 46 例，以加味失笑散（肉桂 3g，干地黄20g，炒白芍 30g，当归 10g，炙甘草 6g，乌药 10g，失笑散 15g）治疗，两组均每次经来时服用3～5 天，连续治疗 3 个月为 1 疗程。结果：治疗组 46 例，治愈 22 例，有效 20 例，无效 4 例，总有效率 91.3%。对照组 40 例，治愈 11 例，有效 18 例，无效 11 例，总有效率 72.50%。治疗组总有效率与对照组比较，有显著性差异（$P<0.05$）[13]。

6. 宫内节育器所致出血　采用芎归失笑散（失笑散加当归、川芎、牡丹皮、艾叶）治疗宫内节育器所致出血 112 例，同时用常用西药止血药作对照组 110 例。前者有效 105 例，占

93.7%,后者有效 94 例,占 85.4%[14]。

7. **崩漏**　以清经失笑散治疗崩漏 20 例。基本方为:熟地 24g,地骨皮 12g,青蒿 12g,白芍 12g,茯苓 10g,牡丹皮 10g,黄柏 10g,续断 12g,黄连 6g,生蒲黄 10g,炒五灵脂 12g,桃仁 10g,红花 10g,益母草 30g。结果:治愈(服药 3 剂后流血停止,自觉症状消失,连续 3 个月以上月经按期来潮,经色、经量正常者)16 例;好转(服药 6 剂后仍有少量阴道流血,需继续服药,症状方面改善者)3 例;无效(服药 6 剂后阴道流血量仍不减少者)1 例,总有效率为 95%[15]。

8. **卵巢囊肿**　以香棱失笑散治疗卵巢囊肿 126 例。方药组成:香附、三棱、莪术、青皮、白芷各 9g,蒲黄(包煎)、五灵脂各 12g。伴有盆腔积液、炎症重者加苍术、黄柏、车前草、土茯苓、白头翁;偏湿热者选加忍冬藤、薏苡仁、马齿苋、通草;偏寒湿者选加桂枝、白芥子、小茴香、辽细辛;偏气血虚者选加党参、黄芪、鸡血藤;偏肾虚选加杜仲、桑寄生、续断。7 天为 1 疗程。服药最多 6 疗程,最少 1 疗程。结果:痊愈(临床症状全部消失,B 超及妇科内诊提示囊肿消失)95 例,有效(临床症状明显改善,B 超及妇科内诊提示囊肿较前缩小)25 例,无效(临床症状无改变,B 超及妇科内诊提示囊肿无变化)6 例,总有效率为 95.23%[16]。

三、外科

肋软骨炎　应用生蒲黄、五灵脂各 20g,研粉,加米醋调成糊,每日 1 料,分 2 次外敷患处,治疗非化脓性肋软骨炎。结果:12 例患者中有 10 例 1～2 日内疼痛消失,1 周内肿胀压痛也全部消失[17]。

【实验研究】

1. **抗血栓形成**　以石油醚、乙酸乙酯、甲醇依次提取失笑散,将所得的提取物与失笑散原方分别进行抗血栓形成和体外溶栓作用研究。结果显示:失笑散各提取物对口服给药大鼠的体外血栓形成均有一定的拮抗作用,其中以甲醇提取物作用更好;体外溶栓实验结果表明,各组均有一定作用[18]。

2. **抗心肌缺血**　对照组股静脉注射垂体后叶素,剂量为每公斤体重 0.75U,记录给药前后 10、20、30、60、90、120 秒的心电图。注射垂体后叶素后 30 秒内 T 波显著增高,S-T 段抬高 1mm 以上,或 2 分钟内 T 波低平于原高度 50% 以上者,作为心肌缺血的指标。失笑散组则预先股静脉注射失笑散注射液,剂量为 2g/kg 体重,给药后 1 分钟再注入垂体后叶素,按上述时间记录心电图。结果:心肌缺血阴性率,对照组为 2/19,失笑散组为 13/19,差异有极显著性($P<0.001$)。说明本方对垂体后叶素引起的大白鼠急性心肌缺血有明显的拮抗作用[19]。

3. **对血流动力学的影响**　以肾上腺素及冰水浸泡造成"血瘀"模型,喂饲本方后,检测全血黏度、血浆黏度、血细胞比容等血流动力学指标,结果显示各项指标与模型组相比,均有明显降低($P<0.05$ 或 $P<0.01$)[20]。

4. **抗动脉粥样硬化**　采用高脂喂饲复制家兔动脉粥样硬化(AS)模型,从第 33 天起,灌胃给药失笑散(含原药材 1.12g/kg),连续 30 天。观察各组家兔血脂、载脂蛋白及主动脉的病理改变。结果发现,失笑散能降低血清 TC、TG、LDL-C 含量,有降脂、调节载脂蛋白代谢和抗 AS 形成的作用($P<0.05$)[21]。

5. **保肝**　采用胆管结扎复制大鼠胆汁淤积性肝纤维化模型,观察失笑散对胆汁淤积性肝纤维化大鼠 uPA/PAI-1 纤溶途径的调控作用。结果:失笑散能降低胆汁淤积性肝纤维化大鼠血清 ALP,ALT,AST 及 TBil 水平($P<0.01$),还能不同程度地减轻模型大鼠肝纤维

化程度($P<0.01$),并显著降低胆汁淤积性肝纤维化大鼠 PA I-1mRNA 表达($P<0.01$),提高 uPA 的表达($P<0.05$)。其抗纤维化机制可能与通过调控 uPA/PAI 纤溶途径有关[22]。

6. 其他 本方还有抗缺氧[19]、镇静[19]、镇痛[20]、降血压[19]及增加离体子宫的收缩频率[20]的作用。

参 考 文 献

[1] 韩英祥. 参芪失笑散为主治疗冠心病心绞痛 30 例[J]. 江苏中医杂志,《1988,9(3):7.

[2] 王远怀,李俊. 加味失笑散治疗冠心病心绞痛临床观察[J]. 中国现代医药,2005,4(2):68-69.

[3] 苏文弟. 失笑散加味治疗高脂血症疗效观察[J]. 天津中医学院学报,1996,15(4):20.

[4] 赵乃鑫. 茵陈失笑散治疗病毒性肝炎 200 例[J]. 湖北中医杂志,1985,(5):17.

[5] 中国人民解放军成都部队总医院内一科. 中西医结合诊治溃疡病 55 例[J]. 中医杂志,1980,(9):34.

[6] 潘静仁. 失笑散在计划生育工作中的应用[J]. 浙江中医学院学报,1985,9(2):20.

[7] 汪绿英,雷海玉. 失笑散合生化汤防治药流后子宫出血过多[J]. 浙江中医学院学报,1998,22(5):23.

[8] 程琼璧. 桂枝茯苓丸合失笑散治疗人工流产后恶露不尽 42 例[J]. 湖北中医杂志,1986,(2):42.

[9] 刘建英. 佛手散合失笑散治疗人流手术后阴道出血 100 例[J]. 四川中医,1994,12(7):44.

[10] 林君玉. 失笑归竭汤治疗子宫内膜异位症 30 例小结[J]. 江苏中医杂志,1990,(8):14.

[11] 丁秀贝. 没竭失笑散治疗膜样痛经 80 例[J]. 福建中医药,1993,24(6):36.

[12] 张丽君,姜惠中. 失笑胶囊治疗原发性痛经 86 例[J]. 湖北中医杂志,1997,19(4):18.

[13] 承小敏. 加味失笑散治疗室女痛经 46 例[J]. 四川中医,2005,23(10):87-88.

[14] 夏树,姚生莲,郭晓梅. 芎归失笑散治疗宫内节育器所致出血[J]. 陕西中医,2000,21(12):530.

[15] 阳胜初. 清经失笑散治疗崩漏 20 例[J]. 湖南中医杂志,1998,15(1):35.

[16] 钟光华. 香棱失笑散加减治疗卵巢囊肿 126 例[J]. 陕西中医,2006,27(10):1193-1194.

[17] 张长顺. 失笑散外治非化脓性肋软骨炎[J]. 江苏中医,1988,(6):35.

[18] 张平,夏晓晖,李强. 失笑散不同溶剂提取物的抗血栓形成及溶栓作用研究[J]. 药物研究,2003,12(3):44-45.

[19] 山西医学院心血管组. 失笑散的实验研究[J]. 新医药学杂志,1976,(5):41.

[20] 伍小燕. 失笑滴丸与失笑散的药理作用比较[J]. 中成药,1996,18(10):33.

[21] 周小青,罗尧岳,谢小兵,等. 五首活血化瘀方对实验性动脉粥样硬化家兔血脂、载脂蛋白变化的影响[J]. 中国中医药信息杂志,2003,10(4):29-31.

[22] 陈珺明,安德明,柳涛,等. 二至丸与失笑散对胆汁淤积性肝纤维化大鼠 uPA 的调控[J]. 时珍国医国药,2009,20(7):1590-1592.

活络效灵丹

(《医学衷中参西录》上册)

【组成】当归五钱(15g) 丹参五钱(15g) 生明乳香五钱(15g) 生明没药五钱(15g)

【用法】水煎服。若作散,一剂分作四次服,温酒送下。

【功用】活血祛瘀,行气止痛。

【主治】气血凝滞证。心腹疼痛,脚痛臂痛,跌打瘀肿,内外疮疡,以及癥瘕积聚等。

【病机分析】血贵流通,最恶瘀滞。若血行不利,瘀滞不通,即呈瘀血阻滞。血随气行,气滞则血瘀,血瘀则气滞,互为因果,遂成血瘀气滞之证。人身之血络无处不有,所以瘀血一且为患,证候也就随阻滞部位不同而异。本方所治之证皆为气血阻滞内外上下之血络所致。瘀血因内伤引起者,其证以疼痛拒按,刺痛,部位固定,舌质紫黯,脉弦涩为特征;因外伤引起者,当有跌仆损伤的病史,或局部青紫瘀肿。血瘀气滞日久,则导致癥瘕积聚形成。

【配伍意义】此属瘀血阻滞而兼气郁之证,治当活血通络为主,行气导滞为辅。方中当归甘补辛散,既能补血活血,又善止痛,丹参苦泄微寒,能通行血脉,功擅活血祛瘀;乳香与没药气味芳香,香能走窜而善行,故能活血散瘀,行气通络,乳香长于行气活血,没药专于散血通络,一偏于气,一偏于血,二药合用,相得益彰。张锡纯谓:"乳香气香窜,味淡,故善透窍以理气。没药气则淡薄,味则辛而微酸,故善化瘀以理血。其性皆微温,二药并用为宣通脏腑,流通经络之要药。……不但流通经络之气血,诸凡脏腑中,有气血凝滞,二药皆能流通之"(《医学衷中参西录》上册);张秉成云:"乳香行气,没药行瘀。二味皆芳香宣窍,通达营卫,为定痛之圣药"(《成方便读》卷4)。用酒以助药力,通行血脉。诸药相伍,益增其活血止痛作用,故对血瘀气滞之疼痛与积聚,取效甚捷。

邪毒侵袭人体,壅阻经络,致使体表营卫郁滞,脏腑气血凝滞,则可发为内外疮疡。本方当归之补血活血,能起到消肿止痛,排脓生肌的功效,为外科所常用;乳香、没药行气活血之效,也能消肿生肌止痛,为治一切痈疽疮疡之要药;丹参亦有凉血消痈作用。合而用之,活血止痛,消肿生肌之功颇佳,故又为外科疮疡之常用方剂。

本方配伍体现了活血辅以行气,化瘀兼以养血的配伍特点。

【临床运用】

1. 证治要点 本方活血止痛效果尤著,"凡病之由于气血凝滞者,恒多奇效"(《医学衷中参西录》上册)。临床运用以疼痛拒按、固定或呈刺痛,舌质紫黯,脉弦或沉涩为证治要点。

2. 加减法 腿疼加牛膝活血通脉,引药下行;臂疼,加连翘"理肝气"(《医学衷中参西录》上册),并引药上行;妇女瘀血腹痛,加生桃仁、生五灵脂以增强活血通络止痛之功;疮红肿属阳者,加金银花、知母、连翘解毒消痈;疮白硬属阴者,加肉桂、鹿角胶温通血脉,温补精血;疮破后生肌不速者,加黄芪、知母、甘草补气托毒,生肌敛疮;脏腑内痈,加三七、牛蒡子活血解毒疗痈。跌打损伤之腿疼臂痛甚者,加穿山甲、地龙、水蛭活血通络止痛。癥瘕积聚,宜加赤芍、桃仁、三棱、莪术等行气活血之品。

3. 现代常用本方治疗冠心病、宫外孕、脑血栓形成、坐骨神经痛、脑震荡后遗症等辨证属气血凝滞者。

【源流发展】活络效灵丹出自《医学衷中参西录》。张锡纯认为"疬癖癥瘕"、"心腹四肢疼痛"、"内外疮疡","不外气血凝滞"所致,故"制此方,于流通气血之中,大具融化气血之力"。本方药性平和,寒热偏颇不明显,"无论因凉、因热、气郁、血郁",皆可以本方加味,故为活血止痛之基础方。

上溯活络效灵丹之源,可能为《黄帝素问宣明论方》卷13的没药散。没药散由没药、乳香、川山甲、木鳖子组成,主治一切心腹疼痛,不可忍者。本方系没药散去山甲、木鳖,加当归、丹参而成。去山甲、木鳖,则减弱了走泄破血的作用;加当归、丹参,虽行血之力稍逊,然二药的养血作用,则使本方祛瘀而不伤正,用治心腹疼痛及癥瘕积聚,较之没药散更为惬当。

【验案举例】

1. 癥瘕 《医学衷中参西录》上册:一人,年三十许。当脐互结癥瘕,自下渐长而上,其初长时稍软,数日后即硬如石,旬日长至心口。向愚询方,自言凌晨冒寒,得于途间,时心中有惊恐忧虑,遂觉其气结而不散。原按:此病因甚奇,然不外气血凝滞。为制此方,于流通气血之中,大具融化气血之力,连服十剂全消。

2. 疽疮 《医学衷中参西录》上册:一少妇,左胁起一疮,其形长药五寸,上半在乳,下半在肋,皮色不变,按之甚硬,而微热于他处。延医询方,调治两月不效,且渐大于从前。后愚诊视,阅其所服诸方,有遵林屋山人治白疽方治者,有按乳痛治者。愚晓病家曰:此证硬而色白者,阴也。按之微热者,阴中有阳也。统观所服诸方,有治纯阴阳之方,无治半阴半阳之方,勿怪其历试而不效也。用活络效灵丹,俾作汤剂服之,数剂见轻,三十剂后,消无芥蒂。

3. 寒痹 《医学衷中参西录》上册:族兄某,年三十余,素强壮无病。壬戌中秋,因在田间掘壑,劳苦过甚,自觉气力不支,即在壑中抽烟休息,少缓须臾又复力作。至晚归家时,途中步行,觉两腿酸木不仁,及至夜间,两腿抽痛甚剧。其弟扣门求为往治。诊其脉,迟滞而细,号呼不已,气逆不顺,身冷,小溲不利。遂用活络效灵丹方,加白芍三钱、桂枝尖三钱、生姜三片。一剂腿痛大减,小便即利,身冷亦退。再剂,霍然痊愈。

4. 不宁肢综合征 《浙江中医杂志》(1992,11:484):某女,37 岁,农民。1989 年 3 月 3 日诊。双下肢酸、麻、胀、疼不适两载余,感寒或夜间加重。热浴热敷或揉按稍减,但减不足言,旋即复发。曾辗转多处就诊,化验血沉、抗"O"、类风湿因子、下肢血流图未见明显器质性病变,诊断为不宁肢综合征。对症服用消炎痛、双氯灭痛、营养神经药少效而延余治疗。刻诊症状如前,查舌质紫黯,舌下静脉增粗、曲胀,苔薄白,脉沉弦。证属瘀血阻络,不通则疼胀,不荣则酸麻。治以活血通络:当归 50g,丹参、制乳香、没药各 15g,川牛膝 30g,地鳖虫 10g。头二煎分次内服,三煎加酒一两,泡洗双下肢日 2 次,每次 30 分钟。共用 6 剂,诸恙悉平。

按语:案 1 至案 3,均为张锡纯所治。案 1 是脐腹癥瘕,硬而如石与自觉气结不散并见,是"气血凝滞"之证,药证相符,故 10 剂病愈。案 2 之疽疮,硬而色白,按之微热。乃气血凝滞,郁而化热之证,若纯从阳证,施以寒凉,则冰伏气血;纯从阴证,施以温热,则助其郁热,虽历试诸方,未能见功。服用本方,既有诸药之活血行气,消肿止痛,更有丹参之清热凉血消痛,阴阳兼顾,故 30 剂后,"消无芥蒂"。案 3 之两腿疼痛,酸木不仁与身冷、脉迟滞而细并见,是寒邪客于肌肉经络,气血凝滞不通所致,故用本方活血行气,通络止痛,加白芍缓急止痛,加桂枝,生姜温经散寒,方证合拍,投药即效。案 4 之双肢酸、麻、胀、疼不适,伴见舌质黯,舌下静脉增粗、曲胀,脉沉弦,是瘀血阻络证,故用本方活血通络。加牛膝、地鳖虫,是加强祛瘀通络之效,并引药下行,加酒既助行血,又有利于药力布散。

【临床报道】

一、内科

1. 慢性浅表性胃炎 本方加味治疗慢性浅表性胃炎 100 例。处方为:当归 15g,丹参 30g,生乳香 10g,生没药 10g。气虚血弱者加生黄芪;脘腹急痛加炒白芍;反酸加乌贼骨;纳呆、嗳气加生麦芽;阴虚血燥、无瘀者忌用。中病即止,久则易耗血动血,而致出血。28 天为 1 疗程。痊愈(临床症状消失,胃镜检查发现胃黏膜病变消失)25 例;好转(临床症状缓解或减轻,胃镜检查发现胃黏膜病变有所改善)60 例;无效(临床症状无改善,胃镜检查结果无变化)15 例;总有效率为 85%[1]。

2. 糖尿病周围神经病变 将 77 例患 2 型糖尿病并出现周围神经病变的患者随机分为治疗组及对照组。在饮食控制及降糖药物治疗的基础上,治疗组 47 例用活络效灵丹进行治疗,对照组 30 例用 B 族维生素治疗。结果:治疗组总有效率 93.6%,对照组总有效率 56.7%。二者差异有显著统计学意义($P < 0.01$)[2]。

3. 肠粘连　本方加味治疗手术后肠粘连致单纯性不完全性肠梗阻 36 例。药用丹参 30g,当归 20g,制乳香 10g,制没药 10g。气虚者加黄芪、党参;纳差者加砂仁(后下)、鸡内金;腹胀痛甚者加广木香、隔山撬;恶心欲吐者加藿香梗、紫苏梗。连用 10 剂为 1 疗程。结果:治愈(腹痛症状消失,1 年无复发)18 例,有效(腹痛症状消失,1 年内复发术后肠粘连性腹痛,但程度减轻)15 例,无效(腹痛症状无明显改善)3 例,总有效率 91.6%[3]。

二、妇科

1. 痛经　活络效灵丹(当归 12g,丹参 30g,乳香 10g,没药 10g)加味治疗原发性痛经 39 例。腹痛甚加木香、台乌、延胡索、郁金;寒盛加小茴、炮姜、吴萸、肉桂。于月经前 3～5 天或经来时服用,至月经将净时停服,一般连服 3 个月经周期。结果:显效(腹痛明显减轻,不服止痛药时能坚持工作)36 例,占 92%;有效(腹痛减轻,其余症状好转,服止痛药能坚持工作)2 例,占 5%;无效(腹痛及其他症状无改变者)1 例,占 3%;总有效率 97%[4]。

2. 盆腔炎　活络效灵丹加味(当归、丹参、乳香、没药、延胡索、五灵脂、败酱草等),配合灌肠方(当归、丹参、乳香、没药、忍冬藤、大血藤)治疗急慢性盆腔炎 150 例。经 1～3 个疗程治疗后,治愈(临床症状及妇科检查体征均消失,B 超提示子宫附件未见异常)43 例,占 28%;显效(临床症状及妇科检查体征均明显减轻,包块缩小)58 例,有效(临床症状减轻,妇科检查体征改善不明显)45 例,无效(症状及体征均无变化)4 例;总有效率 97.4%[5]。

3. 子宫肌瘤　应用本方加减(当归、丹参、乳香、没药各 15g,三棱、莪术、川芎、桃红各 10g,川大黄、牛膝各 6g)治疗子宫肌瘤 29 例。1 个月为 1 疗程。结果:痊愈(月经周期、经量、行经时间正常、腰腹痛、白带增多等自觉症状消失,妇科检查子宫大小正常,B 超提示肌瘤消失,子宫形态大小正常)17 例,显效(妇科检查子宫较前明显缩小一半以上,B 超提示增大子宫或瘤体部分缩小一半以上)6 例,有效(妇科检查子宫较治疗前有所缩小,B 超提示肌瘤长、宽、厚之和缩减 2～2.5cm)4 例,无效 2 例[6]。

4. 经行吐衄　本方加味(熟地、生地、当归、丹参、茺蔚子各 15g,生乳香、生没药各 9g,红花 6g,肉桂 3g)治疗经行吐衄 30 例。每月月经来潮前 5 天开始服药,7 天为 1 疗程,每月服药 1 疗程。结果全部治愈,月经周期、经量正常,经期吐衄停止,随访 6 个月未见复发[7]。

三、男科

1. 慢性前列腺炎　以本方保留灌肠治疗慢性前列腺炎 84 例。方法:取乳香 30g,没药 30g,归尾 30g,续断 30g,大血藤 50g,水煎浓缩成 200ml,药液温度控制在 41℃左右,患者取膝胸卧位,用漏斗缓慢灌入药液后,取侧卧位或仰卧位,自控排便,隔日 1 次,10 次为 1 疗程。结果:显效(治疗 1～2 个疗程后症状全部消失,EPS、VB_3 白细胞数小于 10 个/HP,细菌培养阴性)48 例,占 57.2%;改善(治疗 3 个疗程后症状基本消失或首发症状解除,但 EPS、VB_3 白细胞数在 10～15 个/HP)28 例,占 33.3%;无效(治疗 3 个疗程后,症状无改善,EPS 白细胞数持续生长大于 15 个/HP)8 例,占 9.5%[8]。

2. 输精管结扎术后精索肉芽、肿痛性结节　本方加醋炙水蛭、蜈蚣、土鳖虫、地龙治疗男性结扎术后精索肉芽肿 40 例。其中治愈(肉芽肿及疼痛消除,结节大小缩至正常结扎后水平)28 例;显效(肉芽肿明显缩小,大于黄豆,小于豌豆,疼痛基本消除)8 例;好转(肉芽肿缩小,大于豌豆,小于花生米,疼痛减轻)4 例[9]。陈氏等以活络效灵丹加味方内服,再取药渣热敷治疗输精管结扎术后痛性结节 58 例,治愈 40 例,显效 9 例,有效 5 例,总有效率 93.1%[10]。

四、外科

1. **腰腿痛** 本方加黄芪(当归 15～25g,丹参 12～18g,乳没各 8～12g,黄芪 15～30g)治疗腰腿痛 58 例。其中腰骶椎骨质增生 11 例,腰椎曲度变直 23 例,椎间隙狭窄 2 例。偏寒湿者加姜黄、苍术;偏热者酌加防己、络石藤等;臂痛者加连翘、桑枝;腿痛者加牛膝;腰痛者加杜仲、续断;气血不足明显者加炒白芍,黄芪用至 30～50g;肝肾不足者,加杜仲、桑寄生;病程 3～12 个月者加川芎,病程 1 年以上者加三七。7 剂为 1 疗程,病程 6～12 个月者连续服药 2 疗程,病程 1 年以上者连续服药 3 疗程。结果:临床治愈 40 例,显效 11 例,有效 4 例,无效 3 例,总有效率 94.8%。其中,X 线摄片检查提示有器质性病变者疗效较差,尤以骨质增生为突出[11]。

2. **坐骨神经痛** 本方加味治疗坐骨神经痛 61 例。风寒者加独活、秦艽、防风;寒湿者加独活、泽兰、伸筋草;湿热者加黄柏、知母、木防己;痛甚加制马钱子(研细冲服)0.3～0.9g,徐长卿、松节、白芷;足弱无力者加千年健、桑寄生、狗脊、川断;阳虚者加补骨脂、淫羊藿;阴虚者加知母、龟甲或合六味地黄丸;气血偏虚者加熟地、黄芪,或合八珍汤。黄酒或白酒少许为引,服后药渣可加透骨草 50g,川椒适量,水煎熏洗局部;也可作散剂,每服 20g,日 4 服,黄酒 2～3ml 并温开水送下。用药 5 天为 1 疗程。3～4 疗程后,痊愈(症状完全消失,阳性体征转为阴性,能正常恢复病前工作)43 例;显效(症状完全消失,阳性体征转阴,功能基本正常,能做一般工作)12 例;有效(症状部分消失,体征减轻,气候变化或阴雨天又有加重,能做轻工作)4 例;无效(症状、体征无改善者)2 例,总有效率为 96.7%[12]。

3. **颈椎病** 本方加味(生乳香、生没药、当归、丹参各 15g,葛根、威灵仙各 20g,白芍 20～50g,狗脊、骨碎补各 15g,川牛膝、川芎各 10g)为基本方,辨证论治颈椎病 50 例。偏寒者加桂枝 5g,羌活 10g,细辛 5g;偏热者加地龙、菊花、升麻各 10g;痰湿者加白芥子、茯苓各 10g,苍术 9g 或合温胆汤;疼痛甚者加制马钱子(研末冲服)0.6～0.9g,白芷 12g,松节 15g 或加制川乌、制草乌等。黄酒少许为引。服后药渣加透骨草 50g,川椒适量水煎热敷局部。用药 5 剂为 1 疗程,一般服 4～7 个疗程。结果:痊愈(症状消失,体征阴性,功能正常)23 例,占 46%;显效(症状消失或明显减轻,阳性体征转阴,功能基本正常)17 例,占 34%;有效(症状、体征减轻,功能有所改善)8 例,占 16%;无效(症状、体征无改善者)2 例,占 4%。总有效率为 96%[13]。

4. **肋间神经痛** 用活络效灵丹(当归、丹参、乳香、没药各 12g)加柴胡、郁金各 6g,瓜蒌皮 12g,薤白 9g 为基本方,治疗 36 例肋间神经痛。痛在右胸、右胁者,加枳壳、陈皮;痛在左胸、左胁者,加桃仁、红花;口苦,咽干,目眩者,加龙胆草、川楝子;胸胁胀满,咳嗽不畅者,加杏仁、牛蒡子;恶心呕吐,酸水上泛者,加生赭石、清半夏;心悸怔忡,多梦纷纭者,加生龙骨、生牡蛎。服药 3～5 剂,临床治愈者 12 例;服药 6～8 剂,临床治愈者 14 例;服药 6～10 剂,显著好转者 10 例[14]。

5. **血栓闭塞性脉管炎** 本方化裁治疗血栓闭塞性脉管炎 17 例。药物组成为:党参 50～100g,当归 30～120g,乳香、没药各 10～15g,金银花 30～120g,玄参 20～60g,川牛膝 15～30g,甘草 15～60g。结果:痊愈(疼痛、发凉等主症消失,疮口愈合,侧支循环建立,血液循环无明显障碍,能恢复正常工作和劳动)11 例,占 65%;显效(主症基本消失,患肢仍有酸麻胀感,不耐寒冷,未能恢复正常工作和劳动)2 例,占 12%;无效(治疗 1 个月以上,症状无改善,并有逐渐恶化趋向者)4 例,占 23%[15]。

6. **蒂策综合征** 本方加味(当归、丹参各 20g,桂枝、香附、桃仁、红花各 12g,乳香、没药、赤芍、川芎、延胡索各 15g)治疗本病 48 例。结果:痊愈(患病部位隆起肿块及压痛完全消失,随访 1 年内无复发)45 例,显效(患病部位隆起肿块及压痛消失,随访 1 年内有轻微复发性压痛)3 例。服药最短者 3 天,最长者 10 天,平均 5 天[16]。

7. 足跟痛 本方加减:当归、丹参、牛膝、威灵仙、鹿角霜、川断、五加皮各 15g,乳香、没药、木瓜各 10g 治疗足跟痛 60 例。阴虚者加石斛、生地、黄柏;气虚者加党参、黄芪。结果:行走、久站、跑步无疼痛,随访 3 个月不复发为治愈,共 45 例;行走、站立无疼痛,但劳累或久行仍有微痛为显效,共 14 例;无效 1 例;总有效率为 98.3%[17]。

【实验研究】

1. 抗心肌缺血 采用结扎犬冠状动脉左前降支的方法制作急性心肌缺血模型,心肌缺血模型组的 CPK、LDH 含量显著升高,与对照组比较差异有显著性($P<0.05$)。活络效灵丹组可有效降低 CPK、LDH 含量,抑制心肌细胞凋亡,减轻心肌细胞损伤,对缺血心肌有保护作用。其降低 CPK、LDH 含量及抑制心肌细胞凋亡方面的作用与血府逐瘀汤、桃红四物汤及丹参饮比较差异无显著性($P>0.05$)[18]。

2. 对骨骼肌的保护作用 应用止血带环扎家兔后肢造成肢体缺血再灌注损伤模型,设活络效灵丹加味预防和治疗组(于造模前活络效灵丹加味灌胃 5 天,并于恢复血流再灌注始继续活络效灵丹加味灌胃 5 天)、活络效灵丹加味治疗组(恢复血流再灌注始中药灌胃)、甘露醇治疗组(静推 20% 甘露醇)及模型对照组(蒸馏水灌胃),各给药 5 天。结果显示:再灌注 2 天及 5 天活络效灵丹加味预防和治疗组、活络效灵丹加味治疗组、甘露醇治疗组血清 MDA、LDH 值明显低于模型对照组;SOD、NO 值显著高于模型对照组($P<0.05$)。光镜下活络效灵丹加味预防治疗组、活络效灵丹加味治疗组及甘露醇治疗组的骨骼肌损害轻于空白对照组;活络效灵丹加味预防治疗组及活络效灵丹加味治疗组的骨骼肌细胞再生现象较甘露醇治疗组和模型对照组明显,而以活络效灵丹加味预防治疗组的作用最为显著。证实活络效灵丹加味在肢体缺血再灌注损伤中对骨骼肌有保护作用,且能促进骨骼肌细胞再生[19]。

【附方】

1. 手拈散(《是斋百一选方》卷 8) 草果 玄胡索 五灵脂 没药各等分 上为细末。每服三钱(9g),温酒调下。功用:活血行气,温经止痛。主治:心胃气痛。

2. 宫外孕方(山西医学院附属一院经验方,录自《新医学》) 丹参五钱(15g) 赤芍五钱(15g) 桃仁三钱(9g) 此为宫外孕 1 号方,若再加三棱、莪术各五分至二钱(1.5~6g),为宫外孕 2 号方。水煎服。功用:活血祛瘀,消癥止痛。主治:子宫外孕破裂,突发性剧烈腹痛,多自下腹部开始,有时可延及全腹部,并见月经过多,漏下不畅,血色黯红。腹部检查:有压痛、反跳痛和肌紧张,有时可有移动性浊音或软硬不一的包块(内诊:可见阴道穹隆部饱满有触痛,宫颈有举痛或摇摆痛,宫体有漂浮感或因血液包裹而触诊不清,附件有具体或不具体的包块)。

手拈散由活血化瘀的五灵脂、没药和行气温里的玄胡索、草果组成,故常用于血瘀气滞寒凝所致的心胃疼痛。

宫外孕方为中西医结合治疗急腹症的科研成果。子宫外孕一般分为未破损型和已破损型。已破损型又分为休克型、不稳定型和包块型三种。临床上一般用 1 号方治疗不稳定型者,2 号方治疗包块型者,休克型则须中西医结合进行抢救。

参 考 文 献

[1] 刘炳焱. 活络效灵丹治疗慢性浅表性胃炎 100 例[J]. 湖南中医杂志,2005,21(5):45.

[2] 周国立,高建军. 活络效灵丹治疗糖尿病周围神经病变 47 例[J]. 四川中医,2005,23(10):67.

[3] 黄正扬,何建业. 活络效灵丹治疗术后肠粘连 36 例[J]. 四川中医,2007,25(3):68.

[4] 肖先莉. 活络效灵丹加味治疗原发性痛经 39 例[J]. 四川中医,2005,23(7):81.

[5] 刘宏丽,徐金秀. 活络效灵丹加味治疗盆腔炎 150 例[J]. 陕西中医,2004,25(11):978.

[6] 袁震东. 活络效灵丹加味治疗子宫肌瘤 29 例[J]. 陕西中医,1997,18(11):508.

[7] 贾美华. 加味活络效灵丹治疗经行吐衄 30 例[J]. 上海中医药杂志,1989,(6):26.

[8] 罗亦戎. 中药灌肠治疗慢性前列腺炎 84 例[J]. 北京中医杂志,1992,(6):25.

[9] 陈宗治. 四虫活络效灵丹治疗男扎术后精索肉芽肿 40 例[J]. 浙江中医杂志,1987,22(5):205.

[10] 陈敏,余景仁,韩学舜. 活络效灵丹加味方治疗输精管结扎术后痛性结节 58 例疗效观察[J]. 安徽中医学院学报,2006,25(2):9-10.

[11] 杨付明,郜红利,刘哨斌. 活络效灵丹加味治疗腰腿痛 58 例[J]. 陕西中医,2005,26(12):1301-1302.

[12] 王仁群. 活络效灵丹治疗坐骨神经痛 61 例[J]. 四川中医,1993,11(9):23.

[13] 王仁群. 活络效灵丹加味治疗颈椎病 50 例[J]. 湖北中医杂志,1993,15(5):14.

[14] 蒋其学. 加味活络效灵丹治疗肋间神经痛[J]. 浙江中医杂志,1965,(12):18.

[15] 武凤义. 活络效灵丹加味治疗血栓闭塞性脉管炎 17 例观察[J]. 河北中医,1990,12(1):47.

[16] 徐斯科. 加味活络效灵丹治疗泰齐氏病 48 例[J]. 浙江中医杂志,1993,28(8):349.

[17] 李国忠. 活络效灵丹治疗足跟痛 60 例[J]. 浙江中医杂志,1993,28(8):349.

[18] 王大安,周小青,刘建新,等. 活血化瘀类方对急性心肌缺血作用差异的实验研究[J]. 中华现代中西医杂志,2003,1(10):865-867.

[19] 孙德舜,李忠娈,王小鹤,等. 活络效灵丹加味对兔肢体缺血再灌注损伤的影响[J]. 中国骨伤,2005,18(11):677-679.

丹 参 饮

(《时方歌括》卷下)

【组成】丹参一两(30g) 檀香 砂仁各一钱(各 3g)

【用法】水一杯半,煎至七分服。

【功用】活血祛瘀,行气止痛。

【主治】气滞血瘀证。心胃诸痛,痛有定处,以刺痛为主,舌质黯红,脉弦。

【病机分析】胃脘疼痛一症,初起多为气结在经,久病则为血滞在络。气为血帅,血为气母。若气机郁滞,障碍血行,血行失畅,脉络受阻,每呈气滞血瘀证。瘀血阻于心包络,故心痛难忍;阻于胃腑络脉,故胃痛不适。疼痛固定,以刺痛为主,伴见舌黯、脉弦,是瘀血甚于气滞之征。

【配伍意义】本方为气滞血瘀之心胃疼痛而设,治宜活血祛瘀,行气止痛。方中丹参味苦而性微寒,"养血活血,生新血,行宿血……,此心脾肝肾血分之药"(《景岳全书·本草正》卷 48),故"主心腹邪气"(《神农本草经》卷 1)而"去心腹痼疾"(《名医别录》),重用为君,取其活血化瘀止痛而不伤气血。血之运行,有赖气之推动,气有一息不运,则血有一息不行。所以,方中又配辛温芬芳之檀香、砂仁行气止痛,为臣药。三药合用,使气血通畅而疼痛自止。

本方活血药与行气药用量之比为 5:1,因而体现了气血并治,重在化瘀;寒热共用,药性偏寒的配伍特点。临床运用,尤宜于心胃疼痛而偏瘀偏热者。

【临床运用】

1. 证治要点 本方药性平和,是治疗气滞血瘀心胃疼痛的基础方。临床应用,以心胃诸痛,舌质黯红,脉弦为证治要点。

2. 加减法 若胃脘胀痛,痛及两胁,嗳气呕恶,舌质黯红,是肝郁血滞,胃气上逆之征,宜与四逆散、金铃子散合用,并酌加代赭石、旋覆花等,以疏肝止痛,和胃降逆;若见胸闷憋气,心胸刺痛,痛引肩背,气短,是气滞血瘀之胸痹证,宜加赤芍、川芎、红花、生山楂、枳实等,以加强活血行气止痛之力。

3. 现代常用本方治疗慢性胃炎、胃及十二指肠溃疡、胃神经官能症、肝炎、胆囊炎以及冠心病、心绞痛等,辨证属气滞血瘀者。

【使用注意】因丹参有活血作用,且用量较大,故出血性疾病慎用本方。

【源流发展】本方为一首化瘀行气止痛之良方,出自《时方歌括》卷下,主治"心痛,胃脘诸痛"。现代医家据其丹参、檀香善走肝经,砂仁专入脾胃,常以此加味治疗上腹部疼痛性疾病,如胃炎、胃溃疡、肝炎、胆囊炎等。另外,丹参善入心及心包经,药理研究证实其有较好的扩张冠状动脉、降低血液黏稠度、抗血液凝固等作用,故亦多以本方配伍活血药,治疗冠心病属心脉瘀阻者,如冠心Ⅱ号(北京地区防治冠心病协作组方),即本方去砂仁,加赤芍、红花、川芎组成。

【疑难阐释】

1. 关于本方方源 方剂学统编教材2版、4版谓本方出自《医宗金鉴》,5版、6版则谓源于《时方歌括》,而《中药大辞典》又云其出自《医学金针》。查《医宗金鉴》无此方,考《时方歌括》成书于1801年;《医学金针》成书于1878年,后者迟前者77年,故本方方源应以《时方歌括》为是。

2. 关于本方归类 历版方剂学教材,对本方的归类略有分歧:2版教材将之列入理气剂中行气一节,广州中医学院主编《方剂学》(1974年版)将之作为附方列入行气剂金铃子散之后;4、5、6版教材则归类于理血剂中活血祛瘀一节。本方以活血之丹参与行气之檀香、砂仁组成,其中活血药是行气药的5倍,功用以化瘀为主,理当归入活血祛瘀剂。

【方论选录】

1. 秦伯未:"本方原治气瘀郁结的心胃痛,我用于胁痛入络,影响肠胃,效果亦佳。取其丹参和血,檀香调气,砂仁和中,痛剧者可酌入郁金、乳香。"(《谦斋医学讲稿》)

2. 朱良春,等:"丹参活血祛瘀,可治血瘀腹痛、月经不调;檀香、砂仁理气温中,疏通气滞,檀香尤能治气滞脘腹作痛。正因三药相协,能调气和血,使气血运行通畅,临床不但用它治疗心腹、胃脘气痛,还常用它治疗气滞血瘀的痛经以及肝肿大而胁肋疼痛的证候。"(《汤头歌诀详解》)

3. 李飞,等:"本方主治血瘀气滞所致心胃诸痛,其配伍特点,是重用丹参活血祛瘀,少佐檀香、砂仁行气止痛,其中活血与行气的配比为五比一,说明是一首活血祛瘀为主兼行气止痛的有效方剂。方以"丹参"为名,盖丹参一药具活血止痛之功,作用比较全面,为活血祛瘀药中不可多得之佳品。由于丹参性微寒,用量较大,故原书方后云:'治心胃诸痛,服热药而不效者宜之。'可见,本方临床使用以心胃诸痛偏瘀偏热者为宜。"(《中医历代方论选》)

4. 陈潮祖:"心胃疼痛是本方主证,根据脏腑辨证,病在心经包络或在中焦胃腑。究其疼痛之机,则因血瘀气滞湿阻使然。血行脉内,最忌瘀阻,何处脉络不通,何处即呈疼痛。如果血行不利,心之包络受阻,即呈心痛难忍;阻于胃腑,即呈胃痛不适。此证除应归咎血瘀以外,气郁湿阻亦是引起疼痛的原因之一。

因瘀致痛,法当活血祛瘀,本方重用丹参,直走血分,活血祛瘀,通其脉络。查自《吴普本草》以降,即将本品治疗脘腹疼痛,尤擅治疗心包疾病,故《本草求真》谓:'书载能入心包络破瘀一语,已尽丹参功效矣。'此证尚有气郁津凝的病理存在,所以方中配伍擅散冷气而降结滞的檀香,擅醒脾气而能化湿的砂仁,三药同用,体现以化瘀为主,理气化湿为辅的配方法度。"(《中医治法与方剂》)

【评议】此为"一首活血祛瘀为主兼行气止痛的有效方剂",李氏之论高度概括了丹参饮的功用,可谓言简意赅,切中肯綮。陈氏认为本方证病机乃"血瘀气滞湿阻使然",并从活血调气化湿的立法原则论证其配伍意义,别开生面,令人深思。秦氏用丹参饮治血瘀气滞的"胁痛",朱氏提出治"痛经以及肝肿大而胁肋疼痛",是对本方应用的发展,值得临床参考。

【验案举例】

1. 胃痛 《福建中医药》(1962,5:18):某女,21岁,干部。胃脘剧痛,呕吐频作,不能饮食,食则痛甚,脉紧,体温37℃。诊断:饮食积聚,肝郁胃痛。处方:萹蓄五钱,丹参三钱,砂仁一钱五分,檀香一钱五分,木香一钱,川楝三钱,延胡二钱,瓜络一钱五分,乌药二钱。服1剂,痛即减轻,续服4剂而愈。

按语:胃脘剧痛,脉紧,是肝气不舒,横逆犯胃,气血郁滞,不通则痛之征;食则痛甚,呕吐频作,是胃气上逆,胃不纳谷之候。方以丹参饮合金铃子散,加木香、乌药行气疏肝,活血止痛;丝瓜络通络止痛;重用萹蓄,取其治"郁气"(《滇南本草》卷1)及"霍乱吐利"(《食医心镜》)之功。

2. 高血脂症 《新疆中医药》(1992,2:23):某男,46岁,干部。因眩晕于1989年4月1日来诊。症见眩晕,头痛,胸闷,气短,失眠,舌面有瘀点,脉弦。检查:身高169cm;体重82kg;血压150/95mmHg。化验:胆固醇245mg%,甘油三酯147mg%,β-脂蛋白735mg%。确诊为高血压、高血脂症,给以丹参饮加味:丹参20g,檀香6g,砂仁3g,首乌15g,山楂15g。日1剂。一月后复查:血压128/75mmHg,胆固醇190mg%,甘油三酯117mg%,β-脂蛋白645mg%,血压及三项指标均有下降。

按语:高脂血症多由饮食偏嗜,过食肥甘,致使脂凝湿聚。膏脂湿浊阻滞,久则影响血液运行,血行不利必成瘀,瘀湿互结,又使气行不畅,故呈血瘀气滞湿阻之证。治用丹参饮活血理气,化湿行津;加首乌益精养血以除眩,山楂和胃运脾以化浊。五药合用,血行气畅,脂消浊化,诸症悉平。现代药理研究证实,丹参、首乌、山楂等皆有降脂降压作用。

【临床报道】

1. 心律不齐 以丹参饮合瓜蒌薤白桂枝汤加党参为主方,气虚加北芪;血虚加川芎、当归;阴虚加萸肉;阳虚加熟附子;痰湿重加法半夏、熟天南星、菖蒲;血瘀加桃仁、红花;疼痛甚者加香附子、五灵脂、延胡索、降香;风寒诱发者合麻黄附子细辛汤或加苏叶;睡眠差者加熟枣仁、百合、苏叶。治疗器质性或非器质性病变引起的各种类型的心律不齐30例,其中有高血压史6例,慢性支气管炎、肺气肿、肺心病7例;频发室性期前收缩5例,频发房性期前收缩3例,窦性心动过缓4例,窦性心动过速并Ⅰ度房室传导阻滞2例,完全性房室传导阻滞3例,"风心病"二狭二闭并心房颤动合并肺感染1例;心肌劳损6例中并有左心室高电压2例,陈旧性心肌梗死(前间壁+前壁)1例。中医辨证属心阳虚者16例;心气虚者12例;阴阳两虚2例。其中夹痰湿者13例;夹瘀者7例;有明显寒象者3例。结果:临床治愈(心率、心电图恢复正常,临床症状消失,工作、生活如常,1年以上无复发)6例;显效(心率恢复正常,心电图部分恢复正常,临床症状明显改善或消失3项以上,生活自理,能应付一般工作,半年以上无复发)16例;有效(心电图无改变,临床症状消失2项以上,生活能自理,但未能工作)4例;无效(心率、心电图无改善,症状改善不明显或改善2项以下)4例,总有效率为86.6%[1]。

2. **高脂血症** 观察30例高脂血症患者在服用加减丹参饮(丹参、檀香、砂仁、山楂、首乌,1个月为1疗程)前后胆固醇、甘油三酯和β-脂蛋白三项血脂指标的变化。结果显示:三项指标治疗前后差别均有高度显著性($P<0.01$)[2]。

3. **慢性胃炎** 以加味丹参饮为主方从瘀论治慢性胃炎42例,并与对照组作对比。治疗组中有浅表性胃炎18例,糜烂性胃炎17例,萎缩性胃炎7例;对照组17例中相应病型例数分别为8、7、2例。治疗组以丹参15g,檀香3g,砂仁3g,生蒲黄15g,醋延胡索10g,蒲公英20g为基本方随证加减,3个月为1疗程;对照组应用西医常规治疗,疗程同治疗组。结果:治疗组痊愈(临床症状消失,胃镜及病理活检胃黏膜恢复正常)20例,其中浅表性胃炎10例,糜烂性胃炎8例,萎缩性胃炎2例;好转(临床症状缓解,胃镜检查较前明显好转)22例,其中浅表性胃炎8例,糜烂性胃炎9例,萎缩性胃炎5例。对照组痊愈5例,其中浅表性胃炎4例,糜烂性胃炎1例;好转7例,其中浅表性胃炎3例,糜烂性胃炎4例;无效(临床症状及胃镜复查均无改善者)5例,其中浅表性胃炎1例,糜烂性胃炎2例,萎缩性胃炎2例。治疗组总有效率100%,对照组为70.59%,两组疗效比较有极显著性差异($P<0.01$)[3]。另有以本方(丹参15g,檀香9g,砂仁6g,川楝子15g,莪术9g,延胡索9g,佛手9g)为主,治疗慢性萎缩性胃炎102例。其中胃脘部疼痛101例,胀闷纳呆87例,嗳气82例,喜温喜按51例,口干30例,解黑便18例。经胃镜及病理活检,全部病例中胃窦部有红白相间花斑区或肠上皮化生者84例,占82.3%;胃黏膜糜烂或黏膜出血,占17.7%。结果:近期治愈(症状全部消失,半年内不复发,胃镜基本正常或好转)18例,显效(主要症状基本消除,半年不复发,胃镜好转)54例,好转(主要症状基本消除,半年内曾有发作,但疼痛程度减轻,持续时间缩短,胃镜无明显改变)26例,无效(主要症状无变化,胃镜无改变)4例[4]。

4. **消化性溃疡** 以百合乌药汤合丹参饮加味,对90例消化性溃疡患者进行治疗,持续治疗3~5周。结果:治愈60例,好转20例,无效10例,有效率88.8%[5]。

5. **糖尿病胃轻瘫** 以丹参饮加味治疗糖尿病胃轻瘫30例,并设对照组30例。两组患者均给予糖尿病饮食及运动疗法,皮下注射胰岛素或口服降糖药。治疗组在此基础上用中药丹参饮加味:丹参20g,檀香、砂仁、五灵脂、蒲黄各6g,牡丹皮、山楂、黄芪、党参10g。对照组用多潘立酮片10mg,每日3次,餐前口服。连续治疗1个月后评定疗效。结果:治疗组显效12例,有效15例,无效3例,总有效率为90%;对照组,显效6例,有效12例,无效12例,总有效率为60%,两组比较有差异显著性($P<0.01$)[6]。

【实验研究】

1. **对心血管系统的影响** 实验研究发现,丹参饮能扩张家兔的冠状动脉,使冠脉流量增加,还能扩张周围血管,从而降低血压[7]。以结扎左冠状动脉前降支制备大鼠急性心肌缺血模型,以观察丹参饮对急性心肌缺血大鼠心电图的影响。结果显示:丹参饮各剂量组能显著减少1小时后的缺血性心电图中ST段异常上移,对大鼠急性心肌缺血有保护作用[8]。对结扎冠状动脉左前降支的方法复制的急性犬组织缺血模型,丹参饮能有效抑制心肌细胞的坏死及凋亡,可减轻组织损伤,对缺血组织有保护作用[9]。

2. 抗胃溃疡 观察丹参饮对乙酸所致大鼠胃溃疡的影响,结果发现,丹参饮能提高造模大鼠血清一氧化氮(NO)和血浆前列腺素 E_2(PGE_2)水平,还能增加溃疡底部的微血管数量,其中 7g/kg 丹参饮的疗效明显优于对照药物雷尼替丁($P<0.05$)[10]。

参 考 文 献

[1] 孔令森. 丹参饮合瓜蒌薤白桂枝汤加减治疗窦性心律不整 30 例报告[J]. 上海中医药杂志,1994,(9):37.

[2] 毛新宽. 丹参饮加味治疗高血脂血症 30 例临床观察[J]. 新疆中医药,1992,10(2):23.

[3] 赵锡忠. 加味丹参饮治疗慢性胃炎 42 例疗效观察[J]. 光明中医,1998,13(2):27.

[4] 赵汉鸣. 丹参饮加味方治疗慢性萎缩性胃炎 102 例[J]. 中医杂志,1986,27(4):20.

[5] 郑泉. 百合乌药汤合丹参饮加味治疗消化性溃疡 90 例[J]. 长春中医学院学报,2002,18(3):23.

[6] 金继先. 丹参饮加味治疗糖尿病胃轻瘫 30 例临床观察[J]. 中国中医药杂志,2004,2(12):557-558.

[7] 杨学义. 不同丹参制剂对家兔实验性心肌梗死的作用[J]. 中成药研究,1982,(11):27.

[8] 李然,范颖,刘立萍,等. 丹参饮对急性心肌缺血大鼠心电图的影响[J]. 中医药信息,2007,24(2):53-54.

[9] 王滔,王大安. 丹参饮应用于运动损伤性血瘀证治疗机理的实验研究[J]. 中医药学刊,2006,24(9):1646-1647.

[10] 柳丽,张洪泉. 丹参饮抗大鼠乙酸性胃溃疡的实验研究[J]. 中国中西医结合杂志,2005,25(6):32-35.

鳖 甲 煎 丸
(《金匮要略》)

【异名】疟母煎(《类证活人书》卷 17)。

【组成】鳖甲炙十二分(9g) 乌扇烧三分(22.5g) 黄芩三分(22.5g) 柴胡六分(45g) 鼠妇熬三分(22.5g) 干姜三分(22.5g) 大黄三分(22.5g) 芍药五分(37g) 桂枝三分(22.5g) 葶苈熬一分(7.5g) 石韦去毛三分(220g) 厚朴三分(22.5g) 牡丹去心五分(37g) 瞿麦二分(15g) 紫葳三分(22.5g) 半夏一分(7.5g) 人参一分(7.5g) 蟅虫熬五分(37g) 阿胶炙三分(22.5g) 蜂窠炙四分(30g) 赤硝十二分(90g) 蜣螂熬六分(45g) 桃仁二分(15g)

【用法】上为末,取煅灶下灰一斗,清酒一斛五斗,浸灰,候酒尽一半,着鳖甲于中,煮令泛烂如胶漆,绞取汁,内诸药,煎为丸,如梧桐子大。空心服七丸,日三服(现代用法:除硝石、鳖甲胶、阿胶外,其余 20 味烘干碎断,加黄酒 600g 拌匀,加盖封闭,隔水炖至酒尽药熟,干燥,与硝石等三味混合粉碎成细粉,炼蜜为丸,每丸重 3g。每次服 1~2 丸,日 2~3 次,(温开水送下)。

【功用】行气活血,祛湿化痰,软坚消癥。

【主治】疟母。疟疾日久不愈,结于胁下,按之有块,推之不移,腹中疼痛,肌肉消瘦,饮食减少,时有寒热。亦治癥瘕。

【病机分析】本方原治疟母结于胁下,今常以之治腹中癥瘕。疟母之成,每因疟疾久踞少阳,进而深伏经隧,以致气机运行不利,营血滞涩而成瘀,津液不布而成痰,于是疟邪"假血依痰"(《金匮要略论注》卷 4),聚而成形,留于胁下所致。有形之癥留于腹中,故腹中疼痛;

瘀血成癥,新血难生,形体失养,故肌肉消瘦;疟邪踞于少阳,少阳疏泄不利,木不疏土,运化失常,故饮食减少;疟邪与营卫相搏,正不胜邪则寒,正能胜邪则热,故寒热交作。癥瘕一病,亦属气血津液运行不利的气滞血瘀痰凝之证。

【配伍意义】有形癥瘕已成,依据《素问·至真要大论》"坚者削之,客者除之","结者散之,留者攻之"的原则,治当软坚消癥。本方证之癥块乃气血痰相搏而结,故消癥之法又宜行气活血,除湿化痰为主。方中鳖甲,既入肝络而搜血,善软坚散结而"主心腹癥瘕坚积"(《神农本草经》卷2),又能咸寒滋阴而养正;结得热则行,故用灶灰之温,清酒之热以制鳖甲,且二药尚有活血化积之功,三者混为一体,共奏活血化瘀,软坚消癥之效,是为君药。赤硝"破瘀血坚癥实痰"(《景岳全书·本草正》卷49);大黄攻积祛瘀;䗪虫、蜣螂、鼠妇、蜂窠、桃仁、紫葳(即凌霄花)破血逐瘀,这一组药立足于瘀血。半夏、乌扇(即射干)燥湿化痰,使痰湿从内而化;瞿麦、石韦、葶苈子利水渗湿,导痰湿从小便而去,这一组药立足于痰凝。厚朴、柴胡理气疏肝,调畅气机,这一组药立足于气滞。合同用之,则能调畅郁滞之气机,消除凝滞之瘀血,流通壅滞之痰湿,从而加强君药消癥之力,俱为臣药。湿为阴邪,非温不化;"血气者,喜温而恶寒,寒则泣不能流,温则消而去之"(《素问·调经论》),鉴于津液血液得热则行,得寒则凝的特点,用药宜温通,故用干姜、桂枝温经通脉,使痰瘀得温而行之。少阳主相火,疟邪踞于少阳,其气必郁,郁则相火内聚而为热,故于柴胡疏达少阳之气同时,伍黄芩以清泄胆热。此外,瘀血久羁,亦易化热,故以牡丹皮清热凉血,活血化瘀。疟疾日久不愈,可致正气日衰,且方中诸多攻坚消癥之品又易损伤正气,故以人参、阿胶、白芍补气养血,一则兼顾久病正虚,二则使全方攻邪而不伤正,以上均为佐药。综观全方,融行气、活血、除湿、攻下等多种消癥之法于一方,并以丸剂缓图,俾攻不伤正,祛邪于渐消缓散之中,收事半功倍之效。故王子接赞誉本方说:"《金匮》惟此方及薯蓣丸药品最多,皆治正虚邪着久而不去之病,非汇集气血之药攻补兼施,未易奏功也"(《绛雪园古方选注》卷中)。

本方药物虽似庞杂,然细绎则体现了寒热并用,攻补兼施,气血津液同治的配伍特点。诸法兼备,确为消癥之良剂也。

【类方比较】

1. 桂枝茯苓丸与鳖甲煎丸皆为消癥之剂,两方都用活血药和祛湿药而体现了活血祛湿之法。但前方由桃仁、桂枝、牡丹皮、芍药及茯苓组成,宜于瘀血夹湿之癥块,且因其药性平和,祛瘀消癥之力缓和,故原书用治妇女妊娠而有瘀血者。后人则将其作为缓消癥块的基础方。后方以鳖甲为君,配有众多的虫类破血药、攻下逐瘀药及行气、利湿化痰药,其祛瘀消癥之力强于前方,宜于血瘀气滞痰凝之癥块;此外,该方配有补气养血之品,则有祛瘀而不伤正之功,故尤宜于癥块的渐消缓散。

2. 大黄䗪虫丸与鳖甲煎丸都用众多的虫类破血药、攻下逐瘀药及滋阴养血药,皆属攻补兼施之剂而用于瘀血久积,正气已伤之虚实夹杂证。然大黄䗪虫丸以祛瘀之大黄、䗪虫为君药,且配伍峻猛之虻虫、水蛭,则祛瘀之力较强,其地黄用量独重,则滋阴血、润燥结之功亦佳,属祛瘀生新之方,故宜于五劳虚极,瘀血内留之干血劳。鳖甲煎丸以鳖甲为君,配伍活血、行气、除湿之品,其功效重在活血行气,祛湿化痰,软坚消癥,为消散癥块之良剂,故既治疟疾日久不愈形成的疟母,又治气郁血瘀痰滞形成的癥瘕。

【临床运用】

1. 证治要点 本方为消癥的要方。临床运用以胁下癖块,触之硬痛,推之不移,舌黯无华,脉弦细为证治要点。

2. 加减法　本方以祛邪为主，虽有扶正之品，但对久病体弱者，可与补益之剂结合使用，如配入黄芪、白术、熟地、当归等益气养血之品；疼痛较甚，加三七、延胡索、川芎以活血止痛；胀满甚，加三棱、莪术、香附、大腹皮以行气消胀；饮食不香，纳食难消，加山楂、神曲、鸡内金等以和胃消食。

3. 现代常用本方治疗肝硬化、肝脾肿大、肝癌、子宫肌瘤、卵巢囊肿等病，符合上述证治要点者。

【使用注意】本方长于消癥散结，但扶正之力不足，若癥结而正气虚甚者慎用。

【源流发展】本方载于《金匮要略》疟病篇，主治疟疾日久不愈，胁下癥瘕之疟母。方剂以滋阴软坚之鳖甲与行气、活血、除湿、化痰、补益等药组成，体现了行气逐瘀，化痰软坚之法，成为一首消癥散结的名方。其气血津液并调，邪正兼顾的用药思路，对后世影响很大，大凡治疟母、癥瘕的方剂，多宗本方的配伍思路。如《备急千金要方》卷4治女人小腹中积聚之鳖甲丸（鳖甲、桂心、蜂房、玄参、蜀椒、细辛、人参、苦参、丹参、沙参、吴茱萸、䗪虫、水蛭、干姜、牡丹、附子、皂荚、当归、芍药、甘草、防葵、蛴螬、虻虫、大黄）、《圣济总录》卷35治疟母之鳖肉煎丸（鳖肉、黄芩、柴胡、蜣螂、鼠妇、干姜、大黄、海藻、葶苈子、桂皮、牡丹皮、厚朴、紫菀、瞿麦、半夏、人参、大戟、䗪虫、射干、阿胶、桃仁、石韦、赤芍药、桑螵蛸）等。历代应用本方，尚有以下特点：①重视调畅气机：气机畅达，有助于血液、津液的运行故基于气行则血行，气行则津布的理论，去虫类活血药及利湿药，加入木香、陈皮、枳实等行气药物，用治癥瘕偏气滞者。如《太平圣惠方》卷48之鳖甲煎丸，以鳖甲、防葵、大黄、干漆、桂心、附子、川椒、桃仁、木香、枳实组成，"治积聚气久不消，心腹虚胀，不欲饮食"；《圣济总录》卷72之鳖甲丸，以鳖甲、木香、大黄、乌头、柴胡、槟榔、桂皮、京三棱、当归、甘草、朴硝、陈皮、厚朴组成，主治癥瘕气块。②突出扶正固本。本方长于祛邪，短于扶正，癥瘕而正虚明显者，单用久服则嫌攻邪有余，故去虫类破血之品，加黄芪、当归、白术等益气补血药物，方如《育婴秘诀》卷4之鳖甲饮，以鳖甲、黄芪、人参、当归、白术、白茯苓、川芎、白芍、甘草、陈皮、青皮、半夏曲、三棱、莪术、槟榔、厚朴、柴胡、生姜、大枣、乌梅组成，主治"疟久不愈，结为癥瘕"。③强调祛邪为主，却避其虫类破血峻药，虽无补益之品，亦寓祛瘀不伤正之意。如《医学纲目》卷6之疟母丸（鳖甲、青皮、香附、桃仁、红花、三棱、莪术、神曲、麦芽）、《脉因证治》卷1之疟母丸（鳖甲、三棱、莪术、神曲）等。

【疑难阐释】关于本方药物组成。仲景制方素以用药精简著称，而本方组成多达23味，故有的医家疑非仲景之方。近代发掘的《桂林古本伤寒杂病论》中所载鳖甲煎丸，仅由鳖甲、柴胡、黄芩、大黄、牡丹、䗪虫、阿胶7味药组成，与本方用药相距甚远。我们认为，二者孰是孰非，留待进一步考证。然从《金匮要略》所述疟母的病证分析，此癥瘕积聚结而不散，若非寒热痰湿与气血相搏结，则不足以成此痼疾；且从方测证，本方似较《桂林古本伤寒杂病论》的同名方剂，更能切中病情。

【方论选录】

1. 吴昆："方中灰酒，能消万物，盖灰从火化也；渍之以酒，取其善行。若鳖甲、鼠妇、䗪虫、蜣螂、蜂窠者皆善攻结而有小毒，以其为血气之属，用之以攻血气之凝结，同气相求，功成易耳！乃柴胡、厚朴、半夏，皆所以散结气；桂枝、丹皮、桃仁，皆所以破滞血；水谷之气结，则大黄、葶苈、石韦、瞿麦可以平之；寒热之气交，则干姜、黄芩可以调之；人参者，所以固元于克伐之场；阿胶、芍药者，所以养阴于峻厉之队也。乌扇、赤消、紫葳，亦皆攻顽散结之品。"（《医方考》卷2）

2. 徐彬:"药用鳖甲煎者,鳖甲入肝除邪养正,合煅灶灰所浸酒去瘕,故以为君。小柴胡、桂枝汤、大承气汤为三阳主药,故以为臣,但甘草嫌柔缓而减药力,枳实嫌破气而直下,故去之。外加干姜、阿胶,助人参、白术养正为佐。瘕必假血依痰,故以四虫、桃仁合半夏消血化痰。凡积必由气结,气利则积消,故以乌扇、葶苈利肺气,合石膏、瞿麦清气热,而化气散结。血因邪聚则热,故以牡丹、紫葳去血中伏火,膈中实热为使。"(《金匮要略论注》卷4)

3. 尤怡:"天气十五日一更,人之气亦十五日一更,气更则邪当解也。否则三十日天人之气再更,而邪自不能留矣。设更不愈,其邪必假血依痰,结为癥瘕,僻处胁下,将成负固不服之势,故宜急治。鳖甲煎丸,行气逐血之药颇多,而不嫌其峻;一日三服,不嫌其急,所谓乘其未集而击之也。"(《金匮要略心典》卷上)

4. 王子接:"鳖甲煎丸都用异类灵动之物,若水陆,若飞潜,升者降者走者伏者咸备焉。但恐诸虫扰乱神明,取鳖甲为君守之,其泄厥阴破癥瘕之功,有非草木所能比者。阿胶达表息风,鳖甲入里守神,蜣螂动而性升,蜂房毒可引下,䗪虫破血,鼠妇走气,葶苈泄气闭,大黄泄血闭,赤消软坚,桃仁破结,乌扇降厥阴相火,紫葳破厥阴血结,干姜和阳退寒,黄芩和阴退热,和表里则有柴胡、桂枝,调营卫则有人参、白芍,厚朴达原劫去其邪,丹皮入阴提出其热,石韦开上焦之水,瞿麦涤下焦之水,半夏和胃而通阴阳,灶灰性温走气,清酒性暖走血。统而论之,不越厥阴、阳明二经之药,故久疟邪去营卫而着脏腑者,即非疟母亦可借以截之。按《金匮》惟此丸及薯蓣丸药品最多,皆治正虚邪着久而不去之病,非汇集气血之药攻补兼施,未易奏功也。"(《绛雪园古方选注》卷中)

5. 张秉成:"方中寒热并用,攻补兼施,化痰行血,无所不备,而又以虫蚁善走入络之品,搜剔其蕴结之邪。柴、桂领之出表,硝、黄导之降里。煅灶下灰、清酒助脾胃而温运,鳖甲入肝络而搜邪。空心服七丸,日三服者,取其缓以化之耳。"(《成方便读》卷4)

【评议】诸家均认为鳖甲煎丸所治疟母,乃寒热气血痰湿相搏而结,亦都从调寒热、行气血、除痰湿的立法来分析方中药物作用,其配伍意义论述详尽中肯者,当推吴氏。王氏之"异类灵动之物","泄厥阴破癥瘕之功,有非草木所能比者",一语中的,点明了本方遣用众多虫类药之义;然其方中药物"不越厥阴、阳明二经之药,故久疟邪去营卫而着脏腑者,即非疟母亦可借以截之"的观点,似有可议之处。古有疟不离少阳之说,本方虽有柴胡、黄芩、桂枝等和解少阳,透邪清热之品,但其功效长于行气活血、化瘀软坚,是消癥之剂,而非截疟之方。张氏谓:方中"寒热并用,攻补兼施,化痰行血,无所不备",概括本方配伍特点,可谓言简意明。

【验案举例】

1. 久疟 《张聿青医案》卷3:沈左,久疟屡止屡发,刻虽止住,而食入不舒,左胁下按之板滞,胃钝少纳。脉濡,苔白质腻,脾胃气弱,余邪结聚肝络。拟和中运脾疏络。于潜术二钱(炒)、陈皮一钱、川朴一钱、制半夏一钱五分、沉香曲一钱五分、焦查炭三钱、茯苓一钱、炒竹茹一钱、鳖甲煎丸一钱五分,开水先服。

2. 疟母 《经方发挥》:某妇,52岁。脾肿大4~5年,5年前曾患定期发寒热,经县医院诊断为疟疾,运用各种抗疟疗法治疗症状缓解,而遗留经常发低热。半年后,经医生检查,发现脾脏肿大2~3cm,给予各种对证疗法,效果不佳,脾脏继续肿大。近一年来逐渐消瘦,贫血,不规则发热,腹胀如釜,胀痛绵绵,午后更甚,饮食不振,消化迟滞,胸满气促,脾大至肋下10cm,肝未触及,下肢浮肿,脉数而弱,舌胖有齿印。据此脉证属《金匮》所载之疟母,试以鳖甲煎丸治之。鳖甲120g,黄芩30g,柴胡60g,地虱30g,干姜30g,大黄30g,芍药45g,桂枝

30g，葶苈 15g，厚朴 30g，丹皮 45g，瞿麦 15g，凌霄花 30g，半夏 15g，人参 15g，䗪虫 60g，阿胶 30g，蜂房(炙)45g，芒硝 90g，蜣螂 60g，桃仁 15g，射干 20g。以上诸药，蜜制为丸，每丸重 10g，日服 2 丸。服完 1 剂后，各种症状有不同程度的好转，下肢浮肿消失。此后又服 1 剂，诸证悉平，脾脏继续缩小，至肋下有 6 厘米，各种自觉症状均消失，故不足为患，遂停药，自己调养。

3. 肝硬化 《光明中医》(1989,2:9)：张某，"早期肝硬化"待诊。患者面色黧黑，左右两胁肝脾痛如锥刺，日轻夜重，小便色黄，大便尚可，惟饮食不馨，食后每见腹中夯胀为甚。切其脉弦，舌质紫暗，苔则白润。余辨此证为肝脾血络瘀滞。肝不疏泄，脾不运化，而气血凝滞，则三焦为之不利。处方：柴胡 12g，黄芩 6g，半夏 10g，生姜 10g，党参 6g，炙甘草 6g，大枣 7 枚，桂枝 10g，赤芍 10g，鳖甲 30g，生牡蛎 30g，红花 10g，茜草 10g，䗪虫 10g，蜣螂 10g，射干 10g，紫葳 10g，石韦 12g，瞿麦 12g。患者问余服药见效的时间，余曰：服此方 15 剂为一疗程，而汝之病证已入血分，大约在服六十剂后(为四个疗程)，可望病减而肝脾之痛得瘳。患者按所嘱服药，两月后，面色变白，精神有增，肝脾之痛消失，而且胃开能食，腹胀不发，体力转佳。

按语：案 1 系脾胃气弱，湿阻食滞，余邪结聚肝络，故方以四君子汤、楂曲平胃散健脾和胃，鳖甲丸软坚散结。案 2 为典型之疟母，患者不仅气郁血瘀，湿滞之证较重，且伴瘀热与虚热之征，而鳖甲煎丸之行气活血，化湿利湿，凉血清热之功，切中病机，故投药获效。案 3 为脾虚肝郁，湿滞血瘀，阻于胁下，故用鳖甲煎丸行气活血，化痰软坚。以红花、茜草、赤芍易大黄、朴硝、鼠妇、蜂窠等药，因嫌其峻猛；以大枣、甘草易阿胶，虑其滋腻；以生姜易干姜，避其温燥；加牡蛎增其软坚散结之力。

【临床报道】

1. 血吸虫病肝脾肿大、肝纤维化 20 世纪 50 年代，陈氏运用本方治疗晚期血吸虫肝病肝脾肿大患者 251 例，每日服药 2 次，每次 9g，逐渐增至 15g 为止，总剂量一般达到 720～1080g。最短以 1 个月为 1 疗程，多则 45 天。结果：所有患者肝脾均有不同程度软化和缩小，有效率为 100%，部分伴有高度腹水的患者，先给予子龙散消除腹水，而后再服用本方，大部分疗效巩固达到 80%，其中愈后能恢复全劳动力者 78 例，占 30%，恢复半劳动力者 111 例，占 45%，稍有好转者(虽不能直接参加生产，但能照顾家中日常事务)62 例，占 25%[1]。李氏应用本方配合阿魏消痞丸治疗本病 41 例，治疗后患者一般症状及体征均有明显改善，有效率达 80% 以上，为锑剂治疗创造了条件[2]。方氏以鳖甲煎丸合乌鸡白凤丸治疗慢性血吸虫病肝纤维化 46 例。全部病例乙肝均为阴性，均经 B 超、CT 提示早期肝硬化。全部患者均口服鳖甲煎丸，每次 4g，每日 3 次；同时服用同仁堂乌鸡白凤丸，每次 1 丸，每日 2 次。3 个月为 1 疗程。有其他兼症者对症治疗。结果：显效(临床症状消失，肝功能恢复正常)39 例，有效(临床症状明显好转；AKP、γ-GT 正常，A/G 比值增高)7 例[3]。

2. 肝硬化 将肝纤维化血清学指标明显异常的慢性肝炎患者 80 例随机分为 2 组，每组各 40 例。治疗组用鳖甲煎丸治疗；对照组用丹参注射液、强力宁注射液治疗，疗程均为 3 个月。观察 2 组治疗前后肝纤维化血清学指标透明质酸(HA)、Ⅲ型前胶原肽(PCⅢ)及层粘连蛋白(LN)及鳖甲煎丸组肝脏组织病理学变化。结果：治疗后鳖甲煎丸组 HA、PCⅢ、LN 水平较治疗前显著下降，治疗前后比较，差异有非常显著性意义($P<0.01$)；治疗组与对照组治疗后比较，差异有显著性或非常显著性意义($P<0.05,P<0.01$)。鳖甲煎丸组治疗后肝脏组织病理学显示肝纤维化组织增生程度显著减轻。认为鳖甲煎丸具有较好的抗肝纤

维化作用[4]。刘氏等以鳖甲煎丸治疗早期肝硬化 30 例,一次 3g,每天 3 次,30 天为 1 疗程。第 1 个疗程服完后,第 2 个疗程配合促肝细胞生长素 100mg 加入 10％葡萄糖 250ml 静脉滴注,每天 1 次,连用 1 个月。继续服用鳖甲煎丸。服药疗程最长者 6 个月,最短 3 个月。结果:显效(主要症状消失,肝功能恢复正常,肝 B 超检查基本正常,脾较前回缩)20 例,占66.7％;有效(主要症状消失,肝功能基本正常,肝脾较前回缩)7 例,占 23.3％;无效(仍有乏力、腹胀等症状,肝功能不稳定,明显脾大)3 例,占 10.0％;总有效率 90％[5]。

3. 肝硬化腹水　本方减鼠妇、紫葳、赤硝、蜣螂,加黄芪、当归、茯苓、丹参,炼蜜为丸,每粒 6g,日 3 服,每次 1 丸,与汤药同服或温开水送下,治疗肝硬化腹水 30 例。结果:临床治愈(腹水消失,肝脾回缩变软或稳定不变,症状全部或部分消除,肝功能复常,能完成一般工作,停药半年未复发者)11 例;显效(腹水消失,肝脾稳定未变,主症消除,肝功能明显改善,体力恢复较好,或虽达到临床治愈,但半年内复发者)7 例;有效(腹水无明消退,症状、肝功能均有改善者)7 例,无效(治疗 1 个月症状、体征及肝功能均无改变或恶化、死亡者)5 例[6]。

4. 肝硬化门静脉高压症　鳖甲煎丸治疗肝硬化门静脉高压患者 18 例,每次 3g,1 日 3次,连服 1 个月;对照组 15 例,用普萘洛尔 10～20mg,每日 3 次,连服 1 个月。测量门静脉内径和门静脉血流速度,并计算门静脉血流量。结果:鳖甲煎丸组肝硬化门静脉血流动力学的影响与治疗前相比有显著性差异($P<0.05$),与普萘洛尔组相比,门静脉内径无明显差异,但门静脉血流速度及门静脉血流量有明显差异($P<0.05$)。提示本方为治疗肝硬化门静脉高压症的有效药物[7]。

5. 心绞痛　鳖甲煎丸治疗气滞血瘀型心绞痛 38 例,每次 3g,每日 3 次,15 天为 1 疗程,治疗 2 疗程,必要时给予硝酸甘油含化。在治疗期间,所选择病例均停用其他治疗冠心病心绞痛药物。结果临床症状改善情况为:显效(心绞痛发作次数、硝酸甘油日耗量较治疗前减少 80％以上)26 例,有效(心绞痛发作次数、硝酸甘油日耗量减少 50～80％)9 例,无效(心绞痛发作次数、硝酸甘油日耗量减少不到 50％)3 例,总有效率为 92.1％[8]。

6. 高脂血症　采用鳖甲煎丸治疗气滞血瘀型高脂血症 18 例,按照卫生部《中药新药治疗高脂血症的临床研究指导原则》实验室检查疗效判定标准。结果:临床控制(各项实验室检查恢复正常)6 例,显效(TG 下降≥40％,TC 降≥20％,HDL-C 上升>0.26mmol/L,LDL 下降≥20％)7 例,有效(TG 下降≥20％～40％,TC 下降≥10％～20％,HDL-C 上升≥0.104～0.26mmol/L,LDL 下降≥10％～20％)4 例,无效(未达到上述有效标准者)1例,总有效率 94.44％[9]。

【实验研究】

1. 抗肝纤维化　应用 CCl_4 复制大鼠纤维化模型,以观察鳖甲煎丸对肝纤维化大鼠肝胶原蛋白和尿羟脯氨酸排泄量的影响。结果显示,鳖甲煎丸能减少肝硬化的大鼠的肝胶原纤维和胶原蛋白含量,同时能使肝硬化大鼠尿羟脯氨酸排泄量显著增加,表明其有促进胶原纤维降解的作用,能使已形成的肝胶原重吸收[10]。贺氏等采用复合因素建立肝纤维化大鼠模型,用免疫组化方法观察鳖甲煎丸对肝纤维化大鼠肝组织对结缔组织生长因子(CTGF)表达的影响。结果显示,鳖甲煎丸能明显抑制大鼠肝纤维化组织 CTGF 的表达,认为这可能为其抗肝纤维化作用的分子机制之一[11]。

2. 抗肾纤维化　采用 UUO 方法复制大鼠的肾间质纤维化模型,给予鳖甲煎丸治疗后观察肾上腺髓质素(ADM)在结扎单侧输尿管的大鼠肾脏中的表达。结果显示,鳖甲煎丸可以增加肾组织中的 ADM 的含量,上调 ADM 在蛋白及基因水平的表达,证实其有拮抗肾脏硬化的作用[12]。范氏应用细胞培养技术,进行人肾小球系膜细胞(HMC)培养,以探讨鳖甲煎丸对人肾小球系膜细胞(HMC)和人增殖及细胞外基质(ECM)不同成分的抑制作用。结果显示鳖甲煎丸能够抑制系膜细胞的增殖,抑制肾小球系膜基质内中层黏连蛋白(LN)及 IV 型胶原(Col-IV)的表达,减少 ECM 的积聚,这可能是其防治肾小球疾病,延缓肾小球硬化的部分作用机制[13]。

3. 抗肿瘤 张氏等设鳖甲煎丸高、低剂量组,分别对肝癌细胞株 H_{22} 荷瘤小鼠连续灌胃 15 天,测其抑瘤率及胸腺指数、脾指数。结果显示:鳖甲煎丸高剂量组(12g/kg)抑瘤率达到 31.8%,治疗后瘤重明显低于阴性对照组,体重、胸腺指数、脾指数情况明显优于环磷酰胺对照组[14]。此外,鳖甲煎丸还能显著抑制 S_{180} 肿瘤的生长[10]。陈氏以 H_{22} 荷瘤小鼠为对象,环磷酰胺为阳性对照药,来观察鳖甲煎丸对微血管计数(MDC)、血管内皮生长因子(VEGF)、增殖细胞核抗原(PCNA)免疫组化表达情况,探讨鳖甲煎丸对肿瘤血管的影响。结果证实鳖甲煎丸抑制肿瘤生长的机制,与抑制荷瘤小鼠肿瘤的血管生成及抑制肿瘤 VEGF、PCNA 的表达有关[15]。

4. 抗粥样动脉硬化 大鼠高脂饲料喂养 8 周后,测定血清甘油三酯(TG)、总胆固醇(TC)、低密度脂蛋白胆固醇(LDL-C)、高密度脂蛋白胆固醇(HDL-C)、丙二醛(MDA)含量及超氧化物歧化酶(SOD)活性;测定血清一氧化氮(NO)和内皮素(ET);并进行病理学检查。结果:与模型组比较,鳖甲煎丸组大鼠血清 TG、TC、LDL、MDA 含量明显降低,而 SOD 活性增高;HDL-C 升高。鳖甲煎丸组血清 NO 较模型组明显升高、ET 明显降低。在一定程度上减轻动脉粥样硬化程度[16]。

参 考 文 献

[1] 陈世伦. 鳖甲煎丸治疗 251 例晚期血吸虫病肝脾肿大疗效观察[J]. 江西中医药,1959,(6):6.

[2] 李志凌. 金匮鳖甲煎丸配合阿魏消痞丸治疗晚期血吸虫病肝脾肿大 41 例疗效观察[J]. 浙江中医杂志,1957,2(4):153.

[3] 方焱明. 鳖甲煎丸合乌鸡白凤丸治疗慢性血吸虫病肝纤维化 46 例[J]. 时珍国医国药,2004,15(12):846.

[4] 赵治友,姚真敏,钟庆平,等. 鳖甲煎丸对慢性肝病肝纤维化治疗作用的临床研究[J]. 新中医,2005,37(4):29-30.

[5] 刘瑞华,姜维苓. 鳖甲煎丸治疗早期肝硬化 30 例[J]. 山东中医杂志,2001,20(10):605.

[6] 黄骏. 加减鳖甲煎丸为主治疗肝硬化腹水 30 例[J]. 新中医,1992,24(7):23.

[7] 万培祥. 鳖甲煎丸对肝硬化门脉血流动力学的影响[J]. 南京中医药大学学报,1999,15(2):125.

[8] 金先红. 鳖甲煎丸治疗气滞血瘀型心绞痛 38 例[J]. 陕西中医,2003,24(6):516-517.

[9] 丁宇炜,徐瑛. 中医分型治疗高脂血症 45 例观察[J]. 内蒙古中医药,2003,(4):1.

[10] 曾凡波,晏菊姣,万波,等. 鳖甲煎丸药理学研究[J]. 中成药,2002,24(7):529-532.

[11] 贺松其,文彬,陈育尧,等. 鳖甲煎丸对肝纤维化模型大鼠结缔组织生长因子的影响[J]. 辽宁中医杂志,2005,32(12):1334-1335.

[12] 韩琳,陈志强,许庆友,等. 鳖甲煎丸对肾间质纤维化实验大鼠肾上腺髓质素表达的影响[J]. 中成药,2007,29(5):774-775.

[13] 范焕芳,陈志强,张雪娟,等. 鳖甲煎丸对人肾小球系膜细胞增殖及细胞外基质表达的影响[J]. 中成药,2007,29(2):183-186.

[14] 张绪慧,陈达理,罗荣城. 鳖甲煎丸对荷瘤小鼠抑瘤作用及其对胸腺、脾指数影响的实验研究

[J].江苏中医药,2006,27(9):72-73.

　　[15] 陈达理,张绪慧.鳖甲煎丸抗肿瘤血管生成的实验研究[J].浙江中医杂志,2004,(12):535-537.

　　[16] 王贵娟,司秋菊,张艳慧,等.鳖甲煎丸抗动脉粥样硬化作用研究[J].中药药理与临床,2009,25(1):7-8.

大黄䗪虫丸
(《金匮要略》)

【异名】妇科大黄䗪虫丸(《饲鹤亭集方》)。

【组成】大黄蒸十分(75g)　黄芩二两(60g)　甘草三两(90g)　桃仁一升(60g)　杏仁一升(60g)　芍药四两(120g)　干地黄十两(300g)　干漆一两(30g)　虻虫一升(60g)　水蛭百枚(60g)　蛴螬一升(60g)　䗪虫半升(30g)

【用法】上十二味,末之,炼蜜为丸如小豆大,酒饮服五丸,日三服(现代用法:将蛴螬另串;桃仁、杏仁另研成泥。其余9味共研为细粉,过罗,与桃仁等同混合均匀,共为细粉。炼蜜为丸,每粒3g,蜡皮封固。每服一丸,温开水或酒送服)。

【功用】祛瘀生新。

【主治】五劳虚极,内有干血证。形体羸瘦,腹满不能饮食,肌肤甲错,两目黯黑,舌紫或有瘀点,脉沉涩。亦治妇女经闭,腹中有块,或胁下癥瘕刺痛。

【病机分析】本方原治"五劳虚极羸瘦"。《素问·宣明五气篇》说:"久视伤血,久卧伤气,久坐伤肉,久立伤骨,久行伤筋,是谓五劳所伤。"本方所治之证,乃由五劳虚极,经络营卫气伤,血脉凝涩,日久结成"干血"(久瘀)所致。干血内阻,影响新血的生成;瘀郁化热,亦能灼伤阴血。阴血内伤,时久肌肤失养而成甲错如鳞,阴血不能上荣于目,以致两目黯黑。阴血不能滋养四肢百骸,故形体为之消瘦。肝主疏泄而藏血调血,瘀血内积,血不养肝,肝失疏泄之常,不能疏土,故腹满而不能食。舌紫或有瘀点,脉沉涩是瘀血之佐证。妇女经闭,胁下癥瘕,由瘀血所致者,亦可应用本方祛瘀生新。

【配伍意义】综观本方治证,虽见于虚劳,实属实中夹虚之证。瘀虽由虚而起,但瘀积已甚,瘀血不去,则新血不生,正气无由恢复,故本方以祛瘀为主,辅以扶正之品,使瘀去新生,则病自痊愈。亦即《金匮要略》所谓"缓中补虚"。唐宗海言:"干血不去,则新血断无生理,故此时虽诸虚毕见,总以去干血为主也"(《血证论》卷5)。然五劳虚极之人,不宜猛攻,故用丸剂,以渐消缓散为妥。方中大黄"主下瘀血"而"破癥瘕积聚……推陈致新"(《神农本草经》卷3),䗪虫善"破坚癥,磨血积"(《珍珠囊补遗药性赋》),力专而缓,合大黄以攻下瘀血,共为君药。桃仁、水蛭、虻虫、蛴螬、干漆活血通络,破血逐瘀,与君药合用,则祛瘀血,通血闭之功尤彰,为臣药。黄芩清解瘀热,杏仁宣利肺气,加之大黄开瘀血下行之路,亦可为消瘀化积他山之助。重用地黄、芍药,合杏仁、桃仁滋阴血,润燥结,既使血得濡以成就诸活血之品的逐瘀之功,更藉其滋补之效以兼顾已虚之躯,四药共为佐药。甘草和中补虚,调和诸药,以缓和诸破血药过于峻猛伤正,是为佐使。酒服以行药势。诸药合用,祛瘀血,清瘀热,滋阴血,润燥结,即尤氏之"润以濡其干,虫以动其瘀,通以去其闭"(《金匮要略心典》卷上)之意。

　　本方的配伍特点有二:一为寓补血于祛瘀之中,则养血而不留瘀,祛瘀而不伤正;二为药物取其猛,剂型用其丸,剂量服其微,则猛而不峻,渐消缓散。

【类方比较】本方与桃核承气汤、抵当汤皆以活血药与泻下之大黄配伍,体现了攻下逐瘀之法,用治瘀血证。然从瘀血而论,本方证之内有干血,与桃核承气汤及抵当汤之蓄血证不同。蓄血是实证,属卒病,因瘀热互结而成,证候以少腹急结或硬满,大便硬而色黑易解,入暮发热、谵语、发狂为特点,治当破血逐瘀,兼以清热,用桃仁等破血逐瘀药合大黄煎汤以荡涤之。而本方证之干血,属实中夹虚,且因虚所致,属久病,证候以形体消瘦,肌肤甲错,两目黯黑为特点,治虽亦祛瘀为主,但寓补于消,故祛瘀之中佐用地黄、芍药养血扶正,并用丸而不作汤,以缓消瘀血,即"缓中补虚"之意。

【临床运用】

1. 证治要点　本方专治虚劳而有瘀血干结之证。临床运用以形体消瘦,肌肤甲错,两目黯黑,舌质紫黯,脉沉涩为证治要点。

2. 加减法　本方多用丸剂,临证运用,为兼顾病情,可配合汤剂。如兼见食少,便溏,乏力等脾虚证,可选用香砂六君子汤以健脾除湿;兼见面色萎黄,食少,神疲,头晕,心悸等气血两虚证,宜用归脾汤、八珍汤、十全大补汤之类并服本方。妇女之子宫肌瘤伴见小腹冷痛,手足烦热,经血夹块者,宜辅以温经汤、少腹逐瘀汤之类温经逐瘀。治胁下痞块伴见胸胁胀痛,食少神疲者,宜配合逍遥丸以调和肝脾。用于肝硬化,若有腹水,可兼服己椒苈黄丸合五皮饮。

3. 本方现代常用于良性肿瘤、妇女瘀血经闭、腹部手术后之粘连性疼痛、肝脾肿大、肝硬化、子宫肌瘤、结核性腹膜炎、食管静脉曲张等而见本方证者。治疗上述诸疾,久服方可取效。

【使用注意】

1. 孕妇忌服。

2. 方中破血祛瘀之品较多,补虚扶正则不足,虽有"去病即所以补虚"之意,但在干血去后,还应施以补益之剂以收全功。

3. 有关用量,取其量小,祛瘀而不伤正。小豆大5丸,约今1g重,若属瘀血而热盛者,每次可用到3~6g。若属妇女子宫肌瘤,在出血时,暂停使用。

【源流发展】本方见于《金匮要略·血痹虚劳病脉证并治》,是为虚劳而内有瘀血所设,方聚众多破血攻瘀药物,尤其是虫类蠕动之品,弃汤用丸,小量长服,为峻药缓图的典范。后世医家承袭其"缓中补虚"之旨,用于瘀血久积,正气已亏之癥瘕、月经不调等病。《类聚方广义》既将本方用于妇人经水不利,渐为心腹胀满,烦热咳嗽,面色萎黄,肌肤干皮细起,状如麸片,又将其治疗小儿疳眼,生云翳,眼烂,羞明,不能视物。《太平圣惠方》卷167之䗪虫散(䗪虫、虻虫、水蛭、桂心、桃仁、大黄)以本方去滋补之地黄、芍药,甘缓之白蜜、甘草,润燥之杏仁,清热之黄芩等药,以散易丸煎服,则变消补并行之缓消方,为破血逐瘀之峻攻剂,用治"打损及伤坠,腹内有瘀血"者,可谓深谙方剂组成变化之真谛。另外,《太平圣惠方》卷29之大黄丸,以大黄、赤芍配伍行气利水之槟榔、陈皮、木通及润燥之大麻仁,甘缓之白蜜,弃汤用丸,用治"虚劳"而兼气津津液壅滞之"小便不利,腹胁满闷,四肢烦疼",是受本方启迪而制。两方所治证候及所遣药物虽大相径庭,然其病机特点及组方思路则如出一辙。

【疑难阐释】

1. 关于本方君药　方中以何药为君? 历代医家有不同看法。李中梓根据《内经》"血主濡之"之理,认为地黄为君药。王子接则从宣导胃络瘀血着眼,主张大黄为君。张璐虽未明言大黄为君,但从其"先用大黄、䗪虫、水蛭、虻虫、蛴螬等蠕动噬血之物,佐以干漆、生地、桃仁、杏仁行去其血"(《张氏医通》卷2)之论观之,是强调攻瘀为主。瘀血成劳,理当消补并行,究竟以消为主还是以补为主? 应视具体病证论之。本方证之瘀血虽因虚而致,但此时瘀留日久,瘀积较甚,必须祛瘀为主,正气始能自旺。否则,会因瘀血不去,新血难生,正气永无恢复的希望。结合本方命名,方中君药应以大黄、䗪虫为妥。

2. 关于干漆 干漆辛温有毒,破血祛瘀之力颇峻,善攻陈瘀积血,故张介宾谓之"能削年深坚结之积滞,破日久凝聚之瘀血"(《景岳全书·本草正》卷49);徐大椿云其"功专破血杀虫,……血非陈年积久勿用"(《徐大椿医书全集·药性切用》卷3)。本方用治瘀积日久成劳,堪称对证。但对漆过敏的患者忌用,并须经过炮制,才可入药。取干漆砸成小块,置锅内炒至烟尽,焦黑存性即可。若服后不适、过敏者,《中草药不良反应与防治》一书所载之方药,可供试用:①螃蟹捣碎,煎水内服或外用。②用川椒叶、紫苏、杉木、排风藤等,煎水外洗;或用川椒、白矾煎水洗。③甘草15g,绿豆9g,地肤9g,蛇床子9g,苦参9g,知母6g,水煎服。

3. 关于本方应用 本方所治之证属虚实夹杂。临床运用当视其病证虚实的偏重,酌情辅以扶正之剂以求两全。李飞教授认为,"临证应用本方,如所治之证,果如原书所说'五劳虚极,羸瘦腹满',并且'不能饮食',则疾病已久,正气已衰,昭然若揭。此时单用本方,诚恐瘀血虽行,而正气不能支持。若在服用此丸之时,辅以扶正健脾之汤剂,既能祛其瘀血,又可补其虚极之正气,似较稳妥无弊"(《中医历代方论选》)。此说颇有见地。

【方论选录】

1. 吴昆:"腹胀有形块,按之而痛不移,口不恶食,小便自利,大便黄色,面黄肌错者,血证谛也,此丸与之。腹胀有形块,按之而痛移者,气与火也。今痛不移,则属有形矣。然食与血皆有形,食而腹胀则恶食,今不恶食,则知其为血矣。小便自利者,血病而气不病也;大便色黑者,病属于阴也;面黄肌错者,血病则不能荣养其容,濡泽其肤,故令萎黄甲错耳。大黄,攻下之品也,引以干漆、虻虫、蛴螬、水蛭、䗪虫、桃仁之辈,则入血而攻血;芍药、地黄生新血于去瘀之际;杏仁、甘草致新气于逐败之余;而黄芩之苦,又所以厚肠坚胃,而不为攻下所伤耳。"(《医方考》卷4)

2. 李中梓:"劳伤之证,肌肤甲错,两目黯黑,此内有瘀血者也。瘀之日久,则必发热,热涸其液,则血干于经隧之间,愈干愈热,愈热愈干,而新血皆损。人之充养百骸、光华润泽者,止藉此血,血伤则无以润其肤,故甲错也;目得血而能视,血枯则无以荣其目,故黯黑也。仲景洞见此证,补之不可,凉之无益,而立此方。《经》曰:血主濡之,故以地黄为君;坚者削之,故以大黄为臣;统血者,脾也,脾欲缓,急食甘以缓之,又酸苦涌泄为阴,故以甘、芍、桃仁、杏仁、黄芩为佐;咸走血,苦胜血,故以干漆之苦,四虫之咸为使。夫浊阴不降,则清阳不升;瘀血不去,则新血不生。今人一遇劳证,便用滋阴之药,服而不效,坐以待毙,术岂止此耶?"(录自《金匮要略五十家注》卷8)

3. 张璐:"举世皆以参、芪、归、地等以补虚,仲景独以大黄䗪虫丸补虚,苟非神圣,不能行是法也。夫五劳七伤,多缘劳动不节,气血凝滞,郁积生热,致伤其阴。世俗所称干血劳是也。所以仲景乘其元气未漓,先用大黄、䗪虫、水蛭、虻虫、蛴螬等蠕动啖血之物,佐以干漆、生地、桃仁、杏仁行去其血,略兼甘草、芍药以缓中补虚,黄芩开通热郁,酒服以行药势。待干血行尽,然后纯行缓中补虚收功。"(《张氏医通》卷2)

4. 尤怡:"虚劳症有挟外邪者,如上所谓风气百疾是也;有挟瘀血者,则此所谓五劳诸伤、内有干血者是也。夫风气不去,则足以贼正气而生长不荣;干血不去,则足以留新血而渗灌不周,故去之不可不早也。此方润以濡其干,虫以动其瘀,通以去其闭,而仍以地黄、芍药、甘草和养其虚,攻血而不主专于血,一如薯蓣丸之去风而不着意于风也。喻氏曰:此世俗所称干血痨之良治也。血瘀于内,手足脉相失者宜之。兼入琼玉膏补润之剂尤妙。"(《金匮要

略心典》卷上)

5. 王子接:"若五劳虚极,痹而内成干血者,悉皆由伤而血瘀,由瘀而为干血也。……细绎本文云:腹满不能食,肌肤甲错,两目黯黑,明是不能内谷以通流营卫,则营卫凝泣,瘀积之血,牢不可破,即有新生之血,亦不能畅茂条达,惟有日渐羸瘦,而成内伤干血劳,其有不死者几希矣。仲景乃出佛心仙手,治以大黄䗪虫丸。君以大黄,从胃络中宣瘀润燥。佐以黄芩清肺卫;杏仁润心营;桃仁补肝虚;生地滋肾燥;干漆性急飞窜,破脾胃关节之瘀血,虻虫性升,入阳分破血;水蛭性下,入阴分逐瘀;蛴螬去两胁下之坚血,䗪虫破坚通络行伤,却有神功,故方名标而出之。芍药、甘草扶脾胃,解药毒。缓中补虚者,缓,舒也,绰也,指方中宽舒润血之品而言也。"(《绛雪园古方选注》卷中)

【评议】对大黄䗪虫丸证之病因、病机认识,诸医家大致相同,皆从仲景"内有干血"之论,其中对病因、病机分析深刻者,当推王氏;对证候分析详尽者,当为李氏。关于瘀血成劳的治法,多数医家主张攻瘀为主,张氏之"举世皆以参、芪、归、地等以补虚,仲景独以大黄䗪虫丸补虚",其义幽远,发人深省。本方证的虚象皆由于干血内积使然,如果仅用补药而不根据治病求本的原则使用祛瘀之品"拔其病根",是徒劳也。方中以何药为君,李氏、王氏看法相悖,上已专论,此不赘述。就本方的应用,张氏提出"待干血行尽,然后纯行缓中补虚收功";尤氏认为"血瘀于内,手足脉相失者宜之。兼入琼玉膏补润之剂尤妙",皆属临床有得之谈。

【验案举例】

1. 癥块　《续建殊录》:一妇人,年20余岁,去春以来,绝食谷肉之类,虽食一口,即心下满痛,或胸中满痛,必吐之而后止,常好饮,或以热汤,或以冷水,然过则必腹痛,吐水甚多,腰以下羸瘦感,胞以上如平人,行步如常,按脐腹、脐傍少腹坚如石,大便秘结,若用下剂,徒令水泻,月水不来,其妇自言其腹苦满,然按之不满,则与茯苓泽泻汤,兼用硝黄汤,服之五六十日,渴少减,稍食糖果,腹痛如故,有微咳,吐血,后投当归芍药散,兼用䗪虫丸,诸症渐退。

2. 丹毒(下肢血栓性静脉炎)　《新中医》(1974,2:35):某男,32岁。左小腿肚发红、肿胀、灼热、疼痛,并有15cm长硬性索状物,痛而拒按,足向背侧弯曲时,小腿肚疼痛加剧,难以行走,并伴有轻度发热,全身不适,脉滑而数,曾经某医院诊断左下肢血栓性静脉炎。先拟四妙勇安汤加味十多剂,症稍有减轻,但静脉硬索状物无明显好转,且稍走路症即加重,局部又红肿痛热,后改用大黄䗪虫丸直攻其血栓,每次1至2丸(初服大便稀,后则正常),日服3次,连服6盒,索状物变软,且缩至10cm,红肿热痛等症状大减。二诊继服8盒,硬性索状物消失,诸症痊愈。

3. 闭经　《辽宁中医杂志》(1980,7:2):某女,19岁。患者16岁初潮,18岁初月经渐少,后即经闭不行,形体日渐消瘦,面色㿠白,饮食减少,精神衰弱,头眩心悸。诸医有从气血虚论治,常服八珍、归脾汤;有从虚寒论治,用温经汤等诸药乱投,月经不行,形体更瘦,少腹拘急不舒,脉象迟涩,舌中有紫斑。病久气血内损,治宜补气养血。但月经不行,瘀血内阻,新血不生,因此治当通经破瘀。治仿《金匮》大黄䗪虫丸攻补兼施,汤丸并进,久服方能达到气血恢复,月经通行的目的。外方:当归、党参、白术、熟地各10g,桃仁、䗪虫、红花各6g;甘草4g,大枣5枚,川芎6g。2日服1剂。大黄䗪虫丸每服4g,日服3次。原方加减共服2个月,形体健壮,面渐红润,月经已行1次但量少。原方获效,再服1月,经行正常,病即痊愈。

4. 半身不遂　《云南中医杂志》(1993,6:7):某男,68岁,干部。住院号:23001。患者左侧半身麻木瘫痪3天来诊收住院。该患者否认有高血压病史,入院前3天在午间休息时突然感觉头晕不适,右侧面部麻木,语言不利,左侧肢体酸麻继而不能自主活动,行走不利,无小便失禁,大便 4 日未行。入院后检查神志清楚,精神尚好,Bp:135/90mmHg,心电图检查无异常,腰穿脑脊液检查为阴性,患侧下肢肌力Ⅱ级,上肢肌力Ⅳ级,未引出病理反射,舌质红、苔黄,脉弦。头颅 CT 平扫提示:右颞部脑梗死,右侧基底节区腔隙性脑梗死。中医诊断为中风,证属气虚血瘀,阻滞脑络。拟用益气活血,化瘀通络法。大黄䗪虫丸加减:大黄、赤芍、云苓各 15g,䗪虫、黄芩、地龙各 10g,桃仁、杏仁各 12g,生地、水蛭、当归、党参各 20g,黄芪 60g,甘草 6g。服上方 5 剂后大便通畅,精神及睡眠好,纳食增进,左上肢活动度增强,左下肢肌力＞Ⅲ级,面瘫有明显好转。守上方 14 剂后,患者面瘫症状消失,患侧上下肢体活动灵敏,肌力基本恢复正常,语言流利,能独自在院内散步活动,效不更方,继服 20 余剂,同时加强肢体功能锻炼,患者痊愈出院,生活能自理,随访 2 年未复发。

按语:案 1 为瘀湿积滞之证。不欲食,常好饮,食后、饮后则心下满,腹痛,且以吐为快,是饮停胃中,胃不受纳,胃气上逆之征。少腹坚如石,月水不来,腹满,是瘀血阻于下焦胞脉之候。大便不通,乃瘀湿阻滞,气机不畅,腑气不通所致。瘀湿互结所致之癥块,当化瘀祛湿以渐消之。然伴见不欲食,食入、饮入即吐,大便秘结等上下不通症,病势急重,治宜祛邪为要,故先以茯苓泽泻汤合硝黄汤利水通便,疏通上下,待纳食、大便正常,转手即与当归芍药散合大黄䗪虫丸渐消缓散。如此先急攻后缓消,治法井然,足资启发。案 2 小腿肚有硬性索状物,局部红肿热痛,是瘀血阻络,久积成癥,瘀血化热之证,用四妙勇安汤加味治之,对该病证可谓杯水车薪,故服药十贴仍无寸功。改用大黄䗪虫丸活血通络,逐瘀清热,药证合拍,瘀癥遂消。案 3 之闭经,系气血两虚,瘀血内阻之实中夹虚证,用大黄䗪虫丸治之,较之用八珍、归脾、温经等方自胜一筹。此以益气养血,活血化瘀汤剂与大黄䗪虫丸并进,用意亦精当可法。案 4 之半身不遂,为中风后遗症。中风半身不遂,麻木,多因气虚血瘀,治宜补气活血,拟用补阳还五汤。由于本病后遗症期脉络瘀阻较为突出,加之本案兼见舌红,苔黄,脉弦,若投补阳还五汤,则活血清热之功似嫌不足,故效法王清任组方之意,遣本方去虻虫、干漆、蛴螬等峻猛破血之品,加当归、党参、黄芪益气养血药物,药证始惬,其效尤佳。

【临床报道】

一、内科

1. 肝炎 黄氏等治疗血瘀型慢性活动性肝炎 116 例,以大黄䗪虫丸口服,每日 3 次,每次 9g,3 个月为 1 疗程。结果:显效率为 26.6％,有效率为 53.4％,无效率为 19％,总有效率为 81％。在症状方面,胁痛的改善程度为 74.4％,其余各项症状如疲倦乏力、腹胀、纳呆等的改善均在 85％以上。对病情缠绵,肝功能损害反复者,坚持服用本药,具有较好的降低及稳定血清 ALT、AST 水平的作用,同时可明显降低血清 TBIL 及 DBIL,但对乙肝病毒抗原阴转的作用尚无统计学意义[1]。徐氏等对 45 例常规护肝治疗的慢乙肝患者加用大黄䗪虫丸,并以同期 45 例常规护肝治疗的慢乙肝患者作对照。观察到血清肝纤维化标志物(HA,LN,PⅢP,Ⅳ-C,CG)的改善、大黄䗪虫丸组均显优于对照组($P<0.05$)[2]。余氏将慢性肝炎患者 27 例,随机分为治疗组 13 例,给予大黄䗪虫丸 3g,每日 3 次,对照组 14 例,采用常规治疗,给予甘草酸二铵、肌苷治疗。结果:经 12 周治疗,治疗组与对照组相比较,肝纤维化指标:HA,LN C-Ⅳ,PC-Ⅲ有所下降,其中 HA 下降明显,白蛋白升高。球蛋白下降,A/G 比升高,ALT 下降,脾脏厚度明显减小。证实大黄䗪虫丸降低肝纤维化,对慢性肝炎具有一定阻止或延缓肝纤维化的作用[3]。

2. 肝硬化 程氏等对 37 例肝炎肝硬化患者及 12 例正常对照者进行肝胆动态显像定

量分析肝细胞功能,其中 19 例患者给予大黄䗪虫丸治疗后 6 个月复查了肝胆显像,比较治疗前后肝细胞摄取和排泄功能变化,并监测其肝功能指标变化。结果:肝炎肝硬化组摄取高峰时间、平均残存指数均显著高于正常组($P<0.01$),摄取指数、摄取速度指数、排泄速度指数均显著降低($P<0.05$)。大黄䗪虫丸治疗后肝炎肝硬化患者转氨酶、胆红素、球蛋白等肝功能生化指标均明显降低($P<0.01$)。患者肝细胞的摄取高峰时间显著缩短,摄取指数均显著提高($P<0.01$);摄取速度明显提高($P<0.05$);肝细胞平均残留指数显著降低($P<0.01$)。证实本方不仅可改善肝炎肝硬化患者肝功能状态,还可提高患者肝细胞摄取和排泄功能[4]。李氏等将收治的肝硬化腹水(肝炎肝硬化失代偿期)患者随机分为治疗组和对照组各 16 例,治疗方法:两组患者均常规保肝、对症、支持治疗,选用肌苷、维生素 C、护肝片、丹参注射液、呋塞米、螺内酯,必要时补充支链氨基酸、白蛋白等治疗。治疗组在常规治疗的基础上加用大黄䗪虫丸,从小剂量开始,每次 1~5g,每日 2 次,平均每次 3g,用量主要以大便每日不超过 3 次调节剂量。最大剂量有 1 例患者服到每日 36g,疗程首次 9 个月,以后每 1~2 年根据病情服用 1 次,每次 3~6 个月。观察自觉症状(乏力、腹胀、纳差),肝功能、腹水消退时间、不良反应和生存率,出院后每 3~6 个月复查肝功能、AFP、B 超、血常规等指标。结果:两组患者在住院期间,乏力、腹胀、腹水消退时间,肝功能恢复情况没有显著性差异。生存率:从 1992 年 1 月到 2004 年 1 月,两组患者 10 年以上生存率(生存时间 10.1~12 年):治疗组 16 例,生存 6 例,死亡 10 例,生存率 37.5%;对照组 16 例,生存 1 例,死亡 15 例,生存率 6.25%,两组之间的差异具有显著性($P<0.05$)[5]。

3. 肝癌　赵氏等在西医常规对症治疗基础上加用大黄䗪虫丸治疗原发性肝癌 15 例。药用金匮原方为细末装胶囊,每粒 0.5g,口服,1 次 3g,1 日 3 次,共 1.5 个月。观察 B 超下肝脏肿瘤大小的改变、血中甲胎蛋白和碱性磷酸酶的变化。结果:治疗后症状均消失或减轻,治疗后甲胎蛋白和碱性磷酸酶指标下降,与治疗前比较有显著差异($P<0.05$)。治疗前后肿瘤大小及缩小率,治疗前(61.5±42.9)cm,治疗后(50.0±25.4)cm,缩小率为(14.72±11.26)%[6]。

4. 脑梗死　应用大黄 9~30g,䗪虫、杏仁各 12g,桃仁、赤芍、牛膝各 15g,黄芩、虻虫、干漆、地龙、蛴螬各 10g,水蛭、干生地各 20g,阴虚者加石斛、玉竹、玄参等;肝阳偏亢者加天麻、钩藤、石决明等。治疗脑梗死 34 例,其中中经络 29 例,中脏腑 5 例。结果:服煎剂后 1 周病情开始好转,偏瘫肢体开始恢复至第 6 周达到最好程度。34 例中临床治愈 25 例(73.5%),显效 6 例(17.6%),有效 2 例(5.8%),无效 1 例(2.94%);总有效率为 97%[7]。

5. 脑动脉硬化　封氏以酒大黄 3g,䗪虫 30g,水蛭 2g,炒桃仁 3g,炒杏仁 3g,赤芍 3g,生地 4g,人参 2g,黄芪 4g,何首乌 3g,牛膝 3g,桔梗 3g,葶苈子 3g,甘草 1g,按比例制成片剂,每次 5 片,每日 3 次,治疗脑动脉硬化症;并以盐酸氟桂利嗪胶囊为对照组。结果:治疗组显效(症状基本消失,体征改善)34 例,占 56.7%;有效(症状大部分消失,体征无改善)20 例,占 33.3%;无效 6 例,占 10%,总有效率为 90%;对照组显效 12 例(24%),有效 30 例(60%),无效 8 例(13.3%),总有效率为 84%。两组总有效率无显著差异($P>0.05$),而加味大黄䗪虫丸组显效率则明显优于氟桂利嗪组($P<0.01$)[8]。

6. 脑出血　用大黄䗪虫丸治疗急性期脑出血 22 例,两组均作常规处理,安静卧床,保持呼吸畅通,尿潴留和尿失禁者留置导尿。对照组对症治疗:血压≥30/16kPa 者予利血平 0.5~1.0mg;体温≥39℃者头置冰袋物理降温;继发感染者予抗感染治疗;出现应激性溃疡者给予西咪替丁 0.6g 加入稀释液静脉滴注;脱水者根据颅内高压情况予甘露醇静脉滴注。

治疗组在常规治疗的基础上加用大黄䗪虫丸 3g 口服,意识不清者将其粉碎给予鼻饲,每日3 次。两组均以 15 天为 1 个疗程。结果治疗组脑出血急性期患者的神经功能缺损积分和中医病类积分得到改善,与对照组比较具有显著性差异,其综合疗效亦优于对照组[9]。

7. 心绞痛　将 83 例不稳定心绞痛患者随机分为大黄䗪虫丸组(治疗组)43 例和西药常规治疗组(对照组)40 例。对照组口服硝酸异山梨酯、硝苯地平缓释片、美托洛尔、肠溶阿司匹林片,心绞痛难以控制时给予硝酸甘油注射液静脉滴注。治疗组在上述西药常规治疗基础上加用大黄䗪虫丸 3g,每日 2 次。两组疗程均为 2 周。结果治疗组显效 32 例,有效 9 例,无效 2 例,总有效率为 95.35%;对照组显效 21 例,有效 10 例,无效 9 例,总有效率为77.50%。治疗组疗效、心电图改善情况均优于对照组[10]。

8. 急性胆囊炎　选择 43 例急性胆囊炎患者随机分为治疗组 20 例和对照组 23 例。治疗组服用大黄䗪虫丸,每日 3 次,每次 2 丸(每丸 3g);对照组服用龙胆泻肝汤、大柴胡汤、逍遥丸等方剂辨证加减。结果:两组患者平均退热天数、腹痛、恶心、呕吐消失天数分别为 3.1天、6.5 天、5.9 天。治疗组患者在 3 天内退热,腹痛、恶心、呕吐症状消失,全部治愈;而对照组治愈 17 例,好转 5 例,无效 1 例。治疗组平均住院时间为 4 天,对照组为 12 天[11]。

9. 糖尿病肾病　选择Ⅳ期 DN 患者 60 例随机分为治疗组和对照组,探讨大黄䗪虫丸对非胰岛素依赖型Ⅳ期糖尿病肾病因子相关抗原(vWF:Ag)、纤维蛋白原(Fbg)的治疗作用。治疗组用大黄䗪虫丸,对照组用双嘧达莫干预治疗。结果:Ⅳ期 DN 患者血 vWF:Ag、Fbg 含量显著增高,与正常对照组比较有极显著差异($P<0.001$)。用大黄䗪虫丸治疗后,vWF:Ag、Fbg 浓度显著降低($P<0.05$;$P<0.005$),明显优于双嘧达莫组。认为大黄䗪虫丸能显著降低Ⅳ期糖尿病肾病患者血 vWF:Ag、Fbg 含量,改善高凝状态[12]。

10. 干燥综合征　以大黄䗪虫丸为主药治疗干燥综合征 35 例。其中肝肾阴虚者配杞菊地黄丸,气虚津伤者配生脉饮。服药时间最长 4 个月,最短 1 个月,平均用药时间为 2.5月。治疗结果:其中显效(口干、眼干、吞咽困难明显好转,关节疼痛消失,血 Hb 升高,WBC升高,ESR 下降,lgG 降低,A/G 升高)12 例,有效(口干、眼干、吞咽困难症状好转,血 Hb 升高,WBC 升高,ESR 下降,但免疫学检查无明显变化)16 例,无效 7 例。总有效率为 80%[13]。

11. 高脂血症　用大黄䗪虫丸治疗高脂血症 48 例,对照组常规给予辛伐他汀 20mg,每日 1 次,治疗组则在此基础上加用大黄䗪虫丸 3g,每日 2 次,两组观察指标(甘油三酯、总胆固醇)相同,疗程均为 30 天。结果治疗组 48 例中显效 20 例,有效 22 例,无效 6 例,总有效率 87.5%;对照组 24 例中显效 7 例,有效 9 例,无效 8 例,总有效率 66.7%。两组疗效有显著性差异,治疗组优于对照组[14]。

12. 慢性阻塞性肺疾病急性发作　观察大黄䗪虫丸对 38 例老年性慢性阻塞性肺疾病急性发作期患者血小板最大聚集率(MAR)和电泳率(EPM)及 α-颗粒膜蛋白-140(GMP-140)的影响。结果表明,在西药常规治疗基础上,服用大黄䗪虫丸后,血小板 MAR 和GMP-140 水平明显降低($P<0.01$),而 EPM 水平显著升高($P<0.05$),对照组(应用西药常规治疗)上述指标变化不明显,疗效显著低于治疗组($P<0.05$)。提示大黄䗪虫丸具有抑制血小板活化的作用,对于减少肺动脉血栓形成和降低肺动脉高压有重要意义,有利于慢性阻塞性肺疾病发作期的缓解[15]。

13. 慢性粒细胞白血病　将 36 例慢性粒细胞白血病患者随机分为两组,对照组以白消安等化疗药物进行常规治疗,结合组 16 例,在对照组的基础上加用大黄䗪虫丸每日 2～3

丸。4周为1个疗程,用药1~8个疗程不等。结果:结合组达到完全缓解者8例(50.0%),部分缓解者6例(37.5%),总缓解率87.5%,死亡1例(6.3%);脾脏均有不同程度缩小,其中明显缩小(达10cm以上)者65.5%。对照组20例完全缓解者4例(20.0%),部分缓解者6例(30.0%),总缓解率为50%,死亡8例(40.0%);脾缩小率为44.4%,其中无明显缩小者。两组缓解率与脾脏缩小率差异均非常显著($P<0.01$)。结合组周围幼稚细胞>10%者15例,治后<10%者14例;化疗组治前>10%者19例,治后<10%者11例。结合组骨髓幼稚细胞治后较治前减少者7例(43.7%),恢复正常者8例(50%),化疗组治疗后减少者5例(25%),恢复正常者5例(25%),两组治后幼稚细胞减少对比有非常显著性意义($P<0.01$)。但治疗后白细胞、血红蛋白及血小板的变化,两组无显著性差异[16]。

14. 再生障碍性贫血 蔺氏以大黄䗪虫丸为基本方随证加减治疗本病5例,结果2例临床治愈,3例临床缓解[17]。

二、外科

1. 综合性手外伤 将综合性手外伤152例随机分为治疗组和对照组,两组均76例,治疗组在常规治疗中加用大黄䗪虫酊、膏、液。对照组常规治疗。结果:治疗组在伤口愈合时间、疼痛持续时间、水肿时间和疤痕面积等方面优于对照组,差异显著($P<0.01$);治疗组(治疗中、治疗后)的甲襞循环综合积分值、血液流变学及血清ADH、皮质醇、EGF结果均优于对照组,差异极显著($P<0.05~0.001$)。提示大黄䗪虫制剂能显著改善甲襞微循环、血液流变学状态和降低血ADH水平,降低机体对创伤的应激性,内源性提高血浆EGF水平,对综合性手外伤有显著的促进愈合作用[18]。

2. 外伤性硬膜外血肿 将34例无外科手术指征的外伤性硬膜外血肿患者随机分为两组,治疗组16例,对照组18例。两组均按西医常规非手术治疗原则进行抗感染、止血、脱水及对症支持等综合治疗,治疗组同时加用大黄䗪虫丸治疗。治疗组患者经过3~7天治疗,复查CT均示血肿密度变淡,血肿吸收、变小,2周时血肿大部分吸收,3~4周时完全吸收,住院时间12~21天。对照组患者治疗2周时复查CT示血肿无变化7例,其中1例在治疗过程中血肿量增大超过40ml而转手术治疗,住院时间15~40天。结果:治疗组16例,痊愈13例,显效2例,有效1例,总有效率100%。对照组18例,痊愈2例,显效4例,有效7例,无效5例,总有效率72.2%。两组临床疗效比较,差异有显著性意义($P<0.05$)[19]。

3. 痛风性关节炎 用大黄䗪虫丸治疗痛风性关节炎30例。药用:熟大黄6g,水蛭6g,红花6g,䗪虫9g,蛴螬9g,杏仁10g,白芍10g,当归10g,穿山甲10g,白芥子10g,薏苡仁30g,地龙15g,木瓜15g,牛膝15g,生地12g,桃仁12g,虻虫3g,甘草3g。关节红肿甚者加黄柏、忍冬藤;痛甚加三七10g,乳香10g,没药10g;关节变形,功能障碍者加龟甲20g,白芍30g,补骨脂18g。每日1剂,水煎早晚分服。对照组口服吲哚美辛片每次50mg,每日3次;雷公藤片每次66mg,每日3次,疗程两组均为10天。治疗前后均须查血常规、尿常规、肾功能、肾B超探测;每3天记录临床症状变化及不良反应。结果:治疗组30例中,治愈(用药后10天内,关节红、肿、热、痛症状消失,血尿酸正常)24例;好转(用药后10天内关节症状减轻,血尿酸有改善,仍需继续用药治疗)5例;未愈(用药后10天,关节症状无改善,血尿酸无变化)1例。总有效率96.6%。对照组24例,治愈10例,好转8例,未愈6例,总有效率74.9%。两组有效率比较有显著性差异($P<0.01$)。治疗组在使用该药物的整个过程中,未见明显的毒副作用,对照组则出现恶心、呕吐、腹痛、头痛、粒细胞减少等,发生率多达40%[20]。

4. 鹤膝风 谢氏以炒大黄9g,黄芩12g,桃仁、杏仁、赤芍、干地黄各15g,甘草、虻虫、蟅虫各6g,生川乌10g,桑寄生18g,牛膝20g,乌梢蛇30g,气虚加黄芪、当归;肝肾亏加鹿胶、杜仲、巴戟。每日1剂,1个月为1疗程。治疗鹤膝风30例,其中男22例,女8例;年龄45~65岁;病程2~9年。结果:经1~6个月治疗,痊愈16例,显效9例,有效3例,无效2例;总有效率93%[21]。

三、妇科

1. 闭经 高氏等以大黄蟅虫丸治疗闭经118例。其中继发性闭经97例,原发性闭经21例;年龄16~20岁26例,20~30岁54例,30~45岁38例。全组患者除闭经症状外,伴有不同程度的腹胀、腹满、腹痛、心烦、乏力、纳少、倦怠、便秘诸症,舌质多见紫黯有瘀点,少数见淡红有瘀点,脉象沉紧或沉弦有力等。服药方法为1日3次,1次1丸;对病史长于1年者,1日3次,早晚各服2丸,中午1丸,开始服药后,至月经来潮为止,对服药月经来潮者,于经过后停药,经后20余天再服此药,至月经再复潮。经观察,痊愈12例,显效29例,有效38例,无效39例;其中痊愈10.17%,显效24.58%,有效32.2%,无效33.05%,总有效率66.95%[22]。

2. 乳腺增生症 李氏应用大黄、黄芩、杏仁、桃仁、干地黄、芍药、蟅虫、虻虫、水蛭、蛴螬、干漆为丸,每丸重3.3g。每次月经来潮前10日开始用药,每日2次,每次1丸,10天为1疗程,治疗乳腺增生症66例。结果:治愈(症状消失,肿块消散)38例;显效(症状消失,肿块消失1/2)20例;有效(肿块变软,缩小不及1/2,且有压痛,经前期及劳累后乳痛较前减轻)6例;无效2例;总有效率为96.7%[23]。

四、男科

1. 慢性前列腺炎 徐氏等以大黄蟅虫丸加减治疗慢性前列腺炎107例,疗效满意。基本方为:大黄、蟅虫各8~15g,水蛭、炮山甲各6~9g,生地15~30g,赤芍10~15g,桃仁、泽兰各10g,丹参20~30g,虎杖30g,草薢15g,皂角刺12g,牛膝9g,甘草6g。随证加减:夹湿热下注者,加土茯苓、白花蛇舌草、败酱草各30g,马鞭草15g;夹脾肾两虚者,加黄芪、党参各20~30g,淫羊藿、桑椹子各15g,旱莲草30g,枸杞子12g。每天1剂,水煎分2次服,30天为1疗程。服药期间节房事,戒烟酒,忌食辣煎炸食品,最好每日以热的湿毛巾敷小腹部15~20分钟。结果:治愈(临床症状、体征消失,肛门指诊恢复正常,B超和前列腺液化验正常)43例,占40.2%;有效(症状、体征明显好转,肛门指诊、B超及前列腺液化验有所改善)53例,占49.5%;无效(症状、体征及肛门指诊、理化检查无明显改善或加重)11例,占10.3%,总有效率89.7%[24]。

2. 前列腺增生 王氏以制大黄、桃仁、黄芩、三棱、莪术、生甘草各10g,干地黄30g,白芍15g,虻虫粉2g,蜈蚣粉、水蛭粉各3g,蟅虫6g,炮山甲粉5g。其中虻虫、水蛭、蜈蚣、炮山甲共研粉装入0号空心胶囊,每服6粒,每日2次,余药水煎,于饭后2小时服。另外采用成药大黄蟅虫丸,每服1粒,每日2次。治疗前列腺增生42例。尿路刺激和梗阻症均明显时,选用汤剂、粉剂冲服,症情缓解后改用丸剂;尿路刺激和梗阻症轻微时,直接服丸剂;15天为1疗程。结果:显效(3疗程内,尿路刺激症消失,梗阻症状明显缓解)12例;有效(3疗程内,尿路刺激症消失,尿路梗阻轻度缓解或不变)22例;无效(3疗程内,尿路刺激症轻度缓解,梗阻无改变)8例。总有效率81%[25]。

【实验研究】

1. 抗肝纤维化 用CCl_4制造肝纤维化模型,分别于造模第1天、第5周、第9周时加入大黄䗪虫丸制成的混悬液,用药 4 周,处死取材后 HE 及免疫组化染色,观察本方对肝纤维化不同时期对胶原Ⅰ,Ⅲ,Ⅳ的影响。结果:大黄䗪虫丸药组的病变程度轻,胶原Ⅰ,Ⅲ,Ⅳ阳性程度轻,认为大黄䗪虫丸对轻度肝纤维化和较重的肝纤维化均有疗效[26]。

2. 对脑出血的保护作用　用胶原酶加肝素联合注射法诱导脑出血大鼠模型,运用光镜、电镜观察和测量脑组织干湿重的方法,观察大黄䗪虫丸对其脑组织显微、超微病理形态学和脑含水量的影响。结果发现:模型组的脑含水量明显高于假手术组($P<0.05$),大黄䗪虫丸中药组治疗后脑含水量降低与模型组比($P<0.05$)。大黄䗪虫丸可明显改善胶原酶加肝素联合注射法诱导大鼠脑出血模型的脑组织形态学损害,降低因出血而致的血肿周围组织的水肿[27]。另以雄性 Sprauge-Dawley 大鼠为实验动物,用胶原酶加肝素联合注射法诱导脑出血大鼠模型,中药组予大黄䗪虫丸的混悬液 2.5ml 灌胃,每天 1 次,正常组、假手术组、模型组予等量的生理盐水灌胃,每天 1 次,观察各组第 8、24、48、72 小时神经损伤积分情况,3 天后将大鼠断头处死,快速取出血肿周围组织约 100mg,以 RT-PCR 法测定脑组织中凝血酶受体(TR)mRNA 表达。结果:胶原酶加肝素联合注射法诱导脑出血大鼠模型血肿周围脑组织凝血酶受体(TR)mRNA 表达增高,大黄䗪虫丸对脑出血大鼠脑组织 TRmRNA 的表达增加有下调作用,并可明显地改善大鼠脑出血模型的神经行为功能的缺损。和模型组相比,有显著性差异($P<0.05$)[28]。

3. 抗动脉粥样硬化、抗脂质过氧化　采用免疫损伤合并高脂食饵的方法复制家兔早期动脉粥样硬化(AS)模型,观察血管壁超微结构,测定血管壁羟脯氨酸含量和血管壁 VSMC 的增殖和凋亡。大黄䗪虫丸使 AS 家兔血管壁中膜层厚度变小,VSMC 排列趋于正常,减轻线粒体肿胀和粗面内质网扩张,减少细胞器的增多,使 VSMC 表型转化减轻,成纤维细胞和胶原纤维明显减少。大黄䗪虫丸还能降低血管壁羟脯氨酸含量,降低 PCNA 染色阳性细胞数,升高 TUNEL 染色阳性细胞数。认为大黄䗪虫丸可抑制血管壁胶原的合成,抑制 VSMC 的增殖并促进其凋亡,进而逆转血管重塑,这可能是其抗 AS 的机制之一[29]。有学者将大黄䗪虫丸拆分为 3 组研究各功效组分对高脂饲料所致家兔 AS 的作用。拆方 1 号功效为活血化瘀,由水蛭 60g,䗪虫 30g,虻虫 45g,蛴螬 45g,桃仁 120g,干漆 30g 组成;拆方 2 号功效为清热润燥,由大黄 300g,黄芩 60g,杏仁 120g 组成;拆方 3 号功效为滋阴养血,由生地黄 300g,芍药 120g,甘草 90g 组成。研究发现,大黄䗪虫丸各功效组分均能减少家兔主动脉内膜脂质沉积,使 AS 斑块面积减小($P<0.05$);还能抑制血管平滑肌细胞增殖和胶原纤维增生,减轻内膜增厚;降低血管内膜厚度(IT),内中膜厚度(IMT),IT/IMT 比值($P<0.05$),干预收缩性血管重塑;减轻线粒体肿胀,减少泡沫样细胞形成。还可降低血清 MDA 和 ET 水平($P<0.05$),升高 SOD 活性和 NO 含量($P<0.05$),并减少血管壁羟脯氨酸及蛋白含量($P<0.05$)。其中以拆方 1 号作用最为明显,这可能与其疏通经络、活血化瘀、破瘀生新等功效有关[30,31]。

4. 对肾脏的保护作用　通过单侧肾切除、分次尾静脉注射阿霉素、高脂饲料喂养的方法,制作弥漫性系膜增生伴局灶节段性肾小球硬化动物模型,探讨大黄䗪虫丸对阿霉素肾硬化大鼠系膜基质增生的抑制作用。并应用大黄䗪虫丸进行干预,同时设立假手术组、空白组作阴性对照,观察时间为 12 周。分别留取各组第 4、8、12 周末 24 小时尿样标本测定尿蛋白含量。第 12 周末,处死大鼠,光镜观察肾组织病理形态学变化,计算系膜基质指数;应用免疫组化方法检测纤维连接蛋白(FN)、胶原Ⅳ(CoLⅣ)含量。研究结果显示,大黄䗪虫丸可降低阿霉素肾硬化大鼠尿蛋白含量,抑制 FN、CoLⅣ 的过度表达,减少细胞外基质在肾小球中的积聚。认为大黄䗪虫丸防治肾小球硬化进展的机制与其减少蛋白尿,抑制系膜细胞、系膜基质增生扩张的功能有关[32]。

参 考 文 献

[1] 黄贤樟,左俊岭. 大黄䗪虫丸治疗慢性活动性肝炎的临床观察[J]. 中药新药与临床药理,2002,13(6):351-353.

[2] 徐乾,朱平,张斌,等. 大黄䗪虫丸抗肝纤维化临床疗效观察[J]. 时珍国医国药,2006,17(5):808-809.

[3] 余晶. 大黄䗪虫丸对慢性肝炎患者肝纤维化指标影响的临床观察[J]. 辽宁中医杂志,2004,31(7):545-546.

[4] 程木华,潘志恒,饶国辉,等. 肝胆显像分析大黄䗪虫丸对肝细胞功能的影响[J]. 中国中药杂志,2008,33(5):564-566.

[5] 李海华,甘先锋,雷一凡,等. 大黄䗪虫丸治疗失代偿期肝硬化 16 例[J]. 陕西中医,2006,27(1):86.

[6] 赵宁宁,陶汉华,陈树全. 大黄䗪虫丸治疗原发性肝癌 15 例[J]. 辽宁中医杂志,2006,33(11):1463.

[7] 孟庆年. 大黄䗪虫丸加减治疗脑梗死 34 例[J]. 云南中医杂志,1993,14(6):6.

[8] 封银曼. 加味大黄䗪虫丸治疗脑动脉硬化症的临床观察[J]. 中国医药学报,1997,12(4):30.

[9] 戴高中,陈汝兴,顾明昌,等. 大黄䗪虫丸治疗脑出血急性期的临床观察[J]. 上海中医药杂志,2005,39(3):14.

[10] 邓建华. 大黄䗪虫丸治疗不稳定型心绞痛临床观察[J]. 中国中西医结合急救杂志,2003,10(1):61.

[11] 张霁鹏. 大黄䗪虫丸治疗急性胆囊炎临床观察[J]. 黑龙江中医药,1995,(2):18.

[12] 魏连波,栗德林,叶任高,等. 大黄䗪虫丸对非胰岛素依赖型Ⅳ期糖尿病肾病Ⅷ因子相关抗原及纤维蛋白原的影响[J]. 中成药,2002,24(5):357-359.

[13] 李新一. 大黄䗪虫丸治疗干燥综合征 35 例观察[J]. 黑龙江中医药,2001,(6):13-14.

[14] 范慈君. 大黄䗪虫丸治疗高脂血症 48 例疗效观察[J]. 现代实用医学,2003,15(6):363.

[15] 李建生. 大黄䗪虫丸对老年 COPD 血小板功能的影响[J]. 辽宁中医杂志,1997,24(4):161.

[16] 陈兆孝. 以大黄䗪虫丸为主治疗慢性粒细胞白血病[J]. 中国中西医结合杂志,1988,8(8):500.

[17] 蔺雪帆. 活血化瘀治疗再生性贫血初步探讨[J]. 河南中医,1982,(5):27.

[18] 刘焕华,于首元. 大黄䗪虫丸对综合性手外伤愈合作用的研究[J]. 辽宁中医杂志,2002,29(10):608-609.

[19] 王晓兵,李艳华,邓国兴,等. 大黄䗪虫丸治疗外伤性硬膜外血肿 16 例[J]. 新中医,2007,39(7):64-65.

[20] 彭伟,欧阳敦光. 大黄䗪虫丸治疗痛风性关节炎 30 例[J]. 湖南中医杂志,2000,16(2):43.

[21] 谢新阳. 大黄䗪虫丸加减治疗鹤膝风 30 例[J]. 国医论坛,1990,(5):14.

[22] 高鹏翔,徐丹,高鹏武. 大黄䗪虫丸治疗闭经 118 例的临床观察[J]. 贵阳中医学院学报,2006,28(1):22-23.

[23] 李去病. 大黄䗪虫丸治疗乳腺增生症 66 例[J]. 陕西中医,1990,11(4):163.

[24] 徐泽杰,张希. 大黄䗪虫丸加减治疗慢性前列腺炎 107 例[J]. 四川中医,2004,22(10):31-32.

[25] 王国华. 大黄䗪虫丸治疗前列腺增生症 42 例[J]. 新中医,1998,30(10):33.

[26] 任小巧,卢跃卿,陈永旭,等. 仲景三方对大鼠肝纤维化不同时期胶原Ⅰ,Ⅲ,Ⅳ影响的观察[J]. 中国中药杂志,2001,26(4):266-270.

［27］戴高中．大黄䗪虫丸对脑出血大鼠组织有关指标的影响［J］．辽宁中医药大学学报，2006,8(5)：4-6．

［28］戴高中，陈汝兴，顾明昌，等．大黄䗪虫丸对大鼠脑出血模型神经损伤积分值和脑组织凝血酶受体 mRNA 表达的影响［J］．辽宁中医杂志，2007,34(6)：838-841．

［29］姬媛媛，刘俊田，王志东，等．大黄䗪虫丸拆方抗家兔动脉粥样硬化的机制研究［J］．中国中药杂志，2007,32(11)：1077-1081．

［30］李静莉，刘俊田，苟伟．大黄䗪虫丸对动脉粥样硬化模型家兔血管平滑肌细胞的影响［J］．中成药，2006,28(10)：1470-1472．

［31］姬媛媛，刘俊田，苟伟，等．大黄䗪虫丸抗实验性动脉粥样硬化的拆方研究［J］．中国中药杂志，2006,31(22)：1886-1890．

［32］孙伟，陈继红，高坤，等．大黄䗪虫丸对阿霉素肾硬化大鼠系膜基质增生抑制作用的实验研究［J］．江苏中医药，2008,40(1)：77-79．

（邓中甲　贾　波　叶俏波　胡　鹏）

第二节　止　血

十　灰　散

（《修月鲁般经后录》引《劳症十药神书》，录自《医方类聚》卷 150）

【组成】大蓟　小蓟　荷叶　柏叶　茅根　牡丹皮　大黄　茜根　棕榈皮　山栀各等分

【用法】上烧灰存性，研极细，用纸包，以碗盖于地上一夕，出火毒。用时先将白藕捣破绞汁，或萝卜汁磨真京墨半碗，调灰五钱(15g)，食后服下(亦可水煎服，用量按原方比例酌定)。

【功用】凉血止血，清热泻火。

【主治】血热妄行证。呕血、吐血、咯血、嗽血、衄血，血色鲜红，来势暴急，舌红，脉数。

【病机分析】吐血、咯血等症，有阴虚、阳虚之分，虚火、实火之别。本方主治之出血，与血色鲜红，舌红，脉数并见，系实火所致，就脏腑而言，当责之于肝。肝主藏血调血。血液贮藏于肝脏，运行于心脉，疏泄有节，运行有度，温和流畅，不滞不溢。倘若肝火炽盛，火性炎上，火盛气逆，气逆则血升，损伤血络(阳络)，迫血妄行，离经外溢，上走诸窍，则发为吐、衄。"阳络伤则血外溢，血外溢则衄血"(《灵枢·百病始生》)；"夫血之妄行也，未有不因热之所发，盖血得热则淖溢，血气俱热，血随气上，乃吐衄也"(《济生方》卷2)。肝火炽盛，木火刑金，肺络损伤而为咯血、嗽血、衄血；肝火犯胃，胃脉破裂而为呕血、吐血。由此可见，肝火炽盛，迫血妄行，为本证的基本病机。

【配伍意义】本方所治系血热妄行，法当清热泻火，凉血止血。方中大蓟、小蓟性味甘凉，长于凉血止血，且能祛瘀，因其既"能清血分之热，以止血热之妄行"(《医学衷中参西录》上册)，又"以下行导瘀为主"(《本草正义》)，对血随气上之吐、衄颇宜，故为君药。臣以荷叶、茜草根、侧柏叶、白茅根凉血止血；棕榈皮收涩止血，与君药相伍，既可澄本清源，又可塞流止血。血之所以上溢，是由于气盛火旺，"气有余即是火，气降即火降，火降则气不上升，血随气行，无溢出上窍之患矣"(《先醒斋医学广笔记》卷2)，故在凉血止血的同时，配伍栀子、大黄清肝泻火，挫其鸱张之势，更用栀子泻肝经气分之热从小便而去；大黄导肝经血分之热从大便而去，两药不仅增强凉血清热之力，其开热邪下行之路，可直折上逆之火势，使气火降而血止，是"治病求本"之法，共为佐药。重用凉降涩止之品，恐致留瘀，故以丹皮配大黄凉血祛瘀,使止血而不留瘀,亦为佐药。用法中加藕汁、萝卜汁调服,藕汁甘寒,清热凉血散瘀,《本草经疏》卷 23 谓:"藕,生者甘寒,能凉血止血,除热清胃,故主消散瘀血,吐血,口鼻出血……";萝卜汁甘凉,消积滞化痰热,下气消胀,本方取其清降之功,降气清热以助止血。综观全方,众多药物都有凉血止血作用,其中大蓟、小蓟、茜草、大黄、牡丹皮有化瘀之功;大黄、栀子、萝卜有泻火降气之效;荷叶、侧柏叶、棕榈皮还有收敛止血作用。诸药合用,共奏凉血止血,清热泻火之功,并使血止而不留瘀。

本方配伍特点,以凉血止血为基础,寓以清降、化瘀、收敛作用,标本兼顾,相辅相成,相得益彰。

方中药物十味,均烧"灰"存性,研成极细末,为散备用,故名"十灰散"。

【临床运用】

1. 证治要点　本方主治热证出血。以来势急暴之上部出血,血色鲜红,舌红脉数为证治要点。

2. 加减法　对于气火较盛,血热较盛者,本方可作为汤剂,以增加其清热凉降作用,此时当以大黄、栀子为主,亦可加牛膝、代赭石等镇降之品,引血热下行。并可选加生地黄、白及之类以增加凉血及收敛止血作用。

3. 本方现代常用于消化道出血、支气管扩张及肺结核咯血等属气火上逆者。

【使用注意】

1. 本方为散剂,需要先制备,使火气消退,方可使用,不能临时制用。配制时应注意"存性",否则影响药力。

2. 本方为急则治标之剂,只能暂用,不宜多服、久服。血止后,应审证求因,以图治本,方能巩固疗效。

3. 出血患者,除服药外,应静卧。呕血者,宜流质饮食,甚则暂时禁食。严重者应中西医结合进行抢救。

4. 虚寒性出血者忌用。

【源流发展】本方源于元·葛乾孙的《劳症十药神书》。《十药神书》是一本中医治疗肺痨病的专著,全书创制方剂十首。在这十首方剂中,有侧重止血的,有侧重止咳的。葛氏之止血方剂,尤注重炭药的应用,他在该书序中指出:"大抵血热则行,血冷则凝,见黑则止,此定理也。"其血"见黑则止",一直是中医创制和运用炭药的理论,本方即为葛氏炭药止血的代表方剂。

葛氏善于借鉴他人之长。本方之制,是受宋·严用和之"十灰丸"及杨士瀛之"黑散子"的启发。"十灰丸"由绵灰、黄绢灰、艾叶灰、马尾灰、藕节灰、莲蓬灰、油发灰、赤松皮灰、棕榈灰、蒲黄灰组成(《济生方》卷 6),主治崩中,下血不止。"黑散子"由莲蓬、棕榈、头发(并烧灰存性)组成(《仁斋直指方》卷 26),主治诸窍出血。葛氏在严、杨止血药用"灰"及"烧灰存性"为末的基础上,增入大黄、栀子、丹皮等清热泻火药物,变收涩止血之剂,为清热泻火止血之方。后世医家推崇本方凉血止血之中寓有清降、化瘀、收敛的用药思路,不少治热证出血的方剂,多导源于此方,如《万病回春》卷 3 之五灰散,由莲蓬壳、黄绢、血余、百草霜、棕皮(各烧灰)、山栀(炒黑)、蒲黄(炒黑)、墨、血竭组成,主治血不止成崩;《医学心悟》卷 3 之十灰散,即本方去棕榈、丹皮、柏叶,加老丝瓜、蒲黄、乱发组成,主治阴虚吐血。

【疑难阐释】

1. 关于本方用炭药的意义　《十药神书·序》谓血之为物,"大抵血热则行,血冷则凝,见黑则止,此定理也"。用凉药止血,取冷则凝之意,用炭药止血,取见黑则止之义。黑为水之色,红为火之色,水来制火,故红见黑即止。用凉药止血,不仅有"血冷则凝",还有收缩血管,降低血压的作用;用炭类止血,不仅有红见黑即止,还有吸着、敛涩的作用。十灰散,可谓尽见黑即止,遇冷亦止之能事。

2. 关于炭药存性的问题　本方的配制,关键在于"烧灰存性"。前人认为"存性"二字大有深义,如清·陈念祖曰:"前散自注云烧灰存性,今药肆中止知烧灰则色变为黑,而不知存性二字大有深义。盖各药有各药之性,若烧之太过,则成死灰,无用之物矣。唯烧之初燃,即速放于地上,以碗复之,令灭其火。俾各药一经火炼,色虽变易,而本来之真性俱存,所以用之有效(《十药神书注解》)。现代对炭药的总的要求是:"制到外部焦黑,里面焦黄为度,使药料有一半炭化,另一半存性,并且要仍能尝试出药料原有的气味,不能制成灰,使灰化后药力全失"。可见,"烧灰"使药物炭化,炭化后不仅易于研末,且因药多涩味而有吸着、敛涩作用;"存性"因保存药物原有的气味而有清降化瘀之效。于此《中华人民共和国药典·一部》(1977年版)特提出:"制炭时,应注意存性,并防止灰化。"并制订"炒炭"、"焖炭"的制剂规程。

3. 关于京墨　方中之京墨,近代一些方书多从红见黑则止释之,此虽符合炭药止血的理论,却有牵强之嫌,或义犹未尽之憾。李飞教授通过大量史料考证,对京墨的看法中肯,特录之以供参考:"盖京墨,又称贡墨,不仅系古代宫廷工书诗画所用之上品,而且亦为急救止血之良药。京墨的止血作用,有其充分的药理根据。古制京墨,多以松烟和入皮胶汁或糯米汁,或酌加香料而成。如宋·寇宗奭谓:'墨,松之烟也'(《本草衍义》)。明·李时珍亦谓:'上墨以松烟用梣皮汁解胶和造,或加香料等物'(《本草纲目》)。清·汪绂指出:'墨,古用松烟,性近温,今用桐油烟,性近寒,热气味俱轻,俱不失为平。珍之者加入珠、金、冰、麝,陈久为良'(《医林纂要探源》)。由此可见,京墨的选料与制作颇为考究,与普通所用墨之低劣者截然不同。松烟即松枝烧后的油烟,本身具有止血、消肿、生肌、疗疮等作用。加入皮胶汁或糯米汁者,因皮胶(如驴皮胶或其他皮胶等)均有不同程度的养血止血之功;糯米亦为补肺止血之佳品。若适量加入珍珠、冰片、麝香之类,则清心凉血,活血止血之功尤著。所以,近代有释此乃黑能胜红,或嗤之以无稽之谈者,皆是对京墨不甚了解之故"(《中医历代方论选》)。

4. 关于本方"散"、"汤"剂之作用区别　原书用散剂,从药物的炮制看,是着眼于收涩止血配伍清热凉血之品,即"止中寓清";现代用作汤剂,从组成药物看,是以清热凉血,引血下行为主,而收涩止血为辅,亦即"清中寓止",改"散"为"汤",应注意及此。

【方论选录】

1. 周扬俊:"治吐血者,首推葛氏,而先以此方止血,明明劫剂,毫无顾忌,细玩始知先生意之到、理之深也。人生于阳,根于阴,阴气亏则阳自胜,上气为之喘促,咳吐痰沫,发热面红,无不相因而生。故留得一分自家之血,即减得一分上升之火,易为收拾。何今日之医,动以引火归经为谈,不可概用止血之味,甚至有以吐之为美,壅反为害之说。遂令迁延时日,阴虚阳旺,煎熬不止,至于不救,果谁之咎乎? 引经而缓时日,冀复无神。有形之血,岂能使之即生;而无偶之阳,何法使之即降? 此先生所以急于止血之大旨也。"(录自《续名医类案》卷 11)

2. 陈念祖:"前散自注云烧灰存性,今药肆中止知烧灰则色变为黑,而不知存性二字大有深义。盖各药有各药之性,若烧之太过则成死灰,无用之物矣。惟烧之初燃,即速放于地上,以碗复之,令灭其火。俾各药一经火炼,色虽变易,而本来之真性俱存,所以用之有效。

人以为放地出火气,犹其浅焉者也。然余治症四十余年,习见时医喜用此药,效者固多,而未效者亦复不少。推原其故,盖因制不如法,亦因轻药不能当此重任,必须深一步论治,审其脉洪面赤,伤于酗醉、怒恼者,为火载血而上行症,余制有惜红丸,日夜三四服,但须以麻沸汤泡服,不可煮服为嘱。审其素能保养,脉沉而细,面色淡白,血来时外有寒冷之状者,为阳虚阴必走症,余制有惜红散,加鲜竹茹日夜服三剂,其药之配合,散见于拙刻各种中,兹因集隘,不能备登。"(《十药神书注解》)。

3. 唐宗海:"右药烧灰存性为末,铺地出火气,童便、酒、水随引。黑为水之色,红见黑即止,水胜火之义也。故烧灰取黑,得力全在山栀之清,大黄之降,火清气降而血自宁。余药皆行血之品,只借以向导耳。吹鼻止衄,刃伤止血,皆可用之。"(《血证论》卷7)

4. 张秉成:"治一切吐血、咯血不止,先用此遏之。夫吐血、咯血,固有阳虚、阴虚之分,虚火、实火之别,学者固当预为体察。而适遇卒然暴起之证,又不得不用急则治标之法,以遏其势。然血之所以暴涌者,姑无论其属虚属实,莫不皆由气火上升所致。丹溪所谓气有余即是火。即不足之证,亦成上实下虚之势。火者南方之色,凡火之胜者,必以水济之,水之色黑,故此方汇集诸凉血、涩血、散血、行血之品,各烧灰存性,使之凉者凉,涩者涩,散者散,行者行,各由本质而化为北方之色,即寓以水胜火之意。用童便调服者,取其咸寒下行,降火甚速,血之上逆者,以下行为顺耳。"(《成方便读》卷2)

5. 上海中医学院:"本方为凉血止血常用方剂,方中十种药物都有凉血止血作用,但大蓟、小蓟、茜草、大黄、牡丹皮还有化瘀作用;大黄、栀子还有泻火作用;荷叶、侧柏叶、棕榈皮还有收敛作用。全方具有凉血止血的功能,又能使血止而不留瘀,用于血热所致的出血,有一定效果。但全方属于急则治标,是临时止血之方,在止血之后,还须进一步审辨出血原因以治其本。传统习惯上认为止血药炒黑用,能增强收涩作用,所以本方所用之药均炒炭存性。"(《中医方剂临床手册》)

【评议】十灰散功用凉血止血,主治因肝火炽盛,损伤血络,血热妄行所致的各种出血证,尤宜于气火上冲、迫血上逆之呕血、吐血、咯血、衄血。临床用之有一定效果,历代医家亦对此多有心得。对其凉血止血之功,诸家既联系方证病机分析,又从药物之性能制备方面阐述,说理中肯,立论精辟。张氏以凉血、涩血、散血、行血八字概括本方的配伍特点,言简意赅。近代总结十灰散的组方特点,多宗此说。唐氏认为"吹鼻止衄,刃伤止血,皆可用之"。是其经验,可资借鉴。

【验案举例】鼻衄:《甘肃中医》(1994,5:33):某女,41岁,1991年1月8日初诊。鼻衄3年余,每遇经期而引发加重,经多方治疗未效。患者面红目赤,烦躁口干,午后手足心时有潮热,舌边尖红,脉弦细数。诊为肝旺阴虚,血热逆经。治以平肝滋阴清热,凉血止血。方用十灰散:大蓟、小蓟、棕榈皮、茜草根、侧柏叶各10g,荷叶6g,上6味均炒炭存性,生牡丹皮、生栀子各10g,生大黄6g,生白茅根30g,水煎后1日分3次服完。1月9日二诊:服药后第2天鼻衄即止,但仍见面红烦躁,舌边红,脉弦细数,午后时有潮热。仍守上法进退,滋阴平肝清热,处方中生丹皮增至18g,余量用法如前。1月10日三诊:上述诸症明显减轻,此乃虚热渐退,应调理善后,处方、用法、用量同前,连服4剂而愈。随访1年余,未再复发。

按语:本例鼻衄,为肝旺血热,肝火旺则迫血妄行而发逆经,午后手足心时有潮热为阴虚之症。以十灰散炒炭存性,用生牡丹皮加大其量,意在滋阴凉血止血;用生大黄、山栀子取其苦寒沉降之性,使上炎之火得以下泄;取生白茅根的甘寒之性,收其凉血止血之功,合诸炭药共奏止血之效。主次分明,层次井然,疗效颇著。

【临床报道】

1. 鼻衄 十灰散加减治疗鼻衄 40 例。服药 1 疗程后,结果:有效者 32 例,占 80%;显效 6 例,占 15%;无效 2 例,占 5%。无效 2 例为重者 1 例,最重者 1 例[1]。

2. 肺结核咯血 用十灰散加减,作汤剂冷服,治疗肺结核咯血 21 例。实热明显者,重用熟大黄、山栀,加生地黄。呈虚热证者,可去熟大黄、山栀,加麦冬、阿胶、百部以养阴镇咳;重镇固涩加代赭石、龙骨、牡蛎;调理气血加当归、白芍宁血善后。结果:21 例中止血时间最长为 10 天,最短为 3 天,平均止血时间为 5.3 天[2]。

3. 消化道出血 以泻心汤合十灰散加减治疗上消化道出血 30 例。30 例患者均属西药治疗效果差或无效者。其中胃中积热型 16 例,肝火犯胃型 11 例,气虚血溢型 3 例。结果:治愈 27 例,无效 3 例[3]。

4. 眼前房出血 10 例外伤性前方继发性出血患者,口服十灰散加红花 10g,每日 1 剂,用至前房出血完全吸收后停药,同时用 1% 阿托品眼膏点伤眼,1 日 1 次。患者在用药 3 天后继发出血开始减少,出血量为 Ⅱ 级者用药 6 天后出血完全吸收,出血量为 Ⅲ 级者平均用药 9 天出血完全吸收。出院时 9 例伤眼视力恢复至 1.0,10 例患者眼压力在正常范围内[4]。

5. 慢性溃疡性结肠炎 用十灰散加味内服治疗慢性溃疡性结肠炎 76 例。结果:治愈(腹痛、腹泻,粪常规脓细胞、红细胞完全消失,乙状肠镜证实表浅溃疡、充血、糜烂完全消失,随访半年以上未复发)61 例,有效(腹痛、脓血便消失,腹泻数减少,但乙状肠镜显示肠壁表浅溃疡、充血、糜烂未完全消失)11 例,无效(腹痛、腹泻,粪常规,乙状肠镜检查无改变,或虽好转,但 1~6 个月后重新发作)4 例,总有效率为 94.73%[5]。

【实验报道】

一、药理研究

1. 促凝血作用 制备不同的十灰散制剂,观察其对小鼠、大鼠及家兔的出血时间、凝血时间、血浆复钙时间及血小板聚集的影响。结果显示:十灰散生品与炭药均有止血、凝血作用,能缩短凝血酶时间和血浆复钙时间,还能增强血小板功能,使扩大型血小板数量增多。但炭药效果优于未制炭药材品种[6]。

2. 对急性肝衰竭的作用 十灰散加减灌胃给药,能显著降低急性肝衰竭模型大鼠的血清内毒素(ET)及肿瘤坏死因子(TNF-α)水平;病理切片 HE 染色光镜下观察发现,加减十灰散能使受损的肝组织得到修复,能使坏死的肝索结构恢复清晰;还能提高急性肝衰竭大鼠的存活率,有较好的抗急性肝衰竭作用[7]。

二、药化研究

现代临床运用的十灰丸是根据原方对药材进行科学炮制,按照一定工艺加工而成的。通过对十灰丸中钙与微量元素的含量测定,分析结果显示其钙含量很高,微量元素的含量也很高。认为十灰丸中钙含量可能与其止血作用有着密切的联系。试验结果表明,十灰丸中鞣质含量为 3.305%。鞣质能促进血小板黏附和聚集,降低纤溶活性而促进凝血。十灰丸止血成分除上述外,可能还与某些中药本身所含某些止血成分有关。如茜草含茜草酸和茜草苷等,这些中药原有的止血成分在"炒炭存性"的炮制过程中都不同程度地保存了下来[8]。崔氏对十灰散止血作用的物质基础进行研究,发现十灰散经炒炭后,其鞣质含量增多,钙离子含量升高,多数药物微量元素含量增多,与止血药理相吻合[9]。

三、用法研究

曾有人对本药炮制存性程度与疗效关系进行动物实验研究。先将每味药过筛分档,使饮片大小均匀,按锅内温度、翻炒时间、通过烟色变化,感观鉴定和计算得率等指标,制成四种存性程度的炭剂。Ⅰ号炭:烟色由白转为黄色,感观为外黑内焦褐,得率80%;Ⅱ号炭:烟色由白→黄→青色,感观为内外皆黑,得率60%;Ⅲ号炭:烟色白→黄→青色→无色,感观内外皆黑呈焦化,得率40%;Ⅳ号炭:烟色白→黄→青色→无色,感观为灰化,得率20%。用上述四种炭剂,分别给家兔灌服,检查凝血时间。结果发现,不同存性程度的炭剂对凝血时间效果不同,Ⅰ、Ⅱ和Ⅲ号炭剂均能明显缩短凝血时间,Ⅰ号作用最强,Ⅱ号次之,Ⅲ号较差,Ⅳ号不明显。四种不同存性程度的炭剂,对家兔离体子宫平滑肌的兴奋作用亦显著不同。Ⅰ号和Ⅱ号炭剂可使子宫肌明显收缩,而Ⅲ号和Ⅳ号作用不明显。上述结果表明,Ⅰ号炭存性最佳,效果最好,Ⅳ号炭存性最劣,效果最差。认为其原因可能是由于高温,经物理及化学变化,使原具有的药理活性物质被破坏[10]。

参 考 文 献

[1] 刘美玲. 十灰散加减治疗鼻衄40例[J]. 内蒙古中医药,2004,23(3):9.

[2] 李协和. 十灰散加减治疗肺结核咯血21例[J]. 江西中医药,1960,(4):27.

[3] 路康新. 泻心汤合十灰散加减治疗上消化道出血30例[J]. 四川中医,2002,20(5):44.

[4] 沈兰珂. 十灰散配合局部散瞳治疗外伤性前房继发性出血10例[J]. 中西医结合杂志,1987,7(3):175.

[5] 石宝山,简文政. 辨证治疗慢性溃疡性结肠炎186例[J]. 现代中医药,2006,26(4):11-12.

[6] 崔箭. 十灰散止血、凝血作用机制研究[J]. 山东中医药大学学报,2004,28(6):463-466.

[7] 欧阳钦,王晓东. 加减十灰散对急性肝功能衰竭大鼠血清内毒素和肿瘤坏死因子水平的影响[J]. 浙江中医杂志,2007,42(5):302-303.

[8] 龚跃新,梁宪扬. 十灰丸止血成分的研究[J]. 中成药,1991,(2):37.

[9] 崔箭. 十灰散止血作用物质基础研究[J]. 江苏中医药,2004,25(2):46-48.

[10] 松岩. 炮制存性与疗效关系动物实验报告[J]. 内蒙古中医药,1984,(3):46.

四 味 丸
(《杨氏家藏方》卷20)

【异名】四生丸(《十便良方》,录自《普济方》卷188)。

【组成】荷叶 艾叶 柏叶 生地黄各等分

【用法】上捣烂为丸,如鸡子大。每服一丸(120g),水三盏,煎至一盏,去滓温服,不拘时候(现代用法:作汤剂,水煎服)。

【功用】凉血止血。

【主治】血热妄行证。吐血、衄血,血色鲜红,口干咽燥,舌红或绛,脉弦数有力。

【病机分析】此为吐、衄而设。究其吐、衄原因,实由血分有热,迫血妄行,肺胃络伤所致。即张介宾所谓:"凡诸口鼻见血,多由阳盛阴虚,二火逼血而妄行诸窍"(《景岳全书》卷30)所致。热邪灼伤津液,血去津亦伤,故见口干咽燥。舌红或绛,脉弦数有力,均为血分有热之象。

【配伍意义】本方是为血热妄行之吐、衄而设,故从凉血止血立法。方中柏叶凉涩,长于凉血止血,吴昆谓:"苧、柏质实,泻火于阴,火去则血归经而吐、衄愈矣"(《医方考》卷3),为君药。生地甘寒,清热凉血,养阴生津,俾热去阴滋而血自宁静,为臣药。佐以荷叶清芬,清热凉血,止血散瘀;艾叶祛瘀止血,辛温而不燥,既可增强全方止血之功,又可避免他药寒凉太过以致血止留瘀之弊。本方药仅四味,但配伍严谨,凉血止血之功卓著。用之可使"五志之火既清,五脏之阴安堵,则阴平阳秘,而血归经矣"(《医宗金鉴·删补名医方论》卷1)。

本方配伍特点:清中有滋,热去而无耗血之虞;清中寓宣,虽凉而无郁遏之弊;清中有温,虽凉而无伐胃之忧,较之清热止血诸方,实属至平至淡之剂。

【临床运用】

1. 证治要点 本方为凉血止血的有效方剂,主治血热妄行的上部出血之证,临床以血色鲜红、舌红、脉数为证治要点。

2. 加减法 本方止血药物较少,侧重于治本,如出血较多者,可适当加入小蓟、茜草、白茅根、藕节、仙鹤草等,以增强止血之功。血动之由,惟火与气,血从上溢者,降气止血,实为治疗关键,故方中可加入大黄、栀子、牛膝等以降气引血下行。

3. 本方现代常用于肺结核、支气管扩张咯血和胃溃疡吐血,属血热妄行者。

【使用注意】本方对内热暴作之吐血、衄血疗效较好,然只可暂用,中病即止,若过用、久用,寒凉太过,有使血凝成瘀之弊。若属虚寒证出血者,则当忌用。

【源流发展】本方始见于宋代杨倓的《杨氏家藏方》,用治吐血。宋代另一著名医家陈自明将方中三叶生用,命名为"四生丸",用治阳乘于阴,以致吐血、衄血。后世医家应用本方,既循杨氏止中有清,清中有滋的用药思路,又宗陈氏生品汁液俱存,寒凉之性皆全的用法特点。王肯堂《证治准绳》卷6用葡萄汁、生藕汁、生地黄汁、白蜜各五合,治热淋,小便涩疼痛之四汁饮,即是集二者之长的范例。现代因其生药取用不便,师其法而不泥其方,改"丸"为汤,无生鲜者加大其量,用治吐血、衄血、妇人崩漏、产后出血,亦获良效。

【疑难阐释】

1. 关于本方的方源与方名 四生丸的方源,历代《方剂学》教材均谓出于《妇人大全良方》,而丹波元坚则谓:"此方本出《杨氏》,名四味丸,三味并不用生"(《杂病广要》)。考杨倓的《杨氏家藏方》成书于1178年,较之《妇人大全良方》(1237年)早59年,故本方方源宜改作《杨氏家藏方》。鉴于杨氏原名四味丸,且方中三叶并未生用,本书为反映杨氏制方原旨,亦将方名易为"四味丸"。

2. 关于本方君药 北京中医学院《实用中医学》认为本方以鲜生地凉血养阴为君。山东中医学院《中药方剂学》、《方剂学》统编教材6版均认为以侧柏叶为君。本方所治吐血衄血,乃血分有热,迫血妄行所致,治宜凉血止血为主。柏叶苦涩性寒,功擅凉血止血,《景岳全书》卷49谓其"善清血凉血,止吐血衄血、痢血尿血、崩中赤白";《罗氏会约医镜》卷17谓其"滋阴凉血,凡血热妄行、吐衄崩淋,服之立效"。鉴于本品在方中的作用,既针对病机,又针对主症,且历代方剂关于吐血、便血亦多以柏叶为君,如《汤头歌诀详解》曰:"生侧柏叶凉血清热、止血,为君药。"所以,本方以侧柏叶为君药,似较妥帖。

【方论选录】

1. 吴昆:"阳乘于阴,血热妄行,或吐或衄,此方亦良。统而论之,生之则寒,则四生皆能去火。析而论之,则荷、艾轻香,去火于气;节、柏质实,泻火于阴;火去则血归经,而吐、衄愈矣。"(《医方考》卷3)

2. 柯琴:"阴虚而阳无所附,则火炎上焦;阳盛则阳络伤,故血上溢于口鼻也。凡草木之性,生者凉,而熟之则温;熟者补,而生者泻。四味皆清寒之品,尽取其生者,而捣烂为丸,所以全其水气,不经火煮,更远于火令矣。生地多膏,清心肾而通血脉之源;柏叶西指,清肺金而调营卫之气;艾叶芳香,入脾胃而擅去瘀生新之权;荷叶法震,入肝家而和藏血摄血之用。

五志之火既清,五脏之阴安堵,则阴平阳秘,而血归经矣。是方也,可暂用以遏妄行之热血,如多用则反伤营。盖血得寒,则瘀血不散,而新血不生也。设但知清火凉血,而不用归脾、养营等剂以善其后,鲜有不绵连岁月而毙者。非立法之不善,妄用者之过耳!"(录自《医宗金鉴·删补名医方论》卷1)

3. 张秉成:"此即仿《金匮》柏叶汤之意。凡吐血一证,热伤阳络者,当清其火;劳伤阳络者,当理其虚;有热伏阴分,用寒凉直折其热而热仍不解者,则必以辛温芳香之品,从血分以宣发其邪,使热自阴出阳,然后清之泄之,乃为得当。如艾叶、荷叶,虽所入脏腑、主治各有不同,而性味气质大都相似,芳香入血,辛苦而温,且其叶皆有解散之机,从此阴中伏热涣散不留。而以侧柏、生地直清其血,况侧柏之凉,仍寓香燥之意,恐留不尽之邪;生地之凉,乃有安抚之功,防有虚赢之失。皆用汁者,取其新鲜力专之意。"(《成方便读》)卷2)

4. 朱良春,等:"生侧柏叶凉血清热、止血,为君药;生地黄凉血清热,养阴生津,为臣药;荷叶轻清,专清上焦热邪;艾叶和血祛瘀、止血,二者为佐使。四药生用,寒凉之性俱全,清热止血的作用较强。若非十分必要,不可妄投,以免寒凉滞瘀,造成不良后果。"(《汤头歌诀详解》)

【评议】四味丸为凉血止血的代表方剂,因其药少力专,临床疗效可靠,为历代医家所重视,故对本方的配伍意义,病机特点及其使用注意的论述甚多,注家各有心得,所论亦颇有见地。其中对治证病机概括确切者,当推吴氏;对配伍意义论述详尽者,当推张氏。然张氏谓本方仿《金匮》柏叶汤之义而制,似有可议之处。柏叶汤以侧柏叶与干姜、艾叶相配,且温胜于凉,为温经止血之方;本方虽亦有艾叶之温,但凉胜于温,则为凉血止血之剂,两方一温一凉,用意有别,不可混淆。关于本方的使用注意,柯氏认为"可暂用以遏妄行之热血,如多用则反伤营。盖血得寒,则瘀血不散,而新血不生也";朱氏亦指出"若非十分必要,不可妄投,以免寒凉滞瘀,造成不良后果"。这些均为经验之谈,可资参考。

【临床报道】
1. 更年期功血 以四生丸加减治疗更年期功血52例。方药为:生地黄12g,生白芍12g,生荷叶12g,生侧柏叶12g,黑地榆12g,阿胶(另包烊化)、山茱萸、菟丝子各15g,生艾叶3g。服药最少者为2剂,最多者21剂。结果:痊愈32例,好转16例,无效4例,总有效率为92.3%[1]。

2. 血小板减少性紫癜 用当归补血汤合四生丸加减治疗慢性特发性血小板减少性紫癜46例,处方:生黄芪、侧柏叶各15~30g,阿胶、荷叶、炒槐花、当归各10~15g,山萸肉、生地各10~30g,参三七粉(分吞)2~6g,仙鹤草30g,生甘草10g。1个月为1疗程。结果:出血症状完全消失40例,减轻3例,无效3例,总有效率93%。治疗组疗效明显优于西药(泼尼松)对照组,血小板计数上升率有显著差异($P<0.05$)[2]。

参 考 文 献

[1] 郑晓静. 四生丸加减治疗更年期功血52例[J].中原医刊,2003,30(11):41.
[2] 俞峰,张娅珍. 当归补血汤合四生丸加减治疗慢性特发性血小板减少性紫癜46例——附西药治疗15例对照[J].浙江中医杂志,2005,40(11):483.

咳 血 方
(《丹溪心法》卷2)

【异名】肺血丸(《医林纂要探源》卷4)。

【组成】青黛(6g) 瓜蒌仁(9g) 海粉(9g) 山栀(9g) 诃子(6g)

【用法】上为末,以炼蜜同姜汁为丸。嚼化。

【功用】清肝宁肺,凉血止血。

【主治】肝火犯肺证。咳嗽痰稠带血,咯吐不爽,心烦易怒,胸胁作痛,咽干口苦,颊赤便秘,舌红苔黄,脉弦数。

【病机分析】肝属木,肝脉布胸胁,上注于肺,而主升发;肺属金,位居于上而主肃降。在正常生理情况下,肺金的肃降,有制约肝气、肝火上升的作用,使二者升降相因,则气机调畅,此即金克木。如果肝火过旺,肝气升发太过,气火亢逆上行,影响及肺,使肝肺之间的生理关系失调,即可形成"左升太过,右降不及"的反克病理变化。本方治证正属此病变范畴。肝木反侮肺金,必出现肝火亢盛及肺金被侮的两组症候群。木火刑金,肺津受灼,炼液为痰,痰阻于肺,肺失清肃,肺气上逆,故咳嗽;痰液受火邪煎熬,则痰质浓稠,咯吐不爽;火热灼伤肺络,血溢脉外,则咳嗽痰中带血。此即汪昂及吴昆所言:"肝者将军之官,肝火上逆,能烁心肺,故咳嗽痰血也"(《医方集解·理血之剂》);"肺者,至清之脏,纤芥不容,有气有火则咳,有痰有血则嗽"(《医方考》卷3)。心烦易怒,胸胁作痛,咽干口苦,颊赤便秘,舌红苔黄,脉弦数等均为肝火亢盛之佐证。综上所述,咳嗽痰中带血,是本方主治之主症;肝火灼肺,为本方证之病机。

【配伍意义】本方主治肝火灼肺的咳嗽痰中带血证。病位(标)在肺,病本在肝,治当清泻肝火,令肝火一清,血不妄行,肺得安宁,则咳嗽减而血自止,为清肝宁肺,治病求本之法。方中青黛味咸性寒,专走肝经,善清泻肝经实火而凉血止血;止血必兼降气,使气降则血降,栀子苦寒,入心肝肺经,有泻火除烦,止血降气之功。汪昂谓:"青黛泻肝而理血,散五脏郁火;栀子凉心而清肺,使邪热下行,二者所以治火"(《医方集解·理血之剂》)。两药合用,澄本清源,标本兼顾,为君药。痰不除则咳不止,咳不止则血不宁,故又臣以甘寒入肺之瓜蒌仁清热化痰,润肺止咳;咸平入肺之海粉清金降火,软坚化痰。二药同用,可使热清痰去,其肺自宁。诃子苦涩性平,入肺与大肠经,功能清热下气,敛肺止咳化痰,为佐药。诸药合用,共奏清肝宁肺,凉血止血之效,使火不犯肺,则肺气肃降有权,而痰化咳减,咳痰带血亦自止。

此方虽未直接用止血药,而止血效果甚佳,堪称治病求本之典范。本方能有较好止血疗效,实得力于清肝凉血的青黛、山栀,化痰止咳的瓜蒌、海粉、诃子。正如吴昆所赞:"青黛、山栀所以降火,瓜蒌、海粉所以行痰,诃子所以敛肺。然而无治血之药者,火去而血自止也"(《医方考》卷3)。

本方配伍特点:寓止血于清热泻火之中,使火热得清,不致灼伤肺络,肺气肃降有权,痰化咳止,血亦自安。

本方主治肝火犯肺,咳痰带血,治法泻肝清火以治本,不止血而咳血自止,故名"咳血方"。

【临床运用】

1. 证治要点 本方主要用于肝火灼肺的咳血证。临床以咳痰带血,胸胁作痛,舌红苔黄,脉弦数为证治要点。

2. 加减法 咳甚者,加杏仁;火热伤阴者,可酌加沙参、麦冬等清肺养阴之品;咳甚痰多,加川贝母、天竺黄、枇杷叶以清肺化痰止咳;痰多苔腻,可与蒿芩清胆汤合用;去诃子、海粉,加青蒿、牡丹皮,治鼻衄亦效。

3. 本方现代常用于胃食管反流性咳嗽、支气管扩张、肺结核等病的咳血,属肝火犯肺者。

【使用注意】

1. 因本方属寒凉降泄之剂,故肺肾阴虚及脾虚便溏者,不宜使用。

2. 注意服用方法:本方服法特殊,蜜丸噙化。噙,含在嘴里。噙化,即含化,使药力徐徐吸收,药效持久,是治咳血的良好给药方法。

【源流发展】本方为元·朱震亨所创,见于(《丹溪心法·咳血十九》卷2),治咳血。由于其药少力专,治病求本,疗效好,成为历代医家临床治疗肝火犯肺以致咳血的代表方。后世不少清肝宁肺的方剂均从此方衍化而来。明代李梴《医学入门》卷6之诃黎丸,系由咳血方去栀子,加杏仁、贝母、香附而成,主治肺胀,喘满气急,身重,及劳嗽,干咳无痰等症;秦景明《症因脉治》卷2之青黛海石丸,由咳血方减去栀子、诃子,并入川贝母组成,治肺经咳嗽,肺热有痰者。清·沈金鳌《杂病源流犀烛》卷1之海青丸,即咳血方去栀子加入制香附、半夏而成,治疗火郁肺胀,气急息重,咳嗽痰少,面赤烦渴,脉洪数等症。祝补斋《卫生鸿宝》卷1之青蛤丸即取咳血方中之青黛、海蛤粉二味,炼蜜为丸,睡前噙化,取其清肝泻肺,化痰止咳的功效,主治肝火犯肺,头晕耳鸣,咳痰带血,咽喉不利,胸胁作痛等症。

【疑难阐释】

1. 关于本方的止血作用　历代医家皆认为本方是治病求本的典范,如吴昆谓:"然而无治血之药者,火去而血自止也"(《医方考》卷3);汪昂曰:"不用治血之药者,火退则血自止也"(《医方集解·理血之剂》)。咳血方究竟为治本之剂,还是属标本同治之方? 我们认为应属后者,即标本同治,治本为主,兼能止血。本方之治本,已有定论,此不赘述。其止血治标,可从两方面认识:一是青黛、栀子清肝泻火之中,寓有止血之效,其止血功用在一些本草书中均有明载,如李时珍称青黛"去烦热,吐血,咯血……"(《本草纲目》卷16);栀子"治吐血、衄血、血痢、下血、血淋、损伤瘀血"(《本草纲目》卷36)。二是诃子味涩性敛,亦有止血之功,如《日华子本草》谓其能止"肠风泻血,崩中带下……";《长沙药解》卷3亦曰其"治崩中、带下、便血……"由此可见本方是清肝宁肺为主,凉血止血为辅之剂。

2. 关于海粉　海粉为蓝斑背肛海兔的卵群带,性味甘咸性寒,具有清热养阴,软坚消痰之功,治肺燥喘咳,瘿瘤,瘰疬。明代《景岳全书》、《医方考》均用海粉,"青黛、山栀所以降火,瓜蒌、海粉所以行痰"(《医方考》卷3)。到了清代,汪昂则将"海粉"改为海浮石,"海石软坚止嗽,清水之上源"(《医方集解·理血之剂》)。海石性味咸寒,清肺火,化老痰,软坚散结,治痰热喘嗽,老痰积块,瘿瘤,瘰疬。二药作用相似,而海粉难觅,海石易得,故后世多用海石。

【方论选录】

1. 吴昆:"咳嗽痰血者,此方蜜丸噙化。肺者,至清之脏,纤芥不容,有气有火则咳,有痰有血则嗽。咳者有声之名,嗽者有物之义也。青黛、山栀所以降火,瓜蒌、海粉所以行痰,诃子所以敛肺。然而无治血之药者,火去而血自止也。"(《医方考》卷3)

2. 汪昂:"此手太阴药也。肝者将军之官,肝火上逆,能烁心肺,故咳嗽痰血也。青黛泻肝而理血,散五脏郁火;栀子凉心而清肺,使邪热下行,二者所以治火。栝楼润燥滑痰,为治嗽要药(能清上焦痰火,荡除郁热垢腻);海石软坚止嗽,清水之上源(能软坚痰,痰除则嗽止,肺为水之上源),二者降火而兼行痰。加诃子者,以能敛肺而定痰喘也。不用治血之药者,火退则血自止也。"(《医方集解·理血之剂》)

3. 汪绂:"诃子肉苦酸涩,生用敛肺清金,降逆止咳;栀子苦酸,炒黑用,抑妄行之相火,决三焦之水道,敛肺宁心,降逆气,止妄血;海石咸涩,补心敛肺,清金降火,渗湿消痰;瓜蒌仁甘苦而能润,轻虚上浮,宁心润肺,泄逆清火,除痰去垢,开豁膻中之清气,亦治咳要药。青黛辛咸，此补肝而泻肺，然辛行肝气，使肝木自畅，则相火不致灼金；咸散肝血，则血各循经，而不至逆涌于上，且能解毒热。蜜亦润肺，能补清高之气。"（《医林纂要探源》卷4）

4. 费伯雄："咳嗽痰血，固属君相之火犯肺。此方但清火而不治血，乃去所扰则自安之义。然业经失血，则肺已大伤，岂可置之不论不议？去诃子而加清养肺阴之药，始为得之。"（《医方论》卷2）

【评议】咳血方是清肝宁肺，止咳止血之有效方剂，因其药少力专，治咳血而不用止血药，体现了治病求本之法，为历代医家所重视。对本方制方之旨，费氏概括为"但清火而不治血，乃去所扰则自安之义"，是点睛之笔。关于临床运用，费氏强调"加清养肺阴之药"，以兼顾阴伤，实为临床有得之谈。

【验案举例】咳血 《黑龙江中医药》(1987，1:45)：某女，60岁。患者以每日咳血5～20口，咳嗽，胸胁胀痛，满闷约1月为其主诉而求诊。该患者少量、反复咳血病史十余年。曾以胸部平片、支气管碘油造影及体征诊断为支气管扩张。每次病情发作与季节、气候无关系，但遇怒及情志不遂后，往往要咯血，小量的咯血常持续数月。1月前因大怒后，即觉胸闷，频咳阵阵，牵连胸胁胀痛，随之咳出鲜血约100ml。进某医院急诊室，给予脑垂体后叶素10U静脉注射后，大咯血止。但每日晨起或咳血5～20口不等。曾用安络血、维生素 K_3、青霉素、可待因等止血、抗炎、镇咳药，血量仍不见减少，有时咳血量还增加。至今患者常为咳血不止所苦，同时伴有心烦，性情急躁等症。查：舌质红，苔微黄，脉弦数。血压：170/100mmHg。胸部听诊右肺下可见小水泡音。胸片示：右肺下纹理增粗、紊乱，散在边缘不清的点状阴影。中医诊断：咳血（肝火犯肺型），即予咳血方加味治疗。方药：瓜蒌20g，诃子、山栀、海浮石、麦冬各15g，丹皮10g，青黛5g（冲）3剂，水煎服。二诊：患者自述，服上方后，即觉胸闷、咳嗽症减，胸胁胀痛减轻，咳血量减少，现每日可见2～3口。舌质仍红，脉弦数，继续服上方3剂。三诊：患者面有喜色，胸胁痛明显好转，咳嗽减轻，大口咳血已止，仅有时咳痰带少量血丝，嘱其再服原方3剂。患者咳血停，症状、舌、脉象正常，右肺下水泡音明显减少。观察2月，未见咳血再发。3个月后又因情志不遂再次咳血，证同前，给予前方6剂后，血停症消，1周后即可参加家务劳动。

按语：此咳血每因情志不遂而诱发，并见胁胀、心烦、胸闷、舌红苔黄、脉弦数等症，属典型的木火刑金证。故以咳血方清肝宁肺，加牡丹皮以助凉血止血之功；加麦冬兼顾出血伤阴及热邪灼阴之患。药证合拍，故投剂辄效。

【临床报道】

1. 肺结核咯血 用咳血方加味，治疗肺结核咯血30例。处方组成：青黛（另包先服）、诃子各6g，瓜蒌仁（去油）、炒山栀子各9g，加白及、茅根各30g，三七1.5g，阿胶（兑先服）、茜草各12g，仙鹤草9g。所有病例均经胸部 X 线检查确诊。其中浸润性肺结核26例，慢性纤维空洞性肺结核3例，结核性肺炎1例。治疗结果：治愈（咯血止，1年内无复发）27例，显效（咯血未完全停止，但咯血量及次数明显减少）3例。一般服药1～3剂，咯血即止[1]。

2. 支气管扩张咯血 以咳血方加味，治疗支气管扩张咯血78例。处方：诃子10g，瓜蒌仁10g，海浮石10g，黑山栀10g，青黛粉（包煎）4g，墨旱莲10g，白茅根10g，阿胶（烊化）15g，白及10g，藕节2枚。5天为1疗程。加减法：反复咯血夹有血块量多者，加参三七；伴发热、舌苔黄腻者，加银花、连翘；咳甚伴大量脓痰，苔黄脉弦滑者，加天竺黄、竹沥、川贝母、前胡；胸痛者，加郁金、广陈皮；潮热颧红者，加龟甲、炙鳖甲、地骨皮等。服药期间需卧床休息，勿抽烟，忌酒、鱼、虾、大蒜、辣椒等辛辣刺激食品。所有患者均经 X 线胸片，胸部 CT 扫描及支气管碘油造影等检查确诊,其中左肺下叶 37 例,右肺下叶 28 例,双肺下叶 3 例,右肺上叶 10 例。治疗结果:服用 1 疗程后,咯血停止,为显效,52 例(占 66.7％);服用 1 疗程后,咯血量明显减少,为有效,17 例(占 21.8％);服用 1 疗程后,咯血量未见减少或见增多,为无效,9 例(占 11.5％)。总有效率为 88.5％[2]。

参 考 文 献

[1] 熊伟. 咳血方加味治疗肺结核咯血 30 例[J]. 四川中医,1988;(3):22.
[2] 董振龙,吴良明. 咳血方加味治疗支气管扩张咯血 78 例[J]. 中国中医急症,1998;7(4):190.

小 蓟 饮 子
（《济生方》,录自《玉机微义》卷 28）

【异名】小蓟汤(《医学正传》卷 6)、小蓟饮(《明医指掌》卷 3)。

【组成】生地黄 小蓟根 滑石 通草 蒲黄炒 淡竹叶 藕节 当归 山栀仁 甘草各等分(各 9g)

【用法】上咬咀。每服半两(15g),水煎,空心服(现代用法:作汤剂,水煎服,用量据病证酌情增减)。

【功用】凉血止血,利尿通淋。

【主治】热结下焦之血淋、尿血。尿中带血,小便频数,赤涩热痛,舌红,脉数。

【病机分析】血淋为五淋之一,多属腑病,"胞移热于膀胱,则癃溺血"(《素问·气厥论》),淋是"热在下焦"(《金匮要略》),血淋、尿血总由热聚膀胱,或心火移易于膀胱所致。《成方便读》卷 2 谓:"大抵血淋一证,无不皆自心与小肠积热而来。心为生血之脏,小肠为传导之腑,或心移热于小肠,小肠移热于膀胱,有不搏血下渗而为淋者乎?"热结下焦,损伤血络,迫血下行渗于膀胱,血随尿出,故见尿中带血,其痛者为淋,不痛者为血尿。瘀热蕴结,阻滞下焦,膀胱气化失常,故小便频数,赤涩热痛。舌红,脉数,亦为下焦热结之征。故本方证之病机为热结下焦,损伤血络,以尿中带血,小便赤涩热痛为主症。

【配伍意义】本方证病因属热,病变部位在下焦膀胱,为尿血、血淋之证。治宜凉血止血,利尿通淋。方中小蓟甘凉,入心、肝二经,具凉血止血之功,尤长于治血尿,且有良好的利尿作用,能清利膀胱的湿热,一药而两擅其功,故为君药。蒲黄"主心腹膀胱寒热,利小便,止血,消瘀血"(《神农本草经》卷 1);藕节能"止咳血,唾血,血淋,溺血,下血,血痢,血崩"(《本草纲目》卷 33),"和血脉,散一切瘀血"(《本草纲目拾遗》卷 7);生地"能生血补血,凉心火,退血热,……止呕血衄"(《景岳全书》卷 48),三药凉血止血,化瘀养阴,与君药相伍,既能加强塞流澄源之效,又可使血止而不留瘀,血止而新血能生,俱为臣药。热结膀胱,病势下迫,宜因势利导,方以木通、滑石清热利尿通淋;竹叶、栀子清心泻火,兼利小便,导热从膀胱而出。血淋、尿血,每耗阴血;热邪所致,亦易灼阴;加之多味渗利之品,再伤其阴,故用当归合生地滋阴养血,兼顾阴血耗伤之患。另外,当归性温及活血之功,尚有防诸寒凉药太过,使止血而无瘀滞之弊,以上共为佐药。甘草缓急止痛,和中调药,为使药。各药合用,共奏凉血止血,利尿通淋之功。

本方配伍特点:该方凉血止血与泻火通淋合用,而以凉血止血为主,泻火通淋为辅。于凉血止血中寓有化瘀,泻火通淋中佐以养阴之功。方中小蓟、蒲黄、藕节、生地凉血止血;滑石、木通、竹叶、栀子清热通淋,这两类药是其主要组成部分,是临床上治疗尿血、血淋属热属实的重要方剂。

【类方比较】 本方与四味丸均为凉血止血之剂,均用治出血证。但四味丸以凉血止血为主,清中有滋,清中寓温,长于治疗血热妄行,气火上逆之吐衄;本方于凉血止血中寓化瘀,泻火通淋中有养阴,并善利尿通淋,主要用于下焦热结,损伤血络之血淋、尿血,二者功用各有侧重,主治病位上下不同。

【临床运用】

1. 证治要点 本方是治疗血淋、尿血属实热证的常用方剂,以小便赤涩热痛,舌红,脉数为证治要点。

2. 加减法 方中炙甘草可改为生甘草或甘草梢,取其清热泻火之功;若瘀热盛,小便赤涩热痛甚者,可选加石韦、蒲公英、黄柏之属以清热利湿;若血淋尿道疼痛剧烈者,可加琥珀、海金沙以通淋化瘀止痛;若血淋尿血日久气阴两伤者,可酌减木通、滑石寒滑渗利之品,加党参、黄芪、阿胶等补气养阴药物,以标本兼顾。

3. 本方现代常用于急性泌尿系感染以及泌尿系结石,属下焦瘀热蓄聚膀胱者。

【使用注意】

1. 本方药物多属性寒通利之品,不宜久服;血淋日久正虚,非本方所宜。孕妇忌用。

2. 血尿仅是许多疾病过程中的一个症状,必须结合辨病,排除肿瘤、结石、结核、丝虫、先天畸形及血液系统疾病。

【源流发展】 本方由南宋严用和从《小儿药证直诀》之"导赤散"中加小蓟、滑石、炒蒲黄、藕节、当归、山栀而成。导赤散乃北宋儿科名家钱乙为治小儿心热,或心热移于小肠之证而制。严氏在该方清心利水养阴的基础上加味,变成凉血止血,利尿通淋之剂,用以治疗下焦结热血淋。清·吴谦等《医宗金鉴》用此方治尿血,茎中不时作痛。用之临床,疗效显著。

【疑难阐释】

1. 关于血淋与血尿之区别 "淋"通常指小便急迫、短、数、涩、痛的病证,若小便中混有血液,谓之血淋。血尿:即"溺血"、"溲血",是指小便中混有血液或血块,排尿时无明显疼痛。因此,一般以痛为血淋,不痛为尿血。中医的血尿指肉眼血尿,当然不可能排除其中血红蛋白尿。西医的血尿除肉眼血尿外,还包括镜下血尿,可以排除血红蛋白尿。临证处方注意区别其不同概念。

2. 关于本方君药 本方君药,汪绂认为本方证为"结热下焦","肾阴不足",生地能"滋肾水,安相火",用为君药;张秉成指出,本方证乃"心移热于小肠,小肠移热于膀胱"而成,方中山栀、木通、竹叶能清心火,有"清其源"之功,似乎以此三味为方中的君药。《方剂学》统编教材5版认为小蓟凉血止血为君药,而6版强调"生地量大,凉血止血,养阴清热"为君。上述观点,我们倾向于5版教材。从本方治证分析。热邪结于下焦血分,损伤血络,致成血淋、尿血,虽有阴伤,但阴虚并不显著,故以生地滋阴壮水为君之说,不尽切合。至于山栀、木通、竹叶,虽能清热利尿,但非凉血止血之品,以之作为辅佐则可,若作君药则不适宜。细玩此方,以小蓟作为方名,而小蓟性凉滋润,善入血分,清下焦血分之结热,并能散瘀利尿,使血热得清,则血不妄行,且可防血止留瘀之弊,故小蓟当为方中君药。关于6版教材生地量大为君之说,亦欠妥当。地黄味厚而质重,用量相对宜大;小蓟气薄而质轻,用量相对宜小,此其一也。其二,本方生地是否重用,尚属疑点。从国内现存《济生方》中未查出此方,这可能是因为原书散失较多之故。小蓟饮子首见于《玉机微义》卷28引《济生方》,该书所载各药剂量均为等分,再查《医方集解》、《成方便读》等方剂专著,用量也为等分。近年来,浙江中医研究所等单位编著《重订严氏济生方》一书,书中"小便门"载:"小蓟饮子治下焦结热血淋。生地(洗)四两,小蓟根、滑石、通草、蒲黄(炒)、淡竹叶、藕节、当归(去芦,酒浸)、山栀子仁、甘草(炙)各半两。"6版教材与此所载基本相同。由于《重订严氏济生方》是今人将严氏之《济生方》和《济生续方》合二为一加以整编而成,已不能准确反映原书旧貌,故本方的剂量当从《玉机微义》所载。既然原书无重用生地之意,则生地量大为君之说也就不成立了。

【方论选录】

1. 吴昆:"下焦之病,责于湿热。法曰:病在下者,引而竭之。故用生地、栀子凉而导之,以竭其热;用滑石、通草、竹叶淡而渗之,以竭其湿;用小蓟、藕节、蒲黄消而逐之,以去其瘀血;当归养血于阴,甘草调气于阳。古人治下焦瘀热之病,必用渗药开其溺窍者,围师必缺之义也。"(《医方考》卷3)

2. 汪昂:"此手、足太阳药也。小蓟、藕节退热散瘀,生地凉血,蒲黄止血(生行血,炒涩血),木通降心肺之火,下达小肠,栀子散三焦郁火,由小便出,竹叶凉心而清肺(肺为清水之源,凡通淋者必先清肺),滑石泻热而滑窍,当归养阴,能引血归经,甘草益阳,能调和中气也。"(《医方集解·理血之剂》)

3. 费伯雄:"清心与小肠之热,滋肾水而通膀胱,自可以治淋而止痛。"(《医方论》卷2)

4. 张秉成:"大抵血淋一证,无不皆自心与小肠积热而来。心为生血之脏,小肠为传导之腑,或心移热于小肠,小肠移热于膀胱,有不搏血下渗而为淋者乎?山栀、木通、竹叶,清心火下达小肠,所谓清其源也。滑石利窍,分消湿热从膀胱而出,所谓疏其流也。但所瘀之血,决不能复返本原,瘀不去则病终不能瘳,故以小蓟、藕节退热散瘀。然恐瘀去则新血益伤,故以炒黑蒲黄止之,生地养之。当归能使瘀者去而新者生,引诸血各归其所当归之经。用甘草者,甘以缓其急,且以泻其火也。"(《成方便读》卷2)

5. 朱良春,等:"本方是由导赤散(生地、木通、甘草、淡竹叶)加味而组成。导赤散原能凉血清心,泻下焦小肠之火,具有利尿通淋的作用。现加小蓟、藕节、蒲黄、当归,功在凉血散瘀,和血养阴止血,是专为尿血而设。加滑石是增强泻热利尿的作用。加山栀是增强清热泻火的功能。热退血止,淋通尿畅,则自然痛止病除。"(《汤头歌诀详解》)

【评议】小蓟饮子是治疗下焦瘀热互结所致血淋、尿血的常用方,历代医家对其配伍意义论述颇多。吴氏从"病在下者,引而竭之"的角度,阐释本方凉血止血与清利湿热的机制;费氏、张氏及朱氏均从心与小肠入手,认为本方"清心与小肠之热",清其源,疏其流,则"热退血止,淋通尿畅",自然痛止病除。综合诸家之说,对理解本方配伍意义,大有裨益。

【验案举例】血精 《河北中医》(1986,1:31):某男,28岁,技术员。1982年7月10日初诊。患者于1982年5月1日结婚,婚后每于性交时所射精液均为血性黏稠状,并感双侧睾丸胀痛,排尿有灼热感。曾在省某医院泌尿科就诊,检查:外生殖器发育正常,睾丸等大,附睾无肿大,无压痛,双侧精索轻度曲张。精液常规检查:黯红色,黏稠度＋＋,红细胞＋＋＋＋,精子活动力50%,形态正常。前列腺指检大小正常,轻压痛。诊断为"精囊炎"。经服用西药及注射抗生素1月余疗效不佳,要求中医治疗。就诊时症见头晕肢倦,腰膝酸软,口苦口干,纳谷不香,大便秘结,小便短赤,尿时有灼热感,脉弦有力。舌红,苔黄微腻。脉证合参,为湿热蕴结精室,血络受伤,血随精溢。治宜清热利湿,凉血止血,以小蓟饮子合二妙散加减。生地15g,小蓟12g,滑石15g,木通12g,黄柏10g,苍术10g,蒲黄10g,当归12g,藕节10g,栀子10g,车前草12g,甘草5g。1日1剂,连服5剂。服上药后,口苦口干好转,食欲增加,小便转为深黄,余症同前。上方加泽泻12g,再投5剂,症状大减,性交时肉眼未见血性精液,先后二次检查精液均未见红细胞。为巩固疗效,嘱其服原方 1 周后停药,随防 2 年,未见复发,并于 1983 年 11 月喜得一子。

按语:"血精"症在中医学文献中记载甚少。本病大都属湿热蕴结于精室,以致热灼血络,血随精溢。临床上主要表现为射精或遗精时精液为血性,常伴腰膝酸痛,乏力,睾丸及会阴部不适,口干口苦,小便红赤等湿热互结证候。此例用小蓟饮子为主治疗,清利湿热,凉血止血。药证相符,故疗效满意。

【临床报道】

1. 血尿 小蓟饮子加减治疗肾炎后镜下血尿 60 例,20 天为 1 疗程。其中 35 例治疗 2 个疗程后尿检正常,25 例 3 个疗程后尿常规检查正常。全部病例停药后 3 个月内多次复查尿常规均正常,治愈率 100%[1]。陈氏等以小蓟饮子配合复方丹参注射液治疗肾炎血尿 30 例,结果:显效 11 例,有效 13 例,无效 6 例,总有效率为 80%[2]。王氏用本方加减治疗杀虫脒中毒引起的血尿 22 例,全部治愈,临床症状消失,尿常规正常[3]。吴氏以本方治疗乳糜血尿 183 例,效果满意[4]。

2. 蛋白尿 用小蓟饮子合荷蒂治疗蛋白尿 35 例,结果痊愈 19 例,显效 9 例,好转 6 例,无效 1 例,总有效率为 97%[5]。

3. 急性泌尿系统感染 小蓟饮子和八正散治疗急性泌尿系统感染 48 例,其中急性肾盂肾炎 30 例,慢性肾盂肾炎急性发作 10 例,急性膀胱炎 8 例。热淋型以八正散为主;血淋型以小蓟饮子为主,结果治愈 28 例,显效 4 例,好转 10 例,无效 6 例,总有效率为 87.5%[6]。

4. 膀胱癌 李氏以小蓟饮子加减治疗膀胱癌 12 例,2 个月为 1 个疗程。治疗 2 个疗程后,治愈 3 例(B 超显示团块消失),好转 7 例(B 超显示团块缩小 1~2cm 左右),无效 2 例(症状时有时无,B 超检查团块依旧)[7]。

参 考 文 献

[1] 余汉利.小蓟饮子加减治疗急性肾炎后期镜下血尿 60 例[J].时珍国医国药,2003,14(12):758.
[2] 陈能章,李方.小蓟饮子联合复方丹参注射液治疗肾炎血尿 30 例[J].陕西中医,2008,29(4):405-406.
[3] 王林.小蓟饮子加减治疗杀虫脒中毒血尿[J].山西中医,2005,21(5):38.
[4] 吴洪龄.中医药治疗乳糜血尿 183 例的临床观察[J].上海中医药杂志,1984,(12):30.
[5] 肖才松.小蓟饮子合荷蒂治疗蛋白尿 35 例[J].湖南医药杂志,1984,(6):14.
[6] 任起芳.小蓟饮子、八正散治疗急性泌尿系感染 48 例[J].黑龙江中医药,1985,(3):43.
[7] 李虹.小蓟饮子加减治疗膀胱癌的体会[J].中国中医药信息杂志,2001,8(9):80.

槐 花 散
(《普济本事方》卷 5)

【异名】槐花汤(《医学统旨》,录自《证治准绳·类方》卷 3)。

【组成】槐花炒(12g) 柏叶烂杵,焙(12g) 荆芥穗(6g) 枳壳去瓤,细切,麸炒(6g)各等分

【用法】上为细末,用清米饮调下二钱(6g),空心,食前服(亦可作汤剂,用量据病情酌定)。

【功用】清肠止血,疏风行气。

【主治】风热湿热,壅遏肠道,损伤血络证。便前出血,或便后出血,或粪中带血,血色鲜

红或晦暗,舌质红,脉数或弦数。

【病机分析】本方主治大便下血,乃风热邪毒或湿热毒邪壅遏肠道,损伤血络,血渗外溢所致。风热为阳邪,风热相搏,壅遏肠道,损伤血络,血为之逼入肠中而疾出,故便前出血,血色鲜红,来势急迫;若湿热蕴结,伤及肠道血络,亦可出现便血,然因湿邪秽浊,易阻滞气机,肠道气血瘀滞,则多见便后出血,或粪中带血,血色晦暗。舌质红,脉数或弦数,皆为热证之佐证。

【配伍意义】本方是为风热或湿热壅遏肠道所致的大便下血而设,治当清肠凉血止血为主。方中槐花苦寒,专清大肠湿热,泻热清肠,凉血止血,为君药。侧柏叶苦涩微寒,清热凉血,燥湿收敛,为治热证出血的要药,与槐花相合,可加强凉血止血之功,为臣药。"血热者,阳气陷入血中,血因而热,随气下流而为溺血、便血、崩血、肠风下血等证"(《医学原理》),故方中荆芥穗辛散疏风散邪,令陷入血分之阳仍然外出,下流之气仍然上升,与君臣药相配,疏风理血,散瘀消肿;枳壳宽肠行气,顺遂肠胃腑气下行,并利血中之气,与荆芥一升一降,有利于邪毒的分消。气为血帅,气行则血行,故枳壳行气之功,尚寓血止防瘀之意,共为佐药。诸药合用,既能凉血止血,又能疏风行气,既清肠中湿热,又疏肠中风邪,风热、湿毒一清,则便血自止。

本方配伍特点,是以止血、收涩与清疏、行气合用,即寓行气于止血之中,寄清疏于收涩之内。既使便血能止,又不致肠间湿热滞留,用药精炼,配伍得宜。

本方剂型为散,方中以槐花为君药,故名"槐花散"。

【临床运用】

1. 证治要点 本方是治疗热证便血的常用方剂。临床以血色鲜红,舌红脉数为证治要点。

2. 加减法 若大肠热盛,可加黄连、黄柏以清肠中湿热;下血量多者,加地榆以加强清肠止血作用;便血日久而血虚、气虚者,当加入补血、补气及升举之品,如人参、黄芪、白术、当归、甘草及葛根、升麻之类。

3. 本方现代常用于痔疮出血或其他大便下血属血热者。结肠炎、肠癌便血属热证者,亦可运用。

【使用注意】

1. 本方药性寒凉,故只宜暂用,不宜久服。对中焦虚寒而大便下血者,则当慎用。

2. 国内无此散剂生产,本方渐被槐角丸等一类成药所代替,临床时注意选用。

3. 本方对于原因比较单纯的大肠下部出血,确有疗效。但对于原因复杂,病久不愈的便血,本方只能治标,不能治本,应探查病因,寻求根治方法。

【源流发展】本方由南宋·许叔微从《太平惠民和剂局方》卷8之"槐角丸"中减去当归、黄芩,槐角易为槐花,地榆易为侧柏叶,荆芥穗代替防风而成。槐角丸为治大肠湿热,痔瘘肿痛,大便下血而制。许氏从该方六味药中减去清热燥湿的黄芩,养血活血之当归,保留一味枳壳,余药虽有变易,但其配伍之道仍为原方立法之旨,师古而不泥古,变化而不离宗。本方原治肠风、脏毒,具有清肠止血,疏风行气之功。受其影响,李杲《兰室秘藏》卷下之槐花散,于本方减去侧柏叶、枳壳,加川芎、陈皮、熟地黄、白术、当归身、升麻,具有清肠止血、养营疏风之效,主治肠澼下血,湿毒下血;明·龚廷贤《寿世保元》卷4之槐角丸,用槐角易槐花,加黄芩、地榆、黄连、黄柏、防风、当归尾,功能清肠止血,祛风化湿,主治肠风下血。本方现代常用于风热邪毒或湿热毒邪壅遏肠道,损伤血络以及痔疮出血,是对本方应用的发展。

【疑难阐释】

1. 肠风、脏毒的概念 本方原书主治"肠风、脏毒"。肠风、脏毒是古代医家据血色之清浊而立之病名,即血清而色鲜者为肠风,浊而黯者为脏毒。具体而言,肠风之意有四:①指痔出血(《世医得效方》卷7);②泛指因脏腑劳损,气血不调,及风冷热毒搏于大肠所致便血(《太平圣惠方》卷60);③指风痢(《三因极一病证方论》卷9);④指大便下血,血在粪前,色多鲜红(《寿世保元》卷4)。脏毒之意亦有四:①指脏中积毒所致的痢疾(《三因极一病证方论》卷15);②指内伤积久所致便血,血色暗,多在便后(《医学入门》卷4),属远血;③指肛门肿硬,疼痛流血(《血证论》卷4);④指肛门痈。本方所治之肠风、脏毒,既言证候特点,又寓有病因之理。诚如张秉成谓:"肠风者,下血新鲜,直出四射,皆由便前而来。或风客肠中,或火淫金燥,以致灼伤阴络,故血为之逼入肠中而疾出也。脏毒者,下血瘀晦,点滴而下,无论便前便后皆然。此皆由于湿热蕴结,或阴毒之气,久而酿成"(《成方便读》卷2)。

2. 本方用荆芥穗的意义 方中荆芥穗具有疏风泄热,理血止血之功,是治疗大便下血、痔疮下血的要药,古人对此多有论述。如《神农本草经》卷2谓其:"主寒热,鼠瘘,瘰疬生疮,破结聚气,下瘀血,除湿痹。"《本草纲目》卷14称荆芥能"疏风热,散瘀血,破结气,消疮毒",为"风病、血病、疮病之要药"。《本草经疏》卷9论之更详:"荆芥,轻扬之剂,散风清血之药也。……凡一切风毒之证,已出未出,欲散不散之际,以荆芥之生用,可以清之。……凡一切失血之证,已止未止,欲行不行之势,以荆芥之炒黑,可以止之。大抵辛香可以散风,苦温可以清血,为血中风药也。"足见古人常用以治大便下血。纵观历代治肠风、脏毒下血,痔疮下血之方,无不以荆芥疏风散邪,理血止血,去瘀消肿。如《圣济总录》卷141之荆槐散,《三因极一病证方论》卷15之荆芥散,《洁古家珍》之槐花散,《兰室秘藏》卷下之槐花散,《寿世保元》卷4之柏叶汤、槐角丸,《证治准绳·类方》卷3之肠风黑散,《景岳全书·新方八阵》卷51之约营煎,《医学入门》卷7之当归和血散,《外科大成》卷2之槐角地榆丸,《血证论》卷7之槐角丸等等。综上所述,荆芥是治疗风热邪毒或湿热毒邪,壅遏肠道所致大便下血之要药。

【方论选录】

1. 吴昆:"肠风、脏毒下血,此方主之。槐花、侧柏能凉大肠之血,荆芥、枳壳能疗大肠之风,风热相搏者治之良。"(《医方考》卷3)

2. 汪昂:"此手、足阳明药也。侧柏养阴燥湿,最清血分;槐花疏肝泻热,能凉大肠;荆芥散瘀搜风(为风病血病要药);枳壳宽肠利气。"(《医方集解·理血之剂》)

3. 汪绂:"治肠风、脏毒下血。按肠风,俗名也,大便出血,多由于火,非由于风。大抵浓酒炙肉,热伤于胃,不逆而上则逼而下,血伤于热,因而下血;或则劳役伤血,因而下血者亦有之;又或者因外寒清燥湿气,抑遏其阳,郁以成热,不能上越,逼而下流者,亦有之。要其证亦总由于胃热,胃热下流则二肠亦热,而大肠为燥金,尤火热所喜乘而伤血者,非由时行外淫,故其证异于痢。由胃而下,病不专在大肠,血自肠中与大便同出,非由大肠热聚肛门伤而成痔,血自痔孔出,故其证亦异于痔。其火热之伤,近而即发,则血色鲜红;久积而发,则血瘀而黑。或分色鲜为热,色瘀为寒,非也。先血后便伤在大肠,先粪后血伤在胃及小肠,或谓风邪淫胃为肠风,湿邪淫胃为脏毒,亦非也。槐花苦寒色绿入肝而能去血分之热,体轻入肺而能泄气分之逆,苦能坚肾水而平相火,大肠,肺之腑也,故此用以清大肠之火。侧柏叶苦涩微辛,平肝火,清血分之热;荆芥散血中之风热、湿热,且炒黑能止妄血;枳壳以宽肠胃而行结气,且能敛阴,又此于血分药中加气分药,气为血倡也。等分为末,每服三钱,米饮下,引以下

胃肠也。积久不愈,宜加补气生血及升举之药,如人参、黄芪、当归、白术、甘草及葛根、升麻之类。"(《医林纂要探源》卷7)

4. 张秉成:"治肠风、脏毒下血之证。肠风者,下血新鲜,直出四射,皆由便前而来。或风客肠中,或火淫金燥,以致灼伤阴络,故血为之逼入肠中而疾出也。脏毒者,下血瘀晦,点滴而下,无论便前便后皆然,此皆由于湿热蕴结,或阴毒之气,久而酿成,以致守常之血,因留着之邪溃裂而出,则渗入肠中而泄矣。然二者之血,与痔漏之血,各自不同。肠风、脏毒之血,出于肠脏之间;痔漏之血,出于肛门蚀孔之处。治法亦稍有异同也。槐花禀天地至阴之性,疏肝泻热,能凉大肠;侧柏叶生而向西,禀金锐之气,苦寒芳香,能入血分,养阴燥湿,最凉血分之热;荆芥散瘀搜风;枳壳宽肠利气。四味所入之处,俱可相及,宜乎肠风、脏毒等病,皆可治耳。"(《成方便读》卷2)

【评议】槐花散清肠止血,疏风行气,为古今治疗肠风、脏毒下血及痔疮出血的名方。鉴于古代医家对肠风与脏毒认识不一,汪绂以大便下血的鲜晦分寒热;大便与下血的先后区分病位在胃、小肠或大肠;以风、湿之邪所淫不同辨别属肠风或脏毒等,论述很有见地。惟汪氏对下血与大便的先后区分病位在上在下提出异议,言之偏激。盖先便后血病位偏上,先血后便病位偏下,早在《金匮》中即有近血与远血之分,故以此辨别。历代医家对本方十分重视,对其在病机与配伍意义方面,论述较多,立论颇为精当。如吴昆认为肠风、脏毒下血为"风热相搏"所致,张氏对肠风、脏毒的区别及其病因病机论述较详,提出了"肠风者……或风客肠中,或火淫金燥";"脏毒者……湿热蕴结,或阴毒之气久而酿成"的观点,对后世认识本方证病因、病机以及临床运用具有较大的指导意义,对方中药物的配伍意义,汪绂从药物性味、归经论述颇详,值得学者用心体会。

【验案举例】痔疮出血 《江西中医药》(1989,6:38):某女,49岁,工人。1988年10月31日入院。自述痔疮出血20余年,1983年做过痔疮手术。近20天来大便下血较多,色鲜红,肛门肿痛,有异物感,伴见头晕目眩,肢软,纳食无味,舌质淡红,苔薄黄,脉濡数。肛诊见混合痔。前医辨为肠胃郁热,用清热泻火,凉血止血之剂,药用生地、大黄、丹皮、侧柏叶等治疗4天,不效。余据苔黄腻,大便溏而不爽,脉濡数,从湿热论治,拟清肠健脾利湿,活血止血法,用赤小豆当归散合槐花散加味。当归10g,赤小豆30g,苡米30g,地榆15g,枳壳10g,防风10g,荆芥10g,槐花10g,侧柏叶10g,仙鹤草10g,熟军3g。服药12剂,便血止,肛门不适等症状消失。

按语:痔疮为肛门疾患,或出血或肿痛,多属湿热蕴结大肠,治宜清热化湿,疏风理血,散瘀消肿。上例痔疮出血,用赤小豆当归散合槐花散随证加减治疗,获得满意疗效。

【临床报道】

1. 内痔、内痔出血 以加味槐花散(炒槐花15g,炒侧柏叶15g,炒荆芥15g,炒枳壳12g,炒防风12g,蝉蜕12g,柴胡10g,桃仁15g,麦冬15g,忍冬藤30g)治疗内痔162例,疗效满意。162例中一期内痔80例,二期内痔60例,三期内痔22例。结果痊愈110例,其中一期内痔62例,二期内痔38例,三期内痔10例;好转40例,其中一期内痔27例,二期内痔8例,三期内痔5例;无效12例,其中二期内痔5例,三期内痔7例[1]。祝氏对比槐花散、槐角丸、痔疮栓治疗Ⅰ期内痔出血的疗效。每组45例,治疗6天。结果:槐花散组治愈率为86.67%,槐角丸组为68.89%,痔疮栓组为46.67%,差别有显著意义($P<0.01$或$P<0.05$)。认为槐花散治疗内痔出血疗效优于槐角丸和痔疮栓,治疗顺应性好[2]。

2. 过敏性紫癜 用槐花散加减治疗过敏性紫癜15例。脾虚者,加党参、白术、黄芪;实火者,加金银花、连翘;胃肠道出血,加白及、地榆;阴虚者,加玄参、沙参、旱莲草;血瘀者,加桃仁、红花;腹痛者加当归、香橼;关节肿痛者,加鸡血藤、桑枝、威灵仙。每日1剂,一般服2～6剂,紫癜停止再发,原有紫癜逐渐消退。最多服28剂,最少服10剂,平均16剂。治愈12例,显效2例,中途停止治疗1例[3]。

【实验研究】抑菌作用与有效成分测定 对槐花散进行体外抑菌试验及人体必需微量元素、挥发油、鞣质、总黄酮的含量测定,为评价槐花散质量提供科学依据。体外抑菌试验表明:槐花散对金黄色葡萄球菌的抑制效果最好(MIC＝0.016g/ml)。其次,对各种有害病菌均有不同程度的抑制作用(MIC为0.625～0.25g/ml)。槐花散中槐花、侧柏叶、枳壳中均含有一定量的黄酮类成分。现代研究表明,黄酮类成分具有减少毛细血管通透性、减低血管脆性、缩短流血时间的作用,这与槐花散的止血作用相符。实验采用分光光度法测定其总黄酮的含量,5批样品的总黄酮含量平均值为8.58%～9.10%。回收率平均值为101.09%,RSD为1.33%。此外,槐花散中含促进凝血的微量元素Ca(1.79%),因此,全方的止血作用有一定的科学依据。挥发油具有消炎、抗菌和镇痛等作用,本方中荆芥、枳壳均含挥发油,所以测定槐花散挥发油总量有一定意义。鞣质有止血、收敛作用,槐花散的鞣质含量亦与中医认为本方有止血功效有关[4]。

【附方】槐角丸(《太平惠民和剂局方》卷8) 槐角去枝梗,炒一斤 地榆 当归酒浸一宿,焙 防风去芦 黄芩 枳壳去瓤,麸炒各半斤 上为末,酒糊为丸如梧桐子大。每服三十丸(9g),米饮下,不拘时候。功用:凉血止血,疏风利气。主治:肠风下血,痔疮,脱肛,属风邪热毒或湿热者。

方中槐角为君药,清肠凉血止血。臣用地榆、黄芩清热止血。防风升发清阳,枳壳疏畅气机,二药虽无止血作用,但其升浮、调气之功,可为槐角、地榆他山之助。当归养血活血,既补血失之不足,又使血止而不停瘀,三药共为佐药。全方构思缜密,选药精当,用于肠风、痔血,当有效验。

槐花散与槐角丸皆由槐花或槐角与行气的枳壳、疏风之荆芥或防风组成,都有清肠止血、疏风行气之功而用治便血。但槐角丸因配有黄芩、地榆、当归,不但清热止血之功较著,且兼养血活血之效,作用全面,尤宜于痔疮出血。槐花散则因用药精简,常作为治便血的基础方。

参 考 文 献

[1] 陈华良. 加味槐花散治疗内痔162例疗效观察[J]. 云南中医中药杂志,2003,24(6):38-39.

[2] 祝普凡. 槐花散与槐角丸治疗Ⅰ期内痔出血疗效对比观察[J]. 河北中医,2007,29(3):238.

[3] 阎喜久. 槐花散加减治疗过敏性紫癜15例[J]. 吉林中医药,1987,(6):22.

[4] 甄汉深. 槐花散质量的实验研究[J]. 中医杂志,1995,(4):221.

黄 土 汤
(《金匮要略》)

【异名】伏龙肝汤(《三因极一病证方论》卷9)、伏龙肝散(《脉因症治》卷上)、黄土散(《何氏济生论》卷2)。

【组成】灶心黄土半斤(30g) 白术 附子炮 干地黄 阿胶 甘草 黄芩各三两(各9g)

【用法】上七味,以水八升,煮取三升,分温二服(现代用法:先将灶心土水煎取汁,再煎余药,阿胶烊化冲服)。

【功用】温阳健脾,养血止血。

【主治】脾阳不足,脾不统血证。大便下血,以及吐血、衄血、妇人崩漏。血色黯淡、四肢不温,神倦无力,口淡不渴,面色萎黄,舌淡苔白,脉沉细无力。

【病机分析】脾主统血,气能摄血。脾阳不足,脾气亦虚,失去统摄之权,则血从上溢而为吐、衄,下走而为便血、崩漏。血色黯淡,四肢不温,神倦无力,口淡不渴,面色萎黄,舌淡苔白,脉沉细无力等证,皆为脾气虚寒,阴血不足之象。"下血,先便后血者,由脾虚气寒,失其统御之权,而血为之不守也"(《金匮要略心典》卷下)。"经言大肠、小肠皆属于胃。又云,阴络伤则血内溢,今因胃中寒邪,并伤阴络,致清阳失守,迫血下溢二肠,遂成本寒标热之患"(《张氏医通》卷5)。由此可见,本证临床表现虽为便血,或崩漏,或吐衄,但其本质不出"虚"、"寒"二字。

【配伍意义】本方证病标便血,病本虚寒,施以"标本兼顾"之法,治宜温阳健脾,养血止血。方中灶心黄土即伏龙肝,辛温而涩,具有温中、收涩、止血之功,为君药。然而,脾气虚寒之失血,若徒恃止血之品,不从病机着手,虽用止血药亦很难奏效,惟有温中健脾与止血同施,标本兼顾,收效始捷。故用白术、附子温阳健脾,以复脾胃统血摄血之权,为臣药。术、附辛温,易耗血动血,且出血日久,阴血必耗,故佐以生地黄、阿胶滋阴养血止血,使阴能守于内,阳能护于外,阴阳相得,人体安和。更配苦寒止血之黄芩与生地、阿胶共同制约术、附温燥之性。生地、阿胶得术、附又不虑其滋腻呆补;术、附得胶、地则不致温燥太过而耗血动血。肝为藏血之脏,肝不藏血常是出血机制之一。本方所治诚然是以脾阳虚不能统摄为其主要原因,但脾土一虚,统摄无权,久失阴血,肝木失养,肝不藏血而生热的机制亦同时存在,故方中黄芩、生地尚有清肝热、凉血热以止血之深义。诚如王子接曰:"佐以生地、阿胶、黄芩,入肝以治血热"(《绛雪园古方选注》卷中)。张璐亦云:"加阿胶、地黄以固护阴血,其妙尤在黄芩佐地黄分解血室之标热"(《张氏医通》卷5)。与君、臣合用,体现以温阳止血为主,清肝止血为佐的配伍形式,有相反相成之妙。使以甘草和药调中。诸药合用,共成温阳健脾,养血止血之功。

本方配伍特点有二:一是全方寒热并用,刚柔相济,以刚药温阳而寓健脾助运;以柔药补血亦寓止血清肝,温阳而不伤阴,滋阴而不碍阳。吴瑭谓本方为"甘苦合用刚柔互济法"。二是温中健脾药与养血止血药同施,标本同治,温阳健脾而达脾土统血,养血止血以治出血失血之标。

【类方比较】黄土汤与归脾汤都有健脾养血作用,均可用治脾不统血之便血、崩漏。归脾汤用于脾气不足,气不摄血之证,以脾气虚为主,故以黄芪、人参等益气健脾药为主组方,功能健脾益气以摄血;黄土汤用于脾阳不足,阳虚失摄之证,以脾阳虚为主,故以灶心土、白术、附子等温阳摄血为主组方,功能温阳健脾以摄血。归脾汤属治病求本之剂,黄土汤为标本兼顾之方。

本方与槐花散均能治疗便血,但槐花散具清热凉血,疏风行气之功,主治风热、湿热壅滞肠道之便血证,即所谓"近血";本方具温阳健脾,养血止血之功,主治脾阳不振,统摄无权之便血证,即所谓"远血"。见症与病机不同,故立法与组方各异。王子接说:"近血因瘀,专力清利;远血因虚,故兼温补。治出天渊,须明辨之"(《绛雪园古方选注》卷中)。

【临床运用】

1. 证治要点　原著谓:"下血,先便后血,此远血也,黄土汤主之。"本方原为便血而设,审属阳虚不能统摄,其他部位出血亦可应用。以血色黯淡,舌淡苔白,脉沉细无力为证治要点。

2. 加减法 若胃纳差,阿胶可改为阿胶珠,以减其滋腻之性。气虚甚者,可加人参以益气摄血。出血多者,亦可酌加三七、白及等止血之品。便溏者,黄芩炒炭,减其苦寒之性,再加炮姜,以助温中。

3. 本方现代常用治慢性胃肠道出血及慢性功能性子宫出血属于脾阳虚不能统血摄血者。

【使用注意】本方所治属阳虚出血证,若因实热出血者,不可服用;有外邪者,不宜使用。

【源流发展】本方源于汉·张仲景所撰《金匮要略·惊悸吐衄下血胸满瘀血病脉证治》,主治"下血,先便后血","亦主吐血、衄血"。历代医家在长期临床实践中,进一步拓展了本方的主治范围。如《张氏医通》卷5用治"阴络受伤,血从内溢,先血后便,及产后下痢"。《类聚方广义》用"治吐血、下血,久久不止,心下痞,身热恶寒,面青体瘦,脉弱;或腹痛下利,或微肿者;脏毒痔疾,脓血不止,腹痛濡泻,小便不利,面色萎黄,日渐瘦瘠,或微肿者"。黄土汤以黄土配附、胶、芩,这种止血药与温里药、养血药及清热药相配的用药思路,对后世治疗阳虚出血证和温阳止血法的运用有较大的影响。唐·孙思邈在《备急千金要方》卷12记载之黄土汤,系由本方去白术、黄芩、附子,加干姜、桂心、当归、芍药、白芷、川芎、细辛、吴茱萸而成,主治吐血及衄血;该书同卷另一黄土汤,为本方去干地黄、附子,加干姜而成,主治卒吐血及衄血;该书卷20之伏龙肝汤,亦为本方去附子、白术,加发灰、干姜、地榆、牛膝而成,主治下焦虚寒,或先血后便。《外台秘要》卷3引《深师方》之黄土汤(当归、甘草、芍药、黄芩、川芎、桂心、生地黄、黄土、青竹皮),治疗鼻衄或吐血,当是循本方组方思路而制。《普济方》卷334引《十便良方》之伏龙肝散(附子、续断、人参、干姜、桂心、甘草、伏龙肝、赤石脂、生地黄),治疗"妇人月水不断,胞内积有虚冷,或多或少,乍赤乍白",若追本溯源,也是师法本方而创。而《保命集》卷下治"脱血脾寒"之黑地黄丸(苍术、熟地、川姜),看似自立新方,实则取法于本方。

【疑难阐释】

1. 本方配伍黄芩的意义 黄土汤配伍一味苦寒的黄芩,历代颇多争议。主要有以下两种意见:一是认为黄芩在方中具清热泻火之功。如唐宗海云:"血伤则阴虚火动,故用黄芩以清火"(《血证论》卷8)。二是认为黄芩在方中起反佐作用,制术、附温燥之性。如尤怡云:"虑辛温之品,转为血病之厉,故又以黄芩之苦寒,防其太过,所谓有制之师也"(《金匮要略心典》卷下)。统编教材5版从尤氏之说,谓:"更配苦寒之黄芩与甘寒滋润之生地、阿胶共同制约术、附过于温燥之性。"笔者认为:黄芩在方中是作清肝热,止血与佐制之用。谓清热者,因肝为藏血之脏,体阴而用阳,其藏血功能主要体现于肝内必须贮存一定的血量,以制约肝的阳气升腾,勿使过亢,以维护肝的疏泄功能,使之冲和条达,肝的藏血亦有防止出血的重要作用。今脾虚统摄无权,久失阴血,肝体失养,肝不藏血,必致阳气升泄太过而生热,热迫血行则可导致出血,故配黄芩清肝热,以治肝虚生热,"黄芩佐地黄分解血室之标热"(《张氏医通》卷5);"佐以生地、阿胶、黄芩入肝以治血热"(《绛雪园古方选注》卷中)。谓止血者,理由有三:①从理论上讲,前人有这方面的论述。如《名医别录》云黄芩:"疗痰热……淋露下血。"《本草纲目》卷13谓其:"治风热……诸失血。"《景岳全书·本草正》卷48记载:"能除赤痢……便血、漏血。"说明前人对黄芩的止血作用已有认识。近人陆渊雷也认为:"用黄芩者,平肠部之充血,减低其血压,使血易止也"(《金匮要略今释》卷5)。光明日报1981年8月6

日 4 版报道日本东京大学药学系三川潮教授的研究结果,认为黄芩除可用于清热和解毒外,还有促进血液凝固的作用。②从实践上看,前人有止血方面的应用。如《千金翼方》卷 20 用黄芩四两,细切,以水五升,煮取二升,分三服,治下血;《普济本事方》卷 10 用黄芩为细末,每服一钱,烧秤锤淬,酒调下,治崩中下血。③当代已有学者明确指出黄芩具有止血功效,如凌一揆主编的《中药学》谓黄芩"用于内热亢盛,迫血妄行所致的吐血、咳血、衄血、便血、血崩等证","黄芩具清热与止血双重作用"。《中药大辞典》云黄芩"泻实火、除湿热、止血、安胎"。谓佐制者,是因黄土、术、附辛温,易耗血动血,且出血日久,阴血已耗,故用黄芩苦寒以制术、附温燥之性。《金匮玉函经二注》卷 16:"黄芩又制黄土、附子之热,不令其过。"由上可知,黄芩在黄土汤中除制约术、附温燥之性外,应用黄芩清肝、止血,才是选用黄芩的本意。

2. 关于灶心土的代用品 灶心土为久经柴草熏烧的灶底中心的土块,药铺少备或不备。因此,采用此药每感困难,必须选择一味既不影响疗效,又可减少采药困难的相似药物代之。据前人的经验及今人的实践可用赤石脂代之。如:陈修园《金匮要略浅注》卷 7 黄土汤条下说:"愚每用此方以赤石脂一斤代黄土如神。"朱颜《中药的药理与应用》谓赤石脂与伏龙肝都与高岭土相似,主要为吸着作用,内服能吸收消化道内的毒物及食物异常发酵的产物等;对发炎的胃肠黏膜有局部保护作用;对胃肠出血还有止血作用。说明赤石脂非但有止血作用,而且能保护溃疡面,用于胃及十二脂肠溃疡而引起的出血症,颇为理想。另有人报道,用黄土汤治胃肠出血症,每以赤石脂代黄土,收到满意的疗效(浙江中医杂志,1964,2:11)。用时赤石脂应杵极细,不用布包入煎,煎成后药汁不必澄清,候稍凉后搅混服下,可加强止血之力。

【方论选录】

1. 张璐:"《经》言大肠、小肠皆属于胃,又云阴络伤则血内溢。今因胃中寒邪,并伤阴络,致清阳失守,迫血下溢二肠,遂成本寒标热之患。因取白术附子汤之温胃助阳,祛散阴络之寒,其间但去姜、枣之辛散,而加阿胶、地黄以固护阴血,其妙尤在黄芩佐地黄分解血室之标热,灶土领附子直温中土之本寒,使无格拒之虞。然必血色瘀晦不鲜者为宜,若紫赤浓厚光泽者,用之必殆。斯皆审证不明之误,岂立方之故欤?"(《张氏医通》卷 5)

2. 尤怡:"下血,先便后血者,由脾虚气寒,失其统御之权,而血为之不守也。脾去肛门远,故曰远血。黄土温燥入脾,合白术、附子以复健行之气;阿胶、生地黄、甘草以益脱竭之血,而又虑辛温之品,转为血病之厉,故又以黄芩之苦寒,防其太过,所谓有制之师也。"(《金匮要略心典》卷下)

3. 王子接:"若先便后血,此远血也,黄土汤主之。明指肝经别络之血,因脾虚阳陷生湿,血亦就湿而下行。主之以灶心黄土,温燥而去寒湿。佐以生地、阿胶、黄芩入肝以治血热;白术、附子、甘草扶阳补脾以治本虚。近血因瘀,专力清利;远血因虚,故兼温补。治出天渊,须明辨之。"(《绛雪园古方选注》卷中)

4. 吴瑭:"此方则以刚药健脾而渗湿,柔药保肝肾之阴,而补丧失之血,刚柔相济,又立一法,以开学者之门径。后世黑地黄丸法,盖仿诸此。"(《温病条辨》卷 3)

5. 唐宗海:"血者,脾之所统也。先便后血,乃脾气不摄,故便行气下泄,而血因随之以下。方用灶土、草、术健补脾土,以为摄血之本。气陷则阳陷,故用附子以振其阳;血伤则阴虚火动,故用黄芩以清火;而阿胶、熟地又滋其既虚之血。合计此方,乃滋补气血,而兼用温清之品以和之,为下血、崩中之总方。古皆用为圣方,不敢加减。吾谓圣师立法,指示法门,实则变化随宜。故此方热证可去附子,再加清药,寒证可去黄芩,再加温药。"(《血证论》卷 8)

6. 张秉成："《金匮》治下血,先便后血,此远血也,黄土汤主之。夫下血一证,其源各自不同。《金匮》虽有远血、近血之分,而总不出虚实两途与寒热之分而已。然热者多实,寒者多虚,又为确切。凡人身之血,皆赖脾脏以为主持,方能统御一身,周行百脉。若脾土一虚,即失其统御之权,于是得热则妄行,得寒则凝涩,皆可离经而下,血为之不守也。此方因脾脏虚寒,不能统血,其色或淡白或瘀晦,随便而下。故以黄土温燥入脾,合白术、附子,以复健行之气,阿胶、地黄、甘草,以益脱竭之血。而又虑辛温之品,转为血病之灾,故又以黄芩之苦寒,防其太过,所谓王者之师,贵有节制也。"(《成方便读》卷2)

【评议】黄土汤为温阳止血的代表方剂。关于本方治证病机,诸多医家皆认为脾阳虚寒,血失统摄。如尤氏谓:"脾虚气寒,失其统御之权,而血为之不守也。"然张璐则提出"本寒标热"之说,并认为黄芩在方中佐地黄分解血室之标热,见解独特,立论精辟。关于黄芩一味,王氏称其"入肝以治血热";唐宗海亦云"清火",可资参考。张秉成及尤氏等提出黄芩为制方中药物辛温太过,为后世将黄芩作为反佐药提供了依据。对本方的配伍特点,吴氏以"刚柔相济"概之,唐氏以"滋补气血,而兼用温清之品以和之"论之,二氏所论,被当代医家所推崇,现行方书及《方剂学》教材对组方特点的概括,多承袭此说。

【验案举例】

1. 便血　《吴鞠通医案》卷2:福某,二十四岁。病后冰镇水果不能戒,粪后便血如注,与《金匮》黄土汤。每剂黄土用一斤,附子用八钱。服至30余剂,而血始止。

《蒲辅周医案》:某女,58岁。大便后流鲜血,或无大便亦流大量鲜血。每次流血量约1至2茶碗之多,每日2至3次,已20余日。两少腹有隐痛,血觉头晕心慌,气短自汗,脸肿,饮食尚可;素有失眠及关节疼痛,月经已停止2年。脉沉数,舌微淡无苔。以黄土汤加味:熟地一两,白术六钱,炙甘草六钱,黑附子三钱,黄芩二钱,阿胶五钱,侧柏叶(炒)三钱,黄土二两。用开水泡黄土,澄清取水煎,服2剂。复诊时已有好转,仍有心跳气短,已无头晕及自汗出,饮食尚可,眠佳,舌无苔,脉仍沉数。原方再服3剂,便血已很少,以益气滋阴补血以资善后。

2. 咯血　《江西中医药》(1984,4:11):某女,35岁。咳嗽半月伴咯血4天,经中西药治疗后,仍咯血不止,咳嗽无痰,头晕乏力,舌苔薄白,脉细软。用黄土汤温摄:制附子6g,白术15g,干地黄15g,黄芩9g,阿胶15g,灶心土50g,甘草6g。服上药2剂咯血止。守上方加沙参15g,3剂而愈。

3. 血淋　《河南中医》(1983,5:42):某男,32岁。房事后有坠感,尿急,点滴不通,痛如刀割,后尿出玉米粒大四五块血饼,经治半年无效。察其面色黄白,嘴唇红,舌质红,苔薄白,双尺脉沉迟无力。治以清热温脾,固肾摄血。处方:土炒白术9g,九蒸熟地9g,黄芩6g,阿胶9g,炮附子4.5g,灶心土12g,甘草3g,饭后服。连服15剂病愈,随访4年无复发。

按语:案1之2例便血,均用黄土汤治愈。例1乃病后冰镇水果不能戒,脾胃阳虚,统摄失职而成便血,予黄土汤而痊。例2属脾胃阳虚,统摄无权,且失血量多日久,阴虚生热,故用黄土汤加炒侧柏叶2剂病情好转,继以益气滋阴补血善后。案2咯血不止,病位在肺,而病本在脾胃,遵"虚则补其母"之训,与黄土汤培土生金而愈。案3血淋经久不效,脾肾两虚,用黄土汤治疗亦获良效。

【临床报道】

1. 上消化道出血　用黄土汤加味治疗急性上消化道出血175例,均是从急诊收入住院患者。出血1~3天152例,4~6天16例,7~8天7例。全部病例均有黑便,兼有呕血者24

例,大便隐血试验＋＋～＋＋＋49例,＋＋＋＋126例。经 X 线钡餐摄片或纤维胃镜检查,其中十二指肠球部溃疡128例,胃溃疡18例,慢性胃炎2例,胃癌1例,贲门癌1例,十二指肠降部憩室2例,18例未作检查。治疗方法,患者入院后予流质饮食,若呕血量多者暂时禁食,但不禁药,均以黄土汤加味治疗。灶中黄土(包煎)30g,炮附子10g,炒白术10g,生地炭15g,阿胶(烊化)10g,黄芩10g,炙甘草3g,水煎200ml,分2～3次服完,日服1剂,直至大便转黄,隐血试验转阴。兼有呕血者加半夏、旋覆花(包煎)、代赭石(先入);若出血量大者加海螵蛸、白及;气虚甚者加党参、生黄芪。倘血红蛋白低于6g,或伴出血性休克者,予适量输血及补液。结果:3天内大便隐血试验转阴者89例,占50.86％;4～15天内大便隐血试验转阴者74例,占42.28％;转外科手术者8例,改用其他药物治疗者4例,占6.86％。总有效率93.14％。大便隐血转阴时间最短为1天,最长为15天,平均4.17天[1]。用黄土汤治疗上消化道出血113例,全部病例均有黑便,其中大便隐血＋＋＋＋85例,隐血＋＋＋25例,隐血＋＋2例,隐血＋1例;其中22例伴有呕血。本组病例中,72例经 CT 检查,其中十二指肠球部溃疡58例,十二指肠球部溃疡合并贲门癌1例,十二指肠球部溃疡合并胃下垂1例,小弯溃疡2例,幽门前区小溃疡1例,贲门癌1例,十二指肠憩室1例,胃下垂4例,慢性胃炎2例,未见改变者1例。基本方:灶心土30g,熟附块6～10g,炒白术、阿胶(烊化)各10g,生地12g,黄芩10g,炙甘草3g。一般情况加白及6～10g,海螵蛸15g,伴呕血加制半夏、旋覆花(包)、代赭石(先下);气虚甚加党参、黄芪;出血多加地榆、参三七粉(吞服);有热象去熟附块。结果:113例全部取得止血效果。其中大便隐血转阴时间最短1天,最长15天,平均5.3天。由于上述方药兼有止泻作用,加之患者食流质饮食,一般未能每天排大便,故使大便隐血试验检查受到影响,实际上止血平均时间还应短些[2]。另报道,本方治疗虚寒型远血160例,均为住院病例。诊断以大便溏薄色黑,隐血试验阳性为主要依据,排除因食物所致的假阳性者,并伴有胃脘隐痛,喜温喜按,舌淡胖,或有齿痕,脉沉细,或芤,或弦细等中焦虚寒征象。病因:胃十二指肠溃疡者143例,慢性胃炎者8例,胃癌者5例,药物性胃出血者3例,肝硬化并胃底静脉曲张破裂者1例。血红蛋白6g以下者18例,6～9g者67例,9～12g者47例,12g以上者28例。基本方:灶心土60g煎汤代水(缺药时用赤石脂15g入煎),白术、附子各6～10g,生地、紫珠草、白及各15g,阿胶(烊化冲)10g,黄芩6g,炙甘草3g。加减法:气虚明显者加黄芪、党参;血虚明显者加归脾汤化裁;脘痛者加炒蒲黄、五灵脂;夹郁热者加黄连。酌情配合输液、输血、肌注参麦针。160例中,129例有效(服药后出血渐止,大便隐血试验阴性,症状改善,无反复者);31例无效(服药24小时后仍然出血不止,且症状加重或血止后又反复,或需加用西药止血者)。有效率80.63％。有效病例中,大便隐血转阴最快者为1天,最慢者18天,平均4.85天。无效31例中,胃十二指肠溃疡26例,胃癌4例,肝硬化合并上消化道出血1例[3]。

2. 崩漏　本方加味治疗崩漏36例。药物组成:赤石脂(代黄土)25g,生地15g,白术12g,炙甘草6g,炮附子6g,黄芩6g,阿胶(烊化分2次服)12g。经量过多者,加参三七、血余炭、煅牡蛎、升麻;气随血脱者,加人参、黄芪;经色淡,少腹空坠者,加黄芪、川断、桑寄生、鹿角胶;经量多,色鲜无块者,加生地榆、生地炭、棕榈炭;经色紫黯有血块,伴少腹痛甚者,加参三七、生蒲黄、醋柴胡;经色淡、质稀者,加炮姜炭、艾叶炭、煅牡蛎、黄芪;质稠气秽,加蒲公英、生地榆、焦栀子、黄柏、茜草炭等;子宫肌瘤,可合桂枝茯苓丸加味;卵巢囊肿,加皂角刺、夏枯草等。一般在行经期服4～6剂。3个月经周期为1疗程。结果显效(服药1～2疗程,出血止,经色、经量、周期均正常,3个月以上无反复)21例,占58.3％;有效(出血较前明显好转,症状大部分消失,但月经周期未能恢复)13 例,占 36.1％;无效(出血虽减少但未净,仍需加服西药或手术治疗)2 例,占 5.6％。总有效率为 94.4％[4]。

3. 痔出血 以黄土汤加味治疗月经期便血久痔 27 例。处方为:灶心黄土(煎汤代水)60g,阿胶(烊冲)、焦白术各 9g,附子 3.5g,干地黄 15g,黄芩、炙甘草各 3g。加减:出血量多加炒槐米、地榆炭;气滞腹胀者去附子,加枳壳、大腹皮。服药 5～15 剂后,显效 23 例,有效 2 例。1 例效果不明显,1 例中断治疗[5]。

4. 咯血、衄血等出血 黄土汤治疗虚寒型出血性疾病 118 例,出血部位:肺出血(肺结核、支气管扩张)18 例,消化道出血(食管、胃、肠)57 例,鼻出血 8 例,子宫出血 15 例,痔出血 9 例,尿血 5 例,紫癜 6 例。主要共同症状:病程较长且反复发作,久治不愈,出血紫黯、面色萎黄,疲倦乏力,四肢欠温,脉迟缓无力。方药:灶心土(煎汤代水)300g,阿胶(另炖)15g,炒白术 25g,制附子 12g,黄芩 9g,焦生地 9g,炙甘草 10g。结果:有效 86 例(72.8％),好转 28 例(23.7％),无效 4 例(3.5％)[6]。

5. 结肠炎、痢疾 黄土汤加减治疗慢性溃疡性结肠炎 100 例。处方为甘草、干地黄、白术、熟附子、阿胶、黄芩各 10g,灶心黄土(可用赤石脂代替)30g。每 5～7 天为 1 疗程。结果:临床痊愈 81 例,显效 12 例,好转 5 例,无效 2 例,其中抽样 30 例镜下观察,治愈 21 例,显效 6 例,好转 2 例,无效 1 例。痊愈例数 1 年随访,复发 6 例。总有效率为 98％[7]。林氏等以黄土汤加减治疗儿童慢性细菌性痢疾 38 例。将患儿按中医辨证不同,在黄土汤为主方的基础上,分别加入益气养血、清热化湿、活血化瘀、消食导滞等药物,服药 1 个月后判定疗效。结果:显效 28 例;有效 9 例;无效 1 例。总有效率 97.4％[8]。

6. 精囊炎 用黄土汤加减治疗非感染性精囊炎 35 例。药用赤石脂、炒白术、炒黄芩、阿胶、生地黄、甘草、茜草、黄柏、血余炭,对照组 33 例给予云南白药治疗。1 个月为 1 疗程。结果:治疗组总有效率为 82.8％;对照组为 66.7％;两组比较有显著性差异($P<0.05$);治疗后治疗组精液中高倍镜下红细胞数量明显少于对照组,两组比较有极显著性差异($P<0.01$)[9]。

参 考 文 献

[1] 蔡金伟. 黄土汤加味治疗上消化道出血 175 例体会[J]. 天津中医,1990,(2):5.

[2] 陈妙峰. 应用黄土汤治疗上消化道出血的体会(附 113 例临床观察)[J]. 辽宁中医杂志,1987,(2):20.

[3] 王致道.《金匮》黄土汤治疗虚寒型远血 160 例[J]. 浙江中医杂志,1998,(6):253.

[4] 孔文清,李筱媛. 黄土汤加味治疗崩漏 36 例[J]. 江苏中医,2001,22(7):27.

[5] 应颖. 黄土汤加减治疗月经期便血久痔 27 例[J]. 浙江中医杂志,2001,36(7):305.

[6] 王延周,邵桂珍. 黄土汤治疗虚寒型出血性疾病 118 例[J]. 吉林中医药,1991,(1):16.

[7] 田颖,王中良. 黄土汤加减治疗慢性溃疡性结肠炎 100 例[J]. 陕西中医,2004,25(1):15-16.

[8] 林武,卢永兵. 黄土汤加减治疗儿童慢性菌痢 38 例体会[J]. 中医药学刊,2006,24(6):1119.

[9] 李波,崔树彦. 黄土汤加减治疗非感染性精囊炎 35 例疗效观察[J]. 新中医,2007,39(12):48-49.

胶艾汤(芎归胶艾汤)

(《金匮要略》)

【异名】当归散(《普济方》卷 342)、胶艾四物汤(《医学入门》卷 8)、阿胶蕲艾汤(《明医指掌》卷 9)、艾叶地黄汤(《产孕集》卷上)。

【组成】芎劳　阿胶　甘草各二两（各 6g）　艾叶　当归各三两（各 9g）　芍药四两（12g）　干地黄四两（12g）

【用法】以水五升,清酒三升,合煮取三升,去滓,纳胶令消尽,温服一升,一日三服,不愈,更作。

【功用】养血止血,调经安胎。

【主治】冲任虚损,血虚偏寒证。崩漏下血,月经过多,淋漓不止;产后或流产后损伤冲任,下血不绝;或妊娠下血,腹中疼痛,血色淡红质清,腰酸乏力,面色无华,舌淡,苔白,脉细弱。

【病机分析】妇人下血的病机变化,不外脏腑功能失常,气血失调,冲任虚损,但三者是互相联系和互相影响的。肝藏血而主疏泄,肾藏精而主生殖。冲、任二脉起于胞宫,冲为血海,任主胞胎。若肝肾不足,冲任虚损,统摄封藏失职,阴血不能内守则崩漏下血、月经过多、产后或流产后下血不绝,正如尤怡所谓:"妇人经水淋漓及胎产前后下血不止者,皆冲任脉虚,而阴气不能守也"(《金匮要略心典》卷下)。冲任虚损,系胞无力,胎孕不固,则妊娠下血(胎漏)、胎动不安。冲任之气虚寒,寒凝则血滞,血滞胞脉,故妊娠腹痛。肝肾不足,精血亏虚,血虚偏寒,故见腰酸乏力、面色无华、血色淡红质清、舌淡苔薄白、脉细弱等症。综上所述,本方证之出血及胎漏的病机为肝肾不足,冲任虚损,血虚偏寒。

【配伍意义】本方为治崩漏及安胎的要方。方证既以出血为主,自当以止血为当务之急。证属冲任虚损,血虚偏寒,治宜养血止血,调经安胎,达到以"养"为"塞"的目的。方以阿胶、艾叶为君。阿胶甘平,既能滋补阴血,又能止血安胎;艾叶苦辛性温,既有暖胞宫、止崩漏,又具理气血、逐寒湿、止痛安胎的作用,二药为治崩漏、胎漏的要药,合用则调经安胎止血之功益著。正如《本草述钩元》卷 9 曰:"古方调经多用艾,与疗崩漏及妊娠下血,皆合阿胶投之,以阿胶入手太阴为气中之阴,艾叶入肝、脾、肾三经为血中之阳,有升有降,合和以调气血,而即以固脱也。"当归辛苦而温,能"养血滋肝"(《长沙药解》卷 2),"逐瘀生新"(《万病回春》卷 1);白芍苦酸微寒,能"去恶血,生新血"(《温病条辨》卷 2),"安胎止痛"(《珍珠囊补遗药性赋》);干地黄甘苦性寒,"生血补血"(《景岳全书》卷 48);川芎辛温能"行气开郁"(《本草纲目》卷 14);"行血散血"(《成方切用》卷 1),四药即后世之四物汤,本方既以之助君药补肝肾,益精血,俾精血充盈,则冲任不虚;又用之调气机,行血滞,使营血流畅,则疼痛可愈,均为臣药。清酒甘辛性温,通血脉,散寒气,宣行药力;甘草和中缓急,调和诸药,共为佐使。且阿胶配甘草善于止血;白芍配甘草尤能缓急止痛;艾叶、酒、归、芎之温性,有暖宫祛寒之效,而和血之功尚有"止塞"不留瘀滞之意。综合成方,共奏补血调经,安胎止漏之功。观本方既可和血止血,亦可暖宫调经,又可安胎止痛,对于妇女冲任虚损,崩漏不止,月经过多,半产或流产出血不止,腰酸腹痛者,洵为要剂。

本方配伍特点有二,一是标本兼顾,以"养"为"塞",用阿胶、艾叶止血以治标,四物调肝养血以治本,全方以养血固冲为主要手段,而达止血固崩的目的;二是补中寓温,寓活于养,全方于养血止血之中配性温暖宫的艾叶,使补中寓温,归、芎行血活血,寓活于养。

【类方比较】胶艾汤与温经汤均用于治疗冲任虚损的崩漏、月经不调。胶艾汤补血调经,安胎止漏,以补为主,以养为塞,补中寓活,宜于血虚偏寒之崩漏、胎漏证;温经汤温经散寒,养血祛瘀,以温经化瘀为主,温中寓补,温中寓清,宜于血瘀偏寒之月经不调、痛经、崩漏证。

【临床运用】

1. 证治要点　本方止血安胎,为治妇女崩漏及胎漏的要方。凡月经过多、漏下不止、胎动不安等属血虚偏寒者,皆可运用。临床以腰酸乏力,面色无华,漏下血色淡红质清,舌淡脉细为证治要点。

2. 加减法　若兼气虚加党参、黄芪益气摄血;胎漏腰痛,去川芎,加杜仲、桑寄生等以安胎止漏。

3. 本方现代常用于先兆流产、产后子宫复旧不全的出血不止、功能性子宫出血属于冲任虚损,血虚有寒者。

【使用注意】本方所治属血虚偏寒之证,如月经过多、崩中漏下因血热妄行及瘀阻胞宫所致者忌用。正如《古今名方发微》曰:"本方虽为治疗崩中漏下、妊娠下血之效方,然其究为冲任虚损证而设,倘血分有热,或癥瘕碍胎,以至胎动下血者,则禁用本方。《经》曰:有者求之,无者求之,盛者责之,虚者责之。虚实之证,判若水火,辨析不明,生死反掌,临证之时,能不慎哉?"

【源流发展】本方源于《金匮要略·妇人妊娠病脉证并治》,是仲景为治疗妇人冲任虚损,阴血不能内守所致多种出血证而设。因本方具有补血、行血、止血之功,为历代医家推为治失血证之圣药。后世许多治出血的方剂,均是从此方衍化而成。如《外台秘要》卷 32 引《小品方》之胶艾汤,仅阿胶与艾叶两味,治妊娠伤胎,下血腹痛。《千金翼方》卷 20 之胶艾汤,即本方加干姜,治从高坠下,内伤五脏,微者唾血,甚者吐血,及金疮出血者。《三因极一病证方论》卷 17 之胶艾汤,即本方熟地易生地,加黄芪,主治妊娠顿仆,胎动不安,腰腹痛,或有所下,或胎奔上刺心,短气。《校注妇人良方》卷 1 所载奇效四物汤,即本方去甘草,加黄芩,治肝经虚热,血沸腾而崩久不止之证。《郑氏家传妇科万金方》卷 1 所载胶艾汤,即本方加赤石脂、地榆、菖蒲、小蓟组成,治妇人冲任虚损,崩伤淋沥,赤白带下。现代常用本方加减治疗人工流产后阴道出血不止、输卵管结扎后阴道出血不止、功能性子宫出血、产后恶露不绝等疾患。综观胶艾汤应用衍变规律,大致有四:或加温里药增其暖宫之效,或加止血药助其塞流之功;或加补气药以益气摄血;或加清热药以防阴虚血热之患。唐代蔺道人减去其中暖宫调经、养血止血之阿胶、艾叶和甘草,将生地易为熟地,芍药定为白芍,保留原方之当归、川芎,并名之以"四物汤",载于所著《仙授理伤续断秘方》,从而使养血止血,调经安胎之方变为养血活血治疗伤科血虚血滞之证。

【疑难阐释】关于本方用酒的意义　本方用酒,意在宣行药力,散寒行滞。如清·邹润安说:"不可谓其不行血去瘀也。……《伤寒论》、《金匮要略》两书,凡水酒合煮之汤三:炙甘草汤用酒七升,水八升;当归四逆加吴茱萸生姜汤,酒水各六升;芎归胶艾汤,酒三升,水五升。即此可见补阴剂中,以此通药性之迟滞,散寒剂中,以此破伏寒之凝结,而用之复有轻重之差矣"(《本经疏证》卷 9)。

【方论选录】

1. 吴昆:"孕妇胎漏不安者,此方主之。漏胎者,怀胎而点滴下血也。此是阴虚不足以济火,气虚不足以固血,故有此证。是方也,阿胶、熟地、当归、川芎,益血药也;黄芪、甘草、艾叶,固气药也。血以养之,气以固之,止漏安胎之道毕矣。"(《医方考》卷 6)

2. 汪昂:"此足太阴、厥阴药也。四物以养其血,阿胶以益其阴,艾叶以补其阳,和以甘草,行以酒势,使血能循经养胎,则无漏下之患矣。"(《医方集解·经产之剂》)

3. 尤怡:"妇人经水淋沥及胎产前后下血不止者,皆冲任脉虚,而阴气不能守也。是惟胶艾汤为能补而固之。中有芎、归,能于血中行气,艾叶利阴气,止痛安胎,故亦治妊娠胞阻。胞阻者,胞脉阻滞,血少而气不行也。"(《金匮要略心典》卷下)

4. 陈元犀:"芎䓖、芍、地,补血之药也;然血不自生,生于阳明水谷,故以甘草补之;阿胶滋血海,为胎产百病之要药;艾叶暖子宫,为调经安胎之专品。合之为厥阴、少阴、阳明及冲任兼治之神剂也。后人去甘草、阿胶、艾叶,名为四物汤,则板实而不灵矣。"(《金匮方歌括》卷6)

5. 张秉成:"冲为血海,为血脉冲聚之区;任主胞胎,有胎元任载之意,合之督脉,皆起下极,同源而异流,与夫带脉之横围于腰者,皆属奇经,而无配偶也。然妇人之病,隶于八脉者为多,故古人有通补奇经之法,为治妇人范围。阿胶补血液以达于肺肝,使左右升降之道路,润泽自如;艾叶暖命门而通于冲任,使奇经上下之循环,赖其温养;甘草协和诸药,通补咸宜,合之四物调理血分之药,亦可为妇人通补奇经之一法欤。"(《成方便读》卷1)

【评议】胶艾汤止血安胎,为治妇女崩漏及胎漏的要方,配伍精当,法度严谨,临床疗效好,为历代医家所重视,故对本方的配伍意义、功用及其临床运用的论述较多,注家各有心得。如尤氏认为"妇人经水淋沥及胎产前后下血不止者,皆冲任脉虚,而阴气不能守也,是惟胶艾汤为能补而固之";张氏认为胶艾汤"通补咸宜",为妇人通补奇经之法;陈元犀称本方"为厥阴、少阴、阳明及冲任兼治之神剂",这些论述对后世运用本方具有较大的指导意义。

【验案举例】

1. 滑胎 《钱伯煊医案》:龚某,28岁。初诊:1959年4月10日,习惯性流产3次,现又妊娠6个月,近2月来,阴道有不规则陈旧性出血,色暗紫,量中等,腰酸,腹痛下坠。纳食、睡眠、二便均正常,舌淡苔黄腻,中光,脉左细软微滑,右弦滑数。病因由于肝肾阴虚,肠胃蕴热所致。治以养阴清热。方用胶艾四物汤加味。处方:干地黄12g,当归9g,白芍9g,川芎3g,艾叶3g,生阿胶12g,生甘草3g,黄芩6g,知母9g,藕节12g。4剂。二诊:4月17日,服药后,阴道出血已止3天,腰酸,舌苔薄黄,尖微红,脉细滑数,尺弱,拟再养肝补肾,以固胎元。处方3剂。三诊:4月20日,近日来未见出血,腰酸亦减,夜来少寐,舌苔薄白,脉弦滑,左尺弱,治以补益肝肾,以固胎元。处方:干地黄12g,当归9g,白芍9g,阿胶珠12g,生龟甲15g,川断15g,杜仲9g,山药9g,桑寄生12g,远志6g,4剂。

按语:此例为滑胎、胎漏。已经流产3次,属肝肾不足,胎元不固无疑。第四次妊娠又见出血,血色暗紫,脉象右弦滑数,舌苔淡黄腻,是有虚热内蕴之象。故宜滋阴清热,补肾安胎,方用胶艾汤养血安胎止漏,加黄芩清胃热,加知母清下焦相火,藕节凉血止血。4剂血止,再以寿胎丸、胶艾汤合方补养肝肾,养血固胎,遂能使足月顺产。

2. 便血 《新中医》(1990,9:44):某男,37岁,1984年7月10日就诊。患者有大便反复下血病史四年,每次均服消炎止痛、止血西药而得以缓解。此次大便下血已3日,再用上药不效。证见面色萎黄,眼睑淡红,头晕乏力,劳累后心悸,夜寐多梦,口微苦,大便秘,有时如羊粪,排便时肛门阵发性灼痛或刀割样疼痛,数分钟即减轻,排便后剧烈疼痛持续数小时,十分痛苦,严重时咳嗽、喷嚏都可引起疼痛,大便时出血鲜红量不多,轻时染红便纸,或附着于粪便表面,重时滴血,舌质稍红、苔薄黄,脉稍数。肛门视诊:见肛门前面有一约0.2cm×0.9cm纵形裂口。病属便血(肛裂出血),由阴血亏虚,肠道热壅所致。治宜补血止血,兼清热通便之法。用胶艾汤加味:阿胶(烊化)、白芍、麦冬各15g,艾叶炭、甘草各6g,熟地20g,川芎3g,当归身12g,生地炭30g,玄参25g,大黄、黄连各10g,1日1剂,水煎服。每晚用沸开水熏洗,红霉素软膏挤入肛门。7月12日二诊:大便转溏,大便时不出血,肛门疼痛减轻。仍予前方去大黄、黄连,加黄芪25g。7月15日三诊:诸证渐平,口不苦,肛门不痛。肛门视诊:肛门裂口愈合,以当归片调理善后。1985年2月追访,肛裂未发。

3. 血尿 《汉方治疗实际》:42岁男子,自3个月前出现血尿,尿色如葡萄酒,或如桃色,入大学医院检查结果,出血来自肾脏,诊为特发性肾出血,因始终不愈而出院。顷诊,仅脐部动悸亢进,颜色偏黑,略有贫血之兆,脉沉小。与芎归胶艾汤,五日后已无肉眼血尿。此后,疲乏后虽出现血尿,但渐渐消失,2个月后体重增加3公斤,身体健康。

按语:案2、案3皆属内科血证范畴。案2之便血系阴血亏虚,肠道蕴热所致,故以本方加麦冬、玄参、大黄、黄连等养阴清热之品;艾叶、生地煅炭,则止血之力加强。案3为日本医家所治,汉方医学的用方指征虽与我国中医有异,但据尿血三月不愈,颜色偏黑,贫血,脉沉小,投方见效,表明证属血虚偏寒。胶艾汤为妇科经、产常用之剂,而此两案皆为内科病证,表明中医治病,不以性别为据,唯求证治相符。

【临床报道】

1. 先兆流产、习惯性流产 本方加白术、桑寄生等治疗15例先兆性流产,4例习惯性流产,轻症服1~2剂,重症服3~4剂,全部治愈。本方对腰酸、腹痛、出血,子宫颈口未开,出血量不太多,或已大量出血,子宫口有轻微扩张,都可以收效。对习惯性流产早期服用,能起预防流产的作用[1]。李氏等用本方加减(阿胶、当归、清酒各18g,川芎10g,甘草5g,白芍、艾叶各30g,生地20g)治疗先兆流产60例,习惯性流产70例。气血虚弱者加补气养血药如黄芪、潞参等;肾虚者加补肾固冲任药如桑寄生、杜仲、巴戟天等;血热者加清热凉血药如白茅根、藕节等;屡孕屡堕者加健脾补肾药如白术、山茱萸、杜仲等;结果其中3例不遵医嘱,未卧床,多动而殒堕。其余127例均正常生育。治愈率达97%[2]。

2. 功能性子宫出血 用胶艾汤加味治疗崩漏56例。处方为:阿胶、艾叶各30g,当归25g,川芎15g,党参30g,白术15g,白芍30g,熟地25g,芥炭15g,茜草根、紫珠草各30g,海螵蛸20g。辨证属脾肾气虚加黄芪、菟丝子;属瘀滞胞宫者加三棱、莪术、蒲黄、五灵脂;属阴虚血热者加黄芩、知母。结果:脾肾气虚30例,治愈18例,好转10例,无效2例,总有效率为93.33%;阴虚血热10例,治愈6例,好转2例,无效2例,总有效率80%;瘀滞胞宫16例,治愈10例,好转3例,无效3例,总有效率81.25%[3]。另据报道,用胶艾汤加减(当归10g,川芎10g,白芍15g,生地20g,阿胶15g,艾叶炭20g,甘草10g)治疗功能失调性子宫出血病180例。辨证属血瘀明显者加益母草、蒲黄;属气虚者加党参、黄芪;属血热者加牡丹皮、茜草、地榆炭;对于青春期患者,白芍、生地可减量至10g左右。7日为1疗程,治疗1疗程若出血未止,可进行第2疗程。结果:治愈90例,好转50例,无效40例。总有效率为77%[4]。

3. 月经异常 以胶艾汤加味(阿胶、艾叶、当归、川芎、芍药、茯苓、干地黄、益母草、仙鹤草、甘草、没药、乳香)治疗放置宫内节育器术后月经异常208例。其中月经量增多81例,经期延长63例,点滴或不规则出血62例,月经紊乱2例,合并腰腹痛160例。并设酚磺乙胺等西药为对照组。结果:治疗组治愈148例(月经恢复正常,合并腰腹痛等临床症状消失),显效37例(月经基本恢复正常,临床症状基本消失),有效20例(月经量减少,经期缩短,无点滴和不规则出血),临床症状缓解,能适应IUD避孕,无效3例(月经异常未改变,临床症状未减轻),总有效率98.56%。对照组总有效率77.05%,两组疗效比较,有显著性差异($P<0.05$)[5]。

4. 宫外孕 对于宫外孕前期,以本方加党参、黄芪、白术、仙鹤草、三七、贯众炭、乌梅等,一般2~3剂后止血,3~4剂后移动性浊音消失,下腹部出现包块,后期以本方加丹参、鳖甲、乳香、三棱、莪术等,一般15~20天后包块消失。共治55例。治愈率92.7%[6]。

5. 过敏性紫癜 本方加味治疗过敏性紫癜 37 例。处方为:当归 6～15g,川芎 3～9g,生地黄 10～30g,阿胶 4～9g,白芍 6～12g,桃仁 4～9g,红花 8～10g,生黄芪 10～30g,荆芥炭 6～15g,栀子炭 10～15g,仙鹤草 10～30g,白茅根 15～30g,生甘草 4～6g,艾叶 2～4g。治疗 10 天后判定疗效。结果痊愈 19 例,显效 10 例,好转 6 例,无效 2 例,有效率为 94.59%[7]。

6. 慢性前列腺炎 用本方治疗慢性前列腺炎 86 例。其中显效 46 例,好转 28 例,无效 12 例,总有效率为 86%[8]。

【实验研究】

1. 对子宫及性激素水平的影响 以小鼠离体子宫的活动力和去卵巢成年大鼠血清性激素水平为指标,观察胶艾汤的调经止血作用。结果表明,高、低剂量的胶艾汤均能兴奋小鼠离体子宫肌,并呈现一定的量效关系。对去卵巢大鼠,胶艾汤能提高血清雌二醇和孕酮含量,与对照组比较有显著性差异($P<0.05$),提示胶艾汤有缩宫止血和调节内分泌的作用[9]。胶艾汤在 20,40,60,80,100g/kg 的浓度时可收缩小鼠离体子宫,且量效关系明确;对产后家兔,胶艾汤 0.5,1.0,2.0g/kg 剂量组能增加其子宫张力,对收缩频率亦有明显增快的影响[10]。

2. 增强免疫 采用失血性贫血模型、口服大黄或皮下注射利血平造成小鼠脾虚模型,用药后测定相应的指标,以探讨胶艾汤的补血作用及对脾虚小鼠的保护作用。结果显示胶艾汤能升高失血性贫血小鼠 Hb 含量,增加 RBC 数量;还能提高大黄所致脾虚小鼠的脾脏重量,并能显著提高半数溶血指数 HC_{50} 水平和血清凝集指数 K 水平;明显促进利血平所致脾虚小鼠的 D-木糖吸收功能;对抗饮食失节(卷心菜＋猪油)所致脾虚小鼠的体温下降,且能延长存活时间。提示胶艾汤有显著的补血及增强免疫功能的作用[11]。李氏采用称重法称量脾脏和胸腺,测定小鼠空斑形成细胞(PFC)数、腹腔巨噬细胞(PMΦ)的吞噬百分数和吞噬指数,计算绵羊红细胞(SRBC)致敏小鼠抗体生成能力和小鼠淋巴细胞转化率,以探讨胶艾汤对小鼠免疫功能的影响。结果显示胶艾汤 15g/kg 和 30g/kg 剂量组均能显著增加小鼠脾脏及胸腺指数;增强小鼠 PMΦ 的吞噬功能;提高小鼠溶血值,增加 PFC 数;增强 SRBC 致敏小鼠抗体的生成,还能提高小鼠淋巴细胞转化率。提示胶艾汤具有提高机体免疫功能的作用[12]。

3. 促凝血 任氏用眼眶静脉丛放血并腹腔注射龙胆草水煎液致小鼠虚寒失血证模型,观察胶艾汤对小鼠血浆血管性假血友病因子(vWF)含量等指标的影响。结果表明,胶艾汤可降低造模动物血浆 vWF 含量,提高血红蛋白含量,增加红细胞和血小板计数,使凝血时间缩短,表明胶艾汤有保护血管内皮细胞,加速血管内膜修复的作用,从而有利于止血[13]。

参 考 文 献

[1] 徐永龙. 加味胶艾四物汤治疗先兆性流产和习惯性流产经验[J]. 中医杂志,1965,(3):24.

[2] 李艾丁,李又丁. 胶艾汤治疗先兆流产习惯性流产 130 例[J]. 四川中医,2002,20(10):57-58.

[3] 林胜英,翟浩泉. 加味胶艾汤治疗崩漏 56 例[J]. 辽宁中医杂志,2001,28(10):607.

[4] 梁珊,甄秀丽,林芝. 胶艾四物汤加减治疗功能失调性子宫出血病 180 例[J]. 河北中医,1999,21(2):99.

[5] 齐宝宁,赵凌宇,张荣,等. 胶艾汤加味治疗放置宫内节育器术后月经异常 208 例[J]. 陕西中医,2006,27(6):657-658.

[6] 林正松. 胶艾四物汤加减治疗宫外孕 55 例报告[J]. 中华医学杂志,1975,(6):431.

[7] 乔艳贞.胶艾汤加味治疗过敏性紫癜[J].河南中医,2004,24(3):15.

[8] 周瑞术.胶艾汤治疗慢性前列腺炎 86 例[J].山西中医,1990,(9):20.

[9] 任利,翟亚平,商保军.胶艾汤缩宫止血作用及对性激素水平的影响[J].陕西中医,2001,22(6):380-381.

[10] 李祥华,王文英.胶艾汤对动物离、在体子宫活动的影响[J].中国中药杂志,2005,30(2):154-156.

[11] 李祥华,王文英,张家均,等.胶艾汤补血健脾作用研究[J].中药药理与临床,2005,21(1):4-5.

[12] 李祥华,张家均,王文英,等.胶艾汤对小鼠免疫功能的影响[J].时珍国医国药,2005,16(5):378-379.

[13] 任利,张五洲,翟亚萍,等.胶艾汤对虚寒失血小鼠血浆血管性假血友病因子含量的影响[J].中国中医基础医学杂志,2000,6(11):43-45.

（邓中甲　叶俏波　叶品良）

第十四章

治 风 剂

　　凡用祛风药或息风药为主组成,具有疏散外风或平息内风的作用,治疗风病的方剂,称为治风剂。

　　治风剂的历史十分悠久。《黄帝内经》有关风病症状和病因、病机的记载颇多,为后世医家制订风病的治法和方药,奠定了基础。如《素问·风论》论述了风邪所致各种风病的病理变化,提出了"风者善行而数变"和"风者百病之长也"的观点。《素问·至真要大论》则指出"诸风掉眩,皆属于肝";"诸暴强直,皆属于风"。《金匮要略·中风历节病脉证并治》首次专题讨论风病的证治方药,意义十分重要,后人论治外风与内风的方剂皆可溯源于此。例如,以外风的治疗而言,有乌头汤治病历节不可屈伸疼痛,此方以乌头之大辛大热,祛风散寒,通行经络;这便为宋代《太平惠民和剂局方》之小活络丹所师法,用乌头与草乌等配伍,以祛风散寒,通络除痹,治疗风寒湿痹等病;又启示南宋《易简方》之三生饮,用乌头与附子、天南星等配伍,以祛风化痰,散寒助阳,治疗卒中风。以内风的论治而言,有风引汤除热、瘫、痫,方中用石膏、寒水石、滑石、龙骨、牡蛎等,清热重镇息风;这便启发了民国《医学衷中参西录》镇肝息风汤,用生赭石、龙骨、牡蛎等重镇息风,治疗类中风;至于清代《重订通俗伤寒论》之羚角钩藤汤,治疗热极动风证,虽用药与风引汤不同,但两方之清热息风法,则是一致的。当然,风病的病种及其变化较多,后世方剂的立法与配伍用药,均超出了《金匮要略》。晋代《小品方》之小续命汤,治疗中风,从正气内虚,风邪外袭立论(这其实在《金匮要略》已论及,只是未出方),故治以祛风散寒,益气温阳。金代《素问病机气宜保命集》大秦艽汤,祛风清热,养血活血,治疗风邪初中经络证。南宋《杨氏家藏方》牵正散,用白附子与搜风的虫类药(全蝎、僵蚕)配伍,治疗风中经络之轻证。另外,风邪侵袭头部之头痛,《太平惠民和剂局方》合诸风药于一方,立川芎茶调散疏散之。外感风邪不解,发为鼻渊,南宋《济生方》订苍耳子散,治以祛风通窍。风邪由创伤而入,发为破伤风,唐代《仙授理伤续断秘方》用天南星、防风两药,组成至真散以祛风除痰,明代《外科正宗》再加味白附子等药,遂成玉真散。风邪夹湿邪、热邪,侵袭肌肤,发为风疹、湿疹,《外科正宗》制消风散,治以疏风养血,清热除湿。内风的证治,《重订通俗伤寒论》治疗热极动风的羚角钩藤汤,虽师风引汤之治法,但用药与唐代《古今录验》之钩藤汤(由钩藤、蚱蝉、蛇蜕皮、大黄、石膏、黄芩、竹沥、柴胡、升麻、甘草组成。录自《外台秘要》卷35)更为相近。20世纪50年代《中医内科杂病证治新义》之天麻钩藤饮,原治疗"高血压头痛,眩晕,失眠",作者处方用药既平肝降逆以息风,又选用有降血压作用之药,以加强针对性,提高疗效,反映了中西医结合的治疗思想。至于温病后期,阴血不足,虚风内动证,与其相对应的方剂则是《温病条辨》大定风珠与《重订通俗伤寒论》阿胶鸡子黄汤是也。治风剂的独立成章,说得宽泛一点,即始于《金匮要略·中风历节病脉证并治》。严格地说,是始于现代《方剂学》教材。因为一则治疗内风的方剂成熟较晚,二则历代方书往往只列"祛风之剂",亦即治疗外风的方剂,而有关治疗内风的方剂却散见于其他章节。

治风剂应用于治疗风病。风病的范围很广,病情变化比较复杂,概言之,有外风与内风两类。外风是由六淫之首的风邪侵入人体所引起,《灵枢·五变篇》曰"肉不坚,腠理疏,则善病风",说明人体正气不足,则易感受外界风邪,发生风病。由于风邪有在肌表、经络、筋肉、骨节等之异,以及兼夹病邪之不同,所以有中风、破伤风、外感风邪头痛、风寒湿痹、鼻渊、风疹、湿疹等多种外风病证。内风是由于脏腑功能失调所致,即《素问·至真要大论》所云"诸风掉眩,皆属于肝",以及"风从内生"之类。外感温热病热极动风,杂病阴虚阳亢、肝阳化风,温病后期阴血虚亏、虚风内动等,均是常见的内风病证。当然,外风与内风有时又相互诱发或兼夹为病,如外风引动内风,内风新感外风等错综复杂的病证即是。

风病的治疗原则,外风宜疏散祛邪,内风宜平息调肝。因此,治风剂分为疏散外风与平息内风两类。

疏散外风剂,适用于外风所致诸病。由于风为六淫之首,百病之长,因而风邪多与其他病邪结合为患,且病变范围亦较广泛。外感风邪,病在皮毛与肺经,以表证为主者,已在解表剂中论述。本章所述外风诸病,是指风邪外袭,侵入肌肉、经络、筋骨、关节等处所引起,临床主要表现为头痛、恶风、肌肤瘙痒、肢体麻木、筋骨挛痛、关节屈伸不利、鼻塞不闻香臭、口眼㖞斜、猝然倒仆而半身不遂等症。常用辛散祛风的药物,如麻黄、防风、川芎、白芷、荆芥、薄荷、乌头等为主组成方剂。在配伍用药方面,常因患者体质的强弱,感邪的轻重,病邪的兼夹等不同,有如下几种方法:①配清热药,如黄芩、生地、石膏、知母等。因风为阳邪,易从热化;祛风药多辛温香燥,每易助热;有时风邪还兼热邪侵入人体,凡此皆须配伍清热药。如小续命汤中的黄芩,大秦艽汤中的黄芩、石膏、生地,消风散中的石膏、知母、生地等。②配祛风痰药,如天南星、白附子等。祛风痰药大多药性走窜燥烈,不仅擅长除痰,而且还能祛风,因此,对于风痰流窜或阻于经络引发的中风、破伤风、痹证等,经常配伍祛风痰药。如三生饮和小活络丹中的天南星,牵正散中的白附子,玉真散中的天南星、白附子等。③配活血药,如地龙、乳香、没药等;此外,川芎在祛风的同时又能活血,更常选用。风邪入侵,兼夹它邪,每易导致络脉闭阻,瘀血乃生;瘀血阻滞,又不利于疏散风邪,故疏散外风剂配活血药,不仅可以化瘀,而且有助于祛风,前人所谓"医风先医血,血行风自灭"(《妇人大全良方》卷3),即是此意。如小活络丹中的地龙、乳香、没药,小续命汤和大秦艽汤中的川芎等。④配养血药,如当归、熟地、白芍、胡麻仁等。"风胜则干",风邪侵淫血脉,每易损伤阴血;祛风药又多辛温香燥,亦易耗伤阴血;阴血既伤,又致血虚生风,故疏散外风剂常配养血药。如大秦艽汤中的当归、熟地、白芍,消风散中的当归、胡麻仁等。疏散外风剂的代表方有小续命汤、三生饮、川芎茶调散、苍耳子散、大秦艽汤、小活络丹、牵正散、玉真散、消风散等。

平息内风剂,适用于内风病证。肝藏血,主筋,属甲木,通于风气,体阴而用阳,故内风亦称肝风,所谓"肝风内动"是也。内风的临床表现,常见眩晕、震颤、四肢抽搐、猝然昏倒、不省人事、口眼㖞斜、半身不遂等症。内风有虚实之分,治法与处方配伍用药自亦有异。热极动风和肝阳化风,属于内风之实证,治宜平肝息风,常用钩藤、羚羊角、天麻、代赭石、龙骨、牡蛎等平肝息风药为主组方,在配伍方法上,约有如下几方面:①配清热药,如栀子、黄芩、石膏、寒水石、滑石等。因内风之实证,皆责之肝之阳热亢盛,配伍清热药,可以泻其阳热,平其亢盛。如风引汤中的石膏、寒水石、滑石,天麻钩藤饮中的栀子、黄芩等。②配滋阴养血药,如生地、白芍、玄参、龟甲等。阳热亢盛,每易损伤阴血;阴血损伤,则阴虚阳亢,更助其风阳,故常配伍滋阴养血药。如羚角钩藤汤中的生地、白芍,镇肝息风汤中的白芍、玄参、龟甲等。③配安神药,如茯神、夜交藤等;另外,龙骨、牡蛎既平肝潜阳,又重镇安神,也常配伍应用。

因肝之阳热亢盛,易于扰乱心神,引起烦躁、不寐等,故须配用安神药。如羚角钩藤汤中的茯神木,天麻钩藤饮中的茯神、夜交藤,镇肝息风汤和风引汤中的龙骨、牡蛎等。治疗内风实证的代表方有羚角钩藤汤、风引汤、镇肝息风汤和天麻钩藤饮等。温病后期,阴血亏虚,虚风内动,属于内风之虚证,治宜滋养息风,常用阿胶、鸡子黄、白芍、生地、麦冬等滋补阴血药为主组方。常配伍平肝潜阳药,如石决明、钩藤、牡蛎等,另外,鳖甲、龟甲既能滋阴,又可潜阳,也常配用。因阴血亏虚,虚风内动,滋阴养血药只能治本,不能治标,故须配伍平肝潜阳药,平潜虚亢之风阳,以期标本兼顾。如阿胶鸡子黄汤中的石决明、钩藤、牡蛎,大定风珠中的牡蛎等。治疗内风虚证的代表方有大定风珠、阿胶鸡子黄汤等。此类方剂,属于治风剂中的特殊情况,从配伍角度看,理应归入补益剂,但长期以来习惯将其列入治风剂。

运用治风剂应注意以下几个方面。首先,必须辨别风病的属内、属外。若属外风,治宜疏散,而不宜平息;属于内风,则宜平息,而忌用辛散。其次,应分别风病与其他病邪的兼夹以及病情的虚实,进行适当的配伍,如风病兼寒、兼湿、兼热,或夹痰、夹瘀者,则应配伍祛寒、祛湿、清热、祛痰、活血化瘀等药物,才能切合具体病情。再次,外风与内风之间,亦可相互影响,外风可以引动内风,而内风亦可兼夹外风,这种复杂的证候,立法用药,应分清主次,全面照顾。此外,治风剂中的疏散外风剂,每多辛温燥烈之品,易伤阴津,而助阳热,故对阴津不足或阴虚阳亢者,应慎用;必须使用时,当佐以寒凉滋润之品。

第一节 疏 散 外 风

小 续 命 汤
(《小品方》,录自《备急千金要方》卷8)

【组成】麻黄 防己 人参 黄芩 桂心 甘草 芍药 芎劳 杏仁各一两(各30g)
附子一枚(15g) 防风一两半(45g) 生姜五两(150g)

【用法】上㕮咀,以水一斗二升,先煮麻黄三沸,去沫,纳诸药,煮取三升,分三服,甚良;不愈,更合三、四剂,必佳。取汗随人风轻重虚实也。诸风服之皆验,不令人虚(现代用法:用量酌减,水煎服)。

【功用】祛风散寒,益气温阳。

【主治】卒中风。不省人事,口眼㖞斜,半身不遂,语言謇涩。亦治风湿痹痛。

【病机分析】小续命汤是前人治疗中风从外风立论的代表方,汪昂《医方集解·祛风之剂》首列此方,称其是"六经中风通剂"。由于人到中年,气血逐渐虚亏,遂致风邪入中,所谓"邪之所凑,其气必虚"是也。风邪入中脏腑,心神受其蒙蔽,故不省人事;舌为心之苗窍,心神受蒙,则古窍失灵,故语言謇涩;风邪入中,气血痹阻,运行不畅,筋脉失去荣养,故见口眼㖞斜、半身不遂。

【配伍意义】本方所治中风,虽属外风实证,然与人体正气素虚有关,故属于虚实夹杂之证。因此,治宜辛温发散以祛风与益气温阳以扶正兼顾。方中麻黄、防风、防己、杏仁、生姜辛温宣散,祛除外风;人参、附子、桂心、甘草益气助阳,芍药、芎劳养血调血,使正气复则邪气自去;风邪入中脏腑和经络,里气不宣,每易郁而生热,故又配黄芩以清之。诸药合用,共奏辛温祛风,益气扶正之功。本方组成中的麻黄、杏仁及甘草,三药成方,即还魂汤(《金匮要略·杂疗方》),取麻黄宣通九窍,杏仁开宣肺气,甘草益气和中,主治卒死。小续命汤原治"中风欲死",方中用此三味,再兼以其他药物,则魂可还而命可续,故名"续命"。曰"小"者,乃是与"大"相对而言,因"续命汤"除"小续命"外,尚有"大续命"(《深师方》,录自《外台秘要》卷18)也。又因本方中多用祛风、散寒、逐湿之品,兼用益气和血药物,故后世亦常用于治疗风湿痹痛。

本方的配伍特点是:辛温发散与益气温阳并用,佐以养血调血,故外能祛散风邪,内可顾护阳气。邪正同治,气血兼顾,则正虚风中之证自愈。

【临床运用】

1. 证治要点　本方是治疗正气内虚,外风入侵之中风的代表方。凡中风昏迷,半身不遂,口眼歪斜,语言謇涩,或伴恶寒发热者,可以选用本方。

2. 加减法　原书曰:"恍惚者,加茯神、远志;如骨节烦疼,本有热者,去附子,倍芍药。"恍惚加茯神、远志者,化痰宁神也;骨节烦疼而热去附子、倍芍药者,以附子性热而芍药性寒且可和营止痛也。吴昆《医方考》卷1补充本方之加减法云:"热者,去附子,用白附子;筋急语迟、脉弦者,倍人参,加薏苡、当归,去黄芩、芍药以避中寒;烦躁、不大便,去附、桂,倍加芍药、竹沥;日久大便不行、胸中不快,加枳壳、大黄;语言謇涩,手足颤掉,加石菖蒲、竹沥;口渴,加麦门冬、瓜蒌、天花粉;身疼、发搐,加羌活;烦渴、多惊,加犀角、羚羊角;汗多,去麻黄;舌燥,加石膏,去附、桂。"可资参考。

3. 本方现代用于缺血性脑卒中、面神经麻痹、风湿性及类风湿性关节炎等辨证属于外风引起者。

【使用注意】凡中风由内风引起者,不宜运用本方。

【源流发展】《金匮要略·杂疗方》治疗卒死、客忤死及诸感忤,用还魂汤。方由麻黄、杏仁及甘草三药组成,首开以祛风宣肺法治疗卒死等的先河。方名"还魂",大意是能促进神志的苏醒。《小品方》小续命汤治疗卒中风邪,不省人事,方中兼用麻黄、杏仁和甘草三药,说明完全秉承了还魂汤的组方原则,且方名"续命"亦与"还魂"相类。其后,《胡洽方》(见《备急千金要方》卷8)亦载有小续命汤(《古今录验》小续命汤,录自《外台秘要》卷14,组成与本方相同),主治与《小品方》小续命汤类似,组成上有白术而无杏仁。再后,小续命汤的同名异方,于《备急千金要方》卷8、《太平圣惠方》卷45、《圣济总录》卷161、《普济方》卷35和卷97等文献屡有记载,组成虽有出入,但总以祛风药为主组成,主治也以风疾为主。至于《深师方》所载之大续命汤(录自《外台秘要》卷18),即本方去防己、附子,加当归、石膏。由于附子与石膏,其性一属大热,一为大寒,如此加减后,遂使由小续命汤之偏于温热,一转而为大续命汤之偏于寒凉;故大续命汤主治中风,四肢壮热如火等症。

据《医方集解》引"易老六经加减法",小续命汤经随证加减,可以衍化为以下方剂:太阳经中风,以无汗、恶寒为主症者,本方倍麻黄、杏仁、防风之用量,以加强发汗开宣以祛风之力,即为麻黄续命汤;太阳经中风,以有汗、恶风为主症者,本方倍桂枝、芍药、杏仁之用量,以加强解肌和营卫及宣肺之力,即为桂枝续命汤;阳明经中风,以无汗、身热不恶寒为主症者,本方去附子,加石膏、知母,以加强清泄阳明之力,即为白虎续命汤;阳明经中风,以身热有汗、不恶风为主症者,本方加葛根,倍桂枝、黄芩之用量,以加强清阳明而兼解肌之力,即为葛根续命汤;太阴经中风,以无汗、身凉为主症者,本方倍附子之用量,加干姜、甘草,以加强温补脾阳而散阴寒之力,即为附子续命汤;少阴经中风,以有汗、无热为主症者,本方倍桂心、附子、甘草之用量,以加强温补肾阳而散阴寒之力,即为桂附续命汤;如六经中风混淆不清,但与少阳经和厥阴经有关,临床表现或肢体挛急,或麻木不仁者,本方加羌活、连翘,以兼顾之,即为羌活连翘续命汤。由《小品方》之小续命汤衍化出上述一系列的方剂,故汪昂谓之:"治风套剂……古今风方多从此方损益为治"(《医方集解·祛风之剂》)。

【疑难阐释】

1. 关于小续命汤的方源 一般认为小续命汤出自《备急千金要方》(如《医方集解》、《成方便读》及《方剂学》统编教材 2 版等),张璐则认为是本于《古今录验》(《千金方衍义》卷 8)。今考《外台秘要》卷 14"卒中风方七首"中载有《古今录验》小续命汤,与本方相比,有白术而无杏仁。《古今录验》成书于公元 643 年,比《备急千金要方》要早(公元 652 年),故张璐称小续命汤本于《古今录验》。但本方见于《备急千金要方》卷 8"诸风第二",乃引自《小品方》。《小品方》为晋·陈延之所著,成书于公元 402 年,比《古今录验》更早。其实,在《外台秘要》卷 14"卒中风方七首"中,也载有《小品方》小续命汤,与上述《备急千金要方》所引小续命汤相比,少防己一味,主治证则完全相同,少防己可能系传抄之误。据此,将小续命汤的方源定为《小品方》,较为确切。

2. 关于中风的含义及其历史变迁 中风是以猝然昏仆,不省人事,伴有口眼㖞斜,语言不利,半身不遂;或不经昏仆而仅以㖞僻不遂为主症的一种疾病。因本病起病急骤,证见多端,变化迅速,与自然界中风性善行数变的特性相似,因此,古代医家类比名之为中风,又因其发病突然亦名之为"卒中"。本病与《伤寒论》中桂枝汤证的中风名同实异,迥不相侔。历代医家对于中风病因、病机的认识,大体可划分为两个阶段。唐、宋以前主要从体虚外风入中立论,制方用药多采用祛风除邪,扶助正气之法。唐、宋以后,特别是金、元时期,才突出以内风立论,如刘完素力主"心火暴甚",朱震亨认为"湿痰生热",开始强调中风发病的内在因素。明代王履将中风分为两类,外风引起的称"真中风",由火、气、痰等引起的称"类中风"。其后,张介宾更倡"非风"之说。由于对病因的认识改变,故立法制方也发生了转变。产生这一转变的原因,乃因金、元以后医家所处的历史背景和学术思想发生了变化。以本章方剂而言,从外风论治的方剂有小续命汤、三生饮和大秦艽汤等,从内风论治的方剂则有镇肝息风汤等。对于上述中风的含义及其历史变迁,应以客观的态度对待之;对于历代有关中风的治法方药,则应从临床实际出发,积极地开展临床研究和临床药理研究,便能取其精华,古为今用。

【方论选录】

1. 吴昆:"麻黄、杏仁,麻黄汤也,仲景以之治太阳证之伤寒;桂枝、芍药,桂枝汤也,仲景以之治太阳证之中风。如此言之,则中风而有头疼、身热、脊强者,皆所必用也。人参、甘草,四君子之二也,《局方》用之以补气;芍药、川芎,四物汤之二也,《局方》用之以养血。如此言之,则中风而有气虚、血虚者,皆在所必用也。风淫末疾,故佐以防风;湿淫腹疾,故佐以防己;阴淫寒疾,故佐以附子;阳淫热疾,故佐以黄芩。盖病不单来,杂揉而至,故其用药,亦兼该也。"(《医方考》卷 1)

2. 江昂:"六经中风通剂。治中风不省人事,神气溃乱,半身不遂,筋急拘挛,口眼㖞斜,语言謇涩,风湿腰痛,痰火并多,六经中风,及刚柔二痉。按中风有解表、攻里、行中道三法。内外证俱有者,先解表而后攻里。《医贯》曰:'此治冬月直中风寒之的方。亦麻黄、桂枝之变法。六经有余之表证,须从汗解。如有便溺阻隔,宜三化汤、麻仁丸通利之。然邪之所凑,其气必虚,世间内伤多,此方终不可轻用也。'昂按:此方为治风套剂,今人罕用,然古今风方多从此方损益为治。"(《医方集解·祛风之剂》)

3. 张璐:"续命方,专为中风六经形证而立,以其死生反掌,较之伤寒尤为叵测。盖伤寒之邪,卒从表而入,非若中风皆由本虚,虚风直犯无禁,且多痰涎内壅表里纠缠之难于分解也。所以小续命汤虽本《古今录验》，而麻黄、桂枝两方皆在其中，以其本虚，必加人参驾驭。麻、桂发越在表之邪，又需附子直入少阴，搜逐在里之邪，不使外内交攻，正气立断，续命之名，信乎不虚。其余川芎、黄芩、防风、防己，不过为麻黄之使，以祛标热耳。"(《千金方衍义》卷8)

4. 张秉成："此方所治之不省人事、神气溃乱者，乃邪气骤加，正气不守之象。筋脉拘急者，筋得寒则收引也。半身不遂者，乘人所禀阴阳之偏盛，气血之盈亏，以致虚邪客于身半也。语言謇涩者，风中于络而舌本强也。口眼喎斜者，受邪之处反缓，正气为邪所引而急也。方中用麻黄、桂枝、防风、防己大队入太阳之经祛风逐湿者，以开其表；邪壅于外，则里气不宣，里既不宣，则郁而为热，故以杏仁利之，黄芩清之；而邪之所凑，其气必虚，故以人参、甘草益气而调中；白芍、川芎护营而和血；用附子者，既可助补药之力，又能济麻黄以行表也；姜、枣为引者，亦假之以和营卫耳。"(《成方便读》卷2)

5. 冉雪峰："续命汤是中医名方之一，用治脑血管意外后遗症，用之得当有一定的临床疗效，由于重用麻黄辛温发散之品和姜、桂等性温之药，在中医发展史上有不同的学术见解和争论……中风已查明为脑血管意外，与外感中风有原则的区别，内风用麻黄、防风在历史上长期争论不休，所以实际临床时仍以活血化瘀、镇静神经的治法为妥，回阳救逆是急救手段，不是根本疗法，至于麻黄、防风等则可在严密的控制措施下，开展临床药理研究。"(《历代名医良方注释》)

【评议】吴氏认为本方含有麻黄汤、桂枝汤、四君子汤、四物汤等方的配伍用药意义，并又兼顾到其他病邪，是很有见地的。不过，四君子汤和四物汤的制订均后于小续命汤，小续命汤用人参、甘草、芍药及川芎补气养血，并非受四君与四物的启发，则是要明确的。汪昂的方论，一方面说小续命汤是治"六经中风通剂"、"治风套剂"，另一方面又引《医贯》"世间内伤者多，此方终不可轻用也"之语，反映了汪氏对待此方的矛盾态度。其实，并非汪氏一人如此。何以见之？从明、清时期的一般方书均载此方，但又"今人罕用"(汪昂语)可知。张氏的方论从病因、病机的分析到配伍用药的阐发，均义理清晰。冉氏的方论首先肯定了小续命汤用之得当，有一定的临床疗效，又认为方中所含的活血、回阳法，与现代有关临床实践也是相吻合的；至于方中麻黄、防风等(祛风法)，可通过临床药理研究加以检验。冉氏之论谨慎而不失客观。

【验案举例】

1. 中风 《丁甘仁医案》卷3：罗氏，男，年甫半百，贼风入中经腧，营卫痹塞不行，陡然跌仆成中，舌强不语，神识似明似昧，嗜卧不醒，右手足不用，脉象尺部沉细，寸关弦紧而滑，苔白腻，急拟小续命汤加减：净麻黄四分，熟附片一钱，川桂枝八分，生甘草六分，全当归三钱，川芎八分，姜半夏三钱，光杏仁三钱，生姜汁(冲服)一钱，淡竹沥(冲服)一两。两剂后神识稍清，嗜睡渐减，舌强不能语，右手足不用，脉息尺部沉细，寸关弦紧稍和，苔薄腻。再拟维阳气以祛风邪，涤痰浊而通络道。

按语：本案中风辨证为外风入中，营卫痹塞，故用小续命汤加减。患者脉来弦紧而滑，苔白腻，说明痰浊较甚，故改原方生姜为姜汁，再配以淡竹沥、半夏，则豁痰之功益显。药证合拍，故两剂后神识稍清而嗜睡亦减。再诊以原法继进，以冀巩固并扩大疗效。

2. 历节风 《女科撮要》卷上：一妇女自汗盗汗，发热晡热，体倦少食，月经不调，吐痰甚多，二年矣。遍身作痛，天阴风雨益甚。用小续命汤而痛止；用补中益气、加味归脾二汤，三十余剂而愈。

按语:本案系风湿入侵,经络痹阻之历节风,与脾胃虚弱、气血俱损并存。先用小续命汤祛风散寒,除湿通络,故药后身痛即止。继用补中益气和加味归脾汤,补脾胃而养气血,终收全功。

【临床报道】

1. **中风偏枯** 河南名老中医张惠五用小续命汤加减治疗无高血压史的中风偏枯(缺血性中风后遗症)有卓效。其基本方为:麻黄3g,桂枝、防风、杏仁、川芎、附子、生姜各10g,防己、黄芩、党参、白芍各15g,甘草8g。附子另包先煎40分钟。共观察治疗88例,结果:治愈46例,好转41例,无效1例。总有效率为98.86%。平均服药11.5剂[1]。

2. **面神经麻痹** 小续命汤加味配合外敷巴豆治疗面神经麻痹500例,病程1天~7年不等,以1~10天者最多。内服药以小续命汤加味:肉桂末2~6g,附子、麻黄各4g,川芎6g,党参、白芍、杏仁、防风、黄芩、防己、白附子各10g,甘草5g,细辛3g,蜈蚣3条,地龙15g。外敷药:取陈巴豆(1~2年内药效最好)10~13g,去壳后将巴豆捣烂如泥状,置患侧手心处,外盖塑料纸,绷带固定,24小时后取下捣烂成饼再敷患侧手心,如此共敷3昼夜。本组病例除25例用外敷巴豆1次痊愈外,其他475例均内服小续命汤加味。结果:痊愈443例(88.6%),显效34例(6.8%),好转8例(1.6%),无效15例(3%)。总有效率97%,痊愈时间3天~4个月[2]。小续命汤合艾灸疗法治疗面瘫56例,病程最短3天,最长90天。药物组成:肉桂粉(冲服)3g,附子6g,麻黄9g,川芎12g,党参、白芍、杏仁、防风、黄芩、防己各10g。加减:脉弱体虚寒重者加黄芪;感受风寒者加羌活、白芷;脉络瘀阻者加僵蚕、地龙、蜈蚣。另配合艾灸治疗,取穴:下关、阳白、颊车、地仓、迎香;隔姜艾柱灸,每日1次,10天为1疗程。结果,痊愈50例,显效6例;在痊愈的50例中,1疗程痊愈28例,2疗程痊愈17例,3疗程痊愈5例[3]。

3. **高血压病** 50例均为原发性高血压患者,分为治疗组30例,单纯服用小续命汤加减,观察1个月,随访3个月。药用麻黄9g,防己2g,新参12g,黄芩12g,桂心6g,甘草3g,芍药12g,川芎12g,杏仁9g,附子9g,防风12g,生姜3g。对照组20例,服用复方罗布麻片,每日3次,每次1~2片。结果:降压疗效:治疗组显效14例,有效12例,无效4例;对照组显效4例,有效5例,无效11例。症状疗效:治疗组显效18例,有效10例,无效2例;对照组显效6例,有效6例,无效8例。两组比较,降压及症状疗效差异均有显著性(P<0.05)[4]。

4. **类风湿性关节炎** 小续命汤加减并配合手法推拿治疗类风湿性关节炎39例,其中有36例治疗前血沉增快;37例类风湿因子化验结果为阳性,35例C反应性蛋白实验室检查为阳性。治疗方法,内服小续命汤并随证加减,同时配合功能锻炼。基本方:麻黄9g,杏仁9g,桂枝9g,芍药9g,人参6g,甘草6g,川芎6g,防风9g,防己9g,附子6g,黄芩6g,生姜9g。15天为1疗程。久痛甚者加延胡索、徐长卿、全蝎,关节红肿明显去麻黄、附子,加黄柏、青蒿、土茯苓;久病阴虚去麻黄,加威灵仙、青蒿、生地黄、秦艽;久病兼瘀加苏木、红花、牛膝;病在上肢酌加川芎、羌活、桑枝、秦艽;病在下肢酌加牛膝、木瓜;病在脊柱酌加葛根、威灵仙、狗脊、续断;肢体屈曲受限加狗脊、鹿角霜、透骨草、伸筋草;肌肉萎缩酌加黄芪、熟地。并视患者关节功能障碍情况,行手法推拿按摩,促进受累关节恢复日常活动功能。治疗时间为45~120天,平均为80天。结果,临床治愈3例(占7.7%),显效14例(占35.9%),有效19例(占48.7%),无效3例(占7.7%),总有效率为92.3%[5]。

【实验研究】

1. 对大鼠脑缺血模型脑血管通透性和脑组织病理改变的影响 以小续命汤去防己、防风、生姜、附子、黄芩、芍药,加当归、石膏、干姜 2.3、7.1、23g/kg 给脑缺血模型大鼠灌胃 2 周,能明显降低脑缺血大鼠脑组织含水量与脑血管通透性,使脑缺血大鼠组织病理变化明显减轻。表明续命汤能改善脑部血液供应,对缺血脑组织有明显的保护作用[6]。

2. 对出血性中风脑水肿的影响 实验结果显示,小续命汤有改善局部脑血流、降低脂质过氧化物的活性,阻止细胞外 Ca 离子内流以控制、减轻脑水肿的作用[7]。

3. 对大鼠高脂血症的影响 小续命汤煎剂 9g/kg 连续给药两周能显著降低高脂血症大鼠 TC、TG、LDL-C、Apo-B$_{100}$,提高 HDL-C,Apo-A$_1$ 及 Apo a/b 比值,表明本方有明显的调脂和抗动脉粥样硬化的作用[8]。

4. 抗阿尔茨海默病有效成分组研究 应用高通量筛选技术方法,建立新型的中药复方活性成分和作用机制研究模式,研究中药复方小续命汤 240 个连续组分(L1～L120,A1～A120)对 β-淀粉样蛋白毒性、过氧化损伤、谷氨酸损伤的保护作用及对 β-分泌酶活性的抑制作用。结果:综合评价筛选结果,发现有 3 部分连续组分(L1～40,A30～60,A100～120)综合效果较好,这 3 部分重新组合作为此复方抗 AD(阿尔茨海默病)的有效成分组。说明小续命汤可以通过多组分、多靶点发挥抗 AD 作用。高通量筛选方法将极大地推进对中药复方的研究[9]。

5. 小续命汤有效成分组的高通量筛选研究 观察小续命汤 240 个连续组分的抗氧化、抗过氧化氢损伤、抗谷氨酸损伤活性以及对神经细胞内钙离子的影响。结果显示,连续组分 L1～L40 和 A100～A120 的综合作用效果较好。因此,可将这两部分的连续组分重新组合,作为小续命汤抗脑缺血损伤的有效成分组。说明中药复方小续命汤可通过多组分、多靶点途径发挥其药理作用[10]。

参 考 文 献

[1] 黄志华. 张惠五用小续命汤治疗中风偏枯 88 例小结[J]. 国医论坛,1989,4(6):22.

[2] 王松荣. 小续命汤加味和外敷巴豆法治疗面神经麻痹 500 例临床小结[J]. 新中医,1986,(5):27-28.

[3] 陈光辉. 小续命汤合芍灸治疗面瘫 56 例[J]. 河南中医学院学报,2006,21(5):66.

[4] 姚国楞. 小续命汤加减治疗高血压——附 30 例临床观察[J]. 上海中医药杂志,1994,(5):7-8.

[5] 邓伟,李新建. 小续命汤加减治疗类风湿性关节炎 39 例疗效观察[J]. 长春中医药大学学报,2006,22(3):11-12.

[6] 陈立峰,王晓洪,彭志辉,等. 续命汤对大鼠脑缺血模型脑血管通透性和脑组织病理改善的影响[J]. 中药药理与临床,1997,13(6):7-9.

[7] 叶映月,尚锦秀,涂晋文. 小续命汤对出血性中风脑水肿作用机理探讨[J]. 中国实验方剂学杂志,1999,5(3):48-49.

[8] 关建红,王世民,杨文珍. 小续命汤对大鼠高脂血症的影响[J]. 中药药理与临床,1996,(3):13-14.

[9] 王月华,杜冠华. 复方小续命汤抗 AD 有效成分组研究[J]. 中成药,2005,27(9):993-996.

[10] 王月华,张海霞,李奇,等. 小续命汤有效成分组的高通量筛选研究[J]. 中西医结合学报,2006,4(1):64-67.

三 生 饮
(《易简方》)

【组成】南星一两(30g)　川乌半两(15g)　生附半两(15g)　木香一分(7.5g)

【用法】上㕮咀。每服半两(15g),水二盏,加生姜十片,煎至六分,去滓温服(现代用法:用量酌减,水煎服)。

【功用】祛风化痰,散寒助阳。

【主治】卒中风。不省人事,痰涎壅盛,语言謇涩,四肢厥冷,或口眼㖞斜,或半身不遂,舌白,脉象沉伏。

【病机分析】本方主治之患者,大多素体阳虚,复加之平素嗜食甘肥,形体肥胖,致使阳气益伤,腠理疏松而痰湿内盛,每易为贼风入中。风之既中,与痰相合,风痰壅盛,闭阻心窍,故卒倒而不省人事;痰涎壅盛,既言喉中痰声漉漉之症,复言其病因病机也;舌窍为痰涎壅塞,运转失灵,故语言謇涩;阴寒内盛,复加之风痰闭阻,阳气不能透达,则四肢厥冷;风痰壅阻经络,气血不能司荣养之职,故口眼㖞斜,半身不遂;舌白,脉象沉伏,俱为风痰闭阻,阴寒内盛之象。

【配伍意义】针对风痰闭阻,阴寒内盛之证,治当祛风化痰,散寒助阳。方中以天南星、川乌、附子为主,以祛风痰、逐阴寒、通经络而回元阳,且三药皆生用,其性更为辛烈刚燥、骠悍走窜,适足以祛逐风痰而破除阴寒,故方以"三生"命名。其中,生天南星乃祛风痰之专药,《本经逢原》卷2谓其"为开涤风痰之专药。天南星、半夏皆治痰药也。然南星专走经络,故中风麻痹以之为向导"。川乌辛热,有祛寒湿、散风邪之功,张璐谓其为"治风向导,主中风恶风、风寒湿痹、肩髀痛不可俯仰"(录自《本草正义》卷3)。附子乃乌头之子根,性味功效与乌头相类,而尤长于散寒回阳。在"三生"的基础上,再辅以少量之木香和生姜,其中,木香辛香而善理气,气行则闭阻可通而痰浊易消;生姜既可监制天南星、乌头和附子之毒,以减少其毒副作用,又能散寒邪、驱浊阴。诸药配伍成方,共奏助阳散寒,祛风化痰之功。

本方的配伍特点是以大辛大热、走而不守之祛风痰药和散阴寒药组方,方中三味,又兼生用,乃祛风散寒、逐痰回阳之单捷小剂,药效峻猛,用于治疗危急之卒中风,十分贴切。

【临床运用】

1. 证治要点　本方为治素体阳虚痰盛,卒中外风的代表方,应用时以形体肥胖,卒中不省人事,痰涎壅盛,四肢厥冷,舌白,脉沉伏为证治要点。

2. 加减法　若脉沉伏而弱,阳气有暴脱之虞者,加人参以补气固本。

3. 本方现代可用于脑卒中、面神经麻痹、癫痫等辨证属于素体痰盛,卒中风邪者。

【使用注意】本方辛温燥烈,虽能祛风除痰回阳,亦能耗阴,故服后浊阴一开,风痰俱消,便当及时随证转方,不宜多用、久用。又因方中天南星、乌头和附子均系生用,毒性甚大,必须与生姜一起久煎以减低毒性。

【源流发展】《金匮要略·中风历节病脉证并治》从广义风病的角度,将中风与历节合而论之,又以乌头汤治疗历节不可屈伸疼痛,首开使用乌头之大辛大热,以祛风散寒,通行经络之先河。三生饮的用药法度即上承自乌头汤。该方系宋·王硕《易简方》首载,旋又为《太平惠民和剂局方》卷1(淳祐新添方)所载。因《易简方》传本罕见,而《太平惠民和剂局方》流传广泛,因此,一般均误以为三生饮的方源为《太平惠民和剂局方》。三生饮从散寒温阳、祛风逐痰、通行经络立法,治疗风(外风)痰壅盛,证情属寒之中风。这一配伍用药原则,实系宋代诸治风剂之共同治法,如星香散(出《易简方》,由天南星、木香、生姜组成)、青州白丸子(出《太平惠民和剂局方》卷1,由天南星、白附子、半夏、川乌头组成)和大醒风汤(出《太平惠民和剂局方》卷1淳祐新添方,由天南星、乌头、附子、生姜、防风、独活、甘草组成)等,均治中风痰盛属寒者,亦均是用乌头、附子、天南星、白附子等辛烈药物为主组方,以祛风散寒,除痰通络。《杨氏家藏方》的牵正散治疗风中经络，口眼㖞斜，病情较上述中脏腑者为轻，用药虽然与三生饮不同，但治法则是一致的。《傅青主男科》所载三生饮，系生半夏、生天南星与生附子之"三生"并用，再加人参而成，主治跌倒昏迷，或自卧而跌在床下，中风不语；与《易简方》三生饮相比，以生半夏、人参易川乌、木香，其用人参，显系受薛己用三生饮须加人参的观点（《内科摘要》卷上）影响。《医学集成》卷2之三生饮，由生天南星、生川乌、生半夏、广木香、人参和生姜组成，主治中风闭证；此方是由《易简方》三生饮和《傅青主男科》三生饮两方综合加减而来，方中生天南星、生川乌、广木香、生姜为《易简方》三生饮之组成，生半夏、人参则系化裁自《傅青主男科》三生饮。

【方论选录】

1. 薛己："夫前饮（三生饮）乃行经络、治寒痰之药，有斩关夺旗之功，每服必用人参两许，驾驱其邪，而补助真气。否则不惟无益，适足以取败矣。观先哲用芪附、参附等汤，其义可见。"（《内科摘要》卷上）

2. 柯琴："风为阳邪，风中无寒不甚伤人，惟风中挟寒，害始剧矣。寒轻而在表者，宜发汗以逐邪；寒重而入里者，非温中补虚，终不可救。此取三物之大辛大热者，且不炮不制，更佐以木香，乘其至刚至锐之气而用之，非以治风，实以治寒也。然邪之所凑，其气必虚，但知勇于攻邪，若正气虚而不支，能无倒戈之患乎？必用人参两许，以驾驱其邪，此立斋先生真知确见，立于不败之地，而收万全之效者也。"（《古今名医方论》卷2）

3. 王子接："三生者，一本而用其三，不炮不制，故名。即《肘后方》名三建汤者是也。《大明本草》云：大者为乌头，中者为附子，小而丛生者为虎掌，悉是天雄一裔。古方并用之，取其小者力锐，搜其隐曲；大者力雄，破其冲要；中者力缓，荡其余邪。佐以木香者，时珍云：苦辛泄热，芳香悦脾，又能通大肠、膀胱之滞，为三焦气分药；复入三生饮中，乘其至刚至锐之气，直上直下，为斩关夺门之剂。苟非寒痰气厥，昏不知人，证偏于实者，不可轻用。但后人方中，虎掌皆用南星，以南星亦名虎掌，乃相沿之误，实非南星也。"（《绛雪园古方选注》卷中）

4. 张秉成："治中风卒然昏愦，不省人事，痰涎壅盛，语言謇涩等证。夫中风之为病，大抵阳气虚者为多，而阳虚之人，必多痰湿，肌体虽丰，其经络隧道之气壅滞，故一中于风，即见其素有之本病，而为以前诸证。是以东垣有云：凡人年逾四旬，气衰之际，或忧喜忿怒伤其气者，多有此证，壮岁之时无有也。若肥盛者，则间有之，亦是形盛气衰而如此耳。当此之时，岂寻常药饵所能通达于上下哉！急以三生饮一两，取其行经逐风治痰，有斩关夺门之势。然必以人参两许，驾驱其间，以助真气。然后南星之辛烈，散风除痰，乌头、附子之辛热，行经络、逐风寒，各奏其功。加木香以理其气，使上下表里无一毫壅滞，自然邪自去而正不伤，乃为妙法耳。"（《成方便读》卷2）

5. 冉雪峰："查此方系治风厥、痰厥、气厥之属于寒者，设非寒，未可误用。南星、附子、川乌均生用，生者有毒，又益之以生姜十五片水煎，如火加热。加木香温而兼行；加人参温而兼补。在寒邪凝滞，隧道不通，如《素问》所谓当有所犯大寒、上至脑。西说所谓脑贫血、血塞血栓，未始不可借用。但口眼㖞斜，半身不遂，不知人，此世俗所谓中风，其实非风，乃脑之知觉运动二神经病变。此项病属热者十之八、九，气火升浮，其来也暴，属寒者不多概见。唐、宋后统以此项病症为风，统以此等方为治风的剂，又以此等病症，统属寒风。学者贸焉不察，亦以此为普通治中风主方，毫无辨别，恣意妄投，则杀人不用刃矣。中风病误治数千年，诚中医学术上一大污点，贤如尤在泾、柯韵伯，尚呶呶不休，痴人说梦，桧以下何足叽焉。"（录自《历代名医良方注释》）

【评议】薛己的方论强调三生饮在临床应用时宜加人参,并援前人芪附汤、参附汤的配伍用药,以作证明。薛氏之论,颇为精当,故后世医家如柯琴等皆然其说。柯琴的方论论述了三生饮所治风证,系风寒伤人,寒重而入里者,故三生饮"非以治风,实以治寒也"。说明此方治风唯属寒者可用,证情属热或挟热者禁用。王子接认为本方的"三生",是"一本而用其三",属同一植物的不同药用部位,与现代的认识(乌头与附子为同一植物,南星则是另一植物)稍有差异。这说明在古代本方"一本而用其三",值得我们注意并加以研究。又,王氏认为三建汤源出《肘后备急方》,系失察;三建汤的方源是《太平惠民和剂局方》卷5(续添诸局经验秘方)。张秉成认为三生饮所治中风多发于阳气素虚、肌丰痰湿之体,亦诚经验之谈。冉雪峰认为中风之病属热者多而属寒者少,故若不加辨别,以三生饮统治中风"则杀人不用刀矣",其语虽有偏激,然纠错之心可鉴。

【验案举例】中风 《内科摘要》卷上:车架王用之,卒中昏愦,口眼㖞斜,痰气上涌,咽喉有声,六脉沉伏。此真气虚而风气所乘。以三生饮一两,加人参一两,煎服即苏。

按语:本案既属"真气虚而风气所乘",故用三生饮以祛风,加人参以补气。药证合拍,故能"煎服即苏"。

【实验研究】

1. 对实验大鼠脑出血后 EEG 的影响 利用大鼠脑内注血模型,观察比较了三生饮、逐瘀化痰汤、抵当汤对大鼠脑电不同时相频率、波幅、θ 波指数的影响。结果显示,给药 3 组耐缺血缺氧程度显著优于造模加生理盐水组。给药组组间比较,对频率和波幅的影响,三生饮组、逐瘀化痰汤组优于抵当汤组,而对 θ 波指数的影响,逐瘀化痰汤组优于抵当汤组、三生饮组[1]。

2. 对大鼠脑出血组织 MDA、Ca^{2+}、Fe^{2+} 的影响 采用高血脂大鼠脑内注血模型,比较运用三生饮、逐瘀化痰汤、抵当汤三方对注血后脑组织中自由基衍生物丙二醛(MDA)、Ca^{2+}、Fe^{2+}、脑含水率的效应。结果表明,自由基清除作用,三生饮优于逐瘀化痰汤、抵当汤;Ca^{2+} 拮抗及降低脑含水率作用,逐瘀化痰汤优于抵当汤、三生饮,均有显著性差异($P<0.05$)。给药组 Fe^{2+} 升高,是活血化瘀药物加速血肿中红细胞破坏、促进血肿吸收的效应,无加速自由基反应证据。说明上述三方对脑出血后脑损伤具有自由基清除剂及 Ca^{2+} 拮抗剂样作用[2]。

3. 对小鼠缺氧及兔血流动力学、血气、pH 值的影响 观察了三生饮对小鼠缺血及兔血流动力学、血气、pH 值的影响。结果表明:三生饮具有延长小鼠断头喘气时间,增加兔脑血流量、股动脉血流量、心率及动脉收缩压,降低动脉舒张压及动静脉氧气分压差的作用。本研究阐明了三生饮的部分疗效及作用机制,为临床用药提供了药理学依据[3]。

4. 组方配伍的实验研究 实验表明:二生饮全方显著增加脑血流量、股动脉血流量、动脉收缩压,显著降低舒张压及颈动静脉气分压差,其作用效果明显优于拆方。全方毒性小,姜片起减毒增效作用[4]。

5. 对局灶性脑缺血大鼠海马区 Bcl-2 和 Bax 蛋白表达的影响 用线栓法建立大鼠局灶性脑缺血再灌注模型,用 SP 免疫组织化学方法,检测再灌注后 3、6、12、24 小时及 3 天不同时段海马区 Bcl-2 和 Bax 免疫反应阳性细胞平均计数,统计分析三生饮治疗组和模型组的表达量。结果:两组海马区神经元均大量表达 Bax 蛋白,两组间无统计学差异;与模型组相比,三生饮治疗组大鼠缺血侧海马区 Bcl-2 蛋白表达增多,表达时程延长($P<0.05$);在缺血侧海马不同区域,Bcl-2/Bax 之值不同。说明大鼠脑缺血再灌注后海马区神经元均有 Bcl-2

和 Bax 蛋白的表达,而灌给三生饮可促进海马区 Bcl-2 阳性细胞的表达,提高 Bcl-2/Bax 值;但三生饮治疗组大鼠海马区脑细胞仍然过度表达 Bax 阳性蛋白,最终发生凋亡[5]。

参 考 文 献

[1] 杨万章,万中民.逐瘀化痰汤、三生饮、抵当汤对实验大鼠脑出血后 EEG 变化的研究[J].北京中医药大学学报,1996,19(3):64-66.

[2] 杨万章,万中民,李有富,等.逐瘀化痰汤等三方对大鼠脑出血组织 MDA、Ca^{2+}、Fe^{2+} 影响的实验研究[J].北京中医药大学学报,1997,20(6):35-37.

[3] 孙爱续,王秀荣,高晓山.三生饮对小鼠缺氧及兔血流动力学、血气、pH 值的影响[J].中国实验方剂学杂志,1996,2(4):18-21.

[4] 孙爱续,王秀荣,高晓山.三生饮的组方配伍研究[J].中国实验方剂学杂志,1996,2(6):19-24.

[5] 王长松,王媛媛,晋光荣.三生饮对局灶性脑缺血大鼠海马区 Bcl-2 和 Bax 蛋白表达的影响[J].东南大学学报(医学版),2006,26(6):431-433.

川芎茶调散
(《太平惠民和剂局方》卷 2 吴直阁增诸家名方)

【异名】茶调散(《世医得效方》卷 10)、茶调汤(《经验良方》录自《医方类聚》卷 82)、川芎茶调饮(《不居集·下集》卷 2)。

【组成】川芎 荆芥去梗各四两(各 120g) 白芷 羌活 甘草燰各二两(各 60g) 香附子炒八两(240g)[别本作细辛去芦一两(30g)] 防风去芦一两半(45g) 薄荷叶不见火八两(240g)

【用法】上为细末。每服二钱(6g),食后用茶清调下(现代用法:药量酌减,水煎服)。

【功用】疏风止痛。

【主治】外感风邪头痛证。偏正头痛或巅顶作痛,恶寒发热,目眩鼻塞,舌苔薄白,脉浮者。

【病机分析】头痛是临床常见的一个症状,可见于各种急、慢性疾病,病因虽多,但不外乎外感与内伤。本方所治头痛系外感风邪引起,常因人体汗出而腠理开张之际(如沐浴、酒后等),卒受风寒,风邪遂乘虚而入。又因头乃诸阳之会,清空之府,风乃轻扬之邪,"伤于风者,上先受之"(《素问·太阴阳明论》),故风邪外袭,先犯头部,使头部经脉经气不利,发为头痛;且各随何经经气不利,发为各种头痛:或偏头痛,或前额痛,或枕部痛,或巅顶痛,等等;风邪束表,正气奋起抗邪,邪正交争,则为恶寒发热;鼻为肺窍,肺合皮毛,今皮毛受邪,肺气不宣,则为鼻塞声重;风性主动,风邪上扰清空,则为目眩;舌苔薄白,脉浮,乃风邪在表之征。若风邪留而不去,经隧闭阻不通,头部受风着冷,即令新邪引动伏邪,而头痛举发,日久不愈者,便成头风。

【配伍意义】本方证系外感风邪头痛,故治宜疏风散邪,以止头痛。在具体用药方面,宜选用辛散疏风之品(即所谓"风药")组方,诚如汪昂所说:"头痛必用风药者,以巅顶之上,惟风可到也"(《医方集解·发表之剂》)。方中川芎、白芷、羌活疏风止痛,共为君药。其中,川芎用量较重,辛香走窜,上达头目,长于祛风止痛,为诸经头痛之要药,尤其善治少阳、厥阴两经头痛(头顶痛或两侧头痛),《本草衍义》卷 8 谓"芎藭,今人所用最多,头面风不可缺也。然须以他药佐之";白芷祛风止痛,善治阳明经头痛(前额痛、眉棱骨痛),《本草求真》卷 3 谓"白芷,气温力厚,通窍行表,为足阳明经祛风散湿主药,故能治阳明一切头面诸疾,如头目昏痛,眉棱骨痛,暨牙龈肿痛……";羌活亦为祛风止痛之品,善治太阳经头痛(后头痛牵引项部),并去诸骨节疼痛,《医学启源》卷下谓"羌活,手足太阳本经风药也,加川芎治足太阳、少阳头痛"。川芎、白芷、羌活合用则祛风止痛之功更宏,且不论何种风邪头痛,均可医治;临床若头痛的部位有所侧重,则用药当相应进退。细辛、薄荷、荆芥、防风俱为臣药,以加强君药疏风止痛之效。细辛(原作香附子,细辛是另一版本的记载。后世及现代通用细辛)辛温,芳香气浓,祛风散痛,善治少阴经头痛(脑痛连齿),并能宣通鼻窍;薄荷重用,疏散风热,清利头目,在大队辛温祛风药中伍用辛凉之薄荷,有监制其过于温燥之意,则薄荷又兼佐药矣;荆芥、防风辛散在表、在上之风邪,以解表止痛。服时用清茶调下,取其苦寒清上降下之性,既可上清头目,以除昏眩,又能监制风药过于温燥、升散之性,使温中有清、升中有降,为佐药。炙甘草益气和中,调和诸药,为使药。诸药合用,使风邪去,经气利,则头痛诸症自愈。

本方的配伍特点是:集诸辛散疏风药于一方,并少佐苦寒沉降,则巅顶风邪可望祛散,而又无过分升散之虞。

【临床运用】

1. 证治要点　本方是治疗外感风邪头痛的常用方剂。以头痛,恶风寒(头部吹风则痛甚或头痛发作),鼻塞,脉浮为证治要点。

2. 加减法　本方组成药物以辛温之品为多,故主要适用于风寒头痛,但对风热头痛亦可加减应用。若头痛属风寒者,可重用川芎,并酌加苏叶、生姜等以加强祛风散寒之功;属风热者,去羌活、细辛,加蔓荆子、菊花以散风热;若头痛日久不愈者,可配全蝎、僵蚕、桃仁、红花等以搜风活血止痛。

3. 本方现代常用于血管神经性头痛,以及慢性鼻炎、鼻窦炎、感冒、脑外伤后遗症等引起的头痛,辨证属于外感风邪者。

【使用注意】

1. 凡因气血亏虚,清空失养;肝肾阴虚,肝阳上扰;痰湿阻滞,清阳受困等引起的头痛,本方不宜使用。

2. 内服治疗若其效不显,可配合本方外治。危亦林谓:以本方细末"用葱涎调贴两太阳穴,除痛甚者特效"(《世医得效方》卷10)。

【源流发展】本方首载于《太平惠民和剂局方》卷2(吴直阁增诸家名方),原书所列主治病证有:丈夫、妇人诸风上攻,头目昏重,偏正头痛,鼻塞声重,伤风壮热,肢体烦疼,肌肉蠕动,膈热痰盛;妇人血风攻注,太阳穴疼。后世将本方作为治疗风邪头痛的代表方,因高巅之上,惟风邪可到,这说明头痛因外感风邪所致最为常见;同时也必得辛温升散之风药,才能达其病所而祛散之。这一配伍用药原则,正是川芎茶调散留给后人的启示。《银海精微》卷上亦载有川芎茶调散,主治一切热泪,眼弦湿烂;系本方去香附子、白芷,加石决明、木贼、石膏、菊花变化而成,使方剂增加了清热疏风明目的作用,故能治疗上述眼病。《太平惠民和剂局方》川芎茶调散的组成以辛温之品为主,若用于风热头痛则不甚贴切,故《丹溪心法附余》卷12之菊花茶调散,系在前方的基础上加味菊花、蝉蜕、僵蚕而成,治疗风热头痛就颇适合。《医学心悟》卷4也载川芎茶调散,由川芎、荆芥、白芷、甘草、桔梗、黄芩、川贝母、黑山栀组成,有通窍清热之功,主治鼻渊;《医学心悟》川芎茶调散是取《太平惠民和剂局方》川芎茶调散的风药上达原则,以宣鼻窍,再加黄芩、山栀清热燥湿以除浊涕,从而使疗头痛之方,一变而为治鼻渊之剂。

【疑难阐释】

1. 关于本方主治　根据上述《太平惠民和剂局方》所载本方的主治是诸风上攻、偏正头痛,现代谓之外感风邪头痛。然其属风寒乎？属风热乎？抑或两者均可乎？《方剂学》统编教材6版认为"主要适用于风寒头痛,但对于风热头痛亦可加减应用"[1]。但也有人认为本方系主治风热头痛及头风头痛之方,而非主治风寒头痛[2]。我们认为:以前者的观点较为妥当。因为从《太平惠民和剂局方》的主治记载,及川芎茶调散的组成虽以辛温药物为多,但薄荷用量最重来看,原书是通用于风寒和风热头痛的。但本方毕竟偏于辛温,因此,还是用于风寒头痛为妥,若用于风热头痛,则应酌予随证加减。

2. 关于本方的分类　《太平惠民和剂局方》云本方还能治伤风壮热等症,即外感表证,因此,《医方集解》和《成方切用》等书均将本方列为"发表之剂",也就是解表剂。首先,值得肯定的是:本方因以辛散之品为主组成,可以发汗解表,临床用于恶寒发热,头痛脉浮之表证是有效的,因此,将本方列为解表剂也自有其理。不过,本书将川芎茶调散列为疏散外风剂,是基于以下认识:首先,《太平惠民和剂局方》罗列主治病证,是先列风邪头痛,本方是为祛风止痛而设。其次,风邪头痛者,每因受到风吹而头痛发作或加剧,可不伴恶寒发热之表证,用本方治疗甚效。若将本方列为解表剂,则无法说明其疗效机制。再次,现代临床应用情况也是以治疗风邪头痛为主,兼治外感表证。

3. 关于本方的君药　本方的君药,汪昂认为是薄荷、荆芥;汪绂和张秉成认为是薄荷。以上两说稍有差异,但都认为薄荷是君药,这可能与方中薄荷用量最重有关。从本方用药以辛温之品偏多分析,其所治之头痛,理当属外感风邪头痛而偏于寒者。薄荷辛凉,风寒头痛而以疏散风热之品为君,似乎不宜。根据本方的主治,再结合命名,以川芎、白芷、羌活共为君药,较为妥当。盖川芎、白芷、羌活皆味辛性温,均具祛风散寒止痛之功,且川芎善治少阳头痛、白芷善治阳明头痛、羌活善治太阳头痛,合之,则三阳经不拘何经外受风寒,经气不利,发为头痛,皆可得而治之。其实,汪昂对本方的认识也颇自相矛盾,其既以薄荷、荆芥为君,又说川芎茶调散"此足三阳药也"。足三阳者,足太阳、少阳、阳明也,果若此,则川芎、白芷、羌活三药宜为君。

【方论选录】

1. 汪昂:"治诸风上攻,正偏头痛,恶风有汗,憎寒壮热,鼻塞痰盛,头晕目眩。此足三阳药也。羌活治太阳头痛,白芷治阳明头痛,川芎治少阳头痛,细辛治少阴头痛,防风为风药卒徒,以风热在上,宜于升散也。头痛必用风药者,以巅顶之上惟风(药)可到也。薄荷、荆芥并能消散风热,清利头目,故以为君,同诸药上行,以升清阳而散郁火。加甘草者,以缓中也。用茶调者,茶能上清头目也。"(《医方集解·发表之剂》)

2. 汪绂:"薄荷辛寒,轻虚上浮,上清头目之风热,旁搜皮肤之湿热,中去肝胆之虚热,下除肠胞之血热,此用以为君药,所谓'风淫于内,治以辛凉也'。荆芥辛苦温,上行祛头目之风,除经隧之湿,去血中之风湿郁热,此以佐薄荷而为臣。芎劳甘辛,行血中之气,排筋骨之湿,上通巅顶,下彻血海,为厥阴肝经表药;羌活苦辛,此以祛太阳之风热;白芷辛温,此以祛阳明之风热;防风辛甘,缓肝补肝,以防风淫之内侵,故曰防风,其祛风不拘经络,无所不到;细辛辛温,达肾气,使上行以清耳目,主治少阴头痛;甘草以补土和中;茶叶甘苦寒,轻清上浮,能升清阳于上,而降浊阴于下,聪明耳目,开爽精神,虽非风药,而能助诸药,以散风除热,清头目。"(《医林纂要探源》卷5)

3. 徐大椿:"风邪久郁遏热,而清阳之气不舒,故头痛连额,眩晕不已矣。川芎上行头角，下行血海，能行血之气；香附内调血气，外达皮毛，能彻腠理之邪；羌活散太阳之经，白芷散阳明之经，防风散肌表之风，荆芥散血分之风，薄荷清利头目，甘草缓中和药也。为散茶调，使风邪外解，则热亦得泄而头目清利，何头痛眩晕之不瘳哉？此疏风解郁之剂，为久风头痛眩晕之专方。"（《医略六书·杂病证治》卷17）

4. 张秉成："治风邪上攻，留而不去，则成头风，或偏或正，作止无时，盛则憎寒壮热，或肝风上乘，头目眩晕等证。夫头痛久而不愈，即为头风，头风久必害眼者，以目为肝窍，风气通于肝。若风热相灼，肝肾所聚之精华，渐致耗损，故目亦渐致失明。斯时如不先去风热，徒与滋水柔肝，无益也。故以薄荷之辛香，能清利头目、搜风散热者，以之为君；川芎、荆芥，皆内行肝胆，外散风邪，其辛香走窜之性，用之治上，无往不宜，故以为臣；羌、防散太阳之风，白芷散阳明之风，以病在于巅，惟风可到也，以之为佐；细辛宣邪达窍，甘草和药缓中，茶性苦寒，能清上而降下，以之为使也。食后服者，欲其留恋于上，勿使速下耳。"（《成方便读》卷1）

【评议】汪昂的方论关于"头痛必用风药，以巅顶之上惟风（药）可到也"的观点十分精辟，对于方中药物经治头痛的分析也为后人所推崇，唯对何者为君药的观点，颇有可商之处。汪绂极赞薄荷的功用，有助于提高对川芎茶调散中配伍薄荷的认识，另外，对方中荆芥、防风、茶叶等药的分析也能言人之所未言，给人以启示，但其认为羌活、白芷可祛风热则误矣。徐大椿的方论强调本方是"疏风解郁之剂，为久风头痛眩晕之专方"，徐氏此论，与其认为本方用香附而不用细辛有关；方用香附解郁之功用和主治眩晕，是现代临床所忽略的，有待加以研究。张秉成认为头痛日久不愈，则为头风，头风又会影响到眼。质之临床，头痛与眼疾常相互影响，青光眼（绿风内障）和屈光不正等均可引起头痛，这提示本方的临床应用范围可以延伸到眼科。

【验案举例】头痛　《李继昌医案》：某男，35岁。1946年初秋来寓就诊。自诉三月前患风寒感冒后即感头痛，忽左忽右，经常发作，迄今未止。前医曾作火炎于上而投过清凉之剂，疼痛反增，不分昼夜，时重时轻，坐卧不宁。病急则杂药乱投，总难奏效。切其脉，左右俱浮，两寸兼紧，舌苔薄黄。知为风寒火郁之证，盖头为人身诸阳之会，患者初感风寒之际，未能及时汗解，更进以凉遏之品，致风之邪愈加冰伏难除，阻于经络，郁遏清阳之气不得宣畅，反化火上冲而成此证。脉浮兼紧者，风寒之邪外束也；阳郁化火则舌苔薄黄。法当疏散风寒，宣解郁热，但病程已久，唯恐单用内治其力不支，乃采用内外合治之法。内服方：川芎二钱，白芷二钱，生姜二片，薄荷二钱，羌活一钱，菊花二钱，防风一钱，炒黄芩一钱，陈茶二钱。外用方：蚕沙二两，清水煎煮，俟药汁将干，将蚕沙并汁摊开于新布上，包扎痛处，每日换药一次。经外治半月，服药10剂后病即痊愈。

按语：本案系外感风邪头痛，其病因、病机原医案中分析甚详，故治疗在内服川芎茶调散祛风止痛的同时，结合用蚕沙外治以疏散风热，内外合治，终收全效。

【临床报道】

1. 头痛　川芎茶调散治疗多种头痛有较好的疗效，20世纪60年代初有人运用川芎茶调散原方治疗偏头痛126例，主要症状为头部左右颞颥部疼痛，其痛偏于一侧，呈阵发性，可以固定或交替发作，经久不已，且都伴精神忧郁症状。结果：服药3天缓解者38例，5天缓解者46例，7天缓解者21例，有效率83.3%，半年至1年复发38例，用本方再治再取效[3]。20世纪80年代，何氏报道用川芎茶调散治疗血管神经性头痛43例，其中典型偏头痛15例（34.9%），不典型偏头痛19例（44.2%），丛集性头痛9例（20.9%）。连用30天为1疗程，停药后仍有症状者，过15～30天后再用1疗程，个别患者用3个疗程。结果，痊愈（观察2

年,头痛未再发作)11 例(25.6％),显著好转(偶有轻微头痛,间歇期明显延长,睡眠正常)14例(32.6％),好转(头痛减轻,间歇延长,睡眠改善)12 例(27.9％),无效 6 例(13.6％)。本组无恶化,治疗期间均无不良反应[4]。近有报道,使用川芎茶调散加减治疗血管神经性头痛52 例,病程 1～28 年,全部病例均经脑电图或头颅 CT 检查,排除脑肿瘤、血管畸形、癫痫等器质性病变;神经系统检查均无阳性体征。治疗用药:川芎、荆芥、薄荷(后下)、苦丁茶各10g,白芷、羌活、防风、甘草各 5g,细辛 3g。随证加减:夹痰湿者合半夏白术天麻汤加减;夹瘀血者合血府逐瘀汤出入;兼肝经郁热者合丹栀逍遥散化裁;病程久者加全蝎、蜈蚣等。30天为 1 个疗程。结果,经 1 个疗程的治疗,痊愈(头痛及伴有症状消失,观察 1 年未复发)16例,显效(症状基本消失,偶有轻微头痛)19 例,有效(头痛减轻,间歇延长)12 例,无效(治后症状无改善或加重)5 例,总有效率为 90.4％[5]。血管神经性头痛 90 例,随机分为治疗组60 例,对照组 30 例。治疗组:以川芎茶调散加减,基本方:川芎、儿茶、白芷、天麻、羌活、细辛、防风、荆芥、薄荷。加减:风热偏甚去羌活、细辛、加菊花、桑叶、黄芩。肝火偏旺加夏枯草、丹皮、炒山栀。阳明头痛火甚加生石膏、知母。久痛入络者加全蝎、蜈蚣。治疗期间停用其他中西药物及物理治疗。对照组:间歇期口服尼莫地平片;发作期根据头痛的性质、程度等不同,选用止痛、镇静、激素药物,如麦角胺咖啡因、泼尼松、苯妥英钠等。结果:治疗组治愈 16 例,显效 27 例,有效 14 例,无效 3 例,总有效率 95％。对照组治愈 2 例,显效 7 例,有效 13 例,无效 8 例,总有效率 73.3％。两组总有效率比较,差异有显著性(P＜0.01)[6]。

另有报道,用川芎茶调散治疗外感头痛 200 例。方药组成:川芎 30g,薄荷 30g,荆芥10g,防风 10g,细辛 10g,甘草 10g,白芷 15g,茶叶 5g,羌活 10g。加减:偏于寒者加重白芷、羌活用量;偏于热者减细辛、羌活,加石膏、知母、菊花、蝉蜕,剂量可随着热之轻重加减;偏于湿者加独活、苍术、厚朴以治表里之湿;结果,治愈 191 例,占 95.5％;好转 9 例,占 4.5％[7]。

2. 鼻窦炎 用川芎茶调散加减(川芎 9g,防风、白芷、黄芩各 10g,菊花、辛夷各 12g,苍耳子、金银花各 15g,薄荷、甘草各 6g)治疗急性额窦炎 12 例。结果:痊愈 11 例,好转 1 例。平均服药 6 剂[8]。观察川芎茶调散加味袋泡剂治疗慢性鼻窦炎 126 例的疗效,用川芎、荆芥、防风、薄荷、白芷、羌活、细辛、黄芪、黄芩、苍耳子、辛夷等制成袋泡剂治疗。结果:治愈71 例,好转 50 例,无效 5 例,总有效率 96.3％[9]。

3. 周围性神经麻痹 运用川芎茶调散内服与外敷并举治疗周围性神经麻痹 54 例,内服方按原方常规服用。外敷方:川芎、荆芥各 120g,防风 45g,白芷、羌活、甘草各 60g,细辛30g,薄荷油 5g,研成细末,此为 5～7 天敷用量。用时加适量茶水调敷于患侧面部地仓、颊车、牵正、听宫、瞳子髎等穴上,约敷 1～1.5cm 厚,1 日 1 换,5 天为 1 疗程。结果:痊愈 50例,显效 3 例,有效 1 例。平均用药为 18.5 天[10]。

4. 眩晕 选择 35 例眩晕患者作为治疗组和 35 例健康者作为对照组。治疗组用川芎茶调散治疗,观察治疗前后的疗效和脑血流的变化。结果治疗组治疗前脑血流速度明显低于对照组,治疗后总有效率 88.6％;治疗组治疗后大脑前动脉的收缩期血流速度(Vs)、舒张期血流速度(Vd)和平均血流速度(Vm)明显高于治疗前,椎动脉的左侧 Vm、Vs、Vd 明显高于治疗前,差异具有显著性;其余检测之项均较治疗前有所改善,但未达到显著性。说明川芎茶调散可用于中医辨证为瘀阻脑络证眩晕患者[11]。

5. 帕金森病(PD)运动障碍 日本学者报道,对正在治疗的 PD 患者,选择用抗 PD 药物不能取得充分疗效,或因副作用限制了抗 PD 药物剂量的患者,以能得到信息反馈的 22例为对象。病情程度为 Hoehn-Yahr 分期 3 期和 4 期。除外其他帕金森综合征(进行性核

上性麻痹、多系统变性症、脑血管性帕金森氏综合征等)。给予津村川芎茶调散提取制剂
5.0 或 7.5g/d,分 2~3 次服用。服用期间不改变或追加抗 PD 药物的剂量。结果,14 例服
用川芎茶调散 4 周后可见 UPDLS 运动检查总分改善,8 例不变。在服用 4 周后见有改善的
14 例中,有 4 例在服 8 周后可见轻度效果减弱,但与服药前比较仍维持改善。从症状项
目看,除面部表情、颜面部、右下肢、左下肢的静止性震颤,颈部强直以及前屈姿势 6 个项目
外,有 21 个项目能见到有意义的改善。无症状恶化的病例。14 例中,Hoehn-Yahr 分期无
变化,改善停留在各自的分期内,未见副作用[12]。

【实验研究】

1. 药理研究 川芎茶调散袋泡剂的药理研究表明:本方具有显著的解热、镇痛、镇静、
抗炎及耐缺氧等作用。在上感之初,局部出现充血、水肿等病变,服用川芎茶调散有明显疗
效,说明川芎茶调散的上述作用,是其治疗感冒、头痛的部分药理学基础。对川芎茶调散的
两种制剂(煎剂与袋泡剂)的作用进行了比较。袋泡剂在解热、镇痛、抗炎、耐缺氧方面都比
煎剂强。古人将药物为细末服下,虽能充分发挥药效,但散剂难以下咽。改制为袋泡剂保持
了散剂较煎剂为强的药效,而服用又甚为方便[13]。

2. 制剂研究 将川芎茶调散改制为气雾剂,经药理和临床研究证明,其药效明显优于
散剂,具有速效缓解头痛的特点。气雾剂喷射时的粒度直接影响疗效,药物粒径愈小,则表
面积愈大,愈有利于药物的吸收。为筛选更有效、更合理的处方,以显微镜校正因子法测定
气雾剂粒度,为川芎茶调气雾剂处方的选择提供了科学依据[14]。

为了优选 β-环糊精(β-CD)包合川芎茶调散挥发油的最佳工艺,以主、客分子比,包合温
度和包合时间为考察因素,每个因素取 3 个水平,以包合物得率和包合率的综合得分为评价
指标,进行 L9(34)正交试验,优选包合工艺条件。结果:最佳包合工艺为 β-环糊精:川芎茶
调散挥发油=8:1(g:ml),包合温度为 40℃,包合时间为 3.0 小时。本工艺包合率与包合
物得率均较高,工艺稳定且操作简便,可应用于制备本处方的各种固体剂型[15]。

【附方】菊花茶调散(《丹溪心法附余》卷 12) 菊花 川芎 荆芥穗 羌活 甘草 白
芷各二两(各 60g) 细辛洗净一两(30g) 防风去芦一两半(45g) 蝉蜕 僵蚕 薄荷各五
钱(各 15g) 上为末。每服二钱(6g),食后茶清调下。功用:疏风止痛,清利头目。主治:偏
正头痛,或巅顶痛,头晕目眩。

本方即川芎茶调散加味菊花、蝉蜕、僵蚕而成,较川芎茶调散增疏散风热、清利头目之
力,以治疗头痛及眩晕而偏于风热者为宜。

参 考 文 献

[1] 段富津. 方剂学[M]. 上海:上海科学技术出版社,1995:215.

[2] 徐长化. 川芎茶调散不是主治风寒头痛[J]. 福建中医药,1985,(6):40.

[3] 王水. 川芎茶调散治疗偏头痛 126 例[J]. 哈尔滨中医,1961,(7):16.

[4] 何筱山,肖镇祥. 川芎茶调散加减治疗血管神经性头痛 43 例[J]. 中医杂志,1981,22(9):36.

[5] 谈娴娴. 川芎茶调散加减治疗血管神经性头痛 52 例[J]. 浙江中医杂志,1998,32(2):61.

[6] 耐华,巴哈尔,蒙克巴特. 川芎茶调散加减治疗血管神经性头痛 60 例[J]. 中国医药卫生,2005,6
(11):81.

[7] 何灵芬. 川芎茶调散加减治疗外感头痛 200 例疗效观察[J]. 云南中医中药杂志,2005,26(6):22.

[8] 姜援朝. 川芎茶调散加减治疗急性额窦炎 12 例[J]. 浙江中医杂志,1989,24(10):454.

[9] 郝芬兰. 川芎茶调散加味袋泡剂治疗慢性鼻窦炎 126 例[J]. 四川中医,2004,22(12):84.

[10] 张万能 . 川芎茶调散治疗周围性神经麻痹 54 例[J]. 浙江中医杂志,1989,24(6):255.

[11] 徐彭,芦海,王金城,等 . 川芎茶调散治疗眩晕的临床研究[J]. 北京中医,2006,25(1):59-61.

[12] 张苗海 . 川芎茶调散治疗帕金森病运动障碍的疗效[J]. 日本医学介绍,2002,23(4):186-187.

[13] 邓治文,刘家玉,王文烈,等 . 川芎茶调散袋泡剂的药理作用研究[J]. 中药药理与临床,1992,8(1):11-15.

[14] 王隶书,程东岩,金向群 . 川芎茶调气雾剂处方的选择[J]. 中成药,1995,17(4):4-5.

[15] 曾平,张佳佳 . β-环糊精包合川芎茶调散挥发油的实验研究[J]. 中国药业,2004,13(4):59-60.

苍耳子散（苍耳散）
（《济生方》卷5）

【异名】芷夷散（《医学入门》卷7）、芷辛散（《绛雪园古方选注》卷下）、辛夷散（《仙拈集》卷2）、苍耳草散（《仁术便览》卷1）、苍耳子散（《良方集腋》卷上）。

【组成】辛夷仁半两（15g） 苍耳子二钱半（60g） 香白芷一两（30g） 薄荷叶半钱（1.5g）

【用法】上晒干,为细末。每服二钱（6g）,食后用葱、茶清调下（现代用法:用量酌减,水煎服）。

【功用】祛风通窍。

【主治】鼻渊。鼻塞不闻香臭,流浊涕不止,前额头痛,舌苔薄白或白腻。

【病机分析】鼻渊,又称脑漏,是临床常见的耳鼻喉科疾病,常由感冒所引发。盖因外感风邪,肺卫首当其冲,而鼻为肺窍,肺气不宣则鼻塞流涕。肺气日久不得宣通,则成鼻渊。鼻窍不通,则鼻塞不闻香臭;邪在鼻窍,日久不愈化热,则为流浊涕;风邪犯阳明经脉,则为前额头痛;舌苔薄白或白腻,说明虽有浊涕,但热象尚不明显。

【配伍意义】通过以上分析可知,本方所治鼻渊咎在风邪犯肺,鼻窍不通,故治宜祛风通窍。苍耳子甘温,有祛风除湿,通窍止痛之功,善治鼻渊,《本草正义》卷3谓其"独能上达巅顶,疏通脑户之风寒"。香白芷和辛夷仁祛风疏表,宣通鼻窍,在方中进一步加强苍耳子的作用。其中,白芷辛温香窜,祛风通窍,又善治阳明头痛（前额头痛）;辛夷辛温,疏散风邪,宣通鼻窍,《滇南本草》卷1谓其"治脑漏鼻渊"。薄荷辛凉,既可助以上三药祛风通窍,又能制其辛燥化热之弊,还可宣散壅遏之热邪,一药三用。用法中用葱、茶调服,葱可升阳通窍,茶则清利头目,合薄荷可使全方温中兼清,且其性下降,又使全方升中有降。诸药合用,共成祛风散邪,宣通鼻窍之功。

本方的配伍特点是:以辛散芳香之品为主组方,既可祛散风邪,又能通窍化浊,用法中以茶清调下,使全方温中有清、散中有降。

【临床运用】

1. 证治要点 本方是治疗鼻渊偏于风寒者之效方。以鼻塞,流浊涕,前额头痛,舌苔薄白或白腻为证治要点。

2. 加减法 鼻塞重者,加细辛、鹅不食草等,以辛散宣通;发热者,加黄芩、鱼腥草等,以清内热;衄血或血涕者,加茜草、生地等,以凉血止血;眩晕者,加菊花、白蒺藜等,以清热息风。

3. 现代临床常用本方治疗各种鼻炎、鼻窦炎属于风寒鼻渊者。

【使用注意】本方药性偏于温燥辛散,故凡鼻渊因于风热蕴结引起或患者素体气阴不足者,不宜使用。

【源流发展】本方首载于宋·严用和《济生方》卷5,主治鼻渊。后世方书亦多有收载,只是方名屡有变化。例如,《医学入门》卷7名芷夷散,盖强调方中白芷、辛夷之作用也。《绛雪园古方选注》卷下名芷辛散,并云:"《准绳》芷辛散专治鼻渊,《三因方》易名苍耳散。"不知所据何在?因检今本《证治准绳》和《三因极一病证方论》未见此方,且前书为南宋陈言所著,后者乃明代王肯堂所著,说《三因极一病证方论》更改《证治准绳》可乎?《仙拈集》卷2名辛夷散,独重方中使用辛夷之配伍意义。《仁术便览》卷1名苍耳草散,则又改方中苍耳子而为用苍耳草,是其独到之处。《医便》卷3又将本方改为丸剂,名曰苍耳丸。要之,本方方名虽多变更,但药物组成则是一致,故以祛风通窍法治疗鼻渊便成了历代医家的共识,这也正是本方的影响所在。此外,《证治宝鉴》卷10之苍耳散,亦治鼻渊,系本方去辛夷仁,加细辛、南星、半夏、酒芩、荆芥而成,此方疏风宣窍除浊之力更强,又寓清热于其中。

【方论选录】

1. 吴昆:"鼻流浊涕不止者,名曰鼻渊。乃风热在脑,伤其脑气,脑气不固,而液自渗泄也。此方四件皆辛凉之品,辛可以驱风,凉可以散热。其气轻清,可使透于巅顶,巅顶气清,则脑液自固,鼻渊可得而治矣。"(《医方考》卷5)

2. 汪昂:"治鼻渊。鼻流浊涕不止曰鼻渊,乃风热烁脑而液下渗也。《经》曰:胆移热于脑,则辛颊鼻渊。颊即山根,辛颊,酸痛也。《原病式》曰:如以火烁金,热极则反化为水,肝热甚则出泣,心热甚则出汗,脾热甚则出涎,肺热甚则出涕,肾热甚则出唾。皆火热盛极消烁以致之也。此手太阴、足阳明药也。凡头面之疾,皆由清阳不升,浊阴逆上所致。白芷主手足阳明,上行头面,通窍表汗,除湿散风。辛夷通九窍,散风热,能助胃中清阳上行头脑。苍耳疏风散湿,上通脑顶,外达皮肤。薄荷泄肺疏肝,清利头目。葱白升阳通气,茶清苦寒下行。使清升浊降,风热散而脑液自固矣。"(《医方集解·泻火之剂》)

3. 王子接:"《准绳》芷辛散专治鼻渊,《三因方》易名苍耳散。又谓其统治鼻中之病。按《灵枢》云:手太阴开窍于鼻,而手阳明之脉挟鼻上行,故以白芷入手阳明,疗风去腐,辛夷入手太阴,消涕止渊,然二者性皆外通九窍,升清气于表之功居多。故王好古曰:白芷与辛夷同用,则能入里托散鼻中之病矣。苍耳仁善通顶脑,去鼻中恶肉死肌,薄荷叶气味俱薄,能清至高之风热。合而言之,风火在上,非辛散不能愈也。再按《经》言:胆移热于脑,则为鼻渊,是胆热为病之本矣。余谓前方与黄芩、鲜生地、天麦冬同用,以清胆热,亦治本之理欤?"(《绛雪园古方选注》卷下)

4. 张秉成:"治鼻渊证浊涕不止,时时下流,乃热灼于脑,而液下渗为涕也。《经》有云:胆移热于脑,则辛颊鼻渊。以胆火最易上升,而其经又络于脑也。脑病虽悉由热致,但清者既化而为浊,病在上焦,不得不用辛香上达之品,以解散之。若徒以苦寒清降之品服之,不特浊不能化,即上热亦不能遽除。故以白芷辛温香燥入阳明而疏邪胜湿为君;阳明之脉络于脑而挟于鼻,白芷又治头面之疾也。薄荷散风热于上焦,辛夷宣浊邪于清窍,苍耳之疏风散热,能上通脑顶,外达皮肤,所以成其升散之力。引以葱、茶调服,葱可升清阳而上达,茶乃引热势以下行,其浊自降耳。然此方总嫌其升散之药多,苦降之药少,不如用藿香叶净末,猪胆汁泛丸服之愈为妙也。"(《成方便读》卷1)

【评议】吴昆认为鼻渊乃风热在脑,伤其脑气,而其液下渗引起,这是关于鼻渊病因、病机较常见的一种说法。但是,吴氏认为苍耳子散"皆辛凉之品",恐欠妥。本方中薄荷确系辛凉,而苍耳子、白芷和辛夷则是辛温之品。或许,吴氏如是说是为了与风热之病因契合?汪昂对鼻渊的认识,既有与吴氏相同的一面(病因是风热),同时又认为与"清阳不升,浊阴逆上"有关,故用药辛散上达,以升清阳,较吴氏之论,更符原方的配伍用药意义。但是,汪昂将本方归入"泻火之剂",似仍未脱其窠臼。王子接关于本方源流的说法,已评析于"源流发展"项;王氏又引《内经》胆移热于脑,则为鼻渊之论,于临证时用原方加黄芩、鲜生地、天麦冬以清胆热,可供临床参考。张秉成的方论最为精辟,认为鼻渊固属于热,但病位于上,又多壅塞,故"不得不用辛香之品,以解散之。若徒以苦寒清降之品服之,不特浊不能化,即上热亦不能遽除"。这与《内经》"火郁发之"之论也是一致的。张氏认为本方以白芷为君,可能与白芷用量最重有关,所谓"力大者为君"是也。张氏又认为"此方总嫌其升散之药多,苦降之药少,不如用藿香叶净末,猪胆汁泛丸服之愈为妙也"。藿香叶配猪胆汁,即《外科正宗》卷4之奇授藿香汤,用法中又可改制为丸法,现名藿胆丸,系治疗鼻渊的又一效方。其实,苍耳子散与藿胆丸并无优劣之分,只是鼻渊偏于风寒者宜用苍耳子散,而偏于风热者宜用藿胆丸。

【验案举例】鼻渊　《李继昌医案》:某女,35岁。1965年5月11日来诊。患病年余,症见鼻阻不闻香臭,涕黄稠,头痛甚,心悸,手足汗出,肢末不温。月经方净,平素经前带多,脉细弱,舌淡红,苔薄白。证属血不养心,更兼风热夹湿,上扰清空,肺窍不宣,宜先治其标。方用:苍耳子五钱,辛夷三钱,吴白芷三钱,藿香三钱,荆芥二钱,川芎三钱,枳壳二钱,细辛一钱,蔓荆子三钱,炒黄芩二钱。5月13日二诊:服上方2剂后,鼻阻好转,头痛减轻,余症如前,守上方加生花生二两。连服2剂,头痛止,鼻息畅通,能闻香臭,遂转方调治心悸、汗出。

按语:本案血不养心之心悸与风热夹湿上扰之鼻渊并存,治疗以标为先,故方用苍耳子散加减,得效后随即转方调治心悸。

【临床报道】慢性鼻炎、鼻窦炎　运用本方加减治疗各种鼻炎、鼻窦炎的报道较多。如朱氏报道,以本方加减变化而成的苍辛鱼芷汤(基本方为:苍耳子、辛夷、鱼腥草、白芷、防风、桔梗、川芎、甘草。风寒型加细辛、荆芥、桂枝;风热型加黄芩、连翘、桑白皮、天花粉)治疗慢性鼻炎52例。结果:服药5~10剂症状消失者23例,10~15剂症状消失者16例,15剂以上症状消失者6例;好转5例,无效2例,总有效率为96.5%[1]。常氏报道,用白芷40g,苍耳子、辛夷、薄荷、藿香、鹅不食草各20g,细辛、僵蚕、川芎、胆草各10g组成鼻渊散,结合其他辨证用药及局部用药,治疗儿童鼻窦炎46例。结果:痊愈19例,显效1例,好转22例,无效4例,总有效率为91%[2]。王氏报道,用苍耳散(苍耳子15g,白芷、桔梗、川芎、防风各12~15g,甘草、细辛各6g,辛夷12g,黄芩、连翘各15~20g)治疗慢性化脓性鼻窦炎116例。经随访资料齐全者46例,平均服药6剂。结果:头痛头重感消失22例,减轻12例;脓性分泌物消失5例,减少22例;鼻通气明显改善23例[3]。唐氏报道,用加减苍耳子散治疗小儿鼻窦炎50例,病程2周~6年。基本方为:苍耳子、辛夷、白芷、黄芩、菊花各15g,桔梗、藿香各10g,鱼腥草30g,薄荷(后下)、生甘草各5g。8岁以下者酌情减量。胆经郁热加胆草;脾经郁热加四苓散;肺气虚加细辛、诃子、鱼脑石散;脾气虚加党参、黄芪、白术。结果:治愈12例,显效25例,好转9例,无效4例,总有效率92%[4]。观察苍耳子散分型塞鼻治疗鼻炎的临床疗效,138例鼻炎分为外感型、内热型、过敏型和干燥型,用苍耳子散加味为末塞鼻。苍耳子散药用苍耳子20g,辛夷20g,白芷20g,薄荷15g。外感型加桂枝6g,内热型加黄柏20g,过敏型加夏枯草12g,干燥型不加减。将药物粉碎为极细末,装瓶密闭备用。使用时根据患者鼻孔的外形和大小,取约1.0g左右的药末,用4~5cm²的消毒纱块包为药球,用一根大号旧棉线捆扎药球,并留5cm左右一小段以便能在鼻孔外拉出,药球捆扎不要太紧,既要使药球能够刚好塞入鼻孔,又要使药球能够根据鼻孔的不同形状而随意改变。使用时将药球慢慢塞入症状严重的单侧鼻孔,塞入深度以即将打喷嚏而又未打喷嚏为度,塞鼻后往往有鼻涕流出,塞鼻后2～3小时取出。干燥型用上等麻油100ml,放入苍耳子散浸泡1～2小时,放入小锅内加热,待油温接近八成热又不使中药焦煳时离火降温,反复加温、降温3～5次,去掉药渣,将麻油过滤后,冷却装瓶备用。治疗时用棉球或纱布球吸取麻油塞鼻,也可用滴管或塑料眼药瓶吸取麻油滴鼻,每日3次。结果:外感型有效率100%,内热型有效率95.45%,过敏型有效率95.24%,干燥型有效率100%,总有效率97.82%。说明苍耳子散塞鼻治疗鼻炎疗效较好[5]。

【实验研究】苍耳子散挥发性成分的GC-MS分析:在苍耳子散挥发油的GC-MS总离子图可检测到192个色谱峰。在苍耳子散挥发油中,已鉴定出的82种化合物占挥发油总量的74.55%,主要为萜类化合物、脂肪族化合物和芳香族化合物等。萜类化合物是存在于植物界的一大类化合物,其生物活性是多方面的,并且是某些中药的有效成分。如在苍耳子散挥发油中的主要萜类化合物薄荷醇、水芹烯、桉油精、芳樟醇、香茅醇、萜品醇、榄香烯、氧化石竹烯、月桂烯、蒎烯、依兰油醇等活性有效成分,分别具有镇咳、祛痰、抗菌、抗炎、抗病毒及镇痛等作用;某些芳香族化合物如聚伞花素、苯甲醛,具有抗菌、止咳、消毒、杀虫等作用。但其中含有的5种萘类成分具有一定的毒性和刺激性,应引起注意。对苍耳子散挥发油的成分分析评价,为阐明苍耳子散综合疗效、开发创制新的中成药品种等方面提供了科学依据[6]。

参 考 文 献

[1] 朱沛冉.苍辛鱼芷汤治疗慢性鼻炎52例[J].云南中医杂志,1986,(5):28.

[2] 常林.鼻渊散治疗儿童鼻窦炎46例[J].河南中医,1988,(5):39.

[3] 王绍武.苍耳散治疗116例慢性化脓性鼻窦炎的疗效观察[J].新中医,1989,21(4):32-33.

[4] 唐英,盛国滨.加减苍耳子散治疗小儿鼻窦炎50例临床分析[J].中医药学报,1989,(1):56.

[5] 傅德元.苍耳子散塞鼻治疗鼻炎138例[J].实用中医药杂志,2007,23(7):456.

[6] 张典瑞,任天池,夏方亮,等.苍耳子散挥发性成分的GC-MS分析[J].中国中药杂志,2003,28(11):1083-1086.

大 秦 艽 汤
(《素问病机气宜保命集》卷中)

【异名】秦艽汤(《校注妇人良方》卷3)。

【组成】秦艽三两(90g) 甘草二两(60g) 川芎二两(60g) 当归二两(60g) 白芍药二两(60g) 细辛半两(15g) 川羌活 防风 黄芩各一两(各30g) 石膏二两(60g) 吴白芷一两(30g) 白术一两(30g) 生地黄一两(30g) 熟地黄一两(30g) 白茯苓一两(30g) 川独活二两(60g)

【用法】上锉。每服一两(30g),水煎,去滓温服。

【功用】祛风清热,养血活血。

【主治】风邪初中经络证。口眼㖞斜,舌强不能言语,手足不能运动,风邪散见,不拘一经者。

【病机分析】本方适用于中风中经络之证,其特点是虽有口眼㖞斜,半身不遂之症,但不伴意识障碍。《医方集解·祛风之剂》称本方为"六经中风轻者之通剂也"。风邪中人,每因气血虚亏,而邪气得以乘虚而入。风邪入侵面部经络,则络脉气血为之痹阻,筋肉失养,故不用而缓,无邪之处,气血运行通畅,筋肉相对而急,缓者为急者牵引,故口眼㖞斜。风邪入中舌本和四肢之经络,气血通行受阻,妨碍人体正常之功能,故舌强不能言语、手足不能运动。风邪散见,不拘一经者,谓风性弥散,其中经络,往往数经并中,故症状变化多端,此亦风性主动之一义也;临床不可胶柱于邪在太阳则恶寒发热,邪在少阳则寒热往来,邪在阳明则但热不寒等。

【配伍意义】针对气血虚亏,风中经络,气血痹阻之证,治宜祛风通络为主,配伍益气、养血、活血之品,以调其里,使风邪外解,气血调和,筋脉得养,则诸症自愈。方中以秦艽苦辛而平,祛风除邪,通经活络为君,《名医别录》卷2谓其"疗风,无问久新,通身挛急",《本草纲目》卷13则谓其善治"手足不遂"。配伍羌活、独活、防风、细辛、白芷诸辛温之药为臣,能疏散宣通,进一步加强秦艽祛风通络之功,其中羌活主散太阳之风,可治"贼风失音不语……手足不遂,口面㖞斜"(《重修政和经史证类备用本草》卷6);白芷主散阳明之风;防风为诸风药中之走卒,能随风所引而无所不至以祛之;独活祛风止痛,善治下部之痹,与羌活之善治上部之痹相合,则可宣通周身之痹;细辛则长于祛风散寒,所谓"芳香最烈……内之宣络脉而疏百节,外之行孔窍而直透肌肤"(《本草正义》卷5)。配伍熟地、当归、白芍、川芎,则四物汤存焉,可补血活血,作为佐药,其意义有三:一是本方证有血虚存在,刘完素谓"血弱不能养筋,故手足不能运动";二是风邪侵淫血脉,易于损伤阴血,血虚生燥,更使筋脉失于濡养;三是方中君臣药皆祛风之品,其性多燥,伍用四物可养血柔筋,使祛风不伤阴血。配伍白术、茯苓、甘草益气健脾,以助气血生化,达到补气生血之目的;同时本方配伍补气之品,既针对正气虚亏,招致风邪入中之因,又能使风邪去而正不伤,寓有扶正祛风之意,亦为佐药。配伍黄芩、石膏、生地清热,其中黄芩、石膏清气分之热,生地则凉血和营清血分之热;三药为风邪郁而化热或兼夹热邪而设,并可监制诸祛风药温燥助阳化热之弊,亦作佐药。甘草调和诸药,兼作使药。诸药配伍成方,共奏祛风清热,养血通络之效。

本方的配伍特点是:以祛风通络药为主组方,配伍养血、活血、益气之品,对正气虚亏,风邪初中经络,气血痹阻之证,可标本兼顾,气血同治,则病自安痊。

【临床运用】

1. 证治要点 本方所治中风,乃外风入中经络之证。以口眼㖞斜,舌强不语,手足不能运动,神志清醒,病程较短,并兼有外风证者为证治要点。

2. 加减法 原书谓如遇天阴,加生姜;心下痞,加枳实。天阴加生姜,可祛风温阳散寒;心下痞加枳实,可行气消痞。此外,若无内热,可去黄芩、石膏、生地;若表证不明显,可酌减细辛、白芷、防风之类。

3. 本方现代可用于颜面神经麻痹、缺血性脑卒中等属于风邪入中经络者。对于部分风湿性及类风湿性关节炎亦可使用本方,有祛风除湿,养血清热,通络止痛之效。

【使用注意】凡中风属于内风引起者,不宜使用本方。

【源流发展】《医方集解》认为本方出自《机要》,故有相当一部分医家均踵其说。《机要》者,盖《活法机要》之简称也,一般认为乃元·朱震亨门人所编述。其实,早于《活法机要》的刘完素《素问病机气宜保命集》卷中即载此方,治疗"中风,外无六经之形证,内无便溺之阻格,手足不能运动,舌强不能言语,属血弱不能养筋者"。因此,大秦艽汤的方源应是《素问病机气宜保命集》。然而,也正因为《素问病机气宜保命集》的这段话,便招致了明代张介宾的诘难:"(大)秦艽汤虽有补血之药,而寒散之剂居其半。夫既无六经之外邪,而用散何为也?既无阻隔之大邪,而用寒何为也?寒散既多,又果能养血气而壮筋骨乎?"(《景岳全书》

卷 10)的确,刘完素所列主治与方中配伍用药不相吻合。因此,明代吴昆关于本方治疗"中风手足不能运动,舌强不能言语,风邪散见,不拘一经者"(《医方考》卷 1)的论述,就基本成了大多数医家认识本方主治病证的共同点。至于明、清以来,因对中风的病因认识,每从内风立论,故大秦艽汤不可避免地受到了一些医家的否定,如上述张介宾之言。此外,《世医得效方》卷 13 之大秦艽散,治疗中风,风痰壅盛,四体重著等症,亦从外风立论,其组成系大秦艽汤去当归、白芍、生地、熟地、白术、细辛、石膏、白茯苓、独活,加条参、枳壳、赤芍、桔梗、前胡、桑白皮、天麻、防己、荆芥、木瓜、川牛膝而成。此方祛风清热,而舍大秦艽汤养血之功,转为宣肃肺气,强筋健骨。

【方论选录】

1. 虞抟:"此方用归、芎、芍药、生熟地黄以补血养筋,甚得体。既曰外无六经之形证,但当少用羌活、秦艽,引用以利关节。其防风、独活、细辛、白芷、石膏等药,恐太燥而耗血。虽用此,川芎止可六分之一。尤宜加竹沥、姜汁同剂最好,达者详之。"(《医学正传》卷 1)

2. 吴昆:"中风,手足不能运动,舌强不能言语,风邪散见不拘一经者,此方主之。中风,虚邪也。许学士云:留而不去,其病则实,故用驱风养血之剂兼而治之。用秦艽为君者,以其主宰一身之风,石膏所以去胃中总司之火,羌活去太阳百节之风疼,防风为诸风药中之军卒。三阳数变之风邪,责之细辛;三阴内淫之风湿,责之苓、术。去厥阴之风,则有川芎;去阳明之风,则有白芷。风热干乎气,清以黄芩;风热干乎血,凉以生地。独活疗风湿在足少阴,甘草缓风邪上逆于肺。乃当归、芍药、熟地者,所以养血于疏风之后,一以济风药之燥,一使手得血而能握,足得血而能步也。"(《医方考》卷 1)

3. 张介宾:"大秦艽等汤,在《机要》、《发明》俱云治中风外无六经之形证,内无便溺之阻隔,如是血弱不能养筋,宜养血而筋自荣,以大秦艽汤、羌活愈风汤主之。夫秦艽汤虽有补血之药,而寒散之剂居其半。夫既无六经之外邪,而用散何为也?既无阻隔之大邪,而用寒何为也?寒散既多,又果能养血气而壮筋骨乎?"(《景岳全书》卷 10)

"按此汤(大秦艽汤),自河间、东垣而下,俱用为中风之要药。夫既无六经之外证,而胡为用羌、辛、防、芷等药?既内无便溺之阻隔,而何用石膏、秦艽、黄芩之类?其为风寒痛痹而血虚有火者,乃宜此方耳。"(《景岳全书》卷 54)

4. 汪昂:"治中风手足不能动掉,舌强不能言语,风邪散见,不拘一经者。《经》曰:掌受血而能握,足受血而能步。又脾主四肢,脾虚血弱,不能荣筋,故手足不掉也。舌为心苗,肾脉连舌本,心火盛而肾水衰,故舌本木强也。六经形证,谓口开、手撒、眼合、鼻鼾、吐沫、遗尿、直视、头摇诸证也。此则外无六经形证,内无便溺阻隔,为中经络中之稍轻者也。此六经中风轻者之通剂也。以秦艽为君者,祛一身之风也。以石膏为臣者,散胸中之火也。羌活散太阳之风,白芷散阳明之风,川芎散厥阴之风,细辛、独活散少阴之风,防风为风药卒徒,随所引而无所不至者也。大抵内伤必因外感而发,诸药虽云搜风,亦兼发表,风药多燥,表药多散,故疏风必先养血,而解表亦必固里。当归养血,生地滋血,芎䓖活血,芍药敛阴和血,血活则风散而舌本柔矣。又气能生血,故用白术、茯苓、甘草补气以壮中枢,脾运湿除,则手足健矣。又风能生热,故用黄芩清上,石膏泻中,生地凉下,以共平逆上之火也。刘宗厚曰:秦艽汤、愈风汤虽皆有补血之药,而行经散风之剂,居其大半,将何以养血而益筋骨乎?天麻丸养血壮筋骨,庶几近理。喻嘉言曰:此方既云养血而筋自柔,何得多用风燥药?既云静以养血,何复用风药以动之?是言与方悖矣。偶论三化汤、愈风汤及大秦艽汤,皆似是而非者。昂按:此方用之颇众,获效亦多,未可与愈风、三化同日语也。此盖初中之时,外挟表邪,故用风药以解表,而用血药、气药以调里,非专于燥散也。治风有解表、攻里、行中道三法。内外证俱有者,先解表而后攻里是也。若愈风解表而风药太多,三化攻里而全用承气,则非中证所宜矣。"(《医方集解·祛风之剂》)

【评议】虞抟的方论肯定了大秦艽汤用归、芎、芍药、地黄以补血养筋,但对使用羌活、秦艽、川芎的药量和使用防风、独活、细辛、白芷等易伤阴血提出了异议,可供参考。吴昆对大秦艽汤主治证和配伍意义的分析,均为中正持平之论。张介宾对中风的认识系从内风立论,力倡所谓"非风"之说,因此,其对大秦艽汤祛散外风以治疗中风的诘难,正是这一观点的体现。中风的外风、内风之争,由来已久,张氏之论为我们提供了一个典型的事例。汪昂既分析了大秦艽汤的主治和配伍意义,颇多可取;又对刘宗厚、喻昌的议论作了再评议,认为中风之初,外挟表邪时,用此方"风药以解表,而用血药、气药以调里",是对大秦艽汤立法原则的高度概括。

【验案举例】中风:《中医药研究》(1989,5:45):某女,50岁。1985年12月诊。患者自觉周身不适,继而左侧肢体酸麻瘫软,急至医院就诊,用西药低分子右旋糖酐等,配合针灸治疗,并邀中医会诊。症见:神志清楚,左肢体瘫痪,口眼歪斜,二便正常,口干微渴,舌质红,苔薄白,脉浮细弦。辨证为外邪留窜经络,脉道不通,气血逆乱所致。治以祛风清热,活血通络。大秦艽汤(原方原剂量)去白术、熟地,加红花12g、丹参12g、僵蚕12g、牛膝12g、天麻10g。经用上方半年,症状基本解除,3年来随访未见复发。

按语:本例中风从外风论治,用大秦艽汤加减治疗半年而愈,说明大秦艽汤治疗中风的价值应引起重视。

【临床报道】

1. 中风 大秦艽汤化裁治疗中风37例,以原方为基本方,结合以下加减法:风邪夹热留窜经络,气血瘀阻,脉道不通,去白术、熟地、独活,加红花、丹参、僵蚕、川牛膝、菊花;风邪夹寒留窜经络,加桂枝、木瓜、全蝎、僵蚕;体虚邪中,致偏枯不用,去羌活、独活、细辛、生地、石膏,加黄芪、鸡血藤、党参、天麻、杜仲、枸杞、川牛膝;风邪夹痰留窜经络,致血脉痹阻,气血逆乱,其偏热者,去熟地、生地,其偏寒者去石膏、黄芩、生地,均加半夏、川牛膝、僵蚕、天麻。服药30剂为1个疗程。结果:服药12剂痊愈者3例,2个疗程痊愈者8例,3～4个疗程痊愈者8例,5～6个疗程痊愈者12例。总有效率为91.88%[1]。

另有报道,大秦艽汤加减治疗急性缺血性中风30例,对照组30例用曲克芦丁治疗。结果:观察组总有效率87%,对照组总有效率57%。本方对血液流变性多项指标有显著改善,急性缺血性中风患者在常规治疗的基础上加祛风活血化痰的本方治疗可提高疗效[2]。

2. 风湿热痹痛 采用大秦艽汤治疗风湿热痹痛15例。患者主要表现为关节红、肿、痛、热,活动不便,反复发作,且与天气变化有明显关系。部分患者实验室检查血沉增快。使用大秦艽汤祛风清热,除湿活血,兼扶正气之治疗。结果:5例痊愈,10例显效[3]。

3. Sudeck急性骨萎缩 Sudeck骨萎缩又称反射性交感神经营养不良综合征,是肢体遭损伤后所表现的一种较为少见的并发症。主要症状为:肢端疼痛、触痛、红热肿胀、关节自主功能障碍、骨质稀疏脱钙,营养不良性皮肤损害以及血管运动障碍与出汗改变。用大秦艽汤加减治疗35例。基本方:秦艽15g,生地20g,白芍20g,当归15g,熟地10g,黄柏10g,知母10g,白术10g,茯苓10g,细辛3g,甘草6g。热痛甚者加石膏、赤芍、白芷。肿甚者加苏木、泽兰。血瘀甚者加川芎、地龙。14剂为1疗程,治疗2疗程。同时配合骨伤科一般处理,抬高患肢,主动锻炼病变关节,防止挛缩。结果,经2个疗程治疗后,痊愈16例,显效15

例,有效 2 例,无效 2 例,总有效率 94.28%[4]。

【实验研究】对类风湿关节炎模型大鼠免疫活性的影响 探讨加减大秦艽汤治疗类风湿性关节炎的作用机制,复制类风湿关节炎(RA)大鼠模型,检测血清细胞因子 IFN-γ、VEGF、NO 的水平,观察关节滑膜的病理改变。结果:加减大秦艽汤可下调血清 IFN-γ、VEGF、NO 的水平,部分改善滑膜病理变化[5]。

参 考 文 献

[1] 乔长兴. 大秦艽汤化裁治疗中风 37 例报告[J]. 中医药研究,1989,(5):45.

[2] 屈小元,赵恒芳. 大秦艽汤加减治疗急性缺血性中风 30 例[J]. 陕西中医,2006,27(7):807-808.

[3] 周文光. 大秦艽汤治疗风湿热痹痛 15 例[J]. 广西中医药,1983,(5):49.

[4] 金石安. 大秦艽汤加减治疗 Sudeck 急性骨萎缩 35 例[J]. 黑龙江中医药,2005,(5):18-19.

[5] 孙力,王芝兰,张杰,等. 加减大秦艽汤治疗类风湿关节炎免疫活性的实验研究[J]. 国医论坛,2007,22(6):49-51.

小活络丹(活络丹)
(《太平惠民和剂局方》卷 1 吴直阁增诸家名方)

【组成】川乌炮,去皮脐 草乌炮,去皮脐 地龙去土 天南星炮各六两(各180g) 乳香研 没药研各二两二钱(各66g)

【用法】上为细末,入研药和匀,酒面糊为丸,如梧桐子大。每服二十丸(3g),空心,日午冷酒送下;荆芥汤送下亦可。

【功用】祛风除湿,化痰通络,活血止痛。

【主治】风寒湿痹。肢体筋脉挛痛,麻木拘挛,关节屈伸不利,疼痛游走不定。亦治中风,手足不仁,日久不愈,经络中有湿痰瘀血,而见腰腿沉重,或腿臂间作痛。

【病机分析】《素问·痹论》云:"风寒湿三气杂至,合而为痹也。其风气胜者为行痹,寒气胜者为痛痹,湿气胜者为着痹也。"指出痹证的病因是"风寒湿三气杂至",由于三气的偏胜,乃有行痹、痛痹和着痹之分。本方所治风寒湿痹,或因久居地势卑下之所,终日难见阳光;或因生计所苦,不避风雨,奔走忙碌;或因其人机体腠理疏松;或因汗出当风……遂致人体为风、寒、湿邪侵袭。邪之既入,阻滞经络,气血运行为之痹塞,"不通则痛",所以发为肢体筋脉挛痛;其疼痛游走不定,乃风邪偏盛之证,所谓"行痹"是也。气血痹阻,肌肤筋脉失其濡养,故见麻木拘挛。关节屈伸不利,是因疼痛而致患者关节功能活动受限。至于中风之中经络者,日久未愈,则不仅外风留连未除,而且经络之中,必有湿痰瘀血阻滞,故为手足不仁,腰腿沉重,或腿臂间作痛。

【配伍意义】针对风寒湿邪与瘀血痰浊阻滞经络之证,治当遵循《素问·至真要大论》"留者攻之"、"逸者行之"之旨,以祛风散寒,除湿化痰,活血通络为法,达到祛除邪气之目的,则经络通利,"通则不痛"而病愈矣。方用制川乌、制草乌为君,两药均为大辛大热之品,有祛风散寒,除湿通痹之功,而尤擅止痛。《长沙药解》卷 4 谓乌头:"温燥下行,其性疏利迅速,开通关腠,驱逐寒湿之力甚捷,凡历节、脚气、寒疝、冷积、心腹疼痛之类并有良功。"草乌药性之峻更胜川乌,《药类法象》卷 3 谓其:"治风痹血痹,半身不遂,行经药也。"配伍制天南星为臣,亦属辛热峻烈之品,可祛风除痰,散寒燥湿,其性走而不守,以驱散经络中的风痰湿浊。配伍乳香、没药作为佐药,行气活血,化瘀通络,以使气血通畅,则风寒湿痰瘀不复留滞,且两药又有止痛之功,能增强川、草乌的止痛作用。《医学衷中参西录·药物》谓:"乳香、没药二药并用,为宣通脏腑、流通经络之要药,故凡心胃胁腹肢体关节诸疼痛皆能治之。又善治风寒湿痹,周身麻木,四肢不遂。"地龙为使,活血通络,宣导诸药直达病所,因其性最善走窜,为入络之佳品也。用陈酒送服,可借酒力宣通,以助药力;或用荆芥汤送服,则取荆芥善于疏表祛风也。诸药合用,共成祛风散寒,除湿化痰,活血止痛之功。

本方的配伍特点是:以大辛大热、峻利开泄之品(川乌、草乌、天南星)为主组方,药效峻猛,力能祛风除湿,通络止痛;然制丸而用,则又寓峻药缓投之意。

【临床运用】

1. 证治要点 本方药性温燥,适用于痹证偏于寒性者,以肢体筋脉挛痛,关节屈伸不利,舌淡紫,苔白,脉沉紧为证治要点。中风后遗症,半身不遂或患侧手足沉重,见上述舌脉者亦可使用。

2. 风湿性关节炎、类风湿性关节炎、骨质增生症和中风后遗症等属于风寒湿痰瘀阻滞经络者,均可使用本方治疗。

【使用注意】 本方药性温燥,药力较为峻猛,用于体实气壮者为宜,对素体阴虚有热者、久病肝肾不足者和孕妇,均应慎用。

【源流发展】 运用乌头等组方治疗痹证,始于《金匮要略·中风历节病脉证并治》,其云:"病历节不可屈伸疼痛,乌头汤主之。"所谓病历节不可屈伸疼痛,就是后世所讲的痹证。小活络丹原名活络丹,载于《太平惠民和剂局方》卷1(吴直阁增诸家名方),治疗"丈夫元脏气虚,妇人脾血久冷,诸般风邪浊毒之气,留滞经络,流注脚手,筋脉挛拳,或发赤肿,行步艰辛,腰腿沉重,脚心吊痛,及上冲腹胁膨胀,胸膈痞闷,不思饮食,冲心闷乱,及一切痛风走注,浑身疼痛"。说明此方除能治疗痹证外,还能治疗一些其他病证,但其用乌头配草乌以祛风散寒,宣通除湿,尤长止痛,是前承于《金匮要略》的乌头汤。《太平惠民和剂局方》订此方时,又鉴于乌头等药的峻猛,制为丸药,颇具峻药缓投之妙,则是对《金匮要略》乌头汤制方用药思想的进一步发展。明代吴昆《医方考》载此方,用于中风后遗症,风湿痰瘀阻于经络,而见手足不用者,是对本方主治病证的进一步拓展。清代张璐《张氏医通》卷14"腰痛"门亦载活络丹,与本方相较无草乌,"治寒湿袭于经络而痛,肢体不能屈伸"。用法以荆芥汤或陈酒或四物汤化下。并云:"痛处红色者勿用。"这既是张璐运用本方之经验,又是对此方用法和使用注意作出的补充。《伤科汇纂》卷7所载活络丹,系本方去乳香、没药,加胆南星、半夏而成,主治伤损湿痰死血在手足间,有一两点痛,年久不愈者;与本方相比,活血行气作用有所减弱,而燥湿除痰之功有所加强。本方方名,因清代徐大椿《兰台轨范》卷1引《圣济总录》有大活络丹,故《全国中药成药处方集》(上海、武汉等方)改称为小活络丹,遂成现代通行方名。

【方论选录】

1. 吴昆:"中风,手足不用,日久不愈者,经络中有湿痰死血,此方主之。南星之辛烈,所以燥湿痰;二乌之辛热,所以散寒湿。地龙,即蚯蚓也,湿土所生,用之者何?《易》曰方以类聚,欲其引星、乌直达湿痰所聚之处,所谓同气相求也。亦《内经》佐以所利,和以所宜之意。风邪注于肢节,久久则血脉凝聚不行,故用乳香、没药以消瘀血。"(《医方考》卷1)

2. 费伯雄:"(此方)药力颇峻,果有顽痰死血而可用。若寒湿流筋,及血不养筋者,不可误投。"(《医方论》卷2)

3. 张秉成:"治中风手足不仁,日久不愈,经络中有湿痰死血,腿臂间忽有一二点痛。夫风之中于经也,留而不去,则与络中之津液气血浑合不分,由于卫气失其常道,络中血亦凝而不行,络中之津液即结而为痰。经络中一有湿痰死血,即不仁,且不用,腿臂间痛,所由来也。然治络一法,较治腑、治脏为难,非汤剂可以荡涤,必须用峻利之品为丸,以搜逐之。故以川乌、草乌直达病所,通行经络,散风邪,逐寒湿,而胆星即随其所到之处,建祛风豁痰之功。乳、没之芳香通络,活血行瘀。蚯蚓之蠕动善穿,用为引导。用酒丸酒下,虽欲其缓,而仍欲其行也。"(《成方便读》卷2)

【评议】吴昆的方论首次提出用本方治疗中风日久不愈,经络中有湿痰死血,手足不用者,这一观点现已得到了公认。此外,吴氏对于小活络丹的配伍意义分析,也颇中肯。费伯雄鉴于本方的药性峻猛,提出临床运用宜慎,确为经验之谈。张秉成的方论,于平实中见精萃,能予人以教益。

【临床报道】

1. 急性软组织损伤 使用小活络丸制成的软膏外敷治疗急性软组织损伤50例。方法是:将小活络丸100粒加入适量的75%酒精浸泡,捣烂调成糊状,密封备用。患处先行一般常规消毒,再将小活络软膏均匀涂擦于创面上约2~3mm厚,上敷塑料薄膜及纱布,并包扎,隔日换药1次。结果:治疗3~5次痊愈(疼痛消失,肿胀、瘀血消退,功能活动自如)49例,好转(疼痛消失,瘀血减退,肿胀消失,活动轻度受限)1例[1]。

2. 坐骨神经痛 采用小活络丹改丸剂为汤剂,治疗坐骨神经痛32例。全部病例均有典型的坐骨神经痛症状和体征,并排除肿瘤、结核及骨压迫等疾病。治疗方药:制川乌、制草乌、制天南星、乳香、没药各9g,地龙15g。煎后之药渣可外敷疼痛部位。20天为1疗程。结果:痊愈(疼痛完全消失,活动自如,直抬腿试验>75°)20例,显效(疼痛消失,劳动或天气变化有轻微疼痛)7例,有效(疼痛较治疗前减轻,夜间能入睡,直抬腿试验<60°)3例,无效(症状和体征无改善)2例。总有效率为93.57%。本组患者在治疗期间,有8例出现轻微腹泻,有2例在服药后半小时出现轻度头昏,恶心,口唇、手足麻木现象,但无严重的中毒症状,均无需停药[2]。

3. 腰椎病 用小活络丹加味治疗腰椎病患者200例,排除神经系统疾病及恶性肿瘤等。处方:制川乌、制草乌、细辛、天南星、桃仁、红花、乳香、没药各30g,独活、桑寄生、牛膝、秦艽、威灵仙各60g,穿山龙、地龙、土鳖虫、生地黄、当归、甘草各30g。共研细末和蜜为丸,共制60丸,日2丸,分早晚服用。上为1个月剂量,制3剂,服完3个月后评定疗效。体质瘦弱、肠胃功能差者可减半量服用。结果,临床治愈120例,显效46例,有效26例,无效8例,总有效率96%[3]。

4. 肩关节周围炎 较重型肩周炎60例,随机分为两组,治疗组40例,对照组20例。平均55岁,病程4个月~2.3年,平均1.3年。两组临床表现、病程差异无显著性(P>0.05),具有可比性。治疗组用小活络丹加味方,由炮川乌6g、炮草乌6g、炮天南星6g、地龙6g、乳香5g、没药5g组成。同时作牵引理疗治疗。对照组常规口服美洛昔康或布洛芬治疗,亦同时作牵引理疗治疗。结果,治疗组治疗效果明显优于对照组,其中上举、外展、后伸两组差异具有显著性(P<0.05)[4]。

【实验研究】

1. 乌头碱的溶出度研究 小活络丹的君药为川乌和草乌,两药的主要有效成分为乌头碱,故有人对本方中乌头碱溶出度的方法进行了研究。实验采用浆法,以pH3的70%乙醇液为介质,转速为100rpm。将乌头碱的相对累积溶出率与用生物法测定小活络丹在小鼠体内的吸收率做相关性分析。结果,显示二者间有极显著的线性相关性。说明用本方法测定乌头碱的溶出度参数对评估小活络丹的内在质量有实用价值[5]。

2. 镇痛药效成分的药物动力学研究 小活络丹有良好的镇痛作用,故用小鼠热板法测定本方不同剂量、不同时程的痛阈。实验表明:小活络丹用药剂量在 20～100mg/kg 之间,具有良好的镇痛作用。借助于药物量-效关系,用时程-痛阈值推算出各时相的体存药量。经药物动力学研究,得到小活络丹镇痛药效成分的吸收、消除和半衰期分别为 1.28 小时、2.14 小时和 13.16 小时,可使药效得到参数控制,此法适用于成分复杂或成分未明的中成药制剂[6]。

3. 免疫抑制、抗氧化及抗炎镇痛 观察小活络丸对小鼠再次免疫应答、特异性免疫(包括细胞免疫和体液免疫)、非特异性免疫(包括补体 C_3、单核-巨噬细胞系统和红细胞黏附功能)和自由基损伤,以及对疼痛及多种炎症模型的药理作用。结果:NIH 小鼠和 ICR 小鼠 628 只均进入结果分析。①模型组小鼠 IgG、循环免疫复合物含量明显高于其他 3 组($P<0.01$),C_3 含量明显低于其他 3 组($P<0.05～0.01$)。②泼尼松组和小活络丸组小鼠耳肿胀度明显低于空白对照组($P<0.01$)。③空白对照组红细胞 C3b 受体花环率明显高于其他 2 组($P<0.01$),红细胞免疫复合物花环率明显低于其他 2 组($P<0.01$)。④泼尼松组和小活络丸组吞噬指数(K 值)明显低于空白对照组($P<0.01$)。⑤环磷酰胺组和小活络丸组 IgM 型溶血素半数溶血值和血清丙二醛含量明显低于免疫对照组($P<0.01$),C_3 含量明显高于免疫对照组($P<0.01$),血清超氧化物歧化酶活力与免疫对照组比较,差异不明显($P>0.05$)。⑥双氯芬酸组和小活络丸组小鼠琼脂肉芽组织质量与体质量比值明显低于模型组($P<0.01$)。⑦双氯芬酸组和小活络丸组小鼠 20 分钟内扭体次数明显少于模型组($P<0.01,0.05$)。⑧双氯芬酸组二甲苯炎症模型和巴豆油炎症模型耳肿胀度、角叉菜胶急性炎症模型足肿胀度、炎症渗出液中前列腺素 E 含量明显小于或低于模型组($P<0.05～0.01$),小活络丸组炎症渗出液中前列腺素 E 含量明显低于模型组($P<0.01$)。说明小活络丸既有免疫抑制的药理作用,又有抗增殖性炎症、镇痛、抗氧化等药效学效应[7]。

【附方】大活络丹(《圣济总录》,录自《兰台轨范》卷 1) 白花蛇 乌梢蛇 威灵仙 两头尖俱酒浸 草乌 天麻煨 全蝎去毒 首乌黑豆水浸 龟甲炙 麻黄 贯仲 炙草 羌活 官桂 藿香 乌药 黄连 熟地 大黄蒸 木香 沉香各二两(各 60g) 细辛 赤芍 没药去油,另研 丁香 乳香去油,另研 僵蚕 天南星姜制 青皮 骨碎补 白蔻 安息香酒熬 黑附子制 黄芩蒸 茯苓 香附酒浸,焙 玄参 白术各一两(各 30g) 防风二两半(75g) 葛根 虎胫骨炙 当归各一两半(各 45g) 血竭另研七钱(21g) 地龙炙 犀角 麝香另研 松脂各五钱(各 15g) 牛黄另研 片脑另研各一钱五分(各 4.5g) 人参三两(90g) 上为末,炼蜜为丸,如龙眼大,金箔为衣。每服 1 丸(3g),陈酒送下。功用:祛风扶正,活络止痛。主治:中风瘫痪,痿痹,阴疽,流注,跌打损伤等。

本方药物组成多达 50 味,其组方的主要意义在于邪正兼顾,集祛风、散寒、除湿、清热、行气、活血、通络之品与补气、养血、补肝肾强筋骨药合用,祛风通络除邪而不伤正,益气血补肝肾而不恋邪,则邪去正复而诸证向愈。方中草乌、附子、天麻、麻黄、羌活、细辛、肉桂、防风、葛根所以祛风散寒也;白花蛇、乌梢蛇、全蝎、地龙所以搜风通络剔邪也;藿香、乌药、木香、沉香、丁香、白蔻、青皮、安息香、香附所以行气化湿也;两头尖、赤芍、没药、乳香、血竭所以活血止痛也;僵蚕、天南星所以祛风痰也;麝香、牛黄、冰片所以香窜开泄除浊邪也;黄连、黄芩、贯仲、犀角、大黄、玄参所以清伏热也,亦有监制他药燥热之意;人参、白术、茯苓、甘草即四君子所以补气也;熟地、当归所以补血也;首乌、龟甲、骨碎补、虎骨、威灵仙、松脂所以补肝肾强筋骨也。诸药合用,共奏祛风扶正,活络止痛之功。

本方与小活络丹祛风除邪通络之功相仿,然小活络丹专事攻邪,药力峻猛,治疗邪盛而体壮者,较为适合;本方则邪正兼顾,加之药味众多,故药力稍缓,用于邪实而体虚者,较为相宜。

参 考 文 献

[1] 杨琼,关应珍. 小活络软膏外敷治疗急性软组织损伤 50 例[J]. 湖北中医杂志,1990,(4):44.

[2] 崔万胜. 小活络丹治疗坐骨神经痛 32 例[J]. 内蒙古中医药,1992,11(3):24-25.

[3] 刘士泉. 小活络丹加味治疗腰椎病[J]. 山东中医杂志,2005,24(7):404.

[4] 尹桂岭,刘艳华,刘磊. 小活络丹配合牵引治疗肩关节周围炎 40 例临床观察[J]. 现代医药卫生,2007,23(7):1042-1043.

[5] 刘雅敏,刘延福,吴明轩,等. 小活络丸中乌头碱的溶出度研究[J]. 中成药,1993,15(7):2-4.

[6] 刘延福,赵福民,周毅生,等. 小活络丸镇痛药效成分的药物动力学研究[J]. 中成药,1994,16(3):34-37.

[7] 潘竟锵,肖柳英,张丹,等. 小活络丸的免疫抑制、抗氧化及抗炎镇痛作用[J]. 中国临床康复,2006,10(47):187-188.

牵 正 散
(《杨氏家藏方》卷 1)

【异名】祛风散(《鲁府禁方》卷 1)、三神散(《仙拈集》卷 1)。

【组成】白附子 白僵蚕 全蝎去毒 各等分并生用

【用法】上为细末。每服一钱(3g),热酒调下,不拘时候。

【功用】祛风化痰止痉。

【主治】风中经络,口眼㖞斜。

【病机分析】中风之候,当先辨其外风、内风,以及邪在经络、脏腑。本方所治之证,为外风与痰浊相合,阻于经络,以致经隧不利,筋肉失养,不用而缓;无邪之处,气血尚能运动,相对而急,缓者为急者牵引,发为口眼㖞斜。《金匮要略·中风历节病脉证并治》所谓"邪气反缓,正气即急,正气引邪,㖞僻不遂"即是此意。盖足阳明之脉夹口环唇,足太阳之脉起于目内眦。患者平素阳明内蓄痰浊,一旦太阳外中风邪,风痰相合,阻于阳明、太阳之经,遂成口眼㖞斜,而无明显全身症状。

【配伍意义】针对风痰阻络,经隧不利之证,治宜祛风化痰,通络止痉。方中白附子辛甘而热,功能祛风化痰,并擅长治头面之风,《本草经疏》卷 11 谓其"性燥而升,风药中之阳草也。风性升腾,辛温善散,故能主面上百病而行药势也",用作君药。全蝎、僵蚕均属虫类药,有祛风搜风、通络止痉之功,其中全蝎长于通络,僵蚕优于化痰,共为臣药。更用热酒调服,宣通血脉,并能引药入络,直达病所。三药合用,药少力专,使风除痰消,经络通畅,则病证可愈。

本方配伍特点是:祛风痰药与祛风通络止痉的虫类药合用,既可祛除风痰,又能通络止痉。用药虽少,但配伍严谨,切合病因、病机,故为治疗风中经络,口眼㖞斜的常用方。

【临床运用】

1. 证治要点 本方适用于风痰阻络而有寒象者,以卒然口眼㖞斜,舌淡苔白为证治要点。患者发病前,往往有面部卒受风寒的病史。

2. 加减法　本方用作汤剂,可酌加天麻、白蒺藜、蜈蚣、地龙等祛风止痉通络之品,以增强疗效。

3. 本方常用于治疗颜面神经麻痹、面肌痉挛、三叉神经痛、偏头痛、中风后遗症等属于风痰痹阻经络者。

【使用注意】本方偏于温燥,故对于肝阳化风,肝风内动或气虚血瘀引起的口眼㖞斜或半身不遂者,不宜使用。另外,方中白附子、全蝎为有毒之品,且方中药物均生用,药性更为骠悍,故使用时药量不宜过大。

【源流发展】运用祛风痰药白附子与祛风止痉的虫类药配伍,以治疗风中经络,口眼㖞斜,乃《杨氏家藏方》制订本方之首创。这一配伍方法经临床应用是有效的,故自南宋以来,一直沿用至今,而较少变更。吴昆曰:"中风,口眼㖞斜,无他证者,此方主之。"正是反映了这种情况。《证治宝鉴》卷1之牵正汤,主治与本方相同,系本方去僵蚕,加羌、防、芥、麻黄、薄、星、芩、翘、连、桔、草、乌、芍、术、归、芎,并改散剂为汤剂而成,加强了祛风作用,兼能活血清热。清宫中运用此方,变散剂为丸剂,名牵正丸(见《慈禧光绪医方选议》),用于治疗西太后的面风(面肌痉挛)。现代的止痉散(《流行性乙型脑炎中医治疗法》),药用全蝎、蜈蚣,治疗痉厥,四肢抽搐;其制方思想正源自牵正散之全蝎、僵蚕的虫类药配伍方法。《全国中药成药处方集》所载牵正散(吉林方),系将本方之生白附子改成制白附子,生僵蚕改用麸炒者,再加天麻而成,在功用上祛风除痰作用有所减弱,但使用较为安全,兼能平肝息风;主治范围也有所扩大,治疗中风初起,口眼㖞斜,半身麻木,惊痫抽掣。

【方论选录】

1. 吴昆:"中风,口眼㖞斜,无他证者,此方主之。羌、防之属,可以驱外来之风,而内生之风,非其治也;星、夏之辈,足以治湿土之痰,而虚风之痰,非其治也。斯三物者,疗内生之风,治虚热之痰,得酒引之,能入经而正口眼。又曰:白附之辛,可使驱风,蚕、蝎之咸,可使软痰,辛中有热,可使从风,蚕、蝎有毒,可使破结。医之用药,有用其热以攻热,用其毒以攻毒者,《大易》所谓同气相求,《内经》所谓衰之以属也。"(《医方考》卷1)

2. 费伯雄:"但口眼㖞斜而别无他症,则经络、脏腑均未受伤,乃太阳、阳明两经之风痰蕴热所致。三药直走内络,祛风化痰,极为得力,故不必加血药也。"(《医方论》卷2)

3. 张秉成:"夫中风口眼㖞斜一证,《金匮》有言邪气反缓,正气即急,正气引邪,㖞僻不遂数语。尤注谓其受邪之处,筋脉不用而缓,无邪之处,正气独治而急,是左㖞者邪反在右,右㖞者邪反在左也。然足阳明之脉,挟口环唇;足太阳之脉,起于目内眦;足少阳之脉,起于目外眦,则中风一证,无不皆自三阳而来。然二气贯于一身,不必分左血右气,但左右者,阴阳之道路,缘人之禀赋,各有所偏,于是左右不能两协其平,偏弊相仍,外邪乘袭而病作矣。此方所治口眼㖞斜无他症者,其为风邪在经而无表里之证可知。故以全蝎色青善走者,独入肝经,风气通于肝,为搜风之主药;白附之辛散,能治头面之风;僵蚕之清虚,能解络中之风。三者皆治风之专药,用酒调服,以行其经,所谓同气相求,衰之以属也。"(《成方便读》卷2)

【评议】吴氏的方论,首先明确了本方乃治中风口眼㖞斜,无他证者,可谓要言不烦;然云方中药物是"疗内生之风",似欠妥。费氏的方论,认为本方所治"乃太阳、阳明两经之风痰蕴热",也很精当。张氏的方论,对病因、病机和配伍意义的分析,均十分详明,有较高的参考价值。

【验案举例】癌性疼痛　《上海中医药杂志》(2003,3:15),某男,70岁。患多发性骨髓瘤。初诊:2002年8月1日。患者由省人民医院经过CT、核磁共振、骨髓活检证实为多发性骨髓瘤,已将近2年。曾化疗4个疗程。因难以完成全程化疗,转而求治于中医。目前腰节酸冷,腰痛连及两胁肋,两下肢无力麻木,可以勉强慢步,大便时干时溏,偶有小便难控,口干,苔淡黄薄腻质淡紫,脉小弦滑数。辨证为风痰瘀阻,肾督受损。处方为炙白附子10g,制南星15g,炙全蝎5g,地鳖虫6g,露蜂房10g,炙僵蚕10g,炙蜈蚣3条,川断20g,制川乌、制草乌各6g,炒玄胡15g,九香虫5g,川楝子12g,巴戟肉10g,金毛狗脊20g,当归10g。同时另服用复方马钱子胶囊,0.3g/次,2次/日。

二诊:2002年8月8日。服药7剂,腰痛明显减轻,但仍腿软,手足麻木,大便转稀,苔淡黄腻。处方:上方改为制南星20g,加生甘草3g,生黄芪15g,片姜黄10g。

三诊:2002年8月22日。服药后腰部疼痛明显缓解,但晨起腿有麻痛,食纳尚可,二便正常,苔薄腻质紫,脉细弦。效不更方。8月1日方改制南星20g。加生黄芪15g,细辛4g,骨碎补10g。

四诊:2002年9月12日。背脊痛意偶能感觉,腰不能挺直,左胯酸痛,起步时明显,食纳尚好,二便正常,苔淡黄腻质暗,脉细滑。处方:8月1日方改制南星20g,加威灵仙10g,千年健15g,生黄芪15g,细辛5g,骨碎补10g,去川楝子。

五诊:2002年10月10日。腰脊后背痛势不尽,不耐久坐,背后凉感,临晚足浮,苔薄腻质暗,脉细弦。8月1日方去川楝子,改制南星20g,加威灵仙15g,生黄芪15g,细辛5g,骨碎补10g,仙灵脾10g,鹿角霜10g。

患者于2002年11月7日再次就诊,腰部疼痛、凉感症状已完全缓解,无任何不适主诉,原法续进,效不更方,继以上方调治。

按语:多发性骨髓瘤是单克隆浆细胞异常增殖,所致单克隆免疫球蛋白增高的一种恶性肿瘤,患者多以骨痛,背痛,急性感染,肾功能损害,乏力,贫血而就诊。目前以化疗、放疗为主。虽有部分患者病情可获缓解,但许多老年患者难以承受化疗。本例患者确诊为多发性骨髓瘤已2年,虽已化疗4个疗程,仍有明显临床症状。就诊时以腰背疼痛为主症,伴有腰部冷感,下肢麻木,行走困难,小便难控等症状。腰为肾府,背脊为督脉循行之处,综合症状,结合病史,辨证为肾阳亏虚,督脉虚寒,痰瘀阻络。治宜化痰通络,活血化瘀,温肾壮腰,以牵正散加味治疗,选用白附子、制天南星、炙僵蚕化痰通络,以炙全蝎、炙蜈蚣、土鳖虫、片姜黄、骨碎补化瘀活血搜剔络脉,以川楝子、炒延胡索、九香虫理气止痛,以制川乌、制草乌、仙灵脾、鹿角霜、巴戟天、当归、黄芪温肾壮阳祛寒,用千年健、川断强腰壮脊。另外加用复方马钱子胶囊以解毒止痛。经治疗后患者临床症状消失,疗效良好。

【临床报道】

1. 面瘫　采用牵正散加味并改散剂为汤剂,药用白附子、全蝎各10g,白僵蚕12g,牛蒡子20g,蜈蚣、川芎、天麻各10g,当归、芍药各12g为基本方,治疗面瘫24例。结合随证加减,其风寒重者加防风、白芷;血虚明显者加鸡血藤;痰阻加陈皮。结果:经14～40天治疗,痊愈(面部两侧对称,眼睑完全闭合,嘴无歪斜)23例,显效(眼睑闭合差1mm,口角斜向健侧2mm)1例,随访10年,无1例复发[1]。另有报道,用牵正散加味治疗60例面神经麻痹,病程2天～1年。治疗方药:白附子、僵蚕、全蝎、蜈蚣、地龙、天麻、防风各等分。用法:上药共研细面,1日2次,每次10g,黄酒冲服,不能饮酒者,用水酒各半送服,小儿酌减。服药后盖被取汗。药后将出汗时,微觉烦躁,嗣后自觉患处肌肉跳动,为将愈之兆,并配合电针治疗。结果:治愈(口角歪斜消失,眼睑闭合,面肌活动、表情等均恢复正常)50例,显效2例。最少服药半料,最多服2料[2]。近有报道,使用牵正散加味治疗面神经麻痹31例,病程2～

10 天。药用：白附子 10g、白僵蚕 12g、全蝎 6g。随证加味：风痰痹阻经络者加蜈蚣、白芷、川芎、羌活、防风、当归；气血虚弱者加黄芪、当归、赤芍、生地、川芎；经治 2 周后未能治愈者，属痰浊瘀血阻滞经络，宜加水蛭、穿山甲、制天南星、白芥子。结果：临床痊愈（诸症消失，鼓气不漏，谈话吐字清楚，随访 1 年未复发）18 例，好转（症状基本消失，随访 1 年未见加重）10 例，无效（症状无明显改善或 1 年内出现反复）3 例[3]。另有报道，用牵正散塞鼻治疗面瘫 32 例，病程最短 2 天，最长 10 天，平均 3.5 天。治疗方法：取白附子、僵蚕、全蝎各 30g，研碎成粉末，用上等黄酒调成糊状贮存于广口瓶中（保持湿润），用时选蚕豆大小，再用消毒纱包裹成 2.0cm×0.5cm 药条，塞于鼻腔中，左歪塞右，右歪塞左，每 4 小时更换 1 次，10 天为 1 疗程。结果，治愈 15 例，显效 11 例，好转 4 例，无效 2 例，总有效率 93.75％。疗程最短 10 天，最长 20 天[4]。

2. 三叉神经痛　牵正散加味治疗原发性三叉神经痛，取得较好疗效。药用：全蝎、僵蚕、白附子各 10g。热重苔黄者加龙胆草；外风诱发者加白芷；病程长、抽掣痛剧烈者加蜈蚣。以上诸药共研末，分 10 包，每日 1 次，每次 1 包。重症每日早晚各服 1 包，饭后黄酒吞服，10 天为 1 疗程。共治疗 27 例，均获痊愈。其中 1 疗程即愈者 19 例，2～3 疗程治愈者 8 例。追访 27 例中，仅 1 例 1 年后复发，再服药 1 疗程而愈[5]。另有报道，用牵正散加味治疗本病 32 例，全部患者均有专科确诊，曾长期服用卡马西平或苯妥英钠等西药无效或因西药副作用较大而停药。基本方：白附子 10g，僵蚕 10g，天麻 10g，防风 10g，白芷 10g，细辛 10g，胆南星 10g，地龙 10g，川芎 10g，全蝎（研粉冲服）3g。结果：经治疗 15～30 天后，临床治愈（面部疼痛完全消失，日常活动无诱发）17 例，好转（疼痛发作次数明显减少，且程度轻微，不影响日常生活）14 例，无效（治后疼痛不减或加重）1 例，总有效率为 96.9％[6]。

3. 中风　用牵正散加减治疗缺血性中风 53 例，所有患者均于入院时做头颅 CT 检查，其中基底节梗死 25 例，内囊梗死 7 例，顶叶梗死 7 例，颞叶梗死 10 例，腔隙性梗死 4 例。治疗方法：在采用消除脑血栓、脑水肿、扩溶降低血液黏稠度、抗凝及扩冠、控制血糖等常规治疗的基础上，加用牵正散治疗，药用白附子、僵蚕、全蝎。有高血压者减去白附子，加夏枯草、桑寄生、怀牛膝、生杜仲、蜈蚣；偏瘫兼血虚者加当归、白芍、熟地、川芎、黄芪；兼心悸、失眠者加生龙骨、生牡蛎、丹参、炙远志；失语者加石菖蒲、远志、郁金。结果：痊愈 30 例，显效 19 例，好转 2 例；无效 2 例。总有效率为 96.23％[7]。

4. 腰椎间盘突出症　采用牵正散加味（全蝎、僵蚕、白附子、蜈蚣、地龙、丹参、红花、鸡血藤、伸筋草等）治疗腰椎间盘突出症 29 例。结果：总有效率 93.2％。说明本方对本病具有祛风活血，舒筋通络及镇痛的作用[8]。

【附方】止痉散（《流行性乙型脑炎中医治疗法》）　全蝎　蜈蚣各等分　每服 1～1.5g，温开水送服，每日 2～4 次。功用：祛风止痉，通络止痛。主治：痉厥，四肢抽搐；亦可治疗顽固性头痛、偏头痛、关节痛等。

止痉散与牵正散比较，减白附子、僵蚕而增蜈蚣。蜈蚣辛温有毒，性善走窜，搜风止痉定痛之功甚强，与全蝎配伍相须而用，则祛风止痉之效更显，乃治疗温热病热甚动风，发为痉厥之效方。

参 考 文 献

[1] 邓世钦. 新加牵正汤治疗面瘫[J]. 湖北中医杂志, 1988, (6):16.

[2] 李荣. 牵正散加味治疗面神经麻痹 60 例[J]. 内蒙古中医药, 1990, 9(4):18.

[3] 张所栋,王纪云. 牵正散加味治疗面神经麻痹 31 例疗效观察[J]. 云南中医杂志,1998,19(2):24.

[4] 谭安萍. 牵正散塞鼻治疗周围性面瘫 32 例疗效观察[J]. 中国中医药科技,2007,14(2):122.

[5] 蒋吉林. 牵正散加味治疗原发性三叉神经痛[J]. 浙江中医学院学报,1989,13(3):17.

[6] 包力. 加味牵正散治疗三叉神经痛 32 例[J]. 江苏中医,1998,19(9):21.

[7] 高丽. 牵正散加减治疗缺血性中风 53 例[J]. 国医论坛,2006,21(1):26.

[8] 王双位,池涛. 牵正散加味治疗腰椎间盘突出症 29 例[J]. 陕西中医,2003,24(3):214.

玉 真 散
(《外科正宗》卷 4)

【异名】玉真丹(《证治汇补》卷 3)、玉正散(《灵验良方汇编》卷 2)、玉贞散(《梅氏验方新编》卷 6)、白附散(《经验奇方》卷上)。

【组成】南星 防风 白芷 天麻 羌活 白附子各等分

【用法】上为末。每服二钱(6g),热酒一盏调服,更敷伤处。若牙关紧急,腰背反张者,每服三钱(9g),用热童便调,虽内有瘀血亦愈。至于昏死,心腹尚温者,连服二服,亦可保全。若治疯犬咬伤,更用漱口水洗净,搽伤处。

【功用】祛风止痉。

【主治】破伤风。牙关紧急,口撮唇紧,身体强直,角弓反张,脉弦紧。

【病机分析】破伤风的成因,陈实功指出:"因皮肉破,复被外风袭入经络,渐传入里"(《外科正宗》卷 4)。说明破伤风是由外风引起。因为外伤造成皮肉破损,机体失其屏障,风邪得以通过创口,入侵经脉;盖"风胜则动"(《素问·阴阳应象大论》),其性"善行而数变"(《素问·风论》),"风气通于肝"(《素问·阴阳应象大论》),风邪入侵,经脉拘急,发为牙关紧急,口撮唇紧,四肢抽搐,角弓反张。至于脉弦紧,亦是风动之象。

【配伍意义】针对破伤风之外风入侵,筋脉痉挛之证,治宜祛风止痉为主。方中白附子辛甘大温,其性燥悍开泄,惯能祛风,兼可燥湿化痰;天南星亦为辛燥温热之品,有祛风定痉之功,且善于祛经络中之风痰,白附子配天南星,力在祛风止痉,兼以祛痰,共为君药。羌活、白芷、防风辛散疏风,协助君药以祛散经络中的风邪,逐邪外出,共为臣药。天麻息风定痉为佐药,方中用之,既能加强白附与天南星的止痉作用,又能兼顾到外风每易引动内风的病机变化。诸药研末为散,采用热酒或童便调服的方法,乃取热酒或童便善通经络,行气血,为引经使药。诸药合用,有祛风定痉之功,兼可燥湿化痰。

本方的配伍特点是:以祛风止痉为主,祛风是为了使外袭之风邪仍从外出;止痉则是急则治标之法。少佐息风止痉药,可兼治内外之风。十此可见全方立法配伍用药之周到。

【临床运用】

1. 证治要点 本方为治疗破伤风的常用方。临床上,凡有创伤病史,出现牙关紧急,身体强直,角弓反张等症状,即可诊为破伤风而投本方。

2. 加减法 本方祛风除痰之功较强,而止痉之力稍逊,使用时可酌加全蝎、蜈蚣、僵蚕之类以加强解痉作用。

3. 本方除治破伤风外,《外科正宗》卷 4 记载尚能治疗疯犬咬伤。疯犬咬伤须预防狂犬病,应及时清创并注射抗毒血清。若暂无条件作上述处理时,可先用本方防治。

【使用注意】本方药物温燥,易于耗气伤津,对于破伤风后期气津两伤者,不宜使用。白附子和天南星均为有毒之品,用量宜慎,孕妇忌用。

有报道内服玉真散过量中毒致死1例。患者右脚跌伤,自服黄酒调玉真散约三钱(9g),所服玉真散为药店所制。10分钟后出现乌头碱中毒样症状,经抢救无效死亡。报道者认为,本方各药用量诸书所载不一,本例患者所用者,生白附用量较其他诸药用量大3倍。民间治跌打损伤每服0.9~1.5g,本例一次服用9g,内含生白附3g多,且系空腹黄酒冲服,因而中毒[1]。

【源流发展】本方由《仙授理伤续断秘方》之至真散发展而来。至真散原方仅天南星、防风各等分组成,主治打破伤损破脑伤风头疼,角弓反张。从所治病证来看,即包括了后世的破伤风。《普济本事方》卷6载此方,名曰玉真散。《普济方》卷113之玉真散,系上方加没药而成,兼能活血止痛,主治风自诸疮入,破伤风及金刃伤,打扑伤损。《外科正宗》玉真散系在至真散的基础上再加白附子、羌活、白芷、天麻四味药而成,如是则祛风止痉之功较原方为强,遂成治疗破伤风之名方。《证治宝鉴》卷1之玉真散,系至真散加天虫、白芷而成,增强了祛风化痰作用,主治破伤风。《全国中药成药处方集》之玉真散(兰州方),可预防破伤风,并治疗跌打损伤,由《外科正宗》玉真散加生半夏、冰片演变而来;生半夏配生白附子祛风痰之力愈宏,冰片芳香走窜,辟秽化浊,故功用较原方更强。不过,也有人认为玉真散的最早起源于唐代孙思邈《华佗神方》中的"华佗治破伤风神方"[2]。考《华佗神方》亦名《华佗神医秘传》,原题"古代真本","汉·谯县华佗元化撰,唐·华原孙思邈编集",是根据中华民国十二年、古书保存会藏版、上海大陆图书公司排版的"海内真本"《华佗神医秘传》整理点校。因《华佗神方》在民国时期方出现,基本可以推论其为伪托古人之作,故玉真散源自华佗之说不能成立。

【方论选录】

1. 裴正学:"风邪自破口而入,遂致痉,牙关紧闭,角弓反张等均为痉之见症。方中防风祛风,南星止痉,共奏祛风止痉之功而为主。白附子亦具祛风止痉之功,以助上药为辅。羌活解太阳之风,白芷解阳明之风,天麻熄厥阴之风,三药使祛风之力更大,而为兼治。"(《新编中医方剂学》)

2. 冉先德:"破伤风是由风毒之邪,侵入破伤之处而成。亦属外风为患。它的临证特征是:神志清楚,有持续性或发作性口噤,手足拘急,初起多有寒热间作,牙关微紧,继则口噤目斜,身体强直,角弓反张。《沈氏尊生书》说得明确,其云'惟跌打损伤,疮口未合,贯风而成,乃为真破伤风'。治法当以搜风定搐,导邪外出。方中以防风、南星祛风化痰,白附子祛头面之风,定搐解痉,羌活散太阳之风,白芷祛阳明之风,天麻熄厥阴之风。诸祛风药合用,疏散经络中之风邪,导邪外出。热酒、童便,疏通经络,且助药势。各药合用,使风散搐定,诸证可图缓解。"(《历代名医良方注释》)

【评议】裴氏和冉氏的方论,均强调玉真散中防风、南星的配伍意义,与《仙授理伤续断秘方》至真散的组方意义相一致,故颇具参考价值。

【验案举例】破伤风 《中医杂志》(1956,8:421):某男,32岁。左脚掌被锈钉刺入约1.5cm,出血不多。第三日忽感咀嚼不便,吞咽困难,痉挛一次;第四天痉挛次数增加,颈部、腰脊呈强直状态,体温39.6℃,脉搏跳动甚速,伤口呈肿硬状态。即以玉真散厚撒伤部,外用纱布绷带包扎;另给药散,每包重3钱,热黄酒调服,每隔3小时即服用1包。次日痉挛次数大减。第三天伤处肿硬已完全软化平复,吞咽自由。经治疗12天而完全恢复正常。

按语:本例经诊为破伤风,即投玉真散内服并外敷。药后诸症即平,说明玉真散治疗破伤风的疗效是确切的。不过,本例所用玉真散与《外科正宗》玉真散药量和组成,均稍有不同。其处方为:白附子 12 两,生天南星(姜汁炒)、明天麻、羌活、防风、白芷各 1 两,蝉蜕 3 两。

【临床报道】

1. 破伤风 运用玉真散(白附子、生天南星、明天麻、羌活、防风、白芷、蝉蜕)治疗外伤 200 例,其中约有 50 例破伤风,除 7 例因治疗过晚而死亡外,均治愈,未见后遗症[3]。

用玉真散加减治疗小儿出生时产妇自行断脐所致的脐风 12 例。其中 5 例脐带脱落,脐部出现脓样分泌物,用 95%酒精消毒;3 例未脱脐带;4 例脐带脱落,创口愈合。临床表现:所有患儿均有发热拒乳、面青喜哭闹、口撮唇紧、身强、角弓反张、全身抽搐等症状。全部病例均以玉真散为基本方加减治疗。药物组成:全蝎 10g,蜈蚣 2 条,蝉蜕 15g,僵蚕 10g,制附子 10g,防风 15g,钩藤 20g,白芍 20g,甘草 5g。水煎取汁 200ml。前两日,每天分 5 次,一次取汁 20ml 灌肠,保留半小时以上。待患儿抽搐时间缩短至 10 分钟/次时改为鼻饲,或用注射器抽取药液缓缓滴喂。并嘱家属将患儿置避光安静处。结果,12 名患儿以上法治疗 7～12 天,均抽搐缓解,能自行吮乳;21 天后全部临床症状消失而告痊愈。随访时间 6 个月～12 年,全部患儿均健在,无任何后遗症[4]。

2. 面神经麻痹 使用玉真散(白附子、胆南星、天南星、羌活、防风、天麻、白芷各 15g。气虚加黄芪,风痰阻络重者加全蝎、全僵蚕)治疗面神经麻痹 43 例。结果:服药 6 天～1 个月,痊愈 17 例,显效 22 例,无效 4 例,总有效率 90%[5]。另有报道用玉真散治疗面神经麻痹 40 例,病程 3 天～2 个月,经服药 4～25 剂,结果全部治愈[6]。

3. 顽固性头痛 玉真散加味治疗慢性顽固性头痛(包括偏头痛、丛集性头痛、肌肉收缩性头痛)81 例,病程 6 个月～25 年。排除其他颅内外原因所致头痛者。治疗方法,药用防风、天麻、白附子、僵蚕各 9g,白芷、羌活、制天南星、川三七各 6g,全蝎 3 枚。有头部外伤史者,水酒各半,煎服。结果,痊愈(头痛缓解、伴随症状消失、短期内无复发)43 例,好转(头痛缓解、发作频度和强度明显改善)31 例,无效(头痛无明显改善)7 例,总有效率 91%[7]。

4. 腱鞘炎 用玉真散(白芷、天南星、天麻、羌活、防风各 1 两,生白附子 2 两)外敷治疗扭挫外伤所致的腱鞘炎,患者一般在 3～5 天内肿痛消失,功能恢复[8]。

5. 颞下颌关节功能紊乱综合征 应用玉真散加减治疗本病 30 例,主要表现为下颌关节疼痛,张口受限,关节弹响,并有局部红肿。药用:天南星 9g,防风 12g,白芷 12g,天麻 9g,羌活 12g,制附子 6g。根据中医辨证加减用药。实证:风火上扰合银翘散加减,风寒外袭合麻黄附子细辛汤加减,肝火炽盛合龙胆泻肝汤加减。虚证:阴虚火旺合知柏地黄丸加减,气血虚弱者合补中益气汤或八珍散加减。10 次为 1 疗程,中间停药休息 1 天,3 个疗程后停药休息 3 天,统计疗效。结果:痊愈 25 例,显效 3 例,有效 2 例[9]。

【实验研究】对实验性破伤风的影响 对于肌注 40MLD/kg 之破伤风毒素所致家兔实验性破伤风症,本方能延长动物的生存时间,但对死亡率无明显改善,对照组动物存活为 4.6 天,而玉真散组为 6.5 天,注射破伤风抗毒素 375IU/kg 组为 6.3 天[10]。

【附方】五虎追风散(史传恩家传方,中医杂志,1955,10:21) 蝉蜕一两(30g) 天南星二钱(6g) 明天麻二钱(6g) 全虫带尾七个 僵蚕炒七条 水煎服。用黄酒二两(60g)为引。服前先将朱砂面五分(1.5g)冲下,每服后五心出汗即有效。但不论出汗与否,应于第二日再服,每日一付,服完三付后,每二日用艾灸伤口。功用:祛风解痉止痛。主治:破伤风,牙关紧急,手足抽搐,角弓反张者。

本方是一首治疗破伤风的验方。方中重用蝉蜕祛风解痉为主;再益以天南星祛风除痰,天麻平肝息风,全蝎、僵蚕祛风止痉定痛;用法中以黄酒为引,意在借酒性行气血而通经络,朱砂冲服可镇惊解毒。合而成方,共奏祛风止痉,解毒定痛之效。

本方与玉真散均为治破伤风的常用方,均有祛风解痉之效。但玉真散祛风化痰之力较强,而解痉之力不足;本方则长于祛风解痉。

参 考 文 献

[1] 胡立鹏. 玉真散中毒死亡1例[J]. 浙江中医杂志,1964,(4):25.

[2] 颜燕银,何振辉. 千古名方玉真散的源流考及现代应用[J]. 广州中医药大学学报,2003,20(3):243-245.

[3] 张觉人. 玉真散对破伤风的疗效[J]. 中医杂志,1956,(8):421-422.

[4] 黄先芝. 玉真散加减治愈脐风12例[J]. 四川中医,2006,24(4):89.

[5] 董国隆. 玉真散治疗面神经麻痹43例[J]. 陕西中医,1991,12(10):465.

[6] 刘远坝. 玉真散治疗面神经麻痹40例[J]. 四川中医,1987,(9):11-12.

[7] 董宝法. 玉真散加味治疗慢性顽固性头痛81例[J]. 实用中医内科杂志,2006,20(5):519.

[8] 曹仁一. 玉真散治疗外伤性腱鞘炎的介绍[J]. 江苏中医,1960,(12):封3.

[9] 周胜红,裴利红,王德敬. 玉真散加减治疗颞下颌关节功能紊乱综合征30例[J]. 山东医药,2003,43(3):35.

[10] 邓文龙. 中医方剂的药理与应用[M]. 重庆:重庆出版社,1990:401.

消 风 散
(《外科正宗》卷4)

【异名】凉血消风散(《外科大成》卷4)。

【组成】荆芥 防风 牛蒡子 蝉蜕 苦参 苍术 石膏 知母 当归 生地 胡麻仁各一钱(各6～9g) 甘草 木通各五分(各3g)

【用法】上药用水二盅,煎至八分,食远服。

【功用】疏风养血,清热除湿。

【主治】风疹、湿疹。皮肤疹出色红,或遍身云片斑点,瘙痒,抓破后渗出津水,苔白或黄,脉浮数。

【病机分析】关于本方的主治病证,原书记载是:"风湿浸淫血脉,致生疮疥,瘙痒不绝,及大人、小儿风热瘾疹,遍身云片斑点,乍有乍无,并效。"所谓疮疥、瘾疹,均是瘙痒性皮肤病的泛称,具体的皮损情况十分复杂。现代通称为风疹、湿疹。其病因、病机是风邪与湿邪、热邪三气,侵袭人体,浸淫血脉,郁于肌腠而发为皮疹。其瘙痒难忍与皮疹似空中之云时隐时现,乃风邪之征,所谓"痒自风来"、"风性善行而数变"是也;皮疹瘙痒,抓破后渗出津水,则是湿邪之征;至于皮肤疹出色红,正是热邪之象;风邪偏盛则苔白,热邪偏盛则苔黄,脉来浮数主风主热。

【配伍意义】针对风湿热邪侵袭肌肤,发为风疹、湿疹,治宜疏风、除湿、清热,以祛邪于外;并兼顾到疾病与用药的全面情况,佐以养血。方中荆芥、防风、牛蒡子与蝉蜕四药并用,疏风透邪,开发腠理,以祛散在表之风邪,有祛风止痒之功,共为君药。苦参清热燥湿,苍术苦温燥湿,木通利小便而清利湿热,斯三药是为除湿而设;石膏配知母,大清阳明肌热,斯二药是为清热而设;上述两组药祛除湿热之邪,共为臣药。当归、生地和胡麻仁滋阴润燥,养血活血为佐药,其用药意义约有如下三端:一者因风湿热邪侵袭肌肤,郁结不散,每易耗伤阴血；二者系方中诸祛风药与除湿药性皆偏燥，亦易损伤阴血；三者乃外邪浸淫经络，气血为之郁滞，方中当归兼可活血，有助于祛风除邪，所谓"医风先医血，血行风自灭"（《妇人大全良方》卷3）是也。生甘草清热解毒，调和诸药，作为使药。诸药合用，共成疏风养血，清热除湿之功。

本方的配伍特点是：以辛散疏风药为主，配伍祛湿、清热、养血之品，如此祛邪而主次有序，扶正寓于祛邪之中，既能祛风除湿，又可养血清热，使邪气得去，血脉和畅，则瘙痒自止。

【临床运用】

1. 证治要点　本方之治法具备了疏风、清热、除湿和养血四法，而此四法正是中医治疗皮肤病的主要治疗方法。因此，本方是临床治疗急性皮肤病的常用方，尤以治疗风疹、湿疹效果明显。应用时以皮肤瘙痒，疹出色红，抓破后渗出津水等为证治要点。

2. 加减法　若风热偏盛，而见口渴，烦躁，大便干结者，酌加银花、连翘、大黄等以疏风清热，解毒通腑；若湿热偏盛，表现为胸脘痞满，身重乏力，舌苔黄厚而腻者，酌加地肤子、车前子、栀子等以清热利湿；若血分热甚，症见五心烦热，舌红或绛者，酌加赤芍、牡丹皮、紫草等以清热凉血；若瘙痒尤甚，病情迁延难愈或反复发作者，酌加乌梢蛇、全蝎、僵蚕等以搜风止痒。

3. 现代对于荨麻疹、湿疹、药物性皮炎、接触性皮炎和急性肾炎属于风湿热毒所致者，均可用本方加减治疗。

【使用注意】服用本方期间，不宜食用海鲜鱼腥、鸡鹅辛辣诸动风发物；并同时结合用本方煎液温洗患处或其他药物外用，则取效更速，但切忌用热水烫洗患处。陈实功所谓："必得兼戒口味，辛热莫啜，忌洗热汤"（《外科正宗》卷4），即是此意。

【源流发展】本方由《太平惠民和剂局方》卷1之消风散加减变化而来。《太平惠民和剂局方》的消风散由荆芥、防风、川芎、羌活、僵蚕、蝉蜕、藿香、茯苓、人参、厚朴、陈皮、甘草组成。主治诸风上攻，头目昏痛，项背拘急，肢体烦痛，肌肉蠕动，目眩旋晕，耳啸蝉鸣，眼涩好睡，鼻塞多嚏，皮肤顽麻，瘙痒隐疹；妇人血风，头皮肿痒，眉棱骨痛，旋晕欲倒，痰逆恶心；或久病偏风，或脱着沐浴，暴感风寒，头痛身重，寒热倦疼；或小儿虚风，目涩昏困，及急慢惊风。此方用荆芥、防风、川芎、羌活、僵蚕、蝉蜕以疏散外风；用藿香、茯苓、人参、厚朴、陈皮、甘草以健脾和中、行气除湿；合用有疏散外风，健脾除湿之功。其所治病证多端，内外（皮）妇儿兼备，然皆由风湿上攻，或流窜经络，或外侵肌肤而成。陈实功在《外科正宗》中针对风湿热邪入侵肌肤的专科特点，在前方的疏风除湿基础上，再兼以清热养血，从而制订出专治皮肤病的消风散。可谓善于继承前人的经验并加以创新者。《幼科金针》卷下之消风散，主治脓窠疮，系《外科正宗》消风散去苍术、木通、石膏、牛蒡子，加何首乌、白蒺藜、金银花、僵蚕而成；此方除湿之功不如《外科正宗》消风散，而养血祛风作用有所加强。《马培之医案》消风散，由荆芥、当归、防风、苦参、胡麻、白芷、川芎、甘菊、蒺藜、浮萍、蔓荆子组成；此方系《外科正宗》消风散去除湿清热药（如苍术、木通、石膏、知母、生地等），加诸祛风药（如白芷、川芎、甘菊等）而成，故功用重在祛风消风，主治疬风。当代中成药消风止痒冲剂（《江苏省药品标准》1985年），也脱胎于《外科正宗》消风散，系上方去知母、牛蒡子、苦参，加地骨皮，并规定胡麻仁为亚麻子，木通为关木通而成；此方功用与消风散类似，亦主治风疹、湿疹，制成冲剂，临床使用更为方便。

【疑难阐释】关于胡麻仁：方中胡麻仁在各地应用的品种比较混杂。北方多用亚麻科植物亚麻的种子，即亚麻子，李时珍《本草纲目》卷22称为壁虱胡麻，功能祛风止痒，润燥通便南方常用胡麻科植物脂麻的黑色种子,即黑脂麻,功能补益肝肾,养血润燥;另有一种唇形科植物益母草的种子,即茺蔚子,某些地区亦作胡麻仁使用,功能活血调经,疏风清热。使用者应对本地所用胡麻仁的品种了然于胸,才能提高处方用药的准确性。

【方论选录】 裴正学:"方中荆芥、防风、牛蒡子、蝉蜕疏散风邪,开发腠理而为主药。苦参、苍术、木通,皆主除湿而为辅药。风湿搏郁,久则化热,方中石膏、知母清热泻火而为兼治。治风先治血,当归养血活血;郁久化热则血燥,生地、麻仁养血润燥,同为兼治。甘草调和诸药,而为引和。"(《新编中医方剂学》)

【评议】 古代医家对本方的方论阙如,现代裴氏的方论简洁明晰,可供参考。

【临床报道】

1. 湿疹　用本方加减(处方:荆芥 3g,防风 4.5g,当归 6g,生地 9g,苦参 6g,蝉蜕 3g,苍术 1g,厚朴 1.5g,僵蚕 3g,藿香 3g,知母 3g,牛蒡子 4.5g,木通 1.5g,甘草 1.5g,石膏 18g,薄荷 1g)治疗湿疹 44 例,一律不用抗过敏之西药,对皮损较重的 5 例,外用新鲜马齿苋进行湿敷。44 例中服药最少者 5 剂,最多者 23 剂,平均疗程为 20 天。结果:近期治愈 38 例,基本治愈 6 例,对痊愈中的 27 例进行 1 年左右的随访,结果 1 例复发,26 例良好。本方对渗出型皮肤损害效果较好,患者在治疗过程中饮食要清淡,忌食厚味及辛辣食物[1]。近有报道,运用消风散加减治疗湿疹 60 例,患病时间最长 3 年 10 个月,最短 3 周。治疗处方:蝉蜕、苍术、僵蚕、藿香叶、荆芥各 12g,当归、苦参、知母各 18g,生地 20g,厚朴、木通各 25g。湿热重者,去当归、生地,加龙胆草、车前子。结果,临床痊愈 52 例,占 86.6%;基本痊愈 8 例,占 13.4%。平均治疗 22 天,用药最少 7 剂,最多 28 剂。对 5 例糜烂、渗出、皮损较严重者,加用鲜马齿苋汁湿敷收效更佳。随访未复发[2]。

2. 荨麻疹　用消风散加减并制成胶囊(荆芥、防风、连翘、牛蒡子、蝉蜕、生石膏、甘草、当归、川芎、生地、苦参、黄柏,每粒含中药 0.25g),每服 6～8 粒,日服 2～3 次,治疗荨麻疹 30 例。服药 2～7 天后,结果治愈 22 例,显效 6 例,缓解 2 例,所治病例全部有效[3]。另有报道,对 37 例慢性荨麻疹用消风散治疗。方药:当归 10～15g,生地 10～15g,石膏 10～30g,知母 10～15g,苦参 5～10g,大胡麻 5～10g,荆芥 5～10g,防风 5～10g,木通 5～10g,蝉蜕 5～10g,牛蒡子 5～10g,甘草 3～5g。12 天为 1 疗程。结果:痊愈 26 例,有效 9 例,无效 2 例,总有效率为 94.59%[4]。还有报道,用消风散加味方治疗慢性荨麻疹 42 例,对照组 40 例,均排除心肝肾肺肿瘤及内分泌病等内科疾病,均为曾经接受抗组胺药治疗无效的患者。治疗组药用:荆芥、防风、蝉蜕、苦参、小胡麻、当归、生地、苍耳子各 12g,茯苓、白术、薏苡仁、女贞子各 15g,黄芪 30g。对照组予氯苯那敏 4mg,3 次/d、塞庚啶 2mg,3 次/d 口服。两组疗程均为 6 周,治疗停止后随访 6 个月。结果:治疗组痊愈 29 例占 69%,好转 9 例占 21%,未愈 4 例占 10%。对照组痊愈 9 例占 23%,好转 19 例占 48%,未愈 12 例占 29%。两组痊愈率和好转率经统计学处理有显著性差异($P < 0.01$)[5]。

3. 急性肾炎　本方治疗急性肾小球肾炎 100 例。基本方:荆芥、防风、牛蒡子、当归、苍术各 10g,蝉蜕、生甘草、木通各 5g,苦参、生地、茺蔚子各 10～20g,知母 5～10g,石膏 20～30g。随证加减法:水肿明显加茯苓皮、车前子;疮疡加紫花地丁、蒲公英。15 天为 1 疗程。经 1 疗程治疗后,结果:81 例痊愈,10 例显效,5 例有效,4 例无效。总有效率 96%。报道者认为,消风散原为治疗湿疹方,湿疹与急性肾炎同系变态反应性疾病,病机均由风、湿、热邪客于肌表所致,故可异病同治,殊途同归[6]。将过敏性紫癜性肾炎 39 例随机分为两组,对照组常规西药治疗,治疗组在西药组的基础上加用消风散加减治疗。处方:荆芥、防风、蝉蜕、牛蒡子、苍术、苦参、石膏、知母、当归、生地、通草、胡麻仁、紫草、浮萍、地肤子、僵蚕、生地、生甘草,若兼皮肤紫癜鲜红加大青叶、水牛角、玄参,若兼腹痛加白芍、延胡索,若兼关节肿痛加威灵仙、秦艽;恢复期加黄芪、党参。结果,治疗组过敏性紫癜性肾炎疗效总有效率为90%,对照组为74.1%,治疗组优于对照组(P<0.05)[7]。

4. 寻常型银屑病 以消风散为主方治疗寻常型银屑病患者38例,对照组20例。两组病例临床症状基本相同,具有可比性。治疗组药用:荆芥12g,防风12g,蝉蜕5g,苦参12g,生地15g,牛蒡子12g,当归12g,白鲜皮12g,连翘15g,车前子(包)10g,生石膏(先煎)30g,生甘草5g。随证加减:血热旺盛者加用赤芍、黄芩、牡丹皮;湿热蕴积者加茵陈、薏苡仁、泽泻;火毒炽盛者加金银花、黄连、玄参等。3个月为1疗程。治疗1疗程后,观察疗效。治疗期间,忌食辛辣刺激性食物。对照组用乙双吗啉片(现已停用)1日3次,每次200mg,疗程及注意事项同治疗组。结果,治疗组治愈21例,好转16例,无效1例,总有效率97%。对照组治愈8例,好转7例,无效5例,总有效率75%。经统计学处理,治疗组疗效明显优于对照组[8]。

5. 玫瑰糠疹 应用消风散加减治疗玫瑰糠疹36例,对照组28例。治疗组药用:防风9g,荆芥9g,牛蒡子9g,蝉蜕6g,胡麻仁9g,生石膏20g,知母9g,生地9g,当归6g,牡丹皮9g,紫草15g,白蒺藜9g,生甘草3g。伴感冒发热加金银花、连翘;口干咽疼加板蓝根、天花粉;便秘加生大黄;病程长加鸡血藤、首乌藤、丹参。外擦皮炎露(50%酒精100ml,倍氯米松0.03g,氯霉素1.0g,水杨酸1.0g,薄荷0.5g,甘油5ml等)早晚各1次,1周为1个疗程。对照组用赛庚啶每次2mg,日3次;氯雷他定每次10mg,日1次;维生素C每次0.2g,日3次。外擦皮炎露早晚各1次。伴感冒口服新速效伤风胶囊;伴感染明显针对病情使用抗生素。结果,治疗组痊愈20例,好转12例,无效4例,总有效率88.89%;对照组痊愈8例,好转11例,无效9例,总有效率67.86%[9]。

6. 咽源性咳嗽 消风散化裁治疗咽源性咳嗽30例,并与西药抗生素治疗30例对照观察。治疗组药用:荆芥12g,防风12g,蝉蜕10g,当归12g,生地15g,石膏20g,知母10g,牛蒡子9g,苦参10g,杏仁10g,桔梗10g,赤芍15g,炙甘草10g。咳少量白稀痰者,去石膏、知母,改用半夏、车前子;咽痛加用金银花、连翘;阵发性咳嗽加用柴胡、黄芩。7天为1疗程。对照组用阿奇霉素胶囊0.25g,2次/d,7天为1个疗程。结果:治疗组显效16例,有效10例,无效4例,总有效率86.6%,对照组显效10例,有效6例,无效14例,总有效率53.3%。经统计学处理,治疗组疗效显著高于对照组(P<0.05)[10]。

7. 春季结膜炎 用消风散加减(基本方:荆芥、防风、蝉蜕、甘草、秦艽、石菖蒲、当归、知母、生石膏、通草、龙胆草、五味子。加减:湿盛加土茯苓、薏苡仁;热盛者加羚羊角、谷精草;瘀阻加川芎、红花)治疗春季结膜炎36例。结果:19例痊愈(奇痒、流泪、畏光、烧灼感、丝状分泌物等消失,结膜颜色转正常,视物清晰,随访1年以上疗效稳定),15例有效(诸症消失或基本消失,但春季易于出现反复),2例无效(治疗前后无明显变化,或一时减轻,很快复发)[11]。

【实验研究】对免疫功能的影响 消风散水煎剂10g/kg灌胃,能显著降低单核巨噬细胞对碳粒的廓清速率,明显抑制腹腔巨噬细胞的吞噬能力,对于抗鸡红细胞抗体——溶血素的生成以及DNCB所致迟发型超敏反应亦有显著的抑制作用,但对免疫器官重量无明显影响。实验结果提示,消风散具有免疫抑制作用[12]。报道者的进一步实验显示,消风散能明显抵制小鼠耳异种PCA,显著降低大鼠颅骨骨膜肥大细胞脱颗粒百分率。原方减去当归、生地,上述作用明显减弱,提示当归、生地能够增强全方的抗过敏和免疫抑制作用[13]。

为研究消风散颗粒免疫调节作用和机制,分别观察了消风散颗粒对小鼠迟发型变态反应(DTH)耳肿胀度、胸腺指数、脾指数;丝裂原诱导的脾 T、B 淋巴细胞增殖和炎症组织细胞因子的影响。结果:消风散颗粒可降低 DTH 小鼠异常增高的耳肿胀度、脾指数和胸腺指数;抑制丝裂原诱导的脾 T、B 淋巴细胞增殖;抑制炎症组织细胞因子白介素 1(IL-1)、白介素 2(IL-2)和白介素 4(IL-4)的活性。说明消风散颗粒的免疫抑制作用与其调节 T、B 淋巴细胞功能和抑制炎性细胞因子的活性有关[14]。

应用 2,4-二硝基氯苯(DNCB)外涂造成小鼠皮肤Ⅳ型变态反应模型,采用电镜观察实验各组小鼠皮肤真表皮超微结构变化。结果:Ⅳ型变态反应可致小鼠皮肤角质细胞电子密度略增强,棘细胞与基细胞均出现细胞萎缩,间隙增宽。胞质内细胞器呈空泡样改变。消风散组小鼠皮肤各层组织结构规则,各层组织改变程度明显减轻。说明消风散可改善Ⅳ型变态反应对小鼠皮肤超微结构的影响,具有抗Ⅳ型变态反应的作用[15]。报告者另有报道,消风散可改善 DNCB 引起的小鼠耳部肿胀,明显降低末梢血中白细胞总数,抑制 IFN-γ 及 sIL-2R 水平,提高 IL-4 含量。说明消风散能抑制Ⅳ型超敏反应,作用机制与抑制白细胞总数、调节细胞因子及受体有关[16]。

【附方】当归饮子(《济生方》卷6) 当归去芦 白芍药 川芎 生地黄洗 白蒺藜炒,去尖 防风 荆芥穗各一两(各 30g) 何首乌 黄芪去芦 甘草炙各半两(各 15g) 上咬咀。每服四钱(12g),以水一盏半,加生姜五片,煎至八分,去渣温服,不拘时候。功用:养血祛风。主治:外感风邪,日久不愈,耗伤阴血;或素体阴血亏虚,又感风邪者。皮肤瘙痒,入夜尤甚,或起疹,或不起疹,或毛发脱落,舌淡红,苔薄,脉细弦。

本方用当归、生地、白芍、川芎,即四物汤以养血,兼以凉血调血;何首乌补肝肾而益阴血;黄芪补气生血,且黄芪药性升浮,外达皮毛,可固腠理;防风、荆芥穗、白蒺藜以祛风止痒。合而成方,有养血祛风之功。

本方与消风散均有养血祛风之功,均是临床治疗皮肤瘙痒的常用方。但本方养血之功胜于祛风,故常用于阴血亏虚兼有风邪的各种慢性皮肤病,其病或迁延难愈,或反复发作;消风散则以祛风之功为优,兼能清热、除湿、养血,故常用于风湿热毒蕴结肌肤之风疹、湿疹,其病多为急性发作。

有人报道,用本方治疗老年皮肤瘙痒症取得较好疗效。具体方法是以当归饮子为基本方(熟地、首乌、黄芪、白蒺藜各 15g,白芍、川芎、防风各 10g,甘草 6g),再结合病情加味:冬季瘙痒甚者加蝉蜕、麻黄;夏季痒甚者加紫草、黄芩;痒顽固者加全蝎;气虚明显者加党参。两周为 1 疗程。共观察 48 例,结果:治愈 41 例(85%),好转 5 例(10.4%),无效 2 例(4.2%)[17]。又有人报道,用本方治疗全秃亦效,经治 7 例,结果痊愈 6 例(服药 2~4 个月,头发全部长出,色泽乌黑,恢复到病前状态。停药后随访 1 年无复发),无效 1 例[18]。

参 考 文 献

[1] 惠广喜,裴仰俊.消风散治疗湿疹[J].新医药学杂志,1976,(8):15.
[2] 张献忠,万代兴.消风散加减治疗湿疹 60 例[J].四川中医,2002,20(12):59.
[3] 栗德林,柯世隆,宋淑兰.消疹散治疗荨麻疹[J].上海中医药杂志,1988,(7):26.
[4] 王永山.消风散治疗慢性荨麻疹 37 例[J].国医论坛,1991,(4):23.
[5] 邢继霞,邢继华.消风散加味治疗慢性荨麻疹 42 例疗效观察[J].现代中西医结合杂志,2003,12

(13):1395.

[6] 张炉高. 消风散治疗急性肾炎 100 例[J]. 浙江中医杂志,1986,21(9):392.

[7] 金永俊. 消风散治疗过敏性紫癜性肾炎临床观察[J]. 黑龙江中医药,2007,(1):9-10.

[8] 姚琨琳. 消风散为主治疗寻常型银屑病 38 例[J]. 江苏中医药,2003,24(6):35-36.

[9] 景红梅. 消风散加减治疗玫瑰糠疹 36 例[J]. 四川中医,2007,25(9):101.

[10] 屠庆年,万宝俊. 消风散化裁治疗咽源性咳嗽 30 例[J]. 天津中医药,2005,22(6):470.

[11] 白峻峰. 消风散加减治疗春季结膜炎 36 例[J]. 浙江中医杂志,1993,28(8):352.

[12] 瞿融,朱荃,马世平. 消风散对小鼠免疫功能的影响[J]. 中成药研究,1988,(8):26-27.

[13] 瞿融,马世平,朱荃. 消风散的免疫药理研究[J]. 中国医药学报,1990,5(5):34-37.

[14] 李国忠,郑咏秋. 消风散颗粒免疫调节作用机理研究[J]. 中国实验方剂学杂志,2004,10(4):39-42.

[15] 梁秀宇,关洪全. 消风散对Ⅳ型变态反应皮肤超微结构的影响[J]. 辽宁中医药大学学报,2007,9(2):29-30.

[16] 梁秀宇,关洪全. 消风散对Ⅳ型超敏反应中 IL-4、IEN-γ 及 sIL-2R 的影响[J]. 中国中医药信息杂志,2007,14(4):37-38.

[17] 王效平,兰新昌,范叔弟. 当归饮子加味治疗老年皮肤瘙痒症 48 例观察[J]. 山东中医杂志,1986,(5):14-15.

[18] 孙会文. 当归饮子治疗全秃[J]. 四川中医,1989,(8):47.

风 引 汤
(《金匮要略》)

【异名】紫石煮散(《备急千金要方》卷 14)、紫石汤(《崔氏方》,录自《外台秘要》卷 15)、引风汤(《御药院方》卷 11)、紫石散(《普济方》卷 100)、癫痫汤(《普济方》卷 378)。

【组成】大黄 干姜 龙骨各四两(各 120g) 桂枝三两(90g) 甘草 牡蛎各二两(各 60g) 寒水石 滑石 赤石脂 白石脂 紫石英 石膏各六两(各 180g)

【用法】上为粗末,以韦囊盛之。取三指撮,井花水三升,煮三沸,温服一升(现代用法:用量酌减,水煎服)。

【功用】重镇息风,清热安神。

【主治】癫痫、中风和小儿惊风,证属热盛动风者。突然仆卧倒地,四肢抽搐或偏瘫偏枯,两目上视或口眼歪斜,喉中痰鸣,神志烦躁或不清,舌质红,脉弦有力或兼数者。

【病机分析】本方载于《金匮要略·中风历节病脉证并治》,记载十分简略,仅述其功用"除热、瘫、痫"。《备急千金要方》卷 14 载其主治为:"大人风引,小儿惊痫瘛疭,日数十发。"据此,"从方测证",揆度本方之主治证候,当是因热而风动。其热也,既可是肝阳素旺之热,亦可是外感热病,热燔肝经;以致肝热风动,发为癫痫、中风和小儿惊风。癫痫是一种发作性神志异常的疾病,病发则突然仆倒,昏不知人,口吐涎沫,两目上视,四肢抽搐,移时苏醒,醒后一如常人;中风则以突然昏仆,不省人事,伴有四肢偏瘫,口眼歪斜,语言不利为特征;小儿惊风每因外感高热不退,突发四肢抽搐,牙关紧急,目睛上视,神志不清,喉中痰鸣。三种疾病,各有特点,然皆属肝经蕴热,热盛动风所引起。肝主筋,肝热风动,则筋脉紧急或弛缓,发为仆卧倒地,四肢抽搐或偏瘫偏枯,两目上视或口眼歪斜;痰因风生,蒙阻清窍,则喉中痰鸣,神志不清;热扰心神,则神志烦躁。舌红,脉弦有力或兼数,则是肝经有热之征。

【配伍意义】本方所治癫痫、中风和小儿惊风,均由肝经蕴热,热盛动风,兼心神不宁引起。治当寒凉以清热,重镇以息风,并稍佐安神。方中重用石膏、寒水石与滑石之三石,性皆寒凉,以清热泻火,所谓"除热"是也。大黄苦寒下泄,泻火通便,协同三石,以直折风火之势。龙骨、牡蛎、赤石脂、白石脂与紫石英,均质重沉降,与三石合用,共成重镇息风之功;其中,龙骨、牡蛎和紫石英兼能镇心安神;赤、白石脂兼可固涩,以防石药重镇和大黄走泄过甚之弊。桂枝既可祛风解肌,复能平冲降逆,则不论风之属内属外,均可治之;且辛甘而温,再与干姜配伍,可防三石、大黄等药寒凝碍胃。甘草和胃气而调诸药。合而成方,共奏重镇息风,清热安神之效。

本方的配伍特点是:以重镇息风与清热泻火为主,但重镇息风又佐以固涩,可防下泄之弊;清热泻火又佐以辛温,可防寒中之弊。如是,清泄火热,则风阳自息;重镇心肝,则瘫痫可愈。

关于方名"风引"二字,《金匮玉函要略辑义》卷2认为即"风痫掣引之谓"。《外台秘要》卷15风痫门引崔氏云:"疗大人风引,少小惊痫瘛疭,日数十发,医所不能疗。除热镇心,紫石汤(即本方)。"可见"风引"属于古病名,本方主治此病,故以之名方。

【临床运用】

1. 证治要点　本方是治疗癫痫、中风和小儿惊风属于热盛动风之剂,以突然仆倒,四肢抽搐或偏瘫,目睛上视或口眼歪斜,舌红,脉弦有力或兼数为证治要点。

2. 加减法　癫痫酌加竹沥、胆南星、石菖蒲以豁痰开窍;中风酌加磁石、代赭石、怀牛膝以镇潜降逆;小儿惊风酌加羚羊角、钩藤、全蝎以凉肝止痉;热甚则酌减干姜、桂枝、紫石英及赤石脂等药。

3. 现代对于癫痫、脑卒中、小儿高热惊厥、精神分裂症、癔症以及强迫症等精神神经疾病属于热盛动风者,可用本方加减治疗。

【源流发展】本方首载于《金匮要略》,在组成上以重用石膏、寒水石、滑石和其他金石介类药为主,在配伍上体现了清热泻火,重镇息风之法,对后世的影响极其深远。首先,风引汤以石膏、寒水石、滑石之三石甘寒清热,泻火而无苦寒化燥之弊,这一配伍用药方法,先为唐·《苏恭方》紫雪(录自《外台秘要》卷18)所师法,方中重用三石以为君,继而又为金·《黄帝素问宣明论方》卷6桂苓甘露饮和清·《温病条辨》卷2三石汤所沿用,两方亦用此三药为君,三石汤则更兼以名方。吴瑭自注三石汤谓:"三石,紫雪丹中之君药,取其清热退暑利窍,兼走肺胃也"(《温病条辨》卷2)。其次,风引汤用金石介类药重镇息风,为民国张锡纯《医学衷中参西录》所师承,一变而为建瓴汤,再变而为镇肝熄风汤。张锡纯谓《金匮》有风引汤除热、瘫、痫……拙拟之建瓴汤,重用赭石、龙骨、牡蛎,且有加石膏之时,实窃师风引汤之义也"(《医学衷中参西录·医论》),又谓镇肝息风汤"实由建瓴汤加减而成"(《医学衷中参西录·医论》)。在现代,已故名医赵锡武先生,对中风半身不遂,兼血压高者,常选用风引汤加磁石、龟甲、鳖甲、生铁落,疗效颇佳(《赵锡武医疗经验》),这说明风引汤在现代临床,只要师其法而得其真髓,用之自能效如桴鼓。

【疑难阐释】关于本方是否为仲景方的问题　本方虽见之于今本《金匮要略》,但因记载过于简略和方剂组成寒温固泄并用等原因,以致后人怀疑非仲景方,而系宋人校刻时所附。如尤怡曰:"孙奇以为中风多从热起,故特附于此欤"(《金匮要略心典》卷上),张锡纯亦认为:"风引汤方下之文甚简,似非仲景笔墨,方书有疑此系后世加入者,故方中之药品不纯"(《医学衷中参西录·医论》)。其实,这只是一种猜测,并无多少实际根据,倒是风引汤属于仲景方的证据颇多。例如,《外台秘要》卷15引《崔氏方》云:"永嘉二年,大人小儿频行风痫之病……张思惟合此散(即风引汤),所疗皆愈。"永嘉是西晋怀帝司马炽的年号,永嘉二年即公元308年。从以上记载来看,本方早在西晋时便有应用,不可能是宋人所附。丁光迪在对《金匮要略》侯氏黑散和风引汤进行了考证后指出:"这些方剂,是张仲景之方,有据可证。如《诸病源候论》卷六寒食散发候,引皇甫士安云:'仲景经有侯氏黑散、紫石英方(即风引汤),皆数种相出入,节度略同。'皇甫士安(公元215—282年)晚于张仲景约只数十年,是完全有可能看到这些方剂在张仲景著作中的。北宋林亿等校正《外台秘要》紫石汤(即风引汤)时,亦注明'此本仲景《伤寒论》方,《古今录验》、《范汪》同,并出第六卷中'。这样,关于方源问题,可以明确了"[1]。

【方论选录】

1. 赵以德:"瘫痪者,以风邪挟痰于四肢故也;痫者,以风热急其筋脉,内应于心主故也。由是二者,尽可用此汤治之。首用大黄之寒、走而不止者泻之,俾火退风熄,凝痰扫去矣。复用干姜之热、止而不走者何哉?前哲有云:大黄之推陈致新,如将军之戡定祸乱,然使无监军,兵无向导,能独成其功乎?夫一阴一阳之为道,故寒与热相济,行与止相须,然后寒者不惨,热者不酷,行者不疾,止者不停。所以大黄逐热行滞,以通营卫而利关节,则必以干姜安之,桂枝导之,佐以大黄之达四肢脏腑而不肆其峻快;不然,将从诸药石而下走矣。桂枝又散风木,干姜又能治血,祛风湿痹,去风毒痹,二者因得以相制为使。犹虑干姜之热中,更以石膏、滑石制之,禀清肃之金性,以制木救土,泻阳明肺热,解肌肉风痹也。阴水不足,火因妄动而生风,满招损,自役其心,精神不守,非镇重之剂则不能安其神、益其水,故以寒水石补阴水,紫石英、白石脂、赤石脂、牡蛎、龙骨敛精神、定魂魄、固根本也。"(录自《金匮玉函经二注》卷5)

2. 徐彬:"风邪内并,则火热内生,五脏亢甚迸归入心,故以桂、甘、龙、牡通阳气,安心肾为君;然厥阴风木与少阳相火同居,火发必风生,风生必挟木势侮其脾土,故脾气不行,聚液成痰,流注四末,因成瘫痪,故用大黄以荡涤风火湿热之邪为臣;随用干姜之止而不行者以补之为反佐;又取滑石、石膏清金以伐其木,赤、白石脂厚土以除其湿,寒水石以助肾水之阴,紫石英以补心神之虚为使。故大人、小儿风引惊痫皆主之。巢氏用治脚气,以石性下达可胜湿热,不使攻心也。"(《金匮要略论注》卷5)

3. 尤怡:"此下热、清热之剂,孙奇以为中风多从热起,故特附于此欤?中有姜、桂、石、脂、龙、蛎者,盖以涩驭泄,以热监寒也。然亦猛剂,用者审之。"(《金匮要略心典》卷上)

4. 陈元犀:"大人中风牵引,小儿惊痫瘛疭,正火热生风,五脏亢盛,及其归迸入心,其治同也。此用大黄为君,以荡除风火热湿之邪,随用干姜之止而不行者以补之,用桂枝、甘草以缓其势,又用石药之涩以堵其路。而石药之中,又取滑石、石膏清金以平木,赤、白石脂厚土以除其湿,龙骨、牡蛎以敛其精神魂魄之纷驰,用寒水石以助肾之真阴不为阳光所烁,更用紫石英以补心神之虚,恐心不明而十二经危也。明此以治入脏之风,游刃有余矣。后人以石药过多而弃之,昧孰甚焉!"(《金匮方歌括》卷2)

5. 张锡纯:"《金匮》有风引汤除热、瘫、痫。夫瘫既以热名,明其病因热而得也。其证原以脑充血也。方用石药六味,多系寒凉之品,虽有干姜、桂枝之辛热,而与大黄、石膏、寒水石、滑石并用,药性混合,仍以凉论(细按之桂枝、干姜究不宜用)。且诸石性皆下沉,大黄性尤下降,原能引逆上之血使之下行。又有龙骨、牡蛎与紫石英同用,善敛冲气,与桂枝同用,善平肝气。肝冲之气不上干,则血之上充者自能徐徐下降也。且其方虽名风引,而未尝用祛风之药,其不以热瘫痫为中风明矣。特后世不明方中之意,多将其方误解耳。拙拟之建瓴汤,重用赭石、龙骨、牡蛎,且有加石膏之时,实窃师风引汤之义也(风引汤方下之文甚简,似非仲景笔墨,故方书多有疑此系后世加入者,故方中之药品不纯)。"(《医学衷中参西录·医论》)

6. 冉雪峰:"查此方为镇定神经,兼复脉救逆之方。此在《外台》名紫石汤,疗大人风引,小儿惊痫瘛疭,日数十发,医所不疗及除热等等。方名风引,原系治风。古人所谓风病,即今之所谓脑病。脑病的因素甚多,苟果邪热犯脑,狂飚飞扬,气血交并于上,自以镇降潜纳,下引下泄为适应。本方六石之镇降,龙牡之潜纳,大黄之下引下泄,诚为切当。方内兼用干姜、桂枝,向不解作者意义,知见无从证入,久而生悟,因编《辨证中风问题之解决》一书。本方桂枝强心,增加血中氧化,干姜复脉,并求到脉的资生源头。病当邪炽气盛,体实脉实,镇潜引泄之不暇,何须姜桂? 但羁延日久,心体驰衰下降,脉搏与呼吸不应,危在顷刻,徒事镇潜引泄,必有则(脉)绝邪正同归于尽之虞。此际加桂加姜,一面镇纳邪气,使不上逆,一面鼓舞中气,俾之斡运,所以本方不宁镇定神经,而兼复脉救逆也。此等证,非证入学理最深层,安能望救? 后贤谓姜桂宜减用,或谓姜桂宜除去,而不知有不可减、不可去者在。不用姜桂,只能疗中风轻症;用姜桂,乃能疗中风坏症。学者当深维其所以然之故也。"(录自《历代名医良方注释》)

【评议】诸家均认为风引汤的主治证候属风、属热,因此,亦都从除热息风的立法原则来分析方中药物的配伍意义。其中,赵氏认为方中大黄寒下,可使"火退风熄,凝痰扫去",意义十分重要;而干姜之热,乃为救弊而设。清代陈元犀的方论亦从赵氏,可见其影响深远。不过,赵氏认为方中石膏、滑石又是为制"干姜之热中"而设,似欠妥;证属火热,石膏、滑石为清热也。徐彬另辟蹊径,认为"风邪内并,则火热内生,五脏亢甚,进归入心,故以桂、甘、龙、牡通阳气、安心肾为君",突出心在病因、病机中的地位,强调治心的重要性,亦能言之成理,有一定的参考价值。尤氏对此方的配伍意义分析无多,但所云"以涩驭泄,以热监寒",乃点睛之笔,直入真髓! 陈元犀的方论,综合了赵以德和徐彬的论点,既强调大黄为君,又突出龙骨、牡蛎、紫石英之治心,并认为此方"后人以石药过多而弃之,昧孰甚焉"。张锡纯对此方配伍意义的分析,中肯切要而无浮语,其认为桂枝与龙骨、牡蛎、紫石英等同用,"善平肝气"是符合仲景原意的,盖观仲景用桂枝加桂汤治疗奔豚气,即可知矣。冉氏思想解放,结合有关西医学的知识,认为方中干姜、桂枝是为复脉救逆而设;这一观点,对于我们重新认识风引汤的组方意义颇具启发意义,同时,这种善于吸收新知的治学态度,更是值得我们学习的。

【验案举例】

1. 风痫 《崔氏方》(录自《外台秘要》卷15):永嘉二年,大人小儿频行风痫之病。得发例不能言,或发热,半身掣缩,或五六日,或七八日死。张思惟合此散(即风引汤),所疗皆愈。

按语:从以上记载可知,所谓风痫病的特点有:传染性很强;以不能言,半身掣缩为主要症状,或有发热;病情重,预后差。因古今疾病与病名的变迁,此病似难与现代某一疾病对应。然张思惟用风引汤治之"所疗皆愈",对现代临床运用本方仍有启发作用。

2. 癫痫 《江西中医药》(1986,3:16):某男童,12岁。突然双目上视,旋即仆地,不省人事,口流涎沫,手足抽搐,醒后如常人。一日发作1~2次,反复发作,历时3年余,曾服中西药治疗罔效。近来加剧,每日发作2~3次,每次2~3分钟方醒,伴头晕,口苦,目赤,胸胁烦闷,大便干结,溲赤,寐中梦多或惊叫,两颧部有时泛赤色。舌边尖红,脉沉弦。本证日趋加重,属肝火益炽,肝阳亢盛,引动肝风为患,兼痰火迷心。治宜除热息风,佐以豁痰。处方:生大黄30g,干姜30g,生龙、牡各24g,桂枝15g,寒水石、赤石脂、白石脂、紫石英、生石膏各

24g,生甘草15g,芦根40g,枳实15g。共研粗末,每次60g煎服。连服20天,症状明显减轻(每半月发作一次,发作时间也缩短)。守方加石菖蒲20g、川贝母10g,调治月余未见发作。嘱坚持服药3个月,并间以六君子汤送服以助脾运化。随访1年余未发。

按语:本例癫痫由肝热动风,兼有痰热所引起,治疗先以风引汤为主以除热息风,后加石菖蒲、川贝以加强豁痰之功,最后又用六君子送服药散,是顾及患儿反复发作历时3年余必致脾气损伤。据治验者体会,风引汤治疗癫痫,以将药物研成粗末煎服疗效为佳。

3. 中风 《中医杂志》(1986,9:26):某男,61岁,农民。于1976年10月25日晚归即觉头晕异常,如登云雾,顿觉肢麻,旋即左侧偏废,口歪语謇,次日抬送本院求诊。此时适逢有省医疗队,经确诊为"脑血栓形成"。以扩张血管、抗凝、改善微循环等治疗2周,未见好转。改请中医会诊。症见面赤如妆,头晕掣痛,舌强语謇,口眼歪斜,口角流涎,左半身不遂,神志清楚,瞳孔等大,大便7日未解,舌红、苔黄糙,脉沉弦滑。脉症合参,证属高年肾水不足,木少涵养,风阳偏亢,鼓舞痰火上达巅顶,阻塞清窍。拟通变风引汤观察。处方:生石膏60g,生龙骨30g,生牡蛎30g(以上先煎),滑石12g,龙胆草10g,牡丹皮10g,怀牛膝15g,鲜竹茹12g,大黄10g,广木香2g,槟榔6g,石菖蒲6g,白薇10g。每天1剂,水煎,分3次内服。服药3剂,患者离床人扶跛行。续服10剂,口眼已不歪斜,语言清晰,下肢功能恢复正常,头痛、头晕消失,面色已不潮红,大便畅行,唯手仍废,出现浮肿。原方去菖蒲、大黄,加佩兰叶6g,桑枝15g,片姜黄10g。再服至20剂,上肢能平举,指能弯曲,但欠握力。又服20剂,生活基本自理,且能参加轻微体力劳动。9年后随访,未见复发。

按语:本例中风由水不涵木,肝阳化风所引起,故取风引汤重镇、清热、息风之意。去桂枝、干姜、赤白石脂、紫石英等药,盖嫌其温涩也;加龙胆草清泻肝火,怀牛膝益肝肾而引血下行,牡丹皮和白薇凉血活血,竹茹、菖蒲和远志化痰宣窍,木香和槟榔行气以助大黄泻下。二诊时,针对患者上肢偏废情况较重,故又加桑枝、姜黄和佩兰等以兼顾之,后守方使用,终获全效。

4. 急惊风 《江西中医药》(1986,3:16):某男童,4岁。1983年8月7日入院。患儿高热3天,昨起项强,手足抽搐,牙关紧闭,便秘,小便自遗,面赤,口燥渴,T40.5℃,舌赤、苔黄燥,脉弦数。脑脊液化验,诊为"乙型脑炎"。综观诸证,乃暑热为患,内陷厥阴,引动肝风。拟清热息风为法:生石膏15g,寒水石9g,生龙、牡各5g,生大黄4g,生甘草3g,滑石10g,赤、白石脂各10g,紫石英10g,丹皮4g,羚羊角粉(冲服)2g,钩藤6g。服药2剂后,体温降至38.5℃,抽搐渐止。继进3剂,诸症悉减,但夜寐不安,多啼哭动扰,守上方加酸枣仁、桑叶各6g,送服六味地黄丸,诸症悉平。后以清滋运脾之药调理而痊。

按语:本例系暑热内陷厥阴所致急惊风,故以风引汤清热重镇息风,原方中干姜、桂枝等辛温与病证不合,故去之;加羚羊角、钩藤、牡丹皮,以加强凉肝息风止痉之效。药证合拍,故能投剂辄效。

【临床报道】

1. 癫痫 以风引汤为基本方,随证加减,治疗癫痫100例,结果:大发作型21例,治愈3例,显效5例,有效8例,无效5例;局限性发作型24例,治愈14例,显效7例,无效3例;小发作型22例,治愈14例,有效8例;一般发作型9例,治愈3例,显效3例,有效2例,无效1例;肌阵挛性发作型21例,治愈12例,有效6例,无效3例;持续发作型3例,显效、有效、无效各1例。总计治愈46例,显效15例,有效26例,无效13例,总有效率87%[2]。应用风引汤加减(石膏、赤石脂、紫石英、大黄、干姜、桂枝等)治疗本病小儿癫痫50例。结果:显效18

例(36%),总有效率为74%。说明风引汤可明显减轻癫痫发作的症状,延长发作间隔时间,部分患儿脑电图有明显好转[3]。

2. 中风 用风引汤加减而成的通变风引汤(生石膏30～60g,生龙骨30g,生牡蛎30g,滑石12g,龙胆草10g,牡丹皮10g,大黄10g,鲜竹茹12g,怀牛膝15g,槟榔6g,广木香2g,白薇10g,远志6g,石菖蒲6g)治疗中风偏瘫30余例,并作如下加减:痰多者,加半夏、生姜;无语言謇涩者,去远志、菖蒲;无大便闭者,去大黄;患肢功能不复者,加伸筋草、丝瓜络、桑寄生,并去菖蒲、远志;待下肢功能恢复后,则去伸筋草等,加佩兰叶、桑枝恢复上肢功能;患肢无力者,加山萸肉、桑椹子、熟地以养肝肾;若患肢出现浮肿者,此为功能恢复之佳兆,不可用渗利药。结果:所治患者均获良效[4]。

3. 椎基底动脉供血不足眩晕 采用风引汤治疗椎基底动脉供血不足性眩晕80例,方法:口服风引汤加减,2次/d,150ml/次,饭后服用,连续服用10天。药:龙骨、牡蛎、桂枝、寒水石、滑石、石膏、赤石脂、白石脂、干姜、大黄、紫石英、甘草。肝气郁者加柴胡、枳壳、郁金,痰热者加胆南星、竹茹,血瘀者加用桃仁、丹参。结果:治疗后74例患者头晕症状较治疗前明显好转,有效率92.5%。本组患者治疗前血高切黏度(7.85±0.69)mPa·s,低切黏度(17.56±1.37)mPa·s,纤维蛋白原(5.10±0.62)g/L,血细胞比容0.51±0.07;治疗后分别为(5.32±0.64)mPa·s,(11.56±0.75)mPa·s,(2.96±0.37)g/L,0.33±0.03,均低于治疗前,P均<0.05。治疗前平均血流速度MCA(72.48±12.68)cm/s,ACA(53.74±9.98)cm/s,PCA(50.64±9.94)cm/s,VA(37.85±7.54)cm/s,BA(41.39±7.09);治疗后分别为(118.78±21.56)cm/s,(87.24±13.91)cm/s,(85.45±13.89)cm/s,(55.19±5.74)cm/s,(59.56±5.19)cm/s,均高于治疗前,P均<0.05[5]。

参 考 文 献

[1] 丁光迪.谈侯氏黑氏和风引汤的实用价值[J].江苏中医杂志,1983,(1):51-53.

[2] 白炳森,白海亮,杨增文.风引汤治疗癫痫100例临床小结[J].河北中医,1986,(4):24-25.

[3] 刘玉珍,魏小维.风引汤治疗小儿癫痫50例[J].陕西中医,2007,28(7):778-779.

[4] 王克谦.通变风引汤治疗中风偏瘫的体会[J].中医杂志,1986,27(9):26-27.

[5] 丁立功,于梅,陈玉珍.风引汤治疗椎基底动脉供血不足眩晕80例[J].山东医药,2007,47(21):62.

(华浩明)

第二节 平 息 内 风

羚角钩藤汤
(《通俗伤寒论》)

【组成】羚角片钱半(4.5g)先煎 霜桑叶二钱(6g) 京川贝四钱(12g)去心 鲜生地五钱(15g) 双钩藤三钱(9g)后入 滁菊花三钱(9g) 茯神木三钱(9g) 生白芍三钱(9g) 生甘草八分(2.4g) 淡竹茹五钱(15g)鲜刮,与羚角先煎代水

【用法】水煎服。

【功用】凉肝息风,增液舒筋。

【主治】热盛动风证。高热不退,烦闷躁扰,手足抽搐,发为痉厥,甚则神昏,舌绛而干,

或舌焦起刺,脉弦而数。

【病机分析】热盛动风证多出现于温病极期,按病变阶段分有气、营、血分之别,然推其病所,总不离厥阴肝木。盖动风本为筋脉之病变,筋束骨,联络关节、肌肉,主司运动,具刚劲柔韧相兼之性,而筋又为肝所主,并赖肝血濡养,所谓"肝主身之筋膜"(《素问·痿论》),"肝之合筋也"(《素问·五藏生成论》)。如温邪入侵,肝脏自病,或他脏病变累及于肝,致阳盛而热,津亏而燥,筋脉失润,柔和之质尽失而刚强之性太过,则内风由起。邪热蒸腾,故高热不退;热灼心营,神明被扰,轻则烦闷躁扰,重则神志昏迷;邪热燔灼,津伤失濡,筋急而挛,故手足抽搐,发为痉厥。正如前人所云:"热毒流于肝经……筋脉受其冲激,则抽惕若惊。""肝属木,木动风摇,风自火出"(《余师愚疫病篇》,见《温热经纬》卷4)。"痉,强直也,谓筋之收引而不舒纵也。其所以致此者有二:一曰寒……一曰热,热甚则灼其血液干枯,干枯则短缩,观物之干者必缩可见也"(《医碥》卷3)。邪热炽盛,阴液耗伤,故舌绛而干或舌焦起刺;脉弦而数,乃肝经热盛之征。

【配伍意义】本方所治,乃肝经热盛生风之证,病势急暴,病情危重。风动于内,急宜平息,而欲息风,又需拔其本,去其因,调其脏腑。故本方立法以清热凉肝,息风止痉为主,兼以滋阴增液。方中羚羊角咸寒,入肝、心二经,既擅平肝息风,又能清热镇惊,《本草纲目》卷3谓其有"平肝舒筋、定风安魂"、"辟恶解毒"之功。钩藤甘凉,亦归肝、心二经清热平肝,息风定惊,《本草纲目》卷18云:"钩藤,手、足厥阴药也。足厥阴主风,手厥阴主火。惊痫、眩运,皆肝风相火之病,钩藤通心包于肝木,风静火熄,则诸症自除。"《本草新编》亦云:"钩藤……入肝经治寒热惊痫,手足瘛疭,胎风客忤,口眼抽搐。此物去风甚速,有风症者,必宜用之。"两药相合,则凉肝息风之力更强,共为君药。桑叶苦甘性寒,入肝清热,《重庆堂随笔》谓其尚能"熄内风"。菊花甘苦而凉,善解肝经之热。《本草正义》卷5云:"菊花……秉秋令肃降之气,故凡花皆主宣扬疏泄,独菊则摄纳下降,能平肝火,熄内风,抑木气之横逆。"桑、菊同用,共助君药清热息风,皆为臣药。火旺生风,风助火势,风火相煽,耗阴劫液,故以鲜生地、生白芍、生甘草酸甘化阴,滋阴养液,柔肝舒筋。地黄取鲜品,芍、草俱生用,则寒凉之性较胜,切合热甚津伤之机。风火灼津,易于成痰,痰浊既成,又会助热生风,加重病情,故配竹茹、贝母清热化痰。用茯神木者,以风火内旋,心神不宁,而此药功专平肝宁心也。正如《要药分剂》卷2所云:"肝风内煽,发厥不省人事者,余每重用茯神木治之,无不神效。盖此症虽属肝,而内煽则必上薄于心,心君为之不宁,故致发厥。茯神本治心,而中抱之木又属肝,以木制木,木平则风定,风定则心宁,而厥自止也。"以上六味同为佐药。其中生甘草兼可调和诸药,又为使药。全方侧重于凉肝息风,兼顾增液、化痰、宁神,法度严谨,主次分明,而针对风动痰生、神魂不宁的病机配伍祛痰、安神药以增强平肝息风之效,则尤为同类方剂所未备。

【临床运用】

1. 证治要点　本方为凉肝息风的代表方,临床以高热、抽搐为证治要点。

2. 加减法　气分热盛而见壮热汗多、渴欲冷饮者,加石膏、知母等以清气分之热;营血分热盛而见肌肤发斑、舌质红绛者,加水牛角、牡丹皮、紫草等以清营凉血;兼腑实便秘者,加大黄、芒硝以通腑泻热;兼邪闭心包、神志昏迷者,加紫雪或安宫牛黄丸以凉开止痉;抽搐不易止息者,加全蝎、僵蚕、蜈蚣等以息风止痉;喉间痰壅者,加鲜竹沥、生姜汁、天竺黄等以清热涤痰;高热不退,津伤较甚者,加玄参、天冬、麦冬等以滋补津液。若无羚羊角,可用山羊角或珍珠母替代,但用量宜大。

3. 本方现代常用于流行性脑脊髓膜炎、流行性乙型脑炎、高血压脑病、脑血管意外、妊娠子痫等属肝热生风或肝阳化风者；对风湿性脑膜脑炎、急性菌痢合并脑病、重症肺炎伴中毒性脑病、面肌痉挛、癔症等引起的抽搐或痉厥辨证为热盛或阳亢风动者，亦有良好疗效。

【使用注意】 热病后期阴虚风动者，不宜使用本方。

【源流发展】 有关热盛动风的论述，最早见于《素问·至真要大论》"诸热瞀瘛，皆属于火"；"诸暴强直，皆属于风"。唐代《古今录验》(公元627年)钩藤汤(钩藤、蚱蝉、蛇蜕皮、大黄、石膏、黄芩、竹沥、柴胡、升麻、甘草)和《必效方》(公元713年)钩藤汤(钩藤、牛黄、龙齿、蚱蝉、蛇蜕皮、麦冬、人参、茯神、杏仁)(《外台秘要》卷35)已将平肝息风止痉药与清热、化痰、养阴、安神等品配伍用于小儿壮热惊风，然而，从总体上看，有关外感热病热盛动风证治，明、清以前尚未形成完整的体系。究其原因，一是古代尤其是唐、宋以前的医家对动风病证多从外风立论；二是温病学作为一门独立的学科，崛起于明末清初之际，而对主要见于温病过程中的热盛动风证的研究，又是随着温病学的形成发展而逐步展开并深化的。清·叶桂在《外感温热篇》中提到了温病痰火生风与湿热化风的病机症状为"舌绛欲伸出口，而抵齿难骤伸者，痰阻舌根，有内风也"(17条)，"咬牙啮齿者，湿热化风"(33条)(《温热经纬》卷3)。薛雪在《薛生白湿热病篇》中曾指出湿温化燥伤津，风火内动的病理机转及治疗用药："湿热证，数日后，汗出热不除，或痉，忽头痛不止者，营液大亏，厥阴风火上升，宜羚羊角、蔓荆子、钩藤、玄参、生地、女贞子等味"(《温热经纬》卷4)。但叶、薛两人均未出方。羚角钩藤汤的问世，为热极动风证的治疗提供了有效专方。羚角钩藤汤的主治原书未见记载，只有治法曰"凉肝息风法"。就原书而言，俞氏虽名曰论伤寒，实则融通伤寒和温病学说，较为全面地论述了外感热病，羚角钩藤汤出自"第二章六经方药第五节清凉剂"，不难推断，该方主治当为热盛动风证。秦伯未《谦斋医学讲稿》亦说："本方原为热入厥阴，神昏搐搦而设。"其后温病学家雷丰创"却热息风法"和"清离定巽法"，前者药用"羚羊角、钩藤钩、大麦冬、细生地、甘菊花"，"治温热不解，劫液动风，手足瘛疭"；后者药用"连翘、竹叶、细生地、玄参、甘菊花、冬桑叶、钩藤钩、宣木瓜"，"治昏倒抽搐，热极生风之证"。其清热养阴，平肝息风的思路及其用药，与俞氏羚角钩藤汤有明显的类同之处。近四十年来，医家对温病热盛动风证多强调病因治疗，主张使用清热方剂，而羚角钩藤汤清热之力较弱，故单用该方的临床报道较为少见。另一方面，羚角钩藤汤在内伤杂病肝阳化风即何秀山在《重订通俗伤寒论》该方按语中所说"肝风上翔……头晕胀痛，耳鸣心悸，手足躁扰，甚则瘛疭"，"孕妇子痫"、"产后惊风"，《谦斋医学讲稿》所谓"肝阳重症"等病证的治疗上，则得以广泛应用，在多种版本的《中医内科学》教材中，亦被列为治疗中风热闭之证的主方。

【方论选录】

1. 何秀山："肝藏血而主筋，凡肝风上翔，症必头晕胀痛，耳鸣心悸，手足躁扰，甚则瘛疭，狂乱痉厥，与夫孕妇子痫，产后惊风，病皆危险，故以羚、藤、桑、菊息风定痉为君，臣以川贝善治风痉，茯神木专平肝风。但火旺生风，风助火势，最易劫伤血液，尤必佐以芍、甘、鲜地酸甘化阴，滋血液以缓肝急。使以竹茹，不过以竹之脉络通人之脉络耳。此为凉肝息风、增液舒筋之良方。然惟便通者，但用甘咸静镇、酸泄清通始能奏效，若便闭者，必须犀连承气急泻肝火以息风，庶可救危于俄顷。"(《重订通俗伤寒论》第2章)

2. 秦伯未："本方原为邪热传入厥阴，神昏搐搦而设。因热极伤阴，风动痰生，心神不安，筋脉拘急，故用羚羊、钩藤、桑叶、菊花凉肝息风为主，佐以生地、白芍、甘草酸甘化阴，滋液缓急，川贝、竹茹、茯神化痰通络，清心安神。由于肝病中肝热风阳上逆，与此病机一致，故亦常用于肝阳重症，并可酌加石决明等潜镇。"(《谦斋医学讲稿》)

【验案举例】癔病 《浙江中医杂志》(1982,9:413):某男,24岁。因双夏期间劳累过度,加上情志不畅,导致旧病复发。症见彻夜不眠,惊惕不安,抽搐频频,不能自主,口角流涎,沉默不语,偶有大小便失禁,进食被动。病已一周。舌质红,苔薄黄,脉弦滑。体温37.8℃,扁桃体左＋＋＋右＋＋,白细胞12 300。西医诊断为癔病性精神病;中医辨证属肝阳浮越,内风扰动,痰浊上泛,治宜平肝息风,清热化痰。方用羚角钩藤汤加减:羚羊角2g,钩藤、辰茯苓、僵蚕、天竺黄各12g,生地30g,石决明20g,生白芍15g,象贝、竹茹、地龙各10g,冬桑叶6g,蜈蚣2条。同时配合针刺。用药20余剂,痊愈出院。

按语:本案之身热抽搐、惊惕不寐诸症,皆由肝郁化火,风火上旋,灼津成痰,心神不宁而起,投羚角钩藤汤以清肝息风、化痰宁神,加虫类药、石决明、天竺黄以助其力,药证相合,终收全功。

【临床报道】

1. 出血性脑卒中 用本方加味治疗23例,患者均有脑动脉硬化和高血压病史,均为首次发病,病发前均有明显直接诱因。临床表现多数有头痛、呕吐、突然昏倒、大小便失禁、偏瘫等。发病至开始以本方治疗时间2～96小时不等。病情均属中重度。基本方为羚羊角粉(冲)、全蝎、生白芍、田三七、菊花各9g,钩藤、天麻、川贝母、茯神、地龙各12g,鲜竹茹、鲜生地、代赭石各15g,水牛角片(尖部)50g。水煎,尽早服药。昏迷患者不能口服时可鼻饲,合并消化道出血者待药液凉后服。急性期病情严重时每天2剂药煎4次服,10天为1疗程。病情稳定后改为每天1剂煎2次服。恢复期用药渣加桑枝、石菖蒲煎水搽洗患肢,并被动地加强患肢功能锻炼。治疗5～12个疗程。结果按1987年全国中医急症研讨会中风病疗效标准评定,计分着眼于神志、语言、运动功能的恢复程度,满分28分,起点分不超过18分。基本痊愈(积分达24分以上)7例,占30.4%;显效(积分增加超过10分)13例,占56.5%;有效(积分增加超过4分)2例,占8.7%;无效(积分增加不足4分)1例,占4.3%。总有效率95.7%。认为尽早服药是降低死亡率、减少后遗症的关键,急性期用药量要足,尤其是主药。观察表明,每天服2剂药者比服1剂药者康复快,后遗症少[1]。

采用羚角钩藤汤化裁治疗脑出血急性期24例,全部病例均经头颅CT检查,其中基底节区脑出血15例,占62.5%,脑桥出血6例,占25%,小脑出血3例,占12.5%。治疗方法,全部病例均给予中药每日1剂,鼻饲或口服,配合西药降颅压、维持水、电解质平衡。处方:羚羊角粉(冲)2g,钩藤(后下)30g,菊花15g,大黄(后下)15～30g,全瓜蒌15g,天麻10g,全蝎10g,生白芍24g,生地黄15g,三七(冲)10g,地龙20g,川贝母10g。随证加减:昏迷者用安宫牛黄丸1丸灌服;痰热盛者加胆南星、天竺黄;高热者加生石膏。10天为1疗程,一般服药2～3疗程。结果:基本治愈8例,占33%;显效12例,占50%;有效3例,占12.5%;无效1例,占4.5%。有效率为95.5%[2]。

观察羚角钩藤汤加味为主治疗急性脑出血的疗效,将符合诊断标准和纳入标准的急性脑出血患者随机分为两组,治疗组为中西医结合治疗60例,对照组为单纯西医治疗62例。观察1个月,以神经功能缺损评分改变和血肿吸收情况判定疗效。结果:治疗组总有效率为88.33%,血肿全部及大部分吸收率为84.75%。对照组总有效率为67.74%,血肿全部及大部分吸收率为46.43%。说明中西医结合治疗急性脑出血可以加快血肿吸收,减轻脑水肿,降低死亡率及致残率,明显提高患者的生存质量[3]。

脑出血继发中枢性高热40例,随机分为治疗组21例和对照组19例,治疗组应用羚角钩藤汤加大黄配合物理降温,对照组采用溴隐亭配合物理降温治疗。结果:治疗组体温下降显著优于对照组（$P<0.05$）。说明羚角钩藤汤加大黄可有效治疗脑出血继发中枢性高热[4]。

2. 高血压病 采用羚角钩藤汤治疗老年单纯收缩期高血压42例,另设对照组41例。治疗组给予羚角钩藤汤,处方:羚羊角粉(分冲)0.6g,桑叶10g,川贝10g,生地15g,钩藤15g,菊花15g,茯神15g,白芍15g,竹茹10g,生甘草3g。对照组口服珍菊降压片,每日3次,每次2粒。2组疗程均为8周。治疗前1周起停用一切其他降压药物。结果:治疗组显效16例,有效18例,无效8例;对照组显效10例,有效13例,无效18例;治疗组总有效率为80.95%,对照组总有效率为56.10%,治疗组疗效明显优于对照组（$P<0.05$）[5]。

3. 小儿高热惊厥 将高热惊厥患儿随机分为治疗组与对照组,两组均予西医常规处理,治疗组加用羚角钩藤汤。处方为:羚羊角2～3g,钩藤6～9g,桑叶3～6g,菊花6～9g,生地6～9g,白芍6～9g,浙贝母6～9g,竹茹6～9g,茯苓6～9g,甘草1.5～3g。剂量根据年龄及病情酌情而定,每日1剂,连服7天。结果:治疗组疗效优于对照组,退热时间亦短于对照组。说明羚角钩藤汤控制小儿高热惊厥发作疗效确切[6]。

4. 面肌痉挛 以本方为主治疗100例,病程3周～12年,气血两亏型(普通型)加全蝎、蜈蚣、当归、杞子等,肝风夹痰型(高血压型)加全蝎、蜈蚣、天麻、枳实、胆南星等,阴虚火旺型(不寐型)加杞子、当归、地龙、决明子、远志、夜交藤、全蝎等。结果:显效51例,有效28例,无效21例,总有效率为79%。三型疗效无明显差异,病程短、年龄小、体质较强者疗效较为显著[7]。

【实验研究】对暑风大鼠的作用 以羚角钩藤汤(茯神木改为茯苓) 水煎剂每次82.89mg/kg,灌胃2次,观察其对人工高温所致幼龄大鼠暑风证的影响。结果表明,该方能延长大鼠的热耐受时间,延迟暑风痉厥发生,缩短痉厥后大鼠的昏迷时间,促进其意识及运动功能的恢复,但对痉厥强度无明显影响[8]。

【附方】钩藤饮(《医宗金鉴》卷50) 人参(3g) 全蝎去毒(0.9g) 羚羊角(0.3g) 天麻(6g) 甘草炙(1.5g) 钩藤钩(9g) 水煎服。功能:清热息风,益气解痉。主治:小儿天钓,惊悸壮热,眼目上翻,手足瘛疭。

天钓,病证名,出明·万全《育婴家秘》,为惊风的一种。又名天吊、天钓惊风。多由外感风热,或乳哺失宜,致邪热痰涎蕴积上焦,心膈壅滞,不得宣通而成。临床以高热惊厥、头目仰视为特征。《医宗金鉴》卷50云:天钓"证似惊风,但目多仰视,较惊风稍异"。钩藤饮适用于其中"搐盛多热者"(《医宗金鉴》卷50)。方中钩藤、羚羊角凉肝清心,息风定惊为君;天麻、全蝎平肝息风,解痉止搐为臣;初生小儿,脏腑柔嫩,元气未充,形神怯弱,故佐以人参补养元气,呵护正气,炙甘草和中调药,用为使药。原书方后按云:"天钓乃内热痰盛,应减人参。"可供临床参考。

本方来源,可上溯至《医方大成》卷10所引汤氏"钩藤饮"。钩藤饮原治"小儿天吊潮热",方中有犀角屑,无羚羊角。《医宗金鉴》所载方除组成上与原方有上述出入外,在主治证方面,瘛疭的程度亦较为严重。该书涉及钩藤饮适应证的内容共有三处:其一,"小儿天钓证……搐盛多热者,钩藤饮主之";其二,"天钓须用钩藤饮,瘛疭连连无止歇";其三,"内钓……瘛疭甚者,钩藤饮主之"。三处均提到抽搐较甚这一点。这也说明,含有羚羊角的钩藤饮,具有较强的息风止痉作用。

本方与羚角钩藤汤同以钩藤、羚羊角为君,均属凉肝息风之剂,皆治高热抽搐之证。但前者配有全蝎、天麻、人参,止痉定搐力强,兼能益气扶正,适用于小儿天钓肝热动风,抽搐较甚,或兼气虚者;后者配有桑、菊、生地、白芍、竹茹、贝母、茯神木,清热凉肝之力较强,兼能滋阴、化痰、宁心,主要用于温病极期热盛动风,或兼阴伤有痰者。

参 考 文 献

[1] 周菊明.黄水源.羚角钩藤汤加味治疗出血性脑卒中23例[J].新中医,1994,(9):38-39.

[2] 梅运伟.羚角钩藤汤化裁治疗脑出血急性期24例[J].河南中医学院学报,2004,19(3):67.

[3] 靳建宏.羚角钩藤汤加味治疗急性脑出血60例[J].中医药学刊,2003,21(4):590.

[4] 唐军.羚角钩藤汤加大黄治疗脑出血继发中枢性高热观察[J].实用中医药杂志,2006,22(6):333.

[5] 蔡峥,金为群,张轶英,等.羚角钩藤汤治疗老年单纯收缩期高血压临床观察[J].福建中医药,2005,36(6):1-3.

[6] 周永霞,陈可静.羚角钩藤汤控制小儿高热惊厥发作临床研究[J].中国中医急症,2004,13(7):434-435.

[7] 陆万仁.羚角钩藤汤加减治疗面肌痉挛100例[J].上海中医药杂志,1994,(9):34.

[8] 猴宇轩,郭谦亨,张学文,等.羚角钩藤汤对暑风大鼠作用的实验研究[J].陕西中医学院学报,1992,(1):39-40.

镇肝熄风汤
（《医学衷中参西录》上册）

【组成】怀牛膝一两(30g)　生赭石一两(30g)轧细　生龙骨五钱(15g)捣碎　生牡蛎五钱(15g)捣碎　生龟甲五钱(15g)捣碎　生杭芍五钱(15g)　生参五钱(15g)　天冬五钱(15g)　川楝子二钱(6g)捣碎　生麦芽二钱(6g)　茵陈二钱(6g)　甘草一钱半(4.5g)

【用法】水煎服。

【功用】镇肝息风,滋阴潜阳。

【主治】类中风。头目眩晕,目胀耳鸣,脑部热痛,心中烦热,面色如醉;或时常噫气,或肢体渐觉不利,口角渐形喎斜;甚或眩晕颠仆,昏不知人,移时始醒;或醒后不能复原,精神短少,脉弦长有力者。

【病机分析】《素问·至真要大论》云:"诸风掉眩,皆属于肝。"类中风之病位,主要在肝。肝为风木之脏。中年以后,精气日亏,或后天失慎,病后体虚,阴虚于下,阳亢于上,若加烦劳恼怒,酒食不节,起居失调等因素,以致阳亢化风,血随气逆,上冲于脑,即可发为类中。张锡纯认为:"此因肝木失和,风自肝起,又加以肺气不降,肾气不摄,冲气胃气又复上逆,于斯脏腑之气化皆上升太过,而血之上注于脑者,亦因之太过"(《医学衷中参西录》)。由于下虚上盛,风阳上扰,故时常头目眩晕,脑中作疼发热,目胀耳鸣,面色如醉,阴虚阳亢,心肝火炽,心神不安,故心中烦热;肝主疏泄,与气机升降密切相关,肝病每易犯胃乘脾,今风阳上旋,气机升降失序,则胃气亦随之上逆,故常噫气。倘若阳亢太过,肝风鸱张,气血逆乱,举发卒中,轻则经络受阻,肢体不利,口眼歪斜;重则清窍被蒙,眩晕颠仆,昏不知人。此即《素问·调经论》所谓"血之与气,并走于上,则为大厥"之意。因瘀阻脉络,气血运行不畅,故见肢体痿废或偏枯等症。脉弦长有力,乃肝阳亢盛之象。

【配伍意义】本方证由肝肾阴虚,阴不制阳,肝阳上亢,肝风内动,气血上逆所致,本虚标实而以标实为急,故治宜镇肝息风为主,辅以滋养肝肾。方中怀牛膝味甘苦酸而平,主入肝肾二经,"走而能补,性善下行"(《本草经疏》卷6),张氏在《医学衷中参西录》"牛膝解"中曾说:牛膝"原为补益之品,而善引气血下注,是以用药欲其下行者,恒以之为引经"。在该书"论脑充血之原因及治法"的验案后又说:"所录二案,用药大略相同,而以牛膝为主药者,诚以牛膝善引上部之血下行,为治脑充血证无上之妙品,此愚屡经试验而知……而治此证,尤以怀牛膝为最佳。"故重用为君,针对气血逆乱冲激于脑的病机,引血下行,缓解气血上冲之势,同时兼奏补益肝肾之效。代赭石苦甘而平,其质重坠,功能平肝镇逆,降胃平冲。张氏习用本品与牛膝相伍治疗"脑充血症",试观《医学衷中参西录》医案脑充血门,其中共录验案6例,计用处方15首,每例验案每首处方均有怀牛膝和代赭石,何故?盖"内中风之证,忽然昏倒不省人事……惟佐以赭石则下达之力速,上逆之气血即可随之而下"(《医学衷中参西录·药物》)。龙骨、牡蛎皆为介类,均善平肝潜阳,张氏曾云此二味"能敛火熄风","愚于忽然中风肢体不遂之证,其脉甚弦硬者,知系肝火肝风内动,恒用龙骨同牡蛎加于所服药中敛戢之,至脉象柔和其病自愈"(《医学衷中参西录·药物》)。三药相协,镇摄上逆之气血,平抑亢盛之风阳,共助牛膝以治标,正合《素问·气交变大论》"高者抑之"之义,是为臣药。白芍、龟甲、玄参、麦冬滋阴柔肝,潜阳清热,以制亢阳,使阴复阳潜,肝风自息,均为治本之品。此外,张氏之用玄参、麦冬,尚有清金以制木之意,"玄参、麦冬以清肺气,肺中清肃之气下行,自能镇制肝木"(《医学衷中参西录·医方》)。以上四味,皆为佐药。肝为将军之官,职司疏泄,性喜条达而恶抑郁,若一味镇摄潜降,难免肝气受抑,反不利于风阳之平降宁息,张氏在临床实践中观察到,单用上述诸证,患者服后间有"转气血上攻而病情加剧"(《医学衷中参西录·医方》)的现象,故后又加入茵陈、生麦芽、川楝子三味。其中茵陈苦辛而凉,"最能将顺肝木之性,且又善泻肝热……为清凉脑部之要药也"(《医学衷中参西录·医案》);生麦芽"亦善将顺肝本之性使不抑郁";川楝子味苦性寒,疏肝泄热,"善引肝气下达,又能折其反动之力"(《医学衷中参西录·医方》)。三味共投,清泄肝阳之有余,条达肝气之郁滞,从而有利于肝阳之潜降与气血之下行,亦属佐药。甘草调和诸药,并合生麦芽和胃调中,以防金石介类药物质重碍胃,用为使药。诸药配伍,引血下行,镇逆潜阳,滋阴疏肝,共成标本兼顾,刚柔相济之良方。

本方在配伍上有三大特点:其一,针对类中风阳亢风动,气血上冲之病机,重用牛膝引血下行,直折亢阳,开平肝息风法之又一蹊径;其二,群集大剂生赭石、生龙骨、生龟甲等金石介类药,使本方具有较强的镇逆息风之力,在平肝潜阳药的运用上,较前人有独到之处;其三,兼顾肝脏的生理、病理特点,佐以川楝子、茵陈、生麦芽疏肝泄热以及白芍、玄参、麦冬育阴柔肝,以防单纯重镇反而激发气血上攻之弊病。

【临床运用】

1. 证治要点 本方为中风的常用方。无论中风前、中风时或中风后,只要辨证属阴虚阳亢,肝风内动者,均可使用。临床以头目眩晕,脑部胀痛,面色如醉,心中烦热,脉弦长有力为证治要点。

2. 加减法 原书云:心中热甚者,加石膏一两;痰多者,加胆南星二钱;尺脉重按虚者,加熟地八钱、净萸肉五钱;大便不实者,去龟甲、代赭石,加赤石脂(喻昌谓石脂可代赭石)一两。此外,风阳亢盛者,可加钩藤、天麻、羚羊角;肝火较盛,血压过高,头痛剧烈,眼目胀痛者,可加夏枯草、黄芩、钩藤;大便燥结者,加生大黄,便通即止;兼瘀血者,加桃仁、乳香、没药;饮食停滞,胃口不开者,加鸡内金、山楂、神曲。

3. 本方现代常用于高血压病、脑血管意外、血管性头痛、癫痫,并可用于脑动脉硬化、帕金森病、三叉神经痛、顽固性呃逆、冠心病心绞痛、脑震荡综合征、癔症性晕厥、神经官能症、倒经、更年期综合征、高血压肾病、急性肾炎以及皮肤病等辨证属阴虚阳亢、肝风内动者。

【使用注意】原方代赭石、龙骨、牡蛎、龟甲、白芍、麦芽皆用生品,究其缘由,盖前五味生用,可以加强平肝潜阳清热之功,后者生用方有疏肝之效。

【源流发展】张氏继承《内经》煎厥、大厥、薄厥之理论,又受金元四大家特别是刘完素"五志过极动火而猝中"之说影响,且融汇西学,论中风之发病,以病属于肝,阴虚阳亢,脏腑之气化上升太过,而血亦随之上逆,上冲于脑,"充塞其血管而累及神经"(《医学衷中参西录·医方》)立意。受经文"气复反则生,不反则死"的启示,悟出中风暴厥之转机所在,得出"其气上行至极,复反而下行,脑中所充之血应亦随之下行,故其人可生"(《医学衷中参西录·医论》)的推论,治疗上强调镇逆潜阳平肝,导引气血下行,兼顾滋阴培本诸方面。本方正是其学术思想的体现及临床经验的结晶。观镇肝熄风汤的形成,大致可分为三个阶段:从风引汤到建瓴汤,从建瓴汤到镇肝熄风汤初拟方,从镇肝熄风汤初拟方到现行方。风引汤载于《金匮要略·中风历节病脉证并治》,由牡蛎、龙骨、滑石、寒水石、石膏、紫石英、白石脂、赤石脂、大黄、甘草、桂枝、干姜组成,可"除热、瘫、痫"。张氏认为:"夫瘫既以热名,明其病因热而得也。其证原似脑充血也。方用石药六味,多系寒凉之品……且诸石性皆下沉,大黄性尤下降,原能引逆上之血使之下行。又有龙骨、牡蛎与紫石英同用,善敛冲气,与桂枝同用,善平肝气。肝冲之气不上干,则血之上充者自能徐徐下降也。且其方虽名风引,而未尝用祛风之药"(《医学衷中参西录·医论》)。故在酌定治脑充血之主方建瓴汤时,借鉴风引汤用金石介类潜镇降逆,大黄引血下行,以凉降为主,避免辛散等配伍方法,加以变通化裁。将原方"六石"易为生代赭石,合龙、牡平肝镇逆,变大黄为牛膝引上部之血下行,去桂枝、干姜之温散,增生杭芍、生地、生山药、柏子仁补养肝肾,滋阴清热,用铁锈水煎药以镇肝。张氏自己亦说:"拙拟之建瓴汤,重用赭石、龙骨、牡蛎,且有加石膏之时,实窃师风引汤之义也"(《医学衷中参西录·医论》)。嗣后问世的镇肝熄风汤"实由建瓴汤加减而成"(《医学衷中参西录·医论》)。其初拟方由建瓴汤去山药、生地、柏子仁、铁锈水,加生龟甲、麦冬、天冬、玄参,并加重代赭石用量组成。与建瓴汤相比,其镇潜清热之力略胜一筹;与现行方的区别,主要在于缺少川楝子、茵陈和生麦芽。张氏在临床中注意到,用其治疗"脑充血证",效者虽多,但"间有初次将药服下转觉气血上攻而病加剧者"(《医学衷中参西录·医方》),认为此乃一概抑遏,激发了将军之官"反动之力"的缘故,遂于方中加入上述三药。经反复验证,最终确定了引血下行、镇肝降逆、滋阴潜阳,同时又能顺遂肝木之性的现行方。斯方至今仍屡验不爽,成为治疗类中风阳亢风动之证的常用效方。

【疑难阐释】关于本方的茵陈是否为青蒿的讨论 张锡纯在《医学衷中参西录》镇肝熄风汤方论中曾说:"茵陈为青蒿之嫩者。"在"茵陈解"中又说:"茵陈者,青蒿之嫩苗也……其气微香,其味微辛微苦……其性颇近柴胡,实较柴胡之力柔和,凡欲提出少阳之邪,而其人身弱阴虚不任柴胡之升散者,皆可以茵陈代之。"由于张氏本人将茵陈、青蒿混为一类,致使后人产生分歧。有认为方中茵陈当为青蒿者,如《方剂学》统编教材1、2版,成都中医学院《中医治法与方剂》等;有认为是茵陈者,如《方剂学》统编教材5版、《医方发挥》等。20世纪80年代在杂志上撰文争鸣者甚多,其中认为是茵陈者居多。归纳其理由主要有如下几点:①从植物学角度来看,张氏本人在"茵陈解"中说:"茵陈者,青蒿之嫩苗也。秋日青蒿结子,落地发生,贴地大如钱,至冬霜雪满地,萌芽无恙,甫经立春即勃然生长。"茵陈为二年生草本或多年生半灌木,苗可越冬并贴地而生,而青蒿为一年生草本,春生冬死,在霜雪满地的冬天绝无萌芽者[1]。张氏还云:"宜于正月采之",此为茵陈采收季节,而青蒿应在夏季开花前采收[2]。

②从药材品种来看,近数十年,商品青蒿与茵陈确有混淆之处,在河北、天津、河南、湖北、福建、四川、贵州等地所售之青蒿,除菊科黄花蒿外,尚有茵陈和猪毛蒿(滨蒿)的带花青枝。张氏乃河北人,他所看到的当地"青蒿",实质上是猪毛蒿的带花青枝。这种猪毛蒿(*Artemisia scoparia Waldst. et kit.*)与茵陈蒿(*A. capillaries Thunb.*)的幼苗同为药典正品茵陈。而从古至今,特别是张氏所处地区,只有以茵陈(或猪毛蒿)的花枝混称"青蒿"的情况,绝无以青蒿混充茵陈者。盖茵陈幼苗其叶背白,而青蒿叶背色青绿,极易区分,及至茵陈抽茎生花,其毛渐脱,叶由灰白而转青绿,又为蒿类,故此时之茵陈,就有混称"青蒿"者。张氏所说青蒿,实际上是开花结子的茵陈蒿[1]。③从张氏所述功效分析,"茵陈解"云:"《神农本草经》谓其善治黄疸,仲景治疸证亦多用之。"此为茵陈之功效,青蒿并无退黄作用。张氏又说:"《名医别录》谓其利小便,除头热。"经考证,《名医别录》此句载于茵陈而非青蒿条下[3]。④从茵陈在方中所起作用来看,镇肝熄风汤主治阳亢风动,气血上逆之证,用药宜降不宜升,青蒿气味芳香,升散透发,不利于肝阳之平降,而茵陈既善泻肝胆之热,又善达肝胆之郁,疏肝而不升提,可防激动肝气肝火上窜横越之弊,其作用绝非青蒿所能替代[4,5]。⑤从现代药理实验来看,茵陈水浸剂、精制液及其所含 6,7-二甲氧基香豆精有降压作用,水浸剂、精制液尚可降血脂,故方中用茵陈对治疗心血管病及防治中风具有重要临床意义,而青蒿无此作用[5,6]。综上可知,本方所用当以茵陈为是。

【方论选录】张锡纯:"风名内中,言风自内生,非风自外来也。内经谓:'诸风掉眩,皆属于肝。'盖肝为木脏,木火炽盛,亦自有风。此因肝木失和,风自肝起。又加以肺气不降,肾气不摄,冲气胃气又复上逆,于斯脏腑之气化皆上升太过,而血之上注于脑者,亦因之太过,致充塞其血管而累及神经。其甚者,致令神经失其所司,至昏厥不省人事。西医名为脑充血证,诚由剖解实验而得也。是以方中重用牛膝以引血下行,此为治标之主药。而复深究病之本源,用龙骨、牡蛎、龟甲、芍药以镇熄肝风,赭石以降胃降冲,玄参、天冬以清肺气,肺中清当肃之气下行,自能镇制肝木。至其脉之两尺虚者,当系肾脏真阴虚损,不能与真阳相维系。其真阳脱而上奔,并夹气血以上冲脑部,故又加熟地、萸肉以补肾敛肾。从前所拟之方,原止此数味。后因用此方效者固多,间有初次将药服下转觉气血上攻而病加剧者,于斯加生麦芽、茵陈、川楝子,即无斯弊。盖肝为将军之官,其性刚果,若但用药强制,或转激发其反动之力。茵陈为青蒿之嫩者,得初春少阳生发之气,与肝木同气相求,泻肝热兼舒肝郁,实能将顺肝木之性。麦芽为谷之萌芽,生用之亦善将顺肝木之性使不抑郁。川楝子善引肝气下达,又能折其反动之力。方中加此三味,而后用此方者,自无他虞也。心中热甚者,当有外感,伏气化热,故加石膏。有痰者,恐痰阻气化之升降,故加胆南星也。"(《医学衷中参西录·医方》)

【评议】张氏宗《内经》之旨,合西医"脑充血"之说,立中西汇通之意,在中风发病机制研究方面,可谓独树一帜。重用牛膝、代赭,佐以川楝、茵陈、生麦芽,组方选药,匠心独运,变通化裁,说理透彻,足资嘉惠后学。然而,将类中风等同于脑充血,谓脉弦长有力即血压过高,未免牵强,将茵陈当作青蒿嫩苗,亦属讹误。

【验案举例】

1. 脑充血证 《医学衷中参西录·医方》:刘某来津后,其脑中常觉发热,时或眩晕,心中烦躁不宁,脉象弦长有力,左右皆然,知系脑充血证。盖其愤激填胸,思积虑者已久,是以有斯证也。为其脑中觉热,俾用绿豆实于囊中作枕,为外治之法。又治以镇肝熄风汤,于方中加地黄一两,连服数剂,脑中已不觉热。遂去川楝子,又将生地黄改用六钱,服过旬日,脉象和平,心中亦不烦躁,遂将药停服。

2. 头痛 《医学衷中参西录·医方》:天津于氏所娶新妇,过门旬余,忽然头痛。医者疑其受风,投以发表之剂,其疼陡剧,号呼不止。延愚为之诊视,其脉弦硬而长,左部尤甚,知其肝胆之火上冲过甚也。遂投以镇肝熄风汤,加龙胆草三钱,以泻其肝胆之火。一剂病愈强半,又服两剂,头已不疼,而脉象仍然有力。遂去龙胆草,加生地黄六钱,又服数剂,脉象如常,遂将药停服。

按语:以上两案均系张氏运用镇肝熄风汤的治验。案1治"脑充血证"以镇肝熄风汤加生地,并配合绿豆作枕外治,案2治"头痛",用镇肝熄风汤加龙胆草,既守方又不泥方,故投剂辄效。

3. 顽固性呃逆 新中医(1993,5:46):某男,70岁,退休医师。1990年12月18日初诊,住院号02599。患者幼年罹哮疾,数十年来,服用中西药物不计其数,迭进丁香、柿蒂之辈,虽能使呃逆减轻或延长发作间隔,但停药即发,始终未能根除,呃逆缠身经年累月,未有一日不呃者。10余天前起呃逆渐重,伴头痛,烦躁,血压升高,自服降压、扩血管药不效而来院治疗。诊时呃逆频频,痛苦不堪,即使在询问病史言语对答之时,亦未见歇止,头部胀痛,耳鸣目眩,心烦易怒,少寐健忘,口苦面赤,大便秘结。舌暗红,苔薄黄,脉弦硬有力。血压190/100mmHg。证属肾虚气逆,肝阳上亢。治宜滋阴潜阳,降逆止呃。处方:怀牛膝、代赭石各30g,白芍50g,天冬、生龙骨、生牡蛎各15g,玄参10g,茵陈7g,甘草5g,麦芽12g,姜半夏20g。水煎服。服药2剂,呃逆大减,4剂后呃逆即止。复以本方出入调理半月,余症悉除,血压正常,痊愈出院。随后又将白芍、甘草研散泡服,以巩固疗效。随访2年,病未复发,血压亦稳定在正常范围。

按语:呃逆,西医学多责之于膈肌痉挛,中医则认为系肝脾肾三脏功能失调,胃气上逆动膈所致。该患者年近古稀,病哮数十年,肾阴亏损,肝阳上亢乃其病之本,胃气上逆为其病之标,故选镇肝熄风汤加减,以滋阴潜阳治本,降逆止呃治标。方中代赭石、龙骨、牡蛎皆重镇之品降气并能潜阳,方中代赭石、龙骨、牡蛎皆重镇之品,其中代赭石尤善降胃逆;重用白芍意在缓急止呃;加姜制半夏和胃降逆。诸药合用,阴复阳潜,冲逆得降,积年顽疾,豁然而愈。

【临床报道】

1. 脑血管意外 应用本方治疗100例。其中半身不遂者86例,口眼歪斜者14例,大多血压偏高。加减:肝阳上亢症状严重者,加钩藤、天麻、羚羊角;痰多,加胆南星、半夏;瘀血,加桃仁、乳香、没药;气血亏虚,加人参、黄芪、白术、首乌。结果:痊愈(症状消失,肢体活动正常,语言障碍消失,血压恢复正常,2年内未复发)91例,好转(症状减轻,肢体活动有所恢复,语言障碍减轻,血压基本恢复)4例,无效(服用上方6剂,症状、肢体活动、血压均未改善)5例[7]。另以本方为主治疗脑血栓形成52例。患者病程最短2小时,最长10年。伴高血压病41例,冠心病5例,糖尿病2例,脑萎缩2例。急性期予脱水、抗炎、补液,但均未用血管扩张药和降压药。半月为1疗程。结果:服药1~6个疗程后,痊愈(意识清,上下肢瘫痪肢体肌力恢复到Ⅲ级,能独立步行)32例,占61.5%;显效(意识清,瘫痪肢体肌力恢复到Ⅱ级以上)13例,占25%,有效(意识清,瘫痪肢体肌力恢复到Ⅰ级以上)5例,占9.6%,无效(较治疗前肌力恢复不到Ⅰ级)2例,占3.9%,总有效率为96.1%[8]。

采用镇肝熄风汤加减为基本方治疗出血性脑卒中46例。处方:怀牛膝、生赭石(先煎)各30g,生龙骨(先煎)、生牡蛎(先煎)、生龟甲、白芍、地龙、玄参各15g,田三七9g,菖蒲、远志各10g,钩藤(后下)、牡丹皮各12g,胆南星、麦芽、甘草各6g。急性期特别是昏迷患者不能口服时可鼻饲,如合并消化道出血时药液放凉后服,10天为1个疗程。当病情稳定后改为每天 1 剂药煎 2 次服。恢复期用上述煎服后的药渣加桑枝、菖蒲各 150g,煎水搽洗患肢,同时尽早加强患肢功能锻炼。结果:总有效率 95.7%[9]。

脑梗死 80 例随机分为治疗组和对照组,治疗组和对照组各 40 例。全部病例经头颅 CT 或 MRI 检查确诊为脑梗死。治疗方法,治疗组口服镇肝熄风汤加味:怀牛膝 30g,代赭石(先煎)15g,川楝子 6g,生龙骨(先煎)15g,生牡蛎(先煎)15g,生龟甲(先煎)10g,玄参 15g,天冬 15g,白芍 15g,茵陈 10g,生麦芽 30g,炙甘草 6g。痰多者加天竺黄、胆南星;腰酸膝软者加熟地黄、山萸肉;双目干涩,视力减退者加枸杞子、菊花。对照组口服氟桂利嗪 5mg,曲克芦丁 120mg,每日 3 次。两组均以 4 周为 1 疗程,1 疗程后观察疗效。结果:治疗组痊愈 16 例,显效 15 例,有效 6 例,无效 3 例,总有效率为 92.5%;对照组痊愈 7 例,显效 10 例,有效 11 例,无效 12 例,总有效率 70.0%。两组治疗效果差异有显著性($P<0.01$)[10]。

假性延髓麻痹又称假性球麻痹,是脑卒中较为常见和复杂的并发症之一。采用镇肝熄风汤加减结合穴位注射治疗本病 52 例,并设对照组 38 例观察疗效。均经头颅 CT 或 MRI 证实为脑梗死或脑出血,按会诊的先后顺序随机分为治疗组和对照组。方用:龙骨 9g,牡蛎 9g,代赭石 9g,龟甲 12g,白芍 12g,玄参 12g,天门冬 12g,牛膝 15g,川楝子 9g,茵陈 9g,麦芽 10g,钩藤 9g,菊花 9g。辨证加减:痰热重加天竺黄、川贝母;心烦失眠重加山栀子、夜交藤;头痛重加生石决明、夏枯草。10 天为 1 疗程。结果:经过 2 个疗程治疗后,治疗组治愈 35 例(67.3%),总有效率达 96.2%;对照组治愈 15 例(39.5%),总有效率达 73.7%[11]。

2. 高血压病　用本方加减(代赭石、生龙骨、生牡蛎各 30g,牛膝 15g,白芍 12g,夏枯草 9g,川楝子 10g,玄参 15g,天门冬 12g,首乌 12g,钩藤 12g,夜交藤 12g)制成冲剂,治疗 44 例阴虚阳亢型高血压病(相当于 I、II 期高血压),经全疗程 8 周服药后,显效 6 例(13.6%),改善 8 例(18.2%),血压波动而保持正常者 15 例(34.1%),无效 15 例(34.1%),总有效率 65.9%。副作用有胃脘闷胀,疼痛,恶心或便溏等,一般多在开始服药时出现,1 周左右消失[12]。

以镇肝熄风汤为主治疗高血压病 135 例,其中属 I 期者 48 例,II 期者 40 例,III 期者 47 例,高血压危象除外。病程在 5 年以下者 50 例,5～15 年者 40 例,15 年以上者 45 例。方用:川牛膝、生赭石、生龙牡各 30g,玄参、龟甲、白芍、麦冬各 15g,茵陈 10g,甘草 6g。加减:头胀痛,面色潮红者,加菊花、钩藤、大麻;痰黄黏稠者,加竹茹、黄芩;心悸、失眠者,加茯神、酸枣仁、夜交藤;瘀血头痛或伴脑血栓形成者,加桃仁、红花、川芎、地龙;肝火偏旺者,加龙胆草、郁金。10 剂为 1 疗程。结果:显效 70 例,有效 52 例,无效 16 例,总有效率为 90.3%[13]。

观察镇肝熄风汤加减对阴虚阳亢型高血压病患者血压昼夜节律的影响。全部患者均经动态血压检测为非杓型高血压。治疗方法为对照组服用依那普利,每次 10mg,每日 1 次。治疗组在对照组用药基础上加用镇肝熄风汤:怀牛膝 30g,生龙骨 30g,生牡蛎 30g,生龟甲 15g,生白芍 15g,玄参 24g,天冬 15g,川楝子 6g,生麦芽 30g,石决明 30g,天麻 10g,钩藤 10g,益母草 30g。4 周为 1 个疗程。动态血压监测,记录并贮存收缩压、舒张压值。结果:治疗后两组平均血压参数比较经统计学处理,两组白天 SBP、DBP 均值比较无显著性差异,而夜间 SBP、DBP 比较则有显著性差异($P<0.05$)。治疗组病例在治疗后昼夜血压节律转为杓型血压,对照组病例仍为非杓型血压[14]。

3. 高血压肾病　本方加减治疗伴氮质血症的高血压肾病 17 例,患者均有肝肾阴虚、肝阳上亢、夹有湿浊的表现。处方为镇肝熄风汤原方去麦冬,加大黄、钩藤、砂仁,大黄用量以每日排稀软便 2～3 次为宜,同时配合西医常规治疗,并与单用西医常规治疗的 15 例作对比观察。经 3 个月治疗后,两组动脉血压、24 小时尿钠排出量、血尿素氮(BUN)和肌酐(Scr)均较治疗前明显下降,尿肌酐清除率(Ccr)和残肾功能指数(RRFI)改善。与对照组相比,治疗组舒张压、血甘油三酯下降及血红蛋白浓度升高更为明显,Scr 下降、Ccr 提高更为显著,RRFI 改善程度亦较大。提示镇肝熄风汤可经改善血脂代谢、重建肾间质渗透梯度及调节肌酐代谢动力学等途径改善残存肾功能[15]。

4. 头痛 根据"头痛巅疾,下虚上实"的理论,以镇肝熄风汤为基本方,治疗血管性头痛 70 例。患者病程 0.5～11 年。头痛骤发,风阳上旋者,加钩藤、白芷;久痛入络,瘀阻经脉者,加丹参、川芎。结果:临床近期治愈(头痛及伴随症状消失,脑血流图恢复正常,半年未复发)23 例,占 32.8%;有效(头痛或明显减轻,发作次数显著减少,脑血流图好转)41 例,占 58.6%;无效(头痛及脑血流图未见好转)6 例,占 8.6%。总有效率 91.4%。对照组 62 例用阿司匹林、苯巴比妥、谷维素治疗,临床近期治愈 6 例(9.7%),有效 49 例(79.0%),无效 7 例(11.3%),总有效率 88.7%。两组有效率差异显著。主要临床症状消失或减轻平均所需天数两组均未超过 3 天[16]。

5. 脑震荡综合征 治疗 23 例,患者均有明确的头部外伤史,经外科及神经科确诊但治疗无效。方法:以牛膝、生龙骨、生牡蛎、代赭石、半夏、陈皮、乳没、红花、赤芍、当归、川芎、甘草为基本方,恶心呕吐严重者加柿蒂、竹茹,皮下血肿加三七,失眠心悸加枣仁、珍珠母,治疗后期随着症状改善,重镇之品减量或停用,酌加参、芪等补益之品。一般疗程为 1 个月左右,最长 3 个月。结果:18 例治愈;4 例主要症状缓解,能坚持上班,由于某些诱因可出现不适感觉,再次治疗仍然有效;1 例因效果不显而自行中断治疗[17]。

6. 早泄 镇肝熄风汤加减治疗早泄 90 例,并设氯米帕明治疗 45 例作为对照组。观察对象符合美国精神病协会颁布的《精神病诊断和统计手册(DSM. Ⅳ)》第四版中的早泄诊断标准:①持续地反复地在很小的性刺激下,在插入前、插入时或插入后不久就射精,比本人的愿望提前;②这种情况明显引起本人的痛苦和伴侣之间的关系紧张;③这种情况不是由某种物质(如鸦片)的直接作用引起。入选的 135 例患者均符合以上三项条件,随机分为治疗组与对照组。两组一般情况无明显差异,具有可比性。治疗组给予镇肝熄风汤加减:白芍 30g、怀牛膝 30g、代赭石 30g、龙骨 30g、牡蛎 30g、天冬 30g、五味子 30g、龟甲 30g、玄参 30g、蜈蚣 3 条、麦芽 30g、甘草 10g,兼见肝经湿热者加龙胆草、黄芩,阴虚火旺者加知母、黄柏,肾气不固者加山药、芡实、金樱子。对照组:氯米帕明 25mg,每晚 1 次;2 周无效者加至 50mg,每晚 1 次。均以 4 周为 1 个疗程。疗效标准:治愈:射精潜伏期延长 2 分钟以上,夫妇双方均感满意;有效:射精潜伏期延长 1 分钟以上;无效:无变化。结果,治疗组治愈 33 例,有效 36 例,无效 21 例,总有效率为 75.6%;对照组治愈 12 例,有效 17 例,无效 16 例,总有效率为 63.2%。两组总有效率差异有显著性($P<0.05$)[18]。

7. 围绝经期综合征 选择本病中医辨证属肝肾阴虚患者 50 例,随机分为中药组(30 例)和对照组(20 例),中药组以镇肝熄风汤治疗,对照组以替勃龙治疗,疗程均为 1 个月。结果:中药组和对照组治疗后临床主要症状明显改善,但对照组出现乳房胀痛和阴道少量出血等副作用,中药组无副作用且易为患者所接受。说明镇肝熄风汤滋阴补肾、潜镇降逆、标本兼治的作用,可能对围绝经期患者肝肾阴虚、阴不制阳所致诸证,从多脏腑进行调整,帮助机体重建一个阴平阳秘、气血调和的新状态以达到治疗效果[19]。

8. 小儿梦游症 镇肝熄风汤加减治疗小儿梦游症 39 例,病程 1 个月的 3 例,2～11 个月的 27 例,1～3 年的 9 例;有家族史的 13 例;梦游每晚发生者 5 例,每周发生 1～3 次者 27

例,每个月发生 2～3 次者 7 例。其中 15 例患儿在发作前脑电图检查提示出现阵发性的高电位与活动。将镇肝熄风汤加减方,用煎药机将其煎后包装,规格分 50ml/包和 100ml/包两种。每 50ml 含生药代赭石、龙骨、磁石各 5g,白芍、麦冬、天冬、玄参、天竺黄各 3g,川楝子 2g,生栀子、胆南星各 1.5g。5～8 岁每次 50ml,9～12 岁每次 100ml,每日中午及入夜睡前各服 1 包。忌食辛热之品。半个月为 1 疗程,根据病情控制情况,治疗 2～3 疗程,第 1 疗程每日服药,进入第 2 疗程后,改隔日服药。结果:23 例痊愈(症状消失,随访 1 年梦游未复发,有脑电图异常者,复查脑电图正常);14 例有效(梦游次数明显减少,症状减轻,随访 1 年病情趋于稳定);2 例无效(梦游症状及发作次数无改善),总有效率 94.9%[20]。

【实验研究】

1. 对血压的影响 本方煎剂对麻醉猫有明显的降压作用。经小肠给药后 20 分钟出现降压作用,最显著时平均降压 30mmHg,维持 40～100 分钟。由本方减去生龟甲、生麦芽、茵陈、甘草,加入夏枯草、钩藤、何首乌、夜交藤组成的镇肝熄风汤加减方,降压作用较原方更为显著。加减方煎剂对麻醉猫经小肠给药 20 分钟出现降压作用,最显著时平均降压达 43mmHg,维持时间也较原方长,可达 80～110 分钟。加减方注射剂对麻醉猫、兔静脉注射后,血压立即下降[猫、兔血压平均下降(20±7)、(29±14)mmHg],维持 2～10 分钟。同一动物每隔 10～20 分钟重复给药,降压幅度无明显差异,说明加减方无快速耐受性,也无蓄积作用。加减方的降压作用与抑制心血管运动中枢有关,而与内感受器、交感神经及组胺释放均无关系。加减方注射液给小鼠腹腔注射后,呈现较强的镇静、抗惊厥作用。蛙在体心脏和离体心脏灌流实验表明,加减方对心肌有直接抑制作用。蛙血管灌流实验表明,加减方对血管的直接扩张作用不明显[21]。

观察镇肝熄风汤对自发性高血压大鼠(SHR)的降压效果及其对血浆、脑组织中内皮素(ET)含量,脑组织中过氧化物酶体增殖物激活受体 γ(PPAR γ)mRNA 表达的影响。结果:与同源雄性 WKY 大鼠相比,SHR 血压升高,且脑组织中 ET 含量增加,PPAR γ mRNA 表达减弱。镇肝熄风汤可使 SHR 脑组织中 ET 含量减少,PPAR γ mRNA 表达增强。说明镇肝熄风汤可能通过激活 PPAR γ mRNA 表达,降低 SHR 脑中 ET 含量,从而保护脑组织[22]。

另有研究报道,与 WKY 组相比,SHR 组血压升高,且血浆、心肌组织中 AngⅡ含量显著升高,脑组织中 ET 含量升高。镇肝熄风汤可降低 SHR 血浆及心肌组织中 AngⅡ、脑组织中 ET 含量。提示镇肝熄风汤可减少缩血管物质(AngⅡ、ET)的释放,对心、脑具有一定的保护作用,可预防高血压并发症[23]。

2. 对脑中风动物模型的影响 探讨镇肝息风汤对脑出血模型大鼠脑细胞凋亡的影响,结果表明:模型组大鼠脑细胞凋亡数在术后 24 小时已增加,72 小时到达高峰。而镇肝熄风汤组在 48 小时即可显著减少大鼠脑细胞凋亡数,此作用持续至 72 小时(P<0.05)。说明镇肝熄风汤对脑出血后脑细胞的保护作用可能与抑制脑细胞凋亡有关[24]。

比较 3 种中药复方对脑缺血再灌注大鼠脑能量代谢相关酶动态的影响,采用线栓法制作大鼠局灶性脑缺血再灌注模型,随机分为假手术组、模型组、益气活血方组、镇肝熄风汤组和星蒌承气汤组,分别给予相应的药物灌胃。结果:模型组再灌注各时间点脑组织 SDH、Na^+-K^+-ATPase 活性显著降低,CK-BB 活性显著升高(均 $P<0.01$);48 小时和 72 小时时各药物组 SDH、Na^+-K^+-ATPase 活性显著升高,24 小时时仅镇肝熄风汤组 Na^+-K^+-ATPase 活性显著升高;各药物组 CK-BB 活性均显著降低($P<0.05$);24 小时以镇肝熄风

汤组为优,48 小时以星蒌承气汤组为优,72 小时以益气活血方组为优[25]。

3. 对绝经综合征动物模型的影响 观察镇肝熄风汤对绝经综合征动物模型的性激素水平(FSH、LH、E_2)、血清一氧化氮(nitric oxide,NO)的影响。结果:①去势后模型组较对照组血清 E_2 含量下降($P<0.05$),用药 4 周后镇肝熄风汤组较模型组血清 E_2 含量上升($P<0.05$);②大鼠血清 FSH、LH 含量过低,FSH<0.05IU/L,LH<0.07IU/L,无法比较。③模型组与对照组相比,NO 下降,用药 4 周后镇肝熄风汤与雌激素组均能升高 NO 水平($P<0.05$)。说明镇肝熄风汤可提高去势大鼠 E_2 水平,具有调节生殖内分泌的功能,并提高血清 NO 浓度[26]。

4. 对免疫功能的影响 给纯种大白兔耳静脉注射多巴胺模拟肝阳上亢证型,发现此证型动物 T 淋巴细胞亚群中之 T_3、T_4 明显低于正常,T_8 无明显改变,红细胞免疫中之红细胞 C3b 受体活性明显下降,红细胞免疫复合物无明显变化。灌服镇肝熄风汤浓煎剂 3 日后,其 T 淋巴细胞亚群及红细胞免疫功能均恢复正常,提示该方具有提高肝阳上亢证型动物 T 淋巴细胞亚群及红细胞免疫功能的作用[27]。

【附方】建瓴汤(《医学衷中参西录》上册):生怀山药一两(30g) 怀牛膝一两(30g) 生赭石八钱(24g)轧细 生龙骨六钱(18g)捣细 生牡蛎六钱(18g)捣细 生怀地黄六钱(18g) 生杭芍四钱(12g) 柏子仁四钱(12g) 磨取铁锈浓水以之煎药。功用:镇肝息风,滋阴安神。主治:脑充血证预兆发露者。①其脉搏必弦硬而长,或寸盛尺虚,或大于常脉数倍,而毫无缓和之意。②其头目时常眩晕,或觉脑中昏愦,多健忘,或常觉疼,或耳聋目胀。③胃中时觉或觉有气上冲,阻塞饮食不能下行;或有气起自下焦,上行作呃逆。④心中常觉烦躁不宁,或心中时有发热,或睡梦中神魂飘荡。⑤或舌胀,言语不利,或口眼歪斜,或半身似有麻木不遂,或行动脚踏不稳,时欲眩仆,或自觉头重足轻,脚底如踏棉絮。上所列之证,偶有一二发现,再参以脉象之呈露,即可诊断。

建瓴,即高屋建瓴。建:通瀽,倾倒;瓴:一种盛水的陶瓶。原指把瓶水从高屋脊上向下倾倒,张氏以之名方,乃言此方"服后能使脑中之血如建瓴之水下行,脑充血之证自愈"。若大便不实者,去赭石,加建莲子;若畏凉者,以熟地易生地。

本方与镇肝熄风汤均系张锡纯针对"脑充血"而制订的方剂。两方都有牛膝、代赭石、龙骨、牡蛎、白芍,均可镇肝息风,滋阴潜阳,用于肝肾阴亏,肝阳上亢之证。但镇肝熄风汤尚配川楝子、茵陈、生麦芽、龟甲、玄参、天冬和甘草,镇潜清降之力较强,兼能条达肝气,适用于阳亢风动,气血逆乱之重证;建瓴汤则用山药、生地和柏子仁,宁心安神之力略优,适用于阴虚阳亢,心神不宁,病情较轻者。

参 考 文 献

[1] 谢宗万. 镇肝熄风汤中茵陈非青蒿[J]. 中医杂志,1985,(9):77.

[2] 来平凡. 镇肝熄风汤之茵陈考辨[J]. 浙江中医学院学报,1990,14(2):41-43.

[3] 王笑雪. 镇肝熄风汤中之茵陈并非青蒿[J]. 河南中医,1984,(5):19.

[4] 徐长化. 镇肝熄风汤中无青蒿[J]. 湖北中医杂志,1980,(2):46.

[5] 左言富. 镇肝熄风汤中用的是茵陈不是青蒿[J]. 南京中医学院学报,1985,(3):60-62.

[6] 中医杂志社编辑. 镇肝熄风汤中茵陈非青蒿一文编者按[J]. 中医杂志,1985,(9):77.

[7] 杨家麟. 镇肝熄风汤治疗类中风 100 例[J]. 浙江中医杂志,1988,(11):485.

[8] 刘薇. 镇肝熄风汤治疗脑血栓形成 52 例[J]. 黑龙江中医药,1997,(3):28-29.

[9] 管民侥. 镇肝熄风汤加减治疗出血性脑卒中 46 例[J]. 陕西中医,2006,27(7):822-823.

[10] 沈艳莉,吴俊,何力.镇肝熄风汤加味治疗脑梗死眩晕40例[J].中国临床医生杂志,2007,35(12):47-48.

[11] 李种泰.镇肝熄风汤加减结合穴位注射治疗假性延髓麻痹52例[J].时珍国医国药,2006,17(1):87-88.

[12] 朱玉祥.镇肝熄风汤冲服剂降血压44例疗效观察[J].人民军医,1981,(3):44.

[13] 曹方会.镇肝熄风汤治疗高血压病135例[J].四川中医,2003,21(4):47.

[14] 陈国华,潘光辉.镇肝熄风汤加减对高血压病患者血压昼夜节律的影响[J].山东中医杂志,2005,24(1):23-24.

[15] 张伯科,赵正辉.镇肝熄风汤治疗高血压肾病临床研究[J].中国中西医结合杂志,1996,(6):333-335.

[16] 彭暾.镇肝熄风汤治疗血管性头痛70例[J].中西医结合杂志,1989,9(9):563.

[17] 王屏忠.镇肝熄风汤加减治疗脑震荡综合征23例临床观察[J].内蒙古中医药,1990,(1):2.

[18] 郑祖峰.镇肝熄风汤加减治疗早泄90例临床观察[J].中国男科杂志,2006,20(12):52.

[19] 李琼,舒仪琼,赖慧红,等.镇肝熄风汤治疗围绝经期综合征的临床疗效初探[J].中药材,2003,26(3):229-230.

[20] 李少春.镇肝熄风汤加减治疗小儿梦游症39例[J].浙江中医杂志,2007,42(10):593.

[21] 郑有顺,彭毓美,罗军.镇肝熄风汤加减方的药理研究(摘要)[J].新中医,1981,(12):48.

[22] 孟云辉,涂欣,吴艳霞,等.镇肝熄风汤对自发性高血压大鼠脑保护作用的研究[J].北京中医药大学学报,2007,30(2):101-104.

[23] 孟云辉,吴艳霞,涂欣,等.镇肝熄风汤对自发性高血压大鼠血管紧张素Ⅱ、内皮素的影响[J].中国临床药理与治疗学,2006,11(5):550-553.

[24] 夏荣荣,吴颖昕,姜惟.镇肝熄风汤对脑出血模型大鼠脑细胞凋亡的影响[J].山东中医杂志,2005,24(12):742-744.

[25] 胡建鹏,韩小祥,王健,等.3种中药复方对脑缺血再灌注大鼠脑能量代谢相关酶影响的比较研究[J].中国中西医结合杂志,2007,27(3):231-233.

[26] 李琼,邓雪梅,罗汉川.镇肝熄风汤对绝经综合征动物模型一氧化氮的影响[J].中药材,2007,30(5):583-585.

[27] 黄文权,肖鸿.肝阳上亢证型与T淋巴细胞亚群等指标的关系研究[J].中国中医急症,1997,(2):85-86.

天麻钩藤饮
(《中医内科杂病证治新义》)

【组成】 天麻(9g)　钩藤(12g)　生决明(18g)　山栀(9g)　黄芩(9g)　川牛膝(12g)　杜仲(9g)　益母草(9g)　桑寄生(9g)　夜交藤(9g)　朱茯神(9g)

【用法】 水煎服。

【功用】 平肝息风,清热活血,补益肝肾。

【主治】 肝阳偏亢,肝风上扰证。头痛,眩晕,失眠,舌红苔黄,脉弦。

【病机分析】 本方所治之证,系由肝阳上亢,肝风上扰引起。肝属木,外应风气,内寄相火,体阴而用阳,其性刚劲,主动主升。如郁怒忧思,肝失条达,气郁化火,肝阳独亢,或久病体虚,摄生不当,肝肾亏损,阴不制阳,肝阳偏亢,化风上僭,风阳循经上扰清窍,则头痛、眩晕;肝藏魂,心藏神,肝阳肝火内扰,神魂失却安宁,则夜寐多梦,甚或失眠。舌红、苔黄、脉弦乃肝阳偏亢之征。烦劳动阳,恼怒伤肝,故本病证常因烦劳恼怒而诱发或加重。

【配伍意义】 肝阳偏亢,化风上扰之证,治当平肝息风,潜阳降逆,正如《中医内科杂病证治新义》第1篇所指出的那样，"当以平肝降逆为法"。方中天麻甘平，专入足厥阴肝经，功擅平肝息风，"为治风之神药"（《本草纲目》卷12），善治"风虚眩晕头痛"（张元素语，见《本草纲目》卷12）。钩藤甘凉，既能平肝风，又能清肝热。《本草正义》卷6云："此物轻清而凉，能泄火，能定风。"《景岳全书·本草正》卷48云其"专理肝风相火之病"。两药合用，以增平肝息风之力，共为君药。臣以石决明咸平入肝，重镇潜阳，凉肝除热，《医学衷中参西录》云："石决明……为凉肝镇肝之要药。为其能凉肝兼能镇肝，故善治脑中充血作疼作眩晕，因此证多系肝气、肝火挟血上冲也。"肝热则阳升于上，阳亢又可化火生风，故配栀子、黄芩之苦寒降泄，清热泻火，俾肝经火热得以清降而不致上扰；益母草行血而利水，川牛膝活血并引血下行，两物性皆滑利下行，有利于肝阳平降，亦合"治风先治血，血行风自灭"之理；杜仲、桑寄生补益肝肾，扶正顾本；夜交藤、朱茯神安神定志，以治失眠，俱为佐药。诸药相合，共奏平肝息风，清热活血，益肾宁心之效。

【类方比较】 羚角钩藤汤、镇肝熄风汤和天麻钩藤饮均能平肝息风，治疗肝风内动之证。其中羚角钩藤汤长于清热息风，主要用于肝经热盛，热极动风之高热、痉厥；镇肝熄风汤镇肝降逆潜阳之力较强，多用于肝肾阴亏，肝阳上亢，气血逆乱，肝风内动之证，临床可见眩晕昏仆、肢体不利、半身不遂等表现；天麻钩藤饮平肝息风之力较缓，但兼清热活血安神之效，适用于肝阳偏亢，肝风上扰所致的头痛、眩晕、失眠等症。

【临床运用】

1. 证治要点　本方是肝阳偏亢，肝风上扰证的常用效方，临床应用以头痛，眩晕，舌红苔黄，脉弦为证治要点。

2. 加减法　原书云："重症可易决明为羚羊角，则药力益著；若进入后期血管硬化之症，可酌入槐花、海藻，盖现代研究称所含路丁有改变血管硬化之功。"阳亢化风，眩晕较甚，唇舌或肢体发麻者，除羚羊角外，尚可酌加代赭石、牡蛎、龙骨、磁石等以镇肝潜阳息风；肝火偏盛，头痛较剧，面红目赤，舌苔黄燥，脉弦数者，可酌加龙胆草、夏枯草、牡丹皮，或加服龙胆泻肝丸以清肝泻火；便秘，可加大黄、芒硝，或加服当归龙荟丸以泻肝通腑；肝肾阴虚明显，可酌加女贞子、枸杞子、白芍、生地、何首乌等以滋养肝肾。

3. 本方现代主要用于高血压病之眩晕、头痛属肝阳上亢证者，此外亦可用于其他原因所致眩晕、中风后遗症以及更年期综合征等。

【源流发展】 本方始载于胡光慈《中医内科杂病证治新义》（1956年1月出版），原治"高血压头痛、眩晕、失眠"。胡氏主张："在不违背中医学术辨证论治的基础上，逐步地和现代的基础医学和临床医学知识联系起来，来丰富中医学的内容，提高它的理论和技术水平，更好地发挥中医学的特点"（《中医内科杂病证治新义》绪言）。他认为高血压头痛属于中医"肝厥头痛"范畴，其"病原在于肝火之厥逆"，"治疗当以平肝降逆为主法"，而本方即属平肝降逆之剂，故为治疗高血压头痛的主方。其选药组方的思路，首先是遵循传统的中医药理论，以平肝息风为主，辅以清降、补肾、安神等法；其次是结合辨病并参考当时中药的实验研究成果，选择既合上述法度，又有降血压作用的药物，以加强针对性，提高疗效。胡氏在方后的按语"若以现代高血压头痛而论，本方所用黄芩、杜仲、益母草、桑寄生等，均经研究有降低血压之作用，故有镇静精神，降逆缓痛之功"，有助于说明这一点。因此，与本章节其他息风方剂相比，本方中西医结合的色彩尤为显明。现代临床已将本方作为治疗高血压病肝阳上亢型的常用方，《中医内科学》教材亦将其列为治疗肝阳上扰之头痛、眩晕病证的主方。

【疑难阐释】 天麻钩藤饮主治肝阳偏亢、肝风上扰证，为何配伍活血、利水之品川牛膝、益母草? 这一疑点似可从制方者的学术主张以及制方当时医药学研究水平等方面寻求解答。本方诞生于20世纪50年代,原为高血压头痛而设,其创制者在学术上力主中西医汇通结合。在中医方面,承《金匮翼》"肝厥头痛"及《医学衷中参西录》"脑充血"之说,认为高血压头痛的病原在于肝火厥逆,上攻头脑,而"所谓脑充血,乃指高血压之症状而言"(《中医内科杂病证治新义》第1篇)。与此相应,治宜"平肝降逆"为法。方中川牛膝、益母草性皆下行,正可借以"降逆",从而有助于肝火、肝阳的平降。另一方面,胡氏虽未明确提到"瘀"、"水"二字,但已知特发性高血压与"血管舒缩中枢的长期兴奋,引起小动脉长期的强直收缩,使肾脏贫血产生肾素"有关,"后期可以发生神经性血循环的障碍"(《中医内科杂病证治新义》第1篇)。在高血压病的治疗方面,西医常用利尿剂和具有扩张血管作用的药物。故本方配伍活血、利水之品,可能存有参照西学的因素。之所以选择牛膝和益母草,盖缘二者本身兼具活血、利水之功,而且当时已有报道表明益母草水浸膏和醇浸膏有降压作用[1],怀牛膝尤为张锡纯引血下行治疗"脑充血"的要药。至于胡氏弃怀牛膝而用川牛膝,可能出于川、怀功效类似而川者活血作用较强之考虑。近有学者提出高血压病以风、痰、瘀、火为发病因素,运用平肝活血利水法予以治疗,亦获良好疗效[2]。

【方论选录】 胡光慈:"本方为平肝降逆之剂,以天麻、钩藤、生决明之平肝祛风降逆为主,辅以清降之山栀、黄芩,活血之牛膝、茺蔚,滋肝肾之桑寄生、杜仲等,滋肾以平肝之逆,并辅夜交藤、朱茯神,以安神安眠,缓解其失眠,故为用于肝厥头痛、眩晕、失眠之良剂。"(《中医内科杂病证治新义》)

【验案举例】 高血压头昏　《江西中医药》(1959,10:18):某男,43岁。主诉:经常头昏1年。体检:心尖搏动在左第五肋间锁骨中线上,A_2亢进,下肢浮肿,脉浮滑。X光胸部透视:左心室轻度扩大。心电图检查提示:心肌损害。治疗前每日上午8~9时测量血压共8次,平均值为154/105mmHg。予服天麻钩藤饮,1周后血压降为130/80mmHg。再服3周,其间平均血压131/85mmHg,自觉症状消失。

【临床报道】

1. 高血压病　以天麻钩藤饮原方为基础,治疗高血压眩晕317例。收缩压为140~220mmHg,舒张压为98~135mmHg。加减:欲增强平肝潜阳之功者,加菊花、夏枯草、龙骨、磁石、决明子;火盛兼见目赤、苔黄燥,加龙胆草、牡丹皮;便秘,加大黄、芒硝;肝阳亢极化风,加羚羊角、牡蛎、代赭石;肾阴虚明显,加女贞子、龟甲、鳖甲。结果:痊愈(诸症悉除,随访一年以上未复发,血压正常)93例,占29.3%;显效(眩晕已除,他症均有改善,随访3~5个月未加重)195例,占61.6%;好转(病状有所改善,但不稳定)29例,占9.1%。总有效率为100%[3]。另以天麻钩藤饮加巯甲丙脯酸治疗原发性高血压33例,并设巯甲丙脯酸组32例作为对照。方法:治疗组予天麻钩藤饮水煎取汁200ml,早晚温服;巯甲丙脯酸50mg,每日2次口服。停用其他降压药及镇静剂。一周后出现明显降压效果,西药随即减量。对照组予服巯甲丙脯酸25mg,每日3次。两组疗程均为30天。结果:治疗组临床治愈24例,显效6例,有效3例,治愈率72.73%,总有效率100%(复发延缓半年以上);对照组临床治愈16例,显效8例,有效5例,无效3例,治愈率50%,总有效率90.62%(复发延缓2个月以上)。治疗组治愈率高,复发率低,而对照组治愈率低,对症状控制及降压仅有短暂疗效,服药时间长尚会出现副作用。表明中西药配合有利于控制血压及病情的发展,从而提高疗效[4]。鉴于高血压患者二氧化碳吸入反应较健康人强,血清胆碱酯酶活性和尿17羟类固醇排出量增高,肾血流量降低,故有人就上述四项指标对服本方2周的高血压1~3期患者作了治疗前后的对比观察(四项实验所观察的病例数分别为 23、27、29、12),同时还设立了服用安慰剂的对照组。结果表明,本方对二氧化碳吸入反应、血清胆碱酯酶活性、尿 17 羟类固醇排出量和肾血流量无明显影响[5]。

天麻钩藤饮治疗原发性高血压病 70 例。其中属Ⅰ级者 20 例、Ⅱ级者 42 例、Ⅲ级者 8 例。药用:天麻、钩藤、杜仲、牛膝、黄芩、栀子各 10g,石决明、桑寄生、夜交藤各 15g,益母草 20g。肝火上炎,口苦目赤,烦躁易怒者加龙胆草、夏枯草,肝肾阴亏较甚者加枸杞子、何首乌、麦冬、生地,目赤便秘者加大黄、芒硝,眩晕剧烈、兼见手足麻木或震颤者加生龙骨、生牡蛎、全蝎,心悸失眠者加茯神、酸枣仁,瘀血头痛或伴中风后遗症者,加桃仁、红花、川芎、地龙。10 剂为 1 疗程。结果,显效 45 例(64.3%),有效 18 例(25.7%),无效 7 例(10.0%),总有效率 90.0%。服药最多者 30 剂,最少者 10 剂[6]。

将 69 例高血压患者随机分为治疗组 36 例,对照组 33 例。两组均服用氨氯地平,治疗组同时服用加味天麻钩藤饮汤剂,服药时间均为 4 周。组成:天麻 9g,钩藤 12g,石决明 9g,龙骨 20g,牡蛎 20g,黄芩 9g,山栀子 9g,杜仲 9g,桑寄生 9g,赤芍 9g,牡丹皮 9g,川牛膝 12g,益母草 9g,朱茯苓 9g,夜交藤 9g,生山楂 9g,丹参 9g。结果,治疗组患者腰酸膝软、头痛、失眠的改善率分别为 86.7%、80.0%、84.6%,各症状改善率均优于对照组,$P<0.05$;且能有效降低患者血脂,$P<0.05$。说明加味天麻钩藤饮联合氨氯地平治疗中青年肝阳上亢型高血压有较好的临床疗效[7]。

选择肝阳上亢证高血压患者的收缩压与心率为观察指标,探讨天麻钩藤饮的体内药物动力学过程与参数。结果表明,该方对收缩压有轻度的降压作用,并呈量效关系,但对舒张压与心率的作用不显。该方对收缩压的最低起效剂量为 0.21g/kg,临床常用剂量的效量消退半衰期为 1.16 小时,效应维持时间为 4.82 小时,消除速率常数为 0.60,体内血药浓度达峰时间未能估算出[8]。

观察天麻钩藤饮组(简称天麻组)(60 例)和尼群地平组(简称尼群组)(58 例)对原发性高血压(肝阳上亢型)治疗前后的血压水平,临床症状(眩晕、头痛、耳鸣、肢麻、健忘、心悸、面部烘热、烦躁易怒、失眠、口苦)的变化。结果:天麻组与尼群组均有明显的降低血压作用,两组结果比较差异无显著性意义($P>0.05$)。在改善临床症状方面天麻组明显优于尼群组($t=2.303,P<0.01$),天麻组总有效率 91%(55/60),尼群地平组总有效率 60%(34/58)。两组治疗后基本日常生活活动能力均明显改善($P<0.05$)。天麻组治疗后,健康愉快感、躯体症状、工作表现、情感状态、生活满意度生活质量评分分别为(87.9±8.4),(8.00±3.2),(26.8±4.6),(9.5±7.8),(37.2±4.1)分,均较治疗前[(72.3±7.8),(11.3±4.5),(19.9±3.9),(11.8±5.1),(33.2±3.2)分]明显改善($P<0.05$)。说明天麻钩滕饮的降压效果确切,能明显改善高血压患者的临床症状和生活质量[9]。

2. 眩晕 以本方为主治疗 98 例。眩晕较重,手足麻木震颤,加龙骨、牡蛎、珍珠母;形寒肢冷,腹中隐痛,加桂枝、干姜;阴虚内热,加鳖甲、知母、地骨皮、牡丹皮、菊花;恶心,加半夏、竹茹、藿香;呕吐频作,加竹茹、代赭石、生姜。结果:治愈 65 例,占 66.33%,好转 31 例,占 31.63%,无效 2 例.占 2.04%。总有效率为 97.96%[10]。

椎-基底动脉供血不足性眩晕 94 例,随机分为两组,治疗组 50 例,对照组 44 例,全部病例均作经颅多普勒检查,有血流速度减慢、频普离散度增大、波峰不规则等征象,确诊为椎-基底动脉供血不足。治疗方法,治疗组:用天麻钩藤饮加减治疗,组成:天麻 15g,钩藤 15g,石决明 15g,黄芩 15g,栀子 15g,牛膝 15g,杜仲 15g,桑寄生 15g,茯神 15g,夜交藤 15g,益母草 15g。伴大便秘结者加大黄、芒硝,伴失眠重者加酸枣仁,伴手足麻木、动风之势者加珍珠母、生龙骨、生牡蛎。对照组:尼莫地平 4mg,加 5％葡萄糖 250ml 静脉滴注,每日 1 次。两组治疗时间均为 10 天,恶心、呕吐重者均肌注爱梦尔针剂 2ml。结果,治疗组治愈 12 例,显效 31 例,有效 6 例,无效 1 例。对照组治愈 6 例,显效 13 例,有效 21 例,无效 4 例[11]。

另有报道,将椎-基底动脉供血不足 88 例随机分为两组,治疗组口服天麻钩藤饮加减方及静滴葛根素葡萄糖注射液,对照组静滴纳洛酮及血塞通;均连续用药 10 天。结果,治疗组总有效率 91.11％,高于对照组之 74.42％;其血液流变学指标及椎-基底动脉血流速度改善明显优于对照组[12]。

运用天麻钩藤饮加减治疗梅尼埃病 140 例,均经头颅 CT 检查证明无器质性病变者。五官科会诊属膜迷路积水者 22 例,颈椎基底动脉供血不足者 31 例。治疗方法:均用天麻钩藤饮加减治疗。组成:天麻 15g,钩藤(后下)12g,生石决明(先煎)18g,栀子 12g,杜仲 10g,川牛膝 15g,夜交藤 12g,茯神 15g,半夏 12g,白术 18g,生山药 30g,菊花 15g,枸杞 15g。以头晕旋转、恶心呕吐等症消失为治愈,共 124 例;以头晕旋转发作次数明显减少,恶心呕吐消失为好转,共 16 例[13]。

3. 出血性中风 天麻钩藤饮加减治疗出血性中风 36 例,病程最短 1 小时,最长者 5 小时。入院时舒张压≥14.3kPa 者 8 例,≥13.3kPa 者 24 例,＜12.6kPa 者 4 例,均经 CT 或腰穿证实为脑出血。方用天麻钩藤饮加减:天麻 15g,钩藤(后下)30g,石决明(先煎)30g,地龙 15g,黄芩、清半夏、白僵蚕、全蝎各 9g,丹参、石菖蒲、茯苓各 15g,生大黄 5g。15 天为 1 疗程。若偏瘫侧肢体沉重者,加怀牛膝、川续断、黄芪、伸筋草;出现语言欠流利者,加郁金;痰湿较重者,加制白附子;血压偏高者,加炒杜仲、灵磁石。疗效标准及结果:综合功能:生活能自理,自由交谈 4 分;独立生活,简单劳动而有部分能力不全 3 分;可行走,部分自理,若需人辅助 2 分;可站立迈步,需人随时照料 1 分;卧床 0 分。积分达 24 分以上者 29 例,积分增加超过 10 分者 7 例[14]。

4. 头痛 天麻钩藤饮治疗血管性头痛 48 例,病程 1～4 年。表现反复发作一侧额颞或左右额颞辗转发作性头痛。头痛的性质多为搏动性跳痛,可见颞侧动脉怒张而红,有时可有幻视、暗点等短暂先兆,持续 1～24 小时,神经系统检查无阳性体征,脑 CT 检查无异常。天麻钩藤饮加减:天麻、钩藤、石决明、杜仲、桑寄生、夜交藤、茯神。肝肾阴虚加生地、女贞子、旱莲草;肝胆火旺加龙胆草、夏枯草,7 天为 1 疗程。结果,48 例患者全部停服其他西药,服药 4～7 个疗程,停药 1 个月后再续服 3 个疗程,痊愈 29 例,显效 17 例,无效 2 例,总有效率 95.8％[15]。

偏头痛又称血管神经性头痛,以反复发生的偏侧头痛为特征。以天麻钩藤饮加减治疗偏头痛 68 例。所有病例都经经颅多普勒、CT、MRI 或脑电图等检查,排除颈椎病、颅内占位性病变、高血压、脑动脉硬化及眼、鼻病变引起的头痛。药用:天麻 15g,钩藤(后入)20g,白蒺藜 15g,菊花 15g,白芍 30g,杜仲 15g,怀牛膝 15g,女贞子 15g,制首乌 20g,川芎 15g,茯苓 15g,夜交藤 30g。若头痛剧烈加延胡索或全蝎(研末吞服);头晕、腰酸明显加杜仲、桑寄生、枸杞子、桑椹子;伴恶心、痰多加半夏、竹茹;面红、烦躁易怒、肝火亢盛加黄芩、山栀、牡丹皮。结果:治愈 39 例,好转 23 例,无效 6 例,有效率为 91.2％[16]。

另有报道,天麻钩藤饮对肝阳上亢证头痛患者具有镇痛与提高痛阈的作用,并在一定剂量范围内呈量效关系。该方镇痛效应的最低起效剂量为 0.098g/kg,临床常用剂量的效量消退半衰期为 0.637 小时,消除速率常数为 1.088,效应维持时间为 3.69 小时;提高痛阈的最低起效剂量为 0.142g/kg,其余相应为 0.786 小时、0.882 小时和 6.07 小时。表明为维持有效血药浓度,提高该方镇痛疗效,临床应缩短给药间隔时间[17]。

5. 失眠　以天麻钩藤饮加减治疗顽固性失眠 138 例,药物组成:天麻 15g,钩藤 15g,生石决明 20g,川牛膝 10g,桑寄生 10g,杜仲 10g,山栀 10g,黄芩 10g,益母草 10g,朱茯神 20g,夜交藤 20g。加减:病程长、失眠重、血压较高者,上述药物增加三分之一量;病程长、失眠重、不伴有高血压者,可减去生石决明,而朱茯神、夜交藤用量各增加 10g;肝郁化火者,加龙胆草、柴胡;阴虚火旺者,加肉桂、黄连、生地、山萸肉;痰热内扰者,加竹茹、胆南星。结果,一般患者服药 6~9 剂即可痊愈,但也有超过 10 剂者。138 例中 6 剂痊愈者 53 例,10 剂痊愈者 82 例,无效 3 例,治愈率 97.8%[18]。

6. 更年期综合征　本方加减配合针灸治疗 176 例。处方为:天麻、钩藤、桑寄生、杜仲、川牛膝、夜交藤、鸡血藤、当归、川芎、丹参、甘草。10 剂为 1 疗程,共治 2~3 个疗程。结果:痊愈(症状完全消失)137 例,占 77%;显效(症状基本消失)24 例,占 13.6%;好转(症状有不同程度好转)9 例,占 5%;无效(症状无变化)6 例,占 3.4%。总有效率为 96.6%[19]。

7. 妊娠高血压综合征　天麻钩藤饮加减治疗早期妊娠高血压综合征 60 例,均发病于妊娠 20 周后,水肿(++),血压:收缩压 18.7~21.3kPa,舒张压 12.0~14.7kPa(孕妇在未孕前或妊娠 20 周前,基础血压不高),尿蛋白(+)~(++)。药用:天麻 12g,钩藤(后下)20g,石决明 20g,栀子 10g,杜仲 10g,黄芩 10g,桑寄生 30g,茯苓 20g,白术 10g,陈皮 10g,车前子(包)10g,大腹皮 15g,泽泻 10g。结果:显效 36 例,有效 20 例,无效 4 例,总有效率 93%[20]。

8. 小儿多动症　天麻钩藤饮加味治疗小儿多动症 50 例,并设对照组 42 例。两组患儿性别、年龄及病史经统计学处理差异无显著性意义($P>0.05$)。临床表现可分为注意力项和多动项两类,必须至少具备两项中各 4 种表现或某一项中 8 种表现。治疗方法,治疗组以天麻钩藤饮为基础方。药用天麻 10g,钩藤 10g,生石决明(先煎)20g,蝉蜕 10g,栀子 10g,黄芩 9g,川牛膝 5g,杜仲 10g,益母草 9g,桑寄生 9g,夜交藤 10g,朱茯神 10g,生龙骨、珍珠母(先煎)各 10g,黄连 5g,胆南星 9g,石菖蒲 12g,党参 15g,白术 12g,甘草 5g。临煎加生姜 3片,大枣 5 枚。6 个月为 1 疗程。对照组:服用哌甲酯 5mg,每日 2 次,于早、午服用,周末停服,6 个月为 1 疗程。同时配合精神治疗,包括行为矫正、认知行为教育和社交技能训练等。结果:治疗组显效 16 例,有效 25 例,无效 9 例;对照组 42 例中,显效 14 例,有效 19 例,无效9 例。两组疗效相当[21]。

【实验研究】

1. 对正常及高血压狗血压的影响　天麻钩藤饮 200% 水煎剂经胃管给药,每只狗每日80ml,共给 10~22 日,能使高血压狗的血压降低,但对正常狗的血压则无明显影响。当高血压狗的高级神经活动发生障碍时,天麻钩藤饮对其有一定的调整作用,但不影响处于正常状态的高级神经活动[22]。

2. 对组织脂质过氧化作用的影响　天麻钩藤饮去朱茯神、黄芩、山栀加鸡血藤提取液体外给药,能显著抑制大鼠肝、心、脑、肾组织过氧化脂质的生成,体内给药能显著抑制小鼠肝、心、脑组织过氧化脂质的生成,但作用均较维生素 E 弱,对小鼠肾匀浆过氧化脂质生成无抑制作用[23]。

3. 对小鼠自发活动抑制作用的药效动力学研究　对小鼠口饲相当于 4、2、1、1/2 及 1/4倍临床等效剂量的天麻钩藤饮与镇肝熄风汤水煎剂(前者每 kg 分别给予 88g、44g、22g、

11g、5.5g;后者每 kg 分别给予 134g、67g、33.5g、16.75g、8.38g),观察两方对小鼠自发活动的抑制作用,探讨两方的体内过程。结果表明:天麻钩藤饮与镇肝熄风汤的最低起效剂量分别为 1.95g/kg 与 3.5g/kg;作用期分别为 5.90 小时与 5.17 小时;体内生物相当药量半衰期分别是 0.94 小时与 0.67 小时;消除速率常数为 0.74 与 1.04。说明两方起效剂量较低,属短半衰期药剂,在镇静作用上有吸收快,起效迅速,易于排泄,作用维持时间短等特点。镇肝熄风汤较天麻钩藤饮作用弱,维持时间更短。提示两方在临床用于镇静治疗时,似可降低给药量并缩短给药间隔时间[24]。

4. 对肝阳上亢证大鼠下丘脑蛋白表达的影响 观察天麻钩藤饮对甲亢肝阳上亢证大鼠模型下丘脑蛋白质表达的影响,以期寻找差异表达的蛋白质。结果,模型组及治疗组与正常组相比,T_3、T_4 明显增高($P<0.05$)。3 组蛋白斑点总体分布相似,主要分布在等电点 pI 3～8,分子量 Mr 14.4～75kD,与正常组比较,模型组中蛋白质点表达上调的有 18 个,下调的点有 24 个;在模型组中上调的 18 个点中,与治疗组相比,其中有 8 个点表达下降,而模型组中下调的 24 个点中,与治疗组相比,其中有 20 个点表达上调。结合生物信息学进行质谱鉴定,发现其中 6 个蛋白质分别为硫氧还蛋白、血小板活化因子乙酰基水解酶 IB-γ 亚单位、NSFL1 辅助因子、延伸因子 1 亚型、微管蛋白 β-5 和 NAD 依赖脱乙酰基酶。说明天麻钩藤饮能调节下丘脑蛋白质的表达,提示天麻钩藤饮可能是通过对甲亢肝阳上亢证大鼠下丘脑蛋白质的影响而起到改善症状的作用[25]。

另有报道,观察服用天麻钩藤饮后高血压肝阳上亢证大鼠下丘脑蛋白质的改变,从蛋白质组学角度探讨天麻钩藤饮的降血压和改善肝阳上亢证症状的机制。结果:治疗后治疗组大鼠的血压明显下降,饮水量减少,性情变得温和。大鼠的下丘脑蛋白质图像匹配率达 94%～100%,且重复性较好,其蛋白质主要分布在等电点 4～8,相对分子质量 14 400～75 000。治疗后有 67 个蛋白质点表达上升 2 倍及以上,有 19 个蛋白质点表达下降 2 倍及以上。说明天麻钩藤饮治疗后高血压肝阳上亢证大鼠血压降低、症状改善,这可能与其下丘脑蛋白质的改变有关[26]。

5. 对肾血管性高血压大鼠心肌纤维化的影响 采用经典的肾动脉钳夹方法建立 RHR 模型,观测大鼠胶原浓度,Ⅰ、Ⅲ 型胶原含量,心脏重量,左心室重量。结果,天麻钩藤饮和巯甲丙脯酸均能明显降低肾血管性高血压大鼠左心室重量指数(LVI)水平和胶原的含量($P<0.01$)。积分法显示天麻钩藤饮组和巯甲丙脯酸组的 Ⅰ 型胶原含量明显较模型组减少($P<0.05$,$P<0.01$)。模型组和巯甲丙脯酸组的 Ⅲ 型胶原含量明显较假手术组增高($P<0.01$),天麻钩藤饮组的 Ⅲ 型胶原含量与假手术组比较无明显差异。说明天麻钩藤饮与巯甲丙脯酸均能通过降低肾血管性高血压大鼠 LVI 水平和胶原的含量来干预心肌纤维化。巯甲丙脯酸通过降低 Ⅰ 型胶原的含量,达到降低胶原浓度的作用来干预心肌纤维化;而天麻钩藤饮可同时降低 Ⅰ、Ⅲ 型胶原的含量,达到降低胶原浓度的作用,从而干预心肌纤维化[27]。

6. 含药血清对人脐静脉内皮细胞的保护 观察天麻钩藤饮对血管紧张素Ⅱ(AngⅡ)致人脐静脉内皮细胞(HUVECs)损伤的保护作用,结果:与对照组比较,AngⅡ(10^{-6}mol/L)可引起内皮细胞密度降低,细胞分泌 TNF-α 增加,PPAR-γ mRNA 表达水平降低。天麻钩藤饮含药血清可抑制 AngⅡ 导致的细胞损伤,减少 TNF-α 的分泌,升高 PPAR-γ mRNA 的表达。说明天麻钩藤饮可对抗 AngⅡ 所致的 HUVECs 损伤,保护血管内皮细胞功能[28]。

参 考 文 献

[1] 袁玮.益母草药理作用的研究[J].中华医学,1954,21(9):692.

[2] 黄江波. 平肝活血利水法治疗原发性高血压病 42 例总结[J]. 湖南中医杂志,1996,(6):3-4.

[3] 马振峰,李福民. 天麻钩藤饮治疗高血压眩晕 317 例[J]. 中医函授通讯,1995,(5):36-37.

[4] 周云霞. 天麻钩藤饮并疏甲丙脯酸治疗原发性高血压 33 例[J]. 实用中西医结合杂志,1993,6 (3):147.

[5] 刘耕陶. 天麻钩藤饮对高血压病人几项生理生化指标的影响[J]. 药学通报,1963,9(1):25.

[6] 曹方会. 天麻钩藤饮治疗原发性高血压 70 例[J]. 实用中医药杂志,2007,23(3):163.

[7] 杨振威. 加味天麻钩藤饮联合络活喜治疗中青年肝阳上亢型高血压的临床研究[J]. 北京中医, 2007,26(8):505-507.

[8] 赵智强,王靖,全亚萍,等. 天麻钩藤饮对肝阳上亢证高血压患者降压作用的临床药效动力学研究[J]. 中药药理与临床,2000,16(3):38-39.

[9] 邢之华,蔡昌龙,谭海彦,等. 天麻钩藤饮对原发性高血压患者疗效和生活质量的影响[J]. 中国临床康复,2004,8(15):2880-2881.

[10] 孙远福,苏海东,王树果. 天麻钩藤饮治疗眩晕 98 例[J]. 吉林中医药,1995,(5):34.

[11] 黄崇先. 天麻钩藤饮治疗椎-基底动脉供血不足性眩晕 50 例[J]. 吉林中医药,2006,26(1):13.

[12] 刘春更. 天麻钩藤饮联合葛根素治疗椎-基底动脉供血不足性眩晕临床观察[J]. 中国中医急症, 2007,16(11):1321-1322.

[13] 王洪源. 天麻钩藤饮加减治疗美尼尔氏病 140 例[J]. 国医论坛,2005,20(5):30-31.

[14] 徐新菊. 天麻钩藤饮加减治疗出血性中风 36 例[J]. 河南中医,2003,23(9):25.

[15] 房培芹,李秋静,崔英先. 天麻钩藤饮加减治疗血管性头痛 48 例[J]. 中医药学刊,2001,19:606.

[16] 杨立波. 天麻钩藤饮加减治疗偏头痛 68 例[J]. 江西中医药,2006,37(4):39.

[17] 赵智强,王靖,周仲瑛,等. 天麻钩藤饮对肝阳上亢证头痛患者镇痛作用的临床药效动力学研究[J]. 中药药理与临床,2000,16(2):41-43.

[18] 李巨三,宫乐辉. 天麻钩藤饮加减治疗顽固性失眠 138 例[J]. 国医论坛,2006,21(5):29-30.

[19] 王玉明,张俊英,王和平. 针药并用治疗更年期综合征 176 例临床分析[J]. 浙江中医学院学报, 1993,(2):48.

[20] 殷世美,薛洪喜. 天麻钩藤饮加减治疗早期妊娠高血压综合征 60 例[J]. 山东中医杂志,2007,26 (5):321.

[21] 石淑香. 天麻钩藤饮加味治疗小儿多动症 50 例疗效观察[J]. 中国中医药信息杂志,2007,14 (10):69.

[22] 曾贵云. 天麻钩藤饮对正常及高血压狗条件反射的影响[J]. 中医药研究参考,1975,(9):25.

[23] 杜贵友,叶文华,吕烽. 天麻钩藤饮提取液对组织脂质过氧化作用的影响[J]. 中国中药杂志, 1991,16(8):497-498.

[24] 赵智强,王小勤,陆跃鸣,等. 镇肝熄风汤与天麻钩藤饮对小鼠自发活动抑制作用的药效动力学研究[J]. 南京中医药大学学报,1996,12(6):23-24.

[25] 周凌燕,陈泽奇,李炜,等. 天麻钩藤饮对甲亢肝阳上亢证大鼠下丘脑蛋白表达的影响[J]. 湖南中医药大学学报,2007,27(2):28-31.

[26] 李臻琰,李炜,颜永平,等. 天麻钩藤饮对高血压肝阳上亢证大鼠下丘脑差异蛋白表达的影响[J]. 中国临床康复,2006,10(47):58-61.

[27] 胡世云,冼绍祥,赵立诚,等. 天麻钩藤饮对肾血管性高血压大鼠心肌纤维化的影响[J]. 中药新药与临床药理,2006,17(2):97-99.

[28] 孟云辉,涂欣,涂晋文,等. 天麻钩藤饮含药血清对人脐静脉内皮细胞保护作用的研究[J]. 中国实验方剂学,2007,13(1):26-28.

大 定 风 珠

(《温病条辨》卷3)

【组成】生白芍六钱(18g)　阿胶三钱(9g)　生龟甲四钱(12g)　干地黄六钱(18g)　麻仁(6g)　五味子二钱(6g)　生牡蛎四钱(12g)　麦冬连心六钱(18g)　炙甘草四钱(12g)　鸡子黄二枚(2个)　鳖甲生四钱(12g)

【用法】水八杯,煮取三杯,去滓,再入鸡子黄,搅令相得,分三次服。

【功用】滋阴息风。

【主治】温病热邪久羁,吸灼真阴,或因误表,或因妄攻,神倦瘛疭,脉气虚弱,舌绛苔少,时时欲脱。

【病机分析】肝肾同居下焦,乙癸同源,母子相依。温病后期,热邪深入下焦,羁留不去,耗灼真阴,或医者误汗妄攻,重劫阴液,以致少阴肾水几近枯竭,厥阴肝木失于涵养,虚风由内缓缓而起,其状正如《临证指南医案》卷1华岫云按语所说:"肝为风脏,因精血衰耗,水不涵木,木少滋荣,故肝阳偏亢,内风时起。"阴液耗损,水不涵木,筋脉失养而拘挛,故手足瘛疭;真阴大亏,精气虚衰,无以养神,故精神倦怠;肝肾阴伤,邪少虚多,故舌绛苔少,脉象虚弱;肾水欲竭,阴不敛阳,阴阳行将离决,故时时欲脱。吴瑭曾谓:"此邪气已去八九,真阴仅存一二"(《温病条辨》卷3)。辨为阴虚风动之证,当无疑义。

【配伍意义】温病后期,真阴大亏,虚风内动之证,治当滋阴以息风。吴氏主张"以大队浓浊填阴塞隙,介属潜阳镇定",与《临证指南医案》卷1对精血衰竭,水不涵木之内风证,"治以滋液熄风,濡养营络,补阴潜阳"的方法极为相似。方中鸡子黄、阿胶味甘性平,血肉有情,滋阴养血以息内风,共为君药。《本草纲目》卷1云:"鸡子黄,气味俱厚,故能补形,昔人谓其与阿胶同功,正此意也。"《本草再新》卷9云:鸡子黄"补中益气,养肾益阴","能使心肾交,能教肺肾足"。吴氏在《温病条辨》卷3中曾多次提到鸡子黄的功能,在11条云:"鸡子黄有地球之象,为血肉有情,生生不已,乃奠安中焦之品……其正中有孔,故能上通心气,下达肾气,居中以达两点……其性和平,能使亢者不争,弱者得振;其气焦臭,故上补心;其味甘咸,故下补肾。""鸡子黄镇定中焦,通彻上下,合阿胶能预熄内风之震动。"在15条云:"鸡子黄宛如珠形,得巽木之精,而能熄肝风。"在16条即本方条又云:"以鸡子黄一味,从足太阴,下安足三阴,上济手三阴,使上下交合,阴得安其位,斯阳可立根基,俾阴阳有眷属一家之意,庶可不致绝脱欤!"以鸡子黄镇定中焦,交通上下,令阴阳相抱,肝风平息,是吴氏匠心独运之处。阿胶味厚滋补,为治疗血虚的要药。《日华子本草》云其"治一切风"。《本草拾遗》说:"凡胶俱能疗风、止泄、补虚,驴皮胶主风为最。"鸡子黄与阿胶相配,可增滋液息风之效。白芍苦酸微寒,五味子酸温,甘草甘平,三药合用,酸甘化阴,柔肝缓急。五味子尚可收敛耗散之阴气。地黄、麦冬滋补阴液,麻仁质润多脂,润燥养阴。六味共助君药填补真阴,皆为臣药。阴液大亏,则虚阳上浮,故用龟甲、鳖甲、牡蛎介类沉降之品,重镇潜阳。喻昌曾用比喻说明以介类潜阳的道理:"畜鱼千头者,必置介类于池中,不则其鱼乘雷雨而冉冉腾散。盖鱼虽潜物而性乐于动,以介类沉重下伏之物而引鱼之潜伏不动,同气相求,理通玄奥也。故治真阳之飞腾屑越,不以龟鳖之类引之下伏,不能也"(《寓意草》)。吴氏治阴虚风动之三甲复脉汤、小定风珠等,均以介属潜阳药,意盖同此。联系性味而论,"三甲"皆为咸味,其中龟甲咸中带甘,与鳖甲同为平性,潜阳之中尤兼滋阴之效;牡蛎性凉而涩,功擅潜阳敛阴。三者均为佐药。甘草调和诸药,兼作使药。全方用甘味合酸味滋补收敛以救欲绝之真阴,又用咸味沉降镇定以潜未尽之浮阳,俾阴复阳潜,虚风自息,故吴氏谓本方属"酸甘咸法"。从治本着手,重用浓浊厚味填阴,佐以介属潜阳,乃本方的主要特点。

关于本方方名,吴氏在《温病条辨》卷3第15条为小定风珠释名时曾说:"名定风珠者,以鸡子黄宛如珠形,得巽木之精而能熄肝风。肝为巽木,巽为风也。"同时又提到此一命名与龟亦有关:"龟亦有珠,具真武之德而震木。震为雷,在人为胆,雷动未有无风者,雷静而风亦静矣。亢阳直上巅顶,龙上于天也。制龙者,龟也。"云龟亦有卵如珠,如同威镇北方的真武神灵,能镇肝而息风,并有潜阳之功。以上亦可视作吴氏为本方起名"定风珠"的原意。本方具有滋阴息风之功,君药鸡子黄既能补阴以息风,形状又如珠子,以"定风珠"为名甚为恰当。至于"龟亦有珠"云云,若从龟甲滋阴潜阳以息风的角度看,亦有一定参考价值。方名前冠以"大"字,乃因《温病条辨》尚有一首小定风珠,药味较少,所治病证亦轻,为区别起见,故称本方为大定风珠。

【类方比较】本方与羚角钩藤汤在组成上皆有白芍、地黄、甘草,同具养阴增液、平息内风之效,均治温病肝风内动之证。但前者以鸡子黄、阿胶为君,配伍麦冬、麻仁、五味子、龟甲、鳖甲、牡蛎,而且地黄为干品,甘草炙过,全方以治本为主,滋补力强,兼有潜阳之功,属滋液息风之剂,适用于阴虚风动证,其证以正虚为主,病势较缓,主要表现为抽搐徐缓无力,神倦脉虚,时时欲脱,多见于温病后期。后者以羚羊角、钩藤为君,配伍桑叶、菊花、贝母、竹茹、茯神木,而且地黄为鲜品,甘草生用,全方以治标为主,清热止痉力强,兼有化痰之功,属凉肝息风之剂,适用于热盛动风证,其证以邪实为主,病势急剧,主要表现为抽搐频繁有力,高热,神昏,脉象弦数,多见于温病极期。

【临床运用】

1. 证治要点 本方为滋阴息风的代表方,适用于阴虚风动之证,临床以瘛疭,神倦,舌绛苔少,脉象虚弱为辨证要点。

2. 加减法 "喘加人参,自汗者加龙骨、人参、小麦,悸者加茯神、人参、小麦。"喘为元气大亏,故加人参以益气而平喘;自汗因元气虚弱,卫表不固,故加龙骨、人参、小麦以益气敛汗;悸乃心气耗伤,故用人参、小麦以益气养心。兼低热者,酌加地骨皮、白薇、知母、牡丹皮以退虚热;有痰者,酌加天竺黄、贝母、制半夏以清热化痰。

3. 本方现代用于乙脑后遗症、眩晕、小舞蹈病、震颤麻痹、神经性震颤、放疗后舌萎缩、甲亢、甲亢术后手足搐搦症、过敏性荨麻疹、冠心病、伤寒、不宁腿综合征等辨证属阴虚风动者,以及失眠、小儿暴惊夜啼、咯血、坠积性肺炎、腰腿痛综合征等辨证属阴虚内热者。

【使用注意】阴液虽亏而邪热犹盛者,不宜使用本方。《温病条辨》卷3云:"壮火尚盛者,不得用定风珠。"因本方由大队浓浊滋补之品组成,误用有恋邪留寇之弊。

【源流发展】本方是以张仲景复脉汤(即炙甘草汤)等方为基础,几经增损演变而来的。复脉汤原治伤寒脉结代、心动悸,为滋阴养血、益气温阳、复脉定悸之剂。吴氏去人参、桂枝、生姜、大枣,加白芍组成"甘润生津"之加减复脉汤,以治"热邪深入,或在少阴,或在厥阴",阴液耗损,"邪热少而虚热多"之证。其加减的意图,吴氏亦有明确交代,"在仲景当日,治伤于寒者之结代,自有取于参、桂、姜、枣,复脉中之阳,今治伤于温者之阳亢阴竭,不得再补阳也","加白芍收三阴之阴"。该方被吴氏视为下焦温病"热邪劫阴之总司"(《温病条辨》卷3)。

于加减复脉汤内加入生牡蛎、生鳖甲,即为"咸寒甘润"之二甲复脉汤。该方以"复脉育阴,加入介属潜阳,使阴阳交纽",有滋阴潜阳息风之效,主治热入下焦,阴虚风动,"脉沉数,舌干齿黑,手指但觉蠕动",欲作或已作痉厥者。此方之由来,吴氏曾明言:"二甲复脉汤方,即于加减复脉汤内加生牡蛎五钱、生鳖甲八钱。"不过,若从方剂组成来看,亦可视作一甲复脉汤的衍化方。一甲复脉汤有养阴止泻之功,主治下焦温病,阴伤便溏之证,较二甲复脉汤少麻仁、龟甲两味,亦即由加减复脉汤去润肠之麻仁,加牡蛎组成。而单味牡蛎即一甲煎,"能存阴,又涩大便,且清在里之余热"(《温病条辨》卷3)。二甲复脉汤加生龟甲,则为三甲复脉汤,主治下焦温病,肝肾阴虚风动,"热深厥甚",且心脉失于滋养,心跳剧烈,甚则疼痛,脉细促者。吴氏加龟甲的原意是:"阴维为病主心痛……故以镇肾气补任脉通阴维之龟甲止心痛"(《温病条辨》卷3)。可见,变化后的方剂,不但滋阴潜阳息风作用增强,而且可以"止心痛"。

大定风珠即由三甲复脉汤加鸡子黄、五味子组成。其养阴息风作用更强,适用于阴虚风动重证,有时时欲脱之势者。而在方中居重要地位的鸡子黄、阿胶、白芍,又为张仲景黄连阿胶汤减去黄连、黄芩后的滋阴部分。可以说,在大定风珠的组成中亦有黄连阿胶汤的痕迹。

从复脉汤(黄连阿胶汤)、加减复脉汤、二甲复脉汤(一甲复脉汤)、三甲复脉汤至大定风珠,随着组成用药的变化,方剂的功用也经历了滋阴通阳复脉、滋阴生津润燥以及滋阴潜阳息风之力不断加强等沿革过程。如此脱胎而来的大定风珠,最终成为滋阴息风、治疗阴虚风动证的代表方剂。

【方论选录】

1. 吴瑭:"此邪气已去八九,真阴仅存一二之治也,观脉虚苔少可知。故以大队浓浊填阴塞隙,介属潜阳镇定。以鸡子黄一味,从足太阴下安足三阴,使上下交合,阴得安其位,斯阳可立根基。俾阴阳有眷属一家之意。庶可不致绝脱欤!"(《温病条辨》卷3)

2. 李畴人:"方中阿胶补阴,五味子收肺气,白芍和脾,鳖甲育肝阴,龟甲潜肾阴,牡蛎敛阳和阴,麦冬、熟地养金壮水,麻仁润肠,甘草立中,鸡子黄取其混元之意。酸甘化阴,咸降其火,庶几水火有既济之效,心神宁而得安寐也。若转虚喘汗,则加人参以补气,龙骨扶阳和卫,小麦敛阴止汗。"(《医方概要》)

3. 秦伯未:"本方主治温热之邪消烁真阴,神倦瘛疭,脉弱舌绛,时有虚脱的现象,故用大队滋阴药,佐以介类潜阳镇定。在肝病中遇到肝肾阴血极虚,内风煽动不息,如眩晕不能张目,耳鸣,筋惕肉瞤,心慌泛漾,亦常用此加减。凡风阳上扰,肝阴多虚,且有水不涵木现象,故常用白芍、生地治本,结合熄风潜阳。但肝阳宜凉镇,肝风必须填补,将本方和羚角钩藤汤对比,可以看到用药的浅深程度。"(《谦斋医学讲稿》)

【评议】大定风珠的方证病机,吴氏论以温病邪气与真阴之多少,秦氏延至肝病阴虚风动,既有承袭,又有发展,可供用方者参考。关于方药配伍,吴氏确立了原则大法,阐明了君药鸡子黄在方中交合阴阳的重要作用,李氏联系五脏肠腑分析方义,并阐述了原方加减之意图,秦氏进而言及本方与羚角钩藤汤填补、凉镇各有侧重,诸家所言,均有精辟之处,吾辈学人宜互参领会。

【验案举例】

1. 肝厥 《吴鞠通医案》卷2:额氏,二十二岁。除夕日亥时,先是产后受寒痹痛,医用桂、附等极燥之品,服之大效;医见其效也,以为此人非此不可,用之一年有余。不知温燥与温养不同,可以治病,不可以养生,以致少阳津液被劫无余,厥阴头痛,单巅顶一点痛不可忍,畏明,至于窗间有豆大微光即大叫,必室如漆黑而后少安,一日厥去四五次。脉弦细数,按之有力。危急已极,勉与定风珠潜阳育阴,以熄肝风:大生地八钱,麻仁四钱,生白芍四钱,生龟甲六钱,麦冬不去心四钱,生阿胶四钱,生鳖甲六钱,海参二钱,生牡蛎六钱,鸡子黄去渣后化入搅匀二枚,甘草炙五钱,煮成八杯,去渣,上火煎成四杯,不时频服。正月初一日,微见小效,加鲍鱼片一两。煮成十杯,去渣,煎至五杯,服如前。初二日,又见效,方法如前。初三日,厥止,头痛大减,尤畏明,方法如前。初四日,腰以上发热,腰以下冰凉,上下浑如两截;身左半有汗,身右半无汗,左右浑如两畔。自古书未见是症,窃思古人云琴瑟不调,必改弦而更张之,此症当令其复厥后再安则愈。照前方定风珠减半,加青蒿八分,当夜即厥二三次。初五日,照前定风珠原方分量一帖,服后厥止神安。初七日,仍照前方。初八日,方皆如前,渐不畏明,至正月二十日外,撤去帐幔,汤药服至二月春分后,与专翁大生膏一料痊愈。

2. 乙脑后遗症 《四川中医》(1988,7:27):某女,7 岁。1988 年 8 月 20 日因高热、昏迷、抽搐、呕吐,经脑脊髓化验,确诊为"乙脑"。经县医院住院抢救后脱离危险期,但遗留有严重后遗症状,于 10 月 10 日来我处诊治。症见失语,意识不清,痴呆,躁扰不宁,喉间痰鸣,龂齿弄舌,流涎不止。项强仰面,右半侧偏瘫,下肢强直不能屈伸,右手足阵发性痉挛,日暮低热,夜卧不安,形体消瘦如柴,皮肤干燥。舌质绛,少苔,寸关脉浮而无力。证属痰热留恋,堵塞窍道,热灼真阴,虚风内动。治以清化热痰,滋液熄风。予大定风珠加天竺黄。连服一周后,项强、四肢拘挛、喉间痰鸣及意识障碍明显好转。续服一周,能说简单的字词,并能安睡。继上方再服一周后,语言逐日流利,手足活动尚可,经休息三个月后,记忆思维能力均已恢复正常。

3. 甲状腺功能亢进 《浙江中医杂志》(1987,3:139):某女,47 岁。患者 1971 年起出现心悸自汗,性情急躁,食欲亢进。经多种药物治疗,未见明显好转。症见心悸不寐,怕热汗出,头晕目眩,腰酸膝软,手指抖动,颈项肿大。舌红少苔,脉细数。此乃肝肾阴虚,痰气凝结为患。故用大定风珠去麻仁滋填肝肾精髓,潜阳以熄风,再配玄参、贝母化痰软坚散结。处方:龟甲、鳖甲、生牡蛎各 30g,生熟地各 20g,白芍 18g,甘草、麦冬、阿胶、玄参、贝母、五味子各 10g,鸡子黄 2 枚冲服。服 16 剂后,自觉症状减轻。续服 30 剂,诸症消失。随访至今未发。

4. 震颤麻痹 《浙江中医杂志》(1985,6:275):某男,62 岁。1983 年 11 月 26 日诊。双手颤抖不能控制已 2 年余,精神紧张时症状加重,睡眠时自行消失。伴四肢、躯干强直,活动受限,言语时声音震颤难于听清,曾经省某医院神经内科诊治,诊断为震颤麻痹,给予安坦、东莨菪碱等治疗后有好转,但断药后症状有增无减。诊其脉细弦而数,重按无力,舌薄红少苔。嘱停服西药,予大定风珠:麦冬、干地黄、白芍各 12g,炙鳖甲、龟甲、牡蛎(三药先煎)、甘草各 12g,阿胶 9g(烊冲),五味子、麻仁(杵)各 6g,鸡子黄 2 只(打冲)。服 5 剂后症状好转,以后多次复诊,均略为加减,共进 40 剂,震颤、强直基本消失。

5. 不宁腿综合征 《广西中医药》(1992,3:122):某男,42 岁。1985 年 6 月 20 日就诊。患者半月前因外感发热出汗过多引起双下股无力,小腿膝踝之间肌肉似痛非痛,酸麻胀重,难以名状,夜间两腿放何处均感不安,需家人用力打揉捏方可入眠。曾予维生素、安定、钙剂及抗风湿药治疗均无明显疗效,刻诊:双下肢时时摆动不能自主,面色萎黄,舌质红,干净无苔,脉虚弱,查体未发现明显阳性体征。四诊合参,辨为津亏血虚,筋脉失养之证。拟大定风珠汤加减,以观动静。药用:生白芍 30g,生地黄 30g,麦冬 15g,生牡蛎 20g(先煎),龟甲 20g(先煎),五味子 6g,甘草 6g,川牛膝 15g,木瓜 15g。水煎去渣,入阿胶 10g、鸡子黄 2 枚,搅匀服。服药 3 剂,两腿摆动减轻,夜能入睡,迭进 6 剂,舌质转润,诸症皆瘥。

按语:大定风珠为滋阴息风之剂,临证无论何病,只要紧扣阴血大亏,内风煽动之病机,就可放手使用。案1肝厥虽有"古书未见之症",但吴氏以其病起于过用温燥,津液被劫无余,予本方出入而收全功。案2乃温病后期阴损风动兼痰热塞窍之证,故于原方之中加入天竺黄清热化痰开窍。案3甲亢病属中医"瘿气"范畴,故在辨证的基础上,加入玄参、贝母化痰散结。案4西医治疗效果欠佳,投本方补肝之体,和肝之用,育阴潜阳,荣养筋脉,终使震颤、强直得愈。案5为不宁腿综合征,现代医学认为该病症原因不明,治疗主要为对症处理。医者抓住患者素体虚弱,复加发热、大汗亡津液之病史,四诊合参,辨为阴津亏损,血不养筋之证,用本方滋阴养血,柔肝缓急,加木瓜、牛膝舒筋活络,药证合拍,故获良效。

【临床报道】

1. 中风后遗不寐症 本症以不寐始于急性脑血管意外之后,夜间睡眠不足3小时,或通宵不寐,日夜颠倒,一昼夜睡眠不足5小时为主要表现。共治36例,病程均在三个月以内。方法:大定风珠原方,9剂为1疗程。结果:痊愈(停服本方后不用安神类中药及镇静安眠类西药,可夜寐5～6小时且维持15天以上)23例,显效(夜寐5～6小时,或由日夜颠倒转为夜寐5小时以上)7例,好转(夜寐3～4小时)4例,无效(夜寐不足3小时)2例,总有效率为94.4%[1]。

2. 职业性眩晕 共治26例,其中单纯眩晕10例,眩晕伴抽风16例。方法:大定风珠原方。兼胸闷呕恶,痰多食少,加半夏、白术、天麻;伴抽搐、气短乏力、自汗出者,加人参、龙骨;手足心热,低热不退,加知母、丹皮。结果:痊愈(眩晕、抽搐等症消失不复发)10例,显效(眩晕、抽搐等症基本消失,生活能自理)12例,好转(眩晕、抽搐等症减轻)3例,无效1例,总有效率为97%[2]。

3. 慢性乙肝 大定风珠汤治疗慢性乙型肝炎肝纤维化患者15例,并设对照组15例。两组患者年龄、性别、病史、病情及临床分型具有可比性。治疗方法:对照组服用一般护肝药物或维生素C、复方丹参等,而治疗组口服大定风珠汤剂:鳖甲15g,龟甲15g,牡蛎20g,白芍20g,火麻仁5g,生地20g,麦冬10g,五味子6g,阿胶10g,鸡子黄2枚,炙甘草12g。连服3个月为1疗程,两组患者均酌情辅助应用维生素类、能量合剂、门冬氨酸钾镁等常用护肝药。结果:肝纤维化指标HA、LN及IVC,治疗组均较对照组有显著性改善(均$P<0.05$),临床症状也有改善[3]。

观察大定风珠巩固治疗慢性乙型肝炎(慢乙肝)的后续效应,将86例因慢乙肝首次出现肝功能异常而住院治疗出院时肝功能复常的患者,随机分为大定风珠巩固治疗组和对照组,于出院后12个月查肝功能、病毒学指标,对出院后12个月肝功能正常并稳定者查肝纤维化血清学指标。结果:治疗组病毒学指标与对照组比较无显著差异;治疗组与对照组肝功能正常率分别为90.9%(40/44)和71.4%(30/42),两组比较有显著差异($P<0.05$):肝纤维化血清学指标,治疗组与对照组比较,差异非常显著($P<0.01$)。说明大定风珠有明显的稳定肝功能和抗肝纤维化后续效应[4]。

4. 慢性肾衰骨矿物质代谢紊乱 将30例慢性肾功能不全患者随机分为大定风珠治疗组及用骨化三醇和葡萄糖酸钙治疗组,观察治疗前后血清钙、磷、骨钙素、C端甲状旁腺素、骨矿物含量水平及临床症状改善情况。结果:阴虚风动型慢性肾衰患者骨矿物质代谢显著紊乱,而大定风珠能显著改善此种患者骨矿物质代谢紊乱,还能改善血磷水平与贫血状态[5]。

5. 帕金森病 将帕金森病48例分为两组,西医治疗组24例,中西医结合组24例。所有病例均行头颅CT或MRI检查,病史最长10年,最短2个月,其中脑梗死史30例,脑出血史12例,腔隙性脑梗死6例。临床上均有明显的震颤,僵直,步态姿势,表情障碍等。治疗方法:西医治疗对照组内服苯海索,每次 2mg,3 次/d,合用谷维素及维生素 B₁ 等药物治疗,个别患者口干副作用较重时则用多巴丝肼等药物。中西医结合治疗组在上述西医治疗的基础上加用大定风珠汤加味(白芍、生地黄、麦门冬、阿胶、生龟甲、生牡蛎、炙草、生鳖甲、生鸡子黄、地龙干、全蝎、天麻、双钩藤、丹参),两组均以两个月为 1 疗程。结果,治疗组明显进步 7 例,进步 10 例,稍有进步 3 例,无效 4 例,总有效率 83.3%;对照组明显进步 4 例,进步 5 例,稍有进步 4 例,无效 11 例,总有效率 54.1%。两组总有效率比较,治疗组明显优于对照组(P<0.05),两组治疗前后功能障碍记分比较具有可比性,治疗后治疗组功能障碍积分明显减少(P<0.01),而对照组积分减少不如治疗组显著(P<0.05)[6]。

6. 产后抑郁症 采用大定风珠加味治疗产后抑郁症 38 例。处方:生地、麦门冬、白芍各 18g,当归、牡蛎、制龟甲、制鳖甲各 15g,五味子、阿胶(烊化)、炙甘草各 9g,鸡子黄 1 个。伴口苦、小便短赤,加牡丹皮、知母;体倦乏力,纳差,脉细弱,加黄芪、党参;大便干结加火麻仁。14 天为 1 疗程,连用 2～3 个疗程。配合心理治疗。结果:治愈 18 例,好转 13 例,无效 7 例,总有效率为 81.6%[7]。

7. 抽动秽语综合征 抽动秽语综合征是一种发生于儿童及少年的神经系统运动障碍疾病。长期服用氟哌啶醇等药物易产生不良反应。应用大定风珠加味治疗抽动秽语综合征 12 例,并与氟哌啶醇组 11 例,进行对比观察。治疗组药用:阿胶 10g,生龟甲、鳖甲、生牡蛎各 20g,熟地 24g,白芍、菟丝子、黄精、杜仲各 9g,麦冬 15g,生鸡子黄 1 只,山茱萸、五味子各 6g,炙甘草 3g。偏气虚者加黄芪,血虚者加当归。2 周为 1 疗程。对照组服氟哌啶醇 3～9ml/d,肌苷 0.6g/d。结果,治疗组显效 3 例,有效 7 例,无效 2 例;对照组显效 3 例,有效 5 例,无效 3 例。两组临床疗效无显著性差异,但中药治疗组副作用少,易为患者接受[8]。

8. 舌丝状乳头萎缩 以大定风珠原方为主,五心烦热、潮热加青蒿、地骨皮、牡丹皮、女贞子、旱莲草,心悸失眠加珍珠母、柏子仁、炒枣仁、百合,口中灼热加山栀、淡竹叶、川连,心烦懊恼加山栀、豆豉,口渴加玄参、天花粉、石斛,便秘加首乌、当归,重用火麻仁,治疗 11 例本病阴虚内热证患者。结果:痊愈(症状全部消失,随访 1 年未复发)8 例,显效(症状明显减轻)3 例。服药最少 20 剂,最多 110 剂[9]。

【附方】

1. 三甲复脉汤(《温病条辨》卷 3) 炙甘草六钱(18g) 干地黄六钱(18g) 生白芍六钱(18g) 麦冬不去心五钱(15g) 阿胶三钱(9g) 麻仁三钱(9g) 生牡蛎五钱(15g) 生鳖甲八钱(24g) 生龟甲一两(30g) 水煎服。功用:滋阴复脉息风。主治:下焦温病,热深厥甚,脉细促,心中憺憺大动,甚则心中痛者。

本方所治,乃热邪深入下焦,肾阴亏虚,不能涵木,肝风内动,且水不济火,心失滋养之证。此处所谓"热深厥甚",系与二甲复脉汤之"手指但觉蠕动,急防痉厥"相对而言,意在说明本方证肢体抽搐厥冷较二甲复脉汤证为甚。憺,动也;憺憺,剧烈跳动貌。吴氏曾就上述有关症状的病机加以解释,云:"心中动者,火以水为体,肝风鸱张,立刻有吸尽西江之势,肾水本虚,不能济肝而后发痉,既痉而水难猝补,心之本体欲失,故憺憺然而大动也。甚则痛者,'阴维为病主心痛',此证热久伤阴,八脉丽于肝肾,肝肾虚而累及阴维故心痛。"方中炙甘草、干地黄、白芍、麦冬、阿胶、麻仁(即加减复脉汤)滋阴养液以复脉,牡蛎、鳖甲、龟甲潜阳育阴以息风。其中龟甲之配伍,于吴氏还有一层含义,即利用其"镇肾气补任脉通阴维"之功以"止心痛"(《温病条辨》卷 3)。诸药配合,共奏滋阴复脉,潜阳息风之效。

2. 小定风珠(《温病条辨》卷 3) 鸡子黄生用一枚(1 个) 真阿胶二钱(6g) 生龟甲六

钱(18g) 童便一杯(150ml) 淡菜三钱(9g) 水五杯,先煮龟甲、淡菜,得二杯,去滓,入阿胶,上火烊化,内鸡子黄,搅合相得,再冲童便,顿服之。功用:滋阴息风止哕。主治:温邪久踞下焦,既厥且哕,脉细而劲。

本方证由温病热灼阴伤,虚风内动,冲脉被扰所致。正如吴氏云:"温邪久踞下焦,烁肝液为厥,扰冲脉为哕,脉阴阳俱减则细,肝木横强则劲。""厥",指痉厥。方中鸡子黄、阿胶滋阴养液以息风;龟甲滋阴潜阳,吴氏谓其"补任而镇冲脉";淡菜补肝肾,益精血,吴氏云其"能补阴中之真阳","又能潜真阳之上动";童便咸寒,其性降泄下行,有滋阴降火之功,而吴氏的用意则是"以浊液仍归浊道"(《温病条辨》卷3),将其作为引经之品。阴复阳潜,火降风息,冲脉得安,则痉厥呃逆自除。

大定风珠与三甲复脉汤及小定风珠同为滋阴息风之剂,均治阴虚风动之证。其中大定风珠属"酸甘咸法",滋阴息风之力较强,兼能收敛阴气,适用于阴虚风动重证,有时时欲脱之势者;三甲复脉汤属"咸寒甘润法",因方中所含之加减复脉汤本身具有养心复脉之功,故吴氏用以治疗阴虚风动而兼心脉失养,心中大动,甚则心痛,脉细促者;小定风珠属"甘寒咸法",滋阴息风之力较弱,但能降火安冲,主治阴虚风动轻证,伴有呃逆者。

3. 黄连阿胶汤(《伤寒论》) 黄连四两(12g) 黄芩二两(6g) 芍药二两(6g) 鸡子黄二枚(2个) 阿胶三两(9g) 上五味,以水六升,先煮三物,取二升,去滓,内胶烊尽,小冷,内鸡子黄,搅令相得,温服七合,日三服。功用:滋阴泻火,交通心肾。主治:少阴病,得之二三日以上,心中烦,不得卧。

邪犯少阴,可因体质因素而产生寒化与热化两类不同证候。素体阳虚,病邪从阴化寒,则成寒化证,素体阴虚,病邪从阳化热,则成热化证。本方即为少阴热化证而设。由于热灼真阴,肾水不足,不能上济心火,心火独亢,不能下入于肾水,心肾不交,故见心中烦,不得卧。此外还当有咽干口燥,舌红苔黄,脉来细数等症。真阴既虚,邪火复炽,治宜育阴清热,交通心肾。方中黄连苦寒降泄,直折心火;阿胶甘平质润,滋补肾水;黄芩助黄连以清热泻火;芍药助阿胶以养阴益肾;鸡子黄兼入心肾,滋肾阴,补心血,有交融水火之妙。肾水充足,心火清降,水火既济,则诸症可平。

本方由滋阴养血药合清热泻火药组成,乃滋阴清热法之开先河者。后世温病学家对其甚为推崇,吴瑭不但将其作为少阴温病真阴欲竭,邪火复炽之证的主方,而且在复脉汤的基础上仿效该方滋阴部分之用药,创制了滋阴息风方大、小定风珠。

参 考 文 献

[1] 符世纯. 大定风珠治疗中风后遗不寐 36 例[J]. 中医函授通讯,1993,(5):43.

[2] 王改敏,高萍. 大定风珠治疗职业性眩晕 26 例[J]. 国医论坛,1994,45(3):35.

[3] 杨玉梅. 大定风珠治疗肝纤维化临床观察[J]. 牡丹江医学院学报,2005,26(5):45-46.

[4] 李伟林,赵仙铭,项一群,等. 大定风珠巩固治疗慢性乙型肝炎的后续效应观察[J]. 中西医结合肝病杂志,2002,12(2):77-78.

[5] 吴玉生,李士林,李金花,等. 大定风珠对阴虚风动型慢性肾衰患者骨矿物质代谢紊乱的改善[J]. 中药药理与临床,1999,15(1):39-40.

[6] 朱亨炤. 大定风珠加味治疗帕金森病 48 例[J]. 中国医药学报,2001,16(6):75.

[7] 李艳萍. 大定风珠治疗产后抑郁症 38 例疗效观察[J]. 中医药学刊,2005,23(8):1491.

[8] 陆磊. 大定风珠加味治疗抽动秽语综合征[J]. 湖北中医杂志,2001,23(7):28.

[9] 王莉,陈怀敏. 大定风珠治疗舌丝状乳头萎缩 11 例[J]. 中医杂志,1996,37(8):461.

阿胶鸡子黄汤

（《通俗伤寒论》）

【组成】陈阿胶二钱(6g)烊冲　生白芍三钱(9g)　石决明五钱(15g)杵　双钩藤二钱(6g)　大生地四钱(12g)　清炙草六分(2g)　生牡蛎四钱(12g)杵　络石藤三钱(9g)　茯神木四钱(12g)　鸡子黄二枚(2个)先煎代水

【用法】水煎服。

【功用】滋阴养血，柔肝息风。

【主治】邪热久羁，损伤阴血，虚风内动证。手足瘛疭，或头目眩晕，舌绛苔少，脉细数。

【病机分析】本方的主治病证，原书未见记载。从《重订通俗伤寒论》第2章何秀山为本方所加按语"血虚生风者，非真有风也……温热病末路多见此症"来看，当为热伤阴血，虚风内动之证，主要见于温病后期。

肝为风木之脏，全赖肾水以涵之，血液以濡之。邪热久羁，消烁阴血，阴血不足，无以涵木，则虚风内起。阴血亏虚，不能荣筋，故筋脉拘挛，手足瘛疭；阴伤血少，清空失养，故头目眩晕；舌绛少苔，脉象细数，乃阴虚内热之征。

【配伍意义】阴血不足，虚风内动，治宜滋阴养血，柔肝息风。方中阿胶、鸡子黄血肉有情，滋阴养血以息风，共为君药。李时珍云："阿胶和血滋阴，除风润燥"，疗"男女一切风病"（《本草纲目》卷50）。吴瑭云：鸡子黄"得巽木之精而能熄肝风"（《温病条辨》卷3）。何廉臣谓：阿胶、鸡子黄"二味血肉有情，质重味厚，大能育阴熄风，增液润筋"（《重订通俗伤寒论》第2章）。白芍、生地、甘草酸甘化阴，养血柔肝，缓急舒筋，用为臣药。钩藤甘凉，功擅平肝息风，乃治风要药。阴血虚者，阴不涵阳，肝阳偏亢，石决明、牡蛎均为介类，长于平肝潜阳；茯神木"入肝经，为平木之品……木平则风定"（《要药分剂》卷2）。风阳内扰，心神为之不宁，茯神木兼可安神宁心。四药共投，以增平肝潜阳，息风止痉之力，同为佐药。筋脉拘挛，则经络不舒，络石藤气味平和，功善走经脉、通肢节，故用以活络舒筋，为使药。《要药分剂》卷1曾云："络石之功，专于舒筋活络。凡病人筋脉拘挛，不易伸屈者，服之无不获效，屡试屡验，不可忽之也。"诸药相合，共奏滋阴养血，平肝潜阳，舒筋息风之效。全方标本兼顾，但重在治本，故原书将其归于"滋阴熄风法"。

【类方比较】本方与羚角钩藤汤均由俞根初创制，两方同用白芍、钩藤、茯神木、地黄、甘草，都能滋阴养液，平肝息风，治疗温病肝风内动证。但前者尚配阿胶、鸡子黄、生牡蛎、石决明、络石藤，地黄为大生地，甘草为炙过者，全方侧重于滋阴养血，柔肝息风，兼有潜阳之功，主治温病后期，热伤阴血，虚风内动，手足蠕动，头目眩晕，脉象细数之证；后者尚有羚羊角、桑叶、菊花、川贝母、竹茹，地黄为鲜品，甘草生用，全方以凉肝息风为主，并有化痰之功，主治温病极期，邪热亢盛，热极动风，抽搐强劲有力，高热神昏，脉象弦数之证。

本方与大定风珠均用阿胶、鸡子黄、白芍、生地、甘草和牡蛎以育阴潜阳息风，同属滋阴息风之剂，皆治阴虚风动之证，惟功用、主治有强弱微甚之别。本方配有钩藤、石决明、茯神木、络石藤，平肝息风之力稍强，并能通络舒筋，所治当为阴虚较轻，邪气稍多之证；后者则有龟甲、鳖甲、麦冬、麻仁、五味子，滋阴收敛之功略胜，适用于真阴大亏，邪气已衰，即所谓"邪气已去八九，真阴仅存一二"（《温病条辨》卷3），有时时欲脱之势者。

【临床运用】

1. 证治要点　本方主要用于温病后期，阴血不足，虚风内动之证，临床以手足瘛疭，徐缓无力,舌绛苔少,脉象细数为辨证要点。

2. 加减法 抽搐较甚者,加羚羊粉以息风止痉;阴虚阳亢者,加龟甲、磁石以滋阴潜阳;兼有虚热者,加知母、丹皮以清热。

3. 本方现代临床主要用于乙脑后遗症辨证属热伤营阴,虚风内动者。

【使用注意】本方为滋阴息风之剂,凡热极动风或阴血虽亏而邪热尚盛之证,均不宜使用,以免敛邪为患。

【源流发展】关于阴血不足,虚风内动证,叶桂《临证指南医案》卷1已有诸多记载,如"血虚不荣筋骨,内风袭络","精血内虚,虚风自动","水亏风动"等病机分析,"偏枯","口喎,肢麻,舌暗","眩晕"等症状描述,"缓肝润血熄风","养血熄风","大忌风药寒凉","忌投刚燥"等治法宜忌,以及生地、阿胶、白芍、炙甘草、牡蛎、钩藤等药物的运用,其对临床的指导意义早已为世人所公认。可惜叶氏未明确提出对证之方,论治亦局限于内伤杂病。俞氏阿胶鸡子黄汤恰可补此缺憾。虽然《通俗伤寒论》原书方后未载主治,只有治法曰"滋阴熄风法",但因该书乃四时感证之诊疗全书,议病侧重于外感,故后人仍将该方视作温病后期阴(血)虚风动证之主方。何秀山在为本方所加按语中云:"血虚生风者,非真有风也,实因血不养筋,筋脉拘挛,伸缩不能自如,故手足瘛疭。类似风动,故名曰内虚暗风,通称肝风。温热病末路多见此症者,以热伤血液故也。"说明本方所治之证主要见于温病后期,同时亦不排除内伤杂病。另外,据1912年《湿温时疫治疗法》第四章载,沈樾亭《验方传信》亦有一方名阿胶鸡子黄汤,其组成为:真阿胶钱半,左牡蛎五钱,大生地四钱,生白芍三钱,女贞子三钱,黄甘菊二钱,鸡子黄一枚,童便一盅。关于其主治,《湿温时疫治疗法》在急性时疫部分曾提到:血热生风病证,宜"急用犀羚镇痉汤或滋液救焚汤,重加瓜霜紫雪丹","继用龙胆泻肝汤或平阳清里汤","终用阿胶鸡子黄汤滋阴以镇肝阳";《重订广温热论》卷2在该方方后按云:"此方甘咸镇静,善熄肝风;专治肝风上翔,头眩心悸,耳鸣躁扰,狂厥等症。"可见,该方的主治病证及其功用与俞氏方基本相同。由于沈樾亭《验方传信》现已不可考,故该方与俞氏方孰先孰后尚难定论,姑将有关资料录此以待同道指教。

【方论选录】何秀山:"血虚生风者,非真有风也,实因血不养筋,筋脉拘挛,伸缩不能自如,故手足瘛疭。类似风动,故名曰内虚暗风,通称肝风。温热病末路多见此症者,以热伤血液故也。方以阿胶、鸡子黄为君,取其血肉有情,液多质重,以滋血液而熄肝风;臣以芍、草、茯神木,一则酸甘化阴以柔肝,一则以木制木而熄风。然心血虚者,肝阳必亢,故佐以决明、牡蛎介类潜阳;筋挛者,络亦不舒,故使以钩藤、络石藤通络舒筋。此为养血滋阴,柔肝熄风之良方。"(《重订通俗伤寒论》)

【评议】何氏所论,明确指出了本方主治病证,精辟分析了方证病机及配伍意义,堪补俞氏原书之未备,可启后辈学人之思路。

【验案举例】

1. 肝风症 《重订通俗伤寒论》第2章:阿胶、鸡子黄二味,昔吾老友赵君晴初多所发明,试述其说。族孙诗卿妇患肝风症,周身筋脉拘挛,神志不昏。此肝风不直上巅脑而横窜筋脉者。余用阿胶、鸡子黄、生地、制首乌、女贞子、白芍、甘草、麦冬、茯神、牡蛎、木瓜、钩藤、络石、天仙藤、丝瓜络等,出入为治。八剂愈。病人自述病发时,身如入罗网,内外筋脉牵绊拘紧,痛苦异常,服药后辄觉渐松。追后不时举发,觉面上肌肉蠕动,即手足筋脉抽紧,疼痛难伸。只用鸡子黄两枚,煎汤代水,溶入阿胶三钱,服下当即痛缓,筋脉放宽。不服他药,旋发旋轻,两月后竟不复发。

按语:阿胶鸡子黄汤以滋阴养血息风立法,临证不拘外感、内伤,只要见有阴血不足,无以养筋之证候,便可投之。此案即为妇人杂病活用本方之范例。

2. 乙脑后遗症 《四川中医》(1986,12:20):某男,3 岁。1982 年 8 月 2 日诊。患儿十天前因高热惊厥入院,作腰椎、骨髓穿刺等检查,确诊为乙型脑炎(极重型)。经西医积极抢救后基本脱险,神志清醒,项强消失,抽搐停止,但出现头摇不停,眼球震颤等症,连续使用镇痉剂以及对症处理十余日无效,转中医诊治。诊时神志清晰,体温 37.6℃(腋下),间隔四、五分钟即摇头、眼球震颤一次,每次持续一二分钟,口唇干燥,尿黄便干,舌红少津,脉细稍数。辨证:阴血亏损,筋脉失养,虚风内动。治法:滋阴养血,柔肝熄风。用阿胶鸡子黄汤加味。处方:阿胶(烊化)、石决明(先煎)、络石藤各 10g,牡蛎 20g(先煎),炙龟甲 15g(先煎),茯神 5g,甘草 3g,鸡子黄 1 只。3 剂。另用羚羊粉 5 分,分 2 次开水冲服。药后体温降至37.2℃(腋下),舌红有津,头摇、眼球震颤减至二十分钟一次,乳食有增,大便不干。原方再服 5 剂后,头摇已止,但眼球震颤未平。去络石藤,加菊花、钩藤各 10g,再进 5 剂。服后能自行站立和移步,眼球震颤亦止,于 8 月 16 日痊愈出院。

按语:温病后期阴虚风动,乃本方之的证。加羚羊角以增强息风作用,且有助于退热。药证相合,故数剂获效。

3. 四肢震颤 《实验医学杂志》(1996,9:42):某女,因四肢震颤半个月,加重一天入院治疗。患者平素有慢性咳嗽史十余年。近日无明显诱因出现四肢震颤,不发烧。咳嗽,痰粘稠不易咳出。患者在精神紧张和思想集中情况下震颤更为明显,以上肢、双手为重。震颤幅度大,非细颤,握物不减轻,头不颤,不摇动,肌张力不高,肝脾不大,化验肝功能正常,无家族史。经用西药镇静剂、安坦、维生素等类药物治疗未见好转。采用中医药治疗,病人脉细数弱,舌红无苔,略绛。据此诊为阴血亏损,虚风内动,治宜养血滋阴,柔肝熄风。方用阿胶鸡子黄汤加味。阿胶 10g(溶化),白芍 15g,生石决明 30g,钩藤 15g,天麻 12g,大生地 12g,炙甘草 10g,茯神 15g,络石藤 15g,生牡蛎 18g,鸡子黄 2 枚(烊化于药汁中),羚羊角粉 1g(冲)。服药 2 剂震颤消失,再用阿胶鸡子黄汤合六味地黄丸方 5 剂,共服药 8 剂,痊愈出院,随访未再发作。

按语:本案四肢震颤既属阴血亏损,虚风内动所致,治疗当用阿胶鸡子黄汤滋阴血以息肝风,加天麻、羚羊角粉等以加强平肝息风之功。取效后转用阿胶鸡子黄汤合六味地黄丸以滋水涵木,缓则治本,以收全功。

(华浩明 瞿 融)

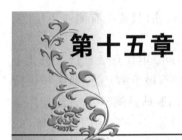

第十五章

治 燥 剂

凡用苦辛润燥或甘凉滋润的药物为主组成,具有轻宣外燥或滋阴润燥等作用,治疗燥证的方剂,称为治燥剂。本剂属于"十剂"中"湿可去枯"的范畴。

治燥剂具有悠久的历史。《素问·至真要大论》曰"燥者润之",这就为治燥剂确立了治疗原则。《金匮要略·肺痿肺痈咳嗽上气病脉证治》记载的麦门冬汤,具有生津益气、降逆下气之功,治疗肺痿属于虚热津枯者,是最早的治燥方剂。宋·洪遵《洪氏集验方》引申铁瓮之琼玉膏,育阴润燥,益肺宁嗽,为治疗肺燥阴伤、干咳少痰的良方。金·张从正《儒门事亲》制订的三才丸也从益阴润燥立法,治疗阴虚干咳;嗣后清·汪昂在《医方集解》中将此方改丸为汤,从而使之得到了更广的流传。上述方剂均系滋润内燥之剂。治疗外燥方剂的出现及成熟则较晚。首倡治疗外燥者当属清初的喻昌,喻氏在《医门法律》卷4中云:"《内经》病机十九条,独遗燥气。昌特正之。大意谓春伤于风,夏伤于暑,长夏伤于湿,秋伤于燥,冬伤于寒",并将"诸涩枯涸,干劲皲揭,皆属于燥",补入《素问·至真要大论》的病机十九条中;喻昌针对"秋伤于燥"的病证,还创制了清燥救肺汤作为治疗的方剂。清·吴瑭在《温病条辨》的"上焦病篇"、"中焦病篇"及"下焦病篇"中对秋燥均作了专题论述,在前人的基础上有所发挥,制订了杏苏散、桑杏汤、翘荷汤、沙参麦冬汤、五汁饮和增液汤等,这些方剂均已构成了现代方剂学中治燥剂的重要内容。至于将治燥剂专列一门,乃发端于明代王肯堂《证治准绳·类方》第一册的"诸伤门",其中有"伤燥"一节;不过,王氏在此节中只是举了滋燥养荣汤、大补地黄丸、清凉饮子、导滞汤、通幽汤及润肠丸等数方的方名而已。因此,清·汪昂《医方集解》所列之"润燥之剂",才是治燥剂的正式独立成章。

治燥剂应用于治疗燥证。燥证有外燥与内燥之分,外燥系感受秋季燥邪而引起的病证,但因秋季气候有偏热与偏寒的差异,发病后出现的症状亦有不同,因此,外燥又有凉燥和温燥之分。清代俞根初在《通俗伤寒论》中曰:"秋深初凉,西风肃杀,感之者多病风燥,此属凉燥,较严冬风寒为轻;若久晴无雨,秋阳以曝,感之者多病温燥,此属燥热,较暮春风温为重。"燥属六淫之一,有一定的季节性,每易犯肺耗津,初起除发热恶寒外,常伴口干咽痛,鼻燥,干咳无痰,或咳嗽少痰等津液干燥的表现。内燥是由人体脏腑的津液亏耗而引起的病证,导致津亏液耗的原因有多种,诸如禀赋体质津液不足,年老津液日渐干枯,嗜食辛辣或过服温补暗伤阴津,以及秋燥日久不愈耗伤津液等。由于人体脏腑的部位和生理特点各不相同,所以内燥的临床表现亦较为复杂。从发病部位来说,有上燥、中燥、下燥之分;从累及的脏腑来说,有肺、胃、肾、大肠之分。大体来说,上燥多病及肺,症见咳逆少痰;中燥每病涉于胃,症见口干,呕吐或食不下;下燥病在肾与大肠,常发为咽干,便秘等。但是,人体内外、脏腑之间是互相联系的,因此,燥之为病,每多内外相兼,上下互见。如温燥初起,不但有发热微恶风寒之表证,亦有燥伤肺阴的咽喉燥痛,干咳无痰等内燥证;又如咽喉燥痛,干咳无痰的上燥证,每与肾阴不足,虚火上炎有关。

燥证之治,外燥宜宣而祛之,内燥宜润而滋之。因此,治燥剂分为轻宣外燥与滋阴润燥两类。

轻宣外燥剂,适用于外感凉燥或温燥之证。凉燥,是深秋气凉,感受风寒燥邪,肺气不宣所致,常见恶寒头痛,咳嗽鼻塞,咽干口燥等症。本证有类风寒,但较严冬之风寒为轻,故前人又称之为"次寒"。温燥,乃初秋天气燥热,或久晴无雨,燥伤肺津所致,常见头痛身热,干咳无痰,或气逆喘急,心烦口渴,舌干无苔等症。本证有类风热,但以伴见燥热伤津为特征。轻宣外燥方剂的组成,每多选用解表药为主,凉燥用辛温解表药,如苏叶、豆豉、生姜等;温燥则用辛凉解表药,如桑叶、薄荷等。在配伍方法上,约有如下几个方面:①配止咳化痰药,如杏仁、前胡、桔梗、贝母等。因燥邪外袭,肺气不宣,津聚成痰,常伴咳嗽,咯痰不爽等症,配伍上述药物,既可宣肺以利解表,又能直接化痰止咳。如杏苏散、桑杏汤和清燥救肺汤中的杏仁,杏苏散中的前胡、桔梗等。②配养阴润燥药,如沙参、梨皮、阿胶、胡麻仁等。燥邪每致耗伤阴津,配伍上述药物可滋养阴津而润之,如桑杏汤的沙参、梨皮,清燥救肺汤中的阿胶、胡麻仁等。③配清热药,如石膏、山栀、连翘等。燥性近火,常见热象,故需用清热药以清解之,不过,在具体用药时,宜选用清而兼散或轻宣清热之品,以防凉遏。如桑杏汤中的山栀皮,清燥救肺汤中的石膏等。轻宣外燥剂的代表方有杏苏散、桑杏汤、清燥救肺汤等。

滋阴润燥剂,适用于脏腑津液亏损的内燥证。内燥证的主要临床表现有干咳少痰,口干咽燥,大便干结,皮肤干燥甚或开裂,舌干少苔,脉细等。滋阴润燥方剂的组成,常以养阴润燥药为主,习用者如麦冬、生地、玄参等。在配伍方面,常有以下两种情况:①配益气和中药,如人参、白茯苓、黄芪、半夏等。因为脾胃为气血津液生化之源,因此,配用上述药物,既有利于生化津液,也能以之监制养阴药寒凉滋腻伤中之弊;另外,部分病证则为内燥兼脾胃虚弱,也需配用以健脾和中。如麦门冬汤中的人参、半夏,琼玉膏中的人参、白茯苓,玉液汤中的黄芪等。此外,补气药中的味甘滋润之品,益气的同时兼擅润燥,如山药、蜂蜜、大枣等,也是滋阴润燥剂常配用的,如玉液汤中的山药,琼玉膏中的蜂蜜,麦门冬汤中的大枣等。②配清热药,如牡丹皮、知母、天花粉等。内燥者,阴津不足也,故易于生内热,一般而言,养阴药大多是寒凉的,故也可用之清热。但若内热较甚,便需配用清热药以清之,如养阴清肺汤中的丹皮,玉液汤中的知母、天花粉等。滋阴润燥剂的代表方有养阴清肺汤、麦门冬汤、增液汤等。

治燥剂因以甘寒滋腻药物为主组成,易于助湿碍气,妨碍脾胃运化,故对素体多湿者,脾虚便溏者,气滞痰盛者均应慎用。燥性虽近于火,但又不同于火,所以治燥不同于治火,不宜使用苦寒之品;至于辛香温燥之品,亦非燥病之宜,故治燥剂的具体组方,一般应注意避免配伍使用性味苦寒或辛香的药物,以防再伤津液。

第一节 轻 宣 外 燥

杏 苏 散

(《温病条辨》卷1)

【组成】苏叶(9g) 半夏(9g) 茯苓(9g) 甘草(3g) 前胡(9g) 苦桔梗(6g) 枳壳(6g) 生姜(3片) 橘皮(6g) 大枣去核(3枚) 杏仁(9g)(原方未著用量)

【用法】水煎温服。

【功用】轻宣凉燥,宣肺化痰。

【主治】外感凉燥证。恶寒无汗,头微痛,咳嗽痰稀,鼻塞,咽干,苔白,脉弦。

【病机分析】《温病条辨》引沈明宗《燥病论》曰:"燥气起于秋分以后,小雪以前,阳明燥金凉气司令。经云:阳明之胜,清发于中,左胠胁痛,溏泄,内为嗌塞,外发癥疝;大凉肃杀,华英改容,毛虫乃殃,胸中不便,嗌塞而咳。据此经文,燥令必有凉气感人,肝木受邪而为燥也。……燥病属凉,谓之次寒,病与感寒同类。"深秋时节,气候干燥且渐冷,起居衣着如有不慎,感而得之,遂病凉燥。邪自外来,先犯皮毛,卫阳为之遏闭,故现恶寒无汗,头微痛等表证。肺主皮毛,皮毛受邪,内入于肺,则肺失宣降,咳嗽乃生。咳吐稀痰,系肺受凉燥,津液失去正常的输布,复加以阳气被阻,聚而成之。肺开窍于鼻,今受凉燥所袭,肺气不得宣发,故鼻塞。咽干系燥伤津液所致。凉燥兼痰饮,则脉弦苔白;同时,脉弦亦与燥金胜而克木,以致肝病有关。

【配伍意义】综观本方主治证候,其病因系凉燥外袭,其病机乃邪束卫表,内舍于肺,肺失宣肃,聚而生痰。故治宜轻宣凉燥以解散表邪,宣降肺气而化痰止咳。方中苏叶味辛微温,发汗解表,开宣肺气。《本草正义》卷5谓:"紫苏,芳香气烈,外开皮毛,泄肺气而通腠理;上则通鼻塞,清头目,为风寒外感灵药;中则开胸膈,醒脾胃,宣化痰饮,解郁结而利气滞。……叶本轻扬,则风寒外感用之,疏散肺闭,宣通肌表,泄风化邪,最为敏捷。"杏仁苦辛温润,宣肺散邪,降气止咳。《本草求真》卷4谓:"杏仁,既有发散风寒之能,复有下气除喘之力,缘辛则散邪,苦则下气,润则通秘,温则宣滞行痰。杏仁气味俱备,故凡肺经感受风寒,而见喘嗽咳逆、胸满便秘、烦热头痛……无不可以调治。"两药配伍,共为君药。前胡、桔梗与枳壳宣肺宽胸,祛痰止咳,用作臣药。其中前胡表里兼顾,外可宣散表邪,内可化痰止咳,故《本草汇言》卷9云其系"散风寒,净表邪,温肺气,消痰嗽之药";桔梗祛痰止咳而利咽,药性上浮;枳壳宽胸畅膈而理气,药性下走;桔、枳合用,则升降兼施,以符合肺气既主宣发又喜清肃之性。半夏、橘皮、茯苓与甘草合用即二陈汤,可燥湿化痰,理气和中,均为佐药。甘草与臣药中的桔梗相伍,又可祛痰止咳,宣肺利咽。生姜、大枣调和营卫以利解表,通行津液而润干燥,亦为佐药;同时与甘草合用,又能调和诸药,兼作使药。全方配合,共成发散宣化之功,使表解痰消,肺畅气调,诸证自愈。

本方的配伍特点主要体现为:轻宣凉燥解表与温润化痰止咳并用,表里兼顾而以治表为主,乃苦温甘辛之法,正合《素问·至真要大论》"燥淫于内,治以苦温,佐以甘辛"的治疗原则。

【类方比较】杏苏散与参苏饮两方组成、功用和主治颇多相似之处,故应同中求异,分析区别。本方乃参苏饮去人参、木香,加杏仁而成。参苏饮温而不燥,可益气扶正以解表,化痰祛湿而止咳,适用于老幼体弱之人,外感风寒而内有痰湿之证。本方则适用于凉燥袭肺,因正气不虚,故去人参;又恐香燥伤津,故去木香;加杏仁者,加强宣肺止咳之功也。如此,遂从益气解表之剂,一变而为轻宣凉燥之方。凉燥性质近于风寒,又有"次寒"之称,故凉燥的治法基本与治风寒表证相同,此两方配伍用药之所以相近也。

【临床运用】

1. 证治要点 本方是治疗凉燥的代表方剂。病发于深秋气凉之令,以恶寒无汗,咳嗽痰稀,咽干,苔白,脉弦,为证治要点。

2. 加减法 原方加减法云:"无汗,脉弦甚或紧,加羌活,微透汗;汗后咳不止,去苏叶、羌活,加苏梗;兼泄泻腹满者,加苍术、厚朴;头痛兼眉棱骨痛者,加白芷;热甚,加黄芩,泄泻腹满者不用。"盖因无汗,脉弦甚或紧,为感寒较重,肌腠紧闭之象,加羌活发散风寒,速去外邪;汗后咳不止,系经发汗表解而肺气不利,去苏叶、羌活者,不欲再表散以防伤津也,加苏梗可畅利肺气以止咳;兼泄泻腹满,为湿盛气滞,加苍术、厚朴以燥湿行气;眉棱骨痛,属阳明经病,加白芷之善入阳明而散寒止痛;兼见热象,故加黄芩清热,泄泻腹满者不用,是恶其苦寒易于伤中损阳也。

3. 现代常用于上呼吸道感染、慢性支气管炎、肺气肿等,辨证属外感凉燥(或外感风寒轻证),肺气不宣,内有痰湿者。

【源流发展】杏苏散是从杏苏饮加减发展而来。杏苏饮出自清代《医宗金鉴》卷58,由苏叶、枳壳(麸炒)、桔梗、葛根、前胡、陈皮、甘草(生)、半夏(姜炒)、杏仁(炒,去皮尖)、茯苓组成,主治风寒客肺作喘。杏苏散系杏苏饮去葛根,加生姜、大枣而成。去葛根,则减弱了解表的力量;加姜、枣,则可调和营卫以利解表,通行津液而润干燥。《医宗金鉴》系清代政府组织编写的教科书,故该书的影响之大,是可以推想的。吴瑭曾云"杏苏散乃时人统治四时伤风咳嗽之方"(《温病条辨》卷1),说明杏苏散在《温病条辨》问世前就已存在,而且是一首常用方。据此,可以认为吴瑭所讲的杏苏散就是指的《医宗金鉴》杏苏饮(《医钞类编》卷19便径称此方为杏苏散)。由于杏苏饮苦辛温润,外可解表散寒,内能宣肺化痰,因此,吴瑭遵照《素问·至真要大论》"燥淫于内,治以苦温,佐以甘辛"之旨,对于"小寒"的凉燥袭表,肺有痰湿病证用杏苏饮稍作加减,化裁而为杏苏散以治之。吴瑭采用杏苏散治疗凉燥,确实言前人之未所言,故一经表出,就得到了医界的公认。如清·张秉成汇集"世所常用,同道所习尚"的方剂,著为《成方便读》(《成方便读·自序》),"润燥之剂"第一首方剂就是杏苏散。

上溯《医宗金鉴》杏苏饮之源,则又当属《三因极一病证方论》卷13的参苏饮。参苏饮由前胡、人参、苏叶、茯苓、桔梗、木香、半夏、陈皮、枳壳、甘草组成,后世将此方作为益气扶正,解表止咳的代表方。杏苏饮系参苏饮去人参、木香,加葛根、杏仁而成。去人参,则无益气扶正之功;去木香,则减弱了和中的作用;加葛根、杏仁,则加强了解表宣肺止咳的作用。这样就从参苏饮之扶正解表,一变而为杏苏饮之单纯解表宣肺,化痰止咳。

【疑难阐释】关于本方的主治 杏苏散曾是清代流行的治疗伤风咳嗽之剂,从吴瑭在《温病条辨》中所云"今世金用杏苏散通治四时咳嗽"及"杏苏散乃时人统治四时伤风咳嗽之方"之语,即可窥见。吴氏提出用本方治疗"燥伤本脏,头微痛,恶寒,咳嗽稀痰,鼻塞,嗌塞,脉弦,无汗"(《温病条辨》卷1)之后,就成为了一首治疗凉燥的主方。因杏苏散温润发散,宣肺化痰,故临床亦可用于治疗外感风寒,肺气不宣兼有痰湿的病证。不过,若因此而认为杏功散可通治四时外感咳嗽,则是错误的。因为杏苏散其性"辛温,只宜风寒,不宜风温"(《温病条辨》卷1桑菊饮条下)。

【方论选录】

1. 吴瑭:"燥伤本脏,头微痛,恶寒,咳嗽稀痰,鼻塞,嗌塞,脉弦,无汗,杏苏散主之。本脏者,肺胃也。经有嗌塞而咳之明文,故上焦之病自此始。燥伤皮毛,故头微痛恶寒也,微痛者,不似伤寒之痛甚也。阳明之脉,上行头角,故头亦痛也。咳嗽稀痰者,肺恶寒,古人谓燥为小寒也;肺为燥气所搏,不能通调水道,故寒饮停而咳也。鼻塞者,鼻为肺窍。嗌塞者,嗌为肺系也。脉弦者,寒兼饮也。无汗者,凉搏皮毛也。按杏苏散,减小青龙一等。此条当与下焦篇所补之痰饮数条参看。再杏苏散乃时人统治四时伤风咳嗽通用之方,本论前于风温门中已驳之矣;若伤燥凉之咳,治以苦温,佐以甘辛,正为合拍。若受重寒夹饮之咳,则有青龙;若伤春风,与燥已化火无痰之证,则仍从桑菊饮、桑杏汤例。此苦温甘辛法也。外感燥凉，故以苏叶、前胡辛温之轻者达表；无汗脉紧，故加羌活辛温之重者，微发其汗。甘、桔从上开，枳、杏、前、苓从下降，则嗌塞鼻塞宣通而咳可止。橘、半、茯苓，逐饮而补肺胃之阳。以白芷易原方之白术者，白术中焦药也，白芷肺胃本经之药也，且能温肌肉而达皮毛。姜、枣为调和营卫之用。若表凉退而里邪未除，咳不止者，则去走表之苏叶，加降里之苏梗。泄泻腹满，金气太实之里证也，故去黄芩之苦寒，加术、朴之苦温也。"(《温病条辨》卷1)

2. 张秉成："治秋分以后，小雪以前，秋燥寒微之气，外束皮毛，肺金受病，头微痛，恶寒，咳嗽稀痰，鼻塞嗌塞，脉象微弦等证。夫燥淫所胜，平以苦温，即可见金燥之治法。《经》又云：阳明之胜，清发于中，大凉肃杀，华英改容。当此之时，人身为骤凉所束，肺气不舒，则周身气机为之不利，故见以上等证。方中用杏仁、前胡苦以入肺，外则达皮毛而解散，内可降金令以下行。苏叶辛苦芳香，内能快膈，外可疏肌。凡邪束于表，肺气不降，则内之津液蕴聚为痰，故以二陈化之。枳、桔升降上下之气。姜、枣协和营卫，生津液，达腠理，且寓攘外安内之功，为治金燥微邪之一则耳。"(《成方便读》卷3)

3. 曹炳章："汗后咳不止，去苏叶、羌活，加苏梗，论中未言其理。盖汗后咳不止，则非表邪之咳。又前此无汗，脉紧，寒束肌表，初服苏叶、羌活，尚不致遽伤其液而为干咳。则此处之咳，必属气逆，故加苏梗，然予谓不若加苏子。"(《增补温病条辨》卷1眉评)

4. 朱虹，等："杏苏散是治疗凉燥咳嗽的主要方剂。一般认为，杏苏散的功效是轻宣凉燥、宣肺化痰。其实辛温通阳、津行燥止才是杏苏散组方的深刻内涵。《神农本草经》开宗明义：'凡欲治病，先察其源，先候病机。'华岫云在《临证指南医案》中也指出：'立法之所在，即理之所在，不遵其法，则治不循理矣。'进入秋季特别是深秋以后，'阳杀阴藏'，阴阳之气逐渐闭藏，天气渐渐转凉。对人体而言，阳气渐于收敛，其推动、温煦等作用不断减退，不能推动津液等液态物质的运行，津液就不能正常地输布到全身各处，因而出现'干'的症状。因此，笔者认为，杏苏散证的病因病机是，虽然机体受秋燥气候的影响，津液受到部分损伤，但更主要的是因为阳气不能温煦、推动津液正常输布，因凉而干。在治疗上，若单纯应用滋润之品，乃为治其标而非治其本。此时的治疗，应当以辛温之剂，辛合肺性，温可抵凉，辅助阳气恢复其推动、温煦作用，使津液的输布渐趋正常，则燥证自可缓解。《素问·至真要大论》就指出'燥淫于内，治以苦温，佐以甘辛，以苦下之'，'燥淫所胜，平以苦湿，佐以酸辛，以苦下之'。吴鞠通在《温病条辨·上焦篇·补秋燥胜气论》第二条云：'若伤燥凉之咳，治以苦温，佐以甘辛，止为合拍。'在杏苏散方论中更明确指出：'此苦温甘辛法也。……橘、半、茯苓，……补肺胃之阳。'为何要言燥凉而不是凉燥？就是强调燥邪致病在杏苏散证中的主导地位，并非如有人所言之'与外感风寒无异'。为何言'正为合拍'？就是人与自然界相应，天气变凉，机体的阳气渐于敛藏，需要借助辛温之剂恢复阳气的功能，助阳推动津液等液态物质的运行。为何云'橘、半、茯苓，……补肺胃之阳'？就是方中借橘、半、茯苓之温性，帮助肺、脾（胃）恢复散津、布津的功能，使水道通调，水湿运化正常，津液的运行、输布得以流畅，非一般意义上的二陈汤祛肺经之痰。至于以桔、枳之升降调节，恢复肺的功能，但就本方而言，不为解决主要矛盾的方法。同时，燥邪经口鼻而伤肺，出现肺气宣肃失常的病理变化，《素问·六元正纪大论》载'金郁泄之'。辛味药具有发散的作用，'辛先入肺'，应用辛味药亦可使郁于肺系的邪气得以宣散。因此，对于杏苏散应用辛温之品为主，不仅可使津液得以正常输布，而且可使邪气得以发散，则凉燥自除。"(《安徽中医学院学报》，2005，2：3-4)

【评议】吴瑭的方论，确立了本方作为治疗凉燥的主方地位，并认为杏苏散非通治四时外感咳嗽之剂，实属真知灼见。对杏苏散与小青龙汤、桑菊饮和桑杏汤在主治证候方面所作的横向比较,亦颇具临床意义。不过,吴氏对本方配伍意义的分析,未从君、臣、佐、使的角度出发,只是泛泛地就方论药,似未能把握方剂的主次结构,是其不足。吴氏的这一欠缺,对后人产生了较深的负面影响,如张秉成的方论,以及《方剂学》统编教材2版和5版,均未能剖析杏苏散组方的君臣佐使。此外,吴氏的方论"以白芷易原方之白术"之语,恐有误,盖杏苏散的组成中并没有白术。原方加减法中"汗后咳不止,去苏叶、羌活,加苏梗",曹炳章认为加苏梗不如加苏子,从肃肺降气,消痰定喘的作用来看,以加苏子为好。不过,吴瑭之所以不用苏子而用苏梗,可能是因为本方证系外感凉燥,治宜轻宣,不宜过分沉降。若加温润平和治一切新久咳嗽的款冬花、紫菀和百部之类,亦未尚不可。朱氏等从本而论凉燥之治,认为本方组方是辛温通阳,津行燥止,亦颇成理。

【验案举例】 时邪发热(慢性支气管炎继发感染) 《内科临症录》:某男,53岁,工人。1960年10月19日因发冷发热两周入院。住院号:7053。两周来每天午后畏寒发热,翌晨稍退,次日复作,伴有头痛,咳嗽胸闷,痰多黏稠。曾在厂保健站服西药,效果不明显。既往有慢性支气管炎史,受凉后即咳嗽吐痰。入院体检:体温38.6℃,脉率84次/分,两肺底部呼吸音粗糙,胸透两侧肺纹理增深。诊断为慢性支气管炎继发感染。初诊(1960年10月20日):秋凉之邪外束,挟痰湿互阻肺胃之间,寒热如疟,已逾两候,未得畅汗,咳呛咯痰甚多。脉弦且数。拟宣畅气机而化痰湿。带叶苏梗一钱五分,柴前胡各一钱五分,姜半夏三钱,陈广皮一钱五分,淡黄芩一钱五分,云茯苓四钱,大川芎一钱五分,生姜一钱五分(切片),杏仁泥四钱。二帖。

二诊(10月22日):秋邪夹痰湿壅结肺胃,未能透达,每日午后寒热交作,此卫气交并,病在太、少之间。苔白腻、根较厚,脉来濡数。今拟柴桂各半汤出入。川桂枝七分,柴前胡各一钱五分,炒赤白芍各二钱,仙半夏二钱,淡黄芩二钱,蔓荆子三钱,光杏仁四钱,大川芎一钱五分,云茯苓四钱,象贝粉一钱五分(包)。二帖。

三诊(10月24日):形寒身热已解,头痛咳嗽未除。再拟原方续进。原方二帖。

四诊(10月26日):形寒身热、头脑胀痛之象均已消失。唯咳嗽仍作,入夜较剧。舌苔黄腻,脉来濡滑。外感之邪虽解,内壅之痰未除。今拟顺气化痰法。苏子梗各二钱,仙半夏三钱,陈广皮一钱五分,云茯苓四钱,光杏仁四钱(研),清炙草一钱。三帖(带回)。

按语:本案慢性支气管炎继发感染,属凉燥外束,痰湿内停,故初诊即用杏苏散加减,其中加柴胡可增解表之力,加黄芩乃因脉弦而数,有化热之象。二、三诊时邪由卫分渐入气分,病在太阳与少阳之间,故投柴桂各半汤出入。四诊则外邪已解,所以用苏子梗、杏仁合二陈汤,以除痰湿而顺气肃肺止咳,仍属杏苏散之加减。

【临床报道】

1. 咳嗽 杏苏散加减治疗风寒咳嗽87例。方药组成:以白前易本方中的前胡。风寒较重加麻黄;气逆咳喘甚加旋覆花;肺气虚寒加党参;胸脘作闷,舌苔白腻加厚朴、苍术;恶寒发热,口渴,咽痛,苔白,脉浮紧而数者,加黄芩、连翘。治疗结果:痊愈73例,好转12例,无效2例。服药剂数最少1剂,最多5剂,大多数2～3剂[1]。

运用杏苏散加减(杏仁、紫苏、前胡、沙参、麦冬、桔梗等)治疗燥咳68例。结果,总有效率95.59%。说明杏苏散宣肺止咳、滋阴润燥,对燥咳有良效[2]。另有报道,用杏苏散加味治疗急、慢性支气管炎106例,其中急性支气管炎72例,慢性支气管炎34例。病史2年以内,有咳嗽、咳痰症状,发病持续时间不足2个月者为急性组,病史2年或2年以上,具咳痰、喘息症状,每年发病持续时间超过2个月或2个月以上为慢性组。并经中医辨证属风寒袭肺,属实热或阴虚者不属此范围。本组病例均给予杏苏散治疗。方药:杏仁 10～20g,苏叶 6～15g,陈皮 6～10g,法半夏 6～15g,前胡 6～15g,枳壳 10～15g,桔梗 5～10g,甘草 5～10g,茯苓 10～15g,生姜 5～15g,大枣 5～15g。痰少、咳嗽明显者,加枇杷叶、罂粟壳;痰浓量多者,加浙贝母、炙紫菀、炙款冬花,桔红丸 2 丸,每日 3 次;胸痛胸闷者,加瓜蒌壳、桂枝;伴喘息者,加地龙;并耳鸣腰酸者,加肾气丸。5 天为 1 疗程,3 个疗程后统计疗效。结果:急性组:治愈 58 例;有效 10 例;无效 4 例,总有效率 94.3%。慢性组:治愈 24 例;好转 6 例;无效 4 例,总有效率 88.3%[3]。

2. 小儿咳嗽 本方加减治疗小儿咳嗽 102 例。以原方为基本方,风寒者加荆芥、防风;寒邪重加麻黄;脾虚加白术、太子参;肺虚久咳加黄芪、炒白术。3 天为 1 疗程,1 疗程后统计疗效。结果:痊愈 44 例(43.1%),显效 34 例(33.3%),好转 20 例(19.6%),无效 4 例(3.9%),总有效率达 95.6%[4]。

另有用杏苏散加减治疗小儿咳嗽 202 例,病程最短 2 天,最长 3 个月;其中属风寒咳嗽型 102 例,脾虚痰湿型 80 例,肺虚久咳型 20 例。治疗方法:风寒咳嗽治以杏苏散加荆芥、防风。寒邪较重者加炙麻黄。脾虚痰湿治以杏苏散加白术、太子参。夹食而呕者加神曲、旋覆花、谷麦芽。肺虚久咳治以杏苏散加黄芪、炒白术。3 天为 1 个疗程,1 个疗程后统计疗效。结果:痊愈 100 例,显效 66 例,好转 20 例,无效 16 例,总有效率 92.1%。100 例痊愈的病例中风寒咳嗽 80 例,脾虚痰湿咳嗽 15 例,肺虚久咳 5 例[5]。

【实验研究】对小鼠肺与肠道功能的影响 观察杏苏散对凉燥小鼠气管纤毛运动(CM)、呼吸道液黏多糖(RS)、肠液黏多糖(IS)、血清 IgG(IgG-S)与呼吸道液 IgG(IgG-R)的影响,将 SPF 级昆明小鼠随机分为常温常湿组(A 组)、凉燥对照组(B 组)和凉燥治疗组(C 组),18 只/组。药物处理后第 5 天检测 CM(min/mm)、RS 与 IS(μg/ml)、IgG-S 与 IsG-R。结果:凉燥组 CM 加快,RS、IS、IgG-S、IgG-R 明显低于常温常湿组;治疗组 CM 减慢,RS 与 IS 显著高于 B 组。说明凉燥可致小鼠肺津生成减少,气管上皮纤毛运动加快,凉燥之凉可伤肺阳致气机不畅与御邪能力障碍。杏苏散主要通过散寒解表、温肺化饮、益气补中以促进肺津生成、调节肠道分清泌浊生理功能而达到治疗之效[6]。

参 考 文 献

[1] 谢维朝. 杏苏散加减治疗风寒咳嗽 87 例[J].广西中医药,1985,8(6):37.

[2] 王天中、杨宝琴. 杏苏散加减治疗咳 68 例[J].陕西中医学院学报,2007,30(5):17-18.

[3] 李绍泽. 杏苏散加味治疗支气管炎 106 例疗效观察[J].云南中医中药杂志,2005,26(2):31-32.

[4] 刘惠芬. 杏苏散加减治疗小儿咳嗽 102 例[J].山西中医,1996,12(4):8-9.

[5] 江生. 杏苏散加减治疗小儿咳嗽 202 例[J].福建中医药,2004,35(4):29.

[6] 丁建中、龚权、张六通,等. 杏苏散对凉燥小鼠肺与肠道功能的影响[J].中药药理与临床,2006,22(Z1):20-21.

桑 杏 汤
(《温病条辨》卷 1)

【组成】桑叶一钱(3g) 杏仁一钱五分(4.5g) 沙参二钱(6g) 象贝一钱(3g) 香豉一钱(3g) 栀皮一钱(3g) 梨皮一钱(3g)

【用法】水二杯,煮取一杯,顿服之,重者再作服。轻药不得重用,重用必过病所(再一次煮成三杯,其二、三次之气味必变,药之气味俱轻故也)。

【功用】辛凉清宣,润肺化痰。

【主治】外感温燥证。头痛,微恶风寒,身热不甚,干咳无痰,或痰少而黏,口渴咽干鼻燥,舌红,苔薄白而干,脉浮数而右脉大者。

【病机分析】温燥乃初秋之气,盖此时暑热尚未尽消,燥邪业已流行,人若衣着起居违节,尤其是老幼体弱之人,遂感而为病。邪犯卫分,其病轻浅,故头痛,微恶风寒,而身热不甚。燥气伤肺,肺失清肃,故干咳无痰或痰少而黏。温燥为患,必伤津液,故口渴咽干鼻燥。舌红,苔薄白而干,系邪在卫分之征。右脉候肺,邪伤肺卫,而其病与风热证相似,故脉浮数而右脉大。

【配伍意义】本方主治乃温燥轻证,邪在肺卫,肺失清肃,而津液耗伤。治当辛凉清宣以解表,润肺化痰以止咳。方中桑叶辛凉芳香,长于清疏肺经及在表之风热,且性兼甘润,故解温燥之表最为适合。因此,吴瑭认为:"桑得箕星之精,箕好风,风气通于肝,故桑叶善平肝风;春乃肝令而主风,木旺金衰之候,故抑其有余。桑叶芳香有细毛,横纹最多,故亦走肺络而宣肺气"(《温病条辨》卷1)。杏仁苦辛而润,宣肃肺气,润燥化痰以止咳,与桑叶相伍,一者着重宣表,一者着重平肺,共为君药。淡豆豉助桑叶轻宣发表,前人认为其是解表之润剂,有发汗不伤阴之说,于温燥初起邪在卫表之证最为合拍;象贝母"味苦而性寒,然含有辛散之气"(《本草正义》卷2),助杏仁化痰止咳,且可润肺开泄,对燥邪伤肺,痰少而黏有良效,两药合用为臣。沙参、梨皮及栀子皮俱为佐药,其中,沙参养阴生津,润肺止咳;梨皮甘凉,益阴降火,生津润肺;栀子苦寒,质轻而入上焦,清泄肺热,用皮者,因"内热用仁,表热用皮"(《得配本草》卷7)也。诸药合用,共成清宣凉润之功。

桑杏汤的配伍特点是:以辛凉解表的桑叶、豆豉配伍止咳化痰的杏仁、象贝母为主,佐以养阴生津的沙参、梨皮和清热的栀皮。换言之,本方体现了解表、祛痰、养阴和清热诸法,故张秉成称之"乃为合法耳"(《成方便读》卷3)。

【类方比较】

1. 本方与杏苏散均可轻宣外燥,用于治疗秋燥咳嗽。但杏苏散所治为凉燥,病由凉燥外袭,津液不布所引起,故方用苏叶与杏仁辛温宣肺为君,再配以前胡、桔梗、枳壳与二陈汤等,以宣肃肺气、化痰止咳,所谓苦温甘辛法,意在轻宣凉燥、宣肺化痰,务使肺气宣畅,津液布散,则肺燥自解。桑杏汤所治为温燥,病由温燥犯肺,津液受灼所引起,故方用桑叶与杏仁辛凉宣肺为君,再配伍山栀、沙参、梨皮、象贝母等,以清热生津、润肺止咳,所谓辛凉甘润法,意在轻宣温燥、凉润肺金,务使燥热清而肺气宣,则诸症自除。

2. 本方与桑菊饮均可辛凉解表,用于治疗表证属热者。桑菊饮主治风温初起犯肺之风热表证,方用桑叶与菊花辛凉解表为君,再合薄荷、桔梗、杏仁等,意在加强解表与宣肺止咳之功,为辛凉解表之轻剂。桑杏汤主治外感温燥证,方用桑叶与杏仁辛凉宣肺为君,再配沙参、梨皮、山栀等,意在加强生津与清泄燥热之力,为清宣凉润之方。

【临床运用】

1. 证治要点 本方是治疗温燥初起,邪袭肺卫的代表方。以发病于秋令干燥温和气候,身微热,干咳无痰,或痰少而黏,脉浮数为证治要点。

2. 加减法 若表邪郁闭较重,症见恶寒无汗,发热者,加薄荷、荆芥以增强疏表发汗之效;若咽干而痛者,可加牛蒡子、桔梗以清利咽喉;若鼻衄者,加白茅根、旱莲草以凉血止血;皮肤干燥,口渴甚者,加芦根、天花粉以清热生津。

3. 现代常用本方治疗上呼吸道感染、急慢性支气管炎、百日咳等,属温燥邪犯肺卫者。

【使用注意】 本方适用于温燥初起,邪在卫分者(轻证)。若温燥重证,邪入气分者,当用清燥救肺汤;如误投本方,则病重药轻,必延误病情。又,本方意在轻宣,故药量宜轻,不宜过重。故吴瑭谓:"轻药不得重用,重用必过药所。"

【源流发展】 由于《素问·至真要大论》提出的"病机十九条",独缺燥气为病,以致后人每多忽略燥邪为病。因此,吴瑭谓:"案古方书,无秋燥之病。惟喻氏始补燥气论,其方用甘润微寒;叶氏亦有燥气化火之论,其方用辛凉甘润"(《温病条辨》卷1)。喻氏方用甘润微寒,即指清燥救肺汤。叶氏之论,即指叶桂《三时伏气外感篇》所云:"秋深初凉,稚年发热咳嗽,证似春月风温证,但温乃渐热之称,凉即渐冷之意。春月为病,犹是冬令固密之余,秋令感伤,恰值夏月发泄之后,其体质之虚实不同。但温自上受,燥自上伤,理亦相等,均是肺气受病……粗工亦知热病,与泻白散加芩、连之属,不知愈苦助燥,必增他变。当以辛凉甘润之方,气燥自平而愈,慎勿用苦燥劫烁胃汁。"吴瑭正是在上述喻氏和叶氏的基础上,创制了桑杏汤。特别是将桑杏汤与清燥救肺汤比较分析,就更可窥见两方之联系:桑杏汤中的君药桑叶、杏仁即取自清燥救肺汤;沙参、梨皮养阴生津,与清燥救肺汤麦冬、阿胶等药意义相仿;栀皮清热、象贝母化痰止咳,即清燥救肺汤石膏、枇杷叶之配伍意义;香豉解表,可加强桑叶辛散之功。可见桑杏汤实则系化裁于清燥救肺汤,只是处方用药更加轻灵而已。

【方论选录】

1. 吴瑭:"秋感燥气,右脉数大,伤手太阴气分者,桑杏汤主之。前人有云:六气之中,惟燥不为病,似不尽然。盖以《内经》少秋感于燥一条,故有此议耳。如阳明司天之年,岂无燥金之病乎?大抵春秋二令,气候较夏冬之偏寒偏热为平和,其由于冬夏之伏气为病者多,其由于本气自病者少,其由于伏气而病者重,本气自病者轻耳。其由于本气自病之燥证,初起必在肺卫,故以桑杏汤清气分之燥也。"(《温病条辨》卷1)

2. 张秉成:"此因燥邪伤上,肺之津液素亏,故见右脉数大之象,而辛苦温散之法,似又不可用矣,止宜轻扬解外,凉润清金耳。桑乃箕星之精,箕好风,故善搜风,其叶轻扬,其纹象络,其味辛苦而平,故能轻解上焦脉络之邪。杏仁苦辛温润,外解风寒,内降肺气。但微寒骤束,胸中必为不舒,或痰或滞,壅于上焦,久而化热,故以香豉散肌表之客邪,宣胸中之陈腐。象贝化痰,栀皮清热,沙参、梨皮养阴降火,两者兼之,使邪去而津液不伤,乃为合法耳。"(《成方便读》卷3)

【评议】 吴氏阐明了桑杏汤的主治是秋燥初起,邪在上焦肺气,证情属热者,所谓"右脉数大,伤手太阴气分者",即是此意。这也是现代应用本方治疗温燥初起的依据。此外,吴氏又论述了秋燥存在的客观性,驳正了"六气之中,惟燥不为病"的观点。张氏关于桑杏汤"乃为合法"之论,十分精辟,揭示了温燥初起的治法,须融解表、宣肺、清热与养阴诸法为一体,对于认识本方的配伍特点很有帮助。

【验案举例】

1. 温燥 《老中医医案选·胡青山医案》:某男,30岁。仲秋始发热,微有恶寒,十余日热甚不退,继而咳嗽少痰,胸胁牵痛,口渴唇燥,纳谷不佳,脉细数。温燥之邪,侵袭肺胃,肺主一身之气,胃为十二经之长,肺受邪则气机壅塞,清肃之令不行,胃病则输纳无权,通降之职失司,生化之源受损,故咳牵引胸胁痛,纳谷欠佳,口渴,热不退,兼述起病未得汗,恐系一因邪郁气闭,一因阴液被耗,汗源不足。拟资阴液以助汗源,即经旨所谓"燥者濡之"之意,辅以清热化痰,要在祛邪养正,防暴安良也。桑叶 25g,杏仁 15g,淡豆豉 15g,大贝 15g,花粉

35g,蒌仁 25g,连翘 25g,前胡 15g,荷叶 15g,郁金 15g,枇杷叶 20g,芦根 50g,双花 150g(后入)。两剂,水煎 600ml,1 日 4 次,日夜服。

二诊:虽进清热生津宣肺化痰之剂,胸痛、肌热略减,余证尚存。脉见细数,为温燥之邪耗伤阴液,致使阴愈伤而痰愈稠,必滋燥以清热,清火以化痰,仍按原法去解毒之品,加入清燥之药,俾清燥救阴,以观变化。桑叶 15g,杏仁 15g,大贝 15g,淡豆豉 15g,花粉 15g,菊花 15g,薄荷 15g,竹茹 15g,芦根 25g,知母 15g,麦冬 15g,枇杷叶 15g。两剂。

三诊:诸症渐减,有微汗出,唯咳痰稠黏,神疲肢倦,食欲不振,口干唇燥,溲浊便少,脉弦滑略数。连服清解化燥之剂,微微汗出是津液复,邪有出处之机。恐余热复燃,仍拟清余热化痰。桑叶 15g,大贝 15g,杏仁 15g,花粉 30g,知母 15g,通草 15g,枇杷叶 15g,焦三仙各 15g,陈皮 15g,白蔻 7.5g,甘草 15g。连服 5 剂后痊愈。

2. 失声 《浙江中医杂志》(1983,12:539):某男,45 岁,京剧演员。声哑已 7 个月,咽干、咳呛痰黏,大便偏干,脉细数,舌质偏红,舌苔薄白。咽壁黏膜干燥,有少量淋巴滤泡,声带轻肿。属肺燥津伤。用桑杏汤加减:桑叶、山栀、豆豉、梨皮、沙参各 9g,贝母 6g,杏仁 12g,甘草 4.5g,桔梗、凤凰衣、玉蝴蝶各 3g。35 剂发声好转,45 剂痊愈。

按语:案 1 之温燥,虽病已十余日,但邪在手太阴肺,故一诊、二诊及三诊均用桑杏汤加减治疗,终收全功。案 2 之失声,咎在肺燥津枯,金失濡润,故亦用桑叶汤加减,加桔梗、凤凰衣、木蝴蝶之属,所以宣肺开声也。

【临床报道】

1. 咳嗽 桑杏汤加减治疗秋燥咳嗽 38 例,病程最短 1 周,最长 2 个月。查体:两肺听诊闻及呼吸音粗或少量的干湿性啰音,胸片示肺纹理增粗或间质性改变。方药组成:桑叶、苦杏仁、新疆贝母、北沙参、栀子、桔梗、百部、陈皮、制半夏。若咳嗽较剧、且咽痒难忍,加蝉蜕、款冬花、牛蒡子;若痰少极难咯出,加花粉、麦冬;若舌质红,大便干,加厚朴、制大黄;若有胸闷气短,加全瓜蒌。结果,治愈 30 例,占 78.9%;好转 6 例,占 15.8%;未愈 2 例,占 5.3%。总有效率为 94.7%[1]。

应用桑杏汤加减治疗喉源性咳嗽 54 例,基本方药:桑叶、杏仁、栀子、浙贝母、麦门冬、防风、薄荷、桔梗、木蝴蝶、射干、僵蚕各 12g,梨皮 30g,蝉蜕 10g,麻黄 8g,甘草 5g。加减:风热盛者去麻黄,加银花、板蓝根、牛蒡子;若有"吭咔、咯、吐"的清嗓音,或吞咽动作,自感吭之不尽,咔之不清,尤以讲话过多或疲劳后更为明显,伴有神疲乏力等症,咽后壁淋巴滤泡增生者为脾气虚弱证,应加入党参、白术、茯苓;若咽干微痛,夜间为甚,喉中微痒,得水则缓,舌红苔少,脉细数,咽后壁黏膜萎缩者属肺肾阴虚证,应加入熟地黄、山茱萸、山药、北沙参、玉竹之类药。7 天为 1 疗程,有脾气虚弱及肺肾阴虚者,应反复 4～6 个疗程。结果,痊愈 32 例,好转 18 例,无效 4 例,总有效率为 92%[2]。

2. 百日咳 运用桑杏汤治疗百日咳 72 例。结果:有 69 例服药 1 剂后痉咳的次数和时间即有不同程度的减少。其中 24 例服药 3 剂后,痉咳完全停止,精神、食欲均好,渐复正常;33 例经服药 5～10 剂后痉咳才完全停止,精神和食欲恢复正常[3]。

3. 咳嗽变异性哮喘 采用桑杏汤加减治疗咳嗽变异性哮喘 60 例,咳嗽 2 个月以上,多呈发作性,以夜间或凌晨多见;胸肺体征阴性,放射线检查无异常。治疗单用桑杏汤加减化裁:桑叶、豆豉、山栀、杏仁、贝母、沙参、梨皮。加减:咽痛明显,加玄参、马勃;喉中如有物堵,加半夏、厚朴、苏梗;胸闷气憋者,加全瓜蒌、厚朴、苏梗;咽痒,加蝉蜕、射干、木蝴蝶。结果,治愈 15 例,好转 45 例[4]。

4. 支原体肺炎　本病 60 例,随机分为两组,各 30 例。对照组应用红霉素 15~30mg/(kg·d),每天 1 次,10~14 天为 1 疗程,同时给予解热、解痉、止咳等对症治疗。治疗组在对照组治疗基础上加用加味桑杏汤。处方:桑叶 3~10g,鱼腥草 9g,百部 6g,麦门冬 6~12g,黄芩、芦根、杏仁、川贝母、陈皮、沙参各 6~9g。随证加减:风热重者加连翘、菊花;痰多者加枇杷叶、瓜蒌;痰中带血者加白茅根、仙鹤草。5 天为 1 疗程,连用 1~2 个疗程。结果:治疗组治愈 22 例,好转 7 例,无效 1 例,总有效率 96.6%。对照组治愈 17 例,好转 5 例,无效 8 例,总有效率 73.3%。两组总有效率比较有显著性意义($P<0.05$)[5]。

本病 120 例随机分为两组,每组各 60 例。治疗方法:对照组:阿奇霉素每天 500mg 加入 5%葡萄糖注射液 250ml 静脉滴注。每天 1 次,每周连用 3 天,停 4 天,2 周为 1 个疗程。治疗组:阿奇霉素用法同上,同时服用中药桑杏汤加减:桑叶 10g,荆芥 12g,防风 10g,杏仁 10g,紫菀 15g,款冬花 15g,百部 15g,象贝母 12g,沙参 15g,栀子 10g,桔梗 12g,前胡 10g,甘草 6g。加减:热重,加石膏;痰中带血,加白茅根。2 周为 1 个疗程。结果,治疗组 60 例,显效 46 例,有效 14 例;对照组显效 32 例,有效 16 例,无效 12 例,总有效率 80%。两组总有效率差异有显著性($P<0.01$)[6]。

【实验研究】对小鼠气管纤毛运动与呼吸道液及免疫功能的影响　观察桑杏汤对外燥小鼠气管纤毛运动(CM)、呼吸道液黏多糖(RS)、肠液黏多糖(IS)、血清 IgG(IgG-S)、呼吸道液 IgG(IgG-R)与粪便含水率(WF)的影响。方法:制备小鼠温燥模型,用药后第 7 天检测 CM(min/mm)、RS(μg/ml)、IS(μg/ml)、IgG-S、IgG-R 与 WF(mg,%)。结果:桑杏汤治疗组 RS(875.22±74.00)高于模型组,CM 减慢,IgG-S 明显增加。说明桑杏汤能促进气道黏液分泌增加气道 IgG-R,从而发挥其治疗作用[7]。

【附方】翘荷汤(《温病条辨》卷 1)　薄荷一钱五分(4.5g)　连翘一钱五分(4.5g)　生甘草一钱(3g)　黑栀皮一钱五分(4.5g)　桔梗三钱(9g)　绿豆皮二钱(6g)　水二杯,煮取一杯,顿服之,日服二剂,甚者日三服。加减法:耳鸣者加羚羊角、苦丁茶;目赤者加鲜菊叶、苦丁茶、夏枯草;咽痛者,加牛蒡子、黄芩。功用:清泄燥热,宣利上窍。主治:温燥化火,上扰清窍,发为耳鸣,目赤,咽喉肿痛,牙龈肿胀。

《温病条辨》记载:"燥气化火,清窍不利者,翘荷汤主之。清窍不利,如耳鸣目赤,龈胀咽痛之类。翘荷汤者,亦清上焦气分之燥热也。"翘荷汤中连翘苦寒轻清,清泄邪热,配薄荷辛凉通窍,有清利上窍之功,为本方配伍的精髓。栀皮苦寒清泄上焦之热,桔梗药性上行,宣肺利咽,绿豆皮甘寒质轻,善清人体在上在表之热,且清热而不伤津,生甘草清热泻火,兼和诸药;以上药物在方中起辅助作用。诸药合用,有清泄邪热以利上窍之功。

本方与桑杏汤虽同治温燥,但桑杏汤所治属温燥伤肺,邪在肺卫,临床以身热不甚,干咳等为主症,故用桑叶配杏仁,再合以豆豉、象贝和沙参之类,重在清宣燥热,利肺止咳。本方所治为温燥化火,上扰清窍,临床以耳鸣目赤,龈胀咽痛等为主症,故用连翘伍薄荷,再合以栀皮、绿豆皮和桔梗之属,旨在清利上窍。

参 考 文 献

[1] 李风森,王乐. 桑杏汤治疗秋燥咳嗽 38 例观察[J]. 新疆中医药,2003,21(2):19-20.

[2] 戚建明. 桑杏汤加减治疗喉源性咳嗽 54 例[J]. 四川中医,2004,22(9):86.

[3] 薛景勋. 桑杏汤治疗百日咳[J]. 新中医,1979,11(3):43.

[4] 杨惠琴,朱玉龙. 桑杏汤治疗咳嗽变异性哮喘 60 例[J]. 新疆中医药,2006,24(1):61.

[5] 王雪君. 加味桑杏汤治疗高原小儿支原体肺炎30例[J]. 陕西中医,2005,26(10):1031-1032.

[6] 焦少辉,吕新正. 桑杏汤加减配合阿奇霉素治疗支原体肺炎60例[J]. 中医研究,2006,19(6):38.

[7] 丁建中,张六通,龚权,等. 桑杏汤对温燥小鼠气管纤气运动与呼吸道液及免疫功能的影响[J]. 中药药理与临床,2006,22(5):4-5.

清燥救肺汤
(《医门法律》卷4)

【组成】桑叶经霜者,去枝梗,净叶三钱(9g) 石膏煅二钱五分(7.5g) 甘草一钱(3g) 人参七分(2g) 胡麻仁炒,研一钱(3g) 真阿胶八分(2.5g) 麦门冬去心一钱二分(3.5g) 杏仁炮,去皮尖七分(2g) 枇杷叶刷去毛,蜜涂炙黄一片(3g)

【用法】水一碗,煎六分,频频二、三次滚热服。

【功用】清燥润肺。

【主治】温燥伤肺重证。身热头痛,干咳无痰,气逆而喘,咽喉干燥,鼻燥,胸满胁痛,心烦口渴,舌干无苔,脉虚大而数。

【病机分析】本方主治为温燥伤肺,气阴两伤之证。肺合皮毛主表,燥热伤肺,故身热头痛。不恶寒,说明邪不在卫,已入气分。肺为燥热所袭,肺气失其清肃,加之燥热伤肺以致气阴两伤,故见干咳无痰,气逆而喘。肺气上逆而咳喘过甚,则胸部气机窒滞,故为胸满胁痛。燥热损伤阴津,则见咽喉干燥,鼻燥,心烦口渴。舌干无苔系燥热伤津之象,脉虚大而数则说明不仅津液受损,而且真气耗伤。

【配伍意义】针对温燥伤肺,气阴两伤,肺失清肃之病机,法当清燥热、养阴液、降肺气而兼补中气。方用桑叶经霜而柔润不凋者,得秋之全气,秉清肃之性,质轻辛凉,可除燥热,故重用为君;前人所谓"物之与是气俱生者,夫固必使有用于是气也"(《读药书漫记》)。石膏辛甘大寒,善清气分热邪又不伤津,与麦冬之甘寒养阴生津配伍,可助桑叶清除温燥,并兼顾损伤之津液,共为臣药。原方中石膏用煅,且用量较桑叶为轻,究其方义,乃从肺为娇脏,清肺不可过于寒凉着眼。煅石膏清热敛肺,既能清泄肺之燥热,又可敛降肺气,具有清中寓敛之妙。其余杏仁、枇杷叶、阿胶、胡麻、人参与甘草诸药,均为佐药。杏仁、枇杷叶味苦而善肃降肺气,以止咳平喘,即《素问·藏气法时论》所谓"肺苦气上逆,急食苦以泄之"。阿胶与胡麻皆能益阴润燥,进一步加强麦冬的作用。人参和甘草皆为补中益气之品,喻昌谓人参"生胃之津,养肺之气",甘草"和胃生金",说明此二药不仅可补既亏之气,更能培补中土以生肺金,亦即《难经·第十四难》所谓"损其肺者益其气"之意。甘草甘平,善和诸药,则又具使药之意。诸药合用,使燥热得清,气阴得复,逆气得降,而肺复行其治节,则诸症自愈。

本方的配伍特点,吴瑭称是"辛凉甘润法"(《温病条辨》卷1),可谓要语不烦。盖方以辛凉清泄温燥(桑叶、石膏)为主,辅以甘寒甘润(麦冬、人参、甘草)。全方结构严谨,主次井然,清热而不重浊,润燥而不滋腻。

【类方比较】本方与桑杏汤同治温燥伤肺,但邪气有深浅,病情有轻重,故治法与用药亦同中有异。桑杏汤证燥热较轻,邪在肺卫,故身热不甚,微有恶寒,咳而不喘,其脉浮数而右脉略大;本方证则燥热较重,邪已入气,且损伤气阴也较严重,故身热较甚而不恶寒,咳喘并作,胸满胁痛,口渴鼻燥,舌干少苔,脉虚大而数。因此,桑杏汤以桑叶配杏仁轻宣燥热为主,稍佐沙参、梨皮以兼顾燥热所伤之津;本方则用桑叶伍石膏清泄燥热为主,并用大队之麦冬、阿胶、胡麻、人参与甘草以救其虚。

【临床运用】

1. 证治要点 本方系治疗温燥伤肺重证之代表方。以身热不退,干咳少痰,气逆而喘,舌干少苔,脉虚大而数为证治要点。

2. 加减法 原书云:"痰多加贝母、瓜蒌;血枯加生地黄;热甚加犀角、羚羊角,或加牛黄。"痰多加贝母、瓜蒌可润燥化痰;血枯者,血虚也,加生地能养血滋阴;热甚者,此热系指已入营血之热,故加犀角、羚羊角或牛黄以凉血止血,镇惊安神。方中人参,若易之以西洋参,则于病证更为合拍,因西洋参能补元气而益津液故也。

3. 现代常用于治疗肺炎、支气管哮喘、支气管炎、支气管扩张症、肺癌以及皮肤瘙痒症等,属燥热犯肺,气阴两伤者。

【使用注意】 方中石膏,原书用煅者,现代临床一般使用生石膏,煅石膏则以外用为主。至于石膏的用量,当按病情轻重并参照原方的比例酌定,以避免过重而伤肺气。

【源流发展】 喻氏此方之制,实受缪希雍所订清金保肺汤的启发。清·柯琴曰:"古方用香燥之品以治气郁,不获奏效者,以火就燥也。惟缪仲淳知之,故用甘凉滋润之品,以清金保肺立法。喻氏宗其旨,集诸润剂,而制清燥救肺汤"(录自《古今名医方论》卷1)。清金保肺汤出于《医醇滕义》卷2,由天门冬、麦门冬各一钱五分,南沙参、北沙参、玉竹、杏仁、瓜蒌皮、海蛤粉各三钱,石斛、贝母、茜草根、茯苓各二钱,梨二片、藕五片组成。主治肺受燥热,发热咳嗽,甚则喘而失血。清金保肺汤重在甘寒养阴,以平肺之燥热,清热的力量较弱。喻氏在清金保肺汤甘寒滋润的基础上,结合秋燥的特点,着重清宣燥热,乃创制了清燥救肺汤。当然,喻氏制此方还与其善于思考和不盲目尊经,从而提出了"秋燥论"有关。《素问·生气通天论》"秋伤于湿,上逆而咳"和《素问·阴阳应象大论》"秋伤于湿,冬生咳嗽"之文,历代医家,大都认为是伤于长夏湿土之气所致,因长夏之终,即秋气之始。独喻氏认为这是"秋伤于燥"的错简。其理由是春、夏、冬三时,均是伤于主时之气,秋主燥而伤于湿,这是不合逻辑的。既有秋伤于燥之病,便当有治秋燥之方,乃创制清燥救肺汤以治之。

清燥救肺汤的制订,对温病学的发展产生了较大的影响。如叶桂《三时伏气外感篇》说:"温自上受,燥自上伤,理亦相等,均是肺气受病……当以辛凉甘润之方,气燥自平而愈,慎勿用苦燥劫烁胃汁。"所谓"辛凉甘润之方",叶氏虽未明言,但实际上清燥救肺汤就是一首典型的"辛凉甘润"剂。吴瑭著《温病条辨》,其卷1《上焦篇·秋燥》更是原样照搬了喻氏的原文原方,至于吴氏制订的桑杏汤,亦系化裁于清燥救肺汤,已述于桑杏汤的"源流发展"项,请参见。

【方论选录】

1. 喻昌:"诸气膹郁之属于肺者,属于肺之燥也,而古今治气郁之方,用辛香行气,绝无一方治肺之燥者。诸痿喘呕之属于上者,亦属于肺之燥也。而古今治法,以痿、呕属阳明,以喘属肺,是则呕与痿属之中下,而惟喘属之矣。所以千百方中,亦无一方及于肺之燥也。即喘之属于肺者,非表即下,非行气即泻气,间亦有一二用润剂者,又不得其旨矣。总之,《内经》六气,脱误秋伤于燥一气,指长夏之湿,为秋之燥。后人不敢更端其说,置此一气于不理,即或明知理燥,而用药夹杂。如弋获飞虫,茫无定法示人也。今拟此方,命名清燥救肺汤,大约以胃气为主,胃土为肺金之母也。其天门冬虽能保肺,然味苦而气滞,恐反伤胃阻痰,故不用也。其知母能滋肾水、清肺金,亦以苦而不用。至如苦寒降火,正治之药,尤在所忌。盖肺金自至于燥,所存阴气,不过一线耳。倘更以苦寒下其气,伤其胃,其人尚有生理乎?诚仿此增损以救肺燥变生诸证,如沃焦救焚,不厌其频,庶克有济耳。"(《医门法律》卷4)

2. 柯琴:"古方以香燥之品以治气郁,不获奏效者,以火就燥也。惟缪仲淳知之,故用甘凉滋润之品,以清金保肺立法。喻氏宗其旨,集诸润剂而制清燥救肺汤,用意深,取药当,无遗蕴矣。石膏、麦冬禀西方之色,多液而甘寒,培肺金主气之源,而气可不郁;土为金母,子病则母虚,用甘草调补中宫生气之源,而金有所恃;金燥则水无以食气而相生,母令子虚矣,取阿胶、胡麻黑色通肾者,滋其阴以上通生水之源,而金始不孤;西方虚,则东实矣,木实平之,二叶禀东方之色,入通于肝,枇杷叶外应毫毛,固肝家之肺药,而经霜之桑叶,非肺家之肝药乎?损其肺者益其气,人参之甘以补气;气有余便是火,故佐杏仁之苦以降气,气降火亦降,而治节有权,气行则不郁,诸痿喘呕自除矣。要知诸气膹郁,则肺气必大虚,若泥于肺热伤肺之说,而不用人参,必郁不开而火愈炽,皮聚毛落,喘而不休。此名之救肺,凉而能补之谓也。若谓实子可泻,而久服芩、连,反从火化,亡可立待耳。愚所以服膺此方而深赞之。"(录自《古今名医方论》卷1)

3. 王子接:"燥曰清者,伤于天之燥气,当清以化之,非比内伤血燥,宜于润也。肺曰救者,燥从金化,最易自戕肺气,《经》言秋伤于燥,上逆而咳,发为痿厥,肺为娇脏,不容缓图,故曰救。石膏之辛,麦冬之甘,杏仁之苦,肃清肺经之气;人参、甘草生津补土,培肺之母气;桑叶入肺走肾,枇杷叶入肝走肺,清西方之燥,泻东方之实;阿胶、胡麻色黑入肾,壮生水之源,虽亢火害金,水得承而制之,则肺之清气肃而治节行,尚何有喘呕痿厥之患哉?若夫《经》言燥病治以苦温,佐以酸辛者,此言初伤于燥,肺金之下,未有火气乘胜者。嘉言喻子论燥极而立斯方,可谓补轩岐之不及。"(《绛雪园古方选注》卷中)

4. 吴谦,等:"《经》云损其肺者益其气,肺主诸气故也。然火与元气不两立,故用人参、甘草甘温而补气,气壮火自消,是用少火生气之法也。若夫火燥膹郁于肺,非佐甘寒多液之品,不足以滋肺燥,而肺气反为壮火所食,益助其燥矣。故佐以石膏、麦冬、桑叶、阿胶、胡麻仁辈,使清肃令行,而壮火亦从气化也。《经》曰:肺苦气上逆,急食苦以降之,故又佐以杏仁、枇杷叶之苦以降气。气降火亦降,而治节有权,气行则不郁,诸痿喘呕自除矣。"(《医宗金鉴·删补名医方论》卷4)

5. 张秉成:"夫燥之一证,有金燥,有火燥,前已论之详矣。此方为喻氏独创,另具卓识,发为议论,后人也无从置辨。虽其主治固无金燥、火燥之分,而细阅其方,仍从火燥一端起见。此必六淫火邪,外伤于肺,而肺之津液素亏,为火刑逼,是以见诸气膹郁、诸痿喘呕之象。然外来之火,非徒用清降可愈。《经》有火郁发之之说,故以桑叶之轻宣肌表者,以解外来之邪,且此物得金气而柔润不凋,取之为君。石膏甘寒色白,直清肺部之火,禀西方清肃之气,以治其主病。肺与大肠为表里,火逼津枯,肺燥则大肠亦燥,故以杏仁、麻仁降肺而润肠,阿胶、麦冬以保肺之津液,人参、甘草以补肺之母气。枇杷叶苦平降气,除热消痰,使金令得以下行,则膹郁喘呕之证,皆可痊矣。"(《成方便读》卷3)

6. 冉雪峰:"查此方辛凉甘润,清轻而不重浊,柔润而不滋腻,以疗无形无质燥邪之伤肺,实为合拍。大肺为清金,今感外来燥邪,不清而燥,两燥相搏,内外合邪,所存生气几何?辛烈既张其邪焰,苦寒又戕其生机,惟滋甘凉润沃,庶足以泽枯涸而救焦燔。喻氏补秋燥一条,以辨证《素问》之脱简遗佚。其言明漪清彻,实乃野烬渔火,暗室一灯。此方在清热剂中,别具一义,另是一格。"(录自《历代名医良方注释》)

【评议】喻氏之论,首倡秋燥,填补了《内经》之缺漏,为清燥救肺汤的制订提供了理论依据。后世医家对此均表示赞同。柯琴说清燥救肺汤"用意深,取药当,无遗蕴",并不过誉;不过,柯氏对配伍意义的分析,虽亦言之有理,然似有过分迂曲之嫌。王子接的方论,简明扼要,对本方命名含义的解释,也颇精当。张秉成认为此方的配伍,以桑叶和石膏为主,乃得要领之论,也与喻氏制方原义相合。吴谦等引用前人有关肺主气、损其肺气者益其气和火与元气不两立等理论,突出了方中人参与甘草的补气作用,从另一角度来分析方剂的组方意义,虽有一定的参考价值,但恐不利于初学者把握此方清燥润肺的立法重点。冉氏提出清燥救肺汤"辛凉甘润,清轻而不重浊,柔润而不滋腻",揭示了本方的配伍用药特点,十分精辟。

【验案举例】 咯血 《中医杂志》(1985,10:49):某男,25 岁。患支气管扩张症已数载,经常咯血,近因情绪激动引动宿疾。咯血频作,昼夜约数十口,干咳无痰,自觉胸中有热气上冲咽喉,冲则咳甚血出,口渴咽干,胸胁作痛,脉细弦,舌光红无苔。肝火犯肺,肺燥津涸,热迫络裂。治拟清燥救肺,佐以平肝。处方:桑白皮 9g,甜杏仁 12g,生石膏 15g(先煎),麦冬 9g,珠儿参 12g,火麻仁 12g,焦山栀 4.5g,白蒺藜 9g,枇杷叶 9g,清炙草 3g,蛤粉炒阿胶珠 9g(烊化分二次冲)。服上方两剂,咯血已止,干咳亦减。续服两剂,咯血、胸中热气上冲悉除。再予滋阴润肺之品,以善其后。

按语:本例患者久病咯血,肺阴本虚,复因情绪激动,肝火犯肺,益耗肺津,加重与促进了燥化。用清燥救肺汤加减,既可清其燥火,亦可滋润益肺,清金平木。药证相合,故能投剂辄效。又,原报道者在另几则清燥救肺汤的验案中,均以桑白皮代桑叶,抑或系报道者的独到经验焉?

【临床报道】

1. 蘑菇肺 本病系患者吸入了蘑菇释放出的孢子,而引起的过敏性呼吸道疾病。其发病快,危害重,培植人员 95% 患本病。报道 56 例,其中,49 例为蘑菇培植人员,其余 7 例均有密切接触史;初患 12 例,反复发作 44 例;病程最短 2 周,最长达半年余。临床症状有咳嗽,为刺激性干咳,咳黄白痰,少许泡沫痰,伴有胸闷气短乏力等;听诊两肺底有少许湿啰音;X 线主要表现为肺纹理粗乱增多,中下肺野点片状阴影。用清燥救肺汤(人参 6g 或党参 15~18g,甘草、麦冬、石膏各 12g,阿胶、炙枇杷叶、杏仁、炒胡麻、桑叶各 9g)治疗,10 天为 1 疗程,两个疗程后观察疗效。结果:临床痊愈 31 例,好转 16 例,无效 9 例,总有效率 84%[1]。

2. 依那普利所致咳嗽 依那普利是常用的血管紧张素转换酶抑制剂(ACEI),用于治疗高血压病,特别是合并糖尿病,或并发心脏功能不全、肾脏损害有蛋白尿者。但部分患者服药后出现咳嗽的副作用,影响正常治疗。采用清燥救肺汤加减治疗依那普利引起的咳嗽并与复方甘草片口服作对照。52 例随机分为两组,治疗组 32 例,对照组 20 例。治疗组用清燥救肺汤:石膏 15g,桑叶 9g,杏仁 10g,枇杷叶 10g,阿胶 9g,麻子仁 9g,太子参 10g,麦冬 10g,甘草 6g。加减:咳嗽剧烈者,加僵蚕、地龙;口干不欲饮,舌嫩红无苔阴虚症状明显者,去太子参,加沙参、百合;大便干结,苔黄,热象明显者加贝母、瓜蒌;兼乏力、汗出、气短等气虚者加五味子。连服 7 天后,改为散剂,每次服依那普利片 30 分钟后,再服 3~5g。对照组服用依那普利片 30 分钟后,口服复方甘草片 1~2 片。两组均随依那普利药量调整。均服 30 天 1 疗程。结果:治疗组 32 例,显效 13 例,有效 17 例,无效 2 例;对照组 20 例,显效 2 例,有效 7 例,无效 11 例;两组疗效差异有显著性($P<0.01$)[2]。

3. 放射性肺损伤 放射性肺损伤是肺癌放疗过程中常见且危害性较大的并发症。在肺癌患者放疗的同时使用清燥救肺汤预防放射性肺损伤的发生,取得了一定的疗效。所选病例均为病理学或细胞学确认为肺癌,需要行放疗的患者,按数字表法随机将患者分为单纯放疗组及放疗加中药组。单纯放疗组(对照组)43 例,放疗加清燥救肺汤组(治疗组)45 例。方药组成:桑叶 12g,石膏 15g,生晒参 9g,胡麻仁 12g,阿胶 15g,麦冬 12g,杏仁 12g,枇杷叶

30g、甘草 9g。连续治疗 28 天为 1 疗程。结果:两组患者放疗结束 4 个月内放射性肺损伤的评定及分级比较:对照组、治疗组轻度放射性肺炎发生率分别为 23%(10/43)、18%(8/45)($\chi^2=21.47,P<0.05$),重度放射性肺炎发生率分别为 7%(3/43)、2%(1/45)($\chi^2=24.86,P<0.01$)。两组患者放疗结束 4 个月肺活量比较:对照组、治疗组分别为 2148.2±136.5、2682.5±127.3($t=3.42,P<0.05$)。两组患者放疗副反应比较:对照组、治疗组分别为 83.3±14.2、62.3±12.6($t=3.29,P<0.05$)[3]。

放射性肺炎为胸部肿瘤放疗后常见放疗反应,采用清燥救肺汤加减治疗放射性肺炎 52 例,其中乳腺癌 28 例,肺癌 21 例,恶性淋巴瘤 3 例。治疗组 32 例,对照组 20 例。两组患者一般情况相似,具有可比性。治疗方法为在糖皮质激素治疗的基础上,若并发感染则予以抗生素治疗。治疗组:口服清燥救肺汤加减。药用:桑叶(经霜)、生石膏各 10g,人参 4g,胡麻仁、阿胶各 5g,麦冬、杏仁各 6g,枇杷叶 5g,甘草 4g。热毒盛加金银花、黄芩;日久入络加地龙。对照组:对症口服复方甘草片、喷托维林。结果:治疗组 32 例,治愈 3 例,好转 28 例,未愈 1 例。总有效率 96.7%。对照组 21 例,治愈 1 例,好转 17 例,未愈 3 例。总有效率 85%,两组疗效差异显著($P<0.05$)[4]。

4. 慢性支气管炎急性发作 120 例本病患者随机分为治疗组 60 例,对照组 60 例。治疗组用清燥救肺汤加减,方用:桑叶 10g,杏仁(后下)10g,生石膏(先下)30g,炙枇杷叶 10g,炙甘草 6g,紫菀 10g,款冬花 15g,桔梗 10g,麦冬 15g,阿胶珠 10g,胡麻仁 10g,党参 10g,炙百部 10g。伴有咽喉干燥、声音嘶哑者加玄参、诃子、天花粉;痰中夹有血丝者酌加牡丹皮、白茅根。对照组:棕色合剂每次 10ml,每日 3 次。两组疗程均为 7 天。结果:治疗组临床控制 22 例,显效 32 例,有效 3 例,无效 3 例,总有效率 95.0%;对照组临床控制 4 例,显效 12 例,有效 36 例,无效 8 例,总有效率 86.7%;两组总有效率比较差异显著($P<0.01$)[5]。

5. 特发性肺纤维化 特发性肺(间质)纤维化 50 例,随机分为治疗组和对照组,治疗组 32 例,对照组 18 例。治疗方法:治疗组基本方:桑叶 15g,生石膏 30g,阿胶 10g,麦冬 15g,杏仁 10g,炙杷叶 10g,党参 10g,甘草 6g。随证加减:咳痰带血者加白茅根、三七粉;咳吐脓痰量多者加鱼腥草、瓜蒌;唇甲紫绀舌黯者加丹皮、赤芍;气短肢冷畏寒者去生石膏加蛤蚧、肉桂。对照组服用养阴清肺丸和蛤蚧定喘胶囊,剂量分别为每服 1 丸,每日 2 次,和每服 3 粒,每日 2 次。治疗组和对照组均以 3 个月为 1 疗程。1 疗程后观察疗效。结果:治疗组治愈 7 例,好转 22 例,未愈 3 例,总有效率为 90.6%;对照组治愈 0 例,好转 12 例,未效 6 例,总有效率为 66.7%[6]。

6. 咯血 本方治疗咯血 38 例,其中 10 例经支气管碘油造影确诊为支气管扩张症,既往有肺结核病史者 10 例,慢性支气管炎病史者 10 例,病因不详 8 例。治疗方法:以清燥救肺汤为基础方加减:木火刑金,烦躁易怒,口苦胁痛,加黛蛤散、石决明;心火刑金,心烦口渴,胸中热气上冲,加黄连、连心莲子;痰火灼伤肺络,咯黄稠痰,脉滑数,加陈胆南星、鲜竹沥;大量咯血,急用西洋参益气固脱。结果:近期治愈(1 周内咯血停止,1 个月内不再咯血,咯血伴随症状基本消失)35 例,治愈率 92%;显效(1 周内咯血基本控制,偶见痰中带血,咯血伴随症状基本消失)1 例;有效(1 周内出血量减少,咯血伴随症状有所改善)1 例;无效 1 例。近期总有效率 97%[7]。

7. 单纯性老年皮肤瘙痒症 18 例本病患者,发病季节均在春秋季节,表现剧烈瘙痒,夜间为甚,伴神疲乏力,口干渴饮,舌红少津,苔薄白,脉细弱等。采用清燥救肺汤治疗。结果:痊愈 9 例;有效 7 例;无效 2 例[8]。

8. 斑秃 用清燥救肺汤加减(人参、甘草各 5g,枇杷叶、阿胶、胡麻仁、杏仁各 6g,麦冬 10g,石膏 15g,桑叶 9g。头痛加菊花,便秘胡麻仁易火麻仁,加郁李仁)治疗本病 38 例,结果:痊愈 31 例,好转 7 例[9]。

9. 失声 本方加减治疗失声 85 例,其中暴喑 57 例,久喑 28 例。肺燥型单用本方;风寒型加荆芥、防风;痰热型加川贝母、桔梗;实热型石膏用至 30g,便秘加大黄 12g,咽痛加银花、马勃;肺肾虚型沙参改白参 6g,石膏改石斛,另再加诃子、黄芪;肺气耗伤型加诃子。结果:治愈(语声如常,3 个月内无反复)84 例,无效 1 例。治愈病例中服药 1～3 剂者 45 例,4～6 剂者 33 例,7 剂以上者 6 例[10]。

参 考 文 献

[1] 杜纪鸣,魏建刚.清燥救肺汤治疗蘑菇肺 56 例[J].浙江中医杂志,1989,24(4):162.

[2] 邓元龙.清燥救肺汤加减治疗依那普利所致咳嗽临床研究[J].河南中医学院学报,2004,19(4):28-29.

[3] 张霆,马胜林,岳建华,等.清燥救肺汤预防肺癌患者放射性肺损伤的临床研究[J].中华放射肿瘤学杂志,2007,16(4):315-316.

[4] 吴金平.清燥救肺汤治疗放射性肺炎临床观察[J].辽宁中医杂志,2006,33(11):1448.

[5] 马秀丽.清燥救肺汤加减治疗单纯型慢性支气管炎急性发作期 60 例临床观察[J].中华中医药杂志,2005,20(1):34-35.

[6] 寇焰.清燥救肺汤加减治疗特发性肺纤维化疗效观察[J].北京中医,2005,24(2):95-96.

[7] 陆康福.清燥救肺汤治疗咯血 38 例疗效观察[J].北京中医,1996,15(1):22-23.

[8] 黄虹.清燥救肺汤治疗单纯性老年皮肤瘙痒症[J].上海中医药杂志,1996,(10):19.

[9] 罗才盛.清燥救肺汤治疗斑秃 38 例[J].湖南中医杂志,1989,5(2):43.

[10] 汤万团.清燥救肺汤加减治疗失音 85 例疗效观察[J].中医杂志,1984,25(4):50-51.

沙参麦冬汤
(《温病条辨》卷 1)

【组成】沙参三钱(9g) 玉竹二钱(6g) 生甘草一钱(3g) 冬桑叶一钱五分(4.5g) 麦冬三钱(9g) 生扁豆一钱五分(4.5g) 天花粉一钱五分(4.5g)

【用法】水五杯,煮取二杯,日再服。

【功用】清养肺胃,生津润燥。

【主治】燥伤肺胃阴分证。咽干口渴,或身热,或干咳少痰,舌红少苔,脉来细数。

【病机分析】《温病条辨》指出本方主治证是燥伤肺胃阴分,可理解为其人素体阴津不足,更因秋令感受燥邪,致燥伤肺胃津液。盖肺为燥金之脏,外合皮毛,燥邪侵袭,首当其冲,复因素体阴虚,内外相合,故致燥伤肺津。肺为胃行其津液,肺津损伤过甚,必进一步燥伤胃津,故秋燥伤人,初则邪犯肺卫,继而燥伤中土,终致肺胃津液损伤。肺津被耗故咽干,胃液损伤故口渴,而舌红少苔及脉细数,则系阴津受伤之征;或见身热者,阴虚则内热也;或见干咳少痰者,肺阴损伤,肺失清肃也。

【配伍意义】本方证的病机为燥热伤津,肺胃受损,故治当清养肺胃,甘寒生津。方用沙参、麦冬与桑叶共为君药,其中,沙参味甘微苦而性寒,有养阴清肺之功,《神农本草经百种录》谓:"肺主气,故肺家之药,气胜者为多。但气胜之品必偏于燥,而能滋肺者,又腻滞而不能清虚热。惟沙参为肺家气分中理血之药,色白体轻,疏通而不燥,润泽而不滞,血阻于肺,非此不能清也。"麦冬亦系甘寒之品,入肺胃经,可滋养肺胃津液,合沙参则生津液而清燥热之功益彰。然燥热为病,终属外邪,故又用桑叶专清燥热,并辛凉宣散以祛之。如此,沙参、麦冬与桑叶相伍,则扶正与祛邪兼顾,用药十分周到。玉竹、花粉为臣,玉竹甘平,养阴润燥,滋而不腻;花粉清热生津,此两药相配可加强君药养阴生津、清热润燥之功。胃液既耗,运化必受影响,而且养阴清热药物亦有滋腻损伤脾胃之弊,故又用生扁豆健脾胃而助运化,同时又寓培土生金之义,是为佐药。生甘草清热和中,调和诸药,用作使药。诸药相配,共成清养肺胃,育阴生津之效。

本方在配伍特点上,是以甘寒养阴药为主,配伍辛凉清润和甘平培土药品,全方药性平和,清不过寒,润不呆滞,而清养肺胃之功甚宏,真乃王道之制。

【类方比较】沙参麦冬汤与清燥救肺汤功用、主治相近,但清燥救肺汤证燥热较重,以燥热伤肺,失其清肃,气阴两伤为主,故治疗着重清燥救肺,止咳平喘;本方证燥热较轻,以燥伤肺胃阴津为主,且无气逆见症,故治疗重在清养肺胃,生津润燥。临床应区分轻重,辨别病位,根据邪正双方的消长情况,择宜选用。

【临床运用】

1. 证治要点　本方是清养肺胃之代表方,原为秋燥损伤肺胃阴液而设,现代广泛用于温病乃至杂病中肺胃阴伤的病证。以咽干口渴、舌红少苔、脉象细数为证治要点。

2. 加减法　原书曰:"久热久咳者,加地骨皮三钱。"久热久咳,说明病久不愈,阴虚而生内热,且虚热灼肺,失其清肃,故加地骨皮以清虚热。现临床尚可作如下加减:咳嗽较重者,加贝母、杏仁等;伴咯血者,加仙鹤草、白及、阿胶等;大便燥结,加全瓜蒌、火麻仁;胃津伤而口渴甚者,可兑入梨汁而服。

3. 现代常用于治疗肺炎、支气管炎、肺结核、慢性胃炎、糖尿病等,辨证属于肺胃阴虚者。

【源流发展】沙参麦冬汤出自《温病条辨》卷1之《上焦篇·秋燥》,先云:"秋感燥气,右脉数大,伤手太阴气分者,桑杏汤主之","感燥而咳者,桑菊饮主之。"然后云:"燥伤肺胃阴分,或热或咳者,沙参麦冬汤主之。"并自注:"此条较上二条,则病深一层矣,故以甘寒救其津液。"说明秋燥初起,邪在于肺,治疗可用桑杏汤、桑菊饮;若秋燥进一步发展,不仅燥伤肺津,还损伤了胃阴,治疗当用沙参麦冬汤。沙参麦冬汤的立法配伍用药,系化裁于桑杏汤与麦门冬汤。因为燥伤肺阴,故取桑杏汤之沙参、桑叶,以清养肺阴,并清宣肺经燥邪。因为燥伤胃阴,故又取法于麦门冬汤。麦门冬汤出自《金匮要略·肺痿肺痈咳嗽上气病脉证治》,原治肺胃津枯之虚热肺痿,有滋润肺胃,培土生金之功。沙参麦冬汤之麦冬、甘草、生扁豆,即仿麦门冬汤之麦冬、甘草、粳米、大枣之配伍意义。在上述药物的基础上,再加玉竹、天花粉,以加强清热养阴生津之力。

【方论选录】

1. 李畴人:"此方治深秋燥热伤肺之症。以沙参、麦冬、玉竹清滋甘润,并补肺气,而养肺液,桑叶清肺络,花粉清胃热,白扁豆清脾热而养阴,生甘草生津和胃,共收清肺热,养肺阴之效。挟外感者不宜,嫌沙参、麦冬腻滋也。"(《医方概要》)

2. 蔡陆仙:"夫阴虚火旺之人,其肺之津液先虚,再感秋令燥热之气,则阴愈亏。肺津涸,则形体萎缩,叶焦举而气不下降,全失其清肃之令,大便恒燥结,气上逆则作咳,或吐类似白沫之痰。肺气枯灼,则不能润泽皮毛,则皮毛焦热而肌表干燥,水津不外布,亦不能作汗而透解也。胃为阳明,本主燥金,胃津既亏,燥热复凑合,则胃之津液两伤矣。胃为中焦,为水谷之化源,胃津虚者,则水先消竭,不能化津,谷之濡润之汁,亦被燥热消耗殆尽,则又何能滋生以化充血液耶?故见脉细而无力也。然燥热从外而凑合,究属表邪,内之津液虽伤,而气必须辐辏于外,此脉之所以仍浮也。水津不上潮于口,虚热上腾,故舌干绛,阳明热炽,则苔色必黄,所以咳吐白沫如津唾者,胃之液,肺之津,不能滋养百脉,化生血液则煎熬阻于上,咳则从口而出也。总其治法,必当两清肺胃,兼以滋养津液,以为作汗之源,再用清轻疏越皮毛之品,令燥热之郁于表分者,仍作微汗,从表而宣泄之,表气宣泄,燥热自不内壅,肺津胃液,逐渐恢复,肺气一肃降,而脉皆得濡润,则身热口渴、咳嗽均止矣。有沙参、玉竹以清肺胃,麦冬、花粉滋生血液之源,佐扁豆之禀秋金凉爽之气者以清燥金,而祛暑热之余气,复得大甘之甘草调剂其间,成为甘寒润燥,增液清热之妙方。本方尤必赖桑叶之微辛,以透表宣达也。惟于津液两亏之燥热者宜之,若外感秋凉之表症多者,则又逗留邪势,而反致病内遏不解矣,此又辨治者之所宜慎焉。"(《中国医药汇海·方剂部》)

【评议】沙参麦冬汤主治燥伤肺胃阴津,有甘寒生津、清养肺胃之功,李氏与蔡氏的方论于此均有所发挥,李氏认为此方夹外感者不宜使用,蔡氏则详细地补充了临床常见症状及其病机。这对本方的临床应用,均有一定的参考价值。

【验案举例】

1. 咳嗽 《吴鞠通医案》:甲子四月廿四日,吴,二十岁。六脉弦劲,但咳无痰,且清上焦气分。沙参三钱,生扁豆三钱,连翘一钱五分,麦冬三钱,冬霜叶三钱,玉竹三钱,冰糖三钱,茶菊花三钱,杏仁三钱。煮三杯,分三次服。三帖。廿六日,于前方内去连翘,加丹皮二钱、地骨皮三钱。

2. 小儿迁延性肺炎 《辽宁中医杂志》(1986,3:24):某男童,1岁。诊断为病毒性肺炎,西药对症治疗45天,症情好转,但肺部啰音迁延不愈。诊见患儿消瘦,神情疲倦,面色苍白,微喘,咳声无力,舌淡少津,两肺明显干湿啰音,脉细数无力。证系气阴两伤,正虚邪恋,治宜养阴益气消痰,沙参麦冬汤加减。沙参、麦冬、玉竹、川贝母、孩儿参、白芥子各10g,瓜蒌7.5g,生甘草5g。两剂后喘咳减轻,肺部啰音大减。此方加减治疗2周,肺部啰音基本消失,痊愈出院。

按语:案1咳嗽,干咳无痰,脉来弦劲,病属阴虚而阳亢。方用沙参麦冬汤去甘草,加连翘、菊花、杏仁、冰糖以加强清热、止咳及润燥之功。另外,本案就诊的日期是春季,说明吴瑭运用本方并不局限于秋燥之一隅。案2之小儿迁延性肺炎则属肺阴受损,气虚痰恋,故亦用沙参麦冬汤加减而取效。

【临床报道】

1. 肺癌 将63例确诊为非小细胞肺癌随机者分为两组。治疗组30例采用沙参麦冬汤为主方加减(南沙参、北沙参、太子参、冬虫夏草、麦冬、玉竹、黄芪、白花蛇舌草、防己、五指毛桃、桑叶、生甘草、三七末)联合化疗治疗;对照组采用单纯化疗。21天为1周期,2周期为1疗程。结果:总有效率、癌灶稳定率治疗组分别为56.7%、90.0%,对照组分别为36.4%、63.6%。两组总有效率比较,差异无显著性意义($P>0.05$);但两组癌灶稳定率比较,差异有显著性意义($P<0.05$)。治疗后治疗组咳嗽、咯痰、咯血、气急、胸痛、发热等临床症状均有明显改善,与对照组比较,差异有显著性或非常显著性意义($P<0.05,P<0.01$)。治疗后生存质量经 Karnofskv 评分总有效率治疗组为86.7%,对照组为45.5%,两组比较差异有显著性意义($P<0.05$)。说明沙参麦冬汤加减联合化疗治疗非小细胞肺癌可明显改善临床症状,并能明显抑制肺癌癌灶生长,降低化疗毒副反应,提高生存质量[1]。

2. 放射性口腔干燥症及放疗损伤　沙参麦冬汤加味治疗放射性口腔干燥症 20 例,其中原发病为鼻咽癌 16 例,喉癌 2 例,非霍奇金氏淋巴瘤 2 例。基本方:沙参 15g,麦冬 15g,玉竹 15g,花粉 10g,银花 20g,连翘 15g 山豆根 10g,胖大海 10g。10 天为 1 疗程。治疗 1~3 个疗程。结果:痊愈 8 例,好转 8 例,无效 4 例,总有效率 80%[2]。

鼻咽癌患者 72 例且为首次接受放射治疗,随机分为放疗配合服用沙参麦冬汤组(以下简称中放组)和单纯放疗组(以下简称单放组)各 36 例。两组临床分期和病理类型分布无差异,放疗方法和剂量基本接近。两组用同样西药辅助治疗,中放组在放疗开始第 2 周口服沙参麦冬汤加减方,由沙参 30g、麦冬 15g、玉竹 10g、甘草 3g、生扁豆 10g、花粉 15g、生地 20g、冬桑叶 15g、菊花 10g、茅根 30g 组成。气滞湿阻,胃纳不佳,胸闷不畅,口干苔厚腻者,加枳壳、厚朴、半夏、陈皮;气虚乏力,大便溏薄者,加生芪、党参、白术、茯苓。单放组单纯用 0.02% 呋喃西林液漱口,日 3~4 次。放疗结束后观察两组黏膜损伤情况和饮食改变情况判定治疗效果。结果:中放组:显效 31 例,有效 3 例,无效 2 例,总有效率 94.4%。单放组:显效 4 例,有效 13 例,无效 19 例,总有效率 47.2%。两组总有效率差异显著($P<0.05$)[3]。

3. 小儿肺炎　本方加减治疗小儿迁延性肺炎 25 例,病程均在 1 个月以上。药物为:沙参、麦冬、玉竹、花粉、瓜蒌、川贝母、孩儿参、甘草。久热加生地、地骨皮;痰多加知母、橘红、白芥子;咳甚加紫菀、款冬花;脾肺气虚加人参、白术。结果:治愈 20 例(肺部啰音完全消失,X 线肺部阴影消失或明显改善),好转 4 例(肺部啰音减少),死亡 1 例。疗程最短 7 天,最长 30 天,平均 12 天[4]。又有报道使用沙参麦冬汤加减治疗小儿肺炎 25 例。治疗用药:沙参、麦冬、百合各 8~12g,桑叶、白扁豆、杏仁、桔梗、地骨皮各 6~10g,百部 6~8g,甘草 3~6g。若热重阴伤者,加生石膏、竹叶;久病阴伤气耗者,加太子参、山药、白术;痰多者,加桑白皮、炙枇杷叶。经治疗 7~10 日,结果:痊愈(症状、体征消失,胸片恢复正常)22 例;基本治愈(症状、体征基本消失,胸片明显吸收好转)2 例;有效(症状、体征减轻,胸片吸收好转)1 例[5]。

4. 慢性咽炎　均用沙参麦冬汤加减治疗。药用:沙参、麦冬、玉竹、玄参、黄连、黄柏、知母、天花粉、桔梗各 10g,甘草 6g。10 剂为 1 疗程。加减法:咽干口渴者加石斛、生地;大便干结加大黄、芒硝;虚火上浮加肉桂;咽痛甚加射干、马勃;痰涎壅盛加鹅不食草、百部、黄药子;风热外感加大青叶、车前子、连翘、薄荷。结果:显效 46 例(57.5%),有效 34 例(42.5%)[6]。

用沙参麦冬汤加减治疗慢性咽炎 80 例,药用:沙参、麦冬各 15g,生地 12g,薄荷 10g,枇杷叶 10g,桔梗 8g,射干 3g,甘草 6g,连用 10 天。结果:治愈 52 例,有效 20 例,无效 8 例,总有效率 90%[7]。

【实验研究】

1. 对动物在体胃运动的影响　结果表明,沙参麦冬汤(23g/kg)1 次给药及 9g/(kg·d)及 23g/(kg·d)连续 5 天灌服均能显著抑制小鼠胃酚红排空率($P<0.05$),9g/kg、23g/kg 1 次给药能对抗新斯的明引起的小鼠胃排空加快($P<0.05,P<0.01$);胃浆膜埋植应变片记录清醒大鼠胃运动发现,该方 7g/kg 灌胃能抑制大鼠底纵行肌收缩的频率和幅度,对胃窦环行肌作用不明显;胃内埋植水囊法观察到,沙参麦冬汤(3.5g/kg,7g/kg)十二指肠给药能使麻醉大鼠胃运动的频率减慢,幅度减弱,其中 7g/kg 该方对皮下注射吲哚美辛(40mg/kg)引起的大鼠胃运动亢进有显著抑制作用,但对肌内注射利血平(0.4mg/(kg·d)×4d)引起的大鼠胃运动加强作用不明显[8]。

2. 对胃黏膜保护作用的机制 以胃黏膜血流量、脂质过氧化物、还原型谷胱甘肽、谷胱甘肽过氧化酶及 SOD 为指标,探讨了沙参麦冬汤对胃黏膜保护作用的机制。结果显示:沙参麦冬汤($10g/kg$,$20g/kg$)胃内给药能显著抑制酸化乙醇所引起的大鼠胃体、窦部黏膜血流量的下降;预先给大鼠灌胃则能显著抑制乙酸引起的胃黏膜过氧化脂质含量升高,增加还原型谷胱甘肽含量[9]。

3. 对巨噬细胞功能的调节 沙参麦冬汤[$1.3 \sim 12g/(kg \cdot d)$]能够明显提高正常大鼠腹腔 Mφ 表面 Ig 抗原表达的阳性率及 ADCC 的细胞毒指数($P < 0.05$),提示强度分别与阳性对照的人参皂苷组和 TNF 组相似。同时,该方还能够使 CORT 肌内注射所致"阴虚"模型大鼠 MφIg 抗原表达率的抑制及 ADCC 细胞毒活性的降低得以明显改善($P < 0.05$ 或 $P < 0.01$)。提示促进机体 Mφ 表面 Ig 抗原表达,激活机体免疫应答反应,以及增强 MφADCC 活性,可能是该方提高免疫功能,治疗阴虚证的作用机制之一[10]。

4. 对阴虚大鼠免疫功能的影响 探讨沙参麦冬汤对阴虚大鼠的免疫作用机制,测定治疗前后脾淋巴细胞增殖能力和血清细胞因子 IL-2、IL-6 变化。结果:沙参麦冬汤治疗组较阴虚模型组淋巴细胞增殖指数和 IL-2 含量明显增高($P < 0.01$)、血清 IL-6 含量明显降低($P < 0.01$)。提示沙参麦冬汤可提高阴虚大鼠的免疫功能,并能抑制炎症反应,减轻炎症损伤[11]。

5. 抗肿瘤 探讨新加沙参麦冬汤(北沙参、麦冬、天花粉、石斛、白英、白花蛇舌草、山豆根、仙鹤草、三叶青、陈皮)抗肿瘤的理论基础,采用荷瘤小鼠瘤重、抑瘤率、肿瘤自发转移率、生存期、胸腺(脾脏)指数、自然杀伤细胞活性、淋转率等指标检测新加沙参麦冬汤对小鼠移植性 S_{180}、Lewis 肺癌、EAC 腹水瘤的抑制作用。结果:新加沙参麦冬汤具有一定的抑瘤谱及抑瘤强度。基本机制是其具有一定的免疫促进作用[12]。

参 考 文 献

[1] 徐萌,周蓓. 沙参麦冬汤加减对非小细胞肺癌化疗增效减毒的临床研究[J]. 新中医,2006,38(4):29-30.

[2] 宋丹,董昕东. 沙参麦冬汤治疗放射性口腔干燥症[J]. 山西中医,2001,17(5):54.

[3] 蓝祚均. 沙参麦冬汤减轻鼻咽癌放疗损伤的临床观察[J]. 福建中医药,1997,28(1):14.

[4] 舟方泊. 沙参麦冬汤加减治疗小儿迁延性肺炎 25 例[J]. 辽宁中医杂志,1986,11(3):24.

[5] 张洁,郭登洲. 沙参麦冬汤加减治疗小儿肺炎 25 例[J]. 河北中医,1998,20(1):40-41.

[6] 顾爱善,刘清本. 沙参麦冬汤加减治疗慢性咽炎 80 例[J]. 中国中西医结合杂志,1994,14(1):61-62.

[7] 陈士良,管育国,刘瑛. 沙参麦冬汤加减治疗慢性咽炎 80 例[J]. 山东医药,2006,46(26):93.

[8] 冯卫红. 侯家玉. 沙参麦冬汤对动物在体胃运动的影响[J]. 中国中西医结合杂志,1996,16(3):164-166.

[9] 曹西华,侯家玉. 沙参麦冬汤对大鼠胃粘膜保护作用的机理研究[J]. 中药药理与临床,1995,11(5):1-3.

[10] 马健,龚婕宁,樊巧玲,等. 沙参麦冬汤对大鼠巨噬细胞功能的调节作用[J]. 中成药,1998,20(1):33-34.

[11] 杨敬宁,周彬. 沙参麦冬汤对阴虚大鼠免疫功能的影响[J]. 实用中医药杂志,2005,21(12):715-716.

[12] 舒琦瑾,吴良村. 新加沙参麦冬汤抗肿瘤的实验研究[J]. 中国中医基础医学杂志,2002,8(4):34-35.

第二节 滋 阴 润 燥

麦 门 冬 汤
（《金匮要略》）

【组成】麦门冬七升(42g)　半夏一升(6g)　人参三两(9g)　甘草二两(6g)　粳米三合(6g)　大枣十二枚(4枚)

【用法】上六味,以水一斗二升,煮取六升,温服一升,日三夜一服。

【功用】滋养肺胃,降逆下气。

【主治】

1. 肺阴不足证　咳逆上气,咯痰不爽,或咳吐涎沫,口干咽燥,手足心热,舌红少苔,脉虚数。

2. 胃阴不足证　气逆呕吐,口渴咽干,舌红少苔,脉虚数。

【病机分析】本方主治之肺阴不足证是因肺胃阴津耗损,虚火上炎所引起。津伤则阴虚,阴虚则火旺,火旺必上炎,以致肺气上逆,于是发生咳逆上气;更因肺胃阴伤气逆,灼津为痰,复加之肺不布津,津聚为痰,所以咳吐涎沫,且咳吐涎沫愈甚,则肺津损伤愈重,日久不止,遂致肺叶萎缩,发为肺痿。然咳逆之因甚多,何以断为肺阴不足？盖因伴咯痰不爽、口干咽燥、手足心热、舌红少苔和脉虚数之诸阴虚燥热症故也。

本方另一主治之胃阴不足证,责之胃阴受损,其气上逆。盖胃主纳谷,其气以降为顺,今胃阴不足,则气不降而升,故气逆呕吐作矣;口渴咽干,系胃阴不足,津不上承所致。舌红少苔,脉来虚数,正是阴津虚亏之象。

【配伍意义】本方主治虽有两证,实则均属肺胃阴虚,气逆不降,故治宜润肺益胃,降逆下气。方中麦门冬甘寒清润,入肺、胃两经,有养阴生津,滋液润燥,并清虚热之功,重用为君;诚如《本草新编》卷2所说:"麦门冬泻肺中之伏火,清胃中之热邪,补心气之劳伤,止血家之呕吐,益精强阴,解烦止渴,美颜色,悦肌肤,退虚热,解肺燥,定咳嗽,真可持之为君,而又可借之为臣佐也。但世人未知麦冬之妙用,往往少用之而不能成功为可惜也。不知麦冬必须多用,力量始大,盖火伏于肺中,烁干内液,不用麦冬之多,则火不能制矣;热炽于胃中,熬尽其阴,不用麦冬之多,则火不能熄矣。"人参补中益气,盖脾胃气旺,则自能于饮食水谷中生化津液,上润于肺矣,亦即"阳生阴长"之意,用作臣药。甘草、大枣、粳米性平甘润,和中滋液,进一步加强麦冬、人参滋补肺胃阴液的作用,且甘草、大枣、粳米配伍人参,可培土生金,共为佐药。半夏辛温,本不宜用于治疗肺胃阴伤之证,但本方在使用大量麦门冬的前提下,配入小量的半夏,作为佐药。其具体配伍意义有三:一是降逆化痰,肺胃阴亏,虚火上炎,则不仅气机上逆,而且进一步灼津为痰,半夏既可下气止咳,又可降逆止呕,还可化痰治标;二是开胃行津,治燥必须滋阴生津,但肺胃之气逆乱,滋润反使阴津不得布散,配入半夏开胃行津,可使阴津布散而达治燥之功;三是防止滋腻,肺胃阴亏,中气亦虚,应用大量滋阴生津之品,每有腻滞呆中之弊,少佐半夏之辛燥,则润燥相得,动静结合,使滋阴而不滞中,和中亦不伤津。故喻昌谓本方"增入半夏之辛温一味,其利咽下气,非半夏之功,实善用半夏之功"(《医门法律》卷6),诚为阅历有得之谈。甘草调和诸药,兼作使药。诸药相配,合而成方,可使肺胃阴复,逆气得降,中土健运,则诸症自愈。

本方的配伍特点有二:一是润中有燥,本方属于润燥之剂,但组方并非纯用养阴药,而是在重用麦冬的前提下,少量配伍温燥之半夏,以使润中有燥,滋而不腻,动静结合而相反相成;二是培土生金,本方原治肺痿,全方药仅六味,但益气和中之品人参、甘草、大枣与粳米就用了四味,充分体现了虚则补母、补土生金之法。

【临床运用】

1. 证治要点 本方原治虚热肺痿,除咳唾涎沫外,应具口干咽燥,舌红少苔,脉虚数之症。后世亦用于治疗肺阴不足或胃阴不足证,除咳逆或呕吐外,亦应具备上述虚热之症。

2. 加减法 阴伤甚者,加沙参、玉竹等;咳逆较甚者,加百部、款冬花等;呕吐较甚者,加竹茹、生姜等;方中人参亦可用西洋参代,则益气养阴之功更佳。

3. 本方现代常用于治疗慢性支气管炎、支气管扩张症、肺结核、矽肺、慢性肺纤维化、慢性咽喉炎、胃及十二指肠溃疡、慢性胃炎、糖尿病和干燥综合征等,辨证属于肺阴不足或胃阴不足者。

【使用注意】肺痿一病,有虚热与虚寒之分。属于虚寒者,不宜使用本方。

【源流发展】本方出于《金匮要略·肺痿肺痈咳嗽上气病脉证治》,原文曰:"火逆上气,咽喉不利,止逆下气,麦门冬汤主之。"后世医家认为此方所治为虚热肺痿,由肺胃津枯所引起。后世本方的主治有所扩大,亦主肺阴不足及胃阴不足证。清代医家张璐认为,麦门冬汤系竹叶石膏汤加减变化而来,其谓:"此(指麦门冬汤主治证候)胃之津液干枯,虚火上炎之候。凡肺气有胃气则生,无胃气则死。胃气者,肺之母气也。故于竹叶石膏汤中偏除方名二味,而加麦门冬数倍为君……"(《千金方衍义》卷17)。竹叶石膏汤出于《伤寒论·辨阴阳易差后劳复病脉证并治》,主治"伤寒解后,虚羸少气,气逆欲吐",由竹叶、石膏、麦门冬、半夏、人参、甘草、粳米组成,是一首清热生津,益气和胃之方。麦门冬汤由竹叶石膏汤去竹叶、石膏,重用麦门冬,再加大枣而成。去竹叶、石膏是因无实火,故无需清热;重用麦门冬,是取其甘寒质润,养阴生津,滋液润燥,作为君药;加大枣可甘润和中,益胃气而滋胃液。如此,竹叶石膏汤作为一首清除病后余热,益气生津降逆之方,遂一变而为麦门冬汤滋养肺胃,降逆下气之剂。

麦门冬汤对后世方剂的影响很大。据《中医方剂大辞典》第5分册所载,在《金匮要略》麦门冬汤之后,后世制订的同名异方多达104首,这些麦门冬汤与仲景麦门冬汤或多或少均有联系,然难以一一详细叙述。在此要强调的是,麦门冬汤和清代温病学家的有关养阴方剂有着密切的传承关系。一般认为张仲景对阳虚证治的论述较为完备,而清代温病学家则对阴虚证治的论述较为完备。其实,温病学家论治阴虚往往是源自仲景而加以进一步的发展,本方之与沙参麦冬汤就是一例。麦门冬汤治疗阴虚有热的肺痿,有滋养肺胃,和中降逆之功;吴瑭所拟的沙参麦冬汤,主治燥伤肺胃阴分,虽用药与本方有所差异,但沙参麦冬汤滋养肺胃,培土生金的治法,实源自本方。

【方论选录】

1. 喻昌:"此胃中津液干枯,虚火上炎之证,治本之良法也。夫用降火之药,而火反升;用寒凉之药,而热转炽者,徒知与火热相争,未思及必不可得之数,不惟无益,而反害之。凡肺病有胃气则生,无胃气则死。胃气者,肺之母气也。《本草》有知母之名者,谓肺借其清凉,知清凉为肺之母也;有贝母之名者,谓肺借其豁痰,实豁痰为肺之母也。屡施于火逆上气,咽喉不利之证,而屡不应,名不称矣。孰知仲景有此妙法,于麦冬、人参、甘草、粳米、大枣,大补中气,大生津液,此中增入半夏之辛温一味,其利咽下气,非半夏之功,实善用半夏之功,擅古今未有之奇矣。"(《医门法律》卷6)

2. 张璐："此胃之津液干枯,虚火上炎之候。凡肺气有胃气则生,无胃气则死。胃气者,肺之母气也。故于竹叶石膏汤中偏除方名二味,而加麦门冬数倍为君;人参、甘草、粳米,以滋肺母,使水谷之精微,皆得上注于肺,自然沃泽无虞。当知火逆上气,皆是胃中痰气不清,上溢肺隧,占据津液流行之道而然,是以倍用半夏,更加大枣通津涤饮为先,奥义全在乎此。若浊饮不除,津液不致,虽日用润肺生津之剂,焉能建止逆下气之绩哉?俗以半夏性燥不用,殊失立方之旨。"(《千金方衍义》卷17)

3. 王子接："麦门冬汤,从胃生津救燥,治虚火上气之方。《金匮》云:火逆上气,咽喉不利,止逆下气。按《内经·脉解篇》云:呕咳上气喘者,阴气在下,阳气在上,诸阳气浮,无所依从,故呕咳上气喘也。《五藏生成篇》云:咳逆上气,厥在胸中,过在手阳明、太阴。是则上气病在肺,下气病在大肠也明矣。盖金位之下,火气承之,非独肺也,大肠亦然。若徒以寒凉冷燥,止肺经火逆上气,而手阳明之下气未平,仍然胸中膹郁,闭塞呻吟,岂非大肠之燥传入于肺,而为息贲有音,上奔而不下也乎?仲景另辟门户,用人参、麦门冬、甘草、粳米、大枣,大生胃津,救金之母气,以化两经之燥,独复一味半夏之辛温,利咽止逆,通达三焦,则上气、下气皆得宁谧,彻土绸缪,诚为扼要之法。止逆下气,或注曰:止其逆则气下,是申明火逆上气,于理亦通。"(《绛雪园古方选注》卷中)

4. 唐宗海："参、米、甘、枣四味,大建中气,大生津液,胃津上输于肺,肺清而火自平,肺调而气自顺。然未逆未上之火气,此固足以安之,而已逆已炎之火气,又不可任其迟留也。故君麦冬以清火,佐半夏以利气。火气降,则津液生,津液生而火气自降,又并行而不悖也。用治燥痰咳嗽,最为对症。以其润利肺胃,故亦治膈食。又有冲气上逆,挟痰血而干肺者,皆能治之。盖冲脉起于胞中,下通肝肾,实则丽于阳明,以输阳明之血,下入胞中。阳明之气顺,则冲气亦顺,胞中之血与水皆返其宅,而不上逆矣。此方与小柴胡合看更明,小柴胡是从胃中引冲气上行,使火不下郁之法;此方是从胃中降冲气下行,使火不上干之法。或去粳米加蜜,更滋润。"(《血证论》卷7)

5. 张秉成："此手太阴、足阳明之方也。夫肺与胃之气,皆以下行为顺,上行为逆,若肺胃阴伤,虚火内动,则气上逆矣。气上逆则痰涎随之,于是咽喉不利,所由来也。麦冬甘苦而寒,养肺胃之阴而降火,故以为君。然胃者,肺之母气也,为水谷之海,后天之源,凡人有胃则生,无胃则死,故人之生气出胃中,虽肺虚火逆,不可纯用甘寒润降之品,有伤生气。故以参、甘、枣、米等药,甘温润泽,益气生阴,补而不燥,用麦冬即可大补中气,大生津液。而以半夏辛温之品,参赞其间,可以利咽喉,散结气,行痰降逆,以之为臣。然后立方之功,益彰其大耳!"(《成方便读》卷3)

【评议】喻昌的方论强调麦门冬汤的主治证病机为胃中津液干枯,虚火上炎,治疗着重补中生津,又盛赞伍用半夏之妙,均为经验有得之论。张璐对本方证的病机认识与喻氏相同,其指出麦门冬汤与竹叶石膏汤的衍化关系,亦颇有启发作用。王氏以《内经》的有关经文来解释麦门冬汤的主治证病机,认为与大肠之燥有关,不失为一家之言。唐氏认为本方与小柴胡汤合参,则更易理解,有参考价值。张秉成的方论,对主治证的分析、药物配伍意义的阐发,朴素而不失全面,平实又不失中正,谓之名言硕论可也。

【验案举例】

1. 肺痿 《临证指南医案》卷2:肺痿,频吐涎沫,食物不下,并不渴饮,岂是实火!津液荡尽,二便日少。宗仲景甘药理胃,乃虚则补母,仍佐宣通脘间之杆格。人参,麦冬,半夏,生甘草,白粳米,南枣肉。

2. 脑膜炎后遗症 《古方新用》:某女,14 岁。患脑膜炎,经西医治愈后,经常口吐涎沫不止,吃东西时尤著,且伴有性情烦躁,易怒,舌淡红,苔薄白,脉平不数。以理中丸、苓桂术甘汤治之,效果不显,故用麦门冬汤治之。方药:麦冬 12g,党参 9g,半夏 9g,炙甘草 6g,大枣4 枚,粳米 9g,水煎,分 2 次服。服 3 剂后,初见疗效,口吐涎沫有所减少。继用上方,并逐渐加重半夏、麦门冬之药量,半夏加至 24g,麦门冬加至 60g,每日 1 剂,连服 20 余剂,涎止病愈。

3. 呕吐 《四川中医》(1989,9:21):某女,68 岁。1982 年 10 月 14 日入院,住院号5635。5 天前因呕吐、腹泻在当地医院经输液及庆大霉素等治疗,腹泻已止,但频作干呕,稍饮水则吐。经用止吐药无效而转来本院。入院后经予补液及纠正水、电解质及酸碱平衡失调等药物及止吐药,但收效甚微。10 月 16 日改中医药辨治。症见形体消瘦,乏力,口燥咽干,时作干呕;舌质红,苔薄,黄中现黑色,乏津液;脉细微,数而无力。治宜滋养胃阴,降逆止呕。处方:麦门冬、半夏、炙甘草各 30g,人参、粳米各 5g,大枣 4 枚,竹茹、石斛、炙杷叶各9g。煎汁,少量频服,1 日服完。当晚呕吐止,可少量饮水,但仍有干呕。继服上方 2 剂后,无呕吐及干呕,可进半碗流食,精神转佳;脉较前有力,仍微数,舌面已见湿润,但不思饮食。于上方加焦山楂、鸡内金各 9g,炒莱菔子 15g。服药 2 剂,基本恢复正常饮食,5 天后痊愈出院。

按语:麦门冬汤的治法精髓在于滋润肺胃与降逆下气并举,上述 3 案用之,皆取法于此。案 1 以频吐涎沫为主症,故诊为肺痿,以其不渴饮,绝非实火,乃肺津枯竭,脾胃气弱之证,故投麦冬门汤原方。案 2 之脑膜炎后遗症属热病伤阴,复加之中气损伤,不能摄纳涎沫,故用麦门冬汤原方而愈。案 3 之呕吐系吐泻伤阴,胃气上逆,故用麦门冬汤加竹茹、石斛、枇杷叶,意在加强益阴降逆之功。

【临床报道】

1. 支气管炎 应用麦门冬汤提取剂(9.0g/d),治疗支气管炎 20 例,其中急性支气管炎13 例,慢性支气管炎 7 例。结果:显效 3 例,好转 14 例,无效 3 例[1]。

2. 血管紧张素转换酶抑制剂(ACEI)所致干咳 ACEI 所致的干咳反应占该药临床使用的 5%~16%。目前由于没有控制这种咳嗽的有效西药,因而成为 ACEI 在临床使用中中途停药的主要原因。使用麦门冬汤加减治疗 ACEI 所致咳嗽 40 例,处方:麦冬 40g,半夏6g,人参 6g,甘草 6g,粳米 6g,大枣 4 枚。加减:咳逆重,加百部、款冬花;咽痛,加桔梗、沙参;咳吐黄痰,加川贝母、黄芩。7 天为 1 疗程。服用时间与 ACEI 间隔 1 小时以上。结果,痊愈 24 例,有效 9 例,无效 7 例,总有效率 82.5%[2]。

3. 咳嗽变异性哮喘 咳嗽变异性哮喘(CVA)是引起儿童慢性顽固性咳嗽最常见的疾病之一,又名隐匿性哮喘或过敏性哮喘。采用麦门冬汤加减治疗本病患儿 34 例。基本方:麦门冬 10~20g,姜半夏、太子参、甘草各 6g,薏苡仁、红枣各 10g。随症加减:感冒后咳嗽迁延不愈属风痰闭肺者,轻者合止嗽散,重者合三拗汤;春秋季因肺炎支原体感染后诱发顽固性剧咳或似百日咳样疼挛咳属肝火犯肺者,合泻白散、黛蛤散;因情志变化、胃-食道反流而久咳不愈属肝郁痰滞者,合逍遥散或旋覆代赭汤;喉痒咽痛加僵蚕、蝉蜕;清嗓声嘶加金荞麦、木蝴蝶;夜咳加远志、钩藤;日久加乌梅、五味子、干地龙。1 周为 1 疗程。结果:显效 15 例,服药 1 个疗程内刺激性咳嗽基本消失;有效 16 例,服药 2 个疗程刺激性咳嗽基本消失;无效3 例,服药 2 个疗程后刺激性咳嗽无明显缓解。总有效率 91.2%[3]。

4. 矽肺 矽肺在临床表现上与中医的肺痿相似,用本方加天门冬、竹沥、白茅根、瓜蒌皮、郁金、黑大豆、瓦楞子、白萝卜汁等,治疗 12 例,经服药 3 个月后,咳嗽、咳痰、咯血等症状消失,而胸痛、倦怠、动则气急等亦有不同程度的减轻[4]。

5. 非特异性炎症型右肺中叶综合征　本综合征的临床表现与肺痿相近,报道用麦门冬汤加减治疗 60 例,以痰检、血象、X 线、纤维支气管镜等检查后,再依据病史、症状及体征确诊。中医辨证属虚热型 54 例,虚寒型 6 例。治疗方法:麦冬、陈皮各 9g,半夏、桔梗、杏仁、贝母、瓜蒌皮、枇杷叶、茯苓、化橘红、太子参、炙甘草各 10g,明党参、冬瓜子各 18g。8～10 天为 1 疗程,少数患者服药 3 个疗程。每个疗程行 X 线胸透及摄片复查。结果:治愈(肺复张达到正常中叶体积的 90％～95％以上,炎症完全吸收,症状消失)57 例(95％),无效(治疗前后症状与体征无变化)3 例(5％)。治愈者近期(1～6 个月)随访无复发,2～4 年复发 2 例[5]。

6. 呕吐　麦门冬汤加竹茹、石斛、炙杷叶,煎汁少量频服,治疗胃阴不足型顽固性呕吐 42 例。患者多有胃肠疾患致呕吐、腹泻等失液史,使用一般止吐药物无效或收效甚微。服药 3～9 剂,结果:治愈(恶心、呕吐停止,食纳、精神如常,无复发)20 例,显效(呕吐止,恶心明显减轻,可进少量流食,食后不吐)15 例,有效(服药后恶心、呕吐明显减轻或停止,但因饮食不当复发呕吐,再次治疗仍可止者)4 例,无效(症状无改善或改善不明显)3 例[6]。

7. 抗结核化疗所致消化道副反应　结核患者在抗结核化疗中多有出现药物性胃肠反应,表现为上腹部不适、疼痛、食欲不振、口干、恶心、呕吐、舌干红少苔等症状。用麦门冬汤加味治疗 36 例,处方为:麦门冬 18g,半夏 9g,人参 9g,甘草 3g,粳米 30g,沙参 10g,黄精 12g,砂仁 1.5g,大枣 6g,生姜 3 片。咳嗽甚者加百部、款冬花;潮热甚者加地骨皮、银柴胡;口干甚者加生地、玉竹;咯血者加白及、仙鹤草;腹胀便溏者加陈皮、白扁豆;口干,大便秘结者加石斛、白芍。结果:服药 3 剂症状消失者 12 例,服 5 剂消失者 17 例,服 6～9 剂消失者 7 例,全部病例均有效[7]。

8. 吗啡控释片副作用　疼痛是癌症患者最痛苦的症状之一。对于中重度疼痛,吗啡控释片是首选药物,但其副作用发生率较高,常见的有恶心、呕吐、便秘等。运用麦门冬汤加味治疗吗啡控释片引起的胃肠道副作用 60 例,随机分为治疗组和对照组各 30 例。治疗组在服用吗啡控释片的同时加服麦门冬汤加味,观察疗程 3 周。处方:麦冬 60g,姜半夏、肉苁蓉、炒莱菔子、焦三仙各 10g,大枣 4 枚,党参、竹茹、甘草各 6g,粳米 5g。加减:气虚甚者,加黄芪、白术;阴虚甚者加玄参、生地黄;热盛者加大黄、瓜蒌。结果:治疗组副作用发生率明显少于对照组,两组比较,差异有显著性或非常显著性意义($P<0.05$,$P<0.01$)[8]。

9. 干燥综合征　经临床和唾液腺造影确诊的干燥综合征 17 例,14 例为类风湿关节炎引起的继发性干燥综合征,病程 1～11 年,平均(5±2.8)年。用麦门冬汤提取物每日 9g,分 3 次饭后服。用药时间 12 周以上。3 例有轻度副作用而于 4 周内停止服药,14 例做了统计学处理。测定 10 分钟唾液分泌量,从给药前(7.9±7.1)ml 增至(11.3±6.2)ml,有显著性差异($P<0.05$),泪液分泌从给药前(3.1±2.7)mm 增至(6.5±2.9)mm,有显著性差异($P<0.01$),几乎所有的患者在使用麦门冬汤 4 周内显效,也有患者在开始给药的第 1 周内即显效。治疗后获中等程度以上改善者占全部患者的 57.1％,其中,病程在 6 年以内者 6 例,显著改善者 3 例,中等程度改善者 2 例,无效 1 例;病程在 6 年以上的患者 8 例,中等程度改善 3 例,轻微程度改善 4 例,无效 1 例[9]。

10. 复发性口腔溃疡　用加味麦门冬汤治疗阴虚火旺型口腔溃疡 60 例,并与西药左旋咪唑联合复合维生素 B、C 片治疗的 60 例作对照。按数字表法将患者随机分成两组。治疗组予加味麦门冬汤:麦冬15g,党参15g,半夏9g,山药12g,白芍9g,丹参9g,甘草6g,桃仁6g,大枣3枚。对照组予左旋咪唑片、复合维生素B片和维生素C片。两组均以2周为1疗程,共治疗2疗程。治疗前后记录溃疡病灶的大小、数目及疼痛指数(采用VAS评分法),每周复诊1次,治疗结束后评价局部疗效,1年后门诊及电话随访,记录远期疗效。结果:两组患者局部疗效比较:治疗组显效12例,有效35例,无效13例,总有效率78.3%;对照组显效6例,有效29例,无效25例,总有效率58.3%。两组总有效率比较差异有显著性($P<0.05$)。两组患者远期疗效比较:治疗组痊愈11例,显效18例,有效25例,无效6例,总有效率90.0%;对照组痊愈5例,显效13例,有效23例,无效19例,总有效率68.3%。两组总有效率比较差异有显著性($P<0.05$)[10]。

【实验研究】

1. 降血糖　采用四氧嘧啶性糖尿病小鼠及遗传性糖尿病KK-CA^Y小鼠分别作为外因性胰性糖尿病及内因性糖尿病模型,比较研究了治疗糖尿病常用的方剂:人参汤、白虎加人参汤、竹叶石膏汤、麦门冬汤、八味丸及利尿剂五苓散等的降血糖作用,将这些方剂的水溶性总提取物按50mg/kg作腹腔注射,比较其6小时后的血糖下降百分比,结果表明对于四氧嘧啶糖尿病小鼠,其作用强弱依次为竹叶石膏汤>白虎加人参汤,麦门冬汤≥八味丸,人参汤>五苓散,对于KK-CA^Y小鼠在绝食条件下,人参汤、竹叶石膏汤、白虎加人参汤、麦门冬汤等作用明显,而八味丸、五苓散的效果弱,然而在非绝食条件下,则以八味丸的降糖作用为强,其他方剂之间未见差别[11]。

2. 镇咳　对于麦门冬汤的镇咳作用进行了深入研究。首先对速激肽的拮抗作用,认为该方的镇咳作用机制可能与其抑制和拮抗炎症性咳嗽诱发递质的产生及游离相关。麦门冬及其主要成分Ophiopogonin可抑制由P物质引起的呼吸道炎症所致咳嗽增加及Phosphoramidone引起的咳嗽,而可待因则无此作用。此外,麦门冬汤还可抑制呼吸道平滑肌的过敏性收缩及血管的通透性增加。支气管炎动物模型的气管和支气管上中性肽链内切酶的活性是正常的1/8～1/9,经麦门冬汤治疗7天后气管和支气管上中性肽链内切酶的活性又基本上回升到原来的水平。由此可见,麦门冬汤的镇咳作用主要是由于其对速激肽受体(NK_1 NK_2)的拮抗作用以及对速激肽的生成、游离和分解的综合作用的结果[12]。其次是对肺泡Ⅱ型上皮细胞表面活性物质分泌的作用,将服用麦门冬汤的大鼠血清和纯化培养的肺泡Ⅱ型细胞混合发生反应后,肺表面活性剂的主要成分(PC)分泌明显增加。对照组血清的分泌作用较弱。为了排除血清酯的影响,将麦门冬冲剂直接作用于肺泡Ⅱ型细胞,发现10^{-6}g/ml的麦门冬汤冲剂即可引起肺泡Ⅱ型细胞分泌亢进,10^{-5}g/ml的麦门冬汤冲剂则有类似β_2受体激动剂特布他林的作用即支气管扩张作用。进一步提高浓度其作用并不增强,而出现封顶现象。这与中药调整内环境的稳定理论是一致的。这种封顶现象可能是由于麦门冬汤中亲脂性成分的促PC分泌作用和亲水性成分抑制PC分泌作用相互拮抗的结果,也可能与麦门冬汤对其他分泌促进剂的抑制作用有关。上述结果提示麦门冬汤对肺表面活性物质的分泌具有多方面的作用,对体内活性物质,特别是病理状态下出现的介质的作用是相当复杂的。进一步的实验提示,麦门冬汤亲脂成分促进肺泡表面活性物质分泌与细胞内cAMP的作用及钙离子的浓度上升有关,但也不能忽视C激酶、G激酶、A激酶等阻断药的抑制作用所产生的影响。最近发现麦门冬汤还可以轻微促进大鼠肺泡Ⅱ型细胞分泌磷脂酰胆碱以及促进β_1肾上腺素受体的基本表达,此作用机制仍有待阐明,可能与麦门冬汤治疗慢性呼吸道疾病密切相关[13]。

麦门冬汤治疗伴有严重咳嗽的气管炎和咽炎功效明确,许多研究表明麦门冬汤具有止咳、抑制呼吸道高敏性、促进黏液纤毛的运动及肺泡表面活性物质分泌的作用,但其分子水平作用机制尚未建立。由于 β 肾上腺素能受体可调节上述功能,因此日本学者 Isohama 等研究了麦门冬汤对培养肺泡 II 型细胞中 β_1 和 β_2 肾上腺素能受体 mRNA 水平的影响,同时发现麦门冬汤通过 cAMP 依赖信号发挥药理作用,故进一步研究了其对肺泡 II 型细胞 cAMP 水平的影响。结果表明,麦门冬汤对基因表达具有调节作用,可增加 β_1 肾上腺素能受体的基因表达,并且这种作用通过 cAMP 依赖信号系统的激活起效。麦门冬汤增加肺泡 II 型细胞的 cAMP 含量可能既对 cAMP 生成有刺激作用又对 cAMP 降解有抑制作用,并且不同组分之间的协同效应对该方剂的作用至关重要[14]。

3. 抗过敏 麦门冬汤对脱颗粒及组织胺游离呈剂量依赖性的抑制效果。此效果的强度与对脱颗粒剂及组胺游离有抑制效果的色苷酸钠相仿[15]。

4. 有效成分研究 研究对象为健康者(I 组),喘息性支气管炎与慢性支气管炎患者(II 组),干燥综合征患者(III 组)。以日本变态反应学会标准评定 II 组有关分数和服药前后的情况。对 III 组患者服药前后进行唾液分泌试验、泪液分泌试验,结合自觉症状的改善程度评定。并以 I 组服药前后的尿及患者服用麦门冬汤至少 2 周后收集的 24 小时尿作分析样本。结果:麦门冬汤对 II 组有镇咳作用,对 III 组有促进唾液分泌效果。I 组尿中见有甘草的代谢产物。汉方方剂因系多种成分,即使同一疾患,也因不同个体吸收各异[16]。

5. 对环磷酰胺的增效作用 观察加味麦门冬汤(简称 M)与环磷酰胺(CTX)联用对 S_{180} 小鼠血清 IL-2 水平及肿瘤组织 NF-κ Bp65 表达的影响,探讨加味麦门冬汤对 CTX 增效作用的机制。结果:M 高、中剂量加 CTX 组增效率(Q 值)均大于 0.85,具有增效作用;M 高剂量加 CTX 组小鼠血清 IL-2 含量与 CTX 组比较差异有显著性($P<0.05$);M 高剂量加 CTX 组可明显下调瘤组织中 NF-κ Bp65 的表达(与 CTX 组比较 $P<0.05$)。结论:提高血清 IL-2 含量,增强机体抗瘤能力和下调肿瘤组织中 NF-κ Bp65 的表达,促进瘤细胞凋亡,可能为加味麦门冬汤对 CTX 增效作用的机制之一[17]。

6. 对胃排空的影响 观察加减麦门冬汤对大鼠胃排空的影响,将 9 周龄的 SD 大鼠随机分为 A 组(空白对照组)、B 组(多潘立酮组)、C 组(中药小剂量组)、D 组(中药大剂量组)。用药 4 周后,用放射性核素法检测其胃的排空率。结果:B、C、D 组的 30 分钟,60 分钟胃排空率分别为(55.13±6.81)%,(73.24±17.52)%,(58.65±15.13)%,(60.77±19.37)%,(58.15±9.42)%,(67.82±6.76)%,均明显高于 A 组:(33.16±15.64)%,(48.47±12.35)%,($P<0.01$)。结论:加减麦门冬汤对大鼠胃排空有促进作用[18]。另有报道,为观察加减麦门冬汤对食管癌、贲门癌术后患者胃排空的影响及对胃肠功能紊乱的治疗作用,应用核素胃排空显像法检测食管癌、贲门癌术后两组患者服药前后胃排空的变化,用症状评分法观察患者服药后症状的变化。结果:服药后食管中段癌组、贲门癌组的胃排空较服药前明显加快,两组治疗后症状平均积分明显低于治疗前,患者症状明显缓解。说明加减麦门冬汤可促进食管癌、贲门癌术后患者的胃排空,改善胃肠功能紊乱的状态,提高患者的生存质量[19]。

参 考 文 献

[1] 金子宏彦. 麦门冬汤治疗支气管炎 20 例[J]. 国外医学:中医中药分册,1993,15(6):349.

[2] 李吉梅. 麦门冬汤加减治疗 ACEI 致咳嗽 40 例[J]. 中医研究,2005,18(9):42-43.

[3] 褚东宁,杜勤. 麦门冬汤加减治疗儿童咳嗽变异性哮喘 34 例[J]. 浙江中西医结合杂志,2003,13

(10):643-644.

[4] 浙江省工人疗养院. 加味麦门冬汤对矽肺疗效观察初步小结[J]. 浙江中医杂志,1959,(4):15.

[5] 孙家玉,顾秀华,杨书成,等. 麦门冬汤加减治疗非特异性炎症型右肺中叶综合征 60 例[J]. 中国中西医结合杂志,1994,14(10):632-633.

[6] 邵德田,司素贞. 麦门冬汤加味治疗胃阴不足型呕吐[J]. 四川中医,1989,(9):23.

[7] 王素平. 麦门冬汤加味治疗抗结核化疗中引起消化道副反应 36 例报告[J]. 实用医技杂志,2002,9(9):682.

[8] 杨树明. 麦门冬汤加味治疗美施康定副作用 30 例[J]. 新中医,2006,38(10):79-80.

[9] 后藤真. 麦门冬汤治疗干燥综合征[J]. 国外医学:中医中药分册,1990,12(4):247.

[10] 韩燕,贺瀛. 加味麦门冬汤治疗阴虚火旺型复发性口腔溃疡 60 例[J]. 中国中西医结合杂志,2007,27(7):662.

[11] 本村正康. 糖尿病与汉方药[J]. 国外医学:中医药分册,1981,3(6):10.

[12] 宫田健. 麦门冬の镇咳作用[J]. 现代东洋医学,1992,13:276.

[13] 宫田健,义滨洋一朗,甲斐广文,等. 镇咳祛痰中药复方作用的机理探讨[J]. 中国中西医结合杂志,1998,18(8):502-503.

[14] 史青. 麦门冬汤治疗呼吸道炎症的分子药理机制研究[J]. 国外医学:中医中药分册,2002,24(4):213-214.

[15] 户田静男. 汉方药的变态反应学的研究(5)——柴朴汤、麦门冬汤对小鼠肥大细胞脱颗粒及组织胺游离的作用[J]. 国外医学:中医中药分册,1989,11(6):38.

[16] 山本忍. 麦门冬汤有效成分的研究[J]. 国外医学:中医中药分册,1993,15(6):349.

[17] 赵雯红,郑小伟. 加味麦门冬汤对肿瘤化疗药物环磷酰胺增效作用的实验研究[J]. 中华中医药学刊,2007,25(5):1010-1012.

[18] 李 晶,刘亚娴,王建方,等. 加减麦门冬汤对大鼠排空的影响[J]. 中国自然医学杂志,2000,2(1):5-7.

[19] 李晶,刘亚娴,李英,等. 加减麦门冬汤对食管癌、贲门癌术后患者胃排空的影响[J]. 河北医科大学学报,2002,23(4):233-235.

养阴清肺汤

(《重楼玉钥》)

【组成】大生地二钱(12g)　麦冬一钱二分(9g)　生甘草五分(3g)　玄参钱半(9g)　贝母去心八分(5g)　丹皮八分(5g)　薄荷五分(3g)　炒白芍八分(5g)

【用法】水煎服。日服 1 剂,重证日服 2 剂。

【功用】养阴清肺,利咽解毒。

【主治】白喉。喉间起白膜如腐,不易拨去,并逐渐扩展,病变甚速,咽喉肿痛,初起发热,或不发热,鼻干唇燥,或咳,或不咳,呼吸有声,似喘非喘。

【病机分析】白喉之患,大多由素体阴虚蕴热,复感疫毒而引起。邪热上熏,炼津灼液,以致咽喉肿痛,布生假膜,且发展迅速;热达于外,则初起即有发热,若热闭于里,则可不发热;疫毒深重,气道受阻,肺阴耗伤,清肃失令,故鼻干唇燥,呼吸有声,似喘非喘,或咳,或不咳,诸症作矣。

【配伍意义】白喉为肺肾阴虚,复感疫毒之证,故当治以"养阴清肺,兼辛凉而散为主"(《重楼玉钥》卷上)。方中大生地甘苦而寒,既可滋养阴液以扶正,又可凉血解毒以祛邪,标本兼治,故为君药;《本草汇言》卷 5 谓:"生地,为补肾要药,益阴上品,故凉血补血有功。"生地可益阴乃人所共知,然其凉血解毒的功效每易为人所忽略。当然,用生地凉血解毒之功,并非本方所独取,如犀角地黄汤之用生地亦是此意。玄参、麦冬和白芍三药为臣,进一步加强生地养阴的作用,并兼以清热解毒;其中,玄参咸寒,滋阴降火,解毒利咽,故治咽喉肿痛及外科疮疡伴有阴虚者,每多配用,如普济消毒饮、四妙勇安汤是也;麦冬养阴润肺,因咽喉属于肺系,白喉为患终与肺脏有关,生地、玄参等养阴而入肾,故需配用麦冬滋养肺阴;白芍敛阴和营。牡丹皮、贝母及薄荷为佐,牡丹皮辛苦而凉,凉血活血消肿,《本草经疏》卷9谓"牡丹皮,其味苦而微辛,其气寒而无毒,辛以散结聚,苦寒除血热,入血分,凉血热之要药也";贝母既可润肺止咳,又可化痰散结,与牡丹皮、白芍诸药相配,则消除咽喉肿痛之功益彰;薄荷辛凉发散,清热利咽,与诸养阴药配伍,亦可防止壅滞之弊。生甘草清热解毒,调和诸药为使。全方合用,共成养阴清肺,利咽解毒之效。

本方的配伍特点为:滋补阴液内寓凉血解毒,则扶正与攻毒并施;并佐以清热利咽散结,则全身治疗又兼顾局部,故不失为治疗白喉之效方。

【临床运用】

1. 证治要点 本方为治疗白喉的常用方剂。以喉间起白如腐,不易拭去,咽喉肿痛,鼻干唇燥为证治要点。

2. 加减法 原书曰:"肾虚加大熟地,或生熟地并用;热甚加连翘,去白芍;燥甚加天冬、茯苓。"并配合如下吹喉药外用:青果皮二钱(6g),黄柏一钱(3g),川贝母一钱(3g),冰片五分(1.5g),儿茶一钱(3g),薄荷一钱(3g),凤凰衣五分(1.5g),各研细末,再入乳钵内和匀,加冰片研细。

3. 本方除治疗白喉外,对各种急慢性咽炎、喉炎及扁桃体炎辨证属于阴虚燥热者,均可使用,还可作为鼻咽癌患者放射治疗的辅助药。

【源流发展】 白喉一症,在清代"乾隆四十年前无是症,即有亦少",此后即屡有流行,发病突然,有较强的传染性。治法散见于《医学心悟》、《疡科心得集》和《吴医汇讲》等书中,然皆语焉不详。当时一般医生每执先表后里之法,以辛散发表方药治之,然鲜有疗效。郑宏纲(约1727—1787年,字梅涧)经过多年的临床实践,总结经验教训,著《重楼玉钥》(此书系郑氏撰于清乾隆年间,后其子郑瀚加以补充,1838年始由冯相棻刊行),认为白喉"属少阴一经,热邪伏其间,盗其肺金之母气,故喉间起白,缘少阴之脉循喉咙系舌本",又云"缘此症发于肺肾,凡本质不足者,或遇燥气流行,或多食辛热之物,感触而发",是阴虚之体,又感疫毒引起。因此,治疗"总要养阴清肺,兼辛凉而散为主"(以上引文均出《重楼玉钥》卷上),创制了养阴清肺汤,突破了治疗白喉"先表后里"的束缚,为该病的治疗提供了有效的方药。1960年天津市传染病医院使用养阴清肺汤配合神仙活命汤加减,治疗局限性咽白喉,取得显著疗效。以后该院又进行药物筛选,精简处方为生地、玄参、麦冬、黄芩、连翘等5味药,简称"631",并与中医研究院中药研究所协作,进行剂型改革,将汤剂改为合剂,定名为抗白喉合剂(中医杂志,1966,4:32)。后经多年临床观察,抗白喉合剂与白喉抗毒血清相比,疗效相近。1965年10月,天津医学科学研究成果鉴定会肯定了抗白喉合剂对局限性咽白喉的疗效,对此方评价很高,认为抗白喉合剂的研制,为咽白喉的治疗,提供了一个新的途径[1]。

养阴清肺汤经剂型改革后,制成膏剂,名"养阴清肺膏"(《全国中药成方处方集》北京方);制成糖浆剂,名"养阴清肺糖浆"(《中药制剂手册》)。

【方论选录】

1. 郑宏纲:"喉间起白如腐一症,其害甚速,乾隆四十年前无是症,即有亦少。自二十年来,患此症者甚多,惟小儿尤甚。且多传染,一经误治,遂至不救,虽属疫气为患,究医者之过也。按白腐一证,即所谓白缠喉是也。诸书皆未论及,惟《医学心悟》言之。至于论治之法,亦未详备。缘此症发于肺肾,凡本质不足者,或遇燥气流行,或多食辛热之物,感触而发。初起者,发热或不发热,鼻干唇燥,或咳或不咳,鼻通者轻,鼻塞者重。音声清亮,气息调匀易治,若音哑气急,即属不治。近有好奇之辈,一遇此症,即用象牙片动手于喉中,妄刮其白,益伤其喉,更速其死,岂不哀哉!余与既均三弟疗治以来,未尝误及一人,生者甚众,经治之法,不外肺肾,总要养阴清肺,兼辛凉而散为主。"(《重楼玉钥》卷上)

2. 冉先德:"阴虚白喉,多由肺肾阴虚,复感疫毒,津液被灼,热毒熏蒸于咽喉所致。方中生地、玄参、麦冬清热解毒,养肺肾之阴。白芍助生地、玄参养阴清肺而润燥;丹皮助生地、玄参凉血解毒,而消痈肿。佐以贝母润肺止咳、清热化痰;薄荷宣肺利咽。使以生甘草泻火解毒,调和诸药。合用有养阴清肺解毒的作用。"(《历代名医良方注释》)

【评议】郑氏指出了白喉的发病情况,病机为阴虚有热,感触疫气而发,治疗以"养阴清肺,兼辛凉而散为主",这便为养阴清肺汤的制订,提供了理论依据。冉氏分析方剂的药物配伍意义,简明扼要,对于认识本方的组方意义,有一定的参考价值。

【验案举例】

1. 喉痹 《冉雪峰医案》:某女。患喉痹,咽喉肿痛,滴水不入,药不得下,病来较暴,俨已封喉,唇口色乌,眼面俱肿,气痰辘辘,筑筑然若将窒息,病势颇危,某医院拒不收治,求诊于余。予曰:热毒太炽,肿毒太剧,但非必死证。因喉闭药物难下,先以雷氏六神丸置舌下,以温水少许润之,至第二日茶水勉下,乃投养阴清肺汤,原方薄荷减半,生地加倍,越七日诸病消失,气平神清如常人。

2. 痤疮 《河北中医》(1996,1:31):某女,22岁。面部出现红色丘疹半年,丘疹顶端有小脓头,疼痛而痒,经使用一些外用膏药,时愈时犯,不能根除。此肺有燥热,毒蕴于皮。治疗以养阴清肺为主,兼散热毒。方用养阴清肺汤加减:玄参 20g,生地 10g,薄荷 5g,黄芩 5g,生白芍 6g,麦冬 5g,生甘草 3g。水煎内服,每日 1 剂。外用大黄 6g,硫黄 3g,共研细末,凉开水调均,敷患处,晚涂晨洗。共治疗 6 天,皮疹消退,无色斑,无瘢痕,无新疹发生。

按语:以上两案,虽一为喉痹,病发于上,一为痤疮,病发于外,然其病机均属肺有燥热,阴虚染毒,故均用养阴清肺汤标本兼治,而收异病同治之效。

【临床报道】

1. 白喉 20 世纪中期,白喉的发病率还较高,故该时期运用养阴清肺汤加减治疗白喉的报道甚多。如较早有邓氏等报道,以本方加减方(生地、玄参、麦冬、牡丹皮、连翘、石斛、板蓝根、川贝母、赤芍、瓜蒌皮、鲜芦根)为基础,并随症加减,治疗白喉 41 例,局部配合使用10%大蒜浸出液及 1%碘甘油作口腔消毒。结果:所治病例全部痊愈。治疗过程中,一般服第 2 剂药后假膜就基本消失,咽喉疼痛等症状逐步消失,服第 3 剂后,即可痊愈。扁桃体红肿特甚、病情严重的,服用 4~6 剂可愈。本组病例,多数住院 9 天痊愈出院[2]。林氏报道,以内服养阴清肺汤加减为主,配合漱喉散及吹喉散局部处理治疗白喉 52 例,具体方药及用法为:生地 9g,薄荷 3g,麦冬 9g,甘草 3g,白芍 9g,银花 15g,牡丹皮 9g,连翘 15g,玄参 9g,蒲公英 18g,川贝母 9g,板蓝根 9g。每日 1~2 剂。加减法:便结加大黄、玄明粉;利尿加灯草、车前;健胃加山楂、神曲、砂仁;强心加吉林参、黄芪、六神丸;呕吐加枳壳、半夏、竹茹。结果:治疗 48 例,治愈率达 94.24%。临床症状减轻最快的为治疗开始后 1 日,最长的为 10 日,大多数在 3~4 日消退。治疗后局部白膜平均开始消退日数为 3.2 天,完全消退日数为 7.2

天。咽拭培养转阴平均 9.8 天。本组死亡 4 例,死亡率为 7.69%,其中临床诊断合并心肌炎的有 3 例。本组疗效较同时期使用白喉抗毒血清的治愈率 90.9% 者为高。对于局部炎症严重者,应合并使用青霉素,对喉头有梗阻现象者,仍需配合气管切开[3]。高氏等报道,运用养阴清肺汤原方(大生地 30g,玄参 24g,麦冬 18g,白芍 12g,贝母 12g,牡丹皮 12g,薄荷 6g,粉甘草 6g。以上系成人量,小儿减半)治疗白喉 40 例,收到良好效果,患者均痊愈出院。其中,培养白喉杆菌获阳性的 20 例,经服药治疗后,平均 3.7 天白膜脱落,咽分泌物培养转阴者平均 5.2 天[4]。

2. **急性扁桃体炎** 本方治疗 100 例,其中住院治疗者 20 例,门诊观察者 80 例,结果治愈率达 95%。有效病例中,住院患者临床症状都在服药 8～12 小时减轻,最长的 1 例为 18 小时,系合并扁桃体旁脓肿;门诊观察者临床症状减轻最快者为服药后 15 小时,最长者为 24 小时[5]。另有报道,用养阴清肺汤并随证加减,治疗急性扁桃体炎 50 例。处方:大生地 24g,白芍 12g,玄参 24g,浙贝母 12g,甘草 6g,麦冬 12g,薄荷 3g,牡丹皮 12g。大便秘结者加玄明粉;小便短黄者加车前子;口干者加天花粉。结果:治愈 45 例,好转 3 例,无效 2 例。有效病例中,轻者服药 1 剂,重者 4 剂,多半服药 2 剂即可获效。服药过程中未发现不良反应[6]。

3. **慢性咽炎** 慢性咽炎 50 例,病程 1 个月～7 年,以 3 年以内者最多。用养阴清肺汤加减治疗,基本方药:生地、沙参各 12g,玄参、麦冬各 9g,炒白芍、川贝母、陈皮各 6g,生麦芽各 30g。每服 10 剂为 1 疗程。随证加减:咽喉有异物感者,加川楝子、苏梗、绿萼梅;咽痛,加胖大海、山豆根、牛蒡子、马勃;声嘶,加凤凰衣、玉蝴蝶、蝉蜕。结果:经 3 个疗程后,显效 20 例,有效 27 例,无效 3 例,总有效率为 94%[7]。

另有报道,采用养阴清肺汤加减治疗本病 35 例,基本方:麦冬、白芍、生地、牡丹皮、薄荷、川贝母、甘草。喉肿者加石膏;大便燥结数日不解,加大黄、玄明粉。局部加用"吹喉散"。结果经过治疗 10 天(1 个疗程),痊愈 13 例,有效 17 例,5 例无效,总有效率 82.35%[8]。

养阴清肺汤配合微波治疗慢性咽炎 274 例,对照组 135 例采用微波治疗。结果:治疗组总有效率为 91.2%,对照组总有效率为 74.1%,两组总有效率比较有显著性差异($P < 0.05$)。说明养阴清肺汤配合微波治疗慢性咽炎疗效明显[9]。

养阴清肺汤加减治疗小儿慢性咽炎咳嗽 50 例。处方:生地 12g,麦冬 12g,白芍 10g,牡丹皮 10g,川贝母 8g,玄参 10g,薄荷(后下)2g,甘草 3g。一般治疗 2 周,治疗期间停用其他一切药物,并嘱忌辛辣烤炸食品,适寒温。结果:显效 19 例,有效 28 例,无效 3 例,总有效率 94.0%[10]。

4. **慢性声音嘶哑** 采用加味养阴清肺汤(生地、麦冬、玄参、川贝母、牡丹皮、薄荷、赤芍、蝉蜕、射干等)治疗本病 50 例,并设对照组 50 例。对照组给与罗红霉素和泼尼松治疗。结果:治疗组总有效率为 92%,对照组总有效率为 62%。两组疗效比较差异有显著性($P < 0.05$)。说明本方对慢性声音嘶哑具有养阴清热,润肺开音的功效[11]。

5. **食管癌放射性气管炎** 将 60 例食管癌放疗患者分为观察组和对照组各 30 例。观察组开始放疗时即口服中药养阴清肺汤(生地 15g,知母 12g,玄参 15g,麦冬 12g,生甘草 9g,丹参 9g,炒白芍 15g,薄荷 5g,天门冬 15g),直至放疗结束。对照组常规放疗,出现放射性气管炎时加用抗生素治疗。结果:观察组放射性气管炎的发生率(13.3%)明显低于对照组(50.0%)。说明口服中药养阴清肺汤防治食管癌放射性气管炎有明显疗效[12]。

6. **放射性口腔炎** 将头颈部肿瘤患者随机分组,治疗组 30 例放疗开始每日服养阴清肺汤,对照组 30 例放疗开始每日服双八面体蒙脱石。头颈部放疗采用面颈联合野、面颊野、耳前野、颈部切线及侧野等为主野照射。观察两组口腔炎的进展情况及程度。结果:放射性口腔炎的发生率治疗组为 0 度 5 例,Ⅰ度 13 例,Ⅱ度 9 例,Ⅲ度 3 例;对照组为Ⅰ度 7 例,Ⅱ度 15 例,Ⅲ度 8 例。两组比较有显著性差异($P<0.01$)。说明养阴清肺汤可以减轻放射性口腔炎,防治放射性口腔炎安全有效[13]。

7. 口腔溃疡 小儿热病后期口腔溃疡 36 例,均系继发于流感、肺炎、急性支气管炎、麻疹等,运用养阴清肺汤治疗。方药:生地 6g,麦冬 4g,玄参 5g,贝母、牡丹皮、白芍各 2g,甘草、薄荷各 3g;余热未清加银花、竹叶,便秘加大黄。结果:所治病例,经治 2～7 天均获痊愈[14]。

【实验研究】

1. 抗菌与中和毒素 本方对白喉杆菌有高度抗菌作用,对白喉毒素在体外有很高的"中和"能力。在抗菌与"中和"毒素两方面,酊制剂比水煮剂强。本方 8 味药物,抗菌力较强的,有生地、牡丹皮、甘草 3 种药;而"中和"毒素能力较强的,有玄参、麦冬、贝母 3 种药;白芍在两方面的能力都强;薄荷则均差。抗菌与"中和"毒素力量,似乎是两种独立性能,从原方中减去任何 1 味药,抗菌作用都比原方低,而"中和"毒素能力则无明显影响[15]。

2. 抗炎 原方去生地、牡丹皮、白芍,加西瓜霜、蝉蜕、藏青果组成的养阴清肺汤加减方,对于 10% 冰醋酸所致的咽喉部急性炎症有明显的防治作用,对醋酸所致的毛细血管通透性增高和二甲苯所致小鼠耳廓炎症亦有明显的抑制作用[16]。

3. 镇咳、祛痰、抗炎及抑菌的研究 采用浓氨水诱导法、小鼠气管段酚红排泄法和小鼠耳肿胀法,对复方养阴清肺汤(原养阴清肺汤加入鱼腥草素)进行了镇咳、祛痰、抗炎及抑菌作用实验观察。结果表明,该汤剂有明显镇咳、祛痰($P<0.01$)及抗炎作用($P<0.05$)。且镇咳作用优于养阴清肺汤。说明鱼腥草素加入养阴清肺汤后使其抑菌作用增强[17]。

4. 制剂工艺的研究 将养阴清肺汤改制为辅料用量小,质量稳定,便于携带和服用的新型中药制剂养阴清肺颗粒。对养阴清肺颗粒制备过程中煎煮液去杂质工艺和制粒工艺进行了实验研究,结合丹皮酚-β-环糊精包含物的制备等,制定出养阴清肺颗粒的制备工艺。该制剂制法简便,质量稳定[18]。

【附方】四阴煎(《景岳全书》卷 5):生地二三钱(6～9g) 麦冬二钱(6g) 白芍药二钱(6g) 百合二钱(6g) 沙参二钱(6g) 生甘草一钱(3g) 茯苓一钱半(4.5g) 水二盅,煎七分,食远服。功用:养阴清热,保肺止咳。主治:阴虚劳损,相火炽盛,津枯烦渴,咳嗽,吐衄,多热。

本方的配伍意义,《成方便读》卷 1 谓:"生地滋肾水;参、麦养肺阴;白芍之色白微酸,能入肺而助其收敛;百合之甘寒且苦,能益金而兼可清神;茯苓以降其浊痰;甘草以散其虚热。名曰四阴者,取其地四生金也。"本方与养阴清肺汤俱可滋养肺阴,但本方重在保肺清金,故主治阴虚肺劳;养阴清肺汤又可解毒利咽,故主治白喉。

参 考 文 献

[1] 李飞.方剂研究文献摘要[M].南京:江苏科学技术出版社,1981:351.

[2] 邓炳昕,牛秀峰,施培福.用中药养阴清肺汤治白喉[J].中医杂志,1956,(5):234.

[3] 林守诠.中医治疗白喉 52 例初步报告[J].中华医学杂志,1956,42(10):933.

[4] 高毅成,金容甫,倪大石.用养阴清肺汤治疗白喉初步观察[J].中医杂志,1958,(2):95-98.

[5]张祖荣.养阴清肺汤对急性扁桃体炎百例疗效观察[J].中医杂志,1957,(7):359-361.

[6]张笠霖.中药养阴清肺汤治疗急性扁桃体炎50例[J].中华医学杂志,1962,48(3):169.

[7]余增福.养阴清肺汤加减治疗慢性咽炎50例报道[J].安徽中医学院学报,1982,(3):31.

[8]冯超.养阴清肺汤加减治疗慢性咽炎35例[J].中国中医药杂志,2005,3(11):1027.

[9]周振峰,罗晓饮,卢娅.养阴清肺汤加味配合微波治疗肥厚性咽炎274例总结[J].湖南中医杂志,2007,23(4):33-34.

[10]高志妹,朱春晖.养阴清肺汤化裁治疗小儿慢性咽炎咳嗽50例[J].江苏中医药,2005,26(12):28.

[11]刘军玲.加味养阴清肺汤治疗慢性声音嘶哑50例[J].陕西中医,2005,26(4):322.

[12]汪德文.养阴清肺汤防治食管癌放射性气管炎的效果观察[J].南通医学院学报,2003,23(4):456.

[13]李宗宪,刘秀萍,宋效芝,等.养阴清肺汤防治放射性口腔炎临床研究[J].山东中医杂志,2005,24(7):399-400.

[14]吴达昌.养阴清肺汤治疗小儿热病后期口腔溃疡36例[J].江苏中医,1988,(4):13.

[15]陈国清,邱小梅,吕敦詠,等.养阴清肺汤等三方对白喉杆菌的抗生作用及对白喉毒素在体外"中和"作用的初步观察[J].福建中医药,1964,(5):1-2.

[16]周少君,郑有顺,莫志贤.养阴清肺汤加减方的药理研究[J].吉林中医药,1991,(6):32.

[17]赵子凯,李丽芬,石扣兰,等.复方养阴清肺汤镇咳、祛痰、抗炎及抑菌作用的实验研究[J].中医药研究,1999,15(2):39-41.

[18]张纯,周斌,李学忠,等.养阴清肺颗粒的制备工艺[J].中成药,1998,20(3):3-5.

玉 液 汤
（《医学衷中参西录》上册）

【组成】生山药一两（30g） 生黄芪五钱（15g） 知母六钱（18g） 生鸡内金捣细二钱（6g） 葛根一钱半（4.5g） 五味子三钱（9g） 天花粉三钱（9g）

【用法】水煎服。

【功用】益气滋阴，固肾止渴。

【主治】消渴。口常干渴，饮水不解，小便数多，困倦气短，脉虚细无力。

【病机分析】消渴是以多饮、多食、多尿及身体消瘦为特征的病证，因以三多为特点，又称三消；并有"渴而多次为上消，消谷善饥为中消，口渴、小水如膏者为下消"（《医学心语》卷3）之分。本方所治消渴，咎在元气不升，脾肾两亏，阴虚燥热。《素问·经脉别论》曰："饮入于胃，游溢精气，上输于脾，脾气散精，上归于肺，通调水道，下输膀胱。"说明正常的津液代谢，由脾主升水谷精微于肺，肺又主宣发，津液四布，以润周身。若脾虚不能升水谷精微，肺热不能布津，兼肾虚不能固精，则消渴作矣。始则多次、多尿，久而不止，脾肾益虚，胡困倦气短，脉虚细无力。

【配伍意义】本方证的病机为元气不升，阴虚燥热、脾肾两亏，治宜益气滋阴，固肾止渴。方中黄芪补气升阳，药性升浮，可使脾气升而达肺，肺气充而布津；山药滋脾益肾，既可加强黄芪补气升阳，又可养阴益肾，固缩小便；两药益气滋阴，补脾固肾，重用为君。知母、天花粉清热滋阴，润燥止渴为臣。君臣合用，标本兼治。且黄芪与知母，一阴一阳，一升一降，两药配伍可又协调阳阴，使升降有序。葛根、鸡内金及五味子为佐药，葛根既生津止渴，又助黄芪升阳，使脾气上升，散精达肺；鸡内金健脾助运，善消食积，化水谷为津液；五味子酸能生津，又固肾缩尿，不使水液下趋。诸药相配，共奏益气滋阴，固肾止渴之功。

本方的配伍特点是:滋阴清热生津与补气升阳布津并举,全方阴中有阳,升中有降,故能协调阴阳,使津液升降有序,为治疗消渴证之效方。

【临床运用】

1. 证治要点 本方为治疗消渴证属气阴两虚者的常用方。以口渴尿多,困倦气短,脉虚细无力为证治要点。

2. 加减法 气虚较甚,体倦,气少懒言者,加人参或西洋参等;热邪较甚,口渴较甚,且饮不解渴,心烦者,加竹叶、石膏等;肾虚较甚,腰膝酸软,小便频数者,加熟地、山萸肉等。

3. 本方现代常用于治疗糖尿病、尿崩症、慢性胃炎和流行性出血热多尿期等属于气阴两虚者。

【使用注意】对于消渴确诊为糖尿病的患者,需同时控制碳水化合物的摄入量。

【源流发展】有关消渴病因、病机的认识,历代医家因学术观点及临床体会之不同,各有不同的见解;对病因、病机的认识不同,则治法、处方用药自亦有异。张锡纯总结前人的有关观点曰:"方书消证,分上消、中消、下消。谓上消口干舌燥,饮水不能解渴,系心移热于肺,或肺金本体自热不能生水,当用人参白虎汤;中消多食犹饥,系脾胃有实热,当用调胃承气汤下之;下消谓饮一斗溲亦一斗,系相火虚衰,肾关不固,宜用八味肾气丸。"在此基础上,张氏"衷中参西",独特地认为"消渴之证,多由于元气不升"引起,原因是"尝因化学悟出治消渴之理……人腹中气化壮旺,清阳之气息息上升,其中必挟有氢气上升,与自肺吸进之氧气相合,亦能化水,着于肺泡之上,而为津液。津液充足,自能不渴。若其肺体有热,有如炉上壶热,所着之水旋即涸去,此渴之所由来也。当治以清热润肺之品。若因心头热而烁肺者,更当用清心之药。若肺体非热,因腹中气化不升,氢气即不能上达于肺,与吸进之氧气相合而生水者,当用升补之药,补其气化,而导之上升,此拙拟玉液汤之义也"(《医学衷中参西录》上册)。张氏结合西方化学知识的论点虽然多有牵强,但与《内经》"脾气散精,上归于肺,通调水道"之论,却是一致的。张氏乃用黄芪、葛根等升补元气,与其他固肾滋阴,清热生津药配伍,制订了玉液汤。

上溯玉液汤的立法用药,实则脱胎于《仁斋直指方论》卷17之玉泉丸。玉泉丸主治烦渴口干,由黄芪、人参、茯苓、麦冬、乌梅肉、干葛、瓜蒌根、甘草组成。方中黄芪、人参、茯苓、甘草补气健脾;麦冬养阴生津;乌梅肉、干葛、瓜蒌根清热生津止渴,葛根与黄芪相配还能升补元气,乌梅肉兼可收敛固涩。合而观之,其升补元气,其健脾和中,其清热生津,其收涩,此四者在玉液汤方中,虽用药不尽相同,而治法则是完全一致的。因此,虽然张氏自云玉液汤是"因化学悟出治消渴之理"而制订的,但同时还应注意到,该方是从玉泉丸之立法用药演变而来。

【疑难阐释】关于本方君药 本方的君药,张锡纯自作方解云:"方中以黄芪为主,得葛根能升元气。而又佐以山药、知母、花粉……",但其又在滋膵饮的方解中说:"又向治消渴,曾拟有玉液汤,方中以生怀山药为主,试屡有效。"前后自相矛盾,使人莫衷一是。然从全方综合分析,以黄芪、山药共为君药较妥,根据有二:一是方中这两味药的用量均较重;二是黄芪配山药,可气阴双补,脾肾兼顾,切中气阴两虚、脾肾虚损的病机。

【方论选录】张锡纯:"消渴之证,多由于元气不升,此方乃升元气以止渴者也。方中以黄芪为主,得葛根能升元气。而又佐以山药、知母、花粉以大滋真阴,使以阳升而阴应,自有云行雨施之妙也。用鸡内金者,因此证尿中皆含有糖质,用之以助脾胃强健,化饮食中糖质为津液也。用五味者,取其酸收之性,大能封固肾关,不使水饮急于下趋也。"(《医学衷中参

西录》上册）

【评议】张氏认为消渴多因元气不升引起，因此，玉液汤重在"升元气以止渴"，反映了其制订此方的立法思想，对理解玉液汤的配伍用药具有启发意义。

【验案举例】

1. 消渴　《医学衷中参西录》：邑人某，年二十余，贸易津门，得消渴证。求津门医者，调治三阅月，更医十余人不效。归家就医于愚。诊其脉甚微细，旋饮水旋即小便，须臾数次。投以玉液汤，加野台参四钱，数剂渴见止，而小便仍数，又加萸肉五钱，连服十剂而愈。

2. 糖尿病　《陕西中医》(1991,2:56)：某女，干部。1987 年 2 月 10 日就诊。患者多饮、多食、多尿、乏力消瘦已 2 年，症状时轻时重，遂到我院门诊检查。查空腹血糖 16mmol/L，尿糖（＋＋＋＋），酮体阳性。诊断：糖尿病。经使用降糖灵、D860 片治疗月余无效，于 1987 年 3 月 21 日至中医科诊治。患者口渴多饮，消谷善饥，形体消瘦，小便频数而多，疲乏无力，腰部酸痛，脉弦数，舌质淡，苔白腻。此乃气虚肾亏，内热阴伤所致。治宜益气补肾，滋阴清热。处方：黄芪、山药各 60g，天花粉 30g，葛根、鸡内金、知母各 15g，枸杞子、菟丝子各 12g，五味子 10g，每日 1 剂，分 3 次口服。服上方 1 疗程（90 剂）后诸症消失，复查尿糖（一），血糖 6.2mmol/L，临床控制。

按语：案 1 之消渴，首诊以玉液汤加野台参，以增强益气生津之力，故药后数剂而渴止，次诊因小便频数，故加山萸肉以补肾固涩。案 2 之糖尿病，辨证属气虚肾亏，内热阴伤，故用玉液汤加味枸杞子、菟丝子滋补肝肾，守方长期服用，达到临床控制。

【临床报道】

1. 糖尿病　运用玉液汤治疗糖尿病 50 例，方药：黄芪、怀山药各 60g，天花粉 30g，知母、鸡内金、葛根各 15g，五味子 10g。加减：肺热烦渴多饮，咳嗽痰少加地骨皮；胃火偏旺，消谷善饥加生地、石膏；肾虚腰膝酸软，耳鸣耳聋，夜尿明显增多加菟丝子、枸杞子。3 个月为 1 疗程。结果：临床控制 24 例，显效 14 例，有效 8 例，无效 4 例，总有效率为 92%。治疗后血糖情况：恢复正常者 30 例，下降而未达正常者 14 例，无变化者 4 例[1]。另对 102 例确诊为非胰岛素依赖性糖尿病患者，随机分为治疗组 62 例，对照组 40 例。治疗组采用玉液汤加消渴丸治疗，对照组采用消渴丸治疗。结果总有效率治疗组为 88.7%，对照组为 67.5%，两组比较有显著性差异（$P<0.05$）。空腹血糖和餐后 2 小时血糖，治疗组在治疗 30 天后和 60 天后与治疗前比较，分别有显著性差异（$P<0.05$）和非常显著性差异（$P<0.01$），对照组在治疗 60 天后与治疗前比较有显著性差异（$P<0.05$）。两组在治疗后相当周期比较（30 天后，60 天后），均有显著性差异（$P<0.05$）和非常显著性差异（$P<0.01$）[2]。

应用玉液汤为主治疗老年糖尿病 104 例。组成：山药、黄芪、天花粉、知母、葛根、五味子。在此基础上辨证加减。肺胃阴虚加百合、石斛；肺肾阴虚加女贞子、菟丝子；阴阳两虚加仙灵脾、鹿角胶、补骨脂；阴虚热盛加石膏、知母；兼络脉瘀阻者加丹参、山楂、三七粉（冲）。结果：显效：治疗后临床症状消失。空腹血糖<7.2mmol/L，餐后 2 小时血糖<8.4mmol/L，24 小时尿糖定量较治疗前下降 30% 以上，本组 39 例，占 37.5%。有效：治疗后临床症状明显改善，空腹血糖<8.3mmol/L。餐后 2 小时血糖<11.8mmol/L。24 小时尿糖定量较治疗前下降 10% 以上，本组 51 例，占 40%。无效：治疗后症状无明显改善，血糖、尿糖下降未达到上述标准，本组 14 例，占 13.5%。总有效率为 86.5%[3]。

运用玉液汤加味治疗气阴两虚 2 型糖尿病 78 例，气阴两虚表现为：神疲乏力，气短懒言，形体消瘦，面色少华，自汗盗汗，口渴喜饮，心悸失眠，溲赤便秘，舌红少津、苔薄或苔剥，脉弦细或细数无力。玉液汤加味方:黄芪、怀山药、葛根、天花粉各 15～30g,玄参 10～20g,苍术、五味子各 6～9g,知母 8～12g,鸡内金 6g。随证加减:气虚甚者加白术、黄精;口渴明显者加沙参、石斛;烦渴多饮,热象重者加石膏;便秘者重用玄参;小便清长而多者加金樱子、益智仁。1 个月为 1 疗程,连服 2 疗程。结果:近期治愈 41 例,有效 35 例,无效 2 例,总有效率为 97.4%[4]。

2. 糖尿病肾病 将 77 例原发病为糖尿病肾病的慢性肾功能不全患者随机分为治疗组(39 例)与对照组(38 例),在常规治疗的基础上,治疗组加服玉液汤,对照组口服包醛氧淀粉。两组疗程均为 3 个月。结果:治疗组总有效率为 87.2%,对照组为 57.9%;治疗组能明显改善患者临床症状、体征,降低 BUN、Scr,显著改善糖代谢紊乱,优于对照组($P < 0.05$)[5]。

56 例早期糖尿病肾病患者随即分成两组:中西医结合组(治疗组)36 例,对照组 20 例。治疗方法,两组患者均先行糖尿病常规治疗(治疗组/对照组分别有 19/9 例患者应用胰岛素)及饮食控制,待血糖稳定后开始对比治疗。中西医结合组(治疗组)在西医常规治疗基础上加用玉液汤加减。组成:生怀山药 15～20g,生黄芪 20～30g,葛根 15～20g,五味子 10～20g,生鸡内金 6g,芡实 10～15g,茯苓 15～20g,黄精 10～20g,泽兰 15～20g,水蛭(颗粒剂,冲服)6g。阳虚明显者加仙灵脾、菟丝子,血瘀明显者加丹参、益母草,热盛者加知母,气虚明显者加太子参。西医常规治疗组(对照组)给予控制血糖、纠正高血压(使用阻断肾素-血管紧张素药物)及限制饮食中蛋白的质量等治疗。结果:经过 8 周治疗后,治疗组完全缓解 14 例,基本缓解 10 例,部分缓解 6 例,无效 6 例,总有效率 83.33%。对照组完全缓解 5 例,基本缓解 3 例,部分缓解 3 例,无效 9 例,总有效率 55.00%。两组间差异有显著意义($P < 0.05$)[6]。

3. 糖尿病骨代谢紊乱 将 2 型糖尿病骨代谢紊乱患者按病程长短分为两个治疗组,各 47 例,并设正常对照组 25 例。两治疗组均给予加味玉液汤。药用:山药、黄芪各 30g,知母 15g,花粉 9g,葛根 15g,生鸡内金 6g,五味子 9g,黄连 6g,生地黄 12g,麦门冬、牛膝各 9g,菟丝子 15g。阴阳两虚加太子参,血瘀阻络加丹参。连续治疗 12 周。结果:两治疗组治疗前血甲状旁腺素(PTH)、血尿 Ca,P,Mg 水平显著升高。治疗后,两组上述指标均明显改善。提示加味玉液汤能有效纠正 2 型糖尿病骨代谢紊乱[7]。

4. 慢性胃炎 对胃阴不足型慢性胃炎 126 例运用玉液汤治疗,药用:生山药 30g,生黄芪 15g,知母 18g,生鸡内金 6g,葛根 5g,五味子、天花粉各 10g。随证加减:胃脘疼痛者,加白芍、甘草;痞胀者,加生山楂、枳壳;嘈杂善饥者,加蒲公英、煅瓦楞子;嘈杂而不欲食者,加麦冬、太子参;脘中灼热,口干欲饮,便秘者,加麦冬、玄参。结果:痊愈 87 例(占 69%),有效 39 例[8]。

5. 流行性出血热 对流行性出血热多尿期患者 30 例,运用玉液汤治疗。方药:天花粉 30g,生山药 20g,知母 15g,葛根 15g,五味子 15g,生地 10g,麦冬 10g,黄芪 20g。结果:显效(治疗后口渴多饮或烦渴及尿量恢复正常)28 例(93.3%),有效(治后口渴多饮,尿量由原来的多尿减少一半)2 例(6.7%),所治病例全部有效[9]。

【实验研究】

1. 对血糖水平的影响 以玉液汤 15ml/kg 给雄性小鼠灌胃,给药前查空腹血糖,并于给药后 2 小时、5.5 小时、7.5 小时、9.5 小时查血糖,发现该方降糖作用比较缓慢,但在较长时间内处于血糖下降过程中,至 7.5 小时降至最低值。其与胰岛素(1.02U/kg)和 D860(60mg/kg)作对照,降糖作用均无显著差异[10]。

2. 对糖尿病大鼠等动物模型的影响 观察玉液汤对 alloxan 糖尿病大鼠的治疗作用,

用四氧嘧啶腹腔注射制备糖尿病大鼠模型,观察各组大鼠血清 FBG、TC、TG 和 SOD 等指标的变化。结果:玉液汤能降低糖尿病大鼠 FBG、TC、TG 水平,提高 SOD 含量。说明玉液汤对四氧嘧啶性糖尿病大鼠有明显的治疗作用[11]。观察玉液汤不同时间给药对糖尿病大鼠的影响,探索合适的用药时间,方法用链脲佐菌素腹腔注射制备糖尿病大鼠模型,通过正常大鼠与模型大鼠不同时间血糖值的不同,探索 1 天中大鼠血糖变化情况,在此基础上,分不同时间给予模型大鼠玉液汤,观察各组大鼠血糖、胰岛素、C 肽、甘油三酯、胆固醇等指标的变化。结果:玉液汤早组(6:00 给药组)在降低血糖、血脂,提高胰岛素和 C 肽含量方面较玉液汤晚组(18:00 给药组)疗效要好。说明玉液汤在治疗糖尿病方面明显受时间因素的影响,通过改变给药时间可以明显提高疗效[12]。观察长期高脂饲养对大鼠胰岛细胞凋亡的影响及玉液汤化裁对脂毒性的防治作用,将 SD 8 周龄大鼠 24 只,随机分为正常饲料组(NC,$n=6$)、高脂饲料组(HF,$n=6$)、高脂饲料加二甲双胍干预组(MT,$n=6$)及高脂饲料加玉液汤干预组(HM,$n=6$),不同饲料喂养 6 个月,行口服葡萄糖耐量试验及胰岛素释放实验,测血游离脂肪酸(FFAs)。实验结束时,处死大鼠,计量内脏脂肪,体重比值,胰腺切片用 HE 染色、免疫组化和 TUNEL 方法观察各组胰岛形态学变化。结果:实验结束时,0~60 分钟血糖曲线下面积(AUCG)HF 组均极显著大于 NC 组、MT 组和 HM 组($P<0.01$);0~120 分钟 HE 组均极显著大于 NC 组、MT 组和 HM 组($P<0.01$)。HF 组空腹血游离脂肪酸显著高于 NC 组($P<0.01$),HM 组和 MT 组 FFAs 较 HF 组有明显降低趋势。胰岛细胞凋亡百分率 HF 组显著高于 NC 组($P<0.01$),HM 组和 MT 组均显著低于 HF 组($P<0.01$)。说明长期高脂饲养正常 SD 大鼠可引起胰岛细胞凋亡,玉液汤化裁在一定程度上可对抗脂毒性[13]。

参 考 文 献

[1] 李双贵,刘雅蓉. 玉液汤治疗糖尿病 50 例[J].陕西中医,1991,(2):56.

[2] 缪英年,林棉,黄嘉文. 玉液汤加消渴丸治疗糖尿病 62 例疗效观察[J].湖南中医杂志,1998,14(3):17.

[3] 崔颖,李志云. 玉液汤为主治疗老年糖尿病 104 例[J].吉林中医药,2006,26(6):26.

[4] 黎同明,全世建. 加味玉液汤治疗气阴两虚型 2 型糖尿病 78 例[J].陕西中医,2005,26(6):484.

[5] 庞晓英,高继宁,钱雅玉. 玉液汤治疗糖尿病所致慢性肾功能不全临床观察[J].上海中医药杂志,2006,40(9):43-44.

[6] 冯专海. 玉液汤加减治疗早期糖尿病肾病 36 例临床观察[J].中国医药学报,2002,17(9):539-540.

[7] 石景洋,刘焕华. 加味玉液汤对 2 型糖尿病骨代谢紊乱的影响[J].中国临床康复,2003,7(30):4166.

[8] 王乃汉. 玉液汤治疗胃阴不足型慢性胃炎 126 例[J].浙江中医杂志,1990,(10):437.

[9] 李文英,卢永江,谢怡,等. 玉液汤治疗流行性出血热多尿期 30 例疗效观察[J].中医药学报,1992,(5):53-54.

[10] 孟庆棣,曾英,陈木芳,等. 消渴证方对血糖水平的影响[J].中药通报,1982,(6):32-33.

[11] 朱敏英. 玉液汤对糖尿病模型大鼠的治疗作用研究[J].中药药理与临床,2005,21(3):52.

[12] 付雪艳,于福生,董琳,等. 玉液汤对大鼠糖尿病的时间治疗学作用研究[J].时珍国医国药,2007,18(8):1927-1928.

[13] 马育林,赵瑞景,王勇,等. 长期高脂饲养对大鼠胰岛细胞功能和凋亡的影响及玉液汤化裁的干预作用[J].河北中医,2006,28(5):380-384.

琼 玉 膏

(申铁瓷方,录自《洪氏集验方》卷1)

【异名】神仙琼玉膏(《卫生家宝》,录自《观聚方要补》卷2)、生地黄膏(《仁斋直指方论》卷17)、琼玉胶(《理虚元鉴》卷下)。

【组成】新罗人参二十四两(750g)春一千下为末 生地黄十六斤(8kg) 白茯苓九月采,捣雪白四十九两(1.5kg)木春千下,为末 白沙蜜五斤(5kg)

【用法】上药人参、茯苓为细末,蜜用生绢滤过,地黄取自然汁,捣时不得用铁器,取汁尽去淬用。药一处拌,和匀,入银石器或好瓷器内封用,如器物小,分两处物盛。用净纸二三十重封闭,入汤内,以桑木柴火煮六日,如连夜火即三日夜。取出用蜡纸数重包瓶口,入井内,去火毒一伏时。取出再入旧汤内,煮一日,出水气。每晨服二匙,以温酒化服;不饮酒者,白汤化之(现代用法:前三味加水煎3次,时间为第一次4小时,第二次3小时,第三次2小时,合并药液,静置沉淀,滤取上清液,浓缩至稠膏。另取白蜜加入,搅动均匀,加热微炼,取出过滤,除去泡沫,入缸待冷,装瓶密封备用。每服9~15g,日服2次,温开水冲服)。

【功用】滋阴润肺,益气补脾。

【主治】阴虚劳瘵。干咳少痰,咽燥咯血,肌肉消瘦,气短乏力,舌红少苔,脉细数。

【病机分析】本方所治劳瘵,系因久病缠绵,损伤正气,致肺肾阴亏引起。肺肾阴虚,肺失濡养,其气上逆,故干咳少痰;阴虚则火旺,虚火上扰则咽燥;虚火灼伤血络则咯血,因其火不甚,故咯血量当属零星小量咯血;肺病日久而及于脾,所谓"子盗母气"是也,脾虚故形瘦肉脱,气短少力;舌红少苔,脉细数乃肺肾阴虚之象。

【配伍意义】针对肺肾阴亏,而脾气亦虚之证,治宜滋阴润肺为主,兼益气补脾,以培土生金。方中重用生地为君,既滋益肾阴,又清热凉血以降虚火而止血。《本草汇言》卷5谓:"生地为补肾要药,益阴上品,故凉血补血有功,血得补,则筋受荣,肾得之而骨强力壮。"白蜜甘平,润肺止咳,滋脾益胃,为臣药,《药品化义》卷10称:"蜂蜜采百花之精,味甘主补,滋养五脏,体滑主利,润泽三焦。如怯弱咳嗽不止,精血枯槁,肺焦叶举,致成肺燥之症,寒热均非,诸药鲜效,用老蜜日服两许,约月未有不应者,是燥者润之之义也。"生地滋肾阴,白蜜润肺燥,两药相配,有金水相生之妙,切中肺肾阴虚之病机。人参、茯苓为佐,人参有补益肺脾之功,茯苓可健脾宁神,渗湿化痰;人参、茯苓与白蜜相合,则补气健脾之功益彰,有培土生金之妙;且人参、茯苓补气主动属阳,与大量的生地、白蜜滋润主守属阴配伍,可藉阳药的走动使阴药滋补而不呆滞。全方合用,选择膏剂,膏泽滋润,从本缓治,能方便患者守方长期使用,久久服之,自能奏效。本方"起吾沉瘵,珍赛琼瑶,故有琼玉之名"(《古今名医方论》卷4)。琼玉,泛指美玉。

本方的配伍特点是:以养阴滋润为主,辅以益气和中,有气阴双补、动静相合、脾肾兼顾、培土生金之妙,方仅四味,而配伍十分严谨。

【类方比较】本方与百合固金汤、麦门冬汤功用相似,三方均为养阴润肺之剂,俱治阴虚肺热之证。其主要区别在于:百合固金汤滋养肺肾,兼清虚热,主治肺肾阴虚,虚火上炎的咳嗽有痰,痰中带血;麦门冬汤滋养肺胃,兼降逆气,主治肺胃阴虚,气火上逆的咳吐涎沫,或呕吐不食;本方则滋阴润肺,益气补脾,主治肺肾阴亏,脾气亦虚之劳瘵。

【临床运用】

1. 证治要点 本方为阴虚劳瘵而设,是一首从本论治的缓治之方。以干咳少痰,有少量咯血,气短乏力,舌红少苔,脉细数为证治要点。

2.本方现代可用于治疗肺结核、支气管扩张症、肺纤维化、肺硬变和矽肺等属于肺肾阴亏,脾气亦虚者。其他慢性消耗性疾病属上述证候者也可用本方从本缓图,亦可用于中老年人体质偏阴虚者的冬令进补。

【使用注意】咯血量多者,应先止血,血止后再用本方培本;脾虚湿盛,便溏者不宜服用;本方服用时间较长,凡服药期间患外感或泄泻者,应暂停用药。

【源流发展】本方录自《洪氏集验方》卷1,是一首较早的滋补膏滋剂。关于本方的功效,原书云:"填精补髓,血化为筋,万神俱足,五脏盈溢,髓实血满,发白变黑,返老还童,行如奔马,日进数食,或终日不食亦不饥,关通强记,日诵万言,神识高迈,夜无梦想。"虽有过誉之处,但此方补益养生,抗衰延年之功,是公认的。明代《医学正传》卷2引臞仙(朱权)方之琼玉膏,主治虚劳干咳,即本方加琥珀、沉香而成。加琥珀可宁神散血,沉香能速降下气。在本方滋补的基础上配合安神、降气两法,使全方动静相合。《扶寿精方》所载琼玉膏,在组成中加天冬、麦冬、枸杞三味,则滋阴清热之功,较本方为胜。在本方的主治方面,《东医宝鉴·内景篇》卷1增"癫痫";《证治宝鉴》卷3治"里燥,口燥舌干,小便多而浊;吐利,或病后胃中津液不足,大便不秘而消渴者";《医宗金鉴》卷41治"虚劳,肺痿"。这些均扩大了本方的应用范围。

此外,冉雪峰认为本方源于《备急千金要方》的地髓汤(具体内容详见后方论选录),但遍检通行本《备急千金要方》未见地髓汤。《本草纲目》卷16引《备急千金要方》有地髓煎一方,由生地黄十斤、鹿角胶一斤半、生姜半斤、蜜二升、酒四升组成,具有大补益之功效(未出具体主治病证),与冉氏所说的地髓汤相近。其实,琼玉膏的源头还可上溯至晋代《小品方》的单地黄煎。《小品方》原书已佚,此方现见于《外台秘要》卷31。单用地黄一味取汁,于铜钵中重汤上煮,以蒸发水气,煎去半,再用新布滤去粗渣,又煎令如饧即成,主补虚,除热,散乳石痈疽疮疖等热。从方剂的剂型史来看,膏滋剂用于滋补,即始于单地黄煎[1],但该方较少为人所知。琼玉膏则影响甚大,承上而启下,推广了膏滋剂的临床应用。时至今日,江南一带,物富民丰,冬令用膏滋剂进补,竟蔚然而成习俗。

【方论选录】

1.吴昆:"干咳嗽者,此方主之。干咳嗽者,有声无痰之名也。火乘于肺,喉咙淫淫而痒,故令有声。病原于脾者有痰,病不由脾,故无痰也。《易》曰:燥万物者,莫熯乎火。相火一熯,则五液皆涸。此干咳之由也。生地黄能滋阴降火,白蜜能润肺生津,损其肺者益其气,故用人参;虚则补其母,故用茯苓。又地黄、白蜜皆润,铢两又多,茯苓甘而属土,用之以佐二物,此水位之下,土气乘之之义,乃立方之道也。"(《医方考》卷3)

2.李中梓:"干咳者,有声无痰,火来乘金,金极而鸣也。此本元之病,非悠渐渍,难责成功。若误用苦寒,只伤脾土,金反无母。故丹溪以地黄为君,令水盛则火自息;又损其肺者益其气,故用人参以鼓生发之元;虚则补其母,故用茯苓以培万物之本;白蜜为百花之精,味甘归脾,性润悦肺,且缓燥急之火。四者皆温良和厚之品,诚堪宝重。郭机曰:起吾沉瘵,珍赛琼瑶,故有琼玉之名。"(录自《古今名医方论》卷3)。

3.汪昂:"此手太阴药也。地黄滋阴生水,水能制火;白蜜甘凉性润,润能去燥;金为水母,土为金母,故用参、苓补土生金。盖人参益肺气而泻火,茯苓清肺热而生津也。"(《医方集解·润燥之剂》)

4.张秉成:"治肺阴亏损,干咳无痰。夫咳嗽一证,古人虽分肺燥、脾湿两途,然其病总不离于肺脏所致。盖肺为娇脏,畏热畏寒,其间不容毫发,故无论饮食偶一失慎呛入,必咳出方已。虽有外伤、内伤之不同,因热、因寒之互异,其属于外者,无非邪束于肺;属于内者,或为火熏,或为寒逼;其为寒饮上凌者,固有寒饮之脉证可拘;即火之为病,亦尚有虚实之不同。实火者,或清或散。虚火者,皆因金水亏竭而来,故虽被火熏,肺中无津液为痰,仅作痒而干咳也。方中以地黄滋肾水,白蜜养肺阴,使金水相生而燥咳自止。用人参者,取土旺金生、虚则补母之义。茯苓色白入肺,使金令下行,即有浊痰,亦可随之而下矣。加沉香、琥珀者,一则流利其气,一则通达其血耳。"(《成方便读》卷3)

5. 冉雪峰:"查此方润而兼补,为滋养阴液方中之最清纯者。地黄凉润多液,《尔雅》名地髓,功能养血填精,益髓补脑,佐人参则补益之力大,佐白蜜则润沃之功宏,妙在茯苓渗利下泄,利膀胱以通腑阳。五苓散之桂枝,化气以通阳于外,此方之茯苓,化气以通阳于下,又参、苓俱为末,而微苦微渗,浸融化合于甘润甘缓之中,不宁捣汁有意义,为末亦有意义。夷考方制,大抵从《千金》地髓汤脱化而出。一则地黄捣汁,而加酒加鹿胶;一则地黄捣汁,而加蜜加人参。一则鼓舞以运之;一则滋培以沃之。同是润剂,而为一阴一阳之对待,各有相得相合运用适应之症,此中辨析极微,学者当潜玩领会。至燥火不宜辛温,适以张其焰,燥火不宜苦寒,反以涸其液,犹其显而易知者也,明此,而本方之主治真髓,可以彻底了解矣。"(录自《历代名医良方注释》)

【评议】吴氏指出方中用人参、茯苓,是"损其肺者,益其气","虚则补其母"之法,言简意赅。李氏引郭机语,说明了本方的命名意义。汪氏云"人参益肺气而泻火,茯苓清肺热而生津",似欠妥。盖因本方旨在滋阴润肺,而人参、茯苓补脾益肺,培土生金,且借茯苓渗下之性以除痰肃肺,两药并无清热泻火之功。张氏所说加沉香、琥珀者,即曜仙琼玉膏。冉氏认为本方化裁自《备急千金要方》之地髓汤,已分析于"源流发展"项。

【验案举例】血证　《洄溪医案》:平望镇张瑞五,素有血证。岁辛丑,余营葬先君,托其买砖、灰等物,乡城往返,因劳悴而大病发。握手泣别,谓难再会矣。余是时始合琼玉膏未试也,赠以数两而去。自此不通音问者三四载。一日,镇有延余者,出其前所服方。问:何人所写? 则曰:张瑞五。曰:今何在? 曰:即在馆桥之右。即往候之,精神强健,与昔迥异。因述服琼玉膏后,血不复吐,嗽亦渐止。因涉猎方书,试之颇有效,以此助馆谷所不足耳。余遂导以行医之要,瑞五深以为然。后其道大行,遂成一镇名家,年至七十余而卒。

按语:本案症状描述较少,仅知咯血与咳嗽两症,但结合病史,盖病属劳瘵无疑。服琼玉膏后,"血不复吐,嗽亦渐止","精神强健,与昔迥异"。可知此方"起吾沉瘵,珍赛琼瑶",洵非虚言。

【实验研究】

1. 抑癌及对化疗药物增效减毒的研究　观察琼玉膏对人肝癌细胞移植裸鼠 HBxAg 表达的影响,分析其通过影响 HBxAg 表达防治原发性肝癌的机制。建立人肝癌细胞移植裸鼠模型,观察琼玉膏预防及治疗对小鼠体质量、癌组织质量的影响,同时采用免疫组化法测定癌组织及肝脏中 HBxAg 的表达。结果:与模型组相比,琼玉膏预防及治疗后,裸鼠的体质量增长迅速,癌组织质量偏低,癌组织及肝脏 HBxAg 低表达。琼玉膏预防与环磷酰胺治疗的效果相近。说明琼玉膏能减缓肿瘤的生长,并抑制 HBxAg 的表达,后者可能是其防治原发性肝癌的主要机制之一[2]。观测琼玉膏对实验性肺癌小鼠化疗疗效的影响,使用癌细胞接种的方法制造肺癌模型,分别观测空白对照组(生理盐水)、化疗组(顺铂)及联合组(顺铂加琼玉膏)小鼠的一般状态,体重,瘤重及抑瘤率的变化,了解琼玉膏对实验性肺癌小鼠化疗疗效的影响。结果:联合组的小鼠一般状态明显好于对照组及化疗组。联合组与化疗组及对照组比较,在接种后7天体重出现显著差异,14天后则出现极显著差异。无论化疗组还是联合组,其荷瘤小鼠的瘤块都明显小于对照组,抑瘤率分别为52%与71%;而联合组与化疗组比较,瘤块又明显小于化疗组。说明琼玉膏对实验性肺癌小鼠化疗有明显的增效减毒作用[3]。另有报道,为观测琼玉膏对化疗实验性肺癌小鼠导致的骨髓抑制的保护作用,使用肿瘤癌株接种的方法制造肺癌模型,分别观测空白对照组(生理盐水)、化疗组(顺铂)及联合组(顺铂加琼玉膏)小鼠的骨髓有核细胞计数及其细胞周期变化。结果:化疗组骨髓有核细胞计数及S期细胞明显低于联合组与对照组($P<0.01$);而联合组与对照组相比,对照组又高于联合组($P<0.05$)。化疗组C_{11}期细胞明显高于联合组与对照组($P<0.01$),而联合组与对照组相比,对照组又低于联合组($P<0.05$)。各组间$C_{12}+M$期细胞没有显著差异。提示琼玉膏对实验性肺癌小鼠化疗所致骨髓抑制可能有明显的减轻作用[4]。

2. 制剂工艺研究 为了探讨琼玉膏制剂过程中长时间煎煮的必要性与合理性,选择了琼玉膏提取液中水溶性提取物量、薄层层析指纹图谱以及君药生地的主要有效成分梓醇的含量作为工艺考察指标,采用不同煎煮时间与原制备工艺进行比较。实验显示,采用不同煎煮时间提取所得提取液薄层层析行为无差异,薄层指纹图谱基本一致。说明长时间煎煮未破坏方中有效成分,而煮7小时水溶性浸出物含量和梓醇含量已达最高值。在7小时内,煎煮时间越短,水溶性浸出物提取物量越少,梓醇含量越低。说明琼玉膏的原提取工艺是合理的,煎煮7小时是必要的,在实际生产中不宜缩短煎煮时间[5]。

3. 口服液质量标准研究 采用渗漉法、水煮醇沉法及传统水煎法提取制备琼玉口服液,经定性、定量分析对比研究及留样稳定性研究证明,以渗漉法制品含有效成分人参皂苷量最高,质量最为稳定,放置1.5年以上无质量变化;水煮醇沉法次之;传统水煎法最差。工业生产最好采用渗漉法,亦可采用水煮醇沉法。以人参皂苷为控制本品质量指标,进行定性、定量时,本品中的地黄、茯苓等成分对人参皂苷检测几无影响[6]。

【附方】三才汤(《医方集解·补养之剂》):天门冬 熟地黄 人参各等分 上药水煎服。功用:养阴益气,润肺止咳。主治:脾肺虚劳咳嗽。

本方系由三才丸(《儒门事亲》卷15)改为汤剂而成。本方与琼玉膏均用地黄、人参,功效及主治相似。但本方系用熟地,故滋补阴血之功为胜,且为汤剂,药效亦强;琼玉膏用生地,故兼能凉血止血,且为膏剂,药效较缓。临床上肺肾阴虚,兼脾虚之虚劳咳嗽,两方均可采用,但一般无咯血者选用三才汤,若咯血者则选用琼玉膏。

参 考 文 献

[1] 华浩明.最早的膏滋剂考[J].中华医史杂志,1996,26(1):28.

[2] 陈孝银,魏春山,童光东,等.琼玉膏抑制肝癌细胞HBxAg表达及对原发性肝癌的防治作用[J].细胞与分子免疫学杂志,2007,23(1):56-59.

[3] 陈孝银,魏波,孙立,等.琼玉膏对实验性肺癌小鼠化疗增效减毒作用的实验研究[J].陕西中医,2003,24(4):376-377.

[4] 陈孝银.琼玉膏减轻实验肺癌小鼠化疗导致抑制骨髓有核细胞分裂的研究[J].中成药,2005,27(4):489-491.

[5] 周莉玲,刘中秋,钟镜金.琼玉膏提取工艺合理性探讨[J].中国中药杂志,1995,20(7):415-417.

[6] 冉懋雄,叶世芸,黄敏,等.琼玉口服液质量标准研究[J].中国药学杂志,1995,30(10):624.

五 汁 饮

（《温病条辨》卷1）

【组成】梨汁　荸荠汁　鲜苇根汁　麦冬汁　藕汁（或用蔗汁）

【用法】临时斟酌多少，和匀凉服；不甚喜凉者，重汤炖温服。

【功用】生津润燥。

【主治】温病热甚，肺胃阴津耗损证。口中燥渴，吐白沫，黏滞不快者。亦治杂病肺胃阴津耗损证。

【病机分析】温热病邪，最易灼伤阴津，胃津伤则口中燥渴；肺津伤则失其清肃，且因热邪灼津为痰，故发为吐白沫而黏滞不快。呕吐、噎膈、不食等杂病，也可因损伤肺胃阴津，而见上述诸症。

【配伍意义】温病的治疗，保津液即所以护正气，故有"存得一份津液，便有一份生机"之说。吴瑭谓："此甘寒救胃阴之法也"（《温病条辨》卷1），其实肺胃阴伤，皆可应用。温病灼伤肺胃阴津，本方中五物皆选用鲜汁，取其甘寒退热、生津润燥之功，药效胜于采用饮片煎汤。梨汁甘凉滋润，清肺润燥，益胃生津，《重庆堂随笔》卷下谓梨："凡烟火、煤火、酒毒，一切热药为患者，啖之立解。温热燥病及阴虚火炽，津液燔涸者，捣汁饮之立效。"鲜苇根汁甘寒清热，益胃生津，且清而不遏，滋而不腻，故养胃润燥而无留邪之弊。麦门冬汁滋阴清热生津，入肺、胃经，亦能救肺胃津伤。热邪不独伤津，亦可灼津为痰，荸荠汁清热生津，化痰消积。温病热甚，可致血热血瘀，故又用藕汁甘寒清热，凉血散瘀。五汁相须为用，共成甘寒生津，清热润燥之功。蔗汁亦属甘润生津之品，故可用之以代藕汁。在古代无输液条件的情况下，运用本方补充人体的水分、矿物质及维生素，纠正水及电解质平衡失调，具有一定的意义。

本方的配伍特点是以新鲜亦药亦食之品的汁液为主组方，既可甘寒生津，又能清热润燥，而无黏滞恋邪之弊。

【临床运用】

1. 证治要点　凡温病热甚（持续发热，且体温较高），出现口渴者，即可应用本方。杂病之津液损伤，见口渴，吐白沫而黏滞不爽者亦可用之。

2. 加减法　原书云："欲清表热，则加竹叶、连翘；欲泻阳明独胜之热，而保肺之化源，则加知母；欲救阴血，则加生地、玄参；欲宣肺气，则加杏仁；欲行三焦开邪出路，则加滑石。"

3. 本方现代可用于治疗各种疾病并发的水及电解质平衡失调，有一定的辅助作用。

【源流发展】五汁饮一方首见于《医宗金鉴》卷42，由芦根、荸荠、甘蔗、竹沥及姜汁组成，治疗呕吐伤津，具有润燥止吐之功。吴瑭去方中的甘蔗、竹沥及姜汁，再加梨汁、麦冬汁及藕汁，增强了养阴生津之效，广泛用于温病热甚津伤之证。其后，俞根初原著、徐荣斋重订之《重订通俗伤寒论》亦载有五汁饮，由竹沥、梨汁、莱菔汁各二瓢，鲜石菖蒲汁一小匙及薄荷油三滴组成，可辛凉润肺，生津化痰，治疗外感秋燥伤肺，烁津液而化黏痰，咳嗽痰吐质黏，斯师《医宗金鉴》及《温病条辨》两方，而别有新意矣。

【方论选录】

1. 张秉成："治手太阴温病口渴者，此汤主之。夫温病之来，皆从口鼻而入，无不先伤肺胃。倘肺胃之阴素伤，则津枯液涸之象早见，一班急以甘寒之属滋液救焚，其无形之邪不清自解。故方中五物，皆用鲜汁，取其甘凉退热，而其力较干者煎汤为尤甚。且五物之中，虽皆属甘寒，而各自为用。如梨之清肺，芦之清胃，二味皆能流利大肠。温邪虽属无形，恐内有痰滞,荸荠可以消导之。热伤阴血,则血热相瘀,藕汁可以行散之。甘蔗甘平,和中养胃,一如方中用甘草之意,此亦善于立方者耳。"(《成方便读》卷3)

2. 冉雪峰:"五汁饮是疗效性清凉饮料的典型处方之一,作为治疗热性病的辅助药物,具有清热养阴的作用,实际应用时,各种新鲜水果汁均能应用,不必限于原方的药物规定。"(《历代名医良方注释》)

【评议】张氏指出本方五物皆用鲜汁,功力较干者煎汤为好;冉氏认为,本方属清凉饮料,各种新鲜水果汁均可使用,不必受原处方的限定。这些均为经验之谈,可资临床参考。

【验案举例】

1. 不食 《吴鞠通医案》:庆室女,16岁。不食十余日,诸医不效,面赤,脉洪,与五汁饮降胃阴法,兼服牛乳,三日而大食矣。

2. 低热 《吴鞠通医案》:邱,18岁。温热愈后,午后微热不除,脉弦数,面赤,与五汁饮三日,热退进食,七日痊愈。

3. 噎膈 《吴鞠通医案》:傅,55岁。先因酒楼中饮酒,食烧小猪响皮,甫及下咽,即有家人报知朋友凶信。随即下楼寻车,车夫不知去向,因步行四五里,寻其至友救难。未遇,又步行四里,又未遇,渴,急饮冰镇乌梅汤一二碗,然后雇车回家。心下隐隐微痛,一月后痛有加,延医调治一年不效。次年五月饮水一口,胃中痛如刀割,干饭不下咽已月余矣。闰五月初八日,计一粒不下已十日,骨瘦如柴,面赤如赭,脉沉洪有力,胃中痛处高起如桃大,按之更痛不可忍。余曰:"此食隔也,当下之。"因用大承气汤加牵牛,作三碗。伊家见方重不敢服,求签而后服一碗,痛至脐;服二碗,痛至小腹;服三碗,痛至肛门,大痛不可忍,又不得下;于是,又作半剂,服一碗,外加蜜导法,始下大如鸡蛋之物,黑而有毛,坚不可破。次日先吃烂面半碗,又次日饮粥汤,三日食粥,五日吃干饭矣。下后所用者,五汁饮也。

按语:以上3案皆为吴瑭的验案,案1是胃阴不足之不食,用五汁饮益胃阴而三日大食;案2是温病瘥后余热不除,由阴津损伤所致,用五汁饮而热退;案3是食隔致病,经用攻下方药,坚积得除,随后即用五汁饮滋阴益胃善后。病证表现虽然不一,但胃阴不足的病机却是共有的,故可用五汁饮异病同治。

【实验研究】对温病高热伤阴动物模型的影响 采用大肠杆菌内毒素建立家兔温病高热伤阴的动物模型,模型组和空白组灌服生理盐水,五汁饮组灌服五汁饮,以体温、红细胞膜 Na^+-K^+-ATP 酶活力等作为相关性指标来观察五汁饮的养阴清热作用。结果:五汁饮组发热高峰和发热持续时间均低于模型组,组间比较差异非常显著($P<0.01$),模型组造模3小时后红细胞膜 Na^+-K^+-ATP 酶活力与造模前比较无明显差异($P>0.05$),造模24小时后红细胞膜 Na^+-K^+-ATP 酶活力下降明显,与造模前比较差异非常显著($P<0.01$),组间比较差异有统计学意义($P<0.05$)。说明五汁饮对家兔温病高热伤阴动物模型有明显的防治作用,提示五汁饮的养阴清热作用可能与细胞保护有关[1]。

参 考 文 献

[1] 江凌圳,徐珊,王英,等 . 五汁饮对温病高热伤阴作用的实验研究[J]. 中华中医药学刊,2007,25(3):531-533.

增 液 汤
(《温病条辨》卷2)

【组成】玄参一两(30g) 麦冬连心八钱(24g) 细生地八钱(24g)

【用法】水八杯,煮取三杯,口干则与饮令尽,不便再作服。

【功用】增液润燥。

【主治】阳明温病,津亏便秘证。大便秘结,口渴,舌干红,脉细致或沉而无力者。

【病机分析】阳明者,手阳明大肠与足阳明胃也;阳明温病者,温病邪在胃肠也。阳明温病,每多大便秘结一症,但便秘有热结与津枯之分。增液汤在《温病条辨》卷2中焦篇凡四见:其一"阳明温病,无上焦证,数日不大便,当下之。若其人阴素虚,不可行承气汤,增液汤主之";其二"下后数日,热不退,或退不尽,口燥咽干,舌苔干黑,或金黄色,脉沉而有力者,护胃承气汤微和之;脉沉而弱者,增液汤主之";其三"阳明温病,下后二三日,下证复现,脉不甚沉,或沉而无力,止可与增液,不可与承气";其四"……津液不足,无水舟停者,间服增液,再不下者,增液承气汤主之。"病入阳明,数日不大便,结合病史其人阴液素虚,以及经用攻下后,口燥咽干,热不退或下证复现,脉沉无力者,俱属胃肠阴液耗伤,肠道糟粕转输因失去津液之润滑而停滞,所谓"无水舟停"是也。此种津枯便秘慎勿用承气下之,下之必更重伤其阴。

【配伍意义】阳明温病,津亏便秘,治当增液润燥以通便,所谓"增水行舟"是也。方中玄参重用为君,苦咸而凉,具有养阴增液,软坚润下,泻火散结之功,吴瑭称其"味苦咸微寒,壮水制火,通二便,启肾水上潮于天,其能治液干,固不待言,《本经》称其主治腹中寒热积聚,其并能解热结可知"(《温病条辨》卷2)。麦冬与生地为臣药,以增强玄参滋阴润燥之力,其中麦冬甘寒质润,擅长滋益胃肠阴液;生地甘苦而寒,养阴润燥,清热凉血。三药合用,重剂而投,大补阴液,润滑肠道,促使糟粕下行,且可借三药滋润之寒凉以清热,从而使诸症得解。

本方的配伍特点是:重用与纯用养阴药,增液润燥以泻下通便,"妙在寓泻于补,以补药之体,作泻药之用,既可攻实,又可防虚"(《温病条辨》卷2)。

【类方比较】增液承气汤即本方加大黄、芒硝而成,两方均有增液润燥之功,可治阳明温病之便秘。但增液承气汤是泻热攻邪与养阴扶正两法的结合,主治阳明温病,热结阴亏之便秘;增液汤则是单纯养阴润燥,以补药之体作泻药之用,主治阳明温病,津液干枯之便秘。两首方剂既有联系,又有区别,临床上也可联系应用,如《温病条辨》卷2曰:"津液不足,无水舟停者,间服增液,再不下者,增液承气汤主之。"

【临床运用】

1. 证治要点 本方治疗温热病热甚伤津,肠燥便秘,以便秘,口渴,舌干红,脉细数或沉而无力为证治要点。因本方养阴润燥之功颇佳,故也可用于治疗阴虚液亏诸证。

2. 加减法 若津亏燥热较甚,服增液汤大便不下者,加生大黄、芒硝清热泻下;阴虚燥热,虚火上炎,发为牙痛者,加川牛膝、牡丹皮等以降火凉血;若胃阴不足,舌质光泽,口干唇燥者,加沙参、石斛等以养阴生津。

3. 本方现代常用于治疗习惯性便秘、慢性咽喉炎、复发性口腔溃疡、慢性牙周炎、糖尿病及放疗后所致口腔反应等属于阴津不足者。

【使用注意】使用本方药量宜重,否则无增液通便之效。吴瑭云,本方乃"增水行舟之计,故汤名增液,但非重用不为功"(《温病条辨》卷2)。

【源流发展】外感温热病邪热内结阳明,《伤寒论》提倡用三承气汤攻下,为后世运用寒下剂提供了准绳。但是,对于温热病邪结阳明,同时又有阴伤的治疗,只是提出用大承气汤急下之,而未另出方药。至明代吴有性制承气养荣汤(出自《温疫论》卷上,由知母、当归、芍药、生地、大黄、枳实、厚朴组成),用于温疫热邪内结兼阴液干枯者,将泻下与滋润结合起来,是对《伤寒论》承气汤法的进一步发展。吴瑭则根据阳明温病,阴津亏耗,大便秘结的实际,创造性地提出增水行舟的治法,以大剂玄参、麦冬、生地组成增液汤。吴瑭曾自谓"此方所以代吴又可承气养荣汤法也。妙在寓泻于补,以补药之体,作泻药之用,既可攻实,又可防虚"(《温病条辨》卷2),可谓别具匠心。

【方论选录】

1. 吴瑭:"此方所以代吴又可承气养荣汤法也。妙在寓泻于补,以补药之体,作泻药之用,既可攻实,又可防虚。余治体虚之温病,与前医误伤津液、不大便、半虚半实之证,专以此法救之,无不应手而效。

温病之不大便,不出热结液干二者之外。其偏于阳邪炽甚,热结之实证,则从承气法矣;其偏于阴亏液涸之半虚半实证,则不可混施承气,故以此法代之。独取元参为君者,元参味苦咸微寒,壮水制火,通二便,启肾水上潮于天,其能治液干,固不待言,《本经》称其主治腹中寒热积聚,其并能解热结可知。麦冬主治心腹结气,伤中伤饱,胃络脉绝,羸瘦短气,亦系能补能润能通之品,故以为之佐。生地亦主寒热积聚,逐血痹,用细者,取其补而不腻,兼能走络也。三者合用,作增水行舟之计,故汤名增液,但非重用不为功。

本论于阳明下证,峙立三法:热结液干之大实证,则用大承气;偏于热结而液不干者,旁流是也,则用调胃承气;偏于液干多而热结少者,则用增液,所以维护其虚,务存津液之心法也。

其因阳明大热,津液枯燥,水不足以行舟,而结粪不下者,非增液不可。服增液两剂,法当自下,其或脏燥太甚之人,竟有不下者,则以增液合调胃承气汤缓缓与服,约二时服半杯沃之,此一腑中气血合治法也。"(《温病条辨》卷2)

2. 张秉成:"夫大便闭结一证,有虚有实。其实者,或热积于中,或寒结于内,有寒下、温下之法,固当详察。至其虚者,或因气馁,或因津枯。气馁者,宜用辛温补运,以助其传送;其津枯者,非甘寒养阴、增水行舟之法,何以使肠中坚结之浊,顺流而下。此方妙在寓泻于补,以补药之体,作泻药之用,既可攻实,又可防虚。元参味苦咸微寒,壮水制火通二便,启肾水上潮于天,其能治液涸,固不待言,《本经》称其主治腹中寒热积聚,又能解热结可知。麦冬、生地补肺阴,壮肾水,使金水相生,津自充而肠自润,热邪自解,闭结自通矣。"(《成方便读》卷3)

【评议】吴氏的方论全面阐述了本方的适应病证、立法原则、配伍意义、组方特点以及与调胃承气汤合用等问题,对于掌握吴氏的立方指导思想,大有助益。张氏提出便秘之因,有虚有实,其虚者又有气虚、阴虚之分;气虚宜辛温补运,阴虚则宜甘寒滋阴以增水行舟。

【验案举例】

1. 便秘 《临证治验》:某女,45岁。因患功能性子宫出血而致习惯性便秘年余,大便常须借助果导片方可两日一行。自觉烦热口干苦而渴。二目干涩,头晕耳鸣,食少。诊为便秘,阴虚血燥型,拟增液汤加味。处方:玄参15g,熟地15g,麦冬15g,女贞子15g,旱莲草15g,阿胶10g,生大黄5g。3剂,水煎服。服药后,大便每日一行,自觉烦热稍减,连进3剂,纳食转佳,继进3剂,便秘缓解。

按语:本案系功能性子宫出血而致便秘,证属阴虚血燥,故以增液汤养阴润燥为主,加二至(女贞子、旱莲草)和阿胶滋养阴血而止血,加大黄泻热通便。药证合拍,则疗效自佳。

2. 鼻衄 《北京中医学院学报》(1989,1,29):某女,成年。鼻衄时作时止约十余年。此次发病8天来,先请某院耳鼻喉科治疗,不效,后请中医以清热泻火、凉血止血之剂亦不效。

审其双侧鼻孔之堵塞物均因出血而为红色,且有渗血不断从旁流出,并偶见吐血。面色萎黄,脉虚尺大而数。证脉合参,诊为肾阴亏损,虚火上浮,热迫血行,血行清道,急与增液汤:麦冬30g,生地30g,玄参45g。1剂,衄血大减;2剂,衄血停止。

按语:原按云:"鼻衄者,多以凉血泻火为急务,然肾水干涸,虚火上浮者,非滋阴降火不效。增液汤之麦冬补肺金以益水之源,生地、玄参滋肾水以降虚火,使火降而衄止,故其效如神。"

【临床报道】

1. 便秘 增液汤治疗便秘50例,病程20天～8年。处方:玄参50g,生地50～100g,麦冬50g。连服3天为1疗程。结果:显效41例(82%);有效9例(18%)[1]。

采用增液汤、四物汤为主加减治疗老年功能性便秘180例,另以西沙必利治疗80例设为对照组。结果:治疗组总有效率为97.8%,对照组总有效率为79%。说明本法可有效治疗老年功能性便秘,且复发率明显降低[2]。另有报道,增液汤加味治疗Ⅲ期混合痔术后便秘,将所观察的112例患者随机分成治疗组与对照组各56例,治疗组服用增液汤加味,对照组服用麻仁丸。结果:治疗组总有效率达98.6%,在缓解症状、体征方面治疗组优于对照组。说明增液汤加味能有效治疗Ⅲ期混合痔术后便秘,同时能有效缓解术后创缘疼痛、减少出血[3]。

2. 放疗所致口腔反应 增液汤加味治疗放疗引起的口腔反应120例,其中除1例是喉癌外,其余均为鼻咽癌。口腔反应一般在放疗后1周出现,口干、口渴引饮,口涎黏稠,牙龈红肿,黏膜潮红或白斑,重者整个口腔黏膜溃烂,疼痛难忍。治疗用药:生地12～25g,玄参18g,麦冬15g。随证加减:口咽干燥,尤以夜间为甚,心胸烦闷,舌干少苔,脉细数者,加银花、菊花、花粉、沙参、山药、白芍、牡丹皮等;鼻流脓涕或衄血,头痛,咽干喉痛,口有臭气,黏膜潮红充血,大便干结,加黄芩、黄连、黄柏等;口干,食欲不振,恶心呕吐,加芦根、茅根、茵陈、苍术、茯苓、薏苡仁等;口干不思饮,口腥,黏膜白斑,舌淡,脉沉细者,加太子参、白术、山药、扁豆、苡仁、茯苓、黄芪、女贞子等。结果:临床治愈(口腔反应基本消失,顺利配合放疗)41例,显效(口腔反应明显减轻,顺利配合放疗)65例,好转(口干、咽痛、黏膜潮红等减轻,能配合放疗)13例,无效(服药后仍有口腔反应,被迫停止放疗)1例,总有效率达99%[4]。

3. 鼻咽癌 将66例鼻咽癌患者,随机分为中放组135例和单放组131例,中放组采用增液汤加味配合放疗治疗,单放组单用放射治疗。结果:5年复发率中放组为11.85%(16/135),单放组为38.16%(50/131),两组有显著差异($P<0.05$);远处器官转移率中放组为14.80%(21/135),单放组为17.55%(23/131),两组示显著差异($P<0.05$);死亡率中放组为32.59%(44/135),单放组为59.54%(78/131),两组有显著差异($P<0.05$)。说明增液汤加味可改善鼻咽癌患者的预后,降低其复发率和死亡率[5]。

4. 干燥综合征 将46例原发性干燥综合征患者,给予增液汤加减治疗。治疗方法,以增液汤(玄参30g,麦门冬24g,生地黄24g)为基础方。加减:口渴甚者加葛根、知母、天花粉;眼目干涩甚者加菊花、石斛、枸杞子;兼干咳少痰者加川贝母、桔梗等;兼咽喉肿痛、口唇疱疹者加板蓝根、牛蒡子、蒲公英等;兼五心烦热、双颧潮红者加鳖甲、青蒿、地骨皮等;皮肤干枯、阴道干涩、瘙痒加金银花、贯众、夏枯草;关节肿痛及畸形者加独活、秦艽等;肝功能异常者加白芍、虎杖、垂盆草等。14剂为1疗程,连服3个疗程。结果:46例患者治疗总有效率为89.1%,且无明显毒性及不良反应[6]。

5. 小儿病毒性感冒 增液汤加味治疗小儿病毒性感冒50例,病程2～48小时,

T 38.8～40.5℃。白细胞计数:41例正常,8例偏低,1例偏高;分类,35例正常,15例淋巴细胞偏高。肺部X线透视均无异常发现。治疗方法:胃肠道症状明显者使用Ⅰ号方:玄参10g,麦冬10g,生地10g,玄明粉6g,体弱者加黄芪12g;无胃肠道症状者使用Ⅱ号方:玄参10g,麦冬10g,生地10g,大青叶10g,板蓝根10g,远志10g,薄荷6g,咳嗽甚加杏仁4g,川贝母4g。结果:痊愈(12小时内体温恢复正常,中毒症状消失)17例(34％),显效(24小时内体温恢复正常,中毒症状消失)18例(36％),有效(48小时内体温恢复正常,中毒症状消失)13例(26％),无效(48小时内体温及中毒症状无明显改变)2例(4％)。总有效率96％,服药期间未发现副作用[7]。

【实验研究】

1. 对营热阴伤证动物模型的作用　用地塞米松、呋塞米和大肠杆菌内毒素复制家兔营热阴伤证模型,应用增液汤进行治疗,观测体温、血液流变性、凝血指标、脑脊液肌磷酸激酶(CK)、血浆超氧化物歧化酶(SOD)、过氧化脂质(MDA)、血清电解质的变化。结果:增液汤能显著抑制模型家兔体温的上升、全血黏度的增高和血小板数的减少,降低血小板聚集率,使缩短的PT延长,抑制体外血栓的形成,提高组织纤溶酶原激活物(t-PA)含量,减少纤溶酶原激活抑制物(PAI)含量,提高SOD活性,降低MDA含量,调节血清电解质浓度。说明增液汤对家兔营热阴伤证模型有着良好的防治作用[8]。另有研究认为,细胞内外离子的动态变化可以作为反映不同伤阴阶段的病理变化的指标。增液汤的作用机制并非直接补液,其实质是在阴液耗伤状态下的细胞保护作用。其机制可能与其增强清除氧自由基的能力,减少脂质过氧化反应,调节细胞相关抗氧化基因蛋白的表达,从而保护了细胞膜的功能,进而调整细胞内外液离子的失衡等因素有关[9]。

2. 抑制幼鼠胸腺细胞凋亡的作用及其机制　观察预防性应用增液汤注射剂对幼鼠胸腺细胞凋亡及其相关基因的影响,给4～5周龄Wistar大鼠腹腔注射增液汤注射剂和地塞米松,采用原位末端标记(TUNEL)法分析不同处理组的凋亡细胞,同时采用免疫组化方法检测幼鼠胸腺细胞bcl-2和bax基因蛋白表达情况。结果:用TUNEL法标记凋亡细胞,荧光显微镜下,地塞米松组可见致密浓染的黄绿色荧光,呈局灶状分布;而增液汤组只有散在的荧光。光镜观察地塞米松组TUNEL阳性细胞数目较多,其凋亡指数为0.41±0.01;增液汤组TUNEL阳性细胞数目较少,凋亡指数为0.07±0.004,与地塞米松组比较,差异有显著性($P<0.01$)。免疫组织化学结果表明,地塞米松组bcl-2基因蛋白呈低表达,其蛋白阳性率为(0.1960±0.0060)％,bax蛋白过度表达,蛋白阳性率为(0.4315±0.0165)％,bcl-2/bax<1;相反增液汤组细胞bcl-2基因蛋白呈高表达,bax基因蛋白仅有少量表达,其蛋白阳性率为(0.5010±0.0170)％和(0.1854±0.009)％,bcl-2/bax>1。两组比较,差异有显著性($P<0.01$)。说明通过调控凋亡基因bcl-2/bax表达,增强胸腺细胞对地塞米松的抵抗,进而抑制细胞凋亡,可能是增液汤抑制幼鼠胸腺细胞凋亡的重要作用环节之一[10]。

3. 对大鼠泻剂结肠治疗机制的研究　探讨增液汤对大黄总蒽醌引起大鼠"泻剂结肠"的治疗机制。实验分两期:第1期建立大鼠泻剂结肠模型;第2期增液汤对大鼠泻剂结肠的治疗作用;分别采用活性炭推进法检测肠道的推进功能、PGP9.5免疫组织化学染色法观察肌间神经元数量的变化和苏木精-伊红染色观察肠道病理改变,依此作为泻剂结肠模型的鉴定和增液汤疗效的观察。结果:给予大黄总蒽醌灌胃3个月后,大鼠出现肠道推进功能明显减弱($P<0.01$)、肌间神经元数目减少($P<0.05$)以及黏膜下炎症细胞浸润,模型建立成功;模型治疗组加灌增液汤30天后,各项指标均有明显改善。说明增液汤能有效改善长期应用

大黄总蒽醌引起的泻剂结肠模型大鼠的肠道传输功能,对肌间神经丛神经元的损伤具有一定的保护作用。增液汤对大黄总蒽醌引起的大鼠泻剂结肠具有治疗作用[11]。

4. 剂型研究 将增液汤剂改为大型静脉滴注剂养阴针(由玄参、麦冬各100g,生地50g组成,制成10%的供静脉滴注使用的等渗液2000ml)、增液针(由玄参、麦冬、生地各100g组成,制成10%的供静脉滴注使用的等渗液3000ml),把324例病情需要补液的患者,随机分为研究组和对照组。对照组用5%葡萄糖生理盐水、5%～10%葡萄糖液和林格液;研究组用养阴针或增液针。结果:养阴针与增液针在安全性方面与现代医学大型输液剂是近似的;对造血、心、肝、肾等功能未见毒副反应,也未见积蓄反应;在养阴针及增液针中加入45种中西急救药品,广泛用于内科急重病症,也达到了配伍无副反应的要求,且可明显改善微循环。药理实验表明:增液针具有较生理盐水非常显著的对大鼠蛋清样关节炎和小鼠巴豆样耳肿的抗炎作用;具有较生理盐水非常显著的改善毛细血管通透性的作用,因而有助于炎性分泌的较快吸收,减少炎性毒性反应。而养阴针具有较生理盐水较快的解热作用。增液针和养阴针均对冠状动脉和肾上腺皮质功能无直接影响[12]。近有报道,由增液汤原方之生地、玄参、麦冬三药制成的养阴清热注射液,经中日友好医院药检室检验,pH值、蛋白质、鞣质、草酸盐、Na^+、K^+、Cl^-、渗透压、重金属等项检验均合格。为了探讨温病热毒伤阴的实质,并观察养阴清热注射液的作用机制,实验采用大肠杆菌内毒素一次性给家兔静脉注射的方法建立热毒伤阴动物模型,再以养阴清热注射液进行治疗。结果:模型组家兔在注射ET3小时和24小时时,动物的大体表现、心率、血压等各项指标均有相应变化,Na^+-K^+-ATP酶活力在注射ET3小时时仅有降低趋势,而注射24小时时则明显降低,养阴清热注射液则能改善这些指标的变化。提示热毒伤阴是分阶段的,早期和晚期分别与细胞外液和细胞内液的受损有关,养阴清热注射液可以减轻细胞膜的损伤,改善细胞膜的通透性,从而保证细胞的正常功能,减轻伤阴的程度[13]。

5. 提取工艺研究 以正交试验法选择增液汤的最佳提取工艺。方法是以梓醇、肉桂酸、哈巴酯苷的加权峰面积为考察指标进行综合评价。结果:增液汤的最佳提取工艺为:12倍的70%的乙醇,回流提取4次,每次1.5小时[14]。

参 考 文 献

[1] 张宝忠. 增液汤治疗便秘50例疗效观察[J]. 中医药信息,1987,(1):26.

[2] 李晓阳,李艳梅,高旋慰. 增液行舟法治疗老年功能性便秘180例[J]. 陕西中医,2007,28(6):690-691.

[3] 蔡而玮,游志华. 增液汤加味治疗Ⅲ期混合痔术后便秘56例[J]. 福建中医药,2007,38(5):7-8.

[4] 黄奕助. 增液汤加味治疗放疗所致口腔反应120例[J]. 广西中医药,1981,(5):25.

[5] 李连华,汪丽川. 增液汤加味配合放射治疗135例鼻咽癌患者预后观察[J]. 中医研究,1999,12(3):16-18.

[6] 孙丽英,吴晓丹. 增液汤化裁治疗原发性干燥综合征46例临床观察[J]. 中医药信息,2007,24(5):49-50.

[7] 赵学光. 增液汤加味治疗小儿病毒性感冒50例疗效观察[J]. 现代中医,1990,3(1):23.

[8] 卞慧敏,翟玉祥,杨进,等. 增液汤对营热阴伤证动物模型的作用[J]. 中药药理与临床,2001,17(6):8-10.

[9] 仝小林,王君,李宁,等. 增液汤对急性伤阴动物模型的细胞保护作用及其机理探讨[J]. 中国中医基础医学杂志,2003,9(8):45-47.

[10] 王君,仝小林,李纯,等. 增液汤抑制幼鼠胸腺细胞凋亡作用的机制探讨[J]. 中国中西医结合杂志,2003,23(1)35-39.

[11] 鲍军强,李锋,张文生,等. 增液汤对大鼠泻剂结肠治疗机制的研究[J]. 中国中西医结合消化杂志,2007,15(6):354-357.

[12] 徐有玲,杜树明,刘世赓,等. 中药大输液剂增液针、养阴针的临床和实验初步观察[J]. 中西医结合杂志,1982,2(3):153-155.

[13] 曹丽英,仝小林,王红,等. 养阴清热注射液对高热伤阴动物模型影响的实验研究[J]. 中国中医基础医学杂志,1998,4(9):28-31.

[14] 巩克民,赵怀清,任洁,等. 增液汤提取工艺研究[J]. 中国实验方剂学杂志,2005,22(3):5-7.

（华浩明）

第十六章

祛 湿 剂

凡以祛湿药为主组成,具有化湿利水,通淋泄浊等作用,治疗水湿病证的方剂,称为祛湿剂。

祛湿剂的应用有着悠久的历史,早在《内经》就明确提出了祛湿剂的使用原则。如"水郁折之"(《素问·六元正纪大论》),"去宛陈莝,……开鬼门,洁净府"(《素问·汤液醪醴论》),以及"湿淫于内,治以苦热,佐以酸淡,以苦燥之,以淡泄之"(《素问·至真要大论》);"湿淫所胜,平以苦热,佐以酸辛,以苦燥之,以淡泄之。湿上甚而热,治以苦温,佐以甘辛,以汗为故而止"(《素问·至真要大论》)等。这也是祛湿剂的立论依据。在我国最早的药学专著《神农本草经》中,就有大量祛湿类中药,其中包括独活、秦艽、茯苓、猪苓、茵陈蒿、萹蓄等著名的祛湿药物。这些记载为祛湿剂的创立奠定了药物学基础。迨至东汉末年,《伤寒杂病论》所载茵陈蒿汤、五苓散、猪苓汤、真武汤等方,其配伍严谨,选药精当,成为后世清热祛湿、利水渗湿、温化水湿等祛湿剂之滥觞,对历代祛湿剂的组成、配伍及临床运用产生了深远的影响。自唐代开始,随着祛湿方剂的广泛应用,方书中渐渐将其专列一门,唐·陈藏器在《本草拾遗》中将"燥可去湿"列为十剂之一。《备急千金要方》精选了前人众多的祛湿方,如著名的独活寄生汤、小续命汤等,为后世医家推崇和习用。《外台秘要》续命汤等亦是如此。宋代《太平惠民和剂局方》更是广泛收集各地所献祛湿方,并加以验证,如至今仍常用的藿香正气散、八正散、六和汤、五淋散等。这些祛湿方剂不但广泛地被宋代以后各方书所引用,而且有些方剂还作为成方规范而流传下来。另外,《济生方》、《类编朱氏集验医方》、《增补内经拾遗方论》等也收集了大量祛湿方剂,如实脾散、柴平汤、鸡鸣散等。金、元以降,流派纷呈,刘、李、张、朱四大名医对祛湿剂的运用及发展进行了新的尝试和探讨,使之进入了一个新阶段。如《黄帝素问宣明论方》防风汤、《素问病机气宜保命集》大秦艽汤,《内外伤辨惑论》羌活胜湿汤,《兰室秘藏》中满分消丸、通关丸、消震汤、清肺饮子,《丹溪心法》胃苓汤、萆薢分清饮等。明代医家擅长对前人祛湿方进行加减变通,如《医学正传》的三妙丸、《明医指掌》的四苓散、《景岳全书》的大分清饮、《妇科撮要》的全生白术散、《古今医鉴》的加味二妙丸等。清代医家大大拓宽了祛湿剂的应用范围,以王士雄、吴瑭为代表的温病学派延伸了祛湿剂在温病的运用,如《霍乱论》连朴饮治霍乱吐利,蚕矢汤治霍乱转筋,《温病条辨》三仁汤治湿温初起,宣痹汤治湿热痹证,黄芩滑石汤治湿温湿热胶结难解者等。另外,《温病条辨》还擅变通古方,如将藿香正气散变化成五个加减正气散等。《医宗金鉴》更是将祛湿剂运用到内、外、妇、儿各科,如用香砂平胃散治内科病伤食脘腹胀痛,除湿胃苓汤治外科病缠腰火丹,加味五淋散治孕妇小便频数窘涩,木通散治新生儿胎热过盛、小便不通等。近代,运用现代科学技术方法对祛湿剂作用机制进行了实验研究,从而揭示了祛湿剂对水液代谢等方面的影响。

祛湿剂是为治疗湿病而设。湿有外湿与内湿之分,外湿每因久处低湿,或淋雨涉水,或汗出沾衣,正不胜邪所致;内湿每因嗜食生冷,恣啖酒酪,脾阳失运所致。《医学心悟》卷3

曰:"凡人嗜食肥甘,或醇酒乳酪,湿从内受。或山岚瘴气,久雨阴晦,或远行涉水,坐卧湿地,则湿从外受。"外湿病变多在肌表、经络、关节等部位,症见恶寒发热、头胀身重、面浮目黄、肢体浮肿、身重疼痛等;内湿病变部位多在脏腑、气血,症见胸痞腹满、呕恶泄痢、黄疸、足跗浮肿等。但外湿与内湿可互相影响,外湿可入侵脏腑,内湿亦可影响肌表。故外湿与内湿为病,有时相因互见。除此以外,由于湿病的范围广泛,又因体质不同,证候多有兼夹或转化。故有湿邪夹热或热化,湿邪夹寒或寒化及为虚证、为实证等复杂变化。治疗方法,方药配伍,亦应随之而不同。大抵湿邪在外在上者,可表散微汗以解之;在内在下者,可芳香苦燥以化之,或甘淡渗利以除之;从寒化者,宜温阳化湿;从热化者,宜清热祛湿;体虚湿盛者,又当祛湿扶正两相兼顾。故祛湿剂分为燥湿和胃、清热祛湿、利水渗湿、温化水湿、祛风胜湿五类。

燥湿和胃剂,适用于湿浊阻滞,脾胃失和的病证。脾主升清,胃主降浊;脾主运化,胃主受纳。若湿浊中阻,困阻脾胃,则见脘腹痞满、嗳气吞酸、呕吐泄泻、食少体倦等症。燥湿和胃方剂的组成,每以苦温燥湿药与芳香化湿药为主,常用苍术、厚朴、藿香、白豆蔻等药。在配伍方面,药有以下几类:①配行气药,如陈皮、木香、砂仁之类。因湿为阴邪,其性重浊黏滞,而易阻滞气机。加之脾胃为湿所困,升降失常,易致气滞。配行气药既可行气醒脾,又使气行则湿行,有利于湿邪的化解。如平胃散、不换金正气散之陈皮、厚朴,藿香正气散之陈皮、厚朴、大腹皮等。②配健脾药,如人参、白术、炙甘草、大枣之类。因脾恶湿,湿邪困脾,必致脾虚不运。配健脾药,使脾之运化有力,不使湿邪内停。如平胃散之苍术,藿香正气散之白术、甘草、大枣,六和汤之人参、甘草、白术、白扁豆等。③配解表药,如藿香、苏叶、白芷、香薷之类。因湿邪内阻,易致外邪侵袭,配解表药使表邪解散,亦有助于里湿祛除。如藿香正气散之藿香、白芷、苏叶,柴平汤之柴胡,六和汤之香薷等。燥湿和胃剂的代表方有平胃散、藿香正气散、不换金正气散、六和汤等。

清热祛湿剂,适用于湿热外感,或湿热内盛,以及湿热下注所致的病证。暑热夹湿则为暑湿,见胸脘痞闷、心烦、身热、舌苔黄腻;夏季外感湿热之邪为湿温,见头痛恶热、身重疼痛、面色淡黄、胸闷不饥、午后身热等;湿热熏蒸,胆汁外溢则为黄疸,见一身面目俱黄、黄色鲜明、舌苔黄腻等;"湿热不攘,大筋软短,小筋弛长,软短为拘,弛长为痿";湿热下注,则小便短赤、身重疲乏、舌苔黄腻等。清热祛湿剂的组成,每以清热利湿药物为主,常用茵陈蒿、薏苡仁、滑石、山栀等。在配伍方面,大致有以下几类:①配宣畅三焦药,如杏仁(宣上焦)、白蔻仁(畅中焦)、薏苡仁(导下焦)之类。因三焦阻滞则决渎无权,配宣畅三焦药则三焦决渎有权,气畅湿行。如三仁汤之杏仁、白蔻仁、薏苡仁。②配寒性泻下药,如大黄之类。因湿热之有形实邪可借泻下荡涤而出。如茵陈蒿汤、八正散之大黄。③配理气药,如砂仁、厚朴、枳实之类。如中满分消丸之枳实、厚朴、砂仁。④配补养气血药,如人参、白术、甘草、当归之类。因湿热之邪易伤人气血,苦燥清热药、淡渗利湿药亦可伤人气血,因此对湿热之证兼有气血不足者,在清热祛湿的同时应不忘扶正。如五淋散之当归,中满分消丸之人参、白术、甘草,当归拈痛汤之当归、人参、甘草。清热祛湿剂的代表方有茵陈蒿汤、八正散、五淋散、通关丸、三仁汤、甘露消毒丹、连朴饮、当归拈痛汤、二妙散、中满分消丸等。

利水渗湿剂,适用于水湿壅盛所致的病证。水湿壅盛,或水湿停于下焦则见淋浊、癃闭、水肿、泄泻等。利水渗湿方剂的组成,每以利水渗湿药物为主,常用防己、茯苓、猪苓、泽泻等。在配伍方面,大致有以下几类:①配健脾药,如黄芪、白术、甘草之类。如五苓散之白术,防己黄芪汤之黄芪、白术、甘草。②配温阳化气药,如桂枝之类。因水湿内停易致膀胱气化不利,或有的水湿内停由于膀胱气化不利而致。如五苓散、防己茯苓汤之桂枝。③配养阴药,如阿胶之类。因水湿郁而化热易伤阴耗液。如猪苓汤之阿胶。利水渗湿剂的代表方有五苓散、猪苓汤、防己黄芪汤、防己茯苓汤、五皮散等。

温化水湿剂,适用于湿从寒化或湿与寒结所致的病证。寒饮水湿之邪留于肠胃则为痰饮;"感于寒湿,则民病身重胕肿,胸腹满"(《素问·六元正纪大论》),寒湿内停则水肿;"寒湿之中人也,皮肤不收,肌肉坚紧,荣血泣,卫气去"(《素问·调经论》),寒湿阻于肌腠则患痹证;寒湿外侵,经气、血脉不和则成寒湿脚气等。温化水湿剂的组成,每以温阳药与利湿药为主,常用桂枝、附子、茯苓、白术等。在配伍方面,药有以下几类:①配健脾补肾药,如白术、甘草、大枣、益智仁、附子之类。因脾、肾久病耗气伤阳,或久泻久痢,或水邪久踞,以致肾阳虚衰不能温养脾阳,或脾阳久虚不能充养肾阳,终致脾肾阳气俱伤,脾不能运化水湿,肾不能化气行水。配补脾肾药属治病求本之图。如实脾散之白术、大枣、甘草,苓桂术甘汤之白术、甘草,真武汤之附子、白术,萆薢分清饮之益智仁等。②配理气药,如厚朴、乌药、木香、陈皮、槟榔之类。如实脾散之木香、厚朴,萆薢分清饮之乌药,鸡鸣散之陈皮、槟榔等。温化水湿剂的代表方有苓桂术甘汤、甘草干姜茯苓白术汤、真武汤、附子汤、实脾散、萆薢分清饮、鸡鸣散等。

祛风胜湿剂,适用于外感风湿所致的病证。风湿相搏于人体肌表、头面、血脉、关节,则气血不畅,经脉不舒,而见头痛、身痛、腰膝顽麻痹痛,以及脚气足肿等。祛风胜湿剂的组成,每以祛风胜湿药物为主,常用羌活、独活、防风、秦艽等。在配伍方面,药有以下几类:①配活血药,即"医风先医血,血行风自灭"(《妇人大全良方》卷3),如川芎、桂心、牛膝、当归之类。如独活寄生汤之当归、牛膝、桂心、川芎,桂枝芍药知母汤之桂枝,蠲痹汤之当归、赤芍等。②配补养气血药,如人参、黄芪、甘草、当归、地黄、芍药之类。因风湿久留易伤人气血。另外,祛风湿药多辛温香燥亦伤人气血。配补养气血药使风湿去而正不伤,气血足,风湿以除。如独活寄生汤之人参、甘草、当归、地黄,蠲痹汤之当归、黄芪、甘草,桂枝芍药知母汤之芍药、甘草、白术等。③配补益肝肾药,如杜仲、牛膝、桑寄生之类。因肾主骨,肝主筋。腰为肾之府,膝为肝之府。风湿痹阻,久而不去,气血不畅,肝肾失养。配补肝肾药则筋强骨健,腰膝酸软自愈。如独活寄生汤之杜仲、牛膝、桑寄生等。祛风胜湿剂之代表方有独活寄生汤、蠲痹汤、桂枝芍药知母汤等。

应用祛湿剂应注意以下几点:首先,要密切联系脏腑。人身中,主水在肾,制水在脾,调水在肺。故水湿与肺、脾、肾三脏有着非常密切的关系。脾虚则生湿,肾虚则水泛,肺失宣降则水津不布。在治疗上,健脾则能化湿,使水有所制;温肾则能行水,使水湿能化;宣肃肺气则水道通调。他如三焦、膀胱亦与水湿相关。三焦气阻则决渎无权;膀胱不利则小便不通。是以畅三焦之机,化膀胱之气,均可使水湿速去。再者,注意水与湿之关系。湿之与水,异名同类,湿为水之渐,水为湿之积,二者难以截然划分,故常水湿并称。三是对素体阴虚津亏,病后体虚,及孕妇水肿者,应慎用祛湿剂。因祛湿剂多辛温而燥或苦寒渗利,易耗阴伤津。

(徐传富 徐长化)

第一节 化湿和胃

平 胃 散
(《简要济众方》卷5)

【异名】天下受拜平胃散(《岭南卫生方》卷中)、受拜平胃散(《杂类名方》)、神效平胃散

（《保命歌括》卷 19）

【组成】苍术去黑皮,捣为粗末,炒黄色四两（120g） 厚朴去粗皮,涂生姜汁,炙令香熟三两（90g） 陈橘皮洗令净,焙干二两（60g） 甘草炙黄一两（30g）

【用法】上为散。每服二钱（6g）,水一中盏,加生姜二片,大枣二枚,同煎至六分,去滓,食前温服。

【功用】燥湿运脾,行气和胃。

【主治】湿滞脾胃证。脘腹胀满,不思饮食,口淡无味,恶心呕吐,嗳气吞酸,肢体沉重,怠惰嗜卧,常多自利,舌苔白腻而厚,脉缓。

【病机分析】本证病机为湿滞脾胃,运化失职。脾属土,湿为土之气,《素问·阴阳应象大论》曰:"其在天为湿,在地为土,在体为肉,在脏为脾"。脾主运化,喜燥而恶湿,脾为湿困,则运化失司,故不思饮食,或食少无味。湿属阴邪,其性黏滞,阻遏气机,气滞不行,故脘腹胀满。湿性重滞,脾主四肢、主肌肉,湿郁于脾,故多身重嗜卧。此即《血证论》卷 6 所谓"身体沉重,倦怠嗜卧者,乃脾经有湿"。脾与胃相为表里,脾失健运,胃失和降,甚则胃气上逆,故恶心呕吐,嗳气吞酸。湿阻脾胃,升降功能失常,下迫大肠,故常自利。苔白腻而厚,脉缓,乃湿滞脾胃之征。

【配伍意义】本方为湿滞脾胃之证而设,故以燥湿运脾,行气和胃立法。《临证指南医案》卷 3 说:"脾宜升则健,胃宜降则和,太阴湿土,得阳始运,阳明阳土,得阴自安。"方中以苍术为君,以其味苦,性温而燥,最善燥湿,兼以健脾,能使湿去而脾运有权,脾健则湿邪得化。所以《本草正义》谓:"凡湿困脾阳,……非苍术芳香猛烈,不能开泄。而脾家郁湿,苍术一味,最为必需之品。"脾气之转输,湿邪之运化,皆赖于气之运行,亦即"气化则湿亦化"（《温病条辨》卷 1）之意。况湿邪阻碍气机,气不宣通,故在祛湿之中,须辅以行气之品,因而方中臣以厚朴。本品苦温,非但善能行气消满,且有苦燥芳化之性,行气祛湿两者兼顾。《本草汇言》谓:"厚朴,宽中化滞,平胃气之药也。凡气滞于中,郁而不散……或湿郁积而不去,湿痰聚而不清,用厚朴之温可燥湿,辛可以清痰,苦可以下气也。"与苍术相伍,燥湿以健脾,行气以化湿,湿化气行则脾气健运。二药合用加强燥湿运脾之力。佐以陈皮理气和胃,芳香醒脾,助苍术燥湿;协厚朴行气。陈皮、厚朴芳香化湿,有醒脾调中之功。甘先入脾,脾得补而健运,故使以甘草,既可调和诸药,又能甘缓和中。用法中加入生姜、大枣,则调和脾胃之功益佳。全方以燥湿为主,行气为辅,俾湿浊得化,气机调畅,脾得健运,胃气和降,则湿阻气滞诸证自除。然本方总以苦燥为用,惟有湿有滞者宜之,即吴氏所谓"惟湿土太过者能用之"（《医方考》卷 1）。脾湿得制,则与胃气相平,脾胃平和,升降自有其序。

关于本方命名,张介宾曰:"夫所谓平胃者,欲平治其不平也"（《景岳全书》卷 17）。说明本方能平胃土之不平,是为平治胃气之剂,故称"平胃散"。

本方配伍特点有二:一为燥湿与行气之品并用,以燥湿为主;二为诸药皆入脾经,因而本方重在治脾湿,兼和胃气。

【临床运用】

1. 证治要点 本方临床运用以脘腹胀满,舌苔厚腻为证治要点,为燥湿和胃的基础方。

2. 加减法 若证属湿热者,宜加黄连、黄芩以清热燥湿;属寒湿者,宜加干姜、草豆蔻以温化寒湿;湿盛泄泻者,宜加茯苓、泽泻以利湿止泻;若呕者,加半夏以和胃止呕;若兼食滞,而见腹胀满,大便秘结者,宜加莱菔子、神曲、槟榔、枳实以消食除满。

3. 本方现代常用于传染性肝炎、脂肪肝、慢性胃炎、胃及十二指肠溃疡、慢性肠炎、肠梗阻、蛔虫性食道梗阻、闭经、经前期紧张综合征、子宫颈炎、百日咳、小儿厌食症、婴幼儿腹泻、急性湿疹、男性性功能低下、口腔黏膜腺癌等辨证属湿滞脾胃者。

【使用注意】本方辛苦温燥，易伤正耗阴，故阴虚气滞、脾胃虚弱者，以及孕妇不宜使用。

【源流发展】平胃散之名，最早见于北宋王衮的《博济方》(1047 年)卷 2，药用厚朴、炙甘草、苍术、陈皮、人参、茯苓，功用治气和膈，消食平胃，主治脾胃不和，不思饮食。现今流传之平胃散方，载于北宋周应所著《简要济众方》卷 5(1051 年)，治疗胃气不和。后在《太平惠民和剂局方》卷 3 中，其主治病证更具体明确："平胃散治脾胃不和，不思饮食，心腹胁肋胀满刺痛，口苦无味，胸满短气，呕哕恶心，噫气吞酸，面色萎黄，肌体瘦弱，怠惰嗜卧，体重节痛，常多自利，或发霍乱，及五噎八痞，膈气反胃，并宜服"。该书卷 2 又有与前者药味相同而用量不同的对金饮子(厚朴、苍术、甘草各二两，陈皮半斤)，"治诸疾，无不愈者。常服固元阳益气，健脾进食，和胃祛痰，自然荣卫调畅，寒暑不侵。此药疗四时伤寒"。并载本方基础上的加味方——和解散(厚朴、苍术、陈皮、甘草、姜、枣、藁本、桔梗)，"治男子妇人四时伤寒头痛，憎寒壮热，烦燥自汗，咳嗽吐痢"。在《内经拾遗方论》卷 3 中将平胃散与小柴胡汤合用治疗痎疟，名柴平汤。"方用小柴胡汤以散风寒，平胃散以消饮食，故曰柴平"。到了元代，朱震亨《丹溪心法》卷 2 用胃苓汤(平胃散与五苓散合方)治"夏秋之间，脾胃伤冷，水谷不分，泄泻不止"；又用加味平胃散(平胃散加神曲、麦芽)"治吞酸或宿食不化"(《丹溪心法》卷 3)。葛可久《十药神书》用参苓平胃散(平胃散加人参、茯苓)治疗湿阻中焦，而又气虚乏力，脘腹胀痛，舌苔腻，食少便溏者。迨至明代，龚廷贤《寿世保元》卷 3 用香砂平胃散(平胃散加香附、砂仁、白术、茯苓、半夏、神曲、白芍)治"腹痛甚而泄泻，泻后痛减者，食积也"；又用加味平胃散(平胃散加半夏、川芎、香附、枳实、木香、神曲、山楂、干姜)治"食积腹痛，其脉弦。其痛在上，以手重按愈痛，甚欲大便，利后其痛减是也"(《寿世保元》卷 5)。王肯堂《证治准绳·类方》的调气平胃散(平胃散加木香、乌药、白豆蔻仁、檀香、砂仁、藿香)，用于"突然手足逆冷，肌肤粟起，精神不守，或错言妄语，牙紧口噤或头旋晕，昏倒不知人……头面青黑"等中恶后的治疗。秦景明《症因脉治》卷 3 用枳桔平胃散(平胃散加枳壳、桔梗)治"气结腹胀"，"胸前饱闷"者；用茵陈平胃散(苍术、厚朴、陈皮、山栀、茵陈、淡豆豉)治"食谷头眩，心中怫郁，胃中苦浊，小便不通，遍身俱黄"的谷疸。该书卷 2 家秘消滞汤(平胃散加莱菔子、枳实、山楂、麦芽)治"胸前满闷，嗳气作痛，痛则呕吐，得食愈痛，按之亦痛"的食积呕吐；荆防平胃散(平胃散加荆芥、防风)治"恶寒发热，暴吐不止，呕出清液，不杂糟粕谷食"，"脉浮身热者"；二陈平胃散(半夏、茯苓、陈皮、甘草、苍术、厚朴)治"食积咳嗽，脉沉滑，胸满闷者"；《医宗金鉴·外科心法要诀》卷 63 中，芩连平胃散(平胃散加黄连、黄芩)治"燕窝疮在下颏生，如攒粟豆痒热疼，形类黄水疮破烂，此证原来湿热成"；该书《杂病心法要诀》卷 42，用香连平胃散(平胃散加木香、黄连)治"湿痢"。《傅青主女科·产后编》用平胃散加朴硝煎服，治"死产者，子死腹中也，验母舌青黑，其胎已死，先用平胃散一服，酒水各一钟，煎八分，投朴硝，煎服即下，用童便亦好。后用补剂调理"。当代，《北京市中药成方选集》香砂平胃丸，在平胃散的基础上，加行气宽中，顺气止呕的木香、砂仁，治脾湿兼气逆较著，呕吐恶心，倒饮嘈杂之证。《中医治法与方剂》枳术平胃散，是平胃散与枳术汤合用，增强了下气消痞，健脾化湿之功，治脾虚湿盛，气机阻滞，心下痞坚者；茵陈胃苓汤(胃苓汤加茵陈)，治阴黄。上海中医学院编著的《方剂学》楂曲平胃散，在平胃散的基础上，加山楂、神曲、麦芽，主治饮食积滞，痞胀吞酸，不思饮食，倦怠嗜卧等证。

上述方剂从组成来看，诸方虽皆以苍术、厚朴、陈皮、炙甘草为主，但其配伍药物各异。

配藁本、桔梗、荆芥、防风、藿香等,兼以解表;配神曲、麦芽、山楂、莱菔子、砂仁等,兼以消食;配木香、香附、砂仁、枳壳、桔梗、檀香、乌药等,兼以调气;配猪苓、茯苓、泽泻、茵陈等,兼以利湿;配黄连、黄芩、栀子等,兼以清热;配二陈汤兼以燥湿化痰;配小柴胡汤,兼以和解少阳;配芒硝,兼促下死胎;脾虚明显者,配人参、茯苓、白术等。如此众多的配伍形式,体现了平胃散方的发展变化及广泛的治疗作用。

【疑难阐释】

1. 关于本方源源　以往的方剂专著及教材均载平胃散出自《太平惠民和剂局方》卷3。在《局方》之前的《简要济众方》卷5中已有平胃散的记载。日·丹波元胤在考证周氏《简要济众方》时指出:"平胃散一方,世为出《局方》,不知其本于是书"(《中国医籍考》卷45)。柯琴谓"李东垣制平胃散"(录自《古今名医方论》卷4);冉雪峰说:"此方原出《圣惠》,见《中国医籍考》,《和剂局方》犹是转辑"(《历代名医良方注释》),均为不妥。

2. 关于平胃的意义　吴昆认为:平胃乃"平敦阜之土";柯琴认为:平胃土之卑监,"培其卑者而使之平,非削平之谓"。两种观点看似相对立,实际上是可以统一的。前者着眼于病邪,以本方燥湿祛邪,理气和胃来平和胃土;后者以病位为立足点,言脾胃运化失健,用平胃散促进中焦健运,土燥则湿滞自消。可见尽管立论的角度有所差异,其平胃之目的是一致的。

【方论选录】

1. 吴昆:"湿淫于内,脾胃不能克制,有积饮痞膈中满者,此方主之。此湿土太过之证,《经》曰敦阜是也。苍术味甘而燥,甘则入脾,燥则胜湿;厚朴味温而苦,温则益脾,苦则燥湿,故二物可以平敦阜之土。陈皮能泄气,甘草能健脾,气泄则无湿郁之患,脾强则有制湿之能,一补一泄,又用药之则也。是方也,惟湿土太过者能用之,若脾土不足及老弱、阴虚之人,皆非所宜也。"(《医方考》卷1)

2. 张介宾:"夫所谓平胃者,欲平治其不平也,此东垣为胃强邪实者设。故其性味从辛从燥从苦,而能消能散,惟有滞有湿有积者宜之。今见方家每以此为常服健脾之剂,动辄用之,而不察可否,其误甚矣。"(《景岳全书》卷17)

3. 柯琴:"《内经》以土运太过曰敦阜,其病腹满;不及曰卑监,其病留满痞塞。张仲景制三承气汤,调胃土之敦阜;李东垣制平胃散,平胃土之卑监也。培其卑者而使之平,非削平之谓,犹温胆汤用凉剂而使之温,非用温之谓。后之注《本草》者,曰敦阜之土,宜苍术以平之;卑监之土,宜白术以培之。若以湿土为敦阜,将以燥土为卑监耶? 不审敦阜、卑监之义,因不知平胃之理矣。二术苦甘,皆燥湿健脾之用,脾燥则不滞,所以能健运而得其平。第二术白者柔而缓,苍者猛而悍。此取其长于发汗,迅于除湿,故以苍术为君耳,不得以白补赤泻之说为二术拘也。厚朴色赤苦温,能助少火以生气,故以为佐;湿因于气之不行,气行则愈,故更以陈皮佐之;甘先入脾,脾得补而健运,故以炙甘草为使。名曰平胃,实调脾承气之剂欤!"(录自《古今名医方论》卷4)。

4. 汪昂:"此足太阴、阳明药也。苍术辛烈燥湿而强脾,厚朴苦温除湿而散满(苦降能泻实满,辛温能散湿满),陈皮辛温利气而行痰,甘草中州主药,能补能和,蜜炙为使,泄中有补,务令湿土底于和平也。"(《医方集解·消导之剂》)

5. 王子接:"胃为水土之脏,长生于申。水谷之入于胃也,分为三隧,其糟粕一隧下入小肠,传于大肠,全赖燥火二气,变化传送。若火不温而金不燥,失其长生之气,上虽有心阳以扶土,而下焦川渎失利,则胃中泛滥而成卑湿之土,为湿满、为濡泻。治以苍术辛温,助胃行湿,升发谷气,厚朴苦温,辟阴去浊,温胃渗湿,甘草调和小肠,橘红通理大肠,胃气安常,大小肠处顺,故曰平胃。"(《绛雪园古方选注》卷中)

6. 费伯雄:"人非脾胃无以养生,饮食不节,病即随之。多食辛辣则火生,多食生冷则寒生,多食浓厚则痰湿俱生。于是为积聚,为胀满,为泻痢,种种俱见。平胃散乃治脾胃之圣剂,利湿化痞,消胀和中,兼治时疫瘴气,燥而不烈,故为消导之首方。"(《医方论》卷4)

7. 张秉成:"夫土曰稼穑,不及为卑监,太过则曰敦阜。平胃者,平胃中之敦阜也。然土无成位,湿无专主,皆从化而来,从化而去,随人之脏气使然。阴虚者化为湿热,阳虚者化为寒湿,故治此者,当因其未化而化之,乃无后患。故用苍术辛温燥湿,辟恶强脾,可散可宣者,为化湿之正药。厚朴苦温,除湿而散满;陈皮辛温,理气而行痰,以佐苍术之不及。但物不可太过,过刚则折,当如有制之师,能勘祸乱而致太平,故以甘草中州之药,能补能和者赞辅之,使湿去而土不伤,致于平和也。"(《成方便读》卷3)

【评议】诸家方论对本方配伍意义、功用与主治的论述,说理中肯,立论精辟。如吴昆的"一补一泄";汪昂的"泄中有补";张介宾的"其性味从辛从燥从苦,而能消能散,惟有滞有湿有积者宜之"。均为有得之见。

在临床使用宜忌方面,吴昆认为"惟湿土太过者能用之,若脾土不足及老弱、阴虚之人,皆非所宜也"。对临床颇有指导意义。

【验案举例】

1. 泄泻 《宋元明清名医类案·朱丹溪医案》:叔祖年七十,禀甚壮,形甚瘦。夏末患泻利,至秋深百方不效。病虽久而神不悴,小便涩少而不赤,两手脉俱涩而颇弦。自言膈微闷,食亦减。此必多年沉积,僻在肠胃。询其平生喜食何物,曰我喜食鲤鱼,三年无一日缺。予曰积痰在肺,肺为大肠之脏,宜大肠之不固也。当与澄其源则流自清。以茱萸、青葱、陈皮、苜蓿根、生姜煎浓汤,和以砂糖。饮一碗许,自以指探喉中,至半时,吐痰半升许如胶。是夜减半,次早又饮,又吐痰半升而利止。又与平胃散加白术、黄连,旬日十余帖,而安。

按语:本例患者的泄泻,是由"积痰在肺","大肠不固"所致,故以涌吐痰的治法,达到"利止"。然脾为生痰之源,后又与平胃散加白术、黄连治理。

2. 痞满 《名医类案》卷4:虞恒德治一人年三十余,身材肥盛,盛夏秋间,因官差劳役,至冬得痞满症。两胁气攻胸中,饱闷不能卧,欲成胀满症。历数医皆与疏通耗散之药不效。十一月初旬,虞诊两手关前皆浮洪而弦涩,两关后脉皆沉伏。此膈上有稠痰,脾土之气敦阜,肝木郁而不伸。当用吐法,木郁达之之理也,奈值冬月降沉之令,未可行此法。且与豁痰疏肝气,泻脾胃敦阜之气,用平胃散加半夏、青皮、茯苓、川芎、草龙胆、香附、砂仁、柴胡、黄连、瓜蒌仁等药,病退十之三四,待次年二月初旬,为行倒仓法而安。

按语:患者因脾湿肝郁而苦于痞满,法当吐痰疏肝采用吐法,然正值冬季,故用燥湿豁痰运脾,疏肝理气和胃的平胃散加味治疗,到次年春再采用吐法,顺其气而治其病。

3. 脚气 《名医类案》卷6:江应宿治一婢,春初患脚气,腰脚赤肿、疼痛,难于步履。予曰:此因饮食伤脾,不能运化,湿热下注之所致也。利水行湿,消导食滞,用平胃散加茯苓、泽泻、薏苡、木瓜、山楂、麦芽、神曲。二剂,腰脚消而能步。再以木通白术汤送保和丸而愈。

4. 痢疾 《续名医类案》卷6:戊寅十一月,高磎使公子患似痢非痢,红多白少,恶寒微热,脉滑而数。询知自夏秋以来,由川北随任之粤,久积暑湿感冒而发,用平胃加羌、防、苏、藿。一剂而寒热退,再剂加槟榔、木香而瘳。或问痢忌燥药,今用苍术而愈何也。曰常人痢疾,因暑令火热之气而得,燥药乃天时之所忌,是以不可擅用,今以积湿之病,发于隆冬外感,乃得力要药也。

按语：痢疾多由湿热而致，殊不知亦有"积湿"而致者。本例痢疾是由外感风寒，内伤湿邪而致，故用平胃散燥湿运脾，行气和胃以治内，用羌、防、苏、藿疏风散寒以治外。治病应辨证求因，审因论治。

5. 心胃痛 《续名医类案》卷18：程沙随任泰兴时，有一乳娘，因食冷肉，心脾胀痛不可忍，钱受之以陈茱萸五六十丸，水一盏煎汁去渣，入官局平胃散三钱，再煎热服。一服痛止，再服无他。云高宗尝以此赐近臣，愈疾甚多，真奇方也。

6. 风湿 《时病论》卷2：须江毛某，贩柴来城，忽然患病，曾延医治乏效，来邀于丰。见其所服之方，皆作风温论治，诊其脉，弦而缓，考其证，寒热身疼，舌苔虽黄，黄而滋腻，口虽作燥，不甚引饮。丰曰：此属风湿时邪，实非风温伏气，就目前厥阴主气而论，风温之病似矣，不审今春淫雨缠绵，地中之湿上泛，随时令之风而袭人，遂成诸证。况无咳嗽口渴，又无滑数之脉，显然非风温也，宜从风湿立法。以平胃、神术、葱豉三方合为一剂，连进数服而安。

按语：患者正值春季患病，医者均以风温论治而无效。雷丰根据患者的症状及气候的异变，诊为风湿。针对湿易伤脾的特点，用平胃散燥湿运脾，用神术、葱豉方祛风除湿，三方合用故奏良效。

7. 呃逆 《新中医》(1977,2:26)：某女，28岁，小学教师。呃逆频作已5月余，曾在医院进行各种检查，诊断为"胃肠神经官能症"。经用各种解痉药、镇静药，不效。现患者呃逆频作，腹胀较甚，面色苍黄少华，纳呆，食后腹胀尤甚，四肢沉重乏力，舌淡红苔白腻，脉濡缓。此为脾虚湿困，胃气上逆，予平胃散加法夏、茵陈、茯苓、丁香。服5剂后，腹胀消，呃逆渐止。后用健脾益气法，调理善后而出院，追踪半年，未见复发。

8. 眩晕 《陕西中医》(1990,11:512)：某女，44岁。患者头昏耳鸣，经某医院诊断为内耳眩晕病，服西药20多天，效果欠佳。现头晕而重，耳鸣，胸闷恶心，舌淡苔白厚微腻，脉沉缓。属痰湿中阻，清阳不升，浊阴不降所致。治以燥湿祛痰，疏化中焦。用平胃散加白术、法半夏、天麻、生姜，水煎服。服3剂后诸症好转，仍守上方加党参，继服6剂而愈，追访2年未复发。

9. 便秘 《中医杂志》(1987,12:16)：某男，53岁。患便秘，腹胀，纳呆3年余。大便三五日一行，伴脘腹胀满，进食尤甚，纳食呆滞，时有嗳腐，身重倦怠，眩晕头痛，肢体困痛，时有浮肿，口黏而涩，舌淡红，苔白腻，脉滑缓。此为湿阻中焦，遏闭气机，腑气失运。用平胃散加薤白、制半夏、槟榔、皂荚子、枳实、莱菔子、草豆蔻。3剂后，大便得下。继进3剂，大便调畅，日行1次，遂以香砂六君辈善后。随访2年余，便秘未发。

10. 咳喘 《中成药研究》(1985,6:18)：某男，8岁。凤有哮喘之疾，一周前因冒风受凉引起旧病复发。症见咳喘大作，喉间痰鸣，胸闷气促，痰多白沫。背部畏寒，纳少便稀，舌苔白润，脉弦细滑。此系外感寒邪，脾湿痰壅，肺气上逆所致。以平胃散合三拗汤加半夏、干姜、五味子。守方服至10剂，喘停咳平，继而改用温补脾胃方药收功。

11. 闭经 《新中医》(1984,6:24)：某女，22岁，学生，未婚。月经有5个月未行，腹部无不适感，饮食正常，躯体肥胖，面色有华，肢体偶有困重感，舌胖苔薄白、中根部苔稍滑腻，脉沉实。前医曾以逍遥散加味、桃红四物汤加减治疗，未效。病属痰湿脂膜，阻滞胞宫经脉所致。用平胃散加芒硝，2剂。仅服1剂，即月经来潮，行经情况正常。追访2个月，谓月经以时而下。

12. 口腔黏膜腺癌 《四川中医》(1986,12:50)：某男，56岁。因口臭，饮食时口腔灼热感就诊。查口腔上下颌咬合线之两侧黏膜呈多个结节,表面不光滑,上覆灰白色假膜,压之微痛,颌下淋巴结及颈淋巴结轻度肿大。经作病理切片检查,结论为"口腔黏膜腺癌"。症见脘腹痞满,口苦口臭,烦热气短,嗳气吞酸,纳呆便溏,怠惰嗜卧,体重肢痛,面色晦暗,形瘦而浮肿,口腔黏膜结节顶部溃烂,苔黄厚腻,质淡红,脉濡细。用平胃散加茯苓、半枝莲、射干、白药子、藿香、黄连、重楼。连服3个多月,另用半枝莲、白花蛇舌草泡水代茶饮,诸症皆愈。随访6年,口腔黏膜结节消失,颜色正常,一般情况良好。

按语:案8至案12,病情各异,但病机却相同,均因湿滞中焦,脾胃运化失司所致,故取平胃散加味而获良效。临床辨证,应知其常,而又达其变,这样才能合理选方用药,收到药到病除的功效。

【临床报道】

一、内科

1. **急性胃炎** 平胃散加味治疗急性胃炎76例,药用:苍术15g,厚朴、陈皮各10g,甘草8g。兼感外邪加藿香、防风、紫苏叶、桂枝;胃痛、胃胀加枳壳、白芍、延胡索、大腹皮;寒湿偏重加白豆蔻、佩兰、砂仁;舌苔黄腻、口苦咽干加黄连、黄芩、白花蛇舌草。结果:痊愈53例,显效18例,有效5例。总有效率100%[1]。

2. **慢性胃炎** 平胃散加味治疗慢性浅表性胃炎140例,药用:苍术、厚朴、陈皮、半夏、茯苓、白蔻各10g,黄连、甘草各5g,蒲公英、薏苡仁各25g,黄芪、党参各12g,白芍15g。两周为1疗程。治疗2个疗程。结果:治愈98例,占70%。显效30例,占21.4%。有效8例,占5.7%。无效4例,占2.9%。总有效率97.1%[2]。

3. **胃下垂** 平胃散加味治疗胃下垂34例,药用:苍术20g,厚朴12g,陈皮10g,山药15g,鸡内金10g,砂仁6g,葛根12g,附片10g,干姜6g,甘草6g,大枣3枚。20天为1疗程。结果:显效20例(占58.8%),好转12例(占35.3%),无效2例(占5.9%),总有效率94.1%[3]。

4. **胆汁反流性胃炎** 本方加柴胡、白芍、枳壳为主。湿热加黄芩、蒲公英、黄连;气虚加党参、黄芪、白术;脾胃虚寒加吴茱萸、干姜;恶心呕吐剧者加姜半夏。治疗胆汁反流性胃炎52例。5周为1疗程。经1疗程治疗后,痊愈34例(症状、体征消失,胃镜复查胃黏膜病变恢复正常,无胆汁反流);有效12例(症状、体征减轻、胃镜示胃黏膜病变明显好转,胆汁反流情况减轻);无效6例[4]。

5. **胃、十二指肠溃疡** 本方加芍药、砂仁、白术、木香、白及、延胡索、黄连、吴茱萸为基本方。胀痛明显者,重用木香、厚朴、陈皮,并加川楝子、枳实、青皮;胃脘灼痛,泛酸,烦躁易怒者,去砂仁、白术,加牡丹皮、栀子;胃痛如针刺,痛有定处且拒按者,加蒲黄、五灵脂、丹参、郁金;胃痛绵绵,喜温喜按,泛吐清水者,加党参、干姜、黄芪。治疗十二指肠球部溃疡27例,胃溃疡6例,复合性溃疡2例,共35例。结果:痊愈22例(疼痛消失,并发症基本治愈,X线钡餐检查龛影消失,或内窥镜检查进入溃疡愈合期或瘢痕期);好转13例(症状减轻,X线示龛影缩小及溃疡愈合期或胃镜检查病灶缩小,并发症好转)[5]。

6. **急性感染性肠炎** 以本方加黄连、山楂、神曲、麦芽,每日2剂,分上、下午各1剂,3天为1疗程。治疗急性感染性肠炎106例(中医辨证均为中焦湿热型)。结果:治愈98例(临床症状消失,大便每日小于2次,外观正常,大便镜检白细胞小于3/HP;粪便培养转阴);好转6例(粪检转阴,每日大便3次以下,或临床主要症状腹痛、里急后重尚存);无效2例(主要症状、体征无改善,粪检无改变)。平均治疗天数2.67天,总有效率98.1%[6]。

7. **脂肪肝** 本方加味:苍白术各 15g,厚朴 10g,莱菔子 15g,陈皮 10g,丹参 15g,泽泻 30g,生黄芪 15g,生蒲黄 15g,山楂 30g。肝区痛加枳实、郁金、延胡索,恶心呕吐加竹茹、生姜,肝阴虚加女贞子、山萸肉,60 天为 1 疗程。治疗脂肪肝 36 例。结果:治愈(症状消失,肝脏增大消失,血脂正常)7 例。好转(症状减轻,肝脏增大及血脂有所改善)25 例;未愈(症状未减轻,肝脏增大及血脂无改善)4 例。总有效率 88.9%[7]。

8. **多唾症** 平胃散加味:苍术、厚朴、陈皮、制半夏、白术各 10g,茯苓 15g,甘草 3g。虚胖头晕加天麻;食少头昏加党参;口苦、口臭加黄连;久病体虚,腰膝酸软加黄芪、党参、肉桂、熟附子。治疗成人多唾症 50 例。7 天为 1 疗程。结果:治愈 28 例,显效 10 例,有效 6 例,无效 6 例[8]。

二、妇科

产后子宫出血 加味平胃散:厚朴、陈皮各 15g,苍术 20g,炙甘草、大黄、茜草、葱白各 6g,旋覆花 12g,桂枝 10g。感染邪毒者,加蒲公英、败酱草;胞宫虚寒者,加炮姜、蒲黄、五灵脂;阴虚血热者,加藕节、旱莲草、牡丹皮;血虚者,加阿胶、当归;血瘀者,加桃仁、红花等;药物流产不全者,加水蛭、土鳖虫。于药物流产后第 4 天开始服,3 天为 1 疗程,病轻者服用 1 疗程,病重者服用 2~3 疗程。治疗药物流产后子宫出血 60 例。结果:痊愈(服药后 1 周内阴道出血停止,宫腔内残留组织等排出干净)40 例,占 66.66%。显效(服药后 10 天内阴道出血停止,宫腔内残留组织等排出干净)10 例,占 16.66%;无效(服药后 10 天内阴道仍出血,需做清宫术者)10 例,占 16.66%。总有效率为 83.33%[9]。

三、儿科

1. **小儿厌食症** 以本方加茯苓、枳壳、鸡内金为基本方。脾失健运型加焦三仙;腹胀者可加莱菔子、木香、槟榔;大便不畅加大黄。脾胃气虚型加白术、党参、白扁豆、山药、砂仁;便溏加肉豆蔻、焦山楂;精神萎靡加黄芪;畏寒加附子;时时欲便、大便不畅加熟大黄。胃阴不足型减少苍术、厚朴、陈皮、枳壳的用量,加白芍、乌梅、石斛、花粉;手足心发热加牡丹皮、黄连;夜不宁加酸枣仁;精神不振加太子参;大便干结加大黄、芒硝。暑令湿困、脘痞呕恶,可选加佩兰、竹茹、香薷等。治疗 1~6 岁 60 例,7~10 岁 20 例。80 例患儿经过治疗,均明显增加食欲,增强体质。服药 2~4 剂者 20 例,4~8 剂者 22 例,8~12 剂者 38 例,平均 8 剂,饮食增加、精神好转、大便次数减少[10]。

2. **婴幼儿腹泻** 以本方加芡实、车前子、葛根为基本方。湿热者加金银花、黄连;伤食加炒麦芽、神曲;脾虚或久泻不止加红参、白术、石榴皮;呕吐加法半夏。有Ⅰ~Ⅱ度脱水症状者给予口服补液盐水,禁食 6~8 小时,暂停辅食等,并注意饮食调理。治疗婴幼儿腹泻 121 例。结果治愈 96 例,好转 18 例,无效 7 例,总有效率 95%[11]。

3. **小儿功能性腹痛** 以苍术、厚朴、陈皮、茯苓、炒白术、白芍、木香、枳壳、砂仁、干姜为基本方。兼有蛔虫激惹症状者加乌梅、槟榔;舌苔黄腻者去干姜,加大黄、槟榔;喜暖者加香附、延胡索;大便秘结者加大黄、槟榔。给药方法:2 个月~1 岁者每日服 1/3 剂;2~5 岁者每日服 2/3 剂;6 岁以上者每日服 1 剂,3~7 天为 1 个疗程。腹痛剧烈者肌内注射山莨菪碱,剂量按每次 0.5~1mg/kg。结果:56 例中治愈 39 例,有效 12 例,无效 5 例,总有效率 91.1%[12]。

四、外科

1. **肠梗阻** 以平胃散加莱菔子、枳实、芒硝为基本方。体虚加黄芪、干姜;体实水停者加甘遂。上药加水 500ml,浓缩到 300ml,高压保留灌肠。如 2 小时症状不减,再煎 200ml

低温高压灌肠。仍不泻下,症状不减者,间4小时一次,辅以强刺激足三里、天枢、内关、合谷穴,采用泻法,并禁食、输液。治疗肠梗阻15例。结果8例于治疗后12小时缓解,5例16小时缓解,1例24小时缓解,1例无效[13]。

2. 阳痿 以本方加熟地、肉桂、附子、韭子为基本方治疗阳痿56例。性欲淡漠加淫羊藿;病程长者加红花、蜈蚣;阴虚去附子加枸杞子、当归;遗精加龙骨、牡蛎;阴部潮湿加黄柏;小便赤涩去附子、肉桂加黄柏、茅根;心悸、失眠加酸枣仁;纳呆、乏力加党参;胸闷胁胀,烦躁易怒加香附。并结合心理治疗:讲解有关性知识,分析病因及发病机理,增强治病信心。结果:治愈46例(阴茎勃起坚硬,连续3次以上性交成功),有效7例(病情有明显改善,每月有1~2次成功的性交,但尚难随心所欲),无效3例(治疗6个疗程病情无明显好转或无变化)。总有效率94.6%[14]。

五、皮肤科

1. 湿疹 以本方去甘草加地肤子、白鲜皮、半夏为基本方。瘙痒明显者,加防风、防己、蝉蜕;皮肤红肿、化脓糜烂者,加土茯苓、苦参、野菊花;渗血者,加赤芍、生地、丹皮;湿疹迁延皮肤粗厚脱屑呈苔藓状者,加土鳖虫、皂角刺、露蜂房。治疗急性湿疹42例,慢性湿疹8例。治疗结果:急性湿疹15天内痊愈25例,显效9例,有效8例;慢性湿疹15天内显效3例,有效2例,无效3例。表明本方对急性湿疹的疗效肯定,而对慢性湿疹的疗效不满意[15]。

2. 面部扁平疣 平胃散加味:陈皮10g,苍术12g,白术12g,厚朴9g,甘草5g,薏苡仁30g,马齿苋10g。如果皮疹红、痒则加败酱草15g。治疗23例面部扁平疣,5剂为1疗程。结果:痊愈(治疗后半年内,疣体消失且无复发者)17例;显效(治疗后皮损消失或减少70%以上)3例;好转(治疗后皮损减少30%以上)2例;无效1例。总有效率95.65%[16]。

另外,治疗甲硝唑不良反应,以本方加藿香、苏叶为基本方,兼有食少而呆滞不化者加神曲、麦芽;食滞、腹胀便秘者,加槟榔、莱菔子;兼热象(舌苔黄腻,口苦咽干,但渴不饮)者,加黄芩、黄连;兼脾胃虚寒者,加肉桂,改生姜为干姜。治疗大量或较长时间应用甲硝唑,出现消化道不良反应,如口淡无味,不思饮食,恶心呕哕,嗳气吞酸,脘腹胀闷,大便稀溏,肢体沉重,急惰嗜卧,苔白腻或白厚腻者,共178例。治疗结果:显效148例(症状完全消失,舌苔恢复正常,甲硝唑不减量继续服用),有效26例(症状缓解或基本改善,舌苔好转,甲硝唑减量可继续服用),无效4例(症状、体征无改变,需停用甲硝唑而改用他药)。总有效率为97%[17]。

【附方】

1. 枳术平胃散(《中医治法与方剂》) 即平胃散与枳术汤合用,水煎服。功用:燥湿健脾,行气消痞。主治:平胃散证而脾虚湿胜,气机阻滞,心下痞坚者。

2. 香砂平胃散(《疫疹一得》卷下) 苍术炒一钱半(4.5g) 厚朴炒一钱(3g) 陈皮一钱(3g) 木香五分(1.5g) 砂仁八分(2.4g) 甘草五分(1.5g) 生姜一片 水煎服。功用:燥湿健脾,行气宽中。主治:疫病愈后,余热未尽,肠胃虚弱,不能食而强食之,热有所藏,因其谷气留搏,两阳相合而病者,名曰食复。以致脾虚伤食,脘腹痞满,纳呆,恶心呕吐等。

3. 柴平汤(《景岳全书·古方八阵》卷54) 柴胡 人参 半夏 黄芩 甘草 陈皮 厚朴 苍术 水二盅,加姜、枣煎服。功用:和解少阳,祛湿和胃。主治湿疟,一身尽痛,手足沉重,寒多热少,脉濡。

此三方均由平胃散加味而成。枳术平胃散乃平胃散加枳实、白术,一升一降,下气消痞,增强下气消痞,健脾除湿之效,宜于脾虚湿胜心下痞坚的湿滞脾胃证。香砂平胃散乃平胃散加木香、砂仁以行气和胃,增强行气、健脾、止呕的功效,宜于湿阻气滞而致痞满恶呕之证。柴平汤乃小柴胡汤与平胃散合方,增加和解少阳之功,宜于素多痰湿,复感外邪,湿痰阻于少阳,寒多热少的湿疟。

参 考 文 献

[1] 杨楚徐. 平胃散加味治疗急性胃炎76例疗效观察[J]. 新中医,2005,37(2):33-34.

[2] 刘建军. 平胃散加味治疗慢性浅表性胃炎140例[J]. 实用中医药杂志,2004,20(11):632.

[3] 马秀萍. 平胃散加味治疗胃下垂34例[J]. 江苏中医药,2007,39(8):36.

[4] 邵伟. 平胃散合四逆散治疗胆汁返流性胃炎[J]. 浙江中医学院学报,1996,20(5):27.

[5] 郭汉卿. 平胃散合芍药甘草汤治疗胃、十二指肠球部溃疡35例[J]. 辽宁中医杂志,1990,(11):20.

[6] 杨亚乔. 平胃散加味治疗急性感染性肠炎临床观察[J]. 新中医,1993,(9):36.

[7] 贾建华. 平胃散加减治疗脂肪肝36例[J]. 浙江中西医结合杂志,2000,10(3):178.

[8] 谭启东. 平胃散加味治疗成人多唾症50例[J]. 新中医,2003,35(6):58.

[9] 李永丽. 加味平胃散疗药物流产后子宫出血60例[J]. 四川中医,2004,22(11).

[10] 许瑞英. 平胃散加减治疗小儿厌食症80例临床观察[J]. 中医药研究,1994(3):26-27.

[11] 王小平. 平胃散加减治疗婴幼儿腹泻121例[J]. 广西中医药,1993,16(4):17-18.

[12] 荣光彦. 加味平胃散治疗小儿功能性腹痛56例[J]. 1992,6(2):600.

[13] 徐德光. 加减平胃散灌肠治疗肠梗阻[J]. 四川中医,1985,(12):46.

[14] 李同华,张明沛. 平胃散加味治疗阳痿56例观察[J]. 实用中医内科杂志,1994,8(1):32-33.

[15] 巢因慈,郁觉初. 论平胃散的组方特点及其临床运用[J]. 南京中医药大学学报,1995,11(2):29.

[16] 张雪. 平胃散加味治疗面部扁平疣23例临床观察[J]. 医学理论与实践,2008,21(8):937-938.

[17] 周景龙,薛红仙,周国华,等. 藿苏平胃汤加减治疗灭滴灵不良反应178例[J]. 中国中西医结合杂志,1993,13(10):631.

(吴建红)

不换金正气散(不换金散)
(《易简方》)

【异名】正气清肌饮、藿香安胃散(《内经拾遗方论》卷3)、真方不换金正气散(《普济方》卷147)、藿香正气散(《症因脉治》卷4)。

【组成】藿香 厚朴 苍术 陈皮 半夏 甘草各等分

【用法】上为散。每服四钱(12g),水一盏,加生姜三片,煎至六分,去滓热服。

【功用】燥湿化浊,和胃止呕。

【主治】湿浊内停,兼有表寒证。呕吐腹胀,恶寒发热,或霍乱吐泻,或不伏水土,舌苔白腻等。

【病机分析】本主证病机为湿浊中阻,风寒束表。湿浊内停,阻遏气机,气滞不行,故腹胀满;湿滞中焦,气机升降失常,兼有寒邪外束肌肤,卫阳不得发越,"胃气得寒则逆"(《伤寒贯珠集》卷1),内外相合,胃气上逆,故呕吐较甚;风寒外束,卫阳被遏,正邪相争,故恶寒发热。或寒湿秽浊之气,壅滞中焦,阳气受遏,清气不升,浊气不降,清浊混杂,致上吐下泻。舌苔白腻为寒湿之象。

【配伍意义】本方是为湿浊内停,兼风寒束表而设,故以燥湿化浊,和胃止呕,兼解表散寒立法。本方由平胃散加藿香、半夏组成,其用量相等。方中藿香辛微温,归脾、胃、肺经,为芳化湿浊要药,《本草图经》卷10言其"治脾胃吐逆,为最要之药"。《本草述》云:"散寒湿、暑湿……治外感寒邪,内伤饮食,或饮食伤冷湿滞,山岚瘴气。"具有外散表寒,内化湿浊,理气和中,辟秽止呕之功,为君药。苍术善燥脾湿,又可走表祛风除湿,与君药相伍,可祛表里之湿,又辟山岚瘴气;厚朴下气除满,芳香化浊,与苍术相合,增强燥湿运脾之力,共为臣药。半夏善于降逆止呕,又可燥湿化痰、消痞,《重修政和经史证类备用本草》卷10言其"消痰涎,开胃健脾,止呕吐";陈皮理气和胃,芳香醒脾,均为佐药。使以甘草调和诸药,用法中加生姜辛散走表,和胃止呕。诸药相伍,则秽浊可祛,呕吐得止,腹胀可除,表寒能散。

本方具有燥湿健脾、芳香化浊、和胃止呕之功。"俾正气得以转输,邪气无由乘袭,可贵孰甚焉,故名不换金也"。"方名曰正气者,谓其能正不正之气故尔"。故名不换金正气散。

本方配伍特点有二:一为表里同治,以治里为主,祛内停之湿浊;二为升降合用,以降为主,降逆上之胃气。

【类方比较】本方与平胃散均用苍术、厚朴、陈皮、炙甘草,具有燥湿和胃、理气之功,治疗湿浊中阻的腹胀、呕吐、苔腻等证。不同的是:平胃散主治湿滞脾胃证,功用重在燥湿运脾,以苍术为君药。而本方在平胃散的基础上加藿香、半夏组成,主治湿浊内停,兼有表寒证,功用重在化浊止呕,兼以解表,以藿香为君药。

【临床运用】

1. 证治要点 本方治疗湿浊内停,兼有表寒证,故临床运用以呕吐,腹胀,恶寒发热,苔腻为证治要点。

2. 加减法 若兼有头痛者加川芎、白芷,祛风活血止痛;冷泻不止,腹痛甚者,加干姜、官桂,温中散寒止痛;呕逆,加丁香、砂仁,温胃散寒,降逆止呕。

3. 本方现代常用于胃肠型感冒、慢性浅表性胃炎、肠易激综合征、急性胃肠炎等辨证属湿浊内停,兼有表寒证者。

【使用注意】《太平惠民和剂局方》卷2谓:忌生冷、油腻、毒物。本方辛苦温燥,易耗阴血,故阴虚、脾胃虚弱及孕妇不宜使用。

【源流发展】本方原名"不换金散",载《易简方》,主治"外感风寒,内伤生冷,憎寒壮热,头目昏疼,肢体拘急,不问风寒二证及内外之殊,以及山岚瘴气,四时瘟疫"。《太平惠民和剂局方》卷2吴直阁增诸家名方更名为不换金正气散,用于"四时伤寒,瘴疫时气,头痛壮热,腰背拘急,五劳七伤,山岚瘴气,寒热往来,五膈气噎,咳嗽痰涎,步行喘乏,或霍乱吐泻,脏腑虚寒,下痢赤白"。此后历代医家对本方的主治病证多有阐发。如《仁斋直指方论》卷23云:"肠风便血";《世医得效方》卷11:"久在卑湿,或为雨露所袭,身重脚弱,关节疼,发热恶寒,小便涩,大便泄,身汗或浮满";《普济方》卷404:"痘疮外为风寒所折,荣卫不和,内有乳食所伤,内气壅遏,以至冰硬";《景岳全书·古方八阵》卷64:"疮疡,脾气虚弱,寒邪相搏,痰停胸膈,致发寒热";《济阴纲目》卷9:"妊妇伤湿泄泻";《类证治裁》卷4:"疫疟因染时邪,寒热成疟,其症沿门合境"。

历代医家以本方为基础,随证加减衍化出不少类方。其配伍变化大致有以下几方面:①加行气药,如木香、砂仁、香附、枳实之类。例如《症因脉治》卷4不换金正气散,即本方去半夏加木香,"治表邪发热";《杂病源流犀烛》卷3加减正气散,即本方加砂仁、香附、灯心,治"异乡人初到他方,不伏水土,亦吐利兼作"。②加补气健脾药,如人参、白术之类。例如《内经拾遗方论》卷 3 除湿汤,即本方加白术、茯苓,用于"大病后,脾土虚弱,风湿所致的面肿,足胫肿";《外科精要》卷下不换金正气散,即本方加大参、木香,治"痈疽感冒风寒,或伤生冷,或瘴疟,或疫疠"。③加温里祛寒药,如附子、草果之类。例如《是斋百一选方》卷 3 除湿汤,即本方加附子、白术、茯苓,治"一切中湿自汗,渐渐恶风,翕翕发热,阳虚自汗,呼吸少气";《古今医源大全》卷 76 不换金正气散,即本方加草果,治"一切山岚瘴气,八般疟疾,四时伤寒,五种膈气,吞酸噫气,噎塞干呕,恶心;内受寒湿,外感风邪,头痛头眩,鼻塞;及一切霍乱时气,不伏水土"。④加清热燥湿药,如黄连之类。例如《寿世保元》卷 3 加减不换金正气散,即本方加黄连、枳实、白术、茯苓、白豆蔻,治"噎食转食"。

【方论选录】

1. 吴昆:"凡受山岚瘴气及出远方不服水土,吐泻下利者,此方主之。山岚瘴气,谷气也,《内经》曰谷气通于脾,故令人不服水土而坏腹。是方也,苍术、厚朴、陈皮、甘草,前之平胃散也,可以平湿土敦阜之气而消岚瘴。乃半夏之燥,所以醒脾;藿香之芬,所以开胃。方名曰正气者,谓其能正不正之气故尔。"(《医方考》卷 1)

2. 冯兆张:"正气,指中气也。中气不和,水湿不行,则痰生为患。苍、朴、陈、甘,所以锄胃土之敦阜,而使之平也。佐以藿香,一身之滞气皆宣;助以半夏,满腹之痰涎尽化。俾正气得以转输,邪气无由乘袭,可贵孰甚焉,故名不换金也。"(《冯氏锦囊秘录》卷 10)

3. 徐大椿:"湿伤气化,清浊不分,故泄泻不止,天癸不调焉。苍术燥湿强脾,厚朴散满除湿,半夏燥湿化痰,陈皮利气和胃,藿香快胃气,甘草缓中州也。为散以散之,米饮以和之,使湿化气调则脾胃敷化有权,而泄泻无不愈矣,天癸无不调矣。"(《医略六书·女科指要》卷 1)

【评议】关于方中藿香,吴氏谓"开胃",徐氏谓"快胃气",冯氏谓能使"一身之滞气皆宣",各家对藿香作用的论述尚不够全面。结合本方的病证要点,藿香应具外散表寒,内化湿浊,理气和中,辟秽止呕之功效。

【验案举例】白细胞减少 《浙江中医药》(1975,2:30):某某,患白细胞减少,曾服用利血生等无效,证属肝肾阴虚,内有湿阻。先以本方加茯苓,5 剂后胸闷好转,继以补肝肾之方加减,15 剂痊愈。

按语:此乃虚实夹杂之证,本着先祛邪后补虚之原则,以不换金正气散加茯苓,燥湿化浊,健脾和胃以祛其邪,湿浊已去,再用补肝肾之方补其虚,故获良效。

【临床报道】

1. 慢性浅表性胃炎 加味不换金正气散治疗慢性浅表性胃炎 68 例。处方:苍术、法半夏各 15g,厚朴、藿香各 12g,陈皮、甘草各 5g,蒲公英 30g,黄连 6g,柴胡 7g,木香、砂仁(后下)、枳壳各 10g。气虚加黄芪、白术、党参;胃脘痛甚加延胡索、白芍;食积不消加神曲、麦芽;气滞加香附、郁金。1 个月为 1 疗程。结果:显效 48 例,占 70.59%;有效 15 例,占 22.06%;无效 5 例占 7.35%;总有效率 92.65%[1]。

2. 肠易激综合征 不换金正气散加味,煎汤口服。4 周为 1 疗程,连服 2 疗程。药物组成:藿香 10g,苍术 10g,厚朴 10g,陈皮 6g,法半夏 10g,炒白术 10g,茯苓 15g,大腹皮 15g,蒲公英 15g,炒白芍 10g,全当归 10g,炙甘草 5g。治疗肠易激综合征(腹泻型)27 例,结果:显效 17 例;有效 5 例;无效 5 例[2]。又以本方加减:藿香 10 克,苍术 10 克,厚朴 10 克,陈皮 6克,法半夏 10 克,炒白术 10 克,茯苓 15 克,大腹皮 15 克,蒲公英 15 克,炒白芍 10 克,全当归 10 克,炙甘草 5 克。4 周为 1 疗程,连服 2 疗程。治疗肠易激综合征 37 例。结果:显效

21例(56.8%),有效11例(29.7%),无效5例(13.5%),总有效率为86.5%[3]。

3. 泄泻 加减不换金正气散:炒苍术、白术、炒陈皮、藿梗、茯苓、车前子(包)、金银花、生甘草各10g,厚朴6g,姜半夏12g,薏苡仁、炒扁豆各20g。脱水重者,加口服补液盐水。暑热甚者加六一散;腹胀或痛者加木香、青皮;尿少者加泽泻;呕吐者加砂仁;发热无汗者加香薷;有汗者加葛根;嗳腐吐酸者加山楂、神曲或麦芽。治疗期间以清淡饮食为主。治疗泄泻120例,结果:24小时治愈者30例,2天治愈者45例,3天治愈者17例,2～3天好转者28例[4]。以藿香、半夏、陈皮、苍术、厚朴、甘草,伤食泻加神曲,风寒泻加防风,湿热泻加野麻草,治疗71例婴幼儿急性泄泻。结果:显效60例,有效9例,无效2例[5]。

【实验研究】

1. 对胃酸分泌的影响 通过本方对湿阻大鼠胃酸分泌影响的观察表明,不换金正气散可促进胃酸分泌增加,从而有利于消除胃肠道的消化和吸收障碍,有利于湿阻症状的改善[6]。

2. 对胃壁黏液分泌的影响 通过本方对湿阻大鼠胃壁黏液分泌影响的观察表明,不换金正气散可促进胃壁黏液的分泌,对于保护胃黏膜免受损伤有着积极意义[6]。

3. 对胃肠推进运动的影响 通过本方对湿阻大鼠胃肠推进运动影响的观察表明,不换金正气散可改善大鼠的胃肠推进减弱的病理现象。具有刺激胃肠运动,促进胃肠内容物排空的作用[6]。

4. 对全血5-羟色胺(5-HT)和5-羟吲哚醋酸(5-HIAA)的影响 通过本方对湿阻大鼠全血5-HT和5-HIAA影响的观察表明,不换金正气散对湿阻动物全血5-HT及其代谢产物5-HIAA含量下降所起的恢复作用,有助于增强胃肠运动,排除胃肠积气[6]。

5. 对血浆胃泌素的影响 通过本方对湿阻大鼠血浆胃泌素影响的观察表明,不换金正气散使血浆胃泌素水平提高,有助于最大限度地调动壁细胞分泌盐酸,发挥促进胃肠道黏膜生化,加强消化、吸收和促进胃排空等生理作用[6]。

6. 对血清K^+、Na^+含量的影响 通过本方对湿阻大鼠血清K^+、Na^+含量影响的观察表明,不换金正气散可促进血钾含量明显提高,对纠正水与电解质平衡失常,促进湿阻症状的好转有积极意义[6]。

参考文献

[1] 陈学荣. 加味不换金正气散治疗慢性浅表性胃炎68例[J]. 实用中医药杂志,2002,18(10):10-11.

[2] 曹福凯,钱峻. 不换金正气散加味方治疗肠易激综合征27例临床观察[J]. 时珍国医国药,2003,14(12):760.

[3] 杨有华. 不换金正气散加减治疗肠易激综合征37例临床观察[J]. 海南医学,2006,17(11):147.

[4] 赵爱红. 不换金正气散治疗泄泻120例[J]. 湖北中医杂志,2001,23(2):33.

[5] 刘小鼎. 不换金正气散加味治疗婴幼儿急性泄泻71例临床观察[J]. 福建中医药,2000,31(5):14.

[6] 郭金龙,颜正华,周吕. 不换金正气散芳香化湿醒脾的实验研究[J]. 中国医药学报,1989,4(4):25.

藿香正气散
(《太平惠民和剂局方》卷2)

【异名】正气散(《伤寒全生集》卷2)、藿香正气汤(《医宗金鉴·幼科杂病心法要诀》

卷52)。

【组成】大腹皮　白芷　紫苏　茯苓去皮各一两(30g)　半夏曲　白术　陈皮去白　厚朴去粗皮,姜汁炙　苦桔梗各二两(60g)　藿香去土三两(90g)　炙甘草二两半(75g)

【用法】上为细末。每服二钱(6g),水一盏,姜三片,枣一枚,同煎至七分,热服。如欲出汗,衣被盖,再煎并服(现代用法:共为细末,每服9g,姜、枣煎汤送服,或作汤剂,水煎服,用量按原方比例酌定)

【功用】解表化湿,理气和中。

【主治】外感风寒,内伤湿滞证。霍乱吐泻,恶寒发热,头痛,脘腹疼痛,舌苔白腻。以及山岚瘴疟等。

【病机分析】本方所治的霍乱吐泻证,乃由外感风寒,内伤湿滞所致。《素问·生气通天论》说:"春伤于风,邪气留连,乃为洞泄。"《素问·金匮真言论》亦说:"长夏善病洞泄寒中。"《素问·阴阳应象大论》指出"湿胜则濡泄"。盖风寒之邪外束,卫阳被遏,正邪相争,故恶寒发热。足太阳之脉上额交巅,邪犯太阳之脉,经气不利,故头痛。脾为"阴土"之脏,喜燥而恶湿,湿邪困阻脾土,使运化失职,气机不畅,故脘腹满闷胀痛。且脾主升清,胃主降浊,湿阻中焦,升降无权,故恶心呕吐,肠鸣泄泻,所以有"湿多成五泄"和"无湿不成泄"之说。《素问·阴阳应象大论》曰:"清气在下,则生飧泄;浊气在上,则生膜胀。此阴阳反作,病之逆从也。"至于风寒之邪侵袭肺卫,从表入里,亦可导致运化失常,清浊不分,而致呕吐泄泻,然而必与湿邪相兼而致病。故《杂病源流犀烛》卷4强调指出:"湿盛则飧泄,乃独由于湿耳,不知风、寒、热、虚虽皆能为病,苟脾强无湿,四者均不得而干之,何自成泄? 是泄虽有风、寒、热、虚之不同,要未有不原于湿者也。"另外,如饮食不当,停滞不化,或恣食肥甘,湿热内蕴;或误食生冷不洁之物,损伤脾胃致运化失职,水谷精微不能吸收,反成湿滞,亦能导致呕吐泄泻。诚如《景岳全书》卷24所云:"饮食不节,起居不时,以致脾胃受伤,则水反为湿,谷反为滞,精华之气不能输化,乃致合污下降而泻利作矣。"综上所述,可见本方的主治病证,其病位在于脾胃和大、小肠,而湿邪是导致本病的重要因素。

【配伍意义】本方是为外感风寒,内伤湿浊之证而设,治宜外散风寒,内化湿浊,兼以理气和中。故方中重用藿香为君药,既取其辛温而解在表之风寒,又以其芳化在里之湿浊,且可辟秽和中,升清降浊,故为治霍乱吐泻之要药。《本草逢原》卷2云:"藿香入手、足太阴,芳香之气,助脾醒胃,故能止呕逆,开胃进食,温中快气,去瘴气,止霍乱,治心腹痛。凡时行疫疠,山岚瘴疟,用此醒脾健胃,则邪气自无容而愈矣。"藿香为何去恶气、止霍乱心腹痛如此有力?《本草经解》卷2指出:"藿香气微温,禀天初春之木气,……味辛甘无毒,得地金土之二味,入手太阴肺经,足太阴脾经,气味俱升。……湿毒归脾,甘可解毒也,恶气,邪恶之气也。肺主气,辛可散邪,所以主之。霍乱,脾气不治挥霍扰乱也,芳香而甘,能理脾气,故主之也。心腹亦脾肺之分,气乱于中则痛,辛甘而温,则通调脾肺,所以主之也。"臣以辛温的紫苏,解表散寒,行气和胃;辛温的白芷解表散寒,祛风除湿。紫苏、白芷皆辛香发散之品,以增强藿香外解风寒之功,同时也兼以芳化湿浊。由于湿滞在里,故又佐以半夏曲燥湿化痰,和胃止呕,以除恶心呕吐;厚朴行气化湿,宽胸止痛;陈皮理气燥湿,且能和中;大腹皮下气宽中,利水消肿。四药同用,能燥湿行气,降逆和胃,与藿香同治霍乱吐泻,对于湿阻气滞,脘腹痞闷胀满等症,最为合拍。又用桔梗宣肺,利胸膈间之滞气,以治痞闷。且肺为水之上源,肺气的宣降功能正常,则能通调水道。桔梗与大腹皮配伍,行气利水,使湿邪从小便而出。配伍白术、茯苓健脾祛湿,以助脾胃运化之功,以上均为佐药。使以甘草调和诸药。用法中少加姜、枣以调理脾胃。

本方的组方特点有二：一是表里双解。既有辛温解表药以发散风寒，又有苦温化湿药燥湿理气和中。二是扶正祛邪。本方既疏散表寒，芳化湿浊以祛邪；又健脾补中以扶正，使祛邪而不伤正，扶正以助祛邪，两者相得益彰。

【类方比较】

1. 本方与平胃散都用厚朴、陈皮、甘草、生姜、大枣，皆具有芳香化湿，理气和中的作用，均能治疗湿邪困阻中焦的病证。不同的是：平胃散以辛温香燥的苍术为君药，具有燥湿运脾，行气和胃之作用，为治疗湿滞脾胃的主方，主治湿困中焦，脾胃不和之病证，其燥湿的作用比较强。藿香正气散以辛温芳香的藿香为君药，具有外散风寒，内化湿浊，理气和中之效，主治外有风寒、内有湿滞之证。

2. 本方与不换金正气散均用藿香、厚朴、陈皮、半夏、炙甘草，具有化湿和中之功，治疗湿浊中阻，外感风寒表证。其区别点在于：本方配白芷、紫苏解表散寒，白术、茯苓健脾化湿，大腹皮行气利水，桔梗宽利肺气；不换金正气散配苍术以燥湿运脾，兼散表寒。可见本方解表与化湿作用均强，主治表寒与内湿之证俱较不换金正气散为重。

3. 本方与香薷散均能治疗暑月乘凉饮冷，外感于寒，内伤于湿之证，但香薷散所治之病证，病情较轻，病位偏表，故方中用辛温芳香的香薷解表散寒，祛暑化湿，用厚朴、扁豆行气祛湿和中。而本方治证脾胃湿滞较重，同时兼外感风寒，以腹痛吐泻为主，并伴恶寒发热无汗等表症，临床症状较前方为重，所以除用厚朴、大腹皮、半夏、陈皮、茯苓、白术、甘草、大枣理气健脾燥湿外；同时用藿香、苏叶、白芷、生姜，发汗解表，疏散风寒。方剂用药较多，故其功用比较全面。

【临床应用】

1. 证治要点　本方是治疗外感风寒，内伤湿滞病证的重要方剂。临床以寒热头痛、呕吐泄泻、脘腹胀满、舌苔白腻为证治要点。

2. 加减法　如表邪偏重，寒热无汗，可加用香薷，或加重苏叶的用量，以增强祛风解表之力；若兼食滞，胸闷腹胀，可去甘草、大枣之腻滞，加神曲、莱菔子、鸡内金以消食导滞；若偏湿重，苔厚垢腻，可用苍术易白术，以增强化湿作用；如气滞脘腹胀痛者，加木香、延胡索以行气止痛。

3. 本方临床上常加减治疗急性胃肠炎、肠胃型感冒，尤其是夏月时感，外客表寒，湿滞肠胃，而致肠胃失和之证，最为适宜。

【源流发展】本方出自《太平惠民和剂局方》卷2。书中载其"治伤寒头痛，憎寒壮热，上喘咳嗽，五劳七伤，八般风痰，五般膈气，心腹冷痛，反胃呕恶，气泄霍乱，脏腑虚鸣，山岚瘴疟，遍身虚肿，妇人产前、产后、血气刺痛，小儿疳伤，并宜治之。"《证治准绳·类方》卷1谓其"除山岚瘴气"。

本方的创制，为后世医家治疗感寒伤湿所致的各种病证树立了典范。如：宋·骆龙吉《增补内经拾遗方论》卷3以本方去白芷、苏叶、大腹皮，加猪苓、泽泻、苍术、肉桂，名藿苓汤，此增强了祛内湿的力量，用以主治霍乱，内外两伤，吐泻交作之证。并注明："口渴者，去桂。"明代陶华《伤寒全生集》卷2中亦载有藿苓汤一方，其组成是以本方去大枣，加用泽泻、猪苓、官桂，不但保存了原方解表散寒的作用，更增强了原方祛除内湿之功能。用以主治"伤寒作泻口渴，小水不利"等症。同时代的还有王肯堂《证治准绳·类方》卷1所载的藿薷汤，即以本方加香薷、扁豆、黄连。用其主治伤寒头疼，憎寒壮热，或感湿气霍乱吐泻。常服除山岚瘴气，伏暑吐泻，脚转筋者。此证外感寒湿且有湿热交错于中，即"伏暑吐泻"证，故在方中加一味黄连清热，以扩大原方的治疗范围。《万氏家抄济世良方》卷2中，以本方去白芷、苏叶、桔梗、茯苓、大腹皮，加一味苍术，名藿香养胃汤，用治胃气不和作呕，及冬月胃受寒冷，呕吐不止者。并说明："元气虚者，加用人参、干姜。"其后对本方的加减运用就更为广泛，如：薛己《内科摘要》卷下所载的藿香正气散，即本方去白芷、白术、陈皮、半夏，主治外感风寒，内停饮食，头痛寒热，或霍乱泄泻或作疟疾等。江涵暾在《笔花医镜》卷1亦载藿香正气散，以本方去大腹皮、生姜和大枣，加用辛散温通，芳香化湿行气的砂仁，用其主治憎寒壮热，胸膈满闷，口吐黄涎等证。还有日人摄汤下津著《幼科证治大全》一书，书中主治小儿伤寒头痛，憎寒壮热，痰喘咳嗽，心腹疼痛，吐泻虚肿，疳伤等证所用之方，即以本方去苏叶、茯苓、半夏而成。吴谦在《医宗金鉴》卷53将藿香正气散改为"藿香正气汤"。顾澄在《疡医大全》卷9亦载藿香正气汤，即本方去大腹皮和大枣，加用砂仁。此方具有散风寒，消饮食，止呕吐，定泻痢的作用。程国彭的《医门八法》卷2中亦载藿香正气汤，方用苍术易白术，并加用乌梅，主治霍乱吐泻之重者。凌奂著《饲鹤亭集方》又将藿香正气散改为丸剂，其运用则更为方便。

清代温病学家对本方的运用有很大的发展，尤其是以其加减治疗湿温病积累了丰富的经验。例如《温病条辨》卷2的五个加减正气散，可谓加减运用本方的典范。一加减正气散：以本方去紫苏、白芷、生姜、半夏、桔梗、白术、甘草、大枣，加杏仁宣降上焦气机，麦芽、神曲畅利中焦以化食积，茵陈渗利下焦以祛湿热。以之治疗湿热病邪壅阻中焦，而致气机不畅，出现脘腹胀满，大便不爽者；二加减正气散的药物变化较大，仅用了原方中的藿香、桔梗、陈皮、厚朴四药，另加防己、薏苡仁通络宣痹以止身痛，大豆黄卷、通草以利水渗湿。以之治疗湿热郁于中焦，而致胸脘满闷，便溏身痛等症。三加减正气散用藿香、茯苓皮、厚朴、陈皮、杏仁、滑石组成，亦治湿热郁滞中焦，病证同上，但湿已从热化，而见苔黄脘闷，大便不爽者。四加减正气散除芳香化湿之藿香、厚朴、陈皮、茯苓，另加草果芳香化浊，温运脾阳，山楂、神曲消食导滞。用以治疗湿浊偏重，阻滞脾阳，而致气机运行不畅，见胸脘痞满，舌苔白滑者。五加减正气散用藿香、陈皮、厚朴、茯苓，再加大腹皮行气除满利湿，苍术燥湿运脾，谷芽消食和胃以升发胃气。用以治疗"秽湿着里，脘闷便泄"者。以上五方均由藿香正气散加减化裁而成，但藿香正气散为解表透邪，和里化湿之剂，所治之湿是为寒湿，而五个加减正气散则偏重治里，以脾胃为病变重点，一、二、三加减正气散均为治湿重于热的方剂，四、五加减正气散之治证则为寒湿为患。

本方原为散剂，现代临床上常以之为丸剂，或胶囊，分别名为"藿香正气丸"，"藿香正气胶囊"。目前，又将本方制成"藿香正气水"。这些新的制剂，在工艺及配料的选择上，较好地解决了中药成分复杂，有效成分易于损失的问题，使微小的颗粒高度分散，并有良好的流动性及较高的理化稳定性，剂型新颖，服用方便。其中软胶囊可塑性强，剂量准确，儿童服用尤为方便。

【疑难阐释】

1. 对方名"正气"两字的认识 "正气"的含义，多数医家认为是本方能正四时不正之气，故名之。然"四时不正之气"种类颇多，风寒暑湿燥火皆属之，另山岚瘴气，亦属不正之气的范畴。但本方药偏温燥，故对风寒袭表，湿滞脾胃，以及山岚瘴气所致的病证，甚为合适。若证属湿热或暑热所致者，则不宜用。辨证必须准确，免致毫厘千里之误。

2. 关于方中为什么用白术、茯苓，而不用党参、苍术的认识 因为白术甘苦而温，甘温益气，可健脾胃而止吐泻，苦温能燥湿，能化脾胃之寒湿，茯苓甘淡性平能利水渗湿，又能健脾,二者合用既能健脾和中,又能运湿止泻。党参虽能益气健脾,但无祛湿之功,且味甘而补,尚有壅滞气机之弊,对于湿邪内阻,胸膈痞闷,脘腹胀满者,似不适合。何以不用苍术呢?盖苍术与白术均为脾胃要药,性味苦温,有健脾燥湿之功。但苍术味辛而性燥烈,以燥湿运脾为主,且能祛风湿,发汗解表。白术味甘而性和缓,以健脾益气为主,本方由风寒湿邪所侵,故用藿香、陈皮、半夏、大腹皮等芳香化湿,理气和中。用白术、茯苓、生姜、大枣扶正以祛邪。而苍术则恐温燥太过损伤正气,似不适宜。若湿盛体实者,亦可加用苍术。运用之妙,存乎一心。

【方论选录】

1. 吴昆:"内伤、外感而成霍乱者,此方主之。内伤者调其中,藿香、白术、茯苓、陈皮、甘草、半夏、厚朴、桔梗、大腹皮,皆调中药也,调中则能正气于内矣;外感者疏其表,紫苏、白芷,疏表药也,疏表则能正气于外矣。若使表无风寒,二物亦能发越脾气,故曰正气。"(《医方考》卷2)

2. 汪昂:"此手太阴、足阳明药也。藿香辛温,理气和中,辟恶止呕,兼治表里为君。苏、芷、桔梗,散寒利隔,佐之以发表邪。厚朴、大腹,行水消满;橘皮、半夏,散逆除痰,佐之以疏里滞。苓、术、甘草,益脾去湿,以辅正为臣药也。正气通畅,则邪逆自除矣。"(《医方集解·和解之剂》)

3. 徐大椿:"脾胃不调,感冒暑湿,中气不能运化,故身热不解,腹满吐泻焉。藿香快胃祛暑,苏叶解表散湿,大腹绒泻滞气,冬白术健脾元,厚朴散满除湿,半夏醒脾燥湿,陈皮利中,茯苓渗湿邪,白芷散阳明之湿,桔梗利太阴之气,甘草甘缓中州,姜、枣调和营卫也。此调中散邪之剂,为感冒暑湿之专方。其治不服水土亦强,扶土胜湿之义。"(《医略六书·杂病证治》卷18)

4. 张秉成:"夫四时不正之气,与岚瘴、疟疾等证,无不皆由中气不足者,方能受之。而中虚之人,每多痰滞,然后无形之气挟有形之痰,互结为患。故此方以白术、甘草补土建中者,即以半夏、陈皮、茯苓化痰祛湿继之。但不正之气从口鼻而入者居多,故复以桔梗之宣肺,厚朴之平胃,以鼻通于肺,而口达乎胃也。藿香、紫苏、白芷,皆为芳香辛散之品,俱能发表宣里,辟恶祛邪。大腹皮独入脾胃,行水散满,破气宽中。加姜、枣以和营卫,致津液,和中达表。如是则邪有不退,气有不正者哉?"(《成方便读》卷2)

5. 盛心如:"寒燠不时,空气骤变,交互郁蒸,戾气流行,起居不慎,饮食不节,天时人事,两相感召,既不免疾病之侵临,而欲求健康之保障,则藿香正气之方尚矣。藿香芳香辛温,理气而宣内外,和中而止呕泄,善辟秽恶而解表里,故以为君。表里交错,上下交乱,而正气虚矣,故以苓、术、甘草,健脾培中以为臣,俾正气通畅,则邪气自除。况有苏、芷、桔梗散寒利膈,佐之以发表邪。朴、腹、二陈消满除痰,佐之以疏里气,更引以姜、枣以调营卫,则表里和解而健康复矣。"(《实用方剂学》)

6. 蔡陆仙:"四时不正之气,由口鼻而著于肠胃,故不用发汗以解表,而用芳香消导以和里,兼用奠安中土之药以扶之,故为治一切四时不正之气之通用品。或以苍术易白术,于湿重者尤宜之。"(《中国医药汇海·方剂部》)

【评议】 对于本方的主治证问题,诸家的见解基本一致。皆认为是外感风寒,内伤湿滞而致霍乱吐泻,胸脘满闷,兼恶寒发热者。因本方具化浊辟秽,快气和中之功,若因感触山岚瘴气,以及水土不服之患者,用之亦可获效,以其能正不正之气也。

观本方之治证,虽为表里同病,而应以湿滞脾胃为主,外感风寒乃其次耳。故组方用药,则重在理气化湿和中,虽用紫苏、白芷,但其解表散寒之力较弱,而具芳香化湿之功。故临床上仅见湿滞脾胃,而无风寒外袭之证,用之亦获佳效。吴昆所谓"若使外无表寒,二物(紫苏、白芷)亦能发越脾气"的认识是正确的。

关于方中配伍茯苓、白术的作用,张秉成认为是"中虚","故此方以白术、甘草补土建中";盛心如亦云:"正气虚矣,故以苓、术、甘草健脾培中。"笔者认为两家之论似有商榷之处。细析本方之治证,脾胃气虚之证并不明显,而伍用苓、术者,盖防湿滞既久可能致虚也。白术能健脾燥湿,茯苓能健脾利湿,其着眼点,乃一"湿"字,故不用参、芪,而选苓、术,足见本方配伍之妙。

【验案举例】

1. 外感腹泻 《时方的临床应用》:某男,24岁。自诉受凉后7小时,恶寒、发热、头痛,继而出现腹泻。于7小时内,大便4次,呈水样便,伴有腹胀、微痛、欲吐,查舌苔白薄稍腻,脉浮,遂投藿香正气散2剂,水煎服。复诊:述上方服1剂后,在汗出身凉的同时,腹泻完全停止,但有腹胀,服第2剂后,腹胀消失,纳食正常。

按语:泄泻一证,致病原因很多。感受外邪,饮食所伤,以及情志不遂等,皆为本证的重要发病因素,本案乃因外感风寒湿之病邪,入里困阻脾阳,脾失健运,故水谷相杂而下,发生泄泻。此时表邪未解,故见恶寒发热、头痛等症。证属表里同病,故投藿香正气散两剂而安。

2. 暑湿感冒 《河南中医》(1984,6:41):某女,发热,头痛如裹,恶心欲吐,胃脘不适,肢节酸痛沉重,已月余。曾先后服西药及其他中成药未愈。针对其舌苔白腻,脉浮缓而用藿香正气散,3剂得汗较多,发热头痛随汗而解。又据其时有咳嗽吐痰,而加砂仁、杏仁、川贝,再进3剂而病愈。

按语:暑必夹湿,而湿必归土,故感受暑湿者,除见发热头痛头重之证外,必致脾胃气机不畅,升降失常,呕恶溏泻,胃脘不适之症随之而生。治当解表祛暑化湿,以调脾胃气机升降。藿香正气散乃对证之方,故投3剂而诸症减。因湿聚生痰,而致咳嗽,故于方中加砂仁等芳化湿浊,湿去则痰消。加杏仁、贝母降气化痰止咳,脾肺兼治,药证相合,宜其收效甚佳。

3. 失眠 《四川中医》(1987,12:33):某男,21岁。半年前患失眠症,经某医用归脾汤加味治愈。两月前,失眠又作,服用归脾汤20余剂,又用天王补心丹内服,竟无寸功。近半月来,彻夜难眠,伴头身困重,胸闷不思饮食,泛恶欲呕,舌苔白腻,脉濡缓,此乃思虑过度,劳伤心脾,心神失养,复加湿邪外受,一则困遏中洲,二则浊邪害清,内外相因,致使心神不宁。先予芳香化湿之藿香正气散加减治之。服药5剂后,白腻苔已化,头身重困已瘥,每夜可寐5~6小时,惟头晕乏力,多梦,纳少神疲,动则心慌,此乃湿邪已化,心脾两虚之症已见,遂改用归脾汤加藿香、石菖蒲,服10剂后失眠已愈,诸恙皆平,随诊至今,未再复发。

按语:思虑劳伤太过,伤及心脾,伤于心则心血暗耗,神不守舍;伤于脾则运化失常,化源不足,而致血不养心。此心脾两虚之证,当益气补血,健脾养心,故初投归脾汤加味而暂愈。盖脾胃之功未复,纳化之机不健,偶感湿邪,困阻中州,致脾胃不和。经曰:"胃不和则卧不安",故失眠之证复发。因脾胃为湿所困,再投归脾汤与天王补心丹等腻滞之品,不仅无效,反致助湿,故改弦更张,投藿香正气散数剂,使湿化脾健,中焦安和,气血生化有源,心得养则神能安,故不寐之证得以痊愈。

4. 顽固流涎 《浙江中医杂志》(1989,4:20):某男,4岁2个月。其母代诉:孩子1岁多时,因患重病一次,此后大便不调,口水增多,流涎不止。诊时口水淋漓,嘴角及下颌嫩红有溃疡,食欲不振,大便不调,舌红,苔白腻,脉细滑。此属脾虚湿阻夹热,拟以健脾祛湿,兼佐清热。用藿香正气散加黄连须,2剂痊愈。

按语:患儿因患重病,致脾胃损伤,运化失常,且小儿常饮食不慎,恣食生冷,致使湿滞脾胃,脾本喜燥恶湿,湿阻则脾气愈虚。脾在液为涎,脾虚不能摄津,故口角常流涎水。此时,欲健脾则当化湿,故投藿香正气散芳化湿浊,理气和中,湿去则脾健,能摄津则流涎自止。因湿郁化热,故加黄连须清热燥湿。

5. 急性酒精中毒 《四川中医》(1993,3:29):某女,27岁,因饮酒过量,急诊入院。曾呕吐数次,均为胃内容物。刻诊:面色潮红,污秽,口鼻酒气熏人,神志模糊,时有谵语,躁动不安,呼吸气粗,时有呕吐,舌胖质暗,脉弦滑。先用清水洗胃,继用藿香正气散方急煎灌服,服完第二煎后神志清楚,诸症缓解。患者要求出院,带药1剂。次日家属告知,服完药后,即痊愈上班。

按语:酒之为物,湿性最重,服之者,常据人之体质不同而从热化寒化。阳盛者则从热化而成湿热;阳虚者则从寒化而成寒湿。该患者饮酒过量,湿浊之气郁中,扰于心则神志模糊,干于胃则恶心呕吐,诸般见症,皆因湿浊郁滞所致,此乃不正之气为患。故选用理气和中,辟秽化浊之藿香正气散,以正其不正之气。因辨证准确,选方恰当,宜其服2剂而病告痊愈。

【临床报道】

一、内科

1. 感冒、流感 用本方加减治夏季流感,一般在1~2天症状减轻,3~4天痊愈,尤对发热不甚,而有胸闷,恶心,食欲减退及腹泻等胃肠症状明显者疗效为佳[1]。藿香正气水已成为夏日感冒,发热夹滞证的常用药。杨氏报道,采用本方治疗小儿感冒,发热夹湿滞证20例。结果:显效5例,有效13例,无效2例。在服药期间,停用一切西药抗生素、激素等[2]。

2. 急性肠胃炎 藿香正气散加减:藿香20g,白芷15g,生姜10g,紫苏10g,茯苓15g,半夏曲10g,白术10g,陈皮10g,厚朴10g,大枣2枚,苦桔梗10g,甘草10g。热性偏盛者,可去白芷、白术、半夏曲、陈皮、厚朴,酌加青蒿、佩兰、荷叶、西瓜翠衣。5天为1疗程,治疗急性肠胃炎56例。结果:临床治愈41例(73.2%);好转8例(14.3%);无效7例(12.5%)。总有效率87.5%[3]。

3. 泄泻 用本方治疗急性肠炎30例均获痊愈,平均治愈时间为1.4天。对照组30例用磺胺、颠茄合剂等药治疗,平均2.9天治愈[4]。另治85例急性腹泻,其中泻水样或黏液样便的74例,泻脓血样便的11例,均用本方加减治疗。结果:治愈73例,占85.3%;有效12例,占14.1%,前者无合并症,后者合并慢性肝炎4例,营养不良性水肿8例。大部分病例于服药后1~2天症状消失[5]。本方亦是治疗乳幼儿消化不良的常用方,作散剂易服,作汤剂亦无任何毒副反应,故可母子同用。刘氏报道,以本方治疗乳幼儿消化不良属脾虚湿滞者189例,症见排便次数增多,大便中夹杂不消化食物,粪便稀薄,或如水样。结果:治愈157例,占83%,好转14例,占7.4%[6]。梁氏报道用本方加减治疗婴幼儿腹泻83例。处方:藿香、厚朴、苏梗、大腹皮、法半夏、炒白术、白茯苓。伴呕吐者,倍半夏加生姜;暑热甚者,加葛根、黄芩、荷叶、六一散;溲短尿少者,加车前子;夹食滞者,加山楂肉、谷芽、麦芽;脾虚者,加太子参、炒扁豆;湿重,舌苔白腻者,以苍术易白术。结果:除2例服药10剂未效,余皆治愈[7,8]。

另有用藿香正气水保留灌肠,治疗小儿泄泻40例,其中属风寒泻者16例,伤食泻者8例,湿热泻者11例,脾虚泻者5例。结果:痊愈33例,好转6例,无效1例。总有效率为

97.5%[9]。还有用藿香正气散(液)治疗急性重症寒湿性泄泻,症见泄泻清稀,甚则如水样,腹痛肠鸣,脘闷食少,苔白腻,脉沉缓。105 例患者,其中急性泄泻者(1~3 天)有 82 例(占 78.1%);急性加外感风寒与寒湿重症泄泻者(4~9 天)16 例(占 15.2%);综合性急性危重症泄泻者 7 例(占 6.7%)。结果:1~3 天治愈 63 例,占 60%;4~8 天治愈 27 例,占 25.7%;9~18 天治愈 15 例,占 14.3%。[10]。

4. 非感染性腹泻 藿香正气散加味:藿香 12g,厚朴 10g,法半夏 10g,苍术 10g,陈皮 10g,茯苓 15g,黄连 10g,干姜 10g,甘草 5g。舌苔黄腻,湿热偏重者,加黄芩、葛根;白腻有寒者,加肉桂;伴有寒热表证者,加紫苏、荆芥;饮食积滞者,选加炒麦芽、炒谷芽、生山楂、建曲;脾气虚者,加党参、白术。失水过多,有脱水征者,维持水、电解质及酸碱平衡。治疗非感染性腹泻 50 例。结果:显效 20 例,治疗 72 小时内粪便性状及次数恢复正常,全身症状消失;有效 30 例,治疗 72 小时内粪便性状及次数明显好转,全身症状明显改善,疗效显著,平均服药 3 剂[11]。

5. 溃疡性结肠炎 本方加味:藿香 20g,茯苓 10g,白芷 10g,紫苏 10g,大腹皮 10g,半夏 10g,厚朴 10g,陈皮 10g,白术 10g,苦桔梗 12g,甘草 12g,鲜姜 3 片,大枣 1 枚,7 天为 1 疗程。治疗溃疡性结肠炎 38 例。结果:痊愈(诸症消失,结肠镜复查结肠无充血,无水肿,无溃疡)27 例;好转(泄泻次数明显减少,结肠镜检无充血,无水肿,无溃疡)8 例;无效(症状与体征未减轻,结肠镜复查,有充血,有水肿,有溃疡)3 例。总有效率 92.1%[12]。

6. 中暑 采用藿香正气水治疗中暑 135 例,均获痊愈。方用:藿香正气水每次 1 瓶(3ml),口服,一日 2~3 次。135 例中暑者,最少服 1 瓶,最多服 5 瓶,平均服 3 瓶即告痊愈[13]。

7. 眩晕 本方加味:藿香 10~15g,紫苏 5~10g,大腹皮 5~10g,陈皮 5~10g,半夏 5~10g,川厚朴 5~10g,桔梗 6g,甘草 5g。血压偏高者加石决明、泽泻;颈椎病者加葛根、丹参;寒湿偏盛者,加白豆蔻、生姜;痰多者,加竹茹,服药 3~7 天为 1 疗程。治疗湿浊眩晕 150 例。结果:治愈 100 例,占 66%;好转 40 例,占 26%;无效 10 例,占 6.6%。总有效率 92%[14]。

二、五官科

1. 咽炎 用藿香正气水治疗咽炎 75 例,慢性咽炎取藿香正气水 5~10ml,以开水 100~200ml 稀释,待温后徐徐含咽。急性咽炎或慢性咽炎急性发作者,以藿香正气水 30~50ml,稀释待温后含咽。对咽喉部痒痛较剧,有干燥和烧灼感,或声音变哑,甚至不能发音者,直接以药汁较浓的藿香正气水 10ml,慢慢含咽濡润。用本品稀释的浓度大小亦可根据患者口服的耐受能力而定。一般每日可用 10~30ml。结果:临床症状消失,咽喉部检查无异常者占 44%;自觉症状消失,而咽喉部仍见有轻微充血和淋巴滤泡者占 56%[15]。

2. 眶上神经痛 用本方治疗眶上神经痛患者 3 例,结果全部治愈[16]。

三、皮肤科

1. 荨麻疹 用藿香正气散治疗荨麻疹 32 例,均获痊愈。最少服药 3 剂,最多 35 例。服药多少与病程的长短有关,并有较好的远期治疗效果[17]。

2. 夏季皮炎 藿香正气丸对夏季皮炎患者疗效甚优,治 100 例患者,10 天痊愈 47 例,有效 27 例,无效 26 例。与西医治疗组治愈率相比较,统计学处理有显著差异[18]。

3. 脚气病 用藿香正气水外搽治疗脚气病,结果对起疱流黄水者,涂药 4~8 小时水疱消失,12 小时后逐渐变成干皮脱落[19]。

4. 冻疮 外用藿香正气水治疗冻疮患者,效果颇佳。用法:取藿香正气水 10~20ml,用热水洗手、脚后,外擦藿香正气水于患部,可稍用力,每日擦 2~3 次,以临睡前擦为佳。用本方治疗冻疮 236 例,均擦 15 次以下,全部获得治愈[13]。

5. 湿疹 用藿香正气散加减治疗湿疹 36 例(头部 11 例,四肢 8 例,阴部 17 例;风湿型 20 例,风寒型 9 例,血热型 2 例,血虚型 5 例)。加减法:头部加细辛;四肢加桂枝;阴部加槐花;湿重加贯众、车前子;寒重加白鲜皮、肉桂;热重加知母、黄柏;气虚加党参、黄芪。36 例患者中,最少服药 4 剂,最多 12 剂,均获痊愈[20]。

四、毒副作用

据报道,服藿香正气水后有药疹、过敏性紫癜,甚至过敏性休克等症状出现。戴氏报道一患者,女,35 岁,因腹痛泄泻服用藿香正气水 10ml,5 分钟后即感咽喉灼热,面赤,继则全身出冷汗,四肢抽搐。经急诊持续低流量给氧气,输液及葡萄糖酸钙静脉注射,异丙嗪肌内注射等抗过敏处理,症状好转;当晚 9 点全身发现红疹,对症处理后,次日疹退痊愈[21]。周氏等报道因服用藿香正气水而致心动过速 4 例(男 3 例,女 1 例),年龄 6 个月~30 岁。均因胃肠炎口服藿香正气水,约 3~5 分钟后即出现心动过速反应,心率为 190~210 次/min,患者除伴颜面潮红外,无其他自觉症状,血压和末梢血常规均正常。心电图:室上性心动过速。停药后,休息或给予强心及激素类药物治疗,均于 15~20 分钟后症状消失。本组患者既往均无类似发病史及药物过敏史。在服用该药后亦未使用过任何血管活性药物,因此认为患者所出现的室上性心动过速确属藿香正气水所致[22]。卢氏报道 1 例,患者男,36 岁,因腹胀自购藿香正气水 4 支,口服 1 支(10ml)后约半小时,觉头昏、心悸、出汗、四肢出现少量的荨麻疹、瘙痒。躺卧半小时,上述症状消失。当日下午 4 日,患者又服 1 支,约 15 分钟,觉天旋地转,心慌气急,出汗,口吐白沫,昏倒在地,急送医院抢救。患者神志不清,表情淡漠,全身湿冷,两肺呼吸音粗,闻及少量的干性啰音,心音低钝,律齐无杂音,肝脾未及,四肢外侧有荨麻疹。诊断为过敏性休克(服藿香正气水所致)。经中西医结合治疗,服药后患者神志才慢慢清醒,两肺啰音消失,四肢转温。为进一步证实患者的致过敏原,第二天用蒸馏水将原药稀释 5 倍,用消毒火柴棒蘸取后在患者左侧臂内作划痕试验。20 分钟后,被试处皮肤出现 5cm×2cm 的水肿性红斑,有灼痛痒感,进一步证实患者确属口服该药导致的过敏性休克[23]。

【实验研究】

1. 解痉镇痛作用 实验研究表明藿香正气水、丸对兔的离体十二指肠有明显的抑制作用,能对抗拟胆碱药引起的肠痉挛;对抗水杨酸,毒扁豆碱引起的肠痉挛,其效果与阿托品对抗肠痉挛的作用相似[24];藿香正气水对离体豚鼠十二指肠的自动收缩,由组胺、乙酰胆碱、氯化钡所引起的回肠收缩均有明显的抑制作用,其拮抗组胺、乙酰胆碱的作用成量效关系,抑制率随藿香正气水的浓度增高而加大[25];采用化学刺激法以及小鼠扭体法做镇痛实验,发现藿香正气水的作用十分显著[26]。

2. 促进免疫作用 实验证明,用硫酸镁所致腹泻造型的小鼠,经用藿香正气丸治疗后,其外周血淋巴细胞渗入,H-胸腺嘧啶核苷(3H-TdR)指数增高,小鼠肠组织渗入的 3H-TdR 比对照组显著升高,而对照组比正常组低,给药组则接近正常组水平。提示该药能提高小鼠的免疫功能,并促进受伤肠段的修复[24]。

3. 抗菌作用 藿香正气水对藤黄八叠球菌等 8 种细菌均有抗菌作用,尤对金黄色葡萄球菌,藤黄八叠球菌作用较强。实验证明,该药对甲、乙副伤寒杆菌,白色念珠菌,大脑状毛癣菌,红色毛癣菌,新生隐球菌及皮炎芽生菌均有较强的抑制作用[24]。

4. 镇吐作用 实验证明 11.4％藿香正气胶丸溶液 20ml/kg,给家鸽灌服,5 分钟后每只家鸽灌入 1.5％硫酸铜溶液 20ml/kg,其呕吐潜伏期和呕吐次数与对照组比较 $P<0.05$ 及 $P<0.01$,说明该药有镇吐作用[24]。

5. 调节胃肠功能作用 藿香正气水和胶丸溶液对小鼠胃肠输送功能有显著影响 ($P<0.001$),说明该药对胃肠平滑肌蠕动有抑制作用。实验证明,腹泻型的小鼠用该药治疗后,其血液及肝组织中的葡萄糖和水分的吸收增加,说明有调节胃肠功能作用[24];藿香正气软胶囊小剂量组及中剂量组能提高阿托品所致小肠运动抑制型小鼠的小肠推进功能[27]。

6. 抗过敏作用 实验表明本方组成药物多有抗过敏作用。如紫苏、陈皮、甘草等,这将有利于对感冒等疾病的治疗[28]。

【附方】

1. 一加减正气散(《温病条辨》卷2) 藿香梗二钱(6g) 厚朴二钱(6g) 杏仁二钱(6g) 茯苓皮二钱(6g) 广皮一钱(3g) 神曲一钱五分(4.5g) 麦芽一钱五分(4.5g) 绵茵陈二钱(6g) 大腹皮一钱(3g) 水五杯,煮两杯,再服。功用:芳香化浊,行气导滞。主治:三焦湿郁,升降失司所致的脘腹闷胀,大便不爽者。

2. 二加减正气散(《温病条辨》卷2) 藿香梗三钱(9g) 广皮二钱(6g) 厚朴二钱(6g) 茯苓皮三钱(9g) 木防己三钱(9g) 大豆黄卷二钱(6g) 川通草一钱五分(4.5g) 薏米仁三钱(9g) 水八杯,煮三杯,三次服。功用:化浊利湿,行气通络。主治:湿郁三焦,以致脘闷便溏,身痛,舌苔白,脉象模糊者。

3. 三加减正气散(《温病条辨》卷2) 藿香三钱(9g) 连梗叶 茯苓皮三钱(9g) 厚朴钱(6g) 广皮一钱五分(4.5g) 杏仁三钱(9g) 滑石五钱(15g) 水五杯,煮两杯,再服。功用:化湿理气,兼以清热。主治:湿浊阻滞,气机不畅,久郁化热所致的胸脘满闷,舌苔黄腻者。

4. 四加减正气散(《温病条辨》卷2) 藿香梗三钱(9g) 厚朴二钱(6g) 茯苓三钱(9g) 广皮一钱五分(4.5g) 草果一钱(3g) 楂肉五钱(15g),炒 神曲二钱(6g) 水五杯,煮两杯,渣再煮一杯,三次服。功用:化湿理气,温中消导。主治:秽浊湿阻在里,邪郁气分,脘腹胀满,舌苔白滑,脉右缓者。

5. 五加减正气散(《温病条辨》卷2) 藿香梗二钱(6g) 广皮一钱五分(4.5g) 茯苓皮三钱(9g) 厚朴二钱(6g) 大腹皮一钱五分(4.5g) 谷芽一钱(3g) 苍术二钱(6g) 水五杯,煮两杯,日再服。功用:燥湿运脾,行气导滞。主治:秽浊湿邪阻滞在里,脘闷便泄者。

以上五方,皆由藿香正气散加减化裁而成,故均名曰"加减正气散"。然藿香正气散乃表里双解之剂,适用于外感风寒,内伤湿滞之证。而五个加减正气散,由于去解表散寒之紫苏、白芷,其治证在于里,以湿滞中焦为主。一、二、三加减正气散为治湿重于热之证的方剂,而四、五加减正气散之治证则为寒湿为患,故吴氏称其为"苦辛温法"。临证时应区别用之。

参 考 文 献

[1] 叶景华. 流行性感冒 459 例中药治疗报告[J]. 上海中医药杂志,1958,(5):14.

[2] 杨锡红. 藿香正气散加减治疗 20 例小儿感冒发热夹滞证[J]. 新中医,1988,(6)28.

[3] 胡静珠. 藿香正气散加减治疗急性肠胃炎 56 例[J]. 时珍国医国药,2002,13(11):677.

[4] 叶任高. 藿香正气散治疗急性肠炎的探讨[J]. 广东中医,1990,(5):442.

[5] 桂林专区人民医院中医科 . 藿香正气丸治疗 85 例急性腹泻的观察[J]. 广东中医,1963,(4):14.

[6] 刘幼岩 . 藿香正气散治疗乳幼儿消化不良 189 例[J]. 福建中医药,1958,(8)18.

[7] 梁学琳 . 藿香正气散加减治疗婴幼儿泄泻 63 例[J]. 湖北中医杂志,1985,(8):18.

[8] 梁学琳 . 藿香正气散加减治疗婴幼儿泄泻 20 例[J]. 浙江中医杂志,1985,(4):156.

[9] 王乐平 . 藿香正气水保留灌肠治疗小儿泄泻[J]. 四川中医,1992,(6):17.

[10] 蒋耀曦 . 藿香正气散(液)治疗重症寒湿性泄泻 105 例疗效分析[J]. 新疆中医药,1995,(2):14.

[11] 侯正旭 . 藿香正气散加减治疗非感染性腹泻 50 例[J]. 现代医药卫生,2004,20(19):2036.

[12] 商玉凤 . 藿香正气散治疗溃疡性结肠炎 38 例[J]. 黑龙江中医药,2008,37(2):37-38.

[13] 李世文,康满珍 . 古方今用[M]. 北京:人民军医出版社,1996:441.

[14] 梁国权 . 藿香正气散治疗湿浊眩晕 150 例疗效观察[J]. 辽宁中医学院学报,2006,8(2):90.

[15] 褚秉平 . 藿香正气水治疗咽炎 75 例[J]. 南京中医药大学学报,1995,(4):41.

[16] 廖颂华 . 藿香正气丸治愈眶上神经痛 3 例[J]. 广西中医药,1982,(6):45.

[17] 封万富 . 藿香正气散治疗荨麻疹 32 例[J]. 吉林中医药,1982,(1):34.

[18] 宋兆友 . 藿香正气丸治疗夏季皮炎的观察[J]. 临床皮肤科杂志,1987,(3):159.

[19] 崔炎路 . 介绍两种中成药的引申应用[J]. 中成药研究,1986,(11):46.

[20] 金权铉,全学洙 . 藿香正气散加减治疗湿疹[J]. 吉林中医药,1998,(2):29.

[21] 戴月笙 . 服藿香正气水发生过敏 1 例[J]. 福建医药杂志,1988,(6):53.

[22] 周津通 . 藿香正气水致心动过速 4 例[J]. 浙江中医杂志,1990,(3):112.

[23] 卢中珍 . 口服藿香正气水致过敏性休克 1 例[J]. 中国中药杂志,1991,(9):566.

[24] 张雄飞 . 藿香正气散的药理及临床研究进展[J]. 当代医学:学术版,2008,140(5):35.

[25] 刘立煜 . 藿香正气水解痉、镇痛和抗菌作用实验观察[J]. 中草药,1984,12(15):15.

[26] 杨巧巧 . 藿香正气散及其现代成药的药理研究进展国医论坛[J]. 2005,20(6):55.

[27] 陆茵,陈文星,孟政杰,等 . 加味藿香正气软胶囊调节胃肠运动功能[J]. 中药新药与临床药理,2003,14(6):381-383.

[28] 周仲贵,罗杰英 . 藿香正气散方的实验研究和临床新用[J]. 中成药,1991,(12):35.

六 和 汤
(《太平惠民和剂局方》卷 2 续添诸局经验秘方)

【异名】六合汤(《普济方》卷 117)。

【组成】缩砂仁 半夏汤泡七次 杏仁去皮尖 人参 炙甘草各一两(30g) 赤茯苓去皮 藿香叶拂去尘 白扁豆姜汁略炒 木瓜各二两(60g) 香薷 厚朴姜汁制各四两(120g)。

【用法】上锉,每服四钱(12g),水一盏半,生姜三片,枣子一枚,煎至八分,去滓,不拘时候服(现代用法:水煎,日一剂,分三次服)。

【功用】祛暑化湿,健脾和胃。

【主治】夏月外感于寒,内伤于湿证。恶寒发热,无汗,头昏头痛,痰喘咳嗽,胸中烦闷,霍乱吐泻,四肢乏力,不欲饮食,小便赤涩,苔腻脉濡。

【病机分析】夏月暑气当令,气候炎热,且雨水较多,天暑下逼,地湿上蒸,故湿热易于相合为患,湿热交作于里,外又感受寒湿,每致是证。寒湿伤表,表卫不和,故恶寒发热,无汗或汗少,湿蒙清阳,则头痛目眩;暑湿之邪上犯于肺,肺气不得宣降,故见痰喘咳嗽。暑湿困滞中焦,脾胃升降之机失常,故见胸中烦闷,清浊相干,胃气上逆,则为恶心呕吐,脾不升清,下为泄泻。暑邪耗气,又湿邪伤脾,脾为暑湿所困,遂为四肢乏力,不欲饮食。小便赤涩,苔腻脉濡,均为体内湿热蕴积之征。李杲曰:"时当长夏,湿热大胜,蒸蒸而炽,人感之多四肢困倦,精神短少,懒于动作,胸满气短,肢节沉疼,或气高而喘,身热而烦,心下膨痞,小便黄而数,大便溏而频……或渴或不渴,不思饮食,自汗体重;或汗少者……"(《脾胃论》卷中)。这是对本方主治证病机较好的阐述。本方证于夏月暑湿伤脾,复感外寒者为多见。

【配伍意义】本方是为寒湿外袭,暑湿伤脾胃证而设。方中重用香薷、厚朴,合扁豆则为香薷散(《太平惠民和剂局方》卷2),是祛湿解表、化湿和中之剂。主治夏月乘凉饮冷,暑湿被阴寒所遏,外则表气不宣,内则脾胃不和,而病恶寒发热,无汗,霍乱吐泻等证。方中香薷辛温,发汗解暑,行气散湿,是治暑湿感寒之主药。《本草经疏》卷9云:"香薷辛散温通,故能解寒郁之暑气,霍乱腹痛,吐泻转筋,多由暑月过食生冷,外邪与内邪相并而作,辛温通气,则能和中解表,故主之也。散水肿者,除湿利水之功也。"《本草秘录》卷3亦说:"香薷,主霍乱,中脘绞痛。治伤暑如神。通小便,散水肿,去口臭,解热去烦,调中和胃,有彻上彻下之功,拨乱反正之妙,能使清气上升,浊秽下降也。"本方重用,甚切病机。厚朴苦辛而温,能行气宽中化滞,平胃气之上逆;扁豆甘平,可消暑化湿,健脾气而和中。今加入人参、赤茯苓、炙甘草,则其健脾之力增。脾健则暑湿之邪自祛。伍以半夏、砂仁,则和胃之功倍,胃和则呕自止;复以藿香叶化湿和中,助香薷解散寒湿之邪;杏仁苦降辛散温通,助厚朴利气,以期气行则湿亦化;更以木瓜和胃化湿、舒筋,与藿香、生姜等同用,而治霍乱吐泻;以生姜、大枣、甘草,和脾胃而调和诸药。综合全方,共奏祛暑化湿、健脾和胃之功。用于夏月暑湿伤脾,复感外寒,症见寒热无汗,霍乱吐泻之证,甚为合拍。

本方的配伍特点是:解表祛湿药与健脾和胃、行气化湿药同用,使表邪散,脾胃和,里湿化,以奏表里双解之功。

【类方比较】

1. 本方和藿香正气散均出自《太平惠民和剂局方》,都是治疗湿伤胃肠,而见霍乱吐泻,胸膈满闷,脘腹疼痛,舌苔白腻等症的常用方剂,因为方中俱用藿香、白术、茯苓、半夏、厚朴、甘草,故两方的主要作用都是化湿和中。不同的是本方证的病机以夏月内伤暑湿,复感外寒为主,症见恶寒发热,无汗,四肢无力,倦怠嗜卧,霍乱吐泻等,故用香薷散外散表寒,还用了人参、扁豆、木瓜、杏仁、砂仁健脾和中,理气化湿。彼则为外感风寒,内伤湿滞为主,症见头痛,发热恶寒,霍乱吐泻等。药用紫苏、白芷、陈皮、大腹皮、桔梗,重在解表化湿,理气和中。两方相较,本方化湿和中之力强,理气之力弱,兼以补虚,适用夏月外感于寒,内伤湿邪较重,气滞较轻,脾胃虚弱者;彼则化湿和中之力较弱,理气之力较强,兼以解表,适用于湿伤脾胃,外有表证,气滞较重,湿邪较轻,脾胃不虚者。

2. 本方与香薷散皆可用于夏月外伤于寒,内伤于湿的寒热吐泻证。本方主治证多因暑月饮食不节,湿伤脾胃,或脾胃素虚之人,复乘凉饮冷,暑湿被阴寒所遏,外见恶寒发热,无汗;内见呕吐,泄泻,甚或霍乱转筋等。彼亦多因夏月感受寒湿,而见表寒兼腹痛、吐泻等脾胃失和证。由于外皆伤于寒邪,故二方均用香薷祛暑解表;内又皆伤于湿,故又取扁豆、厚朴化湿和中。然本方证中尚有脾胃受损的一面,故又配以人参、茯苓、炙甘草健脾祛湿,伍以半夏、砂仁、木瓜等药,则和胃化湿之力更强。由于本方祛暑化湿、健脾和胃之功较香薷散为强,所以二方主治证不仅有轻重之别,尚有虚实之分。

3. 本方与参苓白术散都用人参、扁豆、砂仁、茯苓、甘草等健脾祛湿之品,皆可治疗脾胃气虚夹湿之证。然彼方尚有白术、山药,其健脾益气之力较强,主治证属脾虚夹湿,纯里无表证偏于里虚;本方重用香薷、藿香叶等辛温发散之品,以解表散寒,主治外感于寒,内伤于湿之证。

【临床运用】

1. 证治要点 本方主治夏月饮食不调,湿伤脾胃或平素脾胃虚弱,复又乘凉饮冷,暑湿被阴寒所遏之证,临床外则恶寒发热,无汗;内则胸脘痞闷,呕吐,泄泻,甚则霍乱转筋,舌苔白滑为证治要点。

2. 加减法 若表寒重而头痛者,加羌活、白芷;咳嗽而痰吐不畅者,加桔梗、前胡、枳壳、川贝母;肠鸣、腹泻甚者,加苍术、煨诃子等。

3. 本方现代常用于夏令感冒、支气管炎、急慢性胃肠炎等辨证属于外寒内湿证者。

【使用注意】本方药性偏温,对湿热霍乱者忌用。

【源流发展】本方出自宋·《太平惠民和剂局方》卷2。主治:"心脾不调,气不升降,霍乱转筋,呕吐泄泻,寒热交作;痰喘咳嗽,胸膈痞满,头目昏痛,肢体浮肿,嗜卧倦怠,小便赤涩;伤寒阴阳不分,冒暑伏热烦闷,或成痢疾;中酒烦渴畏食,妇人胎前产后,并宜服之。"在其学术思想的影响下,经过加减化裁而成的同名异方亦多。明代吴昆在《医方考》卷1所载六和汤,从组成看吴氏之六和汤较本方少香薷,而加白术,增强了健脾益气祛湿之功。钱氏家传《胎产秘书》卷上六和汤,组成较本方少香薷、厚朴,加用竹茹,主治妊娠而见的霍乱吐泻,心躁腹痛。清代《幼科铁镜》卷6六和汤,将方中的砂仁、杏仁、人参、生姜、大枣等辛温之品减去,加用陈皮、黄连,并且将赤茯苓改为白茯苓,增加了本方清内热、化湿浊之功,主治长夏外感暑湿吐泻。《不知医必要》卷2六和汤,其组成较本方少杏仁、厚朴、香薷,主治夏秋暑邪伤脾或饮冷乘风,多食瓜果,以致客寒犯胃,食留不化,遂成霍乱。建国后出版的不少方书也收载了本方,其组成与治证与原方基本相同,但也有略作变动者。如《全国中药成药处方集》(福州方)将方中的香薷去掉,另加苍术、茶叶,诸药研为细末,水煎服,名"六和茶"。去香薷则解表散寒之力减,加苍术则燥湿运脾之功增,配用茶叶则能清利头目,用于内伤湿浊,脾胃不和之证,则更为合拍。

【疑难阐释】关于方名"六和"的意义。对此,历来有两种观点:以吴昆为代表的医家认为:"六和者,和六腑也。脾胃者,六腑之总司,故凡六腑不和之病,先于脾胃而调之,此知务之医也"(《医方考》卷1)。以汪昂为代表的医家则谓:"六和者,和六气也。若云和六腑,则五脏又不当和乎? 盖风寒暑湿燥火之气,夏月感之为多,故用诸药匡正脾胃,以拒诸邪而平调之也"(《医方集解·和解之剂》)。笔者认为,方名"六和",当以和六腑为是。《灵枢·五味》曰:"胃者,五脏六腑之海也,水谷皆入于胃,五脏六腑皆禀气于胃。"本方具健脾和胃之功,胃气和,则五脏六腑安和,正气存内,邪不可干矣。

【方论选录】

1. 吴昆:"六和者,和六腑也。脾胃者,六腑之总司,故凡六腑不和之病,先于脾胃而调之,此知务之医也。香能开胃窍,故用藿、砂;辛能散逆气,故用杏、半;淡能利湿热,故用茯、瓜;甘能调脾胃,故用扁、术;补可以去弱,故用参、草;苦可以下气,故用厚朴。夫开胃散逆,则呕吐除;利湿调脾,则二便治;补虚去弱则胃气复而诸疾平。盖脾胃一治,则水精四布,五经并行,虽百骸九窍,皆太平矣,况于六腑乎?"(《医方考》卷1)

2. 汪昂:"此足太阴、阳明药也,藿香、砂仁、杏仁、厚朴,香能舒脾,辛能行气,而砂仁、厚朴,兼能化食。木瓜酸能平肝舒筋,扁豆、赤苓淡能渗湿清热,而扁豆又能散暑和脾;半夏辛温,散逆而止呕;参、术甘温,补正以匡邪;甘草补中,协和诸药;姜、枣发散而调营卫,皆所以和之也。或加香薷者,用以祛暑;加紫苏者,用以发表散寒也。……六和者,和六气也。若云和六腑,则五脏又不当和乎? 盖风寒暑湿燥火之气,夏月感之为多,故用诸药匡正脾胃,以拒

诸邪而平调之也。"(《医方集解·和解之剂》)

3. 徐大椿:"暑伤脾胃,挟湿而敷化无权,其三焦之气不能布濩,故吐泻交作而寒热痢疾焉。香薷散暑解表,厚朴散满除湿,赤苓渗湿利营,扁豆健脾却暑,半夏燥湿醒脾胃,杏仁降气疏肺肠,人参益暑伤之元,甘草缓三焦之逆,藿香快胃和中,砂仁理脾化气,木瓜舒筋消暑,姜、枣调和营卫也。使中气化而营卫调,暑邪解而寒热退,可知表里调和则吐泻无不愈,而寒热痢疾亦无不瘳矣。此调中却暑之剂,为暑伤脾胃之专方。"(《医略六书·杂病证治》卷18)

4. 盛心如:"暑为阳邪,感受暑热,则伤人之阳,所谓阳受之,则入于六腑者是也。本方以人参、扁豆培中益气为君,邪之所凑,其气必虚,亦热伤气之谓。以藿香、香薷消暑散邪为臣。佐以半夏降逆止呕,以和胃气;赤苓利水除烦,以和膀胱之气;砂仁则醒胃以入于小肠,所以分泌其水液、糟粕,以趋于和也;杏仁则由肺以入于大肠,所以恢复其传导职责,以趋于和也;川朴除满止痛,则和其三焦之气也;木瓜定眩舒筋,则和其胆腑之气也。甘草则国老之使也。是方也,与藿香正气散及三物、四味、五物、六味、十味诸香薷饮,并消暑十全散等,为夏令中通治要方,错综变化,用治暑病,犹珠玑之在握耳。"(《实用方剂学》)

【评议】本方乃祛暑化湿,健脾和胃之剂,对其功效,诸家的见解基本一致。徐氏谓其"调中却暑之剂,为暑伤脾胃之专方",这种评价是比较中肯的。至于方中孰为君药,一般均认为是香薷、厚朴,一则以其用量最重,一则以两药均有祛暑化湿,理气和中之功。而盛氏却从"暑伤阳气",以及"邪之所凑,其气必虚"立论,认为应以人参、扁豆为君。此论似宜商榷。盖此方治证,实多虚少,治宜祛邪为要。若以人参、扁豆为君,未免有喧宾夺主之嫌。

【验案举例】

1. 关格 《新中医》(1989,11:18):某女,32岁。患慢性肾炎已8年,曾反复出现浮肿,经多方治疗,浮肿仍时隐时现。半月前因感冒,浮肿再现,尿少纳差,自服土霉素、双氢克尿塞等西药无效,并渐加重,继而尿少点滴难出,伴呕吐频频,精神萎靡。经西医作有关检查,确诊为:慢性肾炎合并尿毒症。中医诊治,症见精神疲乏,面色灰暗,呼吸深大,四肢浮肿,按之如泥,腹部胀满,反应迟钝,舌淡苔白腻,有齿痕,脉沉细。辨为脾阳不足,湿浊壅盛,清阳不升,浊阴不降所致关格证。治宜和中化湿,疏利三焦,升清降浊。用六和汤去香薷、姜、枣,加用槟榔,3剂,水煎服。二诊:呕吐减轻,尿量增多,症状好转。效不更方,再投5剂,服法同前。三诊:呕吐止,浮肿明显见消,腹胀基本消失,并能进流食,每餐2两。继守方去半夏,加黄芪,续进8剂后,精神恢复,饮食好转。经查:每日尿量700ml左右,查非蛋白氮60mg%,二氧化碳结合率70%容积,血钾4.5毫当量/升,尿蛋白±,余无异常要求出院。随访1年未见复发。

按语:本案关格属脾阳不足,湿浊壅盛,中焦湿阻,清阳不升,浊阴不降所致,故用六和汤和中化湿,疏利三焦,升清降浊而取效。因无表证,故去辛温解表的香薷、生姜等药。加槟榔以增加其下气行水之功。复诊,由于呕吐止,故去降逆止呕的半夏,加用黄芪以增加益气健脾,升发清阳之功。脾胃健,则湿浊去,清阳升,则浊阴降,六腑通畅,关格之证自除。

2. 疰夏 《江西中医药》(1990,4:34):某女,36岁,农民。患者于端午节饱食后,即感腹胀,胃脘疼痛,嗳腐泄泻,经治无效。诊时见神疲乏力,身困嗜睡,头胀痛,胸脘满闷,恶心呕吐,口粘纳差,尿少便溏,午后低热。平素月经延后,色淡,白带多。舌苔白腻,脉濡细。证属暑湿困脾所致。治宜健脾化湿,清暑畅中。以六和汤加减,药用:太子参15g,白术10g,茯苓12g,炒扁豆10g,厚朴10g,砂仁壳5g,藿香12g,木瓜8g,法半夏8g,神曲10g,甘草3g,水煎服,每日1剂,连服3剂,病告痊愈。

按语:患者平素脾虚气弱,夏日于田间劳作,感受暑湿,又因饮食不节,食滞中阻,致脾胃被困,运化无权,升降失司。证属暑湿困脾,治当健脾化湿,清暑行气,兼以消食畅中。因方药对证,故取效甚速。

【临床报道】

1. 小儿传染性肝炎　用六和汤去人参、扁豆、香薷,加用陈皮为基本方,治疗小儿传染性肝炎200例,急性无黄疸型肝炎116例,急性有黄疸型肝炎84例。加减用药:属阳黄者,加茵陈、大黄;属阴黄者,加桂枝、通草;胁下痞块、疼痛者,加郁金、川芎;恢复期去杏仁,加用白术、鸡内金、焦三仙。结果:200例患儿,均获痊愈[1]。

2. 急性肠炎　六和汤加味:砂仁(后下)10g,姜半夏12g,党参12g,炒白术15g,藿香15g,扁豆12g,赤茯苓15g,木瓜12g,厚朴12g,炙甘草6g。有发热、腹痛者给予对症处理,有脱水者给静脉补液,治疗急性肠炎86例。结果:治愈66例(76.7%);好转14例(16.3%);未愈6例(7.0%),总有效率93%[2]。

参 考 文 献

[1] 聂治明,白俊峰. 六和汤加减治疗小儿传染性肝炎200例[J]. 中医药研究,1988;(5):41.

[2] 徐中一. 中药六和汤治疗急性肠炎86例报告[J]. 中国基层医药,2006,13(3):475.

(杜天植　梅梦英)

第二节　清 热 祛 湿

茵 陈 蒿 汤
(《伤寒论》)

【异名】茵陈汤(《外台秘要》卷4引《范汪方》)、茵陈散(《太平圣惠方》卷55)、涤热汤(《圣济总录》卷60)、大茵陈汤(《证治准绳·类方》卷5)、茵陈栀子大黄汤(《济阳纲目》卷34)、茵陈大黄汤(《症因脉治》卷3)。

【组成】茵陈蒿六两(18g)　栀子十四枚擘(12g)　大黄二两去皮(6g)

【用法】上三味,以水一斗二升,先煮茵陈,减六升,内二味,煮取三升,去滓。分三服。小便当利,尿如皂荚汁状,色正赤,一宿腹减,黄从小便去也。

【功用】清热利湿退黄。

【主治】湿热黄疸。一身面目俱黄,黄色鲜明,发热,腹微满,口渴,不欲饮食,恶心欲吐,大便秘结或不爽,汗出不彻,无汗,或但头汗出,剂颈而还,小便不利,舌苔黄腻,脉滑数。

【病机分析】本证病机为阳明瘀热在里发黄,湿热壅滞中焦,导致土壅木郁,肝胆疏泄失常,湿不得下泄,湿热与瘀热郁蒸于肌肤,发为此证。黄疸的成因多为湿热交蒸或寒湿在里。黄疸一病多与湿邪有关,故有"无湿不成疸"之说,本方所治即为湿热黄疸。阳明病属里热实证,其主证有发热汗出,乃因热势向外宣透而不能发黄,但是由于热与湿合,湿热郁遏熏蒸,胆汁不循常道,身必发黄,色如橘子色而鲜明,若浸淫肌肤,下注膀胱,而使面目、小便俱黄。因无汗则热不得外越,小便不利则湿不得下泄,就构成了湿热内盛的条件。湿热内蕴,故发热。不能布津上承则口渴。湿邪壅滞,脾湿不运,则腹微满。谷气不化,故不欲饮食,或恶心欲吐。湿热胶结不解,出现但头汗出,剂颈而还,身体无汗。影响肝胆疏泄,胆汁外溢,于是肌肤发黄。瘀热在里而渴饮水浆,此又更加助长湿邪,且腑气不通,故大便秘结或不爽,小便不利。舌苔黄腻,脉滑数均是湿热之象。汪昂说:"黄者,脾胃之色也。热甚者身如橘色,汗如蘖汁。头为诸阳之会,热蒸于头,故但头汗而身无汗。夫热外越则不里郁,下渗则不内存,今便既不利,身又无汗,故郁而为黄。内有实热故渴。热甚则津液内竭,故小便不利。凡瘀热在里,热入血室,及水结胸,皆有头汗之证,乃伤寒传变,故与杂病不同。湿在经则日晡发热,鼻塞,在关节则身痛,在脏腑则濡泄,小便反涩,腹或胀满,湿热相搏则发黄。干黄,热胜色明而便燥;湿黄,湿胜色晦而便溏。又黄病与湿病相似,但湿病在表,一身尽痛,黄病在里,一身不痛"(《医方集解·利湿之剂》)。

【配伍意义】黄疸有阳黄、阴黄之分,阳黄责之于湿热,阴黄责之于寒湿。本证既是湿热郁蒸,故当清热利湿退黄。茵陈蒿疏利肝胆,芳香化浊,为清除湿热、退黄疸主药,乃方中君药。杨时泰云茵陈蒿"发陈致新,与他味之逐湿热者殊,而渗利为功者,尤难相匹……黄疸湿气胜,则如熏黄而晦,热气胜,则如橘黄而明,湿固蒸热,热亦聚湿,皆从中土之湿毒以为本,所以茵陈皆宜"(《本草述钩元》卷9)。茵陈芳香又能醒脾,清热又能利胆,而黄疸之因主要责之肝胆脾胃,故黄疸之治,茵陈为第一要药。栀子祛除湿热,清泄三焦,通调水道,利湿热自小便而出,为方中臣药。仲景用栀子、茵陈,正取其利小便而蠲湿热也。大黄清除瘀热,推陈致新,使湿热壅遏毒邪从大小便而出,是为佐药。由于湿热瘀毒在此证中四者同时并存,大黄则对此四者同时兼顾,且通腑泻热利湿,给湿热以出路。又大黄走血分,与栀子相伍,能凉血泄热,以防脾胃肝胆瘀热发黄后动血。三药皆为苦寒,寒能清热,苦能除湿,泻热通腑,清热利湿退黄,排除瘀毒,使湿清热除,则黄疸消退。

本方药仅3味,虽均能清热利湿退黄,因以茵陈蒿为君药,且重用,故以茵陈蒿为方名。

本方配伍特点是:清热利湿药与清热泻火药、泻火通便药合用,使瘀热从二便而出。且方中三药均能清利湿热而利小便,故原书方后云:"小便当利,尿如皂荚汁状,色正赤,一宿腹减,黄从小便去也。"

【类方比较】茵陈蒿汤与茵陈五苓散两方,都是治疗湿热黄疸的常用方剂,主要作用均是清热利湿而退黄,但由于湿热之邪有湿重与热重之分,二方用药不一,适应证亦异。茵陈蒿汤清热之力强,利湿之力弱,有攻下作用,适用于湿热黄疸偏于热重者。茵陈五苓散清热之力弱,利湿之力强,无攻下作用,适用于湿热黄疸偏于湿重者。

【临床运用】

1. 证治要点 本方清热退黄作用强,为治阳黄的常用之方,临床以身黄如橘子色,小便不利,口中渴,舌苔黄腻,脉沉数为证治要点。

2. 加减法 若往来寒热,胸胁苦满,口苦呕吐者,加黄芩、柴胡、半夏、生姜,以和解少阳,和胃降逆。如兼有恶寒、身痛、无汗等,加麻黄、杏仁、连翘以解表散邪。如胁痛较重者,加郁金、川楝子、延胡索等,以疏肝行气止痛。若黄疸较重,热势较甚者,加板蓝根、黄芩、大青叶、虎杖、黄柏等,以除热退黄。如湿热黄疸,病情恶化,出现高热,烦躁,甚则神志不清,抽搐,出血等,此乃热毒内陷,加牛黄、牡丹皮、赤芍、郁金、黄连、羚羊角等,以凉血解毒。

3. 本方现代常用于治疗急性黄疸型肝炎,乙型肝炎,胆结石,胆囊炎,钩端螺旋体病,肠伤寒,败血症,肺炎,蚕豆病的溶血性黄疸等偏于湿热内蕴者。

【使用注意】方中大黄为苦寒泻下药,久用或大量应用易伤正气,生大黄后下的泻下作用强,制熟后泻下作用减弱,大黄含有鞣质,泻后多出现便秘,应予注意。大黄的利胆效应以剂量稍大,煎煮时后下为强,故应结合患者的具体情况灵活应用。

阴黄,不宜用本方。孕妇慎用,因方中大黄有活血化瘀作用,易引起流产。

【源流发展】 茵陈蒿汤原载《伤寒论·辨阳明病脉证并治》。"阳明病,发热汗出者,此为热越,不能发黄也。但头汗出,身无汗,剂颈而还,小便不利,渴引水浆者,此为瘀热在里,身必发黄,茵陈蒿汤主之"(《伤寒论》238 条);"伤寒七八日,身黄如橘子色,小便不利,腹微满者,茵陈蒿汤主之"(《伤寒论》261 条)。本方为张仲景治疗阳明病发黄证的代表方,而在《金匮要略·黄疸病脉证并治》又作为治疗谷疸的主方。"谷疸之为病,寒热不食,食即头眩,心胸不安,久久发黄,为谷疸,茵陈蒿汤主之。"其病皆缘于湿热交蒸,仲景制此方,为后世治疗湿热黄疸奠定了基础。

从应用演变看,以茵陈蒿汤治疗湿热黄疸的现存文献记载分析,如《医心方》卷 10 引《深师方》之大茵陈蒿汤,即本方加黄柏、黄连、甘草、人参,主治谷疸发寒热,不可食,食即头眩,心中怫冒不安。《备急千金要方》卷 10 载大茵陈汤,即本方加黄柏、白术、黄芩、瓜蒌根、甘草、茯苓、前胡、枳实,主治内实热盛发黄,黄如金色,脉浮大滑实者。《外台秘要》卷 4 引《小品方》三物茵陈汤,即本方去大黄加石膏,主治黄疸,身目皆黄,皮肤肌肤甲错。《外台秘要》卷 4 引《近效方》茵陈汤,即本方加黄芩、升麻、龙胆草、枳实、柴胡,主治发黄,身面眼悉黄如金色,小便浓如煮黄柏汁者。《太平圣惠方》卷 10 茵陈散,即本方加滑石、木通、甘草,主治伤寒,头项汗出,身体无汗,小便不利,渴欲饮水者,是瘀热在里,身欲发黄。《太平圣惠方》卷 16 茵陈丸,即本方加豆豉、鳖甲、芒硝、杏仁,主治时气热毒不解,心胸躁闷,变为黄。《太平圣惠方》卷 84 茵陈丸,即本方加秦艽、朴硝、甘草,主治小儿脾胃热毒,致肌肉变黄,小便赤少,心中烦。《圣济总录》卷 60 茵陈丸,即本方加龙胆草、枳壳、黄芩、升麻、柴胡,主治身面悉黄,小便如浓栀子汁,酒疸,女劳疸,诸种黄疸。《医学纲目》卷 31 茵陈汤,即本方加柴胡、黄柏、黄芩、升麻、龙胆草,主治伤寒发黄,目悉黄,小便赤。《普济方》卷 369 茵陈汤,即本方加芒硝、寒水石、木通,主治小儿发黄,身如橘色。

从主治方面看,仲景制定茵陈蒿汤明确指出其病机乃"瘀热在里",其临床表现为身黄如橘子色,小便不利,腹微满,渴引水浆,心胸不安,久久发黄。历代治湿热黄疸者皆以本方为主,也为后世治疗湿热黄疸规范了"清、利"的基本大法,尤其是对茵陈的应用,几乎历代均以其作为治疗黄疸的代表药,以至于无论湿热抑或寒湿发黄均用茵陈。用治阴黄,如《伤寒微旨论》卷下茵陈四逆汤,用甘草、茵陈、干姜、附子,主治阴黄,脉沉细迟,肢体逆冷,腰以上汗出者;《医学心悟》卷 2 茵陈术附汤,用茵陈、白术、附子、干姜、甘草、肉桂,主治阴黄证;《医醇賸义》卷 3 茵陈术附汤,用茵陈、白术、附子、茯苓、当归、广皮、半夏、砂仁、苡仁、姜皮,主治阴黄,面目发黄,身冷不渴,小便微黄而利。用治酒疸,如《医醇賸义》卷 3 茵陈玉露饮,用茵陈、玉竹、石斛、花粉、葛根、山栀、广皮、半夏、茯苓、萆薢、苡仁,主治酒疸,因平日嗜酒,湿热熏蒸,面目发黄,黄甚则黑,嘈杂,虽食甘芬,如哕酸辣,小便赤涩。用治黑疸,清代沈金鳌亦将茵陈蒿汤变通用治黑疸。如《沈氏尊生书》卷 16 治黑疸方:"用茵陈蒿四两,捣取汁一合,瓜蒌根一斤,捣取汁六合,冲和顿服之,必有黄水自小便中下。如不下,再服,此金鳌自制方也。《简便方》单用瓜蒌根汁以泄热毒,为黑疸良方,余复加茵陈汁,以为湿邪引导,较为真切,故用之辄效也。"

从剂型方面看,将原方汤剂改变成其他剂型,便于服用或更能针对病情,提高疗效,如仲景即用茵陈五苓散,后世有丸剂、饮剂、注射剂等。如王氏等的临床及实验观察,茵栀黄注射液在机体内有辅助病毒诱生干扰素的作用,能成倍地增加人体白细胞干扰素诱导效价,提高患者干扰素水平[1]。虞氏等用茵栀黄注射液和口服茵陈蒿汤治疗新生儿黄疸,两组疗效亦无明显差异[2]。黄氏用解放军302医院的茵栀黄制剂80ml加入10％葡萄糖500ml内每日静滴1次。10～14天为1疗程,与其他治疗肝炎重度黄疸的药物进行综合处理,其疗效相似,无明显差异[3]。

【疑难阐释】

1. 茵陈先煎的机制　原方强调茵陈先煎,主要是去其轻扬外散之气,以厚其味,使其专于苦降,不使达表而直入于里,以利湿热从小便而出,则黄疸自去。周岩云:"茵陈发扬芳郁,禀太阳寒水之气,善解肌表之湿热,欲其驱邪由小便而去,必得多煮以厚其力"(《本草思辨录》卷2)。

2. 关于应用大黄　湿热黄疸是湿热蕴结中焦脾胃,熏蒸肝胆,致使肝失疏泄,胆汁不循常道,外溢肌肤而成,无论是便溏不爽还是大便秘结,大黄均可用之,使湿热之邪从大便而出,故不可忽视大黄的应用。其清洁肠道,可消除腹部气胀,也有助于去除毒素的不良作用。周岩说:"大黄止二两而又后煮,则与茵陈走肌表之气相浃,且能促之使下也"(《本草思辨录》卷2)。

3. 祛瘀与解郁的关系　张仲景认为本方的发黄机制为"瘀热在里",对于"瘀",也有认为应作"郁"解,如《伤寒论讲义》说:"瘀热,瘀与郁可通用,瘀热即郁热,郁滞在里的意思。"其实《伤寒论》对"瘀"、"郁"的应用是有区别的,凡"瘀热",多有身黄,用药亦必祛瘀,如《伤寒论》128条:"太阳病,六七日,表证仍在,脉微而沉,反不结胸,其人发狂者,以热在下焦,少腹当硬满;小便自利者,下血乃愈。所以然者,以太阳随经,瘀热在里故也,抵当汤主之。"瘀,乃血瘀,郁,乃气郁,一为血病,一为气病。黄疸发生与血分有关,故应活血祛瘀为功,选用大黄活血属当然,而不以"郁"作为选用大黄的依据。

4. 关于方中君、佐药　本方所组成的三味药,历来医家均认为以茵陈蒿为君药,似无异议,但吴有性在《温疫论》卷上发黄中云:"茵陈为治疸退黄之专药,今以病证较之,黄因小便不利,故用山栀除小肠屈曲之火,瘀热既除,小便自利。当以发黄为标,小便不利为本。及论小便不利,病原不在膀胱,乃系胃家移热,又当以小便不利为标,胃实为本。是以大黄为专功,山栀次之,茵陈又其次也。设去大黄而服山栀、茵陈,是忘本治标,鲜有效矣。或用茵陈五苓,不惟不能退黄,小便间亦难利。"可见吴有性认为本方中应以大黄为君药,其所用"茵陈汤"也由"茵陈一钱,山栀二钱,大黄五钱,水姜煎服"组成。考仲景茵陈蒿汤与吴有性茵陈汤组成药味相同,但由于对黄疸的认识不一,两方的药物配伍和剂量有所差异,茵陈蒿汤以茵陈为君药,辅以栀子、大黄,而吴有性之茵陈汤则重用大黄,减轻了茵陈、山栀的剂量。吴氏认为黄疸的成因是由于"胃家移热",故对其主要药物的认识及用法亦不同。关于佐使药,吴谦认为是"佐以大黄,使以栀子"(《医宗金鉴·订正伤寒论注》卷4)。而吴瑭认为是"栀子通水源而利三焦,大黄除实热而减腹满,故以之为佐也"(《温病条辨》卷2)。由此看来,对方中二药的主次关系各有不同看法。不过从现在对茵陈蒿汤的使用情况来看,似以吴瑭之说更贴切仲景制方旨意。

【方论选录】

1. 吴昆:"头汗出者,只是头有汗,脐颈而还皆无汗也。内有实热,故渴饮水浆;升降不交,故小便不利;湿热郁于中而不得越,故必发黄。《经》曰:大热之气,寒以取之,故用茵陈;苦入心而寒胜热,故用栀子;推除邪热,必假将军,故用大黄。又曰:茵陈、栀子能导湿热由小便而出,故用之。"(《医方考》卷1)

2. 柯琴:"太阳、阳明俱有发黄证,但头汗而身无汗,则热不外越,小便不利,则热不下泄,故瘀热在里。然里有不同,肌肉是太阳之里,当汗而发之,故用麻黄连翘赤豆汤,为凉散法;心胸是太阳阳明之里,当寒以胜之,用栀子柏皮汤,乃清火法;肠胃是阳明之里,当泻之于内,故立本方,是逐秽法。茵陈禀北方之色,经冬不凋,傲霜凌雪,偏受大寒之气,故能除热邪留结,率栀子以通水源,大黄以调胃实,令一身内外瘀热,悉从小便而出,腹满自减,肠胃无伤,仍合引而竭之之法,此阳明利水之圣剂也。昔仲景治阳明渴饮有四法:本太阳转属者,五苓散微发汗以散水气,大烦燥渴,小便自利者,白虎加参,清火而生津;脉浮,发热,小便不利者,猪苓汤,滋阴而利水;小便不利,腹满者,茵陈汤以泄满,令黄从小便出,病情治法,胸有成竹矣。"(录自《古今名医方论》卷3)

3. 钱潢:"茵陈性虽微寒,而能治湿热黄疸及伤寒滞热,通身发黄,小便不利;栀子苦寒泻三焦火,除胃热时疾黄病,通小便,解消渴,心烦懊恼,郁热结气,更入血分;大黄苦寒下泄,逐邪热,通肠胃。三者皆能蠲湿热,去郁滞,故为阳明发黄之首剂云。"(《伤寒溯源集》卷6)

4. 吴谦,等:"身黄湿热之为病也,湿盛于热,则黄色晦,热盛于湿,则黄色明。如橘子色者,谓黄色明也。伤寒七八日,身黄色明,小便不利,其腹微满,此里热深也。故以茵陈蒿治疸病者为君,佐以大黄,使以栀子,令湿热从大小二便泻出,则身黄腹满自可除矣。"(《医宗金鉴·订正伤寒论注》卷4)

5. 吴瑭:"此纯苦急趋之方也。发黄外闭也,腹满内闭也,内外皆闭,其势不可缓,苦胜最急,故以纯苦急趋下焦也。黄因热结,泻热者必泻小肠,小肠丙火,非苦不通。胜火者莫如水,茵陈得水之精,开郁莫如发陈,茵陈生发最速,高出众草,主治热结黄疸,故以之为君。栀子通水源而利三焦,大黄除实热而减腹满,故以之为佐也。"(《温病条辨》卷2)

6. 黄宫绣:"黄原有阴阳寒热之分,阳黄者由热蕴于脾土,如苗值于大旱,则苗必燥而黄,是苗因燥而黄者也。太涝则苗必湿而黄,是苗因湿而黄者也。热为阳,寒为阴,故黄亦以阴阳分之。阳黄身如橘色,汗如柏汁;阴黄黄而色晦,当细辨别,是以仲景立有茵陈蒿汤、栀子柏皮汤、麻黄连翘赤小豆汤,以治阳黄之证,又立茵陈附子汤,以治阴黄之证。茵陈治黄通剂,在人审其所因而酌治耳。"(《本草求真》卷5)

7. 张秉成:"此方纯治邪气实而不虚者。如湿热内结而成实证,则茵陈五苓等药,又属无济,非用下夺之法,不足以杀其邪而导其结。故以栀子泄其前,大黄泄其后,茵陈辛苦微寒,得春初生发之气,能入太阳、阳明,发汗利水,为治黄主药。三味合而用之,前证自然奏效耳。"(《成方便读》卷3)

【评议】湿热相交民病疸,对于黄疸的治疗,柯琴提出"凉散法"、清火法,认为本方是"逐秽法"。其实结合《伤寒论》、《金匮要略》两书对黄疸的论述,以茵陈蒿汤在临床上最为常用,也最著名,但张仲景治疗黄疸并非限此一法,几乎八法皆用。如"诸病黄家,但利其小便,假令脉浮,当以汗解之"(《金匮要略·黄疸病脉证并治》),"伤寒瘀热在里,身必发黄,麻黄连轺赤小豆汤主之"(《伤寒论》263条),是汗法;"黄疸病,茵陈五苓散主之"(《金匮要略·黄疸病脉证并治》),是利小便法;"黄疸腹满,小便不利而亦,自汗出,此为表和里实,当下之,宜大黄硝石汤"(《金匮要略·黄疸病脉证并治》),是下法;"黄家日晡所发热……因作黑疸……硝石巩石散主之"(《金匮要略·黄疸病脉证并治》),是消法;"诸黄,腹满而呕者,宜柴胡汤"(《金匮要略·黄疸病脉证并治》),是和法;"伤寒发汗已,身目发黄,所以然者,以寒湿在里不解故也,以为不可下也,于寒湿中求之"(《伤寒论》260条),是温法;"伤寒身黄,发热,栀子柏皮汤主之。"(《伤寒论》262条),是清法。仲景治疗黄疸,是因证立法,因法制方,非常灵活。因此各医家一再强调,凡用茵陈蒿汤必须是湿热为患者,历代皆认为本方为治湿热黄疸的要方。

关于本方所治病位,钱潢提出栀子入血分,其实大黄亦入血分,由于茵陈蒿汤原本为阳明发黄而设,且仲景明确提出"瘀热在里",所以本方亦治血分病。茵陈蒿为利胆退黄专药,凡湿热熏蒸而发黄者,无不用之。对于方中君药,绝大多数医家认为是茵陈,黄宫绣提出茵陈乃治黄通剂,的确如此。对于"黄从小便去"一语,后人有不同看法,有认为前后得利而解,如吴昆即有此观点,认为"推除邪热,必假将军","茵陈、栀子能导湿热由小便而出";有认为专从小便而出,如柯琴云:"令一身内外瘀热悉从小便而出","此阳明利水之圣剂也。"结合临床,茵陈蒿汤中不用大黄,则不利于退黄,而用大黄则退黄作用好,黄疸消退时间显著缩短,因此茵陈蒿汤应是前后分消之剂。

【验案举例】

1. 黄疸 《张聿青医案》卷11:华左,遍体面目俱黄,中脘痞满,湿热蕴遏,恐其由标及本。西茵陈、制川朴、赤白苓、泽泻、青蒿、山栀、广橘皮、制半夏、木猪苓、上湘军(二钱,好酒浸透后下)。二诊:脘痞稍减,黄疸略退,药既应手,守前法再望转机。茵陈二钱,冬术(炒炭)二钱,泽泻二钱,砂仁七分,黑山栀二钱,上湘军二钱,橘皮一钱,猪苓一钱五分,川朴一钱,官桂五分,制半夏一钱五分,焦麦芽三钱。三诊:面目色黄稍退,而热退不清,还是湿热壅遏熏蒸之所致也,再淡以渗之,苦以泄之。官桂五分(后入),豆豉三钱,黑山栀三钱,制半夏一钱五分,猪苓二钱,郁金一钱五分,茵陈三钱,冬术炭二钱,赤白苓各二钱,杏仁二钱,泽泻一钱五分。四诊:黄疸已退,然形色瘦夺,脾土无不虚之理,当为兼顾。野于术二钱(炒),广皮一钱,猪苓二钱,云苓四钱,茵陈二钱,泽泻二钱,焦麦仁四钱,官桂五分(后入),制半夏一钱五分,枳实一钱,竹茹一钱。五诊:黄疸大势虽退,而湿热未能尽澈,小溲未清,足跗带肿,还是湿热坠下,再培土而分利湿邪。于术一钱五分,大腹皮二钱,川通草一钱,茯苓三钱,炒冬瓜皮一两,泽泻一钱五分,木猪苓二钱,焦苍术一钱,生熟米仁各三钱,茵陈一钱五分。六诊:诸病向安,惟气色尚滞,宜鼓舞脾土,土旺自能胜湿也。人参须五分,茵陈二钱,云茯苓四钱,猪苓一钱五分,制半夏一钱五分,野于术二钱,炮姜三分,焦苍术一钱,泽泻一钱五分,广皮一钱。七诊:补气运脾渗湿,证情又见起色,再为扩充。人参须五分,苍术一钱,于术二钱,茵陈二钱,猪苓一钱五分,云茯苓三钱,炒冬瓜皮五钱,炮姜炭四分,泽泻一钱五分,生熟薏仁各三钱,谷芽三钱。

按语:此案黄疸乃因湿热蕴遏致面目俱黄,故初诊用茵陈蒿汤加味以清热利湿退黄,为了防止苦寒伤脾胃,又配伍苦温之品以除湿。首战告捷,二诊仍守原方原法,黄渐退,湿渐去,此时脾土虚象已现,故四、五诊仍以培土为主,及至后期,正气虚象亦现,加用参须、苍白术等扶正以固本。由于此病乃黄疸显现于外,故始终以茵陈退黄,其用药辨证细微,可资借鉴。

2. 黄疸昏迷 《福建中医药》(1984,4:封3):某男,15岁。4天前自觉头晕,食欲锐减,四肢酸软,无发热,偶畏冷,大便深黄色,尿短呈棕色,皮肤逐渐黄染,发痒,无衄血,无腹痛腹泻史,全身皮肤及巩膜黄染,体温38℃,渐至昏睡,黄疸加深,神识昏迷,不省人事,牙关紧闭,周身发黄,颜色鲜明,表有微热,大便一次色褐如胶状,小便短赤,脉弦数有力。诊为急性肝萎缩,溶血性黄疸,此乃湿热熏蒸阳明、太阴,发为黄疸,上犯心包,清窍为之闭塞,神明失其主宰,以致神识昏迷,急宜芳香化浊开窍,苦寒泄热通腑,方用茵陈蒿汤、栀子柏皮汤合安宫牛黄丸加减。茵陈50g,生栀子9g,生大黄9g,黄柏6g,银花15g,石菖蒲4.5g,丹皮4.5g,甘草3g,煎后加入安宫牛黄丸2粒,烊化均匀,分数次用鼻饲法徐徐灌下,进药1剂后,神识较清,大便畅通1次,黄疸减退,诸证均减。体温降至正常,守方去安宫牛黄丸,加至宝丹

3g,再以泄热化湿,清利余邪,茵陈 9g,栀子 9g,大黄 9g,黄柏 6g,郁金 4.5g,木通 4.5g,赤苓 9g,泽泻 6g,银花 12g,苡米 12g,连翘 9g,滑石 9g,甘草 3g,服药后病情好转,治疗 1 周,已基本治愈。

按语:此案因湿热熏蒸发为黄疸,且又上犯心包,以致周身发黄并出现昏迷。以茵陈蒿汤清泄肝胆湿热,又配以化浊开窍通腑之品,药中肯綮,故见速效。

3. 巨细胞包涵体病 《上海中医药杂志》(1988,2;35):某男婴,3 个月。因发热咳嗽,按支气管肺炎治疗,经用大量抗生素至第 6 天高热不退,巩膜皮肤出现黄染,以后黄疸日益加深,纳呆泛恶,检查肝脾肿大,AKP60u/L,SB3.65mg% ,HBsAg 酶联法阳性,在其新鲜尿内找到巨细胞核内包涵体而确诊为巨细胞包涵体病。尔后黄疸进一步加深,黄中带青,诊视患儿精神极度委顿,纳呆,泛恶,指纹已达命关,色紫红,细审黄疸,青黄之中仍映鲜红,小便如蘗色,为胎毒内蕴,湿热熏蒸至深,阳黄重证,大实而见嬴状,速投茵陈蒿汤加味。绵茵陈 10g,焦山栀 10g,生苡仁 15g,制川军 6g,虎杖 10g,秦艽 10g,土茯苓 15g,平地木 10g,焦麦芽 15g,生甘草 6g。服 3 剂,热退黄减,精神好转。再进 6 剂,黄疸退净,小便色青,纳食,精神、化验指标恢复正常。一年后随访体健无恙。

按语:本案经诊断为巨细胞病毒感染,出现高热不退,黄疸,经辨证为湿热熏蒸,阳黄重证,投茵陈蒿汤加味以泻热通腑,退黄,排出胎毒,达到了热除湿祛黄退的目的,故治之有效。

4. 不明原因高热 《河北中医》(1992,5;16):某男,27 岁。不明原因高热 20 天,体温达39.2℃,头痛,昏蒙不清,咽干,经多种检查均未发现异常。症见发热,神疲困倦,头重如裹,口干不欲饮,恶心纳呆,小便黄赤,大便干燥,3 日一行,舌质红,苔微黄而腻,脉滑数,此乃邪热入里与湿相合,久羁不去,湿热熏蒸所致,以茵陈蒿汤泄热祛湿,使病邪从下而出。茵陈15g,大黄 10g,栀子 12g,黄芩 12g,滑石 20g,薏苡仁 12g,竹叶 10g。3 剂后退热,但仍觉口干,乏力,纳呆,前方加生姜 4 片,大枣 5 枚,以调和营卫,继服 5 剂痊愈。

按语:本案根据患者客观症状辨证为湿热熏蒸,虽未见黄疸,但由于湿热久羁不去,以茵陈蒿汤加味,使湿去热无所附,热退而身安。

【临床报道】

一、内科

1. 黄疸 以茵陈蒿汤加味治疗黄疸 20 例。其中谷丙转氨酶 200U 以上者 13 例,100U以上者 5 例,40U 以上者 2 例,黄疸指数在 100～120U 之间者 2 例,40～80U 之间者 5 例,30U 以上者 7 例,20U 以上者 6 例,肝细胞性黄疸 15 例(其中腹水者 1 例),阻塞性黄疸 3例,肝细胞性与阻塞性同时存在者 2 例。临床表现以全身和面目俱黄,黄色鲜明如橘子色,食少腹胀,发热口渴,恶心呕吐,小便黄赤不利,大便干燥或便下不爽,阻塞性黄疸大便多色淡灰白,脉沉实或滑数,舌质红,苔黄腻为辨证要点。基本方:茵陈 50g,栀子 15g,大黄 10g,白花蛇舌草 30g,败酱草 15g,鸡骨草 30g,大青根 15g,田基黄 15g。肝细胞性黄疸酌加蒲公英 20g,金银花 20g,连翘 20g,虎杖 15g,以清热解毒;阻塞性黄疸上方重用大黄至 15g,加郁金 10g,牡丹皮 10g,莪术 10g,鸡内金 9g,以软坚散瘀;肝区疼痛加柴胡 10g,郁金 10g,牡丹皮 12g;恶心呕吐加佩兰 15g,白蔻仁 10g,竹茹 15g;小便不利加半边莲 30g,车前子 20g,茯苓皮 20g。结果:20 例中痊愈 16 例,好转 2 例,其中 1 例为间断服药,无效 2 例,其中 1 例考虑为恶变。病程最短者半个月,最长者 3 个月,一般服药 30 剂左右即愈,症状在 3～7 天开始消退[4]。

2. 高胆红素血症 以茵陈蒿汤重用栀子、大黄为主,随证化裁,采用中西医结合治疗 60

例急性病毒性肝炎高胆红素血症,另设对照组 60 例,疗程 14 天。治前血清总胆红素浓度均大于 $68.4\mu mol/L$,黄疸出现时间均小于 10 天。基本方:茵陈、山栀子各 20g,大黄 30g,见泛恶甚或频繁,呕吐者酌加半夏、生姜,肝区疼痛者加丹参、赤芍,腹胀纳少者选加枳壳、山楂、神曲。退黄效果:60 例中,显效 40 例,有效 16 例,无效 4 例,有效率 93.33%;对照组中,显效 20 例,有效 28 例,无效 12 例,有效率 80%,两组比较有显著性差异,肝炎有关症状,随胆红素明显下降,亦有明显好转,谷丙转氨酶大都伴随下降[5]。茵陈蒿汤加味:茵陈 30g,栀子 15g,大黄 6～10g,赤芍 60g,牡丹皮 10g,郁金 15g,丹参 30g,金钱草 30g,白茅根 30g。4 周为 1 疗程。壮热神昏者(发热者)用中药冲服羚羊角粉 1 日 2～3g;腹胀者加厚朴、炒莱菔子;恶心、呕吐者加竹茹;皮肤瘙痒者加紫草、防风;肝脾肿大、舌质紫黯或有瘀斑者加鳖甲、三七粉;直接胆红素(DBil)/血清总胆红素(TBil)<60%者加桃仁、红花;转氨酶显著增高者加生山楂。治疗中重度高胆红素血症 112 例。结果:显效 35 例(31.25%);有效 64 例(57.14%);无效 13 例(11.61%)。总有效率 88.39%[6]。

3. 传染性肝炎 以茵陈蒿汤加味治疗急性黄疸型肝炎 50 例,药用:茵陈 60～120g,栀子 12g,大黄 15g,板蓝根 30g,柴胡 12g,泽兰叶 30g,连翘 15g,丹参 30g,赤芍 12g,炒麦芽 30g。兼发热者加银花、败酱草、蒲公英;热重于湿者加黄芩、黄连、龙胆草;湿重于热者加苍术、白术、茯苓、佩兰;腹胀者加厚朴、炒莱菔子;恶心呕吐加竹茹、半夏、生姜;胁痛者加延胡索、川楝子、郁金。2 周为 1 疗程,连服 3 个疗程。结果:痊愈 47 例(隔离期满,症状消失,肝脏恢复正常或明显回缩,肝区无压痛及叩击痛,肝功能恢复正常,随访 1 年无异常改变者),好转 2 例(符合上述条件,随访半年无复发),无效 1 例(主要症状、体征无明显变化,肝功能异常者)。总有效率为 98%[7]。用茵陈蒿汤加减治疗传染性肝炎有明显黄疸者 20 例,症状:发热,黄疸,食欲不振,疲乏,上腹不适,小便深黄,肝脏肿大及压痛,少数有寒意,头痛,上腹痛,恶心呕吐,皮痒,经治疗后黄疸消退最短 5 天,最长 21 天,平均 14 天,服药剂量最少11 剂,最多 43 剂,平均 21 剂[8]。以茵陈蒿汤加味治疗急性黄疸戊型病毒性肝炎 20 例。基本方茵陈 60g,栀子 15g,大黄 10g,龙胆草 15g,板蓝根 30g,银花 15g,茯苓 15g,泽泻 15g,生山楂 20g,鸡内金 10g。服药 1～2 个月后乏力,食欲不振,恶心呕吐等消化道症状消失,黄疸消退,肝肿大者回缩至正常,肝功能检查全部正常。随访半年无复发,全部治愈[9]。茵陈蒿汤加味:初、中期用 I 号方:茵陈 60g,栀子、黄芩、茯苓、车前草、丹参、郁金、赤芍各 15g,生大黄(后下)10g,板蓝根、金钱草各 30g,焦三仙各 20g,甘草 9g,呕吐加法半夏、黄连;发热加连翘、金银花。恢复期用 II 号方:茵陈 20g,栀子 9g,茯苓 30g,党参 10g,板蓝根、白术、郁金、丹参、当归各 15g,陈皮 9g,五味子 9g,甘草 6g。以上药量为成人量,小儿酌减。治疗急性黄疸型肝炎 232 例。用药时间 13～66 天,平均 29.6 天,服药期间无特殊不良反应。结果:显效196 例;好转 32 例;无效 4 例。总有效率 98.3%[10]。本方加味:茵陈 30～50g,栀子、泽泻、茯苓、赤芍各 15g,苍术、半夏、牡丹皮、大黄、郁金各 10g。治疗病毒性肝炎重度黄疸 56 例。疗程为 1 个月。结果:显效 30 例,有效 21 例,无效 5 例。总有效率 91.6%[11]。

4. 蚕豆病 16 例近期内有服食蚕豆史病例出现急性严重贫血,全身黄疸,尿色深如浓茶或呈酱油状,发热,腹痛,肝脾肿大等,结合尿常规,胆红素,尿胆原,尿胆素,潜血,血常规,网织红细胞计数等检验。全部以中医药为主治疗,严重者辅以西药,选用鲜田艾(鼠曲草)60～120g,茵陈、丹参各 15g,栀子、茯苓、泽泻、郁金各 10g,生大黄、生甘草各 5g,若腹泻去大黄加白术,结果治疗后黄疸消退,热退神静,饮食好转,二便如常,口唇面部指甲转为红润,肝脾回缩至正常,尿、血常规正常[12]。

5. 原发性肝癌栓塞化疗后发热　以茵陈蒿汤加味治疗本症 48 例,体温 37.5～39.5℃,用抗生素 1 周无效者。用茵陈 30g,栀子 15g,大黄 15g,党参 15g,白术 15g,法半夏 12g,石菖蒲 15g,鸡骨草 30g。热甚加溪黄草、蒲公英、黄芩;湿重加车前子、滑石、白蔻仁;气虚加黄芪、山药;阴虚加玄参、生地、沙参;夹瘀加乳香、没药、桃仁、红花。维持水、电解质及酸碱平衡,1 周为 1 疗程,停用抗生素、镇痛退热药。用 2 个疗程。结果:显效 31 例(1 个疗程内体温恢复正常,停药 1 周内无复热现象);有效 11 例,(治疗 7～14 天后体温恢复正常,停药 1 周内无复热现象);无效 6 例(治疗 14 天后体温下降不足 1℃,或需加其他辅助方法治疗)。总有效率 87.5％。[13]

二、妇科

1. 妊娠期胆汁郁结症　茵陈蒿汤加味治疗妊娠期胆汁郁结患者瘙痒及黄疸 30 例,均为初产妇,全部有皮肤瘙痒症状,兼有黄疸者 14 例,妊娠中期或晚期出现皮肤瘙痒,或瘙痒伴有皮肤黏膜黄染,实验室检查血清甘胆酸明显升高,肝功能轻度异常,排除妊娠合并病毒性肝炎。经 1～2 个疗程(10 日为 1 疗程),全部病例瘙痒症状及黄疸均有不同程度减轻甚至消失。实验室检查血清甘胆酸下降者 26 例,无变化 2 例,升高者 2 例[14]。茵陈蒿汤加味:茵陈、当归各 15g,生山栀 12g,制大黄 6g,泽泻 10g,黄芩 9g。加减:脾虚加怀山药、白术、茯苓,肾虚加川断、枸杞,失眠加地骨皮。一直服至分娩前。治疗期间每月复查肝功能 1 次,并配合围产期监护。治疗肝内胆汁淤积症 10 例。结果:服药后 10 例中 7 例瘙痒明显缓解,直至消失,黄疸及消化道症状均好转,肝功能总胆红素(TBil)、直接胆红素(DBil)、丙氨酸氨基转移酶(ALT)、甘胆酸(CG)下降至正常;2 例症状好转;以上 9 例均顺产或剖宫产分娩健康活婴。另有 1 例无效[15]。

2. 先兆流产　茵陈蒿汤加减治疗母婴 ABO 血型不合性先兆流产 40 例,年龄最小者 25 岁,最大者 36 岁,血型鉴定为 O 型,其丈夫血型包括 A、B、AB 型,均有流产史或分娩史,所有孕妇均在 6～12 周作血液 ABO 抗体效价测定,效价均有不同程度的升高现象,范围在 1∶64 至 1∶1024 之间。药用茵陈蒿 30g,栀子 12g,大黄 6g,黄芩 12g,白术 12g,金银花 30g,蒲公英 30g,白芍炭 12g,腰酸加杜仲、桑寄生各 12g,少腹下坠加升麻 10g,黄芪 30g。40 例中经治疗后患者作定期抗体效价测定,显示抗体效价下降或稳定,阴道出血停止,全身症状消失,足月分娩活婴,未出现严重性病理黄疸者为有效,36 例;无效 4 例[16]。

3. 阴道炎　本方加味:茵陈 20g,栀子 15g,大黄 10g,苦参 10g,紫荆皮 15g,蒲公英 15g。心烦,口渴不欲饮,小便黄少,舌红、苔黄腻,脉滑数,基本方加黄柏、苍术;热毒型:阴部红肿、糜烂,边界鲜明,灼热痒痛,舌红苔黄,脉弦数,原方加牡丹皮、龙胆草;虚热型:心烦,口渴,小便黄少,舌红少苔,脉细数,原方加生地黄、知母。10 剂为 1 疗程。服药期间,停用其他中西药物。结合 10％中药洗液(即取药液 100ml 加开水至 1000ml 混匀)熏洗坐浴患处,一日 3～4 次,治疗期间禁止性生活。治疗阴道炎 160 例。结果:痊愈 36 例,占 22.50％;显效 60 例,占 37.50％;有效 54 例,占 33.75％;无效 10 例,占 6.25％。有效率为 93.75％[17]。

三、外科

胆道蛔虫症　茵陈蒿汤合乌梅汤治疗胆道死蛔感染 12 例,均有上腹部胀痛或绞痛,或有钻顶样疼痛,伴发热,恶心呕吐,纳差暖气,口干苦,大便干结,小便黄赤,均经 B 超检查确诊为胆囊或胆总管内死蛔或死蛔残片。药物:茵陈 30g,栀子 12g,大黄 12g,黄芩 12g,黄连 6g,乌梅 30g,花椒 9g,细辛 4g,石膏 30g,柴胡 9g,金银花 20g,甘草 9g,随症加减。结果:12

例均愈,临床症状全部消失,B超复查胆囊、胆总管内均未见死蛔及残片。[18]

四、五官科

复发性口疮　应用茵陈蒿汤治疗复发性口疮 20 例,病史 1～8 年,伴有口渴、尿少、便秘等实证者,选用栀子 3g,茵陈 4g,大黄 1g 混合提取 1g 茵陈蒿汤精制粉末,制成褐色颗粒状中药制剂,每次 2g,1 日 3 次,饭前口服,连服 30 天为 1 个疗程,总药量 180g 左右,20 例患者中显效 3 例,服药后 3 个月不再复发口疮;有效 16 例,复发间歇期延长或者溃疡数目减少;无效 1 例,服药前后无变化或恶化。服药后有 4 例出现轻度恶心、腹泻,减药或停药后症状迅速好转[19]。

【实验研究】

1. 利胆作用　茵陈蒿汤中三药均有明显的利胆作用,已从茵陈中分离出至少 4 种有效成分(对羟基苯乙酮、二甲氧基香豆素、绿原酸、咖啡酸)[20]。茵陈蒿利胆作用的强度随着剂量的增加而增加,提取品和合成品在相同剂量下,利胆作用的强度基本一致[21]。大黄的利胆作用,狗的实验证实可促进胆汁分泌,并使胆红素和胆汁酸含量增加,复方大黄也有很强的利胆作用,显著降低奥迪括约肌紧张性,使其松驰,并加强胆囊收缩作用[22]。茵陈蒿水煎剂,醇提液以及加味茵陈蒿汤(加金钱草、枳壳)均有促进胆汁分泌的作用。而加味茵陈蒿汤较之茵陈蒿汤原方利胆作用更为明显,从时效曲线看,其利胆作用在给药后 1～2 小时最显著,已发现茵陈蒿及滨蒿的利胆有效成分为 6,7-二甲氧基香豆素及对羟基苯乙酮,这两个化合物均溶于有机溶剂中,实验证明茵陈蒿汤醇提取液的利胆作用比水煎剂明显,醇提液还能增加胆汁中固体物的排出[23]。用犬的胆汁流量和奥迪括约肌张力两种指标的实验资料表明,茵陈蒿汤既能增加胆汁流量,又可降低奥迪括约肌张力。通过拆方正交设计的直观分析发现,大黄具有最强的利胆效果,而栀子降低奥迪括约肌张力的作用最佳,三药配伍其增加胆汁流量和降低奥迪括约肌张力的作用最强。由于胆汁淤滞,胆色素在血液和组织内积聚则引起黄疸,因此茵陈蒿汤的上述两方面作用体现了该方解肝胆之郁,而奏疏泄胆液、利湿、退热、消黄之功[24]。实验还表明,生大黄利胆作用较熟大黄为优,出现时间较早,煎煮时也有后下、一沸为度者较久煎者作用为强的趋势,较大剂量之利胆作用较小剂量为强。茵陈为茵陈蒿汤的利胆主药,茵陈、大黄配伍可增强利胆作用[25]。茵陈与栀子煎时搅拌与否可影响三药在方剂中的利胆效应,若煎时不搅拌,方剂的利胆作用主要由大黄引起;若搅拌则方中大黄的利胆作用仅见于用药的早期,而茵陈的利胆作用不仅显现而且有随时间而增强的趋向[26]。

2. 对急性黄疸的防治作用　采用大白鼠一次口服大剂量异硫氰酸 α-萘酯(α-naphthyl isothiocyanate,ANIT,100mg/kg)作为急性黄疸模型,研究茵陈蒿汤复方中的有效成分对肝损伤的防治效应。实验结果证明,茵陈蒿汤能非常显著地降低血清谷丙转氨酶和谷草转氨酶,对血清胆红素的作用较轻微。山栀子的乙醇、正丁醇和三氯甲烷—甲醇三种溶剂的提取物,具有良好的降低血清胆红素、ALT 和 AST 的作用,肝组织病理学观察亦发现有一定疗效[27]。

3. 对胆囊结石的作用　中药复方茵陈蒿汤对于雌激素和高胆固醇饲料诱发的金黄地鼠胆囊结石有一定的预防和治疗作用,其作用机制是降低了胆汁中胆固醇的相对浓度,这一作用可能与肝微粒体 HMG-CoA 还原酶的活性受到抑制有关[28]。茵陈蒿汤加味(茵陈、金钱草、山栀、广郁金、海金沙、枳实、鸡内金、生大黄)对地鼠胆石症并发胃窦炎有防治作用,通过喂饲致石饲料造成地鼠胆石症模型,一组不给予治疗,另一组在造模同时加用茵陈蒿汤加味灌胃,30天后,治疗组与模型组地鼠胆囊结石率分别为71.4%和100%,两组比较有显著差异,$P<0.05$;巨大结石比例为9.58%和15.28%,两组比较,差异显著,$P<0.05$,治疗组成石指数小于1,模型组大于1。模型组88%的地鼠胃黏膜有明显炎症改变,治疗组仅17%,其余正常,两组比较,$P<0.01$。故茵陈蒿汤能降低胆囊结石的成石率,抑制胆固醇结晶聚集,改变胆汁成分,减小成石趋向,保护胃黏膜,维护肠道的正常功能[29]。

4. 对高血脂的作用 用高胆固醇脂肪乳剂灌胃法,建立一种山鼠高血脂模型,该模型病理对照组与正常对照组比较,血清总胆固醇(TC)、甘油三酯(TG)、低密度脂蛋白(LDL-C)、LDL-C/HDL-C均有显著的降低,而HDL-C/TC有显著的提高,并观察了茵陈蒿汤对TC,TG,HDL-C,LDL-C水平的影响,与病理对照组相比,茵陈蒿汤组可使高脂血症小鼠血清中的TC、TG、LDL-C水平显著降低,HDL-C/TC比值有意义地增加,LDL-C/HDL-C比值有意义地降低。与氯贝丁酯治疗组相比,结果相近。实验表明,茵陈蒿汤有治疗高脂血症的作用[30]。茵陈有显著的降血脂效果,可使胆固醇及β-脂蛋白明显下降,动脉壁粥样硬化减轻,主动脉壁胆固醇也显著降低,显示出较好的降脂效果。大黄也有降低血中胆固醇水平和显著利尿的作用[31]。

5. 对肝损伤的防治作用 实验用四氯化碳致成小白鼠的急性损伤,观察茵陈蒿汤及其组成各药对肝损伤的防治作用。实验结果表明,接受药物治疗的动物,肝细胞的肿胀,气球样变,脂变与坏死均有程度不同的减轻,肝细胞内蓄积的糖原与核糖核酸含量有所恢复或接近正常,血清谷丙转氨酶活力显著下降,为茵陈蒿汤的退黄作用和治疗肝炎,提供了形态和功能的基础[32]。研究使用ANIT中毒模型,在中毒后48小时,血清谷丙转氨酶(ALT)和谷草转氨酶(AST)急升至正常水平的20多倍,血清胆红素上升至100倍左右,在这种肝功能损伤严重的情况下,经过短期的茵陈蒿汤或山栀子提取物的防治,血清指标便有非常显著的降低,与临床相似[27]。

6. 抗菌作用 大黄对多种细菌都有不同程度的抑制作用,如葡萄球菌、溶血性链球菌、白喉杆菌、枯草杆菌、淋病双球菌等,尤其对葡萄球菌、淋病双球菌、链球菌最为敏感[22]。茵陈有一定抗菌作用,尤以抗真菌作用为强。栀子也有一定抗生效果。大黄则对多种细菌、病毒均有强大的抑制作用,尤其是对肠道病毒更明显[33]。实验还表明:茵陈蒿汤及其有效成分包括乙醇提取物、6,7-二甲氧基香豆素、茵陈二炔酮、茵陈炔、蒽醌类化合物和京尼平,能抑制核因子κB激活,减少炎症细胞因子产生和氧化应激,减轻肝细胞损伤和凋亡,抑制肝星状细胞激活和增殖,促进肝星状细胞凋亡,减少肝组织细胞外基质沉积,因而具有较显著的抗肝损伤和抗肝纤维化作用,为其临床应用和试验研究提供了科学依据[34]。

7. 对实验性急性胰腺炎(AP)的影响 实验分析茵陈蒿汤各用药组方无一级和二级交互作用,总酶活性比综合降低效应依次为:栀子、大黄、茵陈蒿汤及茵陈组。栀子和大黄的稳膜作用最佳。结合以往的研究,推测在茵陈蒿汤中增加栀子和大黄比例可能对AP的治疗更有裨益[35]。

8. 其他作用 本方及所含药物的解热、抗炎、镇痛、镇静、利尿、降脂、抗凝、促纤维作用也均有利于肝胆性炎性疾病的治疗,至于本方所含药物的抗菌效果,其于感染性疾病,如病毒性肝炎的治疗中的作用尚难确定,但其对肠道病原微生物的抑杀及促进肠道推进和泻下的作用有利于细菌及其毒性产物的排出,还能清洁肠腔,减少因毒物吸收而加重肝脏的负担,这无疑有助于对肝炎的治疗。大黄等对肠道厌氧菌,如脆弱类杆菌的强烈抑制作用,当在对胆系感染的治疗上起重要作用[36]。

【附方】

1. 栀子柏皮汤(《伤寒论》) 肥栀子十五个擘 甘草一两炙 黄柏二两 上三味,以水四升,煮取一升半,去滓,分温两服。功用:清热祛湿退黄。主治:伤寒,身热发黄,心烦懊恼,口渴,苔黄。

方中栀子苦寒善清内热,治郁热结气,泄三焦之火从小便排出,黄柏清热燥湿,炙甘草甘缓和中。全方既不损脾胃中气又能退黄。吴谦等云:"伤寒身黄发热者,设有无汗之表,宜用麻黄连翘赤小豆汗之可也,若有成实之里,宜用茵陈蒿汤下之亦可也。今外无可汗之表证,内无可下之里证,故惟宜以栀子柏皮汤清之也"(《医宗金鉴》卷4)。栀子柏皮汤与茵陈蒿汤均治湿热黄疸,身目俱黄,小便短少,色如浓茶为其共见之症。茵陈蒿汤因湿热均重,影响胃肠,故脘痞、呕恶、腹胀、苔黄腻等症较重,且大便秘结。栀子柏皮汤以清热为主,宜于热重于湿,故发热、心烦、口渴较甚。

2. 茵陈四逆汤(《伤寒微旨论》卷下) 又名加味姜附汤(《寿世保元》卷3)、茵陈附子干姜甘草汤(《医门法律》卷6)、茵陈姜附汤(《类证治裁》卷4)。本方组成即四逆汤加茵陈。功用:温里助阳,利湿退黄。主治:阴黄,黄色晦暗无华,四肢不温,皮肤冷,身体沉重,神疲食少,舌淡,苔白腻,脉沉细涩。《卫生宝鉴》补遗谓其主治阴黄,皮肤冷,心下硬,按之痛,身体重,背恶寒,目不欲开,懒言语,自汗,小便利,大便了而不了,脉紧细而发黄。

本方与茵陈蒿汤比较,同为治黄疸方,但黄疸的性质不同,茵陈蒿汤治湿热所致阳黄,黄色明亮光泽,如橘子色。茵陈四逆汤则治寒湿所致阴黄,黄色晦暗无华,如烟熏,多见于久病,慢性病。

参 考 文 献

[1] 王国申,李家琦,巫善明,等.复方中药为主治疗亚急性重型肝炎临床及实验观察[J].中西医结合杂志,1985,5(6):329.

[2] 虞佩兰,张润秋.中药茵栀黄注射液等治疗新生儿黄疸的疗效观察[J].中医杂志,1981,(2):23.

[3] 黄辉钊.中西医结合治疗肝炎重度黄疸的疗效观察[J].中西医结合杂志,1984,4(2):84.

[4] 王爱民,张法成.茵陈蒿汤加味治疗黄疸[J].河南中医,1983,(3):40.

[5] 易超文,易林桂.茵陈蒿汤重用山栀子、大黄治疗急性病毒性肝炎高胆红素血症疗效分析[J].新中医,1991,23(8):25.

[6] 周潞荣,申立宁,宋长宏.茵陈蒿汤为主治疗中重度高胆红素血症112例[J].中国民间疗法,2007,15(7):28-29.

[7] 任建才.茵陈蒿汤加味治疗急性黄疸型肝炎50例[J].山西中医,1998,14(3):19.

[8] 黄伟康,巢亚丰.茵陈蒿汤加减治疗传染性肝炎20例初步观察[J].上海中医药杂志,1957,(8):19.

[9] 刘云山,刘志民.茵陈蒿汤加味治疗急性黄疸型戊型病毒性肝炎20例[J].河北中医,1996,18(4):11.

[10] 周现武,崔德广,李继红,等.加味茵陈蒿汤治疗急性黄疸型肝炎232例[J].陕西中医,2008,29(1):78-79.

[11] 王志炜,孟春萍.加味茵陈蒿汤为主治疗病毒性肝炎重度黄疸56例临床观察[J].浙江中医杂志,2008,43(8):453.

[12] 黄吉庆.茵陈蒿汤加减治疗蚕豆病16例[J].云南中医杂志,1983,(5):42.

[13] 邓伟民,杨星.加味茵陈蒿汤治疗原发性肝癌栓塞化疗后发热48例[J].江苏中医,1998,19(2):30.

[14] 汤月萍,毛云.茵陈蒿汤加减治疗妊娠期肝内胆汁郁结症 30 例[J].河南中医,1996,16(1):17.

[15] 张菁云,周庆英.茵陈蒿汤为主治疗肝内胆汁淤积症 10 例[J].浙江中医杂志,2001,36(3):100.

[16] 庞玉琴.茵陈蒿汤加减治疗母婴 ABO 血型不合性先兆流产 40 例[J].河南中医,1996,16(3):150.

[17] 朱光,费新潮.茵陈蒿汤治疗阴道炎 160 例[J].河南中医,2005,25(1):68-69.

[18] 陈长江.茵陈蒿汤合乌梅汤治疗胆道死蛔感染 12 例[J].国医论坛,1993,(3):14.

[19] 李淑华,高宏.茵陈蒿汤治疗复发性口疮的临床疗效观察[J].中医药信息,1994,11(3):28.

[20] 吕维柏.病毒性肝炎的中医治疗[J].新医药学杂志,1979,(2):45.

[21] 湖南医药工业研究所.茵陈蒿(滨蒿)利胆有效成分对羟基苯乙酮的初步药理实验[J].中华医学杂志,1974,(2):101.

[22] 陈琼华.大黄的实验研究和临床应用[J].新医药学杂志,1974,(5):34.

[23] 药理教研室.茵陈蒿汤利胆作用的实验研究[J].贵阳中医学院学报,1988,(2):57.

[24] 裴德恺,高静涛,魏玉.用正交设计法研究茵陈蒿汤的利胆效应[J].贵州医药,1981,(4):47.

[25] 裴德恺,魏玉.茵陈蒿汤利胆作用的正交试验研究[J].中医杂志,1982,23(7):72.

[26] 裴德恺,魏玉.茵陈蒿汤利胆作用的分析性研究——大黄的不同煎煮方法的影响[J].贵州医药,1982,(3):40.

[27] 郑若玄,陈逸诗,庄国汾,等.茵陈蒿汤及其提取物对急性黄疸大白鼠防治效应的初步研究[J].中西医结合杂志,1985,5(6):356.

[28] 尹熙鹏,吴成中,田在善,等.雌二醇在实验性胆囊结石形成中的作用及中药的预防效应[J].中西医结合杂志,1988,8(4):224.

[29] 赵俊宏,马骋,王耿,等.茵陈蒿汤加味对地鼠胆石症并发胃窦炎的防治作用[J].南京中医学院学报,1992,8(4):221.

[30] 吴瑞生.茵陈蒿汤降血脂的药理研究[J].中成药,1992,(7):34.

[31] 邓文龙.中医方剂的药理和应用[M].重庆:重庆出版社,1990:156.

[32] 韩德五,马学惠,周良楣,等.茵陈蒿治疗传染性肝炎及退黄作用的初步探讨[J].山西医药杂志,1976,(3):79.

[33] 荆庆,宋济洲,负学亮.大黄黄柏对乙型肝炎抗原的抑制作用[J].天津医药,1976,(6):283.

[34] 朱世敏,唐志鹏.茵陈蒿汤护肝作用研究进展[J].上海中医药杂志,2008,42(2):73-74.

[35] 刘博,高静涛,杨雅珍,等.茵陈蒿汤及其组分对实验性急性胰腺炎的胰腺腺泡细胞溶酶体膜稳定性的影响[J].中国实验方剂学杂志,1995,(2):47.

[36] 荒川和男.大黄对肠内厌氧菌的影响[J].杨旭,译.国外医学:中医中药分册,1982,(6):22.

(王绪前)

八 正 散

(《太平惠民和剂局方》卷6)

【异名】八珍散(《世医得效方》卷 16)、八正汤(《宋氏妇科》)。

【组成】车前子 瞿麦 萹蓄 滑石 山栀子仁 甘草炙 木通 大黄面裹煨,去面,切,焙,各一斤

【用法】上为散,每服二钱(6g),水一盏,入灯心,煎至七分,去滓,温服,食后临卧。小儿量力少少与之(现代用法:水煎服,每日 1 剂,日 3 服)。

【功用】清热泻火,利水通淋。

【主治】

1.湿热淋证。尿频尿急,溺时涩痛,淋沥不畅,小便浑赤,甚或癃闭不通,小腹急满,口

燥咽干,舌苔黄腻,脉滑数。

2. 心经热毒证。口渴引饮,烦躁不宁,目赤睛痛,唇焦鼻衄,口舌生疮,咽喉肿痛。

【病机分析】本方所治诸证,皆系湿热蕴于下焦膀胱所致。《太平惠民和剂局方》用于"治大人、小儿心经邪热,一切蕴毒"。膀胱乃津液之腑,吴谦说:"通调水道,下输膀胱,三焦之职也。受藏津液,气化能出,膀胱之职也。若水道不输,则内蓄喘胀,外泛肤肿,三焦之病也。若受藏不化,则诸淋涩痛,癃闭不通,膀胱之病也"(《医宗金鉴》卷29)。湿热阻于膀胱,膀胱气化不利,则见尿频尿急,溲时涩痛,淋沥不畅,小便浑赤,甚或癃闭不通,小腹急满。邪热内蕴化毒,夹湿热上蒸,津液被灼,则口燥咽干,口渴引饮,目赤睛痛,唇焦鼻衄,口舌生疮,咽喉肿痛,烦躁不宁。苔黄脉数亦为湿热之象。

【配伍意义】本方集多味清热利水通淋药于一体,着重于"清"、"利"、"通",乃治热淋之常用方,亦治石淋、血淋。方中以瞿麦、萹蓄清热泻火,利水通淋,为君药。其中瞿麦"苦寒,降心火,利小肠,逐膀胱湿热,为治淋要药"(《本草从新》卷3),并能兼走血分,活血以通淋。萹蓄利水通淋,尤对湿热淋证较好。木通、滑石、车前子、栀子清热利湿通淋,共为臣药。其中木通苦寒清热利水,宣通湿滞,利九窍,除郁热,导小肠之热下行;滑石性寒沉降,善能滑利水道,使湿热渗利,渴即自止;车前子利水通淋而不伤气,水道利则清浊分,故《医方考》卷4云:"木通……通其滞","车前、滑石滑其着。"热盛成淋,单用上述利水通淋之品,清热之力似有不足,故以栀子、大黄为佐,清热泻火,导湿热下行。其中栀子清泄三焦湿热,走气分以除邪热,入血分以凉血止血,既可治热淋,又可治血淋;大黄泄热降火,清利湿热,清血分实热,活血止血,对气病及血,热迫血溢之"鼻衄"、"血淋",可奏清热活血止血之功,使已成之瘀血下行,未溢之血宁谧。吴谦说:"重者,热已结实,不但痛甚势急,而且大便亦不通矣,宜用八正散兼泻二阴,故于群走前阴药中,加大黄直攻后窍也"(《医宗金鉴·删补名医方论》卷4)。"大黄、山栀泻其秘"(《医方考》卷4)。炙甘草甘缓止痛,防诸药苦寒伤胃,并能调和诸药,用梢则可引药力直至前阴,使药物主要作用于膀胱和尿道,为使药。用法中加灯心草味淡气轻,清心泻火,导热下行。全方共奏清热泻火,利水道通淋涩之效。上述药物除能治下通淋外,亦兼清中上部病位的热毒:木通、瞿麦、灯心草兼能泻心火,车前子兼可清肺热,栀子清利三焦,大黄通畅腑气,导泄瘀热。诸药相伍,虽以治下焦为主,实则三焦皆可清利。所以本方可用于"治大人、小儿心经邪热,一切蕴毒"(《太平惠民和剂局方》卷6)。

本方以八味清热利水通淋之药等量共为散剂应用,故名"八正散"。

【类方比较】八正散与导赤散都是治疗热淋的常用方剂,主要作用均是清热利水通淋。八正散清热利水通淋之力较强,偏于治下,无养阴作用,适用于湿热下注,蓄于膀胱,湿与热邪均重之热淋,小便频数,赤涩热痛,淋沥不畅。导赤散清热利水通淋作用较弱,偏于清心火,有养阴作用,适用于心经热盛,移热小肠所致之口糜口疮,小便赤涩热痛,病情较轻。

八正散与小蓟饮子均以苦寒通利之品为主组成,同具清热泻火,利水通淋之功,主要用治下焦热结之小便赤涩热痛,淋漓不尽。但小蓟饮子以小蓟、生地、藕节、蒲黄凉血止血药为主,配以滑石、木通、淡竹叶、栀子利尿通淋,当归养血和血,全方以凉血止血为主,清利之中寓以滋养,尤宜于热结膀胱,损伤血络所致之血淋、尿血。八正散集瞿麦、萹蓄、木通、滑石、车前子诸多利水通淋之品清利湿热,伍以栀子、大黄清热泻火,导热下行,全方苦寒通利,以清利湿热为主,无补益之功,适用于湿热内蕴膀胱之热淋。

【临床运用】

1. 证治要点 本方适宜于膀胱湿热证,以尿频尿急,溺时涩痛,淋漓不畅,舌苔黄腻,脉数为证治要点。

2. 加减法 朱震亨云："治膀胱不利为癃,癃者,小便闭而不通,八正散加木香以取效,或去滑石亦可"(《丹溪心法》卷3)。方中加木香有很重要的临床价值,一者木香辛香温散,有助于膀胱气化,二者在大队苦寒泄降之品中,加木香温运,可防寒凝伤阳之弊。

临证凡淋证属于湿热者,均可用八正散。血淋可加大蓟、小蓟、白茅根、石韦以凉血止血。石淋涩痛,可加金钱草、海金沙、琥珀、冬葵子以化石通淋。膏淋小便混浊,可加萆薢、石菖蒲以分清化浊。热毒炽盛,发热寒战宜加蒲公英、金银花以清热解毒。腰痛者,可加牛膝补益肝肾兼通淋。湿热带下,色黄味腥,腰腹胀痛,口苦咽干,可加苍白术、黄芩、薏苡仁以除湿清热。

3. 本方现常用于治疗膀胱炎、尿道炎、急性前列腺炎、前列腺增生、泌尿道结石、急性肾炎、肾盂肾炎、急性肾衰竭、痛风、产后及术后尿潴留、盆腔炎、丝虫病、乳糜尿等属湿热下注者。

【使用注意】

1. 本方为苦寒通利之剂,多服则损伤阳气,耗伤阴津,引起虚弱证候,如头晕、心跳、四肢无力,胃纳欠佳,故宜于实证,若虚弱者慎用。

2. 因方中含有诸多通利之品,故孕妇慎用。

【源流发展】我国古代治淋方剂为数众多,如明代《普济方》小便淋秘门和《医方类聚》诸淋门,均收集了大量的治淋效方,而治疗热淋的最著名方剂,当推八正散。该方最早载于《太平惠民和剂局方》卷6,云:"八正散,治大人、小儿心经邪热,一切蕴毒,咽干口燥,大渴引饮,心忪面热,烦躁不宁,目赤睛痛,唇红鼻衄,口舌生疮,咽喉肿痛。又治小便赤涩,或癃闭不通,热淋、血淋,并宜服之。"

在该方问世之前,具有通利作用的方剂已有很多,如《太平圣惠方》之三首木通散,一首由木通、赤茯苓、车前叶、滑石、瞿麦组成,主治伤寒后下焦热,小便不通三二日(载于卷72);一首由木通、车前子、石韦、瞿麦、赤茯苓、石燕组成,主治小便难,涩痛,所出不多,令身体壮热(载于卷58);还有一首由木通、葵子、茅根、榆白皮、瞿麦、火麻仁、贝齿、滑石、甘草组成,主治妇人五淋(载于卷72)。三方均由利水通淋之品如瞿麦、木通、滑石、车前子等组成。该书卷13中之瞿麦散更在利水通淋的基础上加入清热药和泻下药如栀子、黄芩、大黄、朴硝之类,与八正散的组方结构尤为相似,原文云:"治伤寒,小便不通,尿血涩痛,宜服瞿麦散方。瞿麦三分,车前根三分,木通一两,栀子仁一两,川大黄一两,锉碎,微炒,黄芩一两,川升麻一两,牵牛子三分,微炒,滑石半两,川朴硝一两,甘草半两,炙微赤,锉。上件药,捣筛为散,每服五钱,以水一中盏,入葱白二茎,灯心半束,煎至六分,去滓,不计时候温服,以通利为度。"与八正散相比,组方中少萹蓄,多黄芩、升麻、牵牛子、朴硝,车前用根而不用子,两方有八味药相同,且均为散剂。可见,八正散脱胎于瞿麦散。

八正散问世以后,医家在临床实践中广为应用,并结合自己的心得随证化裁,进而形成了新的方剂。例如,为防止清利太过,根据朱震亨加木香的经验,吴昆在《医方考》卷4专列八正散加木香汤,并阐述了加木香的道理:"取其辛香,能化气于中"。与八正散同名的方剂在古代医籍中亦非罕见,具体有:①《痘疹全书》卷上之八正散,由木通、赤茯苓、滑石、甘草、连翘、升麻、猪苓、淡竹叶、瞿麦、灯心组成,主治痘疹,小便不通。此方与《太平惠民和剂局方》之八正散均应用了木通、滑石、甘草、瞿麦、灯心,而后者泻火通淋作用更甚。②《万氏家传片玉痘疹》卷3之八正散,由大黄、滑石、甘草、赤芍、瞿麦、车前子、木通、赤茯苓、萹蓄组成,用灯心、水竹叶引,主治痘疹发热,小便不通。此方与《太平惠民和剂局方》之八正散均应用了大黄、滑石、甘草、瞿麦、车前子、木通、萹蓄、灯心,两方作用基本相同。③《症因脉治》卷4之八正散,由瞿麦、滑石、山栀、木通、甘草、车前子、泽泻、赤茯苓、淡竹叶组成,主治湿热痢,无表邪,腹痛后重。此方与《太平惠民和剂局方》之八正散均能清热利湿,但《太平惠民和剂局方》之方药力更甚,且主治有明显区别。④《症因脉治》卷4另一八正散由瞿麦、滑石、木通、萹蓄、甘草、车前子、山栀、赤茯苓组成,主治二便皆滞,此方与《太平惠民和剂局方》之八正散相比较,唯方中赤茯苓易大黄,作用基本相同。此外,八正散原本治"一切蕴毒",所以后世亦有在此基础上加味治疗热毒证者,如徐春甫于本方加赤茯苓、黄芩用治"小儿胎热,诸热肠腑闭涩,疮毒丹斑。母子同服"(《古今医统大全》卷88)。

从现代应用方面来看,八正散已成为治疗湿热下注之淋证或癃闭的主方。治疗泌尿道结石,多在此方基础上加用排石通淋药,如石韦、金钱草、海金沙、琥珀、冬葵子等,以加强其排石通淋之效;下焦湿热蕴毒,发热形寒者,配伍清热解毒药,常选用蒲公英、金银花、金钱草、半枝莲、牛膝等,以加强清热解毒作用;湿热既久损伤正气者,配伍补益药如黄芪、白术、当归、白芍等,既能扶助正气,又防八正散通利过甚损正。湿热下注兼气滞血瘀者,多配伍行气活血药,如赤芍、牛膝、琥珀、槟榔、王不留行等,以加强通淋止痛作用。对于下焦湿热夹瘀血者,可用《太平惠民和剂局方》中的两首五淋散方(分别由赤茯苓、当归、甘草、赤芍药、山栀子仁和木通、滑石、甘草、山栀仁、赤芍药、茯苓、淡竹叶、山茵陈组成),两方均配伍活血化瘀药,以加强其止痛作用。

从历代对八正散的使用情况分析,原方中的滑石、瞿麦、萹蓄、车前子、甘草多保留而常去大黄、栀子,这是因为大黄虽可泄热,但主要作用乃攻下通便,不宜久用。栀子也能通导大便,张仲景所说"病患旧微溏者,栀子豉汤不可与服之",即其例证。现在常以八正散为基本方加减用治泌尿系疾病(以结石多用),对湿热下注者,用之尤多。

八正散传统为散剂,现代主要作为汤剂应用,还有作合剂应用者,如八正合剂(四川省药品标准,1985年版),口服,每次15~20ml,每日3次。

【疑难阐释】

1. 关于方中大黄　大黄乃攻下通便药,俗号将军,是方在应用大量的利水通淋之品时,配伍大黄有如下几方面意义:①前后分消。湿热下注致膀胱功能失常,溺时疼痛,或癃闭不通,此时既取大黄清利湿热作用走前阴,又取大黄通导大便走后阴,前后分消,更利于湿热病证的消除。关于本品走前阴利湿热之功,前人早有论述,如《日华子本草》云"利大小便",《主治秘要》云"除下焦湿"。现代研究表明,大黄的有效成分有利尿作用。②泻火解毒,引热下行。大黄有较强的清热泻火解毒作用,长于通降下行,凡湿热胶滞或"大人、小儿心经邪热,一切蕴毒",大黄既能增强其他药物清利作用,也能降泻火热防热邪过甚化毒,从而为治"一切蕴毒"的良药。③凉血止血。八正散原方中的大黄"面裹煨,去面,切,焙",此种炮制法正好加强大黄凉血止血之功,如果热迫血溢,尿中带血,利用大黄清热活血,凉血止血之功,可使已瘀之血下行,未溢之血宁谧,故是方能治血淋。④上病下治。从《太平惠民和剂局方》所述八正散的适应证来看,有"咽干口燥,大渴引饮,心忪面热,烦躁不宁,目赤睛疼,唇焦鼻衄,口舌生疮,咽喉肿痛"等一派火热毒盛之证,此时应用大黄,兼有釜底抽薪,上病下取之妙,方中同时又配有栀子,可导泄三焦之热,增强泻火解毒之功。从原书所载八正散的主治来看,并无大便秘结之症,可见大黄用在本方主要是取"以下为清"之意。

2. 关于八正散的主治证　从原书来看本方专为"治积热"而立,原治"一切蕴毒",且主要是"心经邪热"。诸痛痒疮,皆属于心。积热已久,心经热盛,热毒上攻,故见咽干口燥,大渴引饮,心忪面热,烦躁不宁,目赤睛疼,唇焦鼻衄,口舌生疮,咽喉肿痛。方中所用的药物主要为清心经热邪之药,如木通、栀子、大黄、瞿麦、甘草、灯心。因此《太平惠民和剂局方》应用八正散主要还是针对心经邪热毒盛之证的。宋代以后,医家体会到不少清热解毒药较八正散方中药物力量更好更强,故用八正散治疗"一切蕴毒"者渐少,而以其治疗小便赤涩者居多。从现在对八正散的使用情况分析,则主要用治"小便赤涩,或癃闭不通,及热淋、血淋",这是因为全方具有良好的利水通淋作用。而湿热病证位于下焦者,非清利不可。

【方论选录】

1. 汪昂:"此手足太阳、手少阳药也。木通、灯草,清肺热而降心火,肺为气化之源,心为小肠之合也。车前清肝热而通膀胱,肝脉络于阴器,膀胱津液之府也。瞿麦、萹蓄,降火通淋,此皆利湿而兼泻热者也。滑石利窍散结,栀子、大黄苦寒下行,此皆泻热而兼利湿者也。甘草合滑石为六一散,用梢者,取其径达茎中,甘能缓痛也。虽治下焦而不专于治下,必三焦通利,水乃下行也。"(《医方集解·利湿之剂》)

2. 吴谦:"通调水道,下输膀胱,三焦之职也。受藏津液,气化能出,膀胱之职也。若水道不输,则内蓄喘胀,外泛肤肿,三焦之病也。若受藏不化,则诸淋涩痛,癃闭不通,膀胱之病也。经曰:阴无阳无以生,阳无阴无以化,故阴阳偏盛,皆不生化也。阳盛阴虚,而膀胱之气不化为病者,通关丸证也。阴盛阳虚,而膀胱之气不化为病者,肾气丸证也。此关乎气化阴阳之为病也。经曰:下虚则遗尿。又曰:膀胱不约为遗尿。经曰:胞移热于膀胱则癃。又曰:膀胱不利为癃,故虚者而寒者,藏而不能约;实而热者,约而不能出也。膀胱气虚,无气以固,则藏而不约不禁,遗失之病生,补中固真汤证也。膀胱气热,壅结不行,则约而不出,淋涩癃闭之病生,八正五淋散之证也。此不全关乎气化,而又关乎虚寒、实热之为病也。八正、五淋皆治淋涩癃闭之药,而不无轻重之别。轻者,有热未结,虽见淋涩尿赤、豆汁、砂石、膏血、癃闭之证,但其痛则轻,其病不急,宜用五淋散单清水道,故以栀、苓清热而输水,归、芍益阴而化阳,复佐以甘草调其阴阳,而用梢者,意在前阴也。重者,热已结实,不但痛甚势急,而且大便亦不通矣,宜用八正散兼泻二阴,故于群走前阴药中,加大黄直攻后窍也,丹溪方加木香,其意亦以气化者欤。"(《医宗金鉴·删补名医方论》卷4)

3. 徐大椿:"热郁心经,不得施化,而膀胱气闭,故湿热不消,而小便不通,或淋或胀焉。瞿麦利小便以通淋,大黄导积热以宽胀,车前子利水降肝火,山栀仁清火利三焦;木通利小肠降心火,滑石利膀胱清水源;萹蓄利水通闭,草梢缓中达下也。加灯心降热利水,则蕴热自解,而大便先通,小便无不利。此通利降热之剂,为湿壅热结溺闭之专方。"(《徐大椿医书全集·杂病证治》卷1)

"热结膀胱,不能化气而水积下焦,故小腹硬满,小便不通焉。大黄下郁热而膀胱之气自化,滑石清六腑而水道闭塞自通,瞿麦清热利水道,木通降火利小水,萹蓄泻膀胱积水,山栀清三焦郁火,车前子清热以通关窍,生草梢泻火以达茎中。为散,灯心汤煎,使热结顿化,则膀胱肃清而小便自利,小腹硬满自除矣。此泻热通窍之剂,为热结溺闭之专方。"(《徐大椿医书全集·杂病证治》卷7)

4. 费伯雄:"此方治实火下注小肠膀胱者即可,若阴虚挟湿火之体,便当去大黄,加天冬、丹参、丹皮、琥珀等味,不可再用大黄以伤其元气。"(《医方论》卷3)

5. 张秉成:"夫淋之为病,虽有多端,其辨别不过虚实两途,若有邪而实者,其来必痛。或湿热,或瘀血,有邪证脉可据者,悉从膀胱溺道而来;若不痛而属虚者,由肾脏精道而来,盖前阴虽一,内有两窍,一为溺窍,一为精窍。故淋之一证,无不出于肾与膀胱也。然膀胱一腑,有下口而无上口,其水皆从大小肠之分别清浊,而下渗为溺,则知湿浊瘀血,亦由此处而渗入膀胱为病焉。故此方以大黄导湿热直下大肠,不使其再入膀胱,庶几源清而流自洁耳。其既蓄于膀胱者,又不得不疏其流,以上诸药,或清心而下降,或导浊以分消,自然痛可止热可蠲,湿热之邪,尽从溺道而出矣。"(《成方便读》卷3)

【评议】八正散原治"一切蕴毒",主要用于"心经邪热",由于方中配伍大队清利湿热之品,亦兼治湿热下注,小便淋涩作痛者。从组成分析,方中既有偏于清气分湿热者,如滑石、车前子、萹蓄、甘草、灯心草,亦有偏于凉血清热者,如木通、瞿麦、大黄、栀子。除归膀胱经外,尚有能入心、肝、三焦等经者。所以汪昂说虽治下焦而不专于治下。原方是以各药等量而设,临证则可根据病邪偏重不同,湿热多少而灵活增损。方中配伍大黄,既能导湿热从膀胱而出,又能直下大肠,分消湿热,此药气与血俱清,湿与热兼治,前阴与后阴均利,乃方中妙药也。张秉成认为大黄导湿热直下大肠,源清而洁自流。吴谦认为八正散兼治二阴。然结合临床应用八正散的体会来看,通便只是大黄的作用之一,大黄本身亦走前阴去湿热。徐大椿说大黄下郁热而膀胱之气自化,亦不无道理。朱震亨于方中加用木香,吴谦认为是取其气化作用,有一定道理。徐大椿称此方为治湿壅热结溺闭之专方,此说虽有理,但不能否认本方亦治"一切蕴毒"。然本方毕竟为清利之剂,宜于湿热下注者,若因虚中夹实,或实中夹虚者,则不宜单独使用。

【验案举例】

1. 淋证 《张聿青医案》卷13:王左,由发热而致溲结不爽,甚至带出血块。此热结膀胱,高年之所忌也。细木通,滑石块,牛膝梢,赤猪苓,丹皮,车前子,甘草梢,泽泻,瞿麦,淡竹叶。上沉香三分,西血珀四分,二味研细先调服。

按语:此案系年高之人,小便带血块,且小便不畅,辨证因热结膀胱而致,故以通淋利湿清热之品,配伍祛瘀通窍之琥珀,投之获效。

2. 臌胀 《中国现代名中医医案精华》第一册:某男,48岁。因肝硬化腹水入院。现腹胀如鼓,腹肤光亮坚硬,脚肿如斗,近一月。巩膜微黄,小便深黄,大便涩少色黑,一日七八次,渴甚,平日嗜酒,脉弦数。属阳盛肝热。大黄20g,滑石12g,萹蓄12g,木通9g,瞿麦12g,车前子12g,茯苓12g,泽泻12g,猪苓12g,白术9g,甘草4.5g,丑牛末12g(一次空腹吞下),栀子9g。药尽6剂,腹较松轻,大便日约10次,量不多。服药至9剂,小便转长,腹虽大已不觉胀,大便越泻精神越爽,渴甚。服药至12剂加玄参、生地各20g,腹部逐渐消软。但大便一日六七次,因此,每日加服丑牛末12g(并原有的共24g,分两次吞服),再服6剂,每日泻近20次,量多,不但不觉头昏,而且每泻一次精神又觉爽快些。照原方又服药6剂,至此,小便多而长,大便一日十七八次,腹水已完全消失。患者自诉无不适,神爽食增,遂去丑牛,减大黄为9g,加当归、白芍各12g,服上方药8剂后,恢复如常而出院。

按语:本案系阳盛实热证。湿热酒毒,弥漫三焦,充盈内腑,病势鸱张,非大肆攻下不能挫折病势,故重用大黄、牵牛子,连续攻泻24日,腹水始消。后又加用扶正之品,使正气内存,诸证消除。

3. 下疳 《中国现代名中医医案精华》第一册:某男,37岁。患者不慎将龟头戳破,因而发炎,龟头及阴茎红肿,继而溃破溢脓,今已月余,曾注射大量抗生素未愈,现发热,体温38℃,阴茎溃烂,溢脓,痛如火燎,口干而苦,小便黄赤,两侧腹股沟可扪及肿大之淋巴结,脉数,舌苔黄。此系肝肾湿热,染毒而成,治宜清热解毒,泄火利湿。萹蓄12g,瞿麦12g,生栀子9g,车前子9g,木通6g,大黄9g,牡丹皮9g,盐炒黄柏9g,泽泻9g,竹叶心6g,滑石30g,甘草梢6g。另用洗药熏洗患处:羌独活各9g,荆防各9g,白芷9g,苦参12g,威灵仙9g,生艾叶30g,葱须根7个,日3～5次。服药后二便通利,热已退,肿消痛平,溢脓亦瘥。以原方去大黄、竹叶心,加银花30g继服,共服药6剂,熏洗2剂,痊愈。

按语:本病系由肝肾积热,外感风邪,染毒所致。用八正散清利湿热,通泻二便,以泻火毒,外用洗药以祛风邪,内外兼治,故能速愈。

4. 泌尿系结石 《浙江中医杂志》(1965,1:23):某男。西医经X线摄片诊断为右肾结石,结石有小指节大,呈棱角状。中医诊断见患者有阵发性腰痛,疲乏,大便秘结,小便出血,口苦,脉迟缓而沉实,舌苔白质红,乃膀胱湿热。用八正散意参考朱丹溪加木香的方法予以增减。金钱草、萹蓄各15g,生地、瞿麦、滑石、海金沙各12g,生栀子、牛膝、车前子各9g,大黄6g,木香、木通、甘草梢各4.5g。经用上方随证加减,断续服药20剂,终于排出一枚苍耳子大结石,诸症告愈。

《浙江中医杂志》(1983,2:59):某男,22岁。腰痛阵发,近来加剧,尤以劳动后为甚,痛剧时放射至少腹、阴茎,经X线摄片显示右肾区有2粒0.5cm×1.5cm的结石阴影,自觉神疲乏力,面色欠华,时出冷汗,小便短涩色赤,舌质红,苔薄白,脉细缓。尿蛋白+、红细胞+++、白细胞+。属湿热耗伤正气,久利损伤阴液,拟八正散去大黄加党参、黄芪、生地以益气养阴。5剂后精神转佳。再加牛膝、地龙,3剂后排出2粒黄豆大小结石。嗣后腰痛不作,小便如常,诸恙悉瘥。

按语:以上两案结石病例,辨证均属湿热为患。《太平惠民和剂局方》在八正散主治病证中提到:“治小便赤涩,或癃闭不通,及热淋、血淋”。因结石损伤血络,故表现血淋、小便出血。八正散清热利湿通淋,对消除湿热病证尤有效验,且排石作用好,故两案用之能够获效。

5. 前列腺炎 《新医学》(1975,5:263):某男,50岁。面色苍白,尿急,小便困难呈点滴状,尿道灼痛已有两天,今晨小便不通,尿急,下腹胀痛难忍,大便干结,舌质红,苔白厚,脉弦滑。外科诊断为前列腺肥大合并感染。乃湿热壅结下焦,治宜清热散结,通阳利水。木通、车前子、栀子、甘草、瞿麦、萹蓄各9g,大黄6g,滑石25g,肉桂3g焗服,北芪15g,黄柏6g。连服2剂,大小便已通,尿急,尿痛减少,睡眠好转,舌质淡红,苔根黄厚,脉弦细。再以上方去大黄加白术12g,服5剂,原有症状消失。改用健脾渗湿,养血活血之法告愈。

按语:现代医学所说前列腺炎多属中医淋证范畴,尤以湿热型多见,本案即由湿热壅结下焦而致。投以八正散加味清利下焦,使小便畅利,故而获愈。

6. 磺胺结晶所致“石淋” 《中西医结合杂志》(1985,9:536):某男,54岁。因患急性布氏杆菌病,服磺胺嘧啶,每6小时1次,每次1g,连服3日后,出现双侧腰痛,尿频,尿急,尿痛,并出现肉眼血尿,日尿量为50～100ml,偶有肉眼可见磺胺结晶排出,呈急性病容,呻吟不安,双肾区叩击痛,输尿管区压痛,排尿时尿液有中断,尿检红细胞(++++),磺胺结晶(+)。用0.25%普鲁卡因60ml双侧肾囊封闭疗效不佳,症逐渐加重,日尿量80ml,呈血尿,脉弦数,舌苔薄黄。诊断为“石淋”,宜清热泻火,凉血利尿,利湿通淋。车前子18g,木通15g,瞿麦、萹蓄各30g,滑石15g,栀子10g,大黄8g,白茅根100g,甘草6g,玉米须150g,元胡18g,川楝子12g,金钱草50g。服药90分钟后排血尿830ml,并排出大量白色透明结晶,2小时后又排尿750ml,尿色逐渐清淡,随之排出透明结晶颗粒数十个,尿频、尿急、尿痛等症状消失,连服3剂痊愈。

按语:本案因服磺胺后致磺胺结晶,属“石淋”范畴,同时因血络损伤而见血尿,故投八正散以清热泻火,凉血通淋。诊断明确,用方恰当,故只投 3 剂即获愈。

7. **血尿** 《江苏中医杂志》(1986,2:22):某男,43 岁。小便中出现血块 1 年 3 个月,时有时无,多次尿检红细胞＋～＋＋＋＋不等,经膀胱镜、泌尿系 X 线平片、造影检查,都未见病理性损害,无腰痛、腹痛和浮肿,小便利,舌质红,苔薄白,脉细。治以木通 15g、车前子(包)、萹蓄各 10g,甘草 5g,瞿麦、山栀各 10g,灯草 3g,琥珀(分吞)3g,鲜茅根 30g,水煎,日服 1 剂。服 15 剂,尿中血块消失,镜检红细胞(—)。

按语:本案经西医多方检查原因不明,中医辨证系湿热积聚膀胱和心火下移,热伤血络,故以八正散清热宁络,热清则血不妄行而达止血之效。

【临床报道】

一、内科

(一)泌尿系统疾病

1. **肾盂肾炎** 八正散加减治疗肾盂肾炎 67 例,均有不同程度发热,小便频数,灼热涩痛,肾区叩痛,大便秘结,口干口苦,或恶心呕吐,舌质红苔薄黄或黄腻,脉浮数或滑数。结果:治愈 54 例,临床症状消失,尿检正常,尿菌培养 2 次均为阴性;临床好转 5 例,临床症状消失,尿检正常,尿菌培养尚未转阴;无效 8 例,临床症状及尿检均未见好转[1]。另以八正散为主治疗肾盂肾炎 70 例,按中医辨证均属湿热蕴结,基本方:萹蓄 20g,瞿麦 20g,木通 20g,大黄 10g,车前子 10g,山栀 10g,甘草 10g,并随证加减。治愈 40 例,临床症状消失,尿检正常,尿细菌培养均为阴性。好转 26 例,临床症状消失,尿检正常,尿细菌培养尚未转阴。无效 4 例,临床症状及尿检均未见好转[2]。

2. **淋病** 以加味八正散治疗淋病性尿道炎 48 例,均经尿道分泌物涂片检查找到革兰氏染色阴性淋病双球菌。处方:土茯苓 30g,粉萆薢 20g,苍术 15g,黄柏 15g,车前子 15g,木通 10g,瞿麦 15g,萹蓄 10g,栀子 10g,大黄 10g,滑石 30g,甘草 6g。伴有恶寒发热,口苦者,加入柴胡、黄芩、金银花;脘腹便秘者,加枳实,并重用大黄;小腹坠胀者,加乌药、川楝子;小便黄赤,热痛明显者,加龙胆草、茯苓;尿中带血,加大蓟、小蓟、白茅根;口干舌红者,去大黄加生地黄、知母。结果:痊愈 26 例,症状、体征消失,实验室检查未找到淋病双球菌,随访 3 个月无复发;显效 21 例,症状、体征部分消失或减轻,实验室检查未找到淋病双球菌;无效 1 例,经 1～2 个疗程治疗后,自觉症状未消失,实验室检查无好转。总有效率 97％,治疗时间最短 3 天,最长 10 天,平均 6 天[3]。另以八正散加味治疗淋病 17 例。患者以尿频、尿急、尿道灼热疼痛,排尿不畅,尿道口红肿并有脓稠状分泌物为临床主要表现,尿道口分泌物涂片染色均找到淋球菌。方用滑石 15g,瞿麦 10g,萹蓄 10g,车前子 15g,山栀 15g,大黄 8g,木通 6g,蒲公英 30g,土茯苓 30g,地肤子 15g,甘草 4g。痊愈者 11 例,症状与体征消失,化验正常,好转 6 例,症状与体征消失或改善。最多服药 20 剂,最少 5 剂[4]。

3. **急性尿路感染** 用八正散加减治疗急性尿路感染 80 例。处方:萹蓄、瞿麦、木通、车前子、山栀子各 15g,海金沙、金钱草、滑石、白茅根各 20g,大黄 10g,甘草 6g,14 天为 1 疗程。结果:痊愈 68 例,好转 8 例,无效 4 例。总有效率 95％[5]。

应用八正散加味:车前草 10g,木通 10g,萹蓄 10g,大黄 5g,栀子 10g,滑石 7g,灯心草 5g,瞿麦 10g,甘草梢 10g,紫珠草 10g,旱莲草 10g,石橄榄 10g,石韦 10g,凤尾草 10g,藕节 10g。10～14 天为 1 疗程,一般治疗 1～2 疗程。治疗急性尿路感染血尿 40 例。结果:近期治愈 20 例,显效 11 例,有效 5 例,无效 4 例。总有效率 90％,平均治愈时间 5 天[6]。

4. **膀胱炎** 八正散加减:车前子 15g,萹蓄 15g,大黄 15g,滑石 30g,瞿麦 15g,山栀

15g,甘草20g。以上药液入煎剂,水煎药液200ml,1次取100ml,1日2次口服。大便秘结腹胀者重用生大黄20g,枳实15g;见寒热、口苦呕恶者加柴胡15g,黄芩15g,半夏15g;腹痛严重者加延胡索15g,川楝子10g;血尿严重者加小蓟15g,茅根15g。治疗膀胱炎35例。结果:治愈28例,好转5例,无效2例。总有效率94%[7]。

5. 尿道炎 用八正散加味:云木通10g,瞿麦10g,车前子15g,萹蓄15g,滑石(布包)6g,大黄5g,栀子10g,灯心草6g。湿热重加土茯苓20g,苍术15g,虎杖10g,每日1剂,日服3次,7天为1疗程,2疗程后统计疗效。治疗尿道炎89例。结果:治愈52例;好转29例;无效8例。总有效率为91%[8]。

6. 前列腺炎 八正散化裁:瞿麦、萹蓄各15g,车前子(布包)15g,木通6g,滑石30g,甘草6g,栀子6g,蒲公英15g,败酱草30g,大黄2g。腰酸乏力加续断、桑寄生、山药;尿血加白茅根、琥珀、大小蓟;阳痿、早泄加肉桂、女贞子、旱莲草;尿后余沥或滴白、小便无力加桂枝;胃脘闷痛加海螵蛸。治疗前列腺炎68例。结果:痊愈32例,占47%;好转36例,占53%;痊愈最短的3天,最长2个月;见效最快的2天,最长的1周[9]。

另以八正散合滋肾通关丸治疗慢性前列腺炎30例,病程半年至一年的12例,一年以上的18例,排尿困难,小便滴沥的8例,尿频尿急尿痛,小便白浊的22例。下腹气坠,精神倦怠,加生黄芪以益气升提;病情较长,腰酸腹痛,少腹拘急,加荜澄茄、乌药以温阳散寒,助膀胱气化;小便白浊,加萆薢、石菖蒲以分清别浊。同时应用上述药渣煎汁,熏洗会阴部,每日2次,每次30分钟。结果:全部有效,其中尿频、尿急、尿痛、排尿困难、小便白浊消失,前列腺液及尿常规检查无脓细胞,判为痊愈,占93.3%;自觉症状消失,尿脓球反复0～+之间,判为好转,占6.7%[10]。

7. 肛肠病术后尿潴留 八正散为基本方:瞿麦、萹蓄、木通、车前子、滑石、栀子、灯心草各9g,生大黄(后下)、甘草梢各6g。气滞血瘀者加桃仁、红花、当归尾、枳壳;气虚者加党参、黄芪;血虚者加当归身、熟地黄、白芍、川芎;命门火衰者加制附片、肉桂。治疗肛肠病术后尿潴留256例。结果:显效(服药30～60分钟后小便畅通)187例;有效(服药60～90分钟后小便基本通畅)65例;无效(服药90～120分钟后仍排尿困难)4例。有效率98.44%[11]。

(二)新陈代谢疾病

1. 痛风 治疗本病15例,均为原发性痛风,高尿酸血症。以八正散加减:瞿麦、萹蓄、海金沙各20g,滑石30g,石韦、金钱草各15g,大黄、车前草、木通、枳壳、甘草各10g。肝功能异常者,加茵陈、柴胡、赤白芍、五味子;痛风性肾病者,加知柏地黄丸口服。经4周治疗,9例尿酸降至正常范围,6例下降30%以上,3例脂肪肝肝功能异常及8例因用别嘌醇所致肝功能异常者均恢复到正常范围,7例痛风肾患者未发现明显肾功能损害[12]。

2. 原发性痛风性肾病 八正散加减:车前子15g,瞿麦10g,萹蓄10g,滑石10g,山栀6g,大黄6g,石韦15g,金钱草15g,海金沙15g,鸡内金10g,薏苡仁15g,玉米须15g,甘草6g。治疗原发性痛风性肾病30例。显效(症状与体征消失,血肌酐降至159μmol/L,血尿素氮降至7.1μmol/L,血尿酸降至360μmol/L以下,24小时尿蛋白定量下降1/2以上)15例;好转(症状与体征显著减轻,血尿酸降至420μmol/L以下,24小时尿蛋白定量<1g)10例;无效(症状与体征无明显改善或加重,实验室检测指标未能达到好转标准)5例。总有效率为83.33%[13]。

二、妇科

1. 妊娠水肿 以八正散加减治疗妊娠肿胀36例。基本方:木通12g,萹蓄、车前子(包煎）、栀子、桑白皮各 15g，瞿麦、海金沙各 30g，甘草 10g。恶心呕吐者，加竹茹、佩兰、大腹皮；身重无力者，加防己、黄芪；舌质紫黯或有瘀斑者，加王不留行。治愈 33 例，症状及体征消失，各项检查值恢复正常，随访半年无复发；好转 3 例，尿蛋白降至（±），临床诸症状明显改善。治疗最短 14 天，最长者 50 天，方中瞿麦是妊娠禁忌药，清热利水作用较强，故当肿胀消失大半，即可减量[14]。

2. 盆腔炎　八正散加味治疗盆腔炎 45 例。基本方：车前子、萹蓄、瞿麦各 12g，滑石、山栀子各 15g，木通 10g，酒大黄 5g，甘草 6g。湿热蕴结型加蒲公英、黄柏；血瘀型加当归、香附、桃仁、红花；包块明显加橘核、三棱、莪术；寒凝型加桂枝。10 天为 1 疗程，治疗 1～3 个疗程。结果：痊愈 32 例，显效 8 例，有效 5 例。3 个月后随访无复发[15]。

三、儿科

小儿急性肾炎　八正散加减：萹蓄 9g，瞿麦 9g，黑栀子 9g，连翘壳 9g，茯苓 15g，泽泻 9g，车前子 15g，木通 3g，白茅根 30g，鹿衔草 9g，滑石 12g，甘草 3g。风热型者，加生麻黄，或苦杏仁、紫浮萍；热重于湿型者，加蒲公英、细木通；湿重于热者加草薢，生薏苡仁，猪苓；瘀热伤络型者，加水牛角，牡丹皮，赤芍。治疗小儿急性肾炎 69 例。结果：痊愈 58 例，占 84.1%；显效 7 例，占 10.1%；好转 3 例，占 4.3%；无效 1 例，占 1.4%。总有效率为 98.6%。平均疗程为 23 天，其中浮肿全部消失时间，最短者为 2 天，最长者 18 天，平均 7 天；血压下降正常时间，最短者 5 天，最长者 16 天，平均 8 天；尿检转阴性，最短为 4 天，最长者 71 天，平均 19 天[16]。

四、外科

尿路结石　治疗尿路结石 132 例，所有病例均经 X 线、腹部平片、B 超、造影或同位素确诊，其中输尿管结石 98 例，肾结石 29 例，膀胱结石 5 例，合并肾盂积水 21 例，肾功能不全 6 例，尿路感染 23 例。治以八正散加减：瞿麦 30g，萹蓄 15g，车前子 15g，木通 15g，滑石 30g，栀子 15g，金钱草 30g，海金沙 15g，鸡内金 15g。绞痛加白芍、续断、桑寄生；血尿加白茅根、小蓟；发热者加银花、蒲公英、柴胡。患者多在治疗 3～6 天后症状明显缓解，其中结石排出者 101 例，经临床检查结石消失，排石率为 76.3%，排石最短 6 天，最长 73 天，平均 40.7 天[17]。

【实验研究】

1. 对尿道致病性大肠杆菌的影响　八正散既能清热又能祛湿，体外虽无明显的抑菌、杀菌作用，但能明显地抑制尿道致病性大肠杆菌（UEC）凝集人的 P 型红细胞和黏附尿道上皮细胞的作用，推测在尿道中只要有足够的药物浓度和足够的作用时间，尿道致病性大肠杆菌就不能实现黏附，已经黏附到尿道上皮细胞的细菌，由于尿道上皮细胞很快地更新，随着上皮细胞的脱落而脱落，不能再黏附到其他新生的上皮细胞上，随着尿流的清洗和尿道的蠕动而被排除到体外，这可能是八正散治疗急性尿道感染的一个重要疗效原理[18]。

通过电镜观察证实，八正散在体外或体内均有抑制 UEC 的 P 菌毛的表达作用，提示八正散去除 UEC 对尿道上皮细胞的黏附是通过抑制 P 菌毛的表达而实现的。

结合临床实践，提示使用八正散治疗急性尿路感染必须达到足够的疗程，或同时使用有效的抗菌类药物，才能彻底治愈，否则，在短程单独使用八正散后，当尿中无八正散有效药理成分存在时，尿道内残留的 UEC 的 P 菌毛又会充分表达，黏附到尿道上皮细胞表面，细菌繁殖，引起新的复发性感染[19]。

研究发现 UEC 的 P 菌毛受细胞染色体基因编码和控制，这些基因调控菌毛的合成或表达,血凝现象消失,但转种后的子代血凝现象又恢复,表明 UEC 在八正散处理后,编码 P 菌毛的基因未发生改变,只是表型发生改变。由于菌毛是细菌黏附的物质基础,菌毛的表达异常,细菌黏附的作用将不可能实现,也不能寄居,繁殖和致病,八正散使 UEC 的 P 菌毛表达异常,提示只要有足够的八正散的浓度存在,UEC 就不能黏附到尿道上皮细胞而致病[20]。

2. 抗菌作用 用八正散煎剂和莲草知柏汤(半枝莲、草薢、知母、黄柏、蒲公英)煎剂进行抗菌作用的实验研究证明,莲草知柏汤对致病菌大肠杆菌在 1∶8 稀释下仍有抑菌作用,而八正散 1∶4 稀释即无抑菌作用,莲草知柏汤对大肠杆菌的抑菌作用至少比八正散大一倍,而对变形杆菌的抑菌作用至少是八正散的 16 倍。对甲型副伤寒杆菌、福氏痢疾杆菌 2a 等的抑菌作用,莲草知柏汤也大于八正散煎剂。对金黄色葡萄球菌,两方都有较强的抑菌作用[21]。另用平板打孔法观察了八正散对 32 株淋球菌的抑菌作用,表明本方有一定的抑菌作用,最低抑菌浓度 31%,菌株≤20mg/ml[22]。

3. 抗结石形成作用 应用 zeta 电位测量技术研究发现,加味八正汤(木通、车前子、瞿麦、萹蓄、滑石、甘草、山栀、大黄、鸡内金、金钱草、海金沙、石韦)在体外能增加水草酸钙晶体表面 zeta 电位,具有抑制晶体聚集,防止草酸钙结石形成的作用。药液中大分子物质抑制晶体聚集的能力较强[23]。

4. 其他 八正散能增加输尿管动作电位频率[24]。

参 考 文 献

[1] 唐英．八正散加减治疗肾盂肾炎女性菌尿 67 例情况分析[J].辽宁中医杂志,1986,(1):19.

[2] 王喜庭,陈雯,邹艳,等．八正散为主治疗肾盂肾炎 70 例[J].吉林中医药,1989,(4):21.

[3] 徐相廷．加味八正散治疗淋病性尿道炎 48 例[J].广西中医药,1992,(4):9.

[4] 周平龙．八正散加味治疗淋病 17 例[J].实用中西医结合杂志,1991,(7):408.

[5] 刘笑云．八正散治疗急性尿路感染 80 例[J].中外健康文摘:医药月刊,2008,5(1):119.

[6] 段冬寿,韩亚梅,黄雪娇．八正散治疗急性尿路感染血尿 40 例[J].中国中医急症,2003,12(6):568.

[7] 潘英．八正散加减治疗膀胱炎 35 例观察[J].实用中医内科杂志,2006,20(1):85.

[8] 杞学文．八正散加味治疗尿道炎 89 例疗效观察[J].云南中医中药杂志,2005,26(2):65.

[9] 陈玉聪,李云峰．八正散加减治疗前列腺炎 68 例[J].福建中医药,2002,33(6):9.

[10] 徐新平．八正散合滋肾通关丸治疗慢性前列腺炎[J].浙江中医学院学报,1995,(3):33.

[11] 汤勇,王建民．八正散加味治疗肛肠病术后尿潴留 256 例[J].安徽中医学院学报,1997,16(1):30.

[12] 肖万泽,洪亨惠．八正散加味治疗痛风病 15 例[J].实用中西医结合杂志,1995,8(4):244.

[13] 李华伟,李巨其．八正散加减治疗原发性痛风性肾病 30 例临床观察[J].国医论坛,2006,21(4):31-32.

[14] 吴国春,杨树林．八正散加减治疗妊娠肿胀 36 例[J].陕西中医,1991,(5):207.

[15] 吴修蓉．八正散加味治疗盆腔炎 45 例[J].实用中医药杂志,2005,21(10):604.

[16] 叶长寿．八正散加减治疗小儿急性肾炎 69 例临床总结[J].右江医学,2001,29(6):526.

[17] 刘伟,刘放,王颖．八正散加减治疗尿路结石 132 例观察[J].黑龙江中医药,1991,(5):30.

[18] 孙大锡,蒋俊明,王道若,等．治则不同方剂对尿道致病性大肠杆菌的血凝作用和粘附尿道上皮细胞的影响[J].中医杂志,1985,(8):57.

[19] 孙大锡,王道若,刁憬瑜,等．八正散抑制尿道致病性大肠杆菌的菌毛表达和对尿道上皮细胞的

粘附的影响[J].中医杂志,1987,(1):61.

　　[20]孙大锡,蒋俊明,杨学海,等.五种中药方剂对尿道致病性大肠杆菌的血凝作用的影响[J].中药药理与临床,1985,(1):31.

　　[21]许健鹏,毕凤贤,刘丽波,等.八正散(煎剂)和莲草知柏汤抗菌作用的实验研究[J].中医药信息,1987,(6):31.

　　[22]吴春潮.中药复方抗淋球菌作用的实验研究[J].浙江中医药大学学报,1993,17(4):351.

　　[23]贺占举,薛兆英,魏增河,等.从草酸钙晶体表面 zeta 电位的变化看加味八正散防治尿石症的作用[J].中华泌尿外科杂志,1991,12(1):51.

　　[24]陈奇.中药药理研究方法学[M].北京:人民卫生出版社,1993:399.

（王绪前　瞿　融）

五淋散（山栀子汤）

（《鸡峰普济方》卷 18）

【异名】五淋汤（《医学实在易》卷 7）。

【组成】当归　芍药_{赤者}　茯苓_{赤者}　甘草　山栀子各等分（各 9g）

【用法】上为细末,每服二钱(6g),水一盏,煎至八分,空心食前服。

【功用】清热凉血,利水通淋。

【主治】湿热血淋证。溺时涩痛,尿中带血,或尿如豆汁,或溲如砂石,脐腹急痛。

【病机分析】本方主治湿热血淋证。湿热血淋,多因嗜食肥甘,饮酒太过,酿成湿热,或感受湿热外邪而致。湿热下注膀胱,热伤血络,迫血妄行,则溺时涩痛,尿中带血,或如豆汁;若湿热蕴结,尿液煎熬成石,则小便艰涩刺痛,夹有砂石;湿热下注,壅滞气机,则脐腹疼痛。

【配伍意义】本方为湿热下注,血热妄行之血淋证而设。治宜清热凉血,利水通淋。方中山栀子苦寒,体轻入气,性阴入血,不但可清热利湿,以治湿热下注,还可泻火凉血,以治血热妄行,为君药。赤茯苓甘淡利窍,以除膀胱湿热。《本草纲目》卷 31 称其"泻心、小肠、膀胱湿热,利窍行水"。与栀子相合,可增利水通淋之效。赤芍味苦微寒,善走血分而除血分郁热,与栀子相配,重在加强清热凉血作用。冀热清血宁,出血得止。离经之血即为瘀血,湿热蕴结,亦可致瘀,赤芍兼有行血之功,尚可防止瘀滞为患。此外,《神农本草经》卷 2 曾云本品:"主邪气腹痛……止痛,利小便。"以上两味共为臣药。当归养血活血,一则防热伤阴血及出血伤血,一则协赤芍活血以防瘀滞,并可缓解脐腹疼痛,为佐药。甘草泻火解毒,调和诸药,为使药。诸药相合,共奏清热凉血,利水通淋之效。

　　本方为散剂,原为治五淋而拟,故名五淋散。

　　本方配伍特点为:清热与利湿并行,凉血与行血相兼。

【类方比较】本方与八正散所治之证,均由湿热下注,蕴结膀胱而致;均见溺时涩痛,淋沥不畅,腹痛等症。但前者以栀子配赤芍,重在清热凉血,对于血淋较为适宜。后者集车前子、木通、滑石、瞿麦、萹蓄等大队苦寒清利之品,又配以大黄降泄火热,重在泻火通淋,使湿热之邪从二便分消,对于热淋尤为适宜。

【临床运用】

　　1. 证治要点　本方主治湿热血淋证,亦可用于其他湿热淋证。临床应用时以尿中带血,溺时涩痛,脐腹急痛为证治要点。

　　2. 加减法　若出血明显,可加白茅根、大小蓟等以凉血止血;若治石淋,可加金钱草、海金沙以化石通淋。

3. 本方现代可用于尿道炎、膀胱炎、膀胱结石、肾结石、淋病等属湿热下注,迫血妄行者。

【使用注意】 遗沥日久,属虚寒病证者,不宜使用本方,以免更伤正气。

【源流发展】 本方最早见于宋·张锐《鸡峰普济方》卷18,原名"山栀子汤",主治五淋及血淋。《太平惠民和剂局方》卷6(宝庆新增方)将其改为"五淋散",并改变了各药剂量:赤茯苓六两,当归去芦、甘草生用各五两,赤芍、山栀各二十两,主治肾气不足,膀胱有热,水道不通,淋沥不宣,出少起多,脐腹急痛,蓄作有时,劳倦即发,或尿如豆汁,或如砂石,或冷淋如膏,或热淋便血。改后赤芍、山栀的用量特重,是其余三药总量的2.5倍,其清热凉血作用尤著。后世医家多宗此方名、剂量、主治。

与本方同名而组成、主治相近的方剂为数甚多,如《太平惠民和剂局方》卷6(续添诸局经验秘方)将原方去当归,加木通、滑石、淡竹叶、山茵陈,亦名五淋散,主治虽然相同,但从所加减药物推断,此方利水通淋,清热祛湿作用强于前方,而活血之力稍弱,用于湿热淋证较好。《仁斋直指方论》卷16将原方加黄芩,亦名五淋散,主治诸淋。因其增加了清热药,故治热邪偏重的诸淋较好。又因黄芩为除热安胎要药,《济阴纲目》卷9用其治孕妇热结膀胱,小便淋沥证;《医宗金鉴》卷46用其治胎前诸疾。《奇效良方》卷64将本方去山栀,亦名五淋散,主治小儿肾气不足,膀胱有热,水道不通,淋沥不出。由于小儿为稚阴稚阳之体,阳气未充,故减去苦寒伤阳之山栀。《丹台玉案》卷5将本方加小蓟,亦名五淋散,主治虽同前方,但其凉血止血作用较强,适用于出血较多者。《血证论》卷8将原方去赤茯苓、赤芍药,加车前子,亦名五淋散,主治心移热于小肠,结而为淋。此方清热凉血作用逊于前方,而利尿通淋作用则稍强,可因势利导,使心热由小便而排出。《医学金针》卷5将方中赤芍药改为白芍,水煎服,名五淋汤。因白芍较赤芍养阴敛营作用较强,使邪去而阴不伤,故该方可用于兼有阴伤者。日本人山本岩根据我国宋代《太平惠民和剂局方》之五淋散,又加木通、车前子、滑石、泽泻、黄芩而制成日本五淋散。其剂量是:栀子2g,甘草3g,木通3g,车前子3g,滑石3g,茯苓6g,泽泻3g,当归3g,芍药3g,黄芩3g,已由日本制药厂制成精散出售。

另外,后人还扩大了原方的主治范围,《薛氏医案》用其治肺中伏热,水不能生而喘者,又用其治小儿解颅、鼻衄、颏间色赤等。上述诸症虽均在上部,但通过本方利水通淋,清热凉血之功而使肺之伏热下行,颅之积水下流,上行之鼻腔及颏间血热下趋,有上病下取之意。

【疑难阐释】

1. 关于白茯苓与赤茯苓　二者取自同一基源,白茯苓为多孔菌科真菌茯苓的干燥菌核,赤茯苓为多孔菌科真菌茯苓的干燥菌核近外皮部的淡红色部分。白茯苓甘、淡、平,归心、脾、肾,作用和缓,无寒热之偏,能淡渗利水,用于寒热虚实各种水肿;能健脾补中,用于脾虚诸证;能益心脾而宁心安神,用于心脾两虚,气血不足之心悸、失眠。赤茯苓甘、淡、平,归心、脾、膀胱经,能行水,利湿热,主要用于小便不利、淋浊、泻痢。赤茯苓清热利湿作用强于白茯苓,但无明显补脾宁心之功,作用较为单纯。正如《本草通玄》卷5所说:"赤茯苓但能泻热行水,并不及白茯苓之多功也。"本方主治湿热下注膀胱,热伤血络,血热妄行所致之证,赤茯苓"泻心、小肠、膀胱湿热,利窍行水"(《本草纲目》卷37),故用之甚为合拍。

2. 关于白芍药与赤芍药　两药皆为同一植物的根,白芍药为毛茛科植物芍药栽培种的根,赤芍药为毛茛科植物芍药野生种的根(亦有用草芍药、川赤芍等的根者)。《神农本草经》卷2中记载有芍药,但未分赤白。自宋代以后,始分为赤、白两种。白芍药苦、酸、甘、微寒,归肝、脾经,可养血调经而用于血虚或阴虚有热的月经不调、崩漏等证;亦可养肝阴,调肝气,平肝阳,缓急止痛而用于肝阴不足,肝气不舒或肝阳偏亢的头痛、眩晕、胁肋疼痛;还可敛阴和营止汗而用于阴虚盗汗及营卫不和的自汗证。赤芍药苦、微寒,归肝经,善走血分,能除血分郁热而有清热凉血、散瘀消斑之功,用于热入营血,斑疹吐血;本品苦降,又有活血通经,散瘀止痛之效,用于经闭癥瘕,跌打损伤,痈肿疮毒;且能泻肝火,而消瘀血,用于目赤翳障。总之,白芍药养血敛阴,柔肝止痛,故血虚肝旺之证多用之;赤芍药能凉血活血,故血热、血瘀之证多用之。本方为湿热下注膀胱,热伤血络,血热妄行所致,故取赤芍药善入血分,除血分郁热而凉血止血;尤其是活血散瘀之功,可使一些离经而未离体之瘀血消而化之。

3. 关于五淋 五淋即五种淋证。有四种提法:①石淋、气淋、膏淋、劳淋、热淋(《外台秘要》卷27引《集验》)。②冷淋、热淋、膏淋、血淋、石淋(《三因极一病证方论》卷12)。③血淋、石淋、气淋、膏淋、劳淋(《证治要诀》卷8)。④气淋、热淋、劳淋、石淋、小便不通(《医学纲目》卷14)。本方虽曰治五淋,但就其组成及功用分析,当以治血淋为主,其他淋证亦可加减用之。

【方论选录】

1. 柯琴:"《经》曰肾合膀胱,故肾为水脏,而膀胱为水腑。肾主癸水,受五脏六腑之精而藏之;膀胱主壬水,受五脏六腑之津而藏之。故膀胱者,州都之宫,津液藏焉。然又曰气化则能出者,何也?膀胱有上口而无下口,能纳而不能出,唯气为水母,必太阳之气化,而膀胱之溺始出,是水道固藉无形之气化,不专责有形之州都矣。然水者阴也,气者阳也。气为阳之根源,而火为阳之征兆,所以气有余便成壮火而为邪热。壮火上行三焦,则伤太阳之气,邪热下入膀胱,则涸州都之津,火胜则水亏,理固然也。夫五脏之水火皆生于气,故少火生气,而气即为水,水精四布,下输膀胱,源清则流洁矣。如壮火食气,则化源无藉,乃癃闭淋涩,膏淋豆汁,砂石脓血,而水道为之不利矣。总由化源之不清,非关决渎之失职,若以八正、舟车、禹功、浚川等剂治之,五脏之阴虚,太阳之气化绝矣。故急用栀、芩清心肺,以通上焦之气,而五志火清;归、芍滋肾肝,以安下焦之气,而五脏阴复;甘草调中焦之气,而阴阳分清,则太阳之气自化,而膀胱水洁矣。此治本之计,法之尽善者也。"(《古今名医方论》卷4)

2. 吴谦,等:"八正、五淋皆治淋涩癃闭之药,而不无轻重之别。轻者有热未结,虽见淋涩、尿赤、豆汁、砂石、膏血、癃闭之证,但其痛则轻,其病不急,宜用五淋散单清水道。故以栀、芩清热而输水,归、芍益阴而化阳,复佐以甘草以调其阴阳,而用梢者,意在前阴也。重者热已结实,不但痛甚势急,而且大便亦不通矣,宜用八正散兼泻二阴,故于群走前阴药中,加大黄直攻后窍也。"(《医宗金鉴·删补名医方论》卷4)

3. 朱良春,等:"本方山栀泻火清热,兼利小便,赤苓清利湿热,二药清热利尿通淋。赤芍凉血散瘀,当归活血止痛,二药能治热淋瘀结尿血,并略有养阴的作用。甘草在本方中主要取其泻火解毒。从各药配合看来,本方对于热淋小便赤涩、刺痛或尿中夹血者,可以取效。本方方名"五淋散"者,殆指以其化裁加减,可治五淋之症。例如,加海金沙、滑石、石首鱼脑石等,可治小便窘迫,刺痛牵引少腹,尿出砂石的石淋;加生地、丹皮、牛膝等,可治尿痛带血的血淋;加乌药、升麻,可治膀胱气化不宣,胞中气胀,溺有余沥的气淋;加瞿麦、石韦等,可治尿浊如膏,小溲疼痛的膏淋等。不过这些仅是举例说明而已,在实际应用时,还须根据症情,通权达变。"(《汤头歌诀详解》)

4. 李飞,等:"本方的配伍要点,是以山栀子、赤芍药清热凉血,与赤茯苓、甘草利水通淋,当归益阴养血相合,共奏清热凉血,利水通淋之功。尤其山栀、赤芍用量独重,为其余三药总量的2.5倍,说明清热凉血作用为著,故为主治热结膀胱而致血淋证的有效方剂。方虽名'五淋',然主要用于血淋。其加减方法可供临床应用时参考。五淋散与八正散均治湿热蕴结膀胱之淋证,所不同者,五淋散主治病机热结不甚,病情较轻,且方中配赤芍、当归凉血祛瘀以止血,侧重于血淋;而八正散主治热结较甚,病势急迫,方中集大队清热泻火、利水通淋之品,侧重于热淋。若临证热淋与血淋相兼者,两方可配合应用,取长补短。"(《中医历代方论选》)

【评议】柯氏关于气化与小便关系的分析十分透彻,然其"膀胱有上口而无下口,能纳而不能出"之论则与客观事实不符,言本方可"通上焦之气……安下焦之气……调中焦之气",亦属牵强。吴氏认为五淋散证轻,八正散证重,有其可取之处。但云八正散证热已结实,大便亦不通,宜兼泻二阴,尚可商榷。朱氏所言较为全面确当,所附加减法也为临床常用。李氏更从药物用量进行了细致入微的分析,所论合情合理,令人信服。

【验案举例】

1. 遗沥日久 《名医类案》卷9:王仲阳治一士人弱冠未婚,病遗沥日久。每作虚寒脱泄治之,益甚。王诊得六脉弦数,难记至数,形骨立而不能支。王曰此三焦不利,膀胱蓄热,为五淋也。患者曰,膏血砂垢,每溺则痛不可言。乃用《局方》五淋散加山栀子、赤芍药、川木通、瞿麦穗、珂玻衣草、滑石末,作大剂,入灯心二十茎煎服,五七日全愈。无奈频发,既而九日便溲俱不通,秘闭欲死。王即令用细灰于患人连脐带丹田作一泥塘,径如碗大,下令用一指厚灰,四围高起。以新汲水调朴硝一两余,令化,渐倾入灰塘中,勿令漫溢。须臾,大小便迸然而出,溺中血条皆如指大。若非热解气使,则其如龟窍之小,何由连出三四日恶物,复得回生。再令服黄连解毒丸,前后二三载,不下三四斤矣,至今安然不发。

按语:此案本属湿热下注膀胱,灼伤膀胱血络,瘀血内停之证,且瘀血较重。前医作虚寒脱泄治之,犯实实之戒,故病益甚。王改用五淋散治之,本属确当之举,只是偏重清热祛湿,活血祛瘀之力不足,故愈后频发,便溲俱不通,秘闭欲死。加用外治法后,瘀去窍通,故大小便迸然而出。

2. 小便不利 《保婴金镜》:一小儿小便不利,及茎中涩痛,或尿血石。此禀赋肾热为患,先用五淋散以疏导,又用滋肾丸、地黄丸补其肝肾,渐愈。出痘色紫,小便短赤,颏间右腮或赤或白。属肺肾气虚而热也。用补中益气汤、六味地黄丸而痊。

按语:此小儿血淋,与成人不同,一是小儿为稚阴稚阳之体,阴阳皆有不足,加上禀赋肾热为患,阴伤更为明显,故先用五淋散以祛湿热,又用滋肾丸、地黄丸以补肾阴,才能痊愈。渐愈之体,阴液一时难以充盛,又感疫毒之邪,肺气受损,故出痘色紫,治以补气养阴为主,使气阴足而邪自去。

【临床报道】

1. 淋病性尿道炎 用五淋散加味治疗淋病性尿道炎54例,所有患者均有典型的前尿道炎症状,并经细菌学检查,涂片找到淋病双球菌。病程最短3天,最长1年以上。有尿痛者45例,尿频、尿急者48例,尿道口流脓者46例,尿中有血者8例,尿道口充血肿胀,龟头红肿者8例,腹股沟淋巴结肿痛者5例。药用:当归10g,赤芍10g,炮穿山甲10g,土茯苓30g,山栀子10g,连翘30g,甘草6g,制香附30g。若畏冷发热者,加荆芥、柴胡;腹胀便秘者,加枳实、大黄;尿中有血者,加白薇、大小蓟;腹股沟淋巴肿痛者,加金银花、败酱草。3日为1疗程。结果:治愈(经过1～2个疗程治疗,临床症状消失,一周后行细菌学检查,每周1次,连续3次涂片检查双球菌阴性)42例,好转(临床症状消失,但涂片仍为阳性者)7例,无效(临床症状无明显改善)5例。在有效的49例中,经一个疗程治疗者38例,两个疗程者

11例[1]。

2. 泌尿系感染 用本方加味辨证施治泌尿系感染26例,其中肾盂肾炎18例,膀胱炎2例,泌尿系感染伴有血尿4例,尿路结石伴感染2例。经治最少服药5剂,最多35剂,一般10剂左右,全部治愈[2]。用五淋散加味:滑石(布包)10g,茯苓12g,山栀子10g,赤芍12g,淡竹叶10g,茵陈蒿12g,凤尾草30g,车前草15g,牛膝12g,甘草梢10g。治疗急性下尿路感染30例。结果:近期痊愈21例;显效5例;无效4例。总有效率86.7%[3]。

3. 泌尿系结石 五淋散加味治疗泌尿系结石168例。基本方:赤茯苓10g,甘草6g,赤芍10g,山栀10g,石韦30g,车前子30g,滑石30g,金钱草30g,海金沙20g,猪苓15g,血琥珀10g,威灵仙10g。湿热盛者加黄柏、瞿麦穗,腰痛剧者加延胡索、川牛膝;出血多者加大小蓟、白茅根;肾阴不足、虚火内灼者加肥知母、生地。结果:治愈128例(占76.19%),其中肾结石39例,输尿管结石77例,膀胱结石12例。有效37例(占22.02%),其中肾结石28例,输尿管结石7例,膀胱结石2例。有效率为98.21%。在治愈的128例中,疗程最长63天,最短6天,平均为35.5天。排出结石最大一枚约1.00cm×1.36cm,最小0.3cm×0.5cm,其中0.9cm×1.0cm以上者为62例。2例肾结石和1例输尿管结石因为多发性结石合并慢性肾功能不全,尿毒症未奏效,占1.79%[4]。

【附方】石韦散(《证治汇补》卷8):石韦12g 冬葵子9g 瞿麦9g 滑石15g 车前子12g 共为细末,每服9g,温水送下。功用:清热利湿,通淋排石。主治:石淋,小便淋漓涩痛,少腹拘急,尿中或见砂石,或排尿突然中断。

原方无用量、用法,上述用量、用法系据现代临床应用情况拟定。石淋亦称"砂淋",多因湿热蕴结下焦,使尿中杂质凝结而成。湿热互结,膀胱气化失调,则小便淋漓;湿热交阻,气滞不行,则少腹拘急;尿中或见砂石,或排尿突然中断,则是砂石阻窍之明证。治当清热利湿,通淋排石。方中石韦苦甘微寒,为清热利尿通淋的常用药,多用于湿热淋证;冬葵子、车前子甘寒滑利通窍,有清热利湿通淋之功;滑石甘淡寒,能清膀胱热结,通利水道;瞿麦苦寒降泄,利尿通淋,为治淋要药。以上诸药性味功用相似,合用则相得益彰,效增而力宏,使湿热去则砂石难以成聚,小便利则砂石难以停留,为治病求本之法。若在方中加海金沙、金钱草、鸡内金等,则化石通淋作用更好。石韦散为治石淋之专方,与五淋散、八正散等治淋之方各有所长,临证可斟酌选用。

参 考 文 献

[1] 黄伏顺. 五淋散加味治疗淋病性尿道炎54例[J]. 河南中医,1993,13(4):184.

[2] 孙昶. 五淋散加味治疗泌尿系感染26例[J]. 江苏中医杂志,1983,(5):48.

[3] 黄国林. 五淋散加味治疗急性下尿路感染30例临床观察[J]. 中医药导报,2006,12.(8):45.

[4] 芮其根. 五淋散加减治疗泌尿系结石168例[J]. 中医药临床杂志,2006,18(3):251.

(徐传富 徐长化 瞿 融)

通关丸(滋肾丸)
(《兰室秘藏》卷下)

【异名】坎离丸(《明医指掌》卷2)、知母黄柏滋肾丸、大补滋肾丸(《医林绳墨大全》卷6)、泄肾丸(《古今图书集成·医部全录》卷265)、通关滋肾丸(《全国中药成药处方集》上海方)、滋肾通关饮(《丁甘仁医案》卷6)。

【组成】黄柏去皮,锉,酒洗,焙　知母锉,酒洗,焙干各一两(30g)　肉桂五分(1.5g)

【用法】上为细末,熟水为丸,如梧桐子大。每服一百丸,空心白汤下,顿两足令药易下行(现代用法:上药为末,水泛为丸。每次9g,每日1～2次,温开水送服)。

【功用】清热滋阴,通关利尿。

【主治】热在下焦之癃闭。小便不通,小腹胀痛,尿道涩痛,口不渴。

【病机分析】本方证主要由热在下焦,膀胱气化不利而致。"膀胱者,州都之官,津液藏焉,气化则能出矣"(《素问·灵兰秘典论》)。热在下焦,导致膀胱气化不利,故小便不通,尿道涩痛,或有热感;水湿不行,气机受阻,故小腹胀满;阴分受邪,热邪熏蒸,津液上腾,故口得以暂润而不渴。

【配伍意义】本方证为热蕴膀胱,气化不利,兼有阴伤。李杲曰:"热在下焦,填塞不便,须用感北方寒水之化,气味俱阴之药,以除其热,泄其闭塞"(《兰室秘藏》卷下)。故治宜清热滋阴,通关利尿。方中黄柏苦寒,入肾与膀胱,善清下焦之热,使热去而津存,为君药。正如罗美所说:"此时以六味补水,水不能遽生也;以生脉保金,金不免犹燥也。惟急用黄柏之苦以坚肾,则能杀龙家之沸火,是谓浚其源而安其流"(《古今名医方论》卷6)。知母苦寒而肥润多脂,寒可清热,以增强黄柏清泄下焦邪热之功;且可滋阴养液,使已伤之津液得补,阴足阳化,气化出矣,为臣药。肉桂辛热,既可引火归原,使火安其位,不肆虐伤津;又可通阳化气,使膀胱气化得行而小便自通,为佐药。李畴人谓:"知母、黄柏苦寒,泻下焦相火而平虚热,少用肉桂通阳化气,则肾阳振动,膀胱气化得力,使知、柏纯阴不致呆滞。乃滋肾在知、柏,通关在肉桂"(《医方概要》)。其说甚为确当。诸药相合共奏清热滋阴,通关利尿之功。原书有"如有小便利,前阴中如刀刺痛,当有恶物下为验"字样,此恶物指血丝、血条或血块等,乃热在下焦,灼伤血络,血液离经外出而致。本方可使火热除,小便通,故恶物随之而下。

本方具有清热滋阴,振奋肾阳,化气行水之功,可使下关通,小便利,主治下焦肾与膀胱阴分受热,闭塞其流所致之小便不通,故名通关丸。

本方配伍特点是:清热之中兼顾滋阴,苦寒为主佐以辛热。

【类方比较】本方与大补阴丸均用知母、黄柏降火,但大补阴丸配伍大量滋阴药物如熟地黄、龟甲以滋阴潜阳,用于肝肾阴虚,相火亢盛所致之潮热盗汗,遗精咯血诸症,其证偏重于阴液虚;而本方仅配肉桂以通阳化气利水,用于热在下焦,膀胱气化不利,小便不通,其证偏重于邪热盛。

本方与八正散均属清热祛湿之剂,皆治膀胱有热,气化不利之小便不通。但本方以黄柏、知母配肉桂,功能清热滋阴,通阳化气,适用于热在下焦,灼伤肾阴者。八正散以车前子、木通、瞿麦、萹蓄、滑石配大黄、栀子,长于清利湿热,泻火通淋,适用于膀胱湿热之证。

【临床运用】

1. 证治要点　本方主治热在下焦证,以小便不通,口不渴,舌红脉数为证治要点。

2. 加减法　方中可加桔梗,以宣上焦,助利尿;湿热较甚者,可加车前子、滑石、猪苓、木通等以加强渗湿清热,利尿通淋作用;气虚者,加黄芪、白术以益气;阴虚者,加生地、女贞子等以养阴;热毒甚者,加萹草、贯众等以清热解毒;兼瘀血者,加琥珀以利尿通淋,活血化瘀。若服本方效果欠佳,可配合肉桂、芫花外敷中极穴以助膀胱气化而利尿。

3. 本方现代常用于前列腺增生、尿潴留、妊娠期急性尿路感染、急性肾小球肾炎、紧张性排尿迟缓综合征、前列腺摘除术后排尿功能紊乱等属热在下焦者。

【使用注意】脾虚食少便溏者,不宜使用本方;尿道瘀阻,肾气虚弱而致的小便不通,不宜使用本方。

【源流发展】通关丸,一名滋肾丸,为金代名医李杲所创,出《兰室秘藏》卷下小便淋闭门,治"热在下焦血分","不渴而大燥,小便不通"之证。原书冠以"滋肾"之名者尚有两方,均见卷上眼耳鼻门。一为加味滋肾丸,即本方加姜黄、苦参、苦葶苈、石膏,主治眼内障;一为疗本滋肾丸,即本方去肉桂,主治肾虚目昏。三方皆用黄柏、知母为核心,清热泻火以保肾阴。后世医家宗其旨,衍化形成了若干新的方剂。用于利尿通淋方面的,如《古今医鉴》卷8之通关丸,即在本方的基础上加滑石、木通,主治热在下焦血分,小便不通,兼治诸淋;《鲁府禁方》卷2去肉桂加青盐,名加味滋肾丸,主治热淋管痛,并两足热;《杂病证治新义》加车前、木通、滑石,名加味滋肾汤,主治湿热结于下焦之淋病,尿意频数,淋沥不畅。用于其他方面的,如《医方集解·补养之剂》黄柏滋肾丸,即本方去肉桂,加黄连清心泻火除烦,主治上热下冷,水衰心烦。

李杲之后,本方的临床应用有所延伸扩展。如《卫生宝鉴》卷6用本方"治下焦阴虚,腰膝软而无力,阴汗,阴痿,足热不能履地";《证治准绳·疡医》卷2"治疮疡肾经阴虚,发热作渴,便赤足热";《医学正传》卷5"治耳鸣耳聋";《医学入门》卷5"治睛痛有火者",此乃肝肾阴虚,虚火上炎之候。《临证指南医案》曾多处运用本方:卷1用治肾虚有热,腿肢筋骨痛;卷3用治遗泄;卷4用治足麻偻废;卷6用治火升头痛,来去无定期,咽喉垂下,心悸,二便不爽及带下不已;卷8用治久疝、疝瘕、风火证,头巅至足麻木刺痛等。上述诸证虽各不相同,但细细推敲,皆不外肾虚有热。《薛氏医案》则用本方"治小儿脾肺积热作喘"。其热虽不在下焦,仍用本方清热利尿,导热下行,有上病下取之意。另外,《医学百科全书·方剂学》还用本方治疗热盛伤阴之肺痿。可见,举凡既有热邪又有阴伤者,无论病在下焦还是上、中焦,均可投本方泻火保阴,引热下行而获效。在剂型方面,原方以熟水为丸,《中药成药学》以蜜制为丸,《丁甘仁医案》卷6改为汤剂。在炮制方面,原方黄柏、知母两药是用酒洗、焙,《中药成药学》却为盐制,以盐味咸入肾,引药达病所也。

【疑难阐释】

1. 关于方中滋肾药 通关丸又名滋肾丸,可见作者认为本方有滋肾之功。那么方中何药滋肾?对此历来众说纷纭,有曰黄柏者,如罗美曰:"惟急用黄柏之苦以坚肾,则杀龙家之沸火……于是坎盈窦而流渐长矣"(《古今名医方论》卷4);王肯堂亦说:"黄柏之苦寒,泻热补水润燥"(《证治准绳·类方》卷6)。有曰知母者,如徐大椿曰:"知母润燥,滋肾水之不足"(《医略六书·杂病证治》卷4)。有曰黄柏、知母者,如汪昂云:"黄柏苦寒微辛,泻膀胱相火,补肾水不足,入肾经血分;知母辛苦寒滑,上清肺金而降火,下润肾燥而滋阴,故二药每相须而行,为补水之良剂"(《医方集解·补养之剂》)。还有认为方中无滋肾之药者,如刘德仪曰:"滋肾丸并无滋养肾阴之药,其意在降火利湿,火清湿去而保肾阴"(《中药成药学》)。考《兰室秘藏》名曰"滋肾"的方剂尚有两首,一为加味滋肾丸,即本方加姜黄、苦参、苦葶苈、石膏;一为疗本滋肾丸,即本方去肉桂。三方的组成中皆有知母、黄柏。显而易见,李杲原意是用黄柏和知母来"滋肾"的。我们认为本方之滋肾主要通过两个方面来实现:一是以苦寒之黄柏清泻下焦之火,使火去而肾阴得保;二是以凉润之知母滋养肾阴,使阴生则能制火,同时其也有清热作用,可增强黄柏清热泻火之功。正如李畴人所说:"乃滋肾在知、柏,通关在肉桂"(《医方概要》)。以滋阴与清热二者相较,则本方重在清热泻火,方证病机应以热在下焦为主。

2. 关于"热在下焦血分" 原书云:"如不渴而小便不通者,热在下焦血分。"我们认为此血分不同于卫气营血辨证中之血分,而是指下焦为阴,也就是说"下焦"、"血分"为意义相同的词叠用。如李杲在原书中曰:"热闭于下焦者,肾也,膀胱也。乃阴中之阴,阴受热邪,闭塞其流。"一目了然,原书中的血分即"阴受热邪"中的"阴",亦即肾、膀胱。原书又曰:"热火之邪,而闭其下焦,使小便不通也。"再次明示下焦与血分意同,择一即可。另外,口不渴并不一定为热在血分,"凡病在下焦者,皆不渴也"(《医学正传》卷2)。

3. 关于用法中的"顿两足" 本方证之病变部位在下焦,丸剂一般无汤剂流畅,多涩而难行,为使药力立即到达病所,故"顿两足令药易下行故也"(《兰室秘藏》卷下)。另外,顿两足也有利于恶物从下排出。

【方论选录】

1. 李杲:"如不渴而小便不通者,热在下焦血分,故不渴而大燥,小便不通也。热闭于下焦者,肾也,膀胱也。乃阴中之阴,阴受热邪,闭塞其流。易上老云,寒在胸中,遏绝不入,热在下焦,填塞不便。须用感北方寒水之化,气味俱阴之药,以除其热,泄其闭塞。《内经》云,无阳则阴无以生,无阴则阳无以化。若服淡渗之药,其性乃阳中之阴,非纯阳之剂。阳无以化,何能补重阴之不足也?须用感地之水运而生大苦之味,感天之寒药而生大寒之气。此气味俱阴,乃阴中之阴也。大寒之气,人禀之生膀胱。寒水之运,人感之生肾。此药能补肾与膀胱。受阳中之阳,热火之邪而闭其下焦,使小便不通也。夫用大苦寒之药,治法当寒因热用。又云,必伏其所主而先其所因。其始则气同,其终则气异也。"(《兰室秘藏》卷下)

2. 吴昆:"肾火起于涌泉之下者,此方主之。热自足心直冲股内而入腹者,谓之肾火,起于涌泉之下。知、柏苦寒,水之类也,故能滋益肾水;肉桂辛热,火之属也,故能假之反佐。此《易》所谓水流湿、火就燥也。"(《医方考》卷2)

3. 王肯堂:"《内经》曰:热者寒之。又云:肾恶燥,急食辛以润之。以黄柏之苦寒,泻热补水润燥,故以为君;以知母之苦寒,泻肾火,故以为佐;肉桂辛热,寒因热用也。"(《证治准绳·类方》卷6)

4. 罗美:"此丸为肾家水竭火炎而设。夫水竭则肾涸,肾涸则下泉不钟,而阳盛于上,斯喉痹、痰结、烦躁之证作;火炎则金伤,金伤则泽燎高源,无以蒸煦布沤,斯声嘶、咳血、焦痿之证生。此时以六味补水,水不能遽生也;以生脉保金,金不免犹燥也。惟急用黄柏之苦以坚肾,则能杀龙家之沸火,是谓浚其源而安其流;继用知母之清以凉肺,则能全破伤之燥金,是谓沛之雨而腾之露;然恐水火不相入而相射也,故益以肉桂之反佐为用,兼以导龙归海,于是坎盈窅而流渐长矣。此滋肾之旨也。"(《古今名医方论》卷4)

5. 柯琴:"水为肾之体,火为肾之用,人知肾中有水始能制火,不知肾中有火始能致水耳。盖天一生水,一者,阳气也,即火也。气为水母,阳为阴根,必火有所归,斯水有所主,故反佐以桂之甘温,引知、柏入肾而奏其效。此相须之殷,亦承制之理也。"(录自《古今名医方论》卷4)

6. 汪昂:"此足少阴药也。水不胜火,法当壮水以制阳光,黄柏苦寒微辛,泻膀胱相火,补肾水不足,入肾经血分;知母辛苦寒滑,上清肺金而降火,下润肾燥而滋阴,入肾经气分,故二药每相须而行,为补水之良剂。肉桂辛热,假之反佐,为少阴引经,寒因热用也。"(《医方集解·补养之剂》)

7. 王子接:"东垣滋肾丸,原名通关丸。《难经·关格论》云:关则不得小便。口不渴而小便不通,乃下焦肾与膀胱阴分受热,闭塞其流,即《内经》云无阴则阳无以化也。何则?膀胱禀大寒之气,肾感寒水之运,运气窒塞,故受热而闭。治法仍须用气味俱阴之药,除其热,泄其闭。治以黄柏泻膀胱之热，知母清金水之源，一燥一润，相须为用，佐以肉桂，寒因热用，伏其所主而先其所因，则郁热从小便而出，而关开矣。再议膏粱酒湿，损伤肾水，以致关阴者，亦能使火逆而为格阳，或为呃逆，为咽痛。东垣尝谓阴火上冲，而吸气不得入，胃脉反逆，阴中伏阳，即为呃。又谓肾虚蒸热，脚膝无力，阴痿、阴汗，冲脉上冲而为喘、为咽痛者，用之亦效。"(《绛雪园古方选注》卷中)

8. 徐大椿："妊娠肾水不足，不能施化津液，故小便不通，即无阴则阳无以化，小腹鼓胀，胎孕不安焉。知母滋肾水不足，黄柏降龙火之有余，稍佐肉桂之辛温以导水闭也。白蜜丸之，沸汤下之，俾阳化阴施，则肾水内充，而膀胱无闭塞之患，小便无不通之虞，其臌胀无不退，胎孕无不安矣。"(《医略六书·女科指要》卷3)

9. 李畴人："知母、黄柏苦寒，泻下焦相火而平虚热，少用肉桂通阳化气，则肾阳振动，膀胱气化得力，使知、柏纯阴不至呆滞。乃滋肾在知、柏，通关在肉桂。治阴虚阳结气闭而小便不通之症，与湿热秘结，肺脾之气不化者，未可同语。"(《医方概要》)

10. 李飞，等："本方在后世方书中亦名通关滋肾丸、滋肾通关丸，具有滋肾降火，助气化之功，适用于热在下焦，气化不利，小便不通者。方中重用黄柏、知母为君，以泻下焦肾经之火，知母并能滋阴而润燥；反佐以少量之肉桂，助膀胱气化以通小便。李畴人谓此方：'滋肾在知、柏，通关在肉桂。'颇有见地。若肾水不足而肾火又甚者，法当滋阴与降火并重，须用知柏地黄丸之类，方能获效。"(《中医历代方论选》)

【评议】李杲借用《内经》"无阳则阴无以生，无阴则阳无以化"的理论论述方证病机及配伍原理深刻确当。关于本方证之病变部位，有些医家认为在肾，如吴昆曰"肾火起于涌泉之下者，此方主之"；王肯堂曰"肾恶燥，急食辛以润之"；汪昂曰"此足少阴药也"；而罗美首先肯定"此丸为肾家水竭火炎而设"，接着又提到火炎金伤，并"用知母之清以凉肺"。李杲自己则认为"热闭于下焦者，肾也，膀胱也"；王子接亦曰"口不渴而小便不通，乃下焦肾与膀胱阴分受热，闭塞其流"。我们同意后一观点，即热在下焦肾与膀胱，灼伤阴液，使气化无力，小便不出。本方何药为君？有曰黄柏者，有曰黄柏、知母者。我们认为前一观点比较确当，方中用黄柏泻热，清阴火之上炎为君；知母润燥，滋肾水之不足为臣。二者相配，则火热去，阴液复，有相得益彰之妙。

【验案举例】

1. 癃闭 《名医类案》卷9：东垣治一人，病小便不利，目睛突出，腹胀如鼓，膝以上坚硬，皮肤欲裂，饮食且不下。服甘淡渗泄之药皆不效。李曰：疾深矣，非精思不能处。思之半夜曰，吾得之矣！内经有云：膀胱者，津液之府，必气化乃能出焉。今服淡渗之药而病益甚者，是气不化也，启元子云，无阳则阴无以为生，无阴则阳无以化。甘淡气薄，皆阳药，独阳无阴，其欲化得乎？明日以滋肾丸群阴之剂投之，再服而愈。

《名医类案》卷9：东垣治长安王善支，病小便不通，渐成中满，腹大，坚硬如石，壅塞之极，腿脚坚胀，裂出黄水，双睛突出，昼夜不得眠，饮食不下，痛苦不可名状。伊戚赵谦甫诣李求治视归，从夜至旦，耿耿不寐。究记素问有云，无阳则阴无以生，无阴则阳无以化。又云，膀胱者，州都之官，津液藏焉，气化则能出矣。此病小便癃闭，是无阴而阳气不化也，凡利小便之药，皆淡味渗泄为阳，只是气药，阳中之阴，非北方寒水，阴中之阴所化者也。此乃奉养太过，膏粱积热损北方之阴。肾水不足，膀胱肾之室，久而干涸，小便不化，火又逆上，而为呕哕，非膈上所生也。独为关，非格病也。洁古云，热在下焦，填塞不便，是关格之法。今病者内关外格之病悉具，死在旦夕。但治下焦可愈。随处以禀北方寒水所化大苦大寒之味者，黄柏、知母,桂为引用。丸如桐子大,沸汤下二百丸。少时来报,服药须臾,如刀刺前阴火烧之痛,尿如瀑泉以涌出。卧具皆湿,床下成流。顾盼之间,肿胀消散。李惊喜曰,大哉圣人之言,岂可不遍览而执一者也。其症小便闭塞而不渴,时见躁者是也。凡诸病居下焦皆不渴也。二者之病,一居上焦,在气分而必渴;一居下焦,在血分而不渴。血中有湿,故不渴也。二者之殊,至易别耳。

《名医类案》卷9:滑伯仁治一妇,年六十余,病小溲闭若淋状,小腹胀,口吻渴。诊其脉沉且涩,曰此病在下焦血分,阴火盛水不足。法当治血,血与水同,血有形而气无形。有形之疾,当以有形之法治之,即以东垣滋肾丸服之而愈。

2. 小便淋沥 《续名医类案》卷20:薛立斋治一妇人,素善小便淋沥不利,月经不调半载矣。或两胁胀闷,或小腹作痛,或寒热往来,或胸乳作痛,或咽喉噎塞,或两脚筋牵,或肢节结核,面色青黄不泽,形气日瘦,左关弦洪,右关弦数。此郁怒伤肝脾,血虚气滞为患。朝用加味归脾汤,以补脾气、解脾郁、祛肝火。夕用滋肾丸、生肝散,滋肾水以生肝血,抑肝火,舒筋膜。兼服月余而愈。

3. 淋浊 《临证指南医案》卷3:汪,脉左坚入尺,湿热下坠,淋浊痛。滋肾丸。

《临证指南医案》卷3:周,二二,便浊茎痛。滋肾丸三钱。

按语:以上六案例皆为小便异常,症状虽不同,病机则相类,都由热在下焦,损及阴液气化不利所致,故均以清热滋阴,通关利尿的通关丸而治愈。

4. 热淋 《蒲辅周医疗经验》:某女,30岁。三年前患过急性膀胱炎,服呋喃西林与合霉素等好转。今年在3～6月先后发四五次。现(8月15日)尿短频,尿道有灼热感,腰痛,食纳正常。脉右寸关弦虚,右尺微弱,左寸尺沉数,左关弦数;舌质暗红,苔黄腻。属湿热蕴郁下焦,清浊互结,治宜升清降浊。草薢三钱 益智仁一钱半 石菖蒲二钱 赤茯苓二钱 山茵陈二钱 泽泻一钱半 黄柏(盐水炒)一钱半 知母一钱半 上肉桂(去粗皮细末冲服)二分 白通草一钱 三剂。服上药6剂,并自用六一散代茶饮,尿频及尿道灼热感均减轻。脉沉细微数,左关弦数,舌淡苔白腻。仍宜和脾利湿。原方去菖蒲,加滑石三钱,甘草梢五分,生白术一钱。五剂。服药后症状消失。

按语:此案用草薢分清饮合滋肾通关丸加减,重在清利湿热,升清降浊,方药对证,故药后症状消失。

5. 肢体痛麻 《临证指南医案》卷1:王氏痛从腿肢筋骨,上及腰腹,贯于心胸,若平日经来带下,其症亦至。此素禀阴亏,冲任奇脉空旷,凡春交,地中阳气升举,虚人气动随升,络血失养,诸气横逆,面赤如赭,饥不欲食,耳失聪,寐不成寐,阳浮,脉络交空显然。先和阳治络。细生地 生白芍 生鳖甲 生龟板 生龙骨 糯稻根 煎药送滋肾丸一钱半。又,前用滋肾丸,痛缓。面浮跗肿,血气俱乏,内风泛越。经言风胜则动,湿胜则肿。阴虚多热之质,议先用虎潜,每服四钱,四服。

《临证指南医案》卷4:朱,足麻偻废,大热阴伤,内郁,大便不通,由怀抱不舒病加,先用滋肾丸四钱,盐汤下四服。

按语:腿肢筋骨痛或足麻偻废不同于上述小便异常诸症,但机制有相同之处。前案乃阴血不足,络脉失养,加上湿邪阻滞,后者系大热阴伤。故前案用本方加味滋其阴血,去其湿热,活其络脉,后案用原方泻火滋阴而愈。

《临证指南医案》卷8:朱,头巅至足麻木刺痛,热炽。滋肾丸。

按语:病虽从头至足,但为热邪所致无疑,故用滋肾丸清热泻火,引邪由小便而出。

6. 二便不通 《临证指南医案》卷4:李,三十四岁。能食知味,食已逾时乃胀,小便不利,气坠愈不肯出,大便四日一通。沉在小肠火腑,先用滋肾丸。每早服三钱。淡盐汤送。

7. 遗泄 《临证指南医案》卷3:程,左脉刚坚,火升,神气欲昏,片刻平复,宛若无病。此皆劳心,五志之阳动,龙相无制,当有遗泄之状。先用滋肾丸三钱,淡盐汤送。

按语:案6非但小便不利,还有大便不通,症虽前后有别,实则同为湿热、阴伤。小肠湿热,气化不行则小便不利,湿热阻滞,津不下渗,加上阴亏则肠失润滑,大便不通,故可以一方治之。案7因劳心,五志之阳动,龙相无制而遗泄。滋肾丸滋阴泻火,使龙相得制,遗泄自止。

8. 肾囊痈 《回春录新诠》:胡蔚堂,年近古稀,患囊肿,小溲赤短,寒热如疟。孟英曰:非外感也,乃久蕴之湿热下流,气机尚未宣泄,予五苓散合滋肾丸加楝实、栀子、木通,两剂后,囊间出腥黏黄水甚多,小溲渐行,寒热亦去,继用知柏八味去山药、萸肉,加山栀子、楝实、芍药、苡仁等,久服而愈。

按语:湿热之邪瘀塞经络而成囊肿,邪毒下流内踞,膀胱腑气不行,发为寒热而小便不利,究与外感风寒之邪自表侵内有别也,然而古稀之年,肝肾先馁,肾虚而腑不用事,用五苓散通腑去湿而伐肾邪,加知、柏、栀、楝、木通等以清利下焦湿热。取效后,继用八味肾气丸去怀山药、萸肉之收敛,恐其留邪,更加栀、楝、白芍、薏苡仁益肾柔肝,兼清湿热,病亦向愈。

【临床报道】

一、内科

1. 前列腺增生 用通关丸加味治疗前列腺增生24例。其中尿频、尿急、尿流变细15例,排尿困难、排尿踌躇、尿淋漓6例,尿潴留3例。前列腺增生程度:Ⅰ度8例、Ⅱ度11例、Ⅲ度5例。药用:黄柏、牛膝各15g,肉桂、穿山甲片、芒硝各6g,知母、大黄、桃仁各10g,金钱草、黄芪各30g,茯苓20g。偏寒加附子,肉桂量可加至10g,减去知母;肿甚加车前子、防己;大便秘结加花粉,芒硝用量可加至10g;尿道灼热疼痛加滑石、生地;睾丸、精索胀痛明显加延胡索、荔枝核;腰骶酸痛加杜仲、续断;性功能减退加淫羊藿、黄精;前列腺液中或精液中有红细胞者,加旱莲草、茅根;前列腺质偏硬,高低不平或有结节者,加莪术、鳖甲、龟甲。结果:显效(临床症状消失,肛门指检前列腺至少缩小1度,排尿通畅)6例,好转(临床症状减轻或消失,肛门指检前列腺均有不同程度缩小)14例,无效(临床症状无改善)4例[1]。通关丸加味:炒知母、炒黄柏、王不留行、川牛膝、萹蓄各15g,大血藤、黄芪各20g,肉桂、升麻各3g,虎杖30g,当归10g,穿山甲5g。伴尿脓者加白花蛇舌草、生薏苡仁、蒲公英;尿血加白茅根、地榆、大蓟、小蓟;尿痛加海金沙、石韦;便秘加桃仁、大黄。15日为1疗程。治疗前列腺增生症100例。结果:经服1~4疗程,显效(临床症状消失或明显减轻,B超检查前列腺正常或基本正常,无残余尿)59例;好转(症状减轻,B超检查前列腺缩小,残余尿少于10ml)27例;无效(症状改善不明显,需留置导尿管或行手术治疗,B超检查前列腺大小无变化)14例。总有效率86%[2]。

2. 癃闭 通关丸治疗癃闭35例。药用:知母、黄柏各12g,肉桂(后下)5g。15天为1疗程。随证加减。结果:8例临床痊愈(排尿通畅,一年内未复发);13例显效(小便不利,点滴短少改善,排尿通畅,半年内未复发);11例有效(排尿滴沥消失,仍尿出无力);3例无效(仍有严重尿潴留,或肾功能不全)。总有效率92%。本组病例服药最少12天,最多3疗程[3]。

3. 排尿迟缓综合征　用通关丸加味作煎剂治疗排尿迟缓综合征 15 例。所有患者排尿时间均超过 6 秒,甚至达数分钟,且伴有心情紧张。病史短者 1 年,长者 10 年。药用:黄柏、知母、肉桂、生地、竹叶各 10g。一周为 1 疗程。结果:显效(公共排尿场合下紧张状况消失;尿排时间小于 6 秒)8 例,平均治疗 24 天;有效(排尿时紧张状态好转,尿排出时间有明显缩短)4 例,平均治疗 37 天;无效(治后症状无改善)3 例,平均治疗 40 天[4]。

4. 肾绞痛　将通关丸改成散剂,治疗 26 例肾绞痛。所治患者均有腰腹绞痛,尿频,排尿困难等症状,于就诊时立即用温开水送服上药 1g,多数患者在 3～5 分钟内疼痛减轻,10 分钟内疼痛大减,20 分钟绞痛基本缓解。若数分钟内绞痛不减者,可继续服药末 1g。一般患者,首次服药半小时再服药 1g,此后可 3 小时服药 1g,每日 4 次。经上述治疗后,一般于 3 天内绞痛可完全控制[5]。

二、妇产科

1. 妊娠期急性尿路感染　用通关丸加味治疗妊娠期急性尿路感染 56 例。药用:淡盐水炒黄柏、淡盐水炒知母、蒲公英、忍冬藤、蛇舌草各 20～30g,肉桂 5g,竹叶 10g。气虚加黄芪、白术;阴虚加生地、女贞子、地骨皮;湿热甚加地丁草、石韦;热者盛加萹草、贯众、大小蓟。结果:除 2 例无效外,其余均临床症状消失,小便化验阴性。其中服 1～3 剂 34 例,4～7 剂 16 例,8～10 剂 6 例[6]。

2. 产后尿潴留　用通关丸治疗产后尿潴留 20 例,均系初产妇,用西药、热敷、导尿等法治疗,未见明显效果。其中有慢性泌尿系炎症史者 7 例,导尿引起尿路感染者 4 例。年龄 22～30 岁,病程 2～6 天。药用:黄柏、车前子、猪苓、知母各 15g,肉桂 3g,桔梗、木通各 12g,茯苓 20g,滑石 30g。气虚加党参、黄芪;脉数发热,炎症明显加蒲公英、银花;大便秘结加大黄。结果:17 例患者仅用内服药,其中最多 3 剂,最少 1 剂,最快 12 小时排尿,最慢 60 小时内排尿。72 小时内仍未排尿的 3 例患者,加外用药(芫花 9g,肉桂 3g,共研细末,面粉调成糊状,敷中极穴一夜)后均在 12 小时内排出小便[7]。另据报道,本方加味:知母、黄柏各 9g,肉桂 4g,川牛膝 10g,王不留行、猪苓、冬葵子各 10g,车前子 30g。气虚者加生黄芪,气滞者加路路通,大便秘结者加生大黄,有瘀血者加泽兰、益母草。治疗产后尿潴留 30 例。结果:30 例患者经服上述中药后,均在 1～3 天内顺畅排尿。其中服 1 剂者 8 例,服 2 剂者 17 例,服 3 剂者 5 例[8]。

【实验研究】化学成分:根据正、负离子模式下的准分子离子峰和二级质谱,通过与文献数据或部分标准品对照,鉴定了通关丸中的 12 个化合物,分别是新芒果苷、芒果苷、知母皂苷 B-Ⅱ、知母皂苷 E、知母皂苷 B-Ⅲ、知母皂苷 A-Ⅲ、黄柏碱、木兰花碱、蝙蝠葛任碱、小檗碱、药根碱和巴马汀[9]。

参 考 文 献

[1] 徐相廷. 通关丸加味治疗前列腺肥大 24 例[J]. 浙江中医杂志,1989,(11):509.
[2] 赵现朝,刘爱敏. 通关丸加味治疗前列腺增生症 100 例[J]. 浙江中医杂志,2008,43(5):275.
[3] 旷梅郎. 滋肾通关丸治疗"癃闭"[J]. 实用中医药杂志,1998,14(2):30.
[4] 薛吉栋. 加味通关丸治 15 例紧张性排尿迟缓综合征[J]. 新中医,1998,(10):30.
[5] 叶盛华. 通关丸治疗肾绞痛 26 例[J]. 湖北中医杂志,1983,(4):封三.
[6] 张炉高. 通关丸加味治疗妊娠期急性尿路感染 56 例[J]. 浙江中医杂志,1985,(11～12):494.
[7] 汪小毅. 滋肾通关丸治疗产后尿潴留 20 例[J]. 四川中医,1987,(3):48.
[8] 赵明. 通关丸加味治疗产后尿潴留 30 例[J]. 安徽中医学院学报,1995,14(2):35.

[9] 陆薪如,秦民坚,徐德然.HPLC-ESI-MS/MS 法鉴定通关丸的主要化学成分[J].中国天然药物,2008,6(4):283.

(徐长化 瞿 融)

三 仁 汤

(《温病条辨》卷 1)

【组成】杏仁五钱(12g) 飞滑石六钱(18g) 白通草二钱(6g) 白蔻仁二钱(6g) 竹叶二钱(6g) 厚朴二钱(6g) 生薏苡仁六钱(18g) 半夏五钱(10g)

【用法】甘澜水八碗,煮取三碗,每服一碗,日三服(现代用法:水煎服,日 3 次)。

【功用】宣畅气机,清利湿热。

【主治】湿温初起及暑温夹湿证。头痛如裹,恶寒,身重疼痛,肢体倦怠,午后身热,口干不渴,或渴不欲饮,痞闷胀满,或胀或痛,纳差泛恶,便溏不爽,小便短赤,面色淡黄,舌苔白腻,脉弦细而濡等。

【病机分析】本方证属湿温初起,湿重热轻,卫气同病之候。肺主气属卫,卫阳为湿邪阻遏,故现恶寒。湿郁卫表,清阳被阻,故头痛如裹,即叶桂所谓"湿与温合,蒸郁而蒙蔽于上,清窍为之壅塞,浊邪害清"(《外感温热论》)。热处湿中,为湿所遏,故虽发热而身热不扬。湿热交蒸,湿为阴邪,其性黏滞,湿遏热伏,阻滞三焦,留恋气分,其发热以午后为甚。湿性重着,客于肌表,故身重肢倦。湿浊中阻,津不上承,故口干而不欲饮。湿遏气机,中州运化失常,故痞闷腹胀,纳差泛恶,便溏不爽。湿热内蕴,故小便短赤。舌苔白腻,脉弦细而濡,均为湿热之象。

【配伍意义】本方为湿温初起,湿重热轻之证而设。吴瑭曾云:"湿为阴邪,自长夏而来,其来有渐,且其性氤氲粘腻,非若寒邪之一汗而解,温热之一凉则退,故难速已。""惟以三仁汤轻开上焦肺气,盖肺主一身之气,气化则湿亦化"(《温病条辨》卷 1)。湿邪伤人,常波及三焦而致上焦肺气不宣,中焦脾气不运,下焦肾与膀胱气化失常,病症繁多,若仅施以苦辛温燥之剂,每易助热化燥,如纯用苦寒清热之品,易致脾伤湿留,惟宜芳香苦辛,轻宣淡渗,宣畅气机,分解湿热。本方以三仁为君药,其中杏仁苦温宣畅上焦肺气,使气化则湿亦化,此即开上。黄玉璐云:"肺主藏气,降于胸膈而行于经络,气逆则胸膈闭阻而生喘咳,脏病而不能降,因此痞塞,经病而不能行,于是肿痛。杏仁疏利开通,破壅降逆,善于开痹而止喘,消肿而润燥,调理气分之郁,无以易此"(《长沙药解》卷 3)。白蔻仁辛温,芳香化湿,行气宽中,宣畅脾胃,转枢中焦,振复运化水湿之机,此即畅中。薏苡仁甘淡寒,利湿清热而健脾,疏导下焦,使湿热从小便而去,此即渗下。陈嘉谟云:"薏苡仁去湿要药也"(《本草蒙筌》卷 1)。三仁分入三焦,宣发肺气以开水源,燥湿化浊以复脾运,淡渗利湿以疏水道;使气机宣畅,湿祛热清。湿热交阻,下焦水道不利,宜清宜利,而且治湿不利小便,非其治也,故配伍滑石、通草、竹叶甘寒淡渗,利湿清热,疏导下焦,使湿有出路,其中滑石兼能解暑,竹叶轻灵透发,既可利湿,又能清透湿邪所化之热,使热透于外,湿渗于下,三药共为臣药。半夏燥湿和胃,止呕除痞,对呕恶尤为适宜;厚朴行气化湿,对湿困中焦,脘闷纳呆,恶心呕吐均宜。两药又可使寒凉之品清热而不碍湿,共为佐药。原方用甘澜水煎,乃取其甘淡质轻灵动,有利于渗湿。徐大椿云:"治湿不用燥热之品,皆以芳香淡渗之药,疏肺气而和膀胱,此为良法"(录自《临证指南医案》卷 5)。本方药性平和,无温燥辛散太过之弊,有宣上畅中渗下,上下分消之功。寓启上闸,开支河,导水下行之理,可使气畅湿行,暑解热清,脾运复健,三焦通畅,诸证自除,诚为湿温湿重热轻之证的良方。

本方选用轻灵宣畅利窍之品，集芳香化湿、淡渗利湿、苦温燥湿于一体，更兼以宣展气机，使上焦津气畅行无阻，中焦水湿运化自如，下焦湿邪自有出路，体现了以除湿为主，清热为辅的立方宗旨。

本方因以杏仁、白蔻仁、薏苡仁三仁作方中君药，故方名"三仁汤"。

【临床运用】

1. 证治要点 本方主治湿温初起，或暑温夹湿，湿重于热之证。临床以胸闷，午后身热，体倦身重，脘腹不适，舌苔白腻，脉濡为证治要点。

2. 加减法 湿温初起，卫分证未罢，有恶寒现象者，可加藿香、香薷、佩兰以解表化湿。若湿重于热，症见呕恶，脘痞较重，舌苔垢腻，可加苍术、石菖蒲、草果以芳化燥湿。若热重于湿，症见身热口渴，满闷，心烦呕恶，或汗出不解，继而复热，邪热尚不深重者，可加连翘、黄芩、黄连以清热祛湿。若热盛湿阻，症见高热，汗多，身重，面赤，口渴，心烦，可去半夏、厚朴，加生石膏、知母、苍术以泻火兼除湿。若热盛伤津，症见口渴，唇焦，苔黄而干，舌边尖红，可去厚朴、半夏，加天花粉、麦冬以生津止渴。

3. 本方现代常用治浅表性胃炎，胃窦炎，胆囊炎，急、慢性结肠炎，黄疸型肝炎，肠伤寒，肾盂肾炎，布鲁菌病，关节炎等见有湿热证候者。

【使用注意】湿温初起，邪气留恋气分，病势虽缓而缠绵难愈，稍有失治，常可变生坏病或迁延时日，故吴瑭提出三点禁忌："汗之则神昏耳聋，甚则目瞑不欲言，下之则洞泄，润之则病深不解。"唯以辛苦芳香，轻宣淡渗之法，宣畅气机，利湿清热，方属惬当。这里所说禁汗，主要是指湿温病初起不可误作伤寒而投辛温发汗解表，否则可致心神受伤，并不排除宣化表湿之法以解在表之湿邪，故既有不可汗之告诫，复有得汗始解之治法。诚如喻昌所说："凡治湿病，禁发其汗，而阳郁者不微汗之，转致伤人，医之过也。湿家不可发汗，以身本多汗，易致亡阳，故湿温之证，误发其汗，名曰重暍，此为医之所杀，古律垂戒深矣。其久冒风凉，恣食生冷，乃至以水灌汗，遏抑其阳者，不微汗之，病无从解。《内经》谓：当暑汗不出者，秋风成疟，亦其一也，不当汗者反发其汗，当微汗者全不取汗，因噎废食，此之谓矣"（《医门法律》卷4）。所说禁下，主要是不可误作腑实而早予攻下，否则可致脾气下陷，湿热内渍而生变。若湿热化温，与燥屎结于肠道时，亦当用下法，但湿热内结的下法宜轻宜缓，诚如叶桂所说："此多湿邪内搏，下之宜轻"（《外感温热论》）。所说禁润，主要是指不可误认为阴虚而滥用滋阴，否则可致湿浊中阻而胶结难解，若后期化燥阴伤者，亦可用滋阴之法。本方是宣、化、利并举之剂，常有邪尽遂伤气阴之虞，故中病即止，不宜久服，若湿已化燥者，亦不宜使用。

【源流发展】三仁汤之名，首见于吴瑭《温病条辨》卷1，原书云："头痛恶寒，身重疼痛，舌白不渴，脉弦细而濡，面色淡黄，胸闷不饥，午后身热，状若阴虚，病难速已，名曰湿温。汗之则神昏耳聋，甚则目瞑不欲言，下之则洞泄，润之则病深不解，长夏深秋冬日同法，三仁汤主之。"三仁汤虽为吴氏治疗湿温病在上焦的主方，但从该方的组方思路及药物选择来看，则可溯源而至叶桂医案。有报道云："在《指南》（按：指《临证指南医案》）与《未刻本叶氏医案》中，运用三仁汤竟达60余案。其中与《条辨》（按：即《温病条辨》）三仁汤8味药物相同7味的有2案，相同6味的有6案，其余均为相同4~5味。……这8案，都是吴鞠通制订三仁汤的主要依据[1]"。叶氏治湿，对湿阻上焦者，多用芳香淡渗之品开肺气，通膀胱；对湿滞中焦者，常以苦温燥湿之品以运化之。如《临证指南医案》卷5载："舌白，头胀，身痛，肢疼，胸闷，不食，溺阻，当开气分除湿，飞滑石、杏仁、白蔻仁、大竹叶、炒半夏、白通草。"同卷湿门又载："某，汗多身痛,自利,小溲全无,胸腹白疹,此风湿伤于气分,医用血分凉药,希冀热缓,殊不知湿郁在脉为痛,湿家本有汗不解。苡仁、竹叶、白蔻仁、滑石、茯苓、川通草。"将两方合二为一,去茯苓,即三仁汤的 7 味药缺厚朴。而厚朴又为叶氏治湿的常用药。综观《临证指南医案》湿门中 52 案内,应用厚朴者竟高达 18 案。从《温病条辨》所阐述的适应证来看,也正是叶氏医案中所述之证。而吴瑭《温病条辨》三仁汤的原文和自注中一大段文字,亦可由《临证指南医案》卷 5 邵新甫的按语中觅得原始依据。

《临证指南医案》卷 5:"天之暑热一动,地之湿浊自腾,人在蒸淫热迫之中,若正气设或有隙,则邪从口鼻吸入,气分先阻,上焦清肃不行,输化之机,失于常度,水谷之精微,亦蕴结而为湿也……人身一小天地,内外相应,故暑病必挟湿者,即此义耳……地卑气薄,湿胜热蒸,当此时候,更须防患于先……盖暑湿之伤,骤者在当时为患,缓者于秋后为伏气之疾。其候也,脉色必滞,口舌必腻,或有微寒,或单发热,热时脘痞气窒,渴闷烦冤,每至午后则甚,入暮更剧,热至天明,得汗则诸恙稍缓,日日如是……然是病比之伤寒,其势觉缓,比之疟疾,寒热又不分明,其变幻与伤寒无二,其愈期反觉缠绵,若表之,汗不易彻,攻之,便易溏泻,过清则肢冷,呕恶,过燥则唇齿燥烈。每遇秋末,最多是症……不比风寒之邪,一汗而解,温热之气,投凉即安。夫暑与湿,为熏蒸粘腻之邪也,最难骤愈,若治不中窾,暑热从阳上熏,而伤阴化燥,湿邪从阴下沉,而伤阳变浊,以致神昏耳聋,舌干龈血,脘痞呕恶,洞泄肢冷,棘手之候丛生,竟至溃败莫救矣。"可以说,吴瑭是汲取了叶桂的经验,并结合自己的体会而创立了三仁汤。由于叶桂临证往往信手遣药而不名方,使人不易效法。三仁汤的问世,对继承叶氏的经验,推动温病治疗学的发展,具有积极的意义。

三仁汤所揭示的芳香宣透、行气化湿之法,已成为后世治疗湿温初起湿重热轻证的基本治法。参照此方化裁出新者不乏其例。如方出《医原》卷下,名见《湿温时疫治疗法》的藿朴夏苓汤,就是在三仁汤的基础上,去滑石、竹叶,加藿香、猪苓、茯苓、泽泻而成,原治"湿气内蕴,氤氲浊腻"等证,现多用治湿温初起邪遏卫气之证,成为化湿解表的代表方。《感证辑要》卷 4 和解之剂中亦有一首藿朴夏苓汤,与本方相比,组成上少通草,多豆豉一味,解表之功尤胜一筹。庆云阁《医学摘粹》尚有一首三仁汤,该方以轻清宣散之桑叶易吴氏方中温燥之厚朴,主治湿温头痛恶寒,身重疼痛,舌白或渴,午后身热,脉浮虚者。

三仁汤的剂型,除传统汤剂外,尚有成药三仁合剂方便使用(《重庆市中药成方制剂标准》1965 年版):每 ml 含生药 1g,每瓶装 100ml,口服,每次 20～30ml,每日 3 次。

【疑难阐释】

1. 关于"恶寒"　《温病条辨》三仁汤自注说:"头痛恶寒,身重疼痛,有似伤寒,脉弦濡,而非伤寒矣。"从此段文字分析,前面说有"头痛恶寒,身重疼痛"的表证,后又说"非伤寒",这里所说的"头痛恶寒"是湿热病邪抑郁肌表的卫分证。表证具有恶寒、头身疼痛等临床表现,感邪之初,伤寒和湿温病均可出现,吴瑭自注所言"头痛恶寒,身重疼痛",当是湿温病表证的具体表现,这种表现与伤寒表证是不同的。①太阳伤寒多在冬季发病,为风寒之邪外袭所致。本方证候发病多在长夏湿盛之际,乃感受湿温病邪所致。②太阳伤寒头痛较重,恶寒发热亦较剧,还多见周身骨节疼痛。本方证候头痛较微,以头胀为主,其发热以"身热不扬"为特点,其身痛亦较太阳伤寒轻,而以周身困重为主。③太阳伤寒病来势较急,去之亦速。本方证候病势缓,去之亦缓,病程较长。即吴瑭所云"病难速已"。④太阳伤寒出汗较多,汗出而热解,热退而邪去,脉浮或脉浮紧。本方证候是若有汗出则量少而黏,脉象浮而细软或濡。这些表现与伤寒之发热恶寒自是不同,不可混淆。从三仁汤的使用情况分析,有无邪在卫分均可使用,不必强求"恶寒"一症。

2. 关于气化与湿化 气化是指三焦之气的流行宣化。三仁汤的组方宗旨在于宣畅气机,使气化则湿亦化。气化功能主要关乎肺、脾、膀胱(肾),肺的宣降功能自如,脾的运化功能健全,膀胱气化功能正常,则湿邪自无容身之所。湿邪阻滞,势必影响有关脏腑的气化功能。本方之所以能治湿热病湿邪偏重,是因为其组方立意注重调整气化功能,宣化于上,运化于中,渗利于下,达到除三焦之湿的目的。不仅可用于湿温湿胜热微之证,亦可用于内伤杂病气机不畅,湿热阻滞者。

3. 关于湿热与阴虚 湿温湿遏热伏,午后身热,状若阴虚,但并非阴虚。阴虚证常见舌红少苔,或两颧发赤,五心烦热,口干喜饮。此证反见"舌白不渴","面色淡黄",自然不是阴虚。湿温病缠绵,病难速已,惟宜芳香苦辛,轻宣淡渗,使湿热分消。若以为阴虚而用滋阴之品,湿为黏滞阴邪,两阴相合,以柔济柔,遂成痼结不解之势,务予注意。

4. 关于祛湿与清热 湿热病,湿热胶结,湿郁热蒸,弥漫于三焦,热处湿中,极难速愈。由于热以湿为依附,湿不去则热难清,故祛除湿邪,使湿热分离,乃是治疗湿热病的关键。临证应用本方,应灵活变通,对湿恋气分,郁遏不达者,不可以苦辛温燥之剂化湿,以防其热益炽。对于湿热并重之证,虽可投苦寒之品以清其热,然又不可过用苦寒直折其热,以防伤及脾阳,以致湿不得解。故本方选用滑石、通草、薏苡仁、竹叶既清热又能祛湿之品,而厚朴、半夏燥湿,又以清热药抑其性,达到清热与祛湿同施之目的。

5. 关于治上焦与治中焦 三仁汤由宣畅气机、化湿、燥湿、利湿药组成。湿热病证,有偏于上焦、中焦、下焦的不同病理机转,吴瑭在三仁汤后自注:"湿温较诸温,病势虽缓而实重,上焦最少,病势不甚显张,中焦病最多,以湿为阴邪故也,当于中焦求之"(《温病条辨》卷1)。三仁汤列于上焦篇,那么三仁汤到底是偏治何部位湿热病证呢?从吴瑭本意来看,本方既列于上焦篇,当属治疗上焦湿热之剂无疑。上焦湿热证候发生于湿温初起阶段,由湿热邪气自口鼻而入,侵袭于肺,肺气宣降失司,以致卫外功能失常,水液代谢障碍引起。临床以恶寒发热,身热不扬,头身重痛,脉濡等为主要特征。因湿邪为患,易伤脾胃,故又兼见胸闷脘痞、纳呆不饥等症。吴氏所述三仁汤主治证候与此基本一致。

湿温治法,病在上焦者,以宣肺化湿为主;病在中焦者,以疏运化湿为主;病在下焦者,以渗利祛湿为主。由于湿热之邪易于弥漫三焦,故以上治法常兼施并用。观三仁汤之配伍,虽宣上、畅中、渗下三焦同治,以兼顾湿邪弥漫之特点,但重点却在宣开上焦肺气——吴氏组方首先用杏仁五钱。因肺为华盖,其位最高,主一身之气,外合皮毛,肺气宣通,则气行湿化,内外之湿自可分消。吴氏对三仁汤的作用阐述得也很清楚:三仁汤轻开上焦肺气,盖肺主一身之气,气化则湿亦化也"(《温病条辨》卷1)。据此可知,三仁汤立方宗旨重在宣畅肺气,而不在调治中焦。

但是亦有认为三仁汤偏治中焦病变者,如秦伯未云:"三仁汤为湿温证的通用方,它的配合,用杏仁辛宣肺气以开其上,蔻仁、厚朴、半夏苦辛温通以降其中,苡仁、通草、滑石淡渗湿热以利其下,虽然三焦兼顾,其实偏重中焦"(《谦斋医学讲稿》)。湿热病以脾胃为病变中心,上焦证候最少,且病势不显。即使是疾病初起阶段,亦可有中焦症状。三仁汤本为轻宣淡渗之剂,方中既有蔻仁、半夏、厚朴之化湿畅中,又有苡仁之健脾利湿,而杏仁的配伍,又取气化湿亦化之义,故湿温邪留气分,病在脾胃,湿邪偏胜者投之,亦甚合拍。因此,无论是病在上焦,还是病在中焦,只要是湿重热轻之证,均为本方的适用对象。

6. 关于甘澜水 甘澜水在《金匮玉函经》作"甘烂水",又名劳水,即把水放在盆内,用瓢将水扬起来,倒下去,如此多次,待水面上有无数水珠滚来滚去即成。《伤寒论》65条茯苓桂枝甘草大枣汤后云:"作甘澜水法,取水二升,置大盆内,以杓扬之,水上有珠子五六千颗相逐,取用之。"而甘澜水的应用最早见于《内经》半夏秫米汤。三仁汤何以对用水如此讲究呢? 从甘澜水功能来看,《本草品汇精要》引《名医别录》云:"甘烂水,主霍乱及入膀胱,治奔豚药用殊胜。"刘文泰并说:"仲景治奔豚之药用甘烂水煎,以杓扬之而缓其本然之性,故曰甘也。水上有珠数千颗相逐,其光灿然,故曰烂也。盖肾属水,恐水从类而助邪,故扬之使其无力不能助矣"(《本草品汇精要》卷6)。甘澜水还能"使水气下行,不再上逆"(中医研究院《金匮要略语译》)。同时将水反复扬之,也"可去其水寒之性"(李培生主编《伤寒论讲义》)。从所治病证看,本方主治湿热为患病证,用方目的是使湿热分消。利用甘澜水的下走之势,可促使湿邪外泄,虽然甘澜水并无直接利湿之功,但因其"入膀胱",却可加强其他利湿药物的作用。因此三仁汤通过宣畅肺气,结合药物与甘澜水的作用趋势,可以增强分消湿热的作用。

7. 关于禁汗　湿温初起,头痛头重,恶寒,倦怠,身体困重,乃因湿伤肌表,卫阳被遏所致。从其症状表现来看,既与太阳病的表实证相似,亦有类于温热病的卫分证。但在治疗上由于湿为阴邪,其性黏腻,非若寒邪之用辛温一汗可解,温邪之用辛凉一表可退。若误发其汗,则湿热蒸腾于上,蒙蔽清窍,出现神昏、耳聋、目瞑等变证。然而由于湿热现在肌表,舍解表之法,又不能除在表之邪,叶桂提出"在卫汗之可也"(《叶香岩外感温热篇》)。《薛生白湿热病篇》云:"湿热证,恶寒无汗,身重头痛,湿在表分,宜藿香、香薷、羌活、苍术皮、薄荷、牛蒡子等味,头不痛者,去羌活。"从其选药来看,均是解表发汗之品。看来,湿温初起,邪在肌表,汗法在所必需,但当以微汗为是。吴瑭提出禁汗,只不过是禁用辛温大发其汗。在具体用药时,结合湿热合邪特性,宜选用轻清透达、芳香宣化之品,如藿香、佩兰、香薷、薄荷、竹叶、大豆黄卷、牛蒡子之类。

8. 关于禁下　湿温病侵犯脾胃,致中焦气机不畅,升降失调,出现脘腹痞满,胀闷不舒,大便失常,切不可误以为胃肠腑实而投苦寒攻下,否则致脾阳受损,脾气下陷,遂致洞泄不止。但若湿热化燥,胃腑结实,或者湿热夹滞,交阻胃肠,此时又当及时攻下。王士雄说:"惟湿未化燥,腑实未结者,不可下耳,下之则利不止。如已燥者,亟宜下夺,否则垢浊熏蒸,神明蔽塞,腐肠烁液,莫可挽回"(《温热经纬》薛生白湿热病篇)。薛雪对湿热化燥,邪结胃腑而成阳明腑实者用承气汤急下存阴,而吴瑭对湿热病证有腑实证者亦用通下法。《吴鞠通医案》卷1湿温篇中载王某一案:非温热而乃湿温,先用生姜泻心汤、玉女煎合犀角地黄汤。因面赤,舌黄大渴,脉沉,肢厥,十日不大便,转矢气,谵语,下症也,先用小承气汤,又用调胃承气汤、增液承气攻下,后用复脉法治之而愈。可见湿温并不一概禁下。

9. 关于禁润　湿温病邪在卫气,常出现午后身热,状若阴虚,这是由于湿为阴邪,自旺于阴分所致。由于湿热内蕴,气机郁滞,不能敷布津液上承,尚可见有口渴。此种口渴是渴不多饮。若误以为午后热甚为阴虚征象,口渴为津液耗伤,而投柔润之品,两阴相合,必将造成病邪胶结难解之势。所以吴瑭告诫后人对于湿温病当禁润。但禁润也不是绝对的。假若湿热化燥,耗血动血,阴液劫伤时,滋阴法又当应用,如《薛生白湿热病篇》35条:"湿热证,口渴,苔黄起刺,脉弦缓,囊缩舌硬,谵语,昏不知人,两手搐搦,津枯邪滞,宜鲜生地、芦根、生首乌、鲜稻根等味。"显然,湿温禁润并非一成不变的清规戒律。若湿邪停滞者,固不可妄投柔润,以免助邪。在具体应用时,对柔润之品,不宜用滋腻性太强者,一般可选用麦冬、玉竹、石斛、沙参、芦根等。

【方论选录】

1. 华岫云："湿为熏浊有质之邪,若从外而受者,皆由地中之气升腾,从内而生者,皆由脾阳之不运,虽云雾露雨湿,上先受之,地中潮湿,下先受之。然雾露雨湿,亦必由地气上升而致。若地气不升,则天气不降,皆成燥症也,何湿之有？其伤人也,或从上,或从下,或遍体皆受,此论外感之湿邪,著于肌躯者也。此虽未必即入于脏腑,治法原宜于表散,但不可大汗耳。更当察其兼症,若兼风者,微微散之,兼寒者佐以温药,兼热者佐以清药,此言外受之湿也。然水流湿,火就燥,有同气相感之理,如其人饮食不节,脾家有湿,脾主肌肉四肢,则外感肌躯之湿,亦渐次入于脏腑矣。亦有外不受湿,而但湿从内生者,必其人膏粱酒醴过度,或嗜饮茶汤太多,或食生冷瓜果及甜腻之物,治法总宜辨其体质阴阳,斯可以知寒热虚实之治,若其人色苍赤而瘦,肌肉坚结者,其体属阳,此外感湿邪,必易于化热,若内生湿邪,多因膏粱酒醴,必患湿热、湿火之症。若其人色白而肥,肌肉柔软者,其体属阴,若外感湿邪,不易化热,若内生之湿,多因茶汤生冷太过,必患寒湿之症。人身若一小天地。今观先生(叶桂)治法,若湿阻上焦者,用开肺气,佐淡渗,通膀胱,是即启上闸,开支河,导水势下行之理也。"(录自《临证指南医案》卷5)

2. 吴瑭："头痛恶寒,身重疼痛,有似伤寒,脉弦濡,则非伤寒矣。舌白不渴,面色淡黄,则非伤暑之偏于火者矣。胸闷不饥,湿闭清阳道路也。午后身热,状若阴虚者,湿为阴邪,阴邪自旺于阴分,故与阴虚同一午后身热也。湿为阴邪,自长夏而来,其来有渐,且其性氤氲粘腻,非若寒邪之一汗而解,温热之一凉则退,故难速已。世医不知其为湿温,见其头痛恶寒身重疼痛也,以为伤寒而汗之,汗伤心阳,湿随辛温发表之药蒸腾上逆,内蒙心窍则神昏,上蒙清窍则耳聋目瞑不言。见其中满不饥,以为停滞而大下之,误下伤阴,而重抑脾阳之升,脾气转陷,湿邪乘势内渍,故洞泄。见其午后身热,以为阴虚而用柔药润之,湿为胶滞阴邪,再加柔润阴药,二阴相合,同气相求,遂有锢结而不可解之势。惟以三仁汤轻开上焦肺气,盖肺主一身之气,气化则湿亦化也。湿气弥漫,本无形质,以重浊滋味之药治之,愈治愈坏。伏暑湿温,吾乡俗名秋呆子,悉以陶氏《六书》法治之,不知从何处学来,医者呆,反名病呆,不亦诬乎！再按:湿温较诸温,病势虽缓而实重,上焦最少,病势不甚显张,中焦病最多,详见中焦篇,以湿为阴邪故也,当于中焦求之。"(《温病条辨》卷1)

3. 南京中医药大学："本方用杏仁苦温,善开上焦,宣通肺气。蔻仁芳香苦辛,能宣中焦,和畅脾胃。苡仁甘淡,益脾渗湿,疏导下焦;配以半夏、厚朴苦温除湿;通草、滑石、竹叶清利湿热;共成宣化畅中,清热利湿之功。

湿温初起,邪气留恋气分,形成湿遏热伏之象,若仅与苦辛温燥之剂以化湿,则热益炽,或单用苦寒直折其热,则湿仍留,惟宜芳香苦辛,轻宣淡渗,流畅气机之品,使三焦宣畅,湿热分清,尤其是湿甚于热者,最为得当。至于暑温挟湿而用此者,亦属同一机转。"(《中医方剂学讲义》)

4. 湖北中医学院："本方主治湿温初起,湿重于热者。盖湿为阴邪,其性氤氲粘滞,湿热留恋气分,交蒸不解,形成湿遏热伏之象。此时,若仅以苦辛温燥之品以化湿,湿虽去而热愈炽,若单用苦寒之剂以清热,热虽清而湿仍留,惟宜投以芳香苦辛,轻宣淡渗之品,使湿热分消,而病可愈。本方以'三仁'为主药,其中杏仁苦温,能轻开上焦而宣畅肺气,肺主一身之气,为水之上源,气化则湿化;白蔻仁芳香苦辛,具行气化湿之功,可宣畅中焦而和脾胃;薏苡仁甘淡,能渗利湿热,以疏导下焦,使湿热病邪从小便而去。半夏、厚朴能行气化湿,消胀除满,合白蔻仁以畅中和胃;竹叶、通草、滑石淡渗利湿,助薏苡仁清利湿热。诸药合用,宣上、畅中、导下之功俱备,用之可使清气升,浊阴降,热透于外,湿渗于下,弥漫三焦之湿热得以分解,是湿温初起之主要方剂。

又湿温初起,忌用发汗、攻下、滋阴等法。误用辛温发汗,可致湿热上蒙清窍;攻下过早,易损脾胃阳气;误用滋腻柔润之品,更使湿热滞着不化。此即吴氏所谓湿温初起治疗上的三大禁忌。但必须注意,所谓"三禁",乃就湿温初起的辨证而言,要防止"三误",就必须以"舌白不渴"四字为特点,抓住这一关键,再四诊合参,全面分析,方能正确使用三仁汤,而不致为疑似症状所迷惑而误投方药。"(《古今名方发微》)

【评议】华岫云结合其师叶桂的经验,认为湿阻上焦者,宜开肺气,通膀胱。吴瑭提出,肺主一身之气,气化则湿亦化。两者皆以宣肺化湿为论治重点。关于方中君药,诸家均认为是杏仁、白蔻仁、薏苡仁,但三仁之中尤以杏仁为重要。至于本方所治病证,诸家皆认为是湿温初起湿重于热之证。在辨证方面,湖北中医学院认为应抓住"舌白不渴"这一关键,根据临床体会,不论何病,只要舌苔厚腻,辨证属湿热为患者,均可用之。

【验案举例】

1. 湿温 《吴鞠通医案》卷1:初十日,某六脉俱弦而细,左手沉取数而有力,面色淡黄,目白睛黄。自春分午后身热,至今不愈。曾经大泻后,身软不渴,现在虽不泄泻,大便久未成条,午前小便清,午后小便赤浊。与湿中之热之苦辛寒法。飞滑石六钱,茵陈四钱,苍术炭三钱,云苓皮五钱,杏仁三钱,晚蚕沙三钱,生苡仁五钱,黄芩二钱,白通草一钱五分,海金沙四钱,山连一钱。煮三碗,分三次服。十三日,于前方内去苍术炭,加石膏,增黄连、黄芩。

《福建中医药》(1983,1:16):某男,47岁。旬日前自感不适,恶寒发热,头痛身疼,食欲不振,发热逐日升高,午后更甚,面色苍黄,肌肤灼热,微汗,体温上下午波动在38.2~39℃之间,手足心热,头晕重如裹,胸脘痞闷,口中黏腻,胃纳呆,喜热饮,腹部不适,便溏溲赤,脉濡数,舌苔黄腻。状类阴虚潮热,乃湿阻热伏之象。病虽迁延多日,邪仍留恋气分。以三仁汤加减:苦杏仁、白蔻仁(后下)、半夏、厚朴、郁金、黄芩各6g,茯苓、淡竹叶各9g,薏苡仁12g,六一散(布包)15g。以此方加减,共服7剂后病愈。

按语:前案乃湿热之证。吴氏所用苦辛寒法,系三仁汤合黄芩滑石汤加减而成。后因湿减热增,故于原方去性温之苍术加性寒之石膏、芩、连以清热。对此湿热病证,"徒清热则湿不退,徒祛湿则热愈炽",只宜"宣气利小便",使"气化则湿化,小便利则火腑通而热自清矣"(《温病条辨》卷2)。可见,行气、利小便乃治疗湿热病证的重要方法。后案抓住湿阻热伏之病机,三仁汤宣上、畅中、渗下,并加郁金、黄芩、茯苓等以增行气清热利湿之力,故能获愈。

2. 暑温 《清代名医医案精华·吴鞠通医案精华》:前日左关独浮而弦,系少阳头痛,因暑而发,用清胆络法。兹左关已平其半,但缓甚,舌苔白厚而滑,胸中痞闷,暑中之热已解,而湿尚存也。议先宣上焦气分之湿。生薏仁、飞滑石、藿香梗、杏仁泥、半夏、广郁金、旋覆花、广皮、白通草、茯苓皮、白蔻仁。

按语:此案因感受暑邪后致少阳头痛,吴氏用清除胆热法,热邪虽退,湿邪尚存,形成典型的热轻湿重证。治法虽曰宣上焦,但处方以三仁开上、畅中、导下,又用藿香梗助白蔻仁芳香化湿醒脾,陈皮行气燥湿,旋覆花利气下行,使气行则湿化,半夏燥湿,郁金开郁,滑石、通草、茯苓皮利湿,全方集化湿、燥湿、渗湿为一体,乃针对"湿尚存"而设。就主次而言,似略偏重于渗下,而且由于杏仁之开上,发挥了启上闸的作用,因而更有利于水湿之下行,犹如提壶揭盖之法,可谓妙哉。

3. 小儿风水 《中医杂志》(1980,12:63):某男,8岁。半月前发寒热,咽痛咳嗽,现上症已除,但晨起面目浮肿,尿少,神疲乏力,纳食不佳,面肤苍白少华,目胞浮肿,双足按之微陷,舌质正红,苔白而腻,脉沉缓。尿检:尿蛋白+++,红细胞++,颗粒管型+。以三仁汤加减:杏仁 6g,白蔻仁 3g,苡仁 30g,通草 6g,淡竹叶 6g,滑石粉 15g,法半夏 6g,厚朴 6g,赤小豆 30g,茯苓皮 15g。3 剂。尿量大增,浮肿已减,精神振作,病情好转,加黄芪 9g。服药 13 剂。药后浮肿全消,舌脉正常。

按语:此案因邪留气分,肺气失宣,脾不制水,水湿泛滥肌肤而成水肿,投以三仁汤使上焦宣畅,中焦运转,下焦通利,水肿消退。

4. 高热 《新中医》(1984,8:19):某女,52 岁。外感 1 周未解,现寒颤高热咳嗽更剧,腹痛腹泻,伴尿频,尿急,尿痛,体温超过 41℃,神志朦胧,时有谵语,高热不退,汗出粘手,面赤油垢,头重痛如裹,脘腹胀痛,泛恶呕吐,泻下水样便,肛门灼热,溲频滴沥,疼痛难解,口渴不欲饮,舌胖嫩边尖红,苔黄厚而腻,脉滑数,诊断为左下肺炎,急性胃肠炎,急性泌尿系感染。乃感受外邪,又饮食所伤,湿热之邪阻遏气分,弥漫三焦,以三仁汤化湿清热。白蔻仁、法半夏、厚朴各 6g,滑石 18g,竹叶、木通、杏仁各 10g,银花、苡仁、连翘各 15g。3 剂后,热退正常,再随证加减。共服药 1 周后,以王氏清暑益气汤 5 剂善后而愈。

按语:此案西医诊断为肺炎、急性胃肠炎、泌尿系感染,联系到中医的湿热弥漫三焦之证,采用宣畅三焦,上下分消,清热利湿之法,三仁汤甚为合拍,故能获愈。

5. 黄疸 《北京中医》(1987,3:58):某男,14 岁。乏力,纳差已 10 天,目黄、尿黄、时上腹痛,继而全身皮肤发黄,晨起恶心,呕吐,大便溏而不畅,舌边尖红,苔灰腻,脉弦滑。黄疸指数 30U,谷丙转氨酶 280U。诊为急性黄疸型肝炎,证属湿热蕴于三焦,郁而发黄。治宜开畅气机,清利湿热。白蔻仁 6g,薏苡仁 12g,杏仁 6g,厚朴 9g,法半夏 12g,大腹皮 10g,茵陈 15g,虎杖 15g,通草 3g,滑石 20g,淡竹叶 6g。服药 18 剂,肝功能正常,诸证消失。

按语:本案乃湿热蕴于肝胆,郁滞三焦,蕴而发黄,投三仁汤宣化三焦,开畅气机,清利湿热,使气机畅通,湿热之邪祛除,肝胆疏泄正常,黄疸湿热自退。

6. 泄泻 《北京中医学院学报》(1991,3:54):某男,56 岁。患慢性结肠炎 10 多年,此次因天热食甜瓜发病,腹痛泄泻,每日稀便 6～7 次,无里急后重。胃脘满闷,恶心,尿黄少,灼热不畅,脉弦滑数,苔白腻。检查:糊状便,沉渣中有少许白细胞,乃胃肠夹有湿滞,升降失司,清浊不分。治以芳香化浊,利湿止泻。杏仁 6g,白豆蔻 10g,薏苡仁 18g,葛根 15g,黄连 10g,黄柏 10g,厚朴 6g,清夏 10g,甘草 6g。3 剂后大便次数减少,脘闷纳呆,再加焦三仙、苍白术,调理 10 剂而康复。

按语:三仁汤除用治湿温、暑湿证外,对某些杂病亦有卓效。本案素来脾土虚弱,加之外邪侵袭,饮食不节,致脾失运化,湿邪内生,郁而化热,湿热阻塞气机,以致泄泻。三仁汤给体内湿邪以出路,故获效。

7. 不寐 《江苏中医杂志》(1987,7:317):某男,年近花甲,罹不寐疾满月,通宵达旦 8 天,服安定类药仅获片刻寐睡之功,且昼有舟船之晕,平素嗜酒解愁,口苦口臭,渴不欲饮,脘腹痞胀,大便不爽,小便不畅,舌胖嫩红,苔白灰腻,脉弦滑。拟宣通三焦,疏化痰浊。杏仁 15g,白蔻仁 10g,薏苡仁 30g,川朴、通草各 6g,滑石 18g,半夏、竹叶、生栀子、豆豉、郁金、石菖蒲、远志各 10g。5 剂后好转。又加泽泻、白术,5 剂痊愈。

按语:酒客蕴湿,酒湿又致痰生,肝郁化火,内湿热气郁痰火上扰神明,故采用通三焦,化痰浊,清湿热之法,以收寐安之功。

8. 耳聋 《陕西中医》(1988,6:269):某男,52 岁。1 月前因感寒湿而致头痛,鼻塞,身重,耳聋,胸脘痞闷,食纳乏味,咳嗽声重,咯痰不爽,烦躁失眠,苔黄腻,脉滑数。素食酒食。处方:杏仁10g,薏苡仁30g,滑石15g(鲜荷叶包煎),白蔻仁(后下)、淡竹叶、通草、川厚朴、远志、郁金各6g,法半夏、胆南星、石菖蒲各10g。5剂后诸证好转,再进8剂,诸证消失。

按语:本案乃因素喜酒食厚味,致湿饮停聚,痰浊内生,蕴久化热,加之感受寒湿,内外湿邪相引,湿热痰浊上犯,蒙蔽清窍,而致耳聋,应用宣通气机,清化湿热,涤痰开窍而获良效。

9. 盗汗 《江苏中医》(1991,7:22):某女,53岁。夜寐出汗,寤则渐止,已1周。汗出淋漓,浸湿衣被,每晨必换衣裤,汗出渐渐恶寒,周身不舒,口干口苦,大便干结,2～3日一行,小便稍黄,舌苔白腻,根部微黄,脉滑数有力,形体丰腴。乃湿热内蒸,迫津外出。治以清热利湿,宣化气机。杏仁、薏苡仁、茯苓、滑石、法半夏、黄芩、连翘、瓜蒌皮仁、丹皮各10g,白蔻仁(后下)3g,茵陈12g,川朴6g,牡蛎(先煎)、糯稻根须各30g。服6剂,盗汗止。

按语:本案盗汗病证属实,乃湿热所致。湿热熏蒸,入于阴分,阴液不得内守,被迫外出而为盗汗。治疗不宜滋阴敛汗,而应清利湿热,热清则湿无所恋,湿化则热无所附,故能取效。

【临床报道】

一、内科

(一)传染病

1. 黄疸型肝炎 以三仁汤加味治疗急性黄疸型肝炎72例。患者血清胆红素205.2～256.5μmol/L,谷丙转氨酶57～200U以上,其中200U以上者51例。处方:杏仁、白蔻仁、厚朴、半夏、秦艽各6g,飞滑石、竹叶、丹参各10g,通草3g,生薏苡仁、茵陈、虎杖各15g。重症剂量加倍,儿童用量酌减。疗程最短者17天,最长者49天,平均治疗24.2天。结果:痊愈64例(症状消失,肝功能正常),显效7例(症状消失,肝功能谷丙转氨酶或血清胆红素正常),无效1例[1]。

2. 伤寒、副伤寒 以本方加减治疗伤寒、副伤寒27例,患者伤寒血清凝集试验均为阳性。基本方:北杏仁6～10g,白蔻仁3～4g,薏苡仁15～20g,川厚朴3～6g,淡竹叶10～12g,滑石15～30g,山栀子10～12g,小儿量酌减。有卫分表证者,加防风;湿重于热,午后热甚,脘痞便溏,苔白滑腻,脉濡滑者,加藿香、法半夏、通草;热重于湿,持续发热烦渴腹胀,舌边红,苔黄微腻,脉滑数者,加生石膏、知母、黄连;湿热并重,高热汗出不解,口苦咽干,脘闷不饥,大便不爽,苔黄腻,脉滑数者,加柴胡、黄芩、连翘;大便隐血者,侧重清热凉血止血,加地榆炭、侧柏叶、银花炭;后期热伤气阴,用竹叶石膏汤加减以益气生津,清除余热。服药2～3天内体温下降者20例,5天内体温正常者25例,消化道症状1周内完全改善者2例,2周内完全改善者9例,3周内完全改善者5例,4周内完全改善者1例[2]。

(二)呼吸系统疾病

慢性肺心病 用三仁汤加味治疗慢性肺心病32例,患者表现为心悸喘促,呼吸短促,动则喘息加重,气怯声低,嗜睡,纳呆,脘腹不适,头晕身倦,痰多呈白色清稀,量多,舌质紫黯或边有瘀点,苔白厚滑腻,脉弦滑或沉数细弱。均为肺脾两虚,湿浊中阻型。处方:杏仁12g,白豆蔻8g,薏苡仁30g,厚朴9g,通草9g,半夏10g,竹叶12g,滑石30g,藿香9g,芦根30g,枳实10g,黄芪24g。12剂为1疗程。结果:痊愈(心悸胸闷症状消失,咳嗽气喘缓解,食欲睡眠正常,舌苔正常,脉滑有力,1年内无复发)21例,占65.6%;显效(心悸、胸闷、咳嗽、气喘基本缓解,头晕身倦,脘腹不适症状明显缓解,食欲增进,但活动后仍气喘,舌脉正常,半年内无复发)7例,占21.9%;好转(心悸、气喘、头晕身倦、嗜睡纳呆等症状改善,舌苔薄白或黄微腻,遇伤风、情志因素,劳累或进食不当症状再现)4 例,占 12.5%[3]。

（三）消化系统疾病

1. **急性胃肠炎** 三仁汤加味治疗急性胃肠炎 300 例。处方:杏仁 10g,白蔻仁 10g,薏苡仁 15g,滑石 15g,竹叶 10g,厚朴 15g,通草 15g,制半夏 10g,木瓜 15g,石韦 20g,白芍 15g,神曲 20g,焦山楂 15g,甘草 5g。结果:服药 2 剂治愈 60 例;服药 4 剂治愈 140 例;服药 6 剂治愈 81 例;服药 8 剂症状明显好转(显效)19 例[4]。以三仁汤加味治疗急性胃肠炎 300 例。药物:杏仁 10g,白蔻仁 10g,薏苡仁 30g,滑石 15g,竹叶 10g,厚朴 15g,通草 15g,制半夏 10g,木瓜 15g,石韦 20g,白芍 15g,神曲 20g,焦楂 15g,甘草 5g。结果:服药 2 剂痊愈 60 例,服药 4 剂痊愈 140 例,服药 6 剂痊愈 81 例,服药 8 剂,症状明显好转 19 例,有效率 100%[5]。

2. **胆汁反流性胃炎** 三仁汤加味治疗胆汁反流性胃炎 34 例。处方:薏苡仁 40g,白蔻 10g,车前仁 10g,黄连 10g,厚朴 10g,川木通 10g,半夏 10g,茯苓 12g,藿香 10g,淡竹叶 10g,鸡内金 20g,莱菔子 20g。2 周为 1 疗程。结果:痊愈 17 例,占 50.00%;有效 10 例,占 29.1%;无效 7 例,占 20.59%。总有效率 79.41%[6]。

3. **慢性浅表性胃炎** 三仁汤治疗慢性浅表性胃炎 62 例。处方:薏苡仁 20g,杏仁 15g,白蔻仁 6g,厚朴 10g,半夏 15g,通草 6g,滑石 20g,竹叶 6g。兼有脘痛连胁,嗳气频繁,每因情志因素而痛作,加疏肝理气的郁金、延胡索、香附,疼痛较甚的,加芍药甘草汤以缓急止痛;兼有食滞的加消食导滞的山楂、神曲、麦芽。结合胃镜检查:HP 阳性的加用阿莫西林和甲硝唑服用 1 周,以上主方中均加甘草 6g 调和诸药。2 个月为 1 疗程。结果:治愈 45 例,显效 9 例,有效 6 例,无效 2 例[7]。

4. **胆囊炎** 以三仁汤为主治疗胆系感染 38 例,其中急性胆囊炎 18 例,慢性胆囊炎急性发作 20 例,合并胆管结石 7 例,合并胆道蛔虫 5 例。基本方:杏仁、薏苡仁、厚朴、半夏、竹叶各 10g,白蔻仁 7g,通草 5g,滑石 35g。寒热口苦者加柴胡、黄芩,胁痛者加延胡索、郁金,腹胀呕吐者加藿香、佩兰,黄疸者加茵陈,厌食油腻者加山楂、麦芽、神曲,大便困难加枳实。其中痊愈 15 例,症状消失,饮食恢复,追访半年以上无发作;好转 23 例,胁痛减轻,腹胀改善,饮食恢复,大便通畅[8]。

5. **便秘** 加减三仁汤治疗湿热蕴脾型便秘 35 例。处方:杏仁 10g,飞滑石 15g,白通草 12g,白蔻仁 30g,厚朴 15g,生薏仁 20g,法半夏 12g,菖蒲 15g,肉苁蓉 30g。脾气虚甚者,加黄芪,党参;阴虚甚者,加沙参;湿重于热者,加泽泻,茯苓;热重于湿者,加黄芩,黄柏,苦参;脾气郁结腹胀者,加莱菔子,白芍,槟榔。1 周为 1 疗程。结果:治愈 27 例。好转 7 例。无效 1 例。总有效率为 97.14%[9]。

（四）泌尿系统疾病

1. **肾盂肾炎** 治疗肾盂肾炎 25 例(急性 15 例,慢性 10 例),病程在 3 个月以内者 12 例,6～18 个月以内者 10 例,5 年以内者 3 例。尿常规化验,25 例均有不同程度的蛋白、脓细胞、红细胞。尿培养:大肠杆菌 16 例,产气杆菌 6 例,链球菌 3 例。以三仁汤加减治疗:杏仁 12g,白蔻仁 5g,苡仁 30g,法半夏 10g,厚朴 6g,通草 5g,滑石 30g,甘草 5g,茯苓 12g,连翘 12g,竹叶 10g。湿重者,加藿香、佩兰;热重者,加黄芩、苦参、银花、金钱草;往来寒热,加柴胡、黄芩;尿道涩痛者,加车前子(布包煎)、琥珀末(另包冲服)、黄柏、小蓟;腰痛甚,加杜仲、木瓜、狗脊(去毛盐水炒);尿菌难消失者,加马齿苋、金钱草、连翘。结果:痊愈(临床治愈后恢复工作,随访半年以上未复发者)13 例,临床治愈(症状、体征消失,尿常规检查恢复正常,导尿或清晨第 1 次清洁中段尿连续培养 3 次均为阴性)7 例,好转(症状消失,继而改方易法治愈)5例。平均症状消失时间为6.4天,平均尿转阴时间为22.4天[10]。

2. 急性肾炎 本方加味治疗急性肾炎68例。处方:杏仁、滑石、丹参各12g,薏苡仁、益母草各15g,白蔻仁8g,厚朴、半夏、淡竹叶各10g,通草6g。若浮肿甚者,加车前子、大腹皮;血尿或尿中红细胞多者,加白茅根、小蓟;尿蛋白多者,加芡实、山药、蝉蜕;血压升高者,加夏枯草、钩藤。68例中痊愈52例,症状和体征消失,多次尿检正常,1年内无复发;好转11例,症状和体征消失,尿蛋白微量,镜检红细胞或管型少许;无效5例,症状和体征及尿检均无改善或加重。总有效率为92.6%。治疗时间最长66天,最短者12天,平均18天[11]。

3. 过敏性紫癜性肾炎 三仁汤加减治疗过敏性紫癜性肾炎25例。处方:生薏苡仁15～30g,杏仁10g,白蔻仁10g,滑石15g,厚朴15g,半夏12g,白茅根30g,生侧柏叶30g,蝉蜕10g,茜草15g,白花蛇舌草30g,荠菜花30g。15天为1疗程,一般连服2～3个疗程。结果:临床治愈(症状、体征消失,24小时尿蛋白定量<0.3g,尿常规镜检红细胞持续<3个/高倍视野,停药观察6周以上病情无复发)12例(48%);显效(症状、体征消失,尿蛋白定量及尿红细胞计数较治疗前持续减少≥50%)7例(28%);有效(症状、体征基本消失,尿蛋白定量及尿红细胞计数较治疗前持续减少≥25%)3例(12%);无效(临床表现与实验室指标均无明显改善)3例(12%)。有效率为88%[12]。

4. 慢性肾炎 三仁汤加减治疗慢性肾炎76例。处方:杏仁、泽泻各15g,白蔻仁、厚朴、猪苓、肉桂、制附片各12g,薏苡仁30g,通草5g,制半夏10g,全蝎6g,猪肾1个,滑石(包煎)20g。年幼及体质较弱者量酌减。偏脾阳虚衰者,去滑石、肉桂,加干姜、白术、茯苓;兼瘀血阻滞者,加桃仁、红花、丹参。如在治疗过程中出现肿消,低热,尿检蛋白未尽,则去通草、泽泻、猪苓、半夏、肉桂、制附片等利水温燥之品,加熟地、芡实、菟丝子、杜仲补肾益阴药物。治疗期间每周测尿常规2次,每10天测24小时尿蛋白定量1次。结果:显效(经治疗1～2个月,临床症状和体征基本消失,尿常规正常,24小时尿蛋白定量<0.08g)54例;好转(临床症状基本消失,但尿蛋白持续＋)20例;无效(临床症状与尿蛋白无明显改变)2例[13]。

(五)运动系统疾病

湿痹 以加减三仁汤内服,配用穴位贴敷,治疗湿痹96例,疗效满意。患者平均年龄36.7岁,病程1个月～3年,平均1.9年,均符合4个诊断标准:①肢体关节沉重酸痛,屈伸不利,阴雨天加重。②肢体关节有不同程度的肿胀或麻木。③舌质淡,苔白厚腻或黄腻,脉沉濡或沉滑。④血沉25mm/h以上,抗"O"500U以上。处方:杏仁、白蔻仁、半夏、木瓜、独活、川牛膝各10g,薏苡仁、忍冬藤、郁金、醋延胡索各30g,萆薢、厚朴各15g。兼寒邪关节凉痛者加细辛、桂枝,湿邪较重者加防己、木通,血沉快或抗"O"高者加虎杖、寒水石,气血虚者加黄芪、鸡血藤,病程久者酌加乌梢蛇、全蝎、蜈蚣等。膝踝关节发痛者,第3次煎取汁2000ml左右熏洗患处,配合穴位贴敷,用白芥子、延胡索各30g,甘遂、防己、木通、川芎各15g,研末以陈醋调膏外敷穴位,每次贴3～8小时。96例中56例痊愈,症状消失,功能活动正常,随访1年未复发;20例显效,症状消失,化验指标正常,遇阴雨天或受凉后有复发;13例有效,症状减轻,但仍需服药维持;7例无效,症状无改善,化验指标高于正常范围[14]。

(六)其他

1. 高山反应 本病通常表现为发热、头痛、头晕、烦躁、失眠、胸闷、心悸、倦怠、恶心、呕吐、衄血等,严重者出现急性肺水肿和高原昏迷。治疗50例,基本方为:杏仁10g,飞滑石20g,白蔻仁6g,白通草6g,生薏苡仁20g,淡竹叶6g,厚朴6g,半夏10g,随证加味。结果:痊愈39例,服药2剂后,主要症状基本消失;显效6例,服药4剂后,主要症状基本消失;有效2

例,服药 4 剂后,自觉症状减轻,但主要症状仍存在;无效 3 例,服药 4 剂后,主要症状未得到缓解或加重。总有效率 96%[15]。

2. 产后发热 本方加味治疗湿阻型产后发热 76 例。处方:薏苡仁 30g,杏仁 15g,白蔻仁 10g,厚朴 10g,通草 10g,半夏 9g,滑石 12g,淡竹叶 12g。痰多加胆南星;胸闷重加瓜蒌;恶寒脉浮加香薷;苔白腻脉迟加藿香;汗出、面红目赤、脉洪加石膏;神昏、发斑、脉数、舌绛加西黄丸;痢下赤白、里急后重加白头翁、秦皮、黄连、黄柏。结果:痊愈 64 例,好转 8 例,无效 4 例。总有效率 94.74%[16]。

二、儿科

1. 水痘 三仁汤治疗水痘 50 例。患者平均年龄 4 岁 3 个月,其中发热 17 例,伴高热惊厥 1 例,初诊 48 例,转治 2 例。临床辨证时,风热偏盛者加银花、连翘、蝉蜕,热毒偏盛者加土茯苓、蒲公英,湿毒偏盛者加苍术、茯苓。50 例均痊愈,平均治疗天数为 4 天。一般服药 1～3 剂肤痒消失,水疱干瘪而结痂,4～6 剂痂落而愈。认为水痘不仅有时邪风毒为患,更有湿热内蕴,且湿重于热[17]。

2. 婴幼儿腹泻 选取病例 60 例,随机分为两组,治疗组 30 例,年龄为 3 个月～2 岁,平均年龄 11 个月,腹泻每天少于 10 次 14 例,每天 10 次以上 6 例。两组病例均有不同程度脱水,大便均呈蛋花样或稀水样,为急性感染性腹泻。治疗组用三仁汤加味:杏仁 6g,滑石 10g,通草 5g,白蔻仁 5g,竹叶 5g,厚朴 5g,生薏苡仁 10g,法半夏 6g,茯苓 10g,天香炉 8g。热盛加黄芩,湿盛加苍术,积滞加布渣叶,口渴加花粉。对照组以西药对症处理。结果:全部治愈。治疗时间,治疗组平均 3.1 天,对照组 3.8 天,经统计处理,有显著意义($t=2.433$,$P<0.05$)[18]。

3. 小儿外感发热 三仁汤加味治疗小儿外感发热 107 例。处方:滑石 50～100g,杏仁、生薏苡仁、半夏各 5～10g,白蔻仁、竹叶、通草、厚朴各 5～8g,麻黄 3～5g。热甚加石膏 30～50g。结果:痊愈(发热等临床症状消失,舌脉正常)89 例,有效(发热减轻,体温下降 1℃ 以上,其他症状减轻)10 例,无效(体温下降在 1℃ 以内,症状无明显改善)8 例。总有效率 92.52%[19]。

4. 小儿暑湿咳嗽 三仁汤加减治疗小儿暑湿咳嗽 160 例。处方:苦杏仁、白通草、白豆蔻、厚朴、法半夏、薏苡仁、扁豆、枇杷叶、淡竹叶、滑石。口干欲饮而小便自利者,去滑石加石斛、西瓜翠衣;纳差者加炒楂曲、麦芽;痰黄稠者,加黄芩、川贝母;神差、疲乏无力者,加香薷。药物剂量根据患儿年龄、体重、体质等因素斟酌变化。若患儿年龄较小,在喂服时应注意分多次少量,以助药物吸收。结果:治愈(咳嗽消失,纳食如常)138 例,好转(咳嗽明显缓解,纳食好转)22 例,总有效率为 100%[20]。

5. 小儿反复呼吸道感染 三仁汤加减治疗小儿反复呼吸道感染 26 例。处方:杏仁 5g,白蔻仁 3g,生苡仁 15g,清半夏 3g,厚朴 3g,竹叶 3g,滑石 6g,黄芩 6g,金银花 10g,蚕沙(包煎)4g。表邪抑郁恶寒无汗,加苏梗、藿梗、香薷;湿困中焦泻频,加葛根、苍术、穿心莲;肺脾气虚明显,以苍术易厚朴;素有积热或湿郁化热和湿热并重者,去厚朴选加连翘、山栀、芦根、苍术、生石膏。结果:显效 12 例,占 46.15%。好转 12 例,占 46.15%。无效 2 例,占 7.7%。总有效率为 92.3%[21]。

三、五官科

1. 急性卡他性中耳炎 三仁汤治疗急性卡他性中耳炎 110 例。处方:杏仁、竹叶、半夏各 10g,白蔻仁、厚朴、通草各 6g,滑石、薏苡仁各 20g。伴鼻塞者加麻黄、菖蒲,中耳腔积液较多者加泽泻、车前子、葶苈子。结果:66 例痊愈,症状及体征完全消失,听力检查正常;17 例显效,症状减轻 70%以上,听力接近正常;19 例有效,症状减轻 50%以上,鼓膜内陷存在,积液基本消失;8 例无效,治疗前后症状及体征无变化[22]。

2. 白塞病 治疗本病25 例,其中中西医结合治疗组13 例,对照组12 例。中西医结合组中应用三仁汤加减:杏仁15g,飞滑石18g,通草6g,半夏15g,白蔻仁6g,竹叶6g,厚朴6g,生薏苡仁18g。眼底有改变者,加大豆黄卷、薏苡仁、鸡内金、山楂;口腔、阴部溃烂者,加苦参、黄柏。疗效标准:痊愈:①眼部:视力恢复到发病前水平,前房积脓消失,屈光间质及眼底情况同发病前。②眼外症状消失。③随访观察 1 年内未复发。显效:①眼部、视力改善,视力提高视力表上 2 行以上,前房积脓消失。②眼外症状消失。③随访 1 年内复发 2 次以下。无效:眼部及眼外症状虽然可以消失或缓解,但随访 1 年内复发 3 次以上。结果:13 例中痊愈 10 例,显效 3 例,有效率 100%。对照组12 例,痊愈3 例,显效4 例,无效5 例。中西医结合组优于对照组(P<0.05)[23]。

3. 慢性唇炎 用三仁汤治疗本病 10 例,处方:生薏苡仁 30g,杏仁 12g,白蔻仁、厚朴、通草各 6g,滑石 15g,姜半夏、淡竹叶各 9g。痊愈 8 例,唇部肿胀消退,无鳞屑,颜色正常;好转 2 例,症状减轻,肿胀消退[24]。

四、皮肤科

1. 丘疹样荨麻疹 本病多与内蕴湿热,脾虚不运有关,治以加减三仁化湿汤利湿健脾:杏仁 3~6g,薏苡仁 10~15g,砂仁粉(兑服)1.5~3g,厚朴 3~6g,法半夏 5~8g,茯苓 8~10g,通草 3~6g,竹叶 6~8g,冬瓜仁 6~10g,白鲜皮 6~8g,地肤子 3~6g。结果:201 例小儿患者中,服 2 剂痊愈者 170 例,因伴有外感、腹泻、发热而选加其他药物者 28 例,服 4 剂药仍不见效者 3 例[25]。

2. 带状疱疹 三仁汤加味治疗带状疱疹 37 例。处方:杏仁 10g,薏苡仁 30g,白蔻仁 3g,竹叶 15g,滑石 18g,厚朴 10g,通草 6g,法半夏 3g,金银花 15g,蒲公英 30g,野菊花 15g,丹参 15g,郁金 10g,赤芍 15g,石菖蒲 10g,连翘 15g,栀子 10g。结果:37 例均痊愈(自觉症状消失,皮疹全部干涸结痂脱落)。开始止痛时间 2~4 天,疼痛消失时间 3.5~6 天,皮疹开始干涸结痂时间 3~5 天,治愈天数 2~12 天,平均 4.3 天,全病程 4~16 天,平均 6 天[26]。

3. 痤疮 三仁汤加减治疗痤疮 138 例。处方:杏仁 10g,蔻仁(后入)3g,生薏苡仁 50g,竹叶 10g,滑石 10g,生枇叶(去毛)10g,桑白皮 15g,白花蛇舌草 30g。热毒重加龙胆草;血热加生地、牡丹皮、赤芍;皮损感染加连翘、蒲公英、紫花地丁、银花;皮损潮红加紫草;皮脂溢出多者重用生薏苡仁,加泽泻、决明子;形成囊肿或结节加夏枯草、大贝母、皂角刺、穿山甲、海浮石;皮损以血疹为主伴瘙痒加刺蒺藜、防风;大便秘结加生大黄;月经不调加当归、丹参。1 个月为 1 疗程,连续服用 2~3 个疗程,服药期间忌辛辣、烟、酒、海腥发物。结果:治愈(皮肤损害消退,自觉症状消失)102 例,占 73.91%;好转(自觉症状明显减轻,皮损消退 30%以上)31 例,占 22.46%;未愈(皮损及症状均无变化或消退不足 30%)5 例,占 3.62%。总有效率 96.36%[27]。

【实验研究】

1. 对血浆胃泌素的影响 三仁汤能对抗湿热证大鼠模型血浆胃动素的升高作用,亦具有调节湿热证大鼠模型血浆胃泌素低下的功能[28]。

2. 对血浆淋巴细胞 HSP70 表达的影响 在湿热环境、肥甘饮食、病原微生物等复合因素特别是鼠伤寒杆菌的作用下,动物血浆淋巴细胞 HSP70 表达明显增加,而三仁汤的祛湿清热,宣畅气机的作用有对抗上述复合因素所导致的淋巴细胞 HSP70 增强表达的作用[29]。

【附方】

1. 藿朴夏苓汤(《医原》卷下) 杏仁二钱至三钱(6~9g) 蔻仁八分冲(3g) 半夏二钱至三钱(6~9g) 厚朴八分至一钱(3g) 藿梗一钱半至二钱(6g) 苡仁四钱至六钱(12~18g) 通草三钱或五钱(9~15g) 茯苓三钱至四钱(9~12g) 猪苓一钱半至两钱(6g) 泽泻一钱半至两钱(6g) 先用通草煎汤代水,煎上药服。功用:化湿解表。主治:湿温初起,身热恶寒,肢体倦怠,胸闷口腻,舌苔薄白,脉濡缓。

本方源自《医原》卷下,但书中既无方名,又无用量用法,只在"湿气论"中云:湿气内蕴,氤氲浊腻,面色混浊如油,口气浊腻不知味,或生甜水,舌苔白腻,以及膜原邪重,舌苔满布,厚如积粉,板贴不松,脉息模糊不清,或沉细似伏,断续不匀,神多沉困嗜睡者,治法总以轻开肺气为主,药宜体轻而味辛淡,辛如杏仁、蔻仁、半夏、厚朴、藿梗,淡如薏苡仁、通草、茯苓、猪苓、泽泻之类启上闸,开支河,导湿下行以为出路。后《湿温时疫治疗法》引之,始冠名曰"藿朴夏苓汤",并加上了用量及用法。

本方以藿香芳化宣透,疏邪解表,化湿和中;厚朴、半夏、白蔻仁燥湿行气,宽中快脾;杏仁轻开肺气于上,使气化湿行;茯苓、薏苡仁、猪苓、泽泻淡渗利湿于下,使水道通畅,邪有去路。诸药合用,可使表里之湿内外分解。

本方与三仁汤均有三仁、半夏、厚朴、通草,都可宣上、畅中、渗下以除湿热,皆治湿温初起,邪遏卫气,表里合邪,湿重热轻之证。但本方尚配藿香、二苓、泽泻,解表与利湿之功较胜,适用于表证与湿气内蕴明显者;三仁汤另有滑石、竹叶,清热之力略强,适用于湿渐化热者。

2. 黄芩滑石汤(《温病条辨》卷2) 黄芩三钱(9g) 滑石三钱(9g) 茯苓皮三钱(9g) 大腹皮二钱(6g) 白蔻仁一钱(3g) 通草一钱(3g) 猪苓三钱(9g) 水六杯,煮取二杯,渣再煮一杯,分温三服。功用:清热利湿。主治:湿温邪在中焦,发热身痛,汗出热解,继而复热,渴不多饮,或竟不渴,舌苔淡黄而滑,脉缓。

本方以黄芩苦寒清热燥湿,滑石、茯苓皮、通草、猪苓清利湿热,白蔻仁、大腹皮化湿利水,兼以畅气,使气化则湿化。众药合用,则湿祛热清,诸症自解。

本方与三仁汤均用蔻仁、通草、滑石以清热祛湿,治疗湿温。但本方尚配黄芩、二苓、大腹皮,为清热与化湿并施之剂,其清热作用强于三仁汤,适用于邪滞中焦,湿热并重,胶着不解者;三仁汤则用杏仁、薏苡仁、竹叶、半夏、厚朴,于化气利湿之中佐以清热,其祛湿作用优于本方,适用于湿温初起,湿重热轻之证。

参 考 文 献

[1] 应志华. 三仁汤加味治疗急性黄疸型肝炎 72 例[J]. 浙江中医杂志,1985,(9):397.

[2] 温月新. 三仁汤加减治疗伤寒副伤寒临床观察[J]. 江西中医药,1996,27(6):330.

[3] 李鸿义,刘桂春,余铁生. 三仁汤加味治疗慢性肺心病 32 例[J]. 山东中医杂志,1997,16(11):504.

[4] 朱明刚,杨林,刘英. 三仁汤加味治疗急性胃肠炎 300 例[J]. 中国中医急症,2003,12(2):175-176.

[5] 杨福章. 三仁汤加味治疗急性胃肠炎 300 例[J]. 实用中医内科杂志,1995,9(1):12.

[6] 潘鸿. 加减三仁汤治疗胆汁返流性胃炎 34 例[J]. 实用中医药杂志,2006,22(9):542.

[7] 邹友敏. 三仁汤加减治疗慢性浅表性胃炎 62 例[J]. 现代医药卫生,2003,19(4):461-462.

[8] 曾春,梁名仁,林青.三仁汤治疗胆道感染[J].四川中医,1988,6(9):27.

[9] 段琪,蒋安,李志鹏,等.加减三仁汤治疗湿热蕴脾型便秘35例[J].结直肠肛门外科,2007,13(4):245-246.

[10] 陈君.三仁汤加减治疗肾盂肾炎25例[J].湖南中医杂志,1989,(4):18.

[11] 陈维初.三仁汤加味治疗急性肾炎68例[J].江西中医药,1996,27(6):384.

[12] 陈冰.三仁汤加减治疗过敏性紫癜性肾炎25例[J].河南中医,2005,25(8):45-46.

[13] 陈小明.三仁汤加减治疗慢性肾炎76例[J].实用中医药杂志,2003,19(8):418.

[14] 李国平,刘天骥.加减三仁汤配穴贴敷治疗湿痹96例[J].浙江中医杂志,1995,(7):306.

[15] 姜正谦,陈建冲,雍丽.三仁汤治疗急性高山反应50例[J].中医杂志,1988,29(3):51.

[16] 李明州.三仁汤加减治疗湿阻型产后发热76例[J].中国民间疗法,2007,15(9):36-37.

[17] 陈庆英,王功榕.三仁汤治疗水痘50例小结[J].江西中医药,1994,25(5):37.

[18] 刘宇.三仁汤治疗婴幼儿腹泻30例[J].河南中医,1998,18(2):51.

[19] 许启成,何祖廉.三仁汤加味治疗小儿外感发热107例[J].中国中医急症,2008,17(4):528.

[20] 李志宏.三仁汤加减治疗小儿暑湿咳嗽160例[J].新中医,2006,38(9):76-77.

[21] 姜鹏九,姜奕扬.三仁汤加减治疗小儿反复呼吸道感染26例[J].现代中西医结合杂志,2002,11(13):1213-1214.

[22] 贾春芒.三仁汤治疗急性卡他性中耳炎110例[J].浙江中医杂志,1991,(6):255.

[23] 陈昌,陈新宇.三仁汤减少白塞病复发作用的临床观察[J].中国中医眼科杂志,1990,4(1):9.

[24] 黄迪炎.三仁汤治疗慢性唇炎10例[J].实用中医药杂志,1995,(1):5.

[25] 陈丽娜.加减三仁化湿汤治疗201例丘疹样荨麻疹[J].云南中医学院学报,1989,(2):25.

[26] 刘渝生.三仁汤加味治疗带状疱疹37例[J].中国中医急症,2004,13(9):621-622.

[27] 卢晓梅.三仁汤加减治疗痤疮138例[J].实用中医内科杂志,2000,14(3):21.

[28] 文小敏,廖荣鑫,彭胜权,等.三仁汤对脾胃湿热证、湿偏重证大鼠胃动素、胃泌素作用的实验研究[J].新中医,2005,37(9):94-95.

[29] 文小敏,廖荣鑫.三仁汤对脾胃湿热证大鼠模型血浆淋巴细胞HSP70表达的影响[J].湖南中医学院学报,2006,26(1):11-12.

（王绪前 瞿 融）

甘露消毒丹
（《医效秘传》卷1）

【异名】普济解疫丹（《温热经纬》卷5）、普济消毒饮（《续名医类案》卷5）、甘露消毒丸（《中药制剂手册》）。

【组成】飞滑石十五两（450g） 淡黄芩十两（300g） 茵陈十一两（330g） 藿香四两（120g） 连翘四两（120g） 石菖蒲六两（180g） 白蔻仁四两（120g） 薄荷四两（120g） 木通五两（150g） 射干四两（120g） 川贝母五两（150g）

【用法】生晒研末，每服三钱（9g），开水调下，或神曲糊丸，如弹子大，开水化服亦可（现代用法：或作汤剂，水煎服）。

【功用】利湿化浊，清热解毒。

【主治】湿温、时疫。发热倦怠，或午后身热，颐肿口渴，呕恶，咽喉肿痛，肢酸，身目发黄，胸闷腹胀，泄泻，淋浊，小便短赤，舌苔淡白或厚腻或干黄，并主水土不服。

【病机分析】本方主治湿温、时疫，毒邪留恋气分，湿热并重之证，且湿热蕴而化毒。湿温病正治，以气分为重点，叶桂有"其邪始终在气分流连者"，"气病有不传血分，而邪留三焦"

的看法。在病机方面,"里湿素盛,外邪入里,里湿为合,在阳旺之躯,胃湿恒多,在阴盛之体,脾湿亦不少,然其化热则一"(《外感温热论》)。因而形成热重于湿,湿重于热,湿热并重,湿热化毒等不同类型。因"热得湿则郁遏而不宣,故愈炽,湿得热则蒸腾而上薰,故愈横,两邪相合,为病最多"(《温热经纬》卷4·薛生白湿热病篇·11条按语)。温疫受自口鼻,肺胃首当其冲,影响津气运行,湿邪留恋,于是诸证峰起。由于湿热交蒸,留恋气分,弥漫三焦,故身热倦怠,肢体酸楚。湿为阴邪,故午后为甚。湿蔽清阳,阻滞气机,故胸闷腹胀,甚或上吐下泻。热毒上壅,则咽颐肿痛,口渴。热为湿遏,郁阻于内,不得发越,影响肝胆疏泄功能失常,胆汁外溢于肌肤,而现身目发黄。湿热下注,清浊不分,故小便短赤,甚或淋浊、泄泻。舌苔或白或腻或黄是邪在气分的表现,与舌绛或干剥无苔之邪在营血者不同。

【配伍意义】本方主治湿热并重,毒邪为患,充斥气分所致病证。治湿宜给邪以出路,治热宜宣散清泄,治毒宜泻火解毒,使湿邪得利,毒热得清。故本方立法为祛湿、清热、消毒。方中重用滑石、茵陈、黄芩为君,其中滑石清利湿热,并能解暑,体滑主利窍,味淡主渗热,能荡涤六腑而无克伐之弊,"滑石甘寒,渗泻水湿,滑窍坠而开凝郁,清膀胱而通淋涩,善治黄疸、水肿、前阴闭癃之证"(《长沙药解》卷4)。茵陈清热利湿退黄,《神农本草经》卷1云:"主风湿寒热邪气,热结黄疸。"其对于湿热病证最为相宜。黄芩清热解毒,燥湿,其"上行泻肺火,下行泻膀胱火"(《滇南本草》卷1)。三药共奏利湿化浊解毒之功。石菖蒲祛除湿浊,涤痰辟秽,宣通九窍。《神农本草经》卷1谓其:"开心孔,补五脏,通九窍,明耳目。"使九窍通利,湿热自有出路。白豆蔻行气悦脾,芳香化湿,"上入肺经气分,而为肺家散气要药,且其辛温香窜,流行三焦,温暖脾胃"(《本草求真》卷3),令气畅而湿行。藿香芳香化湿,辟秽和中,宜于湿浊壅滞之证,其芳香而不过于猛烈,温煦而不偏于燥烈,能祛除阴霾湿邪。藿香、石菖蒲、白蔻仁均辛温,开泄气机,芳香化湿,在热为从治,在湿为正治,共为臣药,此三药尤对湿阻中焦者更宜。藿香、茵陈合用则芳化清利,醒脾而助湿运,清热而能化浊。木通清利湿热,助滑石、茵陈导湿热而去,且通行气血。射干清利咽喉,主治"咳逆上气,喉鼻咽痛不得消息,散结气,腹中邪逆,食饮大热"(《神农本草经》卷3);尤以"治喉痹咽痛为要药"(《本草纲目》卷17)。贝母乃肺经之药,因痰火上攻,故以其清肺利咽,与射干配伍,增强清咽利喉之效。连翘清热解毒,协黄芩以加强作用。木通、贝母、射干、连翘共为佐药。薄荷辛凉宣肺透热,清利咽喉,取其性凉而轻清,善行头面。陈嘉谟云:"下气令胀满消弥,发汗俾关节通利,清六阳会首,驱诸热生风,退骨蒸解劳乏,善引药入营卫"(《本草蒙筌》卷2)。亦为佐药。热毒上壅,咽颐肿痛,使以薄荷,既增强射干、贝母、连翘利咽解毒之功,又能使气机宣畅,水湿通利。

全方重在清解渗利,芳化行气,解毒利咽,使气化湿亦化,湿化而热孤,热退而毒解。清热而不甚苦寒,化湿而不太香燥,宣发肃降,药物轻清平淡,不偏不倚。本方在选择药物方面顾护三焦,亦含有宣上、畅中、导下的治疗原则,在应用除湿药方面,辛开肺气于上,是启上闸以开水源;芳香化湿于中,是理脾湿以复脾运;淡渗利湿于下,是通调水道以祛湿浊。全方配伍,达到利湿化浊,清热解毒,流畅气机,犹如甜美的甘露水清热解毒,故名"甘露消毒丹"、"普济解毒丹"。王士雄誉之为"治湿温、时疫之主方"。

【类方比较】甘露消毒丹与三仁汤均有清热利湿作用,皆可用治湿温,但两方有其不同之处。①从药物组成来看,两方均选用滑石、白蔻仁两味利湿化湿之品,且作用平和。三仁汤所选用的药物除杏仁外,均有直接祛湿作用,其中有利湿的滑石、通草、竹叶、薏苡仁;燥湿的厚朴、半夏;化湿的白蔻仁;甘露消毒丹所应用的药物亦有祛湿之品,如利湿的滑石、茵陈、木通;化湿的石菖蒲、藿香、白蔻仁、茵陈;燥湿的黄芩,该方尤其重视解毒利咽,在解毒方面选用了黄芩、连翘、射干及贝母清肺利咽。②从药物作用来看，两方均能清利湿热，这是由于均配伍清热利湿药之故，但三仁汤是宣畅气机，使气机流畅，湿热分解，清热作用并不强，以治湿盛热微为主；甘露消毒丹主治湿热蕴毒，全方突出解毒化湿，其清热作用胜于三仁汤。③从所治病证来看，两方均治湿温病，但有轻重缓急不同。三仁汤治湿温初起，卫气同病，三焦同治，也治暑温夹湿，偏重于化湿，临证以头痛恶寒，身痛倦怠，午后身热，舌苔腻，脉濡为特点；甘露消毒丹治湿温时疫，"疫"带广泛性、普遍性及传染性，临证以身热困倦，口渴尿赤，咽痛胸闷，舌苔厚腻为特点。其所治病证"毒盛"，"咽喉肿痛"，是其与三仁汤的不同点。④从所治湿热程度来看，三仁汤由于重在祛湿，为治湿重热轻者；甘露消毒丹由于突出解毒，为治湿热并重，或热重于湿，且蕴毒上壅者。

【临床运用】

1. 证治要点 本方主治湿热并重证，以身热困倦，口渴，尿赤，苔白厚腻或干黄为辨证要点。

2. 加减法 若高热口渴，身目发黄，肢体酸痛，二便不畅属于湿热并重者，可加栀子、大黄、白茅根以清热泻火，解毒退黄。若低热不退，胸闷，纳呆，肢倦，口苦，口黏，小便短赤，脉滑数者，可加秦艽、金钱草、柴胡、青蒿以疏泄肝胆，祛除热邪。若颐肿而湿不重者，可加青黛或板蓝根，以增强解毒作用。若咽肿，可加板蓝根、牛蒡子、金银花、山豆根利咽散结。若黄疸者，可加秦艽、栀子、大黄、金钱草等利胆退黄。若热淋，小便涩痛者，可加白茅根、竹叶、石韦、萹蓄以清热通淋。

3. 本方现代常用其治疗肠伤寒、斑疹伤寒、钩端螺旋体病、黄疸型传染性肝炎、胆囊炎、急性胃肠炎、细菌性痢疾、风湿热、过敏性紫斑、病毒性心肌炎、腮腺炎、肾盂肾炎等属湿热并重者。

【使用注意】本方清利湿热，易伤阴液，凡阴虚者不宜使用。

【源流发展】本方相传为叶桂（天士）方，高等医药院校统编教材《方剂学》一、二、三、五版云此方录自《温热经纬》，四版教材云录自《温病条辨》。查《温病条辨》并无此方，显系错误。考《医效秘传》卷1，载该方。此书旧题为叶天士述，吴金寿校，据是书"序"云："吾吴叶天士先生，当时为十全之医，四方求治者户履常盈，惜著作甚少，虽有《指南》一书行世，然总以未窥全豹为憾。余自留心斯道，访求先生遗编，往来胸中者已二十余年矣。辛卯春，同门徐子雪香过草堂，谈及先业师翁春岩有抄藏先生《医效秘传》三卷，余闻之而喜，急索徐子副本读之，前二卷辨别伤寒，后一卷摘择经者，中明脉要，法取应验，理贵简明，不泥古，不好奇，真如月印千潭，只是一月，非学有本原，何能臻此。因与同志者重为校雠，付诸梨枣，以广其传，读是书者勿以平易近情而忽之，其妙正在平易近情中也。道光辛卯（1831）夏四月笠泽后学吴金寿撰。"在该书"瘟疫"篇中载："雍正癸丑，疫气流行，抚吴使者属先生制此方，全活甚众，时人比之普济消毒饮云。先生云，时毒疠气，必应冬天，癸丑太阴湿土气化运行，后天太阳寒水，湿寒合德，挟中运之火，流行气交，阳光不治，疫气乃行。故凡人之脾胃虚者，乃应其疠气，邪从口鼻皮毛而入，病从湿化者，发热目黄，胸满，丹疹，泄泻，当察其舌色，或淡白，或舌心干焦者，湿邪犹在气分，用甘露消毒丹治之。若壮热旬日不解，神昏谵语，斑疹，当察其舌，绛干光圆硬，津涸液枯，寒从火化，邪已入营矣，用神犀丹。"从"抚吴使者属先生制处方"分析，本方确为叶桂所创制。魏之琇《续名医类案》卷5疫门亦有相同的文字记载，可为佐证。由于叶桂一生忙于诊务，所留笔墨皆系门人搜集整理。据《医效秘传》"重印导言"云："本书相传为清代名医叶天士的撰述，据吴金寿序文中说，得之同门徐雪香从乃师翁春岩处抄藏的副本。一说本书系出自吴金寿的托名;但是除了别处未曾见到此书和叶氏门弟子没有提及外,也没有更充足的理由来证实这一说。”

《温热经纬》成书于咸丰二年,即 1852 年,若将《医效秘传》与《温热经纬》在年代上比较,则《医效秘传》较《温热经纬》早 21 年,并且明确提到此方“时人比之普济消毒饮”。由此看来,本方并不出自《温热经纬》。

甘露消毒丹虽名“丹”,实乃丸,所以在剂型上多将其制成丸剂服用,名甘露消毒丸(《中国药物大辞典》,中国医药科技出版社,1991 年版),《中药成药学》(1984 年版)亦载此丸(50粒重 3g,每袋重 18g),口服,1 次 6～9g,一日 1～2 次。也可制成片剂,称甘露消毒片(《中国中成药产品集》,中国医药科技出版社,1991 年版)。

【疑难阐释】

1. 关于除湿药物的选用 本方具有启上闸以开水源,芳香化湿醒脾以助脾运,淡渗利湿以通水道,祛湿浊之功。从除湿角度来看,分为化湿、燥湿、利湿三类。其一是化湿之品,本方选用白蔻仁、藿香、石菖蒲,此三药皆芳香,能助脾醒胃以辟诸恶,使正气通而邪气除。因湿蔽清阳,阻遏气机,上蒙清窍,影响肺脾功能,治以轻开肺气,芳香化湿,恢复脾运。由于肺主一身之气,肺气开则脾湿亦化,即有兼邪,亦与之俱化,故选用体轻而味辛、性微温之品,达到启上闸的作用,以使气通湿去。其次是燥湿之品,可分为苦温燥湿、苦寒燥湿和祛风燥湿。方中选用了苦寒燥湿之黄芩,且重用,又因其还能解毒,擅长治肺、胃、肝胆、大肠湿热,使湿之所淫,热之所侵,火之所胜,皆能祛除。其三是利湿之品,选用茵陈、滑石、木通。滑石因其性滑而名,“开窍利湿,不独尽由小便而下。盖能上开腠理而发表,是除上、中之湿热;下利便溺而行,是除中、下之湿热。热去则三焦宁而表里安,湿去则阑门通而阴阳利矣”(《本草求真》卷 5)。三药亦可增强清热力量,引导热邪下行,成为清热利湿的主要组成部分,湿去则热孤,热邪不致壅遏成毒,则诸证易愈。

2. 关于川贝母的选用 川贝母本为化痰药,历来用其治疗咳嗽之证,何以该方中选用川贝?一是因湿热蕴毒而致咽喉肿痛,配以射干则解毒散结利咽。二是从王士雄所述甘露消毒丹之病因来看,“温湿蒸腾”、“口鼻吸受其气,留而不去,而成湿温疫疬之病”,“尚在气分”而非血分,不宜选用血分之药,而川贝乃肺经气分药,能开郁、下气、化痰,配黄芩化痰降火,配连翘可解郁毒。王好古云:“贝母能散胸中郁结之气,殊有功”(《汤液本草》卷 4)。可见川贝母在此方中并非专以化痰,还取其下气,从而达到更好的“消毒”、“解毒”效果。

3. 关于本方方名 本方命名为“甘露消毒丹”,亦名“普济解毒丹”。甘露者,即甜美的露水。从本方所选药物来看,为苦寒之品,如黄芩、茵陈、木通、连翘、射干;甘寒之品如滑石、川贝;辛散之品如石菖蒲、藿香、白蔻仁、薄荷。从各药的用量及性味的调配来看,苦味胜于甘、辛之味,何以如此命名呢?①从制方角度分析。叶桂制此方乃针对疫气流行而设,以救治“时毒疬气,必应司天”,如天之降甘露,以挽人之危亡,药味虽苦,实则乃救人之良药,良药虽苦而利于病,药味虽不甜,而救人却如甜美的露水,故名“甘露”。②从应用药物来看。全方突出苦寒用药,是以清热泻火为主,由于热盛火盛谓之毒,热退火降即“解毒”、“消毒”,故方名消毒丹。③从病因分析。由于本方主治疫气,其罹病之人众多,论治也大同小异,且此方疗效确切,命名“普济”,是普遍救济的意见,与佛家“普度众生”,“普济众生”含义略同。由于雍正癸丑年疫疬流行,以常治之方多不能效,本方能清热解毒,利湿化浊,用治时行疫疬,普遍救济众人脱离疾病之苦,故名普济解毒丹。

4. 关于剂型 本方命名为“丹”,而丹剂一般有两种情况。原始的丹即丹砂制剂,原为汞剂,晋、唐诸朝,道家以汞类药用升华法,炼成药剂,称为炼丹术,后因内服不能长生而反伤身,遂废除服食之法,仅供外用,如红升丹、白降丹等。另一方面,后人将其他制剂凡经精制配合者,亦称为丹,以夸示效果显著,此与原始丹药实不相似,且多为植物或动物药制成之丸剂或散剂,甚至是膏滋剂或锭剂等,如小金丹、三才封髓丹、七宝美髯丹等,剂型不一,应用范围甚广。根据《上海市中药成药制剂规范》(1965年)所述甘露消毒丹"共研细粉,用冷开水泛丸,如绿豆大",此方实乃丸剂,已非古义。丸剂服用方便,减少煎熬之烦琐。但现在临床上亦常以此方药物作汤剂使用。

5. 关于时疫与时病 本方主治湿温时疫,时疫非时病。时疫一病最早见于《世医得效方·时疫》。时疫通常称瘟疫,亦谓温疫。是指感受疫疠之气而发生的多种流行性急性传染病的总称,即《素问遗篇·刺法论》所云:"五疫之至,皆相染易,无问大小,病状相似。"其发病是因为"疫者感天地之疠气,在岁运有多寡,在方隅有厚薄,在四时有盛衰。此气之本,无论老少强弱,触之者即病,邪从口鼻而入,则其所害,内不在脏腑,外不在经络,舍于夹脊之内,去表不远,附近于胃,乃表里之分界,是为半表半里,即针经所谓横连膜原是也"(《温疫论》卷上)。时病,是指时令病。雷丰说:"时病者,乃感四时六气为病之证也,非时疫之时也"(《时病论·凡例》)。时病多指一些季节性多发病,如春之春温、风温,夏之中暑、泄泻、痢疾,秋之疟疾、秋燥、湿温,冬之冬温、伤寒。甘露消毒丹用治时疫,显然是一方乡土流行性疾病。

【方论选录】

1. 王士雄:"此治湿温、时疫之主方也。《六元正纪》五运分步,每年春分后十三日交二运徵,火旺,天乃渐温;芒种后十日,交三运宫,土旺,地乃渐湿。温湿蒸腾,更加烈日之暑,烁石流金,人在气交之中,口鼻吸受其气,留而不去,乃成湿温疫疠之病,而为发热倦怠、胸闷腹胀,肢酸咽肿,斑疹身黄,颐肿口渴,溺赤便闭,吐泻疟痢,淋浊疮疡等证。但看病人舌苔淡白或厚腻或干黄者,是暑湿热疫之邪尚在气分,悉以此丹治之立效,并主水土不服诸病。"(《温热经纬》卷5)

2. 冉雪峰:"此方治湿热郁蒸,挟秽浊搏于气分,原书所叙症象,发热,目黄,胸满,丹疹,泄泻,此为共同症,再查其舌色,或淡白,或舌心干焦者,用此方。此方滑石、茵陈、木通,皆利湿药;薄荷、藿香、菖蒲、蔻仁、射干、神曲,均芳香通利,疏里宣外。黄芩清热,贝母豁痰。加连翘者,症见丹疹,虽在气分为多,而一部分已袭营分也。此方较普济消毒饮尤为清超,彼侧重通外,此侧重清内;彼为清中之浊,此为清中之清。细译方制,微苦而不大苦,清利而不燥利,举重若轻,妙婉清灵,迥非庸手所能企及。普济方通外,而不遗清内;本方清内,而不遗通外,学者深维其所以然之故,则因应咸宜,头头是道矣。"(《历代名医良方注释》)

3. 南京中医学院:"本方用藿香、薄荷、蔻仁、菖蒲芳香化浊,开泄气机,黄芩、连翘清热解毒,滑石、木通、茵陈清利湿热,贝母、射干清咽化痰。合而成剂,具有化浊利湿,清热解毒之效。"

"湿热交阻,留恋气分,以致气机不利,清浊混淆。症见身热肢楚,胸闷腹胀等。湿邪不化,则二便不畅。热不得越,则神清烦闷。投以本方,清热于湿中,渗湿于热下,使湿化热清,气机畅利,则诸证自除。至于治疗吐泻、疟痢、黄疸诸证,亦属同一病机。若颐肿咽痛亦用此者,又取其清热解毒,有消肿止痛之功。总之,本方在临床上应用甚广,尤其夏令使用机会更多。故王孟英推崇为'治湿温时疫之主方'。"(《中医方剂学讲义》)

4. 赵绍琴,等:"方中黄芩清热燥湿,连翘、射干清热解毒,茵陈、滑石、木通清利湿热,藿香、石菖蒲、白豆蔻、茵陈皆芳香之品,有化湿辟秽之功。湿热蕴蒸,易生痰浊,故用川贝母以清化热痰,薄荷配连翘轻清宣透,疏通气机,透达热邪。诸药配伍,芳香化湿辟秽,淡渗分利湿热,寒凉清热解毒。感受湿热秽浊之邪,用之多可获效。"(《温病纵横》)

【评议】本方主治湿温、时疫证,湿热并重或热重于湿者,王士雄认为本方是"治湿温、时疫之主方",为众多医家称道。冉氏将此方与普济消毒饮进行比较,认为"本方清内,而不遗通外",是为灼见。对于方中君药,诸家看法并不一致,如广州中医药大学认为重用滑石为君药,臣药乃茵陈、黄芩,而多数注家则避开君药、臣药而不论及。冉氏认为方中所以加连翘者,"是症见丹疹,虽在气分为多,而一部分已袭营分",对这一观点,赵氏等认为是取其清热解毒,并非清营分之热,比较正确。王士雄从本方证舌苔分析,指出"暑湿热疫之邪,尚在气分",所以用连翘者,当是针对热毒而言。

【验案举例】

1. 肠伤寒 《吉林中医药》(1990,5:31):某男,35 岁。10 天前始发热,体温呈梯形上升,伴有腹胀、纳差,查肥达氏反应确诊为肠伤寒。现体温不减,高热 39.4℃,头目昏胀,四肢倦怠酸痛,口渴思饮,胸痞纳呆,小便短赤,表情淡漠,舌边尖红,苔厚腻,脉濡缓。乃湿热郁结,气机失畅。治宜化湿清热,宣气透邪。飞滑石 18g,藿香 10g,连翘 10g,薄荷 6g,白豆蔻 6g,绵茵陈 20g,黄芩 10g,石菖蒲 10g,木通 10g。服药 4 剂,热退纳增。去黄芩,续服 4剂,余症悉减,调理半月病愈。

按语:肠伤寒属中医学湿温范畴,多为感受湿热病邪所致。湿热郁伏,气机失宣,以致高热,故重在清热化湿,宣气透邪。王士雄谓甘露消毒丹"治湿温时疫之主方",实为要言中的。

2. 频发室性早搏 《四川中医》(1991,5:18):某男,45 岁。频发室性早搏 2 年余。平素头晕、胸闷、心悸,饮酒后病情加重,胸脘痞闷,身重困倦,小便赤涩,大便不爽,舌质暗红,苔灰黄而厚腻,脉细结,频发室性早搏(8~12 次/分),部分呈二联律。证属湿热交阻,气机不宣。治当清热利湿,行气宽胸。滑石、茵陈、苦参各 20g,石菖蒲、藿香、白蔻仁、连翘、枳壳、甘松各 10g,川贝母、射干、薄荷、木通各 6g,瓜蒌 15g。6 剂后胸脘痞闷大减,早搏减至 4~8次/分。又服 12 剂,症状大部分消失。续服 10 余剂,诸证消失。心电图转为正常。

按语:患者因平素嗜酒以致湿热内蕴,气机不宣,故径投清热利湿,解毒化湿之甘露消毒丹,配以宽胸理气之品及抗心律失常之甘松、苦参而获效。

3. 喉痹 《北京中医》(1991,2:26):某女,15 岁。咽痛发热 5 天,T 39.4~37.8℃,近 2天咽痛明显加重,伴牙痛,进食困难,面色黄白,时有汗出,大便 4 日未行,舌苔白黄厚腻,口臭气热,脉细滑,略数,咽黏膜充血,咽侧索及悬雍垂红肿,咽后壁淋巴滤泡增生,侧索、咽后壁均有白色脓点散布,牙龈肿,有脓腐样分泌物附着,并有牙龈出血,右侧舌腭上有 0.5cm×0.4cm 大小溃疡,表面有黄白色脓苔,T 38.9℃。乃热毒喉痹(急性咽炎)。宜清热解毒,化浊利湿。射干 10g,黄芩 10g,连翘 10g,栀子 10g,马勃 3g,滑石 30g,茵陈 10g,木通 3g,薄荷6g,白蔻仁 5g。6 剂而愈。

4. 五更泄 《新中医》(1992,10:47):某男,28 岁。近二月来,黎明腹痛,肠鸣泄泻,泻后即安,伴口苦口臭,尿黄,经服四神丸 10 余天,腹痛加重,泻而不爽,舌淡,苔厚腻微黄,脉弦滑,大便常规检查无异常。乃湿热积滞,阻滞肠道。治以清热化湿,行气导滞。茵陈、藿香各15g,滑石、黄芩、石菖蒲、川贝母、木通、射干、连翘、薄荷、白蔻仁、山楂、神曲各 10g。连进 5剂,临床症状及体征全部消失。

按语:五更泄一般责之于肾阳虚衰,封藏失职,亦有因食积、寒积、酒积等所致。本案系湿热积滞阻塞肠道,清浊混淆所致。故投清热化湿,行气醒脾之甘露消毒丹而收功。

5. 脓疱疮 《江苏中医》(1993,7:36):某男,10岁。周身脓疮1周,以两手臂为多,疱疮破损处皮肤发红糜烂,有黄滋水渗出,身热,口渴,脘闷纳呆,大便3日未行,T 38℃,脉濡数,苔白腻。乃湿热毒邪郁于肌肤,壅于脾胃,为脓疱疮,即黄水疮。拟清化热毒。白蔻仁3g(后入),藿香、佩兰各9g,茵陈、滑石各15g,石菖蒲6g,炒黄芩9g,连翘、银花各12g,蒲公英、冬瓜皮各15g,赤小豆、瓜蒌皮、谷芽各12g。4剂后热清,纳增,疱疹已有结痂脱落。再服4剂告愈。

按语:脓疱疮为肺热脾湿感暑而发,导致湿热壅于脾胃,郁于肌肤。本案以甘露消毒丹加入清热解毒的银花、蒲公英,利湿清热的冬瓜皮、赤小豆等药正合病机,故告愈。

6. 持续性高热 《河北中医》(1995,5:封3):某男,16岁。患者无明显诱因持续性高热,体温达39℃以上10余天,伴头痛,诸药无效。现身热(T 39.2℃),以午后为甚,精神萎靡,胸脘满闷,纳食少思,口黏而干,恶心欲吐,汗出心烦,大便不畅。治宜清热利湿,疏解气机。滑石45g,白蔻仁9g,藿香12g,薄荷9g,连翘30g,银花30g,茵陈30g,菖蒲15g,黄芩15g,枳实15g,大黄15g,薏苡仁30g。1剂后身热渐退,3剂后热退身凉,再进5剂,症状消失,舌、脉正常。

按语:本案为湿热交蒸,而出现发热,以午后为甚,湿为阴邪,其性重浊腻滞,与热相合,湿中蕴热,热处湿中,湿热相搏,健运失司,出现脘腹满闷,纳食少思,恶心欲吐,舌红苔黄腻,故清热利湿,疏畅气机,使病邪透卫外解,兼从二便而出。

【临床报道】

一、内科

1. 乙型肝炎 甘露消毒丹加减治疗乙型肝炎100例,均有不同程度的肝功能异常,HBsAg均阳性,有黄疸者69例,无黄疸者31例,病程半年以内者80例,半年以上者20例。处方:茵陈、黄芩、连翘、白蔻仁、藿香、佩兰、木通、滑石、石菖蒲、紫草、野菊花、白花蛇舌草、生甘草。其中治愈41例,症状消失,肝功能正常,连续3次以上查HBsAg均为阴性。阳性转阴者,平均45天。显效54例,症状消失,肝功能正常,HBsAg阳性。有效5例,症状缓解,肝功能改善,HBsAg阳性。69例有黄疸患者平均退黄4天,96例肝功能恢复正常者平均18天,作者认为本方对湿热型、湿滞型疗效佳[1]。

2. 斑疹伤寒 用本方加减治疗斑疹伤寒100例。处方:白豆蔻、木通、石菖蒲、藿香、川贝母、薄荷、寒水石各6g,生石膏、茵陈、滑石、连翘各16g,射干、黄芩、僵蚕各10g,板蓝根20g,随证加减。结果:痊愈86例,好转11例,无效3例,退热时间最长者7天,最短者16小时[2]。

3. 夏季流感 用本方治疗本病218例,设对照组80例,均随机抽样收治。主要症状为发热汗少,微恶风,肢酸咽肿,头昏重胀,咳嗽痰黏,鼻塞流涕,心烦口干,胸闷腹胀,纳呆溺赤,舌苔白或腻厚,脉濡数。药用白豆蔻、藿香、石菖蒲、黄芩、射干、连翘各10g,茵陈、滑石各20g,木通、薄荷、川贝母各6g,随症加减。对照组用速效感冒丸,均3天1疗程,结果经1～2疗程治疗后,治疗组治愈189例,好转28例,无效1例,总有效率99.5%。对照组治愈18例,好转47例,无效15例,总有效率81.2%,两组比较,P<0.01,差异非常显著[3]。

4. 支气管肺炎 甘露消毒丹治疗肺炎68例,经正规疗程抗感染治疗后仍咳嗽明显,痰多。方用甘露消毒丹加减,药用白蔻仁10g,藿香10g,茵陈15g,滑石15g,通草10g,石菖蒲10g,黄芩8g,连翘10g,浙贝母14g,射干10g,薄荷(后下)2g,桔梗10g,杏仁10g,前胡10g。3天为1疗程,治疗3疗程。结果:服用本方3疗程后,60例痊愈,8例好转。调整药物,加用健脾除湿药继续治疗3疗程后痊愈[4]。

5. **散发性脑炎**　甘露消毒丹治疗散发性脑炎 16 例,其临床症状为发热、意识障碍、甚至精神异常、抽搐。血白细胞检查总数增高,分类检查初期中性粒细胞百分比增高,继之逐渐转化为淋巴细胞百分比增高。脑脊液检查见压力增高,分类检查有的病例可能正常,部分病例见细胞数和蛋白质轻度增高。脑电图检查部分病例可无改变,部分病例呈弥漫性异常,或在弥漫性异常的背景上有一侧颞区或额区的局部有更明显的异常活动。舌质多见偏红,苔色初起常为白腻,后期渐转黄腻或粗糙,脉象弦滑或弦数。以甘露消毒丹为主方,随症加减。基本方:广藿香 15g,绵茵陈 15g,炒黄芩 12g,石菖蒲 9g,细木通 9g,飞滑石(包)15g,射干 6g,连翘 6g,薄荷 6g,白蔻仁 6g。随症加减:发热初起,起病缓慢,表现为湿邪偏重,湿邪蕴脾困阻清阳证,见苔腻脉缓者,去射干、连翘,加淡豆豉、杏仁;呕逆甚者可加玉枢丹,不能口服者可用鼻饲给药;发病中期,病邪入里,湿从热化,兼见口苦烦躁,舌质转红,苔色渐黄者,去薄荷、射干,黄芩加量,另加黄连、山栀;疾病后期烦躁抽搐加剧,舌红明显甚至红绛,苔黄腻或黄糙,脉象弦滑或弦数者,去射干、薄荷、木通,加郁金清心开窍;精神异常乃至躁扰不安者加水牛角、双钩藤、天麻,邪热伤阴酌添生地、玄参、麦冬之属养阴增液。经治疗后治愈 13 例,能恢复正常生活;好转 3 例,遗有肢体活动不利,影响正常生活。无死亡病例[5]。

6. **慢性胃炎**　以变通甘露消毒丹治疗湿热型胃炎(均作胃镜检查,诊为慢性胃炎)66例,病程最短者 3 个月,最长 21 年。基本方:滑石、木通、藿香、白蔻仁、茵陈、石菖蒲、白术、茯苓、生地、沙参、薄荷、陈皮、麦芽。治疗期间停服其他中西药,3 个月后胃镜检查。随证加减,胸胁胀满,吞酸者加左金丸,胁痛者加川楝子、醋炒延胡,腹胀者加大腹皮;呃逆不止者加代赭石、沉香;恶心者加法半夏、竹茹;便溏者重用白术、茯苓,加诃子肉;大便秘结者加草决明、郁李仁。51 例近期治愈(临床主要症状消失,胃镜检查活动性炎症消失,慢性炎症好转),5 例显效(临床主要症状消失,胃镜检查黏膜急性炎症基本消失,慢性炎症好转),4 例好转(主要症状明显减轻,胃镜检查黏膜病变范围缩小一半以上,炎症减轻),6 例无效(服药前后症状无改善或加重,胃镜检查黏膜病变程度无改变或加重),总有效率 91%[6]。

二、儿科

1. **传染性肝炎**　以甘露消毒丹原生药粗末煎服,治疗小儿急性传染性肝炎 26 例,病初即有明显发热者 11 例,纳呆者 20 例,倦怠者 6 例,恶心呕吐者 5 例,尿黄者 17 例,咳嗽者 4例,舌红、苔薄白者 18 例,舌红、苔白微厚者 2 例,舌红、苔薄白黄者 3 例,脉均弦滑。用法:以甘露消毒丹原生粗末煎服为主,每帖加水适量煎成 700ml,过滤备用,根据年龄,每日 60～150ml,分 2 次服。其中血清胆红素高于正常者 9 例,于治疗后 1 周内降至 $102.6\mu mol/L$ 以下 5 例,于 2 周内降至正常者 4 例,一般服药三四天后巩膜黄染即不明显,血清谷丙转氨酶 2 周内恢复正常 15 例,3 周内正常者 9 例,5 周内正常者 2 例[7]。

2. **小儿时疫感冒**　甘露消毒丹治疗小儿时疫感冒 120 例,以发热恶寒、咳嗽、鼻塞流涕、喷嚏为临床特点。伴呕吐、腹泻或高热惊厥。基本方:滑石、茵陈、黄芩、石菖蒲、川贝母、木通、藿香、射干、连翘、薄荷、白豆蔻各 5～7g。发热持续不退者加少量常山;无咳嗽者去川贝母;咳甚者加葶苈子、鱼腥草;呕吐者加法半夏、竹茹;腹泻者加葛根;咽痛者加玄参、牛蒡子;鼻流清涕者加苏叶。结果:治愈 105 例(临床症状完全缓解,血常规各项指标正常),好转15 例(临床症状减轻,血常规检查未完全正常),总有效率 100%[8]。

3. **外感发热**　本方加减治疗小儿外感发热 63 例。药物:藿香、黄芩、射干、连翘各 10g,白豆蔻、薄荷、僵蚕、川贝母、甘草各 6g,石膏 30g,粳米、滑石各 15g。大便干结加大黄,咳嗽气喘加麻黄、杏仁,腹泻者去石膏。结果:服药 1 天内体温降至正常者 30 例,占 47.62%,2 天内体温降至正常者 15 例,占 23.7%,3 天内体温降至正常者 12 例,占 19.05%,服药 3 天以上体温仍不能恢复正常者 6 例,占 9.5%,总有效率 90.47%[9]。

4. 小儿鹅口疮　本方加减治疗本病 23 例,药用滑石 10g,黄芩 6g,藿香 7g,木通、白豆蔻各 5g,射干 4g,薄荷、石菖蒲各 3g,连翘 8g。湿重加苍术、佩兰,热重加黄连、栀子。均治愈,疗程最长 4 天,短者 2 天,1 年内未见复发,总有效率 100%[10]。

5. 婴肝综合征　将 80 例婴肝综合征患儿随机分成两组,甘露消毒丹加减配合西药组 45 例,单纯西药组 35 例,对照组:以能量合剂、地塞米松、茵栀黄注射液为主治疗,有感染加抗生素及对症处理。治疗组:在对照西药组治疗基础上加用加减甘露消毒丹,药物组成:茵陈 12g,黄芩 3g,熟大黄 2g,藿香 4g,滑石 4g,金钱草 5g,三棱 2g,田基黄 8g,虎杖 6g,白蔻仁 2g。上述药物加水煎成 50ml,分多次喂服。结果:治疗组治愈 39 例,好转 5 例,无效 1 例;对照组治愈 10 例,好转 18 例,无效 7 例。黄疸消退时间:治疗组为 (8.5 ± 2.1) 天,对照组为 (1.5 ± 4.3) 天。两组有效率相比,经统计学处理 $(P<0.05)$,具有显著性差异,治疗组优于对照组。黄疸消退时间比较,经检验 $(P<0.05)$,治疗组明显短于对照组[11]。

三、五官科

1. 口腔溃疡　治疗本病,先用甘露消毒丹加减控制症状,再用玉屏风散加减抗复发,共治疗 60 例口腔溃疡并白细胞、血小板减少,全部治愈。通常服药 1 天后疼痛消失或明显减轻,4 天溃疡愈合[12]。

2. 急性鼻窦炎　甘露消毒丹治疗急性鼻窦炎 50 例,并设对照组 50 例。治疗组:采用甘露消毒丹(由黄芩、茵陈、滑石、木通、连翘、射干、浙贝母、石菖蒲、白蔻仁、藿香组成)。每日 1 袋(120ml),分 3 次口服。对照组:采用鼻窦炎口服液每次 20ml,每日 3 次口服。两组均 7 天为 1 疗程,1 疗程结束后复查。经治疗后两组主要症状、体征、缓解时间比较:治疗组起效时间明显优于对照组。表明甘露消毒丹治疗急性鼻窦炎较鼻窦炎口服液更能迅速有效地控制病情[13]。

四、皮肤科

1. 手足口病　以甘露消毒丹治疗手足口病 10 例,本病是由病毒引起的一种皮肤黏膜病变,均有发热,舌苔厚腻,舌质红,口腔溃疡,手足有如米粒大小疱疹,密集或散布,以甘露消毒丹化裁:藿香 9g,茵陈 18g,茯苓 9g,连翘 9g,炒杏仁 6g,薏苡仁 12g,板蓝根 12g,枳实 9g,川朴 9g,半夏 6g,通草 6g,石菖蒲 9g。全部治愈[14]。

2. 带状疱疹　甘露消毒丹内服,中药外敷治疗带状疱疹 33 例,治疗方法:①甘露消毒丹内服。基本方:藿香 10g,白豆蔻 9g,茵陈 15g,黄芩 15g,木通 6g,连翘 12g,石菖蒲 5g,贝母 12g,射干 6g,薄荷 5g。加减:病灶发生在头面部加野菊花、板蓝根,发生在颈背部加牡丹皮、葛根,发生在胸肋部加全瓜蒌、柴胡,发生在腰背部加龙胆草、蒲公英、泽泻,发生在臀部加黄柏,灼热疼痛甚者加生地、延胡索。②中药外用。取雄黄 5g,明矾 5g,琥珀 3g,冰片 0.5g。将上药研细末,用凉开水调成糊状,以消毒棉签将药液涂擦于患处,每天涂擦 3～5 次。上述治疗方法 3 天为 1 疗程,连用 1～3 疗程后评价疗效。本组显效 23 例,好转 9 例,无效 1 例,总有效率 97%[15]。

【实验研究】

1. 保肝作用　本方能降低四氯化碳 (CCl_4) 损伤大白鼠、小白鼠所致血清中 ALT 的升高,并能增加大白鼠血清中溶血素的形成,提高氢化可的松损伤下小白鼠巨噬细胞的吞噬百分率,提示本方具有抗 CCl_4 所致动物肝细胞的损害,达到保护肝脏,恢复肝功能的目的,并能提高在 CCl_4 或氢化可的松损伤下的动物免疫功能,发挥免疫调节作用[16]。

2. 解热作用 大鼠灌服本方 24g/kg,半小时后皮下注射内毒素 $40\mu g/100g$,造成实验性发热模型。观察注射内毒素后不同时间体温的变化情况。结果表明本方有较好的解热作用,可以完全抑制内毒素引起的体温升高,并使体温降至用药前正常体温以下,作用持续 2 小时以上。提示本方不仅有明显的解热作用,对正常体温也有一定降温作用[17]。

3. 对柯萨奇病毒体外抑制作用 甘露消毒丹全方、残方及加味方对细胞的最高无毒浓度均为 1:40(即 25g/L),该浓度对柯萨奇病毒 B_2、B_3、B_4 株在培养细胞内的增殖有明显的抑制作用,抑制指数均>2;全方对柯萨奇病毒 B_2、B_3、B_4 株在培养细胞中的增殖产量明显低于对照组($P<0.05$)。结果表明甘露消毒丹全方、残方及加味方水煎液,均能抑制柯萨奇病毒在培养细胞内的复制[18]。

参 考 文 献

[1] 徐宏诚. 甘露消毒丹治疗乙型肝炎 100 例观察[J]. 中原医刊,1989,(4):34.

[2] 侯俊明. 甘露三石汤治疗流行性斑疹伤寒 100 例[J]. 陕西中医,1991,12(2):63.

[3] 蔡积科. 甘露消毒丹治疗夏季流感 218 例[J]. 浙江中医杂志,1991,26(7):296.

[4] 王昕,金轶. 甘露消毒丹治疗支气管肺炎 68 例[J]. 实用中医内科杂志,2008,22(8):16.

[5] 王爱民. 甘露消毒丹为主方治疗散发性脑炎 16 例[J]. 江苏中医,1997,18(7):12-13.

[6] 葛保立. 变通甘露消毒丹治疗湿热型胃炎 66 例[J]. 浙江中医杂志,1995,(10):444.

[7] 夏乃倾. 甘露消毒丹治疗小儿急性传染性肝炎 26 例的疗效观察[J]. 上海中医药杂志,1965,(9):27.

[8] 程智慧. 甘露消毒丹治疗小儿时疫感冒 120 例小结[J]. 湖南中医杂志,1995,(3):34.

[9] 李荫昆. 加减甘露消毒丹治疗小儿外感发热 63 例[J]. 云南中医中药杂志,1996,17(3):31.

[10] 高升飞. 甘露消毒丹加减治疗小儿鹅口疮 23 例[J]. 陕西中医,1994,(5):222.

[11] 刘鑫. 甘露消毒丹加减配合西药治疗婴肝综合征 45 例[J]. 四川中医,2002,20(2):54.

[12] 秦志仁. 口腔溃疡并白细胞、血小板减少的中成药治疗[J]. 中成药,1991,13(5):46.

[13] 张群. 甘露消毒丹治疗急性鼻窦炎临床观察[J]. 湖北中医杂志,2004,26(8):36.

[14] 毕可思. 甘露消毒丹治疗手足口病 10 例[J]. 湖南中医杂志,1988,(3):46.

[15] 吴敦煌,周虎珍,李凤华. 甘露消毒丹内服加中药外敷治疗带状疱疹 33 例[J]. 现代中西医结合杂志,2007,16(7):934.

[16] 郭建生,罗杰英,裴刚. 甘露消毒丹水煎剂对实验动物肝损伤的影响[J]. 中国中药杂志,1993,(10):625.

[17] 谭毓治,彭旦明,肖舜玲,等. 九个方剂对大鼠实验性发热的影响[J]. 中国中药杂志,2002,(5):50.

[18] 贺又舜,伍参荣,赵国荣,等. 甘露消毒丹对柯萨奇病毒体外抑制作用的实验研究[J]. 中国中西结合杂志,1998,18(12):737-740.

(王绪前)

连 朴 饮
（《霍乱论》卷 4）

【异名】王氏连朴饮（《温病学讲义》）。

【组成】制厚朴二钱(6g) 川连姜汁炒 石菖蒲 制半夏各一钱(3g) 香豉炒 焦栀各

三钱(9g) 芦根二两(60g)

【用法】水煎,温服。

【功用】清热化湿,理气和中。

【主治】湿热霍乱。上吐下泻,胸脘痞闷,心烦躁扰,小便短赤,舌苔黄腻,脉滑数等。

【病机分析】霍乱一病,多发于夏秋之间,其发病急骤,有挥霍撩乱之势,故名霍乱。霍乱之名,首见于《内经》。《素问·六元正纪大论》曰:"太阴所至为中满,霍乱,吐下。"又曰:"土郁之发……故民病心腹胀,肠鸣而数后,甚则心痛胁膜,呕吐霍乱。"在《伤寒论》和《金匮要略》两书中分别载有"呕吐而利,名曰霍乱"及"驴马肉合猪肉,食之成霍乱"的条文。《诸病源候论》卷22具体描述了霍乱病的症状:"其乱在肠胃之间者,因遇饮食而变发,则心腹绞痛。其有先心痛者,则先吐;先腹痛者,则先利;心腹并痛者,则吐利俱发。挟风而实者,身发热,头痛体疼而复吐利;虚者,但吐利、心腹刺痛而已"。霍乱之因有五,一因湿热,二因寒湿,三因虚寒,四因食滞,五因时疫。本方所治之霍乱乃湿热所致。夏秋之交,湿热交蒸,清浊相干,秽浊之气侵入体内,郁遏中焦,致脾胃升降失常,胃失和降则上吐,脾失升清则下泻;湿热郁遏,气滞不行,则胸脘痞闷;热邪上扰,心神不宁,则心烦躁扰;湿热郁阻,水道不利,则小便短赤;舌苔黄腻,脉滑数等为湿热郁遏之象。

【配伍意义】本方为湿热郁遏中焦,脾胃升降失职,气机运行不畅之霍乱吐泻而设。治宜清热化湿,理气和中。正如冉氏所云"治法不在止泻止吐,惟求湿热一清,脾胃得和,则诸证自愈"(《历代名医良方注释》)。方以黄连、厚朴为君。黄连性味苦寒,苦能燥湿,寒能清热,一举而湿热俱除,用于中焦湿热之呕吐、泻利甚好;厚朴苦辛温,苦燥辛散,长于行气燥湿,为消胀除满之要药。二者合用,则湿去热清,气行胃和。栀子苦寒,助黄连清热燥湿,且可通利三焦,使湿热之邪排除体外;半夏辛温而燥,为燥湿化痰要药,尤善于降逆和胃止呕。二者共为臣药。佐以石菖蒲辛香走窜,化湿浊,醒脾胃,用于湿阻中焦之脘腹胀闷;淡豆豉芳香化湿,和胃除烦;芦根甘寒质轻,能清透肺胃气分之实热,并能养胃生津,止渴除烦,而无恋邪之患。诸药合用,共奏清热化湿,理气和中之效。使湿去热清,气行胃和。湿热一除,脾胃调和,则吐泻自止,腹胀自消。

本方以黄连、厚朴为君药,制为饮剂,故名连朴饮。"饮"为剂型的一种,指汤剂需要冷服的。冷有遏止之功,故临床上常有服涌吐药而呕吐不止,服泻下药而泻利不停者,饮冷稀粥以止之之法。本方证吐泻间作,故宜汤药冷服。但目前在临床上该方仍以温服较多。

本方配伍特点是:辛开苦降,温清并用,药物精专,配伍得当。

【类方比较】

1. 本方与藿香正气散均有化湿、理气、和中之功,均可用于湿阻中焦,脾胃升降失常,气机运行不畅所致之霍乱吐泻,胸脘痞闷等症。除此之外,本方尚有清热之效,主治上述症状兼有热邪而见心烦躁扰、小便短赤、舌苔黄腻者;藿香正气散尚有解表之功,主治上述症状兼有表证而见发热恶寒、头痛、舌苔白腻者。

2. 本方与甘露消毒丹均有清热化湿之功,均可治疗湿热内蕴所致呕吐、泄泻、胸闷、小便短赤等症。但前方尚有理气和胃之功,用于湿热郁遏中焦,脾胃升降失常所致之证;后方解毒之力较强,用于湿温时疫,邪在气分所致证,病位涉及三焦,上焦的咽痛、颐肿,中焦的胸闷、腹胀、泄泻,下焦的淋浊等证均可应用。

【临床运用】

1. 证治要点 本方为治湿热霍乱之主方。临床应用时以吐泻烦闷,小便短赤,舌苔黄腻,脉滑数为证治要点。

2. 加减法 本方治证以呕吐为主,若腹泻较著者,加炒车前子、薏苡仁以利湿止泻;胸腹胀满者,加草果、白蔻仁以理气消胀;大便隐血,加地榆炭、茜草炭以凉血止血。

3. 现代临床对急性胃肠炎、肠伤寒、副伤寒等属湿热并重者,可用本方加减治疗。

【使用注意】寒湿霍乱,本方不宜应用。

【源流发展】连朴饮出自《霍乱论》卷4,主治湿热蕴伏而成霍乱,症见上吐下泻,胸脘痞闷,心烦躁扰,小便短赤,舌苔黄腻,脉滑数等。追根溯源,王氏可能是受仲景栀子豉汤及宋·魏岘《魏氏家藏方》连朴丸之启发,合二为一加味而成本方。仲景之栀子豉汤由栀子、香豉两味组成。治发汗吐下后,虚烦不得眠,若剧者,必反复颠倒,心中懊憹。魏氏连朴丸由黄连(好者)五两,厚朴十两(去粗皮)组成,用生姜十两取自然汁浸煮干,为细末,清面糊为丸,如梧桐子大,每服五七十丸,空心米饮送下。主治泻痢。本方与栀子豉汤均有栀子、香豉两药,均治吐、泻、心烦等症。本方与连朴丸方名相似,组成均有黄连、厚朴,且二者用量之比相同,均为1∶2,主治亦均有泻痢。近代众多医家均扩大其适应范围,如赵绍琴等《温热纵横》用其治湿温病湿热并重,阻滞中焦而致身热心烦,胸脘痞闷,恶心呕吐,大便溏泻,色黄味臭,舌苔黄腻,脉濡数。

【疑难阐释】

1. 关于本方君药 普通高等教育中医药类规划教材《方剂学》、高等中医药院校教学参考丛书《方剂学》等,虽未明言芦根是本方之君药,但已将其摆在首位予以重点论述;中医学院试用教材重订本《中医方剂学讲义》、高等医药院校教材《方剂学》亦未明言黄连、厚朴为君,而将其摆在首位,重点加以阐述。《中医历代方论选》则明确指出黄连、厚朴为方中君药。我们认为此论较为恰当,理由是:①一般来说,方名中的药物大多为君药。②本方所治霍乱乃湿热郁遏中焦,脾胃升降失常所致,方中黄连清热燥湿,一举而湿热俱清,厚朴理气化湿和中,两药合用则热清湿化,气机复常,实乃针对本方证之主病主证而起主要治疗作用,故理应作为君药。③芦根主要作用在肺胃,可清利湿热,生津止渴,其虽有祛湿热之功,而无理气和中之力,故很难胜任君药之职。④芦根重用可以这样理解,一般情况下芦根干者用9~15g;鲜者60~120g。霍乱证多发于夏秋季,此时鲜芦根比比皆是,可随手拈来,故方中很可能用的是鲜芦根,原方二两之剂显然称不上重用。即使为干芦根,与常用量相比剂量也不算特重。

2. 关于霍乱 古代医家把上吐下泻同时并作,病情有挥霍撩乱之征象者称为霍乱。其包括现代烈性传染病"霍乱",也包括一般夏秋季间常见的急性胃肠炎。主要分两类:一是因其能将胃肠中病理性内容物吐泻而出的,叫"湿霍乱";一是腹胀绞痛,烦躁闷乱,想吐吐不出,欲泻泻不下的,称"干霍乱",或称"绞肠痧"。《诸病源候论》卷22曰:"霍乱者,由人温凉不调,阴阳清浊二气,有相干乱之时。"此概括了霍乱的发病机理。连朴饮所治当为湿霍乱。

【方论选录】

1. 赵绍琴,等:"本证属湿热并重,治疗宜清热与燥湿并行。方中黄连、栀子苦寒,清热泻火燥湿。厚朴、半夏、石菖蒲三药相配,苦温与辛温并用,辛苦开泄,燥湿化浊,半夏又有和胃降逆止呕之功。豆豉宣郁透热,芦根清热生津。诸药配伍,为燥湿清热之良方。"(《温病纵横》)

2. 冉先德:"霍乱吐利为本方主证,湿热内蕴为本证病机,而胸脘痞闷,舌苔黄腻,小便短赤,则为湿热的诊断依据。湿热之邪蕴伏中焦,脾胃升降之机失常,遂致胃浊不降而呕,脾不升清而泻,清浊相干而吐泻交作。治法不在止泻止吐,惟求湿热一清,脾胃得和,则诸证自愈。方中用黄连、山栀清热解毒,苦寒燥湿;厚朴、半夏燥湿行滞;菖蒲、香豉芳香化浊;芦根宣肺祛湿,清热生津。合用以成清热燥湿,理气化浊之功。"(《历代名医良方注释》)

3. 李飞,等:"本方所治的霍乱吐泻,乃因湿热蕴中,脾胃升降失调,清浊相混所致。方以连、朴为君,前者性味苦寒,苦能燥湿,寒能清热;后者药性苦温,苦能化湿,温能行气,二者合用,共奏清热化湿,行气和中之效。配伍山栀清热利湿,协黄连以加强清热之力;半夏燥湿化浊,降逆止呕,助厚朴以增强化湿之功,均为臣药。佐以石菖蒲、淡豆豉芳香化湿,芦根清热利湿。方中辛开苦降,温清并用,使湿热得清,脾胃调和,清升浊降,吐泻即止。本方与甘露消毒丹能清热化湿,治疗湿热之证。但本方常用于湿热蕴阻中焦的病证,而甘露消毒丹的范围较广,上焦的咽痛、颐肿,中焦的胸闷、腹胀、吐泻,下焦的淋浊等证,均可应用。"(《中医历代方论选》)

【评议】赵氏着重从清热与燥湿两方面对本方进行较为详尽的论述,但对理气和胃之功则未及,未免有点美中不足。冉氏从本方证之病因病机、主治症状、立法依据等多方面对本方进行了全面、深刻地阐述,尤其是"治法不在止泻、止吐,惟求湿热一清,脾胃得和,则诸证自愈"之论实令后学称道。李氏明确指出黄连、厚朴为方中君药,实为承先启后之说,其将本方与甘露消毒丹进行比较,也言之有据,甚为恰当。

【验案举例】

1. 霍乱转筋 《回春录新诠》:段尧卿之太夫人,患霍乱转筋,年逾七十。孟英自制连朴饮,三啜而瘳。

按语:此案未载脉证,就其所用连朴饮而论,当有脉濡或微数,舌苔白或薄黄,胸痞烦躁,口黏腻而不甚渴,恶心呕吐,泄泻转筋等症。大多属于湿热蕴伏,气滞而痰多。《随息居重订霍乱论·热论》云:"或安享乎醇酒膏粱之奉,则湿热自内而生,宜栀豉汤,黄芩加半夏汤,连朴饮之类。"故以黄连、栀子苦寒清热,合豆豉而消痞除烦;厚朴、芦根理气祛湿;配合菖蒲、半夏以蠲痰。药味不多,取苦辛微温,已概括湿热痰气四者之治。

2. 湿温(湿热并重) 《温病纵横》:某女,43岁。头痛形寒,身热咳嗽咽痒,舌苔黄腻而滑,口渴思饮,胸脘痞闷,两脉濡滑,沉取弦滑而数,两腿清冷,大便滞下不畅。湿温已逾四周,暑湿积滞蕴蓄太甚,拟以芳香宣化。邪实正虚,深恐逆传致变。香豆豉12g,焦山栀4.5g,嫩前胡3g,白蒺藜10g,鲜杷叶10g,金沸草4.5g,制半夏10g,粉甘草4.5g,川连2g,焦薏米10g,白蔻衣4.5g,陈皮6g,赤苓10g,2付。服药后寒热渐减,头痛且晕,咳嗽吐痰如沫,两腿已温,口渴亦减,中脘跃动,按之作痛,舌苔白滑质绛,两脉濡软,按之弦滑数。继用上方加减数付而愈。

按语:湿温病四周未愈,不外治疗失当,或属体质过差。治疗必须以治湿郁为主,即使湿热并重,也宜先用宣阳、化湿、解郁、宣肺和通利三焦之法。俟三焦通,气机畅而湿得化,湿邪一解则热自去矣。若错误地认为清热为主,则湿郁不能解,必迟延愈期。

3. 伏暑晚发 《温病纵横》:某男,10岁。身热七、八日,其势颇壮,中脘胀满,大便溏泄,神错谵语,两脉细弦滑数。伏暑晚发,饮食停滞,此属重证,姑以芳香疏化,以得汗为吉。鲜佩兰4.5g(后下),嫩前胡3g,煨葛根3g,制厚朴4.5g,川连2g,新会皮4.5g,炒枳壳4.5g,保和丸15g(布包),赤苓12g,陈香薷1.5g(后下),1付。服后身热略退,汗泄未畅,啼哭无泪,舌苔黄厚,大便通而不畅,神昏嗜睡,谵语已无,两脉细弱且数,按之无力,伏暑挟滞为寒凉所迫,逆传入里,再拟芳香宣达,以卫疏汗达为吉。前方加减2付。共服11付而病愈。

按语:伏暑秋发,或深秋而发,及冬发皆可称为伏暑晚发。这说明暑热积滞之邪伏藏于内,至秋冷以后而发病。这都说明是当时身体尚健,病邪未能发出,在可发之时,即时发作。治疗方法也是根据当时暑湿蕴热及夹滞、夹食或夹其他邪气而辨证治之。但是总之仍以芳香宣化,祛除暑湿为主。若有寒湿食滞不化时,仍以当时脉、舌及症状给予治疗。

4. 阳痿 《浙江中医学院学报》(1998,1:26):某男,32 岁。结婚 3 年来未育,有阳痿史。平素腰疼肢软,用力后阴部疼痛尤甚,曾用鹿茸及金匮肾气丸均无效,面色黧黑,溲短濒少不爽,苔薄黄腻,脉弦滑。病属脾虚气陷,清气不能上升,湿热下淫而阳痿。法当升举以助气化,治拟清热利湿,调畅气机,连朴饮加味:黄连 5g,厚朴 8g,柴胡 5g,焦栀子 10g,石菖蒲 5g,半夏 10g,乌药 10g,杏仁 6g,陈皮 6g,薏苡仁 30g,茯苓 10g,7 剂。药后外阴疼痛略减,尿量少,脉转小弦,苔薄黄。原方再服 10 剂,阳痿已愈,诸恙均安,次年生育一女。

按语:张介宾曰:"凡男子阳痿不起,亦有湿热炽盛,以致宗筋弛纵为阳痿,经云气化则能出矣。"患者缘于湿热蕴伏,湿困脾土,故治以燥脾土为主。全方苦能燥湿,寒能胜热,能降泄有余之湿火。湿热既除,宗筋刚复,阳痿自愈。

5. 不孕 《浙江中医学院学报》(1998,1:26):某女,30 岁。2 年前患"甲肝",刚怀孕即行"人流术",嗣后一直未受孕,经行愆期,色淡量少。长期服用温补甘肥食物,身体渐丰腴,纳食不香,脘腹胀满,小便短少而频,带下如注,伴有阴痒,大便不实,1 日 2 次,腰酸痛,少腹左侧胀闷,连及两胁,偶有往来寒热,头昏神疲,口苦泛酸,脉弦略滑,苔薄黄腻,妇科诊为附件炎。予连朴饮加减:黄连 5g,厚朴 8g,石菖蒲 6g,焦栀子 10g,半夏 10g,茯苓 10g,陈皮 5g,忍冬藤 30g,瓜蒌皮 10g,柴胡 5g,枳壳 6g,当归 10g,山药 15g。服药 10 剂后,带下已少,色转白,右胁少腹胀痛稍减,尿转清长。再服 10 剂而愈,次年 5 月生下一子。

按语:此证属湿热壅遏中、下焦,湿浊下注,肝脾失调。木郁土壅,湿热流注带脉,痰浊阻滞冲任,肾经失养,气血失调,任脉欠通,不能按时盈溢而为不孕。取连朴饮加味化湿升清,俾脾健湿化,肝胆湿热自清。肝脉调,气机顺,冲脉盛,任脉通,自有孕。

【临床报道】

1. 伤寒、副伤寒 用连朴饮合白虎汤治疗伤寒 74 例,病程最短 8 天,最长 26 天,8~15 天 54 例,15~26 天 20 例。实验室检查:74 例均见血白细胞数减少,嗜酸性粒细胞减少或消失;血和大便细菌培养,40 例检到伤寒杆菌;34 例细菌培养阴性者,血清肥达反应结果为 H 1:160 以上,O 1:80 以上,且恢复期血清效价比发病期均有 4 倍以上的增长。药用:川黄连、淡豆豉各 6g,炒厚朴、姜半夏、炒山栀、石菖蒲、知母各 10g,干芦根、生石膏、生薏苡仁各 30g,生甘草 3g。结果:72 例痊愈(症状消失,体温正常半月以上,实验室检查恢复正常);2 例好转(体温正常或下降 1℃以上,症状好转,实验室检查有改善)。完全退热时间,最短为 3 天,最长 17 天,平均 7.1 天。其中有 1 例复发[1]。另有用连朴饮治疗伤寒与副伤寒 35 例。均为首次发病,无伤寒菌苗接种史。实验室检查:血检白细胞(4~5)×10^9/L 者 23 例,(6~8)×10^9/L 者 12 例;尿检蛋白尿及颗粒管型者 30 例;大便潜血试验阳性者 13 例;伤寒血清凝集反应 O 凝集效价在 1:320,H 凝集效价在 1:320 者 28 例,O 凝集效价在 1:180 以上,H 凝集效价在 1:160 以上者 7 例。药用:黄连、栀子各 10g,厚朴、半夏、淡豆豉、菖蒲各 12g,芦根 15g。结果:35 例全部治愈,服药 4 日热退者 19 例,6 日热退者 16 例,平均退热时间为 5 天。痊愈标准:每周检查血、尿、大便和伤寒血清凝集反应连续 2 次均属正常范围,症状和体征消失,肝功能恢复正常,其中有 3 例 2 周后又复发,经继续治疗获愈[2]。

2. 胃病 用本方治疗脾胃湿热型胃病 39 例,并设对照组 33 例,治疗组药用:黄连

6～8g,黄芩、厚朴、姜半夏、陈皮、淡豆豉各 8～12g,石菖蒲、焦栀子各 4～6g,芦根、茯苓各 20～30g。若恶心、呕吐者,加藿香、姜竹茹;湿重热轻者,去焦栀子,加砂仁、苍术;脾虚者,加炒白术、党参。对照组:予枸橼酸铋钾,每次 110mg,1 日 4 次;雷尼替丁,每次 0.15g,每日 2 次,4 周为 1 疗程。结果:显效 25 例,有效 12 例,无效 2 例,总有效率 94.9%,显效率 64.1%[3]。

【实验研究】

1. 对血管内皮细胞的作用　王氏连朴饮加丹参、赤芍对稳定血管内皮细胞有积极的作用,使舒张和收缩血管的 NO、ET 两类物质保持在平衡的状态,从而间接抑制血小板聚集,抑制血管平滑肌细胞增殖,防止血管发生粥样硬化[4]。

2. 对大鼠实验性发热的影响　取大鼠 60 只,随机分为 10 组,每组 6 只。分别给予达原饮、连朴饮、柴蒿合剂、白虎汤、大黄黄连解毒汤、桃仁承气汤、葛根芩连汤、甘露消毒丹、银翘解毒汤、蒸馏水,观察各组对发热的影响。数据分析结果表明,本实验中,白虎汤无明显解热作用;达原饮有一定的解热作用;甘露消毒丹有显著的解热作用;连朴饮、柴蒿合剂、大黄黄连解毒汤、桃仁承气汤、葛根芩连汤、银翘解毒汤六方有非常显著的解热作用。并且,连朴饮和大黄黄连解毒汤的解热作用显著优于甘露消毒丹和达原饮[5]。

3. 保肝作用　本方能显著改善免疫性肝损伤大鼠肝细胞病理损害:能下调促凋亡基因(Bax)表达,上调抗凋亡基因(Bcl-2)表达,从而抑制肝细胞凋亡;能调节机体失衡的免疫功能,能下调 IL-10、IL-12 的水平。提示本方对免疫性肝损伤大鼠肝脏有明显的保护作用,能减轻免疫性肝损伤时的肝损害,改善肝脏的功能,其抑制肝细胞及调节免疫紊乱可能是其防治病毒性肝炎的作用机制之一[6]。

【附方】蚕矢汤(《霍乱论》卷下):晚蚕砂三钱(9g)　生苡仁　大豆黄卷各四钱(12g)　陈木瓜三钱(9g)　川连姜汁炒二钱(6g)　醋炒半夏　酒炒黄芩　通草各一钱(3g)　焦栀二钱(6g)　陈吴萸炒六分(2g)　地浆或阴阳水煎,稍凉徐服。功用:清热利湿,升清降浊。主治:湿热霍乱,吐泻转筋,口渴烦躁,舌苔黄厚而干,脉濡数。

本方为治霍乱转筋之常用方。所谓霍乱转筋,即霍乱病而足腓肌肉(小腿腓肠肌)拘挛掣引疼痛,甚则连及腹部,而称转筋入腹。本方证乃湿热蕴伏及吐泻伤津所致。治宜清利湿热,升清降浊。方中蚕砂味辛性温,能化浊和胃,止吐泻,常用于湿浊内阻的吐泻转筋,以之为君。王士雄在《霍乱论》卷上谓其"既引浊下趋,又能化浊使之归清,性较鸡矢更优,故余用以为霍乱转筋之主药,颇奏肤功"。木瓜能除湿和中,舒筋活络以缓挛急,除吐泻,常用于湿浊中阻,升降失常之呕吐泄泻,腹痛转筋,以之为臣。《名医别录》谓其"主湿痹邪气,霍乱大吐下,转筋不止"。君臣相配,相得益彰,善治霍乱转筋。薏苡仁甘、淡、微寒,其既能治湿,又能舒筋脉,缓挛急,且可清热;大豆黄卷化湿清热,《神农本草经》卷 2 言其"主湿痹筋挛膝痛"。黄连、黄芩、焦栀三药清热燥湿,半夏燥湿,降逆止呕;通草渗利湿浊,使湿热由下而去;吴茱萸辛热,既可防黄连等苦寒之药伤胃碍湿,又可助半夏降逆,与黄连合用更能降火止呕,以上诸药共为佐药。诸药合用,祛湿清热,升清降浊,舒筋缓急,止呕止泻,故适用于湿热霍乱而见转筋之证。药用地浆或阴阳水煎,取其调中而止吐泻。地浆,亦名土浆,即掘黄土地作深坑,放入新汲水(冷井水)搅浊,少顷取清水用之。《本草纲目》卷 5 言其能治霍乱。阴阳水,又名生熟汤,即新汲水与白沸水各半,和匀。李时珍曰"浊阴不降,清阳不升,使其得平也"(同上),稍凉徐服者,庶可防止量多味重而入胃反吐也。

本方与连朴饮皆为王士雄所创,均出自《霍乱论》,俱为治疗湿热霍乱之主方。所不同的是,连朴饮偏于清热化湿,理气和中,重在和胃止呕;蚕矢汤偏于清热利湿,化浊舒筋,主治霍乱转筋。

参 考 文 献

[1] 吴晋兰,李有福. 连朴饮合白虎汤治疗伤寒 74 例疗效观察[J]. 浙江中医杂志,1993,28(3):111.

[2] 李德俭. 王氏连朴饮加减治疗伤寒与副伤寒 35 例疗效观察[J]. 浙江中医杂志,1985,(6):253.

[3] 孙继铭. 王氏连朴饮加味治疗脾胃湿热型慢性胃炎临床研究[J]. 实用中医内科杂志,2005,19(6):517.

[4] 赵书刚,陈昕,雷开键. 连朴饮对湿热夹瘀型动脉粥样硬化患者血脂及内皮功能影响的研究[J]. 陕西中医,2008,29(6):660-662.

[5] 谭毓治,彭旦明,肖舜玲,等. 九个方剂对大鼠实验性发热的影响[J]. 中国中药杂志,1989,14(5):50.

[6] 高清花,毕静,范虹. 加味连朴饮抗大鼠免疫性肝损伤的作用机理研究[J]. 第三届全国中医药免疫学术研讨会论文汇编:23-27.

(徐传富　徐长化)

当归拈痛汤
(《医学启源》卷下)

【异名】拈痛汤(《兰室秘藏》卷中)、当归止痛汤(《仁术便览》卷1)、当归拈痛散(《郑氏家传女科万金方》卷4)。

【组成】羌活半两(15g)　防风三钱(9g)　升麻一钱(3g)　葛根二钱(6g)　白术一钱(3g)　苍术三钱(9g)　当归身三钱(9g)　人参二钱(6g)　甘草五钱(15g)　苦参酒浸二钱(6g)　黄芩一钱(3g)炒　知母三钱(9g)酒洗　茵陈五钱(15g)酒炒　猪苓三钱(9g)　泽泻三钱(9g)

【用法】上锉如麻豆大,每服一两(30g),水二盏半,先以水拌湿,候少时,煎至一盏,去滓温服,待少时,美膳压之。

【功用】利湿清热,疏风止痛。

【主治】湿热相搏,外受风邪证。遍身肢节烦痛,或肩背沉重,或脚气肿痛,脚膝生疮,舌苔白腻微黄,脉弦数等。

【病机分析】本方主治湿热内蕴,外受风邪,或风湿化热所致之证。风与湿热相搏,流走经络关节,气血不能流通,故遍身肢节烦痛,痛处有灼热感;湿为阴邪,其性重浊而黏滞,易阻滞气机,湿热流注肩背肌腠经络,则肩背沉重;湿热下注,阻遏络脉,故脚气肿痛;湿热毒邪深入血分,血行迟滞,瘀血阻滞,热壅肉腐,瘀热生毒,稽留经脉,聚于脚膝,故脚膝生疮;湿热内蕴,可见舌苔白腻微黄,脉弦数等征象。

【配伍意义】本方主治湿热相搏,外受风邪之证。治宜利湿清热,疏风散邪。方中羌活辛温而气雄,发表力强,以散外受之风邪,尚有胜湿、通利关节而止痛之功,尤其以上部肩背肢节疼痛者佳。《汤液本草》卷3曰:"羌活气雄,治足太阳风湿相搏,头痛、肢节痛、一身尽痛者,非此不能除。"茵陈苦泄下降,善于清利湿热,使之从小便而出,两药相合,疏风清热利湿,可收湿热去、经络疏、痹痛除之功,共为本方君药。猪苓、泽泻淡渗利水,且性寒又可泄热,下焦湿热尤为适宜。黄芩、苦参两药既可清热邪,又可燥湿邪,苦参还可清下焦湿热,通利小便,使湿热从小便而出。防风、升麻、葛根三药解表疏风,配合羌活则疏风解表之力更强。以上诸药合用,外可散风邪,内可除湿热,共为臣药。脾主运化,湿邪内阻则脾之运化无力,湿邪更加滞而不行,聚而不散。白术、苍术健脾燥湿,标本兼顾,健脾则脾之运化有力,湿邪不再内停,燥湿则可去已停之水湿。外受风邪,内蕴湿热,邪气壅阻,内外合邪每致气血耗损,加之方中辛香走窜药、苦燥药、渗利药等皆易耗伤人之气血,为了使邪去而正不伤,故又以人参、当归益气养血,扶正祛邪,且当归质润,又可制诸药之燥。此外当归还有活血止痛之功,寓"医风先医血,血行风自灭"(《妇人良方大全》卷3)之意,知母苦寒而不燥,与上药相协,清热养阴之力益著,以上共为佐药。甘草为佐使药,既可调和诸药,又可加强人参、白术等益气健脾之功。共奏利湿清热,疏风散邪之功。

本方为汤剂,止痛效果较好,可以拈除疼痛,故名拈痛汤。正如《增补内经拾遗方论》卷4所说:"当归和气血药也,气血各有所归,则经络流通而痛止,如手拈去也,故云然。"

本方配伍特点是:表里同治,邪正兼顾。则外可散风邪,内可降湿热。散风清热利湿,以去其邪;益气健脾养血,以扶其正。

【临床运用】

1. 证治要点 本方为治疗风湿热痹及湿热脚气初起的常用方剂,临床应用时以肢节沉重肿痛,舌苔白腻微黄,脉数为证治要点。

2. 加减法 若脚膝肿甚者,加防己、木瓜以祛湿消肿;身痛甚者,加姜黄、海桐皮以活血通络止痛;关节痛甚者,加乳香、没药以活血行气止痛;关节肿胀者,加生地、大腹皮、薏苡仁以清热利湿消肿;局部灼热重者,加金银花、连翘、生石膏以清热解毒。

3. 现代临床对风湿性关节炎、类风湿性关节炎及痛风、下肢皮肤病、脚气、疥癣内攻等属风湿而兼有湿热者,可用本方加减治疗。

【使用注意】 风寒湿痹证,忌用本方。

【源流发展】 张元素为金代名医,为教其门人,乃著《医学启源》一书,书中列举两首方剂,示人以比证立方之道,其一便是当归拈痛汤,以之治疗"湿热为病,肢节烦痛,肩背沉重,胸膈不利,遍身疼,下注于胫,肿痛不可忍"。张元素之高足李杲秉承师教,将此方收入《医学发明》卷8中。除升麻、苍术、黄芩、白术四药之剂量微有差别外(升麻改一钱为两钱,苍术改三钱为两钱,黄芩改一钱为五钱,白术改一钱为一钱半),其余如方名、组成、各药剂量、主治、用法、用量等完全相同。但《兰室秘藏》卷中收载此方时改名为"拈痛汤",其内容完全同《医学发明》。后世医家均对本方甚为推崇,并在组成、剂量、主治等方面有所变化。《景岳全书》卷57所载同名方在组成药物剂量上除较《兰室秘藏》卷中稍有改动(防风、归身、知母、猪苓、泽泻皆减半,白术改一钱为一钱半)外,余皆完全相同。《古今图书集成·医部全录》卷227将《兰室秘藏》卷中之各药用量缩小到十分之一,即将钱改为分,并加茯苓三分以健脾渗湿,主治同前。《医宗金鉴·外科心法要诀》卷70将本方加黄柏以清热除湿,治腿游风之两腿内外忽生赤肿,形如堆云,焮热疼痛。另外,《医略六书》卷24之当归拈痛汤,较本方少升麻、葛根、人参、甘草、苦参、知母、茵陈,多黄柏酒炒一钱半。治湿热脚气,表邪不解,脉浮数者。如此大刀阔斧地砍杀而功用、主治皆未发生大的变化,可见该书作者对原方研究之深,体会之切,已到了游刃有余的地步。《丹台玉案》卷2将本方去苦参、黄芩、猪苓、泽泻四味清热利湿药,加黄芪、黄柏、玄参、茯苓四味益气健脾,清热祛湿药,并制为散剂,名当归拈痛散,治湿热为病,肢节烦痛,肩背沉重,流注足胫,痛不可忍,口干壮热,两足湿毒疮痛痒而兼脾虚不运者。《郑氏家传女科万金方》卷4将本方加健脾渗湿之茯苓,制为散剂,名当归拈痛散,治两足或左或右,忽肿而痛者,乃湿热也,恐成脚气(《仁术便览》卷1将本方加茯苓,名当归止痛汤）。《医宗金鉴·杂病心法要诀》卷39，将本方疏风药去掉，加健脾祛湿药防己、茯苓，亦名当归拈痛汤，治湿热脚气而形气虚者。在主治方面，历代医家根据原方有利湿清热、疏风止痛之功用及湿热相搏，外受风邪之方证病机，大大发展了其适应病机。如《玉机微义》卷15用本方治风湿热毒浸淫，疮疡下注，湿毒脚气生疮赤肿，里外臁疮，脓水不绝，或痒或痛，脉沉紧实数动滑者；《医方考》卷5用本方治脚气疼肿，湿热发黄；《外科正宗》卷3用本方治湿热下注，腿脚生疮，赤肿作痛，或腰脚酸痛，或四肢遍身重痛，或下部顽麻作痒，或成血风；《医宗金鉴·外科心法要诀》卷70用本方治腿游风，症见两腿里外忽生赤肿，形如堆云，焮热疼痛。以上无论内科病还是外科病，尽管症状千变万化，但万变不离其宗，即它们的病因病机是一致的，这就是师其法而不泥其方，一方治多病的真谛所在。

【疑难阐释】

1. 关于本方出处 众多医家皆以为本方是东垣方。如明·徐用诚《玉机微义》卷15，清·汪昂《医方集解·利湿之剂》、清·吴仪洛《成方切用》卷7下、谢观《中国医学大辞典》等皆执此见。普通高等教育中医药类规划教材《方剂学》亦言本方出自《兰室秘藏》。中医研究所、广州中医学院主编的《简明中医辞典》、《中医大辞典·方剂分册》则言本方出自《医学发明》。实则东垣之师张元素在《医学启源》一书中已有本方的记载，而《兰室秘藏》、《医学发明》中的当归拈痛汤均引自《医学启源》，故组成、用法、主法皆同，只是方中升麻、白术、苍术、黄芩四药之量稍有出入。因此，我们认为本方应出自《医学启源》卷下，为张元素所拟。

2. 关于本方所治之"脚气" "脚气"又名"脚湿气"，生于足趾，由湿热下注或接触湿毒邪气而发。初病足趾间有小水疮，痒甚，经擦破后则流水，局部可有脱屑或结痂。因反复发作趾间湿烂，故又称"水渍疮"。脚湿气常有继发性感染，重症渗出液显著增多，并有特殊臭味，局部皮肤易擦烂露出红色糜烂面，局部渐肿，甚至连及足面，名为"臭田螺"。也有叫"香港脚"的。另有一种脚湿气，趾间干燥，局部皮肤粗糙脱屑，气候寒冷时，容易出现皲裂。

【方论选录】

1. 张元素："经云：湿淫于内，治以苦温，羌活苦辛，透利关节而胜湿；防风甘辛，温散经络中留湿，故以为君。水性润下，升麻、葛根苦辛平，味之薄者，阴中之阳，引而上行，以苦发之也。白术苦甘温，和中除湿；苍术体轻浮，气力雄壮，能去皮肤腠理之湿，故以为臣。血壅而不流则痛，当归身辛温以散之，使气血各有所归。人参、甘草甘温，补脾养正气，使苦药不能伤胃。仲景云：湿热相合，肢节烦痛。苦参、黄芩、知母、茵陈者，乃苦以泄之也。凡酒制药，以为因用。治湿不利小便，非其治也，猪苓甘温平，泽泻咸平，淡以渗之，又能导其留饮，故以为佐。气味相合，上下分消，其湿气得以宣通矣。"（《医学启源》卷下）

2. 吴昆："脚气疼肿，湿热发黄者，此方主之。脚气内壅，故令疼肿；湿热不得泄越，故令发黄。是方也，羌活、防风、升麻、葛根、苍术，皆辛散之剂也，可以泄越壅塞之脚气；苦参、黄芩、茵陈、知母，皆苦寒之品也，可以解除内壅之湿热；泽泻、猪苓、白术，乃淡渗物耳，能导利下焦之湿；当归、人参、甘草者，所以养血于败坏之余，益气于泄越之后也。"（《医方考》卷5）

3. 汪昂："当归拈痛汤，治湿热相搏，肢节烦痛，肩背沉重，或偏身疼痛，或脚气肿痛，脚膝生疮，脓水不绝，及湿热发黄，脉沉实紧数动滑者。……此足太阳、阳明之药也。原文羌活透关节，防风散风湿为君。升、葛味薄引而上行，苦以发之，白术甘温和平，苍术辛温雄壮，健脾燥湿为臣。湿热和合，肢节烦痛，苦参、黄芩、知母、茵陈苦寒以泄之，酒炒为因用。血壅不流则为痛，当归辛温以散之，人参、甘草甘温补养正气，使苦寒不伤脾胃。治湿不利小便，非其治也。猪苓、泽泻甘淡咸平，导其留饮为佐，上下分消其湿，使壅滞得宣通也。"（《医方集

解·利湿之剂》)

【评议】张氏对本方之论述比较详尽、透彻,充分体现了其辨证立方之道,对后学大有启迪。吴氏之论不出张氏之右,但较为简要,使人一目了然,其言本方治脚气疼肿,湿热发黄,又是本方主治上的发展。汪氏集前人之大成,大大扩展了本方的适应范围,对本方之药物配伍意义的分析比较详尽,多为后人所采纳。

【验案举例】

1. 脚气 《名医类案》卷6:东垣治一朝贵,年近四十,身体充肥,脚气始发,头面浑身支节微肿,皆赤色,足胫赤肿,痛不可忍,手近皮肤其痛转甚,起而复卧,卧而复起,日夕苦楚。春间,李为治之,其人以北土高寒,故多饮酒。积久伤脾,不能运化,饮食下流之所致。投以当归拈痛汤一两二钱,其痛减半。再服,肿悉除,只有右手指末微赤肿。以三棱针刺指爪甲端多出黑血,赤肿全去。

《名医类案》卷6:罗治中书粘合公,年四旬。体干魁梧,春间从征至扬州,偶脚气忽作,遍身肢体微肿,其痛手不能近,足胫尤甚,履不任穿跣以骑马,控两蹬而以竹器盛之,困急。东垣曰:《内经》有云,饮发于中,胕肿于上。又云,诸痛为实,血实者宜决之。以三棱针数刺其肿上,血突出高二尺余,渐渐如线流于地,约半升许,其色紫黑,顷时肿消痛减。以当归拈痛汤一两半服之,夜得睡,再服而愈。

2. 脚痛 《名医类案》卷6:予友人佘近峰,贾秣陵,年五十余。患脚痛,卧不能起,年余。胫与腿肉俱消,邑医徐古塘昔患痹疾,治愈,求其成方,初用当归拈痛汤二服效,次用十全大补汤加栀子、防己、牛膝、萆薢,朝用六味地黄丸加虎胫骨、牛膝、川萆薢、鹿角胶,服三年,矍铄如初。徐书云,久久服之,自获大益,幸勿责效于旦夕。信然。

《续名医类案》卷4:张路玉治沈汝楫子,夏月两膝胫至脚痛极僵挺,不能屈者十余日,或用敷治之法不效。其脉软大而数。令拭去敷药,与当归拈痛汤二剂,汗出而愈。

按语:本方主治之脚气乃由湿热下注或接触湿毒邪气而发。案1前者多饮酒,积久伤脾,不能运化,湿浊内停,聚而化热,湿热下注所致。故与当归拈痛汤一服而其痛减半,再服而肿悉除。后者从患者"体干魁梧,春间从征至扬州,偶脚气复作",知此疾为接触湿毒邪气而发。因体实邪盛,故先用三棱针刺其肿上以决之,继服当归拈痛汤而愈。案2为脚痛,亦脚气之类,前例乃平素气血不足,肝肾亏损,又感风湿热邪所致,故用当归拈痛汤泻其湿邪以治标,次用十全大补汤补气血益肝肾以治本,勿为"脚气无补法"所拘。后例病发于夏月,夏暑之季湿气较甚,湿热交蒸,留注膝胫脚足,故两膝胫至脚痛极僵挺,不能屈伸,用当归拈痛汤祛其湿热而病愈。

3. 遍身痛 《名医类案》卷7:江应宿治休宁程群膏长子,十八岁,遍身疼痛,脚膝肿大,体热面赤。此风湿相搏也,与当归拈痛汤二三服,热退而愈。

《续名医类案》卷13:龚子才治张太仆每天阴即遍身痛如锥刺,已经数年,左脉微数,右脉洪数。乃血虚有湿热也,以当归拈痛汤加生地、白芍、黄柏,去人参。数剂而愈。

按语:前例之遍身疼痛,脚膝肿大,体热面赤,为风湿相搏所致,故与当归拈痛汤祛风除湿而愈。后例之遍身痛乃血虚有湿热所致,故用当归拈痛汤以利湿清热,祛风止痛,又加生地、白芍、黄柏等养血清热,使数年之疾得以数剂而愈。

【临床报道】

一、内科

1. 痹证 当归拈痛汤加减治疗湿热痹50例。抗链"O"试验高于500U。药用:茵陈

30g,白术、茯苓、猪苓各15g,泽泻10g,羌活、防己、当归各15g,升麻、黄芩各10g,苦参、知母各15g,葛根20g,苍术15g,甘草10g。结果:痊愈27例,临床症状消失,抗"O"化验正常,追访未复发;基本痊愈13例,临床症状基本消失,抗"O"化验接近正常;好转7例,临床症状明显减轻,抗"O"化验亦趋下降;无效3例,临床症状及抗"O"化验均无变化或恶化。总有效率94%[1]。徐氏用当归拈痛汤加减治疗湿热痹24例,结果:治愈(关节红肿热痛及全身症状消失,血沉正常,行走活动自如)11例,占45.8%;显效(关节红肿灼热消失,关节微痛,血沉正常)6例,占25%;有效(关节肿痛灼热及全身症状有不同程度改善,血沉有不同程度下降)5例,占20.8%;无效2例,占8.4%。总有效率91.6%。药用:当归12g,羌活12g,防风10g,猪苓15g,泽泻20g,黄芩12g,葛根15g,苍白术各10g,苦参20g,知母12g,防己12g,蚕沙15g。热盛去防风、白术,加石膏、生地、银花藤、桂枝;湿盛加萆薢、薏苡仁、五加皮;四肢痛加威灵仙、桑枝;下肢痛加牛膝、黄柏、黄芩;皮肤红斑结节加牡丹皮、赤芍;发热加柴胡;肿痛日久加蜈蚣、地龙;身体浮肿加麻黄、石膏[2]。

2. 白塞综合征 本方治疗白塞综合征24例,其中湿热型14例,瘀血型6例,寒湿型4例。外配熏洗药物。结果:瘀血型与湿热型效果较好,痊愈15例,好转3例,无效2例,有效率90%;寒湿型效较差,好转2例,无效2例,有效率50%[3]。

3. 血尿 用当归拈痛汤治疗血尿53例,病程最短2个月,最长5年。所有患者均经西医检查确诊,全部病例均以血尿为主,镜下血尿为红细胞>5个/HP。药用:羌活、茵陈、黄芩、炙甘草、防风、猪苓、泽泻、知母、当归、升麻、葛根、苦参、蒲公英、苍术、白术。1~2周为1疗程。结果:显效(镜下红细胞完全消失,或不超过5个/HP)30例,有效(肉眼血尿变为镜下血尿,镜下血尿仅为治疗前1/2)19例,无效(治疗后红细胞变化不明显或加重)4例。总有效率93%[4]。

4. 深静脉血栓形成 用当归拈痛汤辨证治疗深静脉血栓形成26例。对同期治疗的36例患者,随机分为治疗组26例和对照组10例。治疗组药用当归20g,川芎15g,防风15g,升麻10g,猪苓20g,泽泻15g,茵陈20g,黄芩15g,葛根10g,苍术20g,白术15g,苦参20g,白参15g,知母15g,甘草10g。对照组用注射用精制蝮蛇抗栓酶治疗。以上两组均3周为1疗程。结果:痊愈(治疗后症状完全消失,追察3个月以上未见复发),治疗组15例,对照组6例;显效(局部症状基本消失),治疗组6例,对照组1例;好转(症状好转1/2以上),治疗组3例,对照组2例;无效(症状未见改善,或有加重),治疗组2例,对照组1例。总有效率:治疗组92.3%,对照组90%[5]。

5. 血栓性浅静脉炎 用当归拈痛汤治疗60例血栓性浅静脉炎患者,发病部位为上肢6例,下肢54例(其中单下肢32例,双下肢22例)。方药:①内治法:当归15g,黄柏10g,茵陈15g,苍术15g,白术15g,猪苓10g,泽泻10g,升麻10g,葛根10g,苦参10g,羌活10g,防风10g,赤芍15g,地龙15g,知母10g,甘草6g。随证加减:热毒重加金银花、连翘、蒲公英;肿甚加防己、萆薢;静脉结节明显可加穿山甲、王不留行;有气虚征象加黄芪、党参。②外治法:外敷金黄膏,1天1次。结果:治愈25例(41.7%),显效21例(35%),有效12例(20%),无效2例(3.3%),总有效率96.7%[6]。

6. 痛风 本方加虎杖、油松节、宣木瓜、忍冬藤,治疗痛风40例。所有患者血尿酸均大于76mg%(6~9mg%),伴痛风结石6例,患肢关节有痛风骨病变17例。结果:痊愈7例,有效29例,无效4例。有效率达90%。疗程最短20天,最长98天,多数在33~40天。血尿酸恢复正常33例,其中最快2周,多数在3个月以上[7]。当归拈痛汤与蚣合膏内外合治痛风性关节炎 42 例,处方:当归、茵陈、川芎各 12g,羌活、防风、葛根、知母各 10g,秦艽、猪苓、泽泻、苍术各 15g,黄芪、白术各 30g,甘草 6g。待红肿疼痛症状控制后,再随证加减:脾肾亏虚者宜补益脾肾,益气养血,加山药、淫羊藿;湿滞经络,出现酸胀困楚,伸屈不利,加薏苡仁、萆薢。中药外敷用蚊合膏。处方:五倍子 30g,大黄、黄柏各 5g,冰片 5g。诸药研成粉状,依据肿痛面积将药粉掺入米醋调成糊状,涂于油布上厚药 4mm,敷于患处,包扎,2 天换药 1 次。结果:临床治愈 37 例,显效 4 例,有效 1 例。其中 4 例病程长、每年均反复发作者,在每年的发作前内服中药 1 个月,连续治疗观察 3 年,再无复发[8]。

二、妇科

阴痒 本方加减治疗阴痒 520 例,其中湿热下注型 147 人,占 28.4%;肝胆湿热型 255 人,占 49%;血虚湿热型 80 人,占 15.3%;阴虚湿热型 38 人,占 7.3%。药用:原方加黄柏、穿心莲、水芹菜、仙人掌,随证加减。外用苦参二黄汤(苦参、大黄、白芷、青蒿、艾叶、黄连、桉树叶)熏洗。结果:痊愈 480 例(外阴瘙痒消失,阴道分泌物减少,白带检查正常,未发现滴虫、真菌,1 年后随访未复发),占 92.3%;显效 38 例(外阴瘙痒消失或减轻,白带仍多,但检查无异常发现),占 7.3%;无效 2 例(查白带滴虫、真菌＋＋),占 0.4%。总有效率 99.6%[9]。

三、皮肤科

1. 神经性皮炎 当归拈痛汤治疗神经性皮炎 30 例,病程最长 21 年,最短 8 个月,用西药治疗效果不佳者。药用苍术 10g,羌活 10g,苦参 15g,防风 10g,黄芩 10g,知母 10g,甘草 6g,升麻 6g,葛根 12g,白术 10g,猪苓 10g,茵陈 10g,泽泻 10g,当归 10g,党参 10g,15 天为 1 疗程。血热重者去党参、白术,加牡丹皮、紫草、生地;燥胜者去羌活、防风、党参,加首乌、枣仁。结果:随访 1 年,痊愈(症状消失,皮肤恢复正常)22 例,占 73.3%;有效(全身症状减轻,皮肤损害范围缩小)7 例,占 23.3%;无效(服药 1 疗程,症状无减轻)1 例,占 0.3%[10]。

2. 脓疱疮 当归拈痛汤加减治疗脓疱疮 86 例。药用:当归、羌活、防风、白术、苍术、知母、升麻、党参各 3～5g,苦参、黄芩、猪苓、泽泻各 5～10g,葛根、茵陈各 10～15g,甘草 2～3g。水煎,分早、晚服。第 3 次将药渣煎水外洗患处。皮疹初期去白术、党参,加土茯苓、紫花地丁、野菊花、银花各 10g;化脓期加白芷、桔梗、皂刺 3～5g;结痂期加地肤子、蝉蜕各 3～5g。结果:86 例全部治愈。全身症状消失,皮疹初期服药后水疱消退,不发展成脓疱;或脓疱已成,破溃后结痂,不再发生新的脓疱,脓痂经 1 周左右脱落为治愈[11]。

3. 皮疹 当归拈痛汤加减治疗湿疹 47 例,病程最长 3 年,最短 5 天;发于头面 15 例,全身 7 例,手背 10 例,下肢 12 例,阴囊 3 例;风热型 24 例,湿热型 10 例,血热型 8 例,血虚风燥型 5 例。药用:风热型:当归、防风各 10g,茵陈蒿 12g,升麻 6g,苦参 12g,黄芩 10g,葛根 15g,知母 10g,泽泻 12g,生石膏 30g,生地 15g,牡丹皮 10g,甘草 3g。湿热型:当归、羌活、防风各 10g,升麻 6g,葛根 15g,苦参 12g,苍术 10g,泽泻、猪苓各 12g,白术 10g,茵陈蒿 12g,薏苡仁 15g,厚朴 10g,赤小豆 15g,甘草 6g。血热型:当归、羌活、防风、苦参各 10g,葛根 15g,黄芩、苍术、泽泻各 10g,升麻 6g,紫草、槐花、地骨皮各 10g,甘草 6g。血虚风燥型:当归、防风、白术、苦参各 10g,泽泻 12g,猪苓 10g,党参 12g,首乌、丹参、玄参各 15g,乌梢蛇 10g,甘草 6g。结果:痊愈(皮损完全消退,仅留暂时色素沉着,自觉症状消失,追访未复发)38 例,显效(皮损大部分消退,无新的皮疹出现,自觉症状基本消失)5 例,有效(皮损部分消失或减轻,时有瘙痒)2 例,无效(皮损无变化)2 例。总有效率 95.7%。服药最少 5 例,最多

32剂[12]。杨氏用本方加减治疗湿热型荨麻疹和药疹15例,热重加金银花、蒲公英;湿重加薏苡仁、车前子、竹叶;有积滞加大黄。结果:痊愈11例,好转3例,无效1例[13]。胡氏用本方加减治疗湿疹样皮炎、瘙痒症41例,风重痒剧者加蜈蚣、乌梢蛇;湿重加萆薢、白鲜皮;热重去苍术、羌活,加蒲公英、忍冬藤;胃肠湿热加黄连、鱼腥草;气血两虚加黄芪、党参、首乌、丹参;皮损严重者,将药渣煎水洗患处。结果:治愈13例,好转24例,无效4例,总有效率90%[14]。

4.臁疮 本方加减治疗臁疮18例,若病变部位在太阳经,加羌活、防风;阳明经加升麻、白芷、葛根;少阳经加柴胡;厥阴经加吴茱萸、川芎、青皮;太阴经加苍术、白芍;少阴经用独活、细辛。局部常规换药,适当加压包扎。结果:痊愈10例,好转5例,无效3例[15]。王氏用加减当归拈痛汤,辨证施治治疗臁疮13例。药用:当归20g,茵陈、葛根各30g,黄柏、苦参、连翘、猪苓各12g,炒苍术、防风、羌活、知母各10g,木瓜25g,升麻3g。若气虚加黄芪、党参;肾亏加熟地、山萸肉;筋骨痿软加怀牛膝、虎胫骨。结果:其中6例初期患者,平均服药15剂皆痊愈;7例中期患者,平均服药23剂,6例痊愈,1例好转[16]。

5.其他 肖氏用当归拈痛汤加减治疗皮肤结节性红斑2例,一例服药25剂,一例35剂,皆获痊愈[17]。

【实验研究】对类风湿关节炎大鼠血清的影响:用当归拈痛汤及拆方观察实验性大鼠足肿胀的抑制作用,检测血清相关炎性细胞因子白细胞介素1β(IL-1β)和肿瘤坏死因子α(TNF-α)的水平。实验分析表明:当归拈痛汤及拆方在类风湿性关节炎大鼠中可以下调致炎因子1L-1β和TNF-α的水平,提示这可能与该药抑制实验性类风湿性关节炎病情进展密切相关[18]。

【附方】宣痹汤(《温病条辨》卷1):防己五钱(15g) 杏仁五钱(15g) 滑石五钱(15g) 连翘三钱(9g) 山栀三钱(9g) 薏苡仁五钱(15g) 半夏三钱(9g) 晚蚕沙三钱(9g) 赤小豆皮三钱(9g)乃谷中之赤小豆,味酸肉赤,冷水浸取皮用 水八杯,煮取三杯,分温三服。痛甚者加片子姜黄二钱(6g),海桐皮三钱(9g)。功用:清热祛湿,通络止痛。主治:湿热蕴于经络,寒战热炽,骨节烦疼,面目萎黄,舌色灰滞等。

《温病条辨》有两首宣痹汤,一首见于卷1上焦篇,由枇杷叶二钱,郁金一钱五分,射干一钱,白通草一钱,香豆豉一钱五分组成,主治太阴湿温,气分痹郁而哕者;一首见于卷2中焦篇,即本方。本方虽载于《温病条辨》,实则来源于《临证指南医案》,只是叶氏未出方名。《临证指南医案》卷5:"徐,温疟初愈,骤进浊腻食物,湿聚热蒸,蕴于经络,寒战热炽,骨骱烦疼,舌起灰滞之形,面目痿黄色,显然湿热为痹。仲景谓湿家忌投发汗者,恐阳伤变病。盖湿邪重着,汗之不却,是苦味辛通为要耳。防己、杏仁、滑石、醋炒半夏、连翘、山栀、苡仁、野赤豆皮。"两方中只一味药之差,主治亦相同。方中防己清热利湿,通络止痛,为君药;滑石、薏苡仁甘寒淡渗,助君药清热利湿之功,杏仁宣肺利气,使气化湿亦化,共为臣药;蚕沙、半夏、赤小豆皮除湿化浊,连翘、栀子清泄郁热,共为佐药。诸药合用,共奏清热祛湿,通络止痛之功。痛甚加片子姜黄、海桐皮以宣络而止痛。本方为苦辛通法,可使湿祛热清,经络宣通,则痹痛自愈,故名"宣痹汤"。当归拈痛汤与宣痹汤均为治疗湿热痹证之常用方。前者利湿清热之中兼能疏风,故主治湿热痹见有风湿表证者;后者利湿与清热并重,故主治湿热痹而不兼风邪者。

参 考 文 献

[1] 李国平.当归拈痛汤治疗湿热痹50例[J].辽宁中医杂志,1990,(3):18.

［2］徐心仁．当归拈痛汤加减治疗湿热痹 24 例［J］.四川中医,1986,(1):44.

［3］孙永安,戚德兵．当归拈痛汤加味治疗白塞氏综合征［J］.四川中医,1995,(3):35.

［4］单翠花,孙向春．当归拈痛汤治疗血尿临床观察(附 53 例疗效分析)［J］.黑龙江中医药,1986,(5):26.

［5］李静芳,曲大鹏．当归拈痛汤治疗深静脉血栓形成疗效观察［J］.黑龙江中医药,1986,(5):17.

［6］徐向孜,郑乃更．当归拈痛汤治疗血栓性浅静脉炎 60 例疗效观察［J］.山东医药,2005,45(23):39.

［7］夏涵．当归拈痛汤加减治疗痛风 40 例疗效小结［J］.中医杂志,1987,(2):60.

［8］智良,刘红军,李会奇,等．当归拈痛汤与蚁合膏治疗痛风性关节炎 42 例［J］.新中医,2005,37(1):78.

［9］凌绥百．辨证治疗阴痒 520 例［J］.浙江中医杂志,1986,21(7):303.

［10］杨凌阁．当归拈痛汤治疗神经性皮炎 30 例［J］.湖南中医杂志,1992,(4):42.

［11］石林阶．当归拈痛汤加减治疗脓疱疮 86 例［J］.湖南中医杂志,1990,(6):42.

［12］龚景林．当归拈痛汤加减治疗湿疹 47 例［J］.湖北中医杂志,1986,(1):21.

［13］杨书杰．当归拈痛汤治疗湿热型荨麻疹和药疹 15 例疗效观察［J］.黑龙江中医药,1992,(2):38.

［14］胡光志．当归拈痛汤治疗皮肤病［J］.四川中医,1989,7(8):43.

［15］李文富,严禄年．当归拈痛汤治疗臁疮 18 例报告［J］.新疆中医药,1995,(3):25.

［16］王德隆．加减当归拈痛汤治疗臁疮 13 例［J］.浙江中医杂志,1982,(11-12):509.

［17］肖进顺．当归拈痛汤治疗皮肤结节性红斑［J］.云南中医杂志,1986,(2):34.

［18］袁立霞．当归拈痛汤及拆方对类风湿性关节炎大鼠血清 IL-1β 和 TNF-α 的影响［J］.中华中医药学刊,2008,26(6):1213-1214.

(徐长化)

二 妙 散
(《丹溪心法》卷 4)

【异名】二妙苍柏散(《医学入门》卷 7)、苍柏散(《疡科选粹》卷 5)、二妙丸(《医学纲目》卷 20 引朱震亨方)、苍柏二妙丸(《症因脉治》卷 3)。

【组成】黄柏炒　苍术米泔水浸,炒(各 15g)。

【用法】上二味,沸汤,入姜汁调服(现代用法:为散剂,各等分,每次服 3～5g,或为丸剂,亦可作汤剂,水煎服)。

【功用】清热燥湿。

【主治】湿热下注证。湿热走注之筋骨疼痛,或湿热下注,两足痿软无力,或足膝红肿热痛;或湿热带下;或下部湿疮,湿疹,小便短黄,舌苔黄腻。

【病机分析】本方所治诸证,皆为湿热下注所致。《素问·生气通天论》云:"湿热不攘,大筋软短,小筋弛长,软短为拘,弛长为痿。"湿热相搏,着于下肢而成湿热下注;阻于经脉、筋骨,则筋骨疼痛,足膝红肿热痛。湿热不攘,筋脉弛缓,则两足痿软无力,而成痿证。若湿热下注带脉、前阴,则带下浑浊,腥臭,或下部湿疮。小便短黄,舌苔黄腻,皆系湿热下注之象。

【配伍意义】本方以黄柏苦寒清除湿热为君药,因寒能清热,苦以燥湿,且偏走下焦,尤对骨节走痛,足膝酸痛无力为妙,其散阴分之火,清下部之热,除足膝之湿,为治下焦湿热要药。苍术苦温,善能燥湿。或问,既为湿热下注之证,何以用苦温之苍术为臣药?其一,因诸湿肿满,皆属于脾,湿邪为患,健脾即所以祛湿,苍术苦温香燥,燥湿健脾,使脾之健运功能恢复,则湿无由生,湿去则热无所附,热易消除,此治本之图。张秉成云:"湿热之邪,虽盛于下,其始未尝不从脾胃而起,故治病者,必求其本,清流者,必洁其源"(《成方便读》卷3》)。正此意也。其二,黄柏、苍术乃治痿要药,凡去下焦湿热,肿胀作痛,当清热燥湿,不宜应用强筋壮骨之品。用苦寒之黄柏清热燥湿,以避免过燥损液,使清热而无寒凝之弊;以苦温之苍术燥湿运脾,健运而无克伐肠胃之害,苦温而无动火之虞。两药配伍,阴阳相济,寒温协调,合成清热燥湿,标本兼顾,使热祛湿除,诸证自愈。佐以生姜汁辛温,其一制黄柏苦寒之性,其二固护胃气。全方合用,凡湿热内盛或湿热下注致病均可应用。本方组方严谨,药少力专,君臣药味可颠倒变换,有相辅相成之妙。

本方以黄柏、苍术两药治湿热下注,功效显著奇妙,故名。此外,本方用法中指出:"若痰热者,先以舟车丸,或导水丸、神芎丸下伐,后以趁痛散服之。"导水丸(《丹溪心法》卷2)又名神芎导水丸,药用大黄、黄芩各二两,丑末、滑石各四两,为末,滴水丸,每服四五十丸,温水下。而"神芎丸,大黄、黄芩、滑石、牵牛,右为末,滴水为丸"(《丹溪心法》卷3)。显然,导水丸即神芎丸,功能清热泻下。"趁痛散:乳香、没药、桃仁、红花、当归、地龙酒炒、牛膝酒浸、羌活、甘草、五灵脂酒淘、香附童便浸,或加酒芩、炒酒柏。右为末,酒调二钱服"(《丹溪心法》卷4)。从舟车丸、导水丸、趁痛散诸方分析,主要是加强利水除湿清热、活血行气通经作用,这更利于二妙散发挥治疗作用。

【临证运用】

1. 证治要点　本方以湿热下注之痿、痹、脚气、带下、湿疮而见小便短赤、足膝肿痛、舌苔黄腻为证治要点。

2. 加减法　湿重于热以苍术为君药,用量可大于黄柏;如热重于湿,则以黄柏为君,用量可大于苍术;湿热并重者,两药等量。若湿热痿证,可加豨莶草、木瓜、怀牛膝、萆薢等,以祛湿热,强筋骨;若湿热脚气,可加薏苡仁、木瓜、槟榔等,以渗湿泄浊;若湿热带下可加赤茯苓、栀子、薏苡仁、车前子等,以渗湿止带;若下部湿疮、湿痒可加龙胆草、泽泻、赤小豆、土茯苓以祛湿热,解疮毒。

3. 本方现常用治关节炎、腰膝关节骨质增生、痛风、腓肠肌痉挛、阴囊炎、阴道炎、慢性盆腔炎等病机属湿热者。

【使用注意】本方主治湿热下注病证,若属寒湿为患者不宜使用。

【源流发展】本方载《丹溪心法》卷4痛风门,原书谓:"二妙散治筋骨疼痛因湿热者,有气加气药,血虚者加补药,痛甚者加生姜汁热辣服之。……二物皆有雄壮之气,表实气实者,加酒少许佐之。"但早于本方的元·危亦林《世医得效方》卷9脚气门中所载苍术散,亦为苍术、黄柏两味组成,但不用姜汁调服。该书谓"苍术散治一切风寒湿热,令足膝痛或赤肿,脚骨间作热痛,虽一点,能令步履艰苦及腰膝臀髀大骨疼痛,令人痿躄,一切脚气,百用百效。"危亦林与朱震亨为同一时代人,危氏较朱氏长4岁。《世医得效方》刊行于1345年,《丹溪心法》刊行于1481年,两书相比较,危氏之方较朱氏方早136年。由此可以看出两方之间的源流关系。

在《丹溪治法心要》卷3腰痛门中,朱震亨另有一首苍术汤。"治湿热腰腿疼痛,两胁搐急,露卧湿地,不能转侧。苍术汤:苍术、黄柏、柴胡、附子、杜仲、川芎、肉桂,作汤服之。"从其组成、主治来看,当是二妙散较早的加味应用。

其后,明·虞抟所著《医学正传》卷5将本方加入川牛膝,为细末,面糊为丸,如梧桐子大,名三妙丸,每服五七十丸,空腹姜、盐汤化下。主治湿热下流,两脚麻木,或如火烙之热。方中加牛膝后,则下行之力增强,长于治湿热下注引起的脚气病,腰膝关节酸痛,湿疮以及带下、淋浊。当代名医秦伯未在《谦斋医学讲稿》中则将本方加知母,亦称三妙丸,治下肢痛,属湿热下注者。

清·祁坤所著《外科大成》卷 2 载加味二妙散,即二妙散加归尾、赤芍、桃仁、天南星、牛膝、龙胆草、黄芩、连翘、羌活、红花、木通、甘草、金银花,主治膝肿初起者。徐大椿《医略六书》卷 26 的加味二妙散,由二妙散加龟甲、萆薢、知母组成,主治阴内生疮,脉细数者。罗国纲在《罗氏会约医镜》卷 12 的加味二妙散,即二妙散加当归、川牛膝、川萆薢、防己、龟甲,主治湿热痹痛,骨节疼痛,如火之燎,或麻木痿软。当代《中医妇科治疗学》所载加味二妙散,由二妙散加藿香、茯苓、车前子、冬瓜皮、莲须、白芷组成,主治湿热带下,湿邪偏重,白带量多而稠黏,头胀胸闷,面目及四肢略显浮肿,脉濡,苔垢腻。该书另一加味二妙散方,在二妙散基础上加土茯苓、白芷、蛇床子、银花,主治湿热下注,阴内或外阴部瘙痒异常,时时出水,甚或疼痛,坐卧不宁,小便黄赤短涩,淋漓不断,或便时疼痛,食欲减少,咽干口苦心烦,睡眠不安,舌苔黄腻,脉弦滑而数。

吴谦等在《医宗金鉴·外科心法要诀》卷 6 以本方加入槟榔,各等分,称三妙散,主治脐痛,"共研细末,干撒肚脐,出水津淫成片,止痒渗湿,又治湿癣,以苏合油调搽甚效。"但此方不内服,只供外用。

张秉成《成方便读》卷 3 又在三妙丸的基础上加入薏苡仁祛湿热而利筋骨,名四妙丸,主治湿热下注,下焦痿弱,肿痛,小便不利,使湿热从小便而出。

【疑难阐释】

1. 湿热下注证何以用苍术　苍术辛苦而温,具有燥湿健脾,祛风胜湿,发汗解表,明目的作用,且芳香化湿。此药性燥烈,温燥之性强,为治寒湿证之主药。因其辛能散,温祛寒,苦燥湿使然。二妙散方中何以又用其治疗湿热呢?从苍术的作用看,能健胃安脾,诸湿肿满非此不能除,此药集苦温燥湿、芳香化湿、祛风胜湿于一身,是他药所不能及者。苍术治湿,上、中、下皆可应用,又能总解诸郁。痰、火、湿、食、气、血六郁,皆因传化失常,不得升降,病在中焦,故药必兼升降,将欲升之,必先降之,将欲降之,必先升之,苍术为足阳明经药,气味辛烈,强胃健脾,宣发水谷之气,疏泄阳明之湿。湿邪为患,非苍术芳香猛烈不能疏泄,因脾主湿,脾恶湿,苍术为治湿最要之药,然而湿与热合而成湿热,胶结难解,若单以其除湿会助长热邪,故配伍黄柏苦寒清热泻火,且其苦寒燥湿,专入下焦,以黄柏之苦寒制约辛温之苍术,此去性取用法也。古代医家对两药配伍的特殊意义有深刻认识,如张介宾说苍术"与黄柏同煎,最逐下焦湿热痿痹"(《景岳全书·本草正》卷 48)。黄柏"下可去足膝湿热,疼痛、痿厥"(《景岳全书·本草正》卷 49)。苍术与黄柏配伍治痿,能令足膝有力,故二妙散方中取苍术之温性以散寒,而取苍术之苦燥以除湿,又与黄柏为伍,除湿而不嫌温燥,清热而不虑损阳,药性相反相成,作用相辅相成,是寒温药性同用的绝妙配伍。

2. 关于加减法　二妙散在具体应用中,原书指出:"有气加气药,血虚者加补药,痛甚者加生姜汁,热辣服之。"首先,"有气加气药",这里所说的气药,联系下句"血虚者加补药"看,应理解为加补气药。二妙散主治因于湿热致筋骨疼痛,尤以治痿多用。痿之一症,多因湿热,由乎酒色太过,气血空虚,更加劳碌,筋骨受损,由是湿热乘之,热伤元气,不能舒畅其筋,故出现软短、疼痛,伤及营血,则血不养筋而筋不束骨,故小筋弛长反为痿弱者矣,因此"有气加气药"应理解为"有气加补气药"或"有气虚加补气药"。朱震亨有一首加味四物汤治诸痿之方,治疗四肢软弱,不能举动。当归身一钱,熟地黄三钱,白芍药、川芎各七分半,五味子九枚,麦门冬一钱,人参半钱,黄柏一钱,黄连半钱,知母三分,杜仲七分半,牛膝三分(足不软者不用),苍术一钱,上细切,作一服,水二盏,煎至一盏,空心温服,酒糊为丸服亦可(录自《杂病广要》)。从朱震亨所用之方来看,即四物汤、三妙丸、生脉散加味而成,方中人参乃补气药,而未用行气药,因此加补气药是治疗筋骨疼痛、痿证之法。《丹溪医集·金匮钩玄》卷 2 云:"湿热,东垣健步方中加燥湿降火药,芩、柏、苍术之类……气虚,四君子汤加苍术、黄芩、黄柏之类;血虚,四物汤中苍术、黄柏,下补阴丸。"朱震亨说:"肺金体燥而居上,主气畏火者也。脾土性湿而居中,主四肢畏木者也。火性炎上,若嗜欲无节,则水失所养,火寡于畏而侮所胜,肺得火邪而热矣。木性刚急,肺受热则金失所养,木寡于畏而侮所胜,脾得木邪而伤矣。肺热则不能管摄一身,脾伤则四肢不能为用,而诸痿之病作。……东垣先生取黄柏为君,黄芪等补药为辅佐以治诸痿,而无一定之方"(《局方发挥》)。说明治湿热之痿应根据具体情况而定。其次,血虚者加补血药,亦是二妙散重要的加减法,从加味四物汤所用药物来看,血虚者常加当归、熟地、白芍等,由于四物汤乃补血要方,朱震亨正取其补血以通经络。其三,"痛甚者加生姜汁,热辣服之",从朱震亨对生姜的应用来看,用生姜汁多是对痿证因于湿痰者,如"治痿因湿痰,二陈加苍术、白术、芩、柏、姜汁、竹沥"(《丹溪治法心要》卷 6)。这大概是应加生姜的理由。由于二妙散主治湿热所致病证,同时"黄柏、苍术,治痿之要药也"(《丹溪治法心要》卷 6),因此二妙散对于湿热病证,尤其是病在下焦者最为适宜。

【方论选录】

1. 吴昆:"湿热腰膝疼痛者,此方主之。湿性润下,病则下体受之,故腰膝病。然湿未尝痛,积久而热,湿热相搏,然后痛。此方用苍术以燥湿,黄柏以去热,又黄柏有从治之妙,苍术有健脾之功,一正一从,奇正之道也。"(《医方考》卷 1)

"湿热作痛,不拘上下,此方用之每良。苍术妙于燥湿,黄柏妙于去热,二物皆有雄壮之性,亦简易之方也。"(《医方考》卷 5)

2. 徐大椿:"湿热下注,腰脊不能转枢,故机关不利,腰中疼重不已焉。苍术燥湿升阳,阳运则枢机自利;黄柏清热燥湿,湿化则真气得行。为散,酒调,使湿热运行,则经气清利,而腰府无留滞之患,枢机有转运之权,何腰中疼重不瘥哉。此清热燥湿之剂,为湿热腰痛之专方。"(《徐大椿医书全集·杂病证治》卷 5)

3. 王子接:"二妙散,偶方之小剂也。苍术生用入阳明经,能发二阳之汗,黄柏炒黑入太阴经,能除至阴之湿。一生一熟,相为表里,治阴分之湿热,有如鼓应桴之妙。"(《绛雪园古方选注》卷中)

4. 张秉成:"二妙丸苍术、黄柏,治湿热盛于下焦,而成痿证者。夫痿者,萎也,有软弱不振之象。其病筋脉弛长,足不任地,步履歪斜,此皆湿热不攘,蕴留经络之中所致。然湿热之邪,虽盛于下,其始未尚不从脾胃而起,故治病者必求其本,清流者必洁其源。方中苍术,辛苦而温,芳香而燥,直达中州,为燥湿强脾之主药。但病既传于下焦,又非治中可愈,故以黄柏苦寒下降之品,入肝肾直清下焦之湿热,标本并治,中下两宜。如邪气盛而正不虚者,即可用之。

本方加牛膝为三妙丸。以邪之所凑,其气必虚,若肝肾不虚,湿热决不流入筋骨。牛膝补肝肾强筋骨,领苍术、黄柏,入下焦而祛湿热也。再加苡仁,为四妙丸。因《内经》有云:治痿独取阳明。阳明者,主润宗筋,宗筋主束筋骨而利机关也。苡仁独入阳明,祛湿热而利筋骨,故四味合而用之,为治痿之妙药也。"(《成方便读》卷 3)

【评议】 二妙散组成药味精练,属"七方"中的小方,临床治疗上又每能独见奇功,此小方治大病也。所以吴昆说"亦简易之方",王子接称"偶方之小剂"。本方立法采用辛苦温和苦寒同时配伍,正是针对湿热而应用的一种绝妙的方法。湿热病证尤以下肢多见,故是方清热与燥湿同施,苦寒与苦温并用,清热不虑其伤阳,祛湿不虑其损正,药虽两味,实乃清热燥湿妙方,故张秉成云加牛膝、薏苡仁合用后,"为治痿之妙药",徐大椿称其"湿热腰痛之专方"。

【验案举例】

1. 着痹 《中国现代名中医医案精华》(第一册):某女,15岁。于三个月前突然发热两下肢疼痛麻木,并有红斑,下肢浮肿,伴有心慌,血沉71mm/h,诊为"风湿热,结节性红斑",近来反复发作,膝关节疼痛,双下肢沉重,活动不便,口苦,咽干,口渴不欲饮水,大便正常,小便短赤。诊查心肺正常,四肢关节无明显肿大,两下肢有轻度指凹性浮肿,小腿前侧可见散在性紫斑,舌质红,苔黄腻,脉左沉弦,右弦滑略数。化验检查,血尿常规正常,血沉:58mm/h,90mm/第2小时。辨证属湿热下注,瘀血凝滞。治法:以清热化湿,活血凉血兼以通络为治,拟三妙丸加味。苍术10g,黄柏10g,牛膝15g,苡米20g,忍冬藤30g,威灵仙15g,桑枝20g,秦艽10g,当归12g,生地15g,丹皮10g,紫草10g。上方药连服10剂,下肢疼痛及麻木明显减轻。浮肿略减,仍可见散在之浅暗色紫斑,但感心悸,舌红,苔白略腻,脉沉细略数,证见转机,拟原方加龙齿15g,莲子心6g,以清心热,安心神。4剂。三诊:病情稳定,双下肢紫斑消失,疼痛及麻木感亦除,浮肿已消,无沉重感。唯仍感心悸,夜寐不安,脉舌同前,原方加炒枣仁15g。四诊:上方药连进10剂,服药期间,偶患外感,下肢稍感疼痛,给予解表发散成药,二三日即痊可,下肢疼痛随之消除,心悸及睡眠亦安,诸证亦未反复,查血、便常规无异常发现,血沉11mm/h,前方继服7剂以巩固疗效。

按语:此案乃天津名医李振华诊治。患者下肢疼痛,浮肿麻木,沉重,活动受限,皆为湿邪阻滞所致。初起发热,口苦咽干,口渴不欲饮,舌质红,苔黄腻,脉弦滑略数,均系内有蕴热,湿热互结下注肢体之征,湿邪阻滞经络,而使气血运行不畅,则引起瘀血凝滞,而发皮下紫斑。湿热下注为本病之主要病机,以四妙丸配伍清热凉血、活血通络之品,即获满意疗效。

2. 脚气 《广州医药》(1982,6:33):某男,41岁。起病近半月,初觉胸闷,口苦,体倦。继而食欲减退,大便不畅,下肢痿软无力,午后内踝微肿,曾诊断为"脚气",经治未效。现脉濡缓,舌薄白滑苔。乃火热留筋,湿邪闭络,治以清热祛湿,舒筋活络。黄柏15g,苍术12g,川独活15g,木瓜15g,五加皮15g,茯苓20g,桑寄生20g,海风藤15g。连服5剂,步履正常。

按语:本案因湿热阻于中焦,以致脾胃功能失常,故胸闷、口苦、纳呆、体倦;滞于肠道,则大便不畅;流于下焦,则下肢痿软无力,内踝微肿。故以二妙散加味祛湿热,兼祛风通络而收功。

3. 腓肠肌痉挛 《浙江中医杂志》(1983,10:468):某女,26岁。右侧小腿抽筋已50余天,每日发作3~10次不等,以夜间为甚,系因产后住宿寒凉潮湿,导致腰腿疼痛,每当寒冷和阴雨之际,症状即加重,食欲不佳,口苦,烦躁,腰腿痠重,步履蹒跚,走路往往因抽筋而突然摔倒,被迫卧床,小便色黄,带下多而黏稠,舌苔黄厚而腻,脉沉数。诊为腓肠肌痉挛,坐骨神经痛。此乃寒湿之邪,郁久化火,湿热下注,侵入筋脉,治以清热燥湿舒筋。苍术、牛膝各15g,黄柏12g,木瓜9g,甘草6g。2剂后小腿抽筋即止,再略事增减。共服15剂,诸证消失,2年后随访无复发。

按语:湿热之邪侵入筋脉,气血不调,筋失所养,故以二妙散清热燥湿,以祛留着筋脉之湿热,木瓜入肝以舒缓拘挛之筋脉,牛膝引药下行以达病所,筋脉得舒,所以腓肠肌痉挛和宿疾坐骨神经痛并瘥。

4. 周期性麻痹 《广西中医药》(1984,1:23):某男,17 岁。自觉四肢酸胀重着,双手不能上举,而下肢不能活动,无发冷发热头痛咳嗽等证,大便稀烂,日 1~2 次,无黏液脓血,尿黄无灼痛。4 个月前曾患类似病证,以西药治疗 7 天而愈。诊见血压 138/80mmHg,神清,表情痛苦,被动体位,两侧提睾反射减弱,两侧膝跟腱反射消失,肱二头肌、肱三头肌反射消失,四肢肌张力差,舌质红,苔微黄而腻,脉滑数,乃湿热痿证,治宜清热化湿通络,投四妙散加味。苍术 10g,黄柏 15g,薏苡仁 15g,牛膝 12g,银花藤 30g,鸡血藤 20g,威灵仙 10g。1 剂后自觉四肢微热和麻木感,逐渐能活动,可自行翻身。共进 3 剂,痊愈。

按语:本案因湿热侵淫关节肌肉,致肘不能屈,手不能握,足不能步,而成湿热痿证,以四妙加味,皮肤肌腠、筋脉得以伸展,故获愈。

5. 下肢流火 《中西医结合杂志》(1984,6:384):某男,76 岁。右小腿前胫部流火反复发作史已数十年,每次发作均有恶寒发热,腹股沟淋巴结肿大,现恶寒低热,右侧下肢肿胀,患足疼痛不能履地,步行困难,脉象滑涩,舌质淡红,苔薄黄腻,乃湿热壅阻下焦。此年逾古稀,久病体弱,脾虚运化失司,拟清热利湿,健脾益气。苍术 12g,黄柏 12g,云苓 12g,苡仁 15g,苏叶 3g,党参 12g,白术 9g。服 4 剂后患处红肿开始消退,疼痛消失,再服 3 剂之后,症状消失,行走自如,改服二妙丸,每次 6g,一日 2 次,共 500g,三年多未见复发。

按语:本案辨证乃因湿热壅阻下焦,以二妙散方清热燥湿,又因久病体虚致湿邪为患,加用健脾利湿益气之品,药味虽少,但效宏力专。

6. 类风湿性关节炎 《江西中医药》(1991,3:42):某女,17 岁。四肢小关节酸痛,变天、下凉水痛甚,经来腹痛,经量少,色黑夹块,饮食、二便正常。实验室检查抗"O"阳性,类风湿因子弱阳性。苍术 10g,黄柏 10g,川牛膝 15g,制附片 10g,当归 10g,桂枝 10g,白芍 10g,细辛 3g,地龙 10g,炙草 15g。服药 20 剂后,小关节疼痛消失,无不适处。检查类风湿性因子阴性,抗"O"已转阴。

按语:此案检查乃类风湿性关节炎,以四肢小关节酸痛为特点,采用三妙散加温通之品,使气血通畅,经络疏通,则诸痛得以祛除。

7. 游走性血栓性浅静脉炎 《江苏中医》(1991,3:34):某男,27 岁。左下肢条索状红肿反复发作已 3 年,每遇寒冷或饮酒后突然发作。此次于 2 天前饮白酒半斤后左小腿突然出现条索状红肿,长约 20cm,有结节,周围皮肤红肿,热痛,行走不利,伴口干尿黄,舌质偏红,舌苔黄腻,脉弦,检查外周动脉跳动正常,左小腿见红斑,压痛,诊断为游走性血栓性浅静脉炎。证属湿热蕴结,瘀血阻络,宜清热利湿,活血通络。黄柏、苍术、牛膝、赤芍各 12g,泽泻、丹参各 20g,丹皮、水蛭各 10g,车前草、益母草各 20g。服 15 剂后,左小腿条索状红肿热痛消失,红斑与结节未消,局部有色素沉着,舌苔转薄腻。原方再加黄药子 10g,乌梢蛇 15g,再服 15 剂,诸证悉除。

按语:本病主要侵袭中小浅静脉,血栓形成静脉壁炎证,属中医学的"脉痹"、"腨病"范畴,多由湿热蕴结,瘀血阻络所致。应用三妙散加味清热利湿,活血化瘀,使湿热清除,瘀血消除,故治之有效。

【临床报道】

一、内科

1. 痛风性关节炎 以加味三妙丸(苍术、黄柏、川牛膝、防己、当归、赤芍、桑枝、独活、草薢、络石藤各 10g,银花 15g,生薏苡仁 20g),兼表证者,去草薢、络石藤,加羌活、防风;湿浊偏盛者,去当归、络石藤,加白术、茯苓、半夏;热盛去独活、草薢,加连翘、山栀;瘀血阻滞较甚者,去生薏苡仁、萆薢,加牡丹皮、泽兰。配合三色敷药外敷。治疗痛风性急性关节炎 60 例,全部病例均有小关节红肿疼痛,以第一跖趾关节为多,血清尿酸值高于 238μmol/L。经 3～10 天治疗后,45 例痊愈(患者关节红肿疼痛及局部压痛等临床症状完全消失,实验室检查恢复正常);11 例好转(患者关节红肿疼痛及局部压痛等症状有明显好转,实验室检查有明显改善);4 例无效(患者临床体征和实验室检查无明显变化)[1]。

四妙丸加味(苍术、炒黄柏、怀牛膝、木通、汉防己、路路通各 9g,薏苡仁、忍冬藤、生地各 12g,土茯苓 15g,生甘草 5g)合新癀片治疗痛风性关节炎 50 例,以第一跖趾关节、跗、踝关节红、肿、热痛,关节处压痛明显,血尿酸超过 357mmol/L,以上为诊断依据。1 周内诸证消失 42 例,2 周内诸证消失 7 例,效不显著 1 例[2]。

2. 热痹 二妙散加味(苍术 12g,黄柏 15g,牛膝 12g,薏苡仁 30g,连翘 20g,银花 12g,海桐皮 10g,豨莶草 15g)治疗热痹关节红肿热痛 28 例,均以关节红肿热痛为主证,并伴有微恶寒发热,或不发热,咽痛,口干苦,尿黄,大便干等,排除痛风、类风湿,且抗"O"为阳性者 12 例,血沉增快者 24 例,C 反应蛋白阳性者 3 例。治愈 18 例,占 64.2%,关节红肿热痛消失,伴随证愈;好转 8 例,占 28.6%,关节红肿热痛消失,活动感关节隐痛,伴随证消失或部分消失;无效 2 例,占 7.2%,治疗 2 周后关节红肿热痛减轻,伴随证或消失或仍在[3]。

3. 强直性脊柱炎 以二妙散加味治疗本病 80 例,其中湿热型 6 例。处方:黄柏、苍术、桑寄生、甘草各 10g,秦艽、防己、狗脊、石楠藤各 12g,徐长卿 20g。结果显效 63 例。湿热型相对虚寒型、血瘀型治疗效果较差[4]。

4. 红斑性肢痛症 共治疗红斑性肢痛症 344 例,其中中药组 176 例,用苍术 10g,黄柏 6g,川牛膝 6g,防己 12g,白芷 10g;西药组 168 例,用吗啉胍等治疗。结果:中药组治愈 163 例,占 92.6%;西药组治愈 99 例,占 58.93%。两组比较,$P<0.01$[5]。

5. 历节风 二妙散为主治疗历节风 22 例,药用:苍术 12g,黄柏 12g,当归 15g,赤芍 15g,没药 10g,延胡索 12g,猪苓 15g,土茯苓 20g,连翘 30g,海桐皮 12g,甘草 6g,并进行一定的辅助治疗(休息、冷敷、饮水等)。本组 22 例中治愈 15 例,好转 6 例,无效 1 例(因病程长,局部皮肤已溃破,关节变形,服药无效,最后行关节融合术)[6]。

6. 下肢伤肿 加味二妙散治疗因外伤所致的下肢血肿 40 例,基本药物:黄柏、苍术、牛膝、当归、泽兰叶、薏苡仁、乳香、没药各 10g,穿山甲、甘草各 5g,水蛭 3g。痛甚者加田三七(磨粉冲服)3g,瘀肿明显者薏苡仁用至 30g,泽兰叶用至 15g。如果血肿过大,尤其是关节腔内积血积液严重者,可在无菌下辅以穿刺抽吸减压和加压包扎。经 3 剂治愈者 14 例,6 剂治愈 18 例,9 剂治愈 8 例[7]。

7. 急性肾炎 四妙散加味治疗小儿急性肾炎 135 例,药用苍术、黄柏、薏苡仁、牛膝、茯苓、泽泻、车前子,并随证加味。均经门诊治疗而愈,疗程最短者 18 天,最长者 52 天[8]。

8. 糖尿病周围神经病变 加味二妙散合麦全冬定治疗糖尿病周围神经病变 30 例,并设对照组 30 例,治疗组常规治疗同时口服加味二妙散配合麦全冬定静脉注射治疗。加味二妙散(黄柏、苍术、牛膝、薏苡仁各 50g,乳香、没药各 25g,地龙 50g,共为细末),每次 5g,每天 2 次,21 天为 1 疗程。麦全冬定注射剂第 1 周 900mg,日 1 次;第 2 周 1200mg,日 1 次;第 3 周 1500mg,日 1 次,分别加入 8.5% 生理盐水 250ml 静脉注射,21 天为 1 疗程。对照组,常规治疗同时应用弥可保静脉注射治疗。弥可保 1.0mg,日 1 次,加入 8.5% 生理盐水 250ml 避光静脉注射,21 天为 1 疗程:治疗组治疗 21 天后疗效与对照组比较差异无显著性意义($P>0.05$);治疗组治疗 3 个月后随访,疗效与对照组比较差异有显著性意义($P<0.05$)[9]。

9. 慢性前列腺炎　加味二妙散治疗难治性淋球菌性慢性前列腺炎 47 例,药用:苍术、木防己各 15g,黄柏 20g,薏苡仁、怀牛膝、土茯苓、平地木、王不留行各 30g,当归、草薢、桃仁各 10g。结果:本组病例全部有效,其中痊愈 36 例,占 76.6%;显效 6 例占 12.8%;好转 5例,占 10.6%[10]。

二、妇科

1. 产后会阴感染　以二妙散加味(苍术 30g,黄柏 9g,大青叶 30g)治疗产后会阴切口感染 32 例,每日 1 剂,水煎 200ml,熏洗会阴部,1 日 2 次。结果 3 日内全部患者会阴切口创面清洁无红肿,干燥,收敛,其中 1 天见效者 20 例,占 62.5%,2 天见效者 10 例,占 31.25%,3天见效者 2 例,占 6.25%。会阴切口感染,局部红肿,有脓液,属下焦湿热范畴,应用二妙散加大青叶煎水熏洗具有清热燥湿,凉血解毒的功效,全部患者疗效满意[11]。

2. 慢性盆腔炎　加味二妙散治疗慢性盆腔炎 56 例,药用:黄柏 15g,苍术 15g,败酱草30g,益母草 30g,桃仁 10g,红花 10g,浙贝母 10g。结果:2 疗程后,痊愈 41 例,显效 7 例,有效 4 例,无效 4 例,有效率 92.86%[12]。

3. 乳腺癌术后皮瓣不愈　二妙散加味外敷治疗乳腺癌术后皮瓣不愈患者 19 例,与西药常规换药治疗的 19 例对照。药物制备:取炒黄柏、炒苍术、煅石膏、白及各等份(病程长者酌加黄芪),共研极细末备用。治疗组:首先进行清创,用 0.5% 碘伏棉球消毒创面周围皮肤,以生理盐水清洗创面,剪刀剪除坏死组织,再用 0.5% 碘伏棉球消毒,无菌纱布蘸干创面;用无菌棉签蘸取中药末均匀地撒在创面上,待渗透后再撒一薄层,一直到不再渗透,伤口覆以无菌纱布;3 天后以生理盐水清洗掉中药痂,清洗创面,无菌纱布蘸干创面后,如前法撒中药末,3 天换药一次,2 周 1 疗程。对照组:按一般皮肤溃疡换药:先以 0.5% 碘伏清洁创面,生理盐水冲洗局部,呋喃西林纱布覆盖创面,隔天换药 1 次。总有效率和愈合时间均有显著差异,$P<0.05$,治疗组疗效优于对照组,愈合时间比对照组明显缩短[13]。

三、儿科

1. 脊髓灰质炎　辨证论治脊髓灰质炎 268 例,对湿热阻络型(瘫痪期)施以四妙散加味,气虚血滞型(恢复期)施以补阳还五汤加味,并结合针刺、按摩。结果:痊愈 65 例,显效97 例,有效 94 例,无效 12 例,总有效率 95.5%[14]。

2. 鞘膜积液　二妙散加味治疗小儿鞘膜积液 36 例,药用苍术、黄柏、茯苓、泽泻、橘核各 6~9 克,薏苡仁 15~30 克,甘草 3 克。偏虚证者多为脾肾不足,减黄柏用量,加入党参、白术、山药、胡芦巴等;偏实证者,加入滑石、猪苓、夏枯草;外伤所致者,加桃仁、赤芍。同时配合穿刺抽液。全部病例均获治愈(鞘膜积液消失,一年之内未复发),其中 1 疗程治愈 32例,2 疗程治愈 4 例[15]。

四、皮肤科

1. 尖锐湿疣　以二妙散加味(苍术 12g,黄柏 12g,土槿皮 10g,百部 10g,白鲜皮 10g,紫草 10g,鸦胆子 5g,生马钱子 5g,雄黄 10g,狼毒 10g)治疗 10 例尖锐湿疣,患者均作了组织病理诊断。上药共研细末,加凡士林调成糊状,局部涂敷,每日 1 次,连用 7 天。结果:9 例痊愈,1 例好转[16]。

2. 神经性皮炎、慢性湿疹　共治疗 65 例,其中慢性湿疹 50 例,神经性皮炎 15 例。二妙散加味:黄柏、苍术各 15g,马齿苋 20g,皂角刺、川椒、白蒺藜各 9g。煎液,温洗。皮肤凉干后,用地塞米松 10mg,氯霉素 2g,酒精 100ml 混合液擦患部,隔日 1 次。结果均治愈,最短 3 天,最长 14 天,平均约 7 天[17]。

【实验研究】

1. 免疫抑制活性成分的研究　以 2,4,6-三硝基氯苯(PC)所致迟发性变态反应(PC-DTH)为指标,对二妙散水提物进行提取分离,对有效部位进行定性分析,发现生物碱类组分是其免疫抑制活性成分之一。实验结果表明,仅含小檗碱的 Fr.1 和几乎不含生物碱的 Fr.4 均无免疫抑制作用,巴马汀含量较高且包含四种生物碱的 Fr.2 也仅有一定的抑制趋势,黄柏碱和 HB-1 含量较高的 Fr.3 具有显著的免疫抑制活性。从而推测黄柏碱和 HB-1 为抑制 PC-DTH 的主要活性成分,而小檗碱和巴马汀与抑制 PC-DTH 活动的关系不大。从二妙散的醇不溶部位虽不含生物碱也有明显的免疫抑制活动推测,生物碱不是免疫抑制的唯一成分,进一步研究该部位与黄柏碱、HB-1 的关系,将有助于阐明二妙散免疫抑制作用的化学基础[18]。

2. 二妙散生物碱类成分的定量分析　应用薄层扫描法测定了二妙散及黄柏水提物中生物碱的相对含量,继之用高效液相法确定。结果表明,二妙散水提物中生物碱的含量均低于黄柏,其中小檗碱和巴马汀及药根碱降低 20% 以上,证实了黄柏与苍术配伍后其主要生物碱含量明显减少,推测其原因可能系鞣质类化合物与生物碱产生沉淀所致,并用氧化还原法测定了黄柏、苍术及二妙散中鞣质的含量,发现二妙散中鞣质的含量也较黄柏、苍术单味含量之和为低[19]。

3. 对实验性高尿酸血症肾损害的保护作用　采用腺嘌呤和乙胺丁醇建立动物模型,设立中药组、模型组、西药组及正常对照组。检测实验前第 7、14、21 日的血清尿酸、尿素氮、肌酐水平,肾组织病理学观察。结果:中药复方(二妙散加减)具有降低血清尿酸的作用,其第14、21 日血清尿酸水平与模型组比较明显降低($P<0.05$);能改善高尿酸血症肾损害大鼠的肾功能,其血清肌酐、尿素氮已接近正常($P>0.05$);对高尿酸血症肾脏病理损害有修复作用,病理结果示肾脏结构基本正常[20]。

【附方】

1. 三妙丸(《医学正传》卷 5)　黄柏四两酒拌略炒　苍术六两米酒浸一二宿,细切焙干　川牛膝去芦二两　上为细末,面糊为丸,如梧桐子大。每服五七十丸,空腹,姜、盐汤下。忌鱼腥、荞麦、热面,煎炒等物。功用:清热燥湿,补益肝肾。主治:湿热下注。两脚麻木,或如火烙之热,痿软无力。

本方是在二妙散基础上加牛膝而成,牛膝能补肝肾,强筋骨,祛风湿,引药、引热、引血下行,同时又能利湿通淋,活血化瘀,其导湿热下行,消足膝红肿,对于下焦病证湿热痿痹尤为适宜,前人有"无牛膝不过膝"之说,且与入下焦之黄柏配伍,治下部湿热更有奇功。

2. 四妙丸(《成方便读》卷 3)　黄柏　苍术　牛膝　薏苡仁各八两,水泛为丸,每服 6~9g,温开水送下。功用:清热利湿,舒筋壮骨。主治:湿热下注。两足麻木,痿软,肿痛。

四妙丸是在三妙丸的基础上又加薏苡仁而成,薏苡仁具有健脾利湿,清热除痹,尤其是对湿阻肌肉所致麻木、筋脉不利多用。故四妙丸更长于治湿热下注之痿证。

参 考 文 献

[1] 谢克强.加味三妙丸配合外敷治疗痛风性急性关节炎 60 例[J].浙江中医杂志,1995,(7):305.

[2] 钱忠权.四妙丸加味合新癀片治疗痛风性关节炎 50 例[J].浙江中医杂志,1995,(5):204.

[3] 王纪云.二妙散加味治疗热痹 28 例小结[J].云南中医中药杂志,1995,(5):46.

[4] 李在尧.中西医结合治疗强直性脊椎炎 80 例临床观察[J].新中医,1994,26(7):24.

[5] 钟雄,刘雄飞,朱和君.红斑性肢痛症 344 例临床观察[J].湖南中医杂志,1987,(5):24.

[6] 姚太顺,孟庆阳,曹守业.二妙散为主治疗历节风 22 例报告[J].中国中医骨伤科杂志,1998,6(6):25-26.

[7] 周荣贵.加味二妙散治疗下肢伤肿 40 例[J].湖南中医药导报,2002,8(2):77.

[8] 陈建平.四妙散加味治疗小儿急性肾炎 135 例[J].南京中医学院学报,1987,(4):26.

[9] 韩晶.加味二妙散合麦全冬定治疗糖尿病周围神经病变的疗效观察[J].中医药学报,2007,35(5):56-57.

[10] 黄冬度.加味二妙散治疗难治性淋球菌性慢性前列腺炎 47 例[J].四川中医,2000,18(12):25.

[11] 张尤优,杨关通.二妙散加味治疗产后会阴切口感染 32 例[J].中医杂志,1989,(1):62.

[12] 樊庆义.加味二妙散灌肠治疗慢性盆腔炎 56 例[J].光明中医,2007,22(7):83-84.

[13] 王长宏.二妙散加味外敷治疗乳腺癌术后皮瓣不愈 19 例[J].浙江中医杂志,2006,41(5):272.

[14] 胡仪保,王健民,范刚启,等.辨证论治脊髓灰质炎 268 例疗效观察[J].甘肃中医,1992,(2):15.

[15] 夏时金.二妙散加味结合穿刺抽液治疗小儿鞘膜积液 36 例[J].四川中医,1996,14(12):43.

[16] 赵少山.中药二妙散加味治疗 10 例尖锐湿疣.中国中西医结合杂志,1994,12(10):632.

[17] 蔡公超,秦四喜.中西医结合治疗神经性皮炎 65 例[J].中原医刊,1990,17(4):12.

[18] 陈婷,李昌勤,徐强.二妙散免疫抑制活性成分的研究[J].中国实验方剂学杂志,1995,(1):7.

[19] 陈婷,欧阳志耘.二妙散生物碱类成分的定量分析[J].中国实验方剂学杂志,1995,(2):20.

[20] 熊湘明,田凤石,姜霞.二妙散加减方对实验性高尿酸血症肾损害的保护作用[J].天津医科大学学报,2007,13(1):90-92.

(王绪前)

中满分消丸

(《兰室秘藏》卷上)

【组成】白术　人参　炙甘草　猪苓去黑皮　姜黄各一钱(3g)　白茯苓去皮　干生姜　砂仁各二钱(6g)　泽泻　橘皮各三钱(9g)　知母炒四钱(12g)　黄芩炒　夏用一两二钱(36g)　黄连净,炒　半夏汤洗七次　枳实炒各五钱(15g)　厚朴姜制一两(30g)

【用法】上除泽泻、茯苓、生姜外,共为极细末,入上三味和匀,汤浸蒸饼为丸,如梧桐子大。每服一百丸,焙热,白汤下,食远服。量病人大小加减。

【功用】行气健脾,泄热利湿。

【主治】湿热臌胀。腹大坚满,脘腹撑急疼痛,烦渴口苦,渴而不欲饮,小便黄赤,大便秘结或垢溏,苔黄腻,脉弦数等。

【病机分析】本方主治湿热臌胀,即中满热胀、鼓胀、气胀、水胀属湿热者。《素问·至真要大论》指出:"诸湿肿满,皆属于脾";"诸胀腹大,皆属于热"。感受外邪,或平素嗜食厚味、酒酪、五辛之品,脾胃受伤,健运失职,湿热内生而不攘。湿热交阻于内,气机运行失畅,故腹大坚满,脘腹撑急疼痛;湿热之邪郁阻,肠胃失其传导和降之职,故大便或秘结难行,或垢溏不爽;热蕴于内,心神被扰,故心烦口苦;湿热相兼,故口虽渴但不欲饮;湿热下注,故小便黄赤;苔黄腻,脉弦数,均为湿热蕴结之征。

【配伍意义】本方为治中满热胀、鼓胀、气胀、水胀而由湿热阻滞,脾胃受伤,气机失畅所致者。李杲曰:"中满治法,当开鬼门,洁净府。开鬼门者,谓发汗也;洁净府者,利小便也。中满者,泻之于内,谓脾胃有病,当令上下分消其湿"(《兰室秘藏》卷上)。也就是说治疗本方证应宗李杲"宜以辛热散之,以苦泻之,淡渗利之,使上下分消其湿"之旨,以辛散、苦泄、淡渗之药配伍而成。本方集六君、四苓、泻心、二陈、平胃诸方为一方。方中重用厚朴、枳实,是取厚朴三物之半,合姜黄苦温开泄,行气除满,以治脾胃升降失职,气机阻滞,脘腹胀满疼痛诸症;黄芩、黄连、生姜、半夏同用是取泻心之意,以辛开苦降,顺畅气机,开结除痞,分理湿热,半夏尤能降逆和胃止呕。上二者均无大黄者,以其脾虚而无有形实邪之故。知母虽苦寒,但肥润多脂,既可清热泻火以祛其邪,又可滋阴润燥以扶其正。泽泻、猪苓、茯苓、白术,义取四苓以理脾渗湿,使决渎之气化达,则湿热从小便而出,所谓"洁净府"也。少佐橘皮、砂仁、四君,是六君方法,在祛邪中佐以扶正之药,寓补脾法于分消解散法中,使脾胃得补,运化有力,升降复常,且可扶正以祛邪,祛邪不伤正。诸药合用,共奏健脾行气,泄热利湿之功。但综观全方,辛散之力明显不足,何也?本方证虽有外邪,但已入里,正如李杲所说:"外感风寒有余之邪,自表传里,寒热郁于内而成胀满。"

由于本方具有行气健脾,泄热利湿之功,能分消上下之湿而治中满,且为丸剂,故名中满分消丸。

本方配伍特点是辛散、苦泄、淡渗药共用,祛邪中佐以扶正之药,寓补脾法于分消解散之中。

【类方比较】本方与枳实消痞丸均有行气消痞除满,健脾祛湿清热之功,所治之证均以脾胃虚弱,湿热内蕴,气机失畅为基本病机。由于本方乃枳实消痞丸去麦芽,加砂仁、陈皮、姜黄以行气畅中,泽泻、猪苓以渗利水湿,黄芩、知母以清热祛邪而成,因而行气除满,利湿清热之力更胜于枳实消痞丸。临床运用时,一般以脾虚气滞为主,兼有湿热不化者,首选枳实消痞丸;而脾虚气滞,湿热壅聚者,则以中满分消丸治之。

【临床运用】

1. 证治要点　本方为治中满热胀、鼓胀、气胀、水胀属湿热者的常用方,临床应用时以腹大坚满胀痛,烦热口渴,渴而不欲饮,苔黄腻,脉弦数为证治要点。

2. 加减法　若脾胃湿热,熏蒸肝胆,而见面目皮肤发黄者,去人参、生姜,加茵陈、栀子、大黄以清利湿热。若湿热下注,小便赤涩不利者,加滑石、萹蓄、瞿麦以利尿通窍。若热壅气滞水阻而血瘀,症见腹大皮苍,络脉暴露,舌紫脉涩者,加三棱、莪术、丹参、牛膝、桃仁、红花以活血化瘀。

3. 现代临床对肝硬化腹水、传染性黄疸型肝炎、泌尿系感染等属湿热壅盛,气机阻滞者,可用本方加减治疗。

【使用注意】本方为湿热中满臌胀而设,若脏寒生满病,中满寒胀,则非本方所宜;临证应注意判明虚实之轻重,湿热之多少,斟酌补泻兼施,苦辛并进法的合理配伍及其变化,恰如其分地对方中药物用量进行增减。

【源流发展】中满分消丸为金元四大家之一李杲所创,但追溯其源,是遵仲景半夏泻心汤辛开、苦降之配伍法,而将其组成药物全部录用。半夏泻心汤为脾胃虚弱,寒热互结,升降失常之心下痞满等症而设;中满分消丸为脾胃虚弱,气机失畅,湿热阻滞之热胀而立。故较前方加知母、泽泻、茯苓等清热利湿药,其他方面药也相应较前充实。可以明显看出,本方集泻心、六君、四苓、二陈、平胃诸方为一炉,取众方之长,综各家之用。该方首见于《兰室秘藏》卷上中满腹胀门,再见于同书卷下小儿门。后方只比前方少人参、知母两味,且将方中干生姜写作生姜,用量稍有不同。这是作者本人根据小儿特点而减少了各药的用量,并去掉补气之人参、清热之知母。至于将干生姜写作生姜,不算变化,因原方中本为生姜(见疑难阐释)。此后,众医家或在组成上,或在主治上,或在剂型上,发展了本方。如清代张璐将原方去姜黄、砂仁、橘皮、知母,亦名中满分消丸,治中满热胀(《张氏医通》卷13)。以方测证,虽然张氏方与原方同名,亦主治中满热胀,但其腹胀气滞程度及邪热等均较原方证为轻。《方症会要》卷2将原方去知母,加萝卜子、山楂、苍术,名加减分消丸,治中满气胀、鼓胀、水胀。此方与原方比较,清热之力稍弱,而消食导滞、祛湿之力增强,适应于食积湿邪较甚而热邪较轻者。因人参昂贵,近代多用党参代之,如金氏将原方干生姜去掉,改人参为党参,治肝失疏泄,脾失健运,气机阻滞引起之胸脘痞闷,肚腹膨胀如鼓,日久不消,不思饮食,小便不利,肤色苍黄,四肢消瘦等症(《中成药的合理使用》)。中医研究院中药研究所主编的《中药制剂手册》将原方姜黄、砂仁、橘皮、知母去掉,制成水丸,主治水湿中阻,脾不运化引起的胸满脘闷,腹胀水肿,湿盛痰多,二便不利。这较原方在组成、主治、剂型三方面均有变化。另外,黄连消痞丸、消痞丸、中满分消丸、枳实消痞丸四方同出自《兰室秘藏》卷上,且组成药物大都相同,主治亦相似。黄连消痞丸由枳实、陈皮、姜黄、白术、茯苓、炙甘草、猪苓、泽泻、黄连、黄芩、半夏、干生姜组成。消痞丸为黄连消痞丸去茯苓,加厚朴、砂仁、人参、神曲;中满分消丸为消痞丸去神曲,加茯苓、知母;枳实消痞丸为中满分消丸去泽泻、姜黄、陈皮、猪苓、黄芩、砂仁、知母,加麦芽而成。四方均有消痞除满作用,主治病证均有脾胃虚弱,升降失常之内因,湿热蕴结,壅滞不散之外因。其中黄连消痞丸治心下痞满,壅滞不散而致烦热、喘促不安等;消痞丸治心下痞闷,一切所伤,及积年不愈者;中满分消丸治中满热胀、鼓胀、气胀、水胀,此非寒胀类;枳实消痞丸主治脾胃虚弱,升降失司,寒热互结,气壅湿聚之心下痞满,不欲饮食,倦怠乏力,大便失调等。此四方之源流关系还不得而知,但其立法用药思路无疑是相同的。

【疑难阐释】

1. 关于方中干生姜 《丹溪心法》、《张氏医通》引用原方时写作干生姜;《医方集解》、《成方便读》、《中医大辞典·方剂分册》、《医方发挥》在本方组成中直接将干生姜改为干姜;《中医方剂学讲义》(统编教材第2版)在本方组成中仍保留干生姜字样,但在方解中却是干姜;高等中医院校教学参考丛书《方剂学》在本方组成用法项及方义综论项皆尊重原文,保留干生姜字样。本方之干生姜到底是干姜,还是生姜?迄今为止,几乎众口一词是干姜。而本方之干生姜实为生姜。理由如下:①在《兰室秘藏》卷下小儿门也列有中满分消丸,其组成是:枳实、黄连去须、厚朴各五分,生姜、姜黄、猪苓各一钱,橘皮、甘草、白术各一钱五分,砂仁、泽泻、茯苓各三钱,半夏四钱,黄芩一两二钱,共十四味药。卷下之中满分消丸只比卷上之中满分消丸少人参、知母两味药,已直接将干生姜写成生姜。②《兰室秘藏》卷上中满腹胀门之中满分消丸虽在组成中为干生姜,但紧接着在用法中就有"除茯苓、泽泻、生姜外,共为细末"之明示,显然方中之干生姜即生姜。③《兰室秘藏》卷上饮食劳倦门之木香人参生姜枳术丸,由干生姜二钱五分,木香三钱,人参三钱五分,陈皮四钱,枳实一两炒,白术一两五钱,共六味药组成。其方名中是生姜,组成中却写成干生姜,显而易见,该方中之干生姜即是生姜。④《兰室秘藏》卷上饮食劳倦门之扶脾丸中有干生姜与干姜同时出现于一方。毫无疑问,该方之干生姜即是生姜。若将干生姜视为干姜,那么该方就同时出现两味干姜,这是不合情理的。若一方同时出现两个"干姜"字样,还可疑为重写之笔误,该方是干生姜、干姜两味字样不同的药,且用量也有差别,干生姜为五分,干姜为一钱。上述扶脾丸、木香人参生姜枳术丸及中满分消丸三方同出于一人之手,同载一书之中,同居一卷之内,且三者紧挨着为上下门,前两方与后方只相隔十三及十五首方,故三方之干生姜所指必定为同一味药物——生姜。故中满分消丸中干生姜实为生姜。⑤《东垣试效方》卷1药象门将干生姜与干姜分别论述,此书虽不一定为东垣亲撰,但书中之论出自东垣无疑。另外,东垣之师张元素在《医学启源》卷下药类法象中也将干生姜与干姜分别论述。可见方中干生姜肯定不是干姜。⑥李时珍《本草纲目》卷 26 将干生姜与姜皮、姜叶一起附在生姜条下,而未将其附在干姜条下。足以说明李时珍也认为干生姜与干姜不能混为一物。另外,在生姜之附方中有"消渴饮水,干生姜一两,以鲫鱼胆汁和,丸如梧子大。每服七丸,米饮下"之文,毋庸置疑,此处之干生姜也不是干姜。

2. 关于中满　中满指腹中胀满的症状。可因气虚、食滞、寒浊上壅、湿热困阻等原因,使脾胃运化失常,气机痞塞而致。本方所治之中满,为湿热交阻于内,气机升降失常所致,属热胀。

【方论选录】

1. 李杲:"中满治法,当开鬼门,洁净府。开鬼门者,谓发汗也;洁净府者,利小便也。中满者泻之于内,谓脾胃有病,当令上下分消其湿,下焦如渎,气血自然分化。如或大实大满,大小便不利,从权以寒热药下之。或伤酒湿面及味厚之物,膏粱之人,或食已便卧,使湿热之气不得施化,致令腹胀满,此胀亦是热胀。治热胀,分消丸主之。如或多食寒凉,及脾胃久虚之人,胃中寒则胀满,或脏寒生满病,以治寒胀中满,分消汤主之。"(《兰室秘藏》卷上)

2. 汪昂:"此足太阴、阳明药也。厚朴、枳实行气而散满;黄连、黄芩泻热而消痞;姜黄、砂仁暖胃而快脾;干姜益阳而燥湿;陈皮理气而和中;半夏行水而消痰;知母治阳明独胜之火,润肾滋阴;苓、泽泻脾肾妄行之水,升清降浊;少加参、术、苓、草以补脾胃,使气运则胀消也。按此方乃合六君、四苓、泻心、二陈、平胃而为一方者,但分量有多寡,则所治有主客之异矣。"(《医方集解·利湿之剂》)

3. 张璐:"东垣分消汤丸,一主温中散滞,一主清热利水,原其立方之旨,总不出《内经》平治权衡、去菀陈莝、开鬼门、洁净府等法。其方下所指寒胀,乃下焦阴气逆满,郁遏中焦阳气,有似乎阴之象,故药中虽用乌头之辛热,宣布五阳,为辟除阴邪之向导,即用连、柏之苦寒以降泄之。苟非风水肤胀脉浮,证起于表者,孰敢轻用开鬼门之法以鼓动其阴霾四塞乎。热胀用黄芩之轻扬以降肺热,则用猪苓、泽泻以利导之,故专以洁净府为务,无事开鬼门宣布五阳等法也。"(《张氏医通》卷 13)

4. 费伯雄:"中满分消丸,解者谓治热胀,此不过脾胃失职,积湿所化之热耳,并非实火也。若有实火,则水气安得横行,浊阴岂得复盛乎?惟其寓补脾胃之法于分消解散之中,不伤元气,极为正法。"(《医方论》卷 3)

5. 张秉成:"夫诸胀固受邪不同,治法亦异,然大势不越脾胃为病。以肿属无形,胀为有形,有形者必归于胃。胃者,五脏六腑之海,万物所归。若脾旺有运化之能,决不致滞而为胀。若脾土一虚,则积而成病矣。但土衰则湿盛,湿从土化,寒热不同。如此方之治脾虚湿热,为胀为满,则用六君之补脾,以苓、连之清热,枳、朴之辛苦,以行其气,猪、泽之淡渗,以利其湿。然湿热既结,即清之、行之、利之,尚不足以解其粘腻之气,故用干姜之辛热,燥以散之,姜黄、砂仁之香烈,热以动之,而后湿热之邪,从兹解化。用知母者,因病起于胃,不悖清阳明独胜之热,且恐燥药过多,假此以护胃家之津液也。丸以蒸饼者,助土以使其化耳。"(《成方便读》卷 2)

【评议】李氏本人对中满治法论述较详,他对中满分消丸与中满分消汤的应用区别时指出:"治热胀,分消丸主之……治寒胀中满,分消汤主之"。言简意赅,可谓画龙点睛之笔。汪氏对本方论述较详,尤其"此方乃合六君、四苓、泻心、二陈、平胃而为一方者",尤为提纲挈领之谈。费氏认为本方所治热胀,属"此不过脾胃失职,积湿所化之热耳,并非实火也",也就是说,本方证不仅邪气实,还有脾胃虚,故治宜"寓补脾胃之法于分消解散之中"。张氏对本方的论述比较详尽确当,可为后世师法。

【临床报道】肝硬化合并腹膜炎:中满分消丸联合头孢噻肟钠治疗肝硬化合并自发性细菌性腹膜炎 40 例,并设对照组 40 例。对照组给予静滴头孢噻肟钠 2g/次,2～3 次/d,配合护肝,予螺内酯、呋塞米利尿,适当补充白蛋白。治疗组在对照组基础上加服中满分消丸:黄芩 10g,黄连 5g,知母 10g,厚朴 10g,枳壳 10g,法半夏 10g,陈皮 10g,茯苓 15g,猪苓 15g,泽泻 15g,党参 15g,白术 10g,姜黄 10g,甘草 5g。热盛大便干结者加大黄;兼脾肾阳虚,大便溏薄者加干姜;兼肝肾阴虚者加生地黄、沙参。治疗组治愈 33 例,有效 2 例,无效 5 例,总有效率 87.50%;对照组治愈 26 例,有效 4 例,无效 10 例,总有效率 75.00%;治愈率治疗组为 82.50%,对照组为 65.00%。治疗组与对照组比较,差异有显著性意义($P<0.05$)[1]。

【附方】中满分消汤(《兰室秘藏》卷上):川乌 泽泻 黄连 人参 青皮 当归 生姜 麻黄 柴胡 干姜 荜澄茄各二分(3g) 益智仁 半夏 茯苓 木香 升麻 黄芪 吴茱萸 厚朴 草豆蔻仁 黄柏各五分(6g) 上锉如麻豆大,都作一服,水二大盏,煎至一盏。食前热服。忌房事、酒、湿面、生冷及油腻等物。功用:益气温中,开郁化湿。主治:中满寒胀,寒疝,大小便不通,阴躁,足不收,四肢厥逆,食入反出,下虚中满,腹中寒,心下痞,下焦躁热沉厥,奔豚不收。

中满分消汤与中满分消丸同出一人之手,有曰后方为前方之加减方。分消汤方中川乌、干姜、生姜、吴茱萸、荜澄茄、益智仁、草豆蔻等药皆辛温之品,辛散结,温胜寒,故可除湿开郁暖胃温肾以祛其寒;青皮、厚朴乃辛散走窜之品,可行气散满除胀;升麻、柴胡以升清,茯苓、泽泻以泻浊,如此则清浊分,脾胃舒,升降复;人参、黄芪以益气健脾补中,恢复脾胃升降之职;木香调气,当归和血,使气血调和,百病不生;麻黄泄汗开毛窍,使湿由汗解;半夏燥湿化痰;黄连、黄柏燥湿,可防湿郁化热,且对方中温热药又有制约作用。诸药合用,共奏益气温中,开郁化湿之功。中满分消丸与中满分消汤两方同出于《兰室秘藏》卷上,又同治胀满。但前者治热胀,药以枳实、厚朴、黄连、黄芩为主,功可行气泄热化湿;后者治寒胀,药以川乌、吴茱萸、草豆蔻仁、厚朴为主,功可行气温中化湿。两方尽管有许多相同之处,但寒温迥别,主治各异。

参 考 文 献

[1] 黄裕红,熊焰,阳航. 中满分消丸联合头孢噻肟钠治疗肝硬化合并自发性细菌性腹膜炎 40 例 [J]. 中国中医药信息杂志,2008,15(3):70-71.

(徐长化)

第三节 利 水 渗 湿

五 苓 散
(《伤寒论》)

【异名】猪苓散(《太平圣惠方》卷 9)、五苓汤(《黄帝素问宣明论方》卷 5)、生料五苓散(《仁斋直指方论》卷 5)、五苓饮子(《类编朱氏集验医方》卷 2)。

【组成】猪苓十八铢(9g) 泽泻一两六铢(15g) 白术十八铢(9g) 茯苓十八铢(9g) 桂枝半两(6g)去皮

【用法】捣为散,以白饮和服方寸匕(6g),日三服,多饮暖水,汗出愈,如法将息(现代用法：原方水煎，日分 3 服）。

【功用】利水渗湿，温阳化气。

【主治】

1. 蓄水证。小便不利，头痛微热，烦渴欲饮，甚则水入即吐，舌苔白，脉浮。

2. 水湿内停证。水肿，泄泻，小便不利，以及霍乱等。

3. 痰饮。脐下动悸，吐涎沫而头眩，或短气而咳者。

【病机分析】本方在《伤寒论》中原治太阳病表邪未解，内传太阳膀胱之腑，水蓄下焦，形成太阳经腑同病。外有太阳表邪，正邪相争，故头痛、发热、脉浮。《素问·灵兰秘典论》曰："膀胱者，州都之官，津液藏焉，气化则能出矣。"邪传太阳膀胱之腑，膀胱气化失常，则小便不利。水蓄不化，精津不得输布，则烦渴欲饮。原有水饮停蓄下焦，加上饮入之水不得输布，势必导致愈饮愈蓄，水无去路，反而上逆，则水入即吐而成"水逆证"。《素问·至真要大论》云："诸湿肿满，皆属于脾。"水湿内停，困阻脾阳，或脾虚不运，水湿内停，皆可导致水湿泛溢肌肤经脉而致水肿。水湿内停，气化不行，则小便不利。水湿阻中，脾胃失和，胃气上逆则呕吐，脾湿下注则泄泻，二者兼有则成上吐下泻之霍乱证。痰饮与水湿异名同类，湿聚则为痰，水停则为饮，水湿停聚，久而不去则成痰饮，痰饮上泛，肺气不利，则吐涎沫、短气而咳。痰饮为阴邪，易蔽阻阳气，清阳不升，浊阴不降，则脐下悸动，头晕目眩。

【配伍意义】本方证由表邪未解，传里入腑，水蓄膀胱，气化不行而致。治宜利水渗湿，兼化气解表。方中重用泽泻为君，取其直达肾与膀胱以淡渗利湿，其利水作用较茯苓为强，用于水肿、小便不利、泄泻及痰饮等甚佳。《药品化义》称"此为利水第一良品"；《本草纲目》卷 19 谓其"渗湿热，行痰饮，止呕吐、泻痢、疝痛、脚气"。臣以茯苓、猪苓之淡渗，增强泽泻利水渗湿之功。《本草思辨录》卷 4 曰："猪苓、茯苓、泽泻，三者皆淡渗之物，其用全在利水。"佐以白术，既可补气健脾，又可燥湿利水，用于脾虚水停而为痰饮、水肿，小便不利者甚宜。其标本兼治，补气健脾，则脾健运化有力，水湿不会停聚；燥湿利水，可直接去除已停之水湿。水湿蓄于膀胱，则影响其化气行水之功，佐以桂枝既能温化膀胱之气而利小便，又可疏表散邪，以解除太阳之表证，一药二用，表里同治。方中泽泻配茯苓、猪苓，以加强利水作用；茯苓配白术以实脾利水；桂枝配茯苓，以温化水饮，通阳利水。五药合用，共奏利水渗湿，温阳化气之功。至于水肿、泄泻、霍乱、痰饮诸证，皆由于脾虚不运，水湿泛滥所致。本方既可利水渗湿，又可健脾助运，故可一并治之。若欲解其表，又当服后多饮暖水取汗。以水热之气，助人体阳气，资其发汗，使表邪从汗而解。

本方由五味药组成，以"令"水行，故名"五苓散"。

本方配伍特点是表里同治，邪正兼顾，使气化水行，表解脾健，而蓄水停饮可除。

【类方比较】

1. 本方与白虎汤两方均可治烦渴一症，不同的是本方渴而欲饮但不能饮，甚则水入即吐，兼有微热；后者渴而引饮，饮水较多，兼有大热。本方证之烦渴是由水湿停蓄，气化不行，津不上承而成；后者是阳明热盛，津液耗伤所致。

2. 本方与茯苓甘草汤两方均可治停饮蓄水证，均有温阳化水之功。不同的是：前者重在温化膀胱以利小便，主治水蓄于下，口渴，小便不利；后者重在温化胃阳以蠲水饮，主治水停于中，口不渴而心下悸。

【临床运用】

1. 证治要点 本方重在渗湿利水，兼有化气健脾之功。临床凡见水饮内停，小便不利，或为蓄水,或为水逆,或为水肿,或为泄泻,或为痰饮等,证属脾虚不运,气不化水者均可用本方加减治疗。以小便不利,舌苔白,脉浮为证治要点。

2. 加减法 兼腹胀者,加陈皮、枳实以理气消胀;兼热者,去桂枝,加黄芩以清热;中暑霍乱泄泻者,加滑石以利湿清热;伏暑身热而大渴者,合白虎加人参汤以益气清热生津;水肿较甚者,加桑白皮、橘皮、大腹皮、车前子以增强行水消肿作用;若水气壅盛者,可与五皮散合用,则利水消肿之力更大。

3. 本方现代常用于肾小球肾炎、肝硬化所引起的水肿以及肠炎、尿潴留、脑积水、胸水、传染性肝炎、泌尿系感染、中心性视网膜炎、青光眼等属于水湿内停者,可用本方加减治疗。

【使用注意】本方药性偏于渗利,故脾气虚弱,肾气不足患者,如过用本方,可出现头晕、目眩、口淡、食欲减退、胃纳差等反应。本方不宜长服,体弱者常与补养脾胃剂合用。本方传统剂型为散剂,吞服散后多饮水,至微有汗出为好;现代一般用汤剂热服,注意不宜久煎,以免减弱渗利之性。如系津液耗伤的口渴或小便不利,不宜本方,误用易致津液更伤而引起变证。

【源流发展】五苓散为医圣仲景所创,见于《伤寒论》及《金匮要略》。历代医家都很重视对本方的研究和运用,在各方面都有较大发展。

在组成方面,应用取代药,且方名不变者,有《备急千金要方》卷9以桂心代桂枝;《三因方》卷5用赤茯苓代茯苓,桂心代桂枝;《温病条辨》卷2用赤术(苍术)代白术等等。众所周知,白茯苓与赤茯苓为同一植物,前者为多孔菌科植物茯苓的干燥菌核;后者为其干燥菌核近外皮部的淡红色部分。前者甘补淡渗,作用缓和,无寒热之偏;后者行水利湿清热,但无明显补脾之功。故用赤茯苓代茯苓,该方之清热利湿作用增强。桂枝、肉桂(官桂、桂心)同出于桂树,桂枝为桂树的嫩枝,肉桂为桂树的树皮。二者均有温营血,助气化,散寒凝的作用。然桂枝作用较缓,长于发表散寒,主上行而通脉;肉桂作用较强,长于温里祛寒,入下焦而补肾阳。故用肉桂代桂枝,该方之温阳化气作用增强。《神农本草经》记载有术,但无苍、白之分,自汉代以后,始有苍术与白术之别。二者均为脾胃要药,性味苦温,有健脾燥湿之功。但苍术味兼辛而性燥烈,以燥湿运脾为主,且能祛风湿,发汗解表;白术味兼甘而性和缓,以补脾益气见长,而有利水止汗之功。故用苍术代白术,该方之燥湿运脾作用增强。

至于后世在该方之基础上加减变化,更是多得难以计数。有加茵陈、木通、滑石、黄芩、黄连等清热祛湿药,以治湿与热合者,如《卫生宝鉴》卷17用其加滑石、琥珀、炙甘草(以桂心代桂枝),名茯苓琥珀汤,治湿热内蕴,小便频数,脐腹胀痛,腰脚沉重等;有加滑石、石膏等祛暑利湿药,以治暑湿为患者,如《黄帝素问宣明论方》卷6用其加石膏、滑石、寒水石、炙甘草(以肉桂代桂枝),名桂苓甘露饮,治中暑受湿,头痛发热,烦渴引饮,霍乱吐下,腹痛满闷,小儿吐利等;有加干姜、苍术等温化寒湿药,以治湿与寒结者,如《备急千金要方》卷10用其减猪苓加干姜、杜仲、牛膝、甘草(以桂心代桂枝),名肾着散,治身体重,腰中冷,如水洗状,不渴,小便不利等,《医方集解·利湿之剂》用其加苍术,名苍桂五苓散,治寒湿证;有加车前子、平胃散等祛湿药,以治湿浊壅盛者,如《丹溪心法》卷4用其与平胃散相合,名胃苓汤,治伤湿停食,脘腹胀闷,小便短少等;有加羌活、防风、柴胡等祛风解表药,以治兼表证者,如《景岳全书·古方八阵》卷54用其加羌活,各加味五苓散,治风湿寒湿,湿胜身痛,小便不利,体痛发渴等;有加人参、麦冬、阿胶等扶正固本药,以治兼正虚者,如《证治要诀类方》卷1用其加人参,名春泽汤,治伤暑气虚等;有加厚朴、陈皮、川楝子、小茴香等理气导滞药,以治兼气滞者,如《医宗金鉴·杂病心法要诀》卷42用其加川楝子、小茴香,名茴楝五苓散,治膀胱水疝,小便不利等。更有《太平惠民和剂局方》卷2用其加辰砂以安神定志(以赤茯苓代茯苓,肉桂代桂枝),名辰砂五苓散,治头痛发热,心胸郁闷,唇口干焦,神志昏沉等以及《丹溪心法》卷2减桂枝,名四苓散,治脾虚湿胜,水泻,小便短少等。

在主治方面,后世扩大了本方的使用范围,如《外科经验方》用其"治下部湿热疮毒,小便赤少";《医方集解·利湿之剂》用其"通治诸湿腹满,水饮水肿,呕逆泄泻,水寒射肺,或喘或咳,中暑烦渴,身热头痛,膀胱积热,便秘而渴,霍乱吐泻,痰饮湿疟,身痛身重"等等。

在剂型方面,原方为散剂,后世多以煮散服,还有作汤剂者。亦有将其改为片剂等便于服用及携带之剂型者,如《中成药研究》1983年11期载,将本方制成片剂服;《河北中医》1982年3期载,将本方制成浸膏服;《国外医学·中医中药分册》1986年6期载,将本方制成颗粒剂服;《日本东洋医学杂志》1991年3期载,将本方制成提取物灌肠;《国外医学·中医中药分册》1994年5期载,将本方制成栓剂插入直肠。还有将本方制成粉剂及酊剂者。

对于本方证病机的研究,更有质的飞跃。近代医家应用细胞学、分子学等现代科学,从病理、生理等方面进行了微观探讨。如日本人伊藤氏通过总结临床及实验研究认为,五苓散证的病机是机体渗透压调定点降低,体液呈稀释增量状态(《国外医学·中医中药分册》1979,1:13)。

【疑难阐释】

1. 关于本方证之病机　是方一出,历代医家和学者对其主治证候病机进行了广泛的探讨,归纳起来主要有以下8个不同看法:①蓄水证。持这种看法者较多,影响较广,具有一定的代表性。如南京中医学院伤寒教研组[1]、湖北中医学院[2]等均将本方列入太阳腑证予以讲解。②不主蓄水证,"当属太阳表证合阳明里热津伤证[3]"。③蓄水与失水并存。认为其病机为汗、吐、下等津液大伤在先,气化失司,水液内停在后[4,5]。日本人伊藤嘉纪也认为"这是因为在胃内与细胞间隙中水液潴留,而血液中水分不足[6]"。④水热停蓄膀胱。如吴昆曰:"水道为热所秘,故令小便不利"(《医方考》卷1)。罗美曰:"热在膀胱,故以五苓利水泻热"(《古今名医方论》卷3)。汪昂曰:"太阳之热,传入膀胱之腑,故口渴而便不通"(《医方集解·利湿之剂》)。吴谦曰:"乃治水热小便不利之主方也"(《医宗金鉴·删补名医论》卷6)。⑤脾失转输。张锡驹,张志聪,赵锡武皆认为"渴"与"小便不利"为脾失转输所致(《伤寒论直解》、《伤寒论集注》、《赵锡武医疗经验》)[7]。⑥水寒互结。童氏[8]认为"因为太阳寒水之经,本寒而标热,太阳表邪不解,病邪入里,从本化寒,使水寒之气互结三焦";柯琴曰:"是寒邪在太阳之半表里,用五苓散饮暖水利水而发汗"(《伤寒来苏集·伤寒附翼》卷上)。⑦太阳与少阴并病。有人[9]认为太阳少阴相表里,太阳病失治或误治,邪犯少阴,气化不及而致寒水不化。⑧不在太阳,而在三焦。沈果之曰:"此治小便不利之主方,乃治三焦水道,而非治太阳药也"(《吴医汇讲》卷4)。笔者认为第一种看法比较确当,此方乃太阳经表邪未解,内传太阳膀胱之腑,水蓄下焦所致。

2. 关于散剂　《伤寒论》原方作散剂服用,其意是欲使药性较长时间停留在胃中,缓行经络,以输脾归肺,下达膀胱,致水津四布,五经并行,则水得尽去,津液不伤。故徐大椿强调指出:"此乃散方,近人用以作汤,往往鲜效。"但实际上本方目前临床上多作汤剂服用。

3. 关于方寸匕　方寸匕,是古代食具之一,曲柄浅斗,状如今之羹匙;又说其形状如刀匕,大小为古代一寸正方,故名。一方寸匕约等于2.74ml,盛金石药末约2g,草木药末为1g左右。《名医别录》云:"方寸匕者,作匕正方一寸,抄散不落为度。"

4. 关于本方君药　有曰茯苓为君者,如成无己曰:"五苓之中,茯苓为主"(《伤寒明理论》卷 4）。有曰茯苓、猪苓为君者,如汪昂曰:"二苓甘淡入肺而通膀胱为君"(《医方集解·利湿之剂》)。有曰猪苓为君者,如日本人矢数道明曰:"本方名五苓散之苓者,即猪苓之苓,以此为主药"(《临床应用汉方处方解说》)。有曰泽泻为君者,如吴谦曰:"君泽泻之咸寒,咸走水府,寒胜热邪"(《医宗金鉴·删补名医方论》卷 6)。另外,还有虽未明言白术、桂为君,却将其摆在首位重点讨论者,如沈金鳌曰:"其人必真火衰微,不能化生脾土,故水无所摄,泛溢于肌肉间,法惟助脾扶火,足以概之。而助脾扶火之剂,最妙是五苓散。肉桂以益火,火暖则水流;白术以补土,土实则水自障"(《杂病源流犀烛》);沈果之曰:"此方用桂以助命门之火,是釜底加薪,而后胃中之精气上腾;再用白术健脾,以转输于肺"(《吴医汇讲》卷 4)。本方主治水蓄下焦,治宜利水渗湿为主,方中重用泽泻,直达肾与膀胱以淡渗利湿,其利水作用较二苓为强。故以泽泻为君之说,比较惬当。

5. 关于原方中的"桂" 历代医家众说纷纭。①有认为是桂枝者,如费伯雄曰:"方中宜用桂枝,不可用肉桂"(《医方论》卷 3)陆渊雷曰:"桂枝为此方之关键,有人畏桂枝如虎,特去此味……方意尽失"(《伤寒论今释》)。近代大多数医籍都将原方中"桂"写为桂枝。②有认为是肉桂者,如汪昂曰:"故以肉桂辛热为使,热因热用,引入膀胱以化其气",(《医方集解·利湿之剂》)。③有认为桂枝、肉桂均可,如张璐曰:"欲兼温表,必用桂枝;专用利水,则宜肉桂,妙用全在乎此"(《伤寒缵论》卷 1);罗美曰:"伤寒之用五苓,……然用桂枝者,所以宣邪而仍治太阳也。杂证之用五苓者,……兹必肉桂之厚以君之,而虚寒之气始得运行宣泄"(《古今名医方论》卷 3)。④有认为桂枝、肉桂合用,如近代人吕新茂曰:"然五苓散原方之桂,非惟桂枝,亦非惟肉桂也,……此系桂枝合肉桂矣"(湖南中医杂志,1981,1:11)。仲景立本方之旨,为治太阳表邪未解,内传太阳膀胱之腑而水蓄下焦。笔者认为本方应以桂枝为宜,因为桂枝不但可温阳化气,还可解表,一药二用,表里同治,而肉桂却无此功。即使本方用于无表证之痰饮、水肿等证,桂枝亦有很好的温阳化饮利水之功。

【方论选录】

1. 成无己:"苓,令也,号令之令矣。通行津液,克伐肾邪,专为号令者,苓之功也。五苓之中,茯苓为主,故曰五苓散。茯苓味甘平,猪苓味甘平,甘虽甘也,终归甘淡。《内经》曰:淡味渗泄为阳。利大便曰攻下,利小便曰渗泄。水饮内蓄,须当渗泄之,必以甘淡为主,是以茯苓为君,猪苓为臣。白术味甘温,脾恶湿,水饮内蓄,则脾气不治,益脾胜湿,必以甘为助,故以白术为佐。泽泻味咸寒,《内经》曰:咸味下泄为阴,泄饮导溺,必以咸为助,故以泽泻为使。桂味辛热,肾恶燥,水蓄不行则肾气燥,《内经》曰:肾恶燥,急食辛以润之,散湿润燥,故以桂枝为使。多饮暖水,令汗出愈者,以辛散水气外泄,是以汗润而解也。"(《伤寒明理论》卷 4)

2. 许宏:"发汗后,烦渴饮水,脉洪大者,属白虎汤;发汗后,烦渴饮水,内热实,脉沉实者,属承气汤;今此发汗后,烦渴欲饮水,脉浮,或有表,小便不利者,属五苓散主之。五苓散乃汗后一解表药也,此以方中云覆取微汗是也。故以茯苓为君,猪苓为臣,二者之甘淡,以渗泄水饮内蓄,而解烦渴也。以泽泻为使,咸味泄肾气,不令生消渴也;桂枝为使,外能散不尽之表,内能解有余之结,温经而利小便也。白术为佐,以其能燥脾土而逐水湿也。故此五味之剂,皆能逐水而祛湿。是曰五苓散,以其苓者令也,通行津液,克伐肾邪,号令之主也。"(《金镜内台方议》卷 11)

3. 吴昆:"水道为热所秘,故令小便不利;小便不利,则不能运化津液,故令渴。水无当于五味,故用淡以治水。茯苓、猪苓、泽泻、白术,虽有或润或燥之殊,然其为淡则一也,故均足以利水。桂性辛热,辛热则能化气。经曰:膀胱者,州都之官,津液藏焉,气化则能出焉。

此用桂之意也。桂有化气之功,故并称曰五苓。浊阴既出下窍,则清阳自出上窍,又热随溺而泄,则渴不治可以自除。虽然,小便小利亦有因汗、下之后内亡津液而致者,不可强以五苓散利之,强利之则重亡津液,益亏其阴,故曰大下之后复发汗,小便不利者,亡津液故也,勿治之,得小便利必自愈。师又曰:太阳随经之邪,直达膀胱,小便不利,其人如狂者,此太阳之邪不传他经,自入其府也,五苓散主之。亦是使阳邪由溺而泄耳。"(《医方考》卷1)

4. 张璐:"此两解表里之药,故云复取微汗。茯苓、猪苓味淡,所以渗水涤饮;用泽泻味咸,所以泄肾止渴也;白术味甘,所以燥脾逐湿;桂枝味辛,所以散邪和营也。欲兼温表,必用桂枝,专用利水,则宜肉桂,妙用全在乎此。若以其辛热而去之,则何能疏肝伐肾,通津利水乎?"(《伤寒缵论》卷1)

5. 柯琴:"凡中风、伤寒,结热在里,热伤气分,必烦渴饮水。治之有二法:表症已罢,而脉洪大,是热邪在阳明之半表里,用白虎加人参清火以益气;表症未罢,而脉仍浮数,是寒邪在太阳之半表里,用五苓散饮暖水,利水而发汗。此因表邪不解,心下之水气亦不散,既不能为溺,更不能生津,故渴;及与之水,非上焦不受,即下焦不通,所以名为水逆。水者肾所司也,泽泻味咸入肾,而培水之本;猪苓黑色入肾,以利水之用;白术味甘归脾,制水之逆流;茯苓色白入肺,清水之源委,而水气顺矣。然表里之邪,谅不因水利而顿解,故必少加桂枝,多服暖水,使水精四布,上滋心肺,外达皮毛,溱溱汗出,表里之烦热两除也。白饮和服,亦啜稀粥之微义,又复方之轻剂矣。本方非能治消渴也,注者不审消渴之理及水逆之性,称为化气回津之剂,夫四苓之燥,桂枝之热,何所恃而津回?岂知消渴与水逆不同,消字中便见饮水多能消,则不逆矣。"(《伤寒来苏集·伤寒附翼》卷上)

6. 赵羽皇:"人身之水有二:一为真水,一为客水。真水者,即天乙之所生;客水者,即食饮之所溢。故真水惟欲其升,客水惟欲其降。若真水不升,则水火不交而为消渴;客水不降,则水土相混而为肿满。五苓散一方,为行膀胱之水而设,亦为逐内外水饮之首剂也。盖水液虽注于下焦,而三焦俱有所统,故肺金之治节有权,脾土之转输不息,肾关之开合得宜,则溲溺方能按时而出。若肺气不行,则高源化绝;中州不运,则阴水泛流;坎脏无阳,则层冰内结,水终不能自行。不明其本,而但理其标,可乎?方用白术以培土,土旺而阴水有制也;茯苓以益金,金清而通调水道也;桂味辛热,且达下焦,味辛则能化气,性热专主流通,州都温暖,寒水自行;再以泽泻、猪苓之淡渗者佐之,禹功可奏矣。先哲有曰:水之得以安流者,土为之堤防也;得以长流者,火为之蒸动也。无水则火不附,无火则水不行。旨哉言乎!"(录自《古今名医方论》卷3)

7. 罗美:"伤寒之用五苓,允为太阳寒邪犯本,热在膀胱,故以五苓利水泻热。然用桂枝者,所以宣邪而仍治太阳也。杂症之用五苓者,特以膀胱之虚,寒水为壅,兹必肉桂之厚以君之,而虚寒之气始得运行宣泄。二症之用稍异,不可不辨。加茵陈为茵陈五苓散,治酒积黄瘅。盖土虚则受湿,湿热乘脾,黄色乃见。茵陈专理湿热,发黄者所必用也。佐以五苓,旺中州,利膀胱;桂为向导,直达热所,无不克矣。"(《古今名医方论》卷3)

8. 沈明宗:"盖多服暖水,犹服桂枝汤啜稀热粥之法,但啜粥以助胃中营卫之气,而暖水乃助膀胱水府之津,俾膀胱气盛则溺汗俱出,经腑同解,至妙之法,可不用乎!"(《伤寒六经辨证治法》卷1)

9. 尤怡:"瘦人不应有水,而脐下悸,则水动于下矣。吐涎沫,则水逆于中矣。甚而颠眩,则水且犯于上矣。形体虽瘦,而病实为水,乃病机之变也。颠眩即头眩,苓、术、猪、泽,甘淡渗泄,使肠间之水从小便出。用桂者,下焦水气非阳不化也。曰多服暖水汗出者,盖欲使

表里分消其水，非挟有表邪而欲两解之谓。"(《金匮要略心典》卷中)

10. 王子接："苓，臣药也。二苓相辅，则五者之中，可为君药矣，故曰五苓。猪苓、泽泻相须，藉泽泻之咸以润下，茯苓、白术相须，藉白术之燥以升精。脾精升则湿热散，而小便利，即东垣欲降先升之理也。然欲小便利者，又难越膀胱一腑，故以肉桂热因热用，内通阳道，使太阳里水引而竭之，当知是汤专治留着之水，渗于肌肉而为肿满。若水肿与足太阳无涉者，又非对证之方。"(《绛雪园古方选注》卷上)

11. 吴谦，等："是方也，乃太阳邪热入腑，水气不化，膀胱表里药也。一治水逆，水入则吐；一治消渴，水入则消。夫膀胱者，津液之府，气化则能出矣。邪热入之，若水盛则水壅不化而水蓄于上，膀胱之气化不行，致小便不利也。若热盛则水为热耗，而水消于上，膀胱之津液告竭，致小便不利也。水入吐者，是水盛于热也；水入消者，是热盛于水也。二证皆小便不利，故均得而主之。然小便利者不可用，恐重伤津液也。由此可知五苓散非治水热之专剂，乃治水热小便不利之主方也。君泽泻之咸寒，咸走水府，寒胜热邪；佐二苓之淡渗，通调水道，下输膀胱，并泻水热。用白术之燥湿，健脾助土，为之堤防以制水也。用桂之辛温，宣通阳气，蒸化三焦以行水也。泽泻得二苓下降，利水之功倍，小便利而水不蓄矣。白术须桂上升，通阳之效捷，气腾津化渴自止也。若发热表不解，以桂易桂枝，服后多服暖水，令汗出愈。是此方不止治停水小便不利之里，而犹解停水发热之表也。加人参名春泽汤，其意专在助气化以生津。加茵陈名茵陈五苓散，治湿热发黄，表里不实，小便不利者，无不克也。"(《医宗金鉴·删补名医方论》卷6)

12. 沈果之："此治小便不利之主方，乃治三焦水道，而非太阳药也。《素问·经脉别论》曰：饮入于胃，游溢精气，上输于脾，脾气散精，上归于肺，通调水道，下输膀胱，水精四布，五经并行。此方用桂以助命门之火，是釜底加薪，而后胃中之精气上腾；再用白术健脾，以转输于肺；而后用二苓、泽泻运水道上升已而降。其先升后降之法，与《内经》之旨滴滴归源，复与太阳何涉？《伤寒论》治小便不利，汗出而渴者，五苓散主之；不渴，茯苓甘草汤主之。盖渴为阳气不足，水不上升也，不升则不降，故用肉桂以升之，二苓、泽泻以降之，而用白术一味以为中枢。乃注者莫不以渴为热入膀胱，津液被劫所致，如果热入而复用桂、术以温液耗津，又二苓、泽泻以渗之，是热之又热，耗之又耗，速之毙矣。且不渴者，反不用五苓，而用茯苓甘草汤，可知不渴则无需桂、术之蒸腾津液，而桂、术之非治太阳而治三焦，更不待言矣。有小便不通而以桂枝易桂者，此必命门之火未衰，而外有太阳表症，因邪伤太阳，传入三焦，故表邪未解，而三焦之水道不利，即《伤寒论》所谓'中风发热，六七日不解而烦，有表里证，渴欲饮水，水入则吐者，名曰水逆，五苓散主之'是也。表症为太阳不足，故用桂枝以宣阳气，通津液于周身，即经文水精四布，五经并行之旨，非用之以通水道下出也。里症为三焦之气化不宣，故用二苓、泽泻以通三焦之闭塞，非开膀胱之溺窍也。夫下焦之气化不宣，则腹膨而小便不利，水蓄膀胱，此乃水蓄于膀胱之外，不能化入膀胱，故用五苓以化之。亦有用桂枝而效者，因卫出下焦，助太阳气化以运之，非为太阳腑内之水蓄也。如三焦既将水气运化入于膀胱而不出，此真太阳府内痹而不宣，即胞痹症也。《素问·痹论》曰：胞痹者，少腹膀胱按之内痛，若沃以汤，涩于小便，上为清涕。水在膀胱之内，是膀胱胀满而非腹胀，故按之内痛，若沃以汤；其溺孔之道痹而不通，故涩于小便；膀胱痹气随太阳经脉之行以从巅入脑，故上为清涕。此真太阳本府水结膀胱之内，而非腹中膨胀小便不利也。总之，水入膀胱之内，方属太阳；若水在膀胱之外，腹膨满而小便不利者，此脏腑之外，躯壳之内，三焦主之。虞天民曰：三焦者，指腔子而言也。故治腹满肿胀之症，设使一味利水，则三焦之气更不能施化，而膀胱津液为

之下竭,非仲景五苓之意也。"(《录自《吴医汇讲》卷4)

13. 章楠:"此方在伤寒门,为兼治太阳经腑之病,应用桂枝。故论曰:中风发热,六七日不解而烦,有表里证。可知当用桂枝以行表,故又言汗出愈,不然二苓、泽泻下泄之力胜,焉能使其行表出汗乎?若无表证,宜用肉桂,则其化气行水之功更胜也。盖是方无论用桂、用枝,皆为宣化三焦之法,即非太阳之主方,何也?以三焦司一身表里升降之气,内自脾胃,外达肌肤,必由三焦转输,故三焦气和,则内外通利,二便自调。然其升降之机,又在脾之健运。故此方用术健脾,以桂通阳,阳气运化,水道流行,乃以二苓、泽泻导入膀胱而泄,所以《经》言三焦者,水道出焉,属膀胱,而膀胱为三焦之下游也。又曰:气化则能出矣。谓三焦之气宣化,而膀胱之水方能出也,故仲景又用此方治霍乱。霍乱,脾胃病也,因三焦气阻不得升降,而致吐利交作,则其非太阳主方,理可见矣。若治霍乱,当用肉桂为宜。"(《医门棒喝·伤寒论本旨》卷9)

14. 陈恭溥:"五苓散,转输脾气,下行四布之方也。凡脾不转输,烦热而渴,小便不利者用之。又说:方中茯苓、白术补脾气,猪苓、泽泻利水道,桂枝通经解肌,合以为散,使其水津四布,五经运行,脾机一转,诸证悉平矣。白饮所以助脾气,暖水乃充腹热肉,淡渗皮毛之助也,故曰汗出愈。"(《伤寒论章句方解》)

15. 费伯雄:"湿为地之气,其中人也缓,其入人也深,其为病也不可以疾而已。坐卧卑湿,汗渍雨淋,此湿之自外来者也;多食浓腻,过嗜茶酒,此湿之自内生者也。治湿必先理脾,脾土健运,始能渗湿,此定法也。又须分利,使浊阴从下而出,亦定法也。五苓散,仲景本为脉浮,小便不利,微热消渴,表里有病者而设,方中宜用桂枝,不可用肉桂,后人遂通治诸湿腹满,水饮水肿,呕逆泄泻,水寒射肺,或喘或咳,中暑烦渴,身热头痛,膀胱热,便秘而渴,霍乱吐泻,痰饮湿疟,身痛身重等症。总之,治寒湿则宜用肉桂,不宜用桂枝;若重阴生阳,积湿化热,便当加清利之药,并桂枝亦不可用矣。至加减之附方,各有宜称,亦当细细参之。"(《医方论》卷3)

16. 冉雪峰:"《伤寒》、《金匮》,均用此方。观伤寒多饮暖水,汗出愈,里气化,则外气化,外气化,则里气化,内外豁然,亦活泼泼一片化机。方制用泽泻独多,泽泻不宁使有形水质下行,且能使无行水气上滋,曰泽曰泻,昭其实也,但人多知其泻,而不知其泽,所以对重用泽泻意义,殊少体会。渴者加术,术只能培中,脾不能上输时,非泽泻导之使上,何能敷布液泽,润沃涸熯,观此,则本方精义,跃跃纸上。河间桂苓甘露饮,系此方加三石,虽各有适应,尚泥形质,细勘正与此等精义,上下悬绝。学者欲探方学深层义蕴,此等吃紧处,不可不猛下一参也。"(《录自《历代名医良方注释》)

17. 矢数道明:"构成本方之药物,大部为利水之味。由于有淡渗之味,故有调节机体内水分平衡之作用。五苓散之作用可作如下解释,它能调节细胞及血液之水分,缓解因渗透压降低所致之抗利尿作用。尤其对于本方证血液中之水分,血管外之水分,即体腔及组织内水分平衡破坏时;组织及体腔内有多余之水分;血液浓稠不能滋润时,本方有调节作用;五苓散能将胃内及其他体腔腔管外之水分送入血中;滋润血液而止口渴;血液滋润则自能利尿,也能除烦安眠。本方名五苓散之苓者,即猪苓之苓,以此为主药。猪苓长于利尿解渴,渗泄之效最佳;茯苓长于行气导水,逐胃内停水;白术善于通利上中下三焦之水;泽泻如水流倾泻,故能行水;桂枝发散肌表,更能上行,使之气血发泄透达,有通调表里上下之功。即以此五种药物相配合,调节水分之平衡,促进强有力之利尿作用,从而达到治疗诸疾。"(《临床应用汉方处方解说》)

18. 于世良,等:"方中重用泽泻为君药,入膀胱经,利水渗湿;茯苓、猪苓为臣药,甘淡渗湿,通调水道;以白术为佐药,甘温培土,健脾燥湿;桂枝为佐,既能解肌发表,又能温阳化气行水。诸药共奏利水渗湿,化气行水之功效。"(《中医名方精释》)

19. 李飞,等:"本方用桂枝助膀胱气化而利小便,又能发汗解表而治表证,对蓄水证表邪未解者,服之可使经腑之邪并除。但本方应用以膀胱气化不行的小便不利为主,表证的有无不居主要地位。世医推而广之,以其治疗痰饮、水肿、泄泻等证,认为桂在五苓散中的作用,主要是温肾化气而通利水道,故宜用肉桂。据现代药理研究,二者的挥发油都含有桂皮醛,具有扩张血管,促进血液循环作用,均有助于利尿,故皆可选用。但在兼有表证时,仍以用桂枝为宜。关于方中的君药,众说不一。成无己、许宏等以为茯苓为君,汪昂则以二苓为君,吴谦则主张以泽泻为君。从本方主治分析,水饮内蓄,当以渗泄为主,方中泽泻用量独重,为一两六铢,利水作用较强,而茯苓、猪苓均为十八铢,故以泽泻为君之说,比较惬当。"(《中医历代方论选》)

【评议】关于本方君药、方证病机、病变部位及方中桂为何物等,历代医家众说纷纭,对此在疑难阐释中已有论述。另外,对"烦渴饮水"一症的鉴别诊断及治疗,众医家也作了详细论述,如许宏认为发汗后,烦渴饮水,脉洪大者,用白虎汤;内热实,脉沉实者,用承气汤;烦渴欲饮水,脉浮者,用五苓散。柯琴则认为"烦渴饮水,治之有二法:表证已罢,而脉洪大,是热在阳明半表里,用白虎加人参清火以益气;表证未罢,而脉仍浮数,是寒邪在太阳之半表里,用五苓散饮暖水而发汗"。对于"多饮暖水"之用意,众医家之论基本一致,认为是为了助膀胱水府之津(沈明宗);充腹热肉,淡渗皮毛(陈恭溥);欲使表里分消其水(尤怡);令汗出愈(吴谦)。还有医者对五苓散的运用提出了告诫,如吴昆曰:"小便不利亦有因汗、下之后内亡津液而致者,不可强以五苓散利之。"总而言之,历代医家对五苓散的论述较为全面、深入,尽管有所偏颇,甚至有不敢苟同之论,仍不失为宝贵资料,值得研读。

【验案举例】

一、内科

(一)泌尿系疾病

小便不通 《名医类案》卷9:程仁甫治孚谭汪尚新之父,年五十余。六月间,忽小便不通,更数医已五日矣。予诊其六脉沉而细,曰夏月伏阴在内,因用冷水、凉药过多,气不化而愈不通矣。用五苓散倍加肉桂,外用葱白煎水,热洗,一剂顿通。

按语:夏月湿重,因用冷水、凉药过多而损其阳,阳气不化,津气不行,水湿相结,小便不通。用五苓散利水湿,化阳气。重用肉桂,外用葱白热洗,更使阳气通行,气化有力,故一剂顿通。

(二)消化系疾病

1. 泄泻 《名医类案》卷4:江应宿治余氏仆,年十七岁。五月初患泄泻,至六月骨瘦如柴,粒米不入者五日矣,将就木。诊其脉沉细,濡弱而缓。告其主曰,湿伤脾病也。用五苓散加参、术各三钱,不终剂而索粥,三剂而愈。

按语:湿盛则泄泻,五苓散可渗湿健脾,使湿邪去,脾健运化有力,则泄泻自止。

2. 痢疾 《清代名医医案精华》王旭高医案:便痢白腻如水晶鱼脑色,小便不利,少腹偏右板窒。诸医以为肠痈,固亦近是。然考肠痈为病,有寒有热,《金匮》并出二方,如大黄牡丹汤、薏苡附子败酱散,概可见矣。此证则属寒积。试观脉弦紧而不数,面色青而不渴,是其证也。鄙意宜用温通,备候商订。肉桂五苓散加砂仁、楂肉。

按语:寒湿积滞内停,则肠胃不和,便痢白腻;气化失司,则小便不利。五苓散可利水渗湿,温阳化气,加肉桂则温通之力更强。

3. 水逆 《名医类案》卷1:友人王晓同寓云中,一仆十九岁,患伤寒发热,饮食下咽,少顷尽吐;喜饮凉水,入咽亦吐,号叫不定,脉洪大浮滑。此水逆证,投五苓散而愈。

按语:水气停于胃腑,影响中焦转输之常,胃失和降而致水逆。渴欲饮水,亦由水气不化,津液不升,用五苓散化气利水,输布津液,药后呕吐遂止。

4. 呃逆 《续名医类案》卷14:老仆王忠妇呕逆呃气,几无宁刻。脉之右寸独大,余脉虚微。此中州土败,水气不行,五阳不布,浊阴上逆也。与五苓散一剂。服后一时许,吐逆顿止。与附桂理中汤连服之,明日两脉向和,呃逆亦止,微觉倦怠。与加桂理中汤四五剂而安。

按语:脾虚不运,则水湿内停,浊阴上逆,则呕逆呃气。五苓散健脾祛湿,温阳利水,则呃逆自止。

5. 腹胀 《经方发挥》:某男,50岁。患者身体肥胖,每至秋季即感腹胀,到春夏季节逐渐好转,如此3年。饭后及阴天腹胀尤为厉害,大便时稀时干,下肢浮肿,身重乏力,食欲不振,脉沉数,鲜黄细腻之厚苔布满全舌面。据患者介绍,3年来舌苔一直如此。初服一般理气,消满渗湿之药,效果不显。细思此证,虽脉数苔黄,但有食欲不佳,便稀,下肢浮肿,身重乏力等症状,显然是脾失健运,气化不行,水湿阻滞,遂投五苓散加重桂枝、白术量,温阳化气渗湿,再加渗利湿热之苡米、木通。茯苓60g,猪苓15g,泽泻15g,白术15g,桂枝15g,苡仁60g,木通10g。连服5剂后,似无明显的效果,但黄腻之舌苔有所好转,从舌尖部开始消退,约退去全舌面1/3。照上方原量再服5剂,舌苔继续消退,此时食欲开始好转,下肢浮肿消失,但腹胀无明显好转。再服五苓散5剂,黄腻之苔完全消退,已成为正常舌象了,此时腹胀之症,豁然而愈。

按语:脾失健运,气化不行,水湿阻滞,则腹胀。此时单理气,则湿仍阻,故效果不显。治病必求其本,故用五苓散加味使脾健湿去,气机得以畅行,腹胀之症,豁然而愈。

6. 二便不通 《续名医类案》卷26:王生病发热头痛,腹胀甚。医为之解散,热退而痛如故,且不得前后溲。又以大黄通之,大便稍行,小溲赤涩,胀痛特甚。仍以为热结,将复下之。桥诊曰,病得之三,劳倦而内复食冷尔。内则损肾,劳倦食冷则损脾。肾主大小溲,肾损则不能转输,故作湿热而为胀满。藉令亟下,则将亡阴,胀满有加矣,危之道也。王俯首叩枕曰,诚如公言,三者皆如见。遂投人参五苓散,一服得前溲,再乃大通,痛亦寻减。病者求通后溲急。桥曰,公六脉沉微,必假信宿,脾气始回,脾得主则湿热将自行,毋欲速,明日大溲自下。调埋月余而愈。

按语:水湿内停,膀胱气化失司则小便不通;水湿停聚不走大肠则大便亦不通。以五苓散利水渗湿,温阳化气,不但小便通利,大肠亦可得以津液濡润而自通。

(三)呼吸系疾病

悬饮 《医方发挥》:某女,60岁。患悬饮1个月,胸满喘促不得卧,经某院检查,诊断为"渗出性胸膜炎",原因待查。用抗菌、利尿等疗法治疗2旬,效果不显。因鉴于胸积水太多,影响肺的呼吸功能,而给予胸腔抽液,每次约抽500毫升左右,但随抽随生,抽后不过数日即复如前。因见病情危笃,建议转院诊治。初诊时所见:患者已过6旬,面色㿠白,身形虚羸,端坐呼吸,咳喘频频,心悸汗出,语言低微,数日未进饮食,故未能解大便;小便也极少,每日约200～300ml左右,状如浓茶色。右胸呼吸运动消失,叩之浊音。下肢浮肿,按之凹陷。苔白腻,舌淡红,脉数无力。全身处于衰竭状态。综观以上脉证,属脾阳不运,水湿内停,虚中挟湿之证。……用五苓散治疗此证,……共奏化气行水之功。茯苓 30g,猪苓 15g,泽泻 15g,白术 10g,桂枝 15g,桑皮 10g,杏仁 10g,木通 15g。服药 2 剂后,小便大增,1 日 1 夜竟尿 5000ml 左右。这是患病以来首次利尿,胸水吸收大半,精神顿增,食欲好转,呼吸渐次平稳。继以原方服用,用 5～6 剂以后,胸满咳喘诸疾若失,精神食欲更好转,夜间酣睡如常,不咳,不喘。继投以补脾利湿之剂,缓补而收功。

（四）其他

1. 头痛（颅内压增高） 《古方妙用》:某女,33 岁。因患"脑囊虫病"而住某院治疗,经用丙硫咪唑治疗一疗程;皮下囊虫结节消失,但颅内压增高,症见头痛如劈,视物模糊,眼冒金花,恶心欲呕,试做腰穿,压力为 170mmHg。故输"甘露醇"等药。连用 1 周后头痛诸证缓解。但一停药又复出现,故出院请余诊。舌淡苔滑,脉沉弦。询其小便短少,辨证为水逆。处方五苓散:茯苓 30g,猪苓 20g,泽泻 20g,白术 10g,桂枝 10g。连服上药 2 剂,头痛、呕恶等症明显减轻,小便增多,又进 2 剂,自觉全身轻浮,走路有空浮之感,后停药 1 周,上述诸症消失,头痛亦未复作。随访至今尚可。

按语:水上逆至颅腔则头痛,用五苓散引水下行则头痛自止。

2. 水气上冲 《伤寒论方医案选编》:某男,18 岁。病发时自觉有一股气从下往上冲,气至胃则呕,至心胸则烦乱不堪,上至头则昏厥人事不省,少顷气不行则苏醒。小便频数,但量不多,脉沉,舌淡,苔白水滑。辨证:水蓄下焦,则小便不利;水气上冲,阴来搏阳,则见昏厥等证。治法:利水下气,通阳消阴。处方:茯苓 30g,泽泻 12g,猪苓 9g,白术 9g,桂枝 9g,肉桂 3g。上方共服 9 剂,其病则愈。

按语:水蓄下焦,逆而冲上,故自觉有一股气从下往上冲,所到之处,皆失宁静。用五苓散利水渗湿,使水湿下行,阴消阳通,诸症自愈。

3. 疝 《名医类案》卷 6:许学士治歙县尉宗苟甫,膀胱气作痛,不可忍。医以刚剂与之,痛益甚,溲溺不通 3 日。许视其脉,曰投热药太过。适有五苓散,一分为三,易其名,用连须葱一茎,茴香及盐少许,水一盏半,煎七分,连用之。中夜下小便如黑汁一二升,剂下宽得睡,明日脉已平。续用硼砂丸数日愈。盖是疾本因虚得,不宜骤进补药,邪之所凑,其气必虚。留而不去,其病则实。故先涤所蓄之邪,然后补之。

按语:水渗下聚则疝瘕乃成。五苓散利水湿,化膀胱之气,水湿从小便而去,则诸症自愈。

二、儿科

1. 多尿（尿崩症） 《伤寒解惑论》附篇:某男,7 岁。患儿多饮多尿,在当地医院曾检查尿比重为 1.007,诊断为尿崩症,治疗无效,遂来济南。经余诊视,神色脉象,亦无异常,惟舌色淡,有白滑苔,像刷一层薄薄不匀的糨糊。因患此症,可能是水饮内结,阻碍津液输布,所以渴欲饮水,饮不解渴。因与五苓散方:白术 12g,茯苓 9g,泽泻 6g,桂枝 6g,猪苓 6g。水煎服。上方共服 2 剂,家长来述症状减轻,又与原方 2 剂而愈。

按语:小儿为稚阳之体,阳气未充,气化无力,津不上承,故多饮;阳弱蒸腾乏力,故多饮而致多尿。用五苓散温阳利水,使阳气蒸腾津液上承而不渴,阳气通利,则水津转运正常。

2. 遗尿 《中医名方异用指南》:某男,11 岁。1980 年 10 月 6 日就诊。患儿近两个月来,每夜必尿床,口渴喜饮,神疲纳呆,先后曾服缩泉丸、巩堤丸、补中益气丸等方加减治疗月余无效。诊见:面色无华,形体消瘦,舌质淡,苔薄白少津,舌边见齿痕,脉濡缓。证属脾虚湿困,气化失司。拟五苓散加味:白术 12g,白茯苓 12g,猪苓 6g,泽泻 6g,肉桂 3g,益智仁 10g。

2剂后,遗尿、口渴消失,唯食欲未复,倦怠乏力。继以五味异功散5剂调理善后。两月后随访,患儿肌肤红润,体力充沛,未再复发。

按语:脾虚湿困,气化失司也可导致遗尿,此症虽与小便不利截然相反,但机制雷同。用本方则膀胱气化正常,遗尿遂愈。

3. 解颅(脑积水) 《古方妙用》:某男,9个月。出生后至7个月前,一切正常。第7个月后,发现右手不灵活,右腿活动能力较差。之后患儿头部明显迅速增大,至8个半月时,双眼已呈"落日"状,头部青筋显露,颜面紫红,头不能抬,四肢不能活动,身体极度消瘦。头围56厘米,前后囟门扩大而饱满,凸出于颅骨。先后经数个医院诊断为"脑积水"。患儿自第10个月开始服用本方:茯苓15g,大腹皮15g,猪苓10g,泽泻10g,牛膝10g,车前子10g,白术5g,桂枝2g。水煎顿服。服药后尿量明显增多,大便亦呈稀水状。至服完第6剂后,囟门明显凹陷,面色渐转红润。前后共服27剂药,患儿四肢渐能活动,颈部亦有力能抬头活动,囟门未再凸起而痊愈。7年后追访,患者已9岁,与同龄健康儿童无异。

按语:"脑积水"一症,以中医理论观之,属水饮范畴,多从肺、脾、肾三脏功能失调论治。属肺失宣降,停水上泛者,必兼咳嗽、喘促等症;属脾失运化,停水上逆者,多见神疲乏力、短气食少、面色苍白等症;属肾阳不足,阳不化气者,多兼腰酸腿软,畏寒肢冷症状。从此例患者观之,似从中焦论治最为允当。故予五苓散煎服,温运中枢而获显效。

4. 水疝(睾丸鞘膜积液) 《古方妙用》:某男,9岁。患者发现右侧睾丸肿大,服药未见效果。1年后,患处逐渐肿大,经医院检查,确诊为右侧睾丸鞘膜积液,拟用手术治疗,其父母不同意,邀余诊治。证见:右侧睾丸肿大如鸡蛋。其状如梨,表面光滑,肿如水晶,有压痛,透光试验阳性,伴有纳少、便溏,苔白,脉弦。辨证属脾土受湿,运化失常,肝失疏泄,气不化水,致使水湿停聚,而成水疝。拟用健脾逐水行气治之,用五苓散加味:木香3g,桔梗5g,川楝子10g,茴香10g,泽泻5g,猪苓5g,肉桂3g,茯苓10g,白术10g。服4剂后,阴囊水肿大减,大便正常,食欲增进,原方继进8剂,睾丸鞘膜积液消失。

按语:婴儿水疝,乃寒水着于下焦为病,用五苓散,正所谓泄下焦之水以顺而导之也。方中应用肉桂,温阳化气之功较大。小儿之病,若能对证下药,则较易康复。

三、皮肤科

浸淫疮(湿疹) 《伤寒解惑论》附编:某男,64岁,患者两上肢及颈部生湿疹已年余,虽迭经治疗,服中西药甚多,疗效不显,时轻时重。本次发作已月余,症见两上肢及颈部密布粟粒样疹点,渗水甚多,点滴下流,轻度瘙痒。身微恶寒,汗出较多,口干饮水,大便正常,但小便略黄。舌苔薄白,脉濡缓。证属阳虚不能化气利水,湿邪郁于肌表,津液但能向上向外,外出皮毛,而通调水道功能迟滞。治宜温阳化气利水,方用五苓散:茯苓15g,桂枝9g,泽泻9g,白术9g,苡仁24g。水煎服。服药3剂,患处渗水明显减少,全身出汗基本停止,恶寒消失,口干减轻。此是阳化水降,原方再服3剂。1年后随访,未见复发。

按语:阳虚不能化气行水,则水湿内停。湿邪郁于肌肤,则见两上肢及颈部密布粟粒样疹点,渗水甚多,点滴下流。用五苓散利水渗湿,温阳化气,使水湿下行由小便而去,则湿疹愈。

【临床报道】
一、内科
(一)泌尿系统疾病

1. 肾炎 本方加白茅根、白花蛇舌草,并重用丹参、益母草治疗急性肾炎78例。结果:

痊愈 61 例,显效 12 例[10]。石氏用五苓散加减治疗肾炎水肿 42 例。其中急性肾炎 25 例,慢性肾炎 17 例。42 例均有程度不同的水肿,见于头面、四肢或全身(包括胸、腹水);伴高血压者 10 例,恶心呕吐者 14 例,头痛头晕者 18 例,心悸乏力者 16 例。有血尿(肉眼或镜下)者 34 例,有蛋白尿(+~++++)者 36 例,有管型者 20 例,尿素氮升高者 5 例。药用:猪苓 10g,茯苓 20g,泽泻 10g,白术 10g,桂枝 3g。外感风寒型加麻黄、浮萍、桔梗;外感风热型加银花、连翘、射干、薄荷;脾虚湿盛型加人参、黄芪、姜半夏、陈皮、炒苡仁;阳虚水泛型加仙茅、仙灵脾、肉桂、附片。结果:38 例水肿全消,时间最短 3 天,最长 36 天,平均 16 天。肾功能不全者 4 例,经治一周效果不大。总有效率 90%[11]。易氏用本方加白茅根治疗急性肾炎 38 例,结果:痊愈 36 例,显效 2 例。水肿 1~5 天消失者 25 例,6~10 天 13 例。小便 15 天以内转阴 27 例,16~30 天 9 例,1 个月以上 2 例[12]。江西省立医院中医科用本方合五皮饮为主治疗肾炎 29 例,若以主要症状、体征消失,血压降至正常,血液化学和肾功能恢复正常,尿中蛋白消失为标准,本组有 3 例接近此标准,但尿中尚有微量蛋白。除 5 例慢性肾炎末期患者及 1 例急性肾炎无效外,其他病例水肿消除或减轻,营养改善,体力增加,恢复劳动能力[13]。

2. 尿潴留 本方对多种原因所致急性尿潴留疗效颇佳。章氏用本方加减治疗癃闭 6 例,伴有尿路感染 4 例,外伤性 2 例。病程 3~15 天。结果:一般在服药 2~3 剂后开始见效,均获痊愈[14]。

3. 肾功能不全 本方加味治疗早期肾功能不全 20 例,病例皆有明确的肾炎病史,尿素氮在 6.4~14.3mmol/L,血肌酐 159.12~265.2μmol/L,病程最短 2 年,最长 18 年;尿蛋白(+)者 7 例,(++)者 9 例,(+++)以上者 4 例;血红蛋白最低 70g/L,90~100g/L 13 例。结果:临床症状消失,血红蛋白 100g/L 以上,尿素氮及肌酐恢复正常,尿蛋白转阴为显效,共 6 例;临床症状基本消失,血红蛋白 90~100g/L,尿素氮及肌酐有所好转,但未降至正常,尿蛋白(±)为有效,共 8 例;临床症状,化验指标与治疗前无变化为无效,共 3 例;临床症状较前加重,尿素氮、肌酐较前升高为恶化,共 3 例。总有效率为 70%[15]。

4. 泌尿系结石 五苓散加味治疗泌尿系结石 65 例,基本方:茯苓、猪苓、海金沙(布包)各 15g,泽泻、金钱草、鳖甲各 30g,白术、枳壳、乌药、鸡内金各 10g,桂枝 6g。随证加减。结果:51 例治愈(结石排除,症状消失,复查 B 超示结石阴影消失),10 例好转(临床症状明显改善,B 超示结石面积缩小,或数目减少,位置下移但仍存在),4 例无效(临床症状、体征无减轻,B 超复查无改变)。总有效率 93.8%。在 51 例治愈患者中,服药 5 剂内排石 12 例,5~10 剂内排石 22 例,10 剂以上排石 17 例。无任何排石反应及副作用[16]。谭氏用本方加减治疗泌尿系结石 53 例,结果排石者 33 例。服药最少者 2 剂,最多者 50 剂,一般服药 1~3 剂即见症状缓解[17]。

5. 膀胱癌 张氏等以五苓散加生地榆、生薏苡仁、白花蛇舌草、海金沙、海藻、生黄芪治疗晚期膀胱癌 31 例。病程最短 7 个月,最长 2 年零 4 个月;8 例术后复发,5 例淋巴转移,2 例肺转移,2 例直肠转移,1 例宫颈转移。所有病例都接受过放疗、化疗。药用:猪苓、茯苓、白术、生黄芪各 15g,泽泻、海金沙、海藻各 18g,桂枝 10g,生地榆、生薏苡仁、白花蛇舌草各 30g。每剂煎汁 600ml,分三次服,日 1 剂,40 天为 1 疗程。疗效不满意坚持服汤剂,疗效较好原方 5 倍量改为散剂,每次 10g,早晚各 1 次。随症加减。结果:症状好转,癌肿得到控制或稍有发展,存活 5 年以上 3 例;症状减轻,癌肿发展较慢,存活 2 年以上 18 例;症状时轻时重,癌肿发展较快,不满 2 年死亡者 10 例[18]。

6. 高尿酸血症　平胃散合五苓散治疗高尿酸血症 36 例,方药:苍术 15g,白术 15g,川厚朴 6g,陈皮 6g,茯苓 15g,猪苓 10g,泽泻 10g,薏苡仁 20g,车前子 10g,鸡血藤 10g,威灵仙 10g,防风 10g,白茅根 10g,怀牛膝 15g,炒谷麦芽各 10g。对照组 36 例服别嘌醇,每日 3 次,每次 0.1g。3 周为 1 疗程。治疗组 36 例,痊愈 16 例,有效率 17 例,无效 3 例,总有效率 92%;对照组 36 例,痊愈 13 例,有效率 10 例,无效 13 例,总有效率 64%。两组相比,有显著性差异($P<0.01$)。[19]

（二）消化系统疾病

1. 流行性腹泻　五苓散加减治疗流行性腹泻 122 例。病程:1 天以内者 18 例,1~3 天者 75 例,4~5 天者 11 例,6 天以上者 8 例。最长者 7 天,最短者 1 天。药用:茯苓 15g,猪苓 15g,焦白术 12g,泽泻 10g,桂枝 6g,石榴皮 15g,厚朴 10g,炒焦米 30g。寒湿型加炮姜、苏叶;湿热型去桂枝,加黄芩、粉葛、板蓝根;伴呕吐去桂枝,加姜半夏、藿香;肢冷抽搐加木瓜、粉葛、龙骨、牡蛎;口干舌燥,少气懒言者合生脉散。结果:全部治愈。服半剂者 13 例,1 剂者 58 例,2~3 剂者 45 例,4 剂以上者 6 例。疗程最短半天,最长 5 天[20]。

2. 脱水症　范氏等治疗腹泻引起的脱水 347 例,发病时间最短半天,最长者 12 天,平均 2.65 天。在 2 天以内者最多,为 229 例。属湿热型 123 例,伤食型 165 例,脾虚型 59 例。轻度脱水 273 例,中度脱水 72 例,重度脱水 2 例。高渗脱水 20 例,低渗脱水 20 例,等渗脱水 307 例。日腹泻次数 5 次以上者 87 例,6~10 次者 256 例,11~15 次者 4 例。将病例分为三组,每组中医辨证分型、脱水程度及性质、腹泻次数等基本相同。五苓散:按《伤寒论》五苓散分量比例配方、研末,成人每次 6g,日 3 次;1 岁以下、1~3 岁、3~7 岁、7~14 岁,每次分别为 1.2g、1.5g、2g、3g,日 3 次。对照 1 组:用复方磺胺甲噁唑加口服补盐液。2 号对照组:用复方磺胺甲噁唑加胃蛋白酶。结果:五苓散组 116 例,成功 111 例,占 95.7%;对照 1 组 116 例,成功 101 例,占 87.1%;对照 2 组 115 例,成功 81 例,占 70.4%。结果表明五苓散组成功率最高($P<0.05,P<0.01$),止泻及纠正脱水时间最短[21]。

3. 肝硬化腹水　五苓散加味治疗肝硬化腹水 20 例,其中血吸虫性肝腹水 8 例,血吸虫性合并肝炎后肝硬化 8 例,肝炎后肝硬化 4 例;初次腹水 12 例,2 次以上腹水 8 例;腹水产生 1 个月内 10 例,半年内 7 例,半年以上者 3 例;轻度腹水 12 例,中度腹水 6 例,重度腹水 2 例;合并慢性肾炎 6 例,贫血 8 例;脾肿大 I 级 5 例,II 级 13 例,2 例已行脾切除;治疗前有上消化道出血史 3 例。药用:茯苓 20g,泽泻 15g,猪苓 15g,白术 12g,桂枝 3g。结果:小便逐日增加,食欲正常,腹围明显缩小,腹水全消者为有效,计 17 例;上述症状无明显改善者为无效,计 3 例。腹水消退时间最短者 20 天,最长者 4 个月,一般为 2 个月左右[22]。甘氏等用本方加丹参、车前子、白茅根、大腹皮、当归、赤芍等煎服,生大黄 30g 保留灌肠,并加速尿利尿,治疗肝硬化腹水 40 例。结果:治愈 23 例,好转 13 例,无效 4 例,总有效率 89%。疗程最短 20 天,平均 31 天[23]。重庆市第一中医院用本方加减治疗肝硬化腹水 36 例。结果:临床治愈 17 例,好转 12 例[24]。

4. 术后胃瘫综合征　五苓散加味为主中西医结合治疗术后胃瘫患者 20 例,结果:均治愈出院,疗程为 1~4 周。结论:胃瘫患者采取非手术治疗一般均可治愈[25]。

（三）呼吸系统疾病

1. 胸腔积液　五苓散加减治疗各种原因引起的胸腔积液 42 例,其中结核性渗出性胸膜炎 35 例,心肌病伴胸腔积液 4 例,肺癌伴胸腔积液 2 例,外伤性胸腔积液 1 例。药用:茯苓 30g,猪苓 30g,泽泻 30g,白术 15g,桂枝 15g。阴虚有热者去桂枝,加百合、百部、麦冬、玄参;胸部刺痛者加郁金、泽兰、旋覆花;咳嗽较前剧者加炙紫菀、百部、川贝母;气促明显者加苏子、杏仁;痰多者加法半夏、瓜蒌仁、葶苈子。14 天为 1 疗程。结果:治愈 38 例(服药 1 个疗程积液完全吸收 27 例,2 个疗程积液完全吸收 11 例),好转(服药 2 个疗程后胸腔积液明显吸收)3 例,无效 1 例[26]。孙氏在运用抗结核药的同时,用本方加党参、赤芍、商陆,治疗结核性胸膜炎 6 例。结果胸水消失时间平均为 7.8 天,比西药加抽水对照组缩短 7 天,且避免了因抽水所造成的蛋白质丢失,加速患者康复。临床还见服用本方者尿量几乎增加 1 倍,并未见有电解质紊乱情况[27]。

2. **慢性肺心病心衰** 曹氏用五苓散合活血化瘀法治疗慢性肺源性心脏病心力衰竭 30 例,病程(15.67±8.13)年。西药对照组 50 例,病程(15.5±8.55)年。两组年龄、病程无显著差异。中药组用白术 12g,茯苓 30g,生姜 9g,桂心 9g,猪苓 30g,泽泻 30g,木通 30g,车前草 30g,鸡血藤 30g,郁金 18g,红花 9g,赤芍 15g,丹参 15g,附片 24g。西药组用强心药毒毛花苷 K、毛花苷丙、地高辛;利尿药氢氯噻嗪、氨苯蝶啶、螺内酯、呋塞米、依他尼酸,其他按常规治疗。结果:中药组无效率为 7.14%,显著低于对照组的 20%;显效率 71.43%,显著高于对照组的 44%[28]。

(四) 循环系统疾病

1. **慢性充血性心力衰竭** 葶苈生脉五苓散治疗慢性充血性心力衰竭 25 例。其中风心病心衰 8 例,冠心病心衰 12 例,肺心病心衰 3 例,先心病心衰 2 例;心衰病史最长者 10 年,最短者半年,多数在 1~5 年以上;心衰程度属 I 级者 2 例,II 级者 20 例,III 级者 3 例。药用:葶苈子 5~10g,台党参 15~30g,麦冬 12g,五味子 10g,茯苓 15~30g,猪苓 10g,泽泻 30g,白术 12g,车前子 30g。一般服 3~7 剂即见效,连服 2~3 周即可控制心衰。结果:显效(症状基本消失,一般体征改善,由长期休息而恢复一般工作)12 例;好转(症状减轻,一般体征改善,但未能恢复工作)11 例;无效和死亡各 1 例。有效率 92%[29]。

2. **高血压病** 俞氏报告五苓散对血压、大便有双相调节作用,将本方改散为汤治疗高血压病 16 例,其中病程最长 12 年,最短 4 个月,有效率达 91%。治疗低血压 18 例,病程最长 6 年,最短 3 个月,有效率达 93%。治疗大便秘结 15 例,病程最长 3 个月,最短半个月,治愈率达 95%。治疗大便泄泻 22 例,病程最长 2 个月,最短 1 周,治愈率达 95%[30]。

(五) 神经系统疾病

1. **眩晕** 五苓散加味治疗反复发作的耳源性眩晕 61 例,病程 0.5~5 年,平均 2.1 年;痰湿中阻 31 例,肾精不足 12 例,肝阳上亢 9 例,心脾两虚 7 例,肾阳不足和风热上扰各 1 例。药用:茯苓 20g,猪苓 20g,桂枝 10g,泽泻 24g,白术 10g,党参 30g,生黄芪 30g。3 天为 1 疗程。结果:治愈(眩晕、呕吐、耳鸣均止,活动如常)42 例,占 70%;好转(眩晕、耳鸣较前明显好转,能下床活动,恶心呕吐解除)11 例,占 19%;无效(症状、体征无变化)8 例,占 13%[31]。王氏用五苓散加味治疗梅尼埃病 60 例,病程最短 2 天,最长 8 年;初次发病者 30 例,一个月发作 3 次以上 20 例;主证为有不同程度的眩晕 60 例,听力减退者 44 例,耳鸣 54 例,恶心伴呕吐 50 例,急性发作时见有水平性眼球震颤者 5 例,面色苍白,脉搏缓慢,血压下降者 10 例,腹泻 1 例。药用:茯苓 20g,白术 15g,桂枝 20g,泽泻 20g,猪苓 12g。一般 3~6 剂全部症状即可消失。服药最少者 2 剂,最多者 45 剂。初发者经 1~5 年随访无 1 例复发;反复发作者药后 5 年未发者 4 例,一年未发者 18 例,一年发作一次者 8 例,发作时症状轻微,持续时间短,再服本方仍有防治作用[32]。孙氏以本方加独活 30g 为基本方治疗梅尼埃综合征 55 例。10 天为 1 疗程,症状消失后,以本方为散剂续服 10 天。结果:10 天治愈 24

例,20天治愈17例,30天治愈11例,无效3例。1年后随访,复发6例,再服此方仍有效[33]。

2. 颅内压增高 用葶苈大枣泻肺汤合五苓散加减,治疗颅内压增高10例。其中外伤性脑水肿7例,脑蛛网膜炎、脑干肿瘤、肺癌颅内转移各1例。所有患者均有头痛、呕吐、眼底变化。处方:茯苓、泽泻、桑白皮各12g,猪苓、白术各9g,木通6g,羌活、葶苈子各3g,车前子24g,大枣5枚。随症加减。结果:缓解(头痛、呕吐消失,眼底恢复正常,腰穿脑脊液压力正常)6例,好转(头痛、呕吐减轻,眼底有好转,腰穿压力下降)3例,无效(头痛、呕吐等无减轻,眼底无变化,腰穿压力无变化或变化不明显)1例[34]。

(六) 其他

特发性水肿 用黄芪五苓散为主治疗特发性水肿56例。临床表现以晨起颜面、眼睑水肿或晚间下肢水肿为主,活动一天后,体重增加大于0.5kg,立卧位水试验＋。全部患者各项检查排除器质性病变。药用黄芪15～40g,桂枝6～15g,泽泻、猪苓、茯苓、白术各15g。随证加减,1周为一疗程。结果:30例显效,即临床症状及体征全部消失,随访半年内无复发。20例好转,即临床症状及体征消失或减轻,随访半年内有复发。6例无效,即浮肿无好转或稍有改善,停药后又病发如初者。服药1疗程23例,2～3疗程24例,4疗程以上9例[35]。

二、妇科

1. 产后尿潴留 本方加党参、黄芪为基本方,随证加减,治疗产后及术后尿潴留32例,结果:全部在3～48小时痊愈[36]。卞氏用本方加杜仲、车前子、萆薢、陈皮、制半夏、金银花、连翘、海金沙,治产后尿潴留69例。结果1剂有效者41例,2剂有效者22例,无效6例,总有效率91.3%[37]。贾氏用五苓散治疗产后癃闭20例,小便不利最长者9天,最短者2天。药用:桂枝10g,炒白术10g,猪苓12g,茯苓15g,泽泻15g,白芍20g,黄柏10g,石菖蒲3g,苍术10g,炙甘草6g。阳虚加附子,气虚加党参、黄芪,夹湿加白蔻仁、通草,腹胀重者加乌药、小茴香,小便黄赤加白茅根、蒲公英。结果:最快的1例,服药半小时后即排尿通畅,其他病例亦服药1～2剂后排尿恢复正常[38]。

2. 羊水过多症 五苓散加味治疗羊水过多症50例,其中急性羊水过多症4例,慢性羊水过多症46例;羊水量最少8.5cm,最多10cm(B超报告)。药用:猪苓、茯苓、泽泻、白术各20g,桑白皮、杜仲各15g,桂枝、车前子各10g。气虚明显加党参、黄芪;肝气不舒加柴胡、白芍;肺气上逆加苏子、厚朴;肾虚加巴戟、菟丝子。结果:喘满、肿胀等症状完全消失,孕检可查到胎位,可清晰听到胎心音,B超报告羊水量正常者为治愈,计27例;喘满、肿胀等症状基本消失,孕检可打到胎位,听到胎心音,B超报告羊水量基本正常为显效,计16例;喘满、肿胀等症状明显减轻,胎位、胎心音模糊不清,B超报告羊水量下降为好转,计5例;连服3个疗程,症状、体征均未减轻,B超报告羊水量无改变为无效,计2例。总有效率96%[39]。

3. 妊娠高血压综合征 用加味五苓散治疗妊娠高血压综合征209例,均具有程度不同的水肿、蛋白尿、高血压。药用:茯苓、桑寄生、大腹皮各15g,白术12g,猪苓、泽泻各9g,桂枝6～9g,木香30g,砂仁6g。血压高、头晕目眩加夏枯草、钩藤、石决明;头痛、视物不清、恶心欲呕加半夏、珍珠母、羚羊角粉。水肿消退,血压稳定于正常范围后,改为每2天或3天1剂,直至分娩,每10剂为1疗程。结果:服药1疗程后,水肿消退,尿蛋白消失,血压正常为痊愈,共156例;水肿有所消退,尿蛋白量减少,血压有所下降,或三大症状有两项恢复正常,一项未正常为有效,共49例;无效4例。总有效率98%,治愈率75%[40]。

三、儿科

1. 婴幼儿腹泻 本方加车前子、麦芽、扁豆、炒薏苡仁为基本方,随证加减治疗小儿泄泻 200 例。结果:临床治愈 160 例,占 80%,好转 36 例,占 18%,无效 4 例,占 2%,总有效率 98%[41]。孙氏治疗经血清酶联免疫吸附试验(ELISA)证实婴儿轮状病毒肠炎 112 例,用随机单盲法分为两组。对照组 54 例,治疗组 58 例。对照组按西药常规用药。治疗组用泽泻 10g,猪苓 10g,茯苓 6g,白术 4g,桂枝 4g,按上比例配制,共研细末。用量:6～9 个月 1.5～3g/d,1 岁 6g/d,1 岁半 9g/d,2 岁 12g/d。加水 50ml,煎汤口服,每日 3～4 次。结果:治疗组平均服药 2 天,(2.30±0.35)天止泻;对照组平均服药 4 天,(4.12±1.34)天止泻。两者比较有高度统计意义,$P<0.005$。并认为按原方上述比例,利水效果才能明显增强,若等量投之,则利水作用明显减弱[42,43]。林氏用五苓散治疗婴幼儿腹泻 90 例。腹泻时间:2 天以内者 43 例,3～5 天者 38 例,6 天以上者 9 例。腹泻次数:一日腹泻 3～5 次者 31 例,6～8 次者 55 例,8 次以上者 4 例。就诊时患儿有不同程度发热、口干、尿少或呕吐等兼症。大便镜检有少许脂肪和白细胞。药用:泽泻 6g,茯苓 10g,猪苓 8g,桂枝 5g,白术 9g。发热加葛根,呕吐加藿香、生姜。水煎分多次少量频服。结果:除 8 例因脱水需补液外,其余均服药治愈(体温正常、腹泻停止、呕吐停止、大便镜检无异常)。其中服药 24 小时以内泻止者 11 例,2 天泻止者 33 例,3 天泻止者 35 例,4 天泻止者 11 例,平均服药 2.5 天[44]。蒙氏用五苓散合葛根芩连汤治疗小儿秋季腹泻 60 例。药用:葛根 6g,川连 3g,黄芩 6g,甘草 2g,茯苓 6g,桂枝 2g,白术 6g,泽泻 6g,猪苓 6g。结果:痊愈 48 例,好转 11 例,无效 1 例[45]。许氏用本方随证加减治疗 51 例急性小儿秋泻。轻者每日 1 剂,重者每日 2 剂,必要时配合口服补液或静脉补液。结果:治愈 26 例,显效 15 例,好转 6 例,无效 4 例,总有效率 92%[46]。董氏等用五苓散加味治疗小儿腹泻,治疗组 46 例,对照组 54 例给予诺氟沙星、双八面体蒙脱石口服,头孢唑啉(或阿米卡星)、维生素 B₆、10%氯化钾等静滴治疗。治疗组用焦白术、赤茯苓、猪苓、鸡内金、炒山药、炒扁豆各 4～10g,泽泻 6～15g,六一散(包煎)7～14g,灶心土 30g。结果:治疗组显效 21 例,有效 18 例,无效 7 例,总有效率 84.8%;对照组显效 26 例,有效 22 例,无效 6 例,总有效率 88.9%。两组比较,无显著差异($P>0.05$)[47]。

2. 小儿鞘膜积液 用疏风五苓散治疗小儿鞘膜积液 6 例,药用炒白术 12g,茯苓 12g,猪苓 12g,泽泻 12g,桂枝 3g,羌活 4.5g,防风 4.5g,水煎 2 次合并,分 3～4 次服。局部下坠,加桔梗、荔核、升麻;局部感染,加银花、连翘、黄柏;局部疼痛,加延胡索、香附、川楝子;食纳差,加鸡内金、焦三仙。外敷二味拔毒散(白矾、雄黄等分,为细末)。结果:5 例痊愈,1 例减轻。疗程为 15～30 天,一般 3～10 天即见效[48]。

3. 小儿肾炎 用加味五苓片(白术、泽泻、猪苓、茯苓、官桂、麻黄、黄芪、防己制成片剂)治疗小儿肾炎 22 例。用药剂量,一般 1～3 岁,每次 2～3 片;4～8 岁,每次 4～5 片;9 岁以上,每次 6 片(每片 0.3g)。一日 3 次,开水冲服。服药以后,大部分患儿在 3 日内小便明显增多,浮肿即逐渐消退,伴随症状亦随之减轻和消失;特别是病程短者,疗效更为明显。其中 1 日以内浮肿完全消失者 19 例;减轻 2 例;无变化 1 例,总有效率 95%,药后小便中的蛋白、管型、红细胞,都逐渐减少到消失[49]。

4. 小儿神经性尿频 五苓散治疗小儿神经性尿频 45 例,年龄最小 1 岁,最大 5 岁;病程最长 3 个月,短者 7 天。主要症状为白天小便次数频多,伴有尿急,每次排尿量少,一般 10 多分钟甚至 2～3 分钟排尿 1 次,方用五苓散加减:桂枝 6g,白术 6g,茯苓 9g,猪苓 9g,泽泻 9g。小便黄、尿道口微红加木通 6g,车前子 10g,淡竹叶 9g,生地 12g,甘草 6g;伴遗尿加覆盆子 5g；小便清白加附片（先煎）6g。痊愈 40 例，有效 4 例，无效 1 例，总有效率 97.8％[50]。

四、外科

1. 关节腔积液　五苓散加味治疗关节腔积液 34 例，药用五苓散加马钱子、穿山甲等为基本方，初期加麻黄、桔梗；中期加薏苡仁、赤小豆；后期加胡芦巴、锁阳；如气血亏虚选加当归、阿胶、鹿角胶、黄芪、党参；肝肾亏损加木瓜、桑寄生、山茱萸；脾肾阳虚加附子、肉桂，去桂枝；气滞血瘀加丹参、田七、枳壳。结果：肿胀消除，疼痛消失，关节功能恢复为治愈，共 26 例，占 76.5％；肿胀明显消退，疼痛减轻，关节功能活动改善为好转，共 6 例，占 17.6％；无效 2 例，占 5.9％。治愈 26 例中，随访 1~5 年者 12 例，5 年以上者 7 例，均未见复发等情况[51]。

2. 淋病合并睾丸炎　五苓散加减治疗淋病合并睾丸炎 93 例，尿道分泌物涂片发现淋球菌为诊断标准。药用：桂枝 6g，白术 12g，茯苓 15g，泽泻 12g，萆薢 20g，白芷 12g，蒲公英 20g，连翘 15g，川楝子 10g，黄芪 30g，甘草 6g。5 剂为 1 疗程。结果：治愈（症状消除，尿道分泌物涂片未发现淋球菌）67 例，占 72.05％；好转（服药后尿道口无分泌物溢出，但睾丸时有胀痛）20 例，占 21.5％；无效（服药 5 个疗程，主要症状无改变）6 例，占 6.45％。总有效率为 93.56％。服药最短者 2 疗程，最长者 6 疗程，平均为 3.8 个疗程[52]。刘氏用加味五苓散治疗睾丸鞘膜积液 20 例，基本方：白术、猪苓、茯苓、泽泻、橘核、小茴香、川楝子各 10g，桂枝 6g，肉桂 3g。15 天为 1 疗程。结果：12 例治愈（临床症状及体征消失，积液消失）；5 例有效（症状改善，积液减少，阴囊肿大明显缩小）；3 例无效（症状体征无改变）[53]。

3. 骨折四肢肿胀　将 92 例骨折四肢肿胀患者随机分为治疗组和对照组各 46 例。治疗组以五苓散合当归补血汤加减治疗，方药：茯苓 15g，桂枝 12g，猪苓 12g，泽泻 15g，白术 10g，当归 15g，黄芪 60g，牡丹皮 15g，地龙 15g，泽兰 12g，益母草 15g，陈皮 10g，甘草 6g。临证加减：上肢肿胀者加桔梗、葶苈子；下肢肿胀者加牛膝；有瘀者加桃仁、红花。对照组静脉滴注甘露醇 250ml。观察两组患者肿胀消退速度。结果：治疗组与对照组在肿胀消退速度上无明显差异。结论：五苓散合当归补血汤加减能有效减轻骨折所致的四肢肿胀。[54]

五、眼科

1. 中心性视网膜病变　本方为主治疗中心性视网膜病变 52 例 53 只眼。结果：治愈 40 眼，显效 7 眼，好转 3 眼，无效 3 眼[55]。孟氏用五苓散治疗中心性浆液性视网膜病变 30 例 32 只眼。药用：猪苓、白术各 15g，泽泻 18g，桂枝 7g，丹参 21g，15 天为 1 疗程。结果：症状消失，视力≥0.5，黄斑区水肿完全消退，渗出物完全吸收，中心反射恢复为治愈，1 个疗程治愈者 6 例 7 只眼，2 个疗程内治愈者 10 例 10 只眼；3 个疗程治疗症状改善，视力恢复 2 行以上，黄斑区水肿减轻，渗出物有所吸收为好转者 9 例 9 只眼；4 个疗程无效者 5 例 6 只眼[56]。程氏以五苓散合六味地黄汤加味治疗中心性视网膜脉络膜炎 25 例（29 只眼）。病程最长 8 年，最短 10 天，复发次数最多 6 次，最少 2 次。药用：焦白术 10~20g，茯苓 15~20g，泽泻 10~15g，猪苓 12g，桂心 6g，熟地 15~30g，山药 15g，牡丹皮 6g，车前 12~20g，细辛 5~10g，丹参 12g，羌活 6g，木贼 6g，谷精草 9g，蕤仁 10~20g。偏脾虚重用白术、茯苓，加苍术、陈皮、清半夏、草豆蔻；偏肾虚重用熟地，加肉桂、仙灵脾、鹿衔草；兼肝火上炎加盐黄柏、盐知母、夏枯草、柏子仁、夜交藤；兼肺气不利，木贼草加至 9g，再加芥穗、防风、杏仁；黄斑区水肿消退较慢，重用车前子、木贼，加赤小豆。结果：症状消失，视力恢复 1.0 以上，眼底黄斑区水肿消退，中心凹反光点恢复为痊愈，共 25 只眼；症状减轻或基本消失，视力提高在 5 行以上，眼底病变好转，黄斑区水肿消退，中心凹光点可见，尚有少量渗出物为显效，共 2 只眼；症状有好转,视力提高不足 5 行,眼底病变略有改善为好转,共 1 只眼;病情无变化为无效,1 只眼。总有效率 96.5%[57]。

2. 青光眼 矢数道明用本方治疗青光眼 55 例 102 只眼,结果:服药 1 周后眼压明显降低者占 63.6%。早晚眼压波动缩小者占 64.5%[58]。戢氏用复方五苓散治疗青光眼 5 例 8 只眼,其中急性闭角型首次发作 2 例 2 只眼,慢性闭角型青光眼 3 例 6 只眼。药用:泽泻 15g,茯苓、猪苓各 18g,白术 12g,桂枝 10g,木通、车前子、桑白皮、大腹皮各 15g,龙胆草 12g。结果:5 例 8 只眼全部痊愈(眼压降至 21mmHg 以下,视力增高,症状消失),4 例服药 3 剂,1 例服药 6 剂。有 2 例随访 1 年未复发,1 例随访半年未复发[59]。用八珍汤合五苓散加减治疗 36 例滤过性抗青光眼术后前房迟延形成患者。药用:党参、白术、茯苓、甘草、川芎、当归、熟地、生地、赤芍、白芍、猪苓、桂枝、泽泻、茺蔚子、楮实子、青皮。随证加减。结果:36 只眼均前房形成并达治愈标准(前房恢复到术前水平;眼压维持在 1.36~2.66kPa 之间;停药后前房不再消失)。前房形成时间最长 12 天,最短 3 天,平均 5.7 天[60]。

【实验研究】

1. 对五苓散证的实验研究 日本学者经研究认为本方有促进饮入之水以调节失水后机体水盐平衡的效果,而非仅仅为一单纯的利尿剂。根据《伤寒论》及《金匮要略》中五苓散 9 条条文,认为五苓散证的发病诱因为出汗、寒冷刺激、腹泻、呕吐等,而以口渴、小便不利为主症。此等患者特点是饮水也不能止渴,此外还有头痛、腹泻、呕吐等症状。一般而言,失水可引起血液渗透压升高,进而引起丘脑下部的渗透压感受器兴奋,此兴奋传导至丘脑下部的口渴中枢,引起口渴感和饮水冲动。另一方面此兴奋则又通过视上核、垂体后叶,促进抗利尿激素(ADH)分泌,使尿量减少。生理性口渴饮水后因体液增加,血液渗透压降低,因而口渴得以改善并反馈性抑制 ADH 的分泌,引起利尿。但五苓散证之口渴为饮水而渴不解,出现这一病理状态的原因可以很多,伊藤氏通过总结临床及实验研究认为,五苓散证的病机是机体渗透压调定点降低,体液呈稀释增量状态。此学说的生理学依据是在正常情况下,夏季的血浆渗透压比冬季低,体液总量增加,血液稀释,而 ADH 却比冬季高。但尽管在冬季,若将人置于 30℃ 环境 3 周适应后,则 ADH 也可增高到夏季时水平,而血浆钠则降低到冬夏之间水平,尿量逐日减少,入水量较出水量增多,4 周可使总体液量增加 2L。这种在夏季或适应高温环境后出现的血中尽管有足够量的水分,也呈口渴和小便不利状态的原因,就是由渗透压调定点低下所致。心源性烦渴、充血性心功能不全、肝硬化而呈浮肿等患者往往存在病理性渗透压调定点低下。由于五苓散证多发生于夏季,伊藤氏推论,因高温环境而反复出汗,口渴多饮,致使血中 ADH 上升,以增加机体水分保持量,引起渗透压下降,进而使渗透压调定点下降;如若再有大量出汗,钠丢失更多,饮水量更加大,则引起血浆渗透压进一步下降,而调定点也进一步降低。如此反复下去,为保持水分,则使调定点降得过低,这样虽然血浆渗透压降低甚或保持正常水平,仍有口渴感,而饮入之水则在胃中难于变成等张状态,加上肠管上皮细胞的主动转运发生障碍,不能提高细胞间隙的渗透压,水分也不能被吸收,故发生呕吐、腹泻等症状。发热与适应热环境相似,故易发生调定点过低,凡能提高血中 ADH 的因素,也均可以促进五苓散证的发生,如肝功能受损可致 ADH 灭活能力减弱,ADH 增高就会发生五苓散证。为了证明五苓散的发病是由于渗透压调定点降低和体液呈稀释增量状态,伊藤氏在人身上进行了下述实验:三组受试者分别为禁饮的对照组,于 10 分钟内饮入 200ml/kg 水或盐水的负荷组。结果于对照组可见血浆量逐渐减少,血浆渗透压逐渐升高;而饮水组及盐水组均见血浆量增加,但前者伴有血浆渗透压下降,ADH 释放抑制,和尿量迅速增多;而后者则血浆渗透压无大变化,尿量增加甚微,ADH增多,相当于五苓散证的血浆水分及排尿量情况,此时水或盐水负荷的两组皆多见有类似上火的热感、腹泻、头痛、恶心、呕吐等在五苓散证中常见的症状,提示血浆量增加,血浆渗透压下降,ADH升高时出现五苓散证常见的头痛症状。上述情况可认为是对五苓散证为血浆增多,血浆渗透压下降,ADH值升高的反证。伊藤氏认为,五苓散的作用虽然有可能影响五苓散证发生的各个病理环节,但很可能主要作用于渗透压感受器,减少其对一定渗透压刺激的兴奋性,从而使降低了的渗透压的调定点恢复正常[61,62]。也即是说,五苓散证是在失水等病理情况下出现的既有脱水,又有体内水和电解质的分布异常的一种综合征,它与中医认为既有伤津失水,又有水液内蓄的复杂病理改变相符合,而本方的作用则在于恢复脾的转输功能纠正水液的升降失常[5]。

2. 利尿作用 原中氏报道,大鼠服用本方后24小时尿量及钠的排泄量具有与西药(噻嗪类、呋塞米、乙酰唑胺、泼尼松龙、去乙酰毛花苷、洋地黄粉)同样或更强的利尿作用。投服本方大鼠的酚红指数,均在正常范围。大鼠主要脏器含水量,显示分布正常。肾组织学检查均属正常,肾血流量增加。实验结果证实,本方对大鼠生长、水代谢、肾功能也比西药有更好的影响[63]。佐野幸惠等报道,投予本方和西药利尿剂虽然明显地见到从尿中排出电解质,但对全身的水分布、细胞外液及各脏器中的电解质(细胞内液)基本上没有影响。提示本方所产生的利尿作用,与对体液的利尿激素样的调节机制及肾的生理有密切关系。与Na^+-K^+-ATPase活性的关系,尚在继续研究中[64]。方氏等报道,五苓散、猪苓汤口服后,则仅负荷生理盐水小鼠的尿量增加,特别是五苓散给药组有显著差异($P<0.05$)。本方去桂枝则尿量减少,其他给药组尿量比对照组增加。在本方组成生药中,仅桂皮使尿量增加,但均无显著差异[65]。朱氏等报道,本方对正常大鼠有显著利尿作用。其组成之单味药对大鼠也有利尿作用,在给药后1小时的排尿率较用药前显著增加,其中以五苓散和单味药桂枝的作用最为明显,白术、茯苓在第一、二小时内的排尿率也有所增加,而对照组则无利尿作用[66]。邓氏等也指出在成方中以五苓散的利尿作用最为明显,对于正常人尿量可增加112%,排钠量增加59.2%;对正常家兔尿量增加47%,且无不良反应[67]。资料证明,某些中药配伍使用可产生协同作用,如五苓散的利尿作用,较其任何单味药的作用都强[68]。高氏曾在大鼠实验中研究了五苓散、胃苓汤、八正散及肾气丸的利尿作用,结果证明前三方的利尿作用很好而肾气丸则不甚显著[69]。王氏将犬造成输尿管瘘,清醒状态时,静脉注射本方,也可使尿量明显增加,并可使尿中Na、K、Cl等电解质的排出量增加,拆方单味药研究表明,桂枝利尿作用最强,泽泻、白术作用短暂,而茯苓、猪苓几乎没有作用[70]。张氏观察五苓散与呋塞米对家兔的利尿作用,发现呋塞米利尿作用快速而强,但维持时间短,集中排尿时间仅为20分钟左右;而五苓散作用缓和持续时间长,排尿时间为70分钟,平均排尿量大于呋塞米组。另外,呋塞米可导致低钾症和代谢性碱血症,常可发生胃肠道出血和耳毒症,上述不良反应,五苓散一概没有[71]。田氏通过实验发现:五苓散使尿量增加12%,五苓散去猪苓使尿量增加31%,其他药未见利尿作用。单味生药提取剂配伍在一起也未见利尿作用[72]。伊藤氏报道,五苓散对于正常人或无五苓散证的患者以及正常动物几乎见不到利尿作用,表明本方又不同于一般的利尿剂[61]。岳氏报道,把五苓散注射到人工尿闭的动物身上,结果:用五苓散原量,利水作用很强;各药量均等,则利尿作用减低;颠倒药量,则利水作用更减低。这就说明了传统五苓散量的合理性[73]。王氏将40例经B超检查证实为非机械性梗阻致肾积水患者,随机分为4组,不进行辨证,分别给予五苓散、猪苓汤、八正散和金匮肾气丸治疗。1周

后比较 4 组疗效。结果:五苓散作用最强,猪苓汤和八正散其次,金匮肾气丸最差,前 3 组疗效均好于最后 1 组。说明五苓散、猪苓汤和八正散对尿流动力学的影响稍强[74]。

3. 对肾功能的影响 原中氏通过动物实验发现:①五苓散、猪苓汤都有促进 Na、K、Ca、Mg 电解质排泄作用。②从血浆中的电解质(Na、K、Ca、Mg、Zn)来看,猪苓汤及五苓散可能亦对肾功能不全状态有持久的维持作用。③在 ^{45}Ca 吸收实验中,可见肾功能不全状态时,有明显的吸收障碍,对这些障碍的影响,正在探讨中[75]。程氏通过动物实验发现,本方加味可改善动物摄食量,降低血清血尿素氮(BUN)、肌酐(Cr)、β_2 微球蛋白(β_2-M)的含量,并减轻顺铂(PDD)对肾脏 Na^+-K^+-ATP 酶活性的抑制。显微镜下观察到肾脏病理改变较对照组轻微。对 24 例恶性肿瘤患者化疗后肾功能衰竭,出现小便不利,渴欲饮水,水入即吐,与五苓散加味有明显的治疗作用[76]。

4. 对血压的影响 张氏通过动物实验证实,五苓散、可乐定均有明显的降压作用,可使实验性急性肾型高血压大鼠的血压不同程度地降低,与生理盐水对照组比较均有显著性差异($P<0.05$)。而可乐定的作用更为显著,但维持时间短。五苓散的降压作用时间明显长于可乐定($P<0.05$)。实验全过程,对照组尿量平均为 4ml,五苓散组平均为 14ml,可乐定组平均为 8ml。降压的机制与利尿、扩张血管作用有关[77]。

5. 对正常小鼠血浆心钠素(ANF)含量的影响 ①实验采用 NIH 系健康小白鼠,用五苓散灌胃后不同时间的血浆 ANF 含量的比较。结果显示本方煎剂灌胃后不同时间对小鼠血浆 ANF 浓度的影响不同,以 45 分钟作用最明显,与给药前比较差异显著($P<0.05$),但同一时间不同剂量间差别无显著性意义($P>0.05$)。②各煎剂对小白鼠血浆含量 ANF 的影响。结果显示五苓散从(5.42 ± 0.96)mg/ml 升至(8.85 ± 1.54)mg/ml($P<0.05$),泽泻$[(8.57\pm1.98)$mg/ml,$P<0.05]$和桂枝$[(8.93\pm1.47)$mg/ml,$P<0.01]$均有明显升高的作用,而茯苓、猪苓和白术此作用不明显,ANF 具有明显的排钠作用,推测 ANF 是五苓散利尿作用的物质基础[78]。

6. 对尿路结石的防治作用 本方水煎液含类 GAG_s 物质$[(62\pm14)$mg/ml]。在体外和体内对尿石形成均表现出明显的抑制活性;体外抑制草酸钙结晶生长,降低草酸钙生长指数,从 53.8% 降至 15.2%;大白鼠体内抑制草酸钙结晶在肾脏生长,减少肾—水草酸钙含量,从 7.574mg/g 减至 2.446mg/g;在人体内能提高尿石症患者 GAG_s 含量(从 31.1mg/24h 提高到 46.4mg/24h)。因此,五苓散可试用于尿石症的防治。本方在体内、外对草酸钙结晶抑制作用的机制可能是:①某些有效成分与 Ca^{2+} 或 $C_2O_4^{2-}$ 结合成可溶性络合物,降低草酸钙过饱和浓度。②有些有效成分吸附到晶体表面,与晶体生长点结合,改变晶体生长点的理化结构和性质,抑制晶体生长;或降低晶体 Zeta 电位,抑制晶体聚集。③增加尿 GAG_s 含量,加强肾小管上皮的 GAG_s 层,抑制晶体上皮黏附。对提高尿石症患者 24 小时尿中 GAG_s 含量,机制不清[79]。

7. 对乙醇代谢的影响 实验研究表明,五苓散对急、慢性酒精中毒及宿醉有预防和治疗作用。该药广泛地参与水、电解质、脂肪、糖及蛋白质等方面的代谢。①对乙醇、水及电解质的影响:原中氏报告,单独给予乙醇组 2 个月后,出现体重迅速增加,随后很快地降低,五苓散给药组与对照组有增加现象,但没有乙醇组那样体重剧减。单独给予乙醇组,经 2 个月,由于乙醇的高能量出现肥胖情况和水分代谢异常引起水肿,体重增加;随后出现体重剧减,是乙醇中毒引起蛋白质异常,产生营养障碍所致,五苓散对此有预防作用。单独乙醇组出现血细胞比容下降、白细胞减少。配伍五苓散组类似对照组。乙醇引起血细胞比容下降,是血浆增加的结果。五苓散调节水分代谢,但是测定各脏器水分含量的结果,乙醇组与五苓散组无显著差异。乙醇组出现慢性乙醇中毒症状,体内电解质下降,是由于长期口服乙醇,Mg、Ca、Zn排出增多、摄取不足,而产生胃肠功能障碍,此时各脏器中 Mg、Ca、Zn、Na、K等减少,给予五苓散可改善之[80]。望月氏报告,乙醇单用组在给药后2个月间体重急剧增加,其后急剧减少;五苓散给药组与对照组较接近,呈良好的体重曲线。血液所见,乙醇单用组血细胞比容降低,白细胞数减少,五苓散给药组与对照组近乎相同。各器官中水分含量两者均未见显著差异。测定各器官中 Na、K、Ca、Mg、Zn含量表明,乙醇单用组这些电解质呈降低的倾向,五苓散联用组电解质含量稍有改善[81]。原中氏报告,五苓散具有使偏在的水分返回血中的作用。在开始投于乙醇的同时,口服五苓散。结果:五苓散组动物毛色好,也活泼;单独投与乙醇组则呈现摇摇晃晃的乙醇中毒症状。从体重曲线也可以看出乙醇单独投与组,于投与后2个月体重有迅速增加的趋势,以后急剧减少。五苓散组则与对照组接近,表现良好的发育曲线。乙醇单独投与组,在投药2个月期间可以考虑由于乙醇的高能量引起肥胖,由于水分代谢异常所致的浮肿引起体重增加,由于脂质代谢异常引起脂肪沉积等,而后体重急剧减少是由于乙醇中毒引起蛋白代谢异常所致营养障碍,五苓散对这些变化有预防效果。五苓散具有调节水代谢的作用。单纯乙醇组血细胞比容低下,白细胞低下,平均血细胞比容减少。五苓散组则同对照组基本相同,可以认为投与乙醇所致的血细胞比容减少,是血浆量的增加,也就是细胞外液的增加所致。可以推定乙醇单独投与组的细胞内液减少,细胞外液增加。五苓散组的数值则与对照组接近。五苓散对宿醉有显效[82]。②对乙醇性脂肪肝的影响:原中氏报告,配有五苓散组动物比乙醇组动物毛色及活动情况都好。五苓散、茯苓、猪苓、泽泻配伍组比乙醇组摄水量增加1.2~1.5倍,尿量增加,可能由于利尿加速乙醇向体外排泄的速度。五苓散配伍组血胆固醇、甘油三酯下降,实验结果认为五苓散有抗脂肪肝作用[80]。原中氏等又报告,在饲喂乙醇—高脂饲料的小鼠肝中,脂质过氧化物(LPO)、甘油三酯(TG)、磷脂(PL)和总胆固醇(T-cho)的水平通常是升高的。乙醇诱发升高的LPO和TG的水平通过五苓散的给药而明显下降。五苓散比茵陈五苓散更有效地使升高的T-cho和PL水平下降[83]。原中氏报告,甘油三酯单纯乙醇组和五苓散乙醇组均比对照组有所增加,但加五苓散比单纯乙醇组为低,推测五苓散有抗肝脂作用[82]。③对乙醇损害肝脏的影响:原中氏等报告,乙醇明显降低机体各脏器谷胱甘肽的含量,特别是肝脏,五苓散有改善高脂性食物与乙醇对肝脏谷胱甘肽代谢的障碍,降低乙醇性肝损害的作用。服用乙醇,肝脏对乙醇代谢起重要作用的乙醇脱氢酶、乙醛脱氢酶值都明显下降,从而乙醇氧化障碍,导致肝细胞损害。给予五苓散,显著增加乙醇脱氢酶(ADH)脱氧和乙醛脱氢酶值,因此促进乙醇氧化,清除加快。故五苓散能预防高脂性食物和同用乙醇引起对肝脏的损害[80]。原中氏等发现乙醇—高脂饲料处理的小鼠的肝、肾、脑中谷胱甘肽(GSH)和氧化型谷胱甘肽(GSSG)的水平是降低的。无论给五苓散或茵陈五苓散通常是使这一种减低的GSH和GSSG水平升高,但使GSSG水平升高是不明显的。发现在乙醇—高脂饲料处理的小鼠中,谷胱甘肽还原酶(GR)、葡萄糖-6磷酸脱氢酶(G-6-PD)、6-磷酸葡萄糖脱氢酶(6-PGD)和谷胱甘肽-S-转移酶(G-ST)的活性均下降。给五苓散或茵陈五苓散后,明显地对抗由乙醇—高脂饲料引起的这些酶活性下降。谷胱甘肽过氧化酶(G-PX)和R-谷氨酰转肽酶(R-GPT)的活性,在给高脂饲料、高脂饲料+乙醇、高脂饲料+乙醇+五苓散和高脂饲料+乙醇+茵陈五苓散四组小鼠中没有显著差异。肝中ADH和AID的活性由于给与高脂饲料和乙醇而显著下降。乙醇的这种作用被五苓散或茵陈五苓散所抵消。总之,脂质积聚,谷胱甘肽代谢紊乱及给高脂饲料的乙醇性肝中乙醇的氧化可以引起肝细胞的损害。给五苓散和茵陈五苓散能改善这种损害,提示该两种制剂对乙醇性肝损害有保护作用[83]。望月等报告,肝中胆甾醇及甘油三酯值在五苓散给药组中仅见甘油三酯值呈改善倾向,各器官中谷胱甘肽(GSH、SSSG)值测定发现乙醇单用组 GSH、SSSG 降低,五苓散给药组接近于对照值。推测五苓散对慢性乙醇中毒症的种种代谢异常有效[81]。

8. 对血管内皮细胞的作用 本方有防止胆囊摘除术后血小板减少和血管内皮细胞激活作用,术前服用五苓散,可以防止胆囊摘除术后的消耗性血小板减少,其机制推论为激活全身的血管内皮细胞,使 PGI_2 产生增加[84]。

9. 对 Oddi 括约肌调节机制的影响 通过胆囊摘除术中胆道内压测定,五苓散 0.1ml/s、0.5ml/s 时均较对照组明显升高。衰减曲线的相关因子均与对照组无显著差异。生理状态时,胆汁流量平均 0.6ml/min 左右,作者使用的灌注量相当于它的 10~50 倍。较对照组明显上升的灌注压说明 Oddi 括约肌对容量负荷的压阀值明显降低,敏感性升高,因此可能防止十二指肠通过乳头的逆流。这种作用五苓散组较小柴胡汤组更为显著,这可能是五苓散适用于水分吸收障碍患者的理由之一[85]。

10. 对颅内高压症的作用 通过对 2 例颅内高压症患者的侧脑室多次直接观测脑压,可以看出,颅内高压症患者在应用五苓散煎剂后,其脑压较用药前有所下降,脑压高峰的出现也推迟 2~3 小时,脑压虽仍超过正常值,但都不超过 450mmH₂O,提示五苓散对严重的颅内高压症患者有一定的降低颅内压和延长颅内压高峰出现时间的作用[86]。

11. 对于小鼠应激性胃溃疡的作用 本方抑制率为 10%,但从本方去掉一味药后抑制率为 10%~40%,以去泽泻或猪苓之抑制作用为强,单味药中仅桂皮有明显的抗溃疡作用,实验表明桂皮对多种胃溃疡模型,如 5-HT 溃疡、Shay 溃疡等具有与西咪替丁相同或略强的抑制性[72,87]。

12. 抑菌作用 抑菌试验表明,五苓散对尿道致病性大肠杆菌和普通大肠杆菌无抑菌、杀菌作用,甚至在 100% 浓度中细菌还能生长,对上述两种大肠杆菌的血凝类型和方式也无影响,但具有 P 菌毛的尿道致病性大肠杆菌经五苓散处理后黏附到尿道上皮细胞的数量轻度减少,抑制率为 26.3%,提示五苓散治疗尿路感染,显然不是通过抑菌或杀菌作用实现的,而是对尿道致病性大肠杆菌黏附尿道上皮细胞能力的抑制来实现的。这可能是本方治疗尿路感染的重要机制[88]。

13. 不同煎制法对药效的影响 五苓散水煎组利水作用最强。各组尿量:水煎组 39.6ml,渍药绞汁组 35.2ml,分煎组 33.2ml,对照组 12ml。经统计学处理(方差分析)四个组尿量均数之间的差别有高度显著性($P<0.001$)。各组利水作用强弱如下:水煎组>渍药绞汁组>分煎组>对照组[89]。

14. 在人胃液中微量元素的溶出率 用原子吸收光谱法测定五苓散在人工胃液中微量元素的溶出率,结果发现:K、Na、Mn 在人工胃液中几乎全被溶出,In、Mg 的溶出率高,Cu、Co、Ca、Pb 溶出率过半,Fe、Ni、Cd 溶出率较低。五苓散在人工胃液溶出率的大小顺序为:Na、Mn>K>Mg>In>Ca、Co>Cu>Pb>Ni>Fe>Cd。五苓散中 12 种微量元素含量大小顺序为:Ca>K>Mg>Fe>Na>In>Mn>Cu>Ni>Co>Pb>Cd。可见,五苓散中 12 种微量元素在人工胃液中的溶出率,除 K、Na、Mn 外,均有较大差别[90]。

【附方】

1. 四苓散(《丹溪心法》卷 2) 白术 茯苓 猪苓各一两半(45g) 泽泻二两半(75g)

四味共为末,每次 12g,水煎服。功用:健脾利湿。主治:脾胃虚弱,水湿内停证。小便赤少,大便溏泄。

脾胃运化失常,故湿生于内,令人溏泄;湿并于膀胱,膀胱气化失常,故小便不利。方中白术燥湿健脾,茯苓淡渗利湿,猪苓助茯苓利水渗湿,且力更强,泽泻甘淡渗湿利水作用与茯苓相似。方中茯苓、猪苓、泽泻三药皆有利小便之功,可使水湿之邪从小便而出,正如张元素所说:"治湿不利小便,非其治也"(《医学启源》卷下)。

2. 茵陈五苓散(《金匮要略》卷中) 茵陈蒿末十分(4g) 五苓散五分(2g) 上二味和,先食饮方寸匕(6g),日三服。功用:利湿退黄。主治:湿热黄疸,湿多热少,小便不利。

本方具有清热利湿退黄之功,主治湿热黄疸而湿重于热者。症见身目俱黄,小便不利,头重身困,胸脘痞满,口淡不渴,恶油腻,腹胀便溏,舌苔黄腻或淡黄,脉濡稍数或濡缓等。方中茵陈蒿苦寒,入肝胆,善于清热利湿退黄,为黄疸必用之品,五苓散利水渗湿。

3. 胃苓汤(《世医得效方》卷 5) 五苓散 平胃散(各 3g) 上合和,姜、枣煎汤,空心服。功用:祛湿和胃,行气利水。主治:夏秋之间,脾胃伤冷,水谷不分,泄泻不止。

胃苓汤为五苓散与平胃散合方,取五苓散利水渗湿,平胃散燥湿运脾,行气和胃,共奏祛湿和胃,行气利水之功。

以上三方均为五苓散加减而成。四苓散即五苓散去桂枝,功专健脾利湿,主治脾虚湿胜,泄泻,小便不利诸证。茵陈五苓散即五苓散加入两倍茵陈,具有清热利湿退黄作用,适用于黄疸病湿重于热,小便不利者。胃苓汤即平胃散与五苓散合方,具有祛湿和胃,行气利水作用,适用于水湿内盛的泄泻,以及水肿、腹胀、小便不利等。

参 考 文 献

[1] 南京中医学院伤寒教研组. 伤寒论译释[M]. 第 2 版. 上海:上海科学技术出版社,1980:17.

[2] 湖北中医学院. 伤寒论选读[M]. 上海:上海科学技术出版社,1979:29.

[3] 刘吉善. 五苓散不主蓄水证[J]. 四川中医,1986,(2):6.

[4] 叶发正. 五苓散证病机初探[J]. 浙江中医杂志,1983,(4):158.

[5] 张正昭. 五苓散证及五苓散作用机理的探讨[J]. 中西医结合杂志,1983,3(2):121.

[6] 伊藤嘉纪. 关于五苓散证的探讨[J]. 日本东洋会志,1978,28(4):22.

[7] 赵锡武. 赵锡武医疗经验. 第 1 版. 北京:人民卫生出版社,1980:38.

[8] 童增华.《伤寒论》蓄水证部位初探[J]. 四川中医,1985,(2):2.

[9] 万小刚. 亦谈五苓散证——兼与刘吉善同志商榷[J]. 四川中医,1987,(1):20.

[10] 冯慕良. 肾炎证治[J]. 辽宁中医杂志,1985,(5):9.

[11] 石志乔. 五苓散加减治疗肾炎水肿 42 例[J]. 实用中医内科杂志,1989,3(1):40.

[12] 易安全. 五苓散加茅根治疗急性肾炎[J]. 四川中医,1985,(9):19.

[13] 江西省立医院中医科. 中医治疗肾脏炎 29 例初步报告[J]. 江西中医药,1958,(1):35.

[14] 章文亮. 五苓散加减治疗癃闭[J]. 中西医结合杂志,1984,(7):437.

[15] 孙界平. 五苓散为主治疗早期肾功能不全 20 例[J]. 新中医,1987,(7):44.

[16] 朱建祥,骆韬. 加味五苓散治疗泌尿系结石 65 例[J]. 浙江中医杂志,1998,33(1):22.

[17] 谭国文. 花县科技. 1976,(1):15.

[18] 张书林. 加味五苓散治晚期膀胱癌[J]. 四川中医,1989,(4):26.

[19] 管寿明. 平胃散合五苓散治疗高尿酸血症 36 例[J]. 现代中西医结合杂志,2008,17(5):690.

[20] 陈良春,肖德才. 五苓散加减治疗流行性腹泻[J]. 湖南中医杂志,1989,(1):12.

[21] 范准成,剧新民,李密英. 五苓散治疗腹泻引起的脱水症临床疗效观察[J]. 云南中医杂志,

1987,8(5):1.

[22] 钟志南,杨建仁.五苓散加味治疗肝硬化腹水 20 例[J].湖南中医杂志,1992,9(4):40.

[23] 甘聚珊,郁敏.中药为主治疗肝硬化腹水 43 例[J].陕西中医,1989,10(7):295.

[24] 重庆市第一中医院.中医治绝证战胜肝硬化[J].中华内科杂志,1958,(10):1003.

[25] 黄峰,丁自海.五苓散加味治疗术后胃瘫综合征[J].中国现代医学杂志,2007,17(1):86-88.

[26] 张腊林.五苓散加减治疗胸腔积液 42 例[J].湖南中医杂志,1992,(2):36.

[27] 孙盛洪.加味五苓散治疗结核性胸水的疗效观察[J].上海中医药杂志,1983,(11):19.

[28] 曹兴亚.活血化瘀温阳利水法治疗慢性肺源性心脏病心力衰竭的临床观察[J].中西医结合杂志,1984,(10):589.

[29] 邢月朋.葶苈生脉五苓散治疗慢性充血性心力衰竭[J].中西医结合杂志,1983,(3):158.

[30] 俞大毛.五苓散对血压大便的双相调节作用[J].中国实验方剂学杂志,1997,3(1):45.

[31] 祝定泉,朱曙东.五苓散加味治疗耳源性眩晕 61 例[J].浙江中医学院学报,1995,19(3):30.

[32] 王俭.五苓散加味治疗美尼尔氏病 60 例观察[J].中西医结合杂志,1986,6(5):303.

[33] 孙喜君,张秀明.加味五苓散治疗美尼尔氏病 55 例[J].吉林中医药,1992,(4):21.

[34] 甘肃省人民医院脑系科.颅内压增高的中药治疗[J].新医药学杂志,1977,(6):6.

[35] 陈齐鸣.黄芪五苓散为主治疗特发性水肿 56 例[J].浙江中医杂志,1991,(2):56.

[36] 王承富.治疗术后产后尿潴留 32 例[J].四川中医,1986,(11):37.

[37] 卞仕萍,邵则训,陶仁甫.五苓散加味治疗产后尿潴留 69 例[J].内蒙古中医药,1993,(4):19.

[38] 贾斌,张立.五苓散加味治愈产后癃闭 20 例[J].中医杂志,1987,(1):23.

[39] 王忠全,云运代,石桂.五苓散加味治疗羊水过多症 50 例[J].云南中医学院学报,1994,17(1):35.

[40] 李智芬,王芝敏.加味五苓散治疗妊娠高血压综合征 209 例[J].陕西中医,1993,14(12):534.

[41] 罗胜久.五苓散加减治小儿泄泻 200 例[J].国医论坛,1994,(6):15.

[42] 孙建军,李富汉.五苓散治疗婴幼儿秋季腹泻(附 112 例对照观察报告)[J].成都中医学院学报,1992,15(3):24.

[43] 孙建军,李富汉,罗保琴.五苓散治疗婴幼儿轮状病毒肠炎 112 例疗效观察[J].中医药学报,1992,7(4):28.

[44] 林志谋.五苓散治疗婴幼儿腹泻 90 例[J].湖北中医杂志,1992,14(4):42.

[45] 蒙旭荣.葛根芩连汤合五苓散治疗小儿秋季腹泻 60 例[J].广西中医药,1984,(5):53.

[46] 许琼英,洪燕冰,程紫琼.五苓散治疗小儿秋泻 51 例[J].福建中医药,1993,24(6):44.

[47] 董振龙,董维才.五苓散加味治疗小儿腹泻 46 例对照观察[J].河北中医,1998,20(2):112.

[48] 西安市中医医院儿科.中药治疗小儿鞘膜积液 6 例报告[J].陕西新医药,1973,(5):39.

[49] 南京中医学院附属医院儿科.加味五苓片治疗小儿肾炎的疗效观察[J].江西中医药,1959,(11):32.

[50] 陈元品.五苓散治疗小儿神经性尿频 45 例[J].实用中医药杂志,2008,24(9):574.

[51] 王光晃.五苓散加味治疗关节腔积液 34 例[J].陕西中医,1985,6(6):257.

[52] 杨香锦.五苓散加减治疗淋病合并睾丸炎 93 剂[J].湖南中医杂志,1991,(2):44.

[53] 刘卫.加味五苓散治疗睾丸鞘膜积液 20 例[J].湖南中医杂志,1998,14(2):44.

[54] 陈明波.五苓散合当归补血汤加减治疗骨折四肢肿胀 46 例临床观察[J].中医药导报,2008,14(7):62-63.

[55] 卢文新.雅安医药.1978,(11):12.

[56] 孟万里,王粉娟,王建筑.五苓散加味治疗中心性浆液性视网膜病变[J].新中医,1993,25(3):23.

[57] 程广里.五苓散合六味地黄汤加味治疗中心性视网膜脉络膜炎[J].山西中医,1985,4(1):42.

[58] 矢数道明. 兰州医药资料,1981,(1):1.

[59] 戢祖杰. 复方五苓散治疗青光眼 5 例[J]. 中西医结合杂志,1989,(4):242.

[60] 邓怒远,杜志山,杨万期. 八珍汤合五苓散加减治疗滤过性抗青光眼术后前房迟延形成的疗效观察[J]. 中国中医眼科杂志,1995,5(1):32.

[61] 伊藤嘉纪. 五苓散证的病理生理——渗透压的调节点降低[J]. 国外医学:中医中药分册,1979,1(1):13.

[62] 伊藤嘉纪. 以五苓散证为例论"证"的病理生理[J]. 国外医学:中医中药分册,1983,5(6):1.

[63] 原中琉璃子. 利尿剂(猪苓汤、五苓散、柴苓汤)的作用机理第 1 报:对生长、水代谢、利尿效果、肾功能的影响[J]. 国外医学:中医中药分册,1981,3(2):57.

[64] 佐野幸惠. 利尿剂(猪苓汤、五苓散、柴苓汤)的作用机理第 2 报:对电解质代谢的影响[J]. 国外医学:中医中药分册,1981,3(3):45.

[65] 方晃秀. 五苓散对水及电解质排泄的作用[J]. 国外医学:中医中药分册,1984,6(5):50.

[66] 朱颜,等. 中医药学会 1962 年学术会议论文摘集,372,1963.

[67] 邓祖藩. 中药在人和动物体内利尿作用的研究[J]. 中华医学杂志,1961,47(1):7.

[68] 任天池. 讨论中药配伍变化[J]. 北京中医学院学报,1981,(2):51.

[69] 高应斗. 中药方剂五苓散胃苓汤八正散肾气丸利尿作用的研究[J]. 山西医学杂志,1957,(1):59.

[70] 王文. 中国生理学会 1964 年论文摘要汇编[C].132,1964.

[71] 张仲一. 五苓散与呋喃苯胺酸利尿作用的动物实验观察[J]. 天津中医,1988,(3):22.

[72] 田端守. 五苓散的利尿和抗溃疡等作用[J]. 国外医学:中医中药分册,1983,5(6):44.

[73] 中国中医研究院. 岳美中论医集[M]. 第 1 版. 北京:人民卫生出版社,1980:35.

[74] 王艺超. 不同中药利尿剂对非机械性梗阻所致肾积水利尿作用的比较[J]. 中西医结合实用临证急救,1998,5(5):217.

[75] 原中琉璃子. 猪苓汤及五苓散对慢性功能不全大鼠的影响[J]. 国外医学:中医中药分册[J],1983,5(3):43.

[76] 程剑华,龙浩,赵德慧,等. 五苓散加味治疗化疗性肾衰的临床研究[J]. 中医杂志,1993,34(1):42.

[77] 张仲一,高岚,胡觉民. 五苓散对大白鼠实验性肾型高血压影响的实验观察[J]. 天津中医,1994,11(4):29.

[78] 周联,陈芝喜,陈津岩. 五苓散及其组分对正常小白鼠血浆心钠素含量的影响[J]. 中国中西医结合杂志,1995,15(1):36.

[79] 康新立,何家扬. 五苓散对草酸钙结晶的抑制作用及对尿 CAGs 含量的影响[J]. 中华泌尿外科杂志,1991,12(3):227.

[80] 原中琉璃子. 五苓散对乙醇代谢的基础研究[J]. 国外医学:中医中药分册,1985,7(3):36.

[81] 望月奈绪子,等. 五苓散对乙醇代谢的动物实验研究[J]. 国外医学:中医中药分册,1983,5(3):54.

[82] 原中琉璃子. 八味地黄丸、五苓散、猪苓汤对实验性病理代谢的作用[J]. 国外医学:中医中药分册,1984,6(2):14.

[83] 原中琉璃子,等. 五苓散和茵陈五苓散对小白鼠肝脏乙醇代谢的影响[J]. 国外医学:中医中药分册,1986,8(1):22.

[84] 关正威. 五苓散防止胆囊摘除术后血小板减少和血管内皮细胞激活作用[J]. 国外医学:中医中药分册,1992,14(1):38.

[85] 关正威. 通过术中胆道内压测定探讨小柴胡汤与五苓散对 Oddi 括约肌调节机制的影响[J]. 国外医学:中医中药分册,1993,15(1):33.

[86] 曾发祥,蒙武志,任丁,等. 五苓散对颅内高压症作用的初步观察(附二例脑压直接观察报告)[J]. 广西中医药,1988,11(6):15.

[87] 田中重雄. 五苓散料药理活性に基づへ处方解析[J]. 药学杂志,1984,104(6):601.

[88] 孙大锡,蒋俊明,王道若,等. 治则不同方剂对尿道致病性大肠杆菌的血凝作用和粘附尿道上皮细胞的影响[J]. 中医杂志,1985,(8):57.

[89] 张仲一. 中药汤剂不同煎制法对药效影响动物实验观察[J]. 山西中医,1988,(5):52.

[90] 迟文俊,吴爱学. 五苓散在人工胃中微量元素溶出率[J]. 中国中药杂志,1990,15(11):31.

猪 苓 汤

(《伤寒论》)

【异名】猪苓散(《太平圣惠方》)卷 16)。

【组成】猪苓去皮 茯苓 泽泻 阿胶 滑石碎各一两(9g)

【用法】上五味,以水四升,先煮四味,取二升,去滓,内阿胶烊消,温服七合,日三服(现代用法:原方水煎,阿胶烊消,日分 3 服)。

【功用】利水清热养阴。

【主治】水热互结证。小便不利,发热口渴欲饮,或心烦不寐,或兼有咳嗽、呕恶、下利等,舌红苔白或微黄,脉细数者。

【病机分析】肾主水,与膀胱相表里。人体之水液代谢,主要依赖于肾的气化功能。伤寒之邪传入阳明或少阴,化而为热,与水相搏,遂成水热互结,邪热伤阴之证。水热相搏,气化不行,则小便不利;邪热伤阴,加之气化不利,水津不布,故口渴欲饮;水气内停,不得输布,上逆于肺,肺气不利,则为咳逆;水湿下渗于大肠,胃肠升降传导失职,清浊交混,则为下利;水湿中攻于胃,胃气上逆,则为呕逆;阴虚邪热上扰,心神不宁,则心烦不寐。

【配伍意义】本方证属水热互结,阴津受损,水气不化所致。法当利水清热养阴。方中猪苓为君,取其入肾与膀胱,淡渗利水,利水作用较茯苓强,凡是水湿滞留者均可选用。臣以泽泻、茯苓之甘淡,以助猪苓利水渗湿之功,其中泽泻性寒,尚有泄热之用。猪苓、茯苓、泽泻三药,相须为用,相得益彰,其力更宏,使水道通利,水湿尽出,则其热安附? 正如《本草思辨录》卷 2 所说:"猪苓、茯苓、泽泻三者,皆淡渗之物,其用全在利水。仲圣五苓散、猪苓汤,三物并用而不嫌于复。……三物利水,有一气输泻之妙。水与热结之证,如五苓散、猪苓汤,若非三物并投,水未必去,水不去则热不除,热不除则渴不止,小便不通,其能一举而收全效哉。"滑石甘淡寒,能清膀胱热结,通利水道,既可加强上三药利水渗湿之功,又可增强清热之效,一药两用,可使水去热清,则水热互结,荡然无存。然以上诸药仅有祛邪之力,却无复阴之功,且渗利之品易耗其阴,故又以阿胶滋阴润燥,其不但可于肾养阴,且能防止渗利之药伤阴耗液之弊,与滑石共为佐药。诸药合用,共奏利水清热养阴之功。

本方以猪苓为君药,且为汤剂,故名猪苓汤。正如王子接在《绛雪园古方选注》卷上所说:"五者皆利水药,标其性之最利者名之,故曰猪苓汤。"方中阿胶烊消,烊消即烊化,即预先将阿胶加水炖烊,再加入煎成去滓之药汁中。

本方的配伍特点是:利水渗湿与清热养阴并进,则利水而不伤阴,滋阴而不敛邪,使水湿去,邪热清,阴津复,诸证除。

【类方比较】

1. 本方与五苓散同为利水之剂,俱用猪苓、茯苓、泽泻三药,皆治小便不利、口渴、身热。

然其症虽然相似,病因、病机却迥然有别。五苓散证系表邪未尽,内传太阳之腑,膀胱气化不行,故用泽泻、二苓之利水,配白术以补气健脾,燥湿利水;桂枝以外散肌表之邪,内助膀胱气化,共成温阳化气利水之剂。猪苓汤证乃邪已入里化热,水热互结,热伤阴津,故用泽泻、二苓之利水,佐以滑石之清热,阿胶之养阴,而成利水清热养阴之剂。

2. 本方与五苓散、白虎汤、白虎加人参汤三方均可治"渴"。其区别点:本方证之渴属水热互结,邪热伤阴,见小便不利、发热、口渴欲饮;五苓散证之渴属水湿停蓄,气化不利,津不上承,见小便不利、头痛发热、水入即吐;白虎汤证之渴为阳明热盛,灼伤阴津,见大热、大渴引饮、大汗、脉洪大而有力;白虎加人参汤证之渴为既有热盛,又有气阴两伤,虽有发热,口渴欲饮,但汗多而脉洪大无力。

【临床运用】

1. 证治要点　本方以利水为主,兼以养阴清热。临床应用时,以小便不利、口渴、身热、舌红、脉细数为证治要点。

2. 加减法　本方亦可用于热淋、血淋属湿重热轻而兼阴虚者。若治热淋,宜加栀子、车前子以清热利水通淋;血淋者,宜加白茅根、大蓟、小蓟以凉血止血。

3. 本方现代主要用于急慢性肾炎、肾结石、肾盂肾炎、膀胱炎、尿道炎、癃闭、婴幼儿腹泻等小便不利,证属水热内结伤阴者;亦有报道用于诸出血(子宫出血、肠出血、咯血、血尿等)、肠炎、直肠溃疡、浮肿、痉挛、癫痫、不眠等病证。

【使用注意】若内热盛,阴津大亏者,忌用。《伤寒论》指出:"阳明病,汗出多而渴者,不可与猪苓汤,以汗多胃中燥,猪苓汤复利其小便故也。"如水湿内滞而无阴虚征象者忌用,防阿胶滋腻以助湿留邪。

【源流发展】猪苓汤为仲景方,出自《伤寒论·辨阳明病脉证并治》226条,及《伤寒论·辨少阴病脉证并治》319条,《金匮要略·消渴小便不利淋病脉证并治第十三》亦有记载。历代医家对本方的发展,在组成方面,如《圣济总录》卷23将本方去阿胶,加葛根以发汗解表,清热生津,仍名猪苓汤,主治伤寒烦渴,小便不利。《云岐子脉诀》将本方去茯苓,亦名猪苓汤,主治淋沥失血,脉芤者。《奇效良方》卷35将茯苓改为赤茯苓,亦名猪苓汤,主治五淋。《痘疹全书》卷下将本方去阿胶,加甘草、黄连以清热燥湿,升麻以解毒透疹(用赤茯苓代茯苓),亦名猪苓汤,主治疹毒发热自利者;《麻科活人全书》卷3将本方加甘草以清热解毒,调药和胃(用赤茯苓代茯苓),亦名猪苓汤,主治麻疹泄泻。在主治方面,后世医家根据其主治乃水热互结,邪热伤阴所致之病机,扩大了使用范围。如《世医得效方》卷8用治五淋;《医学入门》卷4用治先呕后渴,头痛身痛,胃燥,及秋疫发黄;《幼科发挥》卷3用治湿热,泻时有腹痛;或痛或不痛,所下亦有完谷而未尽化者,有成糟粕者;《万氏家传片玉痘疹》卷13用治疮初发热作泄;《医方集解·利湿之剂》用治湿热黄疸,尿赤;《瘟疫明辨》卷3用治时疫初起在表时,头痛发热,小便不利;《奇正方》用治子肿,妊娠七八个月,面目浮肿,小便少者;《医学金针》卷5用治水停腹胀等等。在剂型方面,原方为汤剂,《三因极一病证方论》卷12将其改为煮散剂,名猪苓散,"右为锉散,每服四大钱,水一盏半,煎七分,去滓,不以时";《实用内科学杂志》1991年1期将本方制成浸膏剂及颗粒剂使用,使本方服用方便,且能节约药材,便于贮存和携带。

【疑难阐释】

1. 阿胶在方中的配伍与作用　阿胶甘、平,归肺、肝、肾经,是血肉有情之品,为补血上佳之药,用于血虚萎黄、眩晕、心悸等;且止血作用良好,对出血而兼阴虚、血虚证者,尤为适宜,用于多种血证;又能滋阴润燥,用于阴虚证及燥证。猪苓汤主治伤寒之邪传入阳明或少阴,化而为热,水热互结,邪热伤阴之证,配伍阿胶滋养肾阴之不足,解除虚烦,且防渗利之药伤阴耗液之弊。与熟地等养阴之品比较,因阿胶性平而不温,不会助热;且阿胶除养阴外,尚可止血,能顾及血淋,他药则无此作用。但亦有医家与此说有别,如成无己曰:"滑利窍,阿胶、滑石之滑,以利水道"(《注解伤寒论》卷5);许宏亦曰:"阿胶、滑石为使,镇下而利水道者也"(《金镜内台方议》卷8)。然仅从滑利来论述该药在方中的作用则有失作者原意,与临床实际也不符。

2. 关于猪苓汤之禁例 《伤寒论》227条:"阳明病,汗出多而渴者,不可与猪苓汤。"成无己曰:"汗多为津液外泄,胃中干燥,故不可与猪苓汤利小便也"(《注解伤寒论》卷5)。喻昌曰:"阳明胃经主津液者也,津液充则不渴,津液少则渴矣。故热邪传入阳明,必先耗其津液,加以汗多而夺之于外,复利其小便而夺之于下,则津液有立亡而已,故示戒也"(《尚论篇》卷2)。又有人认为"猪苓汤的口渴,虽说是阴虚有热,水气不利,但阴虚并不是首要的,其主要原因还是水气不化,津液不能上布……如果口渴是因为津伤,而不是水气不化,那么猪苓汤则应绝对禁用"(《伤寒论译释》下篇)。我们认为喻氏之说比较恰当。虽然猪苓汤有养阴作用,但主要作用仍在于利水清热。若阳明病汗多而渴,乃为热邪传入阳明,耗其津液所致,加之汗多津液夺之于外,若再用猪苓汤利小便使津液夺之于下,重伤津液,则是猪苓汤中之养阴药不能弥补的,甚至可能导致亡阴之变,故有此禁。

3. 对本方证病变部位的认识 有"下焦"论者:如许宏认为"乃下焦热也","乃实热也"(《金镜内台方议》卷8),即病变部位在下焦,属实热;周扬俊认为"热盛膀胱"(《伤寒论三注》卷7);有"三焦"论者:如成无己认为"三焦俱带热也。脉浮发热者,上焦热也;渴欲饮水者,中焦热也;小便不利者,邪客下焦,津液不得下通也"(《注解伤寒论》卷5);有"太阳、阳明"论者:如张秉成认为"治太阳病里热不解,热传阳明"(《成方便读》卷2);有"阳明、少阴"论者:如王子接认为"猪苓汤治阳明、少阴热结"(《绛雪园古方选注》卷上);李飞认为"适用于伤寒之邪,传入阳明与少阴,化而为热,与水相搏"(《中医历代方论选》)。我们认为最后一种观点,比较确当,因肾主水,与膀胱相表里,人体的水液代谢,主要依赖于肾的气化功能。阳明气燥,燥火闭结,易伤阴液,伤寒之邪传入阳明、少阴,化而为热,与水相搏,遂成水热互结,邪热伤阴之证。

4. 关于本方的君药 有认为猪苓、茯苓为君的。如成无己曰:"猪苓、茯苓之甘,以行小便"(《注解伤寒论》卷5);柯琴曰:"二苓不根不苗,成于太空元气,用于交合心肾,通虚无氤氲之气也"(此二人虽皆未明言猪苓、茯苓为君,但将其列于首位,其意不言自明)。有认为猪苓、阿胶为君的:如日本人矢数道明曰:"猪苓、阿胶为主药"(《临床应用汉方处方解读》)。有认为猪苓为君的,如许宏曰:"故用猪苓为君"(《金镜内台方议》卷8);于世良曰:"方中以猪苓甘淡渗湿,通利水道,为君药"(《中医名方精解》)。最后一种观点比较确切,猪苓入肾与膀胱,渗湿利水,其利水作用较茯苓为强,可使水湿热邪从小便而出,凡是水湿滞留者均可选用。

【方论选录】

1. 许宏:"猪苓汤与五苓散二方,大同而异者也。但五苓散中有桂、术,兼治于表也;猪苓汤中有滑石,兼治于内也。今此脉浮发热,本为表;又渴欲饮水,小便不利,乃下焦热也。少阴下利不渴者为寒,今此下利渴,又咳又呕,心烦不得眠,知非虚寒,乃实热也。故用猪苓为君,茯苓为臣,轻淡之味,而理虚烦,行水道;泽泻为佐,而泄伏水;阿胶、滑石为使,镇下而

利水道者也。"(《金镜内台方议》卷8)

2. 吴昆:"伤寒少阴下利而主此方者,分其小便而下利自止也。伤寒渴欲饮水,小便不利,而主此方者,导其阳邪由溺而泄,则津液运化,而渴自愈也。又曰:猪苓质枯,轻清之象也,能渗上焦之湿;茯苓味甘,中宫之性也,能渗中焦之湿;泽泻味咸,润下之性也,能渗下焦之湿;滑石性寒,清肃之令也,能渗湿中之热。四物皆渗利,则又有下多亡阴之惧,故用阿胶佐之,以存津液于决渎尔。"(《医方考》卷1)

3. 柯琴:"脉证全同五苓,彼以太阳寒水,利于发汗,汗出则膀胱气化而小便行,故利水之中仍兼发汗之味;此阳明燥土,最忌发汗,汗之则胃亡津液,而小便不利,所以利水之中仍用滋阴之品。二方同为利水,太阳用五苓者,因寒水在心下,故有水逆之证,桂枝以散寒,白术以培土也;阳明用猪苓者,因热邪在胃中,故有自汗证,滑石以滋土,阿胶以生津也。散以散寒,汤以润燥,用意微矣。"(《伤寒来苏集·伤寒论注》卷4)

"此少阴初病而下利,似为虚寒,至六七日,反见咳而呕渴,心烦不得卧者,此岂上焦实热乎?是因下多亡阴,精虚不能化气,真阳不藏,至上焦之虚阳扰攘而致变证见也。下焦阴虚而不寒,非姜、附所宜,上焦虚而非实热,非苓、连之任,故制此方。二苓不根不苗,成于太空元气,用以交合心肾,通虚无氤氲之气也;阿胶味厚,乃气血之属,是精不足者补之以味也。泽泻气味轻清,能引水气上升,滑石体质重坠,能引火气下降,水升火降,得既济之理矣。且猪苓、阿胶,黑色通肾,理少阴之本,茯苓、滑石,白色通肺,滋少阴之源,泽泻、阿胶,咸先入肾,培少阴之体,二苓、滑石,淡渗膀胱,利少阴之用,五味皆甘淡,得土中冲和之气,是水位之下,土气承之也。五物皆润下,皆滋阴益气之品,是君火之下,阴精承之也。以此滋阴利水而生津,诸证自平矣。"(《伤寒附翼》卷下)

4. 赵羽皇:"仲景制猪苓汤,以行阳明、少阴二经水热,然其旨全在益阴,不专利水。盖伤寒在表,最忌亡阳,而里虚又患亡阴。亡阴者,亡肾中之阴与胃家之津液也。故阴虚之人,不但大便不可轻动,即小水亦忌下通。倘阴虚过于渗利,津液不致耗竭乎?方中阿胶养阴,生新去瘀,于肾中利水,即于肾中养阴;滑石甘滑而寒,于胃中去热,亦于胃家养阴;佐以二苓之淡渗者行之,既疏浊热,而不留其瘀壅,亦润真阴,而不苦其枯燥,源清而流有不清者乎?顾太阳利水用五苓者,以太阳职司寒水,故急加桂以温之,是暖肾以行水也;阳明、少阴之用猪苓,以二经两关津液,特用阿胶、滑石以润之,是滋养无形,以行有形也。利水虽同,寒温迥别,惟明者知之。"(录自《古今名医方论》卷3)

5. 汪昂:"此足太阳、阳明药也。热上壅则下不通,下不通热益上壅。又湿郁则为热,热蒸更为湿,故心烦而呕渴,便秘而发黄也。淡能渗湿,寒能胜热,茯苓甘淡,渗脾肺之湿;猪苓甘淡,泽泻咸寒,泻肾与膀胱之湿;滑石甘淡而寒,体重降火,气轻解肌,通行上下表里之湿;阿胶甘平润滑,以疗烦渴不眠。要使水道通利,则热邪皆从小便下降,而三焦俱清矣。"(《医方集解·利湿之剂》)

6. 王子接:"五者皆利水药,标其性之最利者名之,故曰猪苓汤,与五苓之用,其义天渊。五苓散治太阳之本,利水监以实脾守阳,是通而固者也。猪苓汤治阳明、少阴热结,利水复以滑窍育阴,是通而利者也。盖热邪壅闭劫阴,取滑石滑利三焦;泄热救阴淡渗之剂,唯恐重亡其阴,取阿胶即从利水中育阴,是滋养无形以行有形也。故仲景云:汗多胃燥,虽渴而里无热者,不可与也。"(《绛雪园古方选注》卷上)

7. 唐宗海:"此方专滋阴利水,凡肾经阴虚,水泛为痰者,用之立效。取阿胶润燥,滑石清热,合诸药皆滋降之品,以成其祛痰之功。痰之根原于肾,制肺者治其标,治肾者治其本。"

（《血证论》卷7）

8. 张秉成："治太阳病里热不解,热传阳明,渴欲饮水,小便不利,恐津液内亡,转成胃实之证,以及湿热伤阴,须补阴利湿,并用为治者。夫太阳、阳明,其位最近,且论传变之次第,亦皆太阳传入阳明。阳明者,胃也。胃者,土也,万物所归,无所复传。但阳明一经,最虑者亡津液,津液一伤,即成胃实不大便之证,故仲景治阳明,处处以存阴救阴为务。如此之证,热在膀胱,久而不解,则热伤津液,于是渴欲饮水;传胃之象已形,而小便仍不利,膀胱之邪,依然不化,若不先治其本,则热势终不得除。故以二苓、泽泻分消膀胱之水,使热势下趋;滑石甘寒,内清六腑之热,外彻肌表之邪,通行上下表里之湿。恐单治其湿,以致阴愈耗而热愈炽,故加阿胶养阴息风,以存津液,又为治阴虚湿热之一法也。"（《成方便读》卷2）

9. 岳美中："若湿热踞于下焦,灼伤阴络尿血者,苦寒清利之品非所宜,若勉为其用,必更损阴液。此时应以猪苓汤治之。二苓甘平,泽泻、滑石甘寒,清利湿热而不伤阴,阿胶养血止血,而不碍清利。猪苓汤能疏泄湿浊之气,而不留其瘀滞,亦能滋润其真阴,而不虑其枯燥。虽与五苓散同为利水之剂,一则用术、桂暖肾以行水;一则用滑石、阿胶以滋阴利水。日本医生更具体指出,淋病脓血,加车前子、大黄,更治尿血之重症。从脏器分之,五苓散证病在肾脏,虽小便不利,而小腹不满,决不见脓血;猪苓汤证病在膀胱、尿道,其小腹必满,又多带脓血。"（《岳美中医案集》）

10. 冉雪峰："查此方育阴利水,与上五苓散化气行水,为一温一清之对待。上方系之太阳,太阳气寒,故用桂温化。本方系之阳明,阳明气燥,故用滑石清利。上方口渴,是气不化津,故用术补脾,以为转输之本。本方口渴,是真阴已损,故用阿胶补肾,以培生化之源。同是利小便,而有温利、清利之分;同是补正,而有补脾、补肾之别。合阳明篇诸条观之,俨似燥火闭结,阴液已伤,正虚不能任下,与后世温病黄龙汤证类似,但彼为润下存阴,此为润利救阴,层层比拟,方意昭然,学者须知此方在阳明篇,原是变法。阳明以诸承气为正治,津液还胃中则愈,阴阳和则愈,无事利小便,此利小便,故曰变法。且本条汗、下、烧针俱忌,原是栀子豉证,因咽干舌燥,而转为白虎加人参,又因小便不利,而转为本方。上方用石膏用参,以清上补上;此方用滑石用阿胶,以清下补下,其义一也。此方开后人无限法门,与五苓散旗鼓相当,置之利尿门,合为双璧。但二方同类异法,几处相反,病当化气,而反滋液,气必愈滞;病当滋液,而反化气,液必愈涸。证治界畔,务宜清晰,勿得含混两误云。"（《历代名医良方注释》）

11. 矢数道明："本方中猪苓、茯苓、泽泻、滑石均有利尿作用,有消尿路炎症之效。再者,阿胶既有止血作用,又有缓解窘迫症状之功。诸味作用分而视之,猪苓、阿胶为主药。猪苓清下焦之热,利小便,治上冲;阿胶泻血热,并能止出血;滑石通利尿道,清下腹之热;茯苓逐胃内停水,有利尿镇静之效;泽泻利下焦之水。"（《临床应用汉方处方解说》）

12. 于世良,等："方中以猪苓甘淡渗湿,通利水道,为君药;茯苓健脾利水,泽泻泻膀胱之热而利水,为臣药;滑石甘寒滑利,使水热之邪从小便而出,阿胶滋阴润燥,既补不足之阴液,又可防利水之品伤阴之弊,同为佐使药。诸药配伍,共奏利水清热养阴之效。且利水无伤阴之虑,滋阴无腻滞留邪之虞,堪称良方。"（《中医名方精释》上篇）

13. 湖北中医学院："本方原治伤寒之邪,传入阳明与少阴,化而为热,与水相搏,以致水热互结,邪热伤阴而致小便不利之证。由于水热互结于膀胱,不渗利则病邪不去,故用二苓、泽泻、滑石以清热利水。然本方证已见阴伤,若单纯利水则恐阴液愈耗,所以又配伍阿胶以补血滋阴。全方药仅五味,但清热、利水、滋阴之功俱备,利水而不伤阴,滋阴而不敛邪。用

之可使水气去,邪热清,阴液复,则诸症自除。"(《古今名方发微》)

14.李飞,等:"本方为滋阴利水的代表方剂,其配伍特点,是以猪苓为君,茯苓、泽泻为臣等利水渗湿药和阿胶、滑石等养阴清热药配伍,则利水而不伤阴,滋阴而不敛邪。全方药仅五味,但清热、利水、滋阴之功俱备。适用于伤寒之邪,传入阳明与少阴,化而为热,与水相搏,以致水热互结,邪热伤阴而致小便不利之证。热淋、血淋、尿血等病而阴伤者,亦可加减应用。本方与五苓散的异同之处,历代医家已从不同的角度,作了精辟的论述。二方俱用猪苓、泽泻、茯苓三味,主治均有小便不利、口渴、发热,但五苓散证为外兼表寒,内有蓄水,膀胱气化不行,水湿停聚为患,其阴液未虚,舌苔必薄白而润,故配白术、桂枝,为通阳化气利水之剂;本方证则是水热互结而阴液已伤,其舌质必红而少苔,故配阿胶、滑石,成为滋阴清热利水之剂。此外,五苓散捣散白饮和服,意取通阳化气;而本方以汤剂温服,旨在滋阴润燥。虽利水之功同,但剂型有异,可从中体察仲景制方用意之精微。"(《中医历代方论选》)

【评议】本方为仲景之方,对于本方证病机之论述,众多医家大致相仿,间有失之偏颇者。有侧重于热与湿,而未论及阴伤者,如汪昂曰:"湿郁则为热,热蒸更为湿。"有避开水热互结而言痰者,如唐宗海曰:"凡肾经阴虚,水泛为痰者,用之立效"。我们认为湖北中医学院"本方原治伤寒之邪,传入阳明与少阴,化而为热,与水相搏,以致水热互结,邪热伤阴"之论较为全面确当。另外,历代医家还从不同角度将五苓散与本方异同之处作了精辟的论述。有的从表里较之,如许宏曰:"但五苓散中有桂、术,兼治于表也";猪苓汤中有滑石,兼治于内也";有的从功用较之,如岳美中曰:"虽与五苓散同为利水之剂,一则用术、桂暖肾以利水,一则用滑石、阿胶以滋阴利水";有的从病机及治法较之,如王子接曰:"五苓散治太阳之本,利水监以实脾守阳,是通而固者也。猪苓汤治阳明、少阴热结,利水复以滑窍育阴。"我们认为李氏对两方的比较最为全面精当。

【验案举例】

一、内科

(一)泌尿系疾病

1.淋浊　《临证指南医案》卷3:魏,初诊脉数垂,淋浊愈后再发,肛胀便不爽,余滴更盛。萆薢、猪苓、泽泻、白通草、海金沙、晚蚕沙、丹皮、黄柏。又复诊:滞浊下行,痛缓,议养阴通腑。阿胶、生地、猪苓、泽泻、山栀、丹皮。

按语:猪苓汤功能利水育阴,所以能兼治阴虚淋浊的疾患。此案病延时久,阴分亦虚,故用猪苓汤加减以治之。

《清代名医医案精华》王旭高医案:肾开窍于二阴,前有淋浊之新恙,后有肠红之旧疾,皆由于阴虚而有湿热也。寓育阴于利水清热之中,猪苓汤合加味槐花散主之。茯苓、猪苓、阿胶、生地、槐米、枳壳、六一散、血余炭、侧柏炭。

《类聚方广义》:一孕妇七八月以后,有阴户焮热肿痛,不能卧起,小便淋沥,以三棱针轻刺肿处,放出瘀水,后用此方,则肿痛得消,小便快利而安。

《古方便览》:一男子,患血淋二三年,一日血大出,痛不可忍,顷刻二三升。目眩不知人事,即予猪苓汤,渐收效,后不再发。

按语:上述小便淋浊诸案,或为淋浊愈后再发,或为淋浊之新恙,或小便白如膏糊,或小便淋沥,阴户焮热肿痛,或属血淋,痛不可忍,皆为湿热下注,灼伤阴液(有的甚至损伤血络)所致,用猪苓汤利水清热养阴,皆获痊愈。

2.膏淋(乳糜尿)　《古方妙用》:某男,7岁。尿白1年余,每次小便痛,出现白色膏状物,盛一器皿中,可见若干颗粒状小物。患儿形体消瘦,面色萎黄。家人为之甚忧。余为之诊治,初与萆薢分清饮,服10余剂而不效。其后详问病情,家人谓患儿经常口渴,且喜凉饮,夜间常有盗汗。余恍然悟矣,此乃阴虚之证,反与温利固涩之剂故不显效。遂处:猪苓12g,茯苓20g,滑石18g(另包),阿胶10g(烊化兑服),泽泻10g,莲子肉10g。上方服6剂知,共服10余剂而病愈。追访至今未犯。

3. 小便不禁 《经方发挥》:某男,45岁,汽车司机。因夏日长途行车饱受暑热、饥渴之苦,数日以后,出现小便不能自控而自遗,尿量不多,点滴淋漓。并伴有口干舌燥,身微热等症。是为夏日伤暑,暑热之邪留于膀胱,导致气化失常,不能约束小便而成,给予猪苓汤,5剂而愈。

按语:案2膏淋(乳糜尿)曾投药不效乃辨证不确,湿热兼阴虚,安能受温利固涩之剂,只能清利养阴并投。案3小便不禁非虚极所致,乃夏日伤暑,暑热之邪留于膀胱所致。上述两案病机相同,故用一方治愈。

4. 血尿(肾结核) 《经方发挥》:某男,36岁。患尿频、尿急、尿痛、尿中带血,反复发作,将近2年之久,并伴有腰痛、口渴能饮、易汗等症。经内科诊断为右肾结核。建议手术治疗。患者不愿接受手术,要求服中药试之。面色苍白,两颧潮红,口干欲饮,但不多饮,五心潮热,食欲不振,心悸易汗,日夜可尿40多次,尿中带血,影响睡眠,脉数无力,舌红苔少。猪苓30g,泽泻15g,茯苓15g,阿胶15g,滑石12g,黄柏10g,知母10g。水煎服。服5剂后,尿的次数由原来的40多次减少至20多次,潮热易汗也有不同程度的减少,但尿中带血比以前反多,宗前方加黑栀子10g,当归15g,丹皮10g。继服5剂后,尿中已不带血,尿的次数日夜减至10余次,其余诸症,皆有不同程度好转,宗此方加减出入,共服50余剂,临床症状基本治愈,照此方配制丸药1剂,以资巩固。

按语:此例虽亦属血淋,但阴虚在先,故方中加滋阴清热药知母、黄柏,且病程较长,疗程亦长,临床上还可增加滋阴补肾之药旱莲草等。

5. 尿痛(慢性肾盂肾炎) 《岳美中医案集》:某女,患慢性肾盂肾炎,因体质较弱,抗病能力减退,长期反复发作,经久治疗不愈。发作时有高热、头痛、腰酸腰痛、食欲不振、尿意窘迫,排尿少有不快与疼痛感。尿检查:发现脓球,上皮细胞,红、白细胞等。尿培养:有大肠杆菌。辨证:湿热侵及下焦。属淋证范畴。治宜清利下焦湿热。选用猪苓汤:猪苓12g,茯苓12g,滑石12g,泽泻18g,阿胶9g(烊化兑服)。服6剂后,诸症即消失。

按语:慢性肾盂肾炎久治不愈,体质较弱,既有湿热侵及下焦,又有体弱阴亏,故投养阴清热利湿之剂诸症消失。

6. 慢性肾炎 《老中医经验选》(广州中医学院):某男,14岁。自诉患慢性肾炎,眼睑及面部微肿,胫跗俱肿,腰酸体疲,下午两颧潮红,小便短少,舌微红,脉细数。尿常规:蛋白++、红细胞+、白细胞+。方用猪苓汤:猪苓、茯苓、泽泻各12g,滑石24g,阿胶12g(烊化)。服上方9剂,症状好转,尿常规未见异常。停药7天后,病又复发,尿蛋白(+)。再服猪苓汤6剂,痊愈。随访2年,未有复发。

按语:中医无慢性肾炎之名,多以浮肿名之。浮肿有虚有实,此为实中夹虚,即不仅有湿热内停之外邪,而且有肾阴不足之正虚,故用猪苓汤利水清热以祛邪,养阴补肾以扶正,取得良好效果。

7. 肾积水 《古妙方验案精选》:某男,17岁。患者于1976年12月26日以右下腹剧痛,小便不利,而住某医院。X线腹部平片示先天性输尿管狭窄,肾积水。治疗3周无效。

就诊时右下腹隐痛,腰痛明显,站立困难。小便频急,淋漓不畅,24 小时总尿量不及 300ml,面部及下肢轻度水肿,精神萎靡,唇红,舌质偏红,苔微黄,脉细弦略数。诊为溺癃。证属膀胱气滞,郁而不通,水道不行。……治拟滋水化源,利膀胱,佐以理气祛痰而不伤阴者,猪苓汤加减。猪苓、阿胶(烊化)各 10g,滑石、川楝子、茯苓各 15g,琥珀、木通各 6g,二剂。1 月 18 日二诊,小便较利,尿量较前增加一倍,腰痛减轻,但有恶心感,脉舌同前,证已少减,药颇中的。虑前方阴药过多理气不足,仍步前法,加理气镇吐之品,并宜因势利导,使无上逆之虑,上方加砂仁 5g,竹茹 10g,瞿麦、冬葵子各 15g,三剂。1 月 21 日三诊,小便畅通,除感腰微痛外无其他不适,宜酌去通利之品,加补肾气之药以善后。猪苓、枸杞子、阿胶(烊化)各 10g,茯苓、滑石、川楝子、生地、山药、黄芪、冬葵子各 15g,琥珀 6g(分冲)、砂仁 5g,五剂。至同年 4 月下旬询悉,患者服完上药 5 剂后,诸证解除,在家按原方续服 5 剂,痊愈。随访 5 年,未见复发。

按语:肾积水而膀胱气滞,水道不通,唇红、舌质红,热之明证,水热互结,脉细为阴亏不足,故拟滋水化源,利膀胱之法,用猪苓汤加减而愈。

8. 遗精 《临证指南医案》卷 3:某,梦遗病,乃是阴气走泄,而湿热二气乘虚下陷,坠至腰中至囊,环跳、膝盖诸处可见。久遗八脉皆伤,议用通药,兼理阴气,猪苓汤。

按语:遗精十之有七为虚,但亦可因实而致。此乃阴气走泄,湿热二气乘虚下陷,扰于精室而成,猪苓汤通利湿热兼理阴气,故可一举成功。

(二)消化系疾病

下利 《新编伤寒论类方》:某女,35 岁。因产后患腹泻,误以为虚,屡进温补,并无实效。切其脉沉而略滑,视其舌色红绛,而苔薄黄。初诊以其下利而又口渴,作厥阴下利治之,投白头翁汤不甚效。一日,又来诊治,自述睡眠不佳,咳嗽而下肢浮肿,小便不利,大便每日 3~4 次,口渴饮水。倾听之后,思之良久,乃恍然而悟,此乃猪苓汤证。《伤寒论》第 319 条曰:"少阴病,下利六七日,咳而呕渴,心烦不得眠者,猪苓汤主之。"今呕咳下利主证已见,恰当无疑。遂处:猪苓 10g,茯苓 10g,泽泻 10g,滑石 10g,阿胶 10g。此方服 5 剂而小便利,腹泻止,诸证悉蠲。

按语:产后多阴血不足,腹泻乃湿热作祟,其咳嗽、睡眠不佳、口渴等症已见,故用猪苓汤清热利湿养阴而愈。

二、妇科

产后癃闭 《湖南省老中医医案选·第一集·易聘海医案》:某女,23 岁。新产未久,小便癃闭,小腹胀急拘痛,心烦渴饮,但以尿闭故,不敢稍饮。病急投诊,先是西医利尿剂,无显著效果,唯导尿方可缓解一二。越三日,又因导尿所致尿道口肿大,痛苦难当,乃邀余会诊。视其舌质红而无苔,脉来洪数无伦。据悉,初由失利而胀急,继转胀急而拘痛。病系产后血虚,阴阳失调,膀胱气化不利,水热搏结使然。取育阴利水法,宗仲景猪苓汤意,加乌药、小茴香以行气,俾使阴阳互根,小便自然通利无阻。应用 1 剂溲利,再剂尿溲如注,胀痛除。3 剂病乃瘥。

按语:产后阴血受损,致膀胱气化不利,水热互结而致癃闭。予猪苓汤育阴利水,又加乌药、小茴香温通化气,使气化而水湿亦化。

【临床报道】

1. 肾积水 猪苓汤加味治疗肾积水 45 例,其中右肾积水 21 例,左肾积水 15 例,双肾积水 9 例。诱发原因及合并症:肾结石 12 例,输尿管结石 3 例,尿潴留 2 例,输尿管狭窄 1

例,膀胱炎 1 例,右肾萎缩 1 例,前列腺增生 1 例,多发性实性占位 1 例,腹水症 1 例,肝内胆管结石 1 例,原因不明或单发性肾积水 21 例。主症:明显腰痛酸重,或伴尿频、尿急、尿痛等症。体检时有时扪及肿大肾脏,经 B 超检查可显示肾脏增大,肾盂明显积水,X 线拍片亦可见到肿大肾盂。药用:猪苓 16g,茯苓 20g,泽泻 12g,阿胶(烊化)10g,滑石 20g,车前子 16g,冬葵子 20g,木香 10g,乌药 12g。如合并泌尿系结石加金钱草、海金沙、石韦、王不留行、牛膝、鸡内金;有尿频、尿急、尿痛加木通、萹蓄;尿血加茜草根、旱莲草、茅根等。结果:痊愈(经 B 超复查肾积水消失,腰痛等症状痊愈)38 例,好转(经 B 超查肾积水吸收 50% 以上,腰痛等症状消失)3 例,无效(B 超复查肾积水未见吸收,腰痛及并发症仍明显存在)4 例。总有效率 91.1%。在有效病例中,见效最快 3 天,最慢 7 天,痊愈在 2~3 周[1]。王氏等用猪苓汤加味治疗肾积水 35 例。药用:茯苓 15g,泽泻 5g,滑石 30g,阿胶(烊化)12g,车前子 30g,石韦 30g,王不留行 12g。随证加减,2 周为 1 疗程。结果:31 例痊愈(临床症状消失,B 超示肾积水消失),占 88.69%,其中 1 疗程痊愈 22 例;3 例显效(症状缓解,B 超示肾积水减少 4mm 以上,或积水消退后,随访半年中又有反复,再治疗又获效),占 8.6%;1 例无效(症状无改善,肾积水不消退),占 2.8%。总有效率 97.2%[2]。

2. 急性膀胱炎 本方治疗急性膀胱炎 107 例,均服药 1~6 剂痊愈。药用:猪苓 10g,茯苓 18g,滑石 15g,阿胶(烊化)6g,往往加桔梗开提肺气,通行水道。若尿短滴沥加车前子;尿时涩痛加石韦、乌药;尿血加白茅根、茜草炭;肾阴素亏加玄参;腰痛加桑寄生、怀牛膝[3]。日本人用猪苓汤合四物汤治疗急性膀胱炎 79 例。对其中 74 例对症给予氧氟沙星 100mg×3/d,服药 5 日以上,对另外 5 例给予托氟沙星 150mg×1/d,服药 5 日以上,猪苓汤合四物汤 2.5g×3/d,服药 7 日以上。结果氧氟沙星与汉方药并用组治疗开始前后自他觉症状的分数变化与过去曾报道的依诺沙星与盐酸特罗地林并用组比较,前者投药前的总分数呈高值(11.82),表明其临床症状明显,服药第 5 日该值低于后者,第 7 日亦显示自他觉症状改善率高的倾向,并且服药第 4 日血尿改善。细菌学检查:检出革兰氏阳性菌(15 株)、革兰氏阴性菌(33 株)。大肠杆菌(ELCOLI)(27 株)检出率高。细菌学的临床效果,显效 44 例,有效 29 例,无效 1 例,有效率 98.6%。托氟沙星投予组的临床效果,尤其是 50 岁以上绝经妇女的急性膀胱炎,有明显的尿路不通、尿频、残尿等临床表现,但尿检查未检出细菌者,服药 7 日有效率 60%,14 日为 40%[4]。

3. 乳糜尿 加味猪苓汤治疗乳糜尿 26 例,病程半年以内者 8 例,一年以内者 13 例,一年以上五年以下者 5 例,患者均多次作尿乳糜试验呈阳性反应,其中 6 例作膀胱镜检查明确诊断。药用:猪苓 10g,茯苓 10g,泽泻 10g,阿胶(烊化)10g,秋石 1g,鹿角霜 10g,补骨脂 10g,益智仁 10g。如有血尿加蒲黄炭、仙鹤草;有尿频、尿急、尿痛加黄柏、车前子(包煎)。结果:治愈(小便转清,尿乳糜试验阴性,正常工作和不限饮食,连续一年以上未复发)10 例,好转(小便转清,尿乳糜试验阴性。但劳累或高蛋白脂肪饮后小便又混浊)13 例,无效(疗程超过 2 个月,小便仍混浊,尿乳糜试验阳性)3 例[5]。

4. 尿血 以猪苓汤为主方加味治疗尿血 68 例。治疗方法:猪苓汤为基本方,膀胱热盛加白茅根、大黄;心火盛加木通、生地、山栀;虚火所致者加黄柏、旱莲草;房劳者加狗脊、益智仁、黄柏。结果:尿血及临床症状消失,尿常规 3 次镜检红细胞均阴性者为痊愈,共 46 例;肉眼血尿消失,临床症状明显改善,尿液镜检红细胞少许者为好转,共 14 例;尿血及临床症状改善不明显者为无效,共 8 例。总有效率 88.2%。疗程最短 6 天,最长 65 天,平均 18 天[6]。

5. 泌尿系结石 日本 23 个大学医学部泌尿科教研室组成的研究协作组于 1979 年 10

月～1980 年 9 月用本方治疗尿路结石患者 1369 例,其中服药 3 个月以上或虽服药 3 个月以内但已排石的患者共 1062 例,其自然排石者 797 例,排石率为 75%。以髂动脉交叉部为界,以上者(上部结石)之排石率为 56.4%,下部排石率为 87.8%,大、中、小结石的排石率分别为 35.6%、72.4% 及 91.9%,年龄越高,排石率越低,而男性组和青年组排石率均较高。80% 的患者于服药后 3 个月内排石。对于上尿路结石,以本方合用芍药甘草汤时疗效有所提高,但对下尿路结石合用芍药甘草汤反有下降[7]。铃木氏等对 52 例经 X 线确诊为输尿管结石患者,给予猪苓汤治疗,每日 7.5g,连续服药 1 个月以上。结果:结石在 4mm 以下者,2 周后排石 12 例(63.2%),4 周后 15 例(78.9%);结石在 4～10mm 者,2 周后 3 例(10%),4 周后 10 例(33.3%);结石大于 10mm 者,2 周未排石,4 周后 1 例(33.3%)。其累积排石例与累积排石率分别为治疗 2 周 15 例(28.8%),4 周 26 例(50.0%)[8]。铃木明以本方提取剂 7.5g/d 予 23 例泌尿系结石患者服用,服药 1 个月进行疗效测定。结果:7 例排出结石,2 例结石下降[9]。

6. 流行性出血热休克期　用猪苓汤为主治疗流行性出血热休克期 13 例,并以西药治疗的同期患者 12 例为对照。治疗组:猪苓 30g,泽泻 30g,茯苓 15g,阿胶(隔水烊化,约 30ml,加糖另服)30g。有腹泻加滑石 10g。煎药时加水量每剂不超过 300ml,文火煎 2 次,每次浓缩至 70～80ml,先服烊化阿胶,再服第 1 煎药,分数次或一次服完,以不呕出为原则;半小时后继续服第 2 煎药,服法同前。同时适当补给不同浓度的晶体液和葡萄糖液。对照组:任选各种西药扩容液,其中 5 例加血管活性药物。如仍无尿或少尿用呋塞米加入葡萄糖液内静注,4～6 小时 1 次。结果:治疗组 13 例中,11 例在休克期前阶段给药后,9 例中止进入休克期后阶段,2 例进入休克期后阶段;另 2 例先经西药治疗,因治疗棘手,在进入休克期后阶段后用猪苓汤治疗。全组无一例死亡,其中服 1 剂者 9 例,2 剂者 4 例。对照组 12 例,经休克期前阶段治疗,有 2 例死亡,5 例中止进入休克期后阶段,另 5 例进入休克期后阶段。在进入后阶段 5 例中,又有 1 例死亡。反复休克次数:猪苓汤组(A 组)给药后仅 1 例出现休克 1 次;对照组(B 组)治疗后反复体克者 8 例 28 次。血钠:A 组给药前均值 125.1mmol/L,给药后 137.8mmol/L,药后血钠明显升高,$P<0.01$;B 组治疗后仍明显降低,$P<0.05$。两组给药前后钠升降值比较有显著差异,$P<0.001$。血红蛋白:A 组给药后血红蛋白明显降低,$P<0.001$,B 组反而有所升高。两组给药前后血红蛋白升降值比较有显著性差异,$P<0.001$。出入水量:①休克期前阶段:A 组药后出入水量之比较药前有明显升高,$P<0.05$;B 组虽也升高,但无显著差异。②休克期后阶段:A 组仍保持明显利尿效应;B 组虽用大剂量呋塞米,而利尿效应反有降低。两组给药前后出入水量比的升降值相较有显著性差异,$P<0.01$。血压:①休克前阶段收缩压;A 组药后显著升高,$P<0.001$;B 组反而下降。两组给药前后收缩压升降比较有显著性差异,$P<0.05$。②休克期后阶段舒张压,给药后 A 组全部下降,脉压增大;B 组反而升高。两组给药前后舒张压升降值相较有显著性差异,$P<0.01$。③脉压:两组给药前后脉压升降值相较有显著性差异,$P<0.001$[10]。

7. 癃闭　猪苓汤加桂枝治疗老年性癃闭 60 例。药用猪苓、茯苓、泽泻、阿胶(烊冲)、滑石(布包)各 10g,桂枝 5g。尿难排出,少腹胀满疼痛加穿山甲、金钱草。结果:痊愈(夜尿次数少于 2 次,排尿通畅)56 例;好转(夜尿次数减少,点滴排尿症状消失或减轻)3 例;无效 1 例。效捷者 1～2 剂后小便即能排出,一般 3～6 剂尿堵腹胀消失[11]。柴氏用猪苓汤加味治疗产后癃闭 20 例,均系第 1 胎。其中留置导尿管仍不能排尿者 10 例。药用:猪苓、泽泻各 12g,茯苓、车前子(包煎)、滑石各 15g,阿胶(烊化)10g,白茅根 30g。儿枕痛者加蒲黄、五灵脂;气虚显著者加党参、黄芪。病重者,日2剂。结果:全部治愈。其中服药1剂后即能自行排尿者14例,2剂后4例,3剂后2例[12]。

8. 口眼干燥综合征 用猪苓散加味治疗继发性口眼干燥综合征19例,其中表现为类风湿关节炎或类风子因子阳性者13例,表现为皮肌炎者6例。前期病例14例,症见口眼干燥,味觉减退,或眼痒灼热少泪,四肢酸楚,关节或肌肉肿痛,口渴不欲多饮,舌红,苔黄腻。药用:猪苓20g,茯苓30g,阿胶(烊化)15g,天花粉30g,滑石15g,泽泻15g,天仙藤15g。8周为1疗程。后期病例5例,治法方药略。结果:显效(舌象、口干及其他黏膜干燥明显好转,化验指标有两项以上恢复正常,或明显改进)6例,占31.5%;好转(口干及其他黏膜干燥等明显好转,但化验指标改善不明显,或改善后又反复)10例,占52.6%;无效(口干等症状及化验指标均无明显改善,甚至继续发展)3例,占15.7%。总有效率84.1%。其中前期有效13例,后期有效3例[13]。

9. 肾炎 口服加味猪苓汤及静脉滴注复方丹参注射液治疗系统性红斑狼疮性肾炎30例,药用:猪苓、茯苓、泽泻、黄芪各15g,滑石、生地黄、阿胶(烊)、白茅根各12g,当归、茜草各10g,紫草30g,甘草6g;复方丹参注射液10ml加入5%GS 500ml内静脉滴注,每天1次。结果:完全缓解7例,显效13例,有效8例,无效2例,总有效率93.3%[14]。刘氏等用加味猪苓汤治疗慢性肾炎56例,治愈12例,显效23例,好转18例,无效3例,总有效率94.6%[15]。李氏以猪苓汤合隔下逐瘀汤加减治疗糖尿病性肾病30例,显效13例(43.3%),有效14例(46.7%),无效3例(10%),总有效率90%[16]。

10. 玻璃体积血 用猪苓汤加减治疗玻璃体积血65例,基本方:猪苓、茯苓、当归、丹参、旱莲草、生地、阿胶、玄参、枸杞、益母草、蒲黄、三七粉、车前子、泽泻;视网膜静脉阻塞去旱莲草,加地龙、川芎、葛根、龟甲;肾虚加菟丝子;血脂高加何首乌、山楂;脾虚去阿胶、玄参,加神曲、陈皮、白术;机化物形成去旱莲草,加昆布、海藻、牡蛎。1个月为1疗程。结果:65例中,显效38例,有效21例,无效6例,总有效率90.92%[17]。

11. 小儿轮状病毒性肠炎 154例患儿随机分为治疗组82例和对照组72例,治疗组用猪苓汤加味:猪苓8g,茯苓15g,泽泻8g,阿胶(烊化)6g,滑石6g,黄连6g,白芍6g,车前草20g,乌梅15g,诃子20g,生姜4g,甘草6g。对照组静滴利巴韦林、口服双八面体蒙脱石和双歧杆菌、嗜酸乳杆菌、肠球菌三联活菌片。结果:治疗组显效71例,有效8例,无效3例,总有效率96.4%,明显高于对照组的77.8%[18]。

【实验研究】

一、对泌尿系统的影响

1. 利尿作用 给大白鼠猪苓汤、五苓散、柴苓汤、噻嗪类、呋塞米、乙酰唑胺、泼尼松龙、去乙酰毛花苷、洋地黄粉。给药1个月后的全身状态,中药组的活动能力比西药组旺盛,生活节律也保持良好;中药组的体重增加曲线与对照组相同或有增加,特点是服药后第1周有一时性体重减轻;根据服用各种利尿剂24小时尿量及钠的排泄量,中药具有与西药同样或更强的利尿作用,特别是猪苓汤的利尿作用显著;投服各种利尿剂的酚红指数,均在正常范围;大鼠的主要脏器含水量,中药组显示分布正常;中药组肾组织学检查均属正常,全部肾血流量增加。实验结果证实,猪苓汤、五苓散、柴苓汤有明显的利尿作用,且对生长、水代谢、肾功能也比西药组有更好的影响[19]。让大鼠禁食18天,使其水负荷量为5ml或10ml,口饲猪苓汤,结果1~2小时排尿量最大,其后渐减,在用量低时初见利尿作用;在少量水负荷条件下难以呈现利尿作用,说明本方在水滞状态时服用效果较好。另外,若大剂量应用则见排尿量反而减少,推测本方的药效可能存在着有效的用量范围[20]。日本桑原氏在测定尿石症患者血清电解质时发现,服用本方后患者血钾升高,血钙降低;尿液分析则见尿钠、钾、氯均降低;而血气分析则可见残余碱增加,似提示本方利尿的同时尚有保钾作用及提示本方在利尿的同时,尚能改善代谢性酸中毒[21]。特发性浮肿患者血中肾素、血管紧张素、醛固酮均偏高,而多巴胺-β-羟化酶(DBH)则明显降低。山本氏在临床上,给特发性浮肿患者,服用猪苓汤提取颗粒 5.0g,早晚空腹服,连服 1 个月。结果血中血管紧张肽原酶、血管紧张肽、醛固酮均降低 60% 左右,血浆 Na/K 比值及多巴胺-β-羟化酶(DHB)值未见显著变化,血浆钙值及血压也未见倾向性改变。认为本方之消肿原理可能与肾素—血管紧张素—醛固酮系统有关[22]。王氏将 40 例经 B 超检查证实为非机械性梗阻致肾积水者,随机分为 4 组,不进行辨证,分别给予五苓散、猪苓汤、八正散和金匮肾气丸治疗,1 周后比较 4 组疗效。结果:五苓散作用最强,猪苓汤和八正散其次,金匮肾气丸最差,前 3 组疗效均好于最后一组。说明五苓散、猪苓汤和八正散对尿流动力学的影响稍强[23]。

2. 对尿结石患者血尿电解质及肾功能的影响　对尿结石手术后及诊断为尿结石在观察经过中的患者 37 例,每日 2 次饭前服猪苓汤 2.5g,连服 3 个月以上,于服药前及停药后早晨空腹采血、尿作对比检查。结果是服药后比服药前血清钾升高($P<0.05$),血清钙减低($P<0.01$);尿钠($P<0.05$),钾($P<0.01$),氯($P<0.05$)也减低,尿中尿素氮($P<0.05$)和肌酐($P<0.05$)也减低;肝功乳酸脱氢酶升高($P<0.01$),丙种鸟苷三磷酸减低;血液气体分析,剩余碱增加($P<0.05$)。本组病例服药后,尿电解质、尿素氮、肌酐明显降低。提示本方在利尿的同时尚有保钾作用及改善代谢性酸中毒作用[21]。

3. 对实验性尿路结石的抑制作用　腹腔内注射 20mg/kg 乙醛酸溶液诱导制作大鼠实验性肾结石模型。猪苓汤组腹腔内注射猪苓汤 0.15g/kg,泽泻组腹腔内注射泽泻 0.08g/kg。对照组和肾结石组腹腔内注射等量生理盐水,连续腹腔内注射用药 15 天。于实验第 16 天用代谢笼收集各组大鼠 24 小时尿液,$-20℃$ 保存。然后各组动物腹腔内注射盐酸氯胺酮 60mg/kg 麻醉,从腹主动脉内抽取全血离心后 $-20℃$ 保存。取出肾脏立即置液氮中速冻,再移至 $-86℃$ 保存待测。结果:对照组大鼠肾脏表面光滑柔软;肾结石组可见大鼠双肾脏表面粗糙,有许多白色晶体形成;泽泻组及猪苓汤组虽均见双肾脏表面粗糙,但白色晶体较肾结石组明显减少。诱石剂可使大鼠肾脏 OPNmRNA 的表达量明显增加($P<0.05$);而在给予诱石剂的同时给予注射猪苓汤及泽泻试剂,则肾脏 OPNmRNA 的表达也得到抑制($P<0.05$)。提示猪苓汤有可能通过基因水平的调控抑制尿结石的形成,但其确切作用机制及临床意义尚有待进一步研究[24]。

4. 对肾功能的影响　对于肾功能不全大鼠,猪苓汤组的体重增加曲线比未投予组稍好,且有延长寿命的效果。血浆中的尿素氮值,13 个月龄的对照组为(7.68 ± 0.71)mmol/L,肾功能不全组为(33.06 ± 17.21)mmol/L,而 13 个月龄猪苓汤投予组为(23.24 ± 5.57)mmol/L,血浆肌酐对照组为(99.89 ± 17.68)μmol/L,肾功能不全组为(196.25 ± 71.60)μmol/L,猪苓汤投予组(175.03 ± 36.24)μmol/L。24 小时尿量,猪苓汤投予的肾功能不全组比未予猪苓汤的肾功能不全组增加。尿中电解质(Na、K、Mg、Ca),在肾功能不全组减少,猪苓汤投予组与对照组相比虽然仍为低值,但起到了促进电解质排泄的作用。血浆中的电解质 K、Mg 在肾功能不全组呈高值,猪苓汤投予组虽然也比对照组为高值,但比肾功能不全组为低。血浆 Na 在各组间无有意义的差别。血浆 Ca 肾功能不全组虽低值,猪苓汤投与组仍为低值但程度较轻。其次测定了各脏器(脑、心、肝、肾、睾丸)的电解质,发现

Na、K、Ca、Mg、Zn 在肾功能不全组各脏器均呈高值。猪苓汤投予组虽比对照组增加,但比未投药的肾功能不全组为低,还探讨了各脏器的水分分布,发现了肾功能不全组水分含量的增加,猪苓汤投予组增加程度较轻,推测猪苓汤有调节水代谢的作用。本方在利尿的同时不破坏机体水盐平衡的特点表明其在肾功能衰竭的治疗上可能有用。

5. 对庆大霉素肾炎的对抗作用 许氏等采用中药猪苓汤对抗庆大霉素所致的急性药物间质性肾炎。实验结果:①其利尿作用得以显示,与空白对照组相比 $P<0.05$。②庆大霉素所致肾小管上皮细胞受损引起的 NAG 变化在猪苓汤的作用下得以减轻。③对实验动物尿蛋白的作用,猪苓汤组较对照组明显减少,有非常显著性差异($P<0.001$)。④猪苓汤组对 Cr、Ccr 的作用与空白对照组比分别为 $P<0.001$ 与 $P<0.05$。猪苓汤加庆大霉素组对 Cr、Ccr 的作用与空白对照组比分别为无差异与 $P<0.05$。⑤肾组织内庆大霉素含量测定,猪苓汤加庆大霉素组与庆大霉素组无显著性差异。⑥对 FENa 的影响,猪苓汤加庆大霉素组较庆大霉素组有显著性差别($P<0.05$)。⑦肾组织病理变化,对照组及猪苓汤组均为正常,猪苓汤加庆大霉素组仅表现为近曲小管上皮细胞膜轻度损害,无细胞坏死,正常结构未遭破坏[28]。

6. 对原发性系膜增生性肾炎的治疗作用 采用兔抗鼠胸腺细胞抗体(Thy-1)大鼠肾炎模型,检测各组大鼠血液生化指标和细胞因子白细胞介素 1β(IL-1β)、肿瘤坏死因子 α(TNF-α)、白细胞介素 6(IL-6)的活性以及白细胞介素 6 信使核糖核酸(IL-6mRNA)的表达。结果是模型组的 IL-1β、TNF-α 和 IL-6 水平均升高,IL-6mRNA 表达增强,与正常对照组比较有显著性差异($P<0.01$);猪苓汤组能降低 IL-1β、TNF-α 和 IL-6 的水平及减弱 IL-6mRNA 的表达,与模型组比较均有显著性差异($P<0.05$ 或 $P<0.01$)。结论:加味猪苓汤可能是通过抑制细胞因子的基因表达、降低细胞因子的活性对原发性系膜增生性肾炎产生治疗作用[29]。

7. 抗菌作用 猪苓汤加黄柏、白花蛇舌草治疗泌尿系统感染有显著效果,实验证明其体内体外的抗菌作用。将加味猪苓汤以水配成 0.3g/ml 浓度,按 3ml/100g 分别给 10 只大鼠灌胃给药,连续 3 天,末次给药 1 小时后无菌取血,分离血清,0.045nm 微孔滤膜过滤,56℃灭活 30 分钟含药血清,以适当培养基稀释成 1∶1,1∶2,1∶4,1∶8,1∶16,5 种稀释度供试。结果证实,加味猪苓汤的抗菌活性明显,对大肠杆菌和变形杆菌具有较强的抑菌作用[30]。

二、抗癌作用

1. 对膀胱致癌促进剂的抑制作用 实验表明猪苓汤对 D,L-色氨酸,t-叔丁对甲氧酚(BHA)、N-丁基-N-(4-羟基丁基)、亚硝胺(BHBN)等致癌促进剂,均有显著抑制作用。长期致癌实验的结果表明,猪苓汤具有显著的致癌抑制作用。拆方实验表明,单用猪苓对四种促进剂显示出与猪苓汤同等程度的促癌抑制作用。通过以刀豆蛋白 A 依赖性凝集活动为指标的短期试验,探讨了组成猪苓汤的五味药物对 5% SS,3% TrP,2% BHA 及 0.01% BHBN,促进膀胱致癌的抑制效果。试验用 Wistar 大鼠,自然饮用含有 0.01% BHBN 的饮水 3 周后,单独给予各种促癌试剂或者同时给予试验动物 3 周。结果:猪苓汤每日 3.5,7mg/kg,滑石每日 1,2mg/kg 以及阿胶每日 250,500mg/kg 单独给药,对 SS,TrP 促癌有抑制作用,猪苓汤有强有力的抑制 BHA、BHBN 的作用。另外,猪苓汤去掉猪苓,去滑石,去阿胶,或去猪苓、滑石,较猪苓汤的抗促癌作用分别降低 38%,31%,23%,54%。根据以上的结果,认为猪苓汤的抗癌效果是猪苓、滑石、阿胶在方中发挥了作用,特别是在猪苓汤中提取的活性成分麦角甾醇,呈剂量依赖性抑制 SS,TrP,BHA 及 BHBN 的膀胱致癌促进作用,LD_{50} 分别为每日 1.4、11.6、11.7、2.9μg/kg,并且在长期致癌试验中抑制 BHBN 诱导大鼠膀胱致癌[32]。

2. 对细胞免疫功能的增强作用 经口给药时未见猪苓汤有抗癌活性,但能显著对抗抗癌药的毒副反应,如给以 5FU 的动物其摄食量降低 35%,而将本方混入饲料给予时,则可使摄食量恢复。

三、猪苓汤中配伍阿胶的意义

松田氏通过实验证实:阿胶在猪苓汤提取物的制备过程中,可以提高其他 4 味生药有效成分的提取率,或者在热水提取时,抑制有效成分的热分解[33]。

参 考 文 献

[1] 刘守洪. 猪苓汤治疗肾积水 45 例[J]. 山东中医杂志,1995,14(8):345.

[2] 王玲,蒲海霞. 猪苓汤加味治疗肾积水 35 例[J]. 实用中医内科杂志,1998,12(3):46.

[3] 陈应贤. 猪苓汤治疗急性膀胱炎[J]. 浙江中医杂志,1982,17(10):448.

[4] 千村哲明. 猪苓汤合四物汤治疗急性膀胱炎的临床效果[J]. 国外医学:中医中药分册,1994,16(4):18.

[5] 王琦. 加味猪苓汤治疗乳糜尿 26 例小结[J]. 实用中医内科杂志,1988,2(1):36.

[6] 王启祥. 猪苓汤加味治疗尿血病证 68 例[J]. 国医论坛,1991,(4):12.

[7] 栗田孝. 猪苓汤对尿路结石排石效果的探讨[J]. 国外医学:中医中药分册,1982,(3):142.

[8] 铃木明. 猪苓汤对输尿管结石的排石效果[J]. 国外医学:中医中药分册,1996,18(4):33.

[9] 铃木明. 猪苓汤治疗尿路结石的效果[J]. 日本东洋医学杂志,1993,43(5):95.

[10] 程孝慈. 猪苓汤治疗流行性出血热休克期报告——附 25 例临床分析[J]. 中医杂志,1982,(6):34.

[11] 吴益仙. 猪苓汤治疗老年癃闭 60 例[J]. 四川中医,1997,15(4):26.

[12] 柴有华. 猪苓汤加味治疗产后癃闭 20 例[J]. 陕西中医,1991,12(5):209.

[13] 周尔文,韩露霞,鲍家铸. 猪苓汤治疗继发性口眼干燥综合征的体会及理论探讨[J]. 中国医药学报,1994,9(6):30.

[14] 林德就,温伟平,邱仁斌,等. 加味猪苓汤配合复方丹参注射液治疗系统性红斑狼疮性肾炎 30 例疗效观察[J]. 新中医,2003,35(7):26-27.

[15] 刘渡舟,陈明. 加味猪苓汤治疗慢性肾炎 56 例临床观察[J]. 河南中医,1999,19(3):9-10.

[16] 李乐梅. 猪苓汤合隔下逐瘀汤治疗糖尿病性肾病 30 例临床研究[J]. 中医杂志,2002,43(3):189-190.

[17] 张佐红,李凤册. 猪苓汤加减治疗玻璃体积血 65 例[J]. 陕西中医,2000,21(11):487.

[18] 张炜,海洋. 猪苓汤治疗小儿轮状病毒性肠炎 82 例[J]. 中医儿科杂志,2008,4(5):29-31.

[19] 佐野幸惠. 利尿剂(猪苓汤,五苓散,柴苓汤)的作用机理第 2 报——电解质代谢的影响[J]. 国外医学:中医中药分册,1981,3(3):173.

[20] 油田正树. 猪苓汤的药理研究——对大鼠的利尿作用[J]. 国外医学:中医中药分册,1983,5(3):181.

[21] 桑原正明. 猪苓汤对尿结石患者的血和尿的影响[J]. 国外医学:中医中药分册,1982,(1):50.

[22] 山本昌弘. 猪苓汤提取物对特发性浮肿患者血管紧张肽原酶—血管紧张肽—醛固酮系统的影响[J]. 国外医学:中医中药分册,1983,5(5):36.

[23] 王艺超. 不同中药利尿剂对非机械性梗阻所致肾积水利尿作用[J]. 中西医结合实用临床急救,1998,5(5):217.

[24] 赖真,耿小茵,王耀邦,等. 猪苓汤及泽泻对肾结石大鼠骨桥蛋白 mRNA 表达的影响[J]. 中国中西结合肾病杂志,2005,6(10):601-602.

[25] 原中琉璃子. 八味地黄丸、五苓散、猪苓汤对实验性病理代谢的作用[J]. 国外医学:中医中药分册,1984,6(2):14.

[26] 原中琉璃子. 猪苓汤及五苓散对慢性肾功能不全大鼠的影响[J]. 国外医学:中医中药分册,1983,5(3):43.

[27] 陈明,刘渡舟,魏民,等. 加味猪苓汤治疗系膜增生性肾炎的实验研究[J]. 北京中医药大学学报,1998,21(4):36.

[28] 许庆友,奚正隆. 猪苓汤抗急性药物间质性肾炎的实验研究[J]. 中医实验方剂学杂志,1996,2(6):15.

[29] 全世建,李政木,谢桂权,等. 加味猪苓汤治疗原发性系膜增殖性肾炎的实验研究[J]. 广州中医药大学学报,2004,21(2):140-142.

[30] 李学林,王树玲,赵曦. 加味猪苓汤抗菌作用的实验研究[J]. 中国中医药科技,1999,6(5):310-311.

[31] 杉山清. 汉方方剂对膀胱致癌促进剂的抑制作用[J]. 国外医学:中医中药分册,1992,14(2):52.

[32] 小豆康立. 猪苓汤组成药物对刀豆蛋白 A 诱发大鼠膀胱癌的抗癌作用[J]. 汉方医学,1984,8(5):14.

[33] 松田秀秋. 汉方方剂的药理研究(4)猪苓汤中配伍阿胶的意义[J]. 国外医学:中医中药分册,1996,18(4):42.

防己黄芪汤
(《金匮要略》)

【异名】防己汤(《脉经》卷 8)、木防己汤(《外台秘要》卷 20 引《深师方》)、汉防己汤(《伤寒类证活人书》卷 17)、逐湿汤(《永乐大典》卷 13879 引《风科集验方》)、白术煎(《仙拈集》卷 1)、黄芪防己汤(《杂病源流犀烛》卷 5)。

【组成】防己一两(12g) 黄芪去芦一两一分(15g) 甘草炒半两(6g) 白术七钱半(9g)

【用法】上锉如麻豆大,每抄五钱匕(15g),加生姜四片,大枣一枚,水一盏半,煎至八分,去滓温服,良久再服。服后当如虫行皮中,从腰以下如冰,后坐被上,又以一被绕腰下,温令微汗,瘥(现代用法:作汤剂,水煎服,日分 3 服,用量按原方比例酌减)。

【功用】益气祛风,健脾利水。

【主治】风湿或风水。汗出恶风,身重,小便不利,舌淡苔白,脉浮。

【病机分析】张仲景用本方一治"风湿",一治"风水"。水之与湿,异名同类,湿为水之渐,水为湿之积。因此,二者只有程度上的差异,而无实质上的不同,故可一并治之。风湿与风水,有表虚与表实之不同,本方所治,乃表虚不固,外受风邪,水湿郁于肌表经络之间所致。肺主气,外合皮毛,又主表;脾主运化水湿,亦主肌肉。此病多由平素脾肺不足,脾虚则失运,水湿不行而内蕴;肺虚则表不固,腠理疏松。一旦感受风邪,与水湿相搏于肌表。脉浮主风主表,风客皮毛,是以脉浮;水湿阻于肌腠,经络不和,是以身重;肺虚表弱,卫阳不固,肌腠空疏,是以汗出恶风;小便不利,乃水湿内停,脾虚不运所致;舌淡苔白乃脾肺不足之明证。

【配伍意义】本方为表虚不固,外受风邪,水湿郁于肌表经络而设。外受风邪,水湿在表,法当汗解,然其人表虚卫阳不固,腠理疏松,不任其汗,若用药强汗,必重伤其表;表虚当固,然其人水湿内停,邪阻肌表,固表则风邪不除,水湿不去,反有闭门留寇之弊。只有益气固表与祛风行水除湿并投,方为合拍。方中重用黄芪,既可益气固表以扶正,又可利水消肿以祛邪。《本草求真》卷5言其"入肺补气,入表实卫,为补气诸药之最"。《本草思辨录》卷1亦曰:"黄芪从三焦直升至肺,鼓其阳气,疏其壅滞,肺得以通调水道,阴气大利,此实黄芪之长技。"防己大辛苦寒,通行十二经,祛风利水,除湿止痛。《本草求真》卷4曰:"防己辛苦大寒,性险而健,善走下行,长于除湿、通窍、利道,能泻下焦血分湿热及疗风水要药。"防己与黄芪相配,一补气,一利水,一扶正,一祛邪,邪正兼顾,使利水而不伤正,扶正而不留邪,共为君药。白术健脾祛湿,既助防己祛水湿,又助黄芪益气固表,为臣药。芪、术相配,一健脾气,一补肺气,相得益彰。甘草益气健脾,培土制水,使脾气健运,水湿不留,且可调和诸药;姜、枣和脾胃,调营卫,共为佐、使。诸药合用,邪正兼顾,共奏益气祛风,健脾利水之功。服后坐被上,以被绕腰以下,乃温令微汗出,使风邪得除,卫阳得固,脾气健运,水湿通利,于是风湿、风水之表虚证悉得痊愈。"服后如虫行皮中",正是卫阳振奋,风湿欲解之佳兆。

本方以防己祛风除湿,黄芪益气固表,共为君药,又制为汤剂,故名"防己黄芪汤"。

本方配伍特点是:补气与利湿兼施,脾肺双补,使利水而不伤正,扶正而不留邪。

【类方比较】防己黄芪汤与五苓散、猪苓汤三方功用与主治证的异同点:三者皆有利水消肿作用,均可治水湿内停之水肿证。而防己黄芪汤偏于益气利水,主治气虚而湿盛之风水证;五苓散偏于化气利水,主治水湿内停,气化不行之蓄水证;猪苓汤偏于滋阴清热利水,主治阴虚而水热互结证。

【临床运用】

1. 证治要点 本方为治疗风湿、风水属于表虚证的常用方剂。是一首标本兼顾之剂。使用本方以汗出恶风,小便不利,苔白脉浮为证治要点。

2. 加减法 兼腹痛者,为肝脾不和,宜加白芍以柔肝理脾,缓急止痛;喘者,为肺气不宣,宜加麻黄少许以宣肺平喘;气上冲者,宜加桂枝以平冲降逆;水湿偏盛,腰膝肿者,宜加茯苓、泽泻以利水退肿。

3. 本方现代常加减用于急慢性肾小球肾炎、心脏性水肿、风湿性关节炎等属气虚而湿盛者。

【使用注意】水肿实证而兼有恶心、腹胀、便溏等肠胃症状者,不宜使用本方;若水湿壅盛,汗不出者,虽有脉浮恶风亦非本方所宜。使用本方必须权衡虚实之轻重缓急,恰当配伍,务使固表不留邪,祛邪不伤正,因补之不当邪气反实,散之太过,表气益虚。使用本方以微微汗出为宜,不可大发其汗,因湿为阴邪,其性重浊黏滞,尤其是此为表虚证,更当审慎;应注意服药方法及药后调护。原书中"良久再服","坐被上,又以一被绕腰以下,温令微汗",足资借鉴。

【源流发展】防己黄芪汤为医圣张仲景之力,出自《金匮要略·痉湿暍病脉证治》。历代医家皆习用此方,并对其多有发展。在组成方面,针对原方既益气健脾,又祛风利水,邪正兼顾之配伍大法,或增减祛邪药,或变化扶正药,以扩大治疗范围,适应病情需要。如《圣济总录》卷20将本方加发散风邪,利水消肿之麻黄,使祛邪之力增强,名防己汤,治"风湿痹,脉浮身重,汗出恶风"而外邪较重者。《普济方》卷193引《鲍氏肘后方》将本方去益气固表之黄芪,亦名防己汤,治"湿气浮肿"而表虚汗出不甚者。《医学纲目》卷32将本方加补脾益肺,敛汗止汗之人参,名防己汤,治风湿脉浮,身重,表虚汗出较甚者。《伤寒全生集》卷4将本方加清热解毒的大青,名防己汤,治风湿、身重、汗出而兼热者。《观聚方要补》卷1将本方加木瓜、苍术、薏苡仁、独活以祛风除湿,通痹止痛,名加味防己黄芪汤,治"风湿相搏,客于皮肤,四肢乏力,关节烦痛"等属湿气较重者。在主治方面,后世医家遵循原方主治证乃表虚不固,外受风邪,水湿郁于肌表经络之间所致之宗旨,扩大了适应范围。如《脉经》卷 8 不但将原方主治症状进行了分析补充,还用其治水湿偏于半身以下之"病者但言下重,故从腰以上和,腰以下当肿及阴,难以屈伸"。有人还根据原方中黄芪、白术等药有益气健脾、托毒排脓、鼓邪外出之功,用本方治阴证疮疡或脾肺气虚,正不胜邪,无力托毒排脓之脓成难溃,已溃难敛,脓稀不止等证。如《类聚方广义》就用本方治"风毒肿毒,附骨疽,穿踝疽,稠脓已歇,稀脓不止,或痛或不痛,身体瘦削,或见浮肿者,若恶寒或下利者,更加附子为佳"。另外,《医方集解·利湿之剂》用其治诸风诸湿,麻木身痛者。《治疫全书》还另辟蹊径,用本方治"风湿误汗,恐致亡阳"者。这是对本方主治方面又一发挥。在剂型方面,古人多用作汤剂,煮散剂。当代,日本人田中政彦等以本方提取剂治疗风湿性关节炎(国外医学·中医中药分册,1990,4:21);野口蒸治等将本方制成颗粒剂治疗变形性膝关节病(国外医学·中医中药分册,1997,5:40)。

【疑难阐释】

1. 关于本方计量单位　本方之计量单位既不同于所有《伤寒论》方,也有异于《金匮要略》其他方。《伤寒论》诸方皆以铢、两、后分目计量;《金匮要略》所载其他方,涉及"分"这一计量单位者,主要是一些丸、散方,涉及"钱"这一计量单位者,仅为所附《古今录验》续命汤。而防己黄芪汤中黄芪一两一分,白术七钱半。此方既有"分",又有"钱"之计量单位,与《伤寒论》诸方及《金匮要略》其他方有明显的不同。日本人丹波元简认为本方之用量及煎法,是由后人改定。而《备急千金要方》所载却是原方,该书作:"防己四两,甘草一两,白术三两,黄芪五两,生姜三两,大枣十二枚。"此说有一定道理。

2. 关于本方主治风水　日本人丹波元简云:"按此条(风水,脉浮身重,汗出恶风者,防己黄芪汤主之,腹痛者,加芍药)校之于《痉湿暍篇》,唯湿作水为异耳,盖此后人误入者。"此言差矣,不敢苟同。众所周知,水之与湿,异名同类,只有程度上的差异,没有本质上的区别。湿为水之渐,水为湿之积。此方既能治风湿,为何不能治风水?

3. 关于本方无风药　赵以德在《金匮玉函经二注》卷 2 中说:"然则风湿二邪,独无散风之药何耶? 盖汗多,知其风已不留,以表虚,而风出入乎其间,因之恶风尔。惟实其卫,正气壮,则风自退,此不治而治者也。"赵氏所指"散风之药"可理解为"解表之约"。因方中防己虽不属解表之药,但辛能宣散,苦能降泄,能祛风湿,利水消肿。但从赵氏之论得到启发,此时疏风之药不宜太多,因表虚有汗,毛窍疏松,一则风邪自可随汗而泄,二则汗为津液所化,再发汗恐更伤津液。应以利水湿为主,再加益气固表药,使卫表固密,风邪不再复入,津液不致复伤。

4. 关于本方君药　大多数医家认为防己为方中君药,如程林认为"防己疗风肿水肿,故以为君"(《金匮要略直解》卷 1);汪昂认为"防己大辛苦寒,通行十二经,开窍泻湿,为治风肿、水肿之主药"(《医方集解·利湿之剂》)。有认为白术、甘草为君,如徐彬曰:"以术、甘健脾强胃为主"(《金匮要略论注》卷 14)。有认为防己、黄芪为君药,如日本人矢数道明曰:"正如方名之防己、黄芪为主药"(《临床应用汉方处方解说》;湖北中医学院:"防己与黄芪配伍,能祛风化湿,益气固表,扶正祛邪之功俱备,用于本证,颇能切中病机,故同为本方之主药"(《古今名方发微》)。除上述各家外,还有认为黄芪为君药者,如高等中医药院校教学参考丛书《方剂学》:"是以方中用生黄芪为君药。"笔者以为从本方组成药物的功效及主治证候分析,防己、黄芪共为君药,比较切合临床实际及仲景原意。

【方论选录】

1. 赵以德："此症风湿,皆从表受之,其病在外,故脉浮汗出,凡身重有肌肉痿而重者,有骨痿而重者。此之身重,乃风湿在表,故不作痛,虚其卫气而湿著为身重。由是以黄芪实卫,甘草佐之,防己去湿,白术佐之。然则风湿二邪,独无散风之药何耶? 盖汗多,知其风已不留,以表虚,而风出入乎其间,因之恶风尔。惟实其卫,正气壮,则风自退,此不治而治者也。"(录自《金匮玉函经二注》卷2)

2. 徐彬："此言风湿中有脾气不能运,湿不为汗衰者,又不得泥微发汗之例。谓上条之一身尽疼,邪虽偏体,正气犹能自用,且发热则势犹外出也。假若身重,则肌肉之气,湿主之,虽脉浮汗出恶风,似邪犹在表,然湿不为汗解,而身重如故,则湿欲搏风而风热盛不受搏,反搏肌肉之正气,明是脾胃素虚,正不胜邪,外风内湿,两不相下。故以术、甘健脾强胃为主,加芪以壮卫气,而以一味防己逐周身之风湿。谓身疼发热,则湿邪尚在筋膝,此则正气为湿所痹;故彼用薏苡、炙草靖内,以佐麻、杏所不逮,此反用芪、术、甘为主,协力防己,以搜外之风湿。盖湿既令身重,则虽脉浮汗出恶风,不可从表散也。然姜多枣少,宣散之意在其中矣。"(《金匮要略论注》卷14)

3. 程林："防己疗风肿水肿,故以为君;白术治皮间风水结肿,故以为臣;生姜主逐风湿,故以为佐。三味祛风行湿药也。风湿去,则荣卫虚,黄芪、大枣、甘草为使,用以养正除邪,调和营卫,为治风湿之缓剂。"(《金匮要略直解》卷1)

4. 汪昂："此足太阳、太阴药也。防己大辛苦寒,通行十二经,开窍泻湿,为治风肿、水肿之主药;黄芪生用达表,治风注肤痛,温分肉实腠理,白术健脾燥湿,与黄芪并能止汗为臣;防己性险而捷,故用甘草甘平以缓之,又能补土制水为佐;姜、枣辛甘发散,调和营卫为使也。"(《医方集解·利湿之剂》)

5. 尤怡："风湿在表,法当从汗而解。乃汗不待发而自出,表尚未解而已虚,汗解之法不可守矣。故不用麻黄出之皮毛之表,而用防己驱之肌肤之里,服后如虫行皮中,及从腰下如冰,皆湿下行之征也。然非芪、术、甘草,焉能使卫阳复振,而驱湿下行哉?"(《金匮要略心典》卷上)

6. 王子接："汉防己,太阳经入里之约,泄腠理,疗风水,通治风湿、皮水二证。《金匮》汗出恶风者,佐白术;水气在皮肤中聂聂动者,佐桂枝。一以培土,一以和阳,同治表邪,微分标本。盖水湿之阳虚,因湿滞于里而汗出,故以白术培土,加姜、枣和中,胃不和再加芍药。皮水之阳虚,因风水袭于表,内合于肺,故用桂枝解肌散邪兼固阳气,不须姜、枣以和中也。黄芪汤方下云:服药当如虫行皮中,从腰下如冰,可知其汗仅在上部,而不至于下,即用白术内治其湿,尤必外用被围腰下,接令取汗,以通阳气也。余治太阳腰髀痛,审症参用两方,如鼓应桴,并识之。"(《绛雪园古方选注》卷中)

7. 黄玉璐："风客皮毛,是以脉浮;湿渍经络,是以身重;风性疏泄,是以汗出恶风。防己黄芪汤,甘草、白术补中而燥土,黄芪、防己发表而泄湿也。"(《金匮要略悬解》卷4)

8. 陈元犀："恶风者,风伤肌腠也;身重者,湿伤经络也;脉浮者,病在表也。何以不用桂枝、麻黄以发表祛风,而用防己、黄芪以补虚行水乎? 盖以汗出为腠理之虚;身重为土虚湿胜。故用黄芪以走表塞空,枣、草、白术以补土胜湿,生姜辛以去风,温以行水。重于防己之走而不守者,领诸药环转于周身,使上行下出,外通内达,迅扫而无余矣。"(《金匮方歌括》卷4)

9. 张秉成："此治卫阳不足,风湿乘虚客于表也。风湿在表,本当以风药胜之,从汗出而愈,此为表虚有汗,即有风去湿不去之意,故不可更用麻黄、桂枝等药再发其汗,使表益虚。防风、防己二物,皆走表行散之药,但一主风而一主湿,用各不同,方中不用防风之散风,而以防己之行湿。然病因表虚而来,若不振其卫阳,则虽用防己,亦不能使邪径去而病愈,故用黄芪助卫气于外,白术、甘草补土德于中,佐以姜、枣通行营卫,使防己大彰厥效。服后如虫行皮中,上部之湿欲解也。或腰以下如冰,用被绕之,令微汗出瘥,下部之湿仍从下解,虽下部而邪仍在表,仍当以汗而解耳。"(《成方便读》卷2)

10. 冉先德:"本方所治风水、风湿,是属于表气不固,外受风邪,水湿郁于经络之症。脉浮为风邪在表;身重是湿在经络;汗出恶风为卫虚不固;小便不利则湿无去路,表虚湿胜是其共同病机。表既虚,故不得以祛邪为主;但邪在表,自当解外,当此之时,宜邪正兼顾。方中以防己祛风利水;白术健脾胜湿;黄芪、甘草益气固表;生姜、大枣调和营卫。同时防己配黄芪,补气利水增强,且利水而不伤正;白术配黄芪,益气固表之力更大。药共六味,相得益彰,表虚得固,风邪得除,脾气健运,水道通利,则表虚水肿,风湿之症可愈。"(《历代名医良方注释》)

11. 矢数道明:"治表虚邪不去而兼湿者,正如方名之防己与黄芪为主药;防己与白术配合祛湿气;黄芪同甘草补表虚,固肌表。"(《临床应用汉方处方解说》)

12. 湖北中医学院:"本方治风水、风湿之证。盖风湿或风水在表,就其病情而言,有属于实者,有属于虚者;就其治法而言,实证者当以祛邪为主,可用麻杏苡甘汤、麻黄加术汤、越婢汤三类。然风湿、风水之属于虚证者,则不可用麻黄之类以发表散邪,而应以扶正与祛邪两法同用,标本兼顾,方可无虞。方中防己,长于祛湿,能治水湿停留之证,有利水消肿之功;黄芪益气固表止汗。防己与黄芪配伍,能祛风化湿,益气固表,扶正祛邪之功俱备,用于本证,颇能切中病机,故同为本方之主药。卫表不固,乃脾肺之气虚所致,故又以白术、炙甘草健脾补中,复振卫阳,且白术亦有良好的燥湿作用。生姜、大枣调和脾胃之气,助芪、术、炙甘草以补中扶正。各药合用,共奏益气祛风,健脾利湿之功。用之可使卫实表固,风湿得除,脾气健运,小便通利,则表虚水肿、风湿之症自愈。原方后注云:'服后当如虫行皮中。'此是服药后气血流通之故,药已取效,病有转机。至于见腰以下冰冷者,则在药后以棉被围腰上,促进出汗,使水湿由汗而去。"(《古今名方发微》)

13. 李飞,等:"本方原治风湿或风水,症见脉浮身重,汗出恶风者。关于本方之君药,前人见解不一,徐彬认为是白术、甘草,汪昂则谓防己是君药。而在现代的方剂专书中,意见亦不一致,有的主张以黄芪为君药,亦有提出防己、黄芪俱是君药。从本方证的成因分析,风湿或风水侵袭,是其主要之外因;肺脾气虚,是其主要之内因。仲景以祛风除湿、利水消肿之防己与益气固表之黄芪作为方名,已寓防己、黄芪均为君药之意,所以防己、黄芪为本方君药的主张,颇能符合仲景的原意。《和剂局方》载此方'治风湿相搏,客在皮肤,一身尽重,四肢少力,关节烦疼,时自汗出,洒淅恶风,不欲去衣;及风水客搏,脚膝浮肿,上轻下重,不能屈伸'。与《金匮》相比,叙证更详,对后人运用本方极有裨益。《圣济总录》亦载此方,但易名为防己汤,'治风水脉浮,浮为在表,其人头面汗出,表无他病,但腰以下肿者'。亦可作为研究本方的参考。"(《中医历代方论选》)

【评议】对于本方的注家颇多,就其病因、病机而言,虽然皆不离风湿二邪,但同中有异。有曰风湿在表者,如赵以德"此症风湿,皆从表受之",尤怡亦持此观点;有曰除风湿伤表外,还有表虚不固者,如张秉成"卫阳不足,风湿乘虚客于表也";有曰外有风湿之袭,内有脾肺之虚者,如李飞"风湿或风水侵袭是其主要之外因,脾肺气虚是其主要之内因";还有风客皮毛,湿渍经络之说者,如黄元御、陈元犀等。笔者认为,就其主治证及所用药物分析,本方证为表里同病,内外合邪,即外有风湿客于表,阻滞肌腠、经络,内有脾肺气虚,肺虚则卫阳不固,脾虚则运化无力。

【验案举例】

一、内科

1. 风湿病 《金匮要略浅述》卷上:某女,25 岁。患急性风湿病已月余,肘膝关节肿痛,西医用青霉素、维生素 B_1、阿司匹林等药,关节肿痛减轻,但汗出不止,身重恶风,舌苔白滑,脉象浮缓。此卫阳不固,汗出太多,风邪虽去,湿气仍在之故。治宜益卫固表,除湿蠲痹。用防己黄芪汤加味:防己 12g,白术 10g,黄芪 15g,甘草 3g,生姜 3 片,大枣 1 枚,防风 10g,桂枝 6g,酒芍 10g。服 5 剂,汗出恶风遂止,关节肿痛亦有好转。

按语:湿为阴邪,其性重浊而黏滞,其来也缓,其去也迟,不能大发其汗。因汗出太多,风邪虽去,湿气仍在。只能缓缓发汗,使风与湿俱去。防己黄芪汤不但除湿蠲痹,而且益卫固表,扶正祛邪,步步为营。

《古方妙用》:某男,40 岁。患寒湿痹证 2 年,四肢关节酸痛,逢阴雨加重。近 1 周来,因感冒发热,服解表药热退后,关节痛烦增重,且又自汗、恶风、短气、脉浮涩、苔白腻。诊为寒湿痹阻,卫气已虚,遂与防己黄芪汤,益气固卫行湿。服药后汗出痛减。生黄芪 30g,白术 15g,防己 12g,桂枝 10g,甘草 7g,生姜 2 片,大枣 4 枚。

按语:患寒湿痹证日久,则卫表多受伤害,加上服解表药更伤卫气,故关节痛烦增重。此时行湿祛邪与益气固卫同用,药后而汗出痛减。

2. 痉挛 《古妙方验案精选》:某男,54 岁,1984 年 7 月 5 日初诊。突发右侧上下肢拘急痉挛半月。经常规化验及脑电图等检查,均未查明原因。治疗乏效。刻诊,舌苔薄白而腻,脉浮而缓。患者雨后发病,结合脉、舌,乃由风湿壅滞脉络,气机受阻以致筋急而成,投防己黄芪汤加味治之。汉防己 15g,生黄芪 30g,白术 15g,生姜、甘草各 6g,葛根 15g,防风、桂枝、白芍各 10g。3 剂后,病愈大半,加减 10 余剂而瘥。

按语:《素问·至真要大论》:"诸痉项强,皆属于湿。"《灵枢·经脉》:"经筋之病,寒则反折筋急。"本例患者拘急痉挛半月,实乃风寒湿邪侵络,气机运行不畅,筋脉拘急而成。药用防己黄芪汤益气固卫,振阳除湿。药能中的,效如桴鼓。

《古方新用》:某男,42 岁。患者于 10 日前突然发生右侧上下肢抽搐,未查出原因。后又投风药数剂,亦未取效。脑电图等检查,仍未查出抽搐原因。病情日益加重,曾因抽搐而呼吸停止 3 分钟。患者除抽搐外,伴有自汗、恶风,发病前曾在河水中洗砂子 3 天,舌淡红,苔白腻,脉浮中带滞,辨为风湿。方用:防己 15g,黄芪 15g,白术 12g,生姜 6g,大枣 2 枚。水煎,分 2 次服。服上方 3 剂后,患者未再抽搐,自感汗出减少,恶风减轻,切其脉较前略流利。又服 3 剂后,自汗全止,亦不恶风,腻苔已退尽,脉转流利。共服 9 剂后,诸症消失。

按语:患者右侧上下肢抽搐,有水作业史,并见自汗恶风,苔白腻,脉浮中带滞等,断为风湿为患十分恰当。因湿性黏腻,阻滞经脉,津液不能输布,故见肢体抽搐,投防己黄芪汤而愈。

3. 慢性肾炎 《岳美中医案选集》:某男,40 岁,1973 年 6 月 25 日就诊。主诉下肢沉重,胫部浮肿,累则后跟痛,汗出恶风,脉浮虚而数,舌质淡白,尿蛋白(＋＋＋＋),红细胞(＋),诊断为慢性肾炎。防己黄芪汤主之。汉防己 18g,生黄芪 24g,白术 9g,炙甘草 9g,生姜 9g,大枣 4 枚。坚持服药 10 个月,检查尿蛋白(＋),又持续服 2 个月,尿蛋白基本消失,一切症状消退。

按语:慢性肾炎相当于中医之风水,久治不愈,岳氏投防己黄芪汤,服药1年而愈。说明治疗慢性病要守方不更的道理,决不能急于求效而轻易更换方剂。

《老中医医案医话选》:某女,42岁。患慢性肾炎五年,肾盂肾炎10个月,至今不愈。目前,全身浮肿,头晕失眠,腰酸,口干,自觉上半身热、下半身凉,两眼流泪,汗出不止,舌苔粗糙而垢,舌质暗红,脉迟。自头部皮下至足跗,全身均有凹陷性水肿。予《金匮》防己黄芪汤:汉防己12g,黄芪皮30g,生白术12g,炙草9g,生姜12g,大枣4枚。服药1周后,口干失眠、上身发热等症均消失,水肿已渐消退,舌苔白腻边红,脉迟如故,于前方中加炮附子6g,茯苓9g。又服1周,尿量增多,次数减少。全身浮肿基本消失,精神转佳,乃易他药调理。

按语:慢性肾炎为水湿停留所致,且久病正必虚,故用益气固表,祛湿蠲痹之防己黄芪汤而诸证悉愈。

4. 多汗症 《临床应用汉方处方解说》:某女,49岁。生来多汗,近3年来尤甚,在冬季每天也要忙于换衣服,夏天尤其严重。初诊于1964年6月,汗出之状,经常先于早晨4点身热,第一次开始出汗,赶紧擦汗更换衣服。于是变冷,需要被炉,又抱起怀炉。夏日亦同。其汗出每隔4小时反复发作,夜间更甚,上床之后,几次更换睡衣已成常规。容易伤风感冒,头痛,全身倦怠,眩晕,曾患风湿病,现在有坐骨神经痛。肥胖型,肌肉坚实,予防己黄芪汤加茯苓、牡蛎。服15日后,尽管将至暑夏,但出汗非常少,1个月后不再擦汗。继服半年而完全治愈。

《临床应用汉方处方解说》:某女,30岁,未婚。14岁开始腋窝出汗,臭气难闻。经皮肤科治疗无效,甚为悲观。患者肌肤洁白,肥胖,皮肤肌肉松弛,虚胖,面颊潮红似苹果。时值2月下旬,余寒虽烈,却汗出湿衣。冬夏如此,自觉全身倦怠,动悸不眠,肩酸痛,下半身冷,喝牛奶不久即胖。诊为风湿所致,予防己黄芪汤。翌日起大量排尿,出汗减少。服至15日,已不担心腋窝出汗之苦。续服5个月,至夏季也无复发。

按语:肥白之人多脾虚湿盛,脾虚不能运化水湿,湿邪留注肌肤腋窝,加上肥胖之人腠理疏松,故多汗出而不收。予防己黄芪汤健脾益气,祛湿利水,使水湿下行而有出路,不再泛溢,脾健则腠理固密,汗出自愈。

二、妇科

带下 《经方发挥》:某女,45岁。患带下三年之久,时多时少,曾经多医治疗,未见显效。现证:精神倦怠,面色发白,自汗恶风,纳呆,便稀,带下清稀不臭,腰部困痛,四肢浮肿,天阴或下雨全身不适。投以防己黄芪汤加桂枝、薏苡仁、茯苓、陈皮、党参等。前后共服药20余剂,诸证好转,精神食欲大增,仅少量白带。以调补脾胃之剂,继服数剂,以资巩固疗效。

按语:此证属寒湿带下,乃素体虚弱,脾不运湿,湿邪内停,阳虚生寒,寒湿互结。治以本方加桂枝、茯苓、党参益气健脾,通阳化气,薏苡仁利湿,陈皮燥湿理气。

【临床报道】
一、内科

1. 类风湿性关节炎 用防己黄芪汤治疗类风湿性关节炎32例,病程7个月～32年,平均74.6个月;病期:Ⅰ期3例,Ⅱ期11例,Ⅲ期7例,Ⅳ期11例;其中30例为活动性活动期类风湿性关节炎(RA)。药用防己黄芪汤提取剂每日7.5g,分3次服,连服6周以上。并用药物是已经投用的非类固醇剂、类固醇剂,继服没有改变。结果:晨僵的持续时间,投药前后比较,有明显改善($P<0.02$)。血沉值,服药前后未见差别。疼痛关节数及肿胀关节数,服药后出现明显改善($P<0.01$),两种症状的关节数都减少。握力方面,投药后见有改善的倾向($P<0.05$)。同样,血C反应蛋白(CRP)值也见有改善的倾向($P<0.01$)。类风湿性因子,服药前后未见差别。疼痛关节数或肿胀关节数减少到1/2以下为有效,计14例,占44%;服药前后没有变化为不变,计9例,占28%;处于有效与不变之间为轻度有效,计5例,占16%;服药后较前增加的为恶化,计4例,占12%。轻度有效以上的共19例,占60%。恶化的4例中,3例服药不规则,1例为人工血液透析中的患者。在投药中及投约后,未见1例副作用[1]。史氏以《金匮要略》乌头汤化裁的风1号煎液与防己黄芪汤合用,治疗活动期类风湿性关节炎(RA)46例。防己黄芪汤服时兑入1号煎液15ml。对照组服用雷公藤,40mg/次,1日3次。两组治疗6个月后疗效比较。结果表明,风1号煎液合防己黄芪汤组与雷公藤组治疗前后均有明显差别。雷公藤组因白细胞下降加用升白药,2例肝损行保肝治疗。而风1号煎液合防己黄芪汤治疗组无任何副作用。风1号煎液合防己黄芪汤治疗前后晨僵时间由(67.34 ± 14.40)分钟降至(22.45 ± 18.56)分钟($P<0.001$),关节压痛指数由(9.93 ± 2.71)减少至(5.64 ± 1.47)($P<0.01$),关节肿胀数(个)由(7.74 ± 1.97)减少至($4.87+1.95$)($P<0.01$),握力kPa由(8.35 ± 2.51)升至(13.81 ± 3.37)($P<0.01$),步行20m时间(秒)由(19.49 ± 6.57)增至(28.13 ± 3.11)($P<0.001$),ESR(mm/h)由(78.16 ± 21.49)减少至(35.90 ± 13.49)[2]。对符合美国风湿病协会类风湿性关节炎初步诊断标准的类风湿性关节炎患者30例,投予氯苯扎利二钠240mg/d,每日3次,饭后服用。防己黄芪汤提取剂7.5g/d,每日3次,两顿饭之间服用。在用药前,以及用药后3、6个月测定Lansbury活动性指数、CRP、类风湿因子、免疫球蛋白(IgG,IgA,IgM),并进行比较研究,同时还进行尿、血细胞计数及生化学检查,并探讨有无副作用。结果:50%的病例Lansbury活动性指数及免疫球蛋白值有改善,显效的病例占20%,治疗过程中无副作用。认为防己黄芪汤和氯苯扎利二钠并用治疗类风湿性关节炎安全,较单独使用更为有效[3]。为明确抗风湿药CCA与防己黄芪汤并用的相乘作用,观察22例重症RA女性患者,病变特点是已用过多种抗风湿药无效,正值活动期,血沉50mm/h以上,主诉膝关节疼痛,辨证为防己黄芪汤证者,分为两组,一组先服防己黄芪汤,再给CCA者9例(A组),另一组防己黄芪汤与CCA同时服用者13例(B组)。两组服用量相同,CCA晨起服1片(80mg),防己黄芪汤5g/d,分早晚两次服用,观察2个月以上。效果评价仍以血沉、CRP、A/G、Hb值为基本指标。四项均好转者为"改善",三项好转者为"稍改善",四项均恶化者为"恶化",三项均恶化者为"稍恶化",其余为"不变"。结果A组9例中稍改善以上者6例(66%),而B组13例中稍改善以上者6例(46.2%),两组虽无统计学上的差异,但A组4项指标的平均值均获改善,而B组的A/G、Hb值几乎无变化。CCA治疗重症常用量为160~240mg。大野等曾报告,CCA与防己黄芪汤并用可增加血药浓度。本次在CCA80mg/d少量投与时,两组均有改善趋势。认为防己黄芪汤可提高CCA的血药浓度,并用有相乘作用。尤其是A组对观察的四项指标都有改善作用[4]。

2. 风湿性关节炎 防己黄芪汤加减治疗风湿性关节炎200例,药用:防己、黄芪各15g,白术12g,甘草10g。湿热痹痛型(65例)加银花、野菊花、雷公藤、薏苡仁、牡丹皮、秦艽;寒湿痹痛型(135例)加细辛、桂枝、附子、川乌、草乌、乌梢蛇、白芍。湿热互结,关节肿痛,麻木不仁,加寻骨风、海风藤、乌梢蛇、炒薏苡仁、银花、蒲公英;风湿在表明显者,加桂枝、羌活、独活、防风、忍冬藤;风湿在里明显者,加生地、牡丹皮、虎杖;血虚加当归、熟地;病程较久,疼痛显著者,加全蝎、炙蜈蚣、乌梢蛇;头部症状为重者,加羌活、川芎、藁本、细辛;上肢症状为重者,加桂枝、生姜黄;腰部症状为重者,加川断、杜仲、狗脊;下肢症状为重者,加木瓜、威灵仙、牛膝。结果:缓解(关节肿痛消失,功能基本恢复,血沉正常)57例,显效(关节肿痛基本消失,功能仍受影响,血沉正常)55例,好转(关节肿痛减轻,血沉下降)70例,无效(治疗半年,各项指标均无明显改善)18例。总有效率91%[5]。

3. 痛风 日本人对缓解期痛风患者中肥胖、易疲劳、多汗、小便不利、水肿者,给予防己黄芪汤加味方,取得较好的疗效。治疗对象为痛风患者10例[血清尿酸值大于0.472mmol/L,男性,年龄(49±13)岁],合并有高血压,高脂血症,肝、肾功能障碍等疾病。给予防己黄芪汤加木通、车前子,比较给药前后体重、自觉症状及实验检查值。结果:体重由(72.8±4.5)kg变为(70.6±4.8)kg($P<0.001$);尿酸由(0.525±0.04)mmol/L变为(0.448±0.029)mmol/L($P<0.01$);甘油三酯由(2.72±1.45)mmol/L变为(1.79±0.83)mmol/L($P<0.05$)。由此认为,对于表虚,体表多水饮的患者,给予防己黄芪汤加利水渗湿的木通、车前子,可使体重减轻,血清尿酸和甘油三酯值降低,本方对并发痛风的患者是十分有效的[6]。

4. 特发性水肿 加味防己黄芪汤治疗特发性水肿45例。药物:黄芪、防己、白术、茯苓、补骨脂、五加皮、薏苡仁、甘草,水煎服,两日一剂,15天为1疗程。兼面部烘热汗出者,去补骨脂加知母;兼月经不调,加泽兰、茺蔚子;兼心烦易怒者,加香橼、栀子;兼胸闷腹胀,脘内支结者,加瓜蒌壳、半夏、薤白;肿甚者,加大腹皮、冬瓜皮。结果:治愈(2疗程后主要症状消失,水肿不再复发)28例,显效(4疗程后病势减轻,主要症状体征消失,停药后又复发)12例,无效(6疗程后病情无变化,或反见加重)5例[7]。

5. 肝硬化腹水 用本方加味治肝硬化腹水108例,基本药物:汉防己20g,黄芪30g,炒白术15g,半边莲20g,桂枝10g,甘草6g,生姜3片,大枣10枚。10天为1疗程。加减:血瘀甚者加穿山甲、土鳖虫;阴虚内热去桂枝,加太子参、鳖甲;肾阳虚加附子、肉桂;气虚甚者加党参、黄精。结果:显效53例,好转41例,无效14例,总有效率为87%[8]。以加减防己黄芪汤治疗晚期血吸虫病腹水34例。药用:防己9g,黄芪12g,白术9g,猪苓9g,茯苓12g,泽泻9g,车前子12g,杜赤豆30g,川椒目3g,生姜皮1.5g。结果:19例近期腹水患者,初次治疗18例有效;15例多次治疗屡发患者,9例有效[9]。

6. 慢性活动性肝炎纤维化 加味防己黄芪汤治疗慢性活动性肝炎纤维化30例。将60例慢性活动性肝炎肝纤维化患者,随机分为治疗组30例,对照组30例。治疗方法:治疗组用黄芪、丹参、白术、防己各15g,益母草、茵陈、虎杖、桃仁、厚朴、山楂、生姜、甘草、大枣各10g,同时静滴10%GS 1000ml,加能量、肌苷、维生素C。30天为1疗程,坚持1~3疗程。对照组服齐墩果酸片,日3次,每次2片。西药护肝同治疗组。结果:①主要症状、体征改善情况:治疗组在清除腹水、黄疸,改善头晕、乏力、纳差、腹胀、胁痛等方面明显优于对照组($P<0.05$)。②肝功能恢复情况:治疗组在升高白蛋白,降低球蛋白,纠正A/G倒置,消退黄疸方面明显优于对照组,而在降低ALT方面,两组却无明显差异。③肝纤维化改善情况:治疗组各项指标均优于对照组。④肝脾肿大改善情况:治疗组明显优于对照组。⑤乙肝病毒标志物(HBVM)改变情况:两组在抗肝炎病毒,促进HBsAg阴转效果欠佳[10]。

7. 慢性肾炎蛋白尿 本方加减治疗慢性肾炎蛋白尿32例,小便检查均有尿蛋白,以防己黄芪汤加减:黄芪、白花蛇舌草各30g,防己、茯苓、泽泻、益母草、半枝莲、生姜片各10g,白术、鱼腥草各15g,炙甘草5g,大枣5枚。下肢浮肿者,加冬瓜皮、玉米须、大腹皮;镜检尿中有红细胞者,加白茅根、三七、旱莲草;纳呆者,加鸡内金、山楂肉、谷芽、麦芽;偏肾阴虚者,加山药、女贞子、旱莲草、生地;偏肾阳虚者,加巴戟天、淫羊藿、补骨脂;血压高者,加牡蛎、石决明、怀牛膝,连服 30 剂。结果:治愈 15 例,有效 10 例,无效 7 例,总有效率 78％[11]。

8. 慢性尿酸性肾病 本方加减治疗慢性尿酸性肾病 32 例,有痛风性关节炎史,32 例均属脾肾亏虚、湿瘀内阻型。治疗期间禁高嘌呤饮食,给予优质低蛋白,节制食量,禁酒;并根据病情口服碳酸氢钠使尿 pH 值调整到 6 以上,控制血压等对症处理。防己黄芪汤加减方:汉防己 15g,黄芪 30g,白术 10g,仙灵脾 10g,生薏苡仁 20g,秦艽 10g,泽兰 10g,泽泻 10g,当归 10g,车前子(包煎)10g,连服 3 个月。观察治疗前后实验室相关指标包括血肌酐(Scr)、血尿酸(UA)、尿素氮(BUN)、尿常规和症状、舌、脉象的改变及 1 年以后上述各项指标的变化。结果:显效 17 例(53.12％),有效 11 例(34.37％),无效 4 例(12.50％)。总有效率 87.50％。久服未发现毒副作用[12]。

9. 肾积水 本方加减治疗肾积水 23 例。所有患者均经腹部 X 线、肾盂静脉造影确诊,其中单侧肾积水 21 例,双侧 2 例。药用:黄芪 40g,防己、带皮茯苓、车前子、金钱草、海金沙各 30g,白术、补骨脂、泽泻各 10g,滑石、石韦各 15g,附子(先煎)、肉桂各 6g。3 个月为 1 疗程。结果:痊愈 4 例(腰腹疼痛消失,肾盂静脉造影检查结石已排出,积水消失);有效 18 例(临床症状明显减轻,肾盂静脉造影结石下移超过 10cm,积水改善);无效 1 例(治疗 3 个月,症状、体征无变化)。总有效率为 95.6％。治愈者平均服药 2 个月,随访 2 个月未见复发[13]。

10. 充血性心衰 用防己黄芪汤治疗老年人充血性心衰 36 例。药用:防己 15g,黄芪 30g,白术 10g,生姜 3 片,大枣 5 枚,随证加减。结果:近期治愈 10 例(心功能纠正至Ⅰ级,症状、体征基本消失,各项检查基本正常);显效 15 例(心功能进步Ⅱ级以上,而未达到Ⅰ级,症状及各项检查明显改善);有效 8 例(心功能进步Ⅰ级而未达到Ⅰ级心功能,症状、体征及各项检查有所改善);无效 3 例(心功能无明显变化,或加重,或死亡)。总有效率 91.7％[14]。

11. 糖尿病 吉田麻美用本方 7.5g/d 治疗糖尿病伴有内脏脂肪型肥胖,合并有视网膜或肾脏病变,采用运动疗法治疗无效的患者 11 例,连续给药 6 个月,对照组 8 例,每日进行 2 单位运动疗法,连续治疗 6 个月。用 CT 扫描测定治疗前后两组内脏脂肪与皮下脂肪的比值(V/S),观察血糖与血脂的变化。结果:本方与对照组治疗前后无显著差异,但本方和对照组对内脏脂肪的蓄积有相同程度的改善,对糖和脂质代谢有改善倾向。表明本方有预防内脏脂肪型肥胖和动脉硬化的作用[15]。给予防己黄芪汤,探讨其对肥胖性糖尿病患者代谢及内脏脂肪变化的影响。以高度肥胖的糖尿病患者 7 例为治疗对象。其中男 1 例,女 6 例,平均年龄(54±10)岁。以饮食、运动、药物疗法控制血糖后,给予防己黄芪汤(7.5g/d)1 年。后用腹部 CT 观察给药前后内脏脂肪与皮下脂肪比(V/S)、血糖、脂质的变化。结果:给药前,体重指数(BMI)34±10,V/S 比值 0.48±0.22,HbA1c(7.5±11)％,总胆固醇(TC)(5.80±0.518)mmol/L,HDL(1.16±0.23)mmol/L;给药后,BMI(33±10),V/S 比值 0.44±0.11,HbA1c(6.8±1.6)％,TC(5.07±0.699)mmol/L(P＜0.05),HDL(1.32±0.34)mmol/L。由此认为,给予防己黄芪汤,对于内脏脂肪蓄积及糖、脂质代谢有改善倾向,提示本方预防内脏脂肪型肥胖及动脉硬化的可能性[16]。

12. 肥胖病 防己黄芪汤和防风通圣散提取物各 2.5g,分别在早晚饭后内服。连用 21 天,休息 7 天,又连服 6 个月,治疗肥胖病 19 例。结果:3 周后全部病例饮食减少,腹胀及空腹感消失,体重明显减轻(P＜0.001)[17]。

13. **甘草酸单铵所致的水钠潴留** 本方加减治疗 32 例慢性肝炎患者使用甘草酸单铵所致的水钠潴留。32 例患者在甘草酸单铵治疗 1～2 个月时出现颜面四肢浮肿，小便短少，一部分患者出现低血钾，血压升高，并排除肝硬变所致，此时配合中药，以防己黄芪汤化裁：防己、黄芪、白术、茯苓。下肢肿甚加五苓散、湿热甚者加茵陈、平地木、车前子，至症状消失停药。由此可知本方不仅可以使患者能顺利完成甘草酸单铵的全疗程，且有利于消除其副作用[18]。

二、妇科

妊娠肿胀 用防己黄芪汤合天仙藤散加减治疗妊娠肿胀 7 例，其中 4 例服药 3 天肿消，2 例服药 4 天肿消，1 例肿减。这 7 例均系第 1 胎，年龄为 22～30 岁，妊娠月份为 6～9 个月，病程为 4～7 天。兼有肝阳上亢，头痛、耳鸣、眩晕、血压偏高者，酌加钩藤、菊花、石决明、黄芩等平肝潜阳之品[19]。

三、外科

1. **变形性膝关节病** 以缓解疼痛为目的选用防己黄芪汤治疗变形性膝关节病，多用于水饮内停所致的关节水肿、色白、浮肿等症状患者。此次研究了有无水饮内停症状与疗效之间的关系。以 50 例变形性膝关节病患者为对象，平均年龄 63.9 岁，平均病程 24.2 个月。结果：水饮内停及瘀血证的有无与疗效之间无统计学意义。疗效产生时间，显效 6.5 周，有效 10.3 周，稍效 12.9 周。并用镇痛消炎药比单独使用防己黄芪汤疗效差。由此可见，无论有无水饮内停症状，对变形性膝关节病单独使用防己黄芪汤均有效[20]。野口蒸治随机选取 20 例变形性膝关节病患者为治疗对象，给予本方颗粒剂，7.5g/d，分三次服，并用湿罨剂等外用药和理疗。结果：给药后 OA 判定标准 4 周、8 周时平均为 89 分；疼痛 4 周平均为 4.8，8 周平均为 3，全部病例有改善倾向；关节水肿除 1 例外，均获改善，其中显效 6 例，中度改善 2 例，轻度改善 3 例。X 线分类和疼痛改善程度，Ⅱ级以下者 8 周平均改善为 1.6，Ⅲ级以上平均 4.2。X 线分类和 OA 判定标准的改善度，Ⅱ级以下给药前平均为 83.5 分，8 周时平均为 97.5 分；Ⅲ级以上给药前平均为 72.9 分，8 周时平均为 78.3 分。认为：①疼痛全部改善，给药 8 周与给药前平均减少 30%；②OA 判定标准 80%病例改善；③给药前 12 例水肿患者，除 1 例外，均获改善，显效 6 例；④对 X 线检查变形轻度者有效，对于肥胖者的水肿有减轻作用[21]。

2. **结节性血管炎** 防己黄芪汤加减，重用防己、黄芪，治疗结节性血管炎 12 例。基本方：防己 15～45g，黄芪 30～60g，川芎 10g，白术、川牛膝各 15g，川桂枝、炙甘草各 6g。偏寒，加炮姜、炙麻黄；偏热，加忍冬藤、牡丹皮、地骨皮、黄柏；湿重，加苍术、苦参、萆薢、薏苡仁；瘀重结硬，加炮山甲、莪术、三棱、地龙。俟结节消失后，酌减药量继续服 10 剂，以资巩固。结果：用药 1～6 个月，8 例痊愈（结节及症状消失，停药 1 个月未复发），3 例有效（结节消失或部分消失，症状减轻），1 例无效（服药 1 个月症状、体征无改善）。总有效率 91.6%[22]。

四、骨伤科

1. **骨折后低张性水肿** 服防己黄芪汤加味治疗骨折后低张性水肿 97 例。病程最长 3 年，最短 1 个月。药物：黄芪 30g，防己 15g，白术 10g，甘草 5g，益母草 10g，泽兰 10g，丹参 15g。上肢骨折加桂枝、葶苈子；下肢骨折加茯苓、泽泻。结果：痊愈（患肢肿胀消退，活动后无明显改变）78 例，占 80.4%；好转（患肢肿胀消退，活动后复现）14 例，占 14.4%；无效（无明显改善）5 例，占 5.2%。总有效率 94.8%[23]。

2. 腰椎间盘突出症　本方加减配合牵引治疗腰椎间盘突出症 60 例,用骨盆牵引带牵引,日间每日 2 次,每次 1~2 小时,晚间持续牵引,15 天为 1 疗程,1 疗程结束休息 3 天,一般 1~2 个疗程。中药:防己 12g,黄芪 15g,白术 10g,川牛膝 10g,徐长卿 10g,全蝎 6g,川断 10g。血瘀证加鸡血藤、土鳖虫、延胡索;寒湿证加干姜、茯苓、独活、寄生;湿热证加黄柏、薏苡仁、苍术;肝肾亏虚证,加肉苁蓉、杜仲、蛇床子;偏阴虚,加山茱萸、枸杞。结果:治愈 38 例,好转 17 例,未愈 5 例,总有效率为 91.67%[24]。

五、皮肤科

狐臭　用防己黄芪汤加减治疗狐臭 12 例。药用:防己、黄芪各 30g,炒白术 15g,甘草 6g,生姜 9g,大枣 20g。水湿甚者加苍术、车前子;脾虚明显加茯苓皮、泽泻;伴有肥胖病者加茵陈、焦山楂。结果:全部治愈,疗程最短 2 个月,最长 6.5 个月,平均 3.5 个月[25]。

【实验研究】

1. 抗炎作用　王氏等对本方提取物治疗活动期类风湿性关节炎的临床药效进行评估。将 100 例观察对象随机分为 4 组:淀粉组、吲哚美辛、地塞米松组及防己黄芪汤提取物组。每粒分别含淀粉 220mg,吲哚美辛 25mg,地塞米松 0.75mg 及防己黄芪汤提取物 220mg。各组每人口服胶囊 1 粒,日 2 次,连服 3 周。结果表明防己黄芪汤提取物对活动性类风湿关节炎疗效显著。它在止痛消肿、增强握力及改善关节功能,降低患者血沉和粘蛋白,降低 IgG、IgA、IgM 水平,提高 C_3、C_4、CH_{50} 等方面功效明显优于地塞米松。对 RF 有明显转阴作用,能显著调节 T 细胞亚群,使 T_4/T_8 比值恢复正常。而地塞米松却使 T 细胞总体水平下降,T_4/T_8 值改善不明显。其抗炎作用强于吲哚美辛,而与地塞米松无差异[26]。

2. "防己黄芪汤证"患者组的人类白细胞抗原(HLA)　以汉方医学中的"体质"和"证"用 HLA 抗原为指标进行评价。测定了 59 名健康者的 HLA 抗原分布,以 HLA-A_2(45.8%)、A_9(71.2%)、B_5(40.7%)、B_{40}(49.1%)等频度较高。又测定了"防己黄芪汤证"患者的 HLA 抗原分布的情况,共 31 名。该患者主要表现为"水毒证"(色白、虚胖体质、多汗、易疲劳、小便不利、下腹部浮肿倾向)。测定结果表明:"防己黄芪汤证"患者组的 HLA 抗原分布频度是 HLA-A_2(71.0%)($\chi_2=5.12$)较高,因此认为"防己黄芪汤证"体质与 HLA-A_2 的联系是很有意义的[27]。

3. 镇痛作用　本方对实验动物的关节痛有明显的镇痛作用[27]。其抗炎镇痛的机制可能与煎剂中 SOD 样活性物质有关[28]。

4. 利尿作用　本方对实验性大鼠有明显的增加尿量作用[29]。

5. 抗凝血作用　本方加味能明显降低人体全血黏度、血浆比黏度,提高红细胞变形能力,抑制血小板聚集性($P<0.01$)[17]。

6. 抗动脉硬化作用　本方能明显降低实验动物及人体血清血脂水平[17,29]。

7. 降脂减肥作用　本方提取物或煎剂能明显降低实验性肥胖鼠或人体胆固醇、甘油三酯、低密度脂蛋白的血清水平[29]。能明显降低实验性肥胖大鼠或人类的体重或肥胖度($P<0.001$)[17,29]。以内脏脂肪面积/皮下脂肪面积(V/S)比值为 0.4 以上的内脏脂肪肥胖型糖尿病患者中,运动疗法无效者 15 例为治疗对象,给予防己黄芪汤 7.5g/d,连续给药 2 年。结果:本方能改善肥胖,特别能使内脏脂肪减少,改善 HbAit,对于难以采用运动疗法的患者是较好的药物[30]。

8. 抗辐射作用　本方提取物能延长 5 周龄 ICD 系雄性小鼠的 X 线骨髓致死量照射存活的时间[31]。

9. 对免疫功能的作用 中药免疫药理学研究表明,防己黄芪汤提取物中生物活性成分可抑制巨噬细胞对抗原的摄入,从而影响抗原信息的处理和免疫记忆细胞的产生,并能抑制抗原结合细胞增生和促进体内糖皮质激素离解,以增强其效用,抑制炎症介质的释放;并且还能在兴奋垂体—肾上腺皮质轴的同时,显著增强 T 细胞的免疫监督作用。值得指出的是,防己黄芪汤提取物具有明显的使类风湿因子转阴作用,提示该提取物可能具有封闭异常免疫球蛋白的基因表达作用。防己黄芪汤提取物在临床常规治疗量下对活动期风湿性关节炎有非常显著的治疗作用,其止痛、消肿作用与增强握力及改善关节功能等,均优于地塞米松;能明显降低患者血沉和黏蛋白及 IgG、IgA、IgM;能明显提高 C_3、C_4、CH_{50} 水平;能显著调节 T 细胞亚群,使 T_4T_8 值恢复正常。从而起到改善临床证候和阻遏活动类风湿性关节炎免疫病理的作用[26]。黄氏等用 MTT 比色分析法、YC 花环法、EA 花环法和称重法研究了不同比例量黄芪(6%、18%、54%)组方的防己黄芪汤对正常小鼠腹腔 Mφ 吞噬功能 T 细胞功能和体重的影响。结果显示:防己黄芪汤可增强腹腔 Mφ 吞噬活性、腹腔 Mφ-C_3b 受体活性,提高刀豆蛋白 A(ConA)诱导的 T 细胞转化率,减少小鼠体重;本实验还显示,18%黄芪含量的防己黄芪汤(原方用量)对 T 细胞转化的增强作用最明显。黄芪含量的增减均可使此作用减弱,其含量达 54%时,甚至出现抑制作用[32]。

10. 对实验性庆大霉素肾病的保护作用 柴崎敏昭对庆大霉素诱导性肾病模型大鼠经口给予防己黄芪汤原末,1000mg/d,给药 5 天,观察发现其可改善尿蛋白排泄、尿 NAG 排泄,以及肾功能。关于其改善功能机制,认为其可明显减少肾皮质内的 MDA(丙二醛)。MDA 是过氧化脂质的最终产物,组织损害性强,给予庆大霉素导致肾皮质内的 MDA 增加。另外,对于被称为 MDA 清除剂的 GSH(谷胱甘肽),本方有减少其总量的倾向,但应用本方是使氧化型 GSH 减少,使肾内 MDA 减少,而起到肾脏保护作用[33]。许氏等亦做了防己黄芪汤抗庆大霉素对大鼠肾损害的实验研究。结果证实:加用防己黄芪汤,可抑制庆大霉素的毒性反应,使尿中 NAG 明显下降,与单用庆大霉素组有显著性差异($P < 0.001$)。病理上亦得到证实,但防己黄芪汤单独投予组尿中 NAG 亦有上升,虽然上升程度不太高,亦提醒我们在临床中应予注意。防己黄芪汤对尿蛋白的排泄有较好的抑制作用,它不仅对肾炎、肾病有效,对药物所致肾损害引起的尿蛋白亦有较好疗效。此外对正常动物亦有减少其分泌作用,可能是促进肾小管上皮细胞对尿中微量蛋白的再吸收所致。本方对尿量的影响呈双向作用,即对正常动物无增强作用,相反出现减少趋势,而对抗庆大霉素毒性时,出现增多现象。但从肾组织内庆大霉素含量测定来看,两者无显著性差别,说明本方并非通过加速庆大霉素排泄而起到保护作用,而是在其他途径上发挥了作用[34]。

11. 对血浆心纳素的作用 防己黄芪汤对小鼠不同剂量灌胃及不同时间血浆心钠素(ANP)含量的比较。结果显示:不同剂量对小鼠血浆 ANP 浓度影响在同一时间点无显著性差异($P > 0.05$)。本方煎剂灌胃后不同时间对小鼠血浆 ANP 浓度的影响不同,在本实验中,以灌胃后 75 分钟时作用最明显,与不作任何处理的对照组比较有显著性差异($P < 0.01$)。各组对小鼠血浆 ANP 含量在不同时间的影响。结果表明,本方及其组成成分黄芪在灌胃后 80 分钟时可使小鼠血浆 ANP 含量明显升高。黄芪作用最强($P < 0.05$),全方作用较强($P < 0.01$),而防己、白术作用较晚,于给药 100 分钟后可明显升高小鼠血浆 ANP(P 均 < 0.05)。甘草对升高小鼠血浆 ANP 含量在测定时间内无明显作用,生理盐水无明显升高小鼠血浆 ANP 作用[35]。

12. 缓解马兜铃酸肾毒性 观察防己黄芪汤拆方对控制马兜铃酸肾毒性的实验研究。

结果表明,碱性磷酸酶各组相比有明显差异($P<0.05$);碱性磷酸酶值随着防己高、中、低剂量的降低而相应地降低,随着剂量的降低,马兜铃酸肾毒性也在降低。防己黄芪汤全方组和防己配黄芪组以及防己配白术组对碱性磷酸酶有一定的影响;从尿肌酐的统计数据来看,各组相比有明显差异($P<0.05$),说明随着防己剂量的降低,尿肌酐值出现相应的升高;说明防己黄芪汤全方组、防己配黄芪组和防己配姜枣组对尿肌酐有一定的缓解防己产生的肾毒性能力。由于防己黄芪汤和黄芪在碱性磷酸酶和尿肌酐的变化上表现出一致性,故其对马兜铃酸肾毒性有一定程度的缓解[36]。

13. 对肾间质纤维化的作用　研究本方对肾间质纤维化的作用,以及去除甘草后对其作用的影响。结果显示,防己黄芪汤可显著降低 UUO 大鼠血尿素氮,其中去甘草组下降更明显($P<0.01$),与福辛普利组比较亦有显著差异($P<0.05$)。各组血肌酐比较无显著性差异。使血白蛋白升高($P<0.05\sim0.01$);肾小管间质纤维化程度亦较模型组显著减轻;同时,防己黄芪汤可使 UUO 大鼠肾小管和肾间质成纤维细胞标志蛋白 α-SMA、细胞外基质的重要组成 FN 的蛋白和基因表达显著降低,提示防己黄芪汤通过抑制 α-SMA 表达和 FN 的产生,减轻肾间质纤维化。去甘草汤组与原方一样,改善了肾间质纤维化的多项指标,显著降低血尿素氮水平,提示防己黄芪去甘草汤可能有更优越的肾保护作用。

14. 对急性脊髓损伤大鼠的组织形态学影响　研究防己黄芪汤加减对急性脊髓损伤大鼠的组织形态学影响,结果表明:防己黄芪汤复方组脊髓运动功能评分及抑制钙离子浓度优于对照的激素组;提示防己黄芪汤与甲基泼尼松龙可明显抑制脊髓横断损伤后的继发性炎症过程。结论:中药与激素在抑制脊髓损伤的进程中,能保护神经组织免受损伤、抑制 BNDF 增生,降低钙离子浓度。从功能和形态上证实中药较激素在近期治疗的类似性及远期疗效的有效性[37]。

15. 抑制尿蛋白的作用　以微小病变型肾病模型大鼠探讨防己黄芪汤抑制尿蛋白的作用。研究表明:防己黄芪汤对 PAN 所致肾病的尿蛋白排泄量有明显抑制作用,并可显著降低尿中 TXB_2 的排泄量,使 6-酮-PGE_1/TXB_2 值升高。防己黄芪汤可减少 PGI_2 的产生,从而抑制肾病引起的尿蛋白增多,作用机制可能与防己黄芪汤中所含姜酚类化合物抑制环氧合酶与 5-脂氧合酶,强烈抑制 PAN 引起活性氧代谢物产生、阻止 PAN 对肾小球的损伤以及甘草酸抑制尿蛋白、增强肾小球抗氧化酶活性等有关。[38]

参 考 文 献

[1] 田中政彦. 防己黄芪汤治疗类风湿性关节炎的效果[J]. 国外医学:中医中药分册,1990,12(4):21.

[2] 史晓,陈建军. 风 1 号煎液合防己黄芪汤治疗类风湿关节炎 46 例[J]. 南京中医药大学学报,1998,14(1):55.

[3] 秋山雄次. 防己黄芪汤和氯苯扎利二纳并用治疗类风湿性关节炎[J]. 国外医学:中医中药分册,1993,15(6):31.

[4] 矶部秀之. 类风湿性关节炎的汉方治疗[J]. 国外医学:中医中药分册,1994,16(5):4.

[5] 赵富生. 防己黄芪汤加减治疗风湿性关节炎 200 例[J]. 浙江中医杂志,1989,24(2):59.

[6] 宫崎瑞明. 防己黄芪汤加味治疗痛风的经验[J]. 国外医学:中医中药分册,1998,20(1):28.

[7] 李武忠. 加味防己黄芪汤治疗特发性水肿[J]. 四川中医,1990,(2):7.

[8] 李勇,张进华,王柏梅. 防己黄芪汤加味治肝硬化腹水 108 例[J]. 国医论坛,1999,14(5):11.

[9] 嘉兴血吸虫防治院. 加减防己黄芪汤治疗晚期血吸虫病腹水 34 例的初步报告[J]. 浙江中医杂

志,1960,(3):116.

[10] 龙慎仪. 加味防己黄芪汤治疗慢性活动性肝纤维化的临床观察[J]. 实用中西医结合杂志,1995,5(4):38.

[11] 王天祥. 防己黄芪汤加减治疗慢性肾炎蛋白尿 32 例[J]. 实用中医药杂志,2000,16(10):14.

[12] 韩洪. 防己黄芪汤加减治疗慢性尿酸性肾病 32 例[J]. 北京中医,2004,23(3):155-157.

[13] 张瑞霞. 中药治疗输尿管结石嵌顿性肾积水 23 例[J]. 陕西中医,1989,10(8):352.

[14] 林惠琴. 防己黄芪汤为主治疗老年人充血性心衰 36 例[J]. 陕西中医,1998,19(1):8.

[15] 吉田麻美. 防己黄芪汤对内脏脂肪及肥胖型糖尿病患者的疗效[J]. 国外医学:中医中药分册,1997,19(5):39.

[16] 吉田麻美. 防己黄芪汤对高度肥胖的糖尿病的疗效[J]. 国外医学:中医中药分册,1996,18(4):30.

[17] 官本尚. 少量并用防己黄芪汤及防风通圣散的两餐之间和间歇给药法治疗肥胖及控制体重[J]. 国外医学:中医中药分册,1996,18(1):20.

[18] 朱贵平. 防己黄芪汤加减治疗强力宁所致水钠储留 32 例[J]. 中西医结合肝病杂志,2000,10(2):19.

[19] 姚越健. 防己黄芪汤合天仙藤散加减治疗妊娠肿胀 7 例[J]. 浙江中医杂志,1983,(8):346.

[20] 浅冈俊之. 防己黄芪汤对于变形性膝关节病的疗效[J]. 国外医学:中医中药分册,1998,20(1):29.

[21] 野口蒸治. 防己黄芪汤对于变形性膝关节病的短期疗效[J]. 国外医学:中医中药分册,1997,19(5):40.

[22] 江从舟. 防己黄芪汤治疗结节性血管炎 12 例[J]. 浙江中医杂志,1997,32(5):213.

[23] 周立飞. 防己黄芪汤加味治疗骨折后低张性水肿 97 例[J]. 实用中医药杂志,1996,12(4):9.

[24] 付海龙. 防己黄芪汤加减治疗腰椎间盘突出症 60 例[J]. 实用中西医结合临床,2007,7(3):26-27.

[25] 阮士军. 防己黄芪汤治疗狐臭 12 例[J]. 贵阳中医学院学报,1985,(3):34.

[26] 王绪辉,周重建,闵熙敬,等. 防己黄芪汤提取物治疗活动期类风湿关节炎的临床药效评估[J]. 中医杂志,1994,34(3):156.

[27] 有地滋. "防己黄芪汤证"患者组的 HLA 抗原[J]. 国外医学:中医中药分册,1983,5(2):22.

[28] 清水宽,伍锐敏. 对有消炎镇痛作用的汉方方剂中超氧化物歧化酶样活性的探讨[J]. 国外医学:中医中药分册,1991,13(4):24.

[29] 喜多岛修也. 防风通圣散、防己黄芪汤对肥胖症的影响[J]. 国外医学:中医中药分册,1994,16(5):26.

[30] 吉田麻美. 防己黄芪汤对于内脏脂肪肥胖型糖尿病患者的疗效(3)[J]. 国外医学:中医中药分册,1998,20(2):30.

[31] 王诚明. 放射线损伤防护药物的研究(第 34 报)各种汉方方剂水浸膏对放射线损伤的延长生命效果[J]. 国外医学:中医中药分册,1992,14(2):55.

[32] 黄勇,吴敏毓. 不同剂量黄芪组的防己黄芪汤对正常小鼠免疫功能的影响[J]. 中国药理与临床,1997,13(2):8.

[33] 柴崎敏治. 防己黄芪汤对庆大霉素的作用机制[J]. 国外医学:中医中药分册,1997,19(1):21.

[34] 许庆友,奚正隆,赵文伟,等. 防己黄芪汤抗庆大霉素肾损害的实验研究[J]. 中国中医药科技,1997,4(3):149.

[35] 富琦,李晓春,董宇翔,等. 防己黄芪汤及其组分对正常小鼠血浆心钠素含量的影响[J]. 吉林中医药,1998,(3):55.

[36] 江泳,张琦,高永波,等. 防己黄芪汤拆方药对控制马兜铃酸肾毒性的初步研究[J]. 辽宁中医学

院学报,2006,8(2):114-115.

[37] 高益斌,杨米雄,叶红明. 防己黄芪汤加减对急性脊髓损伤大鼠的组织形态学影响[J].浙江中医药大学学报,2007,31(3):299-302.

[38] 长泽克俊. 防己黄芪汤对肾变病的作用[J].国外医学:中医中药分册,2003,25(5):296.

防己茯苓汤
(《金匮要略》)

【异名】木防己汤(《外台秘要》卷20引《深师方》)、防己汤(《圣济总录》卷32)、茯苓汤(《鸡峰普济方》卷19)、防己加茯苓汤(《赤水玄珠全集》卷5)。

【组成】防己三两(9g) 黄芪二两(6g) 桂枝三两(9g) 茯苓六两(18g) 甘草二两(6g)

【用法】上五味,以水六升,煮取二升,分温三服。

【功用】益气通阳,利水消肿。

【主治】皮水。四肢肿,肢体沉重疼痛,四肢聂聂动者。

【病机分析】本方主治皮水证。皮水为病,多由水肿实证迁延失治,日久损及脾阳,或因劳倦伤脾,脾虚运化无权,阳虚不能制水,以致水湿停聚而成。脾主四肢、肌肉,水气外溢,潴留于四肢皮中而出现四肢浮肿,肢体沉重疼痛。四肢聂聂动者,形容四肢肌肉肿处瞤动如风吹树叶样轻微而动。前人根据其证型推断,当有"脉亦浮,外证跗肿,按之没指,不恶风,其腹如鼓不渴"等症状。

【配伍意义】本方主治脾虚失运,水湿潴留于四肢皮中而致皮水。治宜益气通阳,利水消肿。方中茯苓渗湿利水以消肿,健脾扶正以杜生湿之源,一药二用,标本兼顾;防己走表,通腠理,去水湿,"利大小便,主水肿,通行十二经"(《本草纲目》卷3),助茯苓利水消肿,共为君药。桂枝通阳化气行水,使水湿之邪从小便而去,为臣药。黄芪益气健脾,且可补卫实表,为佐药。甘草调和诸药,为使药。其中茯苓配桂枝,一温一利,通阳化气利水之力更强;桂枝配黄芪,通阳行痹,振奋卫阳,使肌表皮中之水湿易散;黄芪、甘草、茯苓三药相伍,健脾益气,使脾之运化有力,水湿不再停留,为治病求本之图。诸药合用,则脾气健,水湿散,共奏益气通阳,利水消肿之功。

方以防己、茯苓为君药,制成汤剂,故名防己茯苓汤。

本方配伍特点是补中有利,扶正祛邪,两相兼顾。

【类方比较】防己茯苓汤由防己黄芪汤去白术、姜、枣,加桂枝、茯苓而成。两方均有防己、黄芪、甘草以益气利水,为治水气在表所致水肿之常用方。不同的是防己黄芪汤以防己、黄芪为君,白术为臣,方中补益药偏多,故适用于风水表虚证,症见脉浮身重、汗出恶风者;防己茯苓汤以防己、茯苓为君,桂枝为臣,全方重在通阳利水,故适用于皮水而气虚之证,症见四肢皮肤肿盛,按之没指,不恶风,身肿而冷,四肢聂聂动者。

【临床运用】

1. 证治要点 本方主治皮水证。临床应用时以四肢浮肿,聂聂动者为证治要点。

2. 加减法 若脾虚重者,加党参以益气健脾;肾阳虚者,加附子、仙灵脾等温壮肾阳;水湿较重者,加泽泻、猪苓以增强利水渗湿之功。

3. 本方现代常用于肾小球肾炎、肾病综合征、妊娠子痫、关节炎、营养不良性浮肿、心性浮肿等属脾虚失运,水湿潴留四肢皮中者。

【使用注意】若皮水患者而内有郁热者,不宜应用本方。里水证,一身面目黄肿,其脉沉者,本方不宜使用。

【源流发展】防己茯苓汤出自《金匮要略·水气病脉证并治》。后世医家对本方的发展,在组成方面,《备急千金要方》卷 8 将其去黄芪,加白术、生姜、乌头、人参,即用防己、乌头、桂枝、生姜等发散风寒之邪,人参、白术、茯苓、甘草益气健脾,治疗血气虚弱,风寒侵袭,以致血气凝涩,不得流通关节之"历节风,四肢疼痛如锤锻,不可忍者"。《圣济总录》卷 20 将本方去桂枝、茯苓,加麻黄、白术以发汗散寒,益气健脾,燥湿固卫,"治风湿痹,脉浮身重,汗出恶风"。《普济方》卷 243 以本方去黄芪,加桑白皮、麻黄以利水消肿,赤芍药以散瘀止痛,"治脚气痹挛肿闷"。此外,《普济方》卷 251 将本方去黄芪、茯苓,加防风,名防己散(《备急千金要方》卷 24 亦有该方,但无方名),以"解芫花毒"。《古今图书集成·医部全录》卷 310 用本方加桑白皮,亦名防己散,"治脾虚水肿如裹水在皮肤中,四肢习习然动"等。在主治方面,历代医家用于治疗多种水肿病。如《圣济总录》卷 52 用其"治伤寒后气虚,津液不通,皮肤虚满"。现代广泛用于肾小球肾炎、尿毒症、关节炎、营养不良性水肿、心源性浮肿等属脾虚而水湿潴留者。

【疑难阐释】

1. 关于防己 《本草求真》卷 4 说:"防己辛苦大寒,性险而健,善走下行,长于除湿、通窍、利道,能泻下焦血分湿热,及疗风水要药。"概括起来,本药主要作用:一是苦寒降泄,善走下行,能清湿热,利小便,尤以泄下焦膀胱湿热见长;二是本品辛能宣散,苦寒降泄,能祛风湿,清热通络止痛。然其品种有二:一名汉防己,一名木防己。二者虽然功用主治相似,但各有所长。汉防己利水消肿作用较好;木防己祛风止痛功效较强。从本方之功用、主治看来,方中宜用汉防己为佳。

2. 关于四肢聂聂动 聂聂,枝叶动摇貌。四肢聂聂动,是形容四肢肌肉瞤动的样子,即肌肉有轻微跳动。由于水湿潴留于四肢皮中,则阳气被郁,邪正相争,故四肢肌肉有轻微跳动。正如《医宗金鉴·订正金匮要略注》卷 21 所云:"皮水之病,是水气相搏在皮肤之中,故四肢聂聂动也。"

【方论选录】

1. 赵以德:"此证与风水脉浮用防己黄芪汤同,而有浅深之异。风水者,脉浮在表,土气不发,用白术、姜、枣发之。此乃皮水郁其荣卫,手太阴不宣。金郁者泄之,水停者以淡渗,故用茯苓易白术;荣卫不得宣行者,散以辛甘,故用桂枝、甘草以易姜、枣。《内经》云:肉蠕动,名曰微风。以四肢聂聂动者,为风在荣卫,触于经络而动,故桂枝、甘草亦得治之也。"(录自《金匮玉函经二注》卷 14)

2. 汪昂:"本方(防己黄芪汤)去白术、姜、枣,加茯苓(为君)、桂枝,名防己茯苓汤。治水在皮肤,四肢聂聂而动,名皮水。防己行经络,茯苓善渗泄,黄芪达皮肤,桂枝走肢节。"(《医方集解·利湿之剂》)

3. 沈明宗:"此邪在皮肤而肿也。风入于卫,阳气虚滞,则四肢肿。经谓结阳者,肿四肢,即皮水也。皮毛气虚,受风而肿,所谓水气在皮肤中,邪正相搏,风虚内鼓,故四肢聂聂动,是因表虚也。盖肺与三焦之气,同入膀胱而行决渎,此肺虚抑郁,不入膀胱,而水亦不行,则当使小便利而病得除。故用防己、茯苓除风湿而宣水道,以黄芪补卫而实表气,表实则邪不能容。甘草安土而制水邪,桂枝以和营卫,又行阳化气,而实四末。俾风从外出,水从内泄矣。"(《沈注金匮要略》卷 14)

4. 尤怡："皮中水气,浸淫四末,而壅遏卫气,气水相逐,则四肢聂聂动也。防己、茯苓善驱水气,桂枝得茯苓,则不发表而反行水,且合黄芪、甘草,助表中之气,以行防己、茯苓之力也。"(《金匮要略心典》卷中)

5. 王子接："汉防己,太阳经入里之药,泄腠理,疗风水,通治风湿、皮水二证。《金匮》汗出恶风者,佐白术;水气在皮肤中聂聂动者,佐桂枝。一以培土,一以和阳,同治表邪,微分标本。盖水湿之阳虚,因湿滞于里而汗出,故以白术培土,加姜、枣和中,胃不和再加芍药;皮水之阳虚,因风水泄于表,内合于肺,故用桂枝解肌散邪,兼固阳气,不须姜、枣以和中也。黄芪汤方下云:服药当如虫行皮中,从腰下如冰。可知其汗仅在上部而不至于下,即用白术内治其湿,尤必外用被围腰下,接令取汗,以通阳气也。余治太阳腰髀痛,审证参用两方,如鼓应桴,并识之。"(《绛雪园古方选注》卷中)

6. 黄元御："阳受气于四肢,皮水为病,阳衰湿旺,故四肢肿。水气在皮肤之中,郁遏风木之气,故四肢聂聂动摇。《左传》:风淫末疾,譬之树在风中,根本未动,而枝叶先摇。防己茯苓汤,甘草补中而培土,黄芪、桂枝宣营卫之郁,防己、茯苓泻皮肤之水气也。"(《金匮要略悬解》卷10)

7. 王泰林："水在皮肤,卫阳必虚而汩没,故用桂枝宣卫阳以解肌,君茯苓泄皮中水气。黄芪益卫气,生用亦能达表,治风注肤痛。汉防己大辛苦寒,通行十二经,开腠理,泄湿热。此治皮水之主方也。里无水气,故不须白术以固里。"(《王旭高医书六种·退思集类方歌注》)

8. 周岩："皮下宜发汗,而防己茯苓汤,虽水气在皮肤中而脉不言浮,四肢则聂聂动而肿。《经》云:肉蠕动名曰微风。是水浸其脾,脾阳不能达于四肢,而又为微风所搏,故动而肿。动而不痛,脉不浮,则发汗非宜。防己为风水要药,偶以茯苓,使直泄于小便。病在皮肤,非黄芪不能益气疏表,故加之。辛甘合而生阳,加桂、草者,又兼以治其本也。"(《本草思辨录》卷1)

【评议】本方茯苓用量独重,所以汪昂、王泰林等均以为茯苓是君药。但方中之防己,既能开泄腠理,使水湿从肌表外出;又能通利水道,使水湿从小便下行,因此防己亦应为君药。对于方中的桂枝,沈明宗认为"以和营卫,又行阳化气";王子接认为:"解肌散邪,兼固阳气";王泰林则谓"宣卫阳以解肌",总不离解肌、和营卫之论。诚然,水湿郁于皮肤,营卫因之壅滞而失和,但温阳利水,表里分消,则营卫自和,这与外感风寒表虚所致营卫失和者不同。桂枝的作用是多方面的,而且与不同药物的配伍密切相关,邹澍指出:"和营、通阳、利水、下气、行瘀、补中,为桂枝六大功效"(《本经疏证》卷4)。所以,"方中桂枝意在温阳化气,以助利水退肿之功,并非解肌散邪,调和营卫。以上医家强调桂枝行阳化气,或宣通卫阳,亦有切合方义的一面,但与解肌散邪,调和营卫合论,未免使后学无所适从,应加以辨别。"(《中医历代方论选》)

【验案举例】

1. 皮水 《谦斋医学讲稿》:某男,28岁。病浮肿1年,时轻时重,用过西药,也用过中药健脾、温肾、发汗、利尿法等,效果不明显。会诊时,全身浮肿,腹大腰粗,小便短黄,脉象弦滑,舌质嫩红,苔薄白,没有脾肾阳虚的证候。进一步观察,腹大按之不坚,叩之不实,胸膈不闷,能食,食后不作胀,大便每天1次,很少矢气,说明水不在里而在肌表。考虑到《金匮要略》所说"风水"和"皮水",这两个证候都是在肌表,但风水有外感风寒症状,皮水则否。所以不采用麻黄加术汤和越婢加术汤发汗,而用防己茯苓汤行气利尿。汉防己、生黄芪、带皮苓各15g,桂枝6g,炙甘草3g,生姜2片,红枣3枚。服2剂后,小便渐增,即以原方加减,半月后症状完全消失。

按语：患者全身浮肿，腹大腰粗，小便短黄，但其腹按之不坚，叩之不实，胸膈不闷，能食不胀，知水不在里，而在肌表。故服防己茯苓汤通阳利水而愈。

2. 肾炎　《金匮要略浅述》卷中：某男，6岁。患肾炎已4个多月，面色苍白，四肢浮肿，精神疲倦，汗出恶风，食纳不佳，小便短少（化验室检查：红细胞0～1，白细胞0～3，蛋白＋＋＋），舌质胖淡，脉缓无力。此脾气虚弱，卫阳不振之故。宜振奋卫阳，健脾制水为治。用防己茯苓汤加味：防己6g，茯苓10g，黄芪6g，桂木5g，甘草2g，白术6g，陈皮3g。服5剂，食欲稍好，小便增加，再服5剂，浮肿消退，精神好转（小便化验：蛋白＋）。后用参苓白术散加芡实、黑豆、粳米，共研细末，加糖和匀，蒸煎作健脾糕常服。半年后，据其家长云：患儿小便经多次化验正常，已恢复健康上学。

按语：本案为脾肾阳虚，水湿泛溢肌肤所致。防己茯苓汤功可益气通阳，利水消肿，故投之取效。

3. 妊娠子痫　《临床应用汉方处方解说》：某女，24岁，初孕。妊娠8个月前后，颜面和下肢轻度浮肿，尿蛋白阴性，血压基本正常。翌月下旬，发生呕吐、头痛而就诊。全身浮肿严重，步行困难，尿量减少，尿蛋白变为阳性。诊查中引起子痫发作，血压170/110mmHg。做应急处理，兼用降压剂，与防己茯苓汤。尿量每日在2000～7000ml，大体在预产日正常分娩，平安出院。

按语：子痫之痉挛发作，见四肢聂聂而动甚者，又因水气严重而见皮水者，可用本方。

4. 手足振掉　《勿误方函口诀》：一人身体肥胖不能随意运动，手足振掉。前医用苓桂术甘、真武之类，或以为因痰所致而投导痰化痰之药，皆无效，以此方治愈。

按语：肥胖之人脾阳多虚，脾虚运化无权，阳虚不能制水，以致水湿停聚四肢肌肤，湿性重浊而黏滞，故不能随意运动，手足振掉与四肢聂聂动者类似，为四肢肌肉肿处瞤动所致。故以防己茯苓汤而愈。

【临床报道】

1. 充血性心衰合并水肿　本方加减治疗充血性心力衰竭合并水肿60例。药用：大枣、防己、茯苓各15g，葶苈子30g，黄芪、党参各20g，丹参18g，车前子、泽泻、白芥子、桂枝、川芎、莱菔子、苏子各9g。30～40天为1疗程，服1～2个疗程。经随访患者140例，其中用本方及西药同时治疗者60例（甲组），单用西药治疗者80例（乙组）。结果：甲组显效24例，有效18例，无效18例，总有效率75%。住院死亡人数4例，占6.7%。乙组显效18例，有效34例，无效28例，总有效率65%。住院死亡人数12例，占15%。经统计学处理，甲乙两组总有效率及死亡率均有显著差异，$P<0.05$[1]。

2. 特发性水肿　本方治疗特发性水肿50例，均为女性，年龄最大者52岁，最小者35岁；病程最长者10年，最短者2年。均经西医学确诊。其中多数患者长期服用西药或采取其他疗法无效而改用中药治疗。药用：防己15g，生黄芪30g，茯苓15g，桂枝9g，泽泻12g，随证加减。结果：痊愈32例（水肿及全身症状消失，随访1年以上无复发者），占64%；基本痊愈12例（水肿消退，但劳累后仍有轻度浮肿，然证情甚微者），占24%；好转5例（水肿减轻，全身症状也有不同程度改善者），占10%；无效1例（经用药1～2个疗程，水肿较治疗前无改善者），占2%。总有效率98%。疗程最长者3个月，最短者15天[2]。

3. 下肢水肿　本方加味治疗下肢水肿32例，药用：防己、陈皮各10g，桂枝、泽兰各9g，茯苓、五加皮、薏苡仁、益母草各30g，黄芪25g，木瓜、补骨脂各15g，牛膝6g，茯苓皮20g，姜枣引。如伴有体倦乏力或晨轻晚重者加党参、白术;晨重晚轻者加鸡血藤、当归;伴阳虚畏寒者加附子;伴心悸、胸闷者加丹参、全瓜蒌。10 天为 1 疗程。结果:显效 24 例,有效 8 例,总有效率 100%[3]。

4. 妊娠水肿　用本方治疗妊娠水肿 50 例,排除其他器质性疾病,药用:防己、桂枝、泽泻各 10g,茯苓 15g,黄芪 30g,炙甘草 6g,白术 20g,大腹皮、车前子(另包煎)各 12g。根据病情轻重不同,酌情加重黄芪或大腹皮的用量。如兼肾阳不足,膀胱气化不利者,加制附子;兼气滞者,加苏梗、香附;兼血虚者加熟地、阿胶(烊化)、当归;兼胎动不安者,加菟丝子、桑寄生、苎麻根;兼食欲不振者加鸡内金、神曲。治愈(主要症状体征消失,至分娩水肿未再复发者)36 例,显效 13 例,无效 1 例,总有效率为 98%[4]。

5. 急性肾小球肾炎　用越婢加术汤和防己茯苓汤加减治疗急性肾小球肾炎 40 例,基本方:炙麻黄 5~10g,桂枝 9~15g,白术 15g,防己 12g,茯苓 15g,白茅根 10~20g,黄芪 10~30g,生姜 6g,大枣 2~4 枚,炙甘草 6g。咳喘甚,加前胡、杏仁;风寒盛,可加苏叶、防风;热甚,可加黄芩、黄柏。结果近期疗效:临床痊愈 10 例,显效 19 例,有效 8 例,无效 3 例。按病情轻重分级结果:轻度临床痊愈 7 例,显效 5 例;中度临床痊愈 3 例,显效 14 例,有效 8 例,无效 2 例,重度无效 1 例[5]。

6. 慢性滑膜炎　用防己茯苓汤治疗膝关节慢性滑膜炎 62 例,湿重者加苍术、薏苡仁、木瓜;热重者加黄芩、黄柏、知母;风重者加羌活、萆薢;痛重者加香附、木香;血虚者加四物汤。结果:痊愈 38 例,显效 16 例,好转 4 例,无效 4 例[6]。

【实验研究】

1. 抗炎镇痛作用　采用热板法、醋酸扭体法镇痛实验模型,二甲苯致小鼠耳肿胀、大鼠毛细血管通透性、大鼠棉球肉芽肿、大鼠蛋清性关节炎、大鼠炎性组织中 PGE$_2$ 含量等炎症模型,研究防己茯苓汤(防己 9g,黄芪 9g,桂枝 9g,茯苓 18g,甘草 6g)的抗炎镇痛作用。结果表明防己茯苓汤对二甲苯、蛋清所致急性炎症有明显抑制作用($P<0.05$),能降低大鼠的毛细血管通透性,抑制棉球肉芽肿增生($P<0.05$),在镇痛方面能提高小鼠痛阈值,减少醋酸所致小鼠扭体次数,并能显著降低炎症组织中 PGE$_2$ 的含量($P<0.05$)[7]。

2. 对大鼠肾系膜细胞增殖及基质金属蛋白酶-2 的影响　采用大鼠肾小球系膜细胞培养进行体外研究,用肿瘤坏死因子(TNF-α)刺激系膜细胞增殖,再加入不同浓度防己茯苓汤加减方提取液对细胞进行干预,用 MTT 法测定细胞增殖,流式细胞仪分析细胞周期,用 ELISA 法测定细胞培养液中肾小球系膜细胞基质金属蛋白酶(MMP-2)的含量。结果:加入防己茯苓汤加减方提取液后,系膜细胞的增殖程度受到显著抑制($P<0.05$),流式细胞仪 DNA 图示 S 期细胞数显著减少($P<0.05$)。细胞培养液中 MMP-2 的表达增强($P<0.05$)。结论:防己茯苓汤加减方对肿瘤坏死因子诱导后肾小球系膜细胞的增殖具有抑制作用,并可影响肾小球系膜细胞 MMP-2 的表达,进而调整细胞外基质(ECM)的合成与降解[8]。

3. 对 TNF-α 诱导的大鼠肾小球系膜细胞增殖及 PAI-1 含量的影响　以本方加减观察对 TNF-α 诱导的大鼠肾小球系膜细胞增殖及 PAI-1 含量的影响。结果表明:防己茯苓汤加减方对 TNF-α 诱导后肾小球系膜细胞的增殖具有抑制作用,并可影响肾小球系膜细胞 PAI-1 的表达,进而调整细胞外基质(ECM)的合成与降解。为临床运用此方治疗慢性肾脏病提供实验依据[9]。

参 考 文 献

[1] 黄奕乐. 防己茯苓汤加减治疗 60 例充血性心力衰竭[J]. 上海中医药杂志,1992,(11):12.

[2] 孙维明. 防己茯苓汤加减治疗特发性水肿 50 例[J]. 山东中医杂志,1989,8(6):16.

[3] 杨剑波. 防己茯苓汤加味治疗下肢水肿 32 例[J]. 实用中医药杂志,2003,19(8):412.

[4] 郭德,谢其斌. 防己茯苓汤加味治疗妊娠水肿 50 例[J]. 山西中医,2004,20(5):32.

[5] 桂军,郭泉滢,余学庆. 越婢加术汤和防己茯苓汤加减治疗急性肾小球肾炎 40 例[J]. 河南中医,2000,20(4):23-24.

[6] 邵萍. 防己茯苓汤治疗膝关节慢性滑膜炎 62 例[J]. 上海中医药杂志,1996,(9):9.

[7] 田婧. 防己茯苓汤抗炎镇痛作用的实验研究[J]. 中华中医药学刊,2007,25(12):2489-2491.

[8] 喻嵘,张晓白,闻晓东,等. 防己茯苓汤加减对大鼠肾系膜细胞增殖及基质金属蛋白酶-2 的影响[J]. 中国实验方剂学杂志,2006,12(8):25-27.

[9] 喻嵘,张晓白,闻晓东,等. 防己茯苓汤加减对 TNF-α 诱导的大鼠肾小球系膜细胞增殖及 PAI-1 含量的影响[J]. 中国中医药信息杂志,2006,13(8):18-20.

五 皮 散
(《华氏中藏经·附录》)

【异名】五皮饮(《三因极一病证方论》卷 14)。

【组成】生姜皮 桑白皮 陈橘皮 大腹皮 茯苓皮各等分(9g)

【用法】上为粗末,每服三钱(9g),水一盏半,煎至八分,去滓,不计时候温服。

【功用】利水消肿,理气健脾。

【主治】皮水。一身悉肿,肢体沉重,心腹胀满,上气喘急,小便不利,以及妊娠水肿等,舌苔白腻,脉沉缓。

【病机分析】本方主治之皮水,乃由脾虚湿盛,泛溢肌肤所致。脾主运化,脾虚则运化无力,水湿内停。水湿泛溢肌肤,则面目、四肢悉肿,正如《素问·六元正纪大论》所说:"湿胜则濡泄,甚则水闭胕肿"。湿为阴邪,其性重浊而黏滞,最易阻遏气机。水湿之邪阻遏于四肢肌腠之间,则肢体沉重;湿阻气机,加上脾虚而脾胃升降失职,气滞不行,则脘腹胀满。肺为水之上源,水湿犯肺,肺失肃降,肺气上逆则喘急;不能通调水道,下输膀胱,则水道不通,小便不利。妊娠水肿主要为脾肾阳虚或气滞,水湿泛溢肌肤所致,除水肿外,患者每见肤色苍白,精神疲乏,肢冷倦怠,口淡厌食等。因其病因、病机相似,故可一并治之。

【配伍意义】本方为脾虚不运,水湿泛溢肌肤之皮水而设。法当一面健运脾土,恢复脾之运化之力,使水湿能循常道运行而不致停聚,不会泛滥成灾;一面疏通水道,使水湿之邪有去路。从而标本兼治,邪正兼顾。本方正是体现了健脾与利水同用这一配伍法度。方中茯苓皮甘淡渗湿,实土而利水,其功专行皮肤水湿,多用于皮肤水肿,为君药。湿阻则气滞,气行则湿行。大腹皮能行气导滞,为宽中理气之捷药,能利水消肿,《本草纲目》卷 31 谓其"降逆气,消肌肤中水气浮肿",为臣药。陈橘皮健脾理气燥湿,健脾则脾运有力,水湿难停;理气则加强大腹皮行气导滞之功,既可治气滞不行,又可使气行则水湿行。肺为水之上源,主通调水道,下输膀胱。水湿为患不单由于脾虚,也责之于肺失宣降之职。故以桑白皮肃降肺气,通调水道而利水消肿,使源清流自洁。《药性论》谓其:"治肺气喘满,水气浮肿,主伤绝,利水道,消水气。"上两味为佐药。生姜皮辛散水气,和脾行水消肿,主要用于水肿小便不利,亦为佐药。五药相配,共奏利水消肿,理气健脾之功。

本方五药皆用其皮,制为散剂,故名五皮散。

本方在健脾祛湿前提下,体现了行气与利水同用的配伍特点,使气行则水行。由于本方药性平和,标本兼顾,故本方为"消水肿之通剂"。

【类方比较】

1. 五皮散与防己茯苓汤两方均可治疗皮水。而前者主治肌肤水肿,症见头面、四肢浮肿,不恶风,身无汗。后者为阳气不足,症见身肿而冷,四肢聂聂动。此外,前者尚有理气之功,故其见症可有心腹胀满,饮食不下等。

2. 五皮散与五苓散均治小便不利之水肿,且常联合运用。然前方具健脾理气利水之功,治脾虚气滞之皮水属水气偏于表者;后方具化气行水之功,治水蓄膀胱,气化不利之蓄水证等属水气偏于里者。

【临床运用】

1. 证治要点　本方善行皮间之水气,故为治疗皮水之通用方。以一身悉肿,心腹胀满,小便不利为证治要点。

2. 加减法　若腰以上肿甚,兼有风邪者,加防风、羌活、苏叶,以散风祛湿;腰以下肿甚,小便短少,常与五苓散合用,以增强利水之功;偏寒者,加附子、干姜以温阳利水;偏热者,加滑石、木通以利水清热;妊娠水肿,加白术以健脾利湿而安胎;腹中胀满,加莱菔子、厚朴、麦芽以消滞行气;正气不足,脾虚体弱,加党参、白术以补气健脾。

3. 本方现代常用于急、慢性肾小球肾炎和心脏病水肿、妊娠水肿等属脾虚湿盛者。

【使用注意】 本方药性辛散渗泄,利水之力较弱,临床常与其他利水消肿方合并运用;服药后忌食生冷、油腻等。

【源流发展】 五皮散源于《华氏中藏经·附录》,原书主治:"男子妇人脾胃停滞,头面四肢悉肿,心腹胀满,上气促急,胸膈烦闷,痰涎上壅,饮食不下,行步气奔,状如水病。"本方对后世影响较大,在组成方面,《太平惠民和剂局方》卷3新添诸局经验秘方以地骨皮、五加皮易陈橘皮、桑白皮,其方名相同,主治不变;《全生指迷方》卷4以益气健脾,利水安胎之白术易桑白皮,名白术散(后世称全生白术散),治妊娠水肿,属脾虚湿盛者;《育儿秘诀》卷4以五加皮易陈橘皮,名五皮汤,治小儿肿病;《麻科活人全书》卷1以五加皮易桑白皮,名五皮饮,治麻疹初出,四肢浮肿等。在主治方面,后世对其发展较大。如《三因极一病证方论》卷14始明确提出用其治皮水,"治皮水,四肢头面悉肿,按之没指"。《御药院方》卷8:"治他病愈后或久痢之后,身体面目四肢浮肿,小便不利,脉虚而大。"《妇人大全良方》卷15引《指迷方》:"治胎水肿满。"《奇效良方》卷64:"治小儿诸般浮肿。"《增补内经拾遗方论》卷3:"治风水。"《傅青主女科·产后编》卷下:"治产后水肿。"《杂病广要·内因类》:"治暴发头面四肢肿喘。"《岭南卫生方》卷中:"治瘴疟饮水过度或食毒物所致肿疾。"在剂型方面,原方为煮散剂,《三因极一病证方论》卷14称为饮剂,《证治准绳·幼科》卷6改为汤剂,《中药成药学》改成药汁丸,《中药成药的合理使用》改成水丸等等。在炮制方面,原方各药均生用,《三因极一病证方论》卷14桑白皮、大腹皮均炙用,意在减缓利水之势;《医学心悟》卷3大腹皮用黑豆汁洗后入药,以增强利水消肿之功。

【疑难阐释】 关于本方出处:本方有曰来自《澹寮集验方》,但大多数书籍都谓出自《华氏中藏经》。因《华氏中藏经》虽旧题华佗撰,但其成书年代及作者均不可确考。此书历来多认为是宋代医家托名之作。因其文义古奥,故有人疑是华佗之弟子吴普、樊阿等依据华氏遗意录辑,而又为后人传抄流传。宋代郑樵《通志艺文略》和陈振孙《节录解题》均著录过。另外,解放后出版的《中藏经》均未见五皮散方记载,清·光绪六年江左书林校刊,上虞徐舜山重校之《中藏经》中记有五皮散。因此,关于本方之出处,有待进一步探讨。就目前所能查阅载有本方的书籍,并且组成、用量相同,主治亦基本相同的,年代最早的当属宋·陈言《三因极一病证方论》。该书卷 14 有"五皮饮,治皮水,四肢头面悉肿,按之没指,不恶风,其腹如故,不喘,不渴,脉亦浮。大腹皮炙,桑白皮炙,茯苓皮,生姜皮,陈橘皮各等分。右㕮咀,每服四钱,水盏半,煎七分,去滓,热服,日二三。近人磨木香水同煎,亦妙。"《澹寮集验方》载五皮散:"治病后身面四肢浮肿,小便不利,脉虚而大。此由诸气不能运行,散漫于皮肤肌腠之间,故令肿满,此药最宜。大腹皮,陈皮,生姜皮,桑白皮(炒),赤茯苓皮各等分。右㕮咀,每服五六钱,水一大钟,煎八分,不拘时温服,日三次。忌生冷、油腻、坚硬之物。"如上述,此两书中之五皮散与《华氏中藏经》之五皮散在组成、剂量、主治、煎服法等方面皆相同,只有几处小异:①《华氏中藏经》为每服三钱,《三因极一病证方论》为每服四钱,《澹寮集验方》为每服五六钱。②《三因极一病证方论》方中大腹皮、桑白皮下有一"炙"字,另外两书无。③《澹寮集验方》在茯苓皮前有一"赤"字,另外两书则无。究竟本方出自何书? 笔者认为应是《华氏中藏经》。其一,吴普、樊阿与华氏是同时代人。其二,郑樵(1103—1162 年)虽与陈言同是宋朝人,但在陈言撰《三因极一病证方论》时(1174)已去世十余年。

【方论选录】

1. 徐大椿:"脾肺气滞,湿热泛滥,溢于皮肤,故遍体四肢面目浮肿焉。桑皮清肺以肃生水之源,腹皮泄满以舒健运之气,苓皮渗皮肤之湿,姜皮散皮肤之肿,陈皮利中气以和胃也。使胃气调和,则脾气亦健,而滞结自消,皮肤溢饮亦化,何患浮肿之不退哉? 此疏利湿热之剂,为湿淫气滞水肿之专方。"(《医略六书·杂病证治》卷 3)

2. 陈念祖:"脾不能为胃行其津液,故水肿,半身以上宜汗,半身以下宜利小便,此方于泻水之中,仍寓调补之意。皆用皮者,水溢皮肤,以皮行皮也。"(《时方歌括》卷上)

3. 张秉成:"治水病肿病,上气喘急,或腰以下肿。此亦肺之治节不行,以致水溢皮肤,而为以上诸证。故以桑皮之泻肺降气,肺气清肃,则水自下趋。而以茯苓之从上导下,大腹之宣胸行水,姜皮辛凉解散,陈皮理气行痰。皆用皮者,因病在皮,以皮行皮之意。然肺脾为子母之脏,子病未有不累及其母也,故肿满一证,脾实相关。否则脾有健运之能,土旺则自可制水,虽肺之治节不行,决无肿满之患。是以陈皮、茯苓两味,本为脾药,其功用皆能行中带补,匡中除邪,一举而两治之,则上下之邪,悉皆涣散耳。"(《成方便读》卷 2)

4. 李畴人:"此方因茯苓皮、陈皮、姜皮、桑白皮、大腹皮五皮同用,故名。功能利肺和脾,消肿利水。盖脾不能为胃行其津液,故水肿。半身以上宜汗,半身以下宜利小便。此方皆用皮者,以皮能入皮,并能利水也。"(《医方概要》)

5. 任应秋:"此为消水肿之通剂。水肿之来,肺脾肾也。桑白、大腹消肺水,陈皮、生姜消脾水,茯苓消肾水,而五药皆以气胜,气行则水行也。"(《病机临证分析》)

6. 岳美中:"本方以茯苓皮渗湿健脾,大腹皮下气行水,桑白皮泻肺火,利水道,橘皮利气,生姜皮化阳。皆用皮者,治水气溢于皮表之症,取以皮走皮的意思。"(《岳美中论医集》)

7. 于世良,等:"方中陈皮理气化湿和中,茯苓皮利水渗湿消肿,二药配伍,使气行湿化,为君药。桑白皮泻肺降气,使肺气肃降,通调水道;大腹皮行气除满,利水消肿;姜皮辛散水湿,利水消肿,为臣佐药。方中诸药均用其皮,取皮行于皮肤肌腠之理,共奏疏理脾气,利湿消肿之功效。《局方》所载五皮散,以本方去桑皮、陈皮,加五加皮、地骨皮。主治略同,但行气之力不如本方。"(《中医名方精释》)

【评议】多数注家都认为本方证主要由脾肺功能失调,水湿泛滥皮肤所致,如徐大椿、张秉成等。但亦有认为与肾有关者,如任氏曰:"水肿之来,肺脾肾也。"也有人指出,只与脾有关,如陈氏田:"脾不能为胃行其津液,故水肿。"对本方证病机,有人认为有热、有火者。如徐氏曰:"脾肺气滞,湿热泛滥,溢于皮肤。"岳氏曰:"桑白皮泻肺火。"笔者认为,本方证主要由脾虚失运,水湿内停,泛溢皮肤所致,但也与肺失肃降,不能通调水道有关。至于上述医家所说"以皮行皮"之论,是根据中医取类比象之理论而来,有无科学依据及临床意义,有待进一步探讨。

【验案举例】

1. 水肿 《中医医案医话集锦》潘养之医案:某男,17岁。患者发病前反复感冒,面部㿠白,眼睑及下肢浮肿,四肢疲乏无力,腹胀,小便短少,腰腿酸困,咳吐痰涎,病程已年余。经检查确诊为慢性肾炎。最近,小便短少,腰痛,下肢浮肿,脉沉细,舌淡,苔薄白。此系反复感冒,脾肾功能失调,气阳虚损,使体内的水精散布及气化功能发生障碍,形成水肿。方用五皮饮合苓桂术甘汤加味治之。陈皮6g,桑白皮6g,云苓皮18g,大腹皮12g,桂枝5g,白术5g,猪苓12g,泽泻9g,车前子18g。服上药3剂后,小便稍增,痰涎少,其他各症依旧。再服上方3剂,小便增多,脉仍沉细。用八味丸再服。3剂后尿量大增,腰腿酸困减轻,腹胀肢肿逐渐消退,脉沉缓。仍用八味肾气丸再进3剂,服后诸症消失,小便清利,脉有缓和之象。改用济生肾气丸10盒,服后未再复发。

按语:慢性肾炎,为脾肾功能失调所致,用五皮合五苓则脾肾功能正常,水精散布及气化功能得以恢复,且两方均有利水湿之功,如此扶正祛邪,故诸症消失。

2. 小儿水肿 《岳美中医话集》:一病孩,全身浮肿,脐突,阴囊亦肿,平卧不能转侧,尿量极少,有时每日只有50ml,咳嗽、发热。用速尿、山梨醇、黑白丑膏等,肿胀不减。余投以五苓散合五皮饮加桔梗、杏仁以利肺气。结果尿量大增,浮肿明显减退,由不能进食增至日食150～180g之多。水肿衰其大半后,改用补肾兼利尿之法而收全功。

按语:患儿水肿,已至脐突囊肿的危急阶段,急则治其标,故先用五苓散合五皮饮化气利水消肿,加桔梗、杏仁以利肺气。盖肺主一身之气,肺气宣畅,自能通调水道,下输膀胱。待水肿减退,饮食增加,改用补肾兼利水之法,标本同治。非熟读《内经》治则者,不能臻此境界。

【临床报道】

一、内科

1. 水肿 本方治疗功能性水肿31例。所有病例均经西医治疗无效而转入中医治疗,全部病例均伴有不同程度的腰酸膝软,食欲不振,全身乏力,大便黏腻不爽,小便短少等。药用:桑白皮、陈橘皮、生姜皮、大腹皮、茯苓皮各15g,淫羊藿25g,麻黄10g。腰以上肿加防风、苏叶、荆芥、白芷;腰以下腰肿加泽兰、车前子、防己、薏苡仁;正气不足,全身乏力加党参、白术、黄芪。15天为一疗程,如果第1疗程未愈,休息5天后再进行第2疗程,一般1～2疗程即可见效。结果:治愈20例(水肿全消,伴随症状消失,半年内未复发),占64.5%;显效8例(水肿全消,伴随症状部分消失),占25.8%;好转3例(水肿及伴随症状基本消退),占9.7%。疗程最短为2疗程,一般不超过4个疗程[1]。以五皮散治疗特发性水肿41例,基本方组成:茯苓皮15g,生姜皮15g,桑白皮15g,陈皮12g,大腹皮12g,泽泻12g,白术12g,黄芪10g。脾胃气虚者,加党参、山药;脾虚湿困者,加苍术、猪苓;肝郁脾虚者,加柴胡、青皮;脾肾阳虚者,加制附片、肉桂。以10天为1疗程。随访半年。根据疗效判定,结果:痊愈18例,显效14例,有效6例,无效3例,总有效率92.7%[2]。伍寒松等以五皮散合四妙丸治疗特发性水肿47例,病程多在1～4个月内。基本方:黄柏10g,苍术10g,薏苡仁15g,川牛膝10g,桑白皮10～15g,陈皮10g,大腹皮10g,茯苓皮10～15g,生姜皮5g。以湿邪偏盛者,加泽泻、猪苓、益母草;以热邪偏盛者,加栀子。每10日为1疗程。结果:47例患者经1～2个疗程后,治愈43例(91.5%),好转3例(6.4%),无效1例(2.1%)[3]。

2. 肝硬化腹水 治疗肝硬化腹水患者68人,随机分为治疗组30人,对照组38人。治疗组患者选用20%甘露醇、支链氨基酸、丹参注射液、胸腺肽、利尿剂、人血白蛋白、防治其他并发症的综合治疗基础上口服五皮散,方药为:桑白皮、茯苓皮、大腹皮、鲜生姜皮、陈皮各10g。对照组除不用五皮散外,余同治疗组。两组疗程均为两周。结果:治疗组显效16例(53.3%),有效13例(43.3%),无效1例(3.4%),总有效率为96.6%。对照组:显效10例(26.3%),有效15例(39.5%),无效13例(34.2%),总有效率为65.8%,明显低于治疗组的96.6%($P<0.05$)[4]。

3. 高血压危象 用五皮饮加味治疗高血压危象50例,病程10年以下者38例,10～15年6例,15年以上6例。原发性高血压30例,继发性高血压20例。高血压Ⅱ期46例,Ⅲ期4例,临床出现危象时,血压在21.3～22.6/16.0～17kPa者27例;24.0～25.3/17.3～18.6kPa17例;26.6～28.0/18.6～20.0kPa者6例。有明显头痛、恶心、呕吐、失眠者46例;有明显精神错乱,抽搐,躯体木僵者2例;有明显浅昏迷、心绞痛、肺水肿者2例。药用:桑白皮50g,大腹皮30g,赤茯苓皮15g,陈皮9g,生姜皮6g。头痛剧烈伴恶心、呕吐、失眠加天麻、钩藤;精神错乱、躯体木僵、抽搐、视力下降或模糊者加天麻、白僵蚕;胸闷痛加瓜蒌皮、丹参,浅昏迷以及出现局灶性体征时应加用牛黄醒脑注射液Ⅰ号静滴。结果:显效(临床症状消失,血压恢复至发作前的水平)38例;有效(自觉症状有好转,血压下降至临界高血压或舒张压下降≥2.6kPa)6例;好转(自觉症状部分消失或好转,舒张压下降≥1.3kPa)2例;无效(服药后1.5小时症状与体征无明显改善,舒张压无下降趋势)4例。总有效率92%[5]。

4. 充血性心力衰竭 充血性心力衰竭123例,随机分成2组:中西医结合治疗组61例,西医治疗组62例。西医治疗组根据病情选用利尿剂、血管紧张素转化酶抑制剂、β-受体阻滞剂、醛固酮拮抗剂、血管扩张剂及洋地黄类药物等;中西医结合治疗组在西医组治疗基础上加服苓桂术甘汤合五皮饮加减,药物组成:茯苓皮20～50g,大腹皮15g,桑白皮20g,五加皮20g,葶苈子15g,丹参20g,桂枝15g,白术15g,太子参30g,黄芪40g,泽泻15g,炒枣仁30g,甘草10g,制香附15g。疗程均为2周。结果:中西医结合组和西医组的显效率分别为44.3%和29%,总有效率分别为90.2%和75.8%,两组对比有显著性差异($P<0.05$)[6]

5. 急、慢性肾炎 用五皮饮、五苓散为主要方剂,治疗肾炎29例。若偏寒湿表证,加麻黄、羌活;偏寒湿里证,加真武汤。若以主要症状、体征消失,血压降至正常,血液化学和肾功能恢复正常,尿中蛋白消失为标准,本组有3例接近此标准,但尿中尚有微量蛋白。除5例慢性肾炎末期患者及1例急性肾炎治疗无效外,其他病例水肿消除或减轻,营养改善,体力增加,恢复劳动能力[7]。纪氏等以大剂量五皮饮加减治疗慢性肾炎26例,药用:茯苓皮、大腹皮、桑白皮各60g,地骨皮30g,姜皮、猪苓各15g。血压高者加杜仲;有恶心、呕吐、咳嗽、气短加陈皮、半夏;胃脘不适加白术。如水肿全消,一般症状好转,但尿仍有改变时,加肉桂、当归、党参、熟地,原方茯苓、大腹皮、地骨皮、桑白皮各减去半量。结果:痊愈5例,有效16例,好转4例,无效1例。服药后无不良反应[8]。邵氏用五皮饮合五苓散加白茅根治疗急性肾炎52例,其中男25例,女27例;年龄14～50岁42例,50岁以上10例;病程10天之内47例,1个月以上5例,4个月1例;所有患者都有不同程度水肿,4例合并腹水;血压升高37例;肉眼血尿3例;小便检查:蛋白＋＋＋以上21例,＋＋者13例,＋者10例,少许8例,红细胞除3例未见外,其余均为＋～＋＋＋,有管型42例;以舌淡、薄白苔或白腻苔为多见;

以缓、沉弱脉为多见。药用:桂枝、泽泻、茯苓、猪苓、陈皮、姜皮各 10g,白术、茯苓皮、桑白皮、大腹皮各 15g,白茅根 30g。若明显咳嗽、气喘、脉浮加麻黄、杏仁、桔梗;咽痛、口干、舌红、脉数加银花、连翘、牛蒡子、板蓝根、黄芩;尿血加大小蓟、炒蒲黄;腰痛加杜仲、牛膝、桑寄生;恢复期蛋白不退加黄精、黄芪、当归、丹参;红细胞不退加旱莲草、女贞子;有脓球或尿道刺痛加黄柏、生地、滑石。结果:41 例痊愈(症状消失,尿常规、肾功能正常);11 例显效(症状消失,仍有少许尿蛋白与红细胞,或较入院时下降++以上),浮肿消退平均 7 天,血压下降为 12.3 天,尿蛋白转阴 17.5 天,红细胞消失为 15.3 天,管型消失为 8.1 天;住院最短 9 天,最长 136 天[9]。慢性肾炎蛋白尿 102 例,随机分组为治疗组 51 例,予本方加味,药用:桑白皮 10g,陈皮 6g,大腹皮 20g,茯苓 20g,猪苓 10g,黄芪 20g,党参 20g,白术 12g,山药 12g,阿胶 10g,益母草 20g,泽兰 10g。血尿明显,加仙鹤草、小蓟;口咽干燥、五心烦热,加熟地黄、龟甲;畏寒神倦,加干姜、制附子;腰膝酸软,加菟丝子、杜仲。6 个月为 1 疗程,2 个疗程统计疗效。对照组 51 例用单纯西药治疗。观察标准:完全缓解:水肿症状与体征完全消失,尿蛋白检查持续阴性或 24 小时尿蛋白定量持续小于 0.2g,肾功能正常。基本缓解:水肿症状与体征明显好转,尿蛋白检查持续少一个"+"或 24 小时尿蛋白定量持续减少 25% 以上,肾功能正常或有改善。无效:临床表现与上述实验室检查均无明显改善或加重者。结果表明治疗组疗效明显优于对照组($P < 0.01$)[10]。

6. 肾病综合征　赵丽敏治疗肾病综合征患者水肿初起用越婢加术汤合五皮饮。药物组成:麻黄 5~10g,生石膏 15~30g,白术 10~15g,甘草 6~10g,桑白皮 15g,大腹皮 15~30g,橘皮 12g,生姜皮 10g,茯苓皮 15~30g,生姜 3 片,大枣 3 枚。肿消,尿蛋白转阴后,用参芪鲤鱼汤,全身水肿,面色苍白,腰腿酸软者用济生肾气汤同时配合西药治疗。治疗结果:36 例中治愈 30 例,好转 5 例,无效 1 例,有效率 97.22%[11]。

二、妇科

1. 妊娠水肿　治疗妊娠水肿 60 例,B 超证实均为妊娠妇女,妊娠早期浮肿者 3 例,妊娠中期浮肿者 15 例,妊娠晚期浮肿者 42 例。浮肿程度均为中度、重度,休息后肿不消,以肢体、面目浮肿为主。药用:生姜皮、桑白皮、大腹皮、茯苓皮、炒白术、苏梗、木瓜各 10g,陈皮、桂枝各 9g。加减:若纳呆、腹胀、溺少便溏,舌苔白腻,脉滑,证属脾胃虚弱,上方加砂仁、炒薏苡仁、山药;若气短明显,神疲乏力,自汗,舌体胖大,边有齿痕,苔薄白,脉弱,证属肺脾气虚,上方加生黄芪、防风;若发热,恶寒,尿少,眼睑肿甚,咽痛,舌质红,苔薄黄,脉浮滑数,证属风水,上方加连翘、浮萍、泽泻、生石膏;若腰酸困,尿频,四肢不温,舌质淡,苔薄白,脉沉缓,上方加菟丝子、川断、杜仲。结果:治愈 42 例,占 70%;好转 15 例,占 25%;无效 3 例,占 5%。总有效率 95%[12]。

2. 经行浮肿　程氏等用本方出入治疗经行浮肿 30 例,效果满意[13]。

三、外科

外伤性瘀血肿胀　朱氏用本方加味治疗四肢外伤性瘀血肿胀 63 例。药用:陈皮、茯苓、桑白皮、大腹皮、生白术、田七粉(冲服),肿在上肢加桂枝、桑枝;在下肢加川牛膝。结果:2 天内肿胀消退者 18 例,3 天内肿胀消退者 30 例,7 天内肿胀消退者 15 例,全部治愈[14]。

参 考 文 献

[1] 刘玉泉.洋麻五皮饮治疗功能性水肿临床观察[J].辽宁中医杂志,1993,(11):25.

[2] 郑传华.加味五皮散治疗特发性水肿 41 例临床观察[J].湖北中医杂志,2006,28(11):26.

[3] 伍寒松,谭咸友. 四妙丸合五皮散治疗特发性水肿(湿热型)47例小结[J].湖南中医药导报,2004,10(2):8-9.

[4] 任晓玲,牛学敏,王宁秀. 五皮散加综合疗法治疗肝硬化腹水30例[J].中西医结合肝病杂志,2005,15(2):115-116.

[5] 史红庭,倪红翔. 五皮饮加味治疗高血压危象50例[J].安徽中医学院学报,1995,14(3):22.

[6] 王兆为. 中西医结合治疗充血性心力衰竭61例临床观察[J].医学理论与实践,2007,20(3):283-284.

[7] 江西省立人民医院中医科. 中医治疗肾脏炎29例初步报告[J].江西中医药,1958,(1):35.

[8] 纪少先,等. 中药治疗慢性肾小球肾炎的疗效观察[J].吉林医科大学学报,1959,(4):175.

[9] 邵世宽,等. 治疗急性肾炎52例介绍[J].浙江中医杂志,1982,17(10),448.

[10] 朱红梅. 加味五皮散治疗慢性肾炎蛋白尿102例[J].徐州医学院学报,1998,18(6):508-509.

[11] 赵丽敏. 中西医结合治疗肾病综合征36例[J].河南中医,2004,24(8):55.

[12] 霍彬,田宝玉. 五皮饮加减治疗妊娠水肿60例疗效观察[J],2006,24(2):14.

[13] 程润泉,肖慧兰. 五皮饮加味治疗经行浮肿[J].四川中医,1988,(11):34.

[14] 朱久勇. 五皮饮加减治疗四肢外伤性瘀血肿胀63例[J].浙江中医杂志,1994,(11):511.

(徐长化)

第四节 温 化 水 湿

茯苓桂枝白术甘草汤

(《伤寒论》)

【异名】苓桂术甘汤(《金匮要略》卷中)、甘草汤(《备急千金要方》卷18)、茯苓白术汤(《伤寒总病论》卷3)、茯苓汤(《圣济总录》卷54)、茯苓散(《普济方》卷43)、茯苓白术桂枝甘草汤(《伤寒全生集》卷4)、茯苓桂甘白术汤(《古今医统大全》卷14)、茯苓桂术甘草汤(《医学入门》卷4)、苓桂汤(《杏苑生春》卷4)、桂术甘草汤(《景岳全书》卷54)、桂苓术甘汤(《医方集解·除痰之剂》)。

【组成】茯苓四两(12g) 桂枝三两去皮(9g) 白术二两(6g) 甘草二两炙(6g)

【用法】上四味,以水六升,煮取三升,去滓,分温三服。

【功用】温阳化饮,健脾利水。

【主治】痰饮病。胸胁支满,目眩心悸,短气而咳,舌苔白滑,脉弦滑或沉紧。

【病机分析】本方为治疗痰饮病的有效方剂。痰饮为人体水液代谢的病理性产物。人以水谷为本,而水液的正常代谢,有赖脏腑的协同作用。正如《素问·经脉别论》所云:"饮入于胃,游溢精气,上输于脾,脾气散精,上归于肺,通调水道,下输膀胱,水精四布,五经并行。"若脏腑的功能正常,水液能从正化,津血和调,则痰无由生;若脏腑功能紊乱,化失其正,则停聚而为痰为饮。可见,痰饮的产生,与脏腑的功能是否正常直接相关,尤其与肺、脾、肾三脏的关系最为密切。本方所治痰饮乃中阳素虚,脾失健运,气化不利,水湿内停所致。盖脾主中州,职司运化,为气机升降枢纽,脾的运化功能正常,则能散精归肺,若脾阳不足,健运失职,则湿滞而为痰为饮。正如《医宗必读》卷9所云:"脾土虚湿,清者难升,浊者难降,留中滞膈,淤而成痰。"而痰之为物,随气升降,无处不到,停于胸胁,则见胸胁支满;阻滞中焦,清阳不升,则见头晕目眩;上凌心肺,则致心悸,短气而咳;舌苔白滑、脉沉滑或沉紧,皆为痰饮内停之征。

【配伍意义】本方是为中阳不足,水饮内停所致之证而设,不论是伤寒吐、下之后,还是杂病痰饮内停,其致病之因,皆为中焦阳虚,脾失健运,水饮内停。仲景云"病痰饮者,当以温药和之"(《金匮要略》)。其治法当温阳化饮,健脾和中。饮邪既成,首当化饮,故方中以甘淡之茯苓为君。《神农本草经》卷上谓:"茯苓味甘平,主胸胁逆气,忧恚惊邪恐悸,心下结痛,寒热烦满咳逆。口焦舌干,利小便。"《本草经疏》卷12亦云:"茯苓,其味甘平……甘能补中,淡而利窍,补中则心脾实,利窍则邪热解,心脾实则忧恚惊邪自止,邪热解则心下结痛、寒热烦满、咳逆、口焦舌干自除。"本方用之,是取其健脾利水,渗湿化饮,不但能消已聚之痰饮,且可治生痰之源。饮为阴邪,得寒则聚,得温则散,盖因温药能发越阳气,开宣腠理,通行水道,故臣以辛甘而温的桂枝温阳化气。《长沙药解》卷1谓桂枝能"升清阳之脱陷,降浊阴之冲逆"。《本草经解》卷3亦曰:"桂枝性温温肺,肺温则气下降,而咳逆止矣。……桂枝辛温散结行气,则结者散而闭者通。……中者脾也,辛温则能畅达肝气,而脾经受益,所以补中益气者。"桂枝能温中州之阳气,其与茯苓合用,既可温肺以助化饮,止咳逆,又可暖脾化气以资利水,且能平冲降逆。苓、桂相伍,一利一温,通阳化饮,对水饮留滞而偏寒者,实有温化渗利之殊功。湿源于脾,脾阳不足,则湿从中生,故又佐以白术。《本草秘录》卷1谓:"白术味甘气温,……去湿消食,益气强阴,……健脾除湿,为后天之圣药,真缓急可恃者也。"《本草经疏》卷6亦称其"安脾胃之神品"。本方主治证是脾虚湿盛,用其健脾燥湿,恰合病机。白术得桂枝则温运之力更宏,助脾运化,使脾气健运,水湿自除。方中还佐以炙甘草,甘温和中,得白术则崇土之力倍增,合桂枝辛甘化阳之功尤妙。苓、术配伍,则健脾祛湿之功更佳。甘草与茯苓同用,茯苓可消除甘草引起的中满腹胀。正如汪昂所云:"甘草得茯苓,则不资满反能泄满"(《医方集解·除痰之剂》)。方中四药合用,温阳健脾以治其本,祛湿化饮以治其标,标本兼顾,实为治疗痰饮之良方。

本方的配伍特点是:以通阳化气药与健脾利水药合用,配伍严谨,温而不燥,利而不峻,为治疗痰饮病之和剂。

【类方比较】苓桂术甘汤与五苓散两方均有温阳利水的作用,方中均用白术、茯苓和温阳化饮的桂枝,用于治疗阳虚水饮内停证。但苓桂术甘汤具有健脾渗湿,温化痰饮之功,主治证的病机是脾阳虚不能制水,水停胸胁所致的痰饮病。临床见胸胁胀满,目眩,心悸,短气而咳等症。五苓散主治证的病机是太阳经腑同病,膀胱气化不利的蓄水证,以小便不利,渴欲饮水,水入即吐,水肿等为临床主要见症,功能利水渗湿,温阳化气。

【临床运用】

1. 证治要点　痰饮为四饮之一。应用本方,以胸胁支满,目眩心悸,舌苔白滑,脉沉紧为证治要点。

2. 加减法　如眩晕甚者,加泽泻,利水渗湿以消饮邪;咳嗽呕吐稀涎者,加半夏、陈皮,以燥湿化痰;干呕,巅顶疼痛,肝胃阴寒水气上逆者,加吴茱萸,以温中暖肝,开郁止痛;身瞤动而水气上泛,加附子,以温散水气;脾气虚弱者,加党参、黄芪以益气健脾。

3. 本方现代常用于眩晕(耳源性眩晕、高血压性眩晕、脑震荡后遗症眩晕、链霉素中毒引起眩晕)、慢性支气管炎、哮喘、风心病、冠心病、心功能不全、心肌炎、心包积液、心脏神经官能症、十二指肠溃疡、胃下垂、胃弛缓症、舞蹈病、习惯性痉挛、内分泌失调所致之干渴症(喜热饮)、慢性肾炎、乳腺小叶增生(乳癖)、慢性轴性视神经炎、夜盲症、视网膜炎、角膜炎、鼻窦炎、中耳炎、迷路神经疾患、颈椎病等引起的耳鸣、单纯性肥胖症等。以上诸病,辨证属脾阳虚,水饮内停所致者,均可用本方加减治疗。

【使用注意】

1. 本方药性偏于辛温,若属阴虚火旺,湿热阻遏而生的痰饮者,不宜应用。

2. 原方有服药后"小便则利"一句,最可玩味。笔者认为:饮与水同类,欲蠲其饮,宜利其水,此即"当从小便去之"之意。服后小便不利者则利,小便少者当多,此乃饮邪从小便去之佳兆。

【源流发展】本方出自张仲景《伤寒论》。该书第67条云:"伤寒若吐、若下后,心下逆满,气上冲胸,起则头眩,脉沉紧,发汗则动经,身为振振摇者,茯苓桂枝白术甘草汤主之。"《金匮要略》亦载此方,曰:"心下有痰饮,胸胁支满,目眩,苓桂术甘汤主之。""夫短气有微饮,当从小便去之,苓桂术甘汤主之。"本方所体现的治疗原则对后世具有深远影响,如尤怡云:"饮,水类也,治水必自小便去之"(《金匮要略心典》卷中)。饮与水既为同类,欲蠲其饮,宜利其水,故用化气行水法,使气化水行,饮有出路。后世医家治疗痰饮、水湿病均遵循此法。如《圣济总录》卷370以本方去白术,加用麻黄为散剂,主治疟病,但热不寒,遍身发黄,小便涩滞者。《圣济总录》卷25还载有茯苓白术汤,即本方加川芎。主治伤寒吐下,心下逆满,怔悸不定,起即头眩。该书同卷还载茯苓桂枝汤,即本方去白术,加半夏、生姜。主治伤寒发汗后,引饮过多,心下悸动者。《卫生宝鉴》卷17茯苓琥珀汤,由本方加琥珀、泽泻、滑石、猪苓而成,主治小便数而欠,日夜约二十余行,脐腹胀满,腰脚沉重,不得安卧,脉沉缓,时时带数。《景岳全书》卷61用本方加人参、干姜、半夏、陈皮、枳壳为末,炼蜜为丸,名曰茯苓丸,主治妊娠烦闷,头晕,闻食吐逆或胸腹痞闷。《医方类聚》卷54引《通真子伤寒括要》载茯苓汤,即本方去白术,为散剂,主治太阳病,若小便少者,津液当还入胃中故也;凡发汗太过,大小便难者;太阴病,无大热,其人躁烦,此为阳去入阴等病证。《四圣悬枢》卷3以本方去白术,加人参、干姜、厚朴,名茯苓参甘厚朴汤,主治伤寒太阴腹满证。《伤寒摘粹》卷1以本方去白术,加用生姜、浮萍,名茯苓桂枝甘草生姜浮萍汤,主治中风,口眼㖞斜者。《医学金针》卷8以本方去白术,加人参、黄芪、紫苏、附子、升麻,名茯苓桂枝参甘芪附麻苏汤,主治痘疹痒塌黑陷者。综上可见,历代医家对苓桂术甘汤的运用,已大大扩展了该方的主治范围。现代临床上用其加减治疗五官科、外科及内科各系统疾病,属脾虚饮停所致者,都取得了一定的疗效。

【疑难阐释】

1. 关于"痰饮"的认识 痰饮是根据病因和症状而命名的,有广义和狭义两种:广义的痰饮是多种水饮病的总称。是指水液在体内运化输布失常,停积于体腔、四肢等处的一类疾病。由外感寒湿,饮食不节,阳气虚弱等原因,导致肺脾肾功能失常,其中尤以脾阳虚失于健运,三焦气化障碍,为水饮留积的主要原因。痰饮之为病,随处留积,走入肠间则漉漉有声,留于胁下则咳唾引痛,溢于四肢则身体疼重,上迫于肺则咳逆倚息,短气不得卧。狭义的痰饮,是水饮病的一种,分虚证、实证两类。虚证主要表现为胸胁支满,脘部有振水音,呕吐清涎,头晕,心悸,气短,形体消瘦,这是由于脾肾阳虚,不能运化水谷,水饮留聚于胃肠所致。实证主要表现为胃脘部坚满,腹泻,泻后稍觉舒服,但胃脘部又立刻坚满,水液流动于肠间,漉漉声响,亦是由于水饮留伏于胃肠所致。

2. 对"病痰饮者,当以温药和之"的认识 "病痰饮者,当以温药和之",这是张仲景在《金匮要略·痰饮咳嗽病脉证并治》中提出的对广义痰饮的治疗原则,对后世影响很大。盖温药有振奋阳气,开泄腠理,通行水道等作用,可使表里阳气温升宣通,水液得化,水谷精微能营贯周身,则旧饮去而新饮不致产生。所谓"和之"者,有调和、调理之义,非燥之、补之也。因过于刚燥则伤正气。张从正曰:"饮当去之,温补转剧"(《儒门事亲》卷3),即是此义。当然,"以温药和之",是以温药为主组方,还必须根据具体情况,适当配伍行气、化饮、升阳、渗利等药,从而使方剂更臻完善。张仲景用以温化痰饮的方剂颇多,苓桂术甘汤为其代表方剂,他如真武汤、肾气丸、五苓散、小青龙汤等,亦为温化痰饮的著名方剂。

【方论选录】

1. 赵以德:"心胞络循胁出胸下。《灵枢》曰:胞络是动,则胸胁支满,此痰饮积其处而为病也。目者心之使,心有痰水,精不上注入目,故眩。《本草》茯苓能制痰水,伐肾邪,痰,水类也,治水必自小便出之,然其水淡渗手太阴,引入膀胱,故用为君。桂枝乃手少阴经药,能调阳气,开经络,况痰水得温则行,用之为臣。白术除风眩,燥痰水,除胀满,以佐茯苓。然中满勿食甘,用甘草何也?盖桂枝之辛,得甘则佐其发散,和其热而使不僭也;复益土以制水,甘草有茯苓则不支满而反渗泄。本草曰:甘草能下气,除烦满也。"(录自《金匮玉函经二注》卷12)

2. 许宏:"大吐则伤阳,大下则伤阴。今此吐下后,阴阳之气内虚,则虚气上逆,心下逆满,气上冲胸,起则头眩。若脉浮紧者,可发汗,今此脉沉紧者,不可发汗,发汗则动经,身为振摇者,此阳气外内皆虚也。故用茯苓为君,白术为臣,以益其不足之阳。经曰:阳不足者,补之以甘是也。以桂枝为佐,以散里之逆气。以甘草为使,而行阳气且缓中也。"(《金镜内台方议》卷6)

3. 尤怡:"痰饮阴邪也,为有形,以形碍虚则满,以阴冒阳则眩。苓桂术甘,温中去湿,治痰饮之良剂,是即所谓温药也。盖痰饮为结邪,温则易散,内隔脾胃,温则能运耳。"(《金匮要略心典》卷中)

4. 魏荔彤:"此痰饮之在胃……主治以苓桂术甘汤,燥土升阳,导水补胃,化痰驱饮之第一法也。"(《金匮要略方论本义》卷12)

5. 王子接:"此太阳、太阴方也。膀胱气钝则水蓄,脾不行津液则饮聚。白术、甘草和脾以运津液,茯苓、桂枝利膀胱以布气化。崇土之法,非但治水寒上逆,并治饮邪留结,头身振摇。"(《绛雪园古方选注》卷上)

6. 吴谦,等:"身为振振摇者,即战振身摇也;身振振摇欲擗地者,即战振欲堕于地也。二者皆为阳虚失其所恃,一用此汤,一用真武者,盖真武救青龙之误汗,其邪已入少阴,故主以附子,佐以生姜、苓、术,是壮里阳以制水也;此汤救麻黄之误汗,其邪尚在太阳,故主以桂枝,佐以甘草、苓、术,是扶表阳以涤饮也。"(《医宗金鉴·订正伤寒论注》卷2)

7. 唐宗海:"甘草、白术,填中宫以塞水,茯苓以利之,桂枝以化之,水不停而饮自除,治水气凌心大效。盖桂枝补心火,使下交于肾;茯苓利肾水,使不上凌心。其实茯苓是脾约,土能治水,则水不克火也。桂枝是肝药,化水者,肝为肾之子,实则泻其子,而肝又主疏泄,故有化水气之功。补心火者,虚则补其母,肝为心火之母,而桂又色赤亦入心也。发汗亦用桂枝,借木气之温,以散布外达也。其降冲逆,亦用桂枝者,以冲脉下属于肝,内通于肾,桂枝温肝气以引之,化肾水以泄之,凡下焦寒水攻发,冲阳上浮者,往往佐苓、夏以收功。须知桂枝其色赤,其气温,纯得水火之气,助火化木,是其所长,如无寒水而用之,发热动血,阳盛则毙,仲景已有明戒,不可不凛。失血之家,尤宜慎用。或曰:仲景炙甘草汤是补血药,而亦未尝忌用桂枝,何也?曰:此正仲景慎于用桂枝处,方义以中焦取汁,变赤为血,不得不用桂枝助心火以化赤,然即恐桂枝伤血,故用桂枝极少,而用麦冬、地黄极多,以柔济刚,用桂而能制桂,仲景如此之慎,可知失血家不可轻用桂也。"(《血证论》卷7)

【评议】历代医家对方中以茯苓为君,甘草为使,认识大都一致,惟对臣药是桂枝,还是白术，持有异议。赵氏主张以桂枝为臣，许氏则认为应以白术为臣。本方主治脾阳不足，水饮内停之证，法当温阳化饮利水。而桂枝味辛甘性温，具温阳化气之功，用治阳虚水饮不化之证，常与健脾利水之茯苓配伍运用。考仲景《伤寒论》《金匮要略》中，凡用以治疗阳虚水湿不化病证的方剂，多用茯苓与桂枝配伍，除本方外，他如肾气丸、茯苓甘草汤、茯苓桂枝甘草大枣汤、五苓散皆是。可见，本方的臣药应是桂枝，而不是白术，赵氏等的见解是正确的。

【验案举例】

1. 咳嗽 《湖北中医医案选集·第一辑》：某男，34岁。素有咳嗽，屡发屡治，难获远效。近因伤风，旧病复发，咳唾清痰，头晕目眩，胸胁胀满，口淡食少，心下如有物跳动，背部如掌大之处怕冷特甚，脉沉细而弦，舌嫩苔白滑，呼吸短浅难续，尿清量少，大便自调。此证属饮停中焦，治宜温阳化饮，用本方煎汤内服，外用药饼熨其背部冷处，五剂，诸症悉平，现已观察两年，未见复发。

按语：本案断为痰饮，证极显明，施以苓桂术甘汤，颇为合辙。《金匮要略》云："心下有痰饮，胸胁支满，目眩，苓桂术甘汤主之。"又云："短气有微饮……苓桂术甘汤主之。"本案具备诸证，故用之得效。外治之法，亦不无小补。

2. 结核性心包积液 《浙江中医杂志》(1998,3：141)：某女，28岁。1个月前出现胸闷、心悸、气短、上腹部胀满等证。经西医检查后诊为：结核性心包积液（量中等）。西药治疗1月，效不显。中医诊：舌质淡、苔白、脉细，属胸阳不振，水饮凌心所致的心悸，遂用本方加猪苓、太子参、麦冬、大腹皮，治疗6天后复查，积液全部吸收，后又服上方10剂，抗痨治疗1年。2年后随访无复发。

按语：心包积液为临床常见病，西医多采用病因治疗及激素、穿刺抽液等疗法。本案经西医治疗无明显效果，故转求中医，据证分析，属中医的饮证范畴，乃中焦阳虚，不能温阳化水，以致水饮内停，水气凌心而致。用苓桂术甘汤加太子参，温阳益气，化气行水，加猪苓、大腹皮，行气利水，导水饮下行，加麦冬养阴安神，防渗利太过伤津。用本方温阳化气，培中渗湿，正体现了"病痰饮者，当以温药和之"的治疗原则。

3. 便秘 《黑龙江中医药》(1987,3：19)：某女，72岁，农民。1982年2月16日初诊。素有便秘，多日一解，有时坚如羊屎，口干不欲饮，心下悸动，小便不利。旬前惊恐，自觉有气上冲，脘痞恶心，胸闷心悸，头晕目眩，依次而生。视其颜面浮肿，目下青黑，舌质淡胖，苔白水滑，脉搏沉弦。此为心脾阳虚，肾阳亦亏，水气不化，津液不行则大便秘结而小便不利；惊则水气上冲，阴来搏阳故胸闷脘痞，呕恶心悸，眩晕面浮，目下青黑。苔水滑，脉沉弦，亦是水气内停之征。治当温通阳气，利水平冲。方选苓桂术甘汤重用白术加旋覆花、代赭石、姜半夏、泽泻，服3剂后排硬便甚多，脘痞恶心顿消，余症显减，邪去六七，阳气未复，驱邪务净，扶正适时，再用苓桂术甘汤加熟附子、生姜、白芍，又服3剂，症状皆平，面色红润，已获痊愈。

按语：便秘一证，致病原因颇多。本案乃脾胃虚寒，阳气不足，水湿不从正化，停聚而为痰饮，水不化津，肠道失于濡润所致，古人谓之"湿秘"。正如《素问·至真要大论》所云："太阴司天，湿淫所胜，……大便难。"治宜温阳益气健脾，祛湿降浊平冲。故用苓桂术甘汤加味治疗而获效。方中重用白术尤有深义。据现代药理研究报道，白术常用量可止泻，大剂量则具通大便之功用。本案配伍用药颇妙，值得借鉴。

4. 白带 《陕西中医》(1987,2：70)：某女，32岁。1882年10月2日初诊。带下年余，腰酸腹胀，乍轻乍重。近日来带下绵绵，无臭如糊状，畏寒肢冷，神疲乏力，纳谷不香，大便溏薄，两足浮肿，苔白，脉细软。证属脾阳虚弱，湿浊下注。治宜温健脾阳，化湿止带。处方：苓桂术甘汤加制附片、莲须肉、破故纸、山药、芡实,先后共进10剂,诸证告愈。

按语:患者肢冷为阳虚之象,带下稀黏如糊,又为脾虚带脉失约之证。乃脾气虚弱,水湿不化所致。投以温阳健脾化湿,佐以固涩之品。药中病机,故带下愈,诸证亦除。

【临床报道】

一、内科

1. 胃潴留 以苓桂术甘汤为基本方,治疗因慢性胃炎、溃疡病、慢性胃窦炎、低张力胃、胆石症、胃癌引起的胃潴留170例。患者以午后腹部满胀,嗳气频作,胸闷气短,头目眩晕,背部寒冷如掌大,胃脘部有振水音或上消化道造影空腹潴留液多于200ml,舌质淡嫩,苔白滑,脉沉弦或弦细滑为主。若自觉气从少腹上冲咽喉者,去白术加五味子;咳喘、胸闷者,加杏仁;烧心、泛酸者,加海螵蛸、煅瓦楞子、象贝母、吴茱萸、黄连等;头晕甚者,加泽泻;呕吐痰水者,加法半夏、陈皮;脾气虚甚者,加党参;胃脘胀满重者,加川朴、砂仁。经治3~15天。结果:胃潴留液消失145例,好转23例,无变化2例。总有效率达99%[1]。

2. 眩晕 以苓桂术甘汤加泽泻、姜半夏为基本方,随证加味,治疗水湿困脾型30例,脾阳素虚型19例,劳倦伤脾型25例,水饮眩晕者共74例。结果(以3年未复发为痊愈标准):脾阳素虚型:服6剂痊愈者4例,7~12剂痊愈者5例,13~15剂痊愈者9例,1例好转;水湿困脾型:服3剂痊愈者21例,4~6剂痊愈者7例,9剂痊愈者2例;劳倦伤脾型:服3~6剂痊愈16例,7~9剂痊愈者8例,12剂痊愈者1例[2]。张氏等以苓桂术甘汤加半夏、川芎,治疗经X光片检查诊断属颈性眩晕症的患者55例。其中痰浊甚者,重用茯苓、白术、半夏并酌加泽泻;兼热者,生甘草易炙甘草加泽泻;兼气虚者加党参;血瘀象明显者,重用川芎,酌加红花。治疗结果:显效24例,好转25例,无效6例,总有效率为89%[3]。朱氏以苓桂术甘汤加泽泻、龙骨、牡蛎为基本方治疗内耳眩晕者31例。若呕吐剧烈者加半夏、生姜;气虚明显者加党参;伴畏寒,腰膝酸软等肾阳虚者合真武汤。结果:经15~60天的治疗,26例治愈,3例好转,2例无效[4]。

3. 哮喘 将126例哮喘儿童随机分为治疗组65例,对照组61例,治疗组非急性发作期以六味地黄合苓桂术甘汤治疗,处方:熟地12~15g,山茱萸、山药、茯苓各9~12g,泽泻、牡丹皮、桂枝、白术、炙甘草各6~9g,喘鸣者,加麻黄;痰多稀白者加苏子、白芥子;咳甚者,加紫菀、苦杏仁;痰黄、口干者,加生石膏、黄芩。服药15天,再停药15天,每月1疗程,共治疗12个疗程。对照组非急性发作期以三拗汤为基础方:麻黄6~9g,苦杏仁6~9g,炙甘草6g,随症加减同治疗组;缓解期不给药物干预。结果:治疗组总有效率83.1%,对照组总有效率为45.9%,两组总有效率比较,差异有显著性意义(P<0.01),治疗组优于对照组[5]。

4. 小儿支气管肺炎恢复期 加味苓桂术甘汤治疗小儿支气管肺炎恢复期150例。结果:痊愈136例,好转12例,无效2例,总有效率98.5%,且组间疗效及总体疗效均明显优于用西药头孢唑林钠、哌拉西林钠治疗的对照组(P<0.05)[6]。

5. 慢支阻塞性肺气肿 以本方加减治疗111例慢支阻塞性肺气肿患者,药用:茯苓12g,桂枝9g,白术10g,炙甘草5g,苏子10g,干姜10g,两周为1疗程。临症加减:咯痰不爽者加白芥子;痰有味者加鱼腥草;咳剧者加百部;乏力者加党参。结果:显效52例,好转45例,无效14例,总有效率88.9%[7]。

6. 结核性胸腔积液 应用本方加味合抗结核药治疗结核性胸腔积液39例,药用:茯苓30g,桂枝12g,白术12g,甘草5g,丹参15g,葶苈子10g,桑白皮10g,细辛3g,随证加减,2周为1疗程。对照组37例,单纯用抗结核药治疗。结果:治疗组3个疗程后显效35例,有效3

例,无效1例。两组总有效率、显效率有显著性差异($P<0.05$)。胸膜肥厚粘连发生率,治疗组显著低于对照组($P<0.01$)。肝损害情况:治疗组明显低于对照组[8]。

7. **充血性心力衰竭** 以本方治疗120例充血性心力衰竭患者,随机分为治疗组90例,对照组30例,对照组常规给予洋地黄及利尿剂治疗,治疗组在常规药物治疗的基础上加用苓桂术甘汤。观察临床疗效并检测心功能,部分患者做心钠素(ANP)测定。结果:两组的总有效率分别为73.33%和60.00%,疗效比较差异有显著性($P<0.01$)[9]。

8. **心律失常** 用苓桂术甘汤为基础方治疗心律失常100例,药用:茯苓12g,桂枝6g,炒白术、甘草各10g。心动过缓重用桂枝;畏寒肢冷者加熟附子、红参;心动过速者,用炙甘草,并加五味子、白芍、苦参、全瓜蒌;血瘀证明显加血竭、鸡血藤、川芎、丹参;惊悸明显加远志、生龙骨、生牡蛎、夜交藤、珍珠粉;气血虚弱者配服归脾丸;湿盛或纳差加法半夏、厚朴、焦三仙。2周后显效49例,有效49例,无效2例[10]。

9. **肝性胸水** 以本方加减治疗肝性胸水35例,药用:茯苓30~60g,生白术20~50g,桂枝10~15g,白芥子3g,生麻黄10~20g,甘草3~5g,大腹皮15~20g,桑白皮10~15g,桔梗5~6g,丹参10~15g,大枣4枚。气虚明显者加党参、生黄芪;脾虚便溏者,加炒山药、白扁豆;肝癌患者,加半枝莲、白花蛇舌草;黄疸明显者,加茵陈。1个月为1个疗程。对伴有重度胸腔积液者合用氢氯噻嗪50mg/次,3次/d;螺内酯60~80mg/次,3次/d,口服;并加输人血白蛋白10g,每周2~3次。结果:显效29例,有效5例,无效1例,总有效率97.37%[11]。

10. **胃扭转** 将102例胃扭转辨证分型为肝郁气滞型、水毒瘀滞型。其中水毒瘀滞型治以本方,症状:脘腹部疼痛及振水声,肠鸣,呕吐频繁,进食饮水则呕吐加重,脉弦细或细,舌质淡红,舌苔薄白或白腻。治则:温阳逐饮,和胃止呕。方用:茯苓15g,桂枝10g,炒白术10g,乌药10g,枳壳10g,砂仁10g,陈皮15g,姜半夏10g,甘草6g。加减:痛甚加沉香、大腹皮。结果:痊愈91例,好转8例,无效3例[12]。

11. **尿潴留** 用本方加味治疗产后尿潴留86例,药用茯苓、炒白术各12g,桂枝、炒当归各10g,生黄芪15g,炙甘草3g。小腹隐痛,恶露量少者加益母草、制香附、台乌药;潮热汗出量多者加白芍;口淡纳差,便溏者加炒山药、炒党参、红枣。结果:服2剂后小便通者21例,服3剂后通者37例,服3剂小便得通但解出不畅者13例,服3剂后转方,小便得通者15例[13]。黄氏等采用本方加减治疗老年髋部骨折术后尿潴留32例,患者均在腰麻或腰硬联合麻下行手术治疗后出现尿潴留,处方:茯苓、白术各15g,甘草、桂枝各6g。加减:肾阳亏虚者加附子、补骨脂;肝郁气滞加香附、柴胡;夹瘀加桃仁、丹参;夹湿加薏苡仁、木瓜;夹痰加用法半夏、陈皮。3天为1疗程,治疗2疗程。结果:临床治愈(小便通畅,症状及体征消失)26例,好转(症状及体征改善)5例,无效(症状无变化)1例,总有效率为96.9%[14]。

二、妇科

羊水过多 运用苓桂术甘汤加味治疗急性羊水过多32例,此病属中医"子满"范畴。急性羊水过多,均发生在妊娠中期(即4~6个月),患者均于一周内羊水急骤增长,腹大异常,胸膈满闷,呼吸迫促,喘逆不安,甚则不能平卧,其中伴有下肢及外阴水肿25例,遍身俱肿7例。经B超检查,胎儿均无畸形。用本方加当归、白芍、生姜皮、桑白皮、鲤鱼。先煮鲤鱼至熟,澄清取汤,再纳药煎煮,日分两次服。腹胀甚者加泽泻、车前子;神疲乏力气虚者加黄芪;肾虚腰酸加菟丝子、桑寄生;面色萎黄血虚加阿胶、首乌;气急喘促甚加杏仁。治疗结果:32例经7天治疗,临床症状消失,随访足月正常分娩者为痊愈,共22例;经治疗15天临床症状基本消失,随访足月分娩者为有效,7例;经治疗15天以上,临床症状无改变为无效,3例[15]。

三、儿科

1. **小儿狐疝** 用苓桂术甘汤为主治疗小儿狐疝 32 例,属于先天性者 18 例,继发性者 14 例。用本方加台乌为基本方,随症加减:疝痛甚者加木香、延胡索;体质虚者加黄芪、当归。治疗结果:痊愈 20 例(狐疝消失,半年不复发者);好转 8 例(狐疝发作次数减少,体重减轻者);无效 4 例(连续服药 7 剂,病情无变化者)。总有效率为 86.1%。服药最少者 4 剂,最多者 40 剂[16]。

2. **百日咳重症痉咳** 用苓桂术甘汤加减治疗小儿百日咳重症痉咳 156 例,病程 10 天以内者 20 例,11～20 天者 31 例,21～30 天者 41 例,41～50 天者 35 例,51～62 天者 29 例,这些患儿都是通过西药和某些中药无效而用此法治疗。患儿均为阵发性咳嗽,呈痉挛性,带有吼声,阵咳数分钟后吐出大量食物及清稀泡沫痰涎,日轻夜重,且越来越重,而又很少有阳性体征者。其中每昼夜痉咳 20 次者 30 例,30 次者 51 例,40 次者 39 例,50 次者 23 例。脸部浮肿者 71 例,眼球结膜下出血者 69 例,舌系带溃疡者 67 例,轻度贫血者 52 例,合并肺炎者 21 例。经用苓桂术甘汤加浙贝母、百部、旋覆花、枳壳、桃仁、地龙为基本方,若热盛者去桂枝加用生石膏,若久咳阴伤者加五味子。合并肺炎者配合西药抗生素治疗。若小儿不愿服汤药者可用上方 3 付量加冰糖收膏频服,其效更好。结果:痊愈(1 周内咳嗽、伴随症状及体征消失)148 例,占 95%;好转(5 天内咳嗽减,10 天内咳嗽基本消除,伴随症状及体征消失或改善)6 例,占 3.8%;无效(5 天内痉咳嗽未减,或改用其他方法治疗)2 例,占 1.2%。总有效率为 98.8%[17]。

四、五官科

1. **病毒性角膜炎** 用苓桂术甘汤加附子为基本方,治疗病毒性角膜炎 31 例,共 35 只眼。就诊时发病最短者 2 天,最长者 1 个月。若兼抱轮红肿,苔黄者,加甘菊花、车前子;兼腰酸膝冷等,则重用附子。结果服药 7 剂,翳障消退者 9 例,10 只眼;14 剂消退者 10 例,12 只眼;21 剂消退者 5 例,5 只眼;30 剂消退者 3 例,3 只眼。另 4 例,5 只眼因就诊较晚,黑睛已生斑翳,终未消退。总治愈率为 87%[18]。

2. **中心性浆液性视网膜病变** 本组 32 例,其中单眼发病 26 例,双眼同时发病 6 例,病程最长者 3 个月,最短者 20 天。初发病者 25 例,复发病者 7 例。采用苓桂术甘汤合四物汤为基本方。治疗 3～5 周。结果:痊愈(黄斑区水肿消退,视力恢复)22 例;好转(黄斑区水肿消退,视力基本恢复)6 例;无效(黄斑区水肿消退,黄斑部损伤面积大,视网膜组织变性)4 例。半年后,痊愈病例随访,6 例复发,再用本法治疗,5 例获愈,1 例好转[19]。

3. **小儿过敏性鼻炎** 以本方合苍耳子散加减治疗小儿变应性鼻炎脾虚痰饮型 116 例,方药:党参 10g,白术 6g,茯苓 6g,桂枝 6g,白芷 6g,细辛 2g,苍耳子 6g,辛夷 6g,羌活 6g,炙甘草 3g)。鼻痒者加地龙、蝉蜕;涕多者加乌梅、诃子;鼻塞重者加藿香、白芷。5 天为 1 疗程,2 个疗程后有效率为 88%,总有效率为 90%[20]。

4. **梅尼埃病** 观察治疗梅尼埃病 105 例,以苓桂术甘汤为基本方,即茯苓 18g,桂枝 9g,白术 12g,甘草 9g,另加味生龙牡各 24g,生赭石 12g,灵磁石 24g,半夏 9g,钩藤 18g,石决明 20g。10 天为 1 疗程,一般服 1～3 个疗程。77 例治愈(73.33%),眩晕症及兼症消失;18 例好转(17.14%),症状减轻;10 例无效(9.52%),症状无明显变化。总有效率为 90.48%[21]。

【实验研究】

1. **抗心肌缺血作用** 本方对异丙肾上腺素所致之大鼠心肌缺血有明显的保护作用,其机制可能与其有抑制交感神经兴奋性的作用有关。

2. 对心脏的正性肌力作用 结果提示,该方的单味药及复方都具有一定的正性肌力作用。在实验中,该方能促使家兔衰竭心脏心力的较好恢复,表明它能直接作用于心脏本身。

3. 抗心律失常作用 该方能对抗氯仿所致的小鼠心室颤动。实验已证实,炙甘草有对抗心律失常的作用。苓桂术甘汤对抗小鼠心室颤动的作用可能与炙甘草有密切关系[22]。

4. 对佐剂性关节炎大鼠关节液 IL-1β、TNF-α 及 PGE$_2$ 的影响 观察苓桂术甘汤对 AA 大鼠继发性炎症的影响,探讨其免疫调节作用机制。结果:苓桂术甘汤各剂量均能明显地降低 AA 大鼠继发性炎症区域 IL-1β、TNF-α 及 PGE$_2$ 等的含量,减轻 AA 大鼠致炎后第 21、26 天非致炎侧后足爪肿胀度($P<0.05$)。结论:苓桂术甘汤对 CFA 诱导的变态反应性异常免疫具有明显的抑制作用。模型复制后第 11 天,各组体重均较空白对照组明显减轻($P<0.01$),连续给药 10 天后,各组大鼠体重均明显增加($P<0.01$)[23]。

5. 对实验性兔心力衰竭心钠素的影响 廖习清等采用盐酸多柔比星耳缘静脉注射造成家兔实验性充血性心力衰竭模型,观察加减苓桂术甘汤组、苓桂术甘汤组对实验性心力衰竭兔心钠素的作用。结果:加减苓桂术甘汤组、苓桂术甘汤组及心宝组均明显降低兔的体重,减慢心率,提高心脏功能,降低血浆心钠素水平,尤其以加减苓桂术甘汤组效果显著[24]。

参 考 文 献

[1] 张清河,贾红旗,伊文仙. 苓桂术甘汤加减治疗胃潴留 170 例临床分析[J].黑龙江中医药,1993,(5):38.

[2] 余仲卿. 苓桂术甘汤加味治疗水饮眩晕 74 例[J].北京中医杂志,1993,(4):19.

[3] 张学义,刘嘉吉. 苓桂术甘汤加味治疗颈性眩晕症 55 例[J].内蒙古中医药,1994,(2):5.

[4] 朱怀远. 苓桂术甘汤加味治疗内耳眩晕病 31 例[J].浙江中医杂志,1998,33(5):204.

[5] 刘浩. 六味地黄合苓桂术甘汤防治儿童哮喘 65 例疗效观察[J].实用中西医结合临床,2005,5(3):32-33.

[6] 于明来. 苓桂术甘汤加味治疗小儿支气管肺炎恢复期 150 例[J].山东中医杂志,2001,(8)4:466-467.

[7] 呼秀珍,潘莹. 苓桂术甘汤治疗慢支阻塞性肺气肿 111 例[J].陕西中医学院学报,2000,23(3):23.

[8] 吴乐文. 加味苓桂术甘汤合抗痨药治疗结核性胸腔积液[J].上海中医药杂志,1999,(1):18.

[9] 李小球,耿小茵,王沙燕,等. 苓桂术甘汤治疗充血性心力衰竭的临床研究[J].中华中医药杂志,2005,4(20):220.

[10] 马丽,徐进杰. 苓桂术甘汤加减治疗心律失常 100 例[J].新中医,2001,33(10):34.

[11] 田莉婷,李向阳. 苓桂术甘汤治疗肝性胸水 35 例[J].四川中医,2008,26(5):67.

[12] 申殿栋,李志云. 辨证分型治疗胃扭转 102 例临床观察[J].山东中医药大学学报,2003,27(2):133.

[13] 梁丽娟. 苓桂术甘汤加味治疗产后尿潴留 86 例[J].浙江中医杂志,1997,32(1):12.

[14] 黄伟明,刘毅. 苓桂术甘汤加减治疗老年髋部骨折术后尿潴留 32 例[J].新中医,2008,40(7):86-87.

[15] 褚关金,乐嘉宜. 急性羊水过多用苓桂术甘汤加味治疗[J].上海中医药杂志,1993(11):22.

[16] 谭锡三. 苓桂术甘汤加味治疗小儿狐疝 32 例[J].湖南中医杂志,1993,9(2):50.

[17] 傅昌格. 苓桂术甘汤加味治疗百日咳重挫痉咳 156 例[J].黑龙江中医药,1992,(6):10.

[18] 姜崇智,柳玉美. 苓桂术甘汤加附子治疗病毒性角膜炎 31 例[J].山东中医杂志,1993,12(2):18.

［19］林春花．四物汤合苓桂术甘汤治疗中心性浆液性视网膜病变 32 例［J］．浙江中医杂志，1992，27（5）：213．

［20］赵艳萍．从肺脾论治小儿变应性鼻炎 116 例［J］．中医儿科杂志，2008，4（3）：28-29．

［21］杨立志，殷学蕴．加味苓桂术甘汤治疗梅尼埃病 105 例临床观察［J］．现代中西医结合杂志，2008，17（15）：2362-2363．

［22］傅延龄．苓桂术甘汤对心血管的药理作用［J］．北京中医学院学报，1990，13（4）：47．

［23］黄金玲，龙子江，吴华强，等．苓桂术甘汤对佐剂性关节炎大鼠关节液 IL-1β、TNF-α 及 PGE$_2$ 的影响［J］．中国中医药科技，2004，11（2）：75-76．

［24］廖习清，耿小茵，魏合伟，等．加减苓桂术甘汤对心力衰竭兔心钠素及心功能的影响［J］．中西医结合心脑血管病杂志，2005，3（5）：409-410．

甘草干姜茯苓白术汤

（《金匮要略》）

【异名】甘姜苓术汤（《金匮要略》）、甘草汤（《外台秘要》卷 17 引《古今录验》）、肾着汤（《千金翼方》卷 19）、除湿汤（《三因极一病证方论》卷 9）、苓姜术甘汤（《类聚方》）、茯苓干姜白术甘草汤（《奇正方》）。

【组成】甘草二两（6g）　白术二两（6g）　干姜四两（12g）　茯苓四两（12g）

【用法】上四味，以水五升，煮取三升，分温三服，腰中即温。

【功用】温脾胜湿。

【主治】肾着病。身重，腰下冷痛，腰重如带五千钱，饮食如故，口不渴，小便自利，舌淡苔白，脉沉迟或沉缓。

【病机分析】本方之主治病证，乃寒湿之邪外袭，痹阻于腰部所致。盖腰为肾之府，寒湿之邪侵及腰部，着而不去，故名肾着。究其致病原因，一则因过度劳累，汗出过多，腠理开泄，而"衣里冷湿"，寒湿病邪从肌腠侵入，故原书说："身劳汗出，衣里冷湿，久久得之。"二则淋雨涉水；三则久居湿地，均可致寒湿之邪循经而入。寒邪凝敛收引，湿邪重着黏滞。腰部感受寒湿，阳气不得通达，痹着不行，日久失治，则气血运行受阻，不通则痛，故见腰部冷痛，或沉重不舒。原书所谓"如坐水中"、"形如水状"、"腰重如带五千钱"等，皆为形容腰部既冷且重之词。本方证病变部位在躯体下部，虽属下焦，但内脏尚无病变。因上焦无热，故口不渴；饮食如故，则示胃腑无病；小便清长自利，乃下焦有寒所致。至其舌淡苔白，脉沉迟或沉缓，皆为寒湿阻滞，阳气不通之象。

【配伍意义】本方是为治疗寒湿之邪外袭，痹阻于腰部而致之肾着而设。肾着一证，不在肾之本脏，而在肾之外府，实由于脾不胜湿，留着于肌肉所致。故在治疗上，不必温肾，只需对肌肉经络之寒湿予以祛除，则肾着之证可愈。正如尤怡所云："其病不在肾之本脏，而在肾之外府，故其治法，不在温肾以散寒，而在燠土以制水"（《金匮要略心典》卷中）。故本方重用干姜为君药。《神农本草经》卷 2 谓其能"温中"，"逐风湿痹"。《本草经解》卷中亦谓其"辛温能散寒也，逐风寒痹着，辛温能散风湿，而通血闭也"。盖本品性味辛热，味辛则能散能行，以散寒除湿通痹；温热之性则能通阳化气，故以之为君。因湿邪较重，故用茯苓为臣药，以健脾利水，使水湿之邪从小便而去。茯苓与干姜配伍，一温一利，祛湿而不伤正。佐以白术益气健脾燥湿。《本经逢原》卷 1 云白术"生用则有除湿益燥，消痰利水"之功。本品性味甘苦温，既能益气补脾，又能燥湿和胃，与干姜配伍，一温一补，俾脾胃健则寒湿祛，此治本之图也。使以甘草和中健脾，调和诸药。四药相伍，共奏温中散寒，补脾胜湿之功。寒祛湿消，阳气通达,则诸证可愈。

本方配伍特点是:由温中散寒和健脾祛湿两方面的药物组成,辛热温散以祛寒,甘淡健脾以渗湿。适用于寒湿外侵,痹阻于肌肉、经络之间,外无表证,时日已久的腰以下冷痛重着证。

【类方比较】

1. 本方与理中丸,均用干姜、白术、甘草。但理中丸用人参与干姜相配,为温中补气之剂,主治中焦虚寒证;本方以茯苓与干姜相伍,为温中祛湿之方,主治寒湿之邪痹阻于腰部之证。

2. 本方与苓桂术甘汤比较,用药亦只一味之差。苓桂术甘汤君茯苓,臣桂枝,旨在温阳利湿化饮,是以祛水饮为主的方剂;本方是君干姜,臣以茯苓,旨在温中散寒祛湿,是以祛寒湿为主的方剂。

【临床运用】

1. 证治要点 本方主治寒湿外袭所致的寒湿痹着证。临床上以身重,腰以下冷痛,舌苔白,脉沉缓或沉迟为证治要点。

2. 加减法 本方加杏仁,可治孕妇浮肿,小便自利,腰体冷痛;加红花,可治妇人年久腰冷带下;加附子、益智仁,可治老人小便失禁,腰腿沉重冷痛,及男女遗尿至十四岁犹不已者;若寒多痛甚者,再加细辛配附子,以助温经散寒之力。

3. 本方现代常用于腰肌劳损,坐骨神经痛,风湿性关节炎,类风湿性关节炎,血栓闭塞性脉管炎,椎管狭窄,冠心病以及胃肠功能紊乱等属寒湿痹阻于肌肉、经脉或关节脏腑的多种疾病。

【使用注意】身重、腰痛属湿热内侵者,忌用本方。

【源流发展】本方出自《金匮要略·五脏风寒积聚病脉证并治》。原书云:"肾着之病,其人身体重,腰中冷,如坐水中,形如水状,反不渴,小便自利,饮食如故,病属下焦,身劳汗出,衣里冷湿,久久得之,腰以下冷痛,腹重如带五千钱,甘姜苓术汤主之。"由于本方主治肾着,故《备急千金要方》卷19称其为"肾着汤"。本方对后世影响较大,在组成变化及临床应用方面,都有发展。从方剂组成分析有以下几点。①加温里祛寒药,如肉桂、附子之类。例《外台秘要》卷17引《经心录》肾着散,于本方加桂心,并加杜仲、牛膝、泽泻,主治肾着腰痛;《血证论》卷8肾着汤,即本方去茯苓、干姜,加附子、红枣,主治腰以下冷痛,腹重如带五千钱。②加化湿利水药,如苍术、泽泻、防己、薏苡仁之类。例《易简方》肾着汤,于本方加苍术,主治腰重而冷痛者;《辨证录》卷2肾痹汤,即本方去干姜,加防己、薏苡仁、附子、肉桂、山茱萸、杜仲、石斛、地骨皮,主治肾痹,腰膝重痛,两足无力等。③加补气健脾药,如人参之类。例《普济方》卷108引《如宜方》肾着汤,即本方加人参组成,主治中湿,一身关节尽痛,小便自利,脉沉缓而微。④加宣肺及理气活血药,如杏仁、陈皮、香附、木香、川芎之类。例《三因极一病证方论》卷17肾着汤,由本方加杏仁,主治妊娠腰脚肿痛;《陈素庵妇科补解》卷3肾着汤,即本方去干姜,加香附、陈皮、木香、川芎、苏叶、当归、白芍、大腹皮、苍术、黄芩、羌活,主治妊娠胎水肿满。在主治方面,除身重、腰痛外,延伸至妊娠胎水肿满,中湿关节一身尽痛;《杂病源流犀烛》卷16肾着汤,主治女痨疝,薄暮发热恶寒,额黑微汗,手足热,腹胀如水,小腹满急,大便时溏,身目黄赤,小便不利。近年出版的《金匮要略讲义》对本方的适应证作了比较系统的归纳,指出:呕吐、腹泻、妊娠下肢浮肿,或老年人小便失禁,遗尿、遗精,妇人年久腰冷带下等,属脾阳不足而有寒湿者。

【疑难阐释】关于肾着的含义。腰为肾之外府,寒湿之邪,伤及腰部,著而不去,而致的腰部冷痛,沉重不舒等症,名肾着。

【方论选录】

1. 徐彬:"肾着者,言黏着不流动也。但卫气出于下焦,肾有着邪,则湿滞卫气,故身体重。腰为肾之腑,真气不贯,故冷如坐水中。形如水状者,盖腑有邪,则腰间带脉常病,故溶溶如坐水中,其不用之状,微胀如水也。然反不渴,则上焦不病。小便自利,饮食如故,则中焦用命而气化,故总曰病属下焦。湿从下受之,故知其身劳汗出,衣里冷湿,久久得之。必曰因劳者,肾非劳不虚,邪非肾虚不能乘之耳。然虽曰肾着,湿为阴邪,阴邪伤阳,不独肾矣,故概曰腰以下冷痛。腹重如带五千钱,谓统腰腹而为重也。总之肾着,乃湿邪伤阴,肾亦在其中,与冬寒之直中者不同。故药以苓、术、甘草扶土渗湿为主,而以干姜一味温中去冷。谓肾之元不病,其病止在肾之外府,故治其外之寒湿而自愈也。若用桂、附,则反伤肾之阴矣。"(《金匮要略论注》卷11)

2. 汪昂:"此足少阴、太阴药也。干姜辛热以燥湿,白术苦温以胜湿,茯苓甘淡以渗湿,甘草甘平和中而补土。此肾病,而皆用脾药,盖土正所以制水也。"(《医方集解·利湿之剂》)

3. 周扬俊:"肾为水脏,而真阳伏焉。肾着之病,肾气本衰,故水火俱虚,而后湿气得以着之,何也?水与火为类,故易召也,其人身重,湿也。腰如坐冷水,有水状,湿气胜也。不渴者,阳明未尝热也。小便利,膀胱未尝热也。饮食如故,中焦亦不病也,故曰病在下焦。而又申明所致病之由,言身劳则阳气张而汗出,湿入则阴气久而不散,以致冷痛腹重犹如彼也。然论病固下焦症也,而主方皆中焦药,岂无故哉?人之阳气,原于下而盛于中。今因中州无恙之时,再一厚培脾土,使土旺可以制湿,阳壮足以发越。故取干姜之辛热,茯苓之淡渗,加于补中味内,三服可令腰温,全不及下焦药者,恐补肾则反助水益火,无由祛湿也。仲景明言下焦,药反出中焦者,不令人想见微旨耶?"(《金匮玉函经二注》卷11)

4. 尤怡:"肾受冷湿,着而不去则为肾着。身重腰中冷,如坐水中,腰下冷痛,腹重如带五千钱,皆冷湿着肾而阳气不化之征也。不渴,上无热也。小便自利,寒在下也。饮食如故,胃无病也,故曰病在下焦。身劳汗出,衣里冷湿,久久得之,盖所谓诸湿袭虚,病起于下者也。然其病不在肾之中脏,而在肾之外府,故其治法,不在温肾以散寒,而在煗土以胜水。甘、姜、苓、术辛温甘淡,本非肾药,名肾着者,原其病也。"(《金匮要略心典》卷中)

5. 沈金鳌:"此寒湿浸淫肾之经络病也。腰为肾腑,寒湿浸淫于腰,痹着肾之经络,气血不得转运,故身体重,下连带脉,则腰中冷,如坐水中,形如水状,名曰肾着。而脏腑胸腹之里无病,所以反不渴,小便自利,饮食如故。病属下焦肾部,躯壳受邪也。此因身劳汗出得之衣里冷湿,而湿为阴邪,痹于下焦,阳郁不得跻,邪应于外,则腰以下冷痛,内应则腹重如带五千钱,以甘、术、姜、苓温中健脾导湿,而清其源,则不治肾而着自愈。"(《沈注金匮要略》卷11)

【评议】对于肾着病的病机,诸家的见解不一。或认为本病非肾之本脏受病,其病位在肾之外府。乃因寒湿病邪,侵及"肾之经络",即所谓"躯壳受病"。因其证不是肾之阳虚,故其治疗也不从温肾祛寒着手,而从温补脾土,散寒除湿立法,故药用甘、姜、苓、术。周扬俊对此持不同观点,认为:"肾着之病,肾气本衰,水火俱虚,而后湿气得以着之。"对于方中不用温阳补肾之品,而重在温补脾土的治法,周氏解释为"恐补肾则反助水益火,无由祛湿也"。以上观点,孰是孰非,应结合原文进行分析,方能全面了解。仲景方世称医方之祖,不仅配伍严谨,用药丝丝入扣,而且是辨证求因,审因论治的典范。有时虽然叙证简略,但只要方证合参,就能理解其中之精义。甘姜苓术汤,药仅四味,皆为温补脾土,散寒除湿而设,无一味及肾。若有肾阳虚衰之证,则仲景决不致有如此之误。周氏之说,于理欠通。

【验案举例】

1. 足痛 《叶天士医宗大全》:陆,24 岁。饱食则哕,是为胃病。两足骨骱皆痛,阳明胃脘不司束筋骨,故痛,议转施阳气法,苓姜术甘汤。

按语:脾胃为后天之本,气血生化之源。脾胃虚弱,运化腐熟功能失常,故见饮食则哕,又气血不足,则筋脉失养。经曰:邪之所凑,其气必虚。正气不足,寒湿易于侵袭,痹阻两足,不通则痛。故投苓姜术甘汤以温中补虚,散寒除湿。俾寒湿去则阳气通,气血调则疼痛止。

2. 尿频、遗精 《临床应用汉方处方解说》:某男,73 岁,武士。平生小便频数,腰冷如坐水中,着厚衣履盖而坐,精液不自禁时泄,久治无效,如此已十余年矣。余诊之,心下悸,即与甘姜苓术汤痊愈。

按语:古稀之年,脾肾皆虚,脾虚则统摄无权,肾虚则封藏失职。且寒湿之邪浸渍,故见腰部冷痛,小便频数及滑精遗泄等症。因病程较久,难期速效,故投本方培补中土,以资化源,俾脾旺则肾气亦旺。若于方中加温肾固涩之品,则其效更佳。

3. 腰酸 《金匮方百家医案评议》:某男,24 岁。初诊主诉:腰酸月余,因腰一圈均酸,且有重坠感,纳少眩晕,脉缓,舌苔薄腻。曾经某医投补中益气之剂无效。改用甘姜苓术汤加生苡仁、炒当归、怀牛膝、桂心燠土以胜水。5 剂后复诊:腰酸好转,纳食有增,但感头重眩晕,水饮上冒,拟前方合泽泻汤。5 剂服后,诸症痊愈。追访一年,未见复发。

按语:腰为肾之府,寒湿痹着,阳气不通,故见腰酸重坠,纳少眩晕等症。前医投补中益气之剂,亦无大错,其未效者,因无散寒祛湿之功耳。故改用本方温中补脾,散寒除湿,加桂心温阳散寒,牛膝补肾强腰,当归养血和血,生薏仁助苓、术以祛湿,方药对证,故取效甚速。

【临床报道】

1. 胃炎 以本方加益母草、红花、延胡索为基本方,治疗胃炎 311 例。随证加减。治疗结果:痊愈 213 例,有效 67 例,无效 31 例。痊愈的 213 例中服药最少 6 剂,最多 66 剂。配合针灸治疗者 126 例。治愈率为 68.5%;总有效率为 90%[1]。

2. 小儿泄泻 以本方加藿香、木香、葛根、车前子、白蔻仁、麦芽为基本方,治疗小儿泄泻 250 例。随证加减。结果:痊愈 180 例,好转 65 例,无效 5 例[2]。

3. 尿频 以本方加肉桂、附子,若伴白带过多者加山药,遗精加桑螵蛸或煅龙牡。治疗尿频者 113 例。其中年龄最大者 78 岁,最小者 3 岁;小便次数间隙时间最长者 2 个小时 1 次,最短者 5 分钟 1 次。病例的共同特点是:小便次数增多,不同程度尿急,腰酸膝冷,手足易凉,小腹亦有凉感,受寒或洗澡后加重。结果:痊愈 90 例,好转 17 例,无效 6 例。治愈率为 79.1%,总有效率为 94.6%[3]。

4. 腰肌纤维织炎 用肾着汤加味治疗腰肌纤维织炎 228 例,肾着汤加味组成:川续断、杜仲、白芍、干姜、白术、茯苓、甘草、鸡血藤、当归、川芎、威灵仙。寒邪重者加附子、细辛;湿热带下者去干姜加芡实、薏苡仁;瘀血较重者加土鳖虫、红花;部分有湿热表现者去干姜,加虎杖、秦艽。水煎服日 1 剂,7 天为 1 疗程。结果:228 例患者全部停针灸、推拿、理疗及口服其他药物,只用肾着汤加味治疗。服药 1 疗程统计疗效,痊愈 195 例,显效 18 例,好转 10 例,无效 5 例,总有效率 97.8%[4]。

5. 腰痛 加味甘姜苓术汤治疗寒湿腰痛 48 例,处方:甘草 10g,干姜 15g,茯苓 30g,白术 15g,独活 15g,川断 20g,杜仲 15g,牛膝 15g,薏苡仁 30g。随证加减:湿邪偏盛,腰部重痛甚者,加苍术;寒邪偏盛,腰部冷痛甚者,加附片;寒凝瘀血,腰部刺痛甚者,加红花;肾阳偏虚,腰部酸痛伴有下肢酸软无力者,加桑寄生、菟丝子。7 剂为 1 疗程,另外将药渣炒装入袋内,热敷腰部,日敷 1~2 次。结果:治疗 2 疗程后,痊愈 41 例;有效 6 例;无效 1 例。总有效率为 98.92%[5]。刘氏以本方和五积散治疗腰痛为主症患者 100 例,有的伴有小腹胀痛,骶尾、骶部酸痛等,排除坐骨神经痛,腰椎正侧位示:腰椎正常者 46 例,腰椎侧弯、生理曲度变直者 39 例,腰椎骨质疏松、有唇状骨质增生者 15 例。药物组成:干姜 10g,茯苓 20g,苍术、白术各 10g,炙甘草 6g,麻黄 6g,肉桂 6g,细辛 3g,延胡索 15g,杜仲 10g,川续断 20g,桑寄生 24g,川、怀牛膝各 20g,羌、独活各 10g,骨碎补 10g。药渣趁热布包,放在腰部,上加热水袋热敷 30 分钟后取下。近期临床治愈 74 例;有效 6 例;无效 2 例。总有效率为 98%[6]。

6. 产后损伤性腰痛　以肾着汤减干姜,加用附子、桂枝、枸杞子、牛膝、杜仲、独活、桑寄生、细辛、乌药、当归,治疗产后损伤性腰痛,属寒凝型者 18 例。结果:痊愈 11 例,好转 6 例,无效 1 例,治愈率占 61.11%[7]。

参 考 文 献

[1] 王海江. 加味肾着汤治疗胃炎 311 例观察[J]. 河北中医,1991,13(4):8.

[2] 凌远潮. 甘姜苓术汤加味治疗小儿泄泻 250 例[J]. 浙江中医杂志,1991,26(2):66.

[3] 王海江. 肾着汤加味治疗尿频症 113 例总结[J]. 河北中医,1989,11(5):11.

[4] 徐文泉,杨小霞,宋文法. 肾着汤加味治疗腰肌纤维织炎 228 例[J]. 山东中医杂志,2001,20(1):26.

[5] 番在幸,何开仁. 加味甘姜苓术汤治疗寒湿腰痛 48 例[J]. 云南中医中药杂志,2007,28(9):23.

[6] 刘合曾. 肾着汤合五积散治疗腰痛 100 例[J]. 山东中医杂志,1996,15(9):401.

[7] 邱少华. 产后损伤性腰痛的辨证施治[J]. 广西中医药,1993,16(6):17.

真 武 汤
(《伤寒论》)

【异名】玄武汤(《千金翼方》卷 10)、固阳汤(《易简方》)。

【组成】茯苓三两(9g)　芍药三两(9g)　生姜切三两(9g)　白术二两(6g)　附子一枚(9g)炮,去皮,破八片

【用法】上五味,以水八升,煮取三升,去滓,温服七合,日三服。

【功用】温阳利水。

【主治】

1. 脾肾阳虚,水气内停证。小便不利,四肢沉重疼痛,腹痛下利,或肢体浮肿,苔白不渴,脉沉。

2. 太阳病,发汗,汗出不解,其人仍发热,心下悸,头眩,身𥆧动,振振欲擗地。

【病机分析】本方是治疗脾肾阳虚,水气内停的主要方剂。《伤寒论》所载真武汤方证共两处,一是太阳病发汗太过,水气内动;一是少阴病,肾阳亏虚,水气内停。两者起始虽不同,而其发病皆为阳虚水泛所致。人体的水液代谢虽与多个脏腑的功能正常与否有关,但其中尤与脾、肾的关系最为密切。水之所制在脾,所主在肾。《素问·逆调论》谓:"肾者水脏,主津液。"今肾阳虚,气化失常,开合失司,故见小便不利等症。《素问·水热穴论》云:"肾者,胃之关也,关门不利,故聚水而从其类也。上下溢于皮肤,故为胕肿。胕肿者,聚水而生病也。"除此,亦可引起水不化气,而见小便清长,尿量增多等症。肾阳是人身阳气之根,能温煦生化

各脏腑组织器官。脾阳根于肾阳,现肾阳虚衰,则脾阳亦不足。脾主运化水湿,脾阳虚不能运化,则水液停聚而为诸患,水湿溢于肌肤,故见肢体浮肿而沉重;水湿流走肠间,"湿盛则濡泄",故见下利、便溏。清阳之气不升,浊阴不降,湿浊之邪困郁清空,故见头眩头重。寒湿凝结于里,水停气滞,故见腹痛。水气上凌于心,则见心悸。《素问·生气通天论》指出:"阳气者,精则养神,柔则养筋。"因表证发汗太过,则伤阳耗阴,阳气大虚,筋肉失养,经脉失于温煦,故见筋肉眴动,站立不稳,振颤欲倒地等症。总之,上述诸症的出现,是由于肾阳虚而导致脾阳亦虚,水湿不运所致,脾肾阳虚是"本",水气内停是"标"。

【配伍意义】本方是为脾肾阳虚,水气内停之证而设。治疗阳虚水停之证,应温补肾阳与利水渗湿结合运用。方中用大辛大热之附子为君药,峻补元阳,"益火之源,以消阴翳"。盖本品乃纯阳燥烈之品,归心、肾、脾经,其性善走,长于补命门真火,且能逐在里之寒邪。正如《本草求真》卷1所云:"附子大辛大热,纯阳有毒,其性走而不守,通行十二经,无所不至。为补先天命门真火第一要剂。凡一切沉寒痼冷之症,用此无不奏效。"张锡纯也指出:"附子味辛,性大热。为补助元阳之主药"(《医学衷中参西录》中册)。主水虽在肾,制水则在脾。今肾阳虚衰,必致脾阳不足,脾胃之气亏虚,故方中又配白术益气健脾燥湿。《本草求真》卷1云:"白术缘何专补脾气?盖以脾苦湿,急食苦以燥之,脾欲缓,急食甘以缓之。白术味苦而甘,既能燥湿实脾,复能缓脾生津,且其性最温。服则能以健食消谷,为脾脏补气第一要药也。"茯苓甘淡性平,长于健脾利水渗湿,使水湿从小便而去。尤其适用于脾虚不健,水湿内停之证。苓、术相伍,以益气健脾祛湿,均为臣药。生姜辛而微温,走而不守,既能助附子以化气,又可助苓、术以温中健脾,还可直接温散溢于肌表之水湿,故以之为佐。仲景在方中配伍芍药一味,颇具深义,盖芍药味酸苦性寒,用于此方,一药而具三用:一者芍药可利小便而行水气,如《神农本草经》卷中谓其能"利小便",故可助苓、术以祛除水湿;二者本品能益阴柔肝,缓急止痛,以治水饮下注肠间所致之腹痛;三者可敛阴舒筋以止筋惕肉眴,并可防附子燥热以伤阴。在补阳利水药中佐以酸敛护阴之品,乃阴阳互根之意,补阳而不致亢,护阴而不留邪。使阳生阴长,水火相济。诚如赵羽皇所云:"更得芍药之酸,以收肝而敛阴气,阴平阳秘矣"(《古今名医方论》卷3)。从上可见,仲景组方用药,确有超人之处。方中诸药配伍,温脾肾,利水湿,共奏温阳利水之功。

本方的配伍特点有二:一是以温阳药与利水药配伍,温补脾肾之阳以治其本,利水祛湿以治其标,标本兼顾,扶正祛邪;二是补阳药与养阴药同用,俾温阳而不伤阴,益阴而不留邪,阳生阴长,刚柔相济,阴平阳秘,则诸证可愈。

【类方比较】本方与苓桂术甘汤,均用茯苓、白术健脾利湿和温阳化气之品,皆有温阳利水的作用,都能主治阳虚水气内停之证。然而本方主治证的病变重点在肾,且多伴有肾阳虚的证候,故以附子为君,温阳散寒,配生姜助附子温散水邪。苓桂术甘汤的病变重点在脾,且以水气上泛为主证,故以茯苓健脾利水为君,配桂枝温阳化气。

【临床运用】

1. 证治要点　本方是治疗脾肾阳虚,水气内停的有效方剂,临床以四肢沉重,小便不利,舌淡苔滑,脉沉弱为证治要点。

2. 加减法　原书云:"若咳者,加五味子、细辛、干姜;若小便利,去茯苓;若下利者,去芍药加干姜;若呕者,去附子加生姜,足前为半斤。"盖咳嗽,为水气上犯于肺,故加细辛、干姜以温肺化饮,五味子以敛肺止咳;小便利者,去茯苓,恐过利伤肾;若脾阳虚甚而下利者,去白芍之酸寒,加干姜以温运脾阳;若呕者,为水停于胃,病非在下焦,故去附子,加重生姜,以温胃散水而止呕。

本方合麻黄连翘赤小豆汤,可增强其宣肺发表利水之功,用以治疗顽固生湿疹及皮肤溃烂、流水久不愈者,其效颇佳。本方加桂枝、党参等温经健脾益气之品,可治风湿性关节炎及妇人寒湿带下等症。本方加党参、桑螵蛸、炙甘草等益气固涩之品可治疗尿崩症。

3. 现代常用本方治疗慢性肾炎,肾病综合征,慢性肾衰竭,充血性心力衰竭,慢性支气管炎,支气管哮喘,胃下垂,腹泻,内耳眩晕症,高血压等属脾肾阳虚,水气内停者。

【使用注意】忌酢、猪肉、桃、李、雀肉等。

【源流发展】本方出自张仲景《伤寒论》。该书第 82 条云:"太阳病发汗,汗出不解,其人仍发热,心下悸,头眩,身𤸷动,振振欲擗地者,真武汤主之。"第 316 条云:"少阴病,二三日不已,至四五日,腹痛,小便不利,四肢沉重疼痛,自下利者,此为有水气,其人或咳,或小便不利,或下利,或呕者,真武汤主之。"本方济火而镇水,是温阳利水的代表方剂,临床上大凡治疗脾肾阳虚,水气内停等病证的方剂,多从本方化裁而成。如《饲鹤亭集方》的真武丸,其用药与本方相同,只是增减了方中部分药物的用量,并以姜汁为丸。其治证与真武汤基本一致,因病势较慢,不能取速效,故以丸剂缓图,可谓善于运用古方者。另《胎产秘书》卷下所载同名真武汤,是在仲景方中加当归身、肉桂、酸枣仁、炙甘草组成,除用以治疗脾肾阳虚,水气内停之证外,还以之治疗妇女产后类中风痉症。盖妇女产后,阴血亏耗,阳气亦受损伤,故于方中增加温阳养血之品。师其法而不泥其方,从而拓宽了原方的治疗范围。

【疑难阐释】

1. 关于本方方名　方名"真武",是因本方温肾行水之功,犹如真武之神,能降龙治水,威慑水患,故名。《医宗金鉴·删补名医方论》卷 33 云:"真武者,北方司水之神也,以之名汤者,借以镇水之义也。"《汉方简义》亦云:"名真武者,全在镇定坎水,以潜其龙也。"本方又名"玄武",星宿名,是北方七宿的总称,因其虚、危两宿形似龟(玄)、蛇(武)。玄武为水神之名,为古代神话中的北方之神。同青龙、白虎、朱雀合称四方四神。它的形象为龟或龟蛇合体。

2. 对方中用熟附子、生姜的认识　本方是为阳虚水泛之证而设,但方中用以温暖脾肾之阳的不是生附子、干姜,而是熟附子配伍生姜。观仲景在四逆汤类的方剂中,附子皆生用,且配伍的是干姜。其理何在?因为生附子与熟附子,生姜与干姜的作用各不相同,程知云:"白通、通脉、真武皆为少阴下利而设。白通四证,附子皆生用,惟真武一证熟用者,盖附子生用则温经散寒,炮熟则温中去饮。白通诸汤以通阳为重,真武以益阳为先,故用药有轻重之殊。干姜能佐生附以温经,生姜能资熟附以散饮也"(录自《医宗金鉴·订正伤寒论注》卷 7)。本方的主治证不但有阳虚,更有"水气"。生姜辛温,有行散水饮之功。而干姜辛热,虽温阳之力较强,但无行散之力。若为阳虚寒盛者,方中亦可加入干姜,仲景在原方后注云:"若下利者,去芍药加干姜。"即是此意。

3. 关于方中配伍芍药的认识　方中用芍药的意义,众说不一。有认为本方主治阳虚水泛证,用白芍会敛阴水之邪,故以不用为好。亦有认为本方的白芍不能删去,因白芍能加强利水的作用。《本经疏证》卷 7 云:"芍药能破阴凝,布阳和。盖阴气结,则阳不能入,阴结破则阳气布焉,是布阳和之功,又因破阴凝而成也。"将其佐入温阳药中,则寒性减,而利水之功存。且芍药又能防苦热与渗利之品伤阴,对于身𤸷动者,还可敛阴缓急,以止筋惕肉𤸷。对于腹痛,因于寒水不化,脾虚肝乘者,芍药则有柔肝理脾,缓急止痛之能。可见,芍药在方中之作用是不可忽视的。但也应灵活掌握,若阳虚寒甚者,可去白芍;无腹痛与身𤸷动者,亦可不用。

【方论选录】

1. 成无己:"真武,北方水神也,而属肾,用以治水焉。水气在心下,外带表而属阳,必应发散,故治以真武汤。青龙汤主太阳病,真武汤主少阴病。少阴,肾水也,此汤可以和之,真武之名得矣。茯苓味甘平,白术味甘温。脾恶湿,腹有水气,则脾不治。脾欲缓,急食甘以缓之。渗水缓脾,必以甘为主,故以茯苓为君,白术为臣。芍药味酸微寒,生姜味辛温。《内经》曰:湿淫所胜,佐以酸辛。除湿正气,是用芍药、生姜酸辛为佐也。附子味辛热。《内经》曰:寒淫所胜,平以辛热。温经散湿,是以附子为使也。"(《伤寒明理论》卷4)

2. 许宏:"少阴者,肾也。真武者,北方之正气也。肾气内虚,不能制水,故以此方主之。其病腹痛者,寒湿内胜也;四肢沉重疼痛者,寒湿外甚也;小便不利,又自下利者,湿胜而水谷不化也;或咳或呕者,水气在中也。故用茯苓为君,白术为臣,二者入脾走肾,逐水祛湿;以芍药为佐,而益脾气;以附子、生姜之辛为使,温经而散寒也。又发汗,汗出不解,其人仍发热,邪气未解也;心下悸,头眩身瞤动,振振欲擗地者,为真气内虚而亡其阳。亦用此汤,正气温经,而复其阳也。"(《金镜内台方议》卷7)。

3. 吴昆:"茯苓、白术,补土利水之物也,可以伐肾而疗心悸;生姜、附子,益卫回阳之物也,可以壮火而祛虚邪;芍药之酸,收阴气也,可以和荣而生津液。"(《医方考》卷1)

4. 柯琴:"真武,主北方水也。坎为水,而一阳居其中,柔中之刚,故名真武。是阳根于阴,静为动本之义。盖水体本静,动而不息者,火之用也,火失其位,则水逆行。君附子之辛温,以奠阴中之阳;佐芍药之酸寒,以收炎上之用。茯苓淡渗,以正润下之体;白术甘苦,以制水邪之溢。阴平阳秘,少阴之枢机有主,开阖得宜,小便自利,腹痛下利自止矣。生姜者,用以散四肢之水气与肤中之浮热也。"(《伤寒来苏集·伤寒论注》卷4)

5. 张璐:"真武汤方,本治少阴病水饮内结,所以首推术、附兼茯苓、生姜之运脾渗水为务,此人所易明也。至用芍药之微旨,非圣人不能。盖此证虽曰少阴本病,而实缘水饮内结,所以腹痛自利,四肢疼重,而小便反不利也。若极虚极寒,则小便必清白无禁矣,安有反不利之理哉?则知其人不但真阳不足,真阴亦已素亏,或阴中伏有阳邪所致。若不用芍药固护其阴,岂能胜附子之雄烈乎?即如附子汤、桂枝加附子汤、芍药甘草附子汤,皆芍药与附子并用,其温经护营之法,与保阴回阳不殊。后世用药能获仲景心法者,几人哉!"(《伤寒缵论》卷上)

6. 汪琥:"真武汤,专治少阴里寒停水,君主之药当是附子一味,为其能走肾温经而散寒也。水来侮土,则腹痛下利,故用苓、术、芍药,以渗停水,止腹痛。四肢沉重是湿,疼痛是寒,此略带表邪,故用生姜以散邪。或疑芍药酸寒,当减之,极是。然上证系里气虚寒,方中既有姜、附之辛,不妨用芍药之酸,以少敛中气。若咳者,水寒射肺,肺叶张举,既加细辛、干姜以散水寒,不妨加五味子以敛肺,但五味子酸味太厚,不须半升之多也。小便利者,不得云无伏水,乃下焦虚寒,不能约束水液,其色必白,去茯苓者,恐其泄肾气也。若下利者,里寒甚,故去芍药加干姜;呕者,水寒之气,上壅于胸中也,加生姜足前半斤,以生姜呕家圣药,若去附子,恐不成真武汤矣。"(《伤寒论辨证广注》卷上)

7. 王子接:"术、苓、芍、姜,脾胃药也。太阳、少阴,水脏也。用崇土法镇摄两经水邪,从气化而出,故名真武。茯苓淡以胜白术之苦,则苦以淡化,便能入肾渗湿;生姜辛以胜白芍之酸,则酸从辛化,便能入膀胱以摄阳。然命名虽因崇土,其出化之机,毕竟重在坎中无阳,假使肾关不利,不由膀胱气化,焉能出诸小便?故从上不宁之水,全赖附子直走下焦以启其阳,则少阴水邪必从阳部注于经而出矣,非但里镇少阴水泛,并可外御太阳亡阳。"(《绛雪园古方

选注》卷上)

8. 吴谦,等:"小青龙汤治表不解有水气,中外皆寒实之病也。真武汤治表已解有水气,中外皆寒虚之病也。真武者,北方司水之神也,以之名汤者,藉以镇水之义也。夫人一身制水者脾也,主水者肾也,肾为胃关,聚水而从其类也。倘肾中无阳,则脾之枢机虽运,而肾之关门不开,水即欲行以无主制,故泛溢妄行而有是证也。用附子之辛热,壮肾之元阳,则水有所主矣;白术之苦燥,建立中土,则水有所制矣。生姜之辛散,佐附子以补阳,于主水中寓散水之意;茯苓之淡渗,佐白术以建土,于制水中寓利水之道焉。而尤妙在芍药之酸收,仲景之旨微矣。盖人之身阳根于阴,若徒以辛热补阳,不稍佐以酸收之品,恐真阳飞越矣。用芍药者,是呕收阳气归根于阴也。于此推之,则可知误服青龙致发汗亡阳者,所以于补阳药中之必需芍药也。"(《医宗金鉴·删补名医方论》卷8)

【评议】诸家皆认为本方乃温阳利水之剂,主治脾肾阳虚,水气内停之证。对于本方的药物配伍,诸家论述颇详,其中不乏精辟之见解,对后世颇多启迪。如张璐等对方中配芍药的论述,均为有得之言,可供学者参考。原方加减法云:"若呕者,去附子加生姜,足前为半斤。"对此,汪氏有不同看法,认为"若去附子,恐不成真武汤矣"。此论颇有理致。对于方中何为君药的问题,历代医家见解不一。成氏、许氏认为应以茯苓为君,附子为使。而柯氏、汪氏等多数医家均认为本方应以附子为君。盖本方乃治阳虚水泛之证,脾肾阳虚是本,水湿内停是标。治病必求于本,而附子为大辛大热之品,入肾经而能益火之源,温脾阳以正运化,正如吴谦所云:"用附子之辛热,壮肾之元阳,则水有所主矣。"此治本之图也,故当以附子为君。柯、汪之论是正确的。

【验案举例】

1. 咳喘 《名医类案》:吴孚先治赵太学,患水气咳嗽而喘,误作伤风,概投风药,面目尽肿,喘逆愈甚。曰:风起则云涌,药之误也,以真武汤温中镇水,诸恙悉平。

按语:咳喘一证,其致病原因,有外感、内伤之别。感外邪而发病者,当以祛邪为先;若属内伤而致病者,则当以治本为要。本证所患咳喘,乃脾肾阳虚,水气内停,寒饮射肺所致。前医认证不确,立法乖张,妄投祛风疏邪之剂,诛伐无过,徒伤正气。致阳气愈虚,水液泛滥无制,故见"面目尽肿"而"喘逆愈甚"。投以温阳利水之真武汤。肾阳复则气化行,脾气旺则水有制,寒饮去则肺气宁,咳喘自愈。因辨证准确,用药恰当,故取效甚速。

2. 痰饮 《临证指南医案》卷5:陈,痛久气乱,阳微,水谷不运,蕴酿聚湿,胃中之阳日薄,痰饮水湿必倾囊上涌,而新进水谷之气,与宿邪再聚复出,致永无痊期。仲景云:饮邪当以温药和之,又云不渴者,此为饮邪未去故也,则知理阳通阳,诚有合于圣训,断断然矣,真武汤。

戴,十二月间诊得阳微,浊饮上干为咳,不能卧,曾用小青龙汤减去麻黄、细辛,服后已得着枕而卧。交惊蛰。阳气发泄,病势再炽。顷诊,脉来濡弱无神,痰饮咳逆未已,谅非前法可效,宗仲景真武汤法,以熟附配生姜通阳逐饮立法。真武汤去白术,加用人参。

按语:痰饮是继发性的致病因素,多为脏腑功能紊乱,水液代谢失调所致。陈案乃平素中焦阳虚,水液不运而致聚湿生痰。故宗仲师"病痰饮者,当以温药和之"之训,投真武汤而病愈。戴案亦为阳气不足,痰饮停肺而致喘咳气逆,不得卧。治宜温肺化饮而平喘,故于小青龙汤去麻黄、细辛,减其发散之力,以免重伤阳气。服之阳复饮化,咳喘平而能安卧。至次年初春,阳气发泄,致阳愈虚而喘咳复作,此时非补气温阳则病终难痊,故投真武汤。去术而加参者,以增其益气之力耳。

3. 过敏性肠炎 《汉方临床治验精粹》:某女,55 岁。初诊 1986 年 6 月 4 日。生来即为神经质,近十年来胃肠虚弱,胃下垂,胃张力弛缓,肠过敏,精神集中时或担心某事时就会腹泻,食欲变坏,因久治不愈而更加神经质,忧柔寡断,失眠等。医院诊断为郁病。体型瘦,有冷症,面色不佳,脉软弱,舌无苔,腹部凹无力,胃内停水。上述症状属阳虚证,为脾肾虚寒,乃投以真武汤合人参汤。服药后,自觉症状改善,连续服药 4 个月后,精神充实,面色转佳,有活力,一切表现均很积极主动,体重增加。

按语:患者平素脾胃虚弱,中阳不振,加之七情不畅,肝气郁结,肝郁则横逆而克伐脾土,故见情志紧张则患腹泻。五脏所伤,穷必及肾。脾胃阳虚既久,肾阳亦伤,阳虚则水泛,水走肠间,则泄泻更甚。治宜温肾暖脾,以祛水湿。故投真武汤合人参汤而获效。盖阳虚较甚,非短期治疗可奏功,守方四月,始告痊可,阳气之难复,于此可见一斑。

4. 乙型肝炎 《中医药学报》(1987,1:37):某女,24 岁,患乙型肝炎。中医初诊:面色黧黑,声低语微,短气,头晕,身软怠惰,两膝酸楚,脘腹发凉隐痛,得热暂缓,食纳甚少,终日不欲进食,手足不温,口鼻兼有冷气,大便略溏,舌质淡边缘有齿痕,苔薄白而润,六脉沉细。四诊合参,证属脾肾阳虚。拟真武汤加黄芪、炒麦芽、丹参,连服月余,病情大有好转,表面抗原转阴,蛋白已正常,此后改服金匮肾气丸和补中益气丸,以巩固疗效。

按语:乙型肝炎乃西医病名,按中医辨证,有寒热虚实不同,故其治法亦有温清补泻之异。本例见症,皆为脾肾阳虚之象,治宜温补,故投真武汤温阳祛湿,加黄芪益气补中,麦芽和胃消食。因阳虚气弱,每致血行不畅,故用丹参养血和血,俾阳复气旺血和,诸证自安。由此可见中医辨证之重要。得效后嘱服金匮肾气与补中益气两丸,以巩固疗效,善后之法亦良。

5. 顽固性盗汗 《新中医》(1984,1:23):某男,41 岁。患盗汗 5 年,每二三天一次,虽长期医治,未能获效。盗汗日益加重,每至下半夜 2 时左右汗出湿衣,渗及被褥,醒后汗止,全身发凉,白天困倦乏力,动则心悸,下肢浮肿,颜面少华,舌淡苔薄,脉沉细,脉证合参,证属阳气虚衰,阴寒内盛,故选用扶阳抑阴之真武汤治疗。服药 5 剂,盗汗竟止,精神转佳,脚肿消退,继以金匮肾气丸调治,随访至今,未见复发。

按语:中医汗证有自汗、盗汗之分。前人认为:自汗多属阳虚,治当温阳益气,固表止汗;盗汗多属阴虚,治当滋阴降火,敛阴止汗,此乃常法。然而疾病是复杂的,不可谓盗汗尽属阴虚。正如张景岳所云:"自汗、盗汗,亦各有阴阳之证,不得谓自汗必属阳虚,盗汗必属阴虚也"(《景岳全书》卷 12)。本例盗汗为脾肾阳虚所致,故投真武汤扶阳益阴。服 5 剂而数年之盗汗即告痊愈,其疗效不可谓不佳。由此可见,中医治病必须做到谨守病机,"有者求之,无者求之"。能知常达变,方可得心应手,左右逢源。

【临床报道】

一、内科

(一)泌尿系统疾病

1. 非 IgA 系膜增生性肾小球肾炎 以真武汤加味治疗 110 例非 IgA 系膜增生性肾小球肾炎,经光镜检查、免疫病理检查确诊,排除 IgA 肾病、紫癜性肾炎、狼疮性肾炎、肝硬化及其他疾病继发性肾病。随机分为治疗组和对照组,治疗组 65 例,对照组 45 例,治疗组用加味真武汤浓缩液(由附子、茯苓、白芍、白术、生姜、泽泻、车前子、益母草、丹参组成,每瓶 100ml,每 ml 含生药 2.9g),每次 100ml,每日 2 次。肾病综合征患者加服泼尼松 30mg/d。对照组用泼尼松及西医对症治疗用药 4 个月。结果显示:治疗组总有效率 86.15%,明显优于对照组 48.89%($P<0.01$)。治疗组蛋白尿、血尿较治疗前有明显改善($P<0.05$),对系膜增生严重者疗效越差($P<0.01$)[1]。

2. **肾或输尿管结石并肾积水** 用真武汤加排石通淋之剂治疗肾或输尿管结石并积水 98 例,临床上均有腰酸胀疼或持续性疼痛阵发加剧,经 B 超检查诊断。其中双肾结石者 62 例,单肾或输尿管结石者 36 例。药物组成为制附片 10g,白芍 24g,云茯苓 12g,白术 10g,川断 10g,泽泻 20g,鸡内金 10g,金钱草 45g。肾结石加海金沙、乌药、石韦;输尿管结石加琥珀(冲)、牛膝。疼痛剧烈者加延胡索、王不留行、制乳没;尿血者加茅根、小蓟、旱莲草;体质虚弱者加黄芪、当归、补骨脂。7 剂为 1 疗程,一般服用 1~2 个疗程,最多为 3 个疗程。治疗期间多饮水、多活动。痊愈(肾或输尿管结石排出,肾盂积水消除)57 例,占 57.9%;好转(肾或输尿管结石未完全排出,肾盂积水改善)38 例,占 39.4%;无效(肾或输尿管结石并肾盂积水无改善)3 例,占 2.7%[2]。以本方去生姜加肉苁蓉、当归、川芎、黄芪、党参、猪苓、丹参、泽兰,治疗肾盂肾炎等引起的肾盂积水 40 例。尿检红细胞增多者,去附片、肉苁蓉,加用苦参、土茯苓、半枝莲。若为泌尿系结石所致者,去当归、川芎、白术,加用金钱草、石韦、王不留行等。半月为 1 个疗程,复查肾盂积水未全消者,再进行第 2 疗程。结果:痊愈 35 例,其中 1 个疗程治愈者 26 例,2 个疗程治愈者 9 例;显效(肾盂积水平面下降 0.5cm 以上者)2 例;无效 3 例[3]。

3. **慢性肾衰竭** 本方去白芍加大黄、益母草、生黄芪、红参,治疗慢性肾衰竭 12 例。若恶心呕吐较剧者,加法半夏、苏叶;多囊肾功能不全者,加半枝莲、紫丹参;严重尿少者,重用附片、生姜,加用牵牛子;血尿素氮大于 35.7mmol/L 者,重用大黄,加用冬虫夏草。结果:治愈 6 例,好转 4 例,无效 2 例。有效病例服药最多者为 62 剂,最少者 20 剂[4]。以加味真武汤保留灌肠治疗 88 例 CRF 患者,随机分为观察组 A 和对照组 B。对照组用西药综合治疗基础疾病和并发症。观察组在综合治疗的基础上加用加味真武汤(生大黄后下 30g,芒硝后下 100g,附子 20g,茯苓 20g,白术 20g,生姜 15g,芍药 20g,煅牡蛎 100g)保留灌肠。每次 150ml,每日 2 次。两组疗程均为 30 天。结果:A 组总有效率 88.6%,B 组总有效率 72.7%,两组比较差异显著($P<0.01$);治疗后血肌酐(Scr)、尿素氮(BUN),肌酐清除率(Ccr)比较,A 组均优于 B 组($P<0.01$)[5]。

(二)循环系统疾病

1. **肺心病伴右心衰竭** 本方加减为主,配合复方丹参注射液静脉点滴,治疗肺心病伴右心衰竭 28 例。若属气阴两虚型,减附子用量,加麦冬、太子参、五味子;若咳喘甚者,加旋覆花、川贝母;若痰多者,加海浮石、陈皮;若浮肿明显者,加车前子、泽泻;若恶心呕吐甚者,加半夏、代赭石。结果:显效 16 例,好转 10 例,无效 2 例。显效率 57.1%,总有效率为 92.9%[6]。

2. **高血压病** 本方去白术,加红参、泽泻、黄芪、牛膝、灵磁石,治疗 60 岁以上的高血压患者 30 例。结果:①高血压疗效:显效(舒张压下降 1.33kPa 及以上并达到正常范围;舒张压虽未降至正常,但已下降 2.67kPa 或以上)14 例;有效(舒张压下降不及 1.33kPa,但已达正常范围;舒张压较治疗前下降 1.33~2.53kPa,但未达到正常范围;收缩压较治疗前下降 4kPa 以上)13 例;无效(未达到上述标准)3 例。②症状疗效:显效(积分减少 2/3 或以上)13 例,有效(积分减少 1/3 或以上但未达到 2/3)15 例,无效(未达到上述标准)2 例,总有效率 93.3%[7]

3. **扩张性心肌病** 以真武汤合苓桂术甘汤治疗 24 例扩张性心肌病,所有病例均经胸片和心脏彩超检查提示心脏扩大。临床症状:心慌、胸闷、气短、乏力,下肢浮肿,劳动后加重。用真武汤合苓桂术甘汤化裁。方药组成:制附子20g,茯苓30g,白术15g,桂枝10g,白芍10g,丹参15g,黄芪30g。制附子先煎1小时后,再入他药。部分病情较重的病例配合常规西药。治疗时间最短10天,最长30天,其中显效16例,改善4例,无效4例,有效率83.3%[8]。

4. **慢性充血性心力衰竭**　辨证为心肾阳虚型CHF患者95例随机分为治疗组(57例)和对照组(38例),治疗组运用真武汤加味治疗。基本方:熟附片(先煎30分钟)9～12g,茯苓15～30g,炒白术15g,白芍10g,生姜10～15g,车前子15～30g,黄芪15～30g,泽泻15g。四肢欠温者加干姜、肉桂;发绀明显者加丹参、川芎;咳、喘重者加炒苏子、葶苈子;心慌重者加生龙骨、灵磁石。对照组给予西药强心、扩冠、利尿治疗,观察两组临床疗效及心功能相关指标改善情况。结果:治疗组和对照组总有效率分别为93.0%、81.6%,疗效差异有显著性意义($P<0.05$);两组心功能相关指标心脏射血分数(LVEF)等均有改善,差异有显著性意义($P<0.05$或0.01),未见明显不良反应[9]。

(三) 呼吸系统疾病

1. **支气管哮喘**　以本方化裁治疗支气管哮喘286例,每日1剂,水煎服。若有肾不纳气者,加沉香、红参、胡桃仁;阴虚痰稠,减姜、附,加用炒黄芩、胆南星、瓜蒌仁;若脾肾阳虚甚者,倍用姜、附,加细辛、肉桂、干姜;喘加麻黄、生石膏、地龙;咳加五味子、细辛、干姜;痰清稀加半夏、白芥子、白前;若痰热扰心,减去姜、附,加用黄连、天竺黄;缓解期,若是冷哮患者,加服金匮肾气丸;热哮患者,加服知柏地黄丸。结果:痊愈(5年以上未复发者)97例,占33.92%;显效(3年以上未复发者)134例,占46.85%;有效(1年以上不复发者)36例,占12.59%;无效(继服3剂不效者)19例,占6.64%。总有效率达93.36%。疗程最长者78天,服药69剂,疗程最短者7天,只服药4剂[10]。

2. **慢性支气管炎**　治疗慢性支气管炎虚寒型35例,14例合并慢性阻塞性肺气肿。真武汤原方每日1剂,15天为1疗程。组成:附子(先煎)9g,茯苓9g,白术6g,生姜9g,白芍9g。治疗结果:临床控制4例,显效17例,好转10例,无效4例,总有效率为88.57%[11]。

(四) 神经系统疾病

1. **不宁腿综合征**　本方加生龙骨、生牡蛎、钩藤、全蝎、甘草,治疗不宁腿综合征25例。15天为1疗程。若气虚者,加黄芪、党参;血虚者,加鸡血藤、何首乌、当归;血瘀者,加红花、桃仁、川芎;肾虚者,加用桑寄生、川断、杜仲。结果:治愈15例,显效8例,无效2例。服药最少者10剂,最多者30剂,平均20剂。有效率90%[12]。

2. **眩晕**　用本方加味治疗位置性眩晕90例,基本方:茯苓、白芍、生姜各15g,白术、附子各10g。眩晕重者加天麻;呕吐重者加吴茱萸、桂枝;气虚者加红参;血虚者加当归。7天为1疗程。结果:痊愈(眩晕及耳鸣消失,听力恢复正常,眼震消失,半年内随访未复发)76例,占84.4%;好转(临床症状改善)10例,占11.11%;无效(临床症状无改变,体征同前)4例,占4.4%。服药时间最短者4天,最长者15天。平均治疗天数4.5天[13]。以本方治疗眩晕病162例,若重症呕吐不止者,去附子,重用生姜;小便频数者,去茯苓。结果:痊愈102例,占63%;好转35例,占22%;无效25例,占15%;总有效率为85%[14]。

3. **失眠**　真武汤加味治疗阳虚失眠证30例。基本方:炮附子、生姜、白术、白芍、生龙牡(先煎)、茯苓、酸枣仁。情志不畅,脉弦者,加柴胡、香附;大便干结者,加肉苁蓉;气虚者,加生黄芪、党参;兼阴虚者,加龟甲、鳖甲。结果:痊愈20例,显效5例,无效5例[15]。

（五）消化系统疾病

1. 结肠易激综合征　本方去白术,加用干姜、甘草,治疗 60 例结肠易激综合征。7 天为 1 个疗程,以 3 个疗程判断疗效。结果:第 1 疗程治愈者 16 例,第 2 疗程治愈者 34 例,第 3 疗程治愈者 5 例,好转 3 例,无效 2 例。对治愈中的 30 例随访 1 年,复发者 2 例,继以原方治疗数日而愈[16]。

2. 溃疡性结肠炎　以真武汤合生化汤治疗溃疡性结肠炎 36 例,多伴有形寒肢冷,少腹拘急,食欲减退等症。基本方:茯苓 10g,白术、附子、川芎、甘草各 6g,白芍、当归各 12g,炮姜、桃仁各 9g。形寒肢冷,加桂枝、小茴香;少腹拘急,加五灵脂、乌药;食欲减退,加鸡内金、莱菔子。经治疗 20～25 天。结果:19 例痊愈;8 例好转;9 例无效。痊愈病例 1 年后追访,7 例复发,复采用基本方治疗,5 例痊愈,1 例好转,1 例无效[17]。

3. 肝硬化腹水　以真武汤治疗 87 例肝硬化腹水患者,随机分为治疗组和对照组。治疗组 52 例,对照组 35 例,治疗组用药:炮附子 12g,茯苓 15g,芍药 15g,白术 12g,郁金 15g,酒川芎 12g,红花 12g,丹参 15g,大枣 7 枚,生姜 15g。血压高者加天麻、夏枯草、石决明;转氨酶升高者加炙鳖甲、山茱萸、五味子。对照组在西医常规治疗的基础上,配合利尿药螺内酯 100mg,呋塞米 40mg,日 1 次,以每天体重减轻 0.5kg 为宜。治疗结果:治疗组痊愈 32 例,占 61.5％;有效 17 例,占 32.7％;无效 3 例,占 5.8％;总有效率为 94.2％。对照组痊愈 9 例,占 25.7％;有效 11 例,占 31.4％;无效 15 例,占 42.9％;总有效率 57.1％[18]。

（六）内分泌疾病

甲状腺功能减退　将 60 例甲减患者随机分为两组各 30 例,治疗组用真武汤,药用:附子 12g,白芍、白术各 15g,茯苓 20g,甘草 6g,生姜 3 片。纳差便溏、倦怠乏力等加党参、黄芪、肉桂;伴咳嗽、喘息、心动过缓等加细辛、麻黄;浮肿较甚者加泽泻、猪苓、车前子;甲状腺肿大者加浙贝母、牡蛎、鳖甲,同时配合小剂量 L-甲状腺钠片口服每次 25～50μg,每天 1 次治疗;对照组单纯用 L-甲状腺钠片从小剂量每次 50μg 开始,逐渐加量至每次 100～150μg,每天 1 次,口服。并予其他对症支持治疗。疗程均为 6 周。观察 2 组临床疗效及治疗前后甲状腺素(T_4)、三碘甲状腺原氨酸(T_3)、游离三碘甲状腺原氨酸(FT_3)、游离甲状腺素(FT_4)、促甲状腺激素(TSH)的变化。结果:总有效率治疗组为 93.3％,对照组为 70.0％,两组比较,差异有非常显著性意义($P<0.01$)。治疗组与对照组 T_3、T_4、FT_3、FT_4、TSH 各项指标比较,差异均有非常显著性意义($P<0.01$)[19]。

二、妇科

1. 带下病　本方治疗带下病 118 例。结果:痊愈(临床症状消失,舌脉正常,连续观察半年未复发者)90 例,占 76％;好转(临床症状减轻,舌脉较治疗前好转,连续观察 3 个月病情基本控制者)18 例,占 15％;无效 10 例,占 9％。总有效率为 90％[20]。

2. 闭经　应用本方去生姜,加干姜、肉苁蓉、桃仁。治疗肾阳虚闭经 60 例(妊娠、授乳期闭经以及青春期、更年期闭经,不在此例)。结果:自觉症状消失,月经复潮且周期正常持续达 3 个月以上,为治愈,共 54 例;月经虽已复潮,但量少,周期不准,自觉症状未完全消失,为有效,共 4 例;自觉症状无改变,月经未复潮,为无效,共 2 例。总有效率为 96.6％[21]。

三、儿科

早产儿疾患　本方去生姜,加干姜适量,连服 7～10 天,同时注意护理和热量补充,治疗早产儿 54 例。服药后体温、呼吸、心率平稳,精神食欲良好,肌张力增强,关节活动增多,哭声响亮,无一例患病。而对照组 15 例中,硬肿症 5 例,感染 2 例,黄疸 4 例,患病率明显高于服药组[22]。

四、五官科

1. 过敏性鼻炎　本方加甘草治疗过敏性鼻炎 50 例。若属气虚者,加黄芪、党参;若鼻塞流涕严重者,加苍耳子、辛夷。5 天为 1 疗程。结果:痊愈 13 例,显效 36 例,进步 1 例。服药最多者 15 剂,最少者 3 剂,平均 9 剂[23]。

2. 梅尼埃病　本方治疗梅尼埃病 42 例,若呕吐频作者,加吴茱萸、半夏;耳鸣甚者,加磁石;兼有肝风者,加生龙骨。结果:痊愈 40 例,好转 2 例[24]。

五、皮肤科

寒冷性荨麻疹　本方治疗寒冷性荨麻疹 56 例,病程均在 4 年以上,经多方治疗效果不佳者。同时设对照组 42 例接受特非那定治疗,特非那定 60mg/次,每日 2 次口服。两组患者均未发现其他明显疾患。真武汤:茯苓 5g,白芍、白术各 3g,生姜、附子各 1g。每周服 5 剂,停 2 日。1 周为 1 疗程。结果:8 个疗程后统计结果,随访 2 年。痊愈(遇冷环境不再出现风团,且 1 年后仍不发病)32 例(57%),有效(遇冷环境不再出现风团,1 年后遇冷环境仍出现风团)16 例(29%),无效(停药即发病)8 例(14%)。服用特非那定组有效 11 例(26%),其他停药即发病为无效者占 74%[25]。

【实验研究】

1. 对心力衰竭的影响　用正交设计法研究真武汤对在体犬试验性心力衰竭的影响。结果表明:真武汤能显著提高心衰的心肌收缩力,改善缺血心肌的血氧供应,促进血液循环,而对心肌耗氧量和传导系统无明显影响。方中配伍赤芍优于白芍,生姜似有触媒样作用,能增强附子的强心效力,又可相对减低附子的毒副作用[26]。

2. 对脂代谢的影响　本方水煮醇提浓缩膏对动物鹌鹑的试验。结果表明:真武汤可降低食饵性高脂血症动物血 TC、TG、LDL-C 的水平,升高 HDL-C 水平,显著降低 AsI 和 LDL-C,证实真武汤对防治动脉硬化有重要作用。组织学观察也显示该方对动脉硬化的形成有明显的对抗作用。提示对中医辨证属心肾阳虚,脾不健运,湿浊血瘀之高脂血症及动脉硬化均有良好的防治作用[27]。

3. 对慢性肾衰的影响　以本方为主设观察组并同时设立温脾汤及空白对照组进行实验研究。结果发现:本方对改善慢性肾衰实验动物的摄食量、增加尿量、降低 BUN、Scr,调节电解质和氨基酸代谢平衡方面,都有明显作用,其疗效均优于温脾汤组。肾脏病理:对照组肾脏肿胀,体积增大,呈淡灰色。切面有较多白色结晶状颗粒分布,皮、髓质分界不清,质软无光泽,包膜薄,易剥脱。真武汤组肾脏轻度肿胀,体积明显缩小,呈浅褐色。切面白色的结晶较少,皮、髓质界限清楚,包膜结合紧。光镜下,对照组有的肾小球血管扩张或轻度萎缩,肾小管上皮细胞肿胀、变性,甚至坏死、脱落,远曲小管不规则扩张,管腔内可见各种管型、炎性细胞浸润和少量的红细胞渗出;肾小管腔有较多玫瑰花状金黄色结晶沉积。真武汤组肾小球轻度改变,间质纤维化,肉芽肿形成,肾小管上皮细胞增生,远曲小管轻度扩张,腔内未见有管型和炎细胞,肾小管的管腔内金黄色结晶明显减少[28]。

4. 对肾小球硬化影响　制备多柔比星肾小球硬化大鼠模型,随机分为正常组、模型组、治疗组(真武汤治疗)和对照组(贝那普利治疗)观察对肾小球硬化影响。实验结果:真武汤治疗组对大鼠 24 小时尿蛋白、血肌酐和尿素氮有降低作用(与对照组比较,$P < 0.01$)。结论:真武汤治疗的疗效优于贝那普利治疗[29]。

5. 对人胎肾小球系膜细胞外基质的不同影响　研究真武汤合桃核承气汤对人胎肾小

球系膜细胞外基质的影响。结果:真武汤和桃核承气汤合方具有明显抑制 ECM 成分中纤维连结蛋白(FN)、层粘连蛋白(LN)和Ⅳ型胶原(COLⅣ)的作用,真武汤和桃核承气汤分别也有一定的抑制作用,但不及合方组明显。结论:真武汤和桃核承气汤合方对 ECM 的增殖有明显的抑制作用,其疗效优于真武汤和桃核承气汤[30]。

6. 对肺心病并右心衰激素水平的影响　以浓缩制备的真武汤药液灌胃给药后观察兔肺心病并右心衰模型,发现本方在预防或治疗给药后,肾素、醛固酮、心钠素含量较对照组有明显下降,有统计学意义($P<0.01$ 或 $P<0.05$),提示真武汤对预防和治疗肺心病并右心衰的发生发展有一定疗效[31]。

7. 对阳虚小鼠的作用　以真武汤水煎浓缩液观察对阳虚小鼠的作用,结果发现:真武汤治疗后的小鼠体重增加;能纠正阳虚小鼠物质代谢紊乱,改善阳虚小鼠脾脏肿大及胸腺萎缩状况;该方对阳虚小鼠体内脂质过氧化物的生成有着明显的抑制作用,并且能使血中 SOD 活力增强,能增强机体防御自由基损伤的能力[32]。

8. 强心利尿作用　用正交设计法研究真武汤及其拆方对动物实验性心力衰竭治疗作用的研究,结果表明:真武汤及其拆方能显著增加在体心衰犬的 LVP、LV±dp/dt max 和尿量,表明该方药能增强心肌收缩力,改善心功能,促进血液循环,改善心衰犬肾脏的泌尿功能。实验还表明,各拆方组虽均有药效作用,但以真武汤原方效用最佳。生姜在方中起增效作用,全方配伍,赤芍优于白芍,这可能与其扩张血管,尤其是冠状动脉,增加心肌营养血量,改善心肌能量代谢有关[33]。

9. 利水作用的机制　以真武汤观察肾阳虚大鼠模型的利水作用,结果表明:真武汤能够调整实验大鼠的渗透压调定点,减少 ADH 的分泌;促进 Na^+、K^+ 的排泄,使动物体内水液、电解质含量保持在正常水平,拮抗外源性糖皮质激素对动物肾上腺皮质分泌功能的抑制,促进 ADH 分泌,发挥正常"保钠排钾"的作用。能够通过兴奋受抑 HPA 轴,增加机体有效循环血容量,促进 ANP 分泌恢复至正常水平;明显改善 HCA 肾阳虚大鼠的肾功能,改善肾小球滤过膜的通透性,促使代谢产物 SCr、BUN 的排出,减少血浆白蛋白的大量丢失[34]。

10. 对干预实验性肥胖及影响血脂代谢及其机制　以真武汤干预实验性肥胖及影响血脂代谢及其机制的实验,结果:真武汤总提取 3g/kg、6g/kg 灌胃给药能有效干预大鼠实验性肥胖,降低体重增长度、李氏指数等多项肥胖指标,也能降低血脂及瘦素水平,但对卵磷脂胆固醇酰基转移酶无影响。去除附子的提取物亦无上述作用。提示:真武汤对实验性肥胖大鼠有一定的减肥作用,其作用机制可能与药物降低血脂及血中瘦素水平有关。附子是真武汤体现其减肥功效及降脂作用的必需组成药物[35]。

参 考 文 献

[1] 胡瑞,姚熙慧. 真武汤加味治疗非 IgA 系膜增生性肾小球肾炎临床观察[J]. 天津中医,2001,18(6):3-4.

[2] 周献京. 通阳排石法治疗肾或输尿管结石并肾积水 98 例[J]. 湖南中医药导报,1997,3(6):19.

[3] 龙仲川. 加味真武汤治疗肾盂积水 40 例[J]. 湖北中医杂志,1993,(2):23.

[4] 杨长明. 真武汤加减治疗慢性肾功能衰竭 12 例[J]. 湖南中医杂志,1990,(1):24.

[5] 曹长峰. 加味真武汤保留灌肠治疗慢性肾衰竭疗效观察[J]. 中外健康文摘,2008,5(2):114-115.

[6] 仇增勇,蒋仕忠. 真武汤为主治疗肺心病伴右心衰竭 28 例[J]. 浙江中医杂志,1992,(1):4.

[7] 孙秀英,李运伦. 真武汤加减治疗老年人高血压 30 例[J]. 山东中医学院学报,1995,(5):317.

[8] 崔学龙,李瑞兰,饶德祥. 真武汤合苓桂术甘汤治疗扩张性心肌病 24 例[J]. 河南中医学院学报,

2008,23(4):76.

[9] 朱晓峰,董德保.真武汤加味治疗慢性充血性心力衰竭57例[J].陕西中医,2005,26(6):538-540.

[10] 柳克尊.真武汤化裁治疗支气管哮喘[J].四川中医,1992,(11):34.

[11] 何燕.真武汤治疗慢性支气管炎虚寒型35例疗效观察[J].中国药房,2000,11(6):273.

[12] 吴作敬,吴长青.真武汤加味治疗不宁腿综合征25例[J].黑龙江中医药,1992,(2):23.

[13] 阚振德,包狄,边育红.真武汤加味治疗美尼尔氏综合征90例[J].中医药学报,2002,30(4):49.

[14] 毕明义.真武汤治疗眩晕病162例[J].新中医,1991,(9):26.

[15] 张祥麟,张文秀.真武汤加味治疗阳虚不寐30例临床观察[J].陕西中医学院学报,1998,21(1):18.

[16] 刘新强,赵杰,毕良妍.真武汤加减治疗结肠易激综合征60例[J].中医药信息,1997,(2):29.

[17] 王国强,贾东强.真武汤合生化汤治疗溃疡性结肠炎36例[J].浙江中医杂志,1999,(11):472.

[18] 詹世超,张艳.真武汤配合活血化瘀药治疗肝硬化腹水87例[J].国医论坛,2005,20(2):9-10.

[19] 陈文娟,钟妙文,杨劲松.真武汤加减治疗甲状腺功能减退症(脾肾阳虚型)30例疗效观察[J].新中医,2006,38(3):41-42.

[20] 毕明义.真武汤治疗带下病110例[J].山东中医杂志,1994,(10):448.

[21] 侯锡武.真武汤加味治疗肾阳虚闭经60例[J].辽宁中医杂志,1982,(2):46.

[22] 马权利.真武汤防治早产儿疾患[J].陕西中医,1986,(5):219.

[23] 吕云钊,吕长青.真武汤加味治疗过敏性鼻炎50例[J].黑龙江中医药,1992,(3):34.

[24] 韩潮.真武汤治疗美尼尔氏综合征42例[J].陕西中医,1994,(3):105.

[25] 张书元,刘西珍,田蕾,等.真武汤治疗寒冷性荨麻疹临床观察[J].中医药学报,2000,(5):31.

[26] 王均宁.真武汤对心血管的药理作用及组方研究[J].山东中医学院学报,1992,16(5):37.

[27] 王均宁,韩涛,姚明渝.真武汤对脂代谢影响的实验研究[J].中国中医药科技,1996,3(3):44.

[28] 杜雨茂.真武汤为主治疗慢性肾衰的临床与实验研究[J].中国医药学报,1991,6(4):10.

[29] 陈广涛,王惠君,李戈,等.真武汤对肾小球硬化影响的实验研究[J].光明中医,2008,23(8):1074-1076.

[30] 耿建国,刘根尚,齐防.真武汤合桃核承气汤对人胎肾小球系膜细胞外基质不同影响的实验研究[J].山东中医杂志,2003,22(12):747-748.

[31] 陈建杉,杨殿兴,江泳.真武汤对肺心病并右心衰激素水平影响的实验研究[J].成都中医药大学学报,2004,27(3):46-48.

[32] 王钰霞,陈魁敏,郝伟,等.真武汤对阳虚小鼠作用的实验研究[J].中国实验方剂学杂志,2001,7(1):48-49.

[33] 王均宁,龙子江,王钦茂.真武汤及其拆方强心利尿作用的实验研究[J].中成药,1997,19(3):27-29.

[34] 梁华龙,李姗姗,郭芳.真武汤利水作用机制的实验研究[J].北京中医药大学学报,1999,22(2):68-70.

[35] 卢荐生.真武汤提取物干预实验性肥胖及影响血脂代谢和机制的研究[J].四川生理科学杂志,2004,26(2):49-51.

附 子 汤

(《伤寒论》)

【组成】附子二枚,炮,去皮破八片(18g)　茯苓三两(9g)　人参二两(6g)　白术四两(12g)　芍药三两(9g)。

【用法】上以水八升,煮取三升,去滓,温服一升,一日三次。

【功用】温经助阳,祛寒除湿。

【主治】阳虚寒湿内侵证。背恶寒,手足冷,身体痛,骨节痛,口不渴,舌淡苔白滑,脉沉无力。或妇人妊娠六七月,见腹胀,腹痛恶寒,少腹冷痛如扇,并伴脉弦发热者。

【病机分析】本方乃仲景为治疗少阴寒化证而设。少阴包括手少阴心与足少阴肾,心为君主之官,肾为先天之本。若心肾阳气衰微,病从寒化,阴寒内盛,必致一系列虚寒证象。盖肾阳即命门真火,为人身阳气的根本,内而五脏六腑,外而四肢百骸,皆赖以温煦。肾阳虚衰,不能温暖四肢,故见手足厥冷,同时还伴见背部恶寒。背属督脉,具总督诸阳之功。阳气不足,寒湿之邪滞于督脉,故见背恶寒。本方证之背恶寒,与太阳表证之背恶寒,及阳明经证之背恶寒均有根本区别。太阳病背恶寒,乃外感风寒,卫阳郁遏所致,同时伴见发热、头痛、脉浮等症。而阳明经证之背恶寒乃邪入于里,热盛汗多,津气受伤所致。背恶寒与心烦,口干舌燥等并见。一表一里,一虚一实,尤当详辨。故《伤寒论》有“无热恶寒者,发于阴也”之明训。《伤寒贯珠集》卷7引《元和纪用经》云:“少阴中寒而背恶寒者,口中则和;阳明受热而背恶寒者,则口燥而心烦。一为阴寒下乘,阳气受伤,一为阳热入里,津液不足,是以背恶寒虽同,而口中和与燥则异,此辨证之要也。”由于阳气虚衰,寒湿之邪内侵,留着于筋脉骨节之间,故见身疼痛,及全身骨节疼痛。恶寒身痛之证,太阳病亦有之。然太阳病必脉浮而发热,本方证则脉沉而不发热,是其鉴别要点。因寒在里,故口不渴。而舌淡苔白,脉沉细无力,则皆为阳气虚衰,阴寒内盛之象。至于妇人妊娠六七月而见腹痛恶寒,少腹冷痛如扇等症者,亦为阴寒内甚,阳气不能温煦胞宫所致。仲景原文指出:“所以然者,子脏开故也”(《金匮要略·妇人妊娠脉证并治》)。所谓“子脏”,即胞宫;“开”即“不敛”之义。魏念庭曰:“肾主开合,命门火衰,气开能散不能合,……妇人子脏开亦此理也”(《金匮要略方论本义》卷20)。盖肾阳虚衰,子脏开而不合,风冷之气乘之,故见少腹冷痛如有风搧。综上所述,可见本方所治之证皆因阳气衰弱,寒湿或风冷入侵所致。

【配伍意义】本方是为少阴阳虚,寒湿入侵之证而设。方中重用附子温肾助阳,以散阴寒之邪为君药。盖附子味辛甘,性大热,是温阳散寒的圣药。张景岳云:“附子乃阴证要药,凡伤寒传变三阴及中寒夹阴,虽身大热而脉沉者,必用之。或厥冷腹痛,脉沉细,甚则唇青囊缩者,急须用之,有退阴回阳之力,起死回生之功”(《景岳全书·本草正》卷48)。张秉成亦说:“附子味辛性热,能回脾肾元阳,质燥气刚,可逐下中寒湿,斩关夺门之将,痼冷何愁?善行疾走之功,沉寒立解;或温经发汗,痹病赖此以宣通;或益气和营,补药仗之有力”(《本草便读》卷1)。本方以之为君,正恰病机。臣以白术、茯苓,益气健脾祛湿,使湿有出路。气属阳,阳虚必兼气虚,故用人参补脾益气,以培后天之本,为佐药。更佐芍药养阴和营以通血痹,同时缓急止痛,以治身痛、腹痛等症。本方证本属阳虚,何以配伍养血敛阴之品的芍药?本方应用芍药,与附子相配,则能温经护营,对于少阴真阳不足,阴寒内盛,或寒湿内侵,营卫运行滞涩,以致恶寒肢冷,身体骨节疼痛之证,甚为适宜。诸药合用,共奏温经助阳,祛寒除湿之功。

本方配伍的特点是:温里助阳药与甘温益气、健脾渗湿药相配,旨在温补以祛寒湿,稍佐以养阴和营之品,使温里助阳而又无伤阴之弊。

【类方比较】本方与真武汤,两方均有附子、白术、茯苓、白芍,皆有温经散寒,渗湿止痛之功,都能主治阳虚证。但两方各有侧重,临床当鉴别。本方是真武汤去生姜,倍用白术、附子,再加人参,意在温阳补虚以祛寒湿,适用于阳虚,寒湿入侵所致肢节、腹部疼痛之证。而真武汤重用生姜,方中附子、白术的用量较轻,意在温阳散寒以祛水邪,适用于阳虚水气内停之证,而见肢体重痛、水肿等症。

【临床运用】

1. 证治要点 本方为温经助阳,祛寒除湿之剂,临床运用以痹痛,兼有畏寒肢冷,苔白脉迟为证治要点。

2. 加减法 本方酌加羌活、独活、威灵仙、豨莶草等祛风湿药同用其效更好;若寒湿较甚,加桂枝、制川乌、制草乌以温经散寒;若痹痛日久,血行瘀阻,加乳香、没药以活血止痛。

3. 现代临床常用本方治疗风湿性、类风湿性关节炎属虚寒性痹痛者,以及阳虚寒盛之心血管疾病和胃肠道疾病等。

【使用注意】方中附子有毒,其主要毒性成分是双脂型生物碱,3~4mg 即可致死,但经加热煎煮易被水解,变成低毒的乌头次碱,或无毒的乌头原碱。故应用本方时一定要注意合理的煎煮、炮制和剂量,谨防中毒。

【源流发展】本方出自《伤寒论》。该书 304 条云:"少阴病,得之一二日,口中和,其背恶寒者,当灸之,附子汤主之。"305 条又指出:"少阴病,身体痛,手足寒,骨节痛,脉沉者,附子汤主之。"《金匮要略·妇人妊娠病脉证并治》曰:"妇人怀妊六七月,脉弦发热,其胎愈胀,腹痛恶寒者,少腹如扇,所以然者,子脏开故也,当以附子汤温其脏。"由此看来,本方主要是针对少阴病,阳虚寒盛的病证而设,在其学术思想的影响下,唐代孙思邈《备急千金要方》卷 7以本方加桂心、甘草,亦名附子汤,治疗湿痹缓风,身体疼痛如欲折,肉如锥刺。《千金方衍义》卷 7 评说:"南阳太阳例中,甘草附子汤本治风湿相搏,骨节疼痛,如欲折,掣痛。《千金》借治湿痹缓风,可谓当矣。又恐辛温太过,津随汗泄,更合少阴例中附子汤,取人参固气,芍药敛津,茯苓渗湿,并助桂、附之雄,庶无风去湿不去,虚风复入之患矣。"至宋代《太平圣惠方》卷 9 又将本方的茯苓改为赤茯苓,芍药用赤芍,并加桂心,亦名附子汤,再加生姜、大枣煎服,用治伤寒一日,其背恶寒者;伤寒因下后,脾胃虚冷,腹胁胀满等症。《圣济总录》以本方加减衍化而成的同名异方,治疗:①中风欲死,身体缓急,目不开,舌强不能语;②风曳,手足不随,身体不能仰俯;③历节风疼痛,日夜不可忍;④伤寒憎寒壮热,头痛膈闷,四肢疼痛倦怠;⑤伤寒后虚羸少力等病证。后世对本方的发展,不仅组成药物的加减,主治范围的扩大,而且在剂型上亦有饮、散、粥、煎、膏等改变。例如《医略六书》卷 30 亦载有附子散一方,用本方去茯苓,加桂心、炙甘草、吴茱萸、丁香、木香,乌梅汤煎,去滓温服。主治妇人产后气阳两亏,不能化育生土,而寒邪内滞,故腹痛吐泻,脾阴暗耗,脉细软微涩微数者。

【疑难阐释】

1. 关于本方用于妊娠 《金匮要略·妇人妊娠病脉证并治》以本方治疗妇人妊娠阳虚寒甚的腹痛证。虽然该条仅书方名,而未列药物,但后世医家均主张用本方。由于方中附子有毒,且用量颇重,有堕胎之弊,《名医别录》卷 3 指出:附子"堕胎,为百药长。"仲景何以用之治疗妊娠之病?盖本证为阳虚寒甚所致,附子为温阳散寒之佳品,使寒祛阳复,则胎自安。正如《素问·六元正纪大论》云:"有故无殒,亦无殒也。"张璐亦云:"用附子汤以温其脏,则胎自安。世人皆以附子为堕胎百药长,仲景独用以为安胎圣药,非神而明之,莫敢轻试也"(《张氏医通》卷 10)。可见,用本方安胎,必须注意辨证,不可妄投。

2. 关于方中配伍芍药问题 本方为温阳祛寒之剂,何以要用阴柔的芍药?从药证分析,芍药在方中的作用有如下三方面:一是芍药养阴和营,有通行血瘀之功,且能缓急止痛,以之治疗身疼、骨节痛等症;二是阳虚之证往往兼有阴精不足,且阴阳互根,以芍药养阴,有阴中求阳之义,俾阳得阴助而生化无穷;三是少阴阳虚之证,若单用附子温阳,每致虚阳浮越不敛,而伍用芍药养阴,不仅能使阳有所附,并可藉芍药的滋润而制附子的温燥,使补阳而不伤阴。方中芍、附相伍,刚柔相济,相反相成。考仲景方中,以芍药与附子配伍的方剂不乏其例。如桂枝加附子汤、芍药甘草附子汤、真武汤等皆是,这种配伍方法,值得我们借鉴。

【方论选录】

1. 许宏:"少阴之气,上通于舌下,若有病,则口燥舌干而渴。口中和者,是无热也。背为阳,阳虚阴盛,则背恶寒也。经曰:无热恶寒者,发于阴也。当灸之,宜灸背俞,与附子汤服之。以附子为君,温经散寒;茯苓为臣,而泄水寒之气;以白术、芍药为佐,而益燥其中;以人参为使,而补其阳,以益其元气,而散其阴邪也。"(《金镜内台方议》卷7)

2. 柯琴:"此大温大补之方,乃正治伤寒之药,为少阴固本御邪之剂也。夫伤则宜补,寒则宜温,而近世治伤寒者,皆以寒凉克伐相为授受,其不讲于伤寒二字之名实久矣。少阴为阴中之阴,又为阴水之脏,故伤寒之重者,多入少阴,所以少阴一经,最多死症。如少阴病,身体痛,手足寒,骨节痛,口中和,恶寒脉沉者,是纯阴无阳之症。方中用生附二枚,取其力之锐,且以重其任也。盖少火之阳,鼓肾间动气,以御外侵之阴翳,则守邪之神有权,而呼吸之门有锁钥,身体骨节之痛自除,手足自温,恶寒自罢矣。以人参固生气之原,令五脏六腑之有本,十二经脉之有根,肾脉不独沉矣。三阴以少阴为枢。设使扶阳而不益阴,阴虚而阳无所附,非治法之善也,故用白术以培太阴之土,芍药以滋厥阴之木,茯苓以利少阴之水,水利则精自藏,土安则水有所制,木润则火有所生矣。扶阳以救寒,益阴以固本,此万全之术,其畏而不敢用,束手待毙者,曷可胜计耶!此与麻黄附子汤皆治少阴表症而大不同,彼因病从外来,表有热而里无热,故当温而兼散;此因病自内出,表里俱寒而上虚,故大温大补。然彼发热而用附子,此不热而用芍药,是又阴阳互根之理欤。此与真武汤似同而实异,此倍术、附去姜而用参,全是温补以壮元阳;彼用姜而不用参,尚是温散以逐水气。补散之分岐,只在一味之旋转软。"(《伤寒来苏集·伤寒附翼》卷下)

3. 汪琥:"四逆诸方皆有附子,于此独名附子汤,其意重于附子,他方皆附子一枚,此方两枚可见也。附子之用不多,则其力岂能兼散表里之寒哉?二枚生用,生则辛热兼走,不独温少阴之经,而又走卫气以治背恶寒也。邪之所凑,其气必虚,参、术、茯苓,皆甘温益气,以补卫外之虚,辛热与温补相合,则气可益而邪可散矣。既用生附子辛热,而又用芍药者,以敛阴气,使卫中之邪,不遽全进于阴耳。"(《伤寒论辩证广注·中寒论辩证广注》卷中)

4. 尤怡:"气虚者,补之必以甘;气寒者,温之必以辛。甘辛合用,足以助正气而散阴邪,人参、白术、茯苓、附子是也。而病属阴经,故又须芍药以和阴气,且引附子入阴散寒,所谓乡导之兵也。"(《伤寒贯珠集》卷7)

5. 王了接:"附子汤,少阴固本御邪之剂,功在倍用生附,力肩少阴之重任,故以名方。其佐以太、厥之药者,扶少阴之阳而不调太、厥之开阖,则少阴之枢纽终不得和,故用白术以培太阴之开,白芍以收厥阴之阖,茯苓以利少阴之枢纽。独是少阴之邪,其出者从阴内注于骨,苟非生附,焉能直入少阴注于骨间?散寒救阳尤为人参佐生附,方能下鼓水中之元阳,上资君火之热化,全赖元阳一起,而少阴之病霍然矣。再论药品与真武相同,唯生熟分两各异,其补阳镇阴之分岐,只在一味旋转,学者所当深心体会。"(《绛雪园古方选注》卷上)

6. 章楠:"此方与真武汤相类而有表里之分。此以人参佐生附以助元阳,祛寒出表;彼用熟附合白术、芍药,固脾肾之阴阳,以生姜辛温通胃阳,佐茯苓泄水气,是崇土制水之法,故名真武。此助阳以祛少阴之寒,故重用生附以名汤也。"(《医门棒喝·伤寒论本旨》卷9)

【评议】诸家皆认为本方主证之病机为阳虚阴胜,故重在温补元阳,以散寒湿。柯、尤、汪三家的论述颇为详尽,可供参考。本方重用附子为君以温经助阳,且以之为方名,人参补益元气,参、附合用,温补元阳而祛寒邪。方中术、附同用,善治筋骨痹痛,如白术附子汤和甘草附子汤均用此两味以治风湿证的肢节疼痛。于刚燥药中伍以芍药,不但可以收刚柔相济之效,且可引阳药入阴以散寒邪。诸药相配,使阴消阳复,则恶寒身痛之症自除。故柯琴称"此伤寒温补第一方也"(《伤寒来苏集·伤寒论注》卷4)。

【验案举例】

1. 关节炎 《湖北中医医案选集·第一辑》:某男,30岁。始起背恶寒,手足冷,精神不振,倦怠不适,继而身体关节疼痛,大便溏泄,日二三度,小便清,口中和,不发热,不思食,少气懒言,脉沉而弱,舌淡而润。审为脾肾阳虚,寒湿留滞经脉关节,是仲景附子汤证俱备。然从身形瘠瘦,未敢轻发此方,拟参苓白术散加桂枝、姜、枣为方,从益脾气调营卫着手。复诊:大便次数已减,食欲稍振,但体痛肢冷诸症仍在。看非仲景附子汤不能为功,遂处之。三诊,诸症尽去,疲惫未能恢复,拟平补脾胃之剂,以资善后。

按语:本案乃脾肾阳虚,初诊从补后天之气入手,以资先天之阳,则力薄而功缓,用药只益于脾,未及于肾,故虽效而不显。必须双补脾肾之阳,庶克有济。附子汤虽似峻剂,实乃平稳之方。故证具虚寒,形体瘠瘦,用之不惟无害,获效尤速。

2. 背恶寒 《北京中医杂志》(1991,4:38):某男,42岁。半月来因劳累汗出后,自觉背恶寒甚剧,诊时见面色青晦,问其口不渴不燥,不苦,身体沉重,精神疲惫。舌淡苔白而滑,脉沉弱。诊为阳气虚弱,寒湿不化证,用附子汤温阳益气,祛寒化湿,十二剂,愈。

按语:平素体虚,因劳累后汗出过多,气随汗泄,阳气亏损,故见背恶寒,体重神疲等症。证属阳气虚弱,寒湿不化,与阳明经证之背恶寒而见口苦、烦躁者,迥然不同。治当温阳益气,祛寒化湿,故投附子汤而痊愈。

3. 胖大舌(舌血管神经性水肿)《新中医》(1986,10:46):某男,50岁。舌体胖大、麻木,语言不清,活动不灵5年余。诊见:面色㿠白,形体稍胖,神疲气短,腰酸怯冷,纳少腹胀,便溏甚时每日达10余次,小便频数。查见:舌体胖大盈口,边有齿印,舌质淡嫩,苔白滑,脉沉细而迟。此乃脾肾阳虚,水湿内停上泛,浸渍于舌所致。治宜温肾助阳,健脾祛湿,用附子汤加干姜,20余剂,诸症悉除,随访2年,未见复发。

按语:本案乃脾肾阳虚,水湿上泛,浸渍于舌,而致舌体胖大。用本方加干姜温运脾肾,通化气机,使脾肾健,水湿化,故诸症悉平。

4. 眩晕(高血压) 《新中医》(1986,10:46):某女,45岁。素有高血压病史,血压波动在160～180/120～140mmHg之间,行走如坐舟车,心悸,耳鸣,常咽喉痛,头面部如火燎,欲用冷巾裹头,但又下肢不温,喜近火取暖,或覆重被,溲清,量少,便溏,腹胀纳差,腰酸腿重。诊见:精神疲乏,面颊稍红,咽喉部微红不肿,双足胫轻度水肿,舌淡苔白薄腻,脉沉细迟。此为下焦元阳虚惫,脾失其温,阴寒内盛,逼迫虚阳浮越,用附子汤加生龙牡、牛膝、肉桂,5剂,症减,继用上方加减月余,眩晕症消失,诸症皆减,血压稳定在140/100mmHg,能照常上班。

按语:本案患者血压虽高,但表现为一派虚寒证象,治宜温补脾肾,以壮下焦元阳。故投附子汤加肉桂温阳散寒,引火归元;生龙骨镇纳浮阳;牛膝补肝肾而引血下行。方药对证,故疗效甚佳。

5. 慢性子宫内膜炎 《辽宁中医杂志》(1980,2:13):某女,44岁。患白带病十余载,缠绵累累,量多清稀如涕,腰骶隐隐作痛,连及胯部。西医诊断为慢性子宫内膜炎,腰骶韧带劳损,外阴溃疡。患者神疲乏力,腰腹畏寒,跗肿便溏,经行量多色淡,舌淡苔白灰微滑,脉缓无力,两尺沉而若绝。证属脾肾阳微,寒邪内蕴。附子汤加煅龙骨、苡米仁、椿根皮。6剂。二诊:白带减半,因感寒腹腰痛重,守上方加干姜。6剂。三诊:白带偶有,腰腹疼痛大减。上方去干姜,加鹿角胶、龟甲胶配丸剂,服1月。2月后随诊,患者欣然告谓:经妇科检查,炎症已消,不但带瘥,外阴溃疡亦大减。

按语:本案白带证乃肾阳不足,寒湿内盛,带脉失药,任脉不固所致。治宜温肾培元,固涩止带。投附子汤,加薏苡仁健脾祛湿,煅龙骨、椿根皮收敛固涩止带。辨证准确,选方得当,可谓善读仲景书者。

6. 人流术后高热 《上海中医药杂志》(1994,7:29):某女,25岁。做人流术后,恶露淋漓不尽,1周后渐见畏寒发热,急诊,应用多种抗生素5天,发热持续不退。中医诊见:面色苍白,表情淡漠,汗出蒸热,默默欲眠,不欲饮食,手足逆冷,少腹冷痛,似觉有冷风习习吹拂少腹,脉沉细微数,舌颤,色淡嫩而不鲜,苔腻灰黑,中部尤甚,三日来体温高达39.5℃。脉证合参,证属脾肾阳虚,胞宫虚寒。予附子汤。服1剂后,手足转温,少腹如扇顿减,精神有振,渐能进食,体温降至38℃。继守方,减轻附子用量(由15g减至10g),1剂后,体温正常,恶露已尽,诸症平复。

按语:患者行人流术后,汗出伤阳,且恶露淋漓不尽,阴血益虚。虽见高烧,但非阳热证,脉证合参,属脾肾阳虚,胞宫虚寒无疑。故用附子汤而效如桴鼓。

【临床报道】

一、内科

1. 腰椎间盘突出症 用附子汤合阳和汤加减治疗腰椎间盘突出症53例,其中21例为腰椎间盘突出,32例为腰间盘膨出。药用:黑附子18g,茯苓20g,白芍15g,炒白术12g,太子参20g,麻黄6g,熟地20g,炮姜15g,肉桂10g,鹿角胶(烊)10g,参三七(冲)6g,细辛10g,炒杜仲12g,怀牛膝20g,补骨脂12g,骨碎补,白芥子各30g。10天为1疗程。1~2疗程后观察疗效。结果,治愈16例,显效24例,好转12例,无效1例。总有效率为97.9%[1]。

2. 老年增生性脊柱炎 用附子汤加味治疗老年增生性脊柱炎45例,所有患者均有不同程度的持续性腰痛,活动加重,腰脊僵硬,运动受限。X线摄片示腰椎骨质增生,椎间隙变窄。加味附子汤药物组成:制附子(文火先煎30分钟)10g,党参15g,白芍30g,白术15g,茯苓15g,当归10g,丹参15g,田三七10g,杜仲15g,牛膝15g。加减:腰痛甚,尺脉小紧者,加细辛、威灵仙;腰部有冷感加干姜、炙甘草;腰部重坠,舌苔厚腻,加防己、薏苡仁;病程长,舌有瘀斑,加乌梢蛇、土鳖虫。10天为1疗程。视病情连服1~3个疗程。结果,显效20例,好转21例,无效4例[2]。

二、妇科

1. 早产 本方加当归、黄芪、丹参、川断、补骨脂、炙甘草,治疗虚寒性早产31例,均于妊娠5个月后就诊。于妊娠6个月后,改每月中旬服药5剂,每日1剂。均保胎成功[3]。

2. 先兆和习惯性流产 本方减茯苓、白芍,加当归、炙甘草、黄芪、煅龙骨、煅牡蛎、菟丝子、川断。每3~5天1剂。自妊娠1月开始服用至流产月份度过后即可停药。治疗先兆和习惯性流产53例。结果:52例有效,1例无效,有效率为98.1%。其中习惯性流产40例,有效率为97.3%,先兆流产13例,有效率达100%。随访调查:对保胎成功的52例进行随访,49例已正常分娩,3例待娩,已分娩的49例新生儿均为正常分娩儿,未发现畸形和发育不良。其中男26例,平均身高为(50.38±0.55)cm;女23例,平均身高(49.83±0.24)cm,

平均体重(3.15±0.39)kg。与正常新生儿的身高、体重无显著差异[4]。

3. 子宫肌瘤 本方加香附、仙茅、川牛膝、当归、生芪、醋瓦楞、皂角刺、炙甘草,治疗子宫肌瘤属脾阳虚型者33例。治疗前肌瘤长及前后径之和为$5.56±1.76(cm,\bar{x}±s)$,治疗后经B超提示肌瘤及临床症状消失为显效,共14例(42.42%);肌瘤长及前后径之和减少2/3以上,临床症状减轻为有效,16例(48.48%);肌瘤无缩小或增大,症状无改善为无效,3例(9.09%),总有效率为90.9%。治疗后肌瘤长及前后径之和为$2.83±1.49(cm,\bar{x}±s)$[5]。

三、五官科

变应性鼻炎 变应性鼻炎150例,随机分为两组,分别用加味附子汤和西药抗过敏药治疗,方药组成:淡附片(先煎)、桂枝、白芍药、茯苓、白术各10g,银柴胡、防风、五味子、乌梅各12g,生黄芪50g,党参15g。若见鼻黏膜苍白(甚至灰白),或见腰酸肢冷,肾阳亏损者加淫羊藿、补骨脂各。20天为1疗程。西药组给特非那丁口服,60mg/次,2次/日。局部用呋喃西林麻黄素加地塞米松针剂滴鼻,4次/日。10日1疗程。结果显示两组的有效率无明显差异($P>0.05$),但中药显效率明显高于对照组($P<0.05$)[6]。

【实验研究】

1. 对心血管的药理作用 实验观察附子汤对心血管系统6项指标的影响。结果证明:附子汤原方具有明显对抗心肌缺血、缺氧的能力,并能显著增加心肌营养血流量;降低细胞膜的脂区微黏度;提高心肌细胞内环核苷酸的水平,其提高cAMP的作用大于对cGMP的作用,但cAMP/cGMP的值没有明显改变,该方还通过降低血栓素B_2的水平使6-酮-前列腺素F1a/血栓素B_2的值明显升高,反映了抑制血小板聚集的作用。方中5味药在不同的方面发挥各自的作用,使原方配伍注意阴、阳、气、血的全面调整。全方的各项作用均大于拆方。人参、附子相伍作用突出,芍药配伍效应作用最强[7]。

2. 对抑制血小板聚集的作用 实验表明,附子汤对小鼠6-酮-前列腺素F_{1a}(6-K-PGF_{1a})/血栓素B_2(TXB_2)的值明显升高($P<0.05$),因而该方具有抑制血小板聚集的作用。拆方研究证明,这一作用主要来自方中的芍药。方中的人参、附子相配,可明显提高6-K-PGF_{1a}的水平,但同时亦大幅度增加了TXB_2的量,两者的比例反而低于对照组,提示方中附子、人参相伍可能具有促血栓形成的倾向,芍药的加入可以改变这一趋势。以党参代替人参后,全方作用没有明显变化,说明配伍后,党参与人参对该项指标显示相似的效应,作为方中的主药,单味的附子对6-K-PGF_{1a}、TXB_2及其比值的影响均不明显,配伍其他药物后,作用才明显提高[8]。

3. 对红细胞膜流动性的影响 应用荧光偏振技术对附子汤及其拆方对正常小鼠红细胞膜流动性的影响进行观察。结果表明,连续给药8天后,与对照组相比,附子汤可以明显提高红细胞膜流行性,原方五味药的配伍效应显著优于其他拆方组。方中附子、人参、白芍的作用较为突出。以党参加量取代人参后,与原方无明显差异,提示配合党参与人参对该指标具有相似的效应[9]。

4. 镇痛作用 用附子汤合芍药甘草汤对冰醋酸致痛模型小鼠镇痛作用的实验观察,实验结果表明:附子汤加芍药甘草汤能抑制福尔马林引起的I相及II相疼痛,能显著降低冰醋酸疼痛模型小鼠血清中和脊髓中的NO、PGE_2的含量,增加SOD的活性。结论:附子汤与芍药甘草汤合用对中枢及外周神经末梢均有镇痛作用,其镇痛作用与NO、PGE_2、SOD有关[10]。

5. 镇痛抗炎作用 采用扭体法、热板法和二甲苯致炎法分别检测附子汤、芍药甘草汤及两者合用对小鼠的镇痛率、对痛域提高的百分率和肿胀抑制率,结果:附子汤与芍药甘草汤合用有镇痛、抗炎作用,且强于两方单用。结论:附子汤与芍药甘草汤合用可使其镇痛、抗炎作用增强[11]。

6. 对小鼠心肌细胞环核苷酸的影响　采用现代放射免疫分析方法观察附子汤对小鼠心肌细胞环核苷酸水平的影响。实验结果表明,附子汤原方可以非常显著地提高小鼠心肌细胞内的环核苷酸的含量水平,其中对 cAMP 的影响比对 cGMP 更加明显。拆方研究提示,对 cAMP 的提高作用,是方中诸药协同起效所致,单味药作用不明显。而对 cGMP 的提高作用,则主要来自方中芍药[12]。

参 考 文 献

[1] 刘效军,马海玲. 附子汤并阳和汤治疗腰椎间盘突出症的疗效观察[J]. 内蒙古中医药,2005,(6):34.

[2] 陈熹. 加味附子汤治疗老年增生性脊柱炎 45 例[J]. 河南中医,2004,24(7):42.

[3] 李淑琴. 附子汤加味治疗早产 31 例[J]. 浙江中医杂志,1992,27(11):510.

[4] 刘玉海,唐元祥. 附子汤加减治疗先兆和习惯性流产 53 例临床观察[J]. 四川中医,1993,(12):45.

[5] 邹定华. 龚子夫辨证分型治疗子宫肌瘤 93 例临床观察[J]. 江西中医药,1993,24(6):13.

[6] 周景伟. 加味附子汤治疗变应性鼻炎的疗效观察[J]. 上海中医药杂志,2001,(1):26.

[7] 韩涛. 附子汤对心血管药理的作用研究[J]. 山东中医学院学报,1992,16(5):33.

[8] 韩涛,滕佳琳,王树荣,等. 附子汤对小鼠 6-酮-前列腺素 F_{1a}、血栓素 B_{22} 的影响[J]. 中成药研究,1993,(4):31.

[9] 韩涛,滕佳琳,叶向荣,等. 附子汤对小鼠红细胞膜流动性的影响[J]. 山东中医学院学报,1991,15(5):42.

[10] 李睿明,雷朝霞,李卫平,等. 附子汤与芍药甘草汤合用的镇痛作用及机制研究[J]. 现代中西医结合杂志,2002,11(23):2323-2325.

[11] 李睿明,雷朝霞,王明亮,等. 附子汤合芍药甘草汤镇痛抗炎作用研究[J]. 现代中西医结合杂志,2002,11(10):899-901.

[12] 韩涛,滕佳琳. 附子汤对小鼠心肌细胞环核苷酸的影响[J]. 中国中医药科技,1994,1(4):32.

实　脾　散
(《重订严氏济生方》)

【异名】实脾饮(《证治准绳·类方》卷 2)。

【组成】厚朴去皮,姜制炒　白术　木瓜去瓤　木香不见火　草果仁　大腹子　附子炮,去皮脐　白茯苓去皮　干姜炮各一两(30g)　甘草炙半两(15g)

【用法】上㕮咀,每服四钱(12g),水一盏半,加生姜五片,大枣一个,煎至七分,去滓温服,不拘时服。

【功用】温阳健脾,行气利水。

【主治】阳虚水肿证。身半以下肿甚,手足不温,口中不渴,胸腹胀满,大便溏薄,舌苔厚腻,脉沉迟。

【病机分析】本方证是由脾肾虚寒,阳不化水,水湿内停所致。《素问·至真要大论》曰:"诸湿肿满,皆属于脾。"脾主运化水湿,脾肾阳虚,水湿不能运化,故生肿满。《丹溪心法》卷 3 提出了阴水、阳水的分类方法。指出"若遍身肿,烦渴,小便赤涩,大便闭,此属阳水。……

若遍身肿,不烦渴,大便溏,小便少,不涩赤,此属阴水。"《景岳全书》卷22曰:"凡水肿等证,乃脾、肺、肾三脏相干之病。盖水为至阴,故其本在肾;水化于气,故其标在肺;水惟畏土,故其制在脾。"其中与脾、肾的关系最为密切。肾为先天之本,脾为后天之本,脾气的运化需肾阳的温煦,肾精的充足,必依赖脾的吸收水谷精微的滋养;在病理上两脏又相互影响,一是肾阳不足不能温暖脾阳,以致脾阳亦不足;脾阳虚衰,不能运化水谷精气,又进一步致肾气虚损。脾阳虚衰,土不能制水,令水邪妄行,泛滥于肌肤,故出现肢体浮肿;水为阴邪,其性下趋,故腰以下肿甚;由于脾阳不振,运化无力,水阻气机,则胸腹胀满,纳减便溏;肾阳不足,则气不化水,水湿走注肠道而便溏;脾主四肢,阳气不能温养四肢,故手足不温;口不渴,舌淡苔腻,脉沉迟或沉细均为脾阳虚不能运化水湿之征。

【配伍意义】本方是治疗阴水的代表方,其证属脾肾虚寒,阳不化水,水邪为患。遵照"虚则补之,寒者温之"的原则,当温阳实脾,恢复脾肾的制水行水之功。而水之不利,亦与气滞有关,又当兼以行气利水。方以干姜、附子为君。其中干姜辛热,能温运脾阳,使中焦健运,脾阳振奋,温化水湿。《本草求真》卷3云:"干姜大热无毒,守而不走,凡胃中虚冷,元阳欲绝,合以附子同投,则能回阳立效。"附子辛热,能温肾助阳,肾阳得温,则能化气行水。曹民宇辑注《本草经》卷上曰:附子"大热纯阳,冲锋陷阵,入足太阴、厥阴经,又通行十二经,阴寒当之,无不瓦解……引温暖药以祛在里之寒湿。"两味同用,温养脾肾,扶阳抑阴,故为方中君药。臣以白术、茯苓健脾和中,渗湿利水。然土气之不足,则木气以强凌弱,木克土也,方中木瓜之酸温,能于土中泻木,兼以祛湿利水,使木不克土而肝和;气能化水,气滞则水停,气行则湿化,故方中配伍厚朴宽肠降逆;木香调理脾胃之滞气;大腹子行气之中兼能利水消肿;草果辛热燥烈之性较强,善治湿郁伏邪,五药同用,共奏醒脾化湿,行气导滞之效,是为佐药。使以甘草调和诸药。用法中加生姜、大枣以益脾和中。诸药相伍,共奏温脾暖肾,行气利水之功。

本方温补脾土之功偏著,体现了治病求本的原则,脾实则水治,故以"实脾"名之。

本方配伍特点:以健脾利水药与温阳祛寒药相配,使健脾则能利水,阳复则寒祛,并伍以行气化湿之品,扶正祛邪,标本兼顾。

【类方比较】本方与真武汤比较 实脾散组成较真武汤少芍药,减生姜之量,加干姜、厚朴、木香、草果、槟榔、甘草和大枣而成。两者都能温暖脾肾,助阳行水,主治阳虚水肿证。然而真武汤偏于温肾化气,以温肾为主,主治肾阳虚弱,水湿内停的阴水证,症见水肿,小便不利,以及水气凌心和筋脉失养所致的心悸气短,身瞤动等症。而本方的功用却偏于温脾利水,行气化湿,以治脾为主,因此,其主治的证候是以脾阳虚弱,水气内停的阴水证,其证候除水肿,腰以下肿甚外,尚见畏寒肢冷,身重腹胀,便溏等。

【临床运用】

1. 证治要点 本方是治疗阴水的主要方剂。临床上以身半以下肿甚,胸腹胀满,舌淡苔腻,脉沉迟为证治要点。

2. 加减法 若兼有气短乏力,怠惰,懒言者,加黄芪、党参等以补气;尿少肿盛者,加泽泻、猪苓以加强利小便之功;脘腹胀甚,加陈皮、砂仁。此外,若小便中蛋白呈阳性,去甘草,加用鹿衔草和芡实;心悸怔忡者,加重附子的用量,并加生龙骨、灵磁石;肝区胀痛,可加用青皮、三棱、莪术;大便溏泻者,应将大腹子改用大腹皮;大便秘结者,可加牵牛子以通利二便。

3. 本方现代常用于慢性肾小球肾炎,心源性水肿,肝硬化腹水等属阴水者。

【使用注意】本方温阳行气之力较强,若属阳水者则忌用。

【源流发展】本方由南宋(13世纪)医家严用和所制。据《重订严氏济生方》云:"实脾散治阴水,先实脾土。阴水为病,脉来沉迟,色多青白,不烦不渴,小便涩少而清,大便多泄,此阴水也,则宜用温暖之剂,如实脾散、复元丹是也。"经考证,北宋医家许叔微所著《普济本事方》卷4已载有"实脾散"一方。该书云:"治脾元虚浮肿,实脾散。入附子(一个炮去皮)、草果子(去皮)、干姜(炮)各二两,甘草(炙)一两,大腹(连皮)六个,木瓜(去瓤切片)一个。"从方剂组成看,两方颇有相似之处,许氏方中所用药物,严氏方均选用,说明严氏的实脾散实际上是在许氏方的基础上加味组成的。由于加用了白术、茯苓、厚朴、木香,则健脾行气利水之功更著。故后世临床上均选用严氏方,而鲜有用许氏方者。本方为温阳利水,治疗阴水证的著名方剂,对后世的影响很大。如《普济方》卷371实脾散,与本方相比,其组成少木瓜、大腹子、附子、干姜、厚朴,而加用人参、砂仁、良姜、丁香、山药、陈皮、麦芽、莲肉、曲饼、青皮、冬瓜仁、薏米仁、扁豆、陈皮、香附、陈米。其温阳之力较缓,可增强健脾消食之功,其功用主要是健脾止泻,主治小儿脾胃虚冷,乳食不进,吐泻不止,慢惊及痘证下痢,不能收涩者。《奇效良方》卷40实脾散,主治阴水发肿,由本方去茯苓、白术,大腹子改用大腹皮。《医略六书》卷20实脾散,其组成少木瓜、生姜、大腹皮、草豆蔻,而加用泽泻、猪苓和姜皮,主治命火衰微,不能生脾土而气滞不化,寒水入侵,泛滥于肌肉之间,肿满如泥,脉沉迟者。《医宗金鉴》卷54实脾散,在本方基础上减附子、干姜、生姜,亦治阴水,肿胀,二便不实,身不热,心不烦者。

【疑难阐释】关于本方来源。多数医家认为出自南宋医家严用和《济生方》。但由于年代久远,屡遭兵火战乱,该书已残缺不全。据有关资料记载,《济生方》原书共10卷,载方400余首,而现存的《济生方》仅剩8卷,载方240首。正如《四库全书提要》所云:"明以来传体颇稀,又大抵脱佚错谬,失其本旨。"因此,现存的《济生方》中未见本方。有人提出本方应出自元·危亦林的《世医得效方》,但《世医得效方》问世时间要比《济生方》晚数十年,故很难认定。近年来浙江省中医研究所等单位,重新整理编辑的《重订严氏济生方》一书,基本上能反映《济生方》的原貌,较国内其他现行本完整。该书"水肿门"载有本方。所以,实脾散一方,出自严用和的《济生方》之说,是比较可靠的。

【方论选录】

1. 吴昆:"脾胃虚寒,不能制水,则水妄行,故肢体浮肿;以无郁热,故口不渴而大小皆利。是方也,用白术、茯苓、甘草之甘温者补其虚,用干姜、附子之辛热者温其寒,用木香、草果之辛温者行其滞,用厚朴、腹子之下气者攻其邪,用木瓜之酸温者抑其所不胜。名曰实脾散者,实土以防水也。虽其药味不皆实土,然能去其邪,乃所以使脾气之自实也"。(《医方考》卷4)

2. 汪昂:"此足太阴药也。脾虚故以白术、苓、草补之,脾寒故以姜、附、草蔻温之,脾湿故以大腹、茯苓利之,脾满故以木香、厚朴导之。然土之不足,由于水之有余,木瓜酸温能于土中泻木,兼能行水,与木香同为平肝之品,使木不克土而肝和,则土能制水而脾实矣。经曰:湿胜则地泥,泻水正所以实土也"。(《医方集解·祛湿之剂》)

3. 张璐:"治水以实脾为先务,不但阴水为然。方下所云,治阴水发肿,宜此先实脾土。俨然阴水当温散,阳水当寒泻之旨横于胸中。夫阴水因肾中真阳衰微,北方之水不能蛰藏,而泛溢无制,倘肾气不温,则真阳有灭顶之凶矣。实土堤水,宁不为第二义乎?何方中不用肉桂辛温散结,反用木瓜、厚朴、大腹子耶?即有滞气当散,厚朴尚可暂投,若大腹子之开泄大便,断乎不可妄用也"。(《张氏医通》卷13)

4. 吴谦,等:"脾胃虚则土不能制水,水妄行肌表,故身重浮肿。用白术、甘草、生姜、大枣以实脾胃之虚也;脾胃寒,则中寒不能化水,水停肠胃,故懒食不渴,二便不实。用姜、附、草果,以温脾胃之寒;更佐大腹、茯苓、厚朴、木香、木瓜者,以导水利气。盖气者水之母也,土者水之防也,气行则水行,土实则水治,故名曰实脾也。然此方导水利气之力有余,阴水寒盛而气不虚者固所宜也。若气少声微,则必以理中汤加附子,数倍茯苓以君之,温补元气为万当也。"

"苓桂术甘汤、实脾饮、肾气丸,皆治阳虚水气之证。苓桂术甘汤治上焦阳虚不能输布,水留于上,心下逆满,气上冲胸,故用苓、桂、术、甘之品扶阳通气,输水道也。实脾饮治中焦阳虚不能蒸化,水渍于中,外泛作肿,二便不利,故用姜、附、苓、术之剂,培土温中,胜寒湿也。肾气丸治下焦阳虚,不能行水,小便不利,肢体浮肿,喘急腹胀,故用桂、附、地、苓之辈,温而补之,以行水也。"(《医宗金鉴·删补名医方论》卷5)

5. 汪绂:"阴水之作,由命火不壮,脾胃虚寒,而或外兼冷饮,身冒寒湿,土不能制水,则水妄行无制而浮肿也。白术实脾燥湿之君药,茯苓佐白术以渗湿,甘草佐白术以厚脾,厚朴破土中之郁塞,草豆蔻暖脾胃,开郁积。大腹子苦涩,功专降泄,彻于下极,攻坚破积,燥湿除痰,而涩味亦能敛阴。木香亦以通理三焦之气,然槟榔降浊之意为多,木香升清之意为多,木瓜酸以泻肝邪于土中,敛水气以归化,故能舒筋消肿。土不能制水,肾不能摄水,皆命门火衰故也,附子以大壮命火,则肾中有阳而脾暖能治水矣……。黑姜黑色入肾,以佐附子补命门火,此二味又所以实脾之根本也。"(《医林纂要探源》卷6)

6. 张秉成:"夫水有阴阳,治宜各别。阳水者,其人素禀阳盛,或酒饮蓄聚,或湿热蕴留,久则脾胃日虚,不能运化,或发于内,或溢于外,为肿为胀,所由来也。阴水者,纯是阳虚土败,土不制水而然。经云:湿盛则地泥。故脾旺则运化行而清浊分,其清者为气、为血、为津、为液;浊者为汗、为溺,而分消矣。则知治水当以实脾为首务也。白术、甘草补脾之正药,然非姜、附之大辛大热助火生土,何以建其温补健运之功?而后腹皮、茯苓之行水,厚朴、木香之快气,各奏厥功。草豆蔻芳香而燥,治太阴独胜之寒;宣木瓜酸涩而温,疏脾土不平之木。祛邪匡正,标本得宜耳。"(《成方便读》卷3)

【评议】诸家皆认为本方主治的证候是由中焦阳气虚寒所致,治宜实脾土以防水,名"实脾散",即其意也。然方中以孰为君药,各家认识不一,如吴昆、汪绂认为白术、茯苓为方中的君药;而张秉成、吴谦等则认为干姜、附子是本方的君药。笔者认为后者的认识比较符合病机。本方属温阳健脾利水之剂,从方中药物的组成和用量看,是温阳行气之力有余,而益气健脾之力不足,对阴水证中寒甚气滞者相宜,而对正气过虚者,又当斟酌处理,不可妄投。《医宗金鉴》主张用附子理中汤,倍用茯苓,此论颇有见地,临证可参考用之。对方中用大腹子的看法亦有不同,吴昆谓:"用厚朴、腹子之下气者攻其邪。"汪昂曰:"脾湿故以大腹、茯苓利之。"张璐则云:"即有滞气当散,厚朴尚可暂投,若大腹子之开泄大便,断乎不可妄用也。"张氏的看法是有道理的。盖大腹皮即槟榔的果皮,虽均具行气利水之功,但其作用缓急则不同。《本草经疏》卷13云:"大腹皮即槟榔皮也,其气味所主,与槟榔大略相同。第槟榔性烈,破气最捷;腹皮性缓,下气稍迟。"本方主治阳虚水肿证,大腹皮作用缓和,行气利水而不伤正,本方用之,甚为合拍。观后世用本方治疗阴水证,多用大腹皮,即可为证。

【验案举例】

1. 水肿 《湖南省老中医医案选·朱卓夫医案》:某男。遍身水肿,腹胀,面色苍白,二便通利,口不渴,饮食少思,邀余诊之。探其脉一息三至,舌苔白滑。此乃阴寒水肿也,拟以实脾饮。厚朴、白术、木瓜、腹皮、附子、木香、草果、茯苓、干姜、生姜。服5剂后,肿已渐消,后仍以原方加蝼蛄2只,研末泡兑,再服5剂而瘥。余治阴寒水肿,投以此方,屡试皆验。

按语:本案属阴寒水肿证,乃脾阳不足,水气内停所致。用本方温阳健脾,行气利水,加蝼蛄利水通便,故一举获效。

2. **重症肝硬化腹水** 《广东医学》(1966,2:37):患者症见腹部胀满,食欲不振,嗳气吞酸,四肢倦怠,步行艰难,证属气郁、脾湿、肾虚所致。拟用解郁消滞、健脾温肾、逐水之法为治。用本方加党参、木通、泽泻、郁金、陈皮,连服5剂,嗳气吞酸稍好转,小便增多,腹胀减,继用本方加用四君子汤与归脾丸交替服用40余剂而痊愈。

按语:本例重症肝硬化腹水,乃气郁、脾湿、肾虚所致,属祖国医学"阴水"证的范畴,故用本方温阳利水加党参、陈皮、郁金行气;木通、泽泻利水消肿。药后症减,继用本方加四君子与归脾丸交替服用,而终获痊愈。

3. **脉痹** 《湖南中医杂志》(1989,1:37):某男,65岁。右下肢肿胀麻木不适3个月余,经右下肢静脉造影,诊断为:右侧栓塞性腘静脉炎。证见:形体壮实,右下肢自腹股沟明显肿胀,肤色红紫光亮,按之凹陷不起,右侧股、足背动脉搏动均好,纳食可,渴不思饮,无寒热,二便自调,舌体胖大,质暗红,苔黄腻而厚,脉沉涩。证属脉痹(右下股深部静脉炎,右髂股静脉血栓形成)。初拟清解温通之剂,用四妙勇安汤加味。服药后肿胀衰半但病情反复,舌体日见缩小,色暗而淡,脉转沉涩而迟。脾虚寒湿阻络之象日显。复诊改用实脾饮加党参、土鳖、地龙、丹参。服4剂后肿胀全消,局部青紫日渐消退,惟右侧小腿内侧仍可见粗大屈曲之脉管,守方去槟榔、草果,服药22天,诸症悉除,随访1年未见复发。

按语:本案患者初诊系脾失健运,水湿内停,浸淫血脉,瘀血内阻,有化热之象,故先予四妙勇安汤加味以清热解毒、健脾渗湿、活血化瘀。药后病情反复,且脾虚寒湿阻络之症日显,而改用实脾饮加味,以温脾化湿,通络化瘀。方药切中病机,故疗效满意。

【临床报道】

一、内科

1. **水肿** 以实脾饮加减治疗老年功能性水肿69例,中医辨证属脾阳不足型43例,肾阳不足型26例,均用实脾饮加减治疗,方药:茯苓20g,草豆蔻10g,菟丝子15g,厚朴10g,淫羊藿10g,大腹皮10g,附子(先煎)8g,干姜8g,白术12g。10日为1个疗程。水肿甚者加猪苓、泽泻;气虚者,加黄芪、党参;肾阳虚者,加巴戟天、胡芦巴。治疗结果:痊愈(水肿完全消退,全身症状消失)43例,显效(浮肿及全身症状明显减轻)10例,有效(水肿及全身症状均有好转)9例,无效(水肿及全身症状无改善)7例,总有效率为89.85%.其中脾阳不足43例中痊愈33例,显效5例,有效3例,无效2例;肾阳不足26例中痊愈10例,显效5例,有效6例,无效5例。痊愈病例疗程最短9天,最长34天,平均16天[1]。

以实脾饮合柴胡疏肝散加减治疗特发性水肿45例,药物组成:茯苓、白术、柴胡、草果各20g,木瓜10g,木香10g,大腹皮20g,陈皮20g,车前子(包)15g,白茅根25g,生蒲黄10g,地龙15g,枳壳15g,山药20g,砂仁15g。阳虚甚加制附子、干姜;月经不调,瘀血甚加桃仁、红花、丹参;胸腹胀满加厚朴、佛手;气郁甚加川楝子、槟榔;纳差加鸡内金、神曲;肿甚加猪苓、泽泻;夜寐不安加合欢花、夜交藤。7天为1个疗程,随访半年判定疗效。45例中,临床治愈(水肿全部消退,其他症状消失,实验室检查恢复正常)37例,好转(水肿及其他症状减轻,实验室检查改善)5例,未愈(水肿及其他症状、实验室检查无变化)3例。治愈率82.22%,总有效率93.33%。治疗时间14~21天,平均17.76天[2]。

2. **慢性充血性心力衰竭** 用实脾饮加味治疗充血性心力衰竭78例,随机分为两组:治疗组 38 例,对照组 40 例,全部患者进行病因及对症治疗,并按 CHF 常规处理,包括限制食盐,应用强心、利尿剂、血管扩张剂等西药治疗。治疗组同时用实脾饮加味:干姜 12g,炮附子 6g,草果仁 12g,白术 12g,茯苓 12g,生姜 10g,大枣 3 枚,大腹皮 12g,木瓜 12g,木香 12g,厚朴 6g;丹参 12g,降香 12g。两组疗程为 2 周。治疗结果,治疗组治疗后心功能与治疗前平均改善 1~2 级,总有效率 94.8%,其中显效 14 例(37%),有效 22 例(57.8%),无效 2 例(5.2%);对照组在治疗后,心功能比治疗前改善 0.9 级,总有效率为 75%,其中显效 10 例(25%),有效 20 例(占 50%),无效 10 例(占 25%)。两组对比,差异显著($P<0.05$)。治疗组治疗后心功能平均改善 1.2 级,其总有效率为 94.8%,疗效明显优于对照组($P<0.05$);血流动力学参数测定表明:治疗组在用药后,心搏出量、心排血量、左心室射血分数均有显著增加,两组在用药后比较差异显著($P<0.05$)[3]。

3. 慢性腹泻 用本方治疗老年人慢性腹泻 40 例,结果:痊愈 33 例,占 90%,药物起效时间(3.47 ± 1.12)天;痊愈时间(11.55 ± 2.67)天。对照组 37 例采用氟哌酸每天 3 次,每次 0.2g;复方苯乙哌啶每天 3 次,每次 1 片,温水送服。连续用药 20 天,必要时给予静脉补液。结果:痊愈 15 例,占 40.5%;显效 4 例,占 10.8%;无效 15 例,占 40.5%;恶化 3 例,占 8.2%。总有效率 19 例,占 51.4%,起效时间(6.71 ± 2.94)天,痊愈时间(17.07 ± 2.72)天[4]。

4. 肝硬化腹水 治疗 80 例肝炎肝硬化失代偿期,彩超提示腹水存在,无活动性消化道出血、肝性脑病、肝肾综合征等严重并发症。随机分为治疗组 40 例,对照组 40 例。所有患者均给予常规保肝、降酶、退黄、利尿等药物治疗。治疗组同时给予实脾饮。两组疗程均为 4 周。药物:厚朴、白术、木瓜、木香、草果仁、大腹子、炮附子、白茯苓、干姜、生姜各 6g,甘草 3g,大枣 1 枚。80 例患者疗程结束时共脱落 5 例,其中治疗组脱落 3 例,对照组脱落 2 例。对照组、治疗组患者腹水积分、ALB、Child-Pugh 积分、INR 与对照组比较差异均有统计学意义($P<0.01$),B 超显示,治疗组 37 例患者中腹水完全消退者 29 例,占 78.38%,对照组 38 例患者中腹水完全消退者 20 例,占 52.63%。电解质紊乱:治疗组 7 例,占 18.92%;对照组 24 例,占 63.16%[5]。

5. 结核性腹膜炎 治疗 60 例结核性腹膜炎患者,随机分为两组,治疗组 30 例,以支持疗法、抗痨药物加用实脾饮加减治疗,药用:白术、炙黄芪、茯苓、木香、丹参、大腹皮各 12g,制附子、干姜、厚朴、木瓜、炙甘草各 6g。加减:邪盛水实者,加猪苓、桂枝、泽泻;腹胀、腹痛、大便干燥、舌红脉实者,加大黄、枳实。对照组 30 例,单纯以支持疗法加抗痨药物治疗。两组均治疗 1 个月为 1 个疗程,2 个疗程后观察疗效。结果:总有效率、治愈率;治疗组分别为 93.3%、53.3%,对照组为 66.7%、23.3%。两组比较均有显著性差异($P<0.01$、$P<0.05$)[6]。

6. 慢性肾炎 本方去大腹子,加用牵牛子、桃仁、金钱草、益母草、猪苓、泽泻为基本方,治疗慢性肾小球肾炎 187 例。若脾阳虚弱,水湿滞留者,加黄芪、党参,并加重原方中茯苓、白术的用量;若脾肾阳虚,水湿泛滥者,加肉桂;有腹水者,加半枝莲、半边莲。结果:临床治愈 125 例,显效 23 例,有效 16 例,无效 23 例。总有效率 87.7[7]。

7. 肾病综合征 以本方为基本方治疗肾病综合征 20 例。水肿甚者,加茅根、冬瓜皮、赤小豆、猪苓、泽泻;肾阳虚者,加肉桂、大云、冬虫草、紫河车、桂枝;肾阴虚者,加黑豆、制首乌、女贞子、知母、枸杞、生地,去干姜、附子;气虚者加党参、黄芪、山药、芡实;气滞者加砂仁、陈皮;血瘀者,加益母草、丹参、郁金、泽兰。水煎服,隔日 1 剂。结果:痊愈 4 例,显效 9 例,好转 3 例,无效 4 例。总有效率为 80%。疗程最短 96 天,最长 258 天,平均 177 天[8]。

8. 维生素 B₁ 缺乏症　用实脾饮加减治疗维生素 B₁ 缺乏症 48 例,方药组成:干姜 2 片,附子 5g,草果仁 5g,白术 10g,茯苓 10g,炙甘草 5g,大腹皮 10g,木瓜 10g,木香 5g,厚朴 (后入)5g,党参 10g,桂枝 3g,生姜 2 片,大枣 4 枚。气短、体弱加黄芪;小便短少水肿明显加泽泻。结果:治疗 1 周内症状、体征消失,血清丙酮酸或乳酸降至正常为显效 38 例;治疗 2 周内症状、体征消失,血清丙酮酸或乳酸降至正常为有效 8 例;治疗 3 周后症状、体征部分消失或无改善,血清丙酮酸或乳酸不能降至正常为无效 2 例。无效者后经加用 2 个疗程(1 周为 1 疗程)治疗痊愈[9]。

二、妇科

急性羊水过多症　本方去炙甘草,加苏梗、泽泻、猪苓、砂仁,并将原方中的白茯苓用茯苓皮,草果仁改用草豆蔻,治疗急性羊水过多 18 例。若腹胀甚者,加炒枳壳、陈皮;足肿甚者,加防己;口唇发绀,加当归、丹参、赤芍;喘甚者,加葶苈子、桑白皮。上药加水 750ml,煎取 250ml;再加水 400ml,煎取 150ml,混合煎服药液,每次服 200ml,一日 2 次。结果:治愈 16 例,无效 2 例(最后施行高位破膜引产)。临床治愈率为 93%[10]。

三、外科

骨折临床愈合后水肿　以实脾饮加减内服为主,辅以关节活动和肌肉伸缩功能锻炼治疗骨折临床愈合后水肿 58 例,股骨骨折者 31 例,胫膝骨骨折者 27 例;肿胀时间最长 21 天,最短 3 天,平均 9 天;手术内固定者 13 例,手法复位后夹板固定者 21 例,手法复位行骨牵引或皮肤牵引者 18 例,手法复位石膏固定者 6 例。药用:厚朴 9g,白术 12g,木香 9g,附子 6g,大腹皮 12g,茯苓 12g,黄芪 12g,党参 12g,猪苓 9g,泽泻 9g,干姜 3g,牛膝 6g,生姜 6g,甘草 6g。每日 1 剂,每剂煎 2 次温服,早晚各服 1 次。经服药肿胀开始消减时间最短 2 天,最长 5 天,平均 2.8 天;肿胀完全消失时间最短 5 天,最长 15 天,平均 8.5 天,功能均恢复正常[11]。

【实验研究】对阿霉素所致大鼠肾病综合征模型的影响　系统观察加味实脾饮对阿霉素所致大鼠肾病综合征模型的影响。药用:生黄芪 30g,党参 15g,茯苓 15g,白术 12g,炮附片 12g,厚朴 9g,大腹皮 9g,肉豆蔻 9g,干姜 9g,陈皮 9g,芡实 15g,车前子 30g,制成 80% 水煎剂(每毫升含原生药 0.8g)。实验表明,加味实脾饮可明显改善肾病动物模型的一般症状,消除水肿、尿蛋白,改善低白蛋白血症,降低肾组织脂质过氧化物含量,对肾小球病理形态改变及电荷屏障障碍有显著对抗作用,对尿蛋白排出有显著抑制作用[12]。

参 考 文 献

[1] 袁卓志 . 实脾饮加减治疗老年功能性水肿 69 例[J]. 广西中医药,1995,10(18):21-22.

[2] 崔晓红,刘玲,王玲玲 . 从肝脾论治特发性水肿[J]. 中医药信息,2005,22(6):37-38.

[3] 谢东霞 . 实脾饮加味治疗充血性心力衰竭的疗效观察[J]. 四川中医,2004,22(6):43-44.

[4] 刘保国,李志英 . 实脾饮治疗老年慢性腹泻临床观察[J]. 中国中西医结合脾胃杂志,1998,6(1):44.

[5] 李海洪,李海军 . 实脾饮治疗肝硬化腹水临床观察[J]. 中国中医药信息,2008,15(4):72.

[6] 姜文彦,张玲,梁建琴 . 中西医结合治疗渗出型结核性腹膜炎疗效观察[J]. 河北中医,2000,22(5):387-389.

[7] 余明 . 实脾饮加味治疗慢性肾小球肾炎 187 例[J]. 陕西中医,1992,13(3):123.

[8] 王冠勤,实脾饮加减治疗肾病综合征 20 例小结[J]. 国医论坛,1996,11(2):37.

[9] 陈令江,吴学芳 . 实脾饮加减治疗维生素 B₁ 缺乏症 48 例[J]. 吉林中医药,2001,(2):32.

[10] 葛玉莲,黄鹏云 . 实脾饮治疗急性羊水过多 18 例[J]. 四川中医,1995,(7):36.

[11] 黎品基．实脾饮加减治疗骨折临床愈合后水肿[J].中医正骨,1997,9(2):60.

[12] 赵军宁,王晓东,彭龙玲,等．加味实脾饮治疗肾病综合征的实验研究[J].中国实验方剂学杂志,1996,2(6):12-15.

萆薢分清饮(萆薢分清散)

(《杨氏家藏方》卷9)

【异名】分清散(《济生方》卷4)、分清饮(《瑞竹堂经验方》卷1)、萆薢饮(《古今医鉴》卷8)、萆薢散(《寿世保元》卷5)。

【组成】益智仁　川萆薢　石菖蒲　乌药各等分(9g)

【用法】上剉。每服三钱(9g),水一盏半,入盐一捻(0.5g),食前温服。

【功用】温肾利湿,分清化浊。

【主治】膏淋,白浊。小便频数,混浊不清,白如米泔,稠如膏糊。

【病机分析】本方所治膏淋、白浊,乃因下焦虚寒,湿浊不化所致。肾为先天之本,主蛰藏,为水火之脏,职司开合。肾气旺盛,气化正常,开合有度,则小便正常;若年老体虚,病后虚弱,以及劳累过度,房室不节等,均可致肾阳亏虚,气化不利,水液代谢障碍,以致水湿内停,湿浊下注。肾虚则下元不固,封藏失职,膀胱失于约束,故见小便频数;脂液下泄,则致小便混浊不清,白如米泔,稠如膏糊。证之临床,还可见形体日渐消瘦,神疲乏力,头晕目眩,腰膝酸软,舌淡苔白腻,脉细无力等症。对本方证的发病机理,前代医家论述颇详。如《诸病源候论》卷4说:"劳伤于肾,肾气虚冷故也。肾主水,而开窍在阴,阴为溲便之道,胞冷肾损,故小便白而浊也。"《景岳全书》卷29亦指出:"淋久不止,及痛涩皆去,而膏液不已,淋如白浊者,此惟中气下陷及命门不固之证也。"综上可见,本方所治的膏淋、尿浊,乃由下焦虚寒,湿浊不化所致,与湿热下注者迥然不同,临证时当详辨,勿犯虚虚实实之戒。

【配伍意义】本方主治的膏淋、白浊,其病在下焦,乃肾气虚弱,湿浊不化引起。治疗当以温肾利湿,分清化浊为法。方中川萆薢味苦性平,长于利湿祛浊,是治白浊、膏淋的常用药。《本草纲目·草部》卷18云:"萆薢能除阳明之湿,而固下焦,故能去浊分清。"《药品化义》指出:"男子白浊,茎中作痛,女子白带,病由胃中浊气下流所致,以此入胃驱湿,其症自愈。"本方以之为君药。臣以益智仁之辛温,温暖脾肾,缩泉止遗。《本草纲目·草部》卷14曰:"益智仁,治遗精虚漏,小便余沥,益气安神,补不足,利三焦,调诸气,夜多小便者。"《本草求真》卷3指出:"益智气味辛热,功专燥脾温肾,及敛脾肾气逆,藏纳归源,故又号称补心补命之剂,……肾气不温,而见小便不缩,则用此盐炒,与乌药等分为末,酒煮山药粉为丸,盐汤下,名缩泉丸以投。"与君药合用则使肾气恢复,增强分清去浊之力。因肾虚湿浊不化,阻滞下焦,故方中佐以乌药,盖乌药亦属辛温之品,能行气开郁,是温中止痛的常用药。《本草纲目·木部》卷34曰:"乌药辛温香窜","止小便频数及白浊。"《本草从新》卷7称其"上入脾肺,下通膀胱与肾,能疏胸腹邪逆之气,……治膀胱冷气,小便频数,白浊。"并说:"气血虚而内热者勿服",本方用之温肾行气,使气行则水亦行。石菖蒲味辛性微温,其芳香气胜,能化浊祛湿。《本草求真》卷3云:"肠胃既温,则膀胱之虚寒,小便不禁自止。"故本方亦以其为佐药。方中药仅四味,其中益智仁、乌药、石菖蒲三味皆为辛温之品,合而用之,能温肾暖脾,固脬止遗,故适用于下焦虚寒之小便频数,与君药萆薢相伍,共奏温阳利湿,分清化浊之功,主治阳虚白浊,是为中的之方。原方后云:"一方加茯苓、甘草",使其利湿化浊之力更佳。服药时入盐一捻,取其咸能入肾,引药直达下焦之意,其效更速。

本方是以方中的君药萆薢和具分清化浊的功效而命名的。

本方的配伍特点是温肾行气药与祛湿药相配伍,其中以温化为主,祛湿为辅。因本方主治证是下焦虚寒,湿浊不化所致,如此配方,可使肾气得温,而湿浊亦化。

【类方比较】本方与导赤散、八正散都能主治小便不利或频数不禁,或混浊不清之淋浊证。但本方所治的膏淋、白浊是由下焦虚寒,湿浊不化所致,治宜温肾利湿,化浊分清,故以萆薢、益智仁等利湿与温肾之品配伍组方。导赤散主治的口疮与小便赤涩刺痛,乃心火移热于小肠所致,治宜清心利小便为主,故以生地、竹叶、木通等清热与利湿药为主组方。八正散主治下焦湿热所致的热淋,治宜清热泻火,利水通淋,故用萹蓄、瞿麦、栀子、大黄、木通等清热泻火与利湿药配伍组方。三方主治证之病机不同,故治法与用药皆异,充分体现了祖国医学辨证论治的理论。

【临床运用】

1. 证治要点 本方是治疗肾气虚弱,湿浊不化所致的膏淋、白浊。以小便频数、混浊不清为证治要点。

2. 加减法 若兼虚寒腹痛者,可加肉桂、小茴香以温里祛寒;若久病气虚,中气不足,症见面白气短、舌质淡、脉虚等,可加人参、黄芪、白术等以益气健脾;若腰膝酸痛者,可加川断、狗脊、鹿角胶等以益肾壮腰。

3. 现代常用其治疗前列腺炎、慢性肾盂肾炎、慢性肾炎、慢性盆腔炎、滴虫性阴道炎等,属于肾虚寒湿者。

【使用注意】属于膀胱湿热壅盛的白浊、膏淋,不宜使用本方。

【源流发展】本方出自南宋医家杨倓的《杨氏家藏方》卷9,(刊于1178年),原名为"萆薢分清散"。主治真元不足,下焦虚寒,小便白浊等症。其后严用和《济生方》亦收载本方,《济生方》成书于1253年,书中《赤白浊遗精论治》篇云:"白浊者,肾虚有寒也,过于嗜欲而得之,其状漩面如油,光彩不定,漩即澄下,凝如膏糊";后载"分清散"治小便白浊漩面如油,或小便频数。川萆薢、益智仁、天台乌药、石菖蒲,上等分,为细末,每服三钱,水一盏,入盐少许,煎至七分,午后及临睡温服。"严氏名之曰"分清散"。宋·杨士瀛在《仁斋直指方》卷10中收录此方,并加茯苓、甘草二味。并云:"分清饮……益智仁一两(醋浸),川萆薢,石菖蒲(去毛),天台乌药,白茯苓各一两,甘草四钱,上为末,每三钱,盐少许,同煎,食(前)煎服"。加入苓、草增强了本方理脾祛湿之功。明·朱橚《袖珍方》(刊于1391年),引用此方主治遗尿,及小便失禁证。《丹溪心法》(刊于1481年)亦引用此方,并改名为"萆薢分清饮"。原书方后云"一方加茯苓、甘草"主治膏淋和白浊。《女科切要》卷2引用此方,并加入了飞滑石、茯苓、甘草、盐,主治阳虚白浊,清代医家程钟龄著《医学心悟》,书中亦载"萆薢分清饮"。方名虽同,但其药物组成则有很大差异。程氏去掉了原方中辛温的乌药、益智仁,而加用黄柏、白术、茯苓、莲子心、丹参、车前子。如此加减,则变温暖下元,利湿化浊之剂,而为清热利湿,分清化浊之方,适用于白浊而属于下焦湿热郁滞者。《北京市中药成方选集》将本方改为丸剂,名"萆薢分清丸",其使用则更为方便。

【疑难阐释】关于本方来源。历年出版的《方剂学》教材,以及多数方剂学著作均认为本方出自《丹溪心法》(1481年)。据考证,早在《丹溪心法》以前的医籍中就已收载本方,其中最早的为《杨氏家藏方》(1178年)。方剂的组成药物、用量、用法均相同,不同的是方剂的名称为"萆薢分清散"。私淑丹溪学说并得其心传的虞抟在其著作《医学正传》中也明确指出:萆薢分清饮出自《杨氏家藏方》。据此,本方来源以《杨氏家藏方》为准。

【方论选录】

1. 汪昂："此手足少阴、足厥阴阳明药也。萆薢能泄阳明、厥阴湿热，去浊而分清；乌药能疏邪逆诸气，逐寒而温肾；益智脾药，兼入心肾，固肾气而散结；石菖蒲开九窍而通心；甘草梢达茎中而止痛，使湿热去而心肾通，则气化行而淋浊止矣。此以疏泄而为禁止者也。"(《医方集解·利湿之剂》)

2. 张璐："精通尾膂，溲出膀胱，泾渭攸分，源流各异。详溲便之不禁，乃下焦阳气失职，故用益智之辛温以药制之，得盐之润下，并乌药亦不致于上窜也。独是胃中湿浊下渗，非萆薢无以清之，兼菖蒲以通九窍、利小便。略不及于收摄肾精之味，厥有旨哉?"(《张氏医通》卷 14)

3. 费伯雄："凡淋证，皆由于湿热。小便频数，其为肾虚挟热可知，但当于滋肾中加清利之药。若乌药、益智仁之温涩，是反行禁锢而非分清。解者，谓此以疏泄为禁止，吾不谓然。"(《医方论》卷 3)

4. 湖北中医学院方剂学教研室："本方所治之膏淋、白浊，是由阳虚湿浊下注所致。盖肾为先天之本，主蛰藏，为水火之脏，职司开合。肾气旺盛，气化正常，则开合有度。若肾阳亏虚，气化不利，开合失常，湿浊不行，则见小便混浊不清。《诸病源候论》说:'白浊者，由劳伤肾，肾虚故也。'李中梓亦云:'白为肾虚有寒，因嗜欲而得'。治之之法，当温补肾阳而兼利水湿。方中益智仁味辛性温，具温肾、固精、缩尿之功，为补肾之要药。然本证除肾虚之外，尚有湿浊不化，乃虚中挟湿之证，若纯用温补固涩之品，则湿浊病邪不去，故方中又配伍萆薢以降利湿邪，分清化浊。益智仁与萆薢配伍，既能温补肾阳，又能分利湿浊，补泻兼施，标本兼顾，用于肾虚湿浊不化之证，颇能切中病机。乌药温肾化气，助益智仁以固本。石菖蒲化浊利窍，协萆薢以祛湿邪。四药合用，可以温肾化气，去浊分清。"(《古今名方发微》)

【评议】肾乃封藏之本，职司开合，若下焦肾阳亏虚，失于固摄，每致肾精与湿浊不分，同趋下流，而见膏淋、白浊之证。若单利湿浊，则有伤正之嫌；纯用温涩，又有恋邪之虞。故本方在利湿化浊的同时，配伍温肾涩精之品，颇能切中病机。汪、张二氏之论言简意赅，互参可明方义。然而，由于前人有治淋忌补之说，故费氏对本方提出异议，认为"凡淋证皆由于湿热"，方中配伍乌药、益智仁温涩之品，"是反行禁锢而非分清"。对此，应作具体分析。程国彭曾谓:"浊之因有两种，一由肾虚败精流注；一由湿热渗入膀胱"(《医学心悟》卷 4)。可见，费氏所谓淋证皆因湿热之说，有失偏颇。临床应用时，若属肾虚挟热，或湿热下注所致膏淋、白浊，则应选用《医学心悟》萆薢分清饮。

【验案举例】

1. 淋浊 《临证指南医案》:①患者，45 岁。淋浊，溺短、涩、痛。下焦阳不流行，先通阳气。用萆薢三钱，乌药一钱，益智五分，赤茯三钱，远志四分，琥珀末五分。②肖某，41 岁。脉沉，淋浊，心火下陷。用分清饮加山栀、牡丹皮、茯苓、猪苓。

按语:盖淋之为病，初起以湿热为主，久则致肾气亏耗，故治宜温肾化气，兼利湿浊。前案以萆薢分清饮为主，加赤茯、琥珀利水通淋，以止小便涩痛，远志交通心肾，以宁心安神。肖案亦以本方为主，另加二苓、丹、栀以清利湿热。诸药合用，温肾而不留邪，祛邪而不伤正，方药对证，定能取效。

2. 膏淋 《程门雪医案》:某男，70 岁。高年膏淋，溲频，澄脚如泔，上沫如油，溲时刺痛。此气虚肾亏，湿热下注，膀胱宣化失司之故。夜眠不安，神疲乏力，胃纳不香。痼疾已成，不易杜根，腻补难受，姑以益气健脾，佐以宣化通关为治。方用萆薢分清饮、滋肾通关丸等合法,以清利湿浊,温肾化气。年高气坠也有劳淋之象,但湿热犹盛,虚中挟湿。生绵芪、淮山药、茯神、生白术、熟女贞、益智仁、乌药、粉萆薢、淡秋石、生草梢、小麦、合欢皮。滋肾通关丸一钱(包煎)。

按语:患者年逾古稀,肾气已虚,且因淋证久羁,必致脾肾更加损伤。脾虚则中气下陷,肾虚则下元不固,封藏失职,故见小便频数不禁,而凝如膏糊。此时,病程虽久,但湿热未清,故仍见溲时疼痛,证属虚实挟杂,既不可单纯祛邪,又不能专事扶正。温肾化气,清利湿浊乃为对证之治。方用萆薢分清饮温暖下元,利湿化浊;配伍滋肾通关丸清湿热而化气利水;加芪、术、山药等益气健脾,以培补中土;因心气不足而失眠,故用茯神、小麦、合欢皮以养心安神。诸药合用,心、脾、肾三脏同治,邪正兼顾,洵为治疗老年膏淋之良法。

3. 小儿单纯性尿频症 《山西中医》(1989,6:28):某女,10岁。开始每日小便十余次,且能自行控制,后逐渐加重,每日增至数十次,均在白天发作,夜间并不排尿。排尿时尿频、尿急、尿清量少,无疼痛感。尿常规检查为阴性,脉沉细无力,舌苔薄白,舌质淡红有津。证属肾阳虚衰,肾气不足,治宜温肾补阳法,用本方加茯苓、甘草,水煎服,早晚各一次,空心温服。共进12剂,痊愈。

按语:本例单纯性尿频症,乃因小儿肾气不足,肾阳衰弱,固摄无权,膀胱失约,开合无度而致,治宜温补肾阳为主,用本方加茯苓利小便,甘草补益五脏,调和诸药。全方共奏补肾温阳,温化水湿,调理气机之功,用于虚寒性尿频证疗效颇佳。

4. 黑带 《江西中医药》(1998,5:37):某女,21岁,未婚。带下色黑,清稀澄彻,量多,有腥气。小腹冷痛拒按,腰脊酸痛沉重,会阴及小腹部似感寒风如扇。头昏眼花,神疲肢软,脘腹胀闷,时或呕吐,纳差。小便频数,混浊如米泔,无刺痛,大便溏薄,便次不增。月经先后不定期,量或多或少,色淡红。舌淡、苔白而厚腻,脉两尺微弱,证属脾肾阳衰,带脉失固,寒湿下注。拟温肾暖宫,除湿止带。用本方合附子汤,加巴戟天、菟丝子。5剂后,带下转为灰黑色,量减少,腰仍痛。复诊仍守原方加煅龙牡,5剂后黑带止,诸症亦相继消失。

按语:傅青主认为:"黑带者,乃火热之极也"(《傅青主女科》卷上),此论未免失之偏颇。证诸临床,黑带亦有虚实之辨。实证者乃火热形成,虚证则因脾肾虚寒所致。本案黑带是脾肾阳衰,带脉失固,寒湿下注所致,故用本方合附子汤,温肾利湿,分清别浊,加巴戟天、菟丝子、煅龙牡补肾固涩以止带,药证合拍,取效甚捷。由此可见,治带下证不可惟色而定,必须四诊合参,才能无误。

【临床报道】

1. 淋病 本方加用丹参、金银花、连翘治疗淋病62例。经尿道分泌物中培养出淋病双球菌,患者有不洁性交史,并伴有小便频数,混浊不清,阴茎痛如刀割,尿道外口红肿且有脓性分泌物,滴沥不断。连服15剂。结果:治愈56例,无效6例,平均治愈率为90.30%[1]。

2. 乳糜尿 本方加丹参、砂仁、车前草、芹菜根为基本方,治疗乳糜尿34例。若患者有脾虚见症者,加白术、茯苓;气虚重者,加黄芪;阳虚重者,加肉桂;脾肾阴亏血尿重者,加干生地、三七参、白茅根、仙鹤草。予低脂肪、低蛋白饮食。结果:治愈30例,占88%;显效2例,占6%;好转2例,占6%。从服药开始,肉眼观察乳糜尿消失时间:3天者4例,4天者8例,5天者10例,6天者8例,12天者4例,平均消失时间为6天[2]。以萆薢分清饮加减治疗乳糜尿41例,基本方:萆薢、车前子、茯苓各15g,石菖蒲、黄柏、炒白术、炒杜仲各12g,莲子心、甘草各6g,丹参、熟地黄、炒山药各20g,煅龙牡各30g。加减:小便稠厚、如脂如膏或有凝块者,加芡实、益智仁;小便出血者,加小蓟、白茅根或三七;伴头晕乏力或形体日渐消瘦者,加党参、黄芪。1个月为1个疗程,根据病情可连服1~2个疗程。服药期间忌酒、忌食油腻厚味及辛辣刺激之物。结果:治愈(症状消失,尿常规正常,尿乳糜试验连续3次阴性)29例,好转(症状基本控制,实验室检查有好转)8例,未愈(症状及实验室检查无变化)4例。总有效率90.4%[3]。

3. **精液液化异常** 以萆薢分清饮加减治疗40例精液液化异常患者,经系统检查排除内分泌不育、免疫性不育、特发性少精子症及生殖系肿瘤等疾患。基本处方:萆薢10g,黄柏10g,石菖蒲10g,茯苓10g,白术10g,丹参10g,车前子20g。肾阳不足阴冷寒凝者,去黄柏加仙灵脾、巴戟天;湿热下注白细胞增多者,加野菊花、虎杖;血瘀会阴隐痛者,加桃仁、红花、牛膝;阴虚内热精液黄稠者,加生地、玄参、天花粉。20剂为1疗程。治疗结果:第1疗程治愈(精液60分钟完全液化)7例,有效(精液由不液化转变为不完全液化)12例,无效(液化状态未改善)21例;第2个疗程治愈9例,有效15例,无效9例;第3个疗程治愈3例,有效13例,无效8例。总有效率为80%[4]。

4. **非淋菌性尿道炎** 用萆薢分清饮化裁治疗非淋菌性尿道炎80例,药物组成:萆薢、土茯苓各60g,苦参、黄柏、石菖蒲、车前草、白术、莲子心、丹参各10g,甘草6g。1周为1个疗程。根据疗效标准(痊愈,症状消失,尿道分泌物查支原体、衣原体结果呈阴性;好转,症状消失,化验结果未转阴。)结果:1周内痊愈32例,2周内痊愈40例,好转8例[5]。

5. **前列腺炎** 以萆薢分清饮加减治疗慢性前列腺炎30例,药用:萆薢15g,石菖蒲10g,乌药10g,益智仁10g,土茯苓30g,蒲公英20g,连翘20g,丹参30g,车前草30g,甘草5g。会阴疼痛者加三棱、莪术、穿山甲;肾虚者加山茱萸、仙灵脾。15天为1个疗程,连续治疗2~3个疗程。根据疗效标准,结果治愈21例,显效4例,有效3例,无效2例[6]。

6. **前列腺炎致遗精** 治疗86例前列腺炎致遗精患者,随机分为治疗组44例,对照组42例,治疗组以加味萆薢分清饮为基本方:萆薢、车前子、茯苓各20g,丹参、虎杖、败酱草30g,黄柏、白术各15g,石菖蒲、莲子心各6g。遗精严重加煅龙骨、煅牡蛎、鸡内金,前列腺液白细胞较多加蒲公英、蛇舌草、连翘,多梦者加远志、合欢皮、夜交藤。对照组口服交沙霉素,每次400mg,1日3次;睡前加服舒乐安定片2mg。均以4周为1疗程。治疗结果:治疗组44例,治愈(遗精消失,或控制在每月1~2次,伴随症状消除)28例,好转(遗精次数减少1/2以上,其他症状减轻)12例,无效(遗精次数及其他症状无改变)4例,总有效率90.91%。对照组42例,治愈15例,好转15例,无效12例,总有效率71.43%。两组治愈率相比有非常显著差异($x^2=6.70,P<0.01$),总有效率相比有显著性差异($x^2=5.35,P<0.05$)。两组前列腺液常规检查恢复正常,相比无显著性差异[7]。

7. **急性肾盂炎** 在萆薢分清饮的基础上,重用石韦,加桂枝为基本方,治疗46例中寒型急性肾盂炎,基本方:石韦30g,萆薢、茯苓各15g,石菖蒲10g,乌药、桂枝、益智仁各6g,甘草3g。发热者,加黄柏、银花;尿涩滞不利者,加滑石、车前子;尿痛者,加琥珀、海金砂;尿赤者,加旱莲草、茜草、茅根;脘腹胀甚者,加陈皮、木香;腰痛者,加寄生、川断、牛膝。中药治疗期间,全部患者不用任何西药,结果观察:疗程最短4天,最长11天,平均6.4天,临床治愈率达100%,39例在治疗后两次尿检,已恢复正常范围,治愈率85%。7例尿常规检查亦见好转,白细胞在(+~++)范围波动,但临床症状消失,采用延长疗程,中西医结合治疗,加用环丙沙星等药,尿检也全部恢复正常[7]。

8. **带下病** 以萆薢分清饮加味治疗脾肾两虚带下病50例,药用:萆薢20g,乌药、益智仁、石菖蒲、云茯苓、黄柏、椿根皮各15g,香附10g。脾虚加党参、白术;肾虚加菟丝子、鹿角霜;肝郁加白芍药、川楝子;兼热加栀子、车前子;有滴虫或真菌感染加苦参或龙胆草。5日为1个疗程,经2～3个疗程治疗后判定疗效。治疗结果:治愈34例,占68%;好转12例,占24%;无效4例,占8%,加用抗生素后有好转。总有效率为92%[9]。

【附方】萆薢分清饮(《医学心悟》卷4) 川萆薢二钱(6g) 黄柏炒褐色 石菖蒲各五分(1.5g) 茯苓 白术各一钱(3g) 莲子心七分(2g) 丹参 车前子各一钱五分(5g)。水煎服。功用:清热利湿,分清化浊。主治:湿热膏淋、白浊。小便混浊,尿有余沥,舌苔黄腻等。

本方系《杨氏家藏方》萆薢分清散,加减而成。主治赤白浊由湿热渗入膀胱所致。程国彭曰:"浊之因有两种:一由肾虚败精流注;一由湿热渗入膀胱。肾气虚,补肾之中必兼利水,盖肾精有二窍,溺窍开,精窍闭也;湿热者,导湿之中必兼理脾,盖土旺则能胜湿,且土坚凝则水自澄清也"。故其将原方中辛温的乌药、益智仁去掉,而加用理脾的白术、茯苓,使脾健则湿去。加黄柏、丹参、莲子心、车前子何也? 程氏曰:"浊有赤者,……此浊液流多,不及变化,又或心火盛,亦见赤色,宜加入莲子心、灯心、丹参等药,则愈矣。"因以上药物能清热泻火,故用之。

参 考 文 献

[1] 张志英. 萆薢分清饮加味治疗淋病62例[J]. 吉林中医药,1990,(2):16.

[2] 王凤文. 加味萆薢分清饮治疗乳糜尿34例[J]. 河南中医,1990,(2):21.

[3] 田献忠. 萆薢分清饮加减治疗乳糜尿41例[J]. 新中医,2003,35(9):46.

[4] 关启印. 萆薢分清饮加减治疗精液液化异常[J]. 北京中医,2006,25(1):58.

[5] 龙冠男. 萆薢分清饮化裁治疗非淋菌性尿道炎80例[J]. 实用中医药杂志,2004,20(2):74.

[6] 付荣国,陈慧芬. 萆薢分清饮加味治疗慢性前列腺炎30例体会[J]. 中医药临床杂志,2008,20(3):305.

[7] 徐丹. 加味萆薢分清饮治疗前列腺炎所致遗精44例——附西药治疗42例对照[J]. 浙江中医杂志,2003,(9):379.

[8] 王贻丹. 温清汤治疗中寒型急性肾盂炎46例[J]. 现代中西医结合杂志,2000,9(15):1461.

[9] 罗熙财. 萆薢分清饮加味治疗带下病50例[J]. 河北中医,1999,21(5):281-282.

鸡 鸣 散
(《类编朱氏集验医方》卷1)

【组成】槟榔七枚(15g) 陈皮 木瓜各一两(12g) 吴茱萸二钱(3g) 紫苏茎叶三钱(4g) 桔梗半两(6g) 生姜和皮半两(6g)

【用法】上为粗末,分作八服。隔宿用水三大碗,慢火煎,留一碗半,去滓;用水二碗,煎滓取一小碗。两次药煎相和,安顿床头,次日五更分二三服。只是冷服,冬月略温亦得,服了用饼饵压下。如服不尽,留次日渐渐吃亦可。服此药至天明,大便当下一碗许黑粪水,即是肾家感寒湿毒气下来也。至早饭前后,痛住肿消,但只是放迟迟吃物,候药力过。此药不是宣药,并无所忌。

【功用】行气降浊,宣化寒湿。

【主治】

1. 湿脚气。足胫肿重无力,麻木冷痛,行动不便,或挛急上冲,甚至胸闷泛恶。

2. 风湿流注。发热恶寒,脚足痛不可忍,筋脉浮肿。

【病机分析】脚气病是以足胫肿重无力，行动不便等症为其特征。因病从脚起，故名脚气。《外台秘要》卷18云："此病初得，即先以脚起，因即胫肿，时人号为脚气。"又因其两足缓纵不随，而名"缓风"、"脚弱"以及"软脚病"等。其病因不外三方面：其一，外感风寒湿邪，尤以湿邪为主。如感受水湿雨雾风毒之邪气，或久卧湿地，湿邪乘虚袭入皮肉筋脉，故此病在水湿低洼之区，及长夏湿土主令之时较为多见。《诸病源候论·脚气病诸候》卷13云："凡脚气病，皆由感受风毒所致。"其二，饮食失调亦是其原因之一，饮食过度或多食肥甘、酒醋乳酪之品，损伤脾胃，运化失司，水湿流注下焦，聚于足胫，壅遏经脉，发为脚气。其三，不服水土。《备急千金要方》卷7说："自永嘉南渡，衣缨士人，……不习水土，往者皆遭。"又说："夫风毒之气，皆起于地，地之寒暑风湿，皆作蒸气，足常履之，所以风毒之中人，也必先中脚。"以上三种因素相互影响。其病机是由于寒湿之邪壅阻下焦经络，气血不得宣畅，故发为足胫肿重无力，麻木冷痛；寒湿上扰于胃，脾胃升降失调，则胸闷泛恶。初感风湿之邪，伤于肌表，则恶寒发热；湿性重浊黏腻，流注经络，故见脚痛不可忍，筋脉水肿等证。

【配伍意义】根据脚气病发病证候不同，临床上分为湿脚气、干脚气两大类。胫足肿大重着，软弱麻木者，为湿脚气；足胫不肿，反见枯瘦，麻木酸痛者，为干脚气。前者多属寒湿，后者多偏湿热所致，然总以湿邪壅滞为主要原因。所以，其治疗应以宣通为法，正如杨大受所说："脚气是为壅疾，治以宣通之剂，使气不能成壅也"（《证治准绳·杂病》卷4）。本方所主治的脚气，是为寒湿所致，故当以温化寒湿，宣通气机为治。方中槟榔为君药，取其质重下达，具行气逐湿之功。《本草从新》卷10云："槟榔苦温破滞，辛温散邪，泻胸中至高之气，使之下行，性如铁石，能坠诸药至於下极，攻坚除胀。……水肿脚气，脚气冲心者尤须用之。"《温疫论》卷上亦曰："槟榔能消能磨，除伏邪，为疏利之药，又除岭南瘴气。"可见槟榔是治脚气病之要药，以之为君，甚切病机。臣以木瓜化湿舒筋；陈皮理气燥湿，以助槟榔行气除湿之功。《本草经解》卷3谓："木瓜气温味酸无毒。主治湿痹脚气，霍乱大吐下，转筋不止。"《本草秘录》卷5又称木瓜"入手太阴、足厥阴之经，气脱能固，气滞能和，平胃以滋脾，益肺而去湿，助谷气，调荣卫，除霍乱，止转筋，去脚气，禁水利。……乃入肝益筋之品，养血卫脉之味。"故本方用之，有强筋而治"脚弱"之意。方中佐以紫苏茎叶、桔梗宣通气机，兼可散表邪，使邪有出路；更佐以吴茱萸、生姜温化寒湿，降逆解郁，祛"肾家感寒湿"之气。王子接曰："紫苏色赤气香，通行气血，专散风毒，同生姜则去寒，同木瓜则收湿，佐以桔梗开上焦之气，广皮开中焦之气，妙在吴茱萸泄降下逆，更妙在槟榔沉重性坠，诸药直达下焦，开之，散之，泄之，收之，俾毒邪不得上壅入腹冲心而成危候"（《绛雪园古方选注》卷中）。全方共奏行气解郁，温散寒湿之功。适用于寒湿壅滞，气不宣通的湿脚气。

方名鸡鸣散之意，是指本方在五更鸡鸣时服药效果最佳，一则取其空腹，药力易行；一则借其阳气升发，使寒湿之气随阳气升发而散之，使药物更好的发挥疗效。

本方的配伍特点是以行气祛湿药为主，温散寒邪药为辅，又佐以宣通气机之品，共奏温宣开上，降浊导下之功。

【临床运用】

1. 证治要点 运用本方以足胫肿大重着，麻木冷痛为辨证要点。

2. 加减法 若见自汗恶风，脉浮缓，属风湿偏盛者，加桂枝、防风以祛风胜湿；若见无汗身痛，脉沉迟者，属寒湿偏盛，宜加肉桂、附子以温散寒湿；若脚气冲心，胸闷，泛恶者，可去紫苏、陈皮、桔梗之升散，加用肉桂、沉香、附子、制半夏以温散寒湿，降其逆气。

3. 现代常用于治疗膝关节疼痛、水肿、丝虫病所致的象皮肿，慢性肾炎等而见上述症状者。

【使用注意】

1. 干脚气以及湿热脚气不宜使用本方。

2. 服本方后泻黑粪水,乃槟榔之力。《本草纲目》卷31记载:槟榔能"治大小便气秘"。因其有缓泻通便的作用,用量稍重即可引起腹泻,故脾虚便溏者,又当慎用。

【源流发展】本方出自《类编朱氏集验医方》,又称为《集验方》,是指书中所载之方多为选录各家验方,及来自民间的验方。朱氏在原书注明本方为"淮头老兵方",说明是来自民间,而非朱氏本人所制。追本溯源,唐·王焘《外台秘要》卷19脚气门中载唐侍中治脚气攻心方,其药物组成与本方相比,仅差一味桔梗,唯无方名。由此说明,后世所录的鸡鸣散,实从此方化裁而来。清代王子接指出:"《经》以脚气名厥,汉名缓风,宋、齐后始名脚气,按前贤论,皆由风寒暑湿乘虚袭入三阴经,宜急为重剂以治之。《外台》疗脚气,惟唐侍中方为最验"(《绛雪园古方选注》卷中)。明代王肯堂《证治准绳·类方》卷4亦载有鸡鸣散,其组成与朱氏方基本相同,只是方中吴茱萸的用量比朱氏方重1钱,王氏在文中指出:"上咬咀,只作一遍煎,用水三大碗,慢火煎至一碗半,去滓,再入水二碗煎滓,取一小碗,两次药汁相和,安置床头,次日五更分作三、五服。"显然与朱氏用量不同,有八倍之差,补充了朱氏用量的不足。现代临床上更扩大了本方的治疗范围,用其加减治疗五更泄、丝虫病、象皮肿、水肿、膝关节肿痛等属寒湿所致者,均取得了较满意的疗效。

【疑难阐释】

1. 关于服药时间与冷服的问题 原方对本方提出了服药的时间,以"次日五更分二三服"并指出"只是冷服"。因五更时人已空腹,药力专行,容易吸收。而五更时,人体阴气始尽,阳气将升。此时服药可借阳气升发以助药力,使寒湿之邪随阳气的升发而散之。王子接曰:"鸡鸣时服者,从阳注于阴也"(《绛雪园古方选注》卷中)。陈念祖在《时方歌括》卷下中亦说:"其服于鸡鸣时奈何? 一取其腹空,则药力专行;一取其阳盛,则阳药得气也。"冷服者,寓有热药冷服顺其病性,病体易于接受,即陈氏所谓:"以阴从阴,混为一家,先诱之而后攻之"之意。

2. 关于服药量的问题 原书是以其"为粗末,分作八服",用水煎二次,留取药汁两碗半,分二三服。《证治准绳》同名方中吴茱萸的用量增加一钱,而且服药量也不同。王氏将全方"只作一遍煎",留取药汁二碗半,分三、五服。其用量远远超出了原方。朱氏将全方分作八服,每服不足一两,而用水三大碗,药少水多,不合常法。而湿脚气一证,乃寒湿之邪壅阻下焦经络,使气血不得宣畅所致。治疗此类病证,应以量大效宏之剂为宜。正如《素问病机气宜保命集》卷上所云:"治肾肝在下而远者,宜分量多而顿服之是也。"可见,原方用量太轻,药不及病,难以奏效。临床应据患者的年龄、体质、证情而斟酌其用量为是。

【方论选录】

1. 王子接:"《经》以脚气名厥,汉名缓风,宋、齐后始名脚气。按前贤论,皆由风寒暑湿乘虚袭于三阴经,宜急为重剂以治之。《外台》疗脚气,惟唐侍中方为最验。至明,周文采《医方选要》鸡鸣散,药品相同,惟多桔梗一味,取义于五更服,故曰鸡鸣散。紫苏色赤气香,通行气血,专散风毒,同生姜则去寒,同木瓜则收湿,佐以桔梗升上焦之气,广皮开中焦之气,妙在吴茱萸泄降下逆,更妙在槟榔沉重性坠,诸药直达下焦,开之、散之、泄之、收之,俾毒邪不得上壅入腹冲心而成危候。鸡鸣时服者,从阳注于阴也。服药须冷者,从阴以解邪也。东垣分南北二方治法,各随其所胜者而偏调之,证相宜者而倍用之,是亦发前人之未发,在园机者斟

酌变通,斯为善矣。"(《绛雪园古方选注》卷中)

2. 陈念祖:"寒湿之气着于下焦而不去,故用生姜、吴茱萸以驱寒,橘红、槟榔以除湿。然驱寒除湿之药颇多,而数品皆以气胜,加以紫苏为血中之气药,辛香扑鼻,更助其气,气盛则行速,取着者行之之义也。又佐以木瓜之酸,桔梗之苦。《经》云酸苦涌泄为阴。俾寒湿之气,得大气之药,从微汗而解之;解之而不能尽者,更从大便以泄之,战则必胜之意也。其服于鸡鸣时奈何?一取其腹空,则药力专行;一取其阳盛,则阳药得气也。其必冷服奈何?以湿为阴邪,冷汁亦为阴属,以阴从阴,混为一家,先诱之而后攻之也。"(《时方歌括》卷下)

3. 李畴人:"脚气之病,乃胃有湿痰积饮,肝胆之气不能升化而郁塞,下走三阴之络,致足肚胫中胀痛,故名脚气。南方地卑多湿,常有之。以紫苏、桔梗、陈皮开肺快气,槟榔、茱萸温肝降逆,下气最速,木瓜和肝通经,生姜温肺胃,下气化痰。此方乃疏肺金而制肝木,下气化气泄湿,温肝温胃而降逆者也。此病每甚于日暮阴盛之时,故于五更服之,趁阳升阴未逆之际,则药力行而胀痛除也。"(《医方概要》)

4. 盛心如:"风毒脚气,总之皆由于足下而起,本方乃通治之神方也。吴萸驱肝肾之内寒,并用生姜以外散;橘红除肝脾之伏湿,并用槟榔以下泄,寒湿原从蒸气而受,诸药皆以气胜者也。而紫苏叶香入血分,下气最速。气分通畅,则不致上冲于心,寒湿之气改从大便而下泄;而泄之不尽,更可从皮肤以外解,况有桔梗通利三焦以开其毛窍乎?然既欲驱除寒湿,惟恐其行之不速,而复用木瓜酸苦之品以收之,得毋有碍药气之流畅乎?曰:此正相需相济之妙用。酸苦涌泄为阴,湿为阴邪,从其气而饵之,正所以达其下泄之机。且必冷服,以类相从,乃诱而攻之之妙法也。服于鸡鸣之时,腹空则药力专而气行,阳旺则阴霾散而气盛,此其所以为治脚气之第一方也。"(《实用方剂学》)

5. 朱良春,等:"本方是治疗脚气的一张要方。方中吴茱萸散寒下气,能'治肾气脚气水肿';木瓜舒筋化湿,善治'湿痹脚气'和'脚气冲心'。《千金》有张专治脚气入腹的吴茱萸汤,即是此二药组成。可见这二药对于湿性脚气而肿胀痹痛有殊效。至于紫苏、桔梗、陈皮三味,主要用作开肺利气,'气利则湿行。'因为脚气为壅疾,所以重用槟榔一药,下气降逆,以泻下泄壅,使湿气从大便而出,即所谓'当下黑水粪,即肾家所感寒湿之毒'。此外,佐用生姜,也不外温散寒气,协助解除脚气。综合起来,本方对于湿性脚气有较好的疗效。假如症见肿势上犯入腹,湿气冲胸,呕恶腹胀,喘息抬肩,自汗淋漓,乍寒乍热,脉短促者,是'脚气冲心'的危险之症,必须加入温阳降逆的附子等品,始能挽救。"(《汤头歌诀详解》)

【评议】诸家皆认为本方乃治寒湿壅滞下焦所致湿脚气之重要方剂。全方药仅七味,而开上、疏中、导下、降浊之功俱备,服之可使郁于内之寒湿病邪,一从汗解,一从便泄,寒浊之邪去,则病自愈。朱氏认为"本方是治疗脚气的一张要方",盛氏谓之"为治脚气之第一方",均为有得之言。对于方中紫苏叶的作用,不可忽视。陈氏、盛氏皆认为苏叶能入血分,乃血中之气药,行气最速,借以疏解血分之寒湿,颇有见地。关于本方的服药时间,原书注明以鸡鸣时冷服为佳,对此问题,诸家也发表了各自的见解。至于本方何以要冷服,陈氏解释甚详,可供参考。

【验案举例】

1. 脚气 《宋元明清名医类案》卷4:《经》以阳受风气,阴受湿气,伤于风者上先受之,伤于湿者下先受之。阴湿袭虚,病起于下,两足蒸蒸而热,肿痛至膝,膈膈而动,软无力,病名脚气,脉来细数无神,有拘挛痿躄之虑。法当除湿通经为主,辅以宣补少阴之品,昔永嘉南渡人多此疾,湿郁明矣。

槟榔 苍术 独活 南星 藿香 牛膝 桂枝 木瓜 乳香 防己 橘红 通草 归身 生地。

《程门雪医案》:某男,41岁,两足肿胀,腹胀不舒,胸闷,手指麻木,苔白腻,脉弦。先拟五皮饮合鸡鸣散出入。带叶苏梗、陈皮、大腹皮、连皮苓、五加皮、淡姜皮、淡吴萸、酒炒陈木瓜、生熟薏米仁、冬瓜皮、福泽泻。水煎服,十六剂而愈。

2. 湿脚气 《福建中医药》(1985,6:38):某女,年40许。春末夏初,湿邪侵袭,微寒微热,头部如裹,胸闷不舒,食少泛恶,两足无力,时或麻木,时或作痛,踝部上下肿胀,肤色不红,苔白而腻,脉象濡缓,此为湿浊壅阻之象。以鸡鸣散加藿香、苡仁、茯苓。另用蚕豆壳60g煎汤代水煮药。服5剂。二诊时肿势大减,守原方略予出入,共进15剂而安。

3. 咬舌证 《河南中医》(1984,3:27):一患者,半年前舌体变胖,继而舌强,不能运用自如,说话及咀嚼时稍有不慎即咬破舌头,血流如注,伴胸闷心悸,脚肿,尿少等象。诊时病情加重,舌胖满口,难于言语,咀嚼困难,病势较急。此证为中焦湿邪上犯,浸淫舌体,以鸡鸣散加茯苓。2剂后复诊,小便已多,脚肿略消,余症同前,上方再加白术、泽泻。进8剂后,舌体恢复正常,诸症已消。随访3年,未见复发。

按语:案1、2的脚气病,均属寒湿所致。下肢均有湿邪壅滞之象,而见两足肿胀,麻木,甚或作痛等证。其中还伴有胸闷不舒,苔白腻,脉弦或濡缓,亦为寒湿内阻所致,故用本方加减治疗起效。案3咬舌证,病势较急。病虽不同,其病机仍属寒湿之邪上犯舌体所致。故用本方行气降浊,宣化寒湿,加白术、茯苓、泽泻健脾以祛湿邪,亦取良效。

【临床报道】

一、内科

1. 慢性充血性心力衰竭 对40例不同病因心脏病合并慢性充血性心衰患者分别予加味鸡鸣散和地高辛对照治疗,加味鸡鸣散组20例,心功能Ⅱ级9例,Ⅲ级11例。地高辛组20例,心功Ⅱ级8例,Ⅲ级12例,两组资料有可比性。加味鸡鸣散:吴茱萸12g,苏叶30g,桔梗12g,生姜12g,木瓜15g,槟榔、陈皮各12g,桑白皮30g,大腹皮、防己各15g。连续7天1个疗程。地高辛组:每天晨服地高辛0.25mg,连服7天,水肿明显者加双氢克尿噻25mg,每日1次,安体舒通20mg,每日3次。结果治疗组与地高辛组相比较,加味鸡鸣散能显著改善CHF患者心功能与水肿症状,$P<0.01$,降低心室率,$P<0.05$[1]。

2. 五更泄 本方治疗迁延日久不愈的五更泄泻30例。若腹痛加乌药,食滞不化加神曲,泻下无度或垢泄加车前子、苍术,偏湿盛加薏米仁,偏气虚加黄芪。文火煎两汁相合,安置床头,次日五更前空腹冷服。结果:痊愈者26例,好转3例,无效1例。治愈率为87%,总有效率为97%[2]

3. 肝硬变腹水 以鸡鸣散合五苓散治疗肝硬变腹水69例,同时设对照组20例。两组患者均口服双氢克尿噻50mg、安体舒通40mg、氯化钾150mg,1日2次;肌苷片400mg、益肝灵片77mg,1日3次。治疗组加服五苓散合鸡鸣散加味。方药:桂枝10g,白术15g,猪苓20g,茯苓30g,泽泻30g,陈皮30g,槟榔30g,木瓜30g,紫苏10g,吴茱萸6g,桔梗10g,生姜30g。加减:腹胀甚者加枳实、厚朴;利尿效果不佳加防己、赤小豆;畏寒肢冷、舌体胖大者加附子、麻黄;舌苔厚腻者加苍术、黄柏;尿量增加,腹水渐减,倦怠乏力者加黄芪。两组患者均连续用药1个月。结果,治疗组:近期治愈32例,显效12例,有效17例,无效8例,有效率88.3%。对照组:近期治愈5例,显效5例,有效2例,无效8例,有效率60%。两组有效率比较有显著性差异($P<0.05$)[3]。

4. 痛风性关节炎 用鸡鸣散加味治疗痛风性关节炎36例,药用:木瓜15g,槟榔10g,吴茱萸6g,陈皮10g,黄柏10g,怀牛膝10g,薏苡仁30g,桑枝15g,萆薢15g,山慈菇10g,海桐皮15g,地龙10g,黄芪20g。关节红肿灼热加水牛角、忍冬藤;痛剧加乳香、全蝎、延胡索;气虚加党参;关节肿胀加炮山甲、苍术;瘀血加丹参、川芎、桃仁。对照组用别嘌呤醇100mg口服,3次/日;关节疼痛剧烈者,消炎痛50mg口服,2次/日,两组治疗期间均禁食酒、海鲜、动物内脏及高嘌呤食物。15天为1个疗程,观察2个疗程统计疗效。治疗组治愈11例,显效14例,有效8例,无效3例,总有效率91.7%;对照组22例,治愈7例,显效9例,有效4例,无效2例,总有效率90.1%[4]。

5. 不安腿综合征 本方加鸡血藤、牡蛎治疗不安腿综合征27例。临床表现主要为夜间或休息时下肢膝至踝关节间出现酸胀麻痛,发紧和虫爬蚁行感等,难以忍受或难以准确形容者。其中气虚者,加黄芪、党参;脾虚者,加白术、茯苓;血虚者,加当归、白芍;血瘀者,加川牛膝、泽兰;肾虚,加续断、桑寄生;若有湿热之象者,则减少吴茱萸的用量,加入知母、黄柏。结合病情,选用1~2味。服药后,临床症状体征完全消失,随访3个月未复发者为治愈,计27例,治疗时间最短3天,最长者12天,一般3~6天[5]。

6. 功能性水肿 以鸡鸣散配方颗粒治疗62例功能性水肿。药物组成:紫苏叶10g,吴茱萸3g,槟榔10g,桔梗10g,木瓜10g,生姜3g,橘皮6g。自汗、恶风、脉浮缓,加桂枝、防风;有热象,加黄芩、黄连、茯苓;畏寒肢冷、脉沉迟者,加炮附子、肉桂、茯苓;腰痛、尺脉沉细,加桑寄生、茯苓。并嘱治疗期间停用任何有利尿作用的西药。结果:治愈60例,无效2例,治愈率96.8%[6]。

二、外科

1. 象皮肿 本方加茯苓、羌活,配合电针,治疗丝虫病所致的象皮肿52例。服药后有嘈杂,身痒,有时下肢出现形如风疹样的皮疹等反应(药后15~20分钟消失),此时小便清长,下肢肿胀渐渐消退。结果:脚肿全消者34例,半消者11例,好转者7例[7]。

2. 慢性膝关节炎 64例慢性膝关节炎随机分为治疗组42例,对照组22例:治疗组用紫苏叶15g,生姜10g,槟榔10g,木瓜15g,吴茱萸5g,陈皮10g,桔梗10g。肝肾阴虚者加桑寄生、牛膝、泽泻;下焦风寒重者加独活、桂枝;湿邪偏重者加茯苓、苍术、薏苡仁;血瘀重者加丹参。嘱患者适当锻炼股四头肌,配合局部按摩。对照组采用扶他林25mg,1日3次口服,1个疗程为3周。治疗结果,治疗组治愈12例(28.75%),显效4例(33.33%),有效9例(21.43%),无效7例(16.67%),有效率83.33%。对照组治愈4例(18.18%),显效4例(18.18%),有效5例(22.73%),无效9例(40.91%),有效率59.09%[8]。

3. 带状疱疹 鸡鸣散加味治疗带状疱疹28例,药用:板蓝根30g,金银花30g,木瓜10g,槟榔10g,苏子10g,苏叶10g,生姜10g,吴萸3g,桔梗6g,生甘草6g。疼痛甚者,木瓜加量至15g;体质虚弱者,槟榔略减量至8g;水疱多者,加苡仁、通草;痒甚者,加蝉蜕;伴脓疱者加蒲公英、野菊花;患部灼热感者,加栀子、丹皮。外治以黄柏粉与青黛粉等份香油调敷。若水疱紧张丰满者先用无菌针头刺破后用3%双氧水反复擦洗再涂上药。治疗结果:经2个疗程均全部治愈。其中1个疗程痊愈25例,占89.29%;2个疗程痊愈3例,占10.71%。水疱干涸较疼痛消失所需时间短,1个疗程28例水疱全部干涸结痂,疼痛消失25例,占总例数的89.29%[9]。

【实验研究】

1. 毒性及镇痛抗炎作用 观察鸡鸣散对啮齿类动物的毒性及镇痛抗炎作用,并探讨其机制及昼夜节律性差异,验证前人关于本方择时用药的合理性。结果:本方对小鼠的急性毒性呈显著的用药时间依赖性,白昼毒性大于夜间;本方对小鼠模型有良好的镇痛作用,呈昼夜节律性,并与其降低小鼠血清、脑组织 NO 含量的昼夜差异相吻合;本方具有良好的抗炎作用,呈昼夜差异性,并与其降低炎性组织中 PGE$_2$ 含量的昼夜差异相吻合。结论:本方具有良好的镇痛、抗炎作用,并呈昼夜节律性,镇痛作用可能与其降低 NO 含量有关,抗炎作用可能与其降低 PGE$_2$ 含量有关[10]。

2. 镇静、利尿及抗凝作用 以鸡鸣散研究该方对动物模型的镇静、利尿、抗凝作用及与昼夜节律的差异,验证前人关于鸡鸣散择时用药的科学性。结果:鸡鸣散对小鼠有明显的镇静作用,使小鼠走动时间、举上肢次数及活动次数均明显减少,用药后小鼠原有活动昼夜节律消失;鸡鸣散有良好的利尿作用,用药后明显增加排尿量,且作用呈昼夜差异,夜间用药效果明显优于白昼;鸡鸣散有明显的抗凝作用,用药后明显延长小鼠凝血时间(CT),且作用呈昼夜差异,白昼用药 CT 延长显著长于夜间。结论:鸡鸣散具有良好的镇静、利尿及抗凝作用,且利尿、抗凝作用呈昼夜节律性差异,在动物休息期末、活动期初用药疗效较好[11]。

参 考 文 献

[1] 高林林,常秀峰,吴雄志,等. 加味鸡鸣散治疗慢性充血性心力衰竭的疗效观察[J]. 浙江中西医结合杂志,2001,11(9):550-551.

[2] 张润民. 鸡鸣散治疗五更泄泻 30 例[J]. 浙江中医杂志,1990,25(10):445.

[3] 陆保磊. 五苓散合鸡鸣散治疗肝硬变腹水 69 例[J]. 河南中医,2003,23(9):78.

[4] 王柏青. 加味鸡鸣散治疗痛风性关节炎 36 例临床观察[J]. 湖南中医药导报,2001,7(12):593-594.

[5] 钟慎清,臧长忠. 鸡鸣散治疗不安腿综合征 27 例[J]. 辽宁中医杂志,1994,21(5):217.

[6] 胡冬梅. 鸡鸣散治疗功能性水肿 62 例[J]. 江苏中医药,2006,27(9):41.

[7] 周文生. 鸡鸣散治疗丝虫病(象皮肿)52 例报告[J]. 江西中医药,1960,(10):15.

[8] 杨士波,安国峰. 鸡鸣散化裁治疗慢性膝关节炎 42 例[J]. 中医药信息,2006,23(4):29.

[9] 胡玉蓉. 新鸡鸣散治疗带状疱疹 28 例临床观察[J]. 淮海医药,2005,23(2):157.

[10] 韩军,宋建国. 鸡鸣散镇痛抗炎作用及其机理的时间药理学实验研究[J]. 中国实验方剂学杂志,2008,14(9):63-67.

[11] 韩军,宋建国. 中药方剂鸡鸣散的时间药理学实验研究[J]. 中国临床药理学与治疗学,2008,13(7):782-785.

(杜天植 梅梦英)

第五节 祛 风 胜 湿

蠲 痹 汤
(《杨氏家藏方》卷 4)

【组成】当归去土,酒浸一宿 羌活去芦头 姜黄 黄芪蜜炙 白芍药 防风去芦头各一两半(45g) 甘草半两炙(15g)

【用法】上㕮咀。每服半两(15g),水二盏,加生姜五片,枣三枚,同煎至一盏,去滓温服,不拘时候。

【功用】祛风除湿,益气和营。

【主治】风痹。身体烦疼，项背拘急，肩臂肘痛，举动艰难及手足麻痹。

【病机分析】"痹者，风寒湿三气杂至，合而成痹。其状肌肉顽厚，或疼痛。由人体虚，腠理开，故受风邪也"；"风多者为风痹，风痹之状，肌肤尽痛。"（《诸病源候论》卷1）。本证病机为营卫两虚，风寒湿之气乘袭，痹着于肌肉、经络。而三气之中，尤以风气偏盛。由于营卫两虚不能实表御邪，风寒湿邪乘虚侵入机体，滞于肌肉，阻于经脉，与气血相搏，以致气血运行不畅，肌肉、经脉不荣，故肩臂肘痛，举动艰难，手足麻痹。《素问·痹论》谓：痹"在于脉则血凝而不流……在于肉则不仁。"《素问·逆调论》说："营气虚则不仁，卫气虚则不用。"

【配伍意义】本方为营卫两虚，风寒湿三气乘袭的风痹而设，故以祛风除湿、益气和营立法。方中以羌活、防风为君药，祛风胜湿，通痹止痛。羌活善祛上半身风湿，《本草汇言》卷1谓："羌活功能条达肢体，通畅血脉，攻彻邪气，发散风寒风湿"。《医学启源》卷下："羌活，治肢节疼痛，手足太阳经风药也"。防风为风药之润剂，《本经疏证》卷2认为"防风通阳中之阴，即除湿以绝风之源"。《长沙药解》称其"引经络，逐湿淫，通关节，止疼痛，舒经脉，伸急挛，活肢节，起瘫痪。"风痹之所成，缘由营卫两虚，故以黄芪益气实卫；当归、芍药养血和营，使营卫和而利于祛邪，共为臣药。《本草汇言》谓黄芪"实卫敛汗，驱风运毒之药也"；《本经逢原》卷1谓黄芪"同防己、防风则除风湿。"姜黄为佐，活血行气，"横行手臂"而长于治肩臂挛痛。《本草纲目》卷14谓姜黄"治风痹臂痛"。甘草益气，调和诸药，为使药。用法中加生姜、大枣以调和营卫，增加祛风除湿，益气和营卫之功。综观全方黄芪配防风，相畏而相使，实卫不滞邪，散风不伤气，相得益彰；羌活得归、芍，胜湿不燥血，归、芍合姜黄，补血和营，更寓"治风先治血，血行风自灭"之意。

"蠲，去之疾速也；痹，湿病也，又言痛也。"（《绛雪园古方选注》卷中）本方具有祛风除湿，益气和营之功，能免除病邪，治愈痹证，故名蠲痹汤。

本方配伍特点是主以祛风除湿药，辅以益气和血之品，邪正兼顾，营卫两调，散收同用，燥润相合，共成祛风除湿，益气和营之功。

【临床运用】

1. 证治要点 本方证治以营卫两虚，风寒湿三气乘袭，痹着肌肉、经络为主要病机，故临床以身体烦疼，项背拘急，肩臂肘痛，手足麻痹为证治要点。

2. 加减法 若寒邪偏重而剧痛者，加桂枝、细辛等以温经散寒止痛；若肢体沉重疼痛者，加苍术、防己、薏仁以除湿；若手臂麻木较重者，可重用黄芪，加桂枝、全蝎等，以增加补气和血，通络止痛的作用。

3. 本方现代常用于治疗肩周炎、类风湿性关节炎等辨证属营卫两虚，风寒湿三气乘袭以风气偏盛者。

【使用注意】本方药性偏于温补，故痹证属于风湿热实证者，非其所宜。本方也可用药渣熨敷或煎水熏洗患处，但熨洗之后宜避风寒。

【源流发展】蠲痹汤最早见于宋代杨倓所著《杨氏家藏方》卷4，主治"风湿相搏，身体烦疼，项臂痛重，举动艰难，及手足冷痹，腰腿沉重，筋脉无力。"宋代王璆在《是斋百一选方》卷3中也录用本方。此后，许多医书均载有蠲痹汤的同名异方，其源于杨氏蠲痹汤，又异于杨氏蠲痹汤。如《魏氏家藏方》卷8的蠲痹汤，即在本方基础上加白术、附子、薏仁，治气弱当风饮啜，风邪客于外，饮湿停于内，风湿内外相搏，体倦舌麻，甚则恶风多汗，头目昏眩，遍身不仁。《嵩崖尊生全书》卷7的蠲痹汤，是本方去防风，加薄荷、桂枝，治手气，手肿痛，或指掌连臂膊痛。《医宗金鉴》卷39的蠲痹汤，即本方去姜黄、芍药，加附子、官桂，治冷痹，痹痛而身寒无热,四肢厥冷。《医学心悟》卷3的蠲痹汤组方(羌活、独活、桂心、秦艽、当归、川芎、甘草、海风藤、桑枝、乳香、木香)已远离杨氏蠲痹汤,主治风寒湿三气合而成痹,肢体关节疼痛或沉重麻木,得热则痛减,遇阴雨寒冷则加剧。此外,《妇人大全良方》卷3之舒经汤,即杨氏蠲痹汤去黄芪、防风,加白术、海桐皮,治疗臂痛;《管见大全良方》(录自《医方类聚》卷21)于该方中再加沉香,"治风寒所伤,肩臂作痛及腰下作痛。"《饲鹤亭集方》将本方改为丸剂,称蠲痹丸。

【疑难阐释】关于本方方源。本方出处,历版高等医药院校教材《方剂学》,均谓《是斋百一选方》(1196),而同是宋代的《杨氏家藏方》成书于1178年,较前者为早。

【方论选录】

1. 吴昆:"中风表虚,手足顽痹者,此方主之。《内经》曰:荣气虚则不仁,卫气虚则不用,故用黄芪以实表气。然黄芪与防风相畏,用之者何? 洁古云:黄芪得防风而功愈速,故并用之,欲其相畏相使耳。羌活驱散风邪,得当归不至燥血;姜黄能攻痹血,得赤芍足以和肝。复用甘草调之,取其味平也。"(《医方考》卷1)

2. 王子接:"蠲,去之疾速也;痹,湿病也,又言痛也。痹分三气杂至,风胜为行痹,寒胜为痛痹,湿胜为着痹。余谓三者兼内外因而言,非独言外因也。盖有肝虚生风,肾虚生寒,脾虚生湿,抑或有诸内因而兼外邪为痹。即《经》言邪之所凑,其气必虚耳。蠲痹汤为治痹祖方,黄芪实卫,防风祛风,当归和营,羌活散寒,赤芍通脉络之痹,片子姜黄通经隧之痹,甘草和药性,姜、枣和营卫。其义从营虚则不仁,卫虚则不用立法,岂非痹属内外因也乎?"(《绛雪园古方选注》卷中)

3. 汪绂:"治中风身体烦痛,项背拘急,手足冷痹,腰膝沉重,举动艰难。按此风而兼湿,然痹证虽有风寒湿热之不同,而要皆主于风。其本则必以荣卫不足周身,而后贼风得以乘之,故治痹以补气血为本。黄芪以补卫气,《经》云卫虚则不用。盖卫虚而风乘之,则气不充体,而手足不为人用。当归以滋荣血,《经》云荣虚则不仁,盖荣虚而风乘之,则血不荣筋,而皮肤不知痛痒。甘草补脾和胃以助卫气。姜黄辛苦温,行肝气于脾,以理血中之气。赤芍酸寒,泻肝邪以去血中之热。羌活、防风,此二味乃以治风;加生姜助胃以行气,大枣助脾以滋血。此亦补养气血而略加风药,与易老胃风汤同意。而痹证多所兼夹,则宜审证加减用之。"(《医林纂要探源》卷5)

4. 张秉成:"夫风痹一证,有痹于筋骨、肌肉、经络、营卫种种之不同。其痹于筋骨者,另已论之矣。然邪之所入,无不先自营卫、经络、肌肉而及于筋骨也。故当乘其初入之时,和营卫,通经络,散风启闭,则痹着之邪自可涣然解释矣。此方用黄芪益卫气,而以防风、羌活之善走者辅之,使之补而不滞,行而不泄,且两功并建,相得益彰。归、芍和营血,而以片子姜黄之走血行气,能除寒而燥湿者佐之,然后三气之邪自无留着之处。甘草和诸药而缓中补虚,姜、枣通营卫而生津达腠。故此方之治痹,非关肝肾虚筋骨为病者服之,效如桴鼓。立方之意,真所谓尽美耳。"(《成方便读》卷2)

【评议】本方配伍严谨,疗效确切,故王子接誉其为"治痹祖方"。吴昆分析方中黄芪与防风、羌活与当归、姜黄与赤芍三组对药,提示其相辅相成与相畏相使的配伍方法,颇得要领。但是,本方宜于风寒湿邪痹阻经络营卫以上肢为主者,故使用时应与肝肾两虚的下肢痹痛加以区别。故张秉成指出:"此方之治痹,非关肝肾虚筋骨为病者服之,效如桴鼓。"

【验案举例】痹脉　《类证治裁》卷5:张,五旬外,左臂素患肿痛,因涉江受风一夜,全身麻痹,脉虚濡。此真气虚而风湿为病,乃痱中根萌也。《经》曰:营虚则不仁,卫虚则不用。营卫失调,邪气乘虚袭入经络,蠲痹汤主之。数服而效。

按语:此痹脉乃因素有痹疾,使营卫虚损;又"涉江受风",致风湿之邪痹阻经络。故用蠲痹汤祛风除湿,益气和营,全身麻痹乃愈。

【临床报道】

1. 肩周炎 以蠲痹汤加减为主,治疗上肢风寒湿痹115例。若疼痛游走不定,关节屈伸不利,属风胜之行痹,选加秦艽、海风藤、络石藤等祛风通络药物,并加重方中祛风药物的剂量。如疼痛剧烈,痛有定处,得寒痛增,得热痛减,舌苔薄白,脉弦紧等,属寒胜之痛痹,选加草乌、细辛、麻黄、附子、白芷等温经散寒药物。如疼痛重着,痛有定处,固定不移,肢体沉重,活动不利,肌肤麻木不仁,因湿胜之着痹,选加薏仁、防己、苍术等祛湿药物。结果46例痊愈(诸症消失,追访未再复发),占40%;38例显效(诸症消失,偶因工作过劳,遇阴雨天气候剧变或季节交换之时,仍感屈伸不便、轻微疼痛),占33.4%;26例有效(疼痛明显减轻,其他症状亦有所改善,但尚未能完全消除),占22.6%;5例无效(疼痛毫无减轻或反而增剧,其他症状亦无改善),占4%。总有效率96%。姜氏[1]以本方为主,治疗漏肩风56例,若肩部畏寒较剧者加桂枝、制首乌、草乌;肩部痛甚者加没药、乳香;病肩屈伸严重受限者加木瓜、防己;气虚者重用黄芪;血瘀者加红花、桃仁;肾阳虚者加补骨脂、巴戟天、肉苁蓉。结果治愈32例(自觉症状和临床体征完全消失,肩臂伸展、摇动无疼痛),占57.1%;有效11例(肩臂功能活动有明显改善,但有时仍有轻微疼痛),占19.7%;无效13例(自觉症状和体征有轻度好转或无变化,肩臂活动仍受限),占23.2%,总有效率达76.8%[2]。涂氏以本方为主治疗肩周炎52例。若痛甚者加灵仙、乌药、没药;寒甚者加制川乌。7天为一疗程。经治疗60天后,肩痛消失,活动功能正常,1年后不复发为痊愈,计45例,占86%;疼痛消失,功能未完全恢复正常或疼痛和功能障碍有改善为好转,计7例,占14%[3]。李氏以本方加桂枝(或桑枝)、透骨草为主,治疗肩周炎50例。若痛在右肩者,重用黄芪或四君子汤;痛在左肩者,重用当归或四物汤;兼项背痛者,合葛根汤;兼患侧头颈痛者,合小柴胡汤;整个手臂均疼痛或麻木无力者,合黄芪桂枝五物汤或当归四逆汤;遇寒痛增者,合乌头汤;夹痰湿者,合半夏白术天麻汤或青州白丸子;有热者,加桑枝、秦艽、忍冬藤;有外伤史者,酌加活血化瘀通络之品。病程较长者据"久痛必瘀","久痛入络"之理酌加地龙、蜈蚣、甲珠、地鳖虫、九香虫之类。治疗后痊愈(疼痛消失,活动自如,且半年内无反复者)34例;显效(疼痛明显减轻,可进行一般活动,或疼痛完全消失,但半年内有复发者)10例;有效(疼痛缓解,但不显著或不持久者)6例[4]。

2. 颈椎病 本方加桂枝、制乳香、制没药为主,治疗神经根型颈椎病35例。若局部畏寒怕风明显者,加麻黄、细辛;颈项僵硬活动不遂者,加木瓜、桃仁、乌梢蛇;伴骨质疏松者,加仙灵脾、狗脊、鹿角胶;伴头昏目眩、耳鸣手麻者,可加天麻、葛根、桑枝等。10天为1个疗程,根据病情治疗1~2个疗程。另以桂枝、制乳香、制没药、苏木、制川草乌、煅自燃铜水煎1500ml制成电离子导入液,运用NPD-4(A)型电离子导入治疗仪,20mA,每次30分钟,每日1次,10~15天为1疗程。治疗结果:经过1疗程治疗后,显效7例,有效11例,总有效率51.43%;经过2疗程治疗后,显效为14例,有效17例,总有效率为88.57%。对6例颈椎间盘有突出样改变的病人行CT复查,有明显改善或消失者3例,好转2例,1例无变化[5]。张氏等以本方加味治疗颈椎病38例。药用:羌活、片姜黄、当归、黄芪、赤芍、防风、葛根、川芎、鸡血藤、仙灵脾、甘草。15天为1疗程,治疗3个疗程后观察疗效。治疗结果:临床治愈(症状和体征均消失)3例;显效(症状和体征明显改善)17例;有效(症状和体征较前有所改善)15例;无效(治疗前后无改变)3例,总有效率为92.1%[6]。以蠲痹汤合天麻钩藤饮加减方治疗 56 例椎动脉型颈椎病,药物组成:羌活、天麻、防风、当归、黄芪、栀子各 9g,钩藤 12g,石决明 18g,丹参 20g,桑寄生 30g,生姜 5 片,炙甘草 3g。疗程 1～3 月。配合颈围—颈椎固定牵引器治疗椎动脉型颈椎病,结果:痊愈 44 例,显效 6 例,有效 4 例,无效 2 例,总有效率为 96.43%。平均治疗时间(45.31±24.49)天[7]。

3. 臂丛神经炎 用蠲痹汤加味合康络素为治疗组,并分别设对照组,治疗臂丛神经炎。治疗方法:康络素组予康络素 40mg,肌内注射,每日 1 次,共 4 周;蠲痹汤加味组由蠲痹汤加桂枝、秦艽、川芎、海风藤、桑枝、制乳香、木香组成,共 4 周;治疗组采用蠲痹汤加味合康络素,方法同上,共 4 周。治疗结果:经 4 周治疗后,康络素组显效 13 例(38.2%),有效 12 例(35.3%),无效 9 例(26.5%),总有效率 73.5%;蠲痹汤加味组显效 12 例(37.5%),有效 10 例(31.25%),无效 10 例(31.25%),总有效率 68.25%;治疗组显效 23 例(65.7%),有效 10 例(28.6%),无效 2 例(5.7%),总有效率 94.3%。三组显效率及总有效率比较有明显差异[8]。

4. 书写痉挛症(单侧或双侧手指、腕、臂无力,酸麻胀痛,缓慢进展性书写颤抖,书写无力或中断或持笔困难,神疲紧张等) 以本方治疗书写痉挛症 20 例,若寒重酌加川乌、草乌、附子、桂枝;书写颤抖甚者加全蝎、蜈蚣、地龙;臂腕麻胀无力酌加桑枝、威灵仙、海风藤;精神紧张酌加天麻、钩藤、牡蛎、夜交藤;病情稳定后酌加补益肝肾药杜仲、桑寄生、枸杞子、何首乌。20 剂为 1 疗程。结果痊愈:手部肌肉痉挛消失,书写功能恢复正常,伴随症状消失,12 例;好转:书写功能改善,伴随症状缓解或消失,6 例;无效:服药 1 个疗程症状无变化,2 例。总有效率 90%。其中痊愈病例服药最少 20 剂,最多 100 剂[9]。

5. 退行性骨关节病变 以蠲痹汤加减治疗骨痹 32 例,药用:羌活 9g,姜黄 9g,当归 12g,黄芪 20g,赤芍 12g,防风 9g,炙甘草 6g,五加皮 10g,桑寄生 12g,巴戟天 12g,牛膝 9g,木瓜 9g,生姜 5 片。经服药治疗 14～60 天,平均 37 天,显效 21 例,好转 9 例,无效 2 例[10]。

6. 颈部软组织劳损 以蠲痹汤治疗颈部软组织劳损 60 例,药用:羌活 15g,片姜黄 10g,酒当归 12g,炙黄芪 30g,赤芍 12g,防风 10g,生姜 3 片,大枣适量。加减:久痹疼重加桃仁、红花、土元、地龙;有肢麻者加桂枝、天麻;颈部僵硬加葛根、狗脊、补骨脂。结果:服药 7 剂症状消失者 14 例,服药 14 剂症状消失者 15 例,服药 21 剂症状消失者 19 例,8 例症状明显减轻,4 例症状无明显改善,且 3 个月之内无复发或症状加重,若有加重判定为无效。治疗效果:治愈 48 例,占 80.00%,好转 8 例,占 13.33%,总有效率为 93.33%,无效 4 例,占 6.67%[11]。

7. 颞颌关节紊乱综合征 以蠲痹汤为主治疗颞颌关节紊乱综合征 37 例,药用:羌活 10g,当归 12g,白芍 20g,炙黄芪 10g,防风 10g,片姜黄 10g,炙甘草 6g。风气胜者更加防风至 15g;寒气胜者加细辛;偏于湿者加薏苡仁、苍术;偏丁湿热者加黄柏。头煎加水约 400ml,入生姜 2 片,大枣 3 枚。15 日为 1 疗程。结果:显效 26 例,有效 8 例,无效 3 例,总有效率为 91.89%[12]。

8. 多发性腔隙性脑梗死 以蠲痹汤治疗多发性腔隙性脑梗死 35 例,均以肩背痛,上肢活动不便的临床症状为主,CT 或 MRI 检查提示在内囊后肢部位都有病灶。药物为:羌活 10g,防风 10g,姜黄 10g,当归身 30g,赤芍 10g,黄芪 30g,炙甘草 15g。随症加减:背项部痛者加葛根;高血压者加毛冬青。20 剂为 1 疗程,服完 1 疗程 22 例,2 疗程者 9 例,3 个疗程 4 例。结果:治愈 26 例,占 74.29%;显著进步 4 例,占 11.43%;有效 2 例,占 5.71%,无效 3 例,占 8.57%;总有效率 91.43%[13]。

【附方】三痹汤(《妇人大全良方》卷3) 川续断 杜仲去皮切,姜汁炒 防风 桂心 细辛 人参 白茯苓 当归 白芍药 甘草各一两(30g) 秦艽 生地黄 川芎 川独活各半两(15g) 黄芪 川牛膝各一两(30g) 上咬咀,为末,每服五钱(15g),水二盏,姜三片,枣一枚,煎至一盏,去滓热服,无时候,但腹稍空腹。功用:补益肝肾,益气和血,祛风除湿。主治:肝肾气血不足,手足拘挛,风痹,气痹等疾。

蠲痹汤与三痹汤在功用与主治上略有相近。但蠲痹汤侧重于营卫两虚,以身体烦痛、项背拘急、肩臂肘痛为主;三痹汤侧重于气血虚、肝肾亏,以致手足拘挛疼痛,甚或活动不利为主。蠲痹汤善治上半身痹痛;三痹汤长于治下半身痹痛。

参 考 文 献

[1] 吕廷金.蠲痹汤加减治疗上肢风寒湿痹115例临床观察[J].浙江中医杂志,1984,19(3):114.

[2] 姜云功,王桂兰.蠲痹汤加减治疗漏肩风56例[J].实用中医内科杂志,1988,2(2):88.

[3] 涂世福.蠲痹汤治疗肩周炎52例临床观察[J].江西中医药,1989,(5):44.

[4] 李继贵.蠲痹汤治疗肩周炎[J].云南中医杂志,1994,(6):63.

[5] 姜华.蠲痹汤为主治疗神经根型颈椎病35例[J].福建中医药,1998,29(4):21.

[6] 张晓贤,康爱英.蠲痹汤加味治疗颈椎病38例[J].山西中医,1998,14(3):39.

[7] 江泽平,陈凯.中药配合固定牵引治疗椎动脉型颈椎病56例[J].新中医,2007,39(4):61-62.

[8] 范平国,林建美.蠲痹汤加味合康络素治疗臂丛神经炎35例[J].浙江中医学院学报,1998,22(4):21.

[9] 范道长,孙繁霞.蠲痹汤治疗书写痉挛症20例[J].山东中医杂志,1996,15(2)68.

[10] 王凤山.蠲痹汤加味治疗骨痹32例[J].北京中医,2001,(2):29.

[11] 王有谦,卫仙娥.蠲痹汤加减治疗颈部软组织劳损60例[J].实用医技杂志,2006,13(3):477.

[12] 李惠敏.蠲痹汤治疗颞颌关节紊乱综合征37例[J].山西中医,1999,15(5):17.

[13] 林际芳.蠲痹汤治疗多发性腔隙性脑梗塞35例临床观察[J].现代中西医结合杂志,2001,10(1):33.

独活寄生汤

《备急千金要方》卷8

【异名】独活汤《圣济总录》卷162、万金汤《类编朱氏集验医方》卷1)。

【组成】独活三两(9g) 桑寄生 杜仲 牛膝 细辛 秦艽 茯苓 肉桂心 防风 川芎 人参 甘草 当归 芍药 干地黄各二两(6g)

【用法】上十五味,咬咀,以水一斗,煮取三升,分三服。温身勿冷也。喜虚下利者,除干地黄。服汤,取蒴藋叶火燎,厚安席上,及热眠上,冷复燎之。冬月取根,春取茎,熬,卧之佳。诸处风湿,亦用此法。患腹痛,不得转动,及腰脚挛痛,不得屈伸,痹弱者,宜服此汤,除风消血也(现代用法:水煎服,日服二次)。

【功用】祛风湿,止痹痛,益肝肾,补气血。

【主治】痹证日久,肝肾两虚,气血不足证。腰膝疼痛,肢节屈伸不利,或麻木不仁,畏寒喜温,心悸气短,舌淡苔白,脉细弱。

【病机分析】"夫风湿寒三气杂至,合而为痹。……三气袭人经络,入于筋脉、皮肉、肌肤,久而不已,则入五脏"(《三因极一病证方论》卷3)。本证为感受风寒湿邪而患痹证,经久不愈,邪气未除,肝肾已损,气血已耗。肾主骨,腰为肾之府。肝主筋,膝为筋之会。肝肾不足,气血亏虚,筋骨失养,故肢节屈伸不利。又风寒湿邪客于腰膝筋骨,故腰膝疼痛,畏寒喜温,或麻木不仁。《儒门事亲》卷1说:"夫痹之为状,麻木不仁,以风、湿、寒三气合而成之。"《素问·痹论》谓:"痹在于骨则重,在于脉则血凝而不流,在于筋则屈不伸,在于肉则不仁。"《素问·逆调论》言:"营气虚则不仁,卫气虚则不用,营卫俱虚则不仁且不用。"心悸气短,脉细弱均为气血不足之象。由此可见,风寒湿邪痹着于筋骨,肝肾不足,气血两虚,为本证的基本病机。

【配伍意义】本方为痹证日久,肝肾两虚,气血不足之证而设,故以祛风湿,止痹痛,益肝肾,补气血立法。方中以独活为君药,取其祛下焦与筋骨间的风寒湿邪。《本草备要》卷1谓:独活"气缓善搜,入足少阴气分以理伏风"。《药品化义》亦云:"独活能宣通气道,自顶至膝,以散肾经伏风,凡颈项难舒,臀腿疼痛,两足痿痹,不能动移,非此莫能效也。"臣以细辛散阴经风寒,搜筋骨风湿,通络止痛,《实用药性字典》云"细辛为止痛要药,功能深入以散风祛寒";防风祛风以胜湿,《长沙药解》称其"引经络,逐湿淫,通关节,止疼痛,舒经脉,伸急挛,活肢节,起瘫痪";秦艽除风湿舒筋,《名医别录》卷2言其"疗风无问久新,通身挛急",古人称防风、秦艽为"风药中润剂,散药中补剂",有祛邪而不伤正之妙;肉桂心温里祛寒,通利血脉。佐以桑寄生、牛膝、杜仲补肝肾,壮筋骨,祛风湿;当归、川芎、地黄、芍药养血活血,即所谓"治风先治血,血行风自灭"(《成方便读》卷2);人参、茯苓、甘草补气健脾,扶助正气。甘草调和诸药,为使药。诸药配伍祛邪扶正,标本兼顾,使气血足而风湿除,肝肾强,痹痛愈"。

本方具有祛风湿,止痹痛,益肝肾,补气血之功,故取独活和桑寄生二药,命名本方。

本方配伍特点,是以祛风寒湿药为主,辅以补肝肾,养气血之品,邪正兼顾,有祛邪不伤正,扶正不碍邪之义。

【类方比较】独活寄生汤与蠲痹汤,两方均用防风、当归、芍药、甘草,具有祛风除湿止痛之功,治疗痹证麻木不仁等。其不同点,独活寄生汤以独活为君,配伍秦艽、细辛、肉桂、桑寄生、杜仲、牛膝、人参、茯苓、地黄、川芎等祛风散寒、补肝肾、益气血之品,主治痹证日久,肝肾两虚,气血不足,症见腰膝疼痛,畏寒喜温,心悸气短等,以下部痹证为主。蠲痹汤以羌活为君,配黄芪、姜黄以益气和营,主治风痹,营卫两虚,症见身体烦疼,项背拘急,肩臂肘痛等,以上部痹证为主。

【临床运用】

1. 证治要点　本方证以风寒湿邪痹着筋骨,肝肾不足,气血亏虚为主要病机,临床以腰膝冷痛,肢节屈伸不利,心悸气短,舌淡苔白,脉细弱为证治要点。

2. 加减法　痹证疼痛较剧者,酌加制川乌、制草乌、白花蛇、地龙、红花等以助搜风通络、活血止痛之效;寒邪偏盛者,酌加附子、干姜以温阳祛寒;湿邪偏盛者,去地黄,酌加防己、薏苡仁、苍术以祛湿消肿;正虚不重者,可减地黄、人参。

3. 本方现代常用于治疗风湿性关节炎、类风湿关节炎、坐骨神经痛、颈腰椎骨质增生、肩周炎、腰椎间盘突出症、颈椎病及小儿麻痹症、慢性布氏杆菌病、颞颌关节功能紊乱综合征、新产腹痛腰背痛、隐性脊椎裂、湿疹等辨证属风寒湿痹着日久,正气不足者。

【使用注意】本方由辛散湿燥及扶正之品组成,对于痹证属湿热实证者,非其所宜。

【源流发展】本方最早见于孙思邈所著《备急千金要方》卷8,主治"腰背痛,因肾气虚弱,卧冷湿地,当风气得,不时速治,流入脚膝,为偏枯冷痹,缓弱痛重,腰痛,挛脚重痹";"新产便患腹痛,不得转动,腰脚挛痛,不得屈伸,痹弱。"此后历代医家对本方主治病证又有进一步阐述和发挥。如《普济方》卷155引《简易方》:"风湿搏于腰背,气血凝滞,连引疼痛";又引《如宜方》治"历节走注,彻骨节疼痛,风湿气毒"。《保婴撮要》卷13治"鹤膝风,气血虚弱,四肢颈项等处肿,不问肿溃,日久不敛"。《外科理例》卷7治"风湿流气,有毒自手足起,遍身作痛,颈项结核如贯珠"。《医方集解·祛风之剂》治"肝肾虚热,风湿内攻,腰膝作痛,冷痹无力,屈伸不便"。同时历代医家效其法、取其名。在本方基础上进行加减化裁,以适应病情的变化,如《鸡峰普济方》卷4的独活寄生汤,即本方去秦艽、茯苓、人参、甘草、当归、芍药,功用与主治相似,而益气养血之力较轻。《世医得效方》卷3的独活寄生汤,即本方去牛膝、秦艽、茯苓,功用亦与之相同。《慎斋遗书》卷7的独活寄生汤,即本方去秦艽、茯苓,加白芷以祛风止痛,主治"鹤膝风,痛甚,因于风者,并主痛风"。《医略六书》卷30的独活寄生汤,即本方去细辛、秦艽、防风、人参、甘草,主治"产后血室空虚,邪气陷伏而下注于脚"的"脚气疼痛,脉虚涩弦浮者。"《医医偶录》卷1的独活寄生汤,即本方去杜仲、川芎、人参、芍药、生地,加威灵仙、金毛狗脊祛风湿、强腰膝,治"产后腰痛,上连脊背,下连腿膝"者。此外,《外台秘要》卷17引《古今录验方》独活续断汤在本方基础上,续断易桑寄生补养肝肾,强健筋骨,通利血脉,治"冷痹,痛弱重滞或偏枯,腰脚痉挛,脚重急痛"。本方改为丸剂,称独活寄生丸(《全国中药成药处方集》),对腰背痛而病程长,病势缓者,较利于长服。现代临床则广为其用,不论内、外、妇、儿、皮肤、鼻疾,凡属风寒湿痹着日久,正气不足者,以本方加减化裁,均可获效。

【疑难阐释】

1. 关于用法中的蒴藋 原方用法中,服汤后以蒴藋叶火燎或炒,铺床上,令患者卧其上,熨疼痛部位,以助祛风湿,通经络之力。蒴藋(shuòdiào)始见于《名医别录》卷3,谓其"味酸、温,有毒",主治"风瘙瘾疹,身痒,湿痹。可作浴汤。"《上海常用中草药》言其"茎叶,发汗利尿。根,活血散瘀,祛风活络。"此法今已少用。若能佐以其他热熨法,亦可有助于提高疗效。

2. 本方扶正祛邪以何为主 原书谓:"夫腰背痛者,皆犹肾气虚弱,卧冷湿地当风所得也"。本方重用独活,配桑寄生、防风、秦艽、细辛、肉桂等祛风胜湿,温里散寒之品,从组成分析,是以祛邪为主,但益气养血,补养肝肾之品亦多,因此扶正方面同样占有相当的比重。故对痹证日久,肝肾不足,气血两虚者,较为适合。

3. 关于本方视性别加减应用问题 对于男性患者,本着"男子以气为用"的宗旨,着重补气,原方用四君子汤去白术补气,临床可以黄芪易党参,疗效优于原方。对于女性患者,本着"女子以血为用"的道理,着重用四物汤补血,如患者月经正常,可重用川芎,因此药为血中气药,既可活血行气又能祛风止痛,且与地、芍同用可使其补而不滞(《陕西中医》1994,9:423)。笔者认为遣方用药关键在辨证论治。

4. 关于本方配伍活血药 《类证治裁》卷5言:"诸痹……良由营卫先虚,腠理不密,风寒乘虚内袭,正气为邪所阻,不能宣行,因而留滞,气血凝滞,久而成痹。"王清任《医林改错》卷下指出"痹证有瘀血",并谓"总逐风寒、去湿热,已凝之血,更不能活",力主活血化瘀治痹。本方中当归、牛膝、川芎、桂心等品,具有活血化瘀,温通血脉作用,寓有"治风先治血,血行风自灭"(《成方便读》卷2)之理。临床表明,无论是哪一种类型的痹证,都可加入活血化瘀之品,并根据病情决定孰轻孰重。病轻日短,瘀尚未成,重在活血行血,使局部气血流通,不给外邪提供立足之地,使用祛风散寒逐湿药驱邪外出;重病日久,瘀血形成,意在活血化瘀,使瘀血去,结滞清,脉络通畅,痹通可止。

【方论选录】

1. 吴昆:"肾气虚弱,肝脾之气袭之,令人腰膝作痛,屈伸不便,冷痹无力者,此方主之。

肾,水脏也,虚则肝脾之气凑之,故令腰膝实而作痛。屈伸不便者,筋骨俱病也。《灵枢经》曰:能屈而不能伸者,病在筋;能伸而不能屈者,病在骨。故知屈伸不便,为筋骨俱病也。冷痹者,阴邪实也;无力者,气血虚也。是方也,独活、寄生、细辛、秦艽、防风、桂心,辛温之品也,可以升举肝脾之气,肝脾之气升,则腰膝弗痛矣;当归、熟地、白芍、川芎、杜仲、牛膝者,养阴之品也,可以滋补肝肾之阴,肝肾之阴补,则足得血而能步矣;人参、茯苓、甘草者,益气之品也,可以长养诸脏之阳,诸脏之阳生,则冷痹去而有力矣。"(《医方考》)。

2. 汪昂:"此足少阴、厥阴药也。独活、细辛入少阴,通血脉,偕秦艽、防风疏经升阳以祛风;桑寄生益气血,祛风湿,偕杜仲、牛膝健骨强筋而固下。芎、归、芍、地,所以活血而补阴;参、桂、苓、草,所以益气而补阳。辛温以散之,甘温以补之,使血气足而风湿除,则肝肾强而痹痛愈矣。"(《医方集解·祛风之剂》)

3. 张璐:"风性上行,得湿黏滞则留着于下,而为脚痹重,非独活、寄生无以疗之。辛、防、秦艽,独活之助;牛膝、杜仲,寄生之佐。桂、苓、参、甘,以壮其气;芎芳、芍、地,以滋其血,血气旺而痹著开矣。"(《千金方衍义》卷8)

4. 张秉成:"此亦肝肾虚而三气乘袭也,故以熟地、牛膝、杜仲、寄生补肝益肾,壮骨强筋。归、芍、川芎和营养血,所谓治风先治血,血行风自灭也。参、苓、甘草益气扶脾,又所谓祛邪先补正,正旺则邪自除也。然病因肝肾先虚,其邪必乘虚深入,故以独活、细辛之入肾经,能搜伏风,使之外出,桂心能入肝肾血分而祛寒。秦艽、防风为风药卒徒,周行肌表,且又风能胜湿耳。"(《成方便读》卷2)。

5. 李畴人:"以参、苓、草、芎、归、地、芍养血通络,加芎、防、细辛、寄生、独活散风,桂枝和营散寒,杜仲补肾,牛膝引导,合治冷风顽痹麻木之症。而少化湿之药,因风药亦能胜湿,故照此方加减则善矣。"(《医方概要》)

【评议】张秉成对本方证病机的论述:"此亦肝肾虚而三气乘袭也",言简意赅,比较中肯。吴氏所谓:"肾气虚弱,肝脾之气袭之",则使人难以理解。对本方配伍意义的分析,汪昂与张秉成所论,均简要可从,其中汪氏所说:"辛温以散之,甘温以补之,使血气足而风湿除,则肝肾强而痹痛愈矣。"可谓提纲挈领,切中肯綮。

对于方中地黄,原方注明为干地黄,吴昆、张秉成认为用熟地黄,究其原因,诚如徐大椿所说:"古方只有干地黄、生地黄,从无用熟地者。熟地乃唐以后制法,以之加入温补肾经药中,颇为得宜"(《神农本草经百种录》)。实践表明:如患者阴虚有热,宜用生地,如肾虚血亏明显则用熟地。对于方中的桂,李畴人认为用桂枝;吴昆、张秉成认为用桂心。一般来说,如病在四肢,则用桂枝,取其行里达表,温通一身阳气,流畅气血,善走四肢之功,且与白芍合用又可调和营卫;而病变在腰部以下,则用肉桂,取其温肾助阳,散寒止痛之效。

【验案举例】

1. 痹证 《丁甘仁医案》:腰髀痹痛连及胯腹,痛甚则泛口恶清涎,纳谷减少,难于转侧。腰为少阴之府,髀为太阳之经,胯腹为厥阴之界,产后血虚,风寒湿乘隙入太阳、少阴、厥阴之络,荣卫痹塞不通,厥气上逆,挟痰湿阻于中焦,胃失下顺之旨,脉象尺部沉细,寸关弦涩,苔薄腻。书云:风胜为行痹,寒胜为痛痹,湿胜为着痹。痛为寒痛,寒郁湿着,显然可见。恙延两月之久,前师谓肝气入络者,又谓血不养筋者。理亦近是,究未能审其致病之源。鄙拟独活寄生汤合吴茱萸汤加味,温经达邪,泄肝化饮。紫丹参、云茯苓、全当归、大白芍、川桂枝、青防风、厚杜仲、怀牛膝、熟附片、北细辛、仙半夏、淡吴萸、川独活、桑寄生,服药5剂,腰髀胯腹痹痛大减,泛恶亦止。惟六日未更衣,谷食无味。去细辛、半夏,加砂仁七分,半硫丸钱半,吞服。又服2剂。腑气已通,谷食亦香。去半硫丸、吴萸,加生白术钱半、生黄芪三钱。服10剂。诸恙均愈,得以全功。

按语:丁氏审证求因,认为此痹乃产后血虚,寒郁湿着于太阳、少阴、厥阴之络,又兼虚寒呕吐。故用独活寄生汤合吴茱萸汤加味治疗,果见速效。

2. 两脚痿瘫 《近代中医流派经验选集·朱松庆医案》:潘姓,年40余岁,业建筑。患两脚痿痛不能行走,遍请中西医诊治,因其形瘦体弱,认为操劳过度,宗筋弛缓,肝肾虚损所致,进服大量滋腻补药,如鹿茸、狗肾、熟地、首乌之类,并注射睾丸激素,未能见效。复患大便秘结,沮丧万分。乃延先君(朱南山)诊治。视其形色尚无败象,闻其声音正气尚好。诊脉弦滑,舌苔厚白。询其始末,得知患者病前曾淋雨受湿,恍然悟知症系风湿浸淫,进补过早,外邪内困,表见虚象,内为实症,乃处独活寄生汤加熟地,药后大便通畅,两脚亦见松动。连服5剂,病情日渐好转,不旬日即能行走如常,其病若失。

按语:本例两脚瘫且形体瘦弱,从肝主筋、肾主骨、脾主肌肉而论,可视为脾肾阳虚或肝肾阴虚。但滋补无效,可见并非虚证。且朱氏察其形色、声音、脉舌皆无虚败之象,追询病史,发病前淋雨受湿,故投独活寄生汤治之,果然见效。由此可见,辨证必须全面考察,追问病史,究明发病原因,尤为重要。

3. 隐性脊椎裂 《陕西中医学院学报》(1994,4:24):某女,49岁。5年前因背负过重之物,腰部闪挫,经某医院确诊为"隐性脊椎裂"。两日前又因劳累诱发,腰部酸而沉重,弯腰或转侧肢体及咳嗽排便时疼痛加剧。症见面色不华,语言低怯,脊椎活动受限,腰椎至骶骨处压痛较甚,局部皮肤无红肿灼热现象,舌淡苔薄白腻,脉沉弦细。检查:抗"O"、"血沉"均正常。X线:腰椎摄片L3、L4骨质增生,骶椎隐性裂。此乃肝肾两虚,气血不足,寒湿邪气侵袭,阻滞经脉,气血运行不畅所致。用独活寄生汤加减化裁治疗,3剂服尽,疼痛大减,再服4剂以巩固疗效。后疼痛消除,步态自如,随访两年,未见复发。

按语:此病虽由负重闪挫所致,迁延日久,肝肾两亏,气血不足,风寒湿邪乘虚而入,流注经络,营卫凝滞,闭阻不通。正如《济生方·诸痹门》所言"皆因体虚,腠理空疏,受风寒湿气而成痹也。"用独活寄生汤而获良效。

【临床报道】

一、外科

1. 类风湿性关节炎 本方去芍药、甘草加雷公藤、川乌、草乌为基本方。表虚自汗,加黄芪;里寒重者,加附子;血虚络痹,加鸡血藤、鹿衔草、白芷;湿盛关节肿大,加萆薢、泽泻、防己,减生地;有瘀血者,加桃仁、红花、乳香、没药;疼痛拘急较甚者,加地龙、蜈蚣、皂角刺、全蝎。45剂为1个疗程,共治58例。结果:近期控制(受累关节肿痛消失,关节功能改善或恢复正常,类风湿因子(RF)、血沉(ESR)恢复正常,且停药后可维持3个月以上)16例;显效(受累关节肿痛明显好转或消失,ESR、RF滴度降低;或ESR、RF已恢复正常,但关节肿痛尚未消失)14例;有效(受累关节疼痛或肿痛有好转)21例;无效(经治1~3个疗程受累关节肿痛无好转)7例。总有效率87.9%,类风湿因子转阴率为61%(共33例)[1]。

2. 强直性脊柱炎 以本方为基本方。颈项疼痛、僵直者,加羌活、姜黄、葛根、白僵蚕;腰骶疼痛明显者,加狗脊、菟丝子,重用桑寄生、杜仲;阳虚明显者,加制附片、鹿角胶;病久不愈,痰瘀交阻者,加白芥子、三棱、莪术。经2个月治疗,22例中6例显效(关节疼痛明显缓解,测量脊柱前屈时两点距离延伸长度增加≥4cm,胸廓扩张长度增加≥3cm,各项检查指标明显改善);14例有效(关节疼痛缓解,测量脊柱前屈时两点距离延伸长度增加2cm,胸廓扩张长度增加 2cm,各项检查指标均有所改善);2 例无效(症状及各项检查均无改善)[2]。

3. 颈腰椎骨质增生病 本方加莪术、鳖甲治疗颈腰椎骨质增生 65 例,最少服 20 剂,最多服 58 剂。结果临床治愈 8 例(X 线摄片示骨质未见明显异常,疼痛麻木症状消失,正常工作);显效 36 例(X 线摄片示骨质增生减轻,主要症状消失,不影响工作);好转 20 例(X 线摄片示骨质增生无变化,症状减轻);无效 1 例(骨质增生无变化,症状不减轻)[3]。

4. 肩周炎 以本方为基本方。肩痛甚者,酌加延胡,或选用白花蛇、地龙、川乌等;寒甚者,酌加附子、干姜;湿胜者,酌加防己、薏仁;正虚不甚者,酌减党参、白芍、干地黄。并结合推、揉、按、拿、扳、摇、抖、拔伸等为基本手法,取肩髃、肩贞、肩内俞、肩井等常用穴,治疗 31 例。结果,治疗后肩关节活动、功能和肌萎缩完全恢复正常,疼痛消失,经半年以上随访未复发,评为痊愈,共 25 例;肩关节活动、功能和肌萎缩明显恢复,上举>120°,活动自如,有轻微疼痛,疗效维持半年以上,评为显效,共 3 例;肩关节活动无改善,疼痛减轻为好转,共 3 例;肩关节活动无改善,疼痛如前或改他法治疗者,评为无效,共 1 例。治疗均在 2 个疗程内,经 1 疗程(15 天)者居多[4]。

5. 腰椎间盘突出症 以本方为基本方。大便秘结,加火麻仁或瓜蒌仁;胃脘不舒者,减秦艽用量。治疗 28 例。结果:症状缓解,压痛基本消失,功能恢复,共 4 例;症状缓解 1/2 以上,压痛明显减轻,功能大部恢复,共 17 例;症状缓解 1/3 左右,压痛减轻,功能稍有改善,共 6 例;症状、体征及功能无改善者 1 例。近期总有效率 96.43%[5]。

6. 颈椎病 以本方药物烘干共研成粉末,加醋 100g 炒干,装入 1 只约 30cm 长,20cm 宽的布袋中,每晚临睡时烘热后垫于颈肩部,每半个月为 1 疗程。共治疗 66 例,经 1~4 个疗程的治疗,颈背肩臂疼痛麻木、头痛、眩晕、视力模糊、恶心、偏瘫等症状完全消失,纵压叩击试验阴性,臂丛神经牵拉试验阴性,肢体功能恢复正常者共 41 例;颈背肩臂疼痛麻木、头痛、眩晕、视力模糊、恶心、偏瘫等症状基本消失或明显好转,肢体功能部分恢复者共 20 例;颈背肩臂疼痛麻木、头痛、眩晕、视力模糊、恶心、偏瘫等症状减轻,功能有改善者共 3 例;以上症状及体征均无改善者 2 例,总有效率达 97%[6]。

7. 坐骨神经痛 以本方为基本方,偏寒湿者,加淫羊藿、仙茅、附片;偏湿热者,去肉桂、党参,加桑枝、黄柏、苍术;偏久痛有瘀者,加桃仁、红花、蜂房、全蝎。治疗 38 例。结果治愈 30 例(腰腿痛消失,行动自如,拉塞格征阴性);有效 7 例(症状基本消失,仅在遇寒冷或劳累时间有轻微腰腿痛);无效 1 例(症状无减轻)[7]。吴氏以本方为基本方,肾虚,加仙灵脾;痛剧、拘挛不得屈伸者,重用川芎、白芍,并可酌加川乌、全虫;麻木不仁,加鸡血藤,重着沉困,加防己。9 天为 1 疗程。共治 93 例。结果治愈 63 例(临床症状消失,功能活动自如);好转 26 例(症状消失,但气候变化或劳累后仍有疼痛不适感);无效 4 例(临床症状无改善)。总有效率 96.7%,其中 1 疗程治愈者 19 例,2 疗程治愈者 33 例,3 个疗程治愈者 11 例[8]。何氏以独活寄生汤加防己、海桐皮、乳香、没药等化裁,治疗 105 例。结果痊愈(症状消失,1 年以上未复发)85 例,显效(症状消失,观察半年或 1 年又复发,但经再次治疗仍可消失者)17 例,无效(症状无改善)3 例。痊愈的 85 例平均治愈天数为 20 天[9]。张氏等以本方合乌头汤化裁,气虚加黄芪;血虚重用白芍、当归;阳虚加附子、肉桂;痛甚加全蝎、蜈蚣;拘急抽掣屈伸不利加重白芍、甘草用量;湿邪明显加薏苡仁;麻木者制马钱子用量加重。治疗 46 例。结果痊愈(腰腿部压痛和放射痛消失,直腿抬高试验正常)33 例;显效(腰腿部无压痛、放射痛,直腿抬高试验正常,但是天气变化、劳累过度后患处仍有酸困或疼痛感)12 例;无效(临床症状无改善)1 例[10]。

8. **急性腰肌筋膜综合征** 以本方治疗急性腰肌筋膜综合征 65 例,药物组成:独活 15g、细辛 5g,防风 12g,秦艽 10g,葛根 30g,白芷 10g,肉桂 6g,桑寄生 10g,牛膝 10g,杜仲 10g,当归 15g,熟地 15g,赤芍 12g,川芎 12g,党参 15g,茯苓 10g,甘草 6g。3 天为 1 疗程。结果:治愈 26 例(40.00%),好转 39 例(60.00%),全部有效[11]。

9. **腰椎管狭窄症** 以本方治疗腰椎管狭窄症 60 例,药用:独活 15g,寄生 10g,杜仲 15g,牛膝 15g,细辛 5g,茯苓 15g,肉桂 10g,防风 10g,川芎 10g,党参 15g,当归 15g,芍药 15g,生地 20g,甘草 6g。3 周为 1 疗程。对照组:静脉点滴 20% 甘露醇 1 周,每日 1 次,口服双氯芬酸钠胶囊 75mg,每日 1 次,3 周为 1 疗程。结果:治愈 24 例,好转 30 例,未愈 6 例,总有效率 90%,对照组治愈 20 例,好转 24 例,未愈 16 例,总有效率 73.3%,治疗组临床症状改善明显优于对照组[12]。

二、妇产科

产后身痛 本方治疗产后身痛 156 例,药用:当归 15g,熟地黄 10g,白芍 15g,川芎 10g,党参 15g,茯苓 15g,独活 12g,桑寄生 10g,秦艽 12g,防风 10g,怀牛膝 15g,杜仲 15g,细辛 5g,肉桂 6g,炙甘草 6g。随证加减:风胜加羌活;寒胜加川乌;湿胜加生薏苡仁、苍术、木瓜;上肢痛甚者加桑枝;下肢痛甚者重用牛膝;肩背痛甚者加姜黄;肿痛甚者加木防己;抽筋痛甚者重用白芍。20 天为 1 疗程,经治疗后,肢体腰背疼痛消失者 123 例,为治愈,占 78.8%;用药后肢体腰背疼痛明显减轻者 26 例,为有效,占 16.7%;治疗后肢体腰背仍疼痛,改用其他方法治疗者 7 例,为无效,占 4.5%[13]。

【实验研究】

1. **对微循环的影响** 用本方按 10g/kg 剂量,给正常 NLH 小鼠腹腔注射,观察对小鼠耳廓正常微循环及肾上腺素引起微循环障碍的影响。结果表明,本方能明显增加毛细血管管径,增加毛细管开放数,延长肾上腺素引起血管收缩的潜伏期,对抗肾上腺素引起的毛细血管闭合。[14]

2. **对麻醉动物脑循环的作用** 分别用戊巴妥钠麻醉狗和猫,再分别按实际需要量的独活寄生汤注射液和罂粟碱,静脉注射给药,观察对脑血流量及脑血管阻力、对血压心率及心肌耗氧量的影响。实验表明,本方有显著增加脑血流量,降低脑血管阻力,减慢心率,但不甚影响血压。在本实验条件下,罂粟碱亦显著增加脑血流量不降低血管阻力,但使心率增加。说明独活寄生汤减慢心率优于罂粟碱,并使心肌耗氧量降低,这对改善脑循环、血液循环是有利的。提示本方可能是防治缺血性脑血管疾病的有效方剂[15]。谢氏等亦进行了独活寄生汤对动物脑循环的实验研究,表明本方十二指肠给药对麻醉狗有扩张脑血管,增加脑血流量,降低脑血管阻力等作用[16]。

3. **对血小板聚集的影响** 健康雄性家兔,颈总动脉放血,以 3.8% 的枸橼酸钠抗凝分离富血小板血浆(PRP)和贫血小板血浆(PPP)观察药物对二磷酸腺苷(ADP)诱导的家兔血小板聚集的影响。实验表明,本方有剂量依赖性地对抗 ADP 诱导的血小板聚集作用,这从另一个侧面阐明了本方的药理作用[16]。

4. **抗炎免疫药理作用** 抗炎作用的研究表明,本方对小鼠耳壳炎症有明显的对抗作用;对大鼠角叉菜胶性关节肿胀有显著的抑制作用;并显著降低毛细血管通透性,而对大鼠棉球样肉芽肿无明显影响,提示该方可能具有对抗渗出性炎症的作用。其抗炎作用为文献记载的本方主治"风湿痹痛"提供了部分实验依据。免疫作用的研究表明,本方能显著增加免疫器官胸腺、脾脏的重量,明显提高单核巨噬细胞吞噬功能,对 T 细胞介导的免疫反应有明显的抑制作用。提示该方对非特异性炎症的抑制作用可能与其明显提高机体非特异性免疫功能、调节机体的免疫平衡有关[17]。

5. 膝关节退行性骨关节病及其对白细胞介素-1的影响 观察独活寄生汤治疗膝关节退行性骨关节病的临床疗效。方法:将60例患者随机分为两组,治疗组30例采用独活寄生汤加减口服,配合外洗药熏洗患处治疗;对照组30例单纯用与治疗组相同的中药熏洗治疗。连续治疗2月后观察比较两组疗效,并观察治疗前后膝关节液中白细胞介素-1(IL-1)的水平变化。结果:治疗组显效18例,好转10例,无效2例,总有效率为93.3%;对照组显效8例,好转13例,无效9例,总有效率为70.0%。两组总有效率比较,差异有非常显著性意义($P<0.01$)。治疗组膝关节液IL-1值显著降低($P<0.01$),对照组膝关节液IL-1值无明显变化($P>0.05$)。结论:独活寄生汤能降低膝关节退行性骨关节病患者膝关节液中IL-1的异常升高,对治疗膝关节退行性骨关节病有较好疗效[18]。

6. 对白细胞介素-1(IL-1)和肿瘤坏死因子(TNF)表达水平的影响 观察独活寄生汤对兔膝骨性关节炎中白细胞介素-1(IL-1)和肿瘤坏死因子(TNF)表达水平的影响,探讨其治疗骨性关节炎的机制。结果:治疗后1周,膝关节关节液中即可检测到IL-1及TNF的表达,对照组在3周时达到高峰,5周时略有回落。治疗组数值与对照组比较均见下降,1周时下降差异无统计学意义($P>0.05$),3、5周时下降差异有统计学意义($P<0.01,P<0.05$)。结论:独活寄生汤能改善骨性关节炎[19]。

7. 抗炎、镇痛作用 实验结果显示:独活寄生汤可明显抑制佐剂性关节炎大鼠原发性和继发性足跖肿胀、抑制毛细血管通透性增加、减轻小鼠耳廓肿胀度,减少小鼠扭体反应次数及福尔马林致痛试验的第二时相的疼痛强度。结论:独活寄生汤具有较好的镇痛、抗炎和抗佐剂性关节炎的作用[20]。

8. 对荷瘤小鼠的抗肿瘤作用 结果显示:独活寄生汤能显著抑制S180瘤重,抑瘤率为32.45%~43.75%;肿瘤组织有明显的出血坏死及炎细胞浸润,同时独活寄生汤活化荷瘤鼠的T细胞增殖能力,促进其自然杀伤细胞(NK)活性和白介素-2(IL-2)分泌水平。结论:独活寄生汤能抑制小鼠肉瘤S180的生长,其机制可能与调节机体免疫功能有关[21]。

参 考 文 献

[1] 张淑云. 独活寄生汤治疗类风湿性关节炎58例临床体会[J]. 河北中医学院学报,1994,9(4):25.

[2] 钱先. 独活寄生汤治疗强直性脊柱炎临床体会[J]. 浙江中医杂志,1996,(4):175.

[3] 陈刚. 独活寄生汤加莪术、鳖甲治疗颈腰椎骨质增生病65例疗效报告[J]. 河北中西医结合杂志,1996,5(2):66.

[4] 林中. 独活寄生汤配合推拿治疗肩周炎31例[J]. 新中医,1985,(10):36.

[5] 施超. 独活寄生汤治疗腰椎间盘突出症28例[J]. 浙江中医杂志,1994,(2):67.

[6] 柳育术,姜宏. 运用独活寄生汤药物垫枕治疗颈椎病[J]. 浙江中医杂志,1993,(3):134.

[7] 俞士培. 独活寄生汤加减治疗坐骨神经痛38例[J]. 安徽中医学院学报,1994,13(3):33.

[8] 吴学文. 独活寄生汤化裁治疗坐骨神经痛93例[J]. 黑龙江中医药,1994,(1):34.

[9] 何大宽. 独活寄生汤治疗坐骨神经痛105例[J]. 实用中医药杂志,1996,(2):18.

[10] 张建福,付新礼. 独活寄生汤合乌头汤化裁治疗坐骨神经痛[J]. 广西中医药,1988,11(6):18.

[11] 杨道银,唐中尧. 独活寄生汤治疗急性腰肌筋膜综合征65例[J]. 中国中医急症,2006,15(5):535.

[12] 王海滨,靳嘉昌. 独活寄生汤治疗腰椎管狭窄症体会[J]. 《中外健康文摘》临床医药版,2008,5

(6):101-102.

[13] 冯变景．独活寄生汤治疗产后和流产后身痛 156 例[J]．中国民间疗法,2006,14(10),30-31.

[14] 朱自平．独活寄生汤对微循环的影响[J]．中成药,1991,13(3):25.

[15] 许青媛,谢人明,任军鹏．独活寄生汤对麻醉动物脑循环的作用[J]．陕西中医,1989,10(9):425.

[16] 谢人明,冯菊英,陈春梅,等．独活寄生汤对动物脑循环和血小板聚集性的实验研究[J]．中药药理与临床,1990,6(6):7.

[17] 段泾云．独活寄生汤抗炎免疫药理作用研究[J]．中成药研究,1988,(5):28.

[18] 潘志雄,陈凯,柯杨,等．独活寄生汤治疗膝关节退行性骨关节病及其对白细胞介素-1 的影响[J]．新中医,2007,39(8):48-50.

[19] 刘英杰,马利杰,王相利．独活寄生汤对兔膝骨性关节炎关节液白细胞介素-1 和肿瘤坏死因子的影响[J]．河北中医,2007,29(8):748-750.

[20] 王爱武,刘娅,雒琪,等．独活寄生汤抗炎、镇痛作用的药效学研究[J]．中国实验方剂学杂志,2008,14(12):61-64.

[21] 张若楠,王三虎,任东青．独活寄生汤对荷瘤小鼠的抗肿瘤作用研究[J]．中国实验方剂学杂志,2007,13(10):28-31.

桂枝芍药知母汤
(《金匮要略》卷上)

【异名】桂芍知母汤(《沈注金匮要略》卷五)。

【组成】桂枝四两(12g)　芍药三两(9g)　甘草二两(6g)　麻黄二两(6g)　生姜五两(15g)　白术五两(15g)　知母四两(12g)　防风四两(12g)　附子炮二枚(6g)

【用法】上九味,以水七升,煮取二升,温服七合,日三服。

【功用】祛风除湿,温经宣痹,养阴清热。

【主治】历节。肢体疼痛肿大,脚肿如脱,身体瘦弱,头眩短气,泛泛欲吐,或发热,舌淡苔白,脉沉细。

【病机分析】本证病机为素体阳虚,风湿流注关节,久郁化热伤阴,筋脉痹阻不通。风湿流注于筋脉关节,气血通行不畅,故肢体疼痛肿大;病久不解,正气日衰,邪气日盛,故身体逐渐消瘦;风邪上犯,则头眩;湿阻中焦,胃气上逆,故泛泛欲吐;湿无出路,流注下肢,则脚肿如脱。病久阴虚生内热,故见发热。舌淡苔白,脉沉细为寒湿之象。

【配伍意义】本方是为历节日久,邪留不去,郁而化热伤阴之证而设,故以祛风除湿,温经宣痹,养阴清热之法。方中以桂枝、附子为君,桂枝辛甘温,归心、肺、膀胱经,《神农本草经》卷上称其能"利关节",《名医别录》卷 1 言其"温筋通脉",《本草纲目》卷 34 云其"能解肌而风邪去";附子辛甘大热,归心、肾、脾经,《神农本草经》卷下言其能治"寒湿,痿躄拘挛,膝痛不能步行",《本草纲目》卷 17 谓其治"风湿麻痹,肿满脚气"。两药合用能祛风除湿以通脉,温经散寒以助阳。臣以麻黄、防风、白术。麻黄辛微苦温,归肺、膀胱经,《神农本草经》卷中谓其"主中风伤寒头痛,温疟,发表出汗,去邪热气"。防风辛甘微温,归膀胱、肝、脾经,《本经疏证》卷 2 认为"防风通阳中之阴,即除湿以绝风之源"。白术苦甘温,归脾、胃经,《神农本草经》卷上谓"主风寒湿痹死肌",《本草经疏》谓其"除风痹之上药",三药合用能疏风散寒,祛湿止痛。麻黄、白术与桂枝相配,能发汗、祛表里风湿;白术与附子相伍祛寒湿、止痹痛。佐以知母、白芍和生姜。知母清热滋阴,白芍养血和营,生姜和胃止呕。使以甘草调和诸药,甘草与生姜相配,和胃调中;甘草与白芍相配,缓急舒筋止痛。本方在大队祛风胜湿、助阳行痹药中,配白芍、知母养阴清热,既可制其温燥伤阴之性,又能兼清化燥之邪热,有相辅相成之妙。综观全方,共奏宣痹通经之功,使邪去热解,痹痛得愈。本方具祛风除湿,温经宣痹,养阴清热之功,桂枝、芍药、知母在方中的特殊性,故以其命名,称为桂枝芍药知母汤。

本方配伍特点:寒温并用,以温为主,温经散寒以助阳;攻补兼施,以攻为主,祛风除湿止痹痛;刚柔相济,温燥不伤阴,凉柔不恋邪。

【临床运用】

1. 证治要点 本方是以风寒湿邪久羁筋骨,痹阻经脉,损伤正气为主要病机,故临床运用时应以肢体疼痛肿大,身体瘦弱,且反复发作为证治要点。

2. 加减法 剧痛难以屈伸,得热痛减,倍加麻黄、附子温经散寒,宣痹止痛;身体关节重着肿胀,遇阴雨加剧者,倍加白术燥湿,湿邪盛者,加薏仁、苍术以化湿邪;湿热重者,重用芍药、知母,加石膏、黄柏等以清热化湿;正虚者,加黄芪益气扶正;有瘀者,加桃仁、乳香、没药以活血祛瘀。

3. 本方现代常用于治疗风湿性关节炎、化脓性关节炎、类风湿关节炎、肩关节周围炎、坐骨神经痛及支气管炎、麻疹肺炎、肺心病心衰、植物神经功能紊乱、美尼尔综合征、深部组织炎、痛经、牙痛、关节型银屑病等辨证属风湿痹着,正气受损者。

【使用注意】 附子有毒,须先煎半小时,并与生甘草合用,以缓附子的毒性。

【源流发展】 本方始见于张仲景《金匮要略》卷上,治"诸肢节疼痛,身体尪羸,脚肿如脱,头眩短气,温温欲吐"。此后医家对其主治病证进行了增补,如《皇汉医学》引《类聚方广义》谓其"治风毒肿痛,憎寒壮热,渴而脉数,欲成脓者;治痛风,走注,骨节疼痛,手足挛痛者,兼用蘘苨丸;痘疮其贯脓不足,或过期不结痂,憎寒身热,一身疼痛,而脉数者。"补充了肢节疼痛特征为痛处呈游走性,又增加治疗疮疡和痘疮。《皇汉医学·别论》云"此方用于腰痛,鹤膝风等,又俗称脚气,此方有效"。《古方新用》谓"脚肿疼痛不能履地,足底足背肿胀增厚,压之不凹陷,时好时坏,反复发作者"。对脚肿进一步阐述,并指出此病病程长,反复发作等特点。

此外,后世医家遵仲景之意,或以桂枝芍药知母汤为基本方,根据病情的需要加减化裁,如《外台秘要》卷14引《古今录验方》防风汤即桂枝芍药知母汤去麻黄、桂心易桂枝,减弱走表散寒之功,增强温里通脉之力,治疗里寒较重的"身体四肢关节疼如堕脱,肿按之皮急,头眩短气,温温闷乱欲吐";或效此方之法,组成新方,运用于中风等病证。如唐·《备急千金要方》卷8小续命汤(麻黄、桂心、甘草、生姜、人参、川芎、白术、附子、防己、芍药、黄芩、防风),治"中风冒昧,不知痛处,拘急不得转则,四肢缓急,遗失便利。"宋·《太平惠民和剂局方》卷2五积散(白芷、川芎、甘草、茯苓、当归、肉桂、芍药、半夏、陈皮、枳壳、麻黄、苍术、干姜、桔梗、厚朴),治"外感风寒,内伤生冷,心腹痞闷,头目昏痛,肩背拘急,肢体怠惰,寒热往来,饮食不进"。《普济本事方》卷1排风汤(白鲜皮、芍药、桂枝、防风、当归、川芎、甘草、杏仁、白术、茯神、麻黄、独活),治"中风"。明·《审视瑶函》卷5补阳汤(炙甘草、羌活、独活、人参、熟地、白术、黄芪、茯苓、生地、知母、柴胡、肉桂、白芍、陈皮、泽泻、防风、当归身),用治眼科"视正反斜症"。清·《类证治裁》卷5薏苡仁汤(薏仁、当归、川芎、生姜、桂枝、羌活、独活、防风、白术、甘草、川乌、麻黄),治湿痹。从而使本方的运用范围更为扩大。现代临床应用于内、外、妇、五官科等。

【疑难阐释】

1. 关于本方君药 《金匮方百家医案评议·桂枝芍药知母汤证案》中指出:"桂枝利关

节通血脉,芍药活血止痛,知母下水消肿,共为君药"。李文生在桂枝芍药知母汤方治疗思想研讨一文中,从药物剂量、方名及主证病机分析后,也认为"桂枝、芍药、知母三药在本方中为君药"(《新中医》1991,4:8)。而《历代名医良方注释》指出:"防风、附子祛风通痹,麻黄、桂枝散寒通络,白术、生姜健脾散湿,各药配合为君"。前者以方名、主证定君药,后者以药物配伍功用定君药。笔者认为本方以祛风散寒,除湿通痹的桂枝、附子为君药。

2. 关于方中知母的作用 ①知母具有清热养阴之功,入温燥药中,使祛湿而不伤阴,散寒而不助热,对风湿日久,微有化热,或服祛风湿药较多而化燥者,用之有相辅相成之妙。②知母具利水消肿之功。《本经疏证》卷7云:"凡肿在一处,他处反消瘦者,多是邪气勾留水火相阻之候……《金匮要略》中桂枝芍药知母汤,治身体尪羸,脚肿如脱,亦其一也";又曰:"《本经》所著下水之效,见于除肢体浮肿,而知母所治之肢体浮肿,乃邪气肢体浮肿,非泛常肢体浮肿比矣!"。③知母具益气、消肿、宣痹止痛之功。《本经疏证》卷7谓知母"味苦寒,主消渴热中,除邪气,肢体浮肿,下水,补不足,益气"。历节一证,邪气久居于关节与局部气血混为一团,胶着变性致关节肿胀变形,内生虚燥之火耗蚀气血。惟知母之苦寒直折其虚燥之火而坚阴化气,促助肺金清肃而活泼一身气化之机,则水精四布,五经并行,津液得以生化故内燥可除,体内胶着变性之处可得润泽,痹阻之气血可得宣通,久居之邪得松动,在阳药推动下可得驱散,故肿大变形之关节可望恢复(《新中医》1991,4:8)。笔者认为知母在方中的作用主要是养阴清热。

3. 关于"尪羸"。①行不正的样子;②身体羸瘦。羸:消瘦,瘦弱。尪羸:是指身体瘦弱。《脉经》卷8作"魁瘰",是形容关节肿大之状。

【方论选录】

1. 徐彬:"此言历节病由风湿外邪而兼脾肾俱虚之方也。谓诸肢节疼痛,湿留关节也,因而身体为邪所痹则尪羸。湿从下受,抑或自上注之,总是湿善归下,故脚肿如脱。肾虚夹风,故头眩。卫气起于下焦,肾元既亏,三焦无主,致太阳与阳明相牵制为病,故胃气欲下行,而太阳掣其气在上,太阳欲上行,而胃湿相搏不利,故短气温温欲吐。用桂枝汤去枣加麻黄以助其通阳,加白术、防风以伸脾气,加知母、附子以调其阴阳,谓欲制其寒,则上之郁热已甚,欲治其热,则下之肾阳已痹,故并加之尔。"(《金匮要略论注》卷5)

2. 沈明宗:"此久痹而出方也。……乃脾胃肝肾俱虚,足三阴表里皆痹,难拘一经主治。故用桂枝、芍药、甘、术调和营卫,充益五脏之元,麻黄、防风、生姜开腠行痹而驱风外出,知母保肺清金以使治节,《经》谓风寒湿三气合而为痹,以附子行阳,燥湿除寒为佐也。"(《沈注金匮要略编注》)

3. 张璐:"此即总治三焦痹之法。头眩短气,上焦痹也;温温欲吐,中焦痹也;脚肿如脱,下焦痹也;肢节疼痛,身体尪羸,筋骨痹也。由是观之,当是风寒湿痹其营卫筋骨三焦之病。然湿多则肿,寒多则痛,风多则动。用桂枝治风,麻黄治寒,白术治湿。防风佐桂枝,附子佐麻黄、白术,其芍药、生姜、甘草,亦如桂枝汤之和其营卫也。知母治脚肿,引诸药下行,附子以行药势,开痹之大剂也。"(《张氏医通》卷6)

4. 尤怡:"诸肢节疼痛,即历节也。身体尪羸,脚肿如脱,形气不足,而湿热下甚也;头眩短气,温温欲吐,湿热且从下而上冲矣,与脚气冲心之候颇同。桂枝、麻黄、防风散湿于表,芍药、知母、甘草除热于中,白术、附子驱湿于下;而用生姜最多,以止呕降逆。为湿热外伤肢节,而复上冲心胃之治法也。"(《金匮要略心典》卷上)

5. 王泰林:"是方用麻、防、姜、桂宣发卫阳,通经络以驱外入之风寒;附子、白术暖补下焦,壮筋骨而祛在里之寒湿。然三气杂合于筋骨血脉之中,久必郁蒸而化热,而欲束筋利骨者,必须滋养阳明,故又用芍、甘、知母,和阳明之血,以致太阴之液,斯宗筋润、机关利,而脚气历节可平,平则眩呕悉已矣。此为湿热外伤肢节,而复上冲心胃之治法也。"(《王旭高医书六种·退思集类方歌注》)

【评议】关于本方证病机,徐氏认为"由风湿外邪而兼脾肾俱虚";沈氏认为"乃脾胃肝肾俱虚,足三阴表里皆痹";张氏认为"当是风寒湿痹其营卫筋骨三焦之病";尤氏认为"湿热下甚";王氏认为"湿热外伤肢节"。从本方的药物配伍及功用来看,笔者认为此历节乃由素体阳虚,风湿流注关节,久郁化热伤阴,筋脉痹阻不通而成。

【验案举例】

1. 鹤膝风 《重印全国名医验案类编·易华堂医案》:周奠章,年二旬。因远行汗出,跌入水中,风湿遂袭筋骨而不觉。其证始则两足酸麻,继而足膝肿大,屈伸不能,兼之两手战抖,时而遗精,体亦羸瘦,疗治3年罔效,几成废人。诊脉左沉弱,右浮濡,脉证合参,此鹤膝风症也。由其汗出入水,汗为水所阻,聚而成湿,湿成则善流关节。关节者,骨之所凑,筋之所束,又招外风,入伤筋骨,风湿相搏,故脚膝肿大而成为鹤膝风。前医见病者手战遗精,误认为虚,徒用温补,势濒于危。岂知手战者,系风湿入于肝,肝主筋,而筋不为我用。遗精者,系风湿入于肾,肾藏精,而精不为我摄。溯其致病之由,要皆风湿之厉也。设非驱风去湿,其病终无已时。择用桂芍知母汤:桂、芍、甘草调和营卫,麻黄、防风驱风通阳,白术补土去湿,知母利溺消肿,附子通阳开痹,重用生姜以通脉络,间服芍药甘草汤补阴以柔筋,外用麻黄、松节、芥子包患处,开毛窍以去风湿。处方:桂枝12g,生白芍9g,知母12g,白术12g,附子12g(先煎),麻黄6g,防风12g,炙甘草6g,生姜15g。外用方:麻黄、松节、芥子各30g,研匀,用酒和调,布包患处。服前方半日许,其脚稍伸,仍照前法再服,半月其脚能立,又服1个月,渐渐能行,后守服半月,手不战,精不遗,而足行走如常,今已20余年矣。

按语:鹤膝风,证见足膝肿大,屈伸不能,肢体羸瘦,此乃风湿袭于筋骨所致。因其兼有手战、遗精,前医误认为虚而投温补,药不对证,病势益剧。易氏指出:"岂知手战者,系风湿入于肝,肝主筋,而筋不为我用;遗精者,系风湿入于肾,肾藏精,而精不为我摄",为实证有羸状也。选用桂枝芍药知母汤祛风除湿,再配合外治之法,内外兼治,风湿当无地自容矣。

2. 历节 《金匮发微》:予尝治一戴姓妇人亲验之。但病因与仲师所举,大有不同。乃知肢节疼痛,仲师特下一"诸"字,正以其所包者广也。盖因此妇妊娠八月,为其夫病求医,抱而乘车,病人身重,将腹中小儿压毙。夫病愈而妻病腹痛,乃求医。医药而堕之,腐矣。妊妇本属血虚,死胎既下,因贫不能善后,湿毒留顿腹中,久乃旁溢肢节,死血与寒湿并居,因病历节,手足拘挛,入夜手足节骱剧痛,旦日较缓,其为阴寒无疑,盖二年矣!予因用原方以每两折为6g,用熟附块12g,2剂不应。二诊改用生附子,汗乃大出。2剂,肢节便可屈伸,足肿亦小,独手发出大泡,有脓有水,将成溃烂。予用丁甘仁法:大小蓟各15g,丹皮30g,地骨皮12g,以清血热。2剂而痂成,4剂而痂脱,遂与未病时无异,以为可无患矣。忽然阴痒难忍,盖湿毒未尽而下注也。予因令其用蛇床子煎汤熏洗,良瘥。未几,入市购物,卒然晕倒,诸恙退而血虚之真象见。予乃用:大熟地30g,潞党参15g,川芎、当归各12g,龙骨、牡蛎各30g。凡20余剂而止,今已抱子矣!

按语:历节,证见手足拘挛,入夜手足骱剧痛,此乃寒湿侵入筋骨所致。妊妇本有血虚,曹氏用桂枝芍药知母汤散寒除湿,以治其实;寒湿除后再调其虚,故收全功。

3. 痛痹 《上海中医药杂志》(1983,3:17):某女,27岁。初诊:7年前曾患心肌炎,现心慌、胸闷、胆怯,两膝关节酸痛较剧,步履乏力,经常咽痛,耳鸣,面萎,易出汗,前天发热,体温38℃,脉细数(92 次/分)结代(6～8 次/分)。病属气血两虚,风湿入络。治拟益气养心、化瘀通络。处方:炙甘草 9g,桂枝 6g,赤白芍各 9g,制川乌 9g(先煎),知母 15g,板蓝根 30g,茶树根 30g,糯稻根 9g,丹参 12g。5 剂。二诊:前天起膝关节酸痛渐减,现已消失,常感头痛,脉数已减(81 次/分),结代,苔薄腻,舌质淡。原方 7 剂。三诊:下肢关节疼痛消失,脉细(80次/分),无结代。处方:炙甘草 9g,桂枝 6g,赤白芍各 9g,制川乌(先煎)9g,知母 15g,丹参9g,川芎 9g,南星 9g。7 剂。

按语:本例两膝关节酸痛较剧,脉细数结代。用桂枝芍药知母汤加减,关节酸痛消失,脉数转缓,结代亦消失,疗效满意。

4. 化脓性关节炎　《上海中医药杂志》(1983,4:26):某男,15 岁。右膝肿大 7 个月,外科诊为"化脓性关节炎"。曾抽液 5 次,共约 1000ml,并做针刺治疗月余不效。诊见右膝肿大,膝围 38cm,局部酸痛,扪之发热,屈伸不利,行走蹒跚,畏寒,阴天痛重,患肢肌肉略萎缩,苔白润,脉弦。辨证为寒湿流注,气血郁阻。治宜散寒除湿,温经活血。方用桂枝芍药知母汤加味:桂枝 10g,炒白芍 30g,知母 10g,生麻黄 6g,炮附子 6g,炒白术 10g,防风 10g,生姜 6片,大枣 10 枚,白芥子 10g。煎服 10 剂后,右膝围缩小至 34cm,痛减,屈伸转利。继服 10剂,诸症消失,两膝围均为 32cm,行走无不适。

按语:本例患病已逾半年,经抽液及针药并治无大效,且肌肉略萎,显系久病虚中挟实证。根据膝肿大、疼痛、畏寒等特点,选桂枝芍药知母汤,疗效显著。

5. 植物神经功能紊乱　《上海中医药杂志》(1986,2:34):某男,38 岁。3 个月来,每日下午和晚上两手腕关节部、两足胫部以及颈项处自汗。汗时畏风寒,欲衣被。盖之则汗出淋漓,两衣袖、裤脚及衣领等处如被雨淋湿。汗后四肢酸胀而凉,项强。在某医院诊为"植物神经功能紊乱",服谷维素、止汗片等无效。诊见舌苔白腻,脉濡。证属风湿之邪阻滞经络,气血失调,营卫不固。处以桂枝芍药知母汤加减:桂枝、白芍、生姜、防风、白术、麻黄根、附子、秦艽、大枣各 10g,知母 6g。煎服完 5 剂,自汗止,肢酸项强已瘥,但觉周身发痒,此乃气血未充故也。继以益气活血为法,上方去知母、麻黄根、秦艽,加当归 10g,黄芪 30g,丹参 15g,再进 5 剂,诸症悉除。

按语:此证属风湿之邪阻滞经络,气血失调,营卫不固,故选桂枝芍药知母汤祛风除湿。因汗多故用麻黄根易麻黄;去甘草加大枣与生姜调和营卫,则汗止、肢酸项强均瘥。

【临床报道】

一、内科

1. 风湿性关节炎　以本方为基本方。若关节红、肿、热、痛急性发作者,加金银花、蒲公英、雷公藤、薏苡仁、秦艽、威灵仙;若关节肿痛、麻木不仁者,加寻骨风、防风、海风藤、薏苡仁;若上肢痛重,加重桂枝用量,另加川芎;下肢痛重,加独活、牛膝、木瓜;对顽痹经久不愈者,加全蝎、蜈蚣、乌梢蛇、穿山甲等虫类之品。共治疗 30 例,结果痊愈(关节红、肿、热、痛或全身发热退尽,血沉和抗"O"均恢复正常,能正常劳动)15 例;显效(关节红、肿、热、痛或全身发热基本退尽,血沉或抗"O"恢复正常或略高,能正常劳动)6 例;有效(关节红、肿、热、痛减轻,全身时有低热,血沉及抗"O"略高,能适当劳动)5 例;无效(关节红、肿、热、痛未减,可有低热,血沉及抗"O"仍偏高)4 例而改用其他方法治疗[1]。

2. 类风湿关节炎　李氏以本方为基本方。痛甚加徐长卿、玄胡索;风甚加秦艽、独活;湿甚加苍术、薏仁;病久入络加僵蚕、川蝎、三七粉;气虚加黄芪、党参;阴虚加生地、葛根;阳虚加仙灵脾。1 个月为 1 疗程,服 2 个疗程。共治疗 143 例。结果临床治愈 90 例,显效 21 例,有效 23 例,无效 9 例,总有效率为 93.71%,临床治愈率为 62.94%。其中 121 例患者类风湿因子(RF)转为阴性,转阴率为 84.62%;血沉(ESR)及免疫球蛋白 IgG、IgA、IgM 均比治疗前明显下降[2]。张氏以本方为基本方。发热者,加生石膏、薏苡仁;有血虚肢节肿大者,加鸡血藤、鹿衔草、白芷;湿盛关节肿大者,加萆薢、泽泻、汉防己;气虚者,加黄芪。服药后出现胃部不适者,加蜂蜜。服药 30 剂为 1 疗程。共治疗 32 例。结果治愈(临床症状和阳性体征消失,类风湿因子、抗“O”、血沉、全血黏度、血浆黏度、红细胞电泳指标恢复正常)14 例;显效(临床症状和阳性体征显著好转,但未全消失,六项化验指标恢复正常)6 例;有效(自觉症状好转,阳性体征仍存在,六项化验指标中有五项恢复正常)10 例;无效(治疗前后自觉症状、阳性体征、化验检查均无变化)2 例。总有效率为 93.7%。有效病例平均服药 21.6 剂[3]。喜多敏明以本方治疗 10 例 RF 阳性的类风湿关节炎。服药后 4～12 个月后测定 Lansbury 活动性指数和 RF。结果 Lansbury 活动性指数从 53.7%±7.9%下降至 30.1%±6.0%;RF 从(193.4±57.9)μ/ml 降至(91.9±37.3)μ/ml,仅 1 例临床症状缓解[4]。

3. 急性痛风 用本方加味,治疗该病 45 例患者,并与秋水仙碱对照组比较。治疗组采用桂枝芍药知母汤加味;炙桂枝、赤芍、白芍、知母、生麻黄、熟附子、白术、炙甘草、生姜、汉防己。寒盛痛剧者,加制川乌、细辛;湿盛肿甚者,加泽泻,汉防己加量;热盛者,加黄柏、秦艽,知母加量,桂枝、麻黄、附子减量。每日 1 剂,药渣敷于患处,1 周为 1 个疗程。对照组采用秋水仙碱片口服,首剂 1.0mg,其后每小时 0.5mg,直至疼痛缓解或出现严重胃肠道反应时,改为维持量 0.5mg,每日 3 次,疗程同上。治疗结果:治疗组 45 例中,显效 11 例,占 24.44%;好转 32 例,占 71.12%;无效 2 例,占 4.44%,总有效率 95.56%。对照组 38 例中,显效 2 例,占 5.27%;好转 35 例,占 92.10%;无效 1 例,占 2.63%,总有效率 97.37%。两组总有效率比较无显著性差异($P>0.05$),而两组显效率比较有非常显著性差异($P<0.01$)[5]。

4. 坐骨神经痛 以本方为基本方。寒重者,加重附子用量;湿重者,加薏苡仁、木瓜、蚕砂;有热者,附子减量或去之,加黄柏,阳虚者,加仙茅、巴戟,阴虚者,去附子或减量,加石斛、天冬、龟甲;气虚者,加黄芪、党参;血虚者,加鸡血藤、首乌、鹿角胶;瘀阻者,加乳没、桃仁、红花、苏木。7 天为 1 疗程,共治疗 30 例。结果痊愈 18 例,其中用药 1～2 疗程的 10 例,2 疗程以上的 8 例;好转 10 例;无效 2 例[6]。用大剂量桂枝芍药知母汤加味治疗原发性坐骨神经痛 300 例,药用桂枝 45g,生白芍 80g,黑附片 30～60g,知母、苍术、白术、麻黄、防风、干姜、甘草各 15g,川牛膝、青皮各 30g。痛甚者倍附片量,行走吊痛者白芍加至 100g,瘀重加刘寄奴 30g。结果治愈 264 例,占 88%,显效 30 例,占 10%,无效 6 例,占 2%,总有效率 98%[7]。

二、外科

1. 肩周炎 以本方治疗肩周炎 40 例,基本方:桂枝、麻黄、熟附子各 8g,白芍 20g,白术、知母、地龙各 15g,防风、羌活、姜黄各 10g,白花蛇 1 条(约 30g),蜈蚣 2 条,全蝎 6g,葛根 30g。病程较长,痛有定处,舌质瘀黯加苏木、穿山甲;症见血虚者加当归、川芎;气虚者加党参、黄芪;阴虚者加山茱萸、熟地黄;阳虚者加肉桂、干姜。前伸受限明显者加白芷;后屈受限者加柴胡。治愈 28 例,有效 11 例,无效 1 例。总有效率为 97.5%[8]。李氏以本方治疗肩周炎 31 例,药物:桂枝 15g,白芍药 15g,知母 16g,白术 15g,防风 12g,麻黄 10g,附子 12g,生姜 5 片。疼痛遇寒增重,得热则舒,寒邪为著者,生姜易干姜,加羌活、细辛;疼痛剧烈,痛如针刺,且日轻夜重,属瘀血为患者,选加丹参、红花、制没药、制乳香、延胡索、鸡血藤。用药期间停服其他药物。15 日为 1 疗程。结果:治愈 28 例,占 90.3%;好转 3 例,占 9.7%[9]。

2. 膝关节骨性关节炎　以本方加独活、牛膝为基本方配合电针治疗膝关节骨性关节炎180 例,双膝发病者 44 例,单膝发病者 136 例;伴关节畸形者 35 例,伴关节腔积液者 31 例。药用:桂枝 12g,生白芍 9g,知母 12g,生白术 12g,黑附子(先煎)12g,麻黄 6g,防风 12g,生姜12g,甘草 6g。疼痛不可屈伸者加全蝎、乌蛇、伸筋草、细辛;肿胀沉重者加防己、木瓜、薏苡仁。15 天为 1 疗程。电针疗法取穴以膝关节周围穴位为主。临床治愈 96 例,有效 70 例,无效 14 例,总有效率为 92.25%[10]。

3. 腰椎间盘突出症　本方加减治疗腰突症 37 例,药用:桂枝 12g,白芍 30g,麻黄 6g,防风 12g,知母 10g,制附片(先煎)10g,白术 10g,甘草 10g,狗脊 15g,威灵仙 18g,木瓜 15g,鸡血藤 20g。15 天为 1 疗程。偏寒者,附片加至 15g,加入细辛;偏热者,加入石膏,附片减至6g;偏于湿者,加薏苡仁、苍术;疼痛剧烈加入乳香、没药。骨盆牵引:每天 2 次,每次半小时到 45 分钟。结果经过 2 个疗程治疗,治愈 18 例,占 48.6%;好转 13 例,占 35.1%;无效 6例,占 16.3%。总有效率 83.7%[11]。

4. 膝关节积液　以本方治疗膝关节积液 38 例,患者均以膝关节肿痛伴屈伸不利为主症,且浮髌试验明显,为中重度膝关节积液。排除细菌性关节炎积液。基本方:桂枝 8g,芍药、知母、防风各 10g,附子、生麻黄、甘草各 3g,白术 12g,生姜 3 片。热象明显可加用石膏、生地、木通;寒象明显或疼痛较重可加制川乌。结果:治愈 32 例,有效 5 例,无效 1 例,总有效率为 97.4%,平均治愈时间 4.8 天[12]。

5. 慢性膝关节滑膜炎　以本方为基本方,肿胀明显者,加苡仁、汉防己、独活;脾肾阳虚者,加川断、牛膝、狗脊。同时配合适当膝关节制动及股四头肌锻炼。15 天为 1 疗程。共治疗 48 例。结果经治 2 个疗程后,临床痊愈 34 例;好转 10 例;无效 4 例。总有效率 91.7%[13]。

6. 腱鞘炎　以本方为主治疗腱鞘炎 21 例,全部病例均给予桂枝芍药知母汤加味治疗,另以红花油或活络油涂擦患处,每日 3 次。基本方:桂枝 12g,赤芍 9g,麻黄 9g,白术 15g,知母 12g,防风 10g,附子(先煎)6g,羌活 12g,姜黄 12g,甘草 6g。7 天为 1 疗程,以 1 疗程为限。若湿热重加薏苡仁、虎杖;瘀血疼痛明显加元胡、三七;便秘加大黄;寒湿明显加威灵仙、细辛。治疗结果,痊愈 19 例;有效 2 例。有 14 例随访 1 年无复发[14]。

7. 梨状肌综合征　用本方加减治疗梨状肌综合征 96 例,基本方:桂枝 10g,麻黄 8g,附片 10g,白芍 12g,白术 12g,知母 10g,甘草 3g,防风 6g,桑寄生 15g,续断 15g,牛膝 12g,威灵仙 15g。加减法:有外伤史者,加三七末;气虚者,加黄芪;血虚者,加当归;阴虚者,加熟地;阳虚者,加鹿角胶;患肢伸屈不利者,加柴胡。治疗效果:治愈 57 例,好转 32 例,未愈 7 例,总有效率为 92.7%,服药时间最短 5 天,最长 35 天;症状缓解时间最短 3 天,最长 9 天[15]。

8. 肌纤维疼痛综合征　以本方治疗肌纤维疼痛综合征 34 例,处方:桂枝 24g,芍药18g,甘草 12g,麻黄 12g,生姜 12g,白术 30g,知母 24g,防风 24g,附子 12g。7 天为 1 疗程。嘱患者调整思想情绪,解除焦虑、抑郁、紧张等精神因素。治疗结果:34 例中,疗程最短者 7天,最长者 30 天,平均 13.8 天。显效 11 例,有效 18 例,无效 5 例。总有效率 85.29%[16]。

三、皮肤科

关节型银屑病　以本方去附子、麻黄、生姜,加桑寄生、秦艽、青风藤为基本方。病在上肢者,加桑枝;病在下肢者,加牛膝;关节疼痛较剧烈者,加乳香、没药;肿胀明显者,加防己、苍术;关节屈伸不利者,加伸筋草、络石藤。共治疗 46 例。结果临床治愈(关节疼痛、肿胀消失,活动功能正常,实验室检查正常,皮损完全消失或消退 95% 以上)5 例;好转(关节疼痛、肿胀减轻,活动功能好转,实验室检查有改善,皮损消退 50% 以上)34 例;未愈(关节疼痛、肿胀及实验室检查无变化,皮损消退不足 50%)7 例[17]。

【实验研究】

1. 抗风湿作用 研究表明,桂枝芍药知母汤明显抑制醋酸所致小鼠扭体反应和大鼠棉球样肉芽肿组织增生,降低小鼠腹腔毛细血管通透性,显著抑制 AA 大鼠原发性足肿胀及继发性关节炎,机制研究表明桂枝芍药知母汤可明显降低 AA 大鼠炎性组织中 PGE₂ 的含量,同时还显著抑制炎症反应时的白细胞游走[18]。

2. 对Ⅱ型胶原诱导性关节炎大鼠血清肿瘤坏死因子-α、白细胞介素-1β 活性的影响 结果表明:桂枝芍药知母汤大、中剂量组均可使大鼠踝关节肿胀程度和关节炎指数明显减少,与模型组比较差异显著($P<0.01$);同时发现模型组大鼠血清 TNF-α 含量及 IL-1β 活性明显升高,治疗组起下调作用,接近正常组水平,与模型组比较差异显著($P<0.01$)。结论:TNF-α、IL-1β 异常增高,与 RA 发病密切相关。桂枝芍药知母汤可以降低 CIA 大鼠血清中异常增高的 TNF-α、IL-1β 浓度,从而抑制或控制 RA 病情发展[19]。

3. 对Ⅱ型胶原诱导性关节炎大鼠 IFN2γ 及 L-4 水平的影响 按桂枝芍药知母汤原方比例常法水煎浓缩含生饮料 4.65g/ml,观察对Ⅱ型胶原诱导性关节炎大鼠 IFN2γ 及 L-4 水平的影响,结果:桂枝芍药知母汤能改善 CIA 大鼠体重变化,降低原发性和继发性足肿胀度,下调 CIA 大鼠滑膜和血清 IFN-γ、L-4 水平。结论:CIA 大鼠滑膜中 IFN-γ、L-4 水平均升高,血清中以 IFN-γ 升高为主。桂枝芍药知母汤抗风湿作用,可能通过下调 CIA 大鼠滑膜和血清 IFN-γ、L-4 水平,从而调节 Th1/Th2 平衡[20]。

4. 对免疫性关节炎治疗作用 用本方按经方配药观察用药后动物致炎对侧膝关节滑膜组织病理改变与 NF-KB 配体的受体或激活因子(RANKL)表达,结果:桂枝芍药知母汤用药 4 周后,可明显减轻关节肿胀程度,使关节指数减小($P<0.05$ 或 $P<0.01$);病理镜检显示,大鼠膝关节滑膜细胞和纤维组织增生减轻,浸润细胞数减少;滑膜组织 RANKL 表达下降($P<0.01$),本实验条件下,本方 20.6g/kg 剂量时的疗效与 MTX 相当。结论:桂枝芍药知母汤对免疫性关节炎大鼠的关节损伤有治疗和保护作用,其机制可能与抑制炎症反应并降低 RANKL 表达有关[21]。

5. 对转基因小鼠胶原诱导性关节炎 T 淋巴细胞增殖的影响 将本方制成药液(含原生药 2g/ml)采用 HLA-DR₄ 转基因小鼠 CIA 动物模型,评价造模后桂枝芍药知母汤早期给药对 T 淋巴细胞增殖的影响。结果:与模型组比较,本方能明显抑制 RA 转基因小鼠 T 淋巴细胞增殖($P<0.05$ 或 $P<0.01$)。结论:桂枝芍药知母汤有改善 RA 的病情和症状,抑制 T 淋巴细胞增殖作用,这可能是本方治疗类风湿性关节炎取得良好疗效的机制之一[22]。

【附方】乌头汤(《金匮要略》卷上) 麻黄 芍药 黄芪 甘草各三两(9g) 川乌五枚(15g) 咬咀,以蜜二升,煎取一升,即出乌头 上五味,咬咀四味,以水三升,煮取一升,去滓,纳蜜煎中更煎之。服七合;不知,尽服之。功用:温经祛湿,散寒止痛。主治:寒湿历节。关节剧痛,不可屈伸,畏寒喜热,舌苔薄白,脉沉弦。或痛痹、脚气、雷头风。

本方川乌与麻黄相配,祛痹止痛之力较著;黄芪与芍药、甘草合用,益气养血,和营缓急,并能制约乌、麻之峻烈。其止痛益气优于桂枝芍药知母汤,但走表散寒之力较弱。

参 考 文 献

[1] 李双贵,刘雅蓉.桂枝芍药知母汤加味治疗风湿性关节炎 30 例疗效观察[J].时珍国药研究,1991,2(4):158.

[2] 李典鸿,胡祖光,高敏.桂枝芍药知母汤加减治疗类风湿性关节炎 143 例[J].现代中医,1997,(1):20.

[3] 张谟瑞.桂枝芍药知母汤治疗类风湿性关节炎 32 例临床分析[J].中医杂志,1981,(1):38.

[4] 喜多敏明.桂枝加苓术附汤、桂枝二越婢一汤、桂枝芍药知母汤对于血清反应阳性的 RA 的治疗效果[J].国外医学·中医中药分册,1996,18(1):20.

[5] 徐天景,陈志伟.桂枝芍药知母汤加减治疗急性痛风 45 例疗效观察[J].浙江中医学院学报,1998,22(4):19.

[6] 邓明.桂枝芍药知母汤加减治疗坐骨神经痛[J].湖北中医杂志,1989,(4):18.

[7] 邱志济,邱江峰,邱江东.桂枝芍药知母汤加味治疗原发性坐骨神经痛 300 例[J].辽宁中医,1997,24(12):22.

[8] 杨润兰.加味桂枝芍药知母汤治疗肩周炎 40 例[J].新中医,1998,30(7):42-43.

[9] 李忠超.桂枝芍药知母汤治疗肩关节周围炎 31 例[J].河北中医,2002,24(9):662.

[10] 王兴凯,谢宗宏,王雷.加味桂枝芍药知母汤配合电针治疗膝关节骨性关节炎 180 例[J].江西中医药,2007,(8):65.

[11] 张盖.桂枝芍药知母汤治疗腰椎间盘突出症 37 例[J].实用中医内科杂志,2006,20(3):291-292.

[12] 仲跻高.桂枝芍药知母汤治疗膝关节积液 38 例[J].四川中医,2000,18(12):40.

[13] 金思东,商薛成.桂枝芍药知母汤治疗慢性膝关节滑膜炎[J].浙江中医学院学报,1995,19(3):28.

[14] 叶志强.桂枝芍药知母汤治疗腱鞘炎 21 例[J].中国乡村医药杂志,2007,14(3):57.

[15] 张慧英.桂枝芍药知母汤加减治梨状肌综合征 96 例[J].江西中医药,2001,32(2):14.

[16] 陈宇,周金福,金勇.桂枝芍药知母汤治疗肌纤维疼痛综合征 34 例疗效观察[J].云南中医中药杂志,2008,29(3):26-27.

[17] 田学文.桂枝芍药知母汤治疗关节型银屑病 46 例[J].河南中医,1996,16(5):286.

[18] 许家骝,罗霄山,张诚光.桂枝芍药知母汤抗风湿的药效学研究[J].中药材,2003,26(9):662-664.

[19] 赵慧,顾立刚,陈小军,等.桂枝芍药知母汤对Ⅱ型胶原诱导性关节炎大鼠血清肿瘤坏死因子-α、白细胞介素-1β 活性的影响[J].中国中医药信息杂志,2005,12(11):27-29.

[20] 陈小军,顾立刚,赵慧,等.桂枝芍药知母汤对Ⅱ型胶原诱导性关节炎大鼠 IFN2γ 及 L-4 水平的影响[J].北京中医药大学学报,2007,30(9):618-620.

[21] 余方流,董群.桂枝芍药知母汤对免疫性关节炎治疗作用的实验研究[J].中国实验方剂学杂志,2008,14(8):41-44.

[22] 张琦,吴轰,江泳,等.桂枝芍药知母汤对转基因小鼠胶原诱导性关节炎 T 淋巴细胞增殖的影响[J].成都中医药大学学报,2006,29(3):24-26.

(吴承艳　吴建红)

第十七章

祛痰剂

凡由祛痰药为主组成,具有消除痰饮作用,治疗各种痰病的方剂,称为祛痰剂。属于"八法"中消法的范畴。

《内经》中无痰的专篇论述,将之归属于饮、湿之类。《素问·五常政大论》指出:"太阴司天……湿气变物,水饮内蓄,中满不食"。《素问·六元正纪大论》说:"太阴所至,为积饮痞膈"。均责之湿淫土郁为患。但未载治痰之方。《伤寒论》对寒痰结胸、热痰结胸、痰阻胸阳等痰证的辨证论治皆有论及。小陷胸汤即为小结胸证而设。此方所体现的清热化痰法,为后世所推崇。如《重订通俗伤寒论》之柴胡陷胸汤即由小柴胡汤合小陷胸汤加减而成,适用于邪陷少阳,痰热内阻之证。《金匮要略·痰饮咳嗽病脉证并治》首次提出痰饮病名。并将其分为"痰饮"、"悬饮"、"溢饮"、"支饮"四类,且提出"病痰饮者,当以温药和之"之大法。所论病机虽以水饮为要,但亦兼及痰证。其所制之苓甘五味姜辛汤在此篇"治其咳满",功在温肺化饮,亦符"温药和之"之则,且为温化寒痰法奠定了基础。《金匮要略》之小半夏加茯苓汤、半夏厚朴汤均主痰饮为患之证。两方所用半夏、茯苓开燥湿化痰法、健脾渗湿祛痰法之先河。另半夏厚朴汤伍用行气祛痰之品,亦为行气祛痰法之祖。同时,仲景以十枣汤治悬饮、甘遂半夏汤治留饮,均对后世泻下祛痰法有重要的启迪作用。唐·孙思邈创温胆汤,药简力宏,初为"胆寒"而设,后世医家每多发挥,加以变通。如宋·陈言《三因极一病证方论》所创温胆汤突出其"理气化痰、清胆和胃"之效,为后世习用。考诸多"温胆汤"方,均有"二陈"之药,可谓全面体现燥湿化痰法之渊薮。宋《太平惠民和剂局方》所载之二陈汤为治湿痰基础方,对后世影响颇深。及元·王珪《泰定养生主论》之滚痰丸,主治"实热老痰",该方取二陈治痰之则,又伍用大黄泻下逐痰,可谓源于仲景甘遂半夏汤用甘遂之旨,而另有新意,与茯苓丸之用芒硝,异曲同功;更配礞石重坠沉降以治老痰,独辟蹊径。元·朱丹溪诸多著作均列"痰门",探讨痰病、痰症的理法方药,尤其《金匮钩玄》一书,共 139 门,其中 53 门注重从痰论治。王纶为明代著名医家,师承朱丹溪,对二陈汤、滚痰丸的运用等方面提出自己的见解,著《明医杂著》,自制化痰丸,方由天门冬、黄芩、海浮石、芒硝、瓜蒌、香附、连翘、青黛组成,治火郁之痰。明·李时珍《濒湖脉诀》提出"痰生百病食生灾"的观点,《本草纲目》辑录治痰方 300 余首,系书中按病辑方之最多者。《杂病广要》引《皆效方》之三子养亲汤纳消食于祛痰之中,开辟治痰的又一途径。明·吴昆《医方考》之清气化痰丸,对仲景小陷胸汤独有发展,成为治热痰之基础方。清·程国彭《医学心悟》所载治痰方,如半夏白术天麻汤、定痫丸、止嗽散、消瘰丸、贝母瓜蒌散等,成为治风化痰与润燥化痰之代表方。清·费伯雄云:"湿则宜燥,火则宜清,风则宜散,寒则宜温,气则宜顺,食则宜消",所提出的治痰大法是对历代治痰方法的规律性总结。清·汪昂《医方集解》,始列"除痰之剂"。

晋、唐时期,《脉经》、《千金翼方》等医著中"痰饮"作"淡饮"。丹波元坚《杂病广要·痰涎》指出:"痰本作淡,淡,澹动也;故水走肠间名为淡饮;今之痰者,古之云涕,云唾,云涎,云沫是也"。隋·巢元方《诸病源候论》将痰分为热痰、冷痰、膈痰、痰结等,将饮分为悬饮、溢饮、支饮、癖饮、留饮、流饮等,专辟"痰饮候"、"诸痰候"和"解散痰癖候"等多篇,属最早的痰、饮分类。宋·杨士瀛《仁斋直指方》始将痰、饮从形态上加以区别,认为稠浊者为痰,乃燥热所致;清稀者为饮,系寒湿形成。明·张介宾《景岳全书》则进一步指出:"痰之与饮,虽曰同类,而实有不同也。盖饮为水液之属,凡呕吐清水及胸腹膨满,吞酸嗳腐,渥渥有声等证,此皆水谷之余停积不行,是即所谓饮也。若痰有不同于饮者,饮清澈而痰稠浊;饮惟停积肠胃,而痰则无处不到;水谷不化而停为饮者,其病全由脾胃;无处不到而化为痰者,凡五脏之伤皆能致之"。从痰饮为病的症状、致病特点、病变脏腑等加以鉴别,于当今临证仍有重要的指导意义。

痰病自《诸病源候论》分为"热痰、冷痰、膈痰、痰结"等以来,医家众说纷纭。《儒门事亲》卷11认为:"凡人病痰证发者,其证不一,盖有五焉。一曰风痰,二曰热痰,三曰湿痰,四曰酒痰,五曰食痰"。《医宗必读》卷9主张"在脾经者名曰湿痰,……在肺经者名曰燥痰,又名气痰,……在肝经者名曰风痰,……在心经者名曰热痰,……在肾经者名曰寒痰"。而《杂病源流犀烛》卷16认为痰随气升降,遍于周身内外及五脏六腑,指出其有风痰、寒痰、湿痰、热痰、郁痰、气痰、食痰、酒痰之分。《类证治裁》卷2以五脏分论痰证。当今临证,痰病之分类常依据其成因和兼夹病邪的性质而定。分如下类型:脾不健运,聚湿生痰者,多为湿痰,治宜燥湿化痰;火热内郁,炼津为痰者,多为热痰,治宜清热化痰;阴虚肺燥,虚火灼津为痰者,多为燥痰,治宜润燥化痰;脾肾阳虚、饮邪不化或肺寒留饮者,多为寒痰,治宜温化寒痰;痰浊内生,肝风内动,夹痰上扰或外风夹痰者,多为风痰,治宜治风化痰。本章方剂即根据上述痰病的性质和治法分为燥湿化痰、清热化痰、润燥化痰、温化寒痰、治风化痰五类。

燥湿化痰剂,适用于湿痰证。症见痰多色白易咯,胸脘痞闷,呕恶眩晕,肢体困倦,舌苔白腻或白滑,脉缓滑或弦滑。湿痰之生,主要责于脾虚。素体脾胃虚弱,复以过食肥甘、生冷之品,脾失健运,水谷精微不能上归心肺,反停聚为痰,即《诸病源候论》卷3虚劳痰饮候所云:"劳伤之人,脾胃虚弱,不能克消水浆,故为痰饮也。"亦《景岳全书》卷31所论:"盖痰涎之化,本由水谷,使果脾强胃健,如少壮者流,则随食随化,皆成血气,焉得留而为痰?惟其不能尽化,而十留一二,则一二为痰;十留三四,则三四为痰矣。"又道:"化得其正,则形体强,荣卫充";"化失其正,则脏腑病,津液败,而血气即成痰涎"。正如其所言"夫人之多痰,皆由中虚使然"。若思虑过度,劳倦伤脾,生活失节,以致中土虚弱,运化无权,水谷精微不归正化,亦有生痰之虞。《医宗必读》卷9云:"脾土虚湿,清者难升,浊者难降,留中滞膈,淤而成痰。"若久居湿地,或冒雨淋湿,湿邪外侵,内应于脾土,"湿土之气,同类相召"(《温热经纬·卷4·薛生白湿热病篇》),脾土不能制湿,湿聚为痰。即《赤水玄珠全集》卷6·痰饮门"湿在脾经为湿痰"之见。湿痰为病,变化多端,在肺则咳嗽痰多,在胃则恶心呕吐、胸膈痞闷,在脾则肢体困倦,阻塞清阳不得上升则头眩心悸。痰多色白易咯,或成块状,舌苔白滑而腻,脉濡缓,俱为湿痰内蕴之证。燥湿化痰剂,常用燥湿化痰药如半夏、南星、白芥子、白前等为主组成。代表方如二陈汤、茯苓丸、温胆汤等。其在组方配伍方面的特点有以下几种:①配伍理气药。湿为阴邪,痰因气滞,《济生方》卷4指出:"人之气道贵乎顺,顺则津液流通,决无痰饮之患。若调摄失宜,气道闭塞,水饮停于胸膈,结而成痰。其为病也,症状非一",并主张"善治痰者,不治痰而治气,气顺则一身之津液亦随气而顺矣"。故燥湿化痰剂常配伍理气药,如二陈汤配陈皮、导痰汤、涤痰汤、温胆汤配陈皮、枳实,指迷茯苓丸配枳壳,皆含理气以行滞化痰,令气顺痰消之意。②配伍健脾渗湿药。"脾气充盛,自能健运,内因之湿何由生,外来之湿何自成,痰即不能为患矣"(《杂病源流犀烛》卷16)。湿浊之生,主要责之脾虚,故治湿痰又常配伍渗湿健脾药,既能渗湿以助化痰之力,又可健脾以杜生痰之源,如二陈汤、导痰汤、茯苓丸中皆用茯苓。③配伍扶正之品。《读医随笔》卷3认为,"多痰者,血必少",加之温燥化痰药每有易伤阴血之弊,故金水六君煎用熟地、当归滋阴养血,十味温胆汤加入益气之人参等,皆属祛痰扶正之剂,可收祛痰不伤正或扶正祛痰之效。

清热化痰剂,适用于热痰证。症见咳嗽痰黄,黏稠难咯,及由痰热所致的胸痛、眩晕、惊痫等。热痰之生,由水湿、津液与热邪搏结为患。心为火脏,火热之气通于心;肺为娇脏,不耐寒热,且二脏均与津液代谢相关,故热痰与心肺关系密切。如七情内伤,五志化火,或过食肥厚之品,火热内生,心火炽盛,或外感风热或风寒郁久化热,致肺热内盛,或大病、久病,耗伤心肺,阴虚火旺,均可令水火相搏,火热灼津炼液成痰,痰热内生。同时湿痰、寒痰郁积日久亦可化为痰热。痰热为患,其症百出。痰热壅于肺,可见咳嗽痰黄,黏稠难咯;痰热闭阻胸阳,可致胸痛、胸闷;上蒙清阳,可见眩晕、惊痫等;痰火扰心,蒙闭心包,可见神昏抽搐等。舌质红,舌苔薄黄或黄腻,脉滑数为其共性。清热化痰剂,常用清热化痰药如瓜蒌、胆南星、竹茹、贝母、礞石等为主组成方剂。代表方如清气化痰丸、小陷胸汤、滚痰丸等。其在组方配伍方面的特点有以下几种:①配伍健脾渗湿药,以标本兼顾。如清气化痰丸之用茯苓。②配伍清热药,以补方中药物清热力之不足。如清气化痰丸用黄芩,小陷胸汤伍黄连,滚痰丸配大黄。③配伍理气药。清气化痰丸之用杏仁降气止咳,枳实下气消痞,橘红理气化痰,体现了理气药令气顺而火自降之法;滚痰丸取沉香降逆下气,亦为治痰必先顺气之理的体现。

润燥化痰剂,适用于燥痰证。症见痰稠而黏,咯之不爽,咽喉干燥,甚则呛咳,声音嘶哑等。燥痰之成或因外感或因内伤。素体阳盛,外感燥邪,迁延日久,外证已去,稽留于肺,耗液炼津而生痰浊。七情内伤,或心火亢盛,熏蒸肺阴,或忧思恼怒,肝失条达,气郁痰凝;或肝气郁结,郁而化火,木火刑金;或因饮食不节,酒食郁积,脾失运化,蕴湿生痰,郁久化燥。水液的输布与运化涉及肺、脾、肾三脏,各有专司。燥痰之成,多责之于肺。张秉成在《成方便读》中云:"燥痰者,由于火灼肺金,津液被灼为痰"。李中梓在《医宗必读》卷9中直言:"在肺经者,名曰燥痰"。肺为娇脏,清虚之体,畏寒畏热,毫纤不容入,火热熏蒸,炼液成痰,燥胜则干,易伤阴液,故见痰稠而黏,咯之不爽,咽喉干燥。肺司宣降,位居上焦,肺受火刑,则清肃之令不行,故出现咳嗽阵作甚则呛咳。苔厚少津,脉细滑等均为燥痰之征。润燥化痰剂,常用润肺化痰药如贝母、瓜蒌等为主组成,代表方如贝母瓜蒌散。辛燥之品有悖燥痰之病机,苦寒之品不仅伤肺,而且伤及脾胃,易变生它证。故大苦大寒之类,不适于燥痰之证。燥者润之,肺喜润而恶燥,熟地黄、当归、天冬、麦冬之属皆味甘滋腻可润肺燥,但因味厚质腻,易使气机壅滞,胸膈生满,蕴湿又生新痰,正如喻昌所云:"木虽喜润,然太润则草木湿烂"。可见燥痰之证,所选之药,既不可辛燥或苦寒,又不可滋腻。当选清平之品,辛苦甘寒质润之类。如贝母、瓜蒌、花粉、知母等,无苦寒之品之性烈,无辛温之品之性燥,正中燥痰之病机。治燥痰施用药物宜做到凉不伤中,润不腻膈,清中有化,则肺燥得润,稠痰得化。其在组方配伍方面的特点有以下几种:①配伍理气宣肺药。肺主宣发肃降,燥痰在肺,宣降失常,宜伍用理气宣肺之品。如贝母瓜蒌散的陈皮、桔梗。②配伍清热养阴药。燥热较盛者,宜配伍适量清热养阴之品,既助清热之力,又无攻击过当之虞。如贝母瓜蒌散辅用花粉。至于健脾渗湿之品,亦属此类方剂常用配伍。

温化寒痰剂,适用于寒痰冷饮证。症见咳喘,痰多清稀色白,或有泡沫,或呕逆水饮,胸闷痞塞,食少难消,舌苔白滑,脉滑等。寒痰冷饮亦遵循痰之发生变动一般规律,即"痰原于肾,动于脾,客于肺。"(《医学入门》卷 4)。寒痰生成之理正如《景岳全书》卷 31 中所云:"脾虚不能制湿,肾虚不能约水,皆能为痰,此即寒痰之属也。"《临证指南医案》卷 5 中进一步强调,"阴盛阳虚则水气溢而为饮"。指出寒痰之病机为本虚标实,阳虚为本,饮盛为标。综上所述,寒痰冷饮与肺、脾、肾三脏密切相关,脾、肾为寒痰生成之根由,肺为寒痰稽留之所在。温化寒痰剂,常用温肺化痰药如干姜、细辛、白芥子等为主组成,代表方如苓甘五味姜辛汤、三子养亲汤、冷哮丸等。其在组方配伍方面的特点有以下几种:①配伍温阳药。《内经》云:"寒者热之"。因寒痰冷饮之证以脾肾阳虚为本,加入温阳之品,肾阳得以温煦,气化有力;脾阳得以振奋,运化有权;水液之代谢输布复常,使已生之痰自化,使未生之痰无可生之机,以杜生痰之源,为治本之法。如冷哮丸中川乌、蜀椒,三建膏之桂枝、附子等。②配止咳平喘药。肺主宣发肃降,寒痰冷饮侵入,则肺之宣降失职,发为咳喘。宣肺、降肺,则肺宣降有司,开阖有度。如冷哮丸中麻黄、杏仁、紫菀、冬花。③配收涩之品。寒痰冷饮当用辛温之品散其寒,但辛温之品虽能除肺寒,有启门逐寇之能,亦有伤肺耗气之嫌。《经》云:"肺欲收,急食酸以收之。"酸收与辛温相配,一收一散,恰似肺性,使肺开阖有节。如苓甘五味姜辛汤之五味子等。④配伍消食化积药。由于脾虚不仅易生湿化痰,同样易致食积。食积可加重脾虚,脾虚又可化生痰浊。故临证此类方剂需酌情佐用消食化积药,如三子养亲汤莱菔子之用。

治风化痰剂,适用于风痰证。风痰为患,有外风和内风之分。外风夹痰,多责肺、脾。肺居五脏之巅,称之华盖,不耐寒热,易受邪气侵扰。脾居中州,运化水湿,饮食不节或过食厚味,脾失健运,内生痰浊,稽留于肺脏。外风多挟寒邪,侵袭肺脏,内外合邪,则宣肃失常,肺气上逆,引发咳嗽。临证可见恶寒,发热,咳嗽痰多等证。外风夹痰,治宜辛散疏表化痰,常用宣肺解表药与化痰药相伍,由于风邪伤人皮毛,不似寒邪深重而闭遏卫气,其性疏泄,郁表轻浅。如《温病条辨》卷 4 言:"治上焦如羽,非轻不举"。故其用药多选轻清宣散之品,如荆芥等解表以外散风邪,用辛润和平之紫菀、冬花、白前等以化痰止咳平喘,代表方如止嗽散。内风挟痰,多涉肝、脾。肝脾二脏,在五行之中为"相克"关系。肝为风木之脏,主升主动,藏泄并主,具刚柔曲直之性。脾为湿土,运化水湿,具喜燥恶湿之性。生理上,脾运赖肝木之疏,即"土得木而达"(《素问·宝命全形论》);病理上,若木旺乘土,则"风木过动,中土受戕,不能御其所胜……饮食变痰"(《临证指南医案》卷 1),或木不疏土,则土壅木郁,或土虚木乘,皆可生痰生风。即所谓:"风生必挟木势而克土,土病则聚液而成痰"(《医学从众录》卷 4)。症见眩晕头痛,脑转耳鸣,呕吐痰涎或发癫痫,甚则昏厥,不省人事等。内风夹痰,治宜熄风化痰,根据痰的性质而选用不同的化痰药。痰有湿痰、热痰之殊。燥湿化痰,宜选半夏、茯苓、天南星等;清热化痰宜选胆南星、贝母等。代表方如半夏白术天麻汤、定痫丸等。其在组方配伍方面的特点有以下几种:①配伍平肝息风药。如半夏白术天麻汤用天麻,定痫丸用天麻、全蝎、僵蚕等。平肝息风药与化痰药相伍,使痰化风息,俾脾胃得运,肝木得平。脾胃健运能御肝木之乘,平肝息风能除风木之横恣而无伤脾之顾虑。②配伍健脾渗湿药。内风为患,多有脾虚之因,其脾既虚,则宜扶正,杜其生痰之源,如半夏白术天麻汤之茯苓、白术,定痫丸之茯苓,均属此列。

使用祛痰剂,应注意以下几点:①明辨生痰之源,重视循因治本。痰饮的形成与肺、脾、肾三脏功能失调有关,尤与脾失健运甚密,即李中梓所谓:"脾为生痰之源,治痰不理脾胃,非其治也"(《医宗必读》卷 9)。《临证指南医案》卷 5 亦曾指出"善治者,治其所以生痰之源,则不消痰而痰自无矣"。②遣方用药宜注意攻利药、滋腻药、涌吐药的施用及体质特征。如《医学正传》卷 2 言:"治痰用利药过多,致脾气虚,痰反易生"。《医门法律》卷 5 指出:"凡热痰乘风火上入,目暗耳鸣,多似虚证,误行温补,转锢其痰,永无出路,医之罪也。凡痰饮随食并出,不开幽门,徒温其胃,束手无策,迁延误人,医之罪也";而且提示"体虚,积劳,素惯失血者,均不可用吐法"等用药禁忌。对临床遣方用药,很有参考价值。③祛痰剂一般不宜用蜜丸,以防助湿。

第一节 燥 湿 化 痰

二 陈 汤
(《太平惠民和剂局方》卷4绍兴续添方)

【组成】半夏汤洗七次　橘红各五两(各15g)　白茯苓三两(9g)　甘草炙一两半(4.5g)

【用法】上药㕮咀。每服四钱(12g),用水一盏,生姜七片,乌梅一个,同煎六分,去滓,热服,不拘时候(现代用法:加生姜7片,乌梅1个,水煎服)。

【功用】燥湿化痰,理气和中。

【主治】湿痰证。咳嗽痰多,色白易咯,胸膈痞闷,恶心呕吐,肢体倦怠,或头眩心悸,舌苔白润,脉滑。

【病机分析】湿痰之证,多由脾肺功能失调所致。脾失健运,湿无以化,聚而成痰,故曰"脾为生痰之源"。痰生于脾而藏于肺,遂有肺为"贮痰之器"之说。湿痰中阻,脾失运化,肺失宣降,致令咳嗽而伴痰多色白;痰阻气机,胃失和降,肺失宣发,则见胸膈痞闷,恶心呕吐;痰浊中阻,脾气不运,清阳不升,故见肢体倦怠,头眩心悸;苔白润、脉滑,乃痰湿之象。

【配伍意义】本方主治湿痰咳嗽之证,治当燥湿化痰,理气和中。故君以半夏,取其辛温而燥之性,燥湿化痰,降逆和胃。其用有三,一者辛燥而蠲湿痰;二者降逆以止呕恶;三者散结以消痞满。正如《本草从新》卷2所云其"体滑性燥,能走能散。和胃健脾,除湿化痰,发表开郁,下逆气,止烦呕,……为治湿痰之主药。"痰之生,因水湿之不运;液之聚,因气机之不顺,遂臣以橘红,辛苦而温,《本草纲目》卷30言其"苦能泄能燥,辛能散,温能和。"燥湿化痰,"下气消痰"(《本草求真》卷3),并善理气健脾,使气顺痰消,脾运得健,痰湿得除。其与半夏相配,共祛湿痰,调畅气机,使胃气得和,清阳得升,眩悸得止。湿痰之生,多缘于中州失运,湿聚成患,即《古今医统大全》卷43所论:"其源出于脾湿不流,水谷津液停滞之所致也。"故佐以茯苓,甘淡而兼入脾经,健脾渗湿,俾湿去脾运,痰无由生。《本草求真》卷4云:茯苓为"利水除湿要药,书曰健脾,即水去而脾自健之谓也"。《世补斋医书》又云:"茯苓一味,为治痰主药。痰之本,水也,茯苓可以行水;痰之动,湿也,茯苓又可以行湿。"其与橘红相伍,则脾湿得化,脾气得畅,运化有权,共杜生痰之源,而助君药祛痰之功。生姜味辛性温,降逆化痰而止呕,用为佐药,既可助半夏、橘红行气消痰,和胃止呕;又能制半夏之毒,法取"小半夏汤"之意。复佐少许乌梅,其义有三,一者,其性味酸涩"入肺则收"(录自《本草求真》卷2),以敛肺气,与半夏、生姜为伍,寓收于散,相反相成,使痰祛而正不伤,邪气去而正气复;二者,有欲劫之而先聚之意,即李时珍所谓"涌痰"之功;三者,乌梅亦能"去痰"(陈藏器)、"止久嗽"(录自《本草纲目》卷29)。使以甘草,旨在调和药性,亦兼益肺和中之用。诸药相合,共奏燥湿化痰,理气和中之功。

本方配伍特点,以燥湿祛痰为主,行气健脾为辅,标本兼顾,寓收于散,为治湿痰之主方。

因方中君臣药半夏、橘红皆以陈久者良,故以"二陈"命名,正如《医方集解·除痰之剂》所云:"陈皮、半夏贵其陈久,则无燥散之患,故名二陈。"

【临床运用】

1. 证治要点 本方为主治湿痰的常用代表方剂。临证以咳嗽痰多易咯,舌苔白腻或白润,脉缓、滑为证治要点。

2. 加减法 本方通过加减亦可广泛应用于多种痰证。《医方集解·除痰之剂》云:"治痰通用二陈。风痰加南星、白附、皂角、竹沥;寒痰加半夏、姜汁;火痰加石膏、青黛;湿痰加苍术、白术;燥痰加瓜蒌、杏仁;食痰加山楂、麦芽、神曲;老痰加枳实、海石、芒硝;气痰加香附、枳壳;胁痰在皮里膜外加白芥子;四肢痰加竹沥。"现代临床常用加减有:风痰加南星、竹沥等,以息风化痰;热痰加黄芩、胆星等,以清热化痰;寒痰加干姜、细辛等,以温化痰饮;食痰加莱菔子、神曲等,以消食化痰;气痰加枳实、厚朴等,以理气化痰;皮里膜外之痰加白芥子等,以通络化痰。

3. 慢性支气管炎、肺气肿、慢性胃炎、妊娠呕吐、神经性呕吐等属湿痰或痰阻气机者,均可加减应用本方。

【源流发展】 痰之因,多缘于湿;痰之本,不离乎脾;痰之去,当行其气。二陈汤之配伍遣药集燥湿化痰、健脾渗湿、行气祛痰于一方,故成千古治痰之良剂。

详析二陈汤组方之精髓,似可从仲景小半夏加茯苓汤、半夏厚朴汤窥见一斑。《金匮要略》小半夏加茯苓汤,疗"卒呕吐,心下痞,膈间有水,眩悸者",属痰饮为患所致。方中半夏、茯苓体现燥湿化痰降逆与健脾渗湿祛痰之法。《金匮要略》半夏厚朴汤,主治痰气互结之梅核气,方中除半夏、茯苓治痰之品外,尚加入行气以助祛痰之厚朴、苏叶等,此即二陈立法组方之旨。嗣后,《外台秘要》卷17引《集验方》之温胆汤,方以半夏、生姜、橘皮、枳实等治胆寒有痰之证,《传信适用方》引皇甫坦之导痰汤,以半夏、天南星、橘红、枳实、赤茯苓等治痰饮之证,亦属本方立法之祖。

二陈汤药味精当,配伍严谨,囊括了治痰燥湿、健脾、行气的基本法则,故备受后世医家青睐,临证加减,创制诸多二陈类方,广泛应用于各种痰证。

宋·王璆《是斋百一选方》卷5之茯苓丸,即用半夏、茯苓、枳壳、风化朴硝治痰停中脘之证。方中半夏燥湿化痰,茯苓健脾渗湿,枳壳易陈皮行气祛痰之用,与二陈汤之法如出一辙。唯其所治属"痰伏在内",故加风化朴硝,使结滞之伏痰消解而下泄,增其祛痰之力。《济生方》卷3之茯苓汤,则在二陈汤夏苓橘草基础上,另入枳实、桔梗,使之行气祛痰之力倍增,主治痰饮手足麻痹,眩晕之证。如此演化,示人二陈汤中体现行气之陈皮,亦可随证易为枳壳、枳实、桔梗等,使脾肺气机得畅,痰饮自消。

金·张元素《洁古家珍》所载之玉粉丸,方用半夏、陈皮,且加南星以增其燥湿化痰之力。虽无茯苓,但服以人参、生姜汤送下,意在调补脾气,以助中州运化,使痰无由以生,善治咳嗽痰喘之证,李杲力倡治病独重补土,其运用二陈汤治痰亦多伍用人参、白术等益气健脾之品。如《医学发明》卷6之参苏温肺汤即属此例。朱丹溪对二陈汤推崇备至,认为:"痰之为物,随气升降,无处不到,二陈汤一身之痰无所不治,可以随证加味应用"(《丹溪活套》)。王纶曾云:"丹溪先生治病,不出乎气、血、痰,故用药之要有三:气用四君子,血用四物汤,痰用二陈汤"(《明医杂著》卷1)。如治酒痰,用二陈汤加葛根、枳椇子、砂仁之类;寒痰清稀,用二陈汤加干姜、附子、益智、草豆蔻之类;治眩晕嘈杂,乃火动其痰,用二陈汤加山栀、黄芩、黄连之类。并指出:"治痰者,不治痰而治气。气顺则一身之津液,亦随气而顺矣",且"治痰法,实脾土,燥脾湿,又是治其本也"(《丹溪心法》卷13)。如《丹溪心法》卷3之加味二陈汤,即在半夏、橘皮、茯苓、甘草、生姜之外,另佐入砂仁、丁香,以调理脾气,化其湿浊,治停痰结气之呕。

元·危亦林《世医得效方》卷9之加味茯苓汤,除二陈四药之外,另承东垣用参补脾之意,再佐香附以增行气祛痰之力,而成主治痰迷心包,健忘,言语如痴之方。

明《奇效良方》卷1之涤痰汤法取二陈,更入南星、枳实使燥湿化痰,行气之力倍增,佐人参以补气健脾,菖蒲开窍豁痰,主治中风痰迷,舌强难言之证。该书卷24的芎辛导痰汤亦以二陈汤化裁,加川芎、细辛、天南星以治痰厥头痛。《证治准绳·类方》卷22之橘皮汤、前胡半夏汤,或佐入桔梗、青皮等,或伍用前胡、木香、紫苏、枳实等行气祛痰之物,主治痰盛证。而陈实功《外科正宗》卷2之芩连二陈汤,则以二陈汤祛痰,又入芩、连等清热之品而成清化痰热之方,主治痰热所致之颈项瘰疬结核之证。吴昆《医方考》之清气化痰丸,更入胆星、黄芩等寒凉之品,实属易二陈汤为清化热痰之典范。《景岳全书·新方八阵》卷51之六安煎,用二陈汤加杏仁理肺,白芥子温化寒痰,主治风寒咳嗽,痰滞气逆之证。本书同卷之金水六君煎,则独辟蹊径,以养阴补血之熟地黄、当归与二陈汤相伍,使燥润相成,以治肺肾不足之痰喘。《症因脉治》卷2载有诸多二陈汤衍化方,如南星二陈汤、二母二陈汤、香芎二陈汤、栀连二陈汤、苍朴二陈汤、枳朴二陈汤、防葛二陈汤、二陈平胃散等,均以二陈汤为基础,或加行气,或入清热,或佐健脾,或增燥湿之品,用于多种痰证。至此,二陈汤燥湿化痰、健脾、行气三法均得以扩展,并随证加减,不断演化,除主治湿痰外,尚可用于寒痰、风痰、热痰及气虚、阴虚而兼痰证之人。

清代名医李用粹,师法丹溪,深得其要,更擅长运用二陈汤,补先师之未备,而尽化裁之妙。其活用二陈汤之法,在《证治汇补》中随处可见,广泛应用于中风、伤风、痰证、郁证、中寒、气证、饮证等多种病证。其一辨痰之属性。如风痰加南星、贝母、全蝎、白附子;湿痰加苍术、白术;火痰及酒积痰加黄芩、黄柏、黄连、山栀;食痰加山楂、麦芽、莱菔子;郁痰加香附、青皮等。其二辨痰之部位。如痰在肠胃,可下者,加枳实、大黄、芒硝之类;痰在胁下,非白芥子不能达;痰在四肢,非竹沥、姜汁不能行;痰在皮里膜外,亦必用此二味;痰在膈下,必加竹沥;痰入经络成结核者,用夏枯草、海藻、昆布等。其三辨病人体质。"肥人气滞必挟痰,以二陈汤加香附、枳壳(如理气降痰汤)燥以开之,甚者加苍术、白芥子"。"肥人多湿痰,宜二陈汤加苍术、香附;瘦人多湿火,宜二陈汤加黄连、苍术"。其四,根据病机不同而灵活化裁。如治癫狂,"皆心神耗散,不能制其痰火而然"。"狂由痰火胶固心胸,阳邪亢极","癫由心血不足","狂主二陈汤加黄连、枳实、瓜蒌、胆星、黄芩等;癫亦主二陈汤加当归、生地、茯神、远志、枣仁、黄连、胆星、天麻等"。又如治呃逆,"主以二陈汤,平人气呃,加枳壳、莱菔子;食呃加山楂、麦芽;痰火加山栀、黄连;水气加猪苓、泽泻;胃虚加人参、白术;胃寒加丁香、炮姜"。其五,根据病势不同,因势利导,灵活化裁。如治伤食病,"食填上焦,宜单盐汤或二陈加桔梗芦吐之,吐后以二陈加香砂和之"。"初起自吐者,二陈加藿香、豆蔻、厚朴、砂仁;自泻者,二陈加白芍、木香、木通、神曲"。又如治霍乱病,"当引清气上升,浊气下降,吐泻未彻者,二陈汤加苍术、防风探吐,以提其气;如吐涌不止,二陈汤加木瓜、槟榔,以降其气"。同代张璐在《张氏医通》卷16中,载有二术二陈汤、祛风导痰汤、十味导痰汤、加味导痰汤等,亦属以二陈为核心加味而治脾虚痰盛,或风痰及湿热痰证之方。程国彭《医学心悟》卷4中所制之半夏白术天麻汤,是对诸前贤运用二陈汤加味治疗风痰经验的一次成功总结,使之成为治疗风痰的较具代表性方剂。而《医宗金鉴》亦对二陈汤加减运用有所发挥,尤其是以其治疗痰湿兼有食积,或化热及小儿多种痰证之方,为后世诵赞,如化坚二陈丸、枳桔二陈汤、曲麦二陈汤、加味二陈汤、清心涤痰汤、黄连二陈汤等。《杂病源流犀烛》所载治痰诸方,多以二陈汤加减化裁。如治痰饮呕吐之茯苓半夏汤、治火喘之桔梗二陈汤、治痰郁之升发二陈汤、治痰涎口麻之止麻清疾饮、治风痰哮证之千缗导痰汤、治素有痰饮之茯苓汤等。其中，对二陈汤运用尤具特色的是大半夏汤和白术汤。大半夏汤即以二陈汤去甘草之壅、乌梅之敛，用治晕车、晕船之呕吐。白术汤用二陈原方，加白术以增燥湿健脾之功，虽去乌梅，然用五味子以敛肺止咳，亦主治湿痰咳嗽之证。凡此二陈汤加减演化之种种，每示人以规矩，赐人以新意，确有深究细研之价值。

【疑难阐释】

1. 关于乌梅的配伍意义　二陈汤乃治湿痰之基础方，方中半夏、陈皮、茯苓、甘草相配，君臣有序，相辅相成，各彰其效。故诸多医家在阐释本方配伍关系时，皆着眼于半夏、陈皮、茯苓、甘草四药，而对该方"煎服法"中之乌梅、生姜却少有论及。如《医方集解》删去乌梅不用；《方剂学》统编教材2版谓"近代用法，不用生姜、乌梅"，《简明中医词典》亦谓现代多不用等。然详析古今名方，其煎服法中所用之药，多有其深奥之配伍意义，但后世医家对此未能引起足够重视。方之要妙，贵在配伍。二陈汤主治湿痰证，病在肺脾二脏。方中半夏燥湿化痰，陈皮理气祛痰，使气顺痰消，茯苓健脾渗湿，以杜生痰之源，甘草调和诸药。如此，虽兼顾痰脾之主要矛盾，但痰咳则不离于肺。肺者"华盖"之脏，主宣发与肃降。故治肺诸方，每每注重适合肺性宣发肃降特点之配伍遣药，如小青龙汤、苓甘五味姜辛汤等。本方佐入少许乌梅，味酸性涩，《本草求真》卷2云其"入肺则收"。方中之用，细析有五：一者，敛肺止咳，李时珍云其"止久嗽"；二者，与半夏、生姜辛散之品为伍，则散中有收，使散不伤正，收不敛邪，恰适肺之宣发肃降之性，即《经》云："肺欲收，急食酸以收之"，寓散收相宜之旨。三者，以其酸敛之性，而达聚收痰湿之功，所谓"欲劫之而先聚之"之意，即李时珍所谓"涌"之功；四者，陶弘景云其"去痰"，即乌梅本身兼有祛痰之功；五者，乌梅酸敛生津，可以其润性防半夏等过于辛燥，因肺者恶燥，且乌梅用量较少，不致助湿敛痰。故此，对二陈汤中佐入乌梅，理当予以足够重视，方能全面领悟原方配伍之要旨。

2. 关于二陈汤的主治范围　李中梓谓："二陈为治痰之妙剂，其于上下左右无此不宜"（录自《古今名医方论》卷1）。陈念祖《时方歌括》卷下云："此方为痰饮之通剂也"。遂使诸多学者将二陈汤称为"治痰之主方"。

痰有寒、热、燥、湿、风、气、食之分。寒痰与湿痰或热痰与燥痰虽有相近之处，但寒湿与燥热却迥然有异。故治法、立方之旨理当有别。持二陈汤为治痰之主方者，意在因痰之本在湿，所谓"湿聚而成痰"。究二陈立方之意，乃以辛温而燥之半夏为君，取其温燥之性以燥化湿痰。君药者，方中之主，即所谓针对主病或主证起主要治疗作用者，其性味往往直接决定或影响着全方的功用与主治。故此似可得出以温燥之性较强的半夏为君，二陈汤主治湿痰，或谓治湿痰主方无可非议。《成方便读》卷3云："夫痰为病，当先辨其燥湿两途。燥痰者，由于火灼肺金，津液被灼为痰，其嗽则痰少而难出，治之宜用润降清金。湿痰者，由于湿困脾阳，水饮积而为痰，其咳则痰多而易出，治之又当燥湿崇土，如此方（二陈汤）者是也。"然不应以此扩大为治一切痰证之主方，尤其以此方治燥痰则相悖，所谓"渴而喜饮水者，宜易之"（《医方考》卷2）。临证应圆机活法，加减变通，兼采二陈理气、健脾之法，正如《医方论》卷4所云："二陈汤为治痰之主药，以其有化痰理气、运脾和胃之功也。学者随症加减，因病而施，则用之不穷也。"

【方论选录】

1. 吴昆："湿痰者，痰之原生于湿也。水饮入胃，无非湿化，脾弱不能克制，停于膈间，中、下二焦之气熏蒸稠黏，稀则曰饮，稠则曰痰，痰生于湿，故曰湿痰也。是方也，半夏辛热能燥湿,茯苓甘淡能渗湿,湿去则痰无由以生,所谓治病必求其本也;陈皮辛温能利气,甘草甘平能益脾,益脾则土足以制湿,利气而痰无能留滞,益脾治其本,利气治其标也。又曰:有痰而渴,半夏非宜,宜去半夏之燥,而易贝母、瓜蒌之润。余曰:尤有诀焉,渴而喜饮水者,宜易之;渴而不能饮水者,虽渴犹宜半夏也。此湿为本,热为标,故见口渴,所谓湿极而兼胜己之化,实非真象也,惟明者知之。"(《医方考》卷2)

2. 李士材:"肥人多湿,湿挟热而生痰,火载气而逆上。半夏之辛,利二便而去湿;陈皮之辛,通三焦而理气;茯苓佐半夏,共成燥湿之功;甘草佐陈皮,同致调和之力。成无己曰:半夏行水气而润肾燥,《经》曰辛以润之是也。行水则土自燥,非半夏之性燥也。或曰有痰而渴宜去半夏,代以贝母。……湿热生痰,故朱震亨主之加枳实、砂仁,名枳实二陈汤,其性较急也。先哲云:二陈为治痰之妙剂,其于上下左右无所不宜"。(录自《古今名医方论》卷1)

3. 汪昂:"此足太阴、阳明药也。半夏辛温体滑性燥,行水利痰为君;痰因气滞,气顺则痰降,故以橘红利气;痰由湿生,湿去则痰消,故以茯苓渗湿为臣;中不和则痰涎聚,又以甘草和中补土为佐也"。(《医方集解·除痰之剂》)

4. 陈念祖:"此方为痰饮之通剂也。痰之本,水也,茯苓制水以治其本;痰之动,湿也,茯苓渗湿以镇其动。方中只此一味,是治痰正药,其余半夏降逆,陈皮顺气,甘草调中,皆取之以为茯苓之佐使耳。故仲景书凡痰多者俱加茯苓,呕者俱加半夏,古圣不易之法也。今人不穷古训,以半夏为祛痰之专品,仿稀涎散之法,制以明矾,致降逆之品反为涌吐,堪发一叹!以此方为三阳解表之剂,服之留邪生热,至死不悟。余于真方桂枝汤下已详言之,兹不复赘"。(《时方歌括》卷下)

5. 费伯雄:"痰之为病最烈,痰之为病亦最多。积湿与郁火两者为生痰之大源。其余或因风,或因寒,或因气,或因食,变怪百出,随感而生,难可枚举。治痰大法,湿则宜燥,火则宜清,风则宜散,寒则宜温,气则宜顺,食则宜消。二陈汤为治痰之主药,以其化痰理气、运脾和胃之功也。学者随症加减,因病而施,则用之不穷矣"。(《医方论》卷4)

6. 张秉成:"夫痰之为病,先当辨其燥湿两途。燥痰者,由于火灼肺金,津液被灼为痰,其咳则痰少而难出,治之宜用润降清金。湿痰者,由于湿困脾阳,水饮积而为痰,其嗽则痰多而易出,治之又当燥湿崇土,如此方者是也。半夏辛温,体滑性燥,行水利痰,为治湿痰之本药,故以为君。痰因气滞,故以陈皮理气而行滞;痰因湿生,用茯苓渗湿而导下,二物为臣。湿痰之生,由于脾不和,故以甘草和中补土,为佐也"。(《成方便读》卷3)

【评议】有关本方主治病证,医家所见略同,均明示为湿痰之证。然对其在治痰方中的地位,言词似有偏颇,或有扩大之嫌。诸如"此方为祛痰之通剂也";"二陈为治痰之妙剂,其于上下左右无所不宜"等。湿痰之主方,非二陈莫属。但燥热等痰证,可法取二陈配伍兼顾理气与健脾之法,使气顺痰自消,健脾痰源杜,并同时伍用润燥与清热之法方妥。李中梓言本方"只能治实痰之标,不能治虚痰之本,虚痰之本在脾胃,治者详之",或亦有不当。正如《医方考》卷2所云:"茯苓甘淡能渗湿,湿去则痰无由以生,所谓治病必求其本也;陈皮辛温能利气,甘草甘平能益脾,益脾则土足以制湿,利气而痰无能留滞,益脾治其本,利气治其标也。"又云:"气弱加人参、白术,名六君子汤"。

本方君以半夏,臣以陈皮,佐以茯苓,使以甘草之配伍,是多数医家所认同的。但陈念祖谓:"痰之本,水也,茯苓利水以治其本;痰之动,湿也,茯苓渗湿以镇其动。方中只此一味,是治痰正药,其余半夏降逆,陈皮顺气,甘草调中,皆取之为茯苓之佐使耳。"此论与本方立方之旨似有相谬之处。方中半夏辛燥性烈,而茯苓甘淡性平,加之半夏方用五两,茯苓乃取三两,其"药力"居首,理当为君,陈皮辛温之性亦胜于茯苓,用量之比亦为5:3,因此茯苓唯可为佐。有关方中少佐乌梅、生姜之意,注家多未赘笔。但两者确有深妙之配伍意义,尤其乌梅之用值得品味。如此,方能全面把握二陈汤配伍精当之所在。

【验案举例】

1. 湿痰泄泻 《古今图书集成·医部全录》卷242:旧僚钱可久素善饮,面赤痰盛,大便不实。余以为肠胃湿痰壅滞,用二陈、芩、连、山栀、枳实、干葛、泽泻、升麻一剂,吐痰甚多,大便始实,此后日以黄连三钱泡汤饮之而安。

按语:二陈汤主治湿痰之证。除燥湿化痰外,尚具理气和中之功。此案乃肠胃湿痰阻滞,故以二陈蠲化湿痰,复佐芩、连、枳实等物,增其行气清泻之力,而驱肠胃湿痰之壅。

2. 痰郁 《古今图书集成·医部全录》卷242:一丈夫年四十余,身肥,素耽劳神,有痰火。一日,先恶寒后发热,头微痛,眩多,如不胜其重,躁热不退。自用参苏饮发汗,不愈,请予治。诊其脉,沉洪而滑。予谓:痰火郁积无疑矣。以二陈加芩、连、天麻、神曲之类,复以滚痰丸下之,逾日反躁热不退,咳唾痰涎不止。此正丹溪云:痰在膈上,非吐不可,泻之亦不去。复用瓜蒂散探吐之,得痰半碗许,彼畏苦而止。予意痰少不能效,躁热如旧,但以人参白虎汤、五苓散合服,亦不愈。予谓:郁滞重,吐难得出,分利亦不去,宜以散郁之剂。仍用二陈加前胡、柴胡、葛根、桔梗、苍术、川芎、姜汁、炒芩、栀,三剂遂愈。

按语:此案为痰郁为患,且痰湿郁而化火,故于二陈之中加入芩、栀清热泻火,复佐入柴、前、芎等助二陈调畅气机,使痰郁尽除,3剂而瘳。

3. 多寐 《新医药学杂志》(1977,11:34):患者4个月来昼夜时时欲寐,食后更甚,呼之理会,醒后复寐,胸闷纳呆,食则易呕;头沉目眩,身重乏力,舌苔白腻,脉濡而缓。曾经多方医治无效。辨证为脾虚湿盛,治宜健脾燥湿,以二陈汤加白术、石菖蒲,服药2剂而愈。

按语:此案属痰浊湿盛之多寐,方以二陈加白术、石菖蒲,一者增健脾化湿之功,而治其本;一者芳香化浊而醒其神,故2剂而痊。

4. 小儿流涎 《新医药学杂志》(1977,10:38):某男,4岁。患流涎症近2年,口角因涎水浸渍而糜烂,身体消瘦,食欲不佳,舌苔滑腻,脉稍数无力。辨证为脾虚不能摄涎。方用二陈汤加益智仁,服药15剂而愈。

按语:小儿流涎多因脾虚不能摄涎而致,治疗宜健脾燥湿摄涎,方中二陈汤健脾燥湿,佐以益智仁健脾摄涎。

5. 瘛疭 《河北中医》(1983,10:41):某女,11岁。1月前因感受寒湿而四肢疼痛,经西药治疗,疼痛虽消失,但出现手足瘛疭,开始1日1~2次,逐渐加重至每日4~5次,每次持续数分钟。瘛疭仅局限于手足,发作时神志清楚,口不吐沫,无癫痫发作史。平素头重肢沉,头痛失眠,少食欲呕,舌质淡红,苔白腻,脉滑。辨证为痰湿内蕴,阻遏气机,致清阳不布,津液不敷。方以二陈汤加枳壳、制南星、钩藤、川贝母、酸枣仁、远志、菖蒲。服药3剂瘛疭止,头重头痛减其大半。服药9剂,诸证皆失。

按语:此例患者舌苔白腻,少食欲呕,头重肢沉,其病机为素有痰湿,加之寒湿内侵,致脾运失职,痰浊中阻,清阳不布,津液不敷,筋脉失之温养,则作瘛疭。方用二陈汤燥湿,再佐以钩藤、远志、酸枣仁、石菖蒲等镇痉息风,药证相合,故收效甚捷。

6. 鼻渊 《中医耳鼻喉科学研究杂志》(2007,4:34):某女,32岁。鼻塞重而持续,鼻涕浊而量多,嗅觉减退,头昏闷,倦怠乏力,胸脘痞闷,纳呆食少,二便正常,舌质淡红,苔白腻,脉濡滑。检查见鼻黏膜淡红肿胀,中鼻道可见黏性分泌物。辨证为痰湿困脾,邪阻鼻窍,方用二陈汤加藿香、石菖蒲、苍耳子、辛夷。服药1月余,鼻塞完全消失。

按语:此案鼻塞、鼻流浊涕可断为鼻渊,同时伴见头昏闷等一派湿痰困阻中焦之象,故方用二陈汤化湿痰,另加藿香等药芳香开鼻窍,兼化湿浊,故鼻塞通而诸症除。

7. 小儿迁延性肺炎 《黑龙江中医药》(1988,5:39):某男,2岁。患儿曾因肺炎住院,经抗生素治疗,高热已退,咳嗽喘亦减轻,但肺部水泡音久不消失,仍咳嗽,痰声漉漉,患儿体质肥胖,面色萎黄,舌质淡润。辨证为脾虚湿盛,痰湿阻肺。方以二陈汤加葶苈子、莱菔子、杏仁,服药2剂而愈。

按语:小儿迁延性肺炎属中医正虚邪恋,多因脾虚湿盛,痰湿阻肺而致。治疗应以补脾益气、燥湿化痰。方用二陈汤燥湿化痰,佐以葶苈子泻肺实,杏仁降肺气,莱菔子顺气祛痰。

8. 不孕症 《江西中医药》(1994,1:34):某女,32岁。患者婚后3年不孕,体质丰腴,月经不调,经来四肢困重,白带如涕且多,舌苔厚白,脉沉细。辨证痰湿客于胞宫。方以二陈汤加香附、神曲、川芎、芒硝,服药30剂,于4月后经停身孕,次年顺产1男婴。

按语:该患者素体肥盛,痰湿久居胞宫,如《女科要旨》卷1所云"脂满子宫"。子宫痰湿肥盛,难于摄精成孕。方用二陈汤燥湿化痰为主,加芒硝泻下消脂,香附、神曲、苍术、川芎以助燥湿化痰,又有行气化瘀之功,如此巧用使痰湿去,胞宫得清,自然受孕。

9. 小儿厌食 《河北中医》(1996,5:32):某男,3岁。患儿自幼厌食,形体消瘦,时恶心欲呕,强行进食,食入则吐,大便黏滞不爽,日行1～2次,舌质淡红,苔白厚腻,指纹淡红在风关。辨证为脾胃不和,健运失司。方以二陈汤加苍术、白术、砂仁、炒麦芽、鸡内金、竹茹、滑石,服药10剂而愈。

按语:小儿厌食虽证情复杂,但终不离脾胃。脾主运化,主升清;胃主受纳、主降;脾胃不和,功能失调,健运失司,则清阳不升,浊阴不降。治疗应调理脾胃,降逆和胃。方用陈皮、竹茹降逆和胃,理气宽中;半夏、苍术燥湿健脾;白术、炙内金、炒麦芽、砂仁健脾祛湿助运;滑石、甘草利尿祛湿。共奏健脾祛湿降逆之功。

【临床报道】

一、内科

(一)呼吸系统疾病

1. 风寒咳嗽 运用玉屏附子二陈汤(由黄芪、白术、防风、附子、半夏、茯苓、陈皮、甘草组成)化裁治疗200例。加减法为:寒象明显者,选加紫苏叶、生姜、干姜、桂枝、细辛、麻黄;气虚者,加党参或太子参;阴虚者,加麦冬、五味子、玉竹、当归等;阳虚明显者,选加补骨脂、淫羊藿;浮肿尿少者,选加麻黄、桂枝、猪苓、泽泻等,慎用甘草;失眠者,选加紫丹参、川芎、酸枣仁、生龙牡;纳少便软者,选加牛山楂、炒谷麦芽、鸡内金;便秘者选加火麻仁、杏仁、桃仁、苏子;痰多者,酌加苏子、莱菔子、白芥子;有化热趋势,选加鱼腥草、金银花、薄荷、黑玄参、白蚤休。结果:显效181例,好转14例,无效5例[1]。

2. 过敏性咳嗽 运用加味二陈汤治疗过敏性咳嗽48例,药用:陈皮5g,半夏10g,茯苓10g,甘草5g,炙百部10g,鱼腥草30g,莱菔子10g,桔梗6g,干地龙10g,蝉蜕10g。肺脾气虚加黄芪、防风、炒山药;痰热咳嗽加葶苈子、前胡、黛蛤散;痰湿咳嗽加厚朴、白芥子;阴虚咳嗽加玄参、川贝母;外感风热者加葛根、黄芩;兼有食积者加焦山楂。每日1剂,每月服2周,连服3～4个月。结果:痊愈37例,占77.1%;好转8例,占16.7%;无效3例,占6.2%;总有效率93.8%[2]。

3. 慢性支气管炎 二陈汤加当归,意取二陈燥湿化痰及当归在苏子降气汤中"平喘"之功,治疗慢性支气管炎 33 例。基本方为:陈皮、半夏、甘草各 6g,白茯苓 10g,当归 20g,生姜 3 片,加减:外感风寒加防风、苏叶、杏仁;久咳肺虚加党参、黄芪、五味子[4]。结果:显效 17 例,好转 14 例,无效 2 例[3]。

4. 肝咳型支气管炎 用二陈连牡饮治疗中医辨证属肝咳型支气管炎 49 例。方药组成:竹沥、半夏各 12g,陈皮 10g,茯苓 10g,甘草 10g,黄连 5g,牡蛎 30g,当归 10g,乌梅 12g,白芍 12g,桔梗 6g。气虚加党参、白术;中寒加木香、良姜;肾虚加诃子、五味子;寒喘加紫菀、冬花。49 例患者服药后临床症状全部消失,血象正常,47 例 X 线胸透或摄片气管炎症消失,其中有 6 例服药 1~2 剂便收到明显的镇咳效果,服药时间最长达 13 剂者 1 例,平均服药 6 剂治愈[4]。

5. 重型毛细支气管炎 将 160 例重型毛细支气管炎患者分为西药组 80 例和二陈汤加味组 80 例对比治疗。对照组单纯西医治疗:①鼻导管吸氧;10%水合氯醛 40mg/(kg·次)灌肠或口服。②毒毛旋花子甙 K 0.007mg/(kg·次)加入 10%葡萄糖液,每日静注 1~2 次。③氨苄青霉素 150mg/(kg·d)、病毒唑 10mg/(kg·d),每日静点 1 次。④超声雾化后吸痰。⑤对其他并存痰病均采取相应治疗措施。治疗组在对照组的治疗基础上应用中药治疗,方药组成:半夏 5g,陈皮 10g,苏子 10g,茯苓 10g,五味子 5g,桔梗 10g,甘草 5g。结果中药组有效率为 98.8%,西药组有效率为 87.5%,两组有显著性差异(P<0.01)[5]。

6. 慢阻肺疾患 用加味二陈汤治疗湿痰型慢阻肺疾患 136 例。方药组成:陈皮 15g,半夏 15g,炒苏子 20g,桔梗 10g,甘草 5g。咳剧者加川贝、前胡;属寒痰咳喘者,加炙麻黄、干姜;热痰咳喘者,加桑白皮、黄芩、瓜蒌;湿痰咳喘者,加南星、白芥子;久咳肺虚者,加党参、黄芪、五味子。服药最少 7 剂,最多 40 剂,平均 16 剂。一般 7 剂即可使咳、痰、喘症状明显缓解。临床控制 22 例,为 16.2%;显效 86 例,为 62.2%;有效 26 例,为 19.1%;无效 2 例,为 1.5%,总有效率为 98.5%[6]。

(二)新陈代谢疾病

糖尿病 以二陈汤加减,半夏 10g,陈皮 6g,茯苓、白术、苍术各 15g,草决明 24g,丹参、葛根各 30g,治疗 32 例 NIDDM 患者,服用二陈汤治疗期间停服其他降糖药。结果血糖明显下降,4 例治愈,16 例显效,10 例有效,2 例无效,有效率达 93.8%[7]。

(三)消化系统疾病

1. 老年性便秘症 采用二至丸合二陈汤加减治疗老年性便秘症 73 例。处方:女贞子 10g,旱莲草 10g,陈皮 6g,半夏 6g,茯苓 10g,党参 10g,当归 6g,肉苁蓉 12g,柏子仁 10g,火麻仁 10g,决明子 10g,甘草 3g。10 天为 1 疗程。加减:气虚明显者加黄芪 10g,血虚者加生何首乌,阴虚者加生地,气滞者加瓜蒌,热甚者加大黄。结果:痊愈 66 例,好转 7 例[8]。

2. 慢性胃炎 二陈汤加味治疗慢性胃炎 87 例。辨证加减:气滞血瘀者加柴胡、枳壳、香附、元胡、香橼、川楝子;寒热错杂者加良姜、黄连、香附;脾胃虚寒者加白芍、山药、小茴香、白术、焦三仙;食积化热者加黄连、莱菔子、川朴、枳壳、竹茹、炒稻芽。20 天为 1 疗程。结果:痊愈 59 例,占 67.7%;有效 24 例,占 27.6%;无效 4 例,占 4.7%,总有效率 95.4%[9]。

3. 慢性肝炎 用二陈汤化裁,治疗 30 例慢性肝炎,均使转氨酶明显下降。药用法夏、陈皮、茯苓、甘草、白花蛇舌草、半枝莲、金银花、黄芩、黄芪、仙灵脾。胁痛加郁金、玄胡,口渴加茅根,腹胀加川朴,纳差加神曲,总疗程 3 个月。结果:显效 24 例,有效 5 例,无效 1 例;HBsAg 阳性患者 25 例,1 例转阴;20 例 HBeAg 阳性患者中 8 例转阴[10]。

4. 真菌性食管炎 将 68 例真菌性食管炎患者分为苦参二陈汤组 36 例和制霉菌素组

32 例进行疗效对比观察。结果二陈汤组治愈率 72.2%,总有效率为 94.4%;制霉菌组治愈率为 40.6%,总有效率为 62.5%,两组间有显著性差异($P<0.01$)。随访 1 年,苦参二陈汤组复发率为 5.9%,而制霉菌素组复发率为 35%,组间比 $P<0.01$[11]。

（四）神经系统疾病

1. 脑囊虫病　从脑囊虫病以痰浊阻滞,囊虫侵扰为主要病机出发,临证以二陈汤加味治愈此病 30 例。基本方为:半夏 9g,陈皮 9g,茯苓 12g,甘草 9g,白芥子 12g,苡仁 18g,芫荽 9g。有囊包,加榧子仁、雷丸各 9g 研末,药后冲服;痫证发作,加琥珀、朱砂（冲服）、郁金、远志、胆星、僵蚕;风阳搐搦,加钩藤、全虫;痰浊上扰,加胆星、竹沥（冲服）;痰火扰心,加石菖蒲、郁金、黄连、栀子;五心烦热,加地骨皮、丹皮;肝气郁滞,加柴胡、白芍;气虚,加党参、黄芪;血瘀,加丹参、归尾。并备有定痫药、杀虫药冲服用[12]。

2. 头痛　运用自拟芎芷二陈汤加味治疗各种慢性头痛 60 例。组成:川芎、白芷、升麻、麻黄各 9g,姜半夏、天麻、荆芥穗各 10g,陈皮、茯苓各 12g,生甘草 6g,蜈蚣 2 条。辨证加减:兼肝郁气滞者,加入代赭石、牛膝、全瓜蒌,去升麻;兼有瘀血者,加桃仁、红花、丹参;兼暑湿者,加滑石（或石膏）、薄荷、香薷,去麻黄;兼有风寒者,可加生姜、苏叶;兼见眩晕者加菊花、枸杞子、旱莲草、女贞子。经治后痊愈 43 例,有复发的 12 例,近期有效的 5 例。一般服药 6 剂见效,12~18 剂痊愈,平均服药 12 剂[13]。

3. 痫证　以二陈汤为基本方治疗 52 例痫证,加减:风痰闭阻,加菖蒲、胆星、全蝎、僵蚕;痰火内盛,加龙胆草、栀子、菖蒲、钩藤;心肾亏虚,加人参、山药、杜仲、白术、当归;日久有气血瘀滞,加红花、桃仁、川芎。一般需治疗 3~6 个月,最快 1~2 周见效。结果:显效 12 例,有效 28 例,总有效率为 76.92%. 无效 12 例,脑电图基本接近正常者 11 例,记忆力明显提高者 13 例[14]。

4. 脑震荡　二陈汤加减治疗脑震荡 105 例。基本方:姜半夏 10g,化橘红 10g,茯苓 10g,甘草 3g。加减:头面瘀肿者加当归、川芎;头晕、头痛者加天麻、钩藤、蔓荆子;恶心呕吐者加姜竹茹、藿香梗;纳差者炒白术、炙鸡内金;夜寐不宁者加酸枣仁、炙远志;耳鸣重听者加灵磁石、石菖蒲。共治疗 7~10 天。结果:治愈 43 例,显效 57 例,无效 5 例,总有效率 95.24%[15]。

（五）心血管系统疾病

1. 胸痹　治疗 38 例以胃空感为主症的胸痹患者,所有方剂:蒌薤二陈汤加味;瓜蒌 30g,薤白 20g,陈皮 15g,半夏 10g,云苓 30g,甘草 10g,郁金 20g,益母草 30g,随症加减。若因情志内伤,气机郁结,伴胸中憋闷,或食则憋气者,加用丹参饮以宣散开郁,使脾胃之气上升而增进食欲,治疗期间不辅助他药。结果:治愈 20 例（占 52.6%）,显效 16 例（占 42.1%）,无效 2 例（占 5.3%）,总有效率为 94.7%[16]。

2. 高脂血症　二陈汤加味治疗高脂血症 90 例。基本方:陈皮、半夏、山楂、泽泻各 15g,茯苓、苍术各 10g,甘草 5g。加减:肝旺者加决明子、珍珠母;肾虚者加女贞子、首乌;血瘀者加蒲黄、丹参。4 周为 1 疗程,治疗期间均停用影响血脂的药物。结果:经 2 疗程后,其中显效 53 例,有效 30 例,无效 7 例,总有效率 92.22%[17]。

3. 冠心病心绞痛　自拟芪丹二陈汤治疗冠心病心绞痛 56 例,药用:黄芪、丹参各 30g,瓜蒌 20g,茯苓、桔梗、薤白各 15g,制半夏 12g,陈皮、三七各 10g,甘草 6g。2 周为 1 疗程。结果:显效 33 例,有效 20 例,无效 3 例,总有效率为 94.64%[18]。

二、男科

阳痿 用二陈汤加味治疗 30 例痰湿型阳痿。基本方:法半夏 15g,茯苓 12g,陈皮(后下)、地龙各 10g,蜈蚣 2 条,怀牛膝 7g,炙甘草 6g。加减:偏湿者,加苍术、厚朴、白术;偏寒者,加熟附片、干姜、巴戟;偏热者,加黄芩、鱼腥草、黄连;偏瘀者,加丹参、郁金、炮甲片。治疗结果:痊愈 24 例,好转 4 例,无效 2 例,有效率为 90%[19]。

三、儿科

1. **小儿咳喘** 治疗 3 岁以上小儿咳喘 500 例(能口服中药汤剂者),在咳喘发病期间口服二陈汤加味方 50～100ml,日服 2 次(同时配合抗生素控制感染)。方剂组成:半夏 2g,陈皮 5g,茯苓 7.5g,炙甘草 3g,桔梗 5g,前胡 3g,杏仁(后下)2g(可因小儿年龄体重不同增减药量)。结果:治愈 359 例,好转 141 例[20]。

2. **小儿厌食症** 二陈汤加味治疗小儿厌食症 31 例,方剂组成:半夏 4～10g,陈皮 6～10g,茯苓 6～10g,枳壳 6～10g,厚朴 5～8g,砂仁 4～8g,山药 6～10g,炒山楂 6～10g,炒麦芽 6～10g,炒谷芽 6～10g,木香 6～10g。分少量多次口服。治疗 1 个月为一疗程。结果:3 疗程后,31 例中痊愈 21 例,有效 6 例,无效 4 例,总有效率为 87%[21]。

3. **小儿胃炎** 用加味二陈汤治疗小儿胃炎 78 例。基本方由陈皮 4.5g,半夏 5g,茯苓 6g,甘草 4.5g,白术 6g,炒谷麦芽各 9g 组成。偏于积滞者,加炒楂曲、炒莱菔子;苔厚腻湿滞者,加苍术或米仁,夏季改加藿梗;腹痛寒滞呕吐者,加干姜或延胡;腹胀气滞,大便不调者,加煨木香或川朴花;有出血者,加藕节炭或地榆炭;久病脾虚,加党参、淮山药、炒扁豆或莲肉。结果:显效 30 例(38.4%),有效 38 例(48,7%),无效 10 例(12.8%),总有效率为 87.1%[22]。

4. **小儿抽动秽语综合征** 以二陈汤加减治疗小儿抽动秽语综合征 120 例,主药:茯苓 10～12g,法半夏 6～10g,瓜蒌 6～10g,生甘草 3g。加减用药:兼肝郁气滞者,加柴胡、枳壳;兼心血不足,加太子参、生黄芪、当归、白芍;兼胸阳不振,加薤白、生姜;兼血瘀者,加红花、丹参、琥珀面。疗效:痊愈 47 例(39.2%);好转 63 例(52.5%);无效 10 例(8.7%),总有效率为 91.7%[23]。

5. **小儿慢性喉炎** 运用温肺宣肺,健脾化痰为主的方法,治疗慢性喉炎 40 例。基本方选六味汤(《喉科秘旨》)合二陈汤加减:苏叶、荆芥、防风、北细辛、蝉衣、炙甘草、桔梗、淡干姜、杏仁、制半夏、陈皮、茯苓。若喉痒有异物感,加麻黄;声带充血水肿,加胖大海,去干姜。结果:痊愈 33 例,有效 4 例,无效 3 例,总治愈率 83%[24]。

6. **小儿睑板腺囊肿** 运用化坚二陈汤加减治疗小儿睑板腺囊肿 68 例。处方:制半夏 6g,陈皮 6g,茯苓 6g,白僵蚕 6g,生大黄 3g,焦白术 10g,炙甘草 3g(用量根据患儿年龄酌情)。汤剂为每日 1 剂,胶囊 2g/粒,每日 12g,分 3 次服。结果:68 例患儿经中药治疗全部精神好转,食欲增加,大便正常,眼睑硬结消失。治愈天数最短 15 天,最长 120 天,平均 43 天[25]。

四、五官科

1. **梅尼埃病** 运用二陈汤合泽泻汤加味治疗梅尼埃病 56 例,药物组成:茯苓、丹参各 20g,泽泻、陈皮、白术各 15g,法半夏、石菖蒲、天麻、葛根、藿香、枳壳各 12g,升麻、甘草各 10g。5 天为 1 疗程。若眩晕较甚,呕吐频作者,加竹茹、生姜、赭石;若脘闷不适、纳差,加白豆蔻、砂仁;兼气血虚弱者加当归、黄芪;头重如裹者加羌活、蔓荆子。共治疗 56 例,其中治愈 50 例,好转 4 例,无效 2 例,有效率为 96.4%。其中 1 疗程治愈 32 例,2 疗程治愈 18 例,

2 疗程内好转 4 例,疗程最短 4 天,最长 12 天,平均为 6 天,随访 3 月,48 例无复发,2 例复发后再用上方治疗仍有效[26]。

2. 青盲 采用单纯中药治疗青盲 140 例(180 只眼)。辨证与辨病相结合,以二陈汤为主组方。偏湿重者,重用半夏、茯苓、陈皮;兼气滞者,加香附、郁金;兼血瘀者,加桃仁、红花;兼肾虚者,加菟丝子、川牛膝、熟地黄。1 个月为 1 疗程。另设单纯西药治疗 140 例(165 只眼)作对照。结果:治疗组:好转 156 只眼,无效 24 只眼,总有效率占 83.6%;对照组:好转 102 只眼,无效 63 只眼,总有效率占 61.8%。两组对比,有显著性差异($P<0.01$)[27]

3. 口腔溃疡 用乌梅液(乌梅、生山楂、生甘草等量浸泡,取液)漱口,每日 3~4 次,日服二陈汤 1 剂,治疗复发性口腔溃疡 29 例。治疗后显效 10 例,有效 17 例,无效 2 例,总有效率 93.1%[28]。

4. 急慢性喉炎 用二陈汤加味治疗急慢性喉炎 561 例,其中急性喉炎 376 例,占 67%;慢性喉炎 152 例,占 27.1%;声门闭合不全 33 例,占 5.9%。处方为:茯苓、陈皮、防风、半夏、甘草、白术、生黄芪、玄参、黄芩、板蓝根、青果、葛根、木蝴蝶。结果治愈 538 例,占 95.9%;好转 23 例,占 4.1%[29]。

5. 声带小结和息肉 临床治疗 53 例(包括声带小结 29 例,声带息肉 24 例),方药:陈皮、茯苓、姜半夏、甘草、苍白术、枳实、白芥子、五倍子、昆布、海藻、煅瓦楞子、夏枯草。若见小结或息肉色转暗红,或同时伴有声带慢性充血者,宜加三棱、莪术活血化瘀。结果临床痊愈:小结 17 例,息肉 2 例;显效:小结 9 例,息肉 5 例;有效:小结 3 例,息肉 10 例;无效:息肉 7 例[30]。

五、其他

颈椎病 以加味二陈汤治疗根型颈椎病 132 例,对一些有外伤史或发病急的患者,可加当归、红花、桔梗、川芎、白芷;对中老年患者,遇风寒湿加剧,可加独活、白芷、木瓜、桑寄生、地鳖虫、草薢;对一些老年患者,病程长,时有腰膝酸冷、头昏盗汗等,可加川断、杜仲、山萸肉、丹参、地鳖虫。结果:治愈 32 例(24%),好转 76 例(58%),有效 16 例(12%),无效 8 例(6%),总有效率为 94%[31]。

【实验研究】

1. 理气化痰抗衰老作用 采用 D-半乳糖小鼠亚急性衰老模型。实验结果:D-半乳糖诱导的亚急性衰老小鼠脑、胸腺、脾、肝和肾的重量指数明显下降,血清超氧化物歧化酶(SOD)活性明显下降($P<0.01$),丙二醛(MDA)含量明显提高($P<0.01$),神经元细胞线粒体肿胀、嵴断裂、空泡样变、内质网肿胀、空泡样变、核膜模糊或核周间隙扩大、核蛋白破坏,脱基质、核仁边移甚至断裂,脂褐素大小形态不规则等衰老改变。二陈汤能够提高实验动物脑、胸腺指数($P<0.05$),提高血清 SOD($P<0.01$)活性,降低 MDA 含量($P<0.01$),使神经元细胞变性程度减轻。表明二陈汤具有一定的抗衰老作用,并反证了“痰浊衰老相关性学说”[32]。

2. 对血糖、血脂及肝功能等作用 采用高热量饲料加小剂量链脲佐菌素建立 2 型糖尿病的糖尿病大鼠并发脂肪肝模型,观察二陈汤方加减(药物由陈皮、半夏、茯苓、僵蚕、丹参及地龙等组成)在降血糖、调节血脂紊乱、改善胰岛素抵抗,以及对大鼠脂肪肝模型病理形态学的影响,结果表明:二陈汤加减能降低体质量、调节血脂紊乱、改善胰岛素抵抗及降低肝指数和转氨酶,但对肝脏脂肪变性及炎症等无改善作用,提示具有涤痰化瘀的二陈汤加减虽在一定程度上有改善血脂紊乱、胰岛素抵抗以及转氨酶等作用,但不能减轻糖尿病大鼠的肝组织学病变[33]。

【附方】

1. 金水六君煎(《景岳全书》卷51) 当归二钱(6g) 熟地三～五钱(9～15g) 陈皮一钱半(5g) 半夏二钱(6g) 茯苓二钱(6g) 炙甘草一钱(3g) 水二盅 生姜三五七片,煎七八分,食远温服。功用:益阴化痰。主治:肺肾不足,水泛为痰证。咳嗽,呕恶多痰,喘急等症。

本方即二陈汤加熟地、当归。二陈汤化痰以治痰咳;加熟地、当归滋阴养血,以滋肺肾之不足。证本为肺肾阴血不足,熟地、当归滋肾水,保肺金,与二陈汤四味相合,故名之曰"金水六君煎"。唯方中熟地用量需据虚之轻重而增减。因熟地黄滋腻之性有碍祛痰,而半夏辛燥之性亦可伤阴,故二者用量以2:1左右为宜,使之滋补阴血而无助湿之弊,燥湿化痰又无伤阴之嫌。用法中仅取生姜和中化痰止呕,而去乌梅酸敛之性,亦可悟得此意。

2. 理中化痰丸(《明医杂著》卷6) 人参 白术炒 干姜 甘草炙 茯苓 半夏姜制(原书无用量) 上为末,水为丸,如梧桐子大。每服四五十丸(8～10g),白滚汤送下。功用:益气健脾,温化痰涎。主治:脾胃虚寒,痰饮内停证。呕吐少食,或大便不实,饮食难化,咳唾痰涎。

本方即理中丸加半夏、茯苓而成。证乃中焦脾胃虚寒,运化失权,痰饮内停。故以理中丸温中祛寒,补气健脾,半夏燥湿化痰,茯苓健脾渗湿,取二陈汤苓、夏配伍之意。

二陈汤与金水六君煎、理中化痰丸均具祛痰之功,治疗湿痰之证。二陈汤重在燥湿化痰,虽有健脾之意,但无补益治虚之能,为治痰之基础方。而金水六君煎与理中化痰丸皆具补益之功,治痰咳而有虚证者。金水六君煎为阴虚不足,故用熟地、当归滋阴养血;理中化痰丸为脾胃虚寒,故用干姜、人参、白术温中补气。

参 考 文 献

[1] 黎济民.玉屏附子二陈汤治疗风寒咳嗽200例[J].湖北中医杂志,1987,(3):31.

[2] 徐银芳.加味二陈汤治疗过敏性咳嗽48例[J].实用中医药杂志,2006,22(12):547.

[3] 陈良华.二陈汤加当归治疗慢性支气管炎33例[J].浙江中医杂志,1985,20(1):18.

[4] 樊宝林.二陈连牡汤治疗肝咳型气管炎50例临床观察[J].河南中医,1989,9(3):24.

[5] 黄淑芬,杨淑华.二陈汤加减治疗重型毛细支气管炎80例[J].中级医刊,1994,29(12):45-47.

[6] 刘建秋,董桂枝,邵渝.加味二陈汤治疗慢阻肺疾患136例[J].中医药学报,1996,(4):40.

[7] 张雪红.加味二陈汤治疗2型糖尿病32例[J].浙江中医杂志,1994,29(1):9.

[8] 文连茹.二至丸合二陈汤加味治疗老年性便秘73例[J].国医论坛,2006,21(2):92-93.

[9] 周璟.二陈汤加味治疗慢性胃炎87例[J].陕西中医,2008,29(9):8311.

[10] 王嘉会,左建华,徐建明.二陈汤加味治疗慢性肝炎转氨酶长期升高30例[J].中西医结合肝病杂志,1995,5(2):40.

[11] 郭殿武,王丽霞,刘振庄,等.苦参二陈汤治疗霉菌性食管炎疗效观察[J].中医杂志,1997,38(3):163-164.

[12] 柳吉忱,袁大仲,柳少逸.自拟加味二陈汤治疗脑囊虫病[J].山东中医杂志,1985,(6):13-14.

[13] 李德新,高庆国,王巧云.芎芷二陈汤加味治疗头痛60例临床报道[J].北京中医杂志,1985,(6):33.

[14] 孙晓萍,姜云功,曾飞.二陈汤加减治疗痛证52例[J].实用中医内科杂志,1994,8(2):17.

[15] 于继华,陈有光.二陈汤加减治疗脑震荡105例[J].中国中医急症,2003,12(5):473.

[16] 张宏.蒌薤二陈汤治疗胸痹有胃空感38例疗效观察[J].天津中医学院学报,1994,13(2):21.

[17] 陈柏安．二陈汤加味治疗高脂血症 90 例[J]．浙江中医杂志,2008,43(11):876.

[18] 吴镇林．芪丹二陈汤治疗冠心病心绞痛 56 例[J]．湖北中医杂志,2002,24(9):92.

[19] 伍觐麟．二陈汤加味治疗阳痿 30 例[J]．四川中医,1993,11(3):32.

[20] 白玫．二陈汤加味治疗小儿咳喘 500 例临床观察[J]．中国社区医师,2008,10(20):122.

[21] 马生莲．二陈汤加味治疗小儿厌食症 31 例[J]．实用乡村医生杂志,2003,10(4):32.

[22] 吴志群．加味二陈汤治疗小儿胃炎 78 例观察[J]．浙江中医学院学报,1994,18(4):26.

[23] 肖淑琴,郑军,王国玮．二陈汤加减治疗小儿抽动-秽语综合征 120 例[J]．北京中医杂志,1991,(1):44-45.

[24] 徐克信,二陈汤治疗小儿慢性喉炎 40 例[J]．北京中医杂志,1991,(3):42.

[25] 孙瑞琴,孙树林．化坚二陈汤加减治疗小儿睑板腺囊肿[J]．中国中医眼科杂志,2002,12(2):87.

[26] 王凤云．二陈汤合泽泻汤加味治疗梅尼埃病 56 例[J]．河南中医,2008,28(7):78.

[27] 王国琴,李荣．二陈汤为主治疗青盲 140 例[J]．中医研究,2005,18(4):45-46.

[28] 韩瑞祥．乌梅丸加二陈汤治疗复发性口腔溃疡[J]．中国农村医学,1990,(9):5.

[29] 李兴,耿美香．中药二陈汤加味治疗急慢性喉炎体会[J]．云南医药,1991,12(6):377.

[30] 周景伟．加味二陈汤治疗声带小结和息肉[J]．浙江中医学院学报,1993,17(1):19.

[31] 谢发清．加减二陈汤治疗根型颈椎病 32 例[J]．南京中医药大学学报,1996,12(4):44-45.

[32] 刘永源,贺松其,张锡滔,等．二陈汤对亚急性衰老小鼠的实验研究[J]．辽宁中医学院学报,2003,5(4):373-376.

[33] 李学军,杨叔禹,聂明,等．二陈汤方加减对 2 型糖尿病并发脂肪肝模型大鼠血糖、血脂、胰岛素抵抗以及肝功能和肝脏脂肪变的影响[J]．中国临床康复,2006,10(11):77-80.

导 痰 汤
（皇甫坦方,录自《传信适用方》卷 1）

【组成】半夏汤洗七次四两(12g) 天南星细切、姜汁浸 枳实去瓤 橘红 赤茯苓各一两(各 3g)

【用法】上为粗末。每服三大钱(10g),水两盏,生姜十片,煎至一盏,去滓,食后温服(现代用法:加生姜 4 片,水煎服)。

【功用】燥湿祛痰,行气开郁。

【主治】痰厥。头目旋晕,或痰饮壅盛,胸膈痞塞,胁肋胀满,头痛呕逆,喘急痰嗽,涕唾稠黏,舌苔厚腻,脉滑。

【病机分析】本证乃因湿痰内阻,气机不畅所致。厥者,阴阳不相顺接也。此因痰浊内阻而致厥,故名曰"痰厥"。痰浊内阻,清阳不升,空窍失养,则见头目旋晕,头痛。痰饮中阻,胸阳不畅,肝脾不舒,肺气失宣,则见胸膈痞塞,胁肋胀满,呕逆喘急,涕唾稠黏等。苔腻、脉滑,皆属痰湿内阻之征。

【配伍意义】本方主治湿痰中阻,气机不畅之证。故治当燥湿祛痰,行气开郁。方中重用治痰之圣药半夏四两为君,取其温燥之性,而达燥湿化痰之功,以治其本。且半夏亦善除胸中痞满,降逆止呕,所谓"消心胸结满,咳逆头眩之痰"(《本草易读》卷 5)。为增其温燥之性,臣以天南星,其燥烈之性尤强,与半夏为伍,共消内阻之湿痰。是证湿痰中阻,气机被阻,故佐以枳实,破气化痰,消积除痞。《本草从新》卷 9 言枳实"苦,酸,微寒","能破气,气顺则痰行喘止,痞胀消",治"痰癖癥结,呕逆咳嗽"。其与半夏、天南星相配,既助祛痰之能,更增两者行气除痞之功。为增本方行气健脾之力,佐入橘红、赤茯苓。用橘红者,意在取其燥化之性,既助夏、星祛痰,又配合枳实行气,且尤善理脾气,使中焦痰阻之气得行。用赤茯苓者,旨在增强祛湿之能,但仍不失健脾之用。因痰之所生,本于脾运不化,苓、橘相合,则脾气得理,脾湿得化,共助君臣蠲除湿痰,从本图治之功。用法中加生姜,一则解半夏、天南星之毒,所谓"相杀"之用;二则可助半夏降逆止呕;三则可助君臣药化痰以止咳逆。诸药相合,则湿痰得除,气机得畅。

【类方比较】本方与二陈汤同为治湿痰之剂。然导痰汤所治之湿痰证,乃为痰浊中阻,气机不畅之痰厥等证。故于二陈基础上,加入天南星以助燥化之力,枳实以增行气之功。故是方燥湿化痰与行气之效均较二陈汤为胜。

【临床运用】

1. 证治要点　本方为治湿痰内阻,气机阻滞之常用方,临证以胸膈痞塞,头目旋晕,呕逆,苔厚,脉滑为证治要点。

2. 加减法　若湿痰内阻,气机不畅而兼寒象者,可加干姜、细辛以温化痰饮;若兼有化热之象者,可酌加竹茹、天竺黄等以清化痰郁所化之热;若痰阻风动,眩晕较重,可加天麻、白术等以息风止眩。

3. 慢性支气管炎、内耳眩晕症、胸膜炎等属湿痰内阻证者,均可以本方加减运用。

【使用注意】本方温燥之性较强,属燥痰者需慎用。

【源流发展】导痰汤始见于《传信适用方》,乃南宋·吴彦夔引皇甫坦方。其遣药组方之法,源于二陈汤。后世名导痰汤者近20首。虽均以治痰立论,但配伍遣药各有所异。《济生方》、《丹台玉案》、《医林绳墨大全》、《伤寒大白》、《杂病源流犀烛》、《罗氏会约医镜》等所载之导痰汤与《传信适用方》用药相同,但所述之主治证各有侧重。此外,尚有《症因脉治》、《嵩崖尊生书》、《仙拈集》、《女科切要》等所载之导痰汤皆重用半夏与天南星,未变原导痰汤燥湿化痰为主之法。且多伍以枳壳或枳实、陈皮或橘红,以行气化痰。亦有痰阻较上述各方证为轻,独用半夏而去天南星者。如《郑氏家传女科万金方》之导痰汤。亦有证属痰饮,兼有寒象而伍用干姜、桂心者,以温化痰饮,如《是斋百一选方》卷5引费达可之导痰汤。或因痰郁化热而配黄芩、黄连、瓜蒌等清热化痰之品者,如《寿世保元》卷3之导痰汤、《杂病源流犀烛》卷16之清热导痰汤。余如《脉因症治》、《治痧要略》、《一盘珠》、《马培之医案》、《性病》等所载之导痰汤,虽属治痰之方,但立法遣药恐难属《传信适用方》导痰汤之类方。

【疑难阐释】

1. 关于本方方源　导痰汤一名,始见于宋代齐家医籍。《方剂学》统编教材5版谓其出自《妇人大全良方》,规划教材则云出自《济生方》,而《中医大辞典·方剂分册》认为属《校注妇人良方》,《方剂学通释》亦如此。唯《中医方剂大辞典》明言其出自《传信适用方》。《传信适用方》成书于南宋淳熙七年(公元1180年)、《妇人大全良方》成书于嘉熙元年(公元1237年)、《济生方》则刊行于宝祐元年(公元1253年),故就成书年代而论,《传信适用方》当为目前所见医籍中最早录载导痰汤者。

南宋·吴彦夔《传信适用方》治痰嗽门载:"导痰汤:治痰厥头昏晕,清虚皇甫坦传"。该书是一部验方汇编,主要辑录了当时的一些医案和民间流传方。其中导痰汤一方则是吴氏在与同时代名医皇甫坦交往中所获,而皇甫坦本人未见著述流传。考《妇人大全良方》并无导痰汤,经查《校注妇人良方》卷6所载之导痰汤,为明·薛己所添入,非《妇人大全良方》原书所载。而薛氏成书之时,已值导痰汤流传300余年之后。另外,《济生方》原书亦无导痰汤,后《重订严氏济生方》咳喘痰饮门·痰饮论治所载之导痰汤,从其主治、组成而论,实属滥筋于《传信适用方》之作,且为后人所补。即是《济生方》载有导痰汤,为后世传漏,其年代亦在《传信适用方》之后。故此,言导痰汤源于《传信适用方》引皇甫坦方似无所疑。

2. 关于方中有无甘草 《传信适用方》所载之导痰汤中本无甘草。唯《普济方》所收导痰汤3首,其一为《济生方》之导痰汤,并于方后注云:"一方无甘草"。考现行《重订严氏济生方》之导痰汤组成中亦有甘草,故可推断导痰汤(指组成为《传信适用方》者)中加入甘草,最早亦不过《济生方》。甘草在方中之用,主要为调和诸药,兼可调补中州。甘草之用,虽无碍原方主治与功用,但加入为使,确能使导痰汤遣药组方更为全面,且符合于二陈之意。吴昆、汪昂等所论之导痰汤,皆以二陈汤立论,谓二陈汤治顽痰胶固,力所不及,故加星、枳。

【方论选录】

1. 吴昆:"风痰涌盛者,此方主之。风痰者,湿土生痰,痰生热,热生风也。半夏、陈皮、茯苓、甘草,前之二陈汤耳;加南星以治风痰;入枳壳,去痰如倒壁。"(《医方考》卷2)

2. 汪昂:"本方(二陈汤)加胆星、枳实,名导痰汤。治顽痰胶固,非二陈所能除者,加胆星以助半夏,加枳实以成冲墙倒壁之功。"(《医方集解·除痰之剂》)

3. 吴仪洛:"行痰利气,(二陈汤)加胆星、枳实,名导痰汤,……有痰饮流入四肢,肩背酸痛,手足罢软,误以为风,则非其治,宜导痰汤加木香、片子姜黄;再加菖蒲,治惊悸健忘,怔忡不寐;导痰汤加木香、香附,名顺气导痰汤,治痰结胸满,咳逆上气。"(《成方切用》卷9)

【评议】诸家所论之导痰汤,似皆未以《传信适用方》者为本,故多有导痰汤乃二陈加星、枳之语。除甘草有无而不论,后世注家之论似亦有偏颇。吴昆认为应加天南星,此与《传信适用方》苟同。因天南星温燥性烈,确可增半夏温燥之性,更言其治风痰,可谓言之成理。汪昂、吴仪洛所论之导痰汤,皆将天南星易为胆南星,故其所治与《传信适用方》有殊。但《医方集解》与《成方切用》所论之导痰汤诸项加减法对临证确有参考价值。

【验案举例】

1. 上胞下垂 《江西中医杂志》(1985,12:24):某男,44岁。自1982年1月起渐觉两眼上睑下垂,晨轻暮重,日益加重至遮住整个风轮;多处救治,诊为"顽固性上胞下垂",中西医治疗40余天而无显效,6月22日来诊。初诊:除见双睑下垂外,见其体质肥胖,尚伴胸膈胀闷,咳嗽痰多,心悸头眩,时有呕恶,舌淡苔白,脉滑。诊为痰湿壅阻经络,精气难以上荣之"上胞下垂症"。治以燥湿化痰,行气通络。方用导痰汤:陈皮6g,茯苓30g,法半夏、枳实各10g,南星、甘草各6g,3剂。二诊:胸膈胀闷稍舒,咳嗽痰少,余症如前。原方再进6剂。三诊:呕恶减轻,心悸得减,头眩消失,上胞稍能提举,但不持久。继以原方加升麻、柴胡各10g,以助升举之力,再进10剂。四诊:两上睑恢复正常,开合自如,诸证悉退,守方加党参、白术各10g,以健脾培本,巩固疗效。随访至今未复发。

2. 头痛 《浙江中医学院学报》(1987,5:26):某女,45岁。1986年6月5日初诊。患者于1977年4月出现头痛头晕,呕吐耳鸣。某医院诊为:右听神经瘤。10年来行4次听神经瘤切除术。二周前复发,头痛如绞,眩晕颠倒,不能起床,食入则吐,吞咽困难,耳鸣,舌红苔白,脉弦。证乃风痰窜络,痰浊凝结。治以熄风蠲痰,降浊开闭。方予导痰汤加味:生南星、生半夏(均先煎半小时)、川芎、生白芍各15g,炒僵蚕、茯苓、石菖蒲、天竺黄各10g,炒枳实、陈皮、清甘草、炙远志各5g。服5剂后呕吐止,能进米粥,头痛减,头晕已无旋转感。原方去僵蚕、白芍加杞子、杭菊花。再服5剂后头痛除,能下床行走,后以上方略加减连服2月余,眩晕耳鸣均消失,头痛未作。

3. 眩颤 《湖南中医杂志》(1989,5:26):某男,10岁,学生。1984年6月12日就诊。

两年前因发热咳嗽后,突然出现头部频发眩颤,有时牵动胸胁,经治未见好转。近二周头部眩颤加重,伴头昏眼花,咳嗽痰多,纳差,乏力,舌稍红,苔薄白,脉弦细而滑。证属眩颤,痰阻经络。拟化痰止痉,佐以息风。方用导痰汤加减:法夏10g,胆草、陈皮、全虫、白附子各3g,钩藤、枳实各6g,石决明10g,当归9g,白芍6g,茯苓5g,甘草2g,3剂。复诊(6月15日):服上方后,头昏眼花、咳嗽好转,头部眩颤次数减少,发作间隔延长,动作范围缩小,继按原方服6剂。三诊(6月22日):头部眩颤基本消失,每日偶见发作,症状很轻,但仍头昏乏力,纳差,苔薄,脉细弱,继以益气养血少佐息风止痉法调之,5剂告痊愈。随访正常。

4. 矽肺 《四川中医》(1990,8:30):某男,60岁。因多年矽肺病休在家。1985年腊月二十九,其病发作,住本院治疗2日,效不显,急夜差人请余往诊。诊见:张口呼吸,头足着床,时以手捶胸,言不成句。体温、血压正常,两肺哮鸣音,神志清,唇绀舌紫,舌苔厚腻,脉滑利。思之良久,投导痰汤1剂,急煎半夏、胆星、甘草、柴胡各10g,茯苓、陈皮、苏子、枳实各15g,丹参30g。3次服完,次晨其家属欣喜告云:病情减半,大有好转。前往视之,已能安卧一二时,呼吸平稳,效不更方,再进2剂,病情完全控制,呼吸平稳,纳香,下床活动。后带导痰汤及香砂六君子汤5剂回家调养。

5. 失眠 《江苏中医》(1991,8:25):某女,42岁。1985年4月8日初诊。患者神经衰弱7年,近3日失眠明显加重,服安定及肌内注射异丙嗪无效。诊见患者闭目卧床,倦怠乏力,心烦,头身困重,胸闷,不欲饮食,口苦而干,大便不爽。舌质红,苔白腻,脉滑数。证系痰热内蕴,神明被扰。治宜化痰清热安神。处方:陈皮、茯神各15g,枳实、竹茹、黄连各12g,胆南星、石菖蒲、郁金各10g,生龙牡各20g,炙甘草6g。水煎服,日1剂。服2剂,已能安寐,心烦胸闷等症减轻,但仍夜梦频多。上方加炒枣仁15g,继服3剂,睡眠转佳,为巩固疗效,又服3剂,随访1年,除偶有睡眠不实外,失眠未复发。

6. 咳嗽 《四川中医》(1996,1:30):某男,30岁。1990年2月18日诊。自诉寅卯剧咳3月余,咳嗽痰黄,稠厚胶黏,甚则气急呕恶,胸闷痞满。舌淡,苔白中厚腻,医易多处,中西药屡服未效。此乃脾湿不运,复加积滞,胃失和降,痰热内结,肺失宣肃之候。证属寒热夹杂,治当兼顾。拟导痰汤合清气化痰丸治之。处方:茯苓12g,生半夏10g,甘草5g,陈皮10g,生南星8g,炒枳实10g,瓜蒌仁30g,黄芩10g,炒莱菔子15g。日1剂,水煎服。药服3剂,复诊告知,寅卯剧咳十去八九,嘱再服2剂,以善其后。

按语:以上各例,病名虽异,但均见胸闷痰多,呕恶苔腻,脉滑等痰浊内盛之象,故皆以导痰汤化裁治之。案1以上胞下垂为主症,故于原方加升麻、柴胡增其升提之力。案2头痛、头晕、呕吐、耳鸣为急,证属风痰上扰,故方中加入僵蚕、石菖蒲、天竺黄、远志,增其息风豁痰开窍之功。案3眩颤属痰阻经络,经脉失养,气血不能上荣所致。故方中加用白附子去头面风痰,全虫、钩藤息风止痉,石决明定惊安神,归、芍养血和血,共奏燥湿化痰,养血通络之功。案4为矽肺,肺失宣肃,通调水道失职,湿聚成痰,故气逆而喘。治当燥湿化痰,疏理气机,佐以活血化瘀。以导痰汤燥湿化痰为主,加柴胡疏肝气,苏子降肺气,平息喘逆,一升一降,使肺之宣肃有权。更用丹参化瘀,松动痰瘀固结之根,以利导痰。案5失眠属痰热内扰,故易天南星为胆南星,且加黄连、竹茹、菖蒲、郁金、龙骨、牡蛎,清热化痰开窍,除烦镇静安神。案6清气化痰丸源出吴昆《医方考》,功能清热化痰、下气止咳。但方中星、夏均为制品,且黄芩苦寒,伤脾败胃,乃脾湿不运者所忌。本案以导痰汤为主合用此方,且星、夏均为生品,足以兼顾虚实两端,颇有温清同用、标本同治之妙,此为生南星、生半夏用治热痰之见证。

【临床报道】

1. 出血性中风中经络 导痰汤加味治疗出血性中风中经络 30 例。出血部位为基底节区 18 例,大脑半球 9 例,小脑 3 例;出血量 10ml 以下者 7 例,11～20ml 者 15 例,21～30ml 者 8 例。在给予西医药常规治疗基础上,加用导痰汤加味,方药:半夏 10g,天南星 10g,橘红 10g,枳实 6g,赤茯苓 15g,生大黄 6g,田三七(研末冲兑)5g,甘草 5g,生姜 3g。30 天为 1 疗程。结果:血肿体积明显缩小,MESSS 评分逐渐下降,Bath 指数评分逐渐上升[1]。

2. 椎基底动脉供血不足 导痰汤治疗椎基底动脉供血不足 54 例。给予肠溶阿司匹林 75mg,静滴尼莫地平 4mg 作为基础治疗。加导痰汤化痰通络,药物组成:陈皮 9g,半夏 9g,菖蒲 15g,郁金 15g,南星 15g,大黄 9g,枳壳 9g,云苓 15g,丹参 24g,桃仁 9g,甘草 6g。15 天为 1 疗程。结果:痊愈 6 例,显效 19 例,好转 18 例,无效 11 例,总有效率 79.6%[2]。

3. 神经根型颈椎病 导痰汤加味治疗神经根型颈椎病 54 例,病程最长 10 年,最短 3 个月。导痰汤加味方:半夏、茯苓、陈皮、郁金、胆南星各 10g,姜黄 15g,僵蚕 20g,枳实、木香、炙甘草各 6g。加减:风寒湿偏盛者,加桂枝、羌活;气滞血瘀者,加乳香、没药;肝肾亏虚者,加杜仲、续断、枸杞子;气血虚弱者,加黄芪、当归。10 天为 1 疗程。结果:治愈 38 例,好转 13 例,无效 3 例,总有效率 94.4%[3]。

4. 脂肪肝 加味导痰汤治疗脂肪肝 45 例。基本方:姜半夏、胆南星、枳实、茯苓、甘草、生黄芪、炒白术、山楂、郁金、丹参、泽泻、大黄、绞股蓝。如转氨酶引高加茵陈、柴胡、五味子、虎杖;饮酒者加葛根;高血压者加大麻、葛根;糖尿病者加鬼箭羽。对照组 31 例口服多烯康胶丸。均以 8 周为 1 疗程。结果:治疗组临床治愈、显效、有效、无效,分别为 5、18、20、2 例;对照组分别为 2、7、17、5 例[4]。

5. 闭经 苍莎导痰汤加减治疗闭经 55 例(28 例曾采用口服或注射黄体酮治疗无效)。基本方:半夏、苍术、制香附、茯苓、陈皮、枳壳、三棱各 10g,制南星 6g,川芎 15g,生山楂 30g,莱菔子 15g。随症加减:经期将至、血滞者加泽兰叶、川牛膝;胸闷泛恶者加厚朴 8g、瓜蒌皮、广木香;便秘者加制大黄、厚朴;青年女子形体急剧增胖者加荷叶。1 个月为 1 疗程。若月经来潮后坚持再服用 1～2 疗程以巩固疗效。结果:治愈 12 例,好转 36 例,未愈 7 例,总有效率 87%[5]。

【实验研究】

1. 抑制脑动脉粥样硬化作用 用导痰汤灌胃雄性 SD 大鼠。结果表明在预先使用导痰汤血清处理脑血管内皮细胞后,随着肿瘤坏死因子-α(TNF-α)作用时程增加,细胞间黏附分子-1(ICAM-1)表达无显著性变化,表明导痰汤能对不同时程的 TNF-α 诱导 ICAM-1 高表达发挥抑制作用[6]。

2. 保护肝细胞作用 采用高脂饮食复制大鼠非酒精性脂肪性肝炎(NASH)模型。研究表明,导痰汤能显著降低 NASH 大鼠肝指数,血清 ALT 及 TG、TC、LDL-C 也有显著降低,能够升高肝中超氧化物歧化酶(SOD)活性,降低丙二醛(MDA)含量,血清中 TNF-α 含量显著减少($P<0.01$),且表现出一定的量效关系。因此,导痰汤能够减轻脂类在肝脏的积聚,缓解氧化应激、氧化抗氧化平衡失调,抑制致炎细胞因子的表达、降低炎症反应,保护肝细胞等作用。从病理切片来看,肝细胞脂肪变性及炎症活动度也明显减轻[7]。

参 考 文 献

[1] 张慧明. 导痰汤治疗出血性中风中经络 30 例临床观察[J]. 中医药导报,2008,14(7):26-27.

［2］张常彩,杜昌立,陈龙霏.导痰汤治疗椎基底动脉供血不足 106 例临床观察[J].实用中西医结合临床,2007,7(5):8-9.

［3］谢慧明,刘丰兰.导痰汤加味治疗神经根型颈椎病 54 例[J].江西中医药,2002,33(5):52.

［4］蒋兰君,陈亚萍加味导痰汤治疗脂肪肝 45 例[J].江西中医药,2006,37(11):52.

［5］陈冬兰.苍莎导痰汤加减治疗闭经 55 例[J].湖南中医杂志,2004,20(4):56.

［6］陈文强,李宗信,黄小波.导痰汤对大鼠脑血管内皮细胞细胞间黏附分子-1 的影响[J].中国中医药信息杂志,2008,15(1):28-29.

［7］应豪,陈汉诚,李凌,等.导痰汤对大鼠非酒精性脂肪性肝炎的治疗作用[J].浙江临床医学,2007,9(7):968,78.

涤 痰 汤
(《奇效良方》卷 1)

【异名】涤痰散(《兰台轨范》卷 2)。

【组成】南星姜制　半夏汤洗七次各二钱半(各 7.5g)　枳实麸炒　茯苓去皮各二钱(各 6g)　橘红一钱半(4.5g)　石菖蒲　人参各一钱(各 3g)　竹茹七分(2g)　甘草半钱(2g)

【用法】上作一服。水二盏,加生姜五片,煎至一盏,食后服(现代用法:加生姜 3 片,水煎服)。

【功用】涤痰开窍。

【主治】中风,痰迷心窍。舌强不能言。

【病机分析】本方主治湿痰内迷心窍之证。是证源于脾虚而运化失权,遂湿聚痰生,痰浊不化,内迷心窍。舌乃心之苗,痰迷心窍,则舌强而不能言。其证如喻昌所云:"此证最急"(《医门法律》卷 3),似有风动之势,故云"中风"。汪昂释之:"心脾不足,风即乘之,而痰与火塞其经络,故舌本强而难语也"(《医方集解·除痰之剂》)。

【配伍意义】方中君以姜制南星,意在取其温燥之性以祛湿痰,且兼祛风之能,恰治痰浊内壅阻络之证。臣以半夏,燥湿化痰,与南星相配,助其祛痰之力。佐以枳实破气化痰,橘红理气化痰,两者相合,共行痰阻之气,增君药祛痰之效,而达"气顺痰消"之功。配伍茯苓,健脾渗湿,杜绝生痰之源,与半夏、橘红相伍,寓二陈燥湿化痰健脾之用;人参补气健脾,与茯苓共健脾运,助后天之本,使脾气得健,则痰无由以生;石菖蒲一则祛痰,二则开窍,与君臣相配,则豁痰而开郁,蠲其痰浊以醒神,疗舌强不能言;竹茹既可化痰,又以其甘而微寒之性,制星、夏等温燥之性,防伤阴之弊,以上俱为佐药。使以甘草,调和诸药。且与参、苓为伍,取四君之用,益中焦之脾。用法中加生姜,既能化痰,又善解南星、半夏之毒。诸药相配,共奏涤痰开窍之功。

【类方比较】本方与导痰汤均由二陈汤化裁而成,皆具燥湿化痰之功。二陈汤主治湿痰之证。导痰汤是二陈汤去乌梅,加南星、枳实,燥湿化痰行气作用均较二陈汤为著,适用于痰厥及顽痰胶固的眩晕、咳嗽等证;本方在导痰汤基础上又加石菖蒲、竹茹、人参,较之导痰汤又多开窍扶正之功,是治中风痰迷的常用方。

【临床运用】

1. 证治要点　本方主治中风痰迷心窍,以舌强不能言为证治要点。

2. 加减法　若见高热烦躁,神昏谵语,舌质红绛者,为痰郁化热,内陷心包,可加黄连、天竺黄,以清热化痰;若舌质紫暗,为内有瘀血,可酌加丹参、桃仁、丹皮等,以活血化瘀通络。

3. 癫痫、眩晕病等属痰迷心窍,以舌强不能言为主者,均可以本方加减治之。

【使用注意】凡风邪直中经络或虚风内动等所致之舌强不能言,均非本方所宜。

【源流发展】本方首见于《奇效良方》卷1,是以二陈汤为基础加味,以治湿痰之证。然重用温燥之南星,则燥化之性倍增,伍用枳实,则行气之力加强,又配人参以助脾运,石菖蒲、竹茹祛痰开窍,以治痰迷舌强。如此衍化,使二陈燥湿化痰,行气健脾之力增强,并提示治湿痰虽主以温燥之品,亦可伍用竹茹等寒凉之品,以佐制温燥之性。另《普济本事方》卷2之茯苓丸,除用半夏、南星(羊胆汁制)、茯苓、石菖蒲、人参外,伍以辰砂、远志、茯神、真铁粉等重镇安神,以治风痰,亦为涤痰开窍安神治法之滥觞。其后《外科正宗》卷2、《伤寒温疫条辨》卷5、《麻症集成》卷4等所载涤痰汤,皆将南星易为胆南星,并入竹茹以清化痰热,或更入黄连、黄芩兼清热泻火。涤痰汤原方重用南星,是针对湿痰而设。然痰湿内迷心窍,日久有化热之势,且燥热之品过多,亦可助其化热,更因痰迷心窍,内陷心包者,以热痰为多,故后世涤痰汤类方,虽仍用半夏燥化痰浊,然每每将南星易为胆星,且沿用竹茹,或加芩、连等寒凉之品,使涤痰汤应用范围有所扩展,如肺痿、呃逆、不孕等,更加适合临床多变之病证。《医宗金鉴·妇人心法要诀》卷45之涤痰汤,乃专为妇人而设。其在二陈汤基础上,佐入补养气血之品,为治妇人肥盛,痰湿中阻的不孕症,是兼顾调养气血之法。

【疑难阐释】

1. 关于本方方源 《方剂学》规划教材等均认为本方出自《证治准绳》。考《证治准绳》成书于明万历三十年(1603年),而《奇效良方》则成书于明成化七年(1471年),早于《证治准绳》122年。故其方源应为《奇效良方》。

2. 关于方中竹茹的配伍意义 本方在二陈汤基础上,重用温燥的天南星为君,其温燥之性远较半夏为胜,故本方仍不失为治湿痰之方,以燥化为主。然方中佐入清热化痰之竹茹,并非所治之痰证为热痰,而是取其甘寒之性,一者佐制南星、半夏等辛温燥烈之品化燥伤阴;两者竹茹亦有化痰之功,可助君臣之力;三者痰湿内迷心窍,日久多有化热之势,少佐寒凉之品,可防微杜渐。竹茹之用,对其后涤痰汤类方的衍化影响颇深。

【方论选录】

1. 喻昌:"此方证最急,此药最缓,未免有两不相当之弊。审其属热,此方调下牛黄清心丸;审其属虚,此方调下二丹丸,庶足以开痰通窍也。"(《医门法律》卷3)

2. 汪昂:"此手少阴、足太阴药也。心脾不足,风邪乘之,而痰与火塞其经络,故舌本强而难语也。人参、茯苓、甘草,补心益脾而泻火,陈皮、南星、半夏,利气燥湿而祛痰,菖蒲开窍通心,枳实破痰利膈,竹茹清燥开郁。使痰消火降,则经通而舌柔矣。"(《医方集解·除痰之剂》)

【评议】喻氏所论之涤痰汤,药味与《奇效良方》卷1之涤痰汤相同,唯量略有减,但无碍原方配伍关系,且所用南星(姜煮)、半夏量大,故不失为方中君臣。全方温燥理当为主,虽有竹茹亦难言可治热证,故注曰"审其属热,用此汤调下牛黄清心丸。"方中人参为佐,故言"审其属虚,用此方调下二丹丸"。然汪氏将本方南星(姜制)易为胆星,言其病机为"痰与火塞其经络",但又释方中"陈皮、南星、半夏利气燥湿而祛痰",似有所偏颇。

【验案举例】

1. 癫痫 《湖南中医杂志》(1985,4:17):某男,21岁。患者痫证反复发作12年,常因劳倦或精神刺激而诱发,近日发作频繁。发病前自感头晕头痛,胸闷心慌,而后突然昏倒,且有惊叫,两目上视,口角流涎,喉间痰鸣,牙关紧咬,肢体僵直,持续3~5分钟。观其反应迟钝,面色泛白,舌胖苔白,脉沉而弦滑。方用涤痰汤加减:法夏12g,陈皮10g,云苓15g,南星

10g,枳实 10g,石菖蒲 6g,制白附 10g,丹参 15g,郁金 5g,柴胡 6g,胆草 6g,生麦芽 20g,甘草 5g,生姜 10g。水煎服,6 剂。药后 20 日发作 1 次,醒后比以往轻松,但自觉火气上逆。于前方去生姜,加竹茹 10g,嘱再服 6 剂。后又调服 80 剂,恢复健康。

按语:癫痫是一种发作性神志异常的疾病。由惊恐或情志失调,饮食不节,气血不足,劳累过度,伤及肝脾心肾,产生痰湿瘀结,痰涎内壅,致使心窍被蒙,心包经脉阻闭,呈现神志暂时性失调之症。故用涤痰汤加减以豁痰开窍祛瘀,收效甚佳。

2. 病毒性脑炎 《四川中医》(1989,4:27):某男,44 岁。患者头痛呕吐,神志欠清 5 日,经某院检查确诊为病毒性脑炎,用西药治疗不效,即来求治。症见:神志欠清,闭目呻吟,频频呕吐,口臭,大便秘结,苔黄厚腻,脉弦滑数。体温 38℃。白细胞 $11.6×10^9/L$,中性 0.59,淋巴 0.40,嗜酸性 0.01。神经系统查:布氏征阳性,巴克氏征弱阳性,膝反射亢进。眼底检查:双侧视神经乳头水肿。脑电图:中度弥散性改变。拟涤痰汤加减。处方:茯苓、臭牡丹各 15g,半夏、竹茹、枳实、石菖蒲、大黄各 10g,陈皮、胆星各 6g,大青叶 30g,岗梅根 50g。6 剂,日服 2 剂。药尽呻吟止,便秘除。原方去大黄,仍每日 2 剂。服 14 剂后,神志转清,呕吐止,体温及血象恢复正常,仍有间歇性头痛。遂每日 1 剂,守方 14 剂,头痛除,唯觉头晕乏力,视物不清。上方去臭牡丹、岗梅根,加党参 15g,首乌 20g,天麻 10g,以益气养血,祛风定晕。服药 30 剂,诸症平息,复查眼底及脑电图均恢复正常。改以补中益气丸合杞菊地黄丸善后。半年后随访,工作生活如常。

按语:此为痰热酿毒,蒙蔽清窍所致。故取涤痰汤祛痰化浊开窍外,加大剂大青叶、臭牡丹、岗梅根之类,以达清热解毒之功。

3. 垂体腺瘤 《四川中医》(1989,4:27):某女,51 岁。患头痛 20 余年,近 10 年加重,以至夜不能寐。某医院 CT 扫描诊为垂体腺瘤。诊见:形体肥胖,头痛如刺,呻吟不止,辗转不安,舌体胖大,苔黄白腻,脉沉滑。治以涤痰汤加减。处方:茯苓 15g,半夏、枳实、竹茹、石菖蒲各 10g,陈皮 6g,甘草、红花、地鳖虫、炮山甲各 5g,丹参 30g。10 剂后,头痛大减,夜能寐 3～4 小时。药已对证,效不更方,续服 60 剂,头痛止,夜眠安,仅偶感头晕乏力。于上方去竹茹、地鳖虫,加黄芪 15g,天麻 10g,以益气祛风止晕。进 20 剂,诸症悉除。再拟前方制成丸剂,服 3 个月后,体重减轻 15 公斤多,复查 CT:未发现蝶鞍内占位性病变。随访 2 年,未复发。

按语:此因痰瘀致病,故在涤痰汤基础上,配入丹参、红花、地鳖虫、炮山甲等入血通络,活血化瘀,攻坚破结,终使瘤疾得以痊愈。

4. 咳嗽昏厥 《湖南中医杂志》(1993,5:31):某男,60 岁。咳嗽病史 12 年。3 年前开始出现剧烈咳嗽,后短暂意识丧失,四肢强直,肌肉痉挛,抽搐,目睛上视,面肌抽搐,口唇发绀,约半分钟后自行苏醒,抽搐停止,无任何后遗证,每年发作约 2～3 次,三月前发作转频,2～3 天发作一次,甚至 1 天 1～2 次,每次发作除剧咳外无任何先兆,两个多月前曾因此而摔倒致左 5～7 肋骨折。检查:神志清楚,血压 120/90mmHg,脉搏 110 次/分,桶状胸,双肺叩诊呈高清音,双下肺可闻及少许干鸣音。胸片示慢支、肺气肿;心电图示窦性心动过速;脑电图示基本正常;血红蛋白 120g/L,血脂正常;脑血流图示:左右椎底动脉供血不足;Valsalva 试验阳性。现症见:咳嗽、咳剧后昏厥同前,咯白稠痰,较少,气急,口淡食少,舌红,苔黄腻,脉弦滑,证属痰热上扰,肝风内动。治以清热化痰,开窍息风,镇咳平喘。处方:枳实、竹茹、陈皮、半夏、黄芩、胆南星、天麻、僵蚕、杏仁、前胡、苏子、茯苓各 15g,甘草 5g,菖蒲、远志各 10g,钩藤 20g。水煎服 4 剂后,咳嗽后昏厥次数明显减少,咳嗽,气急减轻。再进 4 剂,咳嗽后昏厥,抽搐消失,气急、咳嗽、咯痰较轻。以后曾因受凉咳嗽气急加重,而未发现昏厥、抽搐,随访2月,未再复发。

按语:患者因多年咳嗽,损伤脾肺,脾失运化,肺失肃降,而生痰湿,久而化热。患者年迈肝肾阴虚,阴虚不能维阳,有肝风内动之势,剧烈咳嗽,则肺气上逆,致气机逆乱,升降失调,肝风挟痰热上窜,壅闭经络,阻塞心窍,出现昏厥、抽搐之症,投以清热祛痰、息风开窍,止咳平喘之剂。方用涤痰汤去人参、生姜,加远志、黄芩清热祛痰,化浊开窍;天麻、钩藤、僵蚕平肝息风,止痉;杏仁、苏子、前胡降肺气,止咳平喘。令肺气肃降,则诸气调和,治气机逆乱之根,方药切中病机,故收良效。

【临床报道】

1. 眩晕 以涤痰汤加减治疗眩晕病120例,药用:法夏10g,茯苓15g,橘红6g,枳壳12g,胆南星10g,党参20g,菖蒲10g,竹茹10g,甘草5g,生姜3片。加减:伴有水平眼球震颤者,加苍术、菊花;伴耳鸣、耳聋者,加首乌、菊花;伴腹泻者,加猪苓、苍术;伴贫血者,加当归、川芎、黄芪,去菖蒲、胆南星;伴血小板减少者,加补骨脂、巴戟天、阿胶珠,去菖蒲、竹茹、胆南星。另有45例因剧烈呕吐予以补液疗法。主要取涤痰汤涤痰利窍,健脾祛湿。结果:治愈109例,占91%;好转11例,占9%[1]。

2. 中风早期 中风早期,本虚标实,标实为主,不宜妄效王氏补阳还五汤之法,宜豁痰化浊,开窍通络为治,采用涤痰汤加减。药用:法半夏、胆南星、石菖蒲、陈皮、僵蚕、木通各10g,茯苓15g,白附子3g。每日1剂,文火水煎2次,温服或鼻饲。7天为1疗程。治疗89例,显效67例,好转13例,无效9例,总有效率为89.8%[2]。

3. 失眠等 运用涤痰汤治疗内科疑难杂症56例。其中失眠22例,内耳眩晕症18例,哮喘16例。基本方为涤痰汤:陈皮、橘红、枳实、茯苓、人参、菖蒲、竹茹、甘草、生姜。顽固性失眠,去人参、生姜,加远志、黄连、知母以祛痰湿;心悸,加枣仁、合欢皮以安心神,解脾郁;内耳眩晕,去人参、竹茹、生姜,加葛根、泽泻以升阳泻浊,加苍耳子以通窍祛风;哮喘,去人参、菖蒲、生姜,加瓜蒌、百部、白前、杏仁、桔梗、桂枝;痰瘀互结者,加桃仁、丹参。结果:顽固性失眠有效率95.5%;内耳眩晕有效率100%;哮喘有效率为93.8%[3]。

4. 有机磷中毒后遗症 采用涤痰汤为基本方,头痛头晕,苔黄腻,加天麻、天竺黄、白芷;失眠心悸,加远志、酸枣仁、夜交藤;胸闷抑郁,加柴胡、瓜蒌、郁金;痰热壅盛,加黄芩、僵蚕;腹胀纳呆、恶心呕吐,加藿香、木香、砂仁、白蔻仁;神疲倦怠乏力,加黄芪、白术、桂枝;大便秘结,加生大黄;血清谷草转氨酶高,加五味子、丹参、虎杖;视物不清,加菊花、枸杞子。治疗50例,47例治愈,3例显效,平均治疗7.5天[4]。

5. 一氧化碳中毒后遗症 采用涤痰汤治疗一氧化碳中毒后遗症38例。病程10日~1个月20例,1~2个月10例,大于1年8例。药物组成:半夏12g,胆南星10g,橘红12g,枳实10g,茯苓12g,石菖蒲15g,竹茹12g,龟甲12g,栀子12g,甘草3g,人参(另煎)9g。痰涎壅盛加川贝母、明矾;烦躁不安加琥珀、珍珠母;热盛不寐者加黄芩、栀子;痰热伤阴加沙参、白芍药;自知力和计算力差加龟甲、山茱萸。结果:临床治愈21例,占55.3%;显效8例,占21.1%;有效5例,占13.2%;无效4例,占10.5%。疗程最短10日,最长496日。4例无效均为100日以上,其中3例在280日以上,说明病程越长,疗效越差。

【实验研究】神经保护作用 采用改良线栓法制成局灶性脑缺血再灌注损伤大鼠模型。实验结果与模型组比较,涤痰汤组神经功能缺损程度显著改善,缺血侧脑组织细胞凋亡率明显降低,从而发挥神经保护作用[6]。用Ⅶ胶原酶脑内立体定位注射诱导大鼠脑出血模型。Ⅶ胶原酶造模后模型组血肿周围于6小时出现阳性表达细胞,1天阳性细胞计数达高峰,3

天出现轻度下降,5天明显下降。涤痰汤组与同时间模刑组比较在6小时、1天计数无明显差异,3、5天时阳性细胞减少明显($P<0.01$)。结果表明:涤痰汤能减少活化凋亡蛋白-3(caspase-3)的表达,阻止神经元的凋亡[7]。

参 考 文 献

[1] 肖艳芳.涤痰汤加减治疗眩晕病120例[J].湖南中医杂志,1993,9(5):31.

[2] 翟龙法.加减涤痰汤治疗中风早期89例[J].湖南中医杂志,1995,11(4):31.

[3] 刘柏青.涤痰汤治疗内科疑难杂症56例小结[J].湖南中医杂志,1995,11(6):28-29.

[4] 张立营,朱连明,刘淑云.涤痰汤加减治疗有机磷中毒后遗症50例[J].浙江中医杂志,1992,27(5):214.

[5] 张利民.涤痰汤治疗一氧化碳中毒后遗症38例临床观察[J].河北中医,2005,27(9):876.

[6] 刘玲,张勇,王海燕,等.涤痰汤对大鼠脑缺血再灌注损伤神经细胞凋亡的影响[J].湖北中医学院学报,2005.7(4):5-6.

[7] 王立,梁清华,包太成,等.涤痰汤对大鼠脑出血后血肿周围组织中活化caspase-3表达的影响[J].湖南中医学院学报,2005,25(6):91.

茯苓丸(治痰茯苓丸)
(《全生指迷方》,录自《是斋百一选方》卷5)

【异名】茯苓丸(《妇人大全良方》卷3)、消痰茯苓丸(《仁斋直指方论》卷18)、指迷茯苓丸(《玉机微义》卷4)、千金指迷丸(《医学入门》卷7)、世传茯苓丸(《证治准绳·女科》卷2)、茯苓指迷丸(《不居集·上集》卷17)、指迷丸(《医宗金鉴·杂病心法要诀》卷41)。

【组成】茯苓一两(6g) 枳壳麸炒,去瓤半两(3g) 半夏二两(9g) 风化朴硝一分(3g)

【用法】上为末,生姜自然汁煮糊为丸,如梧桐子大。每服三十丸(6g),以生姜汤送下(现代用法:为末,姜汁糊丸,每服6g,姜汤或温开水送下)。

【功用】燥湿行气,软坚化痰。

【主治】痰停中脘,流于经络。两臂疼痛,手不能上举,或左右时复转移,或两手麻木,或四肢水肿,舌苔白腻,脉沉细或弦滑等。

【病机分析】本方所治两臂疼痛,或四肢浮肿之证,乃痰停中脘,"滞于肠胃,流于经络"(《徐大椿医书全集·杂病证治》卷2)所致。四肢禀气于脾,脾失运化,聚湿生痰,痰饮流于四肢,则四肢疼痛,甚则浮肿。正如《是斋百一选方》卷5所论:"伏痰在内,中脘停滞,脾气不流行,上与气搏,四肢属脾,滞而气不下,故上行攻臂。"舌苔白腻、脉沉细,乃湿痰内阻之征。

【配伍意义】本方主治痰停中脘,流于四肢之两臂疼痛诸症。治当燥湿行气,软坚化痰。方以半夏燥湿化痰为君,以茯苓健脾渗湿化痰为臣,两者合用,既消已成之痰,又杜生痰之源。佐以枳壳理气宽中,俾痰随气行,气顺则痰消;风化朴硝软坚润燥,使结滞之伏痰消解而下泄。用生姜汁煮糊为丸,非但取其制半夏之毒,且可化痰散饮。诸药合用,共奏燥湿化痰之功,且作用较强,对其痰停中脘之证,用此方消痰润下,确有"潜消默运"之效。

【临床运用】

1. 证治要点 本方主治湿痰为病,以两臂疼痛,舌苔白腻,脉沉细或弦滑为证治要点。

2. 加减法 用于臂痛或肢节肿痛,可加通络活血之品,如桑枝、地龙等;用治咳嗽痰稠时,可酌加海蛤壳、瓜蒌等。

3. 慢性支气管炎,上肢血管性水肿等属湿痰证者,可加减用之。

【使用注意】本方不仅化痰之力较强,且能攻下痰结,应中病即止,虚人慎用。

【源流发展】古今医书所载名茯苓丸者多达 50 余首。其中,凡属治痰之方,多伍用半夏、茯苓、枳壳(或枳实)。《医心方》卷 22 引《小品方》之茯苓丸,是文献记载最早者。此方将参、苓、术、草等补气健脾之品与夏、枳祛痰行气之物相伍,确为后世所尊崇的治痰当理脾之法。诸多治痰之剂,皆用茯苓渗湿健脾,以杜生痰之源。

溯其组方之源,似出自仲景小半夏加茯苓汤。是方虽主治呕、悸,但究其病因当属痰饮为患。方中半夏燥湿化痰,茯苓渗湿健脾、宁心安神,对后世治痰诸方影响颇深。本方即在此基础上,另入枳壳以增行气之力,使气顺则痰消;风化朴硝软坚润燥,以助其消痰饮;用生姜自然汁糊丸,生姜汤调下。其后,二陈汤易枳壳而为陈皮,既助半夏行气,又合茯苓渗湿健脾,遂成主治湿痰之基础方。然本方伍用芒硝治痰停中脘之证,实为独具匠心。但其配伍之旨,仍不失仲师"甘遂半夏汤"之意。甘遂半夏汤主治留饮,远较本方为重,故一者用甘遂,一者用风化朴硝,均属泻下之品,为治痰之典范。

【疑难阐释】

1. 关于本方方源 《方剂学》统编教材 5 版认为是《是斋百一选方》引《全生指迷方》,而其他教材认为出自《妇人大全良方》、《玉机微义》、《医学入门》等,但年代较早者,为《是斋百一选方》、《全生指迷方》和《妇人大全良方》。三者皆为宋代刊行之书。考王贶《全生指迷方》刊于 12 世纪初,明代以后原书失传,系撰《四库全书》时自《永乐大典》辑出改编而成。王璆《是斋百一选方》刊于 1196 年。陈自明《妇人大全良方》刊于 1237 年,晚于上述两书。故似以《是斋百一选方》引《全生指迷方》之说为是。

2. 关于本方主治证 本方主治痰停中脘,为古今医家所共识,但以"臂痛"为主,未见其他痰证之候,遂令后人费解。究本方臂痛之因,多数医家认为属痰停中脘,上攻于臂所致。因四肢皆禀气于脾,脾湿生痰,痰流于四肢,故见四肢疼痛。喻昌指出:"四肢属脾,脾滞而气不行,故上行攻臂"(《医门法律》卷 5)。然仅凭两臂疼痛,尚难定为痰停中脘之证。"以方测证",方中半夏、茯苓等皆为治痰之常用药,尤其本方重用半夏为君,故以之治痰证,言之成理。当然,临证尚应见舌苔白腻,脉弦滑等。

3. 关于方中的风化朴硝 本方为治痰之剂,方中佐入风化朴硝,为泻下软坚之品,用于痰停中脘,颇具特色,实开软坚泻下与祛痰之品相伍之先河。因本方主治痰停中脘,上攻于臂之臂痛。痰停于中脘,流注肢节,就非一般化痰药所能及。故入咸寒软坚之风化朴硝,取其消痰破结,既荡涤中脘之伏痰,又消除肢臂之流痰,使源流皆清,并寓上行缓消之意。《本草纲目·金石部》卷 11 云:"风化硝甘缓轻浮,故治上焦心肺痰热,而不泄利。"

【方论选录】

1. 吴昆:"中脘停痰伏饮者,此方主之。半夏燥湿,茯苓渗湿,湿去则饮不生;枳壳削坚,化硝软坚,坚去则痰不固。"(《医方考》卷 2)

2. 喻昌:"本治臂痛,其《指迷方》中云,有人臂痛不能举,手足或左右时复转移,由伏痰在内,中脘停滞,脾气不流行,上与气搏。四肢属脾,脾滞而气不下,故上行攻臂,其脉沉细者是也。后人为此臂痛,乃痰证也,但治痰而臂痛自止。乃妇人产后发喘,四肢浮肿者,用此而愈。"(《医门法律》卷 5)

3. 柯琴:"痰饮之本,皆水也。水入于胃,游溢精气,上输于脾,此自阳入阴也;脾气散精,上归于肺,此地气上升也;通调水道,下输膀胱,是天气下降也;水精四布,五经并行,是水入于经,而血乃成也。若阴阳不和,清浊相干,胃气乱于中,脾气艰于升,肺气滞于降,而痰饮随作矣。痰与饮同源,而有阴阳之别。阳盛阴虚,则水气凝而为痰;阴盛阳虚,则水气溢而为饮。除痰者,降气清火,是治其标;补阴利水,是治其本也。涤饮者,降气燥湿,是治其标;温肾利水,是治其本也。此方欲兼两者合而治之,半夏燥湿,茯苓渗湿,风硝软坚,枳壳利气,别于二陈之甘缓,远于礞石之峻悍,亦平胃之剂耳!"(录自《古今名医方论》卷4)

4. 徐大椿:"伏痰留饮,滞于肠胃,流于经络,故瘫痪不举,四肢麻痹焉。茯苓渗湿以消留饮,半夏燥湿以利伏痰;风化硝涤经府之热结,俾痰从肠胃而下;江枳壳破络中滞气,使痰由气化而消。盖气化痰消,则脾得为胃行津液于四旁也。为丸为汤俱用竹沥、姜汁,总使得力于化痰饮,行经络以滋荣也。夫痰饮既消,则经气条畅而络气融和,瘫痪无不举,肢麻无不瘳矣。此行经化痰之剂,为搜涤痰饮之崇方。"(《徐大椿医书全集·杂病证治》卷2)

5. 张秉成:"夫痰之为病,在腑者易治,在脏者难医,在络者更难搜剔。四肢者皆禀气于脾,若脾病不能运化,则痰停中脘,充溢四肢,有自来矣。治之者,当乘其正气未虚之时而攻击之,使脘中之痰,去而不留,然后脾复其健运之职,则络中之痰,自可还之于腑,潜消默运,以成其功。故方中以半夏化其痰,茯苓行其湿,枳壳破其气,而以姜汁开之,芒硝下之,用法之周到,佐使之得宜,其痰有不去者乎? 如病甚而络中之痰不除者,则可以控涎丹参酌用之可也。"(《成方便读》卷3)

【评议】诸家均阐明茯苓丸之病机为中脘停痰伏饮,唯其详略各异;对其各药配伍意义论述颇相类似。柯氏指出此方祛痰之力介于二陈汤、礞石滚痰丸之间,符合医理,亦为临床证实。张氏谓"病甚而络中之痰不除者,则可以控涎丹参酌用之",提示病甚非本方药力可及,此说较为中肯。

【验案举例】

1. 失眠 《河北中医》(1984,4:47):某女,38岁。自诉夜不能寐半月余,服西药安定等罔效,近日加重,一夜只睡2~3小时,症见口干口苦,五心烦热,溲赤便干,胸腹满闷,不能进食,食入即吐。患者形体丰腴,语声高亢,舌质红,苔黄腻,脉滑数。先用清化痰热之温胆汤,服后不效,改为指迷茯苓丸加减:茯苓15g,枳壳12g,半夏9g,芒硝9g,竹茹12g,黄芩12g,石菖蒲12g,炒枣仁12g,泽泻9g,生姜3片。进2剂后,睡眠较前好转(一夜可睡4~5小时),效不更方,继进3剂而愈。

按语:此案素体丰腴,多痰多饮,停于胸膈中脘,久而化热,痰热积于中脘,上扰心神,故不能眠。取本方祛中脘之痰,加黄芩、竹茹清化痰热,石菖蒲开心窍,炒枣仁养心安神。配伍得当,恰合病机,故收效满意。

2. 梅核气 《四川中医》(1984,4:48):某女,36岁。咽嗌不适,如物堵塞,咯之不出,咽之不下,病已半年。经耳鼻喉科检查无异常。查患者咽喉不红不肿,无赘生物。脉滑,苔白,诊断为"梅核气"。方投指迷茯苓丸。患者服药10剂后病瘥。

按语:梅核气的病机是痰滞气郁,结于咽喉。指迷茯苓丸中法半夏和生姜燥湿化痰;茯苓淡渗利湿,湿去则痰化;枳壳疏理气滞,气顺则痰除;芒硝润下软坚,润下则痰降,软坚则痰消。故用于痰滞气郁之梅核气甚为合拍。

3. 肢体痹痛 《新中医》(1984,9:16):某女,43岁。患者肢体肌肉内针刺样游走灼热痛已70余天。缘由迁怒起病致胃脘疼痛大作,次日胃痛止,肢体疼痛灼热走注,手不可近。逐日加剧,步履艰难,甚则卒暴昏厥,其状目瞪上视,口呆不语,四肢拘急,项强,不呕,经治无效来诊。症见面色萎黄、肢体痛楚、重着难忍,舌质暗红,苔薄黄,脉沉细。诊为痰气郁结,痰浊滞留肌肤。处方：风化硝、茯苓各 15g，法半夏、枳实各 9g，石菖蒲 1.5g，郁金 4.5g，海蛤壳 12g。服药 3 剂后，肢体肌肉刺痛灼热大减，10 剂后肢体疼痛消失，诸症悉除。

4. 肺部包块　《四川中医》(2004，3：37)某，女，75 岁。2 年前体检时，无意中发现右肺有一 2cm×2cm 大小之包块。后经几家大医院 CT 等相关检查，疑诊为肺部良性包块，要求剖胸探查。病员畏惧手术，抗菌消炎治疗 1 月，包块未见缩小，来我处中医药治疗。自觉无所痛苦，精神食欲皆佳，舌脉亦无异常。以痰气凝结论治，为其疏指迷茯苓丸加浙贝母 30g。因是高龄病人，加之初诊，故药量只用原方的一半。嘱每日 1 剂，先服 3 剂，以观进退。二诊见，未增不适，继用前方，药量加至全量。嘱若无明显不适，则坚持服用 1 月。三诊：前方共服 35 剂，查胸片示包块缩小一半，但服药后大便日行 2～3 次，质稀，稍感乏力，脉象较前软弱。继予原方，减风化硝至 5g，加党参 30g、炒白术 15g，30 剂。病员求愈心切，服 20 剂时便又复查胸片，包块已经消失，为进一步证实再行肺 CT 检查，胸肺仍为正常。改用六君子汤加桔梗、枳壳调理。近因腹泻而来余处诊治，检查胸片，未见包块。

按语：本例除肺部包块外，余无所苦，舌脉如常。肺为贮痰之器，故肺部包块多由痰浊凝结而成。方用指迷茯苓丸主之，加浙贝母以增强化痰散结之力。治疗过程中出现便多质稀、神疲脉弱之象，是因年老体衰，复加缓泻伤正，故减风化硝之量，加党参、白术，与原方中的茯苓相合，即为四君子汤，既可健脾益气，又可杜其生痰之源。包块消失之后，改用六君加枳、桔，意在健脾化湿，培土生金，防其复发。

【临床报道】

1. 十二指肠壅积症　指迷茯苓丸加味治疗十二指肠壅积症发作期 48 例，患者均系西医内科或外科治疗无效者。病程反复发作 1.5～11 年，平均病程 4.8 年；此次呕吐再发作时间 0.5～3 个月；曾经手术治疗者 15 例，其中十二指肠空肠吻合术后 12 例，屈氏韧带松解术后 3 例；全部患者就诊时呕吐均为频发、剧烈，均有不同程度的营养不良、贫血、消瘦及水、电解质平衡紊乱等，均有赖静脉输液补充营养。予以指迷茯苓丸（茯苓、枳壳、半夏、玄明粉、生大黄、沉香用量比例为 3：1.5：6：1：1：0.5，研末蜜炼为丸如桐子大），每次服 3～6g。每隔 2 小时服 1 次，生姜煎汤分次送服，若药后吐出，再追加同等量服下。呕吐缓解后，改为 4～6 小时服 1 次。嘱禁食，卧床休息（取俯卧位或膝胸位），并配伍补液以纠正水、电解质平衡紊乱。呕吐中止后，酌情予以健脾和胃或补中益气之品调理，2 周后进行疗效评定。结果：药后见效时间短者 6 小时，长者 7 天，平均见效时间 2.3 天。疗效优者 30 例，良者 13 例，无效 5 例，总有效率 89.6%。43 例有效患者中优级复发 2 例，良级复发 4 例[1]。

2. 肩周炎　黄芪寄生汤合指迷茯苓丸加味治疗顽固性肩周炎 45 例。其中 30 例经按摩、理疗、中药及西医封闭注射治疗效果欠佳，15 例未经治疗。药用：黄芪 30g，桑寄生 20g，鸡血藤 20g，威灵仙 15g，秦艽 10g，姜黄 10g，桂枝 10g，穿山甲 10g，延胡索 15g，半夏 10g，茯苓 20g，干姜 5g，枳壳 2g，久病不愈者加地龙、全虫，若疼痛较甚者加羌活、海桐皮，若外伤导致者加红花、三七。15 天为 1 疗程，治疗 1～2 疗程后统计治疗效果。结果：痊愈 31 例，好转 10 例，无效 4 例，总有效率 91%[2]。

参 考 文 献

[1] 陈自愚 . 指迷茯苓丸加味治疗十二指肠壅积症发作期 48 例[J]. 中医杂志，2002，13(11)：847.

[2] 温秉强 . 黄芪寄生汤合指迷茯苓丸治疗肩周炎 45 例[J]. 现代中西医结合杂志，2007，16(27)：1693.

温 胆 汤

（《三因极一病证方论》卷9）

【组成】半夏汤洗七次 竹茹 枳实麸炒,去瓤各二两(各6g) 陈皮三两(15g) 甘草炙一两(3g) 茯苓一两半(4.5g)

【用法】上剉为散。每服四大钱(12g),水一盏半,加生姜五片,大枣一枚,煎七分,去滓。食前服(现代用法:加生姜5片,枣1枚,水煎服)。

【功用】理气化痰,清胆和胃。

【主治】胆胃不和,痰热内扰证。心烦不寐,触事易惊,或夜多异梦,眩悸呕恶,或癫痫。

【病机分析】其证由胆胃不和,痰热内扰所致。胆为清净之腑,喜宁谧,恶烦扰;喜柔和,恶抑郁。张介宾云:"肝气虽强,非胆不断,肝胆相济"(《类经·藏金类》卷3)。倘若寒热有偏,或七情所伤,损及少阳冲和之气,令胆郁气滞,则疏泄失职,影响脾胃运化,脾为生痰之源,痰湿由生;若病后或饮食劳倦等亦致脾胃失运,疏泄悖常,气机不畅,水湿停聚为痰为饮。痰浊内阻,致土壅木郁,少阳失其生发之令,故令胆热,而成胆胃不和之证。是证之成,终不离乎痰湿胆热及气机郁滞。痰热上扰神明,则心烦不寐或夜多异梦;胆受其病,失于决断,则触事易惊;痰浊上蒙清窍,则作头眩,甚者发为癫痫;痰湿内阻,胃气上逆,发为呕恶。

【配伍意义】本方主治胆胃不和,痰热内扰之证。治宜祛痰理气,清胆和胃。方中以半夏为君,其性辛温,长于燥湿化痰,降逆和胃。因证为胆热,又与痰热相兼,故臣以竹茹清化热痰,除烦止呕。该药甘而微寒,归肺、胃、胆经,故《本草思辨录》卷4谓:"黄芩为少阳脏热之药,竹茹为少阳腑热之药,古方疗胆热多用竹茹,而后人无知其为胆药者。"二药相合,既化其痰浊,又清其胆热,令胆气清肃,胃气顺降,则胆胃得和,呕烦自止。治痰当理气,气顺则痰消,故佐以枳实,苦辛微寒,取其破气消痰,使痰随气下,以通痞塞之功。枳实与半夏相配,则气顺痰消,气滞得畅,胆胃得和。陈皮辛苦而温,燥湿化痰,既可助半夏祛痰,又可健脾,尚能增枳实行气之功。正如《本草纲目·果部》卷30所云:"橘皮,苦能泄能燥,辛能散,温能和。其治百病,总是取其理气燥湿之功。同补药则补,同泻药则泻,同升药则升,同降药则降。脾乃元气之母,肺乃摄气之籥,故橘皮为二经气分之药,但随所配而补泻升降也。"痰之所成,邪之本在湿,脏之本在脾。故以茯苓健脾渗湿,以杜生痰之源,且有宁心安神之效。陈念祖曰:"痰之本,水也,茯苓制水以治其本;痰之动,湿也,茯苓渗湿以镇其动"(《时方歌括》卷下)。以上均为佐药。使以甘草,益脾和中,协调诸药。煎加生姜,既可助君臣祛痰止呕,又可解半夏之毒;大枣之用,一者与甘草、茯苓为伍,健脾补土以治湿,二者与生姜相配,调和脾胃,使中州健运。诸药相合,化痰而不过燥,清热而不过寒,使痰热得化,胆热得清,胃气和降,共奏理气化痰,清胆和胃之效。

【临床运用】

1. 证治要点 本方所治痰热之证为湿痰而有化热之象,以心烦不寐,眩悸呕恶,舌苔白腻微黄,脉弦滑或略数为证治要点。

2. 加减法 若心中烦热者,加黄连、麦冬以清热除烦;口燥舌干者,去半夏,加麦冬、天花粉以润燥生津;癫痫抽搐,可加胆星、钩藤、全蝎以息风止痉。

3. 本方适用于神经官能症、急慢性胃炎、慢性支气管炎、梅尼埃病、妊娠呕吐等属痰热内扰与胆胃不和者。

【使用注意】本方适用于胆胃不和,痰热内扰之证,但其热象较轻者。若痰热重者,本方力有不逮,当随证化裁。

【源流发展】温胆汤之名,首见于北周·姚僧垣《集验方》。该书已佚,但其部分内容为《外台秘要》所收载。孙兆在校正《外台秘要》序中云:"古之如张仲景、《集验》、《小品方》最为名家,今多亡轶。虽载诸方中,亦不能别白。王氏编次,各题名号,使后之学者,皆知所出。"姚氏之温胆汤,现收载于《外台秘要》卷17病后不得眠条下。书曰:"《集验》温胆汤,疗大病后虚烦不得眠,此胆寒故也,宜服此汤方"。其组成为生姜四两,半夏二两(洗),橘皮三两,竹茹二两,枳实二枚(炙),甘草一两(炙)。方中重用生姜,且有半夏、陈皮温性之助,故其方以"温胆"为主。《备急千金要方》卷12所载之温胆汤,其主治与《集验方》温胆汤相同,唯组成将"枳实二枚"改为"枳实二两",故其亦属"温胆"之方。上述两方除生姜用量较重,性略偏温之外,余药及其相互间配伍关系均与《三因极一病证证方论》卷9之温胆汤相近,或可谓其组方立法之源。

考宋·陈言《三因极一病证方论》,共载温胆汤3首。其一,为卷8之温胆汤。主治胆虚寒,眩厥,足痿,指不能摇,臂不能起,僵仆,目黄,失精,虚劳烦扰,因惊胆慑,奔气在胸,喘满,水肿,不睡。方用半夏、麦冬、茯苓、酸枣仁、炙甘草、桂心、远志、黄芩、草薢、人参、糯米。其药物组成与《备急千金要方》治虚烦不得眠之千里流水汤基本相同,而与卷9之温胆汤相去甚远。其二,为卷9之温胆汤,即今所论之方。其三,为卷10之温胆汤。主治心胆虚怯,触事易惊,或梦寐不祥,或异象眩惑,遂致心惊胆慑,气郁生涎,涎与气搏,变生诸证,或短气悸乏,或复自汗,四肢浮肿,饮食无味,心虚烦闷,坐卧不安。其组成与卷9之温胆汤相同,即《集验方》温胆汤减生姜为五片,另加大枣一枚、茯苓一两半,将枳实二枚改为二两。虽卷9云此方治"胆寒",但主治后亦云:"又治惊悸",而卷10治惊悸之温胆汤则未言其治"胆寒",陈氏认为其病机乃"心胆虚怯","遂致心惊胆慑,气郁生涎,涎与气搏,变生诸证。"表明温胆之名,是因其承袭《集验方》之故,然减生姜之量,则主治心胆虚怯,痰涎为患之证。

后世医家减生姜用量,除治"心胆虚怯,触事易惊,气郁生涎"变生诸证,继而又发展为治疗胆郁痰热之胆胃不和诸疾,不断扩展其适应范围,成为化痰理气,调和肝胆脾胃之方。临证凡遇情志不遂,忧思郁怒,致肝胆之气疏泄不利,津液不布,聚而成痰,或兼肝(胆)脾(胃)不和,而见不寐、惊悸、呕吐、呃逆、眩晕、耳聋、耳鸣及癫、狂、痫等均以本方加减治之。如《直指小儿方》卷1之温胆汤,加酸枣仁一味,以安心神,治"小儿惊悸顽痰",用法中有竹茹少许,盖其热象不显。《医方类聚》卷23引《经验秘方》之温胆汤,功在"定心志",去竹茹、大枣,加远志、酸枣仁,其理略同。《明医杂著》卷6之温胆汤方亦去竹茹,主治"胆气怯弱,惊悸少寐"等症。《世医得效方》卷9载温胆汤,加用人参以补虚,功在"补虚除烦,化痰和胃",以治"大病后虚烦不得眠"等症,如未效,加用远志、五味子、酸枣仁以增敛汗安神之功。《证治准绳·类方》卷5之十味温胆汤,去竹茹之清胆和胃,加入益气养血,宁心安神之人参、熟地、五味子、酸枣仁、远志,治心惊胆怯,气郁诸证。妇科方面,《陈素庵妇科补解》卷1用温胆汤治"妇女经行,卒遇惊恐,因而胆怯,神志失守,经血忽闭,面青筋搐,口吐涎沫",方以安神志、调气血、燥痰湿为功,有"温胆汤"之名,而其方中只用"半夏、广皮、甘草、茯苓"。《万病回春》卷4所载温胆汤,组成较为复杂,加用黄连、栀子以清热泻火,酸枣仁、茯神、辰砂等定惊安神,而突出补气养血之品如参、术、归、地等,合半夏、枳实、竹茹等化痰清热,治疗"内有痰火,惊惕不眠"之证,可谓"扶正达邪"之妙剂。《活人方》卷6之温胆汤组成上多黄连、黄芩、天麻、厚朴、苏子等,用以治"痰气火并结于中宫"之眩晕,干呕作酸,腹痛便燥诸症。《增补万病回春》卷2的加减温胆汤,主治"痰火烦躁,惊惕失志,神不守舍"之证,加用炒栀子、黄连清热泻火,人参、麦门冬、当归、白术补虚扶正，朱砂、酸枣仁以安神魂，竹沥临服加入，以益清热化痰之功。全方功似《万病回春》之温胆汤，而药力大于前者。李中梓《医宗必读》将温胆汤列入惊、不眠证两门，认为治心胆虚怯，触事易惊或梦寐不祥，心惊胆怯，气郁生涎，或短气，或自汗。又认为不眠原因有五：气虚、阴虚、痰滞、水停、胃不和。如由痰滞不得卧眠则用温胆汤加南星、枣仁、雄黄末。《医宗金鉴·妇科心法要诀》卷46加味温胆汤，方由陈皮、半夏、茯苓、甘草、枳实、竹茹、黄芩、黄连、麦门冬、芦根组成，水煎时加生姜。功在清热除烦，和胃化痰，用于孕妇恶阻。《医宗金鉴·幼科心法要诀》卷5加味温胆汤，较前方少黄芩、芦根，加灯心，水煎服。功用略同，而药力稍逊。用治小儿胃热，食入即吐，口渴饮冷，呕吐酸涎，身热唇红，小便色赤。《杂病源流犀烛》卷6温胆汤治"怔忡，包络动者"，其组成比《摄生秘剖》之天王补心丹少丹参、玄参、桔梗、天门冬、当归身，而多金石斛、甘草二味，盖宗滋阴养血，补心安神之法，其名温胆者，似因主治"怔忡"，与胆怯有关。《杂病源流犀烛》卷6之加味温胆汤，又名参胡温胆汤，在《三因极一病证方论》温胆汤基础上，增香附、陈皮、人参、柴胡、麦门冬、桔梗、大枣，共奏"补心养肝，理气化痰"之功，用治"心肝两虚而善悲"。《古今医彻》卷1之温胆汤，系《三因极一病证方论》温胆汤加钩藤组成，取钩藤清热平肝，息风止痉之功，而主治"伤寒夹惊"之症，当为广义伤寒夹惊，必见痰热内扰为患。《笔花医镜》卷2之温胆汤，去竹茹之寒，加人参、熟地、炒枣仁等益气养血安神之品，用治男科病，主治"胆气虚寒，梦遗滑精"之证。《六因条辨》卷上在本方基础上加黄连一味，名黄连温胆汤，重在清热除烦，化痰和胃，以治痰热内扰、失眠、眩晕、心烦、口苦、舌苔黄腻诸证。王海洲等（《河南中医》1985，3：24）在临证中对温胆汤随症加味，衍化运用，分别名为参芪温胆汤、生脉温胆汤、芩连温胆汤、五子温胆汤、四君温胆汤、建中温胆汤、三黄温胆汤、柴芩温胆汤、桃红温胆汤、血府温胆汤等，使温胆汤的应用范围扩展到现代医学的心血管系统、神经系统、呼吸系统、消化系统、泌尿系统等临床各科，涉及祖国医学数十种证候，多个脏腑。可见，《三因极一病证方论》之温胆汤是以《集验方》温胆汤为源创立，后世灵活变通，不断拓宽其适应证，广泛应用于内、妇、儿科等多种肝（胆）脾（胃）不和之痰证。

【疑难阐释】关于方名"温胆"的涵义　有关温胆汤究竟是"温胆"，还是"清胆"，曾有争议，见仁见智。考姚氏之温胆汤，其性温者为生姜四两，半夏二两，橘皮三两，甘草一两，共十两；其性凉者竹茹二两，枳实二枚（二两），共四两。方之药性以温为主，且主治亦明言"此胆寒故也"，故云此方是"温胆"，似无异议。然陈氏之温胆汤，减生姜四两为五片，则方中温性之力大减，相对而言其凉性有增，可谓其具有"清胆"之效。因其组方立法源于姚氏，遂沿用"温胆"之名。

胆者，中正之官，主决断，《素问·六节藏象论》云："凡十一脏，皆取决于胆也"。胆之生理特点正如罗美所谓："胆为中正之官，清净之府，喜宁谧，恶烦扰，喜柔和，不喜壅郁，盖东方木德，少阳温和之气也"（录自《古今名医方论》卷2）。故治胆之方，多以"温和"为要。如姚氏之方欲温其胆寒，组成重用生姜，虽温而不刚燥；而陈氏之方意欲清胆，通过减生姜之量，而突出竹茹"甘而微寒，又与胆喜温和相宜，"（《本草思辨录》卷4）。因此，温胆与清胆之方，均应兼顾胆喜静恶扰及"以温为常候"（《医方考》卷2）之生理特点，总以和顺胆气为主。

【方论选录】

1. 吴昆："胆热呕痰，气逆吐苦，梦中惊悸者，此方主之。胆，甲木也，为阳中之少阳，其性以温为常候，故曰温胆。竹茹之清，所以去热；半夏之辛，所以散逆；枳实所以破实，陈皮所以消滞，生姜所以平呕，甘草所以缓逆。伤寒解后，多有此证，是方恒用之。"（《医方考》卷2）

2. 汪昂:"此足少阳、阳明药也。橘、半、生姜之辛温,以之导痰止呕,即以之温胆。枳实破滞,茯苓渗湿,甘草和中,竹茹开胃土之郁,清肺金之燥,凉肺金即所以平甲木也。如是则不寒不燥,而胆常温矣。《经》又曰:胃不和则卧不安;又曰:阳气满不得入于阴,阴气虚故目不得瞑,半夏能和胃而通阴阳,故《内经》用治不眠。二陈非特温胆,亦以和胃也。"(《医方集解·和解之剂》)

3. 罗美:"胆为中正之官,清净之腑,喜宁谧,恶烦扰,喜柔和,不喜壅郁,盖东方木德,少阳温和之气也。若大病后,或久病,或寒热甫退,胸膈之余热未尽,必致伤少阳之和气,以故虚烦;惊悸者,中正之官,以熇蒸而不宁也;热呕吐苦者,清净之腑,以郁炙而不谧也;痰气上逆者,土家湿热反乘,而木不得升也。如是者首当清热,及解利三焦。方中以竹茹清胃脘之阳;而臣以甘草、生姜,调胃以安其正;佐以二陈,下以枳实,除三焦之痰壅;以茯苓平渗,致中焦之清气。且以驱邪,且以养正,三焦平而少阳平,三焦正而少阳正,胆家有不清宁而和者乎?和即温也,温之者实凉之也。若胆家真畏寒而怯,属命门之火衰,当与乙癸同源而治矣。"(录自《古今名医方论》卷2)

4. 王子接:"温胆汤,隔腑求治之方也。热入足少阳之本,胆气横逆,移于胃而为呕,苦不眠,乃治手少阳三焦,欲其旁通胆气,退热为温,而成不寒不燥之体,非以胆寒而温之也。用二陈专和中焦胃气,复以竹茹清上焦之热,枳实泄下焦之热,治三焦而不及胆者,以胆为生气所从出,不得以苦寒直伤之也。命之曰温,无过泄之戒辞"。(《绛雪园古方选注》卷中)

5. 张璐:"胆之不温,由于胃热不清,停蓄痰饮,沃于清净之府,所以阳气不能条畅,而失温和之性,故用二陈之辛温以温胆涤涎,涎聚则痰郁,故加枳实、竹茹以化胃热也。"(《张氏医通》卷16)

6. 陈念祖:"二陈汤为安胃祛痰之剂,加竹茹以清膈上之虚热,枳实以除三焦之痰壅,热除痰清而胆自宁和,即温也。温之者,实凉之也。若胆家真寒而怯,宜用龙牡桂枝汤加附子之类。(《时方歌括》卷下)

7. 张秉成:"治胆虚痰扰,惊悸不眠等证。夫人之六腑,皆泻而不藏,惟胆为清净之腑,无出无入,寄附于肝,又与肝相为表里。肝藏魂,夜卧则魂归于肝,胆有邪,岂有不波及于肝哉!且胆为甲木,其象应春,今胆虚即不能遂其生长发陈之令,于是土得木而达者,因木郁而不达矣。土不达,则痰涎易生。痰为百病之母,所虚之处,即受邪之处,故有惊悸之状。此方纯以二陈、竹茹、枳实、生姜和胃豁痰,破气开郁之品,内中无温胆之药,而以温胆名方者,亦以胆为甲木,常欲其得春气温和之意耳。"(《成方便读》卷3)

8. 秦伯未:"本方以和胃、化痰、清热为目的,亦非肝病方。因胆附于肝,其性温而主升发之气。肝气郁滞,则胆气不舒,从而不能疏土,出现胸闷、呕恶等胃症状。胃气愈逆则胆气愈郁,用和降胃气治标,间接使胆气舒展,肝气亦得缓和。所以本方称为温胆,是根据胆的性质,以期达到升发的作用,与温脾、温肾等的温字,意义完全不同"。(《谦斋医学讲稿》)

【评议】诸家从不同角度论述了本方主治病证的病因病机、治法、方药等,除张秉成外,皆主张痰热所致,胆胃不和为患,用药均重视竹茹之清胆胃之热,"二陈"之燥湿化痰。罗氏首先阐述胆腑的生理特性,指出"胆为中正之官,清净之府,喜宁谧,恶烦扰",并详论胆胃不和的病理机制,法拟清热及解利三焦,通过驱邪与养正并用,达"三焦平而少阳平,三焦正而少阳正"之效,侧重竹茹之清胃热为君,生姜、甘草为臣和胃以扶正方面。吴氏所论亦同。王氏认为二陈和中焦,竹茹清上焦,枳实泄下焦,以治三焦,而退胆热,复胆温和之体。汪氏则指出竹茹"开胃土之郁,清肺金之燥,凉肺金即所以平甲木也",似颇有见地,然不免有不知

"竹茹为疗少阳腑热之药"之嫌(《本草思辨录》卷4)。张璐亦以枳实、竹茹为化胃热之用,并言"胆之不温,由于胃热不清,停蓄痰涎,沃于清净之府,所以阳气不能条畅,而失温和之性",指出"胆胃不和"由胃及胆的病机。陈氏强调温胆汤"温之者,实凉之也",并与龙牡桂枝汤加附子所主之证相区别。秦氏注重"本方以和胃、化痰、清热为目的",复胆气之舒,期升发之常,与温脾、温肾之大温大热相去甚远。张秉成言及肝胆的生理、病理联系,认为胆虚即木郁而土不达,则痰涎易生,痰为百病之母,所虚之处,即受邪之处,故有惊悸之状,推温胆汤"温和"之义,认为"二陈"加味诸品奏"和胃豁痰、破气开郁"之功,无温胆之药而复胆腑"温和"之性。总之,诸家之论各有侧重,尤对温胆之涵义各圆其说,而无不与胆腑的生理特性密切相关。

【验案举例】

1. 湿痰惊搐 《名医验案类编》卷7:某男,4岁。因跌仆坠水,受惊致昏厥不省,口开眼闭,喉间痰响,手足抽搐。面舌俱白,指纹滞黑,脉动滑,乃跌仆坠水受惊受湿,痰热阻塞气机所致。以温胆汤开达上下以治之。处方:广陈皮钱半,半夏钱半,菖蒲钱半,茯苓二钱,枳实一钱,贝母三钱,黄连一钱,钩藤一钱,竹叶一钱,竹油二钱,姜汁一分,甘草五分。前方甫灌一匙,呕出痰涎而苏,尽剂而瘥。

按语:此案用药以豁痰透络为主,避去呆滞之品,是深得此中之味者。

2. 呕吐绿痰 《名医验案类编》卷6:某男,18岁。先日头痛,忽恶寒发热。证候见吐出痰涎,纯是深绿色,一昼夜不息,饮食进口即吐出,口苦心烦不安,小便短涩,脉左搏指有力,舌苔黑而干,是肝胆两经风火郁结所致。先宜苦温降痰,继宜安胃和脾。处方:炒竹茹二钱(姜汁炒),炒枳壳一钱,制半夏一钱,广陈皮一钱,云茯苓三钱,炒山栀一钱,吴茱萸五分,黄连五分。次诊,两剂呕吐即止,舌苔稍滑,左脉软,热退,心仍烦。处方:法半夏一钱,广橘皮一钱,云茯苓三钱,川黄连八分,炮干姜一钱,乌梅三枚。三诊,两剂身热退清,心亦不烦,舌苔转白,脉和缓,拟扶脾以进食。处方:潞党参二钱,焦白术一钱,云茯苓三钱,制半夏一钱,广橘皮八分,炮干姜八分,缩砂仁八分。二剂食量大进。按肝胆两经治法,古人每寒温并施,以厥阴之寒,少阳之火,相为倚伏,故用山栀、黄连清少阳胆经之火,吴萸、干姜温厥阴肝经之寒,惟呕多伤脾,终以扶脾收功。

按语:此案说明肝胆治法,足开后学心胸,且可与仲景泻心诸方相发明,学者隅反可也。

3. 脑鸣 《甘肃中医》(1993,5:22):某女,38岁,已婚。1986年4月5日诊。患者自觉头颅内隆隆作响,左侧尤甚,已半年之久,经中西医治疗未效,而来就诊。经详询,半年前因邻居纠纷郁闷在胸,继则出现左侧脑鸣,常常因此导致失眠多梦,胆小易惊,烦闷易动,舌质红,脉弦滑。方用温胆汤加味治之,半夏10g,云苓12g,陈皮12g,竹茹10g,生姜10g,甘草6g,柴胡8g,香附12g,菖蒲10g,4剂。

二诊(4月9日):症状大有好转,其失眠、烦闷等亦大轻之,又宗上方续服4剂,患者欣喜告之,诸症皆愈。

按语:本证之作,因情志不调,气机不畅,郁久成痰,痰热与郁气搏击,上扰清窍所致。故以温胆汤清热化痰为主,佐以柴胡、香附以条达气机,使郁开气畅,痰不自生,再伍以石菖蒲开窍。诸药共熔一炉,相得益彰,使郁结开,痰热清,上窍利,脑鸣愈。

4. 小儿厌食症 《四川中医》(1992,2:27):某男,9岁。1988年5月5日诊。患儿不思饮食近半年,口不干,大便结,喜食糖果冷饮,活动如常,小便可。舌质淡红,苔白厚腻,脉濡滑。治以理气调中,健脾燥湿,消导开胃。予温胆汤加味:陈皮10g,半夏、茯苓、枳实各12g,

竹茹 9g,甘草 3g,焦三仙、鸡内金、鱼鳅串各 15g。服 3 剂后,食欲大振。但苔仍白厚,继以原方加白蔻、砂仁各 5g,干姜 3g。再服 2 剂,病愈。

按语:小儿厌食病例的共同特点,多有恣食肥甘,生痰蕴湿。痰湿阻遏脾之运化,则出现胃不受纳,脾胃之气重浊,则苔生厚腻,痰湿郁而化热,则出现口苦、大便结,若胃气不降而上逆,则为呕。温胆汤中含有二陈汤以燥湿祛痰、理气和胃,枳实取其降气逆、消导积滞;少佐竹茹以轻清其郁积之热,加鱼鳅串、焦三仙、鸡内金,均为开胃健脾消食之品。

5. 味觉失常　《中医杂志》(1964,10:27):某女,44 岁,教师。门诊号 98400,1963 年 8 月 7 日初诊。据述每至夏季则失去味觉,两月前突然又作,由医院反复检查,原因未明。服药 1 月余,并配合针灸治疗,均无效,脉濡,舌苔薄腻,与温胆汤祛痰法治本,佐以和胃开窍治标。处方:姜夏、茯苓各三钱,炒陈皮、炒枳壳各一钱半,清炙草一钱,炒竹茹二钱,乌梅三钱,干石菖蒲一钱。

服上方三剂后,食西瓜略知甜味,再与原方续进,至 8 月 24 日味觉完全恢复正常。

按语:《难经·三十七难》云:"脾气通于口,口和则知五味矣;心气通于舌,舌和则知五味矣"。如痰在胆经,逆于脾胃,沃于心窍,故口舌为之不和,味觉因之不辨。方用温胆汤清净胆气,胆清则心脾气和,窍开而味觉灵敏矣。方中加乌梅,乃《局方》二陈汤合乌梅同煎,主要取其和胃化痰之功。

6. 病态眨眼症　《中成药研究》(1982,10:37):某男,9 岁,小学生,1979 年 3 月 5 日初诊。患不自主眨眼症 3 年余,最近 1 周余加剧。经诊为"病态眨眼症",患儿眨眼频繁不能自制,经常头晕,精神呆滞,遗尿,纳呆,恶心,脉细数,舌苔薄腻。治拟化痰理气,佐以补肾。予温胆汤加味,处方:制半夏 12g,陈皮 9g,茯苓 12g,甘草 9g,枳壳 9g,姜竹茹 9g,远志 9g,陈胆星 9g,生牡蛎 30g,夜交藤 30g,仙灵脾 20g。连服 14 剂,眨眼症消失,遗尿亦愈。

按语:本案诸症皆责之痰湿上扰,肾虚不固。痰浊中阻而见舌苔薄腻,纳呆,恶心;痰浊上扰则头晕,精神呆滞,又因痰阻气滞,郁气上窜双目致眨眼不止。《医学入门·杂治赋》曰:"怪病多痰",故用温胆汤加陈胆星、远志,化痰理气,调和肝胃,配牡蛎、夜交藤以安神,合仙灵脾以补肾,数年顽疾归从"痰"治而愈。

7. 阵发性睡眠性血红蛋白尿　《辽宁中医杂志》(1987,6:9):某女,46 岁,干部。于 1986 年 2 月 6 日因晨起酱油色尿就诊。述 1 年前曾因晨起酱油色尿住某医院内科,诊为阵发性血红蛋白尿。经治半月酱油色尿消失出院。1 年来每于情绪波动或劳累后晨起发病,近 2 日酱油色尿加重而求治。诊见患者精神委靡,倦怠无力,腹胀痛,面白少华,舌质淡苔白略厚,脉沉细而数。检查:体温 37.5℃,脉搏 114 次/分。血常规:血红蛋白 8.5g。白细胞 5400,红细胞 380 万。溶血试验:阳性。尿含铁血黄素:阳性。诊断:阵发性睡眠性血红蛋白尿。此乃胆胃失和,脾阳受损,痰湿内生,交阻中焦化热所致。予温胆汤加味。半夏、竹茹、枳实各 9g,陈皮 12g,茯苓 9g,甘草 6g,滑石 18g,黄芪 12g,3 剂。2 月 8 日复诊:酱油色血尿明显减轻,精神好转,腹胀痛亦减轻。但患者仍有乏力,面色少华。将方中黄芪加至 18g,更加附片 5g,先后调治 12 天,血尿消失,诸证悉除。又进 3 剂巩固,追访 1 年未复发。

按语:本例患者的血尿颜色深暗,非热邪下注膀胱所致,乃胆之疏泄不利,脾胃升降功能失司,痰湿内生,滞留于中焦。以温胆汤调和胆胃,祛湿化浊,更加附片、黄芪扶助脾胃之阳。药证合拍,故能奏效。

8. 嗜睡　《实用中医内科杂志》(1989,1:27):某女,45 岁。于 1988 年 4 月初诊。患者体胖,时时欲睡,呼之即醒,醒后欲睡,伴有神疲乏力,胸闷不舒,食欲不振,舌苔白腻,脉细。

前医曾投平胃散、补中益气汤，疗效欠佳。据舌、脉、症合参，诊为痰湿内阻，升降失调所致，改用温胆汤调治。方药：半夏10g，橘红10g，茯苓10g，枳实10g，竹茹10g，冬枣3枚，甘草3g。3剂后病愈大半，再以六君子汤5剂调养而愈。

按语：《灵枢·寒热病》篇云："阳气盛则瞋目，阴气盛则瞑目。"《血证论》卷6谓："倦怠嗜卧者，乃脾经有湿。"本例系湿留日久，寒凝成积，痰湿留滞三焦，阻遏中阳，故令其瞑目嗜卧，投以温胆清其痰湿，用竹茹、生姜、甘草和胃补脾，令痰湿去而三焦畅，浊阴降而清阳升，故睡眠随之复常。

9. 哮证 《实用中医内科杂志》(1994，3：19)：某男，54岁。1988年7月21日住院。患者1981年夏季南方出差得支气管哮喘，以后历年夏季复作。四天前因天气炎热又发作，因服西药疗效不佳，故住中医科治疗。症见：气促胸高，喉间痰鸣，咳痰白而胶黏，咳出不利，胸闷气短不得卧，大便干，舌红苔黄，脉滑数。两肺呼吸音粗糙，并有哮鸣音，右下肺有湿啰音。胸片报告右下肺炎。证属热哮，方用温胆汤加味：陈皮、半夏、枳实、杏仁、蝉蜕、炙杷叶各9g，全瓜蒌、鱼腥草各30g，炙桑皮、茯苓、炒葶苈各15g，胆星、猪牙皂各6g。水煎服，每日一剂。药服三剂，咳嗽胸闷减轻，喉间无痰鸣声，肺部哮鸣音消失，但右下肺仍有细湿性啰音。前方去蝉蜕，加知母9g，续进9剂，病愈出院。愈后未再复发。

按语：本例患者系肺有宿痰，又感风热之邪，以致痰热互结，阻塞气道，痰气交阻，互相搏击，故呼吸困难，喉间痰鸣。用温胆汤加宣肺解痉之蝉蜕，通窍消痰之皂角，功在清热化痰，宣肺利气，解其痰壅气闭，故效果颇佳。

10. 舌麻后缩 《甘肃中医》(1995，3：25)：某男，17岁。1985年7月2日初诊。患者3个月前以发热恶寒，头身疼痛而住院，经用西药而解。出院后10日，即见舌麻，舌往后缩，稍欠灵活，未治。现证同前，尚有胸脘痞闷，厌油纳少，心烦口苦，苔白稍黄厚，舌质淡，脉缓。药用竹茹、半夏、茯苓、陈皮各12g，远志、石菖蒲、桔梗各9g，枳实18g，甘草3g。2剂。二诊见苔渐转黄，湿渐化热，遂守上方加黄连6g，令服2剂。三诊见舌麻消失，舌缩好转，舌质变红。湿热未尽，心火外露也。守二诊方，黄连加至12g，2剂而愈。

按语：本例初诊为胆热挟痰，上扰心窍之候，故用温胆汤加桔梗、远志、石菖蒲，二诊痰湿已渐化热，故加黄连6g，三诊重加黄连者，心火外露也。由于药对其证，故收效捷。

11. 病毒性心肌炎 《陕西中医》(1996，8：367)：某女，7岁。1992年11月10日诊。患儿1个月前曾因发热、咽痛、心慌、胸闷等症状，某医院诊为"病毒性心肌炎"而住院治疗，经西药治疗诸症好转而出院。近2天又因感冒而感胸闷憋气，心慌乏力，脘痞纳呆，有时头昏，夜寐不安，舌苔厚腻微黄，脉濡滑，心电图示"心肌炎"。中医证属痰湿内蕴，心阳不振。治宜化痰燥湿，温通心脉。方选温胆汤加减：陈皮、半夏、枳实、丹参各9g，茯苓、瓜蒌各12g，川芎6g，甘草3g，水煎服。连服6剂，心慌，胸闷憋气递减，续以上方调治月余，诸症俱失，脉转平缓。复查心电图为正常心律。

按语：本例平素体质较差，脾胃虚弱，脾为生痰之源，脾气不升，则停湿成痰，痰湿内蕴，阴浊凝聚，阻于中焦，则碍脾运故纳呆乏力；阻碍清阳上升则头昏；阻碍胸阳则心慌胸闷憋气。方用温胆汤理气化痰燥湿，热象不明显去竹茹，加丹参、川芎养血活血以通心脉，瓜蒌通胸阳，散痰结，药证相合，切中病情，故收效显著。

12. 唾液过多症 《新中医》(1996，9：2)：某男，47岁，教师。1994年8月6日初诊。半年来口中唾液分泌过多，逐渐加重，以致羞于与人交谈，曾在多家医院就诊，均未见效。刻诊：症如上述，伴见咽喉部梗阻不适，咽痒作咳，口干思饮，大便偏干，睡眠差，纳可，舌红嫩，苔少,脉细滑。确属气阴两虚,痰热郁遏,治宜补益肺脾,清热化痰。处方:西党参、生黄芪、白术、茯苓各15g,麦门冬、五味子、法半夏、陈皮、竹茹、炒枳实各10g,淮山药20g,炙甘草6g,5剂。药后口中唾液明显减少,诸症好转,精神振奋,继宗原法守方再进10剂,基本痊愈,复以5剂以巩固其效。

按语:脾主涎,唾液过多症,显系脾虚不运,致津为饮,积饮成痰,而为气阴两虚夹痰饮之证,故用温胆汤健脾化痰泄热,合生脉散补益肺阴,生黄芪、淮山药、白术补益脾气,药证相符,而获佳效。

【临床报道】

一、内科

(一)心血管系统疾病

1. 冠心病心绞痛 以加减温胆汤(全瓜蒌、石菖蒲、郁金、竹茹、枳壳、陈皮、云苓等)治疗冠心病心绞痛30例,并与活血化瘀的冠心Ⅱ号方作对照观察,结果:观察组心绞痛缓解显效率66.7%,总有效率86.7%;中医证候显效率76.6%,总有效率93.3%;心电图显效率16.7%,总有效率为46.7%,与对照组比较,其对心绞痛及中医证候的疗效明显好于后者[1]。

应用温胆汤加味治疗痰浊郁阻型冠心病31例,基本方药:枳实10~12g,竹茹10~15g,陈皮10~15g,半夏6~10g,云苓10~15g,甘草3~10g,生姜3~6g,大枣3~5枚。加减法:心绞痛明显,伴唇舌色暗,脉涩兼有心脉瘀阻症状,加丹参、红花、三七以化瘀止痛;气短,气喘,下肢水肿明显者加人参、黄芪、防己以补气利水;痰多胸闷甚者,加瓜蒌、桔梗以宽胸理气祛痰;胸胁胀痛,情志不畅者,加郁金、香附以理气解郁。结果提示,本方可以明显缓解胸闷、心绞痛等症状,改善心电图缺血型ST-T改变,改善心脏收缩功能,降低血脂、血黏度[2]。

2. 病毒性心肌炎 将208例病毒性心肌炎患者随机分为治疗组和对照组。治疗组用黄连温胆汤加味,嘱患者卧床休息。对照组:卧床休息、吸氧,给予口服维生素E 20mg每日3次,辅酶Q_{10} 10mg每日3次,维生素C 0.2g每日3次,静脉滴注二磷酸果糖50ml每日1次,10%葡萄糖水500ml+胰岛素8U+10%氯化钾10ml每日1次,两周为1疗程。治疗组158例,3个月治愈率约为60%,6个月治愈率为75%。对照组50例,3个月治愈率为52%,6个月治愈率约为62%[3]。

3. 室性早搏 运用黄连温胆汤为主加减治疗67例室性早搏,方药:陈皮10g,半夏12g,茯苓18g,枳实6g,胆南星6g,黄连9g,甘草6g。若气虚明显者,加黄芪、党参、黄精;失眠多梦,加炒枣仁;瘀血症状明显,加丹参;气滞者,加柴胡、香附、佛手;阳虚者,加仙灵脾、附子、补骨脂;手足发胀者,加泽泻;下肢浮肿者,加泽泻、泽兰、冬瓜皮。结果治愈51例,好转9例,无效7例。对功能性早搏疗效最好,16例患者全部有效,对风心病早搏疗效最差,6例患者治愈3例,好转1例[4]。

(二)消化系统疾病

1. 胃脘痛 采用黄连温胆汤为主,治疗胃脘痛50例。加减法:伴有呃逆者,加旋覆花、代赭石;吐酸者,加煅瓦楞、乌贼骨;纳呆者,加焦三仙、鸡内金;便溏者,加苡仁、山药;脘痞者,加黄芩、干姜;脘部灼热者,加黄芩、蒲公英;腹胀者,加厚朴、大腹皮;痛剧者,加川楝子、延胡索;脘腹喜暖者,加干姜、砂仁;舌质紫暗或有瘀点瘀斑者,加丹参、三七粉。临床治愈32例,有效14例,无效4例,总有效率达92%。并附验案1则[5]。

2. 十二指肠球部炎 用自拟"栀连温胆汤"治疗十二指肠球部炎 70 例。方药:栀子、黄连各 7g,陈皮 15g,半夏 10g,茯苓 12g,炙甘草 3g,竹茹 10g,枳壳、金银花各 15g,黄芩 10g,砂仁 7g,沙参 12g,石斛 15g,麦冬 7g,珍珠母 30g。结果治愈 74.3%,有效 17.1%,无效 8.6%,总有效率 91.4%[6]。

(三)神经系统疾病

1. 中风 在温胆汤的基础上加葛根、川芎、水蛭、地龙、丹参、石菖蒲组成温胆抗栓汤,治疗痰郁实热所致的中风(脑血栓形成)30 例,均有半身不遂,口眼歪斜,语言謇涩,口角流涎,手足麻木,肌肤不仁,体胖或舌胖,苔腻,脉滑等症,平均治疗时间为 62.4 天。结果痊愈 14 例,显效 7 例,好转 6 例,无效 3 例[7]。

运用黄连温胆汤加味,治疗中风 76 例。加减法:伴头痛头晕者,加天麻、钩藤、石决明、夏枯草;语言謇涩者,加石菖蒲、远志、郁金、胆南星;大便秘结者,加大黄、芒硝;舌暗有瘀斑者,加黄芪、赤芍、当归、丹参、地龙、桃仁、红花;心中烦热者,加栀子、黄芩;失眠多梦者,加夜交藤、磁石、珍珠母;上肢瘫痪重者,加片姜黄、桑枝;下肢瘫痪重者,加牛膝、杜仲;口角歪斜重者,加白附子、僵蚕;血压高者,加泽泻、山楂;血糖增高者,加葛根、天花粉,并据病情对症治疗。结果:基本痊愈率为 46.1%,总有效率 96.1%[8]。

2. 中风后遗症 采用温胆汤加味治疗中风后遗症 34 例,方药:清半夏 12g,陈皮 6~9g,茯苓 24g,生甘草、竹茹、枳实(或佛手)各 6g,生黄芪 15~45g,三七粉(冲)2~5g,地龙 10~15g。伴高血压者,加草决明、菊花,同时服复方降压胶囊,另配合体育锻炼。结果:显效 10 例,有效 22 例,无效 2 例,总有效率 94.1%[9]。

3. 眩晕 以温胆汤加减治疗内耳眩晕症 52 例,其方药组成为:制半夏、陈皮、黄芩、竹茹、白术各 10g,泽泻、钩藤各 15g。结果:痊愈 48 例,好转 3 例,无效 1 例[10]。

采用温胆汤加味治疗梅尼埃病 86 例,病程 7 天~半年。方药组成:半夏、陈皮、竹茹、枳壳、僵蚕各 10g,茯苓、地龙各 15g,谷精草 20~30g,甘草 6g,生姜 3 片。经 6~15 剂治疗,治愈 52 例,好转 33 例,无效 1 例[11]。

4. 癫狂 以温胆汤加减治疗 26 例癫症,4 例狂证。其基本方药为:竹茹、陈皮、姜半夏、茯苓、甘草、枳壳、炙远志、菖蒲、炒枣仁、生龙牡、珍珠母、麦冬。痰涎壅盛者,加天竺黄、胆南星、明矾、礞石滚痰丸等;肝郁气滞者,加柴胡、香附、郁金、川芎等;痰热伤阴者,加南沙参、生地、白芍等;躁扰不安者,加莲子心、朱砂、琥珀等;热盛心烦者,加黄连、黄芩、栀子、大黄、龙胆草、生石膏等;躁狂奔走者,加生石决明、生铁落等。平均疗程 78.7 天,总有效率达 87%[12]。

5. 郁症 采用黄连菖蒲温胆汤治疗郁证 32 例。基本方:黄连 3g,菖蒲、竹茹、枳实、陈皮、半夏、柴胡、甘草、厚朴、茯苓各 10g,生姜引。临症加减:心烦失眠,加莲子、炒枣仁、夜交藤各 30g,远志 10g;气血虚者,加黄芪 30g,当归 15g;呃逆者,加代赭石 30g,木香 10g;月经不调者,加香附 10g,益母草 30g。结果:32 例经半月至 1 月服药后症状消失,均痊愈,随访 1 年内未见复发[13]。

6. 心脏植物神经功能紊乱 温胆汤加味治疗心脏植物神经功能紊乱 60 例。药用:陈皮 15g,半夏 15g,茯苓 18g,甘草 6g,枳实 15g,竹茹 25g,柴胡 12g,丹参 40g,瓜蒌 25g。加减:心悸者加五味子、炒枣仁;失眠多梦加龙骨、牡蛎、酸枣仁;湿重于热加苍术、藿香、蔻仁、石菖蒲;湿热并重加黄连、茵陈;头痛加白蒺藜、苍耳子;午后低热、心烦、舌红者加丹皮、栀子、麦冬;胁痛加郁金;月经不调加益母草。10 剂为 1 疗程,3 疗程后评定疗效。结果:治愈

24 例,好转 33 例,无效 3 例,总有效率为 95.0%[14]。

7. **重症精神病** 用温胆汤辨证加减,并酌情配用朱砂安神丸、天王补心丹、礞石滚痰丸,治疗重症精神病 149 例,发病原因有遗传因素者 64 例,其余均因忧虑刺激而引起,病程以 3~5 月为多见。其中以精神分裂症最多,为 101 例,躁狂忧郁症 13 例,反应性精神病 13 例,更年期精神病 10 例,其他 12 例。治疗结果,痊愈 117 例(78.53%),基本治愈 2 例(1.34%),好转 24 例(16.10%),无效 6 例(4.03%)[15]。

以温胆汤加味,治疗精神分裂症 30 例,基本方药组成:法夏、陈皮、枳实、竹茹、菖蒲、黄芩、胆星各 9g,茯苓、瓜蒌各 12g,黄连 6g,生铁落(先煎)30g,生姜 4 片,甘草 4.5g。加减法:心悸不宁,加朱砂(冲服)、龙骨、牡蛎;不寐,加琥珀(冲服)、远志;大便燥结不下,加大黄、玄明粉;血瘀,加丹参、桃仁、红花;痰涎壅盛,加天竺黄;纳少,加焦三仙。少数病例配合冬眠灵 100mg,一日三次。结果痊愈 16 例,好转 12 例,无效 2 例[16]。

8. **老年性脑动脉硬化症** 采用温胆汤合天麻钩藤汤加减治疗老年性脑动脉硬化症 30 例。加减法:阴虚者,加太子参或党参;胸闷瘀浊者,加瓜蒌、薤白;心烦失眠甚者,加柏子仁、酸枣仁;头痛,加白芷或蔓荆子。其治是以补肾滋肝,育阴潜阳为法。结果显效 21 例,有效 9 例,疗程均为两个月以内[17]。

9. **失眠症** 以温胆汤随症加减治疗失眠症 276 例,多梦易醒,酌加生龙齿、柏子仁;因情志刺激,肝气郁结,酌加柴胡、香附;心悸易惊,酌加黄连、远志等。10 剂为 1 疗程,疗程间休息 3 日。结果:痊愈 198 例,占 71.74%;显效 46 例,占 16.67%;有效 25 例,占 9.06%;无效 7 例,占 2.3%;总有效率 94.47%[18]。

(四) 呼吸系统疾病

金黄色葡萄球菌肺炎 以温胆汤加味(枳实、竹茹、半夏、茯苓各 10g,陈皮 12g,生姜、大枣、甘草各 6g)治疗 100 例金黄色葡萄球菌肺炎。胸痛、咳吐脓血痰者,加郁金、金银花、蒲公英、败酱草、白茅根;口渴甚者,加麦冬、沙参;便秘者,加栝蒌仁、郁李仁。结果痊愈 85 例,好转 12 例,无效 3 例[19]。

二、妇科

1. **重症妊娠恶阻** 加味温胆汤为主治疗 32 例,组成:半夏 8g,竹茹、白术、茯苓各 10g,生姜 5g,苏叶、陈皮、枳壳、乌梅各 6g。少量频饮。脾胃虚寒者去竹茹、枳壳,加砂仁或蔻仁、干姜、党参、淡吴萸;痰湿壅盛者加藿香、佩兰、石菖蒲、旋覆花;肝胃不和者加黄连、白芍、玫瑰花,或左金丸;肝阳上亢者加珍珠母、生牡蛎、白薇、代赭石等;阴虚内热者,加北沙参、麦冬、石斛、芦根、知母、地骨皮之类;伴有胎漏或胎动不安者,加莲房、黄芩等;若大便干结者,加用润字丸等。并辅以西药常规治疗。15 天为 1 疗程。结果:经 3 疗程后,28 例治愈,4 例好转,治愈率 88%。治疗时间最短为 7 天,最长为 36 天,平均为 14 天[20]。

2. **更年期综合征** 香蒲温胆汤治疗更年期综合征 38 例,药用:香附子、菖蒲、郁金各 20g,半夏、云苓、竹茹、枳实、柴胡各 15g,羌活 10g,龙骨、牡蛎、酸枣仁各 18g。若腰痛者加杜仲。连服 10 天为 1 疗程。结果:有效 20 例,好转 15 例,无效 3 例,总有效率为 92%[21]。

三、五官科

1. **咽异感症** 采用温胆汤加味治疗咽异感症 145 例,方药:半夏 10g,陈皮 10g,茯苓 12g,竹茹 10g,枳实 10g,甘草 10g,紫苏 10g,射干 10g。5 天为 1 疗程,最多用药 3 个疗程。加减:咽干咽痛,加胖大海、青果;心悸失眠,加黄精、远志;咳嗽痰多,加桔梗、百部;病久乏力,加黄芪、党参。结果治愈 75 例(51.7%),有效 68 例(46.9%),无效 2 例(1.4%),总有效率 98.6%。并指出此病相当于中医"梅核气"[22]。

2. 顽固性口腔溃疡 温胆汤化裁治疗顽固性口腔溃疡 39 例。随症加减:牙龈红肿,舌红苔黄,去半夏加龙胆草;苔腻、痰湿重加茵陈、滑石、郁金;大便干结、口臭加大黄;口干舌燥加麦冬、五味子、天花粉;心烦、表热未清加柴胡。服药时先以汤药含漱 3～5 分钟后再咽下。同时给予口服维生素 E。结果:经 7～20 天治疗,临床治愈 36 例,占 92.3%;好转 3 例,占 7.7%[23]。

3. 耳廓假性囊肿 采用抽液注药加温胆汤加减治疗该病 46 例。于抽液注药加压包扎后,当日开始服用中药,药用:半夏 9g,竹茹 9g,枳实 6g,陈皮 9g,茯苓 9g,地龙 6g,柴胡 6g,甘草 3g。若胃纳差者,可加用砂仁、白术、山楂、神曲。3 天后检查局部积液再生情况;如无再生,继续服用中药 3 剂,巩固疗效;如有再生,仍按法抽液注药,同时继续服用中药,仍 3 日复诊。均以 20 天为 1 疗程,在用药期间所有病例均禁食辛辣食物、禁烟酒。结果:46 例中 22 例经抽液注药 1 次即获治愈;4 例经抽液注药 2 次获治愈;3 例经抽液注药 3 次获治愈;其余 17 例均经过 4 次抽液注药,其中 14 例肿胀范围明显变小,仅局部略有肿胀,另 3 例患者症状体征无改善,总有效率 93.5%,随访 6 个月,治愈、有效病例中复发 4 例,复发率为 8.7%[24]。

四、其他

1. 有机磷中毒后遗症 以温胆汤为基本方治疗不同严重程度的有机磷中毒后遗症 42 例。头痛眩晕,加白蒺藜、蔓荆子、菊花、天麻;腹胀纳呆,加藿香、厚朴、槟榔、广木香;恶心呕吐,加砂仁、白蔻仁、佩兰;失眠惊悸,加柏子仁、酸枣仁、夜交藤、珍珠母、磁石;胸闷抑郁,加柴胡、郁金、菖蒲、全瓜蒌;痰热盛,加黄连、黄芩、胆南星、天竺黄;便秘,加生大黄。结果治愈率 80.9%,总有效率 100%,平均治疗 14.5 天[25]。

2. 习惯性痉挛 以温胆汤加味,药用半夏、竹茹、枳实、僵蚕各 6g,陈皮、钩藤各 9g,甘草 3g,茯苓 5g,生姜 2 片,大枣 2 枚;对照组采用安定 0.12mg/(kg·d),分 2 次服。疗程最短者 3 天,最长者 1 个月。结果:治疗组 47 例,治愈 40 例,显效 4 例,有效 3 例。对照组 20 例,治愈 17 例,显效 3 例。两组比较 P＞0.05。其副作用比较,治疗组所有病例均无倦怠、嗜睡等症,且 21 例有不同程度的食欲增进,占治疗总数的 44.7%。对照组 8 例有精神不振,占治疗总数的 35%[26]。

【实验研究】

1. 改善睡眠作用 温胆汤全方与地西泮在与戊巴比妥钠阈下催眠剂量实验中均能明显提高小鼠翻正反射消失率($P＜0.05$),但温胆汤作用弱于地西泮($P＜0.05$);在延长戊巴比妥钠所致小鼠睡眠时间实验中,温胆汤全方与地西泮均可延长小鼠睡眠时间,温胆汤中枢抑制作用弱于地西泮。给药第 1、4 天温胆汤对小鼠翻正反射消失率及延长小鼠睡眠时间方面两者无明显差异;给药 7 天后,两项指标与给药 1 天相比有显著性差异($P＜0.05$),温胆汤有明显累积作用[27]。采用氯苯丙氨酸(PCPA)化大鼠失眠模型,服药 6 天后,温胆汤可以降低大鼠下丘脑内去甲肾上腺素(NE)含量,升高下丘脑内 5-羟色胺(5-HT)、5-羟吲哚乙酸(5-HIAA)含量,推测温胆汤改善失眠大鼠睡眠的机制与其影响大鼠下丘脑内单胺类神经递质含量有关[28]。

2. 镇静、镇痛、抗惊厥作用 连续给药 7 天后,用药理生理多用仪记录小鼠自主活动次数,观察小鼠出现扭体反应(腹部收缩内凹、伸展后肢、臀部抬高)只数、扭体反应前潜伏时间、15 分钟内小鼠出现扭体反应次数士的宁法,以及小鼠惊厥前潜伏时间、出现惊厥只数和死亡数。结果表明温胆汤具有抗惊厥、镇静及镇痛等作用[29]。温胆汤全方与氯丙嗪均能明显减少正常小鼠自发活动（$P<0.01$），减少去水吗啡诱发的小鼠攀爬行为（$P<0.01$），减少 L-多巴诱发的小鼠抬头活动（$P<0.01$），但温胆汤抑制效果弱于氯丙嗪（$P<0.01$）[30]。

3. 抗精神分裂症作用　灌胃给药 21 天，最后 3 天腹腔注射盐酸阿朴吗啡（APO）建立精神分裂症的动物模型。温胆汤给药后大鼠血浆中白细胞介素-2（IL-2）的含量明显高于模型组（$P<0.05$）；胸腺和脾脏指数差异较模型组有显著性（$P<0.05$）；血浆超氧化物歧化酶（SOD）、丙二醛（MDA）含量较模型组差异有显著性（$P<0.05$）；大鼠刻板行为不同程度受到抑制（$P<0.05$）。说明温胆汤能有效地提高精神分裂症模型鼠免疫调节的能力，对氧自由基引起的损伤具有保护作用，并具有对抗 APO 引起的刻板行为的作用[31]。采用免疫组化技术和高效液相-化学法（HPLC-EC）分别对酪氨酸羟化酶（TH）、纹状体多巴胺（DA）进行了含量测定。显示温胆汤可增加精神分裂症大鼠模型 TH、DA 的含量，拆方配伍发现化痰理气组和健脾理气组对 DA 的影响主要表现在对 DA 的合成有促进作用[32]。

4. 降血脂作用　温胆汤可有效降低急性高脂血症小鼠血清 TC、TG、LDL-C 含量，提高 SOD 活性，降低 MDA 含量，控制体重增长，降低粪便中脂质含量。同时，温胆汤可有效降低慢性高脂血症小鼠血清 TC、TG 含量，但对 HDL-C 含量的升高无明显效果[33]。采用高脂乳剂灌饲方式建立大鼠高脂血症模型。经灌胃给药 30 天后，温胆汤能显著降低实验性高脂血症大鼠血中的 TC、TG、LDL-C，升高血中的 HDL-C，且未见毒副反应。说明温胆汤能有效调节机体脂质代谢，预防和治疗高脂血症引起的疾病[34]。在针对高脂血症大鼠的实验研究中发现，温胆汤能够显著抑制大鼠血清 TC、TG 浓度，提高脂蛋白脂酶（LPL）和总脂解酶（LA）活性，但对肝脂酶（HL）活性无明显影响；逆转录聚合酶链反应（RT-PCR）实验显示高脂饲料能显著降低大鼠肝脏低密度脂蛋白受体（LDLR）mRNA 水平，温胆汤能显著升高大鼠肝脏 LDLRmRNA 水平。提示温胆汤可能主要通过调节大鼠肝脏 LDLR 转录水平预防脂质代谢紊乱[35]。

5. 抗心肌纤维化作用　采用 16 周龄自发性高血压大鼠（SHR），经温胆汤治疗 8 周后，血清Ⅲ型前胶原氨端肽（PⅢNP）、层黏蛋白（LN）、透明质酸（HA）均明显下降，与 SHR 对照组有显著性差异（$P<0.01$），提示温胆汤有一定的抗心肌纤维化的作用[36]。

【附方】十味温胆汤（《世医得效方》卷8）　半夏汤洗七次　枳实去瓤、切、炒　陈皮去白各三两（各15g）　白茯苓去皮一两半（7.5g）　酸枣仁微炒　大远志去心，甘草水煮，姜汁炒各一两（各3g）　北五味子　熟地黄切、酒炒　条参各一两（各3g）　粉草五钱（1.5g）　上剉散，每服四钱（12g），水一盏半，姜五片，枣一枚煎，不以时服。功用：化痰宁心。主治：心胆虚怯，触事易惊，四肢水肿，饮食无味，心悸烦闷，坐卧不安等。

本方即《三因极一病证方论》温胆汤减去清胆和胃之竹茹，加入益气养血、宁心安神之人参、熟地、五味子、酸枣仁、远志而成。故虽无清热之功，但增补养心神之力，遂成化痰宁心之剂，适用于痰浊内扰，心胆虚怯，神志不宁诸证。

参 考 文 献

[1] 高峰,张国庆. 冠心病心绞痛从痰论治的临床与实验研究[J]. 中国中医急症,1995,4(4):148-151.

[2] 王军昌. 温胆汤加味治疗冠心病 31 例临床分析[J]. 陕西中医学院学报,1996,19(2):16-17.

[3] 李毅. 黄连温胆汤加减治疗病毒性心肌炎[J]. 上海中医药杂志,1995,(7):43.

[4] 陈茂仁.黄连温胆汤加减治疗室性早搏 67 例[J].中医研究,1992,5(2):32-33.

[5] 徐先.黄连温胆汤治疗胃脘痛 50 例[J].陕西中医,1990,11(11):489.

[6] 陈维杰.栀连温胆汤治疗十二指肠球部炎 70 例[J].辽宁中医杂志,1996,23(11):513.

[7] 施先庚,施磊.温胆抗栓汤治疗脑血栓形成 30 例[J].湖北中医杂志,1994,16(1):8.

[8] 冯爱萍.黄连温胆汤加味治疗中风 76 例[J].山东中医药大学学报,1997,21(3):191-192.

[9] 铁芢,宋洁.温胆汤加味治疗中风后遗症 34 例[J].陕西中医,1995,16(9):393.

[10] 王淑波.温胆汤加减治疗内耳眩晕症 52 例[J].广西中医药,1986,9(2):20.

[11] 袁呈云.温胆汤加味治疗梅尼埃病 86 例[J].浙江中医杂志,1991,26(3):110.

[12] 陈超.温胆汤加减治疗癫狂症 30 例临床观察[J].中医杂志,1984,25(11):31-32.

[13] 李凤云.黄连菖蒲温胆汤治疗郁症 32 例[J].陕西中医,1997,18(4):174.

[14] 唐晓峰.温胆汤加味治疗心脏植物神经功能紊乱 60 例[J].江西中医药,2008,39(8):74.

[15] 蔡惠群.千金温胆汤加减治疗重症精神病 149 例的疗效报告[J].浙江中医杂志,1958,1(5):5-8.

[16] 王俊国.温胆汤加味治疗精神分裂症 30 例[J].陕西中医,1987,8(3):139.

[17] 周华珍.温胆汤合天麻钩藤饮加减治疗老年性脑动脉硬化症 30 例[J].云南中医杂志,1994,15(3):13.

[18] 张连生.温胆汤治疗失眠症 276 例疗效观察[J].河北中医,1995,17(5):31.

[19] 徐振华.温胆汤加味治疗金黄色葡萄球菌肺炎 100 例[J].新中医,1994,26(3):50-51.

[20] 苑小平.加味温胆汤治疗重症妊娠恶阻 32 例[J].浙江中医杂志,2002,37(9):381.

[21] 董明群.香蒲温胆汤治疗更年期综合征 38 例[J].陕西中医,1998,19(11):510-511.

[22] 马玉起.温胆汤加味治疗咽异感症 145 例疗效观察[J].国医论坛,1994,9(4):39.

[23] 何焕平.温胆汤化裁治疗顽固性口腔溃疡[J].吉林中医药,2000,(3):30.

[24] 尚红坤,王在凡,陈刚.超抽液注药加温胆汤治疗耳廓假性囊肿疗效观察[J].齐齐哈尔医学院学报,2007,28(15):5181.

[25] 张学安.温胆汤加减治疗有机磷中毒后遗症 42 例[J].中原医刊,1985,12(3):28-29.

[26] 肖代齐,凌汉贵.温胆汤加味治疗习惯性痉挛 47 例[J].湖北中医杂志,1994,16(5):7.

[27] 吴晓丹,马伯艳,李然,康广盛.《三因极一病证方论》温胆汤改善睡眠的实验研究[J].中医药信息,2004,21(5):31-32.

[28] 张福利,马伯艳,白妍,等.温胆汤对失眠大鼠下丘脑内单胺类递质影响的研究[J].中医药信息,2005,22(2):48-49.

[29] 贺又舜,袁振仪,瞿延晖,等.温胆汤镇静镇痛抗惊厥作用的实验研究[J].中国中医药科技,1997,4(4):226.

[30] 傅俊英,贺又舜,袁振仪,等.温胆汤对小鼠整体行为影响的实验研究[J].湖南中医学院学报,1999,19(1):7-8.

[31] 万红娇,杨翠萍,贺又舜,等.温胆汤对精神分裂症模型鼠免疫调节及抗氧化的影响[J].江西中医学院学报,2008,20(2):58-60.

[32] 谢辉,贺又舜.温胆汤及其配伍对大鼠纹状体 DA 合成的影响[J].湖南中医杂志,2004,20(3):66-67,70.

[33] 李佳楠,陈东辉,罗霞,等.温胆汤降脂作用研究[J].华中科技大学学报(医学版),2002,31(6):666-668.

[34] 王燕,武晓宇,马伯艳,等.温胆汤对高脂血症大鼠血脂的影响[J].河北中医,2006,28(11):867-868.

[35] 李佳楠,陈东辉,罗霞,等.温胆汤对高脂血症大鼠及小鼠体内脂质代谢调节机理研究[J].江汉大学学报(自然科学版),2004,32(2):62-66.

[36]张国华,吕琳.温胆汤对自发性高血压大鼠血液中PⅢNP、LN和HA水平影响的实验研究[J].浙江中医杂志,2007,42(10):895-896.

第二节　清 热 化 痰

清气化痰丸
(《医方考》卷2)

【组成】陈皮去白　杏仁去皮尖　枳实麸炒　黄芩酒炒　瓜蒌仁去油　茯苓各一两(各30g)　胆南星　制半夏各一两半(各45g)

【用法】姜汁为丸。每服6g,温开水送下(现代用法:为末,姜汁为丸,每服6g,温开水送下,亦可做汤剂,加生姜,水煎服)。

【功用】清热化痰,理气止咳。

【主治】痰热咳嗽证。痰稠色黄,咯之不爽,胸膈痞闷,甚则气急呕恶,舌质红,苔黄腻,脉滑数。

【病机分析】本证多因脾失健运,津液凝滞,为火邪煎熬而成痰热,故见痰稠色黄,咯之不爽。痰随火升降,火引痰横行。流阻于肺,则肺气失宣而见咳嗽;有碍于胃,则胃气不降而见呕恶;阻塞气机,则气不得行而见胸膈痞闷。舌红、苔黄腻,脉滑数,均为痰热之征。

【配伍意义】本方主治痰热咳嗽,治宜清热化痰,理气止咳。《医方集解·除痰之剂》云:"气有余则为火,液有余则为痰,故治痰者必降其火,治火者必顺其气也。"方中以胆南星为君,取其味苦性凉,清热化痰,治痰热之壅闭。以黄芩、瓜蒌仁为臣,黄芩苦寒,善能清泻肺火;瓜蒌仁甘寒,长于清肺化痰,两者合用,泻肺火,化痰热,以助胆南星之力。治痰当须理气,故又以枳实行气化痰,消痞除满,《本草从新》卷9谓其治"痰癖结";陈皮理气宽中,兼可燥湿化痰;脾为生痰之源,肺为贮痰之器,故以茯苓健脾渗湿,杏仁宣利肺气,半夏燥湿化痰,既消已生之痰,又杜生痰之源,均为佐药。以生姜汁为丸,一则可解半夏之毒,二则可助半夏降逆化痰。诸药配伍,共奏清热化痰,理气止咳之效。

本方配伍特点为清热与化痰并重,且于清化之中佐以理气之品,使热清火降,气顺痰消,则诸症自除。

【临床运用】

1. 证治要点　本方为治热痰的常用方剂。以咳嗽痰稠色黄,苔黄、脉数为证治要点。

2. 加减法　若肺热较盛,见有身热口渴者,可加石膏、知母以清热泻火;痰多气急者,可加鱼腥草、桑白皮等以清泻肺热;若热结便秘,可加大黄、芒硝等以泻热通便。

3. 肺炎、支气管炎等,属痰热证者,可以本方加减治之。

【使用注意】证属脾虚寒痰者,不宜应用本方。

【源流发展】《医方考》卷2之清气化痰丸,考其清热化痰之组方法则,可谓源于小陷胸汤与二陈汤。《伤寒论》之小陷胸汤,以黄连、半夏、瓜蒌为伍,清热化痰,宽胸散结,主治痰热互结之小结胸病。本方易黄连为黄芩,重在治痰热在肺之咳嗽;且在二陈汤基础上,加用胆星为君,使其化痰之力倍增;更入枳实、杏仁,而增行气利肺之能。考其同名相近之方,可上溯至丹溪方。《景岳全书》卷55引丹溪方清气化痰丸,较本方多黄连、甘草二味,主治上焦痰火壅盛之咳嗽、烦热、口渴、胸中痞满之证。较之本方痰热为重,故以南星、半夏各三两祛痰,黄连、黄芩各五两清热。表明若痰壅较盛,虽属热痰,亦可用南星、半夏等温燥之品,然需重用芩、连等寒凉之物。此方对后世影响颇深,诸如《摄生众妙方》卷6、《古今医鉴》卷4(引刘少保方)等清气化痰丸,均如此配伍。及至《医方考》卷2清气化痰丸,则将天南星易为胆南星,且仅用黄芩而成清热化痰,善治热痰之基础方。《医学启蒙》卷3清气化痰丸即在本方基础上,加滑石、山栀等清利之品,而成降火顺气化痰之剂。但若痰热内壅而痞证较著,则可将方中黄芩易为黄连,与半夏相配,苦降辛开消其痞满,此乃仲师"泻心"除痞之法。如《万病回春》卷2之清气化痰丸即属此例。

【疑难阐释】关于方名的"清气" 本方主治痰热之证,以清热化痰为基本治法。《丹溪心法》卷2谓:"见痰休治痰,善治者,不治痰而治气。"《医方集解·除痰之剂》云:"治痰者必降其火,治火者必顺其气"。因痰随气动,气滞则痰阻,气顺则痰消。即《医方考》卷2吴昆所释:"气之不清,痰之故也,能治其痰,则气清矣。"庞安常曾言:"人身无倒上之痰,天下无逆流之水。善治痰者,不治痰而治气,气顺则一身之津液亦随之而顺矣"(录自《证治准绳·杂病》卷2)。故本方名曰清气化痰丸。

【方论选录】

1. 吴昆:"此痰火通用之方也。气之不清,痰之故也,能治其痰,则气清矣。是方也,星、夏所以燥痰湿,杏、陈所以利痰滞,枳实所以攻痰积,黄芩所以消痰热,茯苓之用,渗痰湿也;若瓜蒌者,则下气利痰云尔"!(《医方考》卷2)

2. 汪昂:"此手足太阴之药,治痰火之通剂也。气能发火,火能役痰,半夏、南星以燥湿气,黄芩、栝蒌以平热气,陈皮以顺里气,杏仁以降逆气,枳实以破积气,茯苓以行水气,水湿火热,皆生痰之本也。盖气之亢则为火,火退则还为正气,而安其位矣,故化痰必以清气为先也"。(《医方集解·除痰之剂》)

3. 徐大椿:"痰热内壅,肺金失降下之令,故胸中逆满痞塞,烦热咳嗽不止焉。南星散痰湿,半夏燥痰湿,黄连清心脾之火,黄芩清胸膈之热,瓜蒌涤热除烦,专驱痰燥,杏仁降气理嗽,专治痰逆,茯苓渗湿和脾气,枳实消痰除逆满,陈皮利气除痰,甘草缓中。糊丸以姜汁,下以姜汤,总为散痰降逆尚功。此消痞降逆之剂,为痰热痞逆之专方。"(《徐大椿医书全集·杂病证治》卷2)

4. 张秉成:"治热痰,汪切庵曰:热痰者,病因火而成也。痰即有形之火,火即无形之痰,痰随火而升降,火引痰而横行,变生诸证,不可纪极。火借气于五脏,痰借液于五味。气有余则为火,液有余则为痰,故治痰者必降其火,治火者必顺其气,此方所由设也。方中半夏、胆南星,为治痰之君药。痰由于火,故以黄芩之苦寒降之,瓜蒌之甘寒润之。火因于气,即以陈皮顺之,枳实破之。然脾为生痰之源,肺为贮痰之器,故以杏仁之苦温,疏肺而降气,茯苓之甘淡,渗湿而宣脾,肺脾肃清,则痰不存留矣。以姜汁糊丸者,用为开痰之先导耳"。(《成方便读》卷3)

5. 李畴人:"以南星、半夏、橘红之化湿痰,杏仁、瓜蒌、枳实之滑痰下气,黄芩清痰热,茯苓渗湿痰,丸以姜汁,使中上焦之痰热开化,则类中风之舌謇语涩肢废可除。"(《医方概要》)

【评议】对本方主治病机之认识,诸家多以火热立论,云其为"痰火通用之方"。并阐明治痰与顺气、清火与理气之间的相辅相成关系。如汪昂云:"气能发火,火能役痰。"张秉成进一步释为:"痰即有形之火,火即无形之痰,痰随火而升降,火引痰而横行。……气有余则为火,液有余则为痰。故治痰者必降其火,治火者必顺其气。"在方药配伍意义的阐释中,诸家均立足于清热(火)、理气、化痰之法。凡此皆属中肯之论。但在论及方中胆南星之意义时,多将其归属燥湿化痰之列,如"星、夏所以燥痰湿"(吴昆)、"半夏、南星以燥湿气"(汪昂)、"南星散痰湿"(徐大椿)、"以南星、半夏、橘红之化湿痰"(李畴人)等等。而未有将胆南星释为清化痰热者。胆南星系天南星研细粉与牛、羊、猪的胆汁经加工浸制而成,性味苦凉,具清热化痰,息风定惊之功,而无燥热伤阴之弊。本方以之为君,旨在取其清热化痰,针对痰热之证而起主导作用。汪、徐、李诸家所论似有偏颇,然吴氏《医方考》论述清气化痰丸,虽言其主治痰火,但又释"是方也,星、夏所以燥痰湿",却未将胆南星并入"黄芩所以消痰热"之列,颇令人费解。

【验案举例】

1. 胃脘作热 《山西中医》(1990,2:19):某男,65 岁。患者嗜酒多年,近两周来胃脘作热,犹若炭火内存,初冬季节仍然解衣露腹,外搽冰片粉,时时大剂饮冷,仍见效不著。诊见患者形体肥胖,面色晦暗,触之胃脘区域并无灼热,脉弦实,舌质较红,苔黄腻。治以清气化痰汤:陈皮、制半夏、杏仁、瓜蒌壳、枳实各10g,黄芩6g,茯苓30g,胆南星3g。日1剂,进药9剂,胃脘未再作热。

按语:四诊合参,审其病因系痰热为患,盖病者多年嗜酒,酒醴生火滋痰,痰热滞留胃脘,引起局部热感。投清气化痰丸改作汤剂,收效颇佳。

2. 舌麻 《山西中医》(1990,2:19):某女,52 岁。患者舌尖发麻,每以牙咬颔,病历9天。就诊西医口腔科,诊断为感觉神经过敏,谓无有效药物,遂求诊中医治疗。查患者舌质红,淡黄滑苔,脉弦数。法以清热除痰,方用清气化痰汤:陈皮、制半夏、杏仁、瓜蒌壳、枳实各10g,茯苓20g,黄芩、胆星各6g。日1剂,6剂后,热清痰除,舌麻随之告失。

按语:舌麻,《杂病广要》云:"此因痰气滞于心胞络也。"诊其舌脉一派痰热之征。系痰热为害,阻遏经隧,影响气血运行,导致舌体发麻。痰热除,其病则愈。

3. 咯血 《河北中医学院学报》(1987,1:197):某女,30 岁。患者两年来反复咳嗽,咳吐黄痰,痰中带血或大口咯血。X线示:支气管扩张。近因感冒发热,咳嗽加剧,咳吐黄痰不爽,痰中带血,遂后大口咯血,稍动则血出,呼吸气粗,左胸部灼热痛,口中苦黏,呕恶食少,心烦不安,大便不畅,脘腹稍胀,舌苔黄腻,脉象滑数。投清气化痰丸化裁:黄芩12g,瓜蒌18g,杏仁9g,制南星9g,半夏6g,枳实6g,大黄3g,桑白皮12g,地骨皮12g,丹皮12g。服药4剂,咳痰较爽,咳嗽减轻,咯血停止,继服24剂,病情显著好转,3年来未见咯血。

按语:本例咯血乃由痰热阻肺,热损肺络所致。肺为娇脏,痰热阻肺,肺络损伤,咯血不止,用本方清化痰热,下气止咳,配以桑皮、地骨皮、丹皮、大黄清肺凉血,痰热即去,肺气清肃,而收痰去血止之效。

4. 心悸 《河北中医学院学报》(1987,1:19):某男,67 岁。素有咳嗽,咳痰,气喘史,今冬感冒后咳嗽加剧,痰出白黄稠黏,胸闷,稍动则气喘,心悸不已,烦躁不安,发现脉搏频繁间歇,尤以情绪激动时为重,呕恶食少,脘腹胀满,大便不畅,少有矢气,舌苔白黄厚腻,脉滑数结代。心电图示室性早搏形成三联律,用安定、异搏定治疗无效。清气化痰丸加减:黄芩12g,瓜蒌15g,杏仁9g,半夏6g,制南星6g,陈皮6g,枳实6g,茯苓9g,远志6g,枣仁9g。服6剂,痰出较爽,咳喘减轻,心悸好转,已无脉搏间歇,复查心电图室性早搏消失。

按语:本例心悸,脉搏间歇,由痰热阻肺,心神不宁所致。用清气化痰丸清化痰热,加远志、枣仁养心安神,故痰去咳减,悸消脉复。

5. 口臭 《新中医》(2003,5:70):某,女,27 岁。初诊:口气有味2 年余,甚为苦恼。经口腔科、耳鼻喉科检查,未见异常。用过多种含化片,效果不明显。诊见口臭明显,闷闷不乐,纳食欠佳,大便不爽,自觉全身不适,舌质红、苔薄黄黏,脉滑数。证属痰火内蕴中焦,灼腐上溢。治宜清火化痰,利气通腑。方清气化痰丸加减。处方:全瓜蒌、栀子各15g,黄芩、胆南星、陈皮、炒苦杏仁、枳实、佩兰各12g,茯苓、姜半夏各9g。二诊:药后口臭明显减轻,大便畅利,自觉全身舒畅,舌质红、苔薄白,脉滑。上方继服5剂。药后口气无臭,纳食转佳,全身无不适,痊愈。嘱清淡饮食,生活有节。

按语:本例舌质红、苔黄而黏,脉滑数,证属痰火无疑。伴见纳食欠佳,大便不爽而无肺系明显见症,故非痰热蕴肺,病位在于中焦。痰火蕴结中焦,既非清胃散主治,也非枳实导滞丸所宜,治以清气化痰丸清火化痰,行气通腑,加栀子以清火,加佩兰以除秽,药证相合,收效甚捷。

【临床报道】

1. 慢性支气管炎 运用清气化痰汤随证加减治疗慢性支气管炎患者80例,病史最短3年,最长20年,既往有吸烟嗜好者77例,伴有肺气肿者19例。其中痰湿型52例,痰热型18例,肺脾两虚型10例。基本方:法半夏12g,茯苓20g,瓜蒌仁20g,杏仁12g,陈皮12g,枳实12g,黄芩12g,胆南星10g。痰热加银花、连翘、鱼腥草;痰湿加附片;肺脾两虚加党参、黄芪;喘促甚者加苏子、前胡、桑白皮。结果:治愈7例,显效18例,有效47例,无效8例,总有效率为90%。作者体会鱼腥草在治疗慢性支气管炎肺感染时,无论何证皆用之,其宣肺清热之力甚佳[1]。

2. 慢性阻塞性肺疾病 清气化痰丸治疗慢阻肺疾病稳定期78例。病程2~29年,平均17.8年;轻度28例,中度34例,重度14例;原发病为慢性支气管炎60例,支气管哮喘12例,不明原因肺气肿6例。基础方为陈皮10g,杏仁10g,枳实10g,黄芩10g,栝蒌10g,茯苓30g,南星10g,制半夏10g。疗程3个月。随症加减:若肺热较盛,见有身热口渴者,加石膏、知母;痰多气急者,加炙百部、桑白皮;热结便秘,加酒军、火麻仁。结果:临床控制12例占15%,显效51例占66%,好转12例占15%,无效3例占4%,总有效率为96%。本组用药最长者90天,最短者7天[2]。

3. 小儿支原体肺炎 清气化痰丸加减治疗小儿支原体肺炎30例。年龄在6~14岁之间;病程最长25天,最短1天。基本方:胆南星3~10g,黄芩3~10g,瓜蒌5~15g,半夏3~10g,杏仁3~10g,茯苓5~12g,枳壳3~10g,甘草3~6g,生姜2~5g。若咳痰不爽加川贝母;咽痛者加桔梗;发热甚者加金银花;胸痛者加郁金。5天为1疗程,治疗3疗程统计疗效。结果:治愈22例,占73.3%;显效5例,占16.6%;好转2例,占6.6%,无效1例,占3.3%,总有效率为96.5%[3]。

【附方】

1. 清金降火汤(《古今医鉴》卷4) 陈皮一钱五分(5g) 半夏泡一钱(3g) 茯苓一钱(3g) 桔梗一钱(3g) 枳壳麸炒一钱(3g) 贝母去心一钱(3g) 前胡一钱(3g) 杏仁去皮尖一钱半(5g) 黄芩炒一钱(3g) 石膏一钱(3g) 瓜蒌仁一钱(3g) 甘草炙三分(1g) 上锉一剂。加生姜三片,水煎,食远,临卧服。功用:清金降火,化痰止嗽。主治:热痰咳嗽。

本方主治肺胃热痰所致之咳嗽。故以石膏、黄芩清降肺胃之火,且与瓜蒌、半夏相配,清化热痰。其中石膏、黄芩以其寒凉制半夏之温性,瓜蒌之润以抑半夏之燥。因其以咳为主,故又用贝母清热化痰止咳,前胡、桔梗化痰,杏仁宣肺止咳,枳壳、陈皮理气化痰,使气顺痰消,茯苓健脾渗湿以祛痰之源。甘草调胃和中,兼防石膏之寒。合为清降肺胃之火,化痰止咳之剂。

清气化痰丸与本方均治痰热所致之咳嗽。但比较而言,前者以咯痰黄稠为主,后者以肺热咳嗽为重。故清气化痰丸以胆星为君,清化痰热之功独胜,更用枳实,则消痰行气之力亦强。而清金降火汤用石膏清热泻火力增,并伍贝母、前胡、桔梗等意在止咳。

2. 黛蛤散(《丸散膏丹集成》) 青黛 蚌粉用新瓦将蚌粉炒令通红,拌青黛少许。每服三钱(15g),米饮下。功用:清肝泻火,化痰止咳。主治:肝肺火热之痰嗽,眩晕耳鸣,咯痰带血。

本方主治肝经火盛,木火刑金之咳痰带血证。方中青黛咸寒,功能清肝火,泻肺热,《本草求真》卷4云其"大泻肝经实火及散肝经郁火"。伍以善入肺经之蛤粉,清肺化痰。《神农本草经》言其"主咳逆上气",《本草纲目·介部》卷46谓其"清热利湿,化痰饮。"两者相合,使肝火得降,肺热得清,痰热得化,则妄行之血归经。其与清气化痰丸、清金降火汤相比,虽同治热痰之证,但清热化痰之力远逊于两者,唯清肝泻火之功为两者所不及。

黛蛤散原名"粉黛散"。方出《医说》卷4引《类编》方,名见《医略六书》卷22。黛蛤散之名始见于1935年郑显庭所著《丸散膏丹集成》。此外,元·危亦林《世医得效方》卷5咳嗽门名之"滴油散",其后《普济方》卷158咳嗽门、《古今图书集成·医部全录》卷245均沿用此名。《医学从众录》卷2咳嗽载此方名曰"青黛蛤粉丸",而《卫生鸿宝》又名"青蛤丸"。

参 考 文 献

[1] 杨大洪.清气化痰汤治疗慢性支气管炎80例[J].北京中医杂志,1994,(1):37.

[2] 高淑英,李国勤,边永君,等.清气化痰丸治疗慢阻肺疾病稳定期[J].中国中医基础医学杂志,2006,16(10):787.

[3] 徐强.清气化痰丸治疗小儿支原体肺炎30例[J].中医药学报,2002,30(4):93.

小 陷 胸 汤
(《伤寒论》)

【异名】陷胸汤(《太平圣惠方》卷15)。

【组成】黄连一两(6g) 半夏半升(12g)洗 瓜蒌实大者一枚(20g)

【用法】上三味,以水六升,先煮瓜蒌,取三升,去滓,内诸药,煮取二升,去滓,分温三服。

【功用】清热化痰,宽胸散结。

【主治】痰热互结证。胸脘痞闷,按之则痛,或咯痰黄稠,舌苔黄腻,脉滑数。

【病机分析】本方原治伤寒表证误下,邪热内陷,痰热结于心下的小结胸病。《伤寒论》云:"小结胸病,正在心下,按之则痛,脉浮滑者,小陷胸汤主之。"邪在上焦,热结不深,未成胃实。痰热互结,气郁不通,故胸脘痞闷,按之则痛;热痰蕴肺,故咯痰黄稠。苔黄腻,脉滑数,为痰热内蕴之象。

【配伍意义】痰热互结证,治宜清热化痰,理气散结。方中以瓜蒌实为君,清热化痰,理气宽胸,通胸膈之痹。黄连为臣,取其苦寒,助瓜蒌清热降火,开心下之结;半夏为佐,取其辛燥,降逆化痰,助瓜蒌消痰散结,散心下之痞。黄连、半夏合用,一苦一辛,苦降辛开。半夏与瓜蒌相伍,润燥相得,清热涤痰,如此则清热化痰,宽胸散结之功益著。三药相合,使痰去热除,结开痛止,为治胸脘痞痛之良剂。临证不仅用于伤寒之小结胸病,而且内科杂症属痰热互结者,亦甚有效。

本方的配伍特点为苦降辛开,润燥相得。即瓜蒌之润,以制半夏之燥,二者相合,则祛痰之力倍增;黄连之苦降,半夏之辛散,苦降与辛开配伍,以除其痰热之结。

【类方比较】本方与大陷胸汤均治结胸病,然有大小之分。痰热互结于心下,按之则痛者,名小结胸病,治以小陷胸汤。方以瓜蒌配黄连、半夏,清热涤痰。若水热互结于胸腹,从心下至少腹鞕满而痛不可近者,名大结胸病,是证重于小结胸病,故治以大陷胸汤。方以芒硝、大黄与甘遂相配,泻热逐水。两证轻重缓急之间最宜分辨。正如尤怡所云:"黄连之下热,轻于大黄;半夏之破饮,缓于甘遂;瓜蒌之润利,和于芒硝。……故曰小陷胸汤"(《伤寒贯珠集》卷 2)。

【临床运用】

1. 证治要点 以胸脘痞闷,按之则痛,舌苔黄腻,脉滑数为证治要点。

2. 加减法 若兼胁肋疼痛者,加郁金、柴胡以疏肝止痛;若痰稠难咯者,加胆南星、川贝母以加强清热化痰之力;若痰热蕴肺,胸闷气急者,加葶苈子、杏仁以宣泄肺热。

3. 本方现代常用于治疗急慢性胃炎、胸膜炎、胸膜粘连、急性支气管炎、肋间神经痛、心绞痛等属痰热互结者。

【使用注意】方中瓜蒌有缓泻作用,故脾胃虚寒,大便溏薄者慎用。

【源流发展】小陷胸汤出自《伤寒论·辨太阳病脉证并治》。仲景云:"小结胸病,正在心下,按之则痛,脉浮滑者,小陷胸汤主之。"因本方临证疗效卓著,历代医家积累了丰富的实践经验,并使其治疗范围逐步扩大。《金镜内台方议》卷 5 言其不仅可治"按之则痛"的小结胸病,亦可"治心下结痛,气喘而闷"的痰热互结于胸之证;《丹溪心法》卷 2 更以本方治食积痰壅滞而喘急者,认为其并消食痰之积;《寿世保元》卷 3 谓其可治伤寒发渴而饮水太过,成水结胸而发呃之证。延至清代,《张氏医通》卷 4 云:"凡咳嗽面赤,胸腹胁常热,惟手足有凉时,其脉洪者,热痰在膈上也,小陷胸汤主之。"将其所主病证虽定位于膈上,然症状却扩展至肺、腹胁及手足。秦之桢《伤寒大白》卷 3 于方中增入甘草一味,亦名小陷胸汤,主治少阳表里热邪,兼有痰结者。

本方药精力专,配伍严谨,体现了清化痰热、苦降辛开之法,多为后世所遵从。临证加减运用,多获良效,遂不断演化。至明·《医方考》卷 2 清气化痰丸,易黄连为黄芩,另入清热化痰、行气止咳之品而成清热化痰之又一名方。《医学入门》卷 4 之柴陷汤,即本方与小柴胡汤合用,主治结胸痞气初起,及水结、痰结、热结之证。《伤寒大白》卷 3 之柴胡陷胸汤,在本方基础上,加入柴胡、青皮、枳壳、甘草,亦取其清热除痞之功,并增疏肝行气之效。《重订通俗伤寒论》卷 2 之柴胡陷胸汤,即小陷胸汤加柴胡、黄芩和解少阳,枳实、桔梗理气宽胸,而成主治少阳结胸,胸膈痞满,按之痛之方。

【疑难阐释】关于本方主治病证的鉴别 小陷胸汤主治小结胸病。结胸病是伤寒表证未解,误下邪陷所致。在《伤寒论》中治疗热实结胸共有三首方剂,一是大陷胸汤,其证为水热互结,病涉心下至少腹,鞕满而痛,手不可近;二是大陷胸丸,其证亦为水热互结,病位偏上,项背强急,如柔痉状;三是小陷胸汤,其证为痰热互结,正在心下,按之则痛。三方虽皆为热与痰水相结,但病因、病位、病势有别,故组方用药及用法各异。

【方论选录】

1. 成无己:"心下鞕痛,手不可近者,结胸也。正在心下,按之则痛,是热气犹浅,谓之小结胸。结胸脉沉紧,或寸浮关沉,今脉浮滑,知热未深结,与小陷胸汤,以除胸膈上结热也。""苦以泄之,辛以散之,黄连、栝蒌实之苦寒以泄热,半夏之辛以散结。"(《注解伤寒论》卷 4)

2. 许宏:"心下鞕,不按而痛,手不可近,大结胸也。心下满,按之则痛者,邪热浅结,为小结胸也,此不可下,只宜散也。故用栝蒌为君,其味苦性寒,能破胸膈结气;半夏为佐为使,

以辛能散气也；黄连为臣，苦以泄之，以辅君主之药，而下心下之结也。"(《金镜内台方议》卷5)

3. 吴昆："三阳经表证未去而早下之，则表邪乘虚而入，故结胸。结胸者，阳邪固结于胸中，不能解散，为硬为痛也；按之则痛者，不按犹未痛也，故用小陷胸汤。黄连能泻胸中之热，半夏能散胸中之结，栝蒌能下胸中之气。然必下后方有是证，若未经下后，则不曰结胸。"(《医方考》卷1)

4. 柯琴："热入有浅深，结胸分大小，心腹硬痛，或连小腹不可按者，为大结胸，此土燥水坚，故脉亦应其象而沉紧。止在心下，不及胸腹，按之知痛不甚硬者，为小结胸，是水与热结，凝滞成痰，留于膈上，故脉亦应其象而浮滑也。秽物据清阳之位，法当泻心而涤痰，用黄连除心下之痞实，半夏消心下之痰结，寒温并用，温热之结自平。瓜蒌实色赤形圆，中含津液，法象于心，用以为君，助黄连之苦，且以滋半夏之燥，洵为除烦涤痰开结宽胸之剂。虽同名陷胸，而与攻利水谷之方悬殊矣。"(《伤寒来苏集·伤寒附翼》卷上)

5. 程扶生："此热结未深者在心下，不若大结胸之高在心上；按之痛，比手不可近为轻；脉之浮滑，又缓于沉紧。但痰饮素盛，挟热邪而内结，所以脉见浮滑也。以半夏之辛散之，黄连之苦泻之，栝蒌之苦润涤之，所以除热散结于胸中也。先煮栝蒌，分温三服，皆以缓治上之法。"(录自《古今名医方论》卷3)

6. 尤怡："胸中结邪，视结胸较轻者，为小结胸。其证正在心下，按之则痛，不似结胸之心下至少腹鞕满而痛不可近也。其脉浮滑，不似结胸之脉沉而紧也。是以黄连之下热，轻于大黄；半夏之破饮，缓于甘遂；栝蒌之润利，和于芒硝。而其蠲除胸中结邪之意，则又无不同也。故曰小陷胸汤。"(《伤寒贯珠集》卷2)

7. 王子接："结胸，按之始痛者，邪在脉络也。故小陷胸止陷脉络之邪，从无形之气而散。栝蒌生于蔓草，故能入络，半夏成于坤月，故亦通阴，二者性皆滑利，内通结气，使黄连直趋少阴，陷脉络之热，攻虽不峻，胸中亦如陷阵，故名陷胸。仅陷中焦脉络之邪，不及下焦，故名小。"(《绛雪园古方选注》卷上)

8. 张秉成："治小结胸，正在心下，按之则痛，脉浮滑，痰热互结之证。前方(大陷胸汤)因水热互结，而成胃实不大便，鞕满而痛不可近者，故非大下不除。此则因痰热互结，未成胃实。观其脉浮滑，知其邪在上焦，故但以半夏之辛温散结豁痰，瓜蒌之甘寒润燥涤垢，黄连之苦寒降火泄热。此方之治伤寒亦可，以之治杂病亦可，即表未解而里有痰热者，皆可兼而用之。"(《成方便读》卷1)

【评议】小陷胸汤为清热化痰之方，主治小结胸病，诸家认识基本一致。在论及本方病机时，多与大陷胸病对比而言，对后世很有启迪。本方与大陷胸汤在药物比较方面，似以尤怡所论较为精辟。在分析本方三味药物配伍意义时，各家大同小异，唯对半夏与黄连之配伍，论述较少，其中柯琴之论较为见长。

【验案举例】

1. 暑热结胸 《浙江中医杂志》(1980，11～12：554)：某女，37岁。夏令发热持续半月。面色萎黄，骨节酸楚，有汗而热不解，口渴，呕逆，胸痞闷，按之则痛，小便短赤，大便闭结，舌苔黄腻，脉滑。阳明暑温，热结在胸。方用：黄连(研吞)3g、制半夏、连翘各9g，枳壳、竹叶各6g，瓜蒌、滑石各15g。服4剂后，身热渐退，胸腹部略现白痦，胸闷痛已缓，前方加减治疗半月，症状完全消失。

按语：本证为暑热结胸之证，故用小陷胸汤加连翘、竹叶、滑石以清心火，解暑热，利湿浊;枳壳理气宽胸导结。服后浊化热解,邪有出路,则诸症自平。

2. 梅核气 《黑龙江中医药》(1982,2:42):某女,38 岁,干部。1974 年 12 月 14 日就诊。自觉喉中如梅核梗阻,吞之不下,吐之不出,曾服半夏厚朴汤、越鞠丸、逍遥散等方无效,已逾 8 月。胸脘痞闷,呃逆时作,忧虑急躁,痰多带黄,口苦,小便黄,舌质红,苔黄滑。证属肝气挟痰,阻塞咽喉。法宜清化痰热,泻肝散郁。处方:全瓜蒌 15g,法半夏、茯苓、郁金各9g,苏梗、山栀、旋覆花、左金丸(吞服)各 9g。服 10 剂后,喉中梗塞顿开,间有喉中不利,吐痰减少,脘满纳差,头晕失眠,口微苦,舌黄苔,脉小弦滑。更方以巩固疗效。北沙参、丹参各12g,茯神、佛手、黄芩、佩兰、金铃子、麦芽各 9g,川贝 6g,芦根 15g,炙甘草 4.5g,服 6 剂痊愈。

按语:本案由于情志不调,肝郁化火,横逆犯胃,聚湿生痰,痰气相搏,上逆于咽嗌所致。取小陷胸汤合左金丸加味,服后气顺痰开。因余邪未尽,正气已亏,续以平肝和中、化痰宁神收功。

3. 悬饮 《河南中医》(1984,6:30):某男,32 岁。1983 年 5 月 11 日诊。患者畏寒发热周余,近两天右侧胸胁闷胀疼痛,呼吸急促,气短乏力,夜寐盗汗,脘痞纳呆,便干尿黄,苔黄腻,脉沉滑。X 线胸片报告,右侧胸腔中等量积液。西医诊断为渗出性胸膜炎(结核性)。此乃痰热水饮,阻于胁下,络道不通,气机不畅使然。治以涤痰逐饮,理气清热。处方:黄连6g,半夏 10g,瓜蒌实 20g,葶苈子 30g,杏仁 10g,车前子(包煎)15g,大枣 10 枚。2 剂,服药后,胸闷气短大减,但寒热未退。上方去葶苈、大枣,加柴胡 10g,黄芩 10g。又进 3 剂,自觉症状悉除。X 线摄片胸水已消,后以抗痨西药治之。

按语:此悬饮一案,病机责于痰热互结,壅阻胸脘,故以小陷胸汤为主,加杏仁宣肺调气,葶苈逐饮,车前子利小便,使气化行,水饮去,而收全功。

4. 不寐 《山东中医杂志》(1985,2:23):某女,52 岁。失眠数年,曾服益气、养血、安神之剂,方中炒枣仁每用至 60g,然寸效未收,竟至烦躁纳呆,昼夜不寐,每晚服安眠片,仅能小睡。1980 年 3 月 18 日来诊,脉滑数有力,舌苔黄厚腻,其中脘满闷,不时嗳气求舒,诊为痰热阻中,胃土失和。处以小陷胸汤加味:黄连 6g,半夏 6g,全瓜蒌 30g,枳实 6g,郁金 9g,胆星 6g,合欢皮 12g。服 1 剂,当晚即能入睡,眠仅不安。又进 3 剂,苔退,痞消,眠安。

按语:不寐一证,大关脏腑。临床见证,又有虚实寒热之异,审证选方,最当细辨,切不可妄投滋补,徒增病势。此案痰与热结,中土失和,所谓"胃不和则卧不安"也,以小陷胸汤清热涤痰则热清痰除,胃和眠安。

5. 胆囊炎 《吉林中医药》(1989,6:32):某女,32 岁。1986 年 9 月 28 日诊。因过食油腻后,自觉胃脘及右胁部胀痛,向右肩部放射,曾在某医院确诊为胆囊炎。住院治疗一度好转,出院后次日疼痛又作。刻诊:右胁作痛引及肩部,胸闷纳呆,口苦嗳酸,易怒易躁,尿黄,时有寒热,苔黄腻,脉弦数。此乃中焦湿热痰浊,蕴于肝胆,肝胆失于疏泄之故。治宜清热化痰,疏肝利胆。方用小陷胸汤加金钱草 30g,炒川楝、炒玄胡、郁金各 10g,水煎服。服药 3剂,痛止。唯感纳差,加陈皮 6g,焦楂曲各 15g,继服 5 剂,余症悉除。

按语:肝脉布于胁下,胆脉循胁肋行身之侧。若湿热痰浊阻滞于中,蕴结于肝胆,使肝胆失于条达疏泄之功,不通则痛,治宜清热化痰利湿,疏肝利胆。小陷胸汤配以炒川楝、炒玄胡、郁金理气止痛,金钱草利湿。诸药合用取效甚佳。

6. 小儿厌食症 《四川中医》(1989,12:11):某女,5 岁。1988 年 3 月 2 日诊。食少纳差半月。诊见:形体瘦弱,面色萎黄,汗多,呃气,舌苔黄润,脉滑数。处方:黄连 3g,半夏、瓜蒌实、竹茹、麻黄根各9g,煅牡蛎20g。服方4剂,胃口渐开,纳食日增,汗出减少。守方2剂,即告痊愈。

按语:小儿厌食症,每因迭进肥甘,久之伤脾碍胃,酿痰蕴热,结聚胃脘,阻碍摄纳所致。投以小陷胸汤清热开结祛痰,汗多而用麻黄根、煅牡蛎等。

7. 心肌梗死 《国医论坛》(1991,3:12):某男,46岁。因胸闷,心下胀满,于1989年9月10日入院。伴见纳差,恶心,懊恼不得眠,便干尿黄,舌质红,苔黄厚腻,脉滑。脉搏82次/分,血压120/82mmHg。心电图:急性下壁心肌梗死。中医诊为痰热互结之小结胸病。用小陷胸汤合栀子豉汤治疗:黄连9g,半夏9g,瓜蒌实20g,栀子15g,淡豆豉15g。服3剂后,诸症大减,纳谷已香,恶心除,大便畅,睡眠可,舌苔变薄黄。上方去栀子豉汤。续进6贴,诸症竟除,舌脉恢复正常,心电图Ⅱ、Ⅲ、aVF导联中ST波回至基线,获临床痊愈,嘱服香砂六君子汤合丹参饮以善其后。

按语:本例无本虚之象,而见痰热之征。心胃之火亢盛,痰热互结心下,故见胸闷,心下胀满;胃气上逆,则恶心纳差。治以小陷胸汤配合栀子豉汤,旨在清热除烦,宣达内外,解除懊恼不得眠证也。二方合用,使痰除热散,气降腑通,结开胸宽,诸症得除。

8. 乳腺增生 《吉林中医药》(1993,6:33):某女,35岁,工人。1986年5月10日诊。半年前发觉左乳内有一硬结,因不痛而未介意,后因邻居妇女患乳腺癌手术治疗,内心生疑,惴惴不安,不时摸弄乳内硬结,渐至口苦心烦,脘闷纳呆,硬结增生而痛。查体:左侧乳内左上方可触及3.5cm×3cm硬结,推之可移动,压痛明显,中等硬度,舌质红,舌尖有瘀点,苔黄厚,脉滑数。诊断:乳腺增生症。证属痰瘀滞乳,蕴而化热。处方:川黄连6g,半夏12g,全瓜蒌30g,丹参15g,生牡蛎30g,昆布30g,大贝母9g,香附6g,通草3g。9剂后硬结明显缩小,仅有花生米大小已不痛,上方去川黄连,加连翘12g,䗪虫9g,复进6剂,硬结消失,随访至今未见复发。

按语:乳腺增生,中医称为"乳癖"。其病机常与肝气郁结,冲任失调而致气滞痰凝阻于乳络,结成结核。本案痰瘀滞乳,化热之势明显,权借小陷胸汤清热化痰,佐以昆布、䗪虫、生牡蛎、丹参等消瘀散结之品,故乳癖则平。

9. 胃癌出血 《陕西中医》(1994,1:32):某女,60岁,农民。1991年3月因劳累过度,加上受寒未治,渐发心下疼痛。同年9月8日,突然呕咖啡色液体约200ml,解黑大便,急送住院。察其面色稍苍,心下灼热,疼痛拒按,大便虽通而不畅,小便色黄,心烦急躁,口干欲饮,舌淡红,苔黄腻,脉弦滑。诊为胃脘痛、呕血。系痰热内结,脉络瘀滞,热伤血络所致。治以苦寒泄热,除痰开结,凉血止血。拟小陷胸汤加味:川连、郁金、枳壳、半夏各10g,瓜蒌、白及各12g,生地、旱莲草各18g。2剂,大便泻下黑色稀便,已不呕吐,胃脘痛大减。再服3剂,胃脘痛止,大便隐血阴性。因腹胀,食少,乏力,以香砂六君子汤加味调理。住院10天,3次隐血阴性。胃镜检查报告为胃癌。因不同意手术治疗,带药出院。

按语:患者因感受风寒未及时治疗,邪热内陷,与痰饮内结于心下,故心下按之则痛。综观病机,证属痰热内结,邪热损伤血络的小结胸病。用小陷胸汤清热化痰开结,配郁金、枳壳理气止痛,伍生地、旱莲、白及凉血止血,使热清痰消血止。

【临床报道】

一、呼吸系统疾病

1. 小儿急性支气管炎 应用麻杏石甘汤合小陷胸汤加减方治疗小儿急性支气管炎50例(治疗组),并以麻杏石甘汤治疗50例作为对照组,对两组疗效进行分析比较。小儿年龄

1～4 岁,病情相似,均系病后 1～2 天内就诊。临床表现多有喘咳、发热、舌红苔黄等证,属实热喘型,肺部听诊可闻哮鸣音及中等湿啰音;X 线可见肺门阴影增浓或肺纹理增粗;末梢血白细胞计数多高于正常。治疗组药味:麻黄 1.5～3g,杏仁 4.5g,生石膏 12g,甘草 3g,黄连 1.5g,半夏 6g,蒌仁 6g,鲜茅根 12g,胆星 3g,玉蝴蝶 6g。咳痰不利,哮鸣音多者,加前胡、白前、紫菀;高热者,加羚羊粉;痰多者,加川贝;便秘,加川军。煎成 100ml,分 3～4 次温服,年长儿可 1 次顿服。对照组以麻杏石甘汤为主,咳痰不利、高热、痰多、便秘时,加药物与治疗组相同。两组患者基本纯中药治疗,偶有高热达 39℃ 以上时,加用西药退热剂。治疗结果:治疗组治愈 37 例,好转 7 例,无效 6 例,治愈率 74%,有效率 88%;对照组治愈 26 例,好转 5 例,无效 19 例,治愈率 52%,有效率 62%。其有效率、治愈率有非常显著差异或显著差异($P<0.01$ 或 $P<0.05$),治疗组疗效明显高于对照组。而且,无论在退热、气喘及咳嗽症状消失,肺部体征消失,血象及胸部 X 线检查恢复正常等方面,在见效时间上均优于对照组[1]。

2. 结核性胸膜炎　葶苈大枣泻肺汤合小陷胸汤治疗结核性胸膜炎 48 例。病程 5 天至 2 个月。患者均有中量以上胸腔积液,其中在右侧者 26 例,左侧者 22 例;胸液为草黄色,比重大于 1.018,以淋巴细胞为主。予葶苈大枣泻肺汤合小陷胸汤治疗:葶苈子、桂枝、白术、泽泻、半夏、黄连各 10g,桑白皮、茯苓、薏苡仁、杏仁各 12g,全瓜蒌 20g,甘草 5g,大枣 5 枚。气虚者加黄芪、党参;潮热者加鳖甲;盗汗者加牡蛎、浮小麦;咳嗽者加百部、川贝母。同时予服异烟肼、利福平,并肌内注射链霉素。其中 4 例早期患者应用糖皮质激素;26 例患者除诊断性穿刺抽取少量胸水外,用中药后均未作治疗性穿刺。结果:显效 37 例,好转 9 例,无效 2 例,总有效率 95.83%。胸水消失最快 6 日,最慢 14 日;平均热退时间为 3 日;胸痛消失时间平均 12 日;胸闷、气急消失时间平均 5 日;咳嗽消失时间平均 7 日[2]。

3. 咳喘病　运用由桂枝加龙骨牡蛎汤合小陷胸汤加味组成桂龙咳喘宁胶囊治疗咳喘病 110 例,并设对照组 31 例。胶囊组成:桂枝、龙骨、牡蛎、瓜蒌皮、黄连、半夏等 11 味药。对照组采用复方川贝精片胶囊,外形、颜色同,采用双盲法投药。每次 4 粒,日 3 次口服,7～14 天为 1 疗程。结果:观察组总有效率 93.64%,显控率为 57.27%;对照组总有效率 48.39%,显控率为 9.68%。其总有效率比较:$\chi^2=36.2733$,$P<0.001$,差异显著。说明观察组疗效明显高于对照组。对于咳、痰、喘单项症状的疗效也非常显著的高于复方川贝精片($P<0.001$)[3]。

4. 尘肺合并肺感染　对煤工尘肺合并肺感染的 33 例患者,以小陷胸汤合瓜蒌薤白半夏汤加味进行治疗。方药:瓜蒌 15g,半夏 9g,黄连 6g,薤白 10g,桂枝 6g,生龙牡各 15g,杏仁 10g。20 天为 1 疗程,一般治疗 2～3 个疗程。结果显效 28 例,占 84.84%;好转 3 例,占 9.09%;无效 2 例。总有效率 93.93%。治疗前后体液免疫情况为:IgG 含量治疗前后差异显著($P<0.05$);IgA、IgM 治疗前后无显著性差异($P>0.05$)[4]。

二、消化系统疾病

1. 胃痛　采用小陷胸汤加味治疗胃痛 83 例,均以心下不适,按之则痛或隐隐而痛为主症,且见舌苔黄厚或黄腻。急慢性胃炎 36 例,胃、十二指肠溃疡 30 例,胃神经官能症 17 例。痊愈 52 例,好转 29 例(多为胃、十二指肠溃疡),无效 2 例(系严重胃溃疡患者)[5]。

2. 胆石症　应用小陷胸汤合大黄附子汤为基础,治疗胆石症 30 例。处方:全瓜蒌、茵苈各 30g,法半夏、大黄各 10g,附子 6g,细辛、川连各 3g。随症加减:肝郁气滞者,加柴胡、枳实、白芍、甘草;肝胆湿热者,加茵陈、金钱草;胁痛甚者,加郁金;食欲不振者,加砂仁、鸡内金;呕吐者,加姜竹茹;夹瘀者,加丹参、三棱、莪术;兼气阴不足者,加太子参、乌梅。结果总有效率 93.4%。作者指出,附子、瓜蒌、半夏同用,对治疗胆石症有独特疗效,并未出现不良反应,并非绝对配伍禁忌[6]。

3. **胃扭转** 以小陷胸汤合《医醇賸义》青阳汤,治疗128例胃扭转,药用:柴胡15g,郁金12g,青陈皮各10g,乌药10g,广木香6g,元胡12g,黄连10g,半夏12g,瓜蒌30g,花椒5g,炮姜8g。加减:伴恶心、呕吐痰涎、舌苔黄腻等痰热证者,去乌药、广木香、花椒、炮姜,加竹茹、莱菔子;上腹部疼痛胀满,食则痛增,大便干结的,加附子、大黄(后下);平素脾胃虚弱,复感寒邪致胃脘部剧痛者,去青皮、乌药、木香、瓜蒌,加附子、吴萸、党参、砂仁(后下)、蔻仁。结果:临床治愈98例(76.6%),好转19例(24.8%),无效11例(8.1%)。[7]

4. **急性食管炎** 以小陷胸汤加味治疗急性食管炎87例。基本方:黄连10g,瓜蒌15g,清半夏10g,煅瓦楞子18g,蒲公英30g。若胁肋胀满,反酸者,加炒白芍,并加重瓦楞子用量至25g;大便干者,加大黄。结果痊愈76例,有效6例,无效5例,总有效率94.5%[8]。

5. **肝硬化** 用小陷胸汤加味治疗"乙肝"迁延日久而成肝硬化72例。病程7个月至13年,临床症状大部分有肝脾肿大,胁肋满闷,痞胀或疼痛,伴黄疸2例,伴腹水4例。实验室检查:72例中均有不同程度的肝功能损害。基本方:瓜蒌18g,半夏12g,黄连9g,枳实10g,白术20g,佛手15g,甘草6g。30天为1疗程。伴黄疸、腹水者,待黄疸、腹水消退后再用本方。结果:41例症状消失,肝功恢复正常;29例症状及肝功能得到不同程度的改善;2例中途改用他方治疗。服药后1疗程收效的53例,2疗程收效的17例[9]。

6. **慢性胃炎** 选用四逆散合小陷胸汤治疗慢性胃炎42例,方药组成:柴胡10g,枳壳10g,白芍20g,甘草3g,姜半夏10g,瓜蒌皮20g,川连5g,佛手10g,八月札15g,浙贝母10g。气滞脘胀明显,加香附;兼有舌苔白腻,加川朴;疼痛明显,加川楝子、元胡;反酸,加海螵蛸、牡蛎;食滞纳差,加焦三仙;舌红苔黄糙乏津,加玉竹、麦冬;舌质淡胖,边有齿印,加党参、黄芪。服药1个疗程(2个月)。结果临床治愈23例,好转16例,无效3例。[10]

三、心血管系统疾病

1. **不稳定性心绞痛** 小陷胸汤合丹参饮治疗不稳定性心绞痛33例。病程最短3个月,最长12年,平均3.6年;心绞痛程度:轻度9例,中度22例,重度2例;合并高血压9例,2型糖尿病6例,高血脂12例,吸烟21例,饮酒26例。处方:全瓜蒌30g,半夏10g,黄连10g,丹参30g,檀香8g,砂仁8g。10天后评价疗效。治疗期间原有治疗心绞痛药物继续使用。结果显效13例,有效16例,无效4例,总有效率87.9%[11]。

2. **高脂血症** 小陷胸汤合丹参饮治疗高脂血症痰瘀互结证30例。合并冠心病16例,合并高血压14例,合并糖尿病5例。药物组成:半夏10g,黄连5g,瓜蒌20g,丹参30g,檀香6g,砂仁10g。4周为1疗程。结果:临床疗效:临床控制1例,显效20例,有效8例,无效1例,总有效率96.67%;实验室指标疗效:临床控制3例,显效15例,有效10例,无效2例,总有效率93.33%[12]。

【实验研究】对功能性消化不良的作用 采用不规则喂养配合夹尾刺激法,造功能性消化不良(FD)大鼠模型。实验结果表明,小陷胸汤对FD模型大鼠具有明显治疗作用,主要通过以下机制实现:①提高大鼠胃固体排空率,改善FD大鼠胃动力的作用,与多潘立酮效果相当;②降低FD大鼠胃组织一氧化氮(NO)水平,进而减轻其对胃排空的抑制;③增强FD大鼠血浆中胃动素(MOT)的水平,进而促进胃排空的作用[13]。

【附方】柴胡陷胸汤(《重订通俗伤寒论》卷2) 柴胡一钱(3g) 姜半夏三钱(9g) 小川连八分(2.5g) 苦桔梗一钱(3g) 黄芩钱半(4.5g) 瓜蒌仁杵五钱(15g) 小枳实钱半

(4.5g) 生姜汁 4 滴,分冲。水煎服。功用:清热化痰,宽胸利膈,和解少阳。主治:少阳证具,胸膈痞满,按之痛等。

柴胡陷胸汤,即小柴胡汤与小陷胸汤二方加减而成。小柴胡汤去人参、甘草、大枣等扶正之品,加瓜蒌仁、桔梗、黄连、枳实等清热化痰、理气宽胸之药,共奏和解少阳、清化热痰,宽胸散结之效,对于邪陷少阳,痰热内阻,症见寒热往来,胸胁痞满疼痛,呕恶不食,或咳嗽痰稠,口苦苔黄,脉滑数有力者,最为适宜。

参 考 文 献

[1] 庞华威 . 麻杏石甘汤合小陷胸汤加减治疗小儿急性支气管炎 50 例[J]. 上海中医药杂志,1986,(1):26-27.

[2] 王晓平 . 葶苈大枣泻肺汤合小陷胸汤治疗结核性胸膜炎 48 例[J]. 中国民间疗法,2002,10(12):84.

[3] 郭维琴,武维屏,田秀英,等 . 桂龙咳喘宁治疗咳喘病 110 例疗效小结[J]. 北京中医学院学报,1990,13(1):23-25.

[4] 樊智勇 . 小陷胸汤合栝蒌薤白半夏汤治疗煤工尘肺合并肺部感染 33 例[J]. 北京中医药大学学报,1994,17(1):37.

[5] 马晓中 . 小陷胸汤加味治疗胃痛 83 例[J]. 湖北中医杂志,1984,(1):33.

[6] 黄增峰 . 附子配瓜蒌半夏治疗胆石症 30 例[J]. 浙江中医杂志,1991,26(9):396.

[7] 马华,张洪林 . 青阳汤合小陷胸汤加减治疗胃扭转 128 例[J]. 中医杂志,1993,34(2):126.

[8] 吴士丁,刘梅菊 . 小陷胸汤治疗急性食管炎 87 例[J]. 河北中医,1991,13(2):8.

[9] 邵桂珍 . 加味小陷胸汤对肝功能恢复的疗效观察[J]. 吉林中医药,1992,(1):18.

[10] 周竞龙 . 四逆散合小陷胸汤治疗慢性胃炎 42 例[J]. 浙江中医学院学报,1995,19(5):29.

[11] 党延斌 . 小陷胸汤合丹参饮治疗不稳定性心绞痛 33 例报道[J]. 甘肃中医,2005,18(8):24-25.

[12] 扶桂升 . 小陷胸汤合丹参饮治疗高脂血症痰瘀互结证的临床观察[J]. 中国中医药现代远程教育,2008,6(5):46.

[13] 王渝,邵沛,崔丽,等 . 小陷胸汤治疗功能性消化不良的实验研究[J]. 中国中西医结合消化杂志,2008,16(2):94-96.

滚 痰 丸
(《泰定养生主论》,录自《玉机微义》卷 4)

【异名】 沉香滚痰丸(《墨宝斋集验方》卷上)、礞石滚痰丸(《痘疹金镜录》卷上)。

【组成】 大黄酒蒸 片黄芩酒洗净各八两(各 240g) 礞石一两捶碎,同焰硝一两,投入小砂罐内盖之,铁线缚定,盐泥固济,晒干,火煅红,候冷取出(30g) 沉香半两(15g)

【用法】 上为细末,水丸如梧桐子大。每服四五十丸,量虚实加减服,清茶、温水送下,临卧食后服(现代用法:水泛小丸,每服 8~10g,日 1~2 次,温开水送下)。

【功用】 泻火逐痰。

【主治】 实热老痰证。癫狂惊悸,或怔忡昏迷,或咳喘痰稠,或胸脘痞闷,或眩晕耳鸣,或绕项结核,口眼蠕动,或不寐,或梦寐奇怪之状,或骨节卒痛难以名状,或噎塞烦闷,大便秘结,舌苔黄厚,脉滑数有力。

【病机分析】 实热老痰,久积不去,变幻多端。所谓"百病多因痰作祟"。亦即《泰定养生主论》所谓:"痰证,变生千般怪症"。若上蒙清窍,则发为癫狂,或为昏迷;扰乱心神,则发为惊悸,甚则怔忡、梦寐怪状;痰热壅肺,则咳喘痰稠,甚则噎塞烦闷;痰阻气机,则胸脘痞闷;痰火上蒙,清阳不升,则发为眩晕,壅塞清窍,则耳鸣时作;痰热留于经络、关节,则口眼蠕动,绕项结核,或骨节卒痛;痰火内积,腑气不通,则大便秘结;舌苔黄厚,脉滑数有力,均为实热老痰之征。

【配伍意义】本方为治疗实热老痰之峻剂。礞石甘咸平,制以火硝,攻逐下行之力尤强,方中取其燥悍重坠之性,以下气消痰,攻逐陈积伏匿之顽痰,同时本品能平肝镇惊,善治惊痫,为君药。正如《本草纲目·金石部》卷10所云:其善"治积痰惊痫,咳嗽喘急。"大黄苦寒,荡涤实热,开痰火下行之路。《神农本草经》卷3云:大黄除"留饮宿食,荡涤肠胃,推陈致新,通利水谷。"其与礞石相伍,攻下与重坠并用,攻坚涤痰泻热之力尤胜,用为臣药。黄芩苦寒,善清肺火及上焦之实热;佐助大黄疗痰热,两者用量最重且酒制而偏善上行,清热泻火以治热痰,《成方便读》卷3曰:"黄芩之苦寒,以清上热之火;大黄之苦寒,以开下行之路。"寓澄本清源之意。沉香仅用半两,辛而苦温,既可行气开郁,降逆平喘,令气顺痰消,又可以温性而制约大黄、黄芩之寒凉,防过于苦寒伤中,用为佐药。四药合奏泻火逐痰之功,药简而效宏。即吴谦所云:"二黄得礞石、沉香,则能迅扫直攻老痰巢穴,浊腻之垢而不少留,滚痰之所由名也"(《医宗金鉴·删补名医方论》卷5)。

本方配伍特点,清泻相得,升降相宜,以降为主。因是证为痰火,故以黄芩、大黄清热降火,大黄虽主降泻,但两者同用酒制,则既可清上焦之痰热,又可使痰火下行。然因顽痰痼疾,恐降泻之力不足,遂用重坠之礞石与沉降之沉香,导上攻之痰随气下行,则气机得畅,升降有权。

【临床运用】

1. 证治要点　本方专治实热老痰之证。以癫狂惊悸等证见大便干燥,苔黄厚腻,脉滑数有力为证治要点。

2. 本方现代多用于治疗精神分裂症、神经官能症、癫痫、慢性支气管炎、肺感染、慢性结肠炎、病毒性脑炎等,辨证属实热老痰为病者。

【使用注意】本方药力峻猛,凡中气不足,脾肾阳虚,脾胃虚弱水泻者,以及孕妇,禁用本方。对于形气壮实,痰火胶固者,宜用本方,然须病除即止,勿久服过用。正如虞抟所言:"夫滚痰丸,止可投之于形气壮实,痰积胶固为病者;若气体虚弱之人,决不可轻用也"(《医学正传》卷2)。

【源流发展】本方为元·王珪所创,始载于王氏所著之《泰定养生主论》。主治"痰证,变生千般怪症。"《玉机微义》卷4首次转引,后《丹溪心法附余》、《景岳全书》、《摄生秘剖》、《医宗金鉴》等均收载此方,足见其疗效之卓著。《证治准绳·类方》卷2引此方,用百药煎送服,谓"此丸得此药,乃能收敛周身顽涎,聚于一处,然后利下,甚有奇功。"其用法与主治亦大为扩展。方中最具特色之配伍,乃为以剽悍重坠之青礞石和攻下荡涤之大黄,治顽痰痼疾。追本溯源,以礞石治顽痰之方古已有之。如《中藏经·附方》之礞石丸、《医学正传》卷2之青礞石丸,均以礞石为主以疗痰疾。另《直指小儿方》卷2之礞石丸即用青礞石一味,以焰硝炮制,取其利痰之功。又如《医学纲目》卷26之礞石丸,主治痰证,并佐以半夏、南星、茯苓、风化硝等物,以增其化痰之功。治痰伍用泻下之品,以"泻"祛痰,亦为本方之配伍特点,其可远溯至仲景甘遂半夏汤之用甘遂以治留饮及茯苓丸之用芒硝以治痰停中脘。唯其证属痰热而用苦寒泻热之大黄,而未用甘遂;又因其证重于茯苓丸而易芒硝为大黄。清·陶承熹等所著之《惠直堂经验方》所载之礞石化痰丸,即在本方基础上,另入半夏、陈皮,以助其祛痰行气之力,主治一切痰症而偏于热者,是对本方配伍遣药的进一步发展。余如《治疹全书》卷下之礞石利痰丸、《幼科金针》卷上之礞石滚痰丸等配伍巴豆霜以增其攻利之势,并入行气祛痰之品,然其与本方之配伍方法,异曲同工。

【疑难阐释】

1. 关于本方方源 《方剂学》统编教材 6 版(规划教材)认为本方方源为"王隐君方,录自《丹溪心法附余》";《中医方剂大辞典》认为是"《玉机微义》引《养生主论》"方。《养生主论》即《泰定养生主论》,为元代王珪所著,共 16 卷,内论痰证甚详。虽具体刊行年代不详,然史料记载均早于上述各书。考《玉机微义》成书于 1396 年,《丹溪心法附余》成书于 1536 年。故本方方源应作《泰定养生主论》,录自《玉机微义》为是。

2. 关于方中之礞石 方中所用之礞石为青礞石。《本草纲目·金石部》卷 10 云:"礞石,有青白两种,以青者为佳。坚细而青黑,打开,中间有白星点,煅后则星黄如麸金,其无星点者不可入药。"现代研究证明,青礞石为变质岩黑云母片岩或绿泥石石化云母碳酸盐片岩,呈绿黑色或绿灰色,有玻璃样光泽,星点样闪光。主要成分为镁、铝、铁、硅酸等,因含显著的低铁,故常呈青绿色。以其味咸沉降之性,尤善下气重坠,消痰镇惊。且礞石尚需与等量之硝石同煅。《本草纲目·金石部》卷 10 云:"礞石,制以硝石,其性疏快,使木平气下,而痰积通利,诸症自除。"又《医林纂要探源》卷 3 曰:"以此石硝石各半,打碎拌匀,入罐内煅至硝尽而色如金为度,盖所以去其毒也。"所以,古今用礞石皆需煅用,既可去其"生石"之性,亦可增其祛痰之力。正如《本草问答》所云:"礞石必用火硝煅过,性始能发,乃能坠痰,不煅则石质不化,药性不发,又青不散,故必煅用。"《医学入门》卷 2 亦云:"礞石得焰消能利湿热痰积从大肠而出。"

3. 关于本方服法 原方尚有"临卧食后服"一语。《景岳全书·古方八阵》卷 52 滚痰丸之后云:"凡服滚痰丸之法,必须临卧就床,用热水一口许,只送过咽即便仰卧,令药徐徐而下。服后须多半日勿饮食起坐,必使药气除逐上焦痰滞恶物过膈入腹,然后动作,方能中病。或病甚者,须连进二三次。"盖食后服,属"病在胸膈以上者,先食后服药"之理。临卧服,乃使药力缓缓而发,是峻药缓用之义,以防下多伤正。另外,也可根据病情之轻重缓急,采用不同给药方法。急重病,用速给法,用量略大(每次 8~10g,日服 2~3 次),中病即止;慢性病,用缓给法,由小剂量开始(每次 2~3g,日服 3 次),以畅泻为度,不泻,次日增加用量,泻后仍用小剂量。

【方论选录】

1. 吴昆:"实热老痰,此方主之。大黄能推荡,黄芩能去热,沉香能下气,礞石能坠痰。是方乃攻击之剂,必有实热者始可用之,若与虚寒之人,则非宜矣。又礞石由焰硝煅炼,必陈久为妙,若新煅火毒未除,则不宜服。"(《医方考》卷 2)

2. 柯琴:"脾为生痰之源,肺为贮痰之器,此无稽之谈也。夫脾为胃行其津液,以灌四旁,而水精又上输于肺,焉得凝结而为痰?惟肾为胃关,关门不利,故水聚而泛为痰也,则当曰肾为生痰之源。《经》曰:受谷者浊,受气者清。清阳走五脏,浊阴归六腑。肺为手太阴,独受诸气之清,而不受有形之浊,则何可贮痰?惟胃为水谷之海,万物所归,稍失转味之职,则湿热凝结为痰,依附胃中而不降,当曰胃为贮痰之器。斯义也,惟王隐君知之,故制老痰之方,不涉脾肺,而责之胃肾。二黄、礞石禀中央之黄色,入通中宫者也。黄芩能清理胃中无形之气,大黄能涤荡胃中有形之质。然痰之为质,虽滑而粘,善栖泊于肠胃曲折之处,而为巢穴,不肯顺流而下,仍得缘涯而升,故称老痰。二黄以滋润之品,只能直行而泄,欲使委曲而导之,非其所长也,故选金石以佐之。礞石之燥,可以除其湿之本,而其性之悍,可以迅扫其曲折依伏之处,使秽浊不得腻滞而少留,此滚痰之所由名乎!又虑夫关门不开,仍得为老痰之窠臼,沉香禀北方之色,能纳气归肾,又能疏通肠胃之滞,肾气流通,则水垢不留,而痰不再作,且使礞石不粘着于肠,二黄不伤于胃,一举而三善备,所以功效若神也。"(录自《古今名医方论》卷4)

3. 王子接:"礞石性寒下降,阴也;焰硝性热上升,阳也。用以同煅,不特取焰硝有化石之能,并与礞石有阴阳相济之妙。是方也,治痰之功在于礞石,然独能攻肝经风热老痰,与他脏之痰不相及也。王隐君云:其痰如墨,有如桃胶、破絮、蚬肉之状,咯之不出,咽之不下,形坚性重,入水必沉,服之其痰下滚,从大便而出。复以黄芩肃肺经清化之源,大黄泻脾经酿痰之热,沉香利肾经生痰之本。三焦清利,痰自不生,是礞石治其本,三者穷其原尔。"(《绛雪园古方选注》卷中)

4. 吴谦,等:"治痰者,以清火为主,实者利之,虚者化之;治饮者,以燥湿为主,实者逐之,虚者温之。所以古人治饮有温补之法,而治痰则无之也。王隐君制礞石滚痰丸治老痰一方,用黄芩清胸中无形诸热,大黄泻肠胃有质实火,此治痰必须清火也。以礞石之燥悍,此治痰必须除湿也;以沉香之速降,此治痰必须利气也。二黄得礞石、沉香,则能迅扫直攻老痰巢穴,浊腻之垢而不少留,滚痰之所由名也。若阳气不盛,痰饮兼作,又非此方所宜。"(《医宗金鉴·删补名医方论》卷5)

5. 张秉成:"通治实热老痰,怪证百病。夫痰之清者为饮,饮之浊者为痰,故痰者皆因火灼而成,而老痰一证,为其火之尤盛者也,变幻诸病多端,难以枚举。然治病者必求其本,芟草者必除其根。故方中以黄芩之苦寒,以清上焦之火;大黄之苦寒,以开下行之路,故二味分两为独多。但既成之痰,亦不能随火俱去,特以礞石禀剽悍之性而能攻陈积之痰者,以硝石同煅,使其自上焦行散而下。然一身之主宰者,惟气而已,倘或因痰因火,病则气不能调,故以沉香升降诸气,上至天而下至泉,以导诸药,为之使耳"。(《成方便读》卷3)

6. 唐宗海:"痰者,水之所结也。肺胃火盛,煎灼其水,则凝而为痰。与饮同主于水,而饮则动于寒,故清而不稠,痰则熬以火,故黏而难下。王隐君制此方,用黄芩清肺中无形之火,用大黄泻胃中实积之火,此治痰先清火,所以治其原也。然痰本水湿所成,故佐以礞石之悍燥以除水。痰之所留,气即阻而不利,故用沉香以速降之。二黄得礞石、沉香,则能迅扫直攻老痰巢穴,浊垢之处,而不少留,此滚痰之所由名也。为末水丸,姜汤下,仰卧,忌饮食半日。若喉间黏壅,乃病药相拒,少顷药力到自愈。方虽猛峻,然顽痰变见诸怪证,非此不治。"(《血证论》卷7)

【评议】诸家方论均集中于痰、火两端,只不过各有偏重。王氏着眼于"痰",主张此方治痰之功在于礞石,且独攻肝经风热老痰,复以黄芩清肺,大黄泻脾,沉香利肾,共奏其效。认为礞石治其本,二者穷其原。此论抓住了病机,符合痰火为患的临床见证特点。欲攻坠其实热老痰,非青礞石为君则难胜其职。而有些医家却着眼于"火",推崇大黄、黄芩之苦寒清热为主。然顽痰痼疾难随火去,二黄用量虽重,却无重坠之功,若以之为君,有悖病机。此外,吴氏指出"若阳气不盛,痰饮兼作,又非此方所宜。"提示本方药峻力宏,临证用之理当谨慎。至于柯氏所谓此方治证责之胃肾,不涉脾肺,未免欠妥;"栖泊于肠胃"之说,尤为偏颇。痰之所生,其源不一,不应认为凡用下法治痰,其痰皆在肠胃。若如此,十枣汤之治悬饮,大陷胸汤之治结胸,以及本方所治之证,岂能皆是痰在肠胃?

【验案举例】

1. 癫症 《南雅堂医案》:神呆,忽啼忽笑,言语无序,脉沉兼滑,系顽痰实火,胶结为患,症非虚寒可比,治法不嫌其峻。兹用滚痰法主之:青礞石三两,焰硝一两,大黄八两(酒蒸),淡黄芩八两(酒洗),沉香一两(研)。先将上两味同入瓦罐内,以盐和泥封固,入火煅至石如黄金色为度,用清水飞净,和后药三味水泛为丸。每服二钱,姜汤送下。

按语:本例癫证乃顽痰实火胶结所致,故用峻剂滚痰丸施治。

2. 头痛 《浙江中医杂志》(1991,8:370):某男,65 岁,农民。1988 年 5 月 21 日初诊,高血压病 12 年,右侧头痛月余。近 10 日并发左侧头痛,疼痛剧烈,难以忍受,屡服降压、利尿、镇静、镇痛等药未能缓解。诊见眼赤掣痛,烦躁不寐,四肢胀酸,纳差口苦,大便干结。舌质红,苔黄厚腻,脉弦滑而数。血压 210/110mmHg。投以礞石滚痰丸加味:礞石(先下)30g,黄芩 15g,沉香 12g,代赭石、大黄(后下)、牛膝各 20g。5 剂,药后大便通畅,日 1 次,头痛已止,眼红消失,血压降至 160/90mmHg,余症均基本消失。上方改大黄为 10g,加当归、白芍各 15g,再进 5 剂,诸症皆愈。

按语:本例久患高血压病,痰热素盛,久治不得其法,痰浊不祛,邪热不清,腑气壅塞,上扰清窍而头痛,重用礞石下气坠痰,平肝镇痛,大黄通腑泻热。诸药合奏化痰导滞,泻热通腑,降气止痛之功,故获速效。

3. 善惊 《陕西中医》(2002,8:57):某,女,34 岁,会计。3 年来,自感心中悸动,胆却善惊,坐卧不安,曾长期用中药养血安神之品不效。就诊时病情加重,恐惧不安,急躁易怒,天黑后不敢外出,独自在家常幻觉,有人影入室扰动,视其面红耳赤,舌质红、苔黄厚腻,脉象滑数有力。证为痰火郁结,内扰心神,故用滚痰丸,每次 6g,饭后、临卧姜汤送服,1 天 3 次,服药半月后,恐惧善惊,急躁易怒,面红目赤有所好转,再连续服药 45 天,诸证痊愈。

按语:本例因工作繁忙,经常情绪急躁暴怒,致肝失疏泄,气郁化火,灼津成痰,痰火扰及心神,亦即《丹溪心法》卷 4 所谓"痰因火动"。痰火实证之象,故方用滚痰丸能收显效。

4. 呕吐 《河北中医》(1986,6:30):某男,14 岁。头昏呕吐反复发作 1 年余,昨日又发。曾患病毒性脑炎,治后痊愈,现每隔 1 月左右,晨起必发严重头昏,伴呕吐卧床良久方安,舌红苔薄白润。治以礞石滚痰丸,每服 3g,日 3 次,服药 1 月余,诸症消失,随访 9 个月,未复发。

按语:本例始因病毒性脑炎,虽治而痰毒未能尽除,残留肝胆,于肝胆阳升之时,发为头昏、呕吐,治以礞石滚痰丸,下气涤痰,泻火清热,而获良效。

5. 不寐(更年期综合征) 《中医药信息》(2006,1:33):某,女,52 岁。心烦、失眠 4 年,于 2004 年 5 月 9 日就诊。伴头重胸闷,口苦口黏,痰多,性急易怒,恶心嗳气,舌淡红略暗,苔厚腻而黄,脉弦滑数。4 年前诊为"更年期综合征"。曾服安神胶囊、更年康及中药逍遥汤、黄连温胆汤等,效差。现自诉心中懊恼,腹满,渴不欲饮,月经前后无定期,入睡困难,梦多,睡眠质量差,时通宵难眠。证属痰热内扰,胃失和降,心神不安。当变法治之以求速效,处方:丹参 30g,玫瑰花 10g,合欢皮 30g 煎汤送服礞石滚痰丸 6g,日 2 次。5 天后复诊,诉服药后第 1 天畅泻污秽黏臭便 3 次,顿觉神清心宁,当晚寐即稍安。药进 5 剂,诸症均减,大便爽,睡眠质量有所提高,继用原法,汤药方加陈皮、茯神、白术。1 周后告知,纳香睡安,神清口爽。嘱礞石滚痰丸 6g,日 1 次,1 周后停服。随访半年,已停经,睡眠食纳均好。

按语:严重失眠数年,加之正处更年期,四诊合参,痰瘀湿热中阻,胃失和降,心神被扰是病机旨要。以轻剂理气活血、宁神之品煎汤送服豁痰逐瘀、泻浊峻猛力专的礞石滚痰丸,使中焦脾胃安,上焦心神宁,则胃和卧安,心旷神怡而效如桴鼓。

【临床报道】

1. 中风 用礞石滚痰丸治疗中风 24 例,中医辨证分为风阳痰火型,风阳夹痰型,风阳上扰型。①风阳痰火型 4 例,处方:礞石滚痰丸 30g(包煎),生大黄(后下)、生枳实、芒硝(另冲)、生甘草、双钩藤各 10g,羚羊角粉 1g(吞服)。②风阳夹痰型 8 例,处方:礞石滚痰丸 30g(包煎),生大黄(后下)、生枳实、芒硝、生甘草各 10g。③风阳上扰型 12 例,处方:礞石滚痰丸(包煎)20g,生地、玄参各 15g,花粉、麦冬各 12g。结果:显效:风阳痰火型 1 例;风阳夹痰型 2 例;风阳上扰型 6 例。有效:风阳痰火型 2 例;风阳夹痰型 5 例;风阳上扰型 6 例。无效:风阳痰火型、风阳夹痰型各 1 例,总有效率为 87.5%[1]。

2. 精神分裂症 用礞石滚痰丸加味治疗,痰火交结型精神分裂症 100 例,方剂组成为:礞石 20g,黄芩 12g,沉香 6g,胆星 9g,制半夏 9g,陈皮 18g,炒枳实 9g,蒌仁 12g,茯苓 18g,酸枣仁 18g,石菖蒲 18g,夜交藤 20g,结果痊愈 85 例,显效 8 例,有效 5 例,无效 2 例[2]。

3. 单纯性肥胖病 滚痰丸治疗单纯性肥胖病胃热湿阻证 65 例。属轻度肥胖 18 例,中度肥胖 32 例,重度肥胖 15 例;合并其他疾病者 21 例。予滚痰丸(煅礞石、熟大黄、黄芩、沉香)治疗,每次 6g,每天 2～3 次,饭前 30 分钟。患者每日保持 2～3 次大便,据此调整药量。服药期间,患者在保证营养的前提下,适当减少主食,增食蔬菜水果,不吃零食,禁吃高糖高脂饮食,并适当增加活动量。疗程以 3 个月为 1 疗程,所有病例观察时间均为 1 疗程。结果显效 26 例,有效 33 例,无效 6 例,总有效率 90.77%。且经治疗前后检测对比肝功能无明显损害,只有部分患者有排便前轻度腹痛,排便后腹痛消失。另随访 56 例,停药后复发者:0.5～1 年 4 例(7.14%),1～1.5 年 14 例(25%),累计 18 例(32.14%)[3]。

【附方】竹沥达痰丸(《摄生众妙方》卷 6) 半夏二两(60g)汤泡洗七次,再用生姜汁浸透,晒干切片,瓦上微火炒熟用之 人参一两(30g)去芦 白茯苓二两(60g)去白 甘草炙一两(30g) 白术三两(90g)微火炒过 大黄三两(90g)酒浸透热,晒干后用 黄芩三两(90g)酒炒 沉香五钱(15g)用最高者 礞石一两(30g)同焰硝一两(30g),共火煅金色 共研细末,竹沥一大碗半,生姜自然汁二盅和匀,入锅内火熬一刻许令热,却将前药末和捣如稀酱,以瓷器盛之,晒干,仍以竹沥、姜汁如前法捣匀,再晒干,如此三次,仍将竹沥为丸,如小豆大。每服百丸,食远白米汤送下。功用:降火逐痰,益气扶正。主治:老痰胶固,久积不去,而正气不足者。

本方由滚痰丸合四君子汤化裁而得。取滚痰丸泻火逐痰,更加竹沥清热化痰,半夏、姜汁燥湿化痰、和胃止呕,共助滚痰丸祛痰之力;四君子汤"温和脾胃,进益饮食",补气扶正,使攻中有补,泻不伤正。

滚痰丸纯为重坠攻逐老痰之品,而本方又加半夏、竹沥、姜汁,增祛痰之功,更以四君子汤调理中州,益气扶正,祛痰而不伤正。故对老痰胶固,久积不去,正气已虚,不耐滚痰丸峻攻者,用此方为宜。堪称为攻补兼施之名方。

参 考 文 献

[1] 仲玉英. 礞石滚痰丸合承气汤治疗中风 24 例[J]. 四川中医,1995,13(2):20-22.

[2] 鲍家宁. 礞石滚痰汤加味治疗精神分裂症痰火交结型 100 例[J]. 天津中医,1991,8(6):45.

[3] 秦冰亭,贾远怀,张铮. 滚痰丸治疗单纯性肥胖病胃热湿阻证 65 例[J]. 中国中医药科技,2001,8(4):362.

消 瘰 丸
(《医学心悟》卷 4)

【异名】消疬丸(《疡医大全》卷 18)。

【组成】玄参蒸　牡蛎煅,醋研　贝母去心,蒸各四两(各120g)

【用法】上为细末,炼蜜为丸。每服三钱(9g),开水送下,日二服。本方改作汤剂,名"消疬汤"(《外科真诠》卷上)。

【功用】清热化痰,软坚散结。

【主治】瘰疬,痰核,瘿瘤。咽干,舌红,脉弦滑略数。

【病机分析】《医学心悟》卷4曰:"瘰疬,颈上痰核瘰疬串也。此为肝火郁结而成。"又曰:"瘰疬者,肝瘤也。肝主筋,肝经血燥有火,则筋急而生瘰。瘰多生于耳前后者,肝之部位也。"此病多因肝肾阴亏,水不涵木,以致肝火郁结,灼津为痰,痰火凝聚而成。《医宗金鉴·外科心法要诀》卷64谓:"瘰疬形名各异,受病虽不外痰、湿、风、热,气毒结聚而成,然未有不兼患怒、忿郁、幽滞、谋虑不遂而成者也。"指出本病的形成与情志失常有关。阴液亏乏,故咽干舌红,脉弦滑略数,弦主肝经为病,滑主痰,略数主热。

【配伍意义】证属痰热郁结,治当清热化痰,软坚散结。方以苦微寒之贝母为君,清热化痰,消瘰散结。牡蛎咸平微寒,功能软坚散结,助君药清消痰热郁结之瘰疬。《本草备要》卷4云其"咸以软坚化痰,消瘰疬结核"。玄参苦咸而寒,软坚散结,滋润清热。《名医别录》谓其"散颈下核"。既能助贝母、牡蛎软坚散结,以消痰核瘰疬;又可滋阴降火,滋水涵木,与牡蛎为伍而抑肝气,共为臣药。三药合用,以清热化痰、软坚散结为主,滋阴降火、平抑肝气为辅。药精力专,标本兼顾,使热除痰消结散,则瘰疬、痰核自除。

【临床运用】

1. 证治要点　本方主治痰热郁结之瘰疬、痰核等。临证以颈项结块,或如串珠,伴咽干、舌红、脉弦滑略数为证治要点。

2. 加减法　若肿块大而坚硬,宜重用牡蛎,酌加海藻、昆布、夏枯草等以软坚散结;痰火盛者,宜重用贝母,酌加瓜蒌皮、海蛤粉、海浮石等以清热化痰散结;阴虚甚者,宜重用玄参,酌加生地、麦冬等以滋养阴液;肝火旺者,酌加牡丹皮、龙胆草、夏枯草等以清泄肝火;兼肝郁气滞者,宜加柴胡、香附、郁金、青皮等以疏肝理气解郁。

3. 单纯性甲状腺肿、甲状腺功能亢进、淋巴结结核、单纯性淋巴结炎,辨证属痰火凝聚者,可用本方加味治之。

【使用注意】

1. 作丸剂,方中牡蛎需煅用,否则不易粉碎;作汤剂,用生牡蛎,效果更好。本方贝母用浙贝母为佳。

2. 瘰疬日久已溃烂者,本方亦可服用。

3. 宜戒恼怒,断煎炒及发气、闭气诸物,免致脓水淋漓,渐成虚损。

【源流发展】程氏消瘰丸为痰热结聚之瘰疬而设,对瘰疬早期"化痰清热可渐安",有消散之功;病久溃烂者,亦可应用。后邹岳《外科真诠》将本方改作汤剂,名"消疬汤"。《医学衷中参西录》上册载消瘰丸,在本方基础上,重用牡蛎,另入海带以消痰软坚,更取三棱、莪术、血竭、乳香、没药等活血之品,以加强消瘰之力,入黄芪以补气扶正,龙胆草以增清泻肝火之力,较之本方,清热散结之力更强,活血化瘀之功独胜。适宜于痰火结聚,气血壅滞,痰瘀互结之证,成为后世治疗本病遣方用药兼顾活血化瘀之法的范例。

【疑难阐释】关于方中君药　本方主治热痰郁结之瘰疬、痰核诸证,《中医方剂临床手册》、《中医方剂学通释》、协编《方剂学》教材等,虽未细辨君臣佐使,但均首释玄参之功。然方中三药用量相等,唯贝母清热化痰之力独胜,玄参、牡蛎意在助贝母散结以清痰热,兼平涵肝木。故本方似以清热化痰散结之贝母为君较妥。

【方论选录】

1.《中医方剂学讲义》(南方中医学院主编):方中玄参苦咸微寒,滋阴降火,能散瘿瘤瘰疬;贝母辛平,解郁散结,化痰消肿;牡蛎咸寒,益阴潜阳,化痰软坚。凡肝肾阴亏,虚火内动,灼津为痰,痰火凝结而成瘰疬,用以消散,可以取效。若病久溃烂者,亦可服用。

2.《中医方剂临床手册》:方用玄参滋阴降火,苦咸消瘰;贝母化痰消肿,解郁散结;牡蛎咸寒,育阴潜阳,软坚消瘰。合而用之,对瘰疬早期有消散之功。

【评议】论中对本方贝母之用,云其"解郁散结,化痰消肿",而未言其擅长清化痰热之功,似不够全面。

【验案举例】

1. 急性淋巴结炎 《中医杂志》(1986,6:36):某女,4 个月。1984 年 2 月 18 日初诊。患儿右颌下淋巴结肿大 2 周。西医诊断为右颌下淋巴结炎,经肌内注射青链霉素 1 周,外敷 10%鱼石脂软膏,未能奏效,请中医会诊。患儿精神尚好,身无发热,面赤,右颌下可触及肿大的淋巴结约 3cm×4cm,局部发红,触之及吮乳均哭闹,口流涎,苔黄腻,指纹无异常。方用消瘰丸合花粉散加减。处方:元参 6g,浙贝 3g,生牡蛎 6g,天花粉 3g,蒲公英 6g,金银花 6g,连翘 6g,虎杖 6g。一日 1 剂,分多次服。服药 3 剂,红肿开始消退,服药 6 剂,诸症痊愈。

按语:小儿为稚阴稚阳之体,阴常不足,阳常有余,易生火毒之邪,灼津熬液而成痰,痰郁又可化火,互为因果,从痰结火毒,治以清热解毒,化痰散结,而获良效。

2. 痛性脂肪过多综合征 《山东中医杂志》(1992,4:26):某女,46 岁。1988 年 10 月 3 日初诊。四肢及胸腹部出现对称性块状脂肪结节年余,先后去省级多家医院检查,均诊为痛性脂肪过多综合征,服药(名称不详)效果不佳。诊见四肢、胸腹部脂肪结节大者如粟,中者如银杏,小者如玉米粒,皮色不变,按之疼痛。面色黧黑,形体消瘦,头痛头晕,心悸易怒,腰膝酸软,手足心热。月经数月一行,量少色红。舌红,苔薄白,脉弦细。处方:玄参 20g,浙贝母 10g,生牡蛎 30g,制首乌 20g,枸杞子 12g,山萸肉 12g,丹参 30g,地龙 10g,地骨皮 20g。水煎服,每日 1 剂。10 月 13 日二诊:服药 10 剂后,腰痛、易怒、手足发热均减轻,唯周身结节疼痛不减。上方加穿山甲 10g,继服 10 剂。10 月 23 日三诊:全身结节减小减少,效不更方,上方继服。本方前后稍事加减,共服 50 余剂,全身脂肪结节完全消失,病告痊愈,随访 1 年未复发。

按语:痛性脂肪过多综合征,又称德肯综合征,其临床主要特征是:躯干或四肢远端常有多数对称性脂肪结节,皮肤干燥,疲倦无力,神经衰弱,性功能衰退等。中医据脂肪结节症状纳入痰核范畴。痰浊瘀血阻滞经络,不通则痛,该患又兼有明显肝肾亏损,虚火上炎之征。故用消瘰丸,加丹参、地龙、穿山甲祛瘀散结,活血化瘀,加用山萸肉、枸杞、首乌补益肝肾之品以治本。

3. 舌血管瘤 《山东中医杂志》(1992,4:26):某女,40 岁。1989 年 6 月 6 日初诊。患者 1 年前渐感舌头活动不灵,半年后舌面中心起一紫黑色包块,如栗子大小,压之不痛,质软。某医院诊为血管瘤,行冷冻疗法。术后不慎感染,舌胀满口,痛不欲生。经抗感染,对症治疗后,身体康复。半年后,舌中部又生一白果大小包块,仍去该院检查,诊为舌血管瘤,建议再行冷冻疗法。患者惧怕重现上次后果,要求用中药治疗。现证:舌动作欠灵活,舌中心部有 1cm×1cm 大小紫黑色包块,质软,重按有微痛。兼有心烦易怒,口干口苦,睡眠不佳,大便干结,小便黄,舌质红,脉弦。处方:消瘰丸化裁,玄参 20g,浙贝 10g,丹参 30g,牡蛎

30g,黄连 8g,当归 12g,赤芍 10g,桃仁 10g,远志 20g,甘草 6g。水煎服,每日 1 剂。上方共服 30 余剂,血管瘤消失,舌头运动灵活,诸恙悉平,至今未复发。

按语:患者体丰多痰,又兼心火旺盛,火旺血沸,痰血瘀阻,结为瘤体。方中消瘰丸祛痰散结,加赤芍、桃仁、当归等活血化瘀之品,痰消瘀去,疴恙得平。

4. 阴茎纤维硬结症 《山东中医杂志》(1992,4:26):某男,20 岁。1990 年 4 月 10 日初诊。患者阴茎中下段有 2.1cm×1.0cm 硬结半年,触之微有酸痛。外观皮色不变,勃起时疼痛,阴茎向下弯曲 30 度,影响性交。病理切片证实为海绵体硬结症。舌苔薄白微腻,脉弦缓。药用消瘰丸加味:玄参 20g,生牡蛎 30g,浙贝 10g,海藻 20g,昆布 20g,枳实 10g,三棱 20g,川牛膝 16g,土鳖虫 10g,水蛭 10g。水煎服,每日 1 剂。药渣煎水局部外洗。10 天为 1 个疗程,休息 5 天,再行第 2 个疗程。前后共用药 3 个疗程,硬结消失,阴茎勃起时,无不适感,病告痊愈。

按语:阴茎纤维硬结症,属瘰疬范畴。本案为气血不畅,痰邪凝聚所致,故用消瘰丸消痰凝,再加海藻、昆布、枳实、三棱、水蛭等行气破血软坚之品,共奏镯痰行气散结之功。

5. 腮腺混合瘤 《山东中医杂志》(1992,4:26):某男,37 岁。左耳下起一硬块,致头颈运动不灵活。1984 年 6 月 7 日在某地区中心医院手术切除,病理示左腮混合瘤,术后未做任何治疗。1985 年 10 月,左腮下又起一硬块,在济南某医院行手术切除,并化疗。1 年后左耳下又起一硬块,因畏惧手术,遂于 1986 年 11 月 20 日来诊。查:左耳下有一山楂大小之硬块,不痛不痒,皮色不变,推之不移,与刀痕处粘连。病理检查为腮腺混合瘤。患者全身无明显不适,外观身体健康,舌质红有瘀斑,苔薄白而腻,脉缓。方以消瘰丸加味:玄参 20g,浙贝 10g,牡蛎 30g,当归 12g,赤芍 20g,桃仁 10g,水蛭 10g,海藻 20g,半枝莲 30g,桔梗 10g。水煎服,每日 1 剂,嘱其服半月后复查。15 剂后,病者言无不适感,局部亦无明显变化,嘱继服上方。仍以上方增损,服 40 剂,硬块开始见消,服 60 剂,硬块消失。为巩固疗效,上方炼蜜为丸,服用半年,随访 5 年未复发。

按语:腮腺混合瘤系腮腺区肿瘤。一般为良性,手术多能治愈,但手术不彻底易复发。根据临床表现,病属痰壅血瘀,服用消瘰丸长达半年之久,而收痊愈之效。

【临床报道】

1. 肺结核 以月华消瘰汤(月华丸合消瘰丸化裁)治疗肺结核 46 例。空洞型者 26 例,浸润型者 20 例。病灶在一侧者 30 例,在两侧者 16 例。主方:牡蛎 30g,夏枯草、浙贝母、玄参、白及、天冬、北沙参各 15g,百部 10g,甘草 6g。加减法:吐血,加生地、阿胶(烊)、田三七;阴虚,加百合、麦冬、淮山药;潮热盗汗,加青蒿、地骨皮;血瘀,加当归、丹参、赤芍;纳呆,加鸡内金。40 天为 1 疗程,休息 1 周,进行下 1 疗程。3～4 个疗程进行复查。结果痊愈 26 例,显效 16 例,好转 2 例,无效 2 例[1]。

2. 流行性腮腺炎 用清瘰丸加味外敷青黛散治疗流行性腮腺炎 406 例。消瘰丸加味组成:元参 15g,牡蛎 15g(先煎),贝母 10g,蒲公英 10g,连翘 15g,花粉 10g,虎杖 10g,夏枯草 10g。咽喉肿痛者,加牛蒡子、桔梗;发热重者,加薄荷、黄芩、板蓝根、龙胆草;肿甚者,加生石膏、芦根;呕吐甚者,加代赭石、竹茹;便秘者,加大黄、玄明粉;结肿不散者,加海藻、昆布;并发睾丸炎者,可酌加川楝子、橘核、龙胆草;嗜睡抽搐者,加服紫雪丹、至宝丹,同时外用自制青黛散(青黛 1g,冰片 1g,芒硝 5g),用少许凡士林拌匀,涂于局部,外敷纱布,每日 1 次。经治疗后,单侧发病 290 例,痊愈 186 例,显效 96 例,有效 8 例;双侧发病 116 例,痊愈 68 例,显效 36 例,有效 12 例。在 1～2 天内痊愈者 254 例,占 62.6%;2～3 天内显效者 132

例,占 32.5%;4 天内有效者 20 例,占 4.9%[2]。

3. 附件囊肿 用茯瘰汤(桂枝茯苓丸合消瘰丸化裁)治疗附件囊肿 54 例。药用:桂枝、茯苓、丹皮、赤芍、鳖甲、桃仁各 12g,玄参、瓜蒌各 30g,山慈菇、炮山甲各 6g,当归 15g,部分病例随证加减。连续用药半个月后妇科检查 1 次,同时做 B 超检查,每个月经周期为 1 疗程。54 例患者中有 16 例配合抗生素常规量治疗。有效病例最短服药 14 天,最长 45 天。单纯服用茯瘰丸者 38 例,其中显效 31 例,有效 5 例,无效 2 例,总有效率为 93.68%。配合抗生素者 16 例,显效 11 例,有效 4 例,无效 1 例。总有效率为 93.75%,两组相比较 $P>0.05$,无显著性差异[3]。

4. 肿瘤 应用消瘰丸加味治疗肿瘤 38 例。其中甲状腺肿瘤 12 例,其他肿瘤 26 例(包括上、下肢、胸部、乳腺纤维瘤、腹腔肿瘤、脂肪瘤)。经过穿刺细胞学病理组织检查,B 超检查,诊为甲状腺肿瘤 7 例,乳房纤维腺瘤 5 例,腹腔肿瘤及脂肪瘤 5 例。内服方:元参 15g,生牡蛎(捣后先煮)30g,贝母 10g。阴虚火旺,口燥咽干,重用元参,酌加麦冬、生地、丹皮、赤芍等;痰火较盛,口苦痰黏,重用浙贝母,酌加瓜蒌、海浮石等;肿块坚硬,重用牡蛎,酌加昆布、海藻、鳖甲、夏枯草等;肝气不舒,胸胁胀痛,加入柴胡、白芍、青皮、枳壳等。7 天为 1 疗程,可连服 3~7 个疗程。外敷方:猪笼草(为猪笼草科植物猪笼草的茎叶),鲜茎、叶、囊共 20g,或干品 10g,可随患处部位大小增减用量加入少许冷饭(即大米饭用凉清水冲洗过),共捣烂成药团。先用清洁的棉布一块盖住肿瘤以保护皮肤,然后将药团敷上,每日 1 次,结合内服药物,连续敷 20 天。患者一般用药 10 天肿瘤有所减小,用药 20 天肿瘤明显缩小,再连用 30 天左右肿瘤基本消退。38 例中,用药 14 天肿瘤消退者 10 例(占 26%),用药 21 天消退者 12 例(占 32%),用药 35 天消退者 11 例(占 29%),未坚持用药半途而废者 3 例(占 1%),服药无效 2 例[4]。

5. 慢性咽炎 以消瘰丸加味治疗慢性咽炎 52 例。基本方:玄参、牡蛎、浙贝、夏枯草、丹参、赤芍、生地各 15g,胖大海、丝瓜络各 10g,蒲公英 30g。兼外感风热,咽部红肿痛重者,加银花、连翘、射干等;咽部阻塞感重者,加郁金、路路通、海浮石等;咽干痛者,加花粉等。同时配合消瘰丸加夏枯草、蒲公英、胖大海、红花等份煎液 40ml 超声雾化,喷入咽喉局部 20~30 分钟,10 天为 1 疗程。结果:痊愈 2 例,占 3.85%;显效 24 例,占 46.15%;好转 22 例,占 42.31%;无效 4 例,占 7.69%;总有效率达 92.31%。一般治疗 3~5 天显效,治疗时间最短 3 天,最长 3 个疗程[5]。

6. 淋巴结结核 用灵鸡蛋方和加味消瘰方治疗淋巴结结核 42 例。灵鸡蛋方治疗颈淋巴结结核 10 例,颌下淋巴结结核 2 例;加味消瘰丸方治疗 30 例中,颈淋巴结结核 26 例,颌下淋巴结结核 3 例,股淋巴结结核 2 例。灵鸡蛋方:斑蝥 16 只(去头、足、翅),炮山甲粉 6g,白芷粉 3g,鸡蛋 4 只,肥猪肉 100g,为一次剂量。加味消瘰方:浙贝母 15g,玄参 10g,牡蛎 30g,生地 15g,瓜蒌皮 12g,太子参 12g。若偏阴虚者,加地骨皮;偏气虚者,加黄芪;偏热毒者,加蒲公英、连翘。灵鸡蛋方组 12 例中,治愈、好转各 6 例;消方组 30 例,治愈 20 例,好转 8 例,两组有效率无显著差异[6]。

7. 渗出性关节炎 以消瘰丸加味治疗渗出性关节炎 25 例,基本方:玄参 24g,浙贝母 15g,牡蛎 30g,远志 15g,忍冬藤 60g,黄芪 90g,川牛膝 15g,薏苡仁 20g,苍术 15g。加减:上肢肿痛者,去川牛膝,加桂枝或桑枝、姜黄;关节肿胀明显,按之有波动感等积液多者,去石斛、远志,加防己、木瓜;兼有热象者,加黄柏。结果痊愈 15 例,显效 8 例,无效 2 例[7]。

8. 流行性颌下腺炎 采用消瘰丸为主,治疗流行性颌下腺炎 59 例,基本方:玄参、大贝母、生牡蛎、半夏、陈皮、板蓝根、僵蚕、夏枯草、白芥子、鹿角霜。随证加减：高热、体温在38.5℃以上，咽部充血，口苦者，加生石膏、柴胡、黄芩；血象偏高，以混合感染为主者，加银花、连翘；后期肿大的腺体缩小偏硬者，加昆布、桃仁、红花。结果全部治愈，疗程最短者 3天，最长者 9 天，平均 5 天[8]。

9. 肥厚性心肌病　消瘰丸加减治疗肥厚性心肌病 22 例。消瘰丸加减方：西洋参 10g，麦冬 12g，五味子 6g，玄参 15g，煅牡蛎 30g，川贝母 10g，丹参 30g，茯苓 30g，炙穿山甲 10g，三棱 15g，三七粉(冲)3g，枳壳 15g，甘草 5g。辨证加减：胸痛甚者，加郁金、延胡索；痰盛者，去枳壳，加瓜蒌、枳实；阴虚者，加女贞子、旱莲草；阳虚甚者，加附子 15g。服药 15 剂为 1 疗程(约需 15～20 天)。治疗期间忌劳累，不宜剧烈运动。22 例患者中，服药最短者 15 天，最长者 80 天(约 70 剂)，其中治愈 8 例，显效 10 例，有效 2 例，无效 2 例，总有效率 90.9%[9]。

10. 乳腺增生病　消瘰丸加减治疗乳腺增生 58 例。病程最短 1 个月，最长 8 年，平均4.85 年；双侧乳腺发病 36 例，单侧发病 22 例；轻度增生 28 例，中度增生 22 例，重度增生 8例。58 例中属肝气郁滞型 29 例，肝郁痰凝型 16 例，气滞血瘀型 13 例。基本方药：牡蛎30g，生黄芪 12g，三棱 6g，蒲公英 30g，莪术 6g，乳香 6g，没药 10g，龙胆草 12g，玄参 20g，浙贝母 15g。服药期间嘱保持心情舒畅，避免精神刺激及过度劳累，忌食辛辣油腻及刺激之品。每月复查 1 次，3 个月为 1 疗程，停药后随访 3 个月。结果患者均告治愈[10]。

【附方】海藻玉壶汤(《外科正宗》卷 2)　海藻　贝母　陈皮　昆布　青皮　川芎　当归　半夏　连翘　甘草节　独活各一钱(各 3g)　海带五分(1.5g)　上药用水二盅，煎至八分，量病上下，食前后服之。功用：化痰软坚，消散瘿瘤。主治：瘿瘤初起，或肿或硬，或赤或不赤，但未破者。

有关本方的方源，近年出版的某些教材、辞典等书籍，均注其出处为《医宗金鉴》。考《外科正宗》卷 2 之海藻玉壶汤刊于明·万历丁巳年(1617 年)，而《医宗金鉴》刊行于清·乾隆壬戌年(1742 年)，较前者晚 125 年，且《外科正宗》以前医籍并无此方的记载，故海藻玉壶汤之方源应为《外科正宗》。

此方为肝失条达，气阻痰凝之瘿瘤而设。故方中以海藻、昆布、海带化痰软坚散结消瘿为君。半夏、贝母助君药化其痰滞；连翘消肿散结，兼清散痰郁所化之热，共为臣药。陈皮、青皮行气解郁，使气顺痰消，且陈皮燥湿化痰，以助散结，亦为臣药。当归、川芎调和气血，独活祛风胜湿通络，令风气行则湿浊化，用为佐药。佐使以甘草，既取其与海藻相反相成，以激发药力，又可调和它药。诸药相合，共奏化痰散结，行气和血消散瘿瘤之效。凡服此药，先断厚味、大荤，次宜绝欲虚心。

本方与消瘰丸同为治瘿瘤之方，且均用软坚散结之药，而本方主治以气滞痰凝为主，消瘰丸证以痰火结聚为主，缘于痰则一，彼因于火与痰结，此因于气与痰凝则异。虽化痰散结为共用之法，然海藻玉壶汤消散软坚之力远为消瘰丸所不及，更具行气活血之功，但不似消瘰丸有滋阴泻火之能。

关于本方海藻与甘草。甘草反海藻，两者配伍在"十八反"之列，《儒门事亲》卷 14 谓："藻戟芫遂俱战草"。《神农本草经》曾明示："勿用相恶、相反者。"然经方之祖仲景遣药组方亦有集相恶相反于一方者。如甘遂半夏汤中即甘草与甘遂同用，治留饮。《金匮要略心典》卷中释为："甘草与甘遂相反，而同用之者，欲一战而留饮尽去，因相激而相成也。"本方甘草与海藻同用，亦取其相激而相成之理，以增软坚散结之功。大量临床资料表明，本方在临证中并没有服后发生不良反应者，且疗效均较满意。当然，古训之"相反"者，临证理当慎重，不可妄为。有关甘草反海藻之说,尚待进一步深入研究其配伍机制。

临床报道,本方化裁可治疗体表良性肿瘤、乳腺增生、脂膜炎、卵巢囊肿、多发性疖病、甲状腺功能亢进等,证属肝失疏泄,气滞痰阻者,多有效益。

参 考 文 献

[1] 宋光铸.月华消瘰汤治疗肺结核 46 例[J].新中医,1987,19(2):24,26.

[2] 贾隆兴,郭年荣.消瘰丸加味及外敷青黛散治疗流行性腮腺炎 406 例[J].中国中西医结合杂志,1989,9(10):612.

[3] 宋小强.茯瘰汤治疗附件囊肿 54 例[J].陕西中医,1992,13(12):532.

[4] 孙亮.消瘰丸加味治疗肿瘤 38 例报告[J].中国农村医学,1994,22(2):42.

[5] 谭光彦.消瘰丸加味治疗慢性咽炎 52 例[J].四川中医,1994,12(6):50-51.

[6] 周瘘筲,黄志东.中药治疗淋巴结结核 42 例疗效观察[J].江苏中医杂志,1987,8(2):16.

[7] 陶镇岗,孙建华.消瘰丸加味治疗渗出性关节炎 25 例[J].山东中医杂志,1993,12(1):33.

[8] 孙红君.消瘰丸为主治疗流行性颌下腺炎 59 例[J].浙江中医杂志,1993,28(3):136.

[9] 赵爱红.消瘰丸加减治疗肥厚性心肌病 22 例[J].山东中医杂志,2008,27(4):441-442.

[10] 周晓眉.消瘰丸加减治疗乳腺增生 58 例[J].甘肃中医学院学报,2005,22(3):93-94.

第三节　润 燥 化 痰

贝母瓜蒌散
《医学心悟》卷 3

【组成】贝母一钱五分(5g)　瓜蒌一钱(3g)　花粉　茯苓　橘红　桔梗各八分(各2.5g)

【用法】水煎服。

【功用】润肺清热,理气化痰。

【主治】燥痰咳嗽。咯痰不爽,涩而难出,咽干口燥,苔白而干。

【病机分析】《医学心悟》卷 3 云:"湿痰多生于脾,燥痰多生于肺。"肺为娇脏,不耐寒热,喜清肃而恶燥。燥痰之证如《成方便读》所言:"燥痰者,由于火灼肺金,津液被灼为痰,其咳则痰少而难出。"由于肺受火刑,水津不布,反为其火灼烁成痰,故成燥痰之证。燥痰在肺,肺失肃降,而见咳嗽痰黏;津伤液少,气道干涩,则咯痰不爽,涩而难出;肺燥阴伤,燥胜则干,故见咽干口燥;阴津不足,痰浊在里,则见苔白而干。

【配伍意义】本方主治燥痰。程国彭云:"湿痰治在脾,燥痰治在肺"(《医学心悟》卷 3)。肺燥有痰之证的组方用药宜详加推敲。遵《素问·至真要大论》之旨,"燥者润之"。然滋润之品,多易助湿而有碍祛痰。化痰之药,多属辛燥苦温之品,多有耗阴伤津之弊。治当润其燥,清其热,化其痰。方以贝母为君,取其清热润肺,化痰止咳之功。《本草汇言》云:"贝母开郁,下气化痰之药也,润肺消痰,止咳定喘,则虚劳火结之证,贝母专司首剂。"臣以瓜蒌,润肺清热,理气化痰,通胸膈之壅痹,《本草正》云:"瓜蒌仁性降而润,能降实热痰涎,开郁结气闭,解消渴,定胀喘,润肺止咳。"佐入天花粉,润燥生津,清热化痰。《医学衷中参西录》云:"天花粉为其能生津止渴,故能润肺,化肺中燥痰,宁肺止嗽。"橘红理气化痰,使气顺痰消;茯苓健脾渗湿,以杜生痰之源;桔梗宣利肺气,以行清肃之令,共为佐药。诸药相伍,清润之中寓化痰之能,理气祛痰而无化燥之弊,清中有化,润而不腻。如此,肺得清润而燥痰自化,宣降有权则咳逆自止。

《医学心悟》卷3另有一贝母瓜蒌散,较本方少花粉、茯苓、桔梗,多胆南星、黄芩、黄连、黑山栀、甘草,治肺火壅遏之"火中"。方中芩、连、山栀苦寒清热泻火,胆南星清热化痰息风。故可治痰火壅肺之类中风证,虽亦卒然昏倒,喉中痰鸣,但无歪斜偏废之候。

【类方比较】本方与桑杏汤、清燥救肺汤皆能润肺止咳,治疗燥证。贝母瓜蒌散主治燥痰之咳嗽,病位在肺,但以痰咳为主,故重在清润祛痰,润燥与化痰两相兼顾,令痰浊化而燥咳止。而后两方重在清润宣散,均为温燥而设。桑杏汤适用于温燥外袭,肺燥津伤之轻证,其宣散之力大而清润化痰之力小;清燥救肺汤以清肺燥与养气阴的药物组成,重在养阴润肺,故适于温燥伤肺,气阴两伤之重证。

燥痰与阴虚燥咳不同。阴虚者久病,症见干咳少痰或无痰,咽干口燥,甚则阴虚生内热,而有潮热盗汗,五心烦热等。治宜滋阴润燥之法,如麦门冬汤、百合固金汤等。本方证只是咳痰难出,未见明显的阴虚内热之象,故治宜清润化痰之法,不可过用滋腻之品,以防助湿生痰,碍气生满。

【临床运用】

1. 证治要点　本方为润燥化痰之代表方,以咯痰难出,咽喉干燥,苔白而干为证治要点。

2. 加减法　兼风邪犯肺者,加桑叶、杏仁以疏风宣肺;喉中作痒者,加前胡、牛蒡子以宣肺利咽;肺火较盛者,加石膏、知母以清泄肺热;热重阴伤者,加沙参、麦冬以养阴生津;咳痰带血者,加元参、阿胶、仙鹤草以凉血止血,并去橘红之辛燥伤阴动血。

3. 对于肺结核、肺炎等见有燥痰证者,可以加减治之。

【使用注意】虚火上炎、肺肾阴虚之干咳、咳血、潮热、盗汗等症,不宜使用本方。

【源流发展】本方主治燥痰咳嗽,组方原则之关键在于如何配伍润燥与祛痰之品。溯其源本,此遣药组方之法于仲景之麦门冬汤已见端倪。《金匮要略》麦门冬汤治肺胃阴虚或谓肺胃内燥之证,方中养阴之麦冬与辛燥之半夏比例为7∶1,润燥降逆,两擅其功。此配伍思想对后世运用滋润与温燥之品配伍组方影响颇深。其后,《太平圣惠方》卷70之贝母丸,治妇人燥咳,即用贝母、百合与紫菀、款冬花、杏仁等相配,与本方配伍方法多有相似之处。余如《圣济总录》卷82之贝母丸,即以贝母、款冬花、紫菀,治燥痰久咳之证。贝母瓜蒌散在上述各方基础上,除汲取了润燥相伍之法,亦兼收了直用贝母等润肺化痰之品为主的立方之意,且旁采治痰之方配伍行气之法,遂成润肺、化痰、清热、理气诸法合一之治燥痰良方。

《证因方论集要》卷1贝母瓜蒌散以本方去花粉,易瓜蒌为瓜蒌霜。治肺燥痰咳,头眩。亦属本方配伍法则之演化。又如《笔花医镜》卷3之贝母瓜蒌散,治小儿内热,症因伏燥者。其川贝母、瓜蒌仁之用量各增五分,橘红增用二分,加山栀、黄芩各一钱,以助清肺热,热甚者加川连八分;痰多,加胆星五分。两方比较,此方清热之力强,但仍不失《医学心悟》贝母瓜蒌散之本义。

【疑难阐释】关于本方之贝母　本方功在润燥化痰,为治燥痰之主要方剂。《丹溪心法》卷2中曾有"肺燥者当润之"和"口燥咽干有痰者,不用半夏、南星,用瓜蒌、贝母"的论述。程氏制贝母瓜蒌散即遵其意。方中贝母当用川贝母较好,浙贝母次之。川贝母味甘苦性微寒,有润肺化痰之功,浙贝母味苦性寒,长于清热化痰。《本草从新》云:贝母,润心肺,化燥痰,"川产最佳,圆正底平,开瓣味甘。象山贝母,体坚味苦,去时感风痰。土贝母,形大味苦,治外科证痰毒"。《本草求真》卷4亦云:"大者为土贝母,大苦大寒(如浙贝母之类),清解之功居多;小者川贝母,味甘微寒,滋润胜于清解,不可不辨"。

【方论选录】

1. 程国彭:"大抵痰以燥湿为分……湿痰滑而易出,多生于脾,脾实则消之,二陈汤,甚则滚痰丸;脾虚则补之,六君子汤。兼寒、兼热,随证加药。燥痰涩而难出,多生于肺,肺燥则润之,贝母瓜蒌散。"(《医学心悟》卷3)

2. 冉先德:"燥痰之证,多由肺阴不足,虚火灼津而成。方以贝母清热润肺,止咳化痰为君;瓜蒌、花粉清热涤痰而润燥为臣;茯苓、橘红健脾理气以祛痰为佐;桔梗载诸药入肺,宣肺利气为使。共奏清热润燥,理气化痰之功。使肺阴得润而燥痰可除,清肃有权,则咳逆可止。"(《历代名医良方注释》)

【临床报道】

1. 咳嗽 贝母瓜蒌散加减治疗咳嗽48例。方药:贝母15g,瓜蒌10g,花粉、茯苓、橘红、桔梗各8g(此为成人常用量,小儿酌减)。风寒偏重者加荆芥、防风;风热偏重者加柴胡、薄荷;声嘶者加沙参、蝉衣、麦冬;表证咽痒者加桑叶、杏仁、前胡。结果治愈34例(70.8%),好转12例(25%),无效2例(4.2%)。总有效率95.8%[1]。

2. 慢性支气管炎急性发作 贝母瓜蒌散为基础方化裁治疗慢性支气管炎急性发作期35例。基本方:贝母10g,瓜蒌仁15g,天花粉10g,茯苓10g,橘红10g,桔梗10g,桑白皮12g,黄芩15g,葶苈子12g,胆南星10g,制大黄10g,甘草6g,蛤蚧粉(冲服)3g。若发热流涕加银花、连翘;咽痒甚者加前胡、牛蒡子;若声音嘶哑可去橘红,加沙参;痰热壅盛加栀子、天竺黄;燥热较甚、咽干喉痛加玄参、麦冬、芦根。10天为1疗程。结果:显效13例占37.1%,有效19例占54.3%,无效3例占8.6%,总有效率为91.4%[2]。

3. 儿童咳嗽变异性哮喘 贝母瓜蒌散加减治疗儿童咳嗽变异性哮喘64例。处方:浙贝母、瓜蒌皮各4g,天花粉、桔梗各5g,茯苓7g,橘红3g。兼风寒袭肺加麻黄、苦杏仁、紫菀、荆芥;兼痰热郁肺加桑白皮、葶苈子、制胆南星、黄芩;兼有肺、脾、肾三脏虚证,加黄芪、山药、五味子;大便溏者加炒谷芽、炒麦芽、薏苡仁。1周为1疗程。结果:显效33例,有效29例,无效2例,总有效率95%[3]。

参 考 文 献

[1] 白玉兰.贝母瓜蒌散加减治疗咳嗽48例疗效观察[J].中国社区医师,2008,24(14):52.

[2] 曹文团,刘素香.贝母瓜蒌散加味治疗慢性支气管炎急性期35例疗效观察[J].现代中医药,2003,(6):16-17.

[3] 毛玉香,翁梅芬.贝母瓜蒌散治疗儿童咳嗽变异性哮喘64例[J].新中医,2004.36(1):63-64.

第四节 温 化 寒 痰

苓甘五味姜辛汤
(《金匮要略》)

【异名】五味细辛汤(《鸡峰普济方》卷11)、苓甘味姜辛汤(《普济方》卷140)、桂枝五味甘草去桂加姜辛汤(《张氏医通》卷13)。

【组成】茯苓四两(12g) 甘草三两(9g) 干姜三两(9g) 细辛三两(5g) 五味子半升(5g)

【用法】上五味,以水八升,煮取三升,去滓,温服半升,日三服。

【功用】温肺化饮。

【主治】寒饮咳嗽。咳痰量多,清稀色白,胸满不舒,舌苔白滑,脉弦滑。

【病机分析】本方原治服小青龙汤后,咳虽减,出现气从小腹上冲胸咽之状,继投桂苓五味甘草汤,服已,冲气虽平,而咳嗽、胸满又作,此系上焦饮邪未尽,寒饮续发之证。正如尤怡所云:"下焦冲逆之气即伏,而肺中伏匿之寒饮续出也"(《金匮要略心典》卷中)。寒饮或由脾阳不足,水湿失其温化,寒湿内生,运化失职,聚而成饮;或因外邪伤肺,津失敷布,液聚而生。寒饮在肺,肺失宣降,气机阻滞,故咳嗽痰多,清稀色白;饮阻胸阳,阳气不布,则胸满不舒;舌淡苔白滑,脉弦滑皆为寒饮内停之象。

【配伍意义】本方为寒饮内停之证。《金匮要略·痰饮咳嗽病脉证并治》云:"病痰饮者,当以温药和之",故立温肺化饮之法。方中干姜为君,味辛性热,入肺经,守而不走,温肺化饮。《神农本草经》卷3云其:"主胸满咳逆上气",且可温运脾阳以化湿。臣以细辛,味辛性温,入肺经,亦能温肺化饮。正如《本草求真》卷3所云:"味辛而厚,气温而烈"能治"水停心下",仲景恒以此二味温肺化饮以止咳。盖两者皆属辛温之品,均具温肺化饮之功。干姜以温热为主,温阳化饮之力较强;细辛以辛散为主,开郁散饮之力为优。两者相伍,温肺化饮,两擅其长。饮之所成,多缘脾之不运,水湿内停。故臣以茯苓,性平味淡,入脾经,健脾渗湿。其与干姜相配,共杜生痰之源。然咳久必伤肺,一派温散,更恐重伤其肺气。遂佐入五味子,味酸性敛,敛肺以止咳。《素问·脏气法时论》曰:"肺欲收,急食酸以收之"。其与干姜、细辛配伍,有散有收,防止辛散太过而耗伤肺气,使散不伤正,收不留邪,且可使肺金开阖有度,宣降有权,则饮邪无伏匿之处。使以甘草,润肺和中,调和诸药。综合全方,共奏温肺化饮之效。

本方配伍特点为温散并行,开阖相济,使寒饮得去,肺气安和。药虽五味,配伍严谨,实为温化寒饮之良剂。

【临床运用】

1. 证治要点　本方主治寒饮咳嗽之证,临床以痰多色白清稀,舌苔白滑为证治要点。

2. 加减法　咳喘痰多,邪偏在肺,可酌加紫菀、冬花、杏仁、苏子等宣肺降气止咳;喜唾清涎,邪偏在胃,可加半夏、陈皮、白术、生姜等健脾温中降逆;寒饮引动冲气上逆,症见呕逆心悸眩晕者,可加桂枝平冲降逆;外兼表寒,或由表邪引动内饮者,可加苏叶、荆芥,并以生姜易干姜,温化痰饮而兼散表邪,或与小青龙汤互相参用。

3. 慢性支气管炎、肺气肿等,证属寒饮者,均可以本方化裁治之。

【源流发展】本方出自《金匮要略》,原书主治服桂苓五味甘草汤后,冲气已平,而支饮又发之证。方中虽因"冲气即低"而去桂枝,但仍有干姜辛温之品与茯苓甘淡渗利为伍,这从另一侧面体现出仲景"病痰饮者,当以温药和之"之法。同时,方中五味子与细辛之配伍,与小青龙之配伍方法如出一辙,体现了治饮咳有散有收,恰适肺性之配伍方法。这两种配伍,在仲景小青龙汤、苓桂术甘汤、苓桂草枣汤及桂苓五味甘草汤、桂苓五味甘草去桂加干姜细辛半夏汤、苓甘五味加姜辛半夏杏仁汤、苓甘五味加姜辛半杏大黄汤等方中均有体现。

后世《外台秘要》卷9引仲师方之干姜汤,即取法于本方,用干姜、五味子相配,并佐入麻黄、紫菀、杏仁、桂心等,治疗冷嗽气逆。而《太平圣惠方》卷46之五味子散,则以五味子、干姜、细辛相配,并入桂心、甘草、紫菀、麻黄,治寒饮气嗽之证。《太平惠民和剂局方》卷4引《易简方》之杏子汤,治咳嗽痰饮而属寒者,即用干姜配茯苓、五味子配细辛,另加人参、半夏、甘草,其组方基本方法与苓甘五味姜辛汤一致。在运用本方配伍方法组方的后世方中,尤为典型者属《圣济总录》卷48之温肺散,该方减细辛为二两,其余四药皆用四两,且将干姜易为炮姜。亦取炮姜与茯苓相配,温肺化饮,健脾祛湿;细辛与五味子相伍,散收相益,各彰其效。主治肺中寒,咳唾浊沫之饮证。

【方论选录】

1. 徐彬:"冲气即低,仍桂、苓之力,单刀直入,肾邪即伏,故低也;反更咳满,明是肺中伏匿之寒未去。但青龙汤已用桂,桂苓五味甘草汤又用桂,两用桂而邪不服,以桂能去阳分凝滞之寒,而不能驱脏内沉匿之寒,故从不得再用桂枝之例而去之,唯取细辛入阴之辛热,干姜纯阳之辛热,以除满驱寒而止咳也"。(《金匮要略论注》卷12)

2. 尤怡:"服前汤已,冲气即低,而反更咳胸满者,下焦冲逆之气即伏,而肺中伏匿之寒饮续出也,故去桂枝之辛而导气,加干姜、细辛之辛而入肺者,合茯苓、五味、甘草消饮驱寒,以泻满止咳也"。(《金匮要略心典》卷中)

3. 魏念庭:"服后如冲气即低,是阴抑而降矣,然降而不即降,反更咳胸满者,有支饮在胸膈留伏,为阴邪冲气之末道,相与结聚肆害,不肯遽降。心从阳也,法用桂苓五味甘草汤去桂枝之辛而升举,加干姜、细辛之辛而开散,则胸膈之阳大振,而饮邪自不能存,况敢窝隐阴寒上冲之败类乎?虽云以治其咳满,而支饮之邪亦可驳衰矣"。(《金匮要略方论本义》卷3)

【评议】 诸家对此方之论略同,均着眼于"冲气即低,反更咳满"之症,阐明苓甘五味姜辛汤去桂枝,加细辛、干姜之理。尤氏主张去桂乃避其"辛而导气",加干姜、细辛取两者"辛而入肺者,合茯苓、五味、甘草消饮驱寒,以泻满止咳也"。魏氏认为"去桂枝之辛而升举,加干姜、细辛之辛而开散",以令"胸膈之阳大振,而饮邪自不能存"之义。两者所论皆属不彻之言,唯徐氏之论更为妥帖,接近仲景本义。徐氏明言"冲气即低,乃桂、苓之力,单刀直入,肾邪即伏,故低也;反更咳满,明是肺中伏匿之寒未去",阐明去桂加细辛、干姜,是因服青龙汤、桂苓五味甘草汤等用桂之剂后,"冲气即低",且桂枝"不能驱脏内沉匿之寒";而细辛、干姜则有"除满驱寒止咳"之能。故一舍一用,颇得奥旨。

【验案举例】 迁延性咳嗽《南京中医学院学报》(1991,3:169):某男,67岁。患者咽痒咳嗽,甚则伴喘,痰多而色白,纳可,时有心悸,苔薄白,脉紧而细。体查除两肺呼吸音略粗外,余无异常,X线胸透无异常发现。此风邪久稽,痰饮内阻,拟理肺化痰,以苓甘五味姜辛汤化载。苏叶10g,杏仁10g,半夏10g,桔梗5g,枳壳5g,干姜3g,细辛3g,五味子3g,茯苓10g,前胡5g,甘草3g。患者服药5剂,咳嗽明显减少,再服5剂,症状基本消除。

按语:苓甘五味姜辛汤原方为支饮复作而设,茯苓利湿而除水饮,甘草培脾和中,干姜温中化饮,细辛宣肺散寒,五味子收肺气,合而用之,共奏温肺散寒,化痰蠲饮之功。本案例乃属寒饮内阻为患,且咳痰喘均重,遂加入宣肺化痰理气之品。

【临床报道】

1. 哮喘 采用苓甘五味姜辛汤加味治疗哮喘53例。基本方药:茯苓10～15g,甘草5g,干姜5～10g,细辛3～6g,五味子5～10g,麻黄5～10g,半夏10～15g,杏仁5～10g,桔梗5～10g。寒哮,合小青龙汤;热哮,合桑白皮汤;兼阴虚者,合六味地黄汤;兼气虚者,合补肺汤;患儿加神曲、莱菔子等消食药;老年患者加麦冬、沙参等滋阴药。结果:无效3例,占5.6%,总有效率为94.4%[1]。

2. 感冒后顽咳 用苓甘五味姜辛汤合二陈汤共治疗感冒后顽固性咳嗽125例,病程1～12个月,平均2.5个月;急性支气管炎65例,慢性支气管炎急性发作31例,上呼吸道感染 29 例。基本方:茯苓 15g,甘草 5g,五味子 10g,干姜、细辛各 5g,法夏、陈皮各 15g。加减:痰多,加紫菀、款冬花;咽痒则咳,不能自止,加蝉蜕、薄荷;胸闷,气涌上冲而咳,加麻黄、苏子、杏仁;痰稀薄,舌淡、苔白腻或白滑,加桂枝、白术;痰黄稠,舌质红、苔薄黄,去干姜,加知母、桑白皮、紫菀、冬花;干咳无痰,口干少饮,去干姜,加沙参、麦冬、知母;咳甚则汗出,乏力,加北芪、白术、牡蛎;咳而遗尿,加人参、补骨脂、益智仁、桑螵蛸。小儿剂量酌减。2 周为 1 疗程。结果:治愈 87 例,显效 29 例,无效 9 例,总有效率 92.8%[2]。

【附方】冷哮丸(《张氏医通》卷 13) 麻黄泡 川乌生 细辛 蜀椒 白矾生 牙皂去皮弦子,酥炙 半夏曲 陈胆星 杏仁去双仁者,连皮共用 甘草生各一两(各 30g) 紫菀茸 款冬花各二两(各 60g) 共为细末,姜汁调神曲末打糊为丸,每遇发时,临卧生姜汤服二钱(6g),羸者一钱(3g)更以三建膏贴肺俞穴中。服后时吐顽痰,胸膈自宽。服此数日后,以补脾肺药调之,候发如前再服。功用:散寒涤痰。主治:背受寒邪,遇冷即发喘嗽,顽痰结聚,胸膈痞满,倚息不得卧。

附:三建膏方 天雄 附子 川乌各一枚 桂心 官桂 桂枝 细辛 干姜 蜀椒各二两 上切为片,麻油一斤,煎敖去滓,黄丹收膏,摊成,加麝香少许,贴肺俞及华盖、膻中穴。

冷哮丸是治内外俱寒之实证,方中以麻黄、细辛散外寒,蜀椒、川乌温里寒,皂荚、胆星化顽痰,明矾、半夏燥湿化痰,紫菀、冬花、杏仁利肺止咳化痰。方中用药较为燥烈,虚人慎用。张璐在此方按语中曾说:"此少变麻黄附子细辛汤之法,而合稀涎散以涌泄其痰,开发肺气之刚剂,但气虚食少,及痰中见血营气受伤者禁用。以其专司疏泄,而无温养之功也"。

参 考 文 献

[1] 张富强,范玉义,刘尊秀. 苓甘五味姜辛汤加味治疗哮喘 53 例[J]. 山东中医杂志,1996,15(9):395.

[2] 余蓉,叶秀琳. 苓甘五味姜辛汤合二陈汤治疗感冒后顽咳临床观察[J]. 辽宁中医杂志,2006,33(5):775.

痰 饮 丸
(《陕西新医药》1972,1:6)

【组成】苍术 白术 莱菔子各 90g 肉桂 30g 干姜 30g 附片 甘草 白芥子各 45g 苏子 60g

【用法】共为细末,水泛为丸。每服 6g,一日 2 次。

【功用】温肺散寒,理气化痰。

【主治】寒痰咳嗽。痰多稀薄,气促,多因感寒加重,舌苔白。

【病机分析】本方主治寒痰之证。肺者,主气司呼吸,肺气和顺,乃宣发肃降。若因痰饮内阻,肺气失于宣发之职,则其气上逆而咳嗽、咯痰;病之本为寒痰,且无化热之征,遂痰多而稀薄;痰阻气道则气急而促;证属寒痰,若复感于寒,两寒相搏,其症必重;舌苔白亦为寒痰为患之象。

【配伍意义】本证为寒痰阻肺,治之之法,温肺散寒,理气化痰。故方中君以附子、白芥子。附子辛热,温阳散寒,"能行十二经无所不至"(《本草通元》卷 3),《神农本草经》卷 4 云其:"主风寒咳嗽邪气,温中"。白芥子辛温,主入肺经,温肺散寒,利气消痰,尤善除寒痰停饮。《本草纲目·菜部》卷 26 谓:"利气豁痰,除寒暖中,……治喘嗽。"其与附子相配,一者重在温里散寒,一者入肺祛痰而利气。使寒痰得化,气阻得畅。为增君药消痰之力,臣以莱菔子、苏子、干姜。莱菔子降气消痰,"下气定喘"(《本草纲目·菜部》卷26);苏子"尤能下气定喘,止咳消痰"《本草备要》。两者与白芥子相配,即"三子养亲汤"。干姜入肺,温肺散寒,燥湿化痰,共增蠲除寒痰之力,而使咳痰得消。佐入白术、苍术,意在治痰生之本。白术重在益气健脾,苍术重在燥湿健脾,两者相伍,使脾气得健,水湿得运,共助君臣药以祛痰饮。肉桂为佐,一者可助附子温里之力,两者与祛痰之品相配以达"温药和之"之功。使以甘草,调和诸药,补益中州。综观全方,温肺祛痰,两擅其长,共奏温肺散寒,理气化痰之功。

【临床运用】

1. 证治要点　本方主治寒痰咳嗽,临证以痰多稀薄,气促,舌苔白为证治要点。

2. 加减法　本方若改作汤剂,可将方中各药按比例减为临证常用量。若寒证较重,加干姜、细辛等,以温肺散寒;若咳甚,加紫菀、冬花等,以化痰止咳;若气促较重,可加桔梗、枳壳等,以理气宽胸。

3. 慢性支气管炎等呼吸系疾病辨证为寒痰咳嗽者,均可应用本方。

【使用注意】本方组成药物,温性较强,凡属热痰或痰证日久化热者,不宜使用。

【源流发展】痰饮丸出自《陕西新医药》1972,(1):6,为陕西省中医研究所方。然从其遣药组方法度溯源,大抵有二:其一,方中包含了三子养亲汤的全部药物,意在取其行气祛痰之力,且以温为主而用于寒痰咳嗽,充分体现了"治痰先理气,气顺痰自消"之法。其二,仲师明训"病痰饮者,当以温药和之",以苓桂术甘汤、附子理中丸加减,而是方主治寒痰之证,非桂枝等一般温性药之力所能及,遂易桂枝而用附子、肉桂等辛热之品,与祛痰之品相配,既祛其寒,又蠲其痰,可谓师古之法而不泥古之药。

【临床报道】老年慢性气管炎　陕西中医研究所对痰饮丸防治该病进行了系统的疗效观察。用本方水泛丸剂随访233例,其疗效随服药时间的延长而增高。同时对痰饮丸剂型改为浓缩丸治疗216例,3～7个月统计结果表明,服药时间越长疗效越高,即61.61%～88.39%。改为片剂后,在总结的465例中,30天总有效率83.87%,无效率为16.13%。并指出痰饮丸一年四季均可服用,确有一定疗效[1]。

【实验研究】

1. 提高肾上腺皮质功能　西安医学院实验证明痰饮丸能使功能低下的肾上腺皮质提高功能,保护肾上腺使其在大量皮质激素的作用下免于迅速萎缩,显著提高动物的耐寒能力。其有效成分集中在醚提取部分[2]。许氏等人研究证实痰饮丸的九味中药中,肉桂、甘草、白术、干姜的醚提取物均能使幼年小鼠胸腺萎缩,使大鼠肾上腺中维生素C含量下降,说明具有提高垂体-肾上腺皮质系统功能的作用。但九味药皆不能延长去肾上腺大鼠的存活时间,此结果与复方水煎剂、醇沉煎剂及醚提取部分作用相似[3]。

2. 祛痰、镇咳、平喘作用　实验证明,痰饮丸醚提取物有明显的祛痰作用,醇提取物次之,但平喘、镇咳作用均不明显。水提取物未发现镇咳、祛痰、平喘作用[2]。

3. 保护CCl_4肝性损害　实验结果表明痰饮丸对CCl_4肝性损害有一定保护作用,表现为服痰饮丸动物病变程度较对照组轻,中央坏死区较小,肝细胞的再生,坏死区的修复,以及糖原、酯酶、碱性磷酸酶的恢复均较快等。其补脾作用的机制之一可能与其促进肝脏的蛋白质合成有关[4]。

4. 增加小鼠心肌营养性血流量　痰饮丸能显著增加小鼠心肌对^{86}Rb的摄取量,比对照组增加38.5%($P<0.01$)。在进一步研究组成痰饮丸的各单味药时,发现肉桂和苍术能明

显增加小鼠心肌对^{86}Rb的摄取量,分别比对照组增加 19％和 13.7％($P<0.01$)[5]。

5. 抗疲劳作用 研究结果表明,痰饮丸组小鼠游泳疲劳时间显著延长,增强动物体力,两批小鼠实验分别比对照组延长游泳时间 53.5％($P<0.05$)和 42.9％($P<0.01$)[5]。

6. 提高小鼠耐寒能力 痰饮丸可提高正常动物、阳虚和去肾上腺小鼠的耐寒能力,并使阳虚小鼠肾上腺内维生素 C 含量下降,保护肾上腺[6]。

7. 抑菌作用 陕西中医研究所研究结果,痰饮丸对真菌阴性的慢性气管炎患者具有较明显的防治作用,但对真菌阳性的患者防治效果不够明显,经防治的患者痰液中真菌阴转率远较健康人为低($P<0.01$)。同时痰饮丸在试管内对所分离的真菌也没有作用[7]。

参 考 文 献

[1]陕西省中医研究所防治老年慢性气管炎组. 痰饮丸防治老年慢性气管炎疗效观察[J].陕西新医药,1972(1):6-9.

[2]马树德,沈雅琴,许青媛,等. 痰饮丸药理作用的研究[J].陕西新医药,1983,12(3):57-59.

[3]许青媛,马树德,谢人明,等. 痰饮丸对动物肾上腺皮质功能的影响[J].中草药,1984,15(1):24-26.

[4]倪乃乐,郑月琴,马芳,等. 痰饮丸补脾作用的形态学观察[J].陕西新医药,1980,9(9):52-54.

[5]汤臣康,谢人明,许青媛,等. 痰饮丸对小鼠心肌营养性血流及体力影响的实验研究[J].陕西新医药,1984,13(2):55-57.

[6]许青媛. 痰饮丸对阳虚动物耐寒能力的影响[J].中成药,1990,12(10):27.

[7]陕西中医研究所微生物学组. 痰饮丸防治老年慢性气管炎过程中真菌学的观察[J].陕西新医药,1972,(2):37-39.

三子养亲汤
(《皆效方》,录自《杂病广要》)

【异名】三子汤(《寿世保元》卷 3)。

【组成】白芥子(9g) 苏子(9g) 莱菔子(9g)

【用法】上三味各洗净,微炒,击碎。看何证多,则以所主者为君,余次之。每剂不过三钱,用生绢小袋盛之,煮作汤饮,代茶水啜用,不宜煎熬太过(现代用法:三药捣碎,用纱布包裹,煎汤分服)。

【功用】祛痰,降气,消食。

【主治】痰壅气滞证。咳嗽喘逆,痰多胸痞,食少难消,舌苔白腻,脉滑。

【病机分析】本方原治老人气实痰盛之证。盖年迈中虚,脾运不健,津液不布,每致停食生湿,湿聚成痰。痰浊阻滞,气机壅塞,肺失肃降,则咳嗽喘逆,胸膈痞闷。脾不健运,水谷停滞于胃,加之湿浊困阻,故食少难消。舌苔白腻乃痰证属寒之象,脉滑亦为痰证。

【配伍意义】据证立化痰消食之法。三子均能温化寒痰,平治咳喘。白芥子长于行气畅膈,搜逐寒痰之伏匿。正如《本草纲目·菜部》卷 26 所云:"辛能入肺,温能发散,故有利气豁痰之功。"且"因其味厚气轻,故开导虽速,而不甚耗气"(《景岳全书·本草正》卷 48)。苏子长于降气行痰,止咳平喘。《药品化义》卷 8 云其"味辛气香主散,降而且散,故专利郁痰。"苏子降气行痰,却不伤气耗气。即《本经逢原》卷 3 谓:"诸香皆燥,惟苏子独润。"莱菔子长于消食导滞,行气祛痰。《本草纲目·菜部》卷 26 云:"莱菔子之功,长于利气。生能升,熟能降……降则定痰喘咳嗽。"三药皆属消痰理气之品,然白芥子温性略强,苏子降气为长,莱菔子消食独胜。合而用之,可使气顺痰消,食积得化,咳喘自平。临证当观其何证居多,"则以所主者为君"。

本方三药皆为辛温之品,具化痰行气之功。化痰药与消食药为伍,乃本方之配伍特点。然本方无健脾之品,意在治标,若服药得效,则应兼顾其本,否则过事消导,中气愈伤。正如吴昆言:"治痰先理气,此治标之论耳,终不若二陈有健脾去湿治本之妙也。但气实之证,则养亲汤亦径捷之方矣"(《医方考》卷2)。

【临床运用】

1. 证治要点　本方主治痰壅气滞证,临证以喘咳痰多色白,食少脘痞,苔白腻为证治要点。

2. 加减法　如以食滞脘满为主,则重用莱菔子,酌加枳实、白术、神曲等以助化食行滞;如以气滞气逆为主,则重用苏子,酌加厚朴、杏仁、沉香等以助行气降逆;如以寒痰凝滞为主,则重用白芥子,酌加干姜、细辛、半夏等以助温化寒痰。

3. 慢性支气管炎、支气管哮喘、肺气肿等证属寒痰壅盛,肺气不利者,均可用本方化裁治之。

【使用注意】本方以温化降气消食为先,意在治标。加之莱菔子、白芥子等开破之力较厚,故体虚脾弱之人,不宜久服,俟症状稍解,即当标本兼顾。

【源流发展】本方选自《杂病广要》引《皆效方》,原为年高痰多气实者所设。临床医家在应用时偏重痰、食。如《寿世保元》卷3三子养亲汤将本方与二陈汤相合,并入南星、片芩、枳实等,则祛痰行气之力得增,更具健脾之能,补本方无治本之偏,适用于痰多咳嗽气逆喘急之证。《症因脉治》卷2三子养亲汤易苏子为山楂,减弱了化痰降气之功,而消食导滞之力倍增,善治食积为主,饱满不食,恶心呕吐之食积痰证。《镐京直指》卷2三子养亲汤,加入枳实三钱、葶苈子四钱、瓜蒌子八钱,则君臣配伍关系改变,取本方降逆祛痰之功,增伍治痰之品,主治气逆痰火,膈膜痰裹,大便秘结之证。近代痰饮丸在本方基础上,加入附子、肉桂,补其温化不足之力以善治寒痰,更入苍术、白术、甘草意在健脾祛湿,治痰之本,增其补脾不足之偏。可见,后世在运用三子养亲汤化裁时,皆推崇其降气祛痰之力。然虑其温性不足,健脾力微,或伍温化之品以治寒痰,或配健脾之物以治其本。

【疑难阐释】

1. 关于本方分类　三子养亲汤主治痰壅气滞证,既有降逆祛痰之功,亦具消食之力,对痰壅食积证尤为适宜。因其具有降逆之功,故有人认为应归入理气剂之降逆类;亦因其有消导之能,似可入消食类方。然推敲方中三子,皆具祛痰之力,且所治之证无论气逆与食积,均与痰证相关,遂将其纳入祛痰剂实属成理。考方中三药,虽温性不及桂附等辛热之品,但终属温性,若无加减,"以方测证",其所治之痰性属寒痰,故将其列入祛痰剂之温化寒痰类较为妥帖。

后世医家亦多认为本方以降逆祛痰兼以消食为主。虽言其方属温性,若寒痰较重,当入温热之品,如痰饮丸。且因其温而不热,若证属痰热者,亦可取"三子"降逆祛痰,并配以清化之品而治气逆痰火之证,如《镐京直指》之三子养亲汤。

2. 关于本方方名　本方药仅三味,皆以"子"名,且原为老年痰喘而设。亲,指父母。因父母为人伦情之最至者,故曰亲。《孟子·尽心》说:"孩提之童,无不知爱其亲者。"此处所说的"亲",更泛指所有年高的老人。以"子"之药治"老"之病,故名"养亲"。正如韩懋所云:"夫三子者,出自老圃,其性度和平芬畅,善佐饮食奉养,使人亲有勿药之喜,是以仁者取焉。老吾老以及人之老,其利博矣(《韩氏医通》卷下)。"取名"三子养亲"者,概即出于此意。

【方论选录】

1. 吴昆:"年高痰盛气实者,此方主之。痰不自动也,因气而动,故气上则痰上,气下则痰下,气行则痰行,气滞则痰滞。是方也,卜子能耗气,苏子能降气,芥子能利气。气耗则邪不实,气降则痰不逆,气利则膈自宽,奚痰患之有?飞霞子此方,为人子事亲者设也。虽然,治痰先理气,此治标之论耳,终不若二陈有健脾去湿治本之妙也。但气实之证,则养亲汤亦径捷之方矣"。(《医方考》卷2)

2. 张秉成:"夫痰之生也,或因津液所化,或由水饮所成,然亦有因食而化者,皆由脾运失常,以致所食之物,不化精微而化为痰。然痰壅则气滞,气滞则肺气失下行之令,于是为咳嗽为喘逆等证矣。病因食积而起,故方中以莱菔子消食行痰;痰壅则气滞,以苏子降气行痰;气滞则膈塞,白芥子畅膈行痰,三者皆治痰之药,而又能于治痰之中各逞其长。食消气顺,喘咳自宁,而诸证自愈矣,又在用者之得宜耳"。(《成方便读》卷3)

3. 李畴人:"此方以苏子温肺化痰降气,白芥子辛通开肺胃,化膜囊之痰,合莱菔子消痰积而下气最速,凡温胃之药皆能降热化痰,此治痰饮宿恙、胸膈逆满、喘咳白沫之症,乃张子和母痰饮宿恙事亲之方也。"(《医方概要》)

【评议】诸家论三子养亲汤均未离治痰之功,而所言各有侧重。吴氏强调气与痰的关系,认为"痰不自动也,因气而动,故气上则痰上,气下则痰下,气行则痰行,气滞则痰滞",并指出莱菔子"耗气",苏子"降气",白芥子"利气",示人"治痰先理气","气顺痰自消"。然理气之药甚多,何独选此三味?其中寓有一药多用之理。张氏详论其意,"痰之生也,或因津液所化,或由水饮所成,然亦有因食而化者,皆由脾运失常,以致所食之物,不化精微而化为痰"。指出痰壅气滞,肺气失肃,为咳为喘。不仅分析方中苏子"降气行痰",白芥子"畅膈行痰",而且强调莱菔子功在"消食行痰",三者共奏"食消气顺,喘咳自宁"之效。李氏注重苏子"温肺"、白芥子"辛通开肺胃"之能,突出"温药和之"之旨。须综观诸家之论,方可全面把握三子养亲汤的配伍特点。

【验案举例】

1. 悬饮 《江西中医药》(1982,4:40):某男,40岁。患咳嗽气急胸痛已半年余,咳嗽呼吸牵引左侧胸胁作痛近两周。半月来,躺卧时只能向右侧,稍动则感胸闷气急。就诊时面色暗黄,身体消瘦,咳喘不止,胸胁刺痛,肋间胀满,时吐稀沫,舌苔白腻,脉弦滑。治宜顺气降逆,化痰逐水。以三子养亲汤合葶苈大枣泻肺汤加减。处方:苏子9g,莱菔子9g,白芥子9g,葶苈子9g,瓜蒌皮10g,川椒目8g,炒枳壳8g,白茯苓10g,服7剂。胸痛咳嗽气急等症状减轻,尿量显著增多,每天晨起咳吐大量痰沫,吐后胸胁部则感舒适。继以此方去椒目,加大枣7枚以扶正祛邪。10剂毕,诸证悉退。

按语:《金匮要略》云:"饮水后水流在肋下,咳唾引痛,谓之悬饮。"本例因病久体虚,脾肾不足,胸阳不展,水湿停聚胸胁,潴留成饮。所谓治肺乃"导水必自高源",使肺肃降有权,饮邪方可外出,故以"三子"顺气降逆,伍入葶苈子等药以泻肺行水,收效甚捷。

2. 心悸 《江西中医药》(1982,4:40):某女,43岁。于十年前出现关节游走性疼痛,近三年来,渐感心悸,气短,活动加剧。经某医院诊断为风湿性心脏病。近三月来,前症加重,腹部及下肢有明显水肿。诊时面色苍白,畏寒肢冷,心悸气喘,不能平卧,肢体水肿,小便不利,痰多泡沫,口唇青紫,舌体嫩胖,苔灰腻,脉结代。治以肃肺降逆,温运阳气。以三子养亲汤合真武汤加减。处方:苏子、莱菔子、白芥子、生姜皮各8g,制附子、炒白术各9g,白茯苓

10g,赤小豆15g。服3剂,气急心悸稍有改善,守原方续服2剂尿量见多,水肿消半,后按上方去附子、生姜皮,加桂枝6g,炙甘草10g,共服15剂,诸证显著好转而出院。

按语:本例是心肾阳虚,水道不利所致,病情颇为严重。阳虚水泛,膀胱气化不利而浮肿,尿少;水气上凌心肺则心悸、咳喘;脉结代,口唇青紫为心肾阳虚,血脉凝滞,故以"三子"肃肺降逆,使水道通调,又以真武汤温运肾阳,共奏其效。

3. 喘证 《江西中医药》(1982,4:40):某女,16岁。气急紫绀,胸闷20余天。诊时气喘尤甚,张口呼吸,不能平卧,咳嗽痰多,痰质黏腻,咯出不爽,喉中痰声漉漉,胸闷食少,口唇指甲青紫色,舌苔白厚而腻,脉滑。治以宣肺降逆,化痰平喘。以三子养亲汤合定喘汤加减。处方:苏子、白芥子、莱菔子、款冬花、杏仁、厚朴各6g,净麻黄、煨白果、桑白皮各5g。服2剂,气急胸闷减轻,守原方续服3剂已能平卧。嘱其再进7剂,症状基本消除。

按语:本病属痰浊上壅于肺,气道被阻,肺气不得宣降。以"三子"宣肺降逆,定喘汤豁痰定喘,故收显效。

4. 痰秘 《四川中医》(1992,6:21):某男,58岁。大便秘结3年余。短则4~5日一行,长则10余日。便时艰涩不畅,余无明显异常。察其体态丰腴,面色红润,白睛可见黄色浊脂堆积成斑。舌淡、形胖,苔薄微腻,脉濡。患者曾服用脾约麻仁丸、济川煎、增液承气汤、五磨饮子等方,皆乏效。遂辨证为痰湿阻肠,腑气失于下行。治以燥湿化痰、畅气下行。处方:炙苏子、白芥子、莱菔子各12g,苍白术、姜半夏各9g,川朴、焦枳壳各6g。服5剂后,大便即解。续服5剂,大便2日一行。后偶复发,投上方仍效。

按语:便秘一证,多责气虚、血亏、热胜、阳虚、气滞诸端,而痰浊遏阻肠道,壅阻腑气下行者多所失察。明代万密斋《万氏家传保命歌括》卷9认为"痰在身中随气行,内留脏腑外行经",另辟蹊径,标倡痰秘一证,辨证治之,果应奇效。

5. 呃逆 《江西医药》(1980,3:36):某男,37岁。1日前开始呃逆,发作频繁,沥沥有声,有时食后呕吐痰涎,有时夜不能寐,曾经多方治疗未效。复诊时见其形体肥胖,苔白而腻,脉大而滑。认为痰食壅滞中焦,胃失和降,法当化痰消食,降逆止呕。投以三子养亲汤:炒莱菔子15g,炒白芥子10g,炒苏子10g,加法半夏15g,生姜3片。1剂而症状减轻,3剂诸证缓解。

按语:前贤云:"脾以升为顺,胃以降为和。"今痰食中阻,胃失和降,而呃逆不休,当以消滞、化痰、降逆为治。方选三子养亲汤合小半夏汤,以增强其降逆止呕之功,则药到病除。

6. 脾虚食滞 《江西医药》(1980,3:36):某男,4岁。患者食少,进食后嗳腐吞酸,有时呕吐食物,腹胀,大便泄泻,完谷不化,大便日3~5次,近日来症状加剧,视其形体消瘦,颜面无华,神情忧郁,腹大青筋暴露,敲之豁然如鼓,脉滑,舌苔白腻。证属脾虚食滞,中焦运化无权,日久而致积滞。治以健脾消食、行滞为主,佐以健脾止泻。方用:炒白芥子、炒苏子各30g,炒莱菔子60g,云苓、内金各40g,炒石榴皮50g,猪肝(瓦上焙干)250g,上7味共研为末,分30包,每次1包,煎服,日2次。服药半月,颜面红润,精神好转,食欲增加,呕逆止,腹胀消,二便正常。但仍消瘦,苔薄,舌质淡红,嘱其进易消化、营养丰富之食品,调理2个月而愈。

按语:此例为脾虚食滞之证,以三子养亲汤消食行滞,但恐其辛散耗气,佐以云苓、鸡内金、炒石榴皮健脾固涩,以防积滞成痼,共建消食行滞,健脾止泻之功。盖小儿为稚阳之体,辛温之品不宜久用,以免耗气伤阴,故服药半月中病即止。

【临床报道】

1. 顽固性咳嗽 以三子养亲汤治疗顽固性咳嗽患者40例,其中60岁以上老年人15

例,14 例病程达 10 年以上。7 日为 1 疗程,通过自身前后对比观察疗效。3 个疗程显效者 25 例(62.5%),有效者 15 例(37.5%),总有效率 100%,无其他不良反应,近期疗效确切,优于常用的中西成药止咳祛痰剂[1]。

2. 小儿支气管炎 以三子养亲汤合三拗汤加味治疗小儿急性支气管炎 88 例,痊愈率为 65.9%,显效率为 86.4%,总有效率为 96.6%,无效率 3.4%。大部分患儿服中药 3 剂即显效。无效的病例大多伴有肺脾气虚,免疫功能低下,7 例示 IgG、IgA 及 IgM 有不同程度低下,故该方的治疗作用可能以祛邪为主[2]。

3. 小儿咳嗽变异性哮喘 加味三子养亲汤治疗小儿咳嗽变异性哮喘 30 例。病程 1~3 个月 22 例,3~6 个月 8 例。30 例中均使用抗生素及止咳剂治疗,效果不明显,其中 19 例使用支气管扩张剂,如美普清、氨茶碱、博利康尼等可使症状缓解。基本方药:蝉蜕、地龙、苏子、莱菔子、白芥子、葶苈子、半夏、枳壳。随症加减:咽喉肿痛者加牛蒡子、板蓝根;痰多黄稠加天竺黄;便秘加熟大黄。用法:每日 1 剂,7 天为 1 疗程。结果:痊愈 25 例,好转 3 例,无效 2 例,总有效率 93.33%[3]。

4. 慢性支气管炎 以三子养亲汤合二陈汤及三拗汤治疗慢性支气管炎迁延期患者 300 例,10 日为 1 疗程。仅 1 疗程,对患者止咳、祛痰、平喘、消除哮鸣音的疗效分别为 98.6%、98.32%、91.42%、25.35%,效果优于麻杏甘石汤加导痰汤化裁组[4]。

5. 肺心病急发期肺动脉高压症 以三子养亲汤冲剂结合西药治疗肺心病急发期患者 37 例,观察冲剂降低肺心病肺动脉高压,结合患者的咳、痰、喘及肺部啰音等临床症状的改善情况综合判断总疗效,结果显效 21 例(56.75%),好转 13 例(35.14%),无效 3 例(8.01%),总有效率 91.8%。单纯西药治疗 34 例,显效 14 例(41.8%),好转 11 例(32.35%),无效 9 例(26.47%),总有效率 72.53%。两组间比较有显著性差异($P<0.01$)[5]。

6. 梅核气 以三子养亲汤辨证加味清热解毒、理气宽胸、消痰除痞、疏肝解郁、通经络诸药,治疗梅核气 32 例,显效 15 例,其中服药 3 日咽喉部异物阻塞感消失者 4 例,4 日消失者 4 例,5 日消失者 6 例,7 日消失者 1 例;有效 13 例,无效 4 例,总有效率达 87.5%[6]。

7. 甲状腺功能亢进 以三子养亲汤为主方,随证酌加夏枯草、丹参、五味子、生地或黄芪等,每周用 6 日,停 1 日,3 个月为 1 疗程,服药 2 至 4 个疗程。观察服药 6 个月,显效率为 35.7%,有效率 64.3%;服药 9 个月,分别各为 50%;服药 12 个月,分别为 57.1% 和 42.9%。西药组显效率为 42.5%,有效率为 57.5%。两组疗效之间经统计学处理表明无显著性差异($P>0.05$)[7]。

8. 扁平疣 以三子养亲汤加味治疗扁平疣 66 例。发病于面部 39 例,合并其他部位 25 例。药物组成:莱菔子、白芥子、紫苏子各 50g,糯米、赤沙糖(红糖)各 250g。制备:分别将三子炒至表面微鼓,有爆裂声,香气逸出时,取出摊凉。再糯米炒至表面鼓起,有爆裂声,微具焦斑,取出摊凉。将炒好的莱菔子、白芥子、紫苏子与糯米混匀,粉碎机粉碎,过筛,加入赤沙糖混匀,装棕色瓶,干燥保存。加工好的药粉分 10 日服用,每日 2 次,饭后 1 小时吞服。每10 日为 1 疗程。全部病例服用 1~2 疗程后,痊愈 49 例,显效 8 例,无效 9 例,总有效率 86%[8]。

【实验研究】

1. 平喘、镇咳、祛痰作用 本方三药按 1:1:1 制备水煮醇沉液,给豚鼠灌胃 45g/kg 与 9g/kg 剂量后,对氯化乙醇胆碱(ACh)喷雾引喘潜伏期有明显的延长作用,且对抗 ACh 引发的肺灌流量减少。8×10^{-2}g/ml 浓度药液可舒张正常气管平滑肌,对抗 ACh 和组织胺引起的平滑肌收缩效应,表明三子汤有平喘作用,三子汤显著提高小鼠血浆的 cAMP/cGMP 比值,可能是其平喘的机制之一。三子汤灌胃可显著延长小鼠的浓氨水引咳潜伏期,表明有镇咳作用,20g/kg 和 40g/kg 灌胃均可显著增加小鼠的酚红排泄量,表明有祛痰作用[9,10]。另有实验证实,口服三子水煎液的祛痰和镇咳作用强度与苏菲咳、川贝枇杷糖浆相当,平喘作用强度略强于苏菲咳[11]。对其水煎液、95%乙醇提取物及石油醚提取物做了小鼠浓氨水引咳、大鼠毛细玻管排痰以及豚鼠氯化乙酰胆碱引喘实验,发现 3 种提取物对浓氨水刺激诱导的小鼠咳嗽均有明显的镇咳作用。水提物的小剂量组有明显的祛痰作用。醇提物大剂量组和醚提物小剂量组对 4%氯化乙酰胆碱诱发的豚鼠哮喘则有明显的预防作用。结果表明:三子养亲汤的镇咳有效成分较分散,极性较小的成分可能占有比例较大;而祛痰的有效成分则水溶性较强,极性也偏大;平喘成分则脂溶性较强,极性较小[12]。

合方和拆方研究表明,紫苏子、白芥子均有明显的平喘和祛痰作用,紫苏子的平喘作用较白芥子强,但白芥子的祛痰作用较紫苏子强,镇咳则以莱菔子作用最强。白芥子还能显著提高小鼠血浆 cAMP/cGMP 比值,由白芥子、紫苏子和莱菔子组成的三子汤其平喘作用优于各单味药。三药经配伍组方后既可增强药效,又可取各药之所长协同发挥作用[10]。

2. 抗炎作用　小鼠灌胃三子汤后 1 小时,对 2%巴豆油所致耳部炎症无明显抑制作用[11]。

3. 抗菌作用　按连续稀释法,三子汤在 1:4 浓度对金黄色葡萄球菌、白色葡萄球菌、乙型链球菌、绿脓杆菌和白喉杆菌均有抑制作用[9]。

4. 消食作用　三子汤对小鼠肠道输送功能有明显的抑制作用,使食物在小肠中停留的时间延长,有利于营养物质的吸收,这可能是三子汤"消食"的机制之一,这一结果与莱菔子水煎液对小鼠小肠推进功能的明显抑制相吻合,提示莱菔子可能是三子汤消食作用的"君药"[11,13]。

5. 毒性　小鼠分别一次灌胃三子汤 120g/kg、白芥子 80g/kg、紫苏子 250g/kg、莱菔子 200g/kg,均无死亡。三子汤空腹注射 LD_{50} 为 $41.5\pm1.5g/kg$,口服 LD_{50} 无法测得,口服最大耐受量大于 120g/kg,表明其毒性极低[9,10]。

参 考 文 献

[1] 沈顺琴,沣家宁,舒炎高. 三子汤止咳祛痰疗效观察[J]. 中药通报,1986,11(8):56-57.

[2] 何安健. 自拟"二三方"治疗小儿急性支气管炎 88 例[J]. 上海中医药杂志,1991,25(10):22.

[3] 王津. 加味三子养亲汤治疗小儿咳嗽变异性哮喘 30 例[J]. 陕西中医,2007,28(7):877-878.

[4] 陈友泉,张燕萍. 治咳喘十三味汤对慢性支气管炎迁延期临床及实验研究[J]. 中国中西医结合杂志,1993,13(1):27-29.

[5] 郭传永,朱宗昌,宋爱英,等. 中西医结合治疗肺心病急发期肺动脉高压 37 例临床观察[J]. 云南中医杂志,1991,12(6):14-16.

[6] 阎培峰,徐新荣. 三子养亲汤加味治疗梅核气 32 例疗效观察[J]. 黑龙江中医药,1992,21(6):31-32.

[7] 黄泳齐. 三子汤治疗难治性甲状腺功能亢进症 14 例报道[J]. 蚌埠医学院学报,1989,14(4):263-264.

[8] 刘英. 三子养亲汤治疗扁平疣 66 例[J]. 浙江中医杂志,2006,41(2):9.

[9] 郑作文,赵一. 三子养亲汤药理研究简报[J]. 广西中医药,1988,11(3):43.

[10] 郑作文,赵一. 三子养亲汤的药理研究[J]. 中药药理与临床,1992,8(3):15.

[11] 刘继林,钟荞,刘敏志.三子养亲汤药理实验研究[J].四川中医,1989,7(11):10-11.

[12] 梁文波,赵红,张学梅,等.三子养亲汤镇咳、祛痰、平喘作用的药理研究[J].中药药理与临床,2003,19(2):11-12.

[13] 李文惠.莱菔子不同炮制品对动物胃和小肠运动的影响[J].成都中医学院学报,1985,(2):47.

第五节　治风化痰

半夏白术天麻汤
(《医学心悟》卷4)

【组成】半夏一钱五分(4.5g)　天麻　茯苓　橘红各一钱(各3g)　白术三钱(9g)　甘草五分(1.5g)

【用法】生姜一片,大枣二枚,水煎服。

【功用】燥湿化痰,平肝息风。

【主治】风痰上扰证。眩晕头痛,胸闷呕恶,舌苔白腻,脉弦滑等。

【病机分析】本方主治风痰上扰之眩晕证。其病多因脾气虚弱,运化失司,水湿内停,聚而成痰,痰阻清阳而致。《素问·五运行大论》曰:"其不及,则己所不胜,侮而乘之。"土虚木横,肝木乘脾土,遂成肝风内动,挟痰上扰清空之证。《素问·至真要大论》云:"诸风掉眩,皆属于肝"。风性善行而数变,主动摇,肝风内动,则头眩物摇;又痰浊上逆,浊阴不降,阻遏清阳,故眩晕之甚,自觉天旋地转,遂作恶心呕吐。痰湿中阻,则胸闷。舌苔白腻,脉弦滑,皆为风痰之象。

【配伍意义】本方乃风痰为患,治之当化痰息风。故方中以半夏、天麻为君。半夏性温味辛,燥湿化痰,降逆止呕之力颇强,意在治痰。正如《本草纲目·草部》卷17所云:"半夏能主痰饮……为其体滑而味辛性温也。"天麻味甘性平,入厥阴经,善平肝息风而止眩,旨在治风。《本草纲目·草部》卷12亦云:"天麻乃肝经气分之药,入厥阴之经而治诸病。按罗天益云:眼黑头旋,风虚内作,非天麻不能治。天麻乃定风草,故为治风之神药。"半夏、天麻相伍,共成化痰息风之效,为治风痰眩晕头痛之要药。故《脾胃论》卷下谓:"足太阴痰厥头痛,非半夏不能疗;眼黑头眩,风虚内作,非天麻不能除。"白术为臣,性温,味苦甘,具健脾燥湿之能,治生痰之本。《本经疏证》卷2云:"白术治眩,非治眩也,治痰饮与水耳。"与半夏、天麻相伍,标本同治,祛湿化痰,止眩之功益佳。佐以茯苓、橘红。茯苓味甘淡性平,健脾渗湿,与白术共成健脾祛湿之功,以治生痰之本;橘红味辛苦,性温,善理气化痰,使气顺则痰消,《食物本草》卷8云其"下气","消痰涎"。盖治痰须理气,气利痰自愈。半夏、茯苓、橘红三者为伍,则祛痰、健脾、理气各彰其效,实乃二陈汤配伍之精髓。使以甘草调和药性并能和中健脾,煎加姜、枣以调和脾胃。诸药合用,共奏化痰息风之效。使风得以息,痰得以消,眩晕自愈。

本方系二陈汤加味而成,在燥湿健脾的基础上,加入平肝息风之天麻,则纳息风于祛痰之中;加入健脾燥湿之白术,则倍增健脾治本之力。共成化痰息风之剂。

《医学心悟》卷3另有一半夏白术天麻汤,其组方配伍与本方基本相同。然减白术二钱、生姜一片,增大枣一枚,其健脾之力不及本方,且加蔓荆子三钱,则清利头目之功独胜。故主治痰厥头痛之证。

【临床运用】

1. 证治要点　本方为风痰眩晕而设。以眩晕,呕恶,舌苔白腻为证治要点。

2.加减法　若湿痰偏盛,舌苔白滑者,加泽泻、桂枝以利湿化饮;若肝阳偏亢者,加钩藤、代赭石以潜阳息风。

3.耳源性眩晕、神经性眩晕等属风痰上扰证者,均可用本方随证加减。

【使用注意】对于肝肾阴虚、气血不足之眩晕,不宜应用。

【源流发展】本方主治风痰眩晕之证,其基本遣药组方原则为息风与祛痰。从方中祛痰药物的配伍关系而论,乃源于二陈汤,以半夏为主,伍用陈皮、茯苓、甘草,共奏燥湿祛痰之功,且本方主治症状兼见痰饮所致之呕恶,治之药为半夏、生姜,其法可远溯至仲景小半夏汤。方中息风止眩用天麻,其与祛痰之物为伍,以治因痰致眩之证,法出《脾胃论》卷下之半夏白术天麻汤。其后,《奇效良方》卷31、《古今医鉴》卷7之半夏白术天麻汤皆以天麻配半夏、白术,或加陈皮、茯苓等以治痰眩而呕,亦有因虚而伍用参、芪之类者。《卫生宝鉴》卷19之天麻散,于本方去陈皮一味,配伍方法与之如出一辙,具祛痰息风,健脾化饮之功,用于因痰而动风之小儿急性惊风,及大人中风涎盛,半身不遂,言语困难,不省人事之证。《医学正传》卷3之茯苓半夏汤,则较本方少甘草加入神曲、麦芽,旨在增强其消食之力,乃虑其因脾虚痰阻,食气不消,确有新意。具健脾消食,祛痰息风之功,主治脾胃虚弱,身重有痰,呕恶头眩之证。

总之,本方在博采前贤类方之法的基础上,使息风祛痰之组方特点更为突出,遂对后世影响颇深,为众多医家所推崇。

【方论选录】程国彭:"眩,谓眼黑,晕者,头旋也,古称头旋眼花是也。其中有肝火内动者,《经》云:诸风掉眩,皆属肝木是也,逍遥散主之。有湿痰壅遏者,书云:头旋眼花,非天麻、半夏不除是也,半夏白术天麻汤主之。有气虚挟痰者,书曰:清阳不升,浊阴不降,则上重下轻也,六君子汤主之。亦有肾水不足,虚火上炎者,六味汤。亦有命门火衰,真阳上泛者,八味汤。此治眩晕之大法也"。(《医学心悟》卷4)

【评议】程氏论治眩晕之大法有五,有肝火内动、湿痰壅遏、气虚挟痰、肾水不足、命门火衰之别,前两者属实证,第三种为虚实夹杂,后两者属虚证。如此分类,为临证提供一定辨证治眩的思路。考其选方则有不妥之处,尤其前两证之用方有"方不对证"之嫌。论中将因风致眩归于逍遥散证,而逍遥散只有疏肝健脾之能,无清肝火或平息肝风之功。将半夏白术天麻汤证病机冠以"湿痰壅遏",认为因痰致眩为其主治,又难以涵概此方之效。察是证虽有痰湿,但因痰阻而动风为其要,风动而致眩,遂方中君以息风止眩之天麻,与半夏、陈皮等二陈之属相伍,终成息风祛痰之良剂。故对程氏之论须审慎推敲。

【验案举例】

1.嗜眠证　《中医药学报》(1984,5:57):某女,34岁。平素体弱,加之工作劳累,近三月来经常头痛眩晕,嗜眠乏力,经西医诊为"神经官能症",屡用西药不效。症见:面色萎黄,精神倦怠,懒言少语,头重眩晕,嗜眠不易醒,食少脘闷,恶心欲吐,脉沉弱无力。治宜半夏白术天麻汤加减,药用半夏15g,白术15g,天麻15g,党参25g,黄芪15g,陈皮15g,茯苓25g,升麻10g,柴胡10g,泽泻15g,砂仁10g,杞叶15g,当归20g。5剂,水煎服,日3次。二诊诸症均减,继服上方24剂而愈。

按语:脾主健运,升清降浊,为气血生化之源,本病例诸证缘于劳倦太过,伤于脾脏,脾失运化,水湿内停,清阳不升,浊阴不降,痰浊内蕴之故,投以半夏白术天麻汤,使脾气得健,痰浊得化,嗜眠可愈。

2.眩晕　《安徽中医学院学报》(1985,1:17):某女,70岁。冬月冒寒,头昏头痛,视物旋转 10 天。西医诊为"梅尼埃病",服药罔效。刻下眩晕未减,泛恶干呕吐涎沫,心悸气短,胸痞纳差,口中黏腻,舌尖发麻,屡欲更衣,大便量少而细软,形体丰腴,舌苔白腻,六脉濡弱。诊为风痰上犯,中气素虚。处方:法半夏、天麻、陈皮各 10g,白术 12g,茯苓、党参、山楂各 15g,吴茱萸 5g,生姜 6g,炙甘草 3g。服药 3 剂,诸症大减,已不泛恶,继服 3 剂而愈。予益气健脾剂巩固疗效。

按语:本例患者年已古稀,形体丰腴,气虚脾弱,痰湿易自内生;又冬月冒寒,阳气不行,浊阴上逆,与风痰相结,上冲于头,发为眩晕。故用半夏白术天麻汤祛风痰,加吴茱萸温中散寒,平厥阴寒气上冲;加党参组成六君子汤(参、术、苓、草、夏、陈),益气助阳、健脾祛痰;更加山楂消积导滞,共杜生痰之源。药中肯綮,收效颇速。

3. 头痛 《贵阳中医学院学报》(1989,4:27):某女,43 岁。左侧偏头痛反复发作 5 年,加重 2 周。患者脑后、巅顶至左额筋脉抽掣,阵发性跳痛胀痛如电击刀割,痛苦难言,伴泛恶纳减头昏肢重,舌苔白腻,边有齿痕,脉濡滑。经脑血流图、颅脑平片检查,诊断为"血管神经性头痛",服止痛、镇静、麦角胺类药物,可使症状减轻。中医辨证为风痰上冲,瘀阻脑络。处方:法半夏、白术、天麻各 10g,茯苓、赤芍、延胡索、川芎各 15g,桂枝 6g,葛根、丹参各 30g,全蝎 3g,川蜈蚣 1 条。服药 3 剂,偏头痛发作间歇时间延长,6 剂后偶有发作,9 剂后诸症告失。观察至今,未见复发。

按语:头方诸阳之会,五脏六腑之清阳和气血均上会于此。"不通则痛"。本例痰浊瘀血痹阻脑络,清阳被遏,肝风上旋,致使头痛。因此立法抓住"痰"、"瘀"二字,并加全蝎、蜈蚣等虫类搜剔之品息风止痉、祛瘀通络;又加桂枝、葛根宣通阳气,改善血运。药证相符,痹蠲痛除。

4. 中风 《浙江中医学院学报》(1989,2:21):某男,73 岁。左侧肢体活动障碍,言语不利 2 天。西医诊断:脑血栓形成。现肌力 0 级,言语謇涩,口角歪斜,舌红苔黄,脉弦滑。中医辨证为风痰上扰,夹痰阻络。治拟通关祛痰,平肝息风:明天麻、竹沥、半夏、茯苓、焦白术、制天虫、陈胆星各 12g,夏枯草、生地、车前草、红枣各 15g,黄芩、制大黄各 9g。6 剂后言语渐清,口歪亦有所牵正,肢体肌力增至 IV 级,苔色转白,脉象如前。再拟原方去制大黄、车前草加牛膝 12g,蜈蚣 3 条,广地龙 12g,连进 2 周,肌力正常,失语恢复,基本痊愈出院。

按语:年逾 70,肾气已衰,肾阴虚显然,阴虚阳亢,风阳上扰,夹痰阻络,故左侧肢体活动失利,方用平肝息风化痰的半夏白术天麻汤加减,疗效显著。

5. 胸痹 《陕西中医》(1990,8:360):某男,58 岁。3 年前自觉心前区疼痛,每次持续 3 分钟,向左肩部放射。伴胸闷纳差,呕恶痰多。经西医确诊为冠心病,给以强心利尿扩血管治疗后病情减轻。1 月前患者受寒后病情加重,曾服用冠心 II 号方合血府逐瘀汤 30 余剂,疗效不显。查体:T:37℃,P:80 次/分,BP:102/90mmHg,精神差,形体肥胖,口唇发绀,心率 80 次/分,心尖区可闻及室性早搏,心音低钝,心界向左下扩大。既往无高血压及心肌炎病史。症见:左侧心胸部憋闷疼痛,每次持续 5 分钟,伴心慌、胸闷、身困乏力,恶心纳差,舌体胖大,苔白厚腻,脉弦滑。诊为胸痹(痰湿内盛,胸阳痹阻),治以健脾化痰,温通心阳。投半夏白术天麻汤加减:白术、陈皮、郁金、石菖蒲、薤白各 12g,天麻、茯苓、瓜蒌各 15g,枳实、川芎、半夏各 10g,丹参 20g。每日 1 剂,分 3 次温服。服药 20 余剂后,左侧心胸闷痛减轻,次数减少,食欲增加,余症消失。又连服 20 余剂,诸症消失。以上方巩固,随访半年未复发。

按语:脾主运化,脾虚则运化失职,水停聚于内而为湿,湿阻中焦,阳气被遏,若胸阳不振,则可见心胸部疼痛;脾不健运,则纳差;胃失和降,则呕恶;湿聚为痰,痰湿内盛,故痰多。胸阳被遏是本证的主要病机,故用半夏白术天麻汤燥湿化痰为主,加祛痰宽胸之品,共奏健脾化痰通阳之功,药证相合,诸症得愈。

6. 更年期综合征 《河北中医》(1997,2;41):某女,49 岁。患者半年前就诊于某医院,诊断为更年期综合征,平时常夜眠不好,易汗出,心悸,时烦躁,近年又出现嗜睡,睡醒后头昏痛,乏力,纳呆,多方医治效不佳。诊见患者形体丰腴,精神尚可,脉虚弦稍劲,舌红润,苔根中部薄白腻。初予养血平肝宁神法,诸症不减。二诊改用健脾祛湿,平肝调中法。方用半夏白术天麻汤加减。处方:半夏、白术、太子参、陈皮、白芍、麦芽各 12g,天麻 9g,泽泻 12g,茯苓 15g,黄芪 20g,干姜 4g,黄柏 8g,丹参 20g,酸枣仁 20g,甘草 6g。患者服上药 3 剂后,嗜睡好转,眩晕亦轻,饮食较前增多,身体较前有力。续服上方 5 剂,症状基本消失。

按语:该患乃脾虚湿盛之体,湿郁化痰生热,扰动心神,故出现此病,治以健脾化痰及佐以养阴安神之品以助疗效,幸获痊愈。

7. 癔病性精神障碍 《山西中医》(2006,1;53):某,女,32 岁。双下肢颤抖,不能独自站立行走 2 年余,就诊时由其丈夫搀扶艰难向前移动。患者主诉自觉“脚下为万丈深渊,害怕掉下去,平时只能在床上来回挪动,而且眼前飘着漫天黑雪花”。曾在多处就诊,用益气养血之品,效果不佳。刻诊:双下肢颤抖,不能直立,伴胸闷,但双眼有神,声音洪亮,舌苔白腻,脉弦滑。神经科检查:生理反射存在,病理反射未引出;眼科检查眼底正常;头颅 CT 无异常。追问病史,两年前分娩后出现此病。中医辨证为风痰扰心阻络所致,当燥湿痰,息肝风,通经络。方用半夏白术天麻汤加减。药用:清半夏、天麻、甘草各 10g,苍白术、地龙、泽泻各 15g,郁金、菖蒲、白芥子、陈皮各 12g,鸡血藤、茯苓各 30g,全蝎 5g,生姜 3 片,大枣 5 枚。水煎服,6 剂,每日 1 剂。二诊:能在室内独自行走数个来回,但不很稳。按上法继服 6 剂,服药后患者精神爽快,症状全部消失。

按语:患者虽双下肢颤抖,不能独自站立行走,且病发于分娩后,望其神双目有神;闻其声语言洪亮;问其史分娩已两年有余;切其脉弦滑有力,不必参、芪益气,地、芍养血,而应以祛痰、息风、通络为法。方中清半夏、苍白术、茯苓、白芥子健脾燥湿化痰;天麻、全蝎、地龙、鸡血藤息风通络;菖蒲、郁金化痰开窍;泽泻利湿;陈皮、生姜、大枣理气和胃。方证相符,故效如桴鼓。

【临床报道】

1. 梅尼埃病 采用中西医结合治疗梅尼埃病 350 例,其中对应用普鲁卡因过敏而不能应用组织胺治疗,或脱敏效果不佳的病者采用中药治疗。药物组成为:姜半夏、陈皮、白术、茯苓、淮山药、泽泻、天麻、钩藤、大枣、炙甘草。加减法为:呕吐频者,加代赭石、旋覆花;耳鸣、耳聋较重者,加灵磁石、石菖蒲;胸腔闷胀、食欲不佳者,加蔻仁、茴香;气短之力者,加黄芪、薏苡仁等。结果临床治愈率达 78.6%[1]。

1980 年以来用半夏天麻白术汤加减治疗梅尼埃病 32 例,病程 1～5 年。基本方:半夏、炒白术、天麻、茯苓、泽泻各 10g,竹茹、陈皮、僵蚕、生姜各 6g。3 剂为 1 疗程。随证加减:呕吐频繁者,加代赭石、旋覆花(包);耳鸣重者,加灵磁石、石菖蒲、胡桃肉;眩晕重者,可选加龙骨、牡蛎、远志、炒枣仁、麦冬;经 2 个疗程治疗症状不减,可选加桂枝、细辛;瞿麦、扁蓄、木通等。结果:32 例经治疗痊愈 6 例,占 18.8%;好转 21 例,占 65.6%;无效 5 例,占 15.6%,有效率达 84.4%[2]。

2. 眩晕 以半夏白术天麻汤为基本方加泽泻、紫苏叶,治疗突发性眩晕,恶心,呕吐,耳鸣,或伴波动性听力减退等症状,其中病程最长者19天,最短者2小时,年龄在22~83岁之间,方药:法半夏、白术、天麻、茯苓、陈皮、大枣各10g,泽泻15g,紫苏叶8g,生姜6g,甘草3g。结果213例全部临床痊愈[3]。

3. 鼻窦炎 采用半夏白术天麻汤化裁治疗鼻窦炎50例,方药:半夏、天麻、苍耳子、白芷、元胡、生甘草各10g,生白术、黄芪各10~30g,细辛4g,黄芩12g,鱼腥草30g,川芎、连翘、丹参、牛膝、生白芍各15g,辛夷、藿香各6g。结果:治愈35例,显效15例,总有效率100%。治疗最短时间10天,最长1个月[4]。

4. 脑囊虫病头痛 半夏白术天麻汤加减治疗脑囊虫病头痛200例。临床表现为剧烈头痛,头晕眼花,复视,胸脘痞闷,纳呆呕恶,舌质淡红、有齿痕,苔白腻,脉弦滑有力;头部CT扫描示散在小点状低密度或多发散在的点状高密度病灶;囊虫血清学检验示抗原阳性158例,抗体阳性190例。予半夏白术天麻汤(制半夏、白术、天麻、茯苓、陈皮、生姜),加白蒺藜、蔓荆子。痰湿阻滞、胸脘满闷、纳呆加厚朴、枳壳;痰湿久郁化热出现口苦、苔黄腻、大便不畅则去白术,加黄连、枳壳、竹茹。结果:治愈188例,好转10例,无效2例,总有效率99%[5]。

5. 高血压病并高脂血症 半夏白术天麻汤加减治疗痰瘀互结型高血压病并高脂血症80例,以头痛、眩晕为主要症状。药物组成:天麻9g,半夏9g,白术9g,茯苓12g,橘皮6g,山楂15g,丹参12g,红花12g,地龙9g,钩藤15g。2周1疗程,连服3疗程。经治疗后中医临床症状头痛眩晕、心胸憋闷、头重脘痞、神疲乏力等都有明显改善;动态血压监测,平均收缩压/舒张压下降4/2.26kPa,治疗后较治疗前差异有显著性($P<0.01$);有明显的调脂作用,能显著降低MDA、Lp(a)、ApoB100指标水平,与治疗前比较差异有显著性($P<0.05$ 或 $P<0.01$),并有降低TC、TG的功能[6]。

【实验研究】降血压作用 采用二肾一夹法制备肾性高血压大鼠模型,造模4周后,开始灌胃给药。实验结果表明:本方高、低剂量组均可降低高血压模型大鼠血清中血管紧张素Ⅱ(AngⅡ)和内皮素(ET)的含量,提高高血压模型大鼠血清中一氧化氮(NO)的含量,从而达到降低高血压的目的[7]。

参 考 文 献

[1] 房学贤,韩桂亭,胡延录,等. 半夏白术天麻汤治疗梅尼埃病350例报告[J]. 安徽医学,1991,12(3):49.

[2] 余增福,马淑荃. 半夏天麻白术汤加减治疗梅尼埃病32例[J]. 实用中西医结合杂志,1991,4(1):37-38.

[3] 刘爱兰,蒋晚清. 半夏白术天麻汤加味治疗眩晕症[J]. 实用中医内科杂志,1993,7(4):46.

[4] 武政文,卢芝兰. 半夏白术天麻汤加减治疗鼻窦炎50例[J]. 陕西中医,1995,16(2):63.

[5] 张凤华,马天义,王丽敏. 半夏白术天麻汤治疗脑囊虫病头痛200例[J]. 中国中医急症,2002,11(6):492-493.

[6] 熊原. 加味半夏白术天麻汤治疗高血压病并高脂血症的临床研究[J]. 河北中医,2005,27(10):751-752.

[7] 韩丽,李明珠. 半夏白术天麻汤对高血压模型大鼠血管紧张素Ⅱ、内皮素及一氧化氮含量的影响[J]. 黑龙江中医药,2008,(3):39-40.

定 痫 丸

（《医学心悟》卷4）

【组成】明天麻 川贝母 半夏姜汁炒 茯苓蒸 茯神去木,蒸各一两（各30g） 胆南星九制者 石菖蒲石杵碎,取粉 全蝎去尾,甘草水洗 僵蚕甘草水洗,去咀,炒 真琥珀腐煮,灯草研各五钱（各15g） 陈皮洗,去白 远志去心,甘草水泡各七钱（各4.5g） 丹参酒蒸 麦冬去心各二两（各60g） 辰砂细研,水飞三钱（9g）

【用法】用竹沥一小碗,姜汁一杯,再用甘草四两煮膏,和药为丸,如弹子大,辰砂为衣。每服一丸,一日二次（现代用法:共为细末,用甘草120g熬膏,加竹沥100ml、姜汁50ml,和匀调药为小丸,每服6g,早晚各1次,温开水送下）。

【功用】涤痰息风,清热定痫。

【主治】痰热痫证。忽然发作,眩仆倒地,不省高下,甚则抽搐,目斜口歪,痰涎直流,叫喊作声。亦用于癫狂。

【病机分析】痫证之由,多缘于七情失调,先天因素,头部外伤,饮食不节,劳累过度或罹患它疾之后。情志失调,每致惊恐恚怒,惊则气乱,恐则气下,怒则气上,气机紊乱,触动积痰,或始于幼年"病从胎气而得",或外伤之后,则神志逆乱,脏腑失调,或饮食不节,劳累过度,脾胃受损,致精微不布,痰浊内聚,经久失调,一遇诱因,肝气失和,肝风夹痰浊随气上逆,壅闭经络,蒙蔽清窍,以致突然发作。

【配伍意义】本方主治风痰有热之痫证,故宜涤痰息风清热之法。方中竹沥为君,性寒,味甘苦,善于清热滑痰,镇惊利窍,《本草从新》卷8言其"治痰迷大热,风痉癫狂"。《本草秘录》卷4又云:"止惊怪去痰。"臣以胆南星性凉味苦,清火化痰,镇惊定痫,以助竹沥豁痰利窍之功。佐以半夏性温味辛,具燥湿化痰,降逆止呕之功,《本草纲目·草部》卷17云:"半夏能主痰饮"。配以姜汁,化痰涎,通神明,《本草备要》卷4云:"通神明,去秽恶,救暴卒",且可解半夏之毒。贝母性寒味苦,清热化痰,《本草易读》卷3云:"清热除痰之良药。"陈皮味辛苦,性温,燥湿化痰,善行肺经气滞,《本草通元》卷4云其"下气消痰。"茯苓性平,味甘淡,利水渗湿健脾以杜生痰之源。其与半夏、陈皮为伍,共成二陈之意,而助君臣化痰之功。全蝎味辛,性平,主入肝经,尤善息风止痉。《本草通元》卷4明言其治:"小儿惊风尤为要药。"僵蚕味咸辛,性微寒,入肝经,有息风止痉,化痰泄热之效。《神农本草经》卷4云其"主小儿惊痫夜啼。"天麻味甘性平,具平肝息风之用,《本草从新》卷1谓其主"诸风眩掉"。三药相合,息风止痉之力倍增,以定抽搐。丹参性微寒,味苦,凉血活血,清心除烦,兼有安神之功,《本草备要》卷1云其"除烦热功兼四物。"麦门冬味甘微寒,养阴清心除烦,兼防燥药伤津。石菖蒲味辛苦,性温,开窍化痰,化湿和胃。《本草纲目·草部》卷19云其治"客忤癫痫。"《本草从新》卷3更言其:"辛苦而温,芳香而散,开心孔,利九窍。"辰砂性寒,味甘质重,重可镇怯,寒能清热,主入心经,有重镇清心,安神定惊之效。《本草从新》卷5谓"泻心经邪热,镇心定惊,……定癫狂。"琥珀味甘性平,安五脏,定魂魄,有镇惊安神之功。茯神味甘性平,平肝安神,《本草秘录》卷4云:"茯神抱松本之根而生者也,犹有顾本之义,故善补心气,止惊悸恍惚。"远志味辛苦,性微温,既利心窍以宁神,又祛痰止咳以利肺,《新修本草》卷6云:"定心气,止惊悸。"诸药共为佐,镇惊安神,共助君臣醒神定痫之效。使以甘草调和诸药,补虚缓急,可解抽搐之拘急。综观全方,涤痰利窍以醒神,清热息风以定痫,故适用于痰热内闭之癫痫。

本方配伍特点为清热化痰与平肝息风并施,醒神开窍与镇惊安神相济,实为治疗痫证的常用良方。

【临床运用】

1. 证治要点 本方用于痫证发作之时,证属痰热者为宜。以舌苔白腻微黄,或脉滑略数为证治要点。

2. 加减法 原书云:"痫证,照五痫分引下:犬痫,杏仁五枚,煎汤化下;羊痫,薄荷三分,煎汤化下;马痫,麦冬二钱,煎汤化下;牛痫,大枣二枚,煎汤化下;猪痫,黑料豆三钱,煎汤化下。"

【使用注意】痫证的发作有轻有重,来势有急有缓,病程有短有长。一般初起较轻,反复发作则正气渐衰,痰结日深,愈发愈频,证情逐渐加重。其发作期间,应着重涤痰息风,先治其标。发作之后,则宜健脾养心,补益肝肾,调补气血,缓治其本。本方乃涤痰息风之剂,故适用于由痰热上扰而痫证发作者。待其痫证缓解,则须化痰与培本兼顾,并应注意饮食,调摄精神,扶其正气,以收全功。《医学心悟》卷4在定痫丸之后,附有河车丸一方,并曰:"既愈之后,则用河车丸以断其根"。

附:河车丸 紫河车一具 茯苓 茯神 远志各一两 人参五钱 丹参七钱 炼蜜为丸。每早开水下三钱。

对久病频发者,更须注重调补正气,原方后有"方内加人参三钱尤佳"一语,即是此意。

【源流发展】本方所主之痫证,其病机在于痰热以致风动。故以去痰之法半夏、陈皮、茯苓等二陈汤为基础,又因其病属痰热,遂法承清热化痰之清气化痰丸,加入胆南星等,并配以川贝母、竹沥,使清热化痰之力倍增。此证亦因风动而作,故其治痰风内动之法,与半夏白术天麻汤如出一辙,为增其息风化痰之功,佐入全蝎、僵蚕及重坠镇惊之琥珀、辰砂。如此,热清痰化风息,而病证自已。程氏定痫丸配伍精当,法度严谨,对后世影响颇深,为诸多医家所推崇。

【方论选录】程国彭:"痫者,忽然发作,眩仆倒地,不省高下,甚则瘛疭抽搐,目斜口喎,痰涎直流,叫喊作畜声。医家听其五声,分为五脏。如犬吠者,肺也;羊嘶者,肝也;马鸣者,心也;牛吼者,脾也;猪叫者,肾也。虽有五脏之殊,而为痰涎则一,定痫丸主之。既愈之后,则用河车丸以断其根"。(《医学心悟》卷4)

【临床报道】

1. 多发梗死性痴呆(MID) 采用定痫丸加减,并合丹参滴注治疗MID 17例,基本方:天麻15g,川贝母6g,制胆星8g,半夏10g,陈皮6g,茯神15g,僵蚕12g,蜈蚣2条,䗪虫6g,琥珀6g。少苔无苔者,去胆星、半夏,加生地、山茱萸、天竺黄。瘀血者,加川芎、桃仁、田三七。结果:治愈3例,显效7例,有效4例,无效3例,总有效率为82.35%[1]。

2. 癫痫 采用定痫散治疗癫痫100例,病程6个月,至30年。服药时间最短10天,最长3个月。药物组成及用法:由天麻、钩藤、羚羊角、僵蚕、天竺黄、胆星、胆矾、郁金、琥珀、朱砂组成。每日3次,成人每次6g,小儿酌减,温开水送服。并嘱患者避免情志刺激。结果82例治愈,18例好转[2]。

【实验研究】

1. 抗痫作用 建立电刺激杏仁核点燃鼠模型。实验结果显示定痫丸提取液能明显提高点燃鼠后放电阈值,其有效时间在用药后第4天开始,持续到第7日,其中20只动物停药次日后放电阈值逐渐降低,2天后恢复到原有基线;实验中部分动物出现动作减少、嗜睡、便溏、体重下降[3]。

2. 毒性　按每日1次、2次、3次灌胃定痫丸提取液,3组给药后连续观察7天。结果:第1、2组小白鼠无死亡,亦未观察到明显异常;第3组给药后第2日有1只小白鼠死亡(由于肺部充血,可能与灌胃不慎有关),其余9只经连续7天的观察发现,活跃程度不如其他两组,但无其他明显异常[3]。

参 考 文 献

[1] 崔闽鲁,黄鼎明,吴凌峰. 定痫丸合丹参滴注治疗多发梗死性痴呆17例[J]. 中国中西医结合杂志,1992,12(7):438-439.

[2] 万福源. 定痫散治疗癫痫100例[J]. 山东中医杂志,1990,9(2):17.

[3] 王学峰,文世全,吕洋,等. 定痫丸抗痫作用及其安全性的实验研究[J]. 中国中医急症,2004,13(4):236-237.

止 嗽 散
(《医学心悟》卷3)

【组成】桔梗炒　荆芥　紫菀蒸　百部蒸　白前蒸各二斤(各10g)　甘草炒十二两(4g)陈皮水洗,去白一斤(5g)

【用法】上为末。每服三钱(9g),食后,临卧开水调下;初感风寒,生姜汤调下。

【功用】止咳化痰,疏表宣肺。

【主治】咳嗽。咳嗽咽痒,咯痰不爽,或微有恶风发热,舌苔薄白,脉浮缓。

【病机分析】本方所治之咳嗽,乃为外感咳嗽经服解表宣肺药后而咳仍不止者。风邪犯肺,肺失清肃,虽经发散,因解表不彻而其邪未尽,内传入肺,肺气郁而不宣,则咽痒咳嗽;肺气郁闭,津凝不布,故咯痰不爽。此时外邪十去八九,则微有恶风发热。舌苔薄白,脉浮缓为表邪外袭之征。

【配伍意义】本方所治之咳嗽,为余邪未尽而肺失宣降,治之之法,理当化痰宣肺止咳,并佐以疏散之品,以祛邪外出。方中紫菀、百部为君,两者均入肺经,味苦,性温而不热,润而不寒,功在止咳化痰,治咳嗽不分久新。臣以桔梗、白前,一宣一降,复肺气之宣降,以增强君药止咳化痰之力。佐用橘红理气化痰;荆芥辛而微温,疏散风邪,祛邪外出,宣发肺气,开其闭郁,有启门逐寇之功。甘草调和诸药,合桔梗又有利咽止咳之效,用为佐使药。诸药配合,可收宣肺止咳,疏风散邪之功。

本方药仅七味,量亦轻微,具有温而不燥,润而不腻,散寒不助热,解表不伤正的特点,正所谓:"既无攻击过当之虞,大有启门驱贼之势",堪称温润平和之剂。因本方具有较好的宣肺止咳之功,故随证加减可用于多种咳嗽。

【类方比较】本方与杏苏散均治外感咳嗽,皆由解表宣肺,化痰止咳之品配伍而成,然二者解表之力均不足。杏苏散主治外感凉燥之咳,以二陈汤为基础,祛痰力量优于止嗽散;止嗽散主治外感风寒之咳,配桔梗、紫菀、百部、白前,止咳力优于杏苏散。临证当鉴别应用。

【临床运用】

1. 证治要点　本方之用当以咳嗽咽痒,咯痰不爽,苔薄白为证治要点。

2. 加减法　若风寒初起,头痛鼻塞,发热恶寒等表证较重者,加荆芥、防风、苏叶、生姜以散邪;若暑气伤肺,口渴烦心溺赤者,其症最重,加黄连、黄芩、花粉以直折其火;若湿气生痰,痰涎稠黏者,加半夏、茯苓、桑白皮以祛其痰;若燥气焚金,干咳无痰者,加瓜蒌、贝母、知母以润燥。

3.对上呼吸道感染、急慢性支气管炎、百日咳等属风邪犯肺之咳嗽者,皆可以本方加减治之。

【使用注意】 阴虚劳嗽或肺热咳嗽等无表邪者,忌用。表邪重者,亦非本方所宜。

【源流发展】 本方为程氏"苦心揣摩而得也"(《医学心悟》卷3)。方中以紫菀、百部为主,取其温而不热,润而不寒之性,止咳化痰,效用卓著,为后世所称道,溯其组方之源,似与《圣济总录》卷66之紫菀丸、百部丸在遣药立法方面有承袭关系。紫菀丸由紫菀、贝母、人参、赤茯苓、陈皮、桂枝、款冬花、百部、杏仁、甘草组成,主治咳嗽上气,胸膈烦满之证。在止咳化痰,宣肺理气方面,与本方用药基本相同。其用贝母润肺化痰,冬花祛痰止咳,而本方另用白前以理肺化痰止咳;其用杏仁与陈皮为伍以宣利肺气,而本方则以桔梗与陈皮相配,适肺宣利之性;惟其参、苓之用,意在健脾化湿,以杜生痰之源乃本方所不及;桂枝之用既有温化痰饮之效,又具表散之能,故《普济方》卷161言紫菀丸主治"肺感风冷,咳嗽失声"之证。而本方嫌桂枝偏于辛温,易为荆芥,亦具表散外邪之功。百部丸由百部、款冬花、天门冬、贝母、桔梗、紫菀组成,主治咳嗽上喘,胸膈不利之证,与本方化痰止咳之功相近,然以润养肺阴之能见长,而表散之力不足。《医学心悟》卷2之止嗽散,较本方少荆芥一味,主治伤寒咳嗽,而表邪已解之证。

【疑难阐释】 关于本方的分类归属。本方的分类,某些教材将其纳入解表剂,认为方中荆芥可解散在表之风寒,且其主治证又属风邪犯肺。然究荆芥在方中之药力,用量亦不重,并非为主导作用,其虽有解表之力,无力在方中起主导支配它药之功。方中诸药相伍之结果,是突出化痰止咳之效。而主治证虽为风邪犯肺,但以咳嗽为著,表证轻浅,且属或然症状。为此,本方归属祛痰剂似与现今按方剂功用分类法的基本原则更为相符。

【方论选录】

1.程国彭:"此方系予苦心揣摩而得也。盖肺体属金,畏火者也,过热则咳;金性则燥,恶冷者也,过寒亦咳。且肺为娇脏,攻击之剂,既不任受,而外主皮毛,最易受邪,不行表散则邪气留连而不解。《经》曰:微寒微咳,寒之感也,若小寇然,启门逐之即去矣。医者不审,妄用清凉酸涩之剂,未免闭门留寇,寇欲出而无门,必至穿逾而走,则咳而见红。肺有二窍,一在鼻,一在喉,鼻窍贵开而不闭,喉窍宜闭而不开。今鼻窍不通,则喉窍将启,能无虑乎?本方温润和平,不寒不热,既无攻击过当之虞,大有启门驱贼之势,是以客邪易散,肺气安宁,宜其投之有效欤"。(《医学心悟》卷3)

2.唐宗海:"普明子制此方,并论注其妙,而未明诸药之治法,余因即其注而增损之曰。肺体属金,畏火者也,遇热则咳,用紫菀、百部以清热。金性刚燥,恶冷者也,遇寒则咳,用白前、陈皮以治寒。且肺为娇脏,外主皮毛,最易受邪,不行表散,则邪气流连而不解,故用荆芥以散表。肺有二窍,一在鼻,一在喉,鼻窍贵开而不贵闭,喉窍贵闭而不贵开,今鼻窍不通,则喉窍启而为咳,故用桔梗以开鼻窍。此方温润和平,不寒不热,肺气安宁"。(《血证论》卷7)

【评议】 唐氏所论本方为"肺体属金,畏火者也,遇热则咳,用紫菀、百部以清热"之语,似有偏颇。两药皆为微温之性,虽不致助热,为温平之品,但绝无"清热"之能。且本方立意旨在化痰止咳,避免凉温过极,究其全方诸药之性,总以偏温为是。正如程氏本人所云:"本方温润和平,不寒不热"。唐氏虽亦用此句,但所析言词却有过偏之嫌。

【验案举例】

1.风寒咳嗽 《江西中医药》(1985,1:35):某男,4个月,1975年9月3日门诊。患儿指末清凉,鼻流清涕,发热 38.5℃。咳嗽喉间痰鸣漉漉,呼吸不利,烦躁不安,精神异常,面色苍白,吮乳减少,二便常,苔薄白,指纹紫粗。处方:炙麻黄 1.5g,杏仁 3g,瓜蒌皮 5g,百部 3g,紫菀 3g,荆芥 1.5g,浙贝母 3g,法半夏 3g,陈皮 3g,苏子 1.2g,桔梗 2.5g,枳壳 2.5g。4 剂痊愈。

2. 风热咳嗽 《江西中医药》(1985,1,35):某男,50 岁,1973 年 12 月 18 日就诊。患者鼻塞微流涕,发热 39℃,头身疼痛,咳嗽痰白稠黏难以咯出,胸前紧间不舒,口淡无味,眼红,小便黄,苔薄白,脉浮数。处方:白前 12g,紫菀 12g,百部 10g,桔梗 6g,银花 12g,连翘 12g,瓜蒌皮 12g,桑白皮 12g,蔓荆子 10g,浙贝母 10g,青蒿 6g,菊花 6g。3 剂。后以前方加沙参、百合、山药等润养肺胃药物调治,8 剂而愈。

3. 燥热咳嗽 《江西中医药》(1985,1,35):某女,43 岁,1980 年 12 月 18 日门诊。咳嗽咯痰黄浓块状,不易咳出,咳时胸痛,咳甚痰中带血丝,头痛,喉干痒,口唇干焦,大便结,舌较红,脉数。处方:前胡 10g,沙参 15g,麦冬 15g,百部 10g,紫菀 10g,桑白皮 10g,瓜蒌仁 12g,川贝母 10g,白前 12g,枳壳 6g,枇杷叶 10g,旱莲草 10g,桔梗 6g。本方略有加减,7 剂而愈。

4. 暑湿咳嗽 《江西中医药》(1985,1,35):某男,30 岁,1981 年 8 月 3 日门诊。患者十天前淋雨后即微恶寒,发热,无汗头身痛,神倦乏力,胃纳减退,咳嗽频繁,痰白稠带血,甚则纯血,小便短赤,口渴,苔白腻,脉浮缓。处方:香薷 10g,藿香 10g,荆芥 10g,秦艽 10g,前胡 10g,百部 10g,紫菀 10g,白前 10g,瓜蒌皮 10g,白芷 10g,陈皮 6g,浙贝母 10g,藕节 10g。二诊加银花、连翘增强清热消暑之功,共 6 剂而愈。

按语:止嗽散是治疗外感风寒咳嗽之常用方,但由于其用药"温润和平,不寒不热",故在临床上,常常于加减后治疗各种外感咳嗽。案 1 以止嗽散宣肺止咳,同时加麻黄以散风寒表邪,贝母、半夏、苏子以消痰,杏仁、瓜蒌皮、枳壳以顺气,使邪散痰消,肺脏复其宣降之职,则诸症自除。案 2、案 3 均伴有热象,而止嗽散药性偏温,故案 2 在止嗽散的基础上,加银花、连翘、青蒿、菊花、蔓荆子以增强宣散风热之力,加瓜蒌皮、桑白皮肃降肺气,且合贝母以消痰。案 3 属燥热犯肺之证,故在止嗽散的基础上加沙参、百合、山药、麦冬、旱莲草等养阴润燥之品。案 4 病发于暑天,暑为阳邪,易伤血络,兼挟湿浊,故在止嗽散的基础上加香薷、藿香以化暑湿,秦艽、银花、连翘等以消暑清热。

【临床报道】

1. 外感咳嗽 用止嗽散治疗外感咳嗽 56 例。发病时间 1 周的 15 例,2 周的 30 例,3 周的 6 例,3 周以上的 5 例。咳嗽伴有头痛者 6 例,鼻塞流涕者 5 例,咽痒或痒痛者 48 例,胸部不适者 21 例。痰白色 22 例,痰黄色 15 例,舌质淡红 33 例,稍红 22 例,苔白或白厚 46 例,黄或黄白 7 例,脉浮(弦)缓 32 例,略数 11 例。已用过中西药物治疗无效的有 31 例,没有用过药物治疗的 25 例。用止嗽散方(荆芥、白前、桔梗、紫菀、百部、陈皮、甘草。原为散剂,现改为汤剂)为基础,临床随症加减:若外邪偏盛见头痛、鼻塞、流涕等证,加防风、苏叶、桑叶、菊花;痰湿偏盛见痰多难咯,咳时欲吐,伴有胸闷不适,舌苔厚腻等证,加茯苓、法半夏、川厚朴、北杏仁;若有热象见喉痛口干,痰黄,脉略数等证,加山栀子、黄芩、瓜蒌。在治疗期间,停用其他药物。服药最少 2 剂,最多 8 剂,平均 3 剂。结果:痊愈 42 例,好转 11 例,无效 3 例[1]。

2. 喉源性咳嗽 止嗽散加减治疗喉源性咳嗽 60 例。咳嗽病史最长者 5.5 月,最短者 7 天,平均 17.5 天,所有病例均有喉痒咳嗽的主症,并兼少痰和无痰,胸部室闷或遇冷、遇热、吸入异味刺激咳嗽等症。局部检查:咽喉部充血水肿,部分咽后壁滤泡增生。并经 X 线胸片及血常规、血沉等检查,排除肺部原因及其他原因所致咳嗽者。方用荆芥 12g,桔梗 12g,炙紫菀 12g,炙百部 12g,白前 12g,陈皮 12g,甘草 6g,炙款冬花 12g,山豆根 12g,射干 12g,杏仁 12g,金银花 12g,麦冬 12g,五味子 10g。结果:治愈 38 例,占 76%;显效 16 例,占 32%;好转 5 例,占 10%;无效 1 例,占 2%,总有效率为 98%[2]。

3. 顽固性咳嗽 以止嗽散加减治疗顽固性咳嗽 74 例,其中支气管炎 57 例,支气管周围炎 12 例,右下肺炎 4 例,左下肺炎 1 例。基本方:前胡、杏仁、桔梗、川贝母各 10g,炙百部、紫菀各 15g,陈皮、荆芥、马勃各 6g,芦根、仙鹤草各 30g。加减法:风寒咳嗽,去马勃、芦根,加苏子、桔梗各 10g,防风 6g;风热咳嗽,去荆芥、陈皮,加桑叶、薄荷;燥热咳嗽,去陈皮、荆芥,加沙参、玄参、炙杷叶;伴咽痛者去荆芥、陈皮,加银花、板蓝根、牛蒡子;胸痛加鱼腥草、郁金、丝瓜络;黄痰黏稠不易咯出者,加全瓜蒌、桑白皮、海浮石。结果:痊愈 64 例,好转 7 例,无效 3 例,总有效率为 96%[3]。

4. 妊娠咳嗽 止嗽散加减治疗妊娠咳嗽 78 例。其中孕 1 胎 45 例,孕 2 胎 28 例,孕 3 胎或以上 5 例。病程一般在 15 天以上,最长达 4 个月。基本方:川贝、紫菀各 15g,百部 12g,桔梗、荆芥、白前、木蝴蝶各 10g,陈皮 6g,生甘草 5g。加减:伴干咳无痰,潮热盗汗者,加生地、地骨皮、麦冬、玄参;伴久咳不止致小便自遗者,加五味子、山萸肉、淮山;伴外感之头痛鼻塞流涕,咽痛者,加白芷、辛夷花、连翘;伴咳嗽痰多,色白黏稠,神疲纳呆者,加茯苓、法半夏、橘红。5 天为 1 疗程。结果:痊愈 60 例,显效 13 例,好转 5 例[4]。

5. 干咳 以加味止嗽散治疗难治性干咳 240 例。病程最长者 6 个月,最短者为 8 天。全部病例均服过西药而未见效。基本方:桔梗 6~10g,白前(或前胡)10g,炙紫菀 10~12g,荆芥 10g,陈皮 10g,蒸百部 12~15g,木蝴蝶 12~15g,炙麻黄 6~10g,杏仁 10g,炙甘草 6g等组成。若病程长,有咽干口燥者,去麻黄,加北沙参、麦冬、五味子;咳嗽以夜间为甚者,加当归;声嘶者,加蝉衣;病程短,咳嗽剧,咽充血明显者,加银花;痉咳者,加白僵蚕;痰多黄稠者,加浙贝母、冬瓜子、瓜蒌。煎前冷水浸泡半小时以上,待煮沸后文火再煎 5~10 分钟即可,勿久煎。忌生冷、油腻、腥臭。结果:服 4 剂痊愈者 75 例;服 4~8 剂痊愈者 82 例;服 8 剂以上痊愈者 72 例。无效及未坚持服药者 11 例,总有效率为 95.4%。一般病程越长需服药剂数越多[5]。

6. 间质性肺炎 以止嗽散加减治疗间质性肺炎 56 例。临床有发热者(T37.5~38.5℃)15 人,无发热者 41 人,全部病例以咽痒、阵咳、咯痰不爽、少痰为主要症状,病程 1 月至半年不等,外周血象、血沉均正常。肺部听诊呼吸音粗糙,或有少量干啰音。均为投用抗生素治疗 2 周后复查胸片,提示原病灶无明显吸收者。基本方:百部、紫菀、白前各 10g,桔梗、陈皮各 3g,甘草 5g。风热咳嗽者,去陈皮、紫菀,加前胡、牛蒡子、竹茹、浙贝母、天花粉、黛蛤散、黄芩、黑山栀、鱼腥草、杏仁;风燥咳嗽者,去陈皮、紫菀、白前,加黄芩、桑皮叶、南沙参、肥玉竹、浙贝母、前胡、地骨皮、黑山栀;暑湿咳嗽者,去甘草,加芦根、黄芩、豆卷、青蒿、滑石、生苡仁、茯苓、浙贝母、枳壳、香薷、藿香。结果治愈 38 例,显效 17 例,无效 1 例。疗程最短者 7 天,最长者 20 天,平均 13.5 天。其中属风热型者 15 例,治愈 10 例,显效 5 例;风燥型者 30 例,治愈 24 例,显效 6 例;暑湿型者 11 例,治愈 4 例,显效 6 例,无效 1 例[6]。

7. 咳嗽变异性哮喘 止嗽散加减治疗咳嗽变异性哮喘 38 例。病程 2~33 个月;有过敏性鼻炎 17 例。基本方:荆芥、紫菀、百部、陈皮、白前、桔梗、甘草各 10~15g,随证加减。结果:临床治愈 21 例,显效 10 例,有效 5 例,无效 2 例,总有效率 94.73%。明显高于口服多索茶碱等西药对照组(P<0.05)[7]。

【实验研究】

1. 镇咳、化痰　氨水引咳法实验结果表明:上嗽散及止嗽散改进方(原方加地龙、杏仁、黄连、黄芩、紫草等)均有明显的镇咳作用;呼吸道酚红排泌法实验结果表明:止嗽散水煎液有明显的化痰作用,改进方具有更明显的化痰作用[8]。

2. 平喘作用　豚鼠试验结果表明:止嗽散组平喘作用不显著,而经添加地龙、杏仁等生药后具有明显的平喘作用[8]。通过豚鼠支气管痉挛性模型试验,结果表明哮喘模型组豚鼠体内的嗜酸粒细胞(EOS)、内皮素-1(ET-1)、一氧化氮(NO)的量明显高于正常对照组($P<0.01$),肺组织病理学和超微结构发生明显改变。与哮喘模型组比较,加味止嗽散(止嗽散加地龙、杏仁、黄连、黄芩、紫草等)脂溶性部位群(MZC)治疗组剂量依赖性地降低豚鼠血液和支气管肺泡灌洗液(BALF)中EOS、ET-1、NO的含量($P<0.05$ 或 $P<0.01$),减轻肺组织病理改变,从而达到平喘目的[9]。

3. 毒性　止嗽散及改进方10倍浓缩液,以最大灌胃容量分别按每10g体重1.1g、2.2g(0.4ml每10g)灌胃1次,观察1周内动物的毒性反应,各组均未见中毒症状及死亡[9]。

【附方】 金沸草散(《博济方》卷1)　荆芥穗四两　旋覆花三两　前胡三两　麻黄去节三两　甘草一两炙　半夏一两洗净,姜汁略浸　赤芍药一两　上七味,同为末。每服二钱(6g),水一盏,入生姜、枣同煎至六分,热服。如汗出,并三服。功用:发散风寒,降气化痰。主治:伤寒壮热,风气壅盛,头目心胸不利,妇人血风朝发,丈夫风气上攻,状如中脘有痰,令人壮热头疼,项筋紧急,时发寒热,皆类伤风,有寒气则出汗,如风盛则解利。

本方与止嗽散都为风邪犯肺的常用方。止嗽散以紫菀、白前、百部、桔梗等利肺止咳药为多,而解表宣肺之力不足,故主治外邪将尽,肺气不利的咳嗽不止;本方则以旋覆花、麻黄、荆芥穗等宣肺解表药为主,而佐以化痰之品,故主治风邪犯肺初起,而咳嗽痰多者。

参 考 文 献

[1] 倪坤范. 止嗽散治疗外感咳嗽56例的体会[J]. 新中医,1989,21(6):22-23.

[2] 张梅香,韩小平. 止嗽散加味治疗喉源性咳嗽60例[J]. 光明中医,2008,23(7):979.

[3] 何厚夫. 止嗽散加减治疗顽固性咳嗽74例[J]. 四川中医.1988,6(4):封底.

[4] 郑泳霞. 止嗽散加味治疗妊娠咳嗽78例[J]. 陕西中医,2006,27(4):693.

[5] 王芳. 加味止嗽散治疗难治性干咳240例[J]. 河南中医,1995,15(6):357.

[6] 仲玉英. 止嗽散加减治疗间质性肺炎56例[J]. 湖北中医杂志,1995,17(3):45.

[7] 吕昊哲. 止嗽散加减治疗咳嗽变异型哮喘60例[J]. 黑龙江中医药,2008,(4):8-9.

[8] 徐乃玉,顾振纶. 止嗽散药理作用研究[J]. 中国野生植物资源,2003,22(2):62-63.

[9] 徐乃玉,顾振纶,谢梅林,等. 加味止嗽散有效部位群对过敏性哮喘豚鼠作用的实验研究[J]. 中国新药与临床杂志,2005,24(5):463-464.

（李　冀　刘华东）

第十八章

消 食 剂

　　凡用消食药为主组成,具有消食、化积、导滞、健脾等作用,主治各种食积证的方剂,称为消食剂。属于"八法"中消法的范畴。

　　消法的适用范围甚为广泛,消食法仅是其中之一。一般认为,食停上脘,有上逆之势者,当吐之,即"因而越之";食停肠腑,有坚结之形者,当下之,即"引而竭之"。本章方剂所治,乃宿食停于中脘,既无上逆之势,又无坚结之形,吐、下均不相宜,唯消之、化之、散之,方可邪去正安。

　　自汉末的《名医别录》始,对消食药就陆续有所记载。梁《补阙肘后百一方》,首载用麦芽组方,以治饱食便卧者。至宋代,前贤对消食剂的运用日益重视,创制了有关方剂,其中《小儿卫生总微论方》卷 12 的肥儿丸影响较大,该方针对小儿易患虫食之积,又化热成疳的特点,治以消食、杀虫、清热、行气并用,标本兼顾。金、元时期,特别是四大流派的崛起,进一步丰富和发展了消食剂的运用。这时,诸医家根据不同的食积证,研制出众多更加合理而全面的消食方剂,以切合临床实用。张元素学古而不泥古,将仲景《金匮要略》的枳术汤,改变方中枳实与白术的用量,且改汤为丸,衍化成专治脾虚气滞食积证之枳术丸。攻下派倡导者张从正,以擅长汗、吐、下三法而著称。他创立的木香槟榔丸(《儒门事亲》卷 12),较好的将行气、泻下、清热之品融于一方,以治疗湿热食积重证。张氏结合下法用于食积重证,以及针对泻痢而采用"通因通用"治法的思路,给人以启迪。补土派代表人物李杲,研制了诸多治疗脾胃病的传世名方,其中用于食积者亦不乏其例。例如,枳实导滞丸(《内外伤辨惑论》卷下),其功用与主治虽与木香槟榔丸相似,皆为行气导滞,攻积泻热之剂,用于湿热食积证,但本方又加渗利之品,可使湿热食积,从前后二便分消,故对湿偏重者效果尤佳。枳实消痞丸(《兰室秘藏》卷上)则针对脾虚气滞,寒热互结之痞满证而设,该方的配伍特点为消补兼施,温清并用,苦降辛开。此为李氏治疗上述虚实寒热夹杂证较复杂者,采用全面兼顾的组方结构的良好例证。另外,值得强调的是,李杲又一名方葛花解醒汤(《脾胃论》卷下),开创了治疗酒湿食积的先例,他根据本证的特点,明确提出:"止(只)当发散,汗出则愈矣,其次莫如利小便,两者乃上下分消其湿"的著名观点,用发汗、利小便、理气、健脾药物共同组方,致使酒毒上下内外分消,以达愈病之目的。李氏这一思路不仅于临床颇有指导意义,而且影响也很深远。补阴派大家朱震亨所创保和丸(《丹溪心法》卷 3)、大安丸(《丹溪心法》卷 5)皆为消食平和之剂,方以消食药物为主组成,适当配伍理气、祛湿、清热之品,主治一切食积之轻证。该方的问世,丰富和充实了消食剂的内容。直至明、清,消食剂的发展日臻完善,特别是在健脾与消食药物共用方面有所进步。如《证治准绳·类方》卷 5 的健脾丸,《成方便读》卷 4 的启脾散,虽与前述枳术丸同为消补兼施,补重于消,但后两方的选药更为完备,以收补而不滞,消不伤正之效。至于伐木丸(《本草纲目》卷 11 引张三丰仙传方),为治脾湿不运,食积不化而致黄肿病的要方,该方采取辛苦酸涩之品(苍术、酒曲、皂矾)并用,颇俱特色,独树一帜。

总之,消食剂的运用历史悠久,前贤为我们积累了丰富经验和宝贵资料。

根据食积证的病因、病机及方剂的作用特点,本章方剂共分为消食化滞与消补兼施两类。消食化滞剂适用于食积内停证,症见胸脘痞闷,嗳腐吞酸,恶心呕吐,腹痛泄泻,苔腻,脉滑等实证者;而消补兼施剂则适用于脾虚食积证,症见食少难消,脘腹痞闷,大便溏薄,体倦乏力,舌淡苔白,脉弱等虚实夹杂者。消食剂多以消食药物为主组成,诸如山楂、神曲、麦芽、莱菔子、鸡内金、谷芽等。由于食积为有形实邪,极易阻遏气机,以致痞闷胀满,因此常配伍行气的枳实、厚朴、陈皮、木香、槟榔之类,既消胀除满,又有助于消积。再者,食积又易生湿化热,故有时亦配渗湿、清热之品,如泽泻、茯苓、连翘、黄芩、黄连等,代表方为保和丸。对于食积重证,则应以泻下药大黄,或行气导滞之木香、槟榔为主组方,代表方有枳实导滞丸、木香槟榔丸。若为虫食积滞,宜伍杀虫的使君子等,或与消食药共同为主组方,代表方为肥儿丸。如果食积寒化,则应当配伍干姜、吴茱萸之类温里散寒药。以上是针对食积实证而言。如果属于脾虚食积之虚实夹杂者,往往配伍健脾益气药,如人参、白术、党参、甘草等以消补兼施。代表方有枳术丸、健脾丸、枳实消痞丸等。针对酒食积,则宜选解酒专药葛花为主组方,适当配伍渗利之品以分消酒湿,代表方为葛花解醒汤。

消食剂与泻下剂虽然均可用于饮食积滞证,但是两者在作用特点和临床运用上有所不同。消食剂的作用一般比较缓和,属于渐消缓散之剂,适用于病程较长、病势较缓的食积证,其剂型以丸剂为主,亦取其缓消之意;而泻下剂作用峻猛,收效迅速,适用于发病急骤,病势较急的积滞重证,其剂型以汤剂居多,恰如李杲所言:"大抵汤者荡也,去大病者用之"(《珍珠囊补遗药性赋》卷2)。若病势急重,非下不去者,投以消食方剂,则病重药轻,难收预期之效;若病势轻缓,应用攻下之剂,则病轻药重,反伤脾胃正气。朱震亨指出:"凡积病,不可用下药,徒损真气,病亦不去,当用消积药使之融化,则根除矣"(《丹溪心法》卷3)。

尽管此类方剂功效较缓,但毕竟属于攻伐之剂,故不宜长期服用,对纯虚无实者宜慎用。

第一节 消 食 化 滞

保 和 丸
(《丹溪心法》卷3)

【组成】山楂六两(180g) 神曲二两(60g) 半夏 茯苓各三两(各90g) 陈皮 连翘 莱菔子各一两(各30g)

【用法】上为末,炊饼为丸,如梧桐子大。每服七八十丸,食远白汤送下(现代用法:共为末,水泛为丸,每服6～9g,食后温开水送下。亦可水煎服,用量按原方比例酌减)。

【功用】消食和胃。

【主治】食积证。胸脘痞满,腹胀时痛,嗳气吞酸,厌食呕恶,或大便泄泻,舌苔厚腻微黄,脉滑。

【病机分析】食积一证,又称伤食,多因饮食过度,或暴饮暴食,寒温不调,或恣啖酒肉油腻等引起。由于饮食过量,故脾运不及。运化无力,则停滞而为食积。即所谓"饮食自倍,肠胃乃伤"(《素问·痹论》)。食停中脘,阻遏气机,则胸痞脘闷腹胀,甚则腹痛;胃纳脾运,一降一升,以维持正常的消化功能,饮食所伤,纳运不调,升降失司,则嗳腐吞酸,厌食吐泻;而苔腻、脉滑则为食积征象。

【配伍意义】本方主治食停中脘证,其发病部位,非吐、下相宜,应选用消食化滞,理气和胃之治法。方中重用山楂为君,本品酸甘微温,药力较强,能消各种饮食积滞,对肉食油腻之积,尤为适宜。《本草纲目》卷30谓其"化饮食,消肉积"。神曲辛甘而温,是经发酵而成的。该药在消食积的同时,又能健脾胃,更长于化酒食陈腐之积。《药性论》卷中认为其"善化水谷宿食",《本经逢原》卷3亦谓"功专于消化谷麦酒积,陈久者良"。莱菔子下气消食,偏于消谷面之积。《本草纲目》卷26记载本品"下气,定喘,治痰,消食,除胀"。以上两药,共为臣药,与山楂相伍,效力更著,可消一切饮食积滞。佐以半夏和胃降逆以止呕;陈皮理气健脾,使气机通畅,既可消胀,又利于消食化积。该两味又有燥湿之功。茯苓健脾渗湿以止泻,连翘清热散结,针对食积易生湿化热而设,亦为佐药。全方共奏消食和胃之功,使食积得消,胃气和降,热清湿去,诸症自愈。

本方的配伍特点为:以消食药为主,着重于祛除食积内停之本,配合行气、化湿、清热之品,以兼顾气滞、湿阻、化热之标。总之,本方功能消食和胃,使胃气和顺,全身恬神安适,得以保和,故方名"保和丸"。

【临床运用】

1. 证治要点 本方为消导平剂,是治疗一切食积轻证的常用方。临证时以脘腹胀满,嗳腐吞酸,厌食吐泄,苔腻为证治要点。

2. 加减法 如食积较重,胀满明显者,可加枳实、厚朴、木香、槟榔等以增强消食导滞之力;食积化热较甚,而见苔黄、脉数者,酌加黄芩、黄连等清热之品;大便秘结者,加大黄以泻下通便;兼脾虚者,宜加白术、党参、甘草等健脾益气药物。

3. 本方现常用于消化不良,急慢性胃肠炎等消化系统疾患属于食积内停者。

【使用注意】本方消导之力较缓,一般适宜于食积不甚、正气未虚而偏热者,若正气已虚,或偏寒者,应适当加减。

【源流发展】本方源于《古今医统大全》卷89引《直指小儿方》之保和丸。该方由白术、茯苓、半夏、山楂、神曲、陈皮、连翘、萝卜子、苍术、枳实、香附子、厚朴、黄芩、黄连共14味药组成,药味较复杂,主治小儿食滞,脾胃不和之证。《丹溪心法》所载保和丸,共3首,除本方外,余两方分别是:山楂、白术各四两,神曲二两。为末,蒸饼丸如梧子大,每服七十丸,白汤下;山楂三两,白术二两,陈皮、茯苓、半夏各一两,连翘、黄芩、神曲、莱菔子各半两。为末,蒸饼丸如梧子大,每服五十丸,食后姜汤下。从组方结构分析,《丹溪心法》保和丸,皆系《直指小儿方》保和丸之减味而成,但本方较为合理而全面,所以影响最为深远。后世医书转引本方时,有的组成稍有出入,其中《医学正传》卷2加麦糵面;《证治准绳·类方》卷20加麦芽与黄连;而《医方集解·消导之剂》的小保和丸,为本方去半夏、莱菔子、连翘,加白术、白芍而成,可谓保和丸的衍化方。在适应证方面,原书记载十分概括:"治一切食积"。随后,《医学正传》卷2指出:"腹中有食积癖块";《赤水玄珠》卷13治"食积痢";《证治准绳·类方》卷20进一步阐明其主治症候:"饮食停滞,胸膈痞满,嗳气吞酸,或吐泻腹痛"。《医宗金鉴·幼科杂病心法要诀》卷52强调:"乳食过饱蓄胃中,乳片不化吐频频,身热面黄腹膨胀,消乳保和有神功"。以上内容于临床应用颇有指导意义。

【疑难阐释】关于本方方名 吴昆认为:"是方药味平良,补剂之例也,故曰保和"(《医方考》卷4);张秉成指出:"此方虽纯用消导,毕竟是平和之剂,故特谓之保和"(《成方便读》卷3)。以上所述,均谓本方是由于组成药物性味平和而取名的,实属随文衍义,而未达其原意。否则《古今医统大全》卷89引《直指小儿方》之保和丸,药性并不平和,亦称保和,如何作解?盖保者,养也。"保和"含有保持心情和顺,身体安适的意思。《魏书·崔浩传》:"愿陛下遣诸忧虞,恬神保和,纳御嘉福。"韩愈在《顺宗实录三》中亦曰:"居唯保和,动必循道。"文中所言"保和",皆谓和顺、安适。本方所治之证,是因食停中脘,胃气不和所致,治宜消食和胃。《中藏经》卷上云:"胃者,人之根本,胃气壮,五脏六腑皆壮也。"只有胃气顺畅,人体才能恬神安适,得以保和,故方名"保和丸"。

【方论选录】

1. 吴昆:"伤于饮食,故令恶食,诸方以厉药攻之,是伤而复伤也。是方药味平良,补剂之例也,故曰保和。山楂甘而酸,酸胜甘,故能去肥甘之积;神曲甘而腐,腐胜焦,故能化炮炙之腻;卜子辛而苦,苦下气,故能化面食之滞;陈皮辛而香,香胜腐,故能消陈腐之气;连翘辛而苦,苦泻火,故能去积滞之热;半夏辛而燥,燥胜湿,故能消水谷之气;茯苓甘而淡,淡能渗,故能利湿伤之滞。"(《医方考》卷4)

2. 汪昂:"此足太阴、阳明药也。山楂酸温收缩之性,能消油腻腥膻之食;神曲辛温蒸窨之物,能消酒食陈腐之积;卜子辛甘下气而制面;麦芽咸温消谷而软坚;伤食必兼乎湿,茯苓补脾而渗湿;积久必郁为热,连翘散结而清热;半夏能温能燥,和胃而健脾;陈皮能降能升,调中而理气。此内伤而气未病者,但当消导,不须补益。大安丸加白术,则消补兼施也。"(《医方集解·消导之剂》)

3. 费伯雄:"此亦和中消导之平剂,惟连翘一味,可以减去。"(《医方论》卷4)

4. 张秉成:"此为食积痰滞,内瘀脾胃,正气未虚者而设也。山楂酸温性紧,善消膻腥油腻之积,行瘀破滞,为克化之药,故以为君。神曲系蒸窨而成,其辛温之性,能消酒食陈腐之积;莱菔子辛甘下气,而化面积;麦芽咸温,消谷而行瘀积,二味以之为辅。然痞坚之处,必有伏阳,故以连翘之苦寒,散结而清热。积郁之凝,必多痰滞,故以二陈化痰而行气。此方虽纯用消导,毕竟是平和之剂,故特谓之保和耳。"(《成方便读》卷3)

5. 焦树德:"此方妙在加入连翘一味。该药微苦性凉,具有升浮宣散、清热散结之力,在大队消食导滞和中降气之品中加入连翘,不但能清郁热、散滞结,而且用其升浮宣透之力,以防消降太过而使全方有升有降,有消有散,有温有凉,有化有导,呈现一派活泼生机。再者本品善理肝气,既能舒散肝气之郁,又能苦平肝气之盛。在脾胃积滞,中运不健之机,加入平肝舒郁之品,更能防肝来乘。可见本药在本方中实具有画龙点睛之作用。使我们更能体会前贤对中药深入领悟和善于妙用的精神。"(《方剂心得十讲》)

【评议】上述医家对保和丸配伍意义的剖析,虽然各有特点,但汪昂所论可谓居于诸家之首。现今关于本方方义的解释大多源于此说。值得一提的是:对于方中清热散结之连翘,费伯雄主张不用。从临床看,凡食积之证,最易化热,诚如汪昂所言:"积久必郁为热";张秉成亦谓:"痞坚之处,必有伏阳"。方中伍以连翘,有热可清,无热能防,又可散结以助消导,寓有深意。今人焦树德指出:"本药在方中实具画龙点睛之作用",可谓精辟。

【验案举例】

1. 小儿疳积 《陕西中医》(2004,8:754):田某,男,4岁。患儿厌食半年,渐至精神不振,面黄肌瘦,困倦喜卧,腹胀,纳差,夜间低热,睡眠不宁,有时露睛,大便溏薄,舌苔浊腻,脉滑细。证属积滞伤脾。治以消积和胃理脾,方用保和汤加山药、槟榔。2剂后,饮食明显增加,腹胀减轻,继服原方3剂后,食纳如常,精神转佳,余症悉除,后以参苓白术散善后。

按语:积为疳之母,治疳必先去积。遇极虚者,而速攻之,积未去而正气难支,故用消食导滞之轻剂保和汤加淮山药甘平之品,增强健脾胃护中气之功,更加槟榔消积杀虫,下气破滞,使积滞消而正气无损,脾胃和而疳积得愈。

2. 胃石症 《时珍国医国药》(2003,3:161-162):女,43岁。主诉:胃痛沉重、嗳气泛酸、纳呆少食、食后胀满沉重尤著,诊见:舌淡苔白腻、脉弦滑。曾服三九胃泰、胃友治疗,症状未见好转。钡餐透视报告:胃内有中等潴留液,胃底可见 $1.0cm\times4.0cm$ 椭圆形可移动之食物团形影,钡剂涂布不均,表面呈网格状。诊断:胃内结石症。证属饮食不节,损伤中阳,胃失腐熟,食积不化,结聚成石。治以消食导滞,散结破积。以保和丸加减(山楂15g,神曲20g,半夏10g,云苓30g,陈皮15g,连翘15g,莱菔子20g,元胡15g,川朴15g,内金20g,炙甘草15g)治疗。3剂后诸症悉减。共服12剂,临床症状消失,钡餐透视复查,未见胃内结石影。

按语:《诸病源候论·卷十九·癥病诸候》云:"由寒温失节,致腑之气虚弱,而饮食不消,聚结在内,染渐生长块段,盘劳不移动者,是也。"保和丸中山楂善消油腻之积,神曲能消酒食陈腐之积,莱菔子下气而化面积,连翘清热散结。然食积而郁必多痰滞,故以二陈汤化痰而行气。方中加元胡、川朴以行气消胀除满而止痛;内金助山楂、神曲、莱菔子以消食积,故用于治疗胃内结石症有效。

3. 胆-心综合征 《现代中医药》(2002,6:44):男,52岁。1天前突发右胁剧痛,自服"去痛片"4片后症状未减,于次日又出现胸闷、心悸、气短。B超示胆囊炎,心电图示快速心房纤颤。否认既往"冠心病"史。舌质红,苔薄黄,脉结代。西医诊断:胆-心综合征;中医诊断:胁痛。证属肝气郁结。用柴胡疏肝散加味治疗,然患者服入即吐,难以受纳,且呕吐物腥臭,内夹杂未化之顽谷,腹满拘急。再审,患者体质羸瘦,知其中州本虚,柴胡、黄芩能伤中败胃,故难以受纳。转以健中行气为法,选保和丸加木香、瓜蒌、砂仁。1剂后得矢气并泻下一次,更进2剂后胁痛减,心电图示:心房纤颤消失,转为窦性心律。

按语:胆-心综合征系指在胆道感染时引起的心绞痛、放射性疼痛、心功能紊乱、心电图改变等综合性症候群。它常发生于既往无心脏疾病史的患者。中医学认为肝胆互为表里,若疏泄不利即可在肝胆、心经循行之部位同时出现病变。《素问·脏气法时论》指出:"心痛者,胸中痛,胁之满,胁下痛……"。治疗当以疏泄为主,但患者服柴胡疏肝散诸症状反重,且呕吐物腥臭并内杂顽谷,提示食积于内,因患者中州本虚,法当消导为宜。保和丸消导积滞,调补中虚,兼畅中行气,3剂后胁痛大减,肝胆疏泄功能正常后,则使心脏疾患自愈,心电图转为窦性心律,房颤消失,诚如《薛氏医案》谓:"肝气通则心气和,肝气滞则心气乏。"

4. 高脂血症 《实用中医内科杂志》(2004,4:348):某男,42岁。自诉1年前体检发现血脂增高,总胆固醇6.69mmol/L,甘油三酯4.72mmol/L,高密度脂蛋白0.54mmol/L,即自行饮食控制,效果不明显,故而求治。观患者体质肥胖,舌质暗红,体胖大,苔白略厚,脉滑数。予保和丸8粒口服,每日3次,3月后复查明显好转,嘱其继续服用,随访体检2年,血脂均在正常范围。

按语:高脂血症属于中医痰浊范畴,部分患者可有头昏眩晕、胸脘满闷等痰湿见证,相当部分患者无任何症状。患者嗜食膏粱厚味,饮食过度,致脾升胃降功能相对不足,食积内停,水湿不化,聚而成痰。故以保和丸健脾消中、化痰降浊,使水谷得以化生精微,痰浊消散,血脂恢复正常。

5. 皮肤瘙痒 《陕西中医》(2006,12:1583):某男,40岁。全身皮肤剧烈瘙痒反复5年余,一年前曾在某医院查过敏原有100余种,甚至对番茄、韭菜等蔬菜也过敏。用药无数,不见好转。诊时全身瘙痒,疹块隐隐不显,心烦失眠,面白,舌苔垢腻,脉滑数。用保和丸加味:山楂10g,神曲、制半夏、防风各12g,炒白术、党参、茯苓、当归各15g,陈皮、莱菔子、蝉蜕各6g,连翘9g,全蝎(研吞)2g,水煎服,日1剂。共服17剂,症状消失。

按语:本例属病久脾胃虚弱,运化失司,宿食内停,湿浊内生,郁于肌肤而发。治用保和丸为主,酌加白术、党参健脾益气,以助运化;防风、蝉蜕祛风止痒;当归、全蝎养血活血,息风止痒。

【临床报道】

1. 小儿积滞　用保和丸两种剂型治疗小儿积滞乳食停滞证。试验组予保和丸饮片颗粒(山楂 60g,麦芽、茯苓、半夏各 30g,神曲 20g,陈皮 12g,连翘、莱菔子各 10g,分成 40 份,每份约含生药 5g),3 岁以下 2 份/次,3～7 岁 3 份/次,7 岁以上 4 份/次,2 次/天,饭后冲服;对照组给予保和蜜丸(焦山楂、炒六神曲、制半夏、茯苓、陈皮、连翘、炒莱菔子、炒麦芽,规格 9g/丸),3 岁以下每次 1/2 丸,3～7 岁每次 1 丸,7 岁以上每次 1.5 丸,2 次/天,饭后口服。两组疗程均为 7 天。结果:试验组痊愈(症状消失或基本消失,且疗效指数≥90%)17 例;显效(症状明显减轻,大部分体征消失,疗效指数≥70%)18 例;有效(症状减轻,部分体征消失≥35%)4 例;无效(症状及体征无减轻或加重者,疗效指数<35%)1 例。对照组痊愈 14 例;显效 17 例;有效 7 例;无效 2 例。疗效指数=[(治疗前积分－治疗后积分)/治疗前积分]×100%。两组疗效经秩和检验差异无显著性意义($z=1.0247$,$P>0.05$);安全性评价均为一级。说明两种剂型对小儿积滞乳食停滞证均有较好疗效[1]。

2. 婴儿腹泻　用保和丸(山楂、神曲、茯苓各 9g,半夏、陈皮、连翘各 6g,莱菔子 5g)水煎剂灌肠治疗婴儿生理性腹泻 35 例。中药浓煎取汁 50ml,药液温度在 37℃左右,用注射器取汁 10ml,通过导尿管将药液全部注入患儿肛门内 3cm 深,并使药液在肠内保留尽可能长的时间,每日 4 次,3 天为 1 疗程。对照组 35 例乳母口服吲哚美辛 25mg,每日 2 次,7 天为 1 疗程。结果:痊愈(大便正常,实验室检查各项指标均正常)16 例;显效(每日大便 2～4 次,大便镜检示脂肪球＋～＋＋,无脱落的上皮细胞)13 例;有效(每日大便 3～5 次,大便镜检脂肪球＋＋～＋＋＋)4 例;无效(症状及实验室检查无改善)2 例。总有效率 94.29%。对照组痊愈 12 例;显效 10 例;有效 8 例;无效 5 例。总有效率 85.71%。经统计分析,保和丸灌肠疗效优于乳母口服吲哚美辛($P<0.01$)[2]。

3. 胆道感染　将保和丸(山楂、神曲、麦芽、莱菔子、茯苓各 12g,半夏、陈皮各 10g,连翘 15g)改作汤剂随证化裁治疗急性胆道感染 20 例。结果显效 14 例,好转 5 例,无效 1 例。作者指出,本方不但能治疗胆道系统感染,而且亦可用于急性胰腺炎等病症[3]。

4. 胃石症　介绍保和丸合小承气汤(焦三仙各 30～60g,鸡内金 10～20g,半夏、陈皮、厚朴、枳实各 10～15g,生大黄 6～20g 后入。水煎成 300～500ml,每日 1 剂),体壮者加三棱、莪术、槟榔。用于胃结石 33 例,均经胃肠钡餐或胃镜检查确诊。经治疗 20～30 天,其中治愈 29 例,有效 3 例,无效 1 例[4]。

5. 小儿便秘　用保和丸治疗小儿便秘 35 例,结果:治愈 21 例,有效 9 例,无效 5 例,总有效率达 85.7%[5]。

6. 小儿疳积　用保和丸改作汤剂治疗小儿疳积 32 例。基本方为焦山楂、焦麦芽、焦神曲、莱菔子各 6g,制半夏、陈皮、连翘各 3g。饮食积滞较甚者,重用山楂、神曲,加炒鸡内金 6g,枳实 3g;腹泻、腹痛者加炒黄连 2g,广木香 1.5g;面色无华、毛发干枯成束者加淮山药 6g,炒白术 6g,太子参 6g;虫积者加使君子肉 6g,槟榔 3g。水煎服,每剂煎取药液至 80～120ml,每日口服 5～6 次,每次 10～30ml,3 天为一疗程。结果:治愈(体重增加,接近正常健康小儿体重,各种症状消失,实验室检查指标恢复正常)30 例(94%);好转(体重有所增加,精神、食欲及其他症状改善)2 例。有效率达 100%。治愈患者中服药时间最短者一个疗程,最长为 3 个疗程,平均为 2 个疗程[6]。

7. 糖尿病胃轻瘫 应用保和丸合多潘立酮治疗糖尿病胃轻瘫 40 例。所有病例在治疗时均应用药物控制血糖至正常范围。治疗组应用保和丸 8 粒加多潘立酮片 10mg,每日 3 次,于每餐前半小时口服。对照组 34 例,单纯使用多潘立酮。2 周为 1 个疗程,共服药 2 个疗程。结果:治疗组临床治愈 8 例,显效 20 例,有效 9 例,无效 3 例。总有效率 92.5%。对照组临床治愈 6 例,显效 14 例,有效 5 例,无效 9 例。总有效率 73.5%。经统计分析,治疗组疗效优于对照组($P<0.05$)[7]。

8. 小儿食积盗汗 以保和丸改煎剂加黄连(炒神曲、炒莱菔子、炒槟榔、半夏、陈皮各 9g,茯苓、炒山楂各 12g,生白术、连翘各 15g,黄连 6g)治疗食积盗汗 52 例。每日 1 剂分 2 次服。待积消汗止后,可酌进香砂养胃丸、健胃消食片等调理脾胃,并嘱患儿节制饮食。一般疗程以 10 天为宜。结果:治愈(盗汗消失,腹胀、纳呆、嗳腐、口臭、手足心热、大便干结等食积化热之症亦消失,随访半年无复发)41 例;好转(盗汗缓解、食积化热之症减轻或治愈后半年内复发)9 例;无效(服用本方 10 天后症状改善不明显)2 例。总有效率 96.15%[8]。

9. 脂肪肝 保和丸联合辅酶 A 治疗脂肪肝 32 例。基础治疗为禁酒,限制脂肪及糖类摄入量,加强锻炼控制体重,肌内注射辅酶 A 50U,日 1 次。治疗组予保和丸 6~9g 口服,日 2 次。对照组皮下输注,治疗初发肥胖 2 型糖尿病 33 例,对照组 32 例,予多次皮下注射胰岛素,38 例,在基础治疗同时加服东宝肝泰片(复方氨酸胆碱片)2 片,日 3 次。治疗 120 天。结果:治疗组治愈(症状及体征消失,B 超检查示肝脏声像图及大小恢复正常,肝功 ALT、AST、GGT 恢复正常,甘油三酯及胆固醇降至正常范围)8 例,显效(症状及体征显著好转,B 超检查肝脏形态好转,回声衰减,实验室检查有关指标有明显改善)12 例,有效(症状及体征好转,B 超检查声像图好转,实验室检查有关指标有所改善)10 例,无效(症状及体征无改善或加重,肝脏形态无变化,实验室检查有关指标均无改善)2 例,总有效率 95%;对照组治愈 4 例,显效 8 例,有效 14 例,无效 12 例,总有效率 70%[9]。

10. 小儿反复呼吸道感染 用保和丸加减(山楂、神曲、莱菔子、陈皮、地骨皮各 9g,茯苓 12g,连翘 10g,半夏、栀子各 6g,水煎成 100ml/袋)治疗小儿反复呼吸道感染 42 例,3 岁以内患儿 2 天服 1 袋,3 岁以上患儿每天服 1 袋,分 2 次服用,服 5 天停 2 天。对照组 23 例,用核酪口服液口服治疗,每次 10ml,7 岁以内 1 次/日,7 岁以上 2 次/日。疗程均为 2 个月。结果:治疗组显效(呼吸道感染次数每年减少 3/4 以上)35 例(83.33%),有效(呼吸道感染次数每年减少 1/2 以上)5 例(11.90%);无效(呼吸道感染次数每年减少 1/2 以下或无变化)2 例(4.76%),总有效率 95.24%;对照组显效 12 例(52.17%),有效 6 例(26.8%),无效 5 例(21.74%),总有效率 78.26%。与对照组相比治疗组疗效较好,两组间差异有显著性意义($P<0.05$)[10]。

【实验研究】

1. 对胃肠运动的影响 保和丸可以明显降低阿托品腹腔注射所致胃肠运动抑制模型小鼠的胃内残留率($P<0.01$),明显升高小肠推进率($P<0.01$),说明保和丸可以对抗阿托品所致胃肠运动抑制[11]。另有试验表明,保和丸可以减少正常小鼠的胃内色素残留量($P<0.05$),升高小肠推进比($P<0.05$),同时,保和丸还可以减少利血平皮下注射所致脾虚模型小鼠的胃内色素残留量($P<0.05$),升高模型小鼠小肠推进比($P<0.05$)。说明保和丸对胃肠运动功能可起到促进及调节作用[12]。保和丸能提高正常大鼠血清胃泌素(GAS)和血浆胃动素(MTL)水平($P<0.05$),提示保和丸增加血中 GAS、MTL 的含量可能是其促胃

肠动力作用的机制之一[13]。

2. 增加胃酸分泌 保和丸灌胃给药可以增加正常大鼠中和胃液所需的 NaOH 用量，说明中药保和丸灌胃后使大鼠胃液酸度增大。推测保和丸可能通过促进消化液（包括胃液）和增强胃肠动力双重作用达到帮助消化的作用[14]。

【附方】大安丸（《丹溪心法》卷 5） 山楂二两(60g) 神曲炒 半夏 茯苓各一两(各 30g) 陈皮 萝卜子 连翘各半两(各 15g) 白术二两(60g) 上为末，粥糊为丸服。功用：消食健脾。主治：食积兼脾虚证。饮食不消，脘腹胀满，大便泄泻，以及小儿食积。

本方较保和丸多白术一味，余药用量也较之减少。全方配伍消中兼补，即消食之中兼有健脾之功，故适用于食积兼脾虚者，对于小儿食积证尤宜。

参 考 文 献

[1] 徐强,胡思源.朱丹溪保和丸饮片颗粒治疗小儿积滞乳食停滞证的临床研究[J].天津中医药,2008,25(1):20-21.

[2] 苗爱敏.保和丸保留灌肠治疗婴儿生理性腹泻 35 例[J].中医外治杂志,2009,18(1):30-31.

[3] 应志华.保和丸加减治疗急性胆道感染 20 例[J].浙江中医杂志,1983,(10):448.

[4] 朱秀英,徐敬才.保和丸合小承气汤治疗胃石症 33 例[J].山东中医杂志,1993,12(4):21.

[5] 杨永芳.保和丸加减治疗小儿便秘 35 例[J].湖南中医杂志,1992,8(5):43.

[6] 殷岳会.保和汤治疗小儿疳积 32 例[J].郴州医学高等专科学校学报,2002,4(3):36-37.

[7] 王苏丽.多潘立酮联合保和丸治疗糖尿病胃轻瘫 40 例[J].中国中西医结合消化杂志,2008,16(2):120-122.

[8] 张波,王壮生,冯桂玲,等.从食积论治小儿盗汗 52 例[J].江苏中医药,2006,27(11):35.

[9] 陈强.保和丸联合辅酶 A 治疗脂肪肝的疗效对照研究[J].中国民族民间医药杂志,2009,18(5):86.

[10] 李玮.保和丸治疗小儿反复呼吸道感染 42 例[J].四川中医,2007,25(4):79-80.

[11] 孔晓伟,李清.保和丸对小鼠胃排空和小肠推进的影响[J].河北医科大学学报,2005,26(6):700-701.

[12] 刘欣,郅敏,雷莉,等.复方中药健脾丸和保和丸对小鼠胃肠运动的影响[J].世界华人消化杂志,2003,11(1):54-56.

[13] 陈建峰,唐铭翔,周知午.保和丸对大鼠血液中胃泌素及胃动素含量的影响[J].湖南中医杂志,2008,24(4):89-90.

[14] 张轶伦,段大航,刘红,等.中药保和丸对大白鼠胃液酸度影响的初步研究[J].社区医学杂志,2006,4(11):32.

枳实导滞丸
（《内外伤辨惑论》卷下）

【异名】导气枳实丸（《医学入门》卷 8）。

【组成】大黄一两(30g) 枳实麸炒,去瓤 神曲炒各五钱(各 15g) 茯苓去皮 黄芩去腐 黄连拣净 白术各三钱(各 9g) 泽泻二钱(6g)

【用法】上为细末，汤浸蒸饼为丸，如梧桐子大。每服五十至七十丸，食远温开水送下（现代用法：共为细末，水泛小丸，每服 6～9g，食后温开水送下，每日 2 次）。

【功用】消食导滞，清热利湿。

【主治】湿热食积证。脘腹胀痛，下痢泄泻，或大便秘结，小便黄赤，舌苔黄腻，脉沉有力。

【病机分析】本方证的成因是饮食积滞较久,生湿化热;或素有湿热又与食积互结于肠胃,即湿热食积证。食积内停,阻遏气机,则脘腹胀痛;湿热积滞下迫,故下痢或腹泻;若湿热积滞内壅,腑气不通,又可见大便秘结。而小便黄赤,舌苔黄腻,脉沉有力,皆为湿热征象。

【配伍意义】针对本方证食积与湿热并存的发病机制,法当消食导滞与清利湿热兼施。方中大黄用量较重,目的在于攻积泻热,使积热从大便而下,为君药。臣以枳实行气导滞消积,既除痞满胀痛,又增大黄泻下之功,《药品化义》卷2谓其"专泄胃实,开导坚结……逐宿食,破结胸,通便秘"。该两药对于下痢或泄泻,则体现了"通因通用"治法。神曲功能消食和胃,与大黄、枳实相合,共除致病之因,亦为臣药。佐以黄芩、黄连清热燥湿止痢;茯苓、泽泻利水渗湿止泻,可使湿热从小便分消,与通腑之大黄相配,使"邪有出路";白术健脾燥湿益气,以收攻积而不伤正之效。诸药合用,共达食消积去,热清湿化的目的,对于湿热食积证较重者尤为适宜。

本方的配伍特点:方中消下与清利并用,但以消下为主。妙在有白术一味,以兼顾正气,使祛邪又不伤正。

【临床运用】

1. 证治要点 本方为治疗湿热食积证之常用方。临床运用时,以脘腹胀痛,泻痢或便秘,苔黄腻,脉沉实为证治要点。

2. 加减法 若胀满甚者,可加木香、槟榔以增行气消胀之力;纳差者,宜加山楂、鸡内金等消食之品;腹痛明显者,可加芍药、甘草以缓急止痛。

3. 本方现常用于胃肠功能紊乱、细菌性痢疾、肠炎、消化不良等属于湿热食积者。

【使用注意】泻痢无积滞者,不可妄投。

【源流发展】本方为李杲所创,出自《内外伤辨惑论》卷下。从组成分析,张璐认为"此枳术丸合三黄汤而兼五苓之制,以祛湿热宿滞也"(《张氏医通》卷13)。若上溯其源,则以《金匮要略》枳术汤合泻心汤化裁而成。对其主治证,原书着重描述了气滞症状:"伤湿热之物,不得施化,而作痞满,闷乱不安"。而近年出版的《中药制剂手册》记载则更为全面:"脾胃湿热引起的胸满腹痛,消化不良,积滞泻泄,或下痢脓血,里急后重。"关于枳实导滞丸的组成变化,《医学正传》卷2增木香、槟榔两味,名为"木香导滞丸",则行气消胀之功益著。另外,《张氏医通》卷13将本方由丸剂易为汤剂,加生姜3片,名"枳实导滞汤",主要取其效速之意。

【疑难阐释】关于本方分类归属 本方既为治疗食积证的常用方剂,为何不以消食药物为主组成(木香槟榔丸亦属此类)?且方中仅用一味神曲。分析其理在于,该方证为食积或湿热较重者,且病位偏下,若以消食之品为主,往往力所不及,唯推之荡之,方可使邪去正安。而"大黄乃荡涤热结之品,为推送湿热积滞之首",配伍"枳实破滞气以推积"(《医略六书·杂病证治》卷8),两药合用,相得益彰,便秘则通,泻痢反止,症虽不同,治法用药则一。为此,《医方集解》将枳实导滞丸分属于攻里之剂,虽有其一定道理,但根据方证及方义,将该方归类于消食剂似更贴切。

【方论选录】

1. 汪昂:"此足太阴、阳明药也。饮食伤滞,作痛成积,非有以推荡之则不行,积滞不尽,病终不除。故以大黄、枳实攻而下之,而痛泻反止,《经》所谓通因通用也。伤由湿热,黄芩、黄连佐之以清热,茯苓、泽泻佐之以利湿。积由酒食,神曲蒸窨之物,化食解酒,因其同类,温而消之。芩、连、大黄,苦寒太甚,恐其伤胃,故又以白术之甘温,补土而固中也。"(《医方集解·攻里之剂》)

2. 徐大椿："湿热内滞,积久伤脾,不能运化精微,故大腹胀满,疼痛不已。枳实破滞气以推积,白术健脾元以运湿,黄连清火燥湿,黄芩清热宽肠,神曲消积滞,甘草和中州,茯苓渗湿化热以利脾肺,泽泻分清以利膀胱,大黄乃荡涤热结之品,为推送湿热积滞之首。为末糊丸,白汤送下,使湿热化而积滞消,则脾气健而胀闷退,何疼痛之不已哉? 此导滞开结泻热之剂,为湿热积滞闷痛之专方。"

"湿热内滞,脾气不输,不能消化痰食而痞结于中,故胀闷恶食,腹痛不止焉。此枳术丸合三黄汤兼五苓之制,以祛湿热宿滞也,热实腹痛者宜之。"(《医略六书·杂病证治》卷8)

3. 王泰林："大黄、枳实荡涤实热,芩、连燥湿清热,苓、泻利湿泄热,神曲消食和中,白术补脾,湿热积滞自化。"(《王旭高医书六种·退思集类方歌注》)

【评议】本方以泻下破积之品为主以治泻痢,此乃李氏从《素问·至真要大论》"通因通用"之旨悟出。汪昂所论深刻而透彻,对后学理解本方的配伍意义,颇有启迪。

【验案举例】

1. 阴吹 《甘肃中医》(1995,1:17):某女。自诉阴道出气,簌簌作响月余,伴口臭、口渴烦热,上腹胀闷,呃逆频作,大便干燥秘结,五日一行,舌红,苔黄腻,脉弦滑。辨证湿热蕴结,腑气不通。治宜泻热通腑。枳实导滞丸加减,药用枳实20g,大黄、神曲各15g,黄芩、黄连、白术、泽泻、茯苓各10g。水煎日1剂,连进3剂,诸症愈。

按语:阴吹一证,较为罕见。本例实为湿热蕴结,腑气不通所致。投以该方则热清湿利,积去腑通,故阴吹自除。

2. 腹痛 《山西中医》(2004;增刊:62):某男,37岁。腹痛3年,近日饮酒过度腹痛加重,故来就诊。诊见腹痛,大便黏腻臭秽异常,便后腹痛得减,日2~3行。伴口臭、消食、善饥。舌暗红、苔黄腻、根部尤重,脉来滑数。证属湿热停滞大肠,治以祛湿清热导滞,予枳实导滞丸加味。药用:大黄(后下)、枳实、葛根各12g,泽泻、云苓、槟榔、黄芩、黄连各9g。日1剂,水煎150ml,早晚分服。服药期间严禁油腻与饮酒。5剂后,脘腹舒适,大便畅快,舌根腻苔渐退,嘱其续服20余剂,最后以健脾丸善后。

按语:本证发病原因乃酒积内停,湿热为病,而热重于湿,病缘酒起,故以茯苓、泽泻、葛根等化湿醒酒;以大黄、黄芩、黄连清热燥湿而通因通用,使湿热之邪由大便而泄,以枳实、槟榔行气化湿。本病病因单纯,病机明确,故收效较好。

【临床报道】

1. 三叉神经痛 将本丸改为汤剂加减(枳实12g,大黄后入、茯苓、白术、泽泻、川芎各15g,黄芩、黄连各10g,地龙6g。水煎服,每日1剂,早晚分2次服),治疗三叉神经痛11例。其中痊愈6例,显效4例,无效1例[1]。

2. 慢性便秘 以本丸与果导片进行对照,随机分治疗组31例,对照组29例。该丸药按《中国药典》一书中的配方制成,方药基本类同《内外伤辨惑论》的制法剂量,服法:每日1~2次,每次3~6g,对照组应用果导片,服法:每次2片,每日1~2次。两组服药期均为5天。结果:治疗组显效25例,有效3例,无效3例,有效率90%;对照组显效12例,有效8例,无效9例,有效率70%。两组疗效经统计学处理 $P<0.05$,有显著性意义[2]。

3. 儿童轮状病毒性肠炎 用枳实导滞丸加减(枳实、黄连、苏梗各6g,生大黄、山楂、神曲各3g,黄芩、川木通各9g,茯苓、泽泻、炒白术各15g,车前草30g)治疗儿童轮状病毒性肠炎80例。发烧加葛根、柴胡、荆芥各9g;呕吐者加陈皮3g,姜汁竹茹9g;烦哭腹痛者加广木香、厚朴各6g。每剂煎汤400ml,服两日,每天4次,每次40~50ml。对照组41例,口服思密达和利巴韦林[思密达 1 岁以内每日 1 袋,1～2 岁每日 1～2 袋,大于 2 岁每日 2～3 袋;利巴韦林颗粒剂 10mg/(kg·d)]。均分 3 次服用。结果:枳实导滞丸组治愈(治疗 3 天内大便性状、次数恢复正常,全身症状消失,大便镜检无异常)63 例;有效(治疗 3 天大便性状好转,次数减至治疗前的 1/2 或以下,全身症状明显改善,大便镜检脂肪球或 WBC 偶见)13 例;无效(治疗 3 天大便性状、次数及全身症状均无好转,甚至加重者)4 例。总有效率 95.0%。对照组治愈 20 例;有效 11 例;无效 10 例。总有效率 75.6%。经 Ridit 分析,治疗组疗效明显优于对照组($P<0.01$),且治疗组腹泻治愈时间明显优于对照组($P<0.01$)[3]。

4. 糖尿病 以本丸加味改作汤剂(大黄 30g,枳实 15g,神曲 15g,茯苓 9g,白术 9g,黄芩 9g,黄连 9g,泽泻 6g,生地 20g,麦冬 20g,日一付,用浓煎机浓煎至 100ml,分两次口服),联合胰岛素泵持续胰岛素皮下输注,治疗初发肥胖 2 型糖尿病 33 例,对照组 32 例,予多次皮下注射胰岛素,均治疗 4 周。结果:治疗组治疗后 C 反应蛋白、空腹胰岛素、胰岛素抵抗指数、腰臀比、体重指数、总胆固醇、低密度脂蛋白胆固醇、甘油三酯水平与治疗前及对照组治疗后比较明显下降($P<0.05$),高密度脂蛋白胆固醇水平与治疗前及对照组治疗后比较明显提高($P<0.05$),对照组 C 反应蛋白、空腹胰岛素、胰岛素抵抗指数、腰臀比、体重指数、总胆固醇、低密度脂蛋白胆固醇、甘油三酯、高密度脂蛋白胆固醇水平治疗后与治疗前比较无明显变化($P>0.05$)。表明枳实导滞丸加味联合胰岛素泵治疗初发肥胖 2 型糖尿病可减少慢性炎症反应、降低体重指数及胰岛素抵抗指数、降脂,其临床疗效明显优于对照组[4]。

【实验研究】促胃排空和小肠推进 枳实导滞丸可对抗腹腔注射阿托品所致的胃肠运动抑制:不同剂量枳实导滞丸均可降低胃内残留率和增加小肠推进率,并以高剂量最明显[5]。

参 考 文 献

[1] 白晓菊,耿刚.枳实导滞丸治疗三叉神经痛 11 例[J].内蒙古中医药,1993,12(3):44.

[2] 周建杨.钟一棠.枳实导滞丸治疗慢性便秘临床观察[J].浙江中医学院学报,1996,2:28.

[3] 刘宇.枳实导滞丸加减治疗儿童轮状病毒性肠炎 80 例观察[J].四川中医,2004,22(10):74-75.

[4] 周卫惠.枳实导滞丸加味联合胰岛素泵治疗初发肥胖 2 型糖尿病的临床观察[J].第四届国际中医糖尿病大会论文汇编,2009:200.

[5] 李媛,董乃娥,郭玉成.枳实导滞丸对小鼠胃排空和小肠推进的影响[J].承德医学院学报,2008,25(2):212-213.

木香槟榔丸
(《儒门事亲》卷 12)

【组成】木香 槟榔 青皮 陈皮 广术(即莪术)烧 黄连 商枳壳麸,去瓤各一两(各 30g) 黄柏 大黄各三两(各 90g) 香附子炒 牵牛各四两(各 120g)

【用法】上为细末,水为丸,如小豆大。每服三十丸,食后生姜汤送下(现代用法:共为细末,水泛小丸,每服 3～6g,食后生姜汤或温开水送下,日 2 次)。

【功用】行气导滞,攻积泻热。

【主治】湿热积滞证。脘腹痞满胀痛,或泄泻痢疾,里急后重,或大便秘结,舌苔黄腻,脉沉实。

【病机分析】本方治疗湿热积滞内蕴中焦之证。积滞与湿热相交,则积滞更重,气阻尤甚,遂见脘腹痞满胀痛;湿热蕴蒸,肠胃传化失常,则泄泻,或下痢赤白,里急后重。苔黄腻,脉沉实,皆为湿热积滞表现。

【配伍意义】本方所治湿热积滞证以积滞为主,一般情况下,积滞愈甚,气阻愈显,反之又加重积滞,两者互为因果。因此治法重在行气导滞,辅以攻积泻热。方中木香、槟榔皆辛苦而温,前者尤善通行胃肠、三焦气滞,是行气止痛之良品,《本草求真》卷4曰:"木香,下气宽中,为三焦气分要药";后者则"破气坠积,能下肠胃有形之物耳"(《本草经疏》卷13)。两药消痞满胀痛,除里急后重之功甚佳,共为君药。臣以牵牛、大黄通便泻热,推荡积滞,引邪下行。佐以香附、莪术疏肝破气,其中莪术长于破血中之气;青皮、陈皮、枳壳理气宽中,共助木香、槟榔行气导滞;黄连、黄柏清热燥湿而止泻痢。诸药配伍,则积滞下,湿热去,胀痛缓解,二便自调。

本方配伍特点为:集大量行气药于一方之中,以突出行气导滞之功,使气行胀满除,气行积易消。伍以泻下、清热之品,消下兼清,主次得当。针对泻痢,该方亦体现"通因通用"治法。

【类方比较】木香槟榔丸与枳实导滞丸均为消下兼清,"通因通用"之剂,皆治湿热积滞的痢疾或便秘。但同中有异,前方行气攻积之力较强,用于积滞较重,气滞胀满较甚者;后方清热利湿之效较佳,攻逐作用较和缓,用于湿热泻痢较为适宜。

【临床运用】

1. 证治要点　本方主治湿热积滞之重证,应用时以下痢后重或便秘,苔黄腻,脉沉实为证治要点。

2. 加减法　若食欲不振,可加神曲、山楂、莱菔子以消食和胃;若舌苔厚腻者,宜加苍术等以燥湿化浊。

3. 本方现常用于细菌性痢疾、急慢性胃肠炎、急慢性胆囊炎等属于湿热积滞者。

【使用注意】本方行气破滞之力较强,对虚人、孕妇忌用。

【源流发展】本方首见于《儒门事亲》卷12,原书对其适应范围记述较具体:"一切冷食不消,宿食不散,亦类伤寒,战栗头痛,腰背强;一切沉积,或有水,不能食,使头目昏眩,不能清利;一切虫兽所伤;又背疮肿毒,杖伤焮发,或透入里者;痔漏肿毒。"可见张氏当时运用之广。其后,有医家又补充了部分内容。例如,《医学正传》卷4曰:"男子妇人呕吐酸水,痰涎不利,头目昏眩,并一切酒毒食积,及米谷不化,或下利脓血,大便秘塞,风壅炽热,口苦烦渴,涕唾黏稠,膨胀气满。"随之,《御药院方》卷3曰:"一切气滞,心腹满闷,胁肋膨胀,大小便结滞不快利者";《不居集·下集》卷5曰:"肺痰喘嗽,胸膈不利,湿热黄疸"。本方的后世衍化方较多,据《中医方剂大辞典》记载即有8首。这些方剂在本方基础上,或减味或加减同时进行。其中《医方类聚》卷153引《经验秘方》木香槟榔丸,加沉香、巴戟天、当归,以增行气之力,兼能助阳补血,消下寓补,正气兼顾。《丹溪心法》卷3引《心印绀珠》、《普济方》卷168引《瑞竹堂经验方》及《医学启蒙》卷3之木香槟榔丸,三方均加当归、黄芩二味,既增清热之力,又养血活血,均用于积滞证。其中,《绀珠》方还加三棱以助行气,适宜于臌胀有热者;《启蒙》方则增厚朴、干姜,该方尚能散寒。《赤水玄珠》卷8木香槟榔丸,去黄连、陈皮,药力稍减,专治痢疾里急后重。《杏苑生春》卷4木香槟榔丸去香附,加当归,用于气郁成热者。《简明医彀》卷3,去黄柏,加当归、甘草、木通、萝卜子、郁金、三棱,行气作用增强,又兼顾正气。《嵩崖尊生书》卷7去青皮,加当归、田螺壳、茵陈,以增强清热利湿作用,善治酒积腹痛。上述数方组成虽略有差异,但多数增当归一味,以补血活血。说明前贤很重视祛邪不伤正的治则。

【疑难阐释】

1. 关于本方君药 本方虽以木香、槟榔为君,但两药剂量在方中却不大,其义何在?这主要是针对该方证以脘腹胀痛为主而设,同时又配伍其他行气之品,以突出本丸重在行气导滞的立意,足见方中君药用量未必居它药之首。这也是以木香、槟榔命名的道理。

2. 关于本方组成 《医学正传》卷4与《医方集解·攻里之剂》分别增加当归和三棱、芒硝。后世方论以及《中国药典》1985年版,均据《医方集解》。

【方论选录】

1. 汪昂:"此手、足阳明药也。湿热在三焦气分,木香、香附行气之药,能通三焦、解六郁;陈皮理上焦肺气,青皮平下焦肝气,枳壳宽肠而利气,黑丑、槟榔又下气之最速者也,气行则无痞满后重之患矣。疟、痢由于湿热郁积,气血不和,黄柏、黄连燥湿清热之药,三棱能破血中气滞,莪术能破气中血滞,大黄、芒硝血分之药,能除血中伏热,通行积滞,并为摧坚化痞之峻品。湿热积滞去,则二便调而三焦通泰矣。盖宿垢不净,清阳终不得升,故必假此以推荡之,亦通因通用之意。然非实积,不可轻投。"(《医方集解·攻里之剂》)

2. 王泰林:"此子和经验方也,善能推陈致新,破结散积。大人食积疟痢,黄疸肿胀,小儿惊疳积热,皆可随宜服之。木香、香附、青、陈利气宽肠,而牵牛、槟榔下气尤速,气行则无痞满后重之患矣。连、柏燥湿清热,术术行气破血,硝、黄去血中伏热,并为推坚峻品。"(《王旭高医书六种·退思集类方歌注》)

3. 李畴人:"以大黄、芒硝推荡血分,牵牛推荡气分,佐以木香、槟榔之行气,黄连、黄柏之清湿热,三棱、莪术之攻坚削积,青、陈、香附、枳壳走利三焦气分。三焦之气通畅,湿热之积自行,况有峻速推荡之药,积滞无有不去者也。泻痢因乎湿热积滞而起,正气、胃气尚未大坏,若不速为逐之,淹缠日久,气血、津液、胃气败坏,虽欲攻之,奈正气不支,何况宿垢不去,清阳不升,正元有不败者乎?此方为通因通用之法。"(《医方概要》)

【评议】本方治证"湿热积滞"诸家均无异议。关于组方配伍,各家皆从行气破积,清热燥湿分析,可谓有理有据。又汪、李二位均指出本方体现"通因通用"治法,特别李氏所论不仅深得要领,而且强调把握时机的重要性,对于临床颇有指导意义。

【验案举例】胃结石 《医学资料选编》(1974,5:16):患儿某,因空腹吃黑枣40~50枚,引起胃脘痛,经胃钡餐透视诊为胃结石症。开始用小承气汤加消导药,虽有效但进展较慢,因患儿身体较好,正气未虚,同时结石形成不久,后改用木香槟榔丸加减(木香、三棱、莪术、砂仁各6g,焦槟榔15g,青皮、陈皮、大黄、焦黑枣粉各9g,焦三仙、枳实、生牡蛎各30g)以消导通便,推荡实积,服药13剂,大块结石开始崩解,至19剂结石完全崩解,而患儿在服药间仅大便清稀,胃纳反比服药前增加,其他无不良反应。

按语:胃结石属于肠胃积滞范围,但较为坚实难除。医者选本方去清热之品,加软坚散结消食药物,以突出其行气导滞攻积作用,利于结石的崩解消散,故而获效。

【临床报道】食积腹痛 以木香槟榔丸加减(木香、青皮、陈皮、大黄各3g,槟榔、莱菔子、六曲各6g,枳壳、香附、鸡内金各5g,黄连1g)治疗因食积气滞所致的腹痛60例。水煎服,日1剂,早晚分服。结果:治愈45例;好转12例;无效3例;总有效率95%[1]。

【实验研究】对离体肠管的影响 实验表明,该方对离体肠管有兴奋作用,可增强肠管的紧张性和收缩性。同时能对抗阿托品的抑制肠管作用。并发现这种作用尤以主药木香、槟榔更为明显[2]。

参 考 文 献

[1] 吴冬芳. 木香槟榔丸治疗小儿腹痛 60 例[J]. 实用中医药杂志,2002,18(3):18-19.
[2] 王学刚. 木香槟榔丸的临床应用及药理作用初探[J]. 中兽医医药杂志,1987,(2):3.

肥 儿 丸
（《小儿卫生总微论方》卷 12）

【异名】七味肥儿丸 （《景岳全书·小儿则古方》卷 62）、大无肥儿丸（《不居集·上集》卷 30）。

【组成】黄连去须　神曲炒各一两(各30g)　使君子　肉豆蔻面裹煨,去面　麦蘗炒各半两(各15g)　木香二钱(6g)　槟榔两个(12g)不见火

【用法】上为细末,面糊为丸,如萝卜子大。每服二三十丸,熟水送下,空腹服(现代用法:共为细末,糊丸如萝卜子大,每服20～30丸,空腹温开水送下)。

【功用】杀虫消积,清热健脾。

【主治】小儿虫积疳疾。消化不良,面黄体瘦,肚腹胀大,发热口臭,大便溏薄,舌苔黄腻,脉虚弱。亦治虫积腹痛。

【病机分析】本方证好发于幼弱小儿,常为虫积中焦,又饮食不节,虫食之积,郁久化热,伤及脾胃,以成疳疾。《小儿药证直诀》卷上曾强调:"疳皆脾胃病,亡津液之所作也"。脾虚失运,则大便泄泻;生化乏力,营养不良,则面黄体瘦;积阻气滞,则肚腹胀大或疼痛。至于发热口臭,苔黄腻等皆为积热所致。

【配伍意义】本方针对虫积疳疾,治宜杀虫消积,清热健脾。方中神曲重在消食,使君子专于杀虫,《本草纲目·草部》卷18记载:"凡大人小儿有虫病,侵晨空腹食使君子仁数枚,或以壳煎汤咽下,次日虫皆死而出也"。另外,使君子又为"补脾健胃之要药"(《本草经疏》卷9),两药相合,共祛食虫之积,以除致病之因,同时亦不伤脾胃,故为君药。臣以麦芽增强神曲消食之力,因谷类之物,尚可健脾和胃;槟榔既能驱虫,以助使君子之力,又能行气消胀,以除胀满;黄连清热燥湿,泻其疳热,苦又下虫,以助使君子、槟榔。佐以肉豆蔻、木香行气止痛,其中肉豆蔻尚可涩肠止泻。全方标本兼顾,使食消虫去,气畅热清。

本方的配伍特点为:以杀虫、消积为主,兼以清热、健脾,照顾全面。患儿服之,正气得复,则病愈而体肥,故名"肥儿丸"。

【临床运用】

1. 证治要点　本方为小儿疳积之常用效方。临床运用时以面黄体瘦,肚腹胀大,发热口臭为证治要点。

2. 加减法　脾虚腹泻明显者,可加白术、茯苓、山药以健脾止泻;虫积腹痛,宜加苦楝根皮、鹤草芽等以增强杀虫之力。

3. 本方现常用于小儿肠道蛔虫病、钩虫、小儿慢性消化不良等属于虫积疳疾者。

【使用注意】本方虽名肥儿丸,究属克伐之品,而无补益作用,非虫积疳疾之证者,不可服用,更不可因"肥儿"之名,误给小儿常服。

【源流发展】肥儿丸始见于《幼幼新书》卷25引《朱氏家传》,由白芜荑、黄连、神曲、麦蘗四味组成,故《小儿痘疹方论》称之为四味肥儿丸。《小儿卫生总微论方》卷12所载,则去白芜荑,加使君子、肉豆蔻、木香、槟榔共七味组成,故又称七味肥儿丸。原书主要记载其治疗

疳疾的症状:"诸疳,久患脏腑胃虚虫动,日渐羸瘦,腹大不能行,发竖作穗,肌体发热,精神衰弱。"而后《普济方》引《全婴方》、《太平惠民和剂局方》卷 10(宝庆新增方)对此加以补充,分别为"好食泥土"、"面黄口臭"。另外,《医方类聚》引《澹寮方》谓治:"烂龈";《保婴金镜》言"食积五疳或颈项结核"。表明本方尚可用于其他病证。从组成分析,本方由消食药、驱虫药、行气药、清热药和收涩药五类药物组成,针对虫食内积,气滞化热以及脾虚泄泻等病机特点而设。后世在此基础上发展的方剂很多,据《中医方剂大辞典》所载,即有 40 方,从本方加减而成的也有 11 首,如《魏氏家藏方》卷 10 肥儿丸加蟾蜍,以增杀虫治疳之力。《医林纂要探源》卷 9 肥儿丸加川楝子,则行气止痛作用较好。《证治准绳·幼科》卷 8 肥儿丸,去黄连,加胡黄连。对于加减药物较多的方剂大致可分两类。一是兼顾正气,例如《传信适用方》卷 4 引荆南候医方肥儿丸,去木香、槟榔、肉豆蔻,加陈皮、青皮、胡黄连、龙胆草、芜荑、夜明砂、赤芍、人参;《人己良方》肥儿丸,去木香、黄连、肉豆蔻,加青皮、武夷茶、芦荟、人参;《北京市中药成方选集》肥儿丸,去黄连,加白术、山楂、枳实、胡黄连。以上三方除不同程度的加强行气清热、杀虫消食作用外,均加健脾益气之品以护正。《古今医鉴》卷 13 引刘尚书方肥儿丸去木香、槟榔、肉豆蔻,加四君子汤益气健脾,胡黄连、山楂、芦荟以清热消食杀虫,该方补益之功更强,主治小儿脾虚虫积所致诸疳。二是专于祛邪,诸如《仁术便览》卷 4 肥儿丸去消食之神曲、麦芽,加胡黄连、龙胆草、银柴胡、诃子、芜荑、芦荟、阿魏,清热杀虫涩肠功用皆得以增强。而《医学启蒙》卷 3、《活幼心法》卷 8 及《摄生秘剖》的肥儿丸,三方均去涩肠止泻之肉豆蔻,加理气之陈皮、青皮。其中《活幼心法》方又加三棱、莪术、香附、芦荟、芜荑、胡黄连,则行气杀虫之力更强。《摄生秘剖》方加三棱、沉香、白果、白豆蔻、蛤蟆,较上方理气与涩肠止泻之效尤佳。

【疑难阐释】关于本方方源 一般方书均谓出自《太平惠民和剂局方》卷 10(宝庆新增方),虽然《局方》成书于 1078～1085 年,早于《小儿卫生总微论方》(刊于 1156 年),但其中宝庆新增方为 1225～1227 年,晚于《卫生总微》。据此,本方方源应定为后者。

【方论选录】

1. 张璐:"此方近世所传,尚多胡黄连、雷丸、芜荑等味,大苦大寒,大伤元气,而因名误实,故世多喜服之,意谓有益于儿也。曷知立方之义,本为疳热腹胀羸瘦,故用去热伐肝之剂,消去疳积,元气得复,儿自肥矣。若本无疳热服之,与引寇破家何异?尝见富有之家,从幼好服此丸至十岁外,渐至蒸热咳嗽,盖缘真阳亏损,不能振生发之令,而成童劳者不少。奈何习俗成风,多所未悟,因特表而出之。"(《张氏医通》卷 15)

2. 汪绂:"谷以养人,而过食成积,神曲、麦芽以变化之;食积则气郁,木香、槟榔以升降之;气郁则生湿热,黄连、川楝子以燥之、泄之;湿热则生虫蟊,使君子、黄连、川楝子以杀之。其肠胃薄而太阴未足也,君黄连以健之、厚之;要其本元火不足,而脾胃不能化食也,肉豆蔻以壮命火而温之。此方本末条理,非他攻伐之方所可易也。"(《医林纂要探源》卷 9)

3. 谢观:"此方本为疳热腹胀羸瘦而设,故用祛热消导杀虫之剂,元气得复,儿体自肥矣。若本无疳热之病,而误以为小儿常服之品,以损削真元,则流弊甚大,不可以其肥儿之名,遂为所误也"。(《中国医学大辞典》)

【评议】本方虽名"肥儿",但主要是通过邪去正安,小儿体渐康复而得名,实无补益之功,属驱虫消积之剂,非虫积疳热所致腹胀消瘦者,不可服。张璐等均强调不可以"肥儿"之名,而误以为小儿常服之品。并特别指出:"尝见富有之家,从幼好服此丸至十岁外,渐至蒸热咳嗽……而成童劳者不少。奈何世俗成风,多所未悟,因特表而出之"。可谓警世之语。

【验案举例】小儿疳积 《不居集·上集》卷30:汪石山治一小儿病多,因缺乳食太早所致,或因久患脏腑胃虚虫动,日渐羸瘦,腹大不能行,发竖,发热,无精神,用大无肥儿丸一剂而愈。

【临床报道】

1. 小儿疳积 将肥儿丸加减为肥儿散治疗小儿疳积100例,组成:人参、芦荟各8g,白术、胡连各15g,茯苓9g,川连6g,使君子12g,神曲、山楂、麦芽各10g,炙甘草5g,共研末,过100目筛。1岁内患儿每次2g,1至3岁3～4g,早晚各1次,白糖温开水调服。结果:78例20天内痊愈,20例30天内痊愈,2例无效[1]。

2. 小儿口疮 以肥儿丸治疗小儿口疮24例。结果:痊愈(临床症状消失,1年内未复发)15例;好转(临床症状消失,但半年后复发)6例;无效(系反复发作之患儿,服药7天,临床症状减轻但未消失)3例。治愈率62.5％,总有效率87.5％[2]。

3. 小儿目劄 小儿目劄中医辨证为脾虚肝旺,虫积不化。以肥儿丸加减治疗:苏条参10g,苍术10g,茯苓10g,白芍10g,使君子10g,槟榔10g,榧子10g,乌梅10g,胡黄连6g,砂仁5g,甘草3g。上方煎服,每日1剂,日3次。在28例患者中,治愈为21例,好转6例,未愈1例,总有效率为96.4％,随访半年无复发[3]。

参 考 文 献

[1] 邓和平.肥儿散治疗小儿疳积100例[J].湖北中医杂志,1984,(1):30.

[2] 李元鸿.肥儿丸治疗小儿口疮24例[J].中国民间疗法,2006,14(2):41-42.

[3] 吴永春,苏藩.中医辨证治疗小儿目劄28例临床疗效观察[J].云南中医中药杂志,2002,23(6):4.

第二节 消补兼施

健 脾 丸
(《证治准绳·类方》卷5)

【异名】大健脾丸(《不居集·下集》卷9)。

【组成】白术二两半炒(75g) 木香另研 黄连酒炒 甘草各七钱半(各22g) 白茯苓去皮二两(60g) 人参一两伍钱(45g) 神曲炒 陈皮 砂仁 麦芽炒,取面 山楂取肉 山药 肉豆蔻面裹煨热,纸包捶去油各一两(各30g)

【用法】上为细末,蒸饼为丸,如绿豆大。每服五十丸,空心,下午各服一次,陈米汤送下(现代用法:共为细末,糊丸或水泛小丸,每服6～9g,温开水送下,日2次)。

【功用】健脾和胃,消食止泻。

【主治】脾虚食积证。食少难消,脘腹痞闷,大便溏薄,倦怠乏力,舌苔腻而微黄,脉虚弱。

【病机分析】本方主治诸症均为脾胃虚弱,运化失常所致。胃纳欠振,脾失健运,故见食少难消,大便溏薄;气血生化乏源,则倦怠乏力,脉象虚弱;脾胃虚弱,饮食难化,阻碍气机,故脘腹痞闷;食积化热,则苔腻微黄。

【配伍意义】本方是针对脾虚食积证而设,治宜健脾与消食并举。方中白术、茯苓用量居多,重在健脾化湿以止泻,共为君药。臣以神曲、麦芽消食和胃,除已停之积。佐以人参、山药益气健脾,以助术、苓健脾止泻;木香、砂仁、陈皮、肉豆蔻皆具芳香之性,功能理气开胃,醒脾化湿,以除痞闷,又使全方补而不滞,而山药、肉豆蔻尚可涩肠止泻;黄连清热燥湿。甘草既能补中益气,又能调和诸药,为使药。如此配伍,使脾健则泻止,食消则胃和,气行则痞除,正复邪亦去。

本方的配伍特点是:补气健脾药与消食行气药同用,为消补兼施之剂,以达补而不滞,消不伤正之目的。因方中含四君子汤及山药等益气健脾之品居多,故补大于消,且食消脾自健,故方名"健脾"。

【临床运用】

1. 证治要点 本方为脾虚食积之良方。临证以食少,便溏,脘闷,苔腻微黄,脉弱为证治要点。

2. 加减法 若证偏寒者,可加干姜或肉桂以温中散寒;湿胜腹泻者,宜加苡仁、扁豆、泽泻以渗湿止泻。

3. 本方现常用于慢性胃炎、慢性肠炎、消化不良等属于脾虚食积者。

【使用注意】食积属实证者,不宜使用。

【源流发展】本方源于《证治准绳·类方》卷5"不能食"门。原书对其主治证的记载很简要:"一应脾胃不和,饮食劳倦"。而《不居集·下集》卷9则补充"食积"。两者各反映了一个侧面,唯两者合一,才较完整表达本方的病机是"脾虚食积"。现今《中医方剂学讲义》(统编教材2版,南京中医学院主编)结合临床加以扩充:"脾胃虚弱,饮食不化,脘腹痞胀,大便溏薄,苔腻微黄,脉气较弱"。随后,其他方书大多遵此。从本方之源分析,似从缪希雍《先醒斋医学广笔记》卷2资生丸衍化而来,亦即资生丸减薏苡仁、白扁豆、藿香叶、莲肉、泽泻、桔梗、芡实,加木香、神曲而成。王肯堂在《证治准绳·类方》卷5健脾丸之前,资生丸方下曾谓:"余初识缪仲淳时,见袖中出弹丸咀嚼,问之曰:此得之秘传,饥者服之即饱,饱者食之即饥。因疏其方,余大善之,而颇不信其消食之功,已于醉饱后顿服二丸,经投枕卧,夙兴了无停滞,始信此方之神也。先慕简年高脾弱食少痰多,余龄葆摄,全赖此方。因特附著于此,与世共之。"《中医方剂大辞典》第八册收载健脾丸共17首,从组成分析与本方最近的有7首,这些方剂在本方基础上,有的渗湿效佳,有的补养功胜,有的消食力强。其中《痘疹传心录》卷17健脾丸,去消食之神曲、麦芽及涩肠止泻之肉豆蔻,加扁豆、苍术、芍药健脾化湿,和营泄热,专治小儿脾虚身热者。《墨宝斋集验方》卷上两首健脾丸,一首去人参、茯苓、肉豆蔻、神曲,加枳实、白芍、苡仁、莲肉;另一首去肉豆蔻,加半夏、枳实、卜子、厚朴、香附、扁豆、藿香、滑石、白芍。两方皆增强行气止痛渗湿作用,但后方作用更著,能使饮食多进,生肌长肉,用于小儿粪后红。《幼科金针》卷下健脾丸,去砂仁、木香、甘草、麦芽、肉豆蔻,加扁豆、苡仁以健脾渗湿,用于小儿脾疳。《慈幼新书》卷10健脾丸,去人参、黄连、木香、肉豆蔻,加扁豆、薏苡仁、泽泻、远志、桔梗、莲肉、五谷虫、白芍,则渗湿化痰,消积之效增加,主治小儿食积。上述五方均不同程度的加强渗湿作用。而《罗氏会约医镜》卷20健脾丸,去山药、甘草、麦芽、木香、砂仁、肉豆蔻,加黄芪、当归、白芍、地骨皮、百合、橘红、扁豆。该方行气消食作用虽不及《准绳》健脾丸,但另有养血之功,以全面兼顾,用于病后失调,体瘦气虚,或成疳疾,或生泄泻。此外,《慈航集》卷下健脾丸,去山药、肉豆蔻、砂仁、木香,加五谷虫、鸡肫皮、虾蟆皮,减弱益脾行气效力,增强清热消食功用,适用于小儿脾虚腹大,四肢消瘦,一切伤脾疳证。再者,《中华人民共和国卫生部药品标准·中药成方制剂》第十册人参健脾片,去黄连、茯苓、砂仁、麦芽、肉豆蔻,加莲子、芡实、扁豆、薏苡仁、草豆蔻、青皮、枳壳、谷芽、当归,增强了健脾渗湿行气之力,亦为《准绳》健脾丸化裁而成。

【疑难阐释】 关于肉豆蔻的炮制 该方中的肉豆蔻,缪希雍曾评价其"为理脾开胃,消宿食,止泄泻之要药"(《本草经疏》卷9)。对于本品的炮制,原书规定是"面裹煨热,纸包捶去油"。传统认为如此加工后,肉豆蔻油质含量降低,免于滑肠,减少刺激性,增强涩肠止泻作用;并能"去其燥"。现研究表明,炮制后的肉豆蔻与生品相比,其水煎剂和挥发油抑制肠蠕动作用均增强,可呈现出较好的止泻作用。同时煨制品中肉豆蔻醚明显减少,急性中毒较生品降低,与上述看法相吻合[1]。

【方论选录】 南京中医学院,等:"方中参、术、苓、草补益脾胃,山药甘平和中,增强补脾之功,木香、砂仁、陈皮理气和胃醒脾,促进脾胃运化,神曲、麦芽、山楂消导食滞,更兼肉蔻温中涩肠,黄连燥湿清热,共成补益脾胃,理气运滞,兼有清化湿热之功。"(《中医方剂学讲义》)

【验案举例】

1. 便秘 《新中医》(1992,11:44):某女,产后大便秘结,努挣乏力,粪块干硬,5~6日1行。辗转治疗多处无效。现诊:面色㿠白,少气懒言,神倦乏力,纳食不香,舌淡苔白,脉细弱。健脾丸加减,处方:党参、白术各25g,云茯苓、淮山药各20g,黄芪、莱菔子、陈皮、砂仁各15g,麦芽、神曲、山楂、甘草各10g。3剂后全身症状减,便稍软润,继服10剂,佐以健脾丸调治月余,诸症悉除。随访4年未复发。

按语:产后脾胃虚弱,运化无力,饮食难消,故用健脾丸补气健脾消食,不治秘而便通。

2. 虚火喉痹 《河北中医》(2002,1:29):某女,40岁。咽部慢性充血,咽后壁淋巴滤泡散在增生,双声带肥厚,运动好,闭合欠佳,舌质淡红,苔薄白。诊为慢性咽喉炎。取人参健脾丸60粒、黄芪响声丸20粒同服,每日2次。10日后复诊,咽干痛减轻,发声渐扬。嘱其连服人参健脾丸3个月,每次60粒,每日3次,咽症除。

按语:脾胃受损,健运失常,则精微不化,肺阴失养,肾水不充,咽喉失濡,斯病成矣。以人参健脾丸取效。

3. 慢性荨麻疹 《陕西中医》(2002,6:556):某女,43岁。每于受凉惊风后发痒并现风团3年。自服"扑尔敏"等西药时症状消失,然遇风凉又起,风团时隐时显,伴神疲懒动,饮食、二便正常。查见形体肥胖,全身皮肤散在淡红色风团,皮肤划痕症阳性,舌淡红、苔腻微黄,脉弱。诊断为慢性荨麻疹,辨证为脾虚证,与健脾丸日3次,并嘱保暖、防风,3天后改为日两次,连服半月。回访3年未复发。

按语:湿邪性重浊、黏滞,其致病常缠绵留着,不易速去。本病在于脾虚湿滞,每遇风邪诱发,健脾丸中四君子汤和砂仁、肉豆蔻、陈皮、木香、山药醒脾、理脾、健脾,并渗湿、化湿、燥湿,神曲、麦芽、山楂消食健胃、助健脾,黄连清热燥湿。本例用之为治本之法。

【临床报道】

1. 功能性消化不良 以健脾丸改汤剂(党参15g,茯苓20g,白术10g,甘草6g,山楂15g,神曲10g,炒麦芽15g,木香10g,砂仁6g,陈皮10g,山药15g,肉豆蔻5g,黄连5g,水煎服,日1剂)结合多潘立酮治疗功能性消化不良54例,总有效率92.6%,单纯西药组总有效率79.6%,效果明显优于单纯西药组[2]。

2. 十二指肠壅积症 应用健脾丸加减治疗十二指肠壅积症33例。基本方为人参15g,白术、山药、六神曲、麦芽、山楂、云苓、陈皮各10g,砂仁、肉蔻、木香、黄连各6g。食积胃肠加枳实,胃中积热加公英,脾胃气虚加升麻、黄芪、当归、大枣。结果:痊愈19例,显效11例,无效3例。有效率91%,其中治愈占57.57%[3]。

3. 消化性溃疡 以健脾丸加味(人参、白术、陈皮、炒枳实、神曲、半夏、延胡索、麦芽各10g,山楂30g)治疗消化性溃疡86例。偏热者,加川黄连;偏寒温者,加干姜、吴茱萸。对照组口服泰胃美0.4g,每日2次。4周为一个疗程。结果:健脾丸组治愈(溃疡消失,幽门螺旋杆菌阴性)26例(30.23%);好转(溃疡面缩小超过50%以上,幽门螺旋杆菌弱阳性)57例(66.27%);无效(溃疡面缩小<50%,幽门螺旋杆菌阳性)3例(3.5%),总有效率96.51%;对照组治愈 10例(12.5%),好转 51例(63.75%),无效 19例(23.75%),总有效率76.25%。经 Radit 分析检验,健脾丸组明显优于对照组($P<0.01$)[4]。

4. 小儿厌食 用健脾丸(由人参、茯苓、山药、木香、肉豆蔻、黄连、麦芽、神曲、陈皮、白术、山楂、甘草组成)治疗小儿厌食症66例。对照组42例以西药多酶片、复合维生素等常规治疗。2组均以14天为1疗程,连续治疗2～3疗程。结果:总有效率治疗组为91.2%,对照组为78.6%,健脾丸疗效优于对照组($P<0.05$)[5]。

5. 糖尿病胃轻瘫 在控制血糖用药的基础上,治疗组60例采用健脾丸合丹参饮加减:黄芪20g,党参20g,白术15g,茯苓10g,佩兰10g,陈皮6g,砂仁6g,半夏10g,丹参20g,木香10g,檀香6g,生山楂12g,鸡内金12g,焦六神曲12g,每日1剂,水煎分服;对照组60例,采用枸橼酸莫沙比利,每次5mg,日3次,饭前服用。服药4周。结果:治疗组显效(胃蠕动正常,胃排空时间正常小于4小时)38例(63.3%),有效(胃蠕动较前增强,胃排空时间缩短,排空时间为4～6小时)18例(30.0%),无效(胃蠕动,胃排空时间无明显改善,排空时间大于6小时)4例(3.3%),总有效率93.3%;对照组显效25例(41.6%),有效20例(33.3%)。无效15例(25%),总有效率75.0%。经 Ridit 分析,治疗组总有效率优于对照组($P<0.05$)。经6月随访,治疗组与对照组复发率分别为11.6%和38.31%,治疗组复发率明显低于对照组($P<0.05$)[6]。

6. 慢性腹泻 用健脾丸加减(党参、木香、茯苓、莲子、甘草、肉豆蔻、山药、砂仁、炒白术、山楂、炒神曲、炒麦芽、黄芩)治疗慢性腹泻共59例,分为治疗组29例和对照组30例,其中治疗组后6味药物使用了焦白术、焦神曲、焦麦芽、焦山楂、莲房炭及黄芩炭,打粉装胶囊。结果:治疗组痊愈(泄泻症状消失,大便成形,每日1～2次)18例,显效(大便近似成形,每日2～3次)9例,无效(症状无改善或加重)2例,总有效率为93.1%;对照组痊愈11例,显效15例,无效(症状无改善或加重)4例,总有效率为86.7%。两组疗效比较,治疗组明显优于对照组($P<0.05$)。表明炭药以肠溶胶囊的形式服入,可使炭药在肠道发挥吸收作用而增强疗效[7]。

【实验研究】对消化系统的影响 用健脾汤和益肾汤对脾虚小鼠的药效作了比较研究,健脾汤方为党参、白术、茯苓、甘草、楂肉、麦谷芽、陈皮、半夏。结果显示健脾汤好于其他组,表现在体重、体温恢复较快,生存率较高。此外,健脾汤在促进细胞 DNA 合成和增强细胞增殖方面也高于其他组[8]。

【附方】启脾散(《成方便读》卷4) 潞党参元米炒黄,去米 制冬术 建莲肉各三两(各90g) 楂炭 五谷虫炭各二两(各60g) 陈皮 砂仁各一两(各30g) 上为末。每服二钱(6g),温水送下。功用:健脾益气,消食导滞。主治:脾虚食积证。小儿因病致虚,食少形羸,将成疳积,或禀赋素亏,脾胃薄弱,最易生病者。本方现常用于小儿消化不良,营养不良等属脾虚食积者。

启脾散与健脾丸均为消补兼施之剂,但前方力弱而平稳,故对于小儿尤为适宜。

参 考 文 献

[1] 李铁林,周杰,徐植,等. 炮制对肉豆蔻挥发油含量的影响及肉豆蔻挥发油化学成分的研究[J]. 中国中药杂志,1990,15(7):405-407.

[2] 林镇平. 中西医结合治疗功能性消化不良 54 例疗效观察[J]. 医药世界,2006,(11):26-27.

[3] 王冠勤. 健脾丸治疗十二指肠壅积症 33 例[J]. 国医论坛,1995,10(5):41.

[4] 刘道喜. 健脾丸加味治疗消化性溃疡 86 例[J]. 江西中医药,2003,(8):46.

[5] 邝玉子. 健脾丸治疗小儿厌食症 66 例疗效观察[J]. 新中医,2004,36(4):26-27.

[6] 胡梅芳. 健脾丸合丹参饮加减治疗糖尿病胃轻瘫 60 例[J]. 中国中医药科技,2009,16(2):150-151.

[7] 徐大鹏,齐放. 健脾丸炭药肠溶胶囊治疗慢性腹泻 29 例[J]. 中医杂志,2009,50(7):612.

[8] 葛振华,王若愚,王长青. 健脾汤和益肾汤治疗脾虚小鼠模型的比较研究[J]. 福建中医学院学报,1993,3(3):145.

枳 术 丸
(张洁古方,录自《内外伤辨惑论》卷下)

【组成】 白术二两(60g) 枳实麸炒黄色,去瓤一两(30g)

【用法】 上为极细末,荷叶裹烧饭为丸,如梧桐子大。每服五十丸,用白汤送下,不拘时候(现代用法:共为极细末,糊丸,每服 6～9g,荷叶煎汤或温开水送下,日 2 次)。

【功用】 健脾消痞。

【主治】 脾虚气滞食积证。胸脘痞满,不思饮食,食亦不化,舌淡苔白,脉弱。

【病机分析】 本方所治乃脾胃虚弱,食积气阻所致。脾虚失运,胃纳无力,则不思饮食,食亦不化;饮食内停,阻滞气机,故胸脘痞满。舌淡苔白,脉虚,皆脾虚之征。

【配伍意义】 脾虚宜补,气滞宜行,食积宜消。若健脾而不消痞,则积滞难去;消痞而不健脾,即使积滞暂去,犹有再积之虞。唯有健脾与消痞双管齐下,方能正邪兼顾。方中白术用量倍于枳实,重在补脾益气燥湿,以助脾之运化,脾得补得燥,则运化自复;臣以枳实行气化滞,消痞除满。李杲谓:"本意不取其食速化,但令人胃气强实,不复伤也"(《内外伤辨惑论》卷下)。更以荷叶烧饭和药为丸,其中荷叶性善升清,与枳实相伍,一升清,一降浊,清升浊降,脾胃调和;烧饭养脾胃,以助白术。本方组成虽简,但寓意深刻,为健脾消痞之平剂。

本方的配伍特点是:消补兼施,补重于消,寓消于补。

【类方比较】 枳术丸与健脾丸皆系消补兼施之剂,且补大于消,均用于脾虚食积证,但各有特点。其中前方药简性平,对于上证较单纯者相宜;而后方用药较多,照顾亦全面,补脾消食之力皆大于枳术丸,兼能渗湿止泻,适应证又见便溏、苔腻微黄等证较复杂者。

【临床运用】

1. 证治要点 本方为治脾虚气滞食积证的常用方,亦是健脾消痞之基本方。临床运用时以食少脘痞为证治要点。

2. 加减法 若脾虚较重者,宜加党参、大枣、甘草,以助健脾;若见腹泻者,可加茯苓、苡仁,以渗湿止泻;若食积明显者,宜加神曲、山楂、麦芽等以消食和胃。

3. 本方现常用于消化不良、慢性胃炎、胃及十二指肠溃疡等属于脾虚气滞食积者。

【源流发展】 本方是张洁古由《金匮要略》枳术汤衍变而来。枳术汤中枳实之用量倍于白术,且用汤剂,原书主治:"心下坚,大如盘,边如旋盘,水饮所作"。其证属于气滞水停。治当行气消痞。故重用枳实,意在以消为主,且宜速去。张氏针对脾虚气滞食积证,变换枳、术用量,即重用白术,又用荷叶烧饭为丸,意在以补为主,再易汤为丸,治以缓消。两方用药虽同,但由于药量比例和剂型的不同,故其功效亦有缓急之异。张璐赞曰:"二方各有深意,不可移易"(《张氏医通》卷16)。此为洁古活用仲景方的例证。其后,《丹溪治法心要》卷4枳术丸,加木香、陈皮、山楂、神曲、麦芽、半夏、姜黄,又增消食和胃之功,主治痞证,心下满而不痛者。《文堂集验方》卷1枳术丸,加陈皮、赤芍,治食积泻,或胀或痛,痛甚而泻,泻后痛减,得食又痛,粪色白者。再者,《内外伤辨惑论》卷下的曲糵枳术丸、木香枳术丸、半夏枳术丸、三黄枳术丸,《医学入门》卷8的橘半枳术丸,《景岳全书·古方八阵》卷54的香砂枳术丸,均由枳术丸加味而成,可见本方对后世影响之深远。

【疑难阐释】关于本方用法 本方二味碾为极细末,以"荷叶裹烧饭为丸",立意不凡。荷叶苦涩性平,虽出于污泥,但玉立于水上,清芳挺拔,尤善升发脾气,以其烧饭为丸,且谷类本身即有实脾益胃之功,荷、米相伍,既顺脾主升清之性,又助白术补中之力。恰如李杲所言:"食药感此(荷叶)气之化,胃气何由不上升乎?……更以烧饭和药,与白术协力,滋养谷气而补令胃厚,再不至内伤,其利广矣大矣。"(《内外伤辨惑论》卷下)

【方论选录】

1. 李杲:"白术苦甘温,其甘温补脾胃之元气,其苦味除胃中之湿热,利腰脐间血,故先补脾胃之弱,过于枳实克化之药一倍。枳实味苦寒,泄心下痞闷,消化胃中所伤。此一药下胃,其所伤不能即去,须待一两时辰许,食则消化,是先补其虚,而后化其所伤,则不峻利矣。……荷叶之体,生于水土之下,出于秽污之中,而不为秽污所染,挺然独立,其色清,形乃空,清而象风木者也,食药感此气之化,胃气何由不上升乎?其立意用此一味为引用,可谓远识深虑,合于道者也。更以烧饭和药,与白术协力,滋养谷气而补令胃厚,再不至内伤,其利广矣大矣。"(《内外伤辨惑论》卷下)

2. 吴昆:"健脾消痞,此方主之。一消一补,调养之方也。故用白术以补脾,枳实以消痞,烧饭取其香以益胃,荷叶取其仰以象震。象震者,欲其升生甲胆之少阳也。此易老一时之方,来东垣末年之悟,孰谓立方之旨易闻耶?"(《医方考》卷4)

3. 张介宾:"洁古枳术丸,以白术为君,脾得其燥,所以能健;然佐以枳实,其味苦峻,有推墙倒壁之功。此实寓攻于守之剂,惟脾气不清而滞胜者,正当用之,若脾气已虚,非所宜也。"(《景岳全书·古方八阵》卷54)

4. 张璐:"海藏曰:东垣枳术丸,本仲景枳术汤,至晚年道进,用荷叶烧饭为丸,取留滓于胃也。太无曰:《金匮》治水肿心下如盘,故用汤以荡涤之;东垣治脾不健运,故用丸以缓消之。二方各有深意,不可移易。"(《张氏医通》卷16)

5. 费伯雄:"一补脾,一去实,简当有法,勿以其平易而忽之。"(《医方论》卷4)

6. 蔡陆仙:"此乃治脾虚食积生痰之方,凡中气虚而有痰者,宜服之。有消补兼行,去痰不伤气之效力也。"(《中国医药汇海·方剂部》)

【评议】前贤从不同角度剖析了本方配伍意义,有助于后学理解。李杲强调枳术丸消补兼施,消不伤正的配伍特点:"是先补其虚,而后化其所伤,则不峻利矣"。费伯雄进而指出"一补脾,一去实,简当有法,勿以其平易而忽之"。张璐着重比较枳术丸与枳术汤,认为"两方各有深意,不可移易",可谓画龙点睛之笔。另外,蔡陆仙将该丸用于"中气虚而有痰者",扩大了应用范围,可供临证参考。

【验案举例】

1. 老人消化道蠕动迟缓 《天津中医药》(2003,6:46):某男,71岁,咽食梗阻不畅3个月,可排除食道癌。3个月来每次咽食时,滞阻难下,劳累后显著。早轻暮重,口不干。食道钡餐透视示:食道蠕动迟缓。舌质淡红、苔薄白,脉缓。患者胃气不足,降顺力乏,因虚致滞。故重用枳术汤加味治之,生白术60g,炒枳壳60g,党参10g,茯苓10g,炙甘草5g,制半夏8g,砂仁(后下)5g,木香5g,陈皮5g,水煎服,1剂/天。4剂后病轻,10剂后病瘳。

按语:老人消化道蠕动迟缓,气虚气滞虚实夹杂,当以虚实并治。按现代药理,生白术可使胃肠分泌旺盛,蠕动增加;枳实、枳壳的水煎剂对动物胃肠有兴奋作用,能使胃肠蠕动加强而有节律,两药合用治老人消化道蠕动迟缓,切合病机,用之辄效。

2. 脾虚便秘 《吉林中医药》(2008,2:128):某女,38岁。患大便秘结1年余,常3～4日一行,叠服麻仁丸、苁蓉通便口服液等效差,2007年8月16日初诊。患者腹部常胀满不适,每次便后仍腹胀,食欲不振,舌淡苔薄白,脉濡。证脉合参,有明显的脾虚证候。治拟健脾益气。方用炒白术80g,全瓜蒌15g,炒党参15g,枳实10g,生地10g,熟地10g,当归15g,制首乌10g,南沙参15g,北沙参15g,决明子20g,玄参10g,麦冬10g,山药15g,陈皮5g,焦楂曲15g。7天后好转。

按语:枳术丸治疗的便秘多是脾气虚所引起,临床上可见一派脾虚之象。用枳术丸治疗此症,必须大剂量使用白术。孟景春先生认为临床应用时若无兼症,单用白术一味亦可见功,白术用量可大至120g。

【临床报道】

1. 厌食症 用本方治疗小儿厌食症70例,将患儿按中医辨证分型标准,分为脾失健运组28例,胃阴不足组、脾胃气虚组各21例。治疗前三组性别、年龄、病程、日摄食量均较接近,无统计学差异($P>0.05$)。全部病例均口服枳术丸,按不同年龄给不同剂量。观察三种不同证型厌食症治疗前后日摄食量的变化、临床症状积分的变化以及不同证型与疗效的关系。结果:三组治疗后日摄食量的增加,与治疗前相比,均有统计学意义($P<0.05$)。其中脾失健运合胃阴不足二型与治疗前相比,有非常显著性差异;对三组不同证型组食欲、腹胀、饮水、大便、精神、面色、出汗等7项症状治疗前后的积分进行比较,结果显示:脾失健运型治疗后各项症状积分比治疗前明显减少,有高度显著性差异(P均<0.01);胃阴不足型除精神积分与治疗前无差异外,其余6项积分与治疗前积分也有显著性差异(P均$<0.02～0.01$);脾胃气虚型的腹胀、饮水2项症状积分治疗前后无显著差异,其余各项症状积分均有显著差异($P<0.05～0.01$);三种证型疗效比较经Ridit分析,表明胃阴不足型与脾失健运型疗效接近($P>0.05$),两者与脾胃气虚型疗效有显著性差异($P<0.05$)。提示枳术丸对脾失健运、胃阴不足二型的疗效优于脾胃气虚型[1]。

2. 运动障碍型消化不良 加味香砂枳术汤(木香、砂仁、枳实、白术、大腹皮各10g)治疗运动障碍型消化不良80例。每日服1剂,枳实、白术、大腹皮先加冷水300ml浸泡,煮沸后文火煎煮25分钟后再加入木香、砂仁同煎5分钟,二煎加水200ml煎煮20分钟,合并两次药液约300ml,分3次于饭前30分钟服用,每次100ml。对照组40例予普瑞博思片,一般患者5mg/次,病情较严重者10mg/次,日3次,餐前服用。疗程均为4周。结果:治疗组治愈24例,显效35例,有效16例,无效5例,总有效率93.75%。对照组治愈9例,显效11例,有效15例,无效5例。总有效率87.50%。治疗组疗效优于对照组($P<0.05$)[2]。

3. 贲门失弛缓症 以枳术汤(炒枳实40g,白术20g)加减配合气囊扩张治疗贲门失弛缓症 20 例。扩张期间给枳术汤,胸痛重加桃仁、延胡索各 10g;呕吐加代赭石 30g、竹茹 15g;肝郁气滞型加柴胡、香附各 10g;脾胃虚弱型加党参、砂仁各 15g;气阴两虚型加沙参、麦冬各 10g。症状明显改善后改服香砂枳术丸 6g,每日 3 次以巩固疗效,症状消失 1 个月后停药。结果:治疗前症状评分平均 8 分,治疗后症状评分平均 2.2 分。疗效显著($P<0.01$)[3]。

4. 老年习惯性便秘 枳术汤(白术 15～150g,枳实 12～18g)治疗老年习惯性便秘 68 例。津血不足者加当归、熟地、肉苁蓉、首乌、寸冬;气虚加黄芪、党参;阳虚加熟附子、肉苁蓉等。每日 1 剂,水煎取汁 400ml,服 2 次。服药期间停用其他通便药。30 天为 1 疗程。结果:68 例患者痊愈 37 例(54%),显效 16 例(24%),有效 10 例(15%),无效 5 例(7%)。总有效率 93%[4]。

5. 脂肪肝 用枳术汤合升降散(枳实 40g,生白术 20g,蝉衣 6g,僵蚕 10g,大黄 6g,姜黄 10g)加减治疗脂肪肝 42 例。苔厚腻,湿偏重者加半夏 10g,竹茹 10g,薏苡仁 20g;舌质暗有瘀斑,瘀血偏重者加三棱 6g,莪术 6g,山楂 10g;舌质红,热偏重者加焦山栀 9g,牡丹皮 10g。对照组予复方益肝灵片,每日 3 次,每次 2 片;多烯酸乙酯胶丸,每日 3 次,每次 0.5g。疗程均为 2 月。结果:中药组治愈(自觉症状消失,谷丙转氨酶、血清总胆固醇、甘油三酯化验正常,肝脏 B 超或 CT 检查脂肪样变性消失)19 例;有效(自觉症状基本消失,谷丙转氨酶、血清总胆固醇、甘油三酯化验指标下降,肝脏 B 超或 CT 检查脂肪样变性明显改善)20 例;无效(自觉症状存在,谷丙转氨酶、血清总胆固醇、甘油三酯、B 超或 CT 检查无变化)3 例。总有效率为 92.9%。对照组治愈 2 例;有效 9 例;无效 8 例。总有效率为 57.9%。治疗脂肪肝疗效明显优于西药对照组($P<0.01$)[5]。

6. 胃下垂 以枳术汤(枳壳、生白术各 30g)治疗胃下垂 52 例。每日 1 剂,水煎,早晚分服。对照组 52 例,予多潘立酮 10mg,多酶片 3 片,1 日 3 次。1 个月为一疗程,连服 2 个疗程。结果:显效(胃钡餐造影复查角切迹和幽门管上升 3cm 以上,临床症状明显改善)14 例(26.9%);有效(角切迹和幽门管上升 1cm 以上,临床症状改善)33 例(63.5%);无效(角切迹和幽门管位置无变化,临床症状几无改善)5 例(9.6%)。对照组显效 3 例(5.8%);有效 15 例(28.8%);无效 34 例(65.4%),总有效率 34.6%。两组总有效率比较有显著差异($P<0.05$),治疗组疗效明显优于对照组[6]。

【实验研究】

1. 调节胃肠功能 枳、术 3 个不同配伍比例组均能显著对抗灌服硫酸阿托品所致胃电节律失常模型小鼠的胃排空与肠推进抑制($P<0.01$),且优于单味枳实与白术($P<0.05$)[7]。枳术汤可以升高隔日进食并在饮水中加入盐酸所致胃电节律失常模型大鼠的血浆胃动素(MTL)含量($P<0.01$),降低模型大鼠血管活性肠肽(VIP)含量($P<0.05$),且以枳术 1:1 组最为明显,认为枳术 1:1 是促进消化功能的最佳比例[7]。

枳术汤可使正常及饥饱失常和过度疲劳配合禁水不禁食所致脾虚便秘第 1 次排黑便的时间缩短,黑便粒数和粪便重量增加,尤以大、中剂量组效果明显,呈现了一定的量效关系[8]。进一步研究发现,大、中剂量枳术汤能使脾虚便秘模型小鼠结肠黏膜肥大细胞密度增加,使 P 物质免疫反应阳性增强,使生长抑素的免疫反应阳性减弱[9]。同时,枳术汤可以上调番泻叶水浸液灌胃配合饥饱失常和禁水不禁食所致脾虚气滞便秘模型小鼠胃窦 P 物质基因的表达,下调胃窦降钙素基因相关肽基因的表达[10]。推测枳术汤可能通过调节胃肠激素分泌,影响胃肠黏膜肥大细胞释放 5-羟色胺、组胺等,同时对 P 物质和降钙素基因相关肽基因进行靶向调控,从而调整胃肠运动功能,达到治疗脾虚便秘的目的。

2. 保护肠黏膜 研究发现,加味枳术汤(枳实、白术、山药)可以减轻肠系膜上动脉缺血-再灌注模型大鼠的肠壁结构损伤,减轻黏膜绒毛间隙稍增宽、部分黏膜上皮细胞水肿变性、固有层小血管扩张充血、间质水肿等病理改变,减轻肠黏膜上皮细胞微绒毛稀疏、线粒体及内质网轻度肿胀等超微结构改变。说明加味枳术汤具有保护大鼠缺血再灌注所致的肠黏膜屏障损害的作用[11]。

【附方】枳术汤(《金匮要略》) 枳实7个(12g) 白术二两(6g) 以水五升,煮取三升,分三次温服。腹中软即当散也。功用:行气消痞。主治:气滞水停证。心下坚,大如盘,边如旋盘,舌苔白滑,脉弦滑。

枳术丸与枳术汤尽管组成相同,为消补兼施之剂。但是各有侧重,丸中白术用量倍于枳实,意在以补为主,功能健脾消痞,主治脾虚气滞食积证;而汤中枳实用量倍于白术,偏重于消,行气消痞之力较胜,用于气滞水停证。此外,两方剂型亦不相同,所以功效缓急有异,补消各有侧重,可见制方之妙。

参 考 文 献

[1] 司远萍,李萍,张东丽.枳术丸对厌食症三种不同证型的观察[J].辽宁中医杂志,1996,23(12):550.

[2] 曾薇,袁劲松,李伏娥.加味香砂枳术汤治疗运动障碍型消化不良80例总结[J].湖南中医杂志,2005,21(2):25-26.

[3] 陶可胜,许红玲,徐连美.气囊扩张配合中药治疗贲门失弛缓症[J].山东中医杂志,2003,22(9):540-541.

[4] 余守雅.《金匮要略》枳术汤治疗老年习惯性便秘的临床观察[J].四川中医,2005,23(10):72.

[5] 王珏.枳术汤合升降散治疗脂肪肝42例[J].内蒙古中医药,2003,(1):1-2.

[6] 韦爱华,张炉高.枳术汤治疗胃下垂52例观察[J].实用中医药杂志,2005,21(3):146-147.

[7] 李冀,刘蔚雯,肖洪彬,等.枳术汤治疗功能性消化不良的配伍研究[J].中华中医药学刊,2007,25(2):199-201.

[8] 郑学宝,胡玲,王汝俊,等.枳术汤对脾虚便秘小鼠通便作用的实验研究[J].新中医,2003,5(10):75-76.

[9] 郑学宝,倪依东.枳术汤对脾虚便秘小鼠结肠肥大细胞与胃肠激素的影响[J].中药新药与临床药理,2004,15(3):167-170.

[10] 郑学宝,叶秋丽,戴世学,等.枳术汤对脾虚便秘小鼠P物质和降钙素基因相关肽基因的靶向调控[J].中国中西医结合消化杂志,2008,16(3):155-158.

[11] 邹启骏,张家衡,徐瑶,等.加味枳术汤对大鼠肠黏膜屏障功能保护作用的病理观察[J].湖北中医杂志,2008,30(3):10-11.

枳实消痞丸(失笑丸)
(《兰室秘藏》卷上)

【组成】干生姜 炙甘草 麦蘖面 白茯苓 白术各二钱(各6g) 半夏曲 人参各三钱(各9g) 厚朴四钱炙(12g) 枳实 黄连各五钱(各15g)

【用法】上为细末,汤浸蒸饼为丸,如梧桐子大。每服五七十丸,白汤送下,食远服(现代用法:共为细末,水泛小丸或糊丸,每服6~9g,饭后温开水送下,日2次。亦可改为汤剂,水煎服)。

【功用】消痞除满,健脾和胃。

【主治】脾虚气滞,寒热互结证。心下痞满,不欲饮食,倦怠乏力,大便不畅,舌苔腻而微黄,脉弦。

【病机分析】本方证病因、病机较为复杂,包括虚实相兼、寒热错杂。脾虚失运,胃纳不振,则不欲饮食,食亦难消。气血生化不足,则倦怠乏力;食积内停,传导失司,则大便不畅;气机阻滞,寒热互结,则心下痞满,脉弦;食积气郁而化热,则苔腻而微黄。

【配伍意义】本方所治虽属脾虚气滞,寒热互结,虚实相兼,但其中实多虚少,热重寒轻,所以立法重在行气清热,辅以健脾和胃。方选枳实行气消痞为君,臣以厚朴下气除满,与枳实合用疗效益显。黄连苦寒降泄,清热燥湿;半夏曲辛散开结,降逆和胃;干姜温中散寒,三药配伍,辛开苦降,以助消痞除满,温清合用,则寒热并除;人参、白术、茯苓健脾益气化湿,以复脾运;麦芽消食和胃,以上共为佐药。使以甘草调药和中。诸药合用,使痞消积祛,脾健胃和,则症自痊愈。

本方的配伍特点是:消补兼施,以消为主;温清并用,而以清为主,苦降辛开以苦降为主。因枳实剂量较重,目的在于消痞,故名"枳实消痞丸"。

【类方比较】本方与健脾丸、枳术丸均属消补兼施之剂,但本方消大于补,主治心下痞满等以气滞为主者;而后两方则皆补大于消,适用于食少体倦等以脾虚为主者。

本方与半夏泻心汤的配伍特点均体现寒热并用,苦降辛开,补泻同施。不同的是,本方以行气、清热、苦降为主;而半夏泻心汤则无行气之功。

【临床运用】

1. 证治要点　本方为行气消痞的重要方剂,以心下痞满,食少,体倦,苔腻微黄为证治要点。

2. 加减法　证偏寒者,宜减黄连之量,而增干姜用量,或再加附子等温阳散寒;气滞明显者,宜加木香、陈皮以行气止痛;饮食不消者,宜加山楂、神曲以消食和胃。

3. 本方现常用于慢性胃炎、胃肠神经官能症、消化不良等属于脾虚气滞、寒热互结者。

【源流发展】本方是从半夏泻心汤合枳术汤以及四君子汤化裁而成。说明枳实消痞丸虽系李杲创制,实乃源于上述数方,反映了李氏学古而不泥古的治学思想。《明医指掌》卷5的枳实消痞丸,在此方基础上去麦芽、茯苓、半夏曲,加山楂、神曲、猪苓、泽泻、砂仁、陈皮、黄芩、姜黄,则行气、消导、清热之功尤胜,主治食积,心下虚痞,按之痛者。

【疑难阐释】关于本方主治　本方主治以痞满为主,方中用参、术、草等健脾益气之品,是否有壅滞增痞之虞? 分析其道理,需从"痞"的成因谈起,该证既有气机阻滞,又有寒热互结,同时因脾胃气虚不磨、不运,亦兼食积、湿聚,更加重了痞满。而方中配伍健脾药,可使脾运正常,胃纳得复,不但无害,反能有助于消除痞满,体现了"塞因塞用"的反治法。

【方论选录】

1. 吴昆:"心下虚痞,恶食懒倦,右关脉弦者,此方主之。痞与"否"同,不通泰也。《易》曰:天地不交而成否。故肺气不降,脾气不运,升降不通,而名痞也。脾为邪气乘之,不足以胜谷,故令恶食。脾者卑藏,役气于四肢,而后肢体强健,脾病则不能致气于肢体,故令懒倦。弦,肝脉也,木来克土,故令右关脉弦。是方也,枳实、黄连、厚朴之苦,可以下气;半夏曲、干生姜之辛,可以行滞;人参、甘草、白术、茯苓之甘,可使健脾;麦糵善消,则可以推陈而致新矣。"(《医方考》卷4)

2. 汪昂:"此足太阴、阳明药也。枳实苦酸,行气破血;黄连苦寒,泻热开郁,并消痞之君药。厚朴苦降,散湿满而化食厚肠;麦芽咸温,助胃气而软坚破结;半夏燥痰湿而和胃;干姜去恶血而通关,皆所以散而泻之也。参、术、苓、草,甘温补脾,使气足脾运而痞自化,既以助散泻之力,又以固本使不伤真气也。"(《医方集解·消导之剂》)

3. 徐大椿:"胃虚寒滞,膈热不化,故心气不降,脾胃不磨,乃成痞满焉。黄连清膈热,厚朴泻中满,白术助脾运化,人参益胃扶元,干姜温中散寒,枳实消痞除满,茯苓渗泻湿气,甘草和中气,半夏化痰涩以醒脾气也。俾寒化气调,则膈热自解,而胃气温暖,脾元健运,何痞满之不除哉?此疏补兼行、寒热并施之剂,为胃寒膈热痞满之专方。"(《医略六书·杂病证治》卷8)

4. 张秉成:"夫满而不痛者为痞。痞属无形之邪,自外而入,客于胸胃之间,未经有形之痰血饮食互结,仅与正气搏聚一处为患。故以黄连、干姜并用,一辛一苦,一散一降,则无论寒热之邪,皆可开泄,二味实为治痞之主药。然痞结于中,则气壅湿聚,必渐至痰食交阻,故以枳实破气,厚朴散湿,麦芽化食,半夏行痰,自无胶固难愈之势。但邪之所凑,其气必虚,故必以四君子坐镇中州,祛邪扶正,并驾齐驱。故此方无论虚实之痞,皆可治之。用蒸饼糊丸者,以谷气助脾胃之蒸化耳。"(《成方便读》卷3)

【评议】诸医家对本方证的"痞"多有阐述。其中吴昆认为:"痞与'否'同,不通泰也。《易》曰天地不交而成否。故肺气不降,脾气不运,升降不通,而名痞也"。徐大椿指出:"胃虚寒滞膈热不化,故心气不降,脾胃不磨,乃成痞满焉"。张秉成曰:"夫满而不痛者为痞。痞属无形之邪,自外而入,客于膈胃之间,未经有形之痰血饮食互结,仅与正气相聚一处为患"。并通过分析其配伍意义,进而提出:"此方无论虚实之痞,皆可治之",颇为中肯实用。关于本方的君药,汪昂认为是枳实与黄连,枳实"行气破血",黄连"泻热开郁",虽有道理,但根据本方证为以气滞痞满为主,以枳实为君,理由似更充分。

【临床报道】

1. 慢性胃炎 枳实消痞丸加减(枳实、麦芽、建曲各15g,法夏、厚朴、白术、茯苓、陈皮各10g,黄连、炙甘草各6g)治疗慢性胃炎50例,脾气亏虚者加党参、黄芪,寒邪犯胃者加干姜、吴茱萸;胃热炽盛者加栀子、煅牡蛎粉,胃阴亏虚者加天冬、沙参,胃脘部胀满,以食后为患,加木香、佛手;胃痛者加白芍、玄胡,大便溏且伴腹胀者加莱菔子、大腹皮,嗳气患者加竹茹、旋覆花。2周为1个疗程,一般治疗2~3个疗程。结果:临床治愈(症状消失,胃镜检查无明显水肿或轻度水肿)32例;显效(症状明显改善,胃镜检查示:局部黏膜糜烂,水肿明显缩小)14例;无效(治疗前后症状无改善,胃镜检查黏膜炎症无任何改变)4例,总有效率为92%[1]。

2. 糖尿病胃轻瘫 治疗糖尿病胃轻瘫,治疗组32例,以枳实消痞丸加减改作汤剂(炒麦芽30g,枳实、厚朴各20g,葛根15g,党参、白术、茯苓各12g,半夏、竹茹、枇杷叶、黄连各9g,干姜6g,甘草3g)。对照组32例,口服多潘立酮片,10mg/次,日3次,餐前30分钟口服。1个月为1个疗程。两组治疗期间仍使用降糖药,糖尿病饮食,停服一切影响胃肠动力的药物。结果:在促进胃蠕动或胃排空时间方面经上消化道钡餐造影,治疗组显效(胃蠕动或胃排空时间正常)19例(59.38%),有效(胃蠕动较前增强或胃排空时间缩短)11例(34.37%),无效(胃蠕动或胃排空时间无明显改善)2例(6.25%),总有效率93.75%;对照组显效7例(21.88%),有效18例(56.25%),无效7例(21.88%),总有效率78.12%,两组比较差异有显著性意义($P<0.01$)。在改善临床症状方面,亦明显优于对照组($P<0.01$)[2]。

3. 功能性消化不良 用枳实消痞丸加味治疗功能性消化不良80例,基本方为枳实10g,白术、半夏各12g,建曲、茯苓、厚朴、党参各15g,黄连、干姜、炙甘草各5g,大黄3g,痞满型加三棱、莪术，胃脘痛型加柴胡、白芍，吞气症状明显，伴嗳气、恶逆、呕吐者加代赭石、旋覆花；反流样症状重，伴烧心、剑下灼痛、反酸吐苦者加蒲公英、木香、吴茱萸；消瘦便干、舌红脉弱者加麦冬、生地、玉竹、佛手。2周为一疗程。对照组40例，痞满型用西沙必利10mg，日3次；饭前30分钟服；胃脘痛型用奥美拉唑20mg，日2次，吗丁啉10mg，日3次，先瑞110mg日3次，饭前30分钟服；另随症用胃伏安、阿托品、百忧解，幽门螺杆菌阳性治疗效果不明显者，予以抗幽门螺杆菌治疗。结果：治疗组显效（症状完全消失）69例，有效（症状明显好转）10例，无效（症状无改善）1例，总有效率98.8%，复发率30.2%；对照组显效10例，有效19例，无效11例，总有效率72.5%，复发率67.4%。两组总有效率和复发率均有极显著差异（$P<0.01$），治疗组优于对照组[3]。

4. 晚期大肠癌肠胀气 枳实消痞丸（枳壳12g，厚朴12g，黄连6g，半夏12g，干姜6g，麦芽12g，甘草6g）治疗晚期大肠癌肠胀气38例。大便溏烂者加薏苡仁；大便干结加大黄（后下）；小便黄短加白茅根；黄疸、口苦加黄芩、茵陈；气虚加黄芪；纳差加白术、茯苓；腹胀加木香、莱菔子。每日1剂，按常规煎煮法，水煎至200ml，分早晚2次服用。对照组30例，予西沙比利10mg，每日3次；维生素B_1片20mg，每日3次。7天为1个疗程。结果：治疗组显效11例，有效22例，无效5例，总有效率86.8%。对照组显效4例，有效14例，无效12例，总有效率60.0%。两组经χ^2检验有显著性差异（$P<0.05$）[4]。

5. 消化性溃疡 以枳实消痞丸（干姜6g，炙甘草8g，麦芽曲10g，茯苓10g，炒白术10g，制半夏8g，党参10g，厚朴10g，枳实10g，黄连6g）加减治疗消化性溃疡86例。寒邪客胃者加苏叶、吴茱萸；肝气犯胃者加柴胡、白芍、香附；肝胃郁热者加牡丹皮、生栀子；瘀血停滞者加丹参、桃仁、红花；胃阴亏虚者加北沙参、麦冬、脾胃虚寒者加熟黄芪。对照组82例予制酸、胃黏膜保护、抗炎等治疗，有幽门螺杆菌感染时予幽门螺杆菌根治治疗。结果：治疗组痊愈（临床症状消失，胃镜检查示溃疡愈合，显示正常胃黏膜组织）54例，占62.8%；显效（临床症状基本消失，胃镜检查示溃疡基本消失，可见愈合瘢痕）17例，占19.8%；有效（临床症状好转，胃镜检查示溃疡较前好转，但仍有充血和少量渗出）10例，占11.6%；无效（临床症状未见改善或加重，胃镜检查示活动性溃疡，溃疡加重甚至出血）5例，占5.8%。经过1个疗程治愈者36例，经过2个疗程治愈者18例。对照组痊愈34例；显效16例；有效13例；无效19例，占5.8%。总有效率为76.8%。治疗组总有效率高于对照组（$P<0.01$）[5]。

【实验研究】

1. 促进消化功能 中、高剂量枳实消痞丸（相当于生药15.0和30.0g/kg）能显著提高大鼠血清胃泌素及血浆胃动素的含量，这可能是其增加胃肠动力作用的机制[6]。对枳实消痞丸全方及拆方（消法组、补法组、和法组）的研究发现，枳实消痞丸方能显著促进大鼠胃排空及提高其血浆胃动素水平，效果优于各拆方组，拆方研究表明其中的消法组药物（枳实、厚朴、麦芽）可能起主要作用[7]。枳实消痞丸可使大鼠十二指肠黏膜胆囊收缩素（CCK）mR-NA及胃底CCK-A受体mRNA的表达水平明显降低；但胃窦部的CCK-A受体mRNA的表达水平明显增高，这可能是枳实消痞丸影响消化道动力作用的机制[8]。

2. 双向影响消化功能 不同剂量枳实消痞丸对胃肠道有双相作用。13.5%枳实消痞丸水煎液对家兔离体肠有兴奋作用，收缩振幅加大；27%、54%的枳实消痞丸水煎液对离体肠肌收缩均有显著的抑制作用。10.7g/kg、21.4g/kg枳实消痞丸水煎液可增加小鼠胃排空；42.8g/kg剂量则可明显减少小鼠胃排空[9]。

参 考 文 献

[1] 张醒民. 枳实消痞丸治疗慢性胃炎 50 例[J]. 中国民族民间医药,2009,9(17):90.

[2] 董文玲. 枳实消痞丸加减治疗糖尿病胃轻瘫 32 例疗效观察[J]. 时珍国医国药,2009,20(2):476-477.

[3] 罗泽中. 枳实消痞丸治疗功能性消化不良疗效观察[J]. 实用中医药杂志,2009,25(9):587.

[4] 黄智芬,施智严,黎汉忠,等. 枳实消痞丸治疗晚期大肠癌肠胀气 38 例[J]. 世界中医药,2007,2(5):291.

[5] 诸伯星. 枳实消痞丸加减治疗消化性溃疡 86 例——附西药治疗 82 例对照[J]. 中华中医药学刊,2007,25(4):807-808.

[6] 曾嵘,李靖云. 枳实消痞丸对大鼠血液中胃泌素和胃动素含量的影响[J]. 医药导报,2008,27(7):760-762.

[7] 窦丹波,王松坡,蔡淦,等. 枳实消痞丸方及其拆方对大鼠胃排空及血浆胃动素的影响[J]. 中国中西医结合消化杂志,2002,10(5):279-281.

[8] 窦丹波,黄英武. 王松坡,等. 枳实消痞丸对大鼠上消化道 CCK 及 CCK-A 受体 mRNA 表达的影响[J]. 世界华人消化杂志,2002,10(8):927-930.

[9] 曾嵘,陈祥瑞,贺卫和,等. 枳实消痞丸对动物胃肠运动的影响[J]. 中药药理与临床,2008,24(1):3-4.

葛花解酲汤
(《脾胃论》卷下)

【异名】葛花解酒汤(《医方大成》卷 3)、解酲汤(《脉因症治》卷下)、葛花汤(《不知医必要》卷 3)。

【组成】白豆蔻仁 缩砂仁 葛花各五钱(各 15g) 干生姜 神曲炒黄 泽泻 白术各二钱(各 6g) 橘皮去白 猪苓去皮 人参去芦 白茯苓各一钱五分(各 4.5g) 木香五分 莲花青皮去瓤三分(0.9g)

【用法】上为极细末,和匀,每服三钱匕(9g),白汤调下。但得微汗,酒病去矣(现代用法:共为极细末,和匀,每服 9g,温开水调下)。

【功用】分消酒湿,理气健脾。

【主治】嗜酒中虚,湿伤脾胃证。头痛心烦,眩晕呕吐,胸膈痞闷,食少体倦,小便不利,大便泄泻,舌苔腻,脉滑。

【病机分析】酒本水谷之精液酝酿而成,体湿性热,其性剽悍,少饮能通行气血,内助消化,外御风寒。若恣饮无度,酒毒熏蒸则头晕头痛心烦;脾胃受伤,升降失常,则呕吐腹泄,食少体倦;脾虚生湿,湿阻气机,则小便不利,胸膈痞闷,苔腻脉滑等。

【配伍意义】本方为李杲针对酒积所伤而创。李氏指出:"夫酒者,大热有毒,气味俱阳,乃无形之物也。止(只)当发散,汗出则愈矣,此最妙也;其次莫如利小便,二者乃上下分消其湿,何酒病之有"(《内外伤辨惑论》卷下)。为此,本方以分消酒食,理气健脾为治法。方选葛花为君,该药甘寒芳香,一直被视为解酒醒脾之良品,早在《名医别录》卷 2 就有"消酒"作用的记载;《滇南本草》卷 2 谓:"治头晕,憎寒,壮热,解酒醒脾,酒痢,饮食不思,胸膈饱胀,发呃,呕吐吞酸,酒毒伤胃。"不仅如此,葛花轻清发散,能促使酒湿从表而解。《本经逢原》卷 2 即曰:"以大开肌肉,而发泄伤津也。"其言虽未必尽然,但突出了本品发散之力。本方原书用法曾谓:"但得微汗,酒病去矣"。即强调了将酒湿从汗解的重要临床意义,而在方中起关键作用的则是葛花。臣以神曲消食和胃,尤善消酒食陈腐之积;蔻仁、砂仁理气开胃醒脾,以除痞闷,增食欲;二苓、泽泻渗湿止泻,引酒湿从前阴分消。饮酒过多,必伤脾胃,湿邪蕴结,每滞中气,故又以干姜、人参、白术和中健脾,其中干姜辛热温散,更有助于化湿;木香、青皮(莲花青皮:即青皮分瓣切开,形似莲花)、陈皮理气疏滞,以助白蔻、砂仁,以上共为佐药。诸药合用,酒湿得去,症自缓解。

本方的配伍特点:发汗和利小便合用,使酒湿从上下分消,同时配伍消食理气与补气健脾之品以邪正兼顾。从药物组成看,本方无明显寒热之偏。醒:酒醒后所感觉的困惫如病状态。《诗·小雅·节南山》:"忧心如醒。"毛传:"病酒曰醒。"本方以葛花为主,具有解醒之功,故名"葛花解醒汤"。

【临床运用】

1. 证治要点 本方为治疗酒湿食积之要方,临床运用以头痛眩晕,胸闷呕吐,食少体倦,苔腻等为证治要点。

2. 加减法 呕吐明显者,宜加半夏、生姜以和胃止呕;食少纳呆者,加山楂、麦芽等以消食化积;偏寒者,加吴茱萸以温中祛寒;湿热者,加黄连、黄芩以清热燥湿。另外,枳椇子亦善解酒毒,临证时可以酌用。

3. 本方现常用于饮酒过量致醉,或嗜酒成性者。

【使用注意】本方耗气伤津,不宜久服。李杲曰:"此药气味辛辣,偶因酒病服之,则不损元气,何者?敌酒病故也,若频服之,损人天年"(《内外伤辨惑论》卷下)。

【源流发展】本方始见于《内外伤辨惑论》卷下。至明《普济方》卷172引《德生堂方》之葛花解醒汤,实为散剂,方去干姜,加干葛、甘草以增解醒益脾之功。其适用范围亦有所扩展,又治年远日久,酒疸面目俱黄,不思饮食者。现今《丸散膏丹集成》、《北京市中药成方选集》分别将本方改制成丸剂,均名葛花解醒丸,组成略有增减。前者加莲花;后者减砂仁、干姜,加黄连。上三方对本方剂型的改制,更便于患者的服用。足见本方影响之深远。关于方中君药葛花的醒酒、清湿热作用,不仅在上述数方中得以体现,而且以下解酒诸方亦是很好的佐证。例如《普济方》卷297引《德生堂方》葛花黄连丸,以葛花为主,配伍清热燥湿之黄连,理气导滞之木香、枳壳,升阳止泻之干葛及止血之槐花。用于嗜欲恣情,酒色无厌,或食煎煿之肉引起的痔漏便血等;《滇南本草》卷2清热丸,重用葛花与清热去湿的黄连、滑石及粉草同用,以治饮酒过度,酒积热毒,损伤脾胃之呕血、吐血,发热烦渴,小便赤少者。《不知医必要》卷3葛花半夏汤,由葛花与健脾益气,祛湿化痰,降逆散结之党参、白术、茯苓、炙甘草、半夏、生姜相合,适宜于好酒人噎膈。《笔花医镜》卷2葛花清脾饮,以葛花配伍众多清热利湿之品,如赤苓、泽泻、茯苓、酒芩、山栀、车前子,及行气药如橘红、厚朴、枳椇子、甘草等,对于酒湿生热所致之头眩头痛者甚佳。《症因脉治》卷1葛花平胃散,即葛花与燥湿运脾的平胃散(苍术、厚朴、陈皮、甘草)合用,善治酒湿而致之半身不遂。《审视瑶函》卷5葛花解毒饮,其组成有葛花、玄参、当归、龙胆草、茵陈、甘草、熟地、茯苓、山栀仁、连翘、车前子、黄连,功能解酒毒、清湿热,兼以养血益阴,用于饮酒过多、湿热熏蒸,目中风轮黄亮如金之色,瞻视昏渺等眼科疾患。举凡上述,葛花配伍其他药物,用于酒积所致多种疾患,表明本品确为解酒之良药。

【疑难阐释】关于本方出处 本方首见于《内外伤辨惑论》卷下(刊于1231年),而有的方书认为是《脾胃论》(刊于1249年)或《兰室秘藏》(刊于1274年),三书虽均为李杲所撰,但《内外伤辨惑论》成书年代略早于《脾胃论》与《兰室秘藏》。故前书应为方源。

【方论选录】

1. 吴昆:"葛花之寒,能解中酒之毒;茯苓、泽泻之淡,能利中酒之湿;砂仁、豆蔻、木香、青皮、陈皮之辛,能行酒食之滞,生姜所以开胃止呕,神曲所以消磨炙腻;而人参、白术之甘,所以益被伤之胃尔。"(《医方考》卷4)

2. 汪昂:"此手、足阳明药也。过饮无度,湿热之毒积于肠胃。葛花独入阳明,令湿热从肌肉而解;豆蔻、砂仁皆辛散解酒,故以为君。神曲解酒而化食,木香、干姜调气而温中,青皮、陈皮除痰而疏滞,二苓、泽泻能驱湿热从小便出,乃内外分消之剂。饮多则中气伤,故又加参、术以补其气也。"(《医方集解·消导之剂》)

3. 吴谦,等:"此方君葛花,佐以辛香之品;用神曲,佐以快气之品;用苓、泽,佐以甘温之品。服后取汗,是谓外解肌表,内清阳明,令上下、内外分消其患,使胃中秽为芳变,浊为清化,泰然和矣。"(《医宗金鉴·删补名医方论》卷2)

4. 李畴人:"酒为湿热水谷合成,最伤肺胃,以胃为酒瓮,肺为瓮盖,时时熏蒸,无有不为所腐者。故酒客每病肺胃,或咳或呕,皆乃肺胃气逆而顺降失常也。故治之必以辛通降逆,疏利中焦气分为主。此方惟葛花擅解酒积,余皆辛化淡渗调中之品,使肺胃之气化而酒积可去矣。"(《医方概要》)

【评议】 对本方君药的看法,汪昂认为是葛花、豆蔻、砂仁三药,原因是:"葛花独入阳明,令湿热从肌肉而解;豆蔻、砂仁皆辛散解酒,故以为君";而吴谦指出:"此方君葛花"。从用量分析,上三药药量最重,这是汪氏以之为君的理由之一;从功用看,葛花为解酒之专药,加之以该药命名,故现多据此。关于本方的配伍特点,汪氏以"内外分消之剂"括之;吴谦等进而提出:"令上下、内外分消其患。"皆能深悟李氏的立意。

【验案举例】 酒癖 《长春中医药大学学报》(2007,4:9):某男,52岁。嗜酒。症:右胁下如物顶感,胸闷纳呆,时恶心呕吐,失眠多梦,小便黄,舌质隐青两边色深红苔少,脉弦滑有力。治以疏肝利胆,祛除湿热,方葛花解醒汤加减治疗。处方:葛花15g,枳椇子20g,土茯苓20g,砂仁15g,白蔻仁15g,木香10g,柴胡10g,金银花20g,金钱草20g,枸杞子25g,川贝母20g,竹茹15g。4剂后,胁下如物顶感消失,食欲转佳,仍眠多梦;二诊原方去柴胡,加炒枣仁40g,连服8剂后诸症消失。

按语:本病诊为酒癖,《诸病源候论》卷20首先提出了酒癖的病名:"夫酒癖者,因大饮酒后,渴而引饮无度,酒与饮俱不散,停滞于胁下,结聚成癖,时时而痛,因即呼为酒癖,其状胁下弦急而痛。"其证为湿热蕴结于肝胆,中州升降失常,痰阻气机气血不和而致胁痛。故以葛花解醒汤加减,疏肝利胆,祛除湿热而愈。

【临床报道】

1. 饮酒后综合征 以葛根解醒汤(葛花15g,白蔻仁6g,砂仁4g,青皮9g,炒神曲、炒白术各10g,干姜6g,泽泻20g,陈皮5g,云苓12g,猪苓8g,党参5g,木香2g)治疗饮酒后综合征38例。以呕吐恶心为主,加竹茹、姜夏;以泄泻稀水肛周灼热、腹部灼痛为主加车前子、神曲、黄芩;腹胀便溏、脘腹怕凉加重干姜;眩晕头痛、昏蒙不清加天麻、石菖蒲各;心下悸、小便不利者加茯苓、炙甘草、远志、萆薢;气虚不明显者可减党参;苔白腻加苍术、佩兰。结果:治愈(服药5天临床症状全部消失)28例,占73.6%;显效(服药5天临床症状明显减轻)10例,占26.4%[1]。

2. 急性重症酒精中毒 加味葛花解醒汤(青皮5g,木香5g,陈皮5g,党参10g,猪苓10g,茯苓10g,神曲15g,泽泻10g,干姜5g,白术5g,白豆蔻10g,葛花15g,砂仁10g,枳椇子

15g)联合纳洛酮治疗急性重症酒精中毒 21 例。在常规保肝、洗胃基础上,治疗组用中药浓煎成 60～100ml,再加入麝香 0.05～0.1g,于洗胃后用胃管注入胃中;同时给予纳洛酮 0.8mg 静脉滴注。对照组仅适用纳洛酮。结果,治疗组清醒时间及清醒后头昏、头痛、恶心、呕吐等后遗症状改善时间均明显低于对照组($P<0.01$)。治疗组并发症发生率明显低于对照组($P<0.05$)[2]。

【实验研究】

1. 防治慢性酒精性肝损伤　加减葛花解醒汤能通过抑制白酒灌胃法建立的慢性酒精性肝损伤模型大鼠肝组织内谷丙转氨酶(ALT)的升高,提高谷胱甘肽过氧化物酶(GSH)活性,增加 GSH 的含量,使肝组织内有足够的 GSH 对抗过氧化反应,从而阻断酒精性肝病的炎症反应,有效防治慢性酒精性肝损伤[3]。

2. 抗乙醇中毒　葛花解醒汤及加枳椇子的组方都能降低乙醇中毒小鼠血液乙醇含量,提高肝脏乙醇脱氢酶的活性,从而增强肝脏对乙醇的生物转化功能,达到解醉的作用[4]。另有研究发现,葛花解醒口服液对中枢神经系统有双向调节作用(抑制低剂量乙醇引起的小鼠兴奋状态,拮抗高剂量乙醇引起的抑制现象),对惊厥小鼠有保护作用等[5]。

参 考 文 献

[1] 赵健.葛花解醒汤加减治疗饮酒后综合征 38 例[J].河北中医药学报,2004,19(2):11.

[2] 王春华,杨志兰,段淑云,等.加味葛花解醒汤灌胃干预急性重症酒精中毒的临床研究[J].实用临床医学,2005,6(7):30-32.

[3] 罗眈,易自刚,杨力强.加减葛花解醒汤对大鼠酒精性肝损伤的防治作用[J].时珍国医国药,2009,20(8):1926-1927.

[4] 伍嘉宁,潘锄云,周楚华,等.葛花解醒汤抗乙醇中毒的研究[J].江西中医学院学报,1994,6(4):24-25.

[5] 方玉珍,宋杰云,岑燕飞,等.葛花解醒口服液的药理作用研究[J].中成药,1995,17(10):30.

伐 木 丸
(《张三丰仙传方》,录自《本草纲目》卷 11)

【异名】阴骘丸(《医学入门》卷 7)、三丰伐木丸(《中国医学大辞典》)。

【组成】苍术二斤(1000g)米泔水浸二宿,同黄酒面曲四两(120g)炒赤色　皂矾一斤(500g)醋拌晒干,入瓶,火煅

【用法】上为末,醋糊为丸,如梧桐子大。每服三四十丸,好酒、米汤送下,一日二三次(现代用法:共为末,醋糊为小丸,每服 30～40 丸,日二、三次,食后米汤送下)。

【功用】消积,驱虫,燥湿,泻肝。

【主治】黄肿病。面色萎黄,面目浮肿,胸腹满闷,心悸气短,体倦乏力,舌苔白腻,脉濡。

【病机分析】本方所治黄肿病,为食积不化、脾湿不运引起。食积伤脾,肝旺克脾,均可导致脾虚。脾虚则生化无力,见面色萎黄、心悸气短、体倦乏力;湿邪内蕴,泛于肌肤,则面目浮肿;湿阻气机,则胸腹满闷。苔白腻,脉濡,皆为湿阻征象。

【配伍意义】针对本方所治脾湿食积之黄肿病,治宜燥湿运脾、消食化积之法。为了防止肝旺克脾,故尚寓有泻肝之义。方中重用苍术,该药辛苦而温,为除湿之要药。《本草正义》卷 1 曰:"苍术,气味雄厚,较白术愈猛,能彻上彻下,燥湿而宣化痰饮,芳香辟秽,胜四时不正之气,故时疫之病多用之";"凡湿困脾阳,倦怠嗜卧,肢体酸软,胸膈满闷,甚至腹胀而舌

浊厚腻者,非苍术芳香猛烈,不能开泄,而痰饮弥漫,亦非此不化"。臣以皂矾(即绿矾),其味酸涩性凉,既燥湿化痰,以助苍术之效,又消积杀虫,以除致病之因;同时尚有补血之功,以兼顾正气。《本草纲目》卷 11 认为:"盖此矾色绿味酸,烧之则赤,既能入血分伐木,又能燥湿化涩,利小便,消食积,故胀满,黄肿,疟痢,疳疾方往往用之"。黄酒面曲,即为煮酒用的酒曲,长于消食化积,为佐药。三药合用,使湿去食消肿退,则邪去正复。

本方的配伍特点为:辛苦酸涩并用,"肝欲散,急食辛以散之;用辛补之,酸泻之"(《素问·脏气法时论》)。辛散苦燥,方以祛湿为主。且酸味入肝而泻肝,以防止肝木克脾,而加重脾湿。泻肝即伐木,故名"伐木"。

【临床运用】

1. 证治要点　本方主治脾湿食积之黄肿病。临床运用时以面黄水肿,心悸,乏力为证治要点。

2. 加减法　湿盛者,宜与平胃散合用,以增强燥湿运脾作用;若虫积未除,可加布袋丸以驱虫扶正;体弱者,宜与益气补血之八珍汤合用。

3. 本方常用于钩虫病患者,以及其他原因所致的贫血。

【使用注意】本方无补益作用,正虚者不宜单独运用,忌与黄病绿矾丸同用。

【源流发展】本方传说为《张三丰仙传方》,最早转引该方的《本草纲目·石部》卷 11 认为其主治证为:脾土衰弱,肝木气盛,木来克土,病心腹中满,或黄肿如土色"。而《医学入门》卷 5 引周益公方进一步描述症状:"黄肿,水肿腹胀,溏泻"。在《纲目》基础上有所补充。关于伐木丸的组成药物仅有三味,其中皂矾因显绿色,故又名绿矾。若将其用醋烧煅后,可变为绛色,则称着绛绿矾,亦叫绛矾或矾红。历代医家一直视之为治疗黄肿胀满、血虚萎黄、疳积虫证的常用之品,由于主要含有硫酸亚铁,因此近代又将其用于钩虫或其他原因所致的贫血。下述皂矾单方或复方的临床应用即是很好的说明。诸如:《医级》卷 8 皂矾散,就用本品一味治黄疸肿满。《小儿卫生总微论方》卷 12 绿矾丸,亦单取皂矾,以猪胆汁为丸,用于疳疾有虫,爱食泥土者。另外,《医学纲目》卷 21、《医学正传》卷 6 引《集验方》、《续名家方选》共载三首绿矾丸,组成分别是绿矾、南星、神曲、大皂角、红枣;绿矾、五倍子、针砂、神曲;绿矾、蜀椒、枣肉、胡桃。均适宜于黄肿病。现今,《河南农村常用中草药手册》介绍以青矾配伍米醋、黑豆、米饭为丸,专治钩虫病。足见皂矾对于黄肿病等的佳效已被古今医疗实践所证实。而伐木丸中绿矾与苍术、酒曲同用,与上述诸方比较,燥湿消积之力尤强。

【疑难阐释】关于本方方源　本方虽最早见于《张三丰仙传方》(刊于 1391 年),但该书已佚传,而本方有关内容后世许多医书曾转引,究竟哪部医书首先引用? 今人看法不一,《方剂学》统编教材四版等认为是《绛雪园古方选注》(刊于 1732 年),实际上《本草纲目》(刊于1578 年)即记载伐木丸,所以方源宜为录自《纲目》。

【验案举例】钩虫病　《河北中医》(1982,4:11):某女,27 岁。症见面部萎黄无华,呈严重贫血现象。头昏心悸不宁,足痿步履无力,婚后五载未孕,脉来虚软。大便检查:蛔虫卵(+),钩虫卵(++)。势属病久,毋能攻伐,服伐木丸 1 月后,面部红润,脉象亦起,粪便检钩、蛔虫卵(一)。某男,49 岁,症见面色不荣,羸瘦乏困懒动,心悸头昏眼花,两足水肿,脉象细弱,舌苔薄白。自服伐木丸 38 天后,症状完全消失,更其形矣。

按语:上 2 例均为钩虫病所致,前者证虽属气血不足,但进一步发展可发生黄肿病,后者已见黄肿诸症,故皆用伐木丸获效。

(韩　涛　姜静娴　季旭明)

第十九章

驱 虫 剂

凡用驱虫药为主组成,具有驱虫或杀虫等作用,治疗人体肠道寄生虫病的方剂,称为驱虫剂。

肠道寄生虫主要是指蛔虫、绦虫、钩虫、蛲虫等而言。其共有症状为脐腹疼痛,时发时止,痛后能食,面色萎黄,或青或白,或生白斑,或见赤丝,或夜间龂齿,或胃脘嘈杂,呕吐清水,舌苔剥落,脉象乍大乍小等。若失治或误治,迁延日久,则见肌肉消瘦,饮食不思,精神委靡,目暗视弱,毛发枯槁,肚腹胀大,青筋暴露等疳积之象。不同的寄生虫,临床表现亦各有特点。其中蛔虫又见耳鼻作痒,唇内有红白点,《丹溪心法》卷3所谓"有虫病者,面上白斑,唇红能食属虫",即指此。绦虫患者大便常出现白色虫体节片,《诸病源候论》卷18寸白虫候描述该虫的形态曰:"寸白者,……长一寸,而色白,形小褊"。《金匮要略》记载其生成原因:"食生肉……变成白虫";"牛肉共猪肉食之,必作寸白虫"。钩虫者,病人嗜食异物,面色萎黄,浮肿,又称黄肿病。《寿世保元》卷5曾说:"诸般痞积,面色痿黄,肢体羸瘦,四肢无力,皆缘内有虫积,或好食生米,或好食壁泥,或食茶炭咸辣等物者,是虫积"。至于蛲虫,则以肛门作痒为特征。《寿世保元》卷5亦记载:"胃虚阳弱,则蛲虫乘之,轻者或痒,或虫从谷道溢出,重者侵蚀肛门疮烂"。根据上述症状,再结合粪便检查便可确诊。

关于驱虫药物,早在《神农本草经》中就有记载。汉·张仲景创制安蛔止痛之名方乌梅丸(《伤寒论》),以善治胃热肠寒,正气虚弱之蛔厥著称。该方并未以驱虫药物为主组成,而是根据蛔虫遇酸即止,遇苦即定,遇辛则头伏而下的特性,选药采用酸苦辛并进,寒热同用,邪正兼顾的配伍方法,以达蛔安痛止厥回,邪去正复之目的。本方对后世的影响颇大,明《伤寒全生集》卷4的理中安蛔汤与清《重订通俗伤寒论》的连梅安蛔汤,分别为乌梅丸的衍化方,其思路皆得益于张仲景的启迪。以驱虫杀虫为主组成的方剂,当推宋《太平惠民和剂局方》卷4之化虫丸,该方集杀虫之品于一方,力专效宏,主治多种肠道寄生虫病。可见前贤已强调直接祛除致病之因,恰如《古今医统大全》卷78所说:"凡病气血虽虚,有虫积者,皆须用追虫杀虫等剂,下去虫积,……不尔,必不得效。"至明《补要袖珍小儿方论》卷5,则针对小儿脾虚虫疳研制了驱虫与健脾并行的布袋丸,以收攻补兼施,祛邪而不伤正之效。本方的组成,体现治疗疳积宜在驱虫杀虫的同时,再结合患儿体质,适当补益,以标本兼顾的特点,这也是中医方剂的优势所在。张介宾结合自己的实践经验提出:"治虫之法,虽当祛虫,而欲治生虫之本,以杜其源,犹当以温养脾肾元气为主,但使脏气阳强,非惟虫不能留,亦自不能生也"(《景岳全书·杂证谟》卷29)。前述乌梅丸、布袋丸的组成均寓此意。

一般情况下,驱虫剂常以驱虫药物为主组成,诸如:使君子、苦楝根皮、雷丸、榧子、川椒、芜荑、鹤虱、槟榔、南瓜子、鹤草芽、贯众、乌梅等。不同的虫疾,选用的驱虫药应有所侧重。若为蛔虫,宜首选使君子、苦楝根皮、鹤虱、芜荑;若为虫积腹痛,宜首选乌梅以安蛔止痛;若为绦虫,宜首选槟榔、南瓜子、鹤草芽、雷丸;若为钩虫,宜首选榧子、贯众等。为了促进虫体的排出,组方往往在驱虫的同时,可适当配伍大黄、芒硝类泻下之品。前述槟榔即有驱虫与攻积双重作用,故多伍用,代表方为化虫丸。再者,临证时应根据兼夹症及患者的体质状况选配相应的药物。例如:兼寒者,宜与干姜、吴茱萸等温中散寒之品同用,代表方为理中安蛔汤;偏热者,宜伍黄芩、黄连、黄柏类清热药物,代表方为连梅安蛔汤;伴有脾虚者,宜配伍人参、党参、白术、甘草等健脾益气之品,以扶正驱虫,代表方为布袋丸;如果病机属寒热虚实夹杂者,则宜配伍散寒、清热、补益药物,以全面兼顾,代表方为乌梅丸。

内服驱虫剂时应注意以下几点:①宜空腹服,忌油腻;②某些驱虫药有毒,故用量应适度,且不宜连续服用,以免中毒或伤正;③由于某些驱虫剂不仅有毒,且有攻伐之力,所以对于老年体弱者及孕妇,宜慎用或忌用;④临证时宜结合粪便检验,若发现虫卵,再辨证选用驱虫剂;⑤驱虫后,要注意调理脾胃,以善其后。

乌 梅 丸
(《伤寒论》)

【异名】乌梅丹(《医方妙用》,录自《普济方》卷 399)、乌梅安胃丸(《饲鹤亭集方》)、杀虫乌梅丸(《全国中药成药处方集》兰州方)、安胃丸(《全国中药成药处方集》杭州方)。

【组成】乌梅三百枚(480g) 细辛六两(180g) 干姜十两(300g) 黄连十六两(480g) 当归四两(120g) 附子六两(180g)炮,去皮 蜀椒出汗四两(120g) 桂枝去皮六两(180g) 人参六两(180g) 黄柏六两(180g)

【用法】上药各为末,合治之,以苦酒渍乌梅一宿,去核,蒸之五斗米下,饭熟,捣成泥,和药令相得,纳臼中,炼蜜为丸,如梧桐子大。每服十丸,食前以饮送下,一日三次。稍加至二十丸(现代用法:乌梅用 50％醋浸一宿,去核打烂,和余药打匀,烘干或晒干,研末,加蜜制丸,每服 9g,日 3 次,空腹温开水送下)。

【主治】蛔厥证。脘腹阵痛,烦闷呕吐,时发时止,得食则吐,甚则吐蛔,手足厥冷;或久痢久泻。

【病机分析】本方所治为寒热错杂之证。蛔虫喜温而恶寒,故有"遇寒则动,得温则安"之说,其性喜钻窜,寄生于肠中。胃肠寒热错杂,不利于蛔虫的生存,则扰动不安,不时上扰,故脘腹阵痛,烦闷,呕吐,甚则吐蛔。由于蛔虫起伏无时,虫动则发,虫伏则止,故腹痛与呕吐时发时止。痛甚气机逆乱,阳明之气不相顺接,则四肢厥冷,发为蛔厥。至于所治久痢久泻,亦属寒热错杂,正气虚弱所致。

【配伍意义】本方为蛔厥而设,该证病机属寒热错杂,蛔虫上扰,故治宜寒热并调,安蛔止痛。方中重用乌梅为君,本品酸温,既能安蛔,使蛔静则痛止;又能涩肠以止泻止痢。《本草纲目·果部》卷 29 曰:"乌梅、白梅所主诸病,皆取其酸收之义。唯张仲景治蛔厥乌梅丸,及虫䘌方中用者,即虫得酸即止之义,稍有不同耳";《本草求真》卷 2 谓:"入虫则伏";《本草新编》卷 5 评价该药说:"止痢断疟,很有速效"。蜀椒、细辛皆辛温之品,辛可伏蛔,温能祛脏寒,另蜀椒有直接杀虫作用;黄连、黄柏味苦性寒,苦可下蛔,寒则清热,该两味又是止痢要药,椒、辛、连、柏四味配伍,既温清并用,又伏蛔下蛔,共为臣药。佐以附子、干姜、桂枝温脏以祛里寒;人参、当归补养气血,以扶助正气。全方配伍,使蛔祛热清,蛔安痛解厥回,肠固痢止。

本方的配伍特点是:选药则酸苦辛并进,使"蛔得酸则静,得辛则伏,得苦则下",另针对寒热错杂,正气虚弱的病机,又体现温清合用,邪正兼顾的特点。全方以温热药居多,故方性偏温。

【临床运用】

1. 证治要点　本方为治寒热错杂,蛔虫上扰之蛔厥的常用方、代表方。临床运用时,以腹痛阵作,烦闷呕吐,时发时止,甚则吐蛔,手足厥冷为证治要点。

2. 加减法　本方重在安蛔,驱虫力弱,临证时宜加使君子、苦楝皮、榧子、槟榔等以杀虫驱虫;呕吐严重者,可加生姜、半夏、吴茱萸以降逆止呕;腹痛甚者,可加白芍、甘草以缓急止痛;为了加速驱虫之力,亦可加泻下药大黄、芒硝等。

3. 本方现常用于胆道蛔虫症、肠道蛔虫症、慢性细菌性痢疾、慢性肠炎等属于寒热错杂,正气虚弱者。

【使用注意】本方性质毕竟偏温,以寒重者为宜。《伤寒论》云:"禁生冷、滑物、臭食等"。

【源流发展】本方首见于《伤寒论》和《金匮要略》,原书用以治疗蛔厥及久痢。该方的创制对后世颇有影响。关于其主治证方面,宋《圣济总录》卷56曰:"产后冷热痢,久下不止。"扩充了其在妇产科的运用。《玉机微义》卷8重点记述了虫症的表现:"胃腑发咳,咳而呕,呕甚则长虫出"。而今人秦伯未在《谦斋医学讲稿》中则总结为:"久病腹痛,呕吐,下痢,蛔厥",并指出该证的病因病机是"肝脏正气虚弱而寒热错杂之证"。现在乌梅丸的运用范围更加广泛。焦树德具体描述为"①蛔厥:中焦虚寒,阴胜阳衰,手足厥冷,胃脘处或右上腹部疼痛,时有呕逆心烦,或吐蛔虫,舌淡苔白,脉弦或沉细。西医诊断的胆道蛔虫症见有上述证候者,也可应用。②虫病腹痛:脐周或腹部阵阵绞痛,或有包块,或有寒热,或有呕吐,或吐蛔虫,或便蛔虫,或有蛔虫病史,或腹胀且不能放屁。舌苔厚或白或黄,脉沉弦,或伏或细弦。西医诊断的蛔虫性肠梗阻,用本方加减,也常取良效。③久痢:痢疾久久难愈,寒热错杂,时轻时重,下寒上热,格拒不和,腹中隐痛,下利白脓黏液,食欲不振,四肢不温,舌苔白,脉沉或兼沉缓。西医诊断的慢性痢疾出现如上证候者,亦可用此方加减治之"(《方剂心得十讲》)。于临床有重要参考价值。自汉以后,名为乌梅丸的方剂多达55首,其中组成和主治与仲景乌梅丸相关的即有16首,而源于该方的亦有5首。诸如《备急千金要方》卷15乌梅丸,即本方去细辛、附子、人参、黄柏,加吴茱萸,清热补虚之力稍逊,专治久痢,诸药不愈,数十年者。《郑氏家传女科万金方》乌梅丸,即本方去黄连、附子,用于妇女胎前、脏毒肠风。作者针对此时患者体质状态,故减去大苦大寒之黄连及大辛大热之附子,使方性较为平和稳妥。以下两方为治虫证的例证,其中,《痘疹传心录》卷18乌梅丸,即本方去附子、人参,温脏补益作用减弱,主治蛔虫腹痛而里寒体虚较轻者。《医学摘粹》卷3乌梅丸,即本方去黄连、黄柏、细辛,加茯苓,无清热之功,增健脾渗湿作用,适宜于蛔虫证属寒者。《保婴撮要》卷18乌梅丸,即本方去人参、黄柏、桂枝,主治小儿痘疹。可见乌梅丸类方尚可用于其他病证。不仅如此,由本方变化而成的方剂尚有《伤寒全生集》卷4的理中安蛔汤、《温病条辨》卷3的椒梅汤,以及《重订通俗伤寒论》的连梅安蛔汤等。

【疑难阐释】关于本方的立法　乌梅丸的组方配伍颇具创意。一般而言,在《内经》"寒者热之"、"热者寒之"(《素问·至真要大论》)、"虚者补之"(《素问·三部九候论》)、"其实者,散而泻之"(《素问·阴阳应象大论》)等治法理论的指导下,针对寒证、热证、虚证、实证,医者组方时宜分别以温热药、寒凉药、补益药、祛邪药以治之。而本方证的病因病机较为复杂,既寒热错杂,又虚实相兼,为此仲景选药配伍采取寒热并用,正邪兼顾,将温清补泻数法有机地融为一体,以分消寒热,扶正祛邪。这也是仲景组方的主要特点之一,在其所创许多方剂中均得以体现,如用于虚痞之半夏泻心汤,调经之温经汤等。此后,金·李杲研制的枳实消痞丸,可谓受此思路影响,充分反映了其实用价值。

【方论选录】

1. 许宏："蛔为阴虫，故知阳微而阴胜，阴胜则四肢多厥也。若病者时烦时静，得食而呕，或口常吐清水，时又吐蛔者，乃蛔病也。又，腹痛脉反浮大者，亦蛔症也。有此，当急治，不治杀人。故用乌梅为君，其味酸能胜蛔；以川椒、细辛为臣，辛以杀虫；以干姜、桂枝、附子为佐，以胜寒气，而温其中；以黄连、黄柏之苦以安蛔，以人参、当归之甘而补缓其中，各为使。以其蛔虫为患，为难比寸白虫等剧用下杀之剂，故用胜制之方也。"(《金镜内台方议》卷12)

2. 张璐："乌梅丸主胃气虚而寒热错杂之邪积于胸中，所以蛔不安而时时上攻。故仍用寒热错杂之味治之。方中乌梅之酸以开胃，蜀椒之辛以泄滞，连、柏之苦以降气。盖蛔闻酸则定，见辛则伏，遇苦则下也。其他参、归以补中气之虚寒，姜、附以温胸中之寒饮。若无饮，则不呕逆，蛔亦不上矣。辛、桂以祛陷内之热邪，若无热邪，虽有寒饮，亦不致于呕逆。若不呕逆，则胃气纵虚，亦不致于蛔厥矣。"(《伤寒缵论》卷下)

3. 柯琴："仲景立方，皆以辛甘苦味为君，不用酸收之品，而此用之者，以厥阴主风木耳。《洪范》曰：木曰曲直作酸。《内经》曰：木生酸，酸入肝。君乌梅之大酸，是伏其所主也；配黄连泻心而除疼，佐黄柏滋肾以除渴，先其所因也；肾者肝之母，椒、附以温肾，则火有所归，而肝得所养，是固其本；肝欲散，细辛、干姜辛以散之；肝藏血，桂枝、当归引血归经也；寒热杂用，则气味不和，佐以人参，调其中气，以苦酒渍乌梅，同气相求，蒸之米下，资其谷气，加蜜为丸，少与而渐加之，缓则治其本也。蛔，昆虫也，生冷之物与湿热之气相成，故药亦寒热互用，且胸中烦而吐蛔，则连、柏是寒因热用也。蛔得酸则静，得辛则伏，得苦则下，信为化虫佳剂。久利则虚，调其寒热，酸以收之，下利自止。"(录自《古今名医方论》卷4)

4. 汪昂："此足阳明、厥阴药也。蛔得酸则伏，故以乌梅之酸伏之；蛔得苦则安，故以连、柏之苦安之；蛔因寒而动，故以桂、附、姜、椒温其中脏，而以细辛、当归调其肾肝；人参用以助脾；乌梅兼以敛肺。"(《医方集解·杀虫之剂》)

5. 吕震："此方主治蛔厥，其妙处全在米饭和蜜，先诱虫喜，及蛔得之，而乌梅及醋之酸，椒、姜、桂、附及细辛之辛，黄柏、黄连之苦，则蛔不堪而伏矣。但厥后气血不免扰乱，故加人参、当归奠安气血。此方虽寒热错杂，但温脏之力居多，又得乌梅之酸涩以固脱，故又主久利。"(《伤寒寻源》卷下)

6. 秦伯未："本方治肝脏正气虚弱而寒热错杂之证。用人参、当归补气血，细辛、干姜、附子、桂枝、蜀椒温寒通血脉，黄连、黄柏清火，再以乌梅味酸入肝为君，使药力集中于一经。能治久病腹痛、呕吐、下利、蛔厥等证，但性质毕竟偏温，以寒重者为宜。"(《谦斋医学讲稿》)

【评议】 诸医家方论大多从药物配伍方面进行剖析，尤其强调药味与治蛔的关系。张璐、柯琴、汪昂均有论述，其中柯琴所论言简意赅："蛔得酸则静，得辛则伏，得苦则下"，从理论上深化了乌梅丸善治蛔厥的道理，影响深远。至于方中之所以用乌梅为君，除了认为其"味酸制蛔外"，还与其酸能入肝有关。柯氏："……以厥阴主风木耳。《洪范》曰：木曰曲直作酸。《内经》曰：木生酸，酸入肝。君乌梅大酸，是伏其所主也。"吕震的分析颇具特色，指出该方用法的价值："其妙处全在米饭和蜜，先诱蛔喜"；对方剂中药性的理解也比较深刻，认为"此方虽寒热错杂，但温脏之力居多"。今人秦伯未进而明确指出："但性质毕竟偏温，以寒重者为宜。"均为临床实用之论。

【验案举例】

1. 蛔厥　《中国乡村医药》(2003,3:57)：某女，50岁。患者曾有"蛔厥吐蛔史"，每因多食油腻之物则突发右上腹部疼痛。今因食奶油夹心饼干后约十余分钟突发右上腹部剧烈疼痛入院。自述右胁下及胃脘部疼痛难忍,其痛剧时如钻如顶,且痛往右肩背部放散,伴恶心呕吐,痛剧时腹部拒按,痛缓时触诊腹部平软。经解痉镇痛药物治疗,其痛发反频繁加剧。辅助检查排除"胆石症"、"胰腺炎"等诊断。其痛发剧烈时诊脉乍大乍小,手足指冷,冷汗出,舌质淡,苔黄薄滑润,诊为"蛔厥"(胆道蛔虫症)。拟温脏安蛔,方用乌梅丸加味:乌梅15g,制附片(先煎一小时)、党参、川楝、槟片各12g,桂枝、黄连、黄柏、干姜、当归各10g,使君肉9g,细辛、炒川椒各5g,急煎,日二剂,分四次温服。服药后第二日疼痛已缓,第三日上午,便出死蛔虫1条,疼痛完全缓解。遂以疏肝理气,健脾和胃之剂善后。

按语:本例为胃热肠寒,蛔虫上窜胆道所致之蛔厥证,治以温脏安蛔,投以乌梅汤加杀虫之川楝、槟榔、使君肉等品,虫退出胆道则疼痛立缓,厥逆自回。

2. 溃疡性结肠炎 《实用内科学杂志》(2007,5:15):某女,53岁。因腹痛、腹泻黏液稀便反复发作5年余,复发伴脓血便3天,诊为溃疡性结肠炎,经抗生素及支持治疗8天,病反加重。今来诊,诉腹痛不已,下痢脓血黏液便,每日4~6次,里急后重,语声低微,不思饮食,渐渐神昏,四肢、鼻准欠温,眼球灰暗,舌苔薄白,脉沉无力。属久痢阳气已衰。治以温阳益气,佐以清热止痢,遣方乌梅丸改汤剂加减:乌梅、制附片(先煎)各20g,红参、黄柏、枳实各15g,黄连12g,桂枝、当归、木香各10g,干姜、细辛各6g,花椒30粒。2剂后痛痢俱减,复2剂痛消痢止。

按语:久痢多因过用寒凉损伤阳气,收敛过早,闭门留寇,或病中失于调养,令肠胃虚弱,仓廪失守,气血难复,终至肝疏失常,脾肾不固,形成寒热虚实互见顽症。本例若纯以苦寒,病必不除,反更伤阳气,故治宜温固脾肾,兼清肠道湿热余邪,攻补兼施。

3. 呃逆 《中医杂志》(2007,5:401):某女,56岁。呃逆3年余,按压身体任何部位皆呃,呃后则舒,伴有胸胁胀痛,手指肿胀麻木,关节僵硬,周身疼痛,腹胀,大便稀薄,每日3次,舌淡苔薄白,脉弦缓按之无力。此为肝阳虚馁,厥阴寒气犯胃,胃失和降之呃逆证。治宜温阳益肝,降逆通络。方以乌梅丸加减:乌梅6g,桂枝15g,炮附子(先煎)12g,干姜5g,花椒5g,细辛5g,黄连8g,当归10g,党参12g,吴茱萸6g,黄芪12g,白芍12g,炙甘草7g,鸡血藤18g,穿山龙30g,沉香10g。3剂,每日1剂,水煎服。7剂后诸症减轻,上方加减连服21剂诸症消失。随访1年未复发。

按语:肝阳虚馁,厥阴寒气犯胃,胃失和降则呃逆;阳虚气机不畅,十二经脉气机壅滞,按压身体任何部位气机流窜而为呃,呃后气机暂通则舒;肝经布于胸胁,肝阳虚馁疏泄不利则胸胁胀痛;厥寒凝滞经脉,营卫不行则手麻肿胀、关节僵硬、全身痹痛;肝寒土虚,运化失常而腹胀、大便下利。脉弦缓按之无力、舌淡、苔薄白为肝阳虚馁之征。故治宜乌梅丸加吴茱萸温阳益肝,加黄芪、炙甘草增其补益中气之力;沉香行气降逆调中;白芍酸甘敛阴柔肝;鸡血藤、穿山龙通经活络止痛。肝阳复,胃气和,诸症均除。

4. 反流性食管炎 《上海中医药杂志》(2004,2:22):某女,69岁。主诉:胸骨后烧灼感4年余。曾诊断为反流性食管炎,服奥美拉唑症状缓解。近来停药,即感胸骨后烧灼、刀割样疼痛,泛酸,于餐后2小时发作,持续2小时余。伴心烦,口干而苦,嗳气,胃脘时有隐痛,饮冷稍舒,但胃脘胀痛,神疲乏力,畏寒肢冷,便干,三日一行,双下肢浮肿,夜寐尚安,有时夜间胸闷,双下肢凹陷性水肿,舌淡暗、苔薄白腻,脉细弦。另有消化性溃疡、高血压病、冠心病、慢性心衰病史。乌梅丸加减,处方:乌梅30g,细辛3g,桂枝4.5g,黄连6g,黄芩15g,当归15g,太子参30g,川椒3g,干姜3g,制附子6g,栀子9g,豆豉15g,蒲公英30g,猪苓、茯苓(各)30g,杏仁15g,佛手9g,百合15g,白螺丝壳60g。3剂后诸症具减。唯双下肢水肿。舌色较前为红,苔白腻,脉细弦。守上方,改黄连 9g,当归 20g。

按语:该患者症状纷杂,辨治颇难。因思乌梅丸药味复杂,寒热并用、补虚泻实、调和肝脾、辛开苦降,或可治此寒热错杂、虚实夹杂、肝脾不和、湿热中阻数种病机并存之疾患,再加栀子豉汤以治心烦,疗效甚好。

5. 头痛　《天津中医药大学学报》(2006,4:233):某女,45 岁,左侧头痛 2 年余,时发时止,情绪紧张则发。西医诊断神经血管性头痛,服中西药效差。前日因生气复发,痛如针刺,时有恶心欲吐,口苦,口渴饮水不多,食少体倦,面色白,二便调,经少。舌淡苔薄,脉弦细。诊断为:偏头痛,属虚实夹杂,阴血不足。方用乌梅丸加减:乌梅 12g,党参、当归各 15g,黄连、黄柏各 6g,细辛、干姜、桂枝、附子片各 3g,白芍 12g,甘草 6g。7 剂头痛减。加菊花 6g,丹参 15g,再服 5 剂痛止。

按语:肝之阴血不足,肝胆之火上炎,发为头痛。表现为虚实夹杂,阴血不足,方中乌梅合芍药甘草汤以生阴血;黄连、黄柏清上炎之火;少用辛散之品,以疏肝通络;诸药合用,补泻兼施、散收共用,共奏调肝通络止痛之功。

6. 心绞痛　《新中医》(1994,3:43):某女。反复夜间心胸闷痛半年余,多于夜间发作,先有乍热乍寒感,之后胸闷憋气如重物压,气促至坐起,以后心烦热压榨样痛,口不干,有欲便感,往往于月经期间或情绪波动时大发作。用乌梅丸加减,乌梅 10g,尖槟榔、黄芩各 12g,党参 20g,熟附、川椒、炮姜各 6g,大枣、麦冬、丹参各 15g。3 剂后诸证缓解。加减,10 余剂后心绞痛消失。1 年随访,偶有心前区闷,未有心绞痛大发作。

按语:本例心绞痛的病机与寒热错杂、中下焦虚寒而肝阴虚亏致肝火上扰心脉的乌梅丸证病机相符,故投乌梅丸而愈。

7. 痛经　《天津中医药大学学报》(2006,4:233):某女,28 岁。痛经近 2 年,经少,小腹冷痛,痛甚则呕吐清涎,四肢发凉。平素面微红,口干喜饮。舌苔黄白相间,脉沉。前医温通、理气、活血之法俱用而疗效不显。诊为:痛经,证属寒热错杂。方用乌梅丸加减:乌梅 15g,干姜、当归、党参、桂枝各 10g,川黄连、黄柏各 6g,细辛 3g,附子片 6g,吴茱萸 5g。2 剂尽,痛微减。守方继进 2 个月经周期,共计 10 余剂,痛止。

按语:本例痛经证属寒热错杂。桂枝、附子、干姜、细辛及吴茱萸辛温以祛厥阴之寒,黄连、黄柏反佐于其中,乌梅味酸引入厥阴,合当归、党参酸甘化阴,补阴血之不足,故寒祛血和脉通而痛止。

8. 角膜炎　《河南中医》(1996,2:78):某男。视力减退两年余,伴目肿刺痛,头昏头痛,心烦失眠,口干而苦,纳谷不馨,大便溏。西医曾诊为"慢性角膜炎、角膜溃疡",服用多种西药罔效。视其乌珠混浊,且有云翳,细如星点,或如碎米,中间低陷色白,间有微黄,脉弦细而数,尺候不足,舌尖色红,舌有瘀斑,苔白腻,诊为"花翳内陷"。病在乌珠,为风轮之疾,内与厥阴肝经相应,且证寒热错杂,拟以乌梅丸加味。乌梅 10g,黄连 6g,炒黄柏 6g,当归 10g,党参 10g,干姜 6g,桂枝 6g,川椒 6g,细辛 3g,制附片(先煎)6g。上方服 5 剂,诸症明显好转,再守原方 10 剂,多年痼疾,竟获痊愈。

按语:盖"有诸内者形诸外",肝开窍于目,本病为风轮疾患,内合厥阴肝经,病机属于寒热错杂,故遣乌梅丸,果然奏效。

9. 慢性荨麻疹　《山东中医杂志》(2004,11:694):女,40 岁,全身性皮肤丘疹伴瘙痒,反复发作 3 年,春天发病,持续夏季。开始出现颜面丘疹,继则全身,后融合成片,色淡红并高起皮肤,瘙痒明显。投养血活血、祛风止痒 10 余剂,不效。后详查病情,诊见:躯干皮肤散在大小不等淡红色丘疹,腹部及双下肢为重,常腹痛,大便稀,口苦口干,舌质红、苔白腻,脉沉细。考虑发病日久,寒热错杂,试投乌梅丸加减:乌梅60g,干姜3g,细辛3g,黄连9g,当归10g,制附子3g,川花椒6g,桂枝10g,党参10g,龙骨20g,牡蛎20g。水煎服,日1剂。3剂后诸症明显减轻,复加升麻6g,蝉蜕10g,继服10剂,诸症痊愈。随访1年未复发。

按语:荨麻疹属中医"瘾疹"范畴,多由风邪外袭,客于肌肤,营卫失调;脾胃郁热,复感风邪,内外不达,邪热郁于肌肤;气血不足,血虚生风;或血热生风等。前贤多宣发清凉、养血祛风论治。但久病易生他变、血虚邪恋、寒热互结。故用乌梅丸加减治之。

【临床报道】

一、内科

1. 胆道蛔虫症 乌梅丸加减(乌梅、苦楝皮、槟榔各15g,黄连、木香各6g,花椒、干姜、大黄、黄柏各10g,川楝子、使君子各15g,细辛3g)治疗胆道蛔虫症48例。素体虚弱者,加党参、当归、白芍各12g;肢厥、冷汗者加制附子、桂枝各9g;兼郁热黄疸者加金钱草、茵陈各30g,栀子10g。6剂,日1剂。结果:治愈(临床症状消失,B超复查正常,随访半年未复发)43例;好转(临床症状消失,半年内症状复发)5例[1]。

2. 慢性胆囊炎 乌梅丸(乌梅30g,细辛3g,干姜5g,桂枝5g,制附子5g,花椒5g,黄连15g,黄柏10g,党参30g,当归10g)治疗慢性胆囊炎69例。腹胀者加大腹皮、苏梗各10g;热盛而便秘者加大黄10g,全瓜蒌15g;痛重加延胡索、川楝子各15g;胁胀加柴胡15g,郁金10g。10天为1个疗程。结果:临床治愈51例,显效13例,无效5例,有效率为92.8%[2]。

3. 溃疡性结肠炎 乌梅丸加白芍(乌梅、附子、党参各15g,细辛、桂枝、黄柏、干姜各10g,花椒、当归、白芍各8g,黄连6g)治疗慢性溃疡性结肠炎45例。结果:治愈(临床症状消失,肠镜检查肠黏膜恢复正常)29例,显效(临床症状明显减轻,症状总积分改善>70%,肠镜检查肠黏膜病变改善2级以上)6例,有效(临床症状减轻,30%≤症状总积分改善≤70%,肠镜检查肠黏膜病变改善1级以上)7例,无效(临床症状无变化或加重,肠镜检查肠黏膜病)3例,总有效率为93.33%[3]。

4. 慢性萎缩性胃炎 以乌梅丸加减治疗慢性萎缩性胃炎78例。随证加减,虚寒型:党参18g,归身10g,乌梅15g,桂枝10g,干姜8g,川椒3g,附子12g,细辛3g,川连1g,甘草8g,枳壳12g;寒热夹杂型:党参18g,归身10g,乌梅15g,桂枝5g,干姜3g,川椒2g,川连3g,黄柏8g,甘草12g,枳壳12g。3个月为一个疗程。结果:显效32例,有效38例,无效8例,总有效率89.7%[4]。

5. 糖尿病胃轻瘫 乌梅丸加减(党参18g,当归10g,桂枝10g,乌梅10g,黄柏10g,川椒4g,黄连4g,干姜6g,细辛6g,附子12g)治疗糖尿病胃轻瘫40例:舌红、苔黄,口苦者加大黄连用量;舌淡、苔白者加大干姜用量;大便稀软,苔厚腻者加半夏;腹胀者加枳壳。效果优于吗丁啉对照组(40例)[5]。

6. 心血管神经症 乌梅丸改为汤剂(乌梅6g,桂枝10g,川椒、黄柏、细辛、干姜各5g,当归、党参、黄连、炮附子12g,黄连9g)治疗心血管神经症50例。心悸明显者加生龙牡(先煎)、磁石(先煎)各18g;胸痛明显者加丹参18g,蒲黄(包煎)12g;焦虑失眠者加酸枣仁40g,合欢花15g,远志10g;气短乏力明显者加黄芪12g。结果:服用中药7~21剂,显效32例,有效14例,无效4例,总有效率92%[6]

二、口腔科

复发性口疮 乌梅丸(乌梅 20g,制附子、桂枝、干姜、党参、黄柏、当归各 10g,花椒 6g,细辛 2g,黄连 6g)加减治疗复发性口疮 36 例:热甚者附子、干姜、桂枝减为 6g,花椒减为 3g;阳虚寒甚者,黄连减为 3g,黄柏减为 6g;中虚气弱者加黄芪 30g。3 剂为 1 个疗程,连续 1～2 个疗程。结果痊愈 30 例,有效 5 例,无效 1 例,总有效率为 97.2%[7]。

三、妇科

1. 宫颈癌放疗后泄泻 乌梅丸加味(乌梅 30g,人参 10g,蜀椒 10g,黄连 6g,当归 15g,附子 10g,桂枝 10g,山药 30g,白术 30g,干姜 10g,赤石脂 15g,槐花 10g)治疗宫颈癌放疗后泄泻 50 例。腹痛明显加白芍 10g,里急后重加槟榔 10g、枳壳 10g,腹胀加厚朴 10g、大腹皮 10g,大便清稀、完谷不化加补骨脂 15g,苔腻纳差加炒苡米 10g、炒麦芽 10g。对照组氟哌酸常规治疗。结果:总有效率中药组 87%;对照组 27.6%[8]。

2. 更年期综合征 乌梅丸改为汤剂(乌梅 30g,干姜 10g,细辛 3g,黄连 16g,炮附子 6g,当归 4g,黄柏 6g,桂枝 6g,人参 6g,炒川椒 4g)加减治疗更年期综合征 106 例。乌梅丸加减:偏于阴虚者,附子、干姜、细辛减半,加龟甲、何首乌;偏阳虚者,黄连、黄柏减半加二仙汤;头晕耳鸣加女贞子、枸杞子;失眠多梦加夜交藤、合欢皮;气短多汗加黄芪、白术、茯苓;水肿加泽泻、车前子、冬葵子。结果:治愈 96 例,占 91%;好转 10 例,占 9%。服药最多 24 剂,最少 8 剂[9]。

四、皮肤科

荨麻疹 报道用乌梅丸治疗慢性荨麻疹 27 例。基本方:乌梅 12g,细辛、蜀椒、干姜各 3g,黄连、黄柏、桂枝、红参(或党参 30g)、制附子各 10g,当归、白芍各 15g,黄芪 30g。每日 1 剂,分早晚 2 次服。3 周为 1 疗程。结果痊愈 17 例,有效 8 例,无效 2 例[10]。

【实验研究】

1. 抗溃疡性结肠炎 以 2,4-二硝基氯苯(DNCB)免疫加醋酸局部灌肠法建立溃疡性结肠炎(UC)大鼠模型,乌梅丸具有降低该模型 TNF-α mRNA 作用,其效果优于白头翁汤组、参苓白术散组、痛泻要方组和西药柳氮磺胺吡啶(SASP)组[11]。细胞凋亡及其调控基因 Bax 参与了溃疡性结肠炎(UC)的形成,乌梅丸可显著减少 Bcl-2,Bax,Fas 蛋白阳性率,其作用效果与白头翁汤、参苓白术散、痛泻要方、柳氮磺胺吡啶(SASP)相当[12]。以 2,4-二硝基氯苯(DNCB)免疫加醋酸局部灌肠法建立溃疡性结肠炎(UC)大鼠模型,造模后血液黏附分子 CD44、CD54 升高,乌梅丸可显著降低血液黏附分子 CD44、CD54 的升高,效果优于白头翁汤、参苓白术散、痛泻要方、柳氮磺胺吡啶(SASP)[13]。该模型组结肠黏膜组织 NF-κBp65 阳性细胞表达率明显高于正常组,乌梅丸组阳性细胞率则明显低于模型组,并且乌梅丸组阳性细胞率较柳氮磺胺吡啶 SASP 组更低。乌梅丸可能通过抑制 NF-κBp65 活性调节免疫功能达到治疗的目的[14]。该模型病理切片及超微病理结构观察显示,经乌梅丸治疗后溃疡性结肠炎大鼠病变结肠黏膜明显修复好转,其改善程度优于柳氮磺胺吡啶[15]。乌梅丸通过上调抗炎细胞因子(如 IL-10),下调促抗炎细胞因子(如 IL-6,IL-8,TNF-α)达到抑制肠道炎症反应的作用[16]。

2. 降糖 SD 大鼠腹腔注射四氧嘧啶,建立类 1 型糖尿病大鼠模型。乌梅丸及拆方结果提示:①乌梅丸具有降血糖作用,其作用机理可能是促进胰岛 β-细胞再生和功能恢复、刺激胰岛 β-细胞分泌胰岛素、增加外周组织对葡萄糖的利用等多方面的综合作用而实现的。②乌梅丸对于糖尿病大鼠具有良好的改善一般状况的作用。③乌梅丸方各组分中,苦味的黄连、黄柏具有较好的降血糖作用,辛味的附子、桂枝、细辛、川椒等具有较好的降血脂和改善一般情况的作用[17]。乌梅丸不能降低正常小鼠空腹血糖含量,因而可以推测乌梅丸不能刺激胰岛素的分泌。但可以阻止四氧嘧啶对胰岛 β 细胞的破坏,对损伤的胰岛 β 细胞有一定的修复作用[18]。

3. 抗肝纤维化 选用猪血清诱导免疫损伤性肝纤维化模型,乌梅丸可以明显抑制肝组织损伤,减轻炎症反应,延缓或阻止纤维化的病理改变[19],减少 TGF-β_1 及其 mRNA 的表达[20],减少该模型 a_1(1)型前胶原 mRNA 表达的增多[21]。

此外,乌梅丸化裁(胃萎灵)可降低环磷酰胺(CPA)诱发小鼠骨髓多染红细胞(PCES)微核形成,能明显提高肝脏谷胱甘肽-S-转移酶(GST)活性及谷胱甘肽(GSH)含量,显著地抑制巴豆油诱发的鸟氨酸脱羧酶(ODS)活性增高,能显著地抑制巴豆油所致的小鼠肝线粒体脂过氧化,使线粒体超氧化物歧化酶(SOD)活性增高,脂质过氧化产物丙二醛 MDA 生成减少。以上可能是乌梅丸逆转胃黏膜癌前病变的作用机制[22]。

【附方】

1. 理中安蛔汤(《伤寒全生集》卷4) 人参七分(2g) 白术一钱(3g) 干姜五分(1.5g) 茯苓一钱(3g) 乌梅三个 花椒一分(0.3g)(原书除乌梅外,余药均无用量,今据《万病回春》补。此为汤剂量,若为丸剂,亦酌情加量)加生姜,水煎服。如合丸药,用乌梅浸烂蒸熟,捣如泥,入前末药,再捣如泥。每服十丸,米汤吞下。功用:温中安蛔。主治:蛔虫腹痛,或吐蛔便蛔,便溏尿清,四肢不温,舌苔薄白,脉虚缓。

2. 连梅安蛔汤(《重订通俗伤寒论》) 胡连一钱(3g) 炒川椒小粒(1.5g) 白雷丸三钱(9g) 乌梅肉两枚(10g) 生川柏八分(2.5g) 尖槟榔两个磨汁,冲(10g) 水煎服。功用:清热安蛔。主治:肝火胃热之虫积腹痛,不思饮食,食则吐蛔,甚或烦躁,厥逆。伴有身热,面赤,口燥,舌红,脉数等。

以上两方与乌梅丸皆为治蛔之剂,均用于虫积腹痛。但同中有异,其中乌梅丸组方全面,包括酸苦辛并用,寒热同施,邪正兼顾,且安蛔止痛力强,主治寒热虚实相兼之蛔厥及久痢、久泻等证较复杂者;理中安蛔汤内含理中汤,偏于温中安蛔,专用于中焦虚寒之虫证,多伴有便溏尿清,四肢不温等寒象;连梅安蛔汤则驱虫力较胜,清热作用亦佳,但无补益作用,对于虫积腹痛,伴见面赤、口渴等热象之实证较为适宜。

参 考 文 献

[1] 刘选民. 乌梅丸化裁治疗胆道蛔虫症 48 例[J]. 现代中医药,2002,(6):36.

[2] 杨金环. 乌梅丸加减治疗慢性胆囊炎 69 例[J]. 河南中医,2006,26(1):73.

[3] 郭洪波,罗玉梅,王静波. 乌梅汤加减治疗溃疡性结肠炎 44 例[J]. 新中医,2007,39(1):44.

[4] 邹世昌. 乌梅丸加减治疗慢性萎缩性胃炎 78 例[J]. 浙江中西医结合杂志,2008,18(3):175-176.

[5] 邹世昌. 乌梅丸加减治疗糖尿病性胃轻瘫 40 例[J]. 中国中西医结合杂志,2002,22(2):150-151.

[6] 冯文成. 乌梅丸治疗心血管神经症 50 例[J]. 邯郸医学高等专科学校学报,2006,(1):22-23.

[7] 周玉泉. 乌梅丸加减治疗复发性口疮[J]. 湖北中医杂志,2003,25(7):40.

[8] 田卫中,胡旭陇. 乌梅丸治疗宫颈癌放疗后引起的泄泻[J]. 医学理论与实践,2004,17(1):63-64.

[9] 贾爱芝. 乌梅丸加减治疗更年期综合征 106 例[J]. 河南中医,2007,27(1):17.

[10] 老昌辉. 乌梅丸治疗慢性荨麻疹 27 例[J]. 新中医,1995,27(6):48.

[11] 邱明义,范恒,梅家俊,等. 理肠四方对溃疡性结肠炎大鼠结肠组织 TNF-α mRNA 表达的影响[J]. 世界华人消化杂志,2004,12(3):706-710.

[12]范恒,邱明义,梅家俊,等.理肠中药方对溃疡性结肠炎大鼠结肠细胞凋亡及其调控基因表达的影响[J].世界华人消化杂志,2004,12(5):1119-1124.

[13]范恒,邱明义,户菲菲,等.理肠四方对溃疡性结肠炎大鼠血液粘附分子 CD44、CD54 的影响[J].世界华人消化杂志,2005,13(3):397-400.

[14]范恒,段曾云,庄雄,等.乌梅丸对溃疡性结肠炎大鼠结肠组织 NF-κBp65 的影响[J].世界华人消化杂志,2008,16(8):896-899.

[15]姚茹冰,邱明义,胡兵,等.乌梅丸对溃疡性结肠炎大鼠结肠黏膜形态学的影响[J].广州中医药大学学报,2003,20(1):59-62.

[16]范恒.乌梅丸对溃疡性结肠炎大鼠组织细胞因子 TNF-α、IL-6、IL-8、IL-10 的影响[J].第三届全国中医药免疫学术研讨会论文汇编,2006,71-75.

[17]张小欢,胡建平,李瑛.乌梅丸治疗糖尿病的拆方研究[J].中国实验方剂学杂志,2006,12(9):41-44.

[18]卢健,李瑛,王凌志,等.乌梅丸降血糖作用的机理探讨[J].中医药学刊,2005,23(5):892-893.

[19]张保伟,李爱峰,赵志敏.乌梅丸对免疫损伤性肝纤维化大鼠肝组织病理形态的影响[J].河南中医,2006,26(5):23-25.

[20]张保伟,李爱峰,赵志敏.乌梅丸对免疫损伤性肝纤维化大鼠肝组织细胞因子 TGF-β₁ 及其 mRNA 的影响[J].中国中医急症,2007,16(5):585-586.

[21]张保伟,赵志敏,李爱峰.乌梅丸对免疫损伤性大鼠肝纤维化 a₁(1)型前胶原 mRNA 表达的影响[J].世界中西医结合杂志,2006,1(1):19-21.

[22]樊纪民.乌梅丸(胃萎灵)逆转胃黏膜癌前病变的实验研究[J].现代中医,2003,(2):55-57.

化　虫　丸
（《太平惠民和剂局方》卷 10）

【异名】化虫丹（《幼幼新书》卷 31）。

【组成】胡粉炒　鹤虱去土　槟榔　苦楝根去浮皮各五十两（各 1500g）　白矾枯十二两半（375g）

【用法】上为末,以面糊为丸,如麻子大。一岁儿服 5 丸,温浆水入生麻油一两点,调匀下之,温米饮送下亦得,不拘时候。其虫细小者皆化为水,大者自下（现代用法:共为细末,水泛为小丸,一岁儿服 5 丸,空腹、米汤送下）。

【功用】驱杀肠中诸虫。

【主治】虫病。腹痛时发时止,往来上下,其痛甚剧,呕吐清水,或吐蛔虫等。

【病机分析】本方善治肠道多种寄生虫,如蛔虫、绦虫、蛲虫、姜片虫等。虫居肠中,扰动不安,故腹痛阵作;胃失和降,则呕吐,甚则吐蛔。

【配伍意义】虫积肠中,治宜驱之杀之,直接消除致病之因。方中诸药皆有杀虫之功,其中鹤虱善驱杀蛔虫;苦楝根皮能驱杀蛔虫、绦虫、蛲虫,对蛔虫效果尤佳,且能止痛;槟榔不仅可驱杀绦虫、钩虫、姜片虫等,又能行气导滞,以促进虫体排出;再者枯矾、胡粉(即铅粉)均有杀虫作用。诸药配伍,共达虫去痛止,诸症缓解之目的。

本方配伍特点为:集诸杀虫之品于一方以相辅相成,力专效宏。其中槟榔一药,具有杀虫与泻下双重作用,使全方在驱虫之中寓于行气攻下,对于虫体的排出颇为有利。

【临床运用】

1.证治要点　本方为治虫专方,尤善驱杀蛔虫。临床运用时以腹痛时作,呕吐,或吐蛔为证治要点。现应参考粪便化验虫卵的结果以确诊。

2. 加减法 为了增强驱虫作用,宜再加使君子、雷丸等;体质壮实者,可适当加大黄等泻下之品,以促使虫体排出;体弱者,宜加党参、白术等补益药以增强体质。

3. 本方现常用于多种肠道寄生虫病及虫积腹痛等。

【使用注意】方中胡粉有强烈毒性,苦楝根亦有毒,所以运用时应注意以下几点:一要用量适度;二则不宜连续服用;三是药后适当调补脾胃,不仅扶正以善后,而且能增强体质,杜绝虫疾的发生。

【源流发展】本方始见于《太平惠民和剂局方》卷10,原书记载其主治证甚详:"小儿疾病多有诸虫,或因脏腑虚弱而动,或因食甘肥而动,其动则腹中疼痛,发作肿聚,往来上下,痛无休止,亦攻心痛,叫哭合眼,仰身扑手,心神闷乱,呕哕涎沫,或吐清水,四肢羸困,面色青黄,饮食虽进,不生肌肤,或寒或热,沉沉默默,不得知病之去处,其虫不疗,则子母相生,无有休止,长一尺则害人。"明确指出该方专治诸虫,且小儿常用,至今仍被视为驱虫之代表方,临床一直沿用。焦树德曾介绍:"我常用本丸治疗儿童食积,虫疳,消化不良,体热面黄,肢瘦腹大,肚腹胀满,发焦目暗,口臭齿枯等症。可用焦三仙,乌梅煎汤送丸药"(《方剂心得十讲》)。不仅如此,在选药方面,本方驱虫与行气泻下药相配,对后世医家很有参考意义。继《局方》之后,据《中医方剂大辞典》收载,名为化虫丸者多至24首,其中由本方衍化而成的有9首。诸如《圣济总录》卷179化虫丸,去白矾,加木香,驱虫功虽稍弱,但行气止痛之力增强,主治小儿寒气伤脾虫痛,泻青黑色,减乳食。《世医得效方》卷12化虫丸,加芜荑、酸石榴皮、黄连,驱虫作用增强,兼能清热燥湿。《幼科指掌》卷4化虫丸,去胡粉、白矾,加芜荑、使君子、芦荟、木香、青黛,驱虫与泻下清热功能均有增强,用于小儿疳蛊,起于乳哺不调,脏腑湿热,化生疳虫,形如马尾,或如丝发,多出于头项腹背之间,黄白赤者。《医略六书·杂病证治》卷19化虫丸,加芜荑、使君子、人参,以攻补兼施,针对虫证,体弱脉不虚者而设。《续名医方选》化虫丸,去有毒之胡粉、苦楝根皮,加鹧鸪菜、蜀椒、甘草、牡蛎,药力较缓,主治大人小儿诸虫痛。以下三方杀虫之力更著,均适用于虫积腹痛,面黄肌瘦。如《全国中药成药处方集》所收两首化虫丸,皆去胡粉、白矾,加胡椒、雷丸、使君子。其中大同方又增芜荑、雄黄;而禹县方则加贯众、大黄,后者泻下作用较强,患者伴有肚腹常热。《北京市中药成方选集》化虫丸,去胡粉、白矾,加芜荑、使君子、雷丸、元明粉、黑丑(炒)、大黄,该方泻下之功峻猛,故既能驱虫又能消积。另外,《中华人民共和国卫生部药品标准·中药成药制剂》第六册驱虫片,其组成即上方再加雄黄一味,该方驱虫作用更强。

【疑难阐释】关于本方君药 方中君药,虽未确定,其中用量,除枯矾外,余药均等量。医者临床时宜根据病人所患虫病的不同,加大治此虫药物的剂量,并以之为君。例如:若为蛔虫,则重用鹤虱、苦楝根;若为绦虫,则重用槟榔等,以便灵活掌握。

【方论选录】
1. 吴昆:"肠胃中诸虫为患,此方主之。《经》曰:肠胃为市,故无物不包,无物不容,而所以生化诸虫者,犹腐草为萤之意,乃湿热之所生也。是方也,鹤虱、槟榔、苦楝根、胡粉、白矾、芜荑、使君子,皆杀虫之品。古方率单剂行之,近代类聚而为丸尔。"(《医方考》卷4)

2. 汪昂:"肠胃之中,无物不容,所以变生诸虫,缘正气虚衰,或误食生虫之物,或湿热蒸郁而成。……此手足阳明药也。数药皆杀虫之品也。单用尚可治之,类萃为丸,而虫焉有不死者乎?"(《医方集解·杀虫之剂》)

3. 李畴人:"鹤虱、芜荑臭恶之气,最能杀虫;兼楝根之苦寒,泻肝胆之郁热;白矾、胡粉涩敛酸苦,并杀虫之品;槟榔坠气,苦涩化坚消积;使君甘酸,本杀虫之药,兼去淫热之精。是

症小儿最多,此方化虫化积固妙,而臭恶苦涩太甚,胃气虚者,投之宜审。"(《医方概要》)

4. 朱良春,等:"本方各药,都有驱虫之功。鹤虱、使君子善驱蛔虫,苦楝根皮可逐绦虫,槟榔能杀钩虫、蛔虫、姜片虫;其余胡粉、芜荑、枯矾也都具有杀虫效用。惟胡粉一药有毒,用时必须慎重。"(《汤头歌诀详解》)

【评论】诸医家方论中吴、汪着重分析了虫疾的成因,其中汪氏所言:"或误食生虫之物,"较为切合实际。李、朱二位则主要阐明本方配伍意义,并指出使用注意。李氏谓"楝根之苦寒,泻肝胆之郁热;……槟榔坠气,苦涩化坚消积;……此方化虫化积固妙,而臭恶苦涩太甚,胃气虚者,投之宜审"。朱氏从各药驱虫特点论述,于临床有指导意义。同时强调"惟胡粉一药有毒,用时必须慎重"。值得提出的是:方论所述药物,较《局方》化虫丸多使君子、芜荑二味,其驱虫作用更强。因芜荑臭恶怪异,难以入口,一般可不用。

【验案举例】虫证 《河南中医》(1982,4:18):某男,25岁。近来精神不振,恒感头晕,时目黑面黄,脉尚健,经大便检查有钩虫史(+)。服化虫丸15天后,便验阴性。又某女,34岁,主诉腹部时疼痛,大便溏杂,纳谷不香,头晕眼花,活动后则忐忑不宁,嗜卧懒动,唯脉来尚健,便检蛔虫(++),钩虫(+)。服本丸13日,蛔、钩虫卵皆无,体质亦健,食欲大增。

按语:上述2例所服化虫丸(胡粉炒、鹤虱各30g,诃子肉30g,槟榔30g,芜荑15g,使君子15g,枯矾6g,五处丸12g。共为极细末,酒煮糊面为丸。每服6g,每日3次,米汤送下),实为《局方》化虫丸加减,不过杀虫之力更强。作者的经验是:适用于患病未久,体质壮实之人。

布 袋 丸
（《补要袖珍小儿方论》卷5）

【组成】夜明砂拣净 芜荑炒,去皮 使君子肥白者,微炒,去皮各二两(各60g) 白茯苓去皮 白术无油者,去芦 人参去芦 甘草 芦荟研细各半两(各15g)

【用法】上为细末,汤浸蒸饼为丸,如弹子大。每服一丸,以生绢袋盛之;次用精猪肉二两(60g),同药一处煮,候肉熟烂,提取药于当风处悬挂,将所煮肉并汁令小儿食之。所悬之药,第二日仍依前法煮食,药尽为度(现代用法:共为细末,汤浸蒸饼为丸,每丸重约10g,以绢袋盛之,然后用精肉60g,与药同煮,待肉熟烂,取药于当风处悬挂,将所煮猪肉并汁令小儿食之。所悬之药,第二天仍照前法煮食,直至药尽)。

【功用】驱蛔消疳,健脾益气。

【主治】小儿虫疳。体热面黄,肢细腹大,发焦目暗,舌淡苔白,脉弱。

【病机分析】本方主治证以小儿为多见,属正虚邪实。常因虫积日久,损害脾胃,乃致运化失职,气血生化无源,故见面黄肢细,且发虚热;毛发失荣,则头发枯焦;双目失养,则视力减弱;脾虚气滞,则腹大。舌淡苔白,脉细数,皆为脾虚征象。

【配伍意义】本方所治疳疾,为脾虚虫积引起,属正虚邪实之候。若不驱虫,难以清源,若不补虚,无以正本。唯驱虫与健脾两法并举,方达邪正兼顾之目的。方中使君子、芜荑均为驱虫消疳之要药,使君子"主小儿五疳"(《开宝本草》);芜荑"杀三虫,散五疳,治小儿百病之药也"(《本草汇言》卷9),共为君药。人参、白术、茯苓、甘草(即四君子汤)以补气健脾,扶助正气,皆为臣药。君臣相配,一驱虫积,一补脾虚,针对病因病机而设。再伍夜明砂,既清肝明目,又散积消疳;芦荟一能泻热通便,二可杀虫疗疳,并借其泻下之力,以促进虫体排出,同为佐药。甘草又调和诸药,为使。诸药合用,邪正兼顾,标本并治。值得重视的是,该方的独特用法:即令患儿食肉及汁,并不直接服药,亦是取其补养之功。恰如《医灯续焰》卷16所言:"食肉不食药者,收药味于肉,并肉并味从类而归脾。"另外,对于小儿来说食肉较服药更易于接受。足见制方者的良苦用心。

本方的配伍特点是:杀虫消疳寓于补养脾胃之中,则祛邪而不伤正。该方之所以命名"布袋丸",其原因就是用布袋贮药,与肉同煮,再悬之待用。

【类方比较】肥儿丸与本方皆有杀虫消疳作用,同治小儿疳积,症见面黄肌瘦,肚腹胀大等。但前者偏重在消积杀虫,又治虫积腹痛,病情属实者;而本方则配伍补养脾胃之品,故适宜于虫积而又脾虚者。

【临床运用】

1. 证治要点 本方为脾虚虫疳的重要方剂,因该证多见于小儿,故儿科甚为常用。临床运用时,以面黄发焦,肢细腹大为证治要点。

2. 加减法 若热重者,宜加黄连以清之;兼食积者,可加神曲、鸡内金以消之。

3. 本方现常用于治疗小儿虫疳,消化不良,营养不良等。

【源流发展】本方出自《补要袖珍小儿方论》卷5。其主治证原书记载曰:"诸疳疾,面腹大,饮食不润肌肤。"其后,《医述》卷14亦着重从这方面加以补充:"小儿丁奚,哺露,无辜疳"。

【方论选录】王绍隆:"是方以四君补脾运土治其本,芜、使、芦、砂杀蛔清热治其标。食肉不食药者,收药味于肉,并肉并味从类而归脾。若脾疳面黄腹大,饮食为调,肌肉枯瘁,每见蛔者,服之自效,恐诸疳则未必也。"(《医灯续焰》卷16)

(韩　涛　姜静娴　季旭明)

第二十章

涌 吐 剂

　　凡以涌吐药为主组成,具有涌吐痰涎、宿食、毒物等作用,治疗痰厥、食积、误食毒物的方剂,称为涌吐剂。涌吐剂属于"十剂"中"宣剂","八法"中的"吐法"范畴。

　　涌吐剂历史悠久。先秦就已经有吐法的治疗原则、用药特点和涌吐药的记载。《素问·阴阳应象大论》"其高者,引而越之",《素问·至真要大论》"酸苦涌泄为阴,咸味涌泄为阴",以及《神农本草经》卷 2"大盐令人吐"等论述,为涌吐剂奠定了理论基础和药物基础。吐法的使用可以追溯到西汉初期,"《名医录》中,惟见太仓公、华元化、徐文伯,能明律用之"(《儒门事亲》卷 2)。东汉·张仲景在《伤寒杂病论》中详细地论述了吐法及涌吐方的适应证、禁忌证和使用注意等,反映了当时的水平。该书所载之瓜蒂散和盐汤探吐方是现存资料中最早的涌吐剂,是"酸苦涌泄"和"咸味涌泄"的代表方,前者更被后世奉为涌吐之祖剂。首先将涌吐方进行归类的应是金、元时代的刘完素,他在《素问病机气宜保命集》卷上的"本草论第九"中将涌吐剂归属于"十剂"中的"宣剂",并以"涌剂"名之,他说:"涌剂,瓜蒂、栀豉之类是也。"刘氏这一观点,被其后的张从正进一步发挥,张氏明确指出:"所谓宣剂者,⋯⋯为涌剂明矣,故风痫、中风、胸中诸痰饮,寒结胸中,热蔚化上,上而不下,久则嗽喘、满胀、水肿之病生焉,非宣剂莫能愈也"(《儒门事亲》卷 1)。张从正对吐法进行了深入的研究,在理、法、方、药、宜忌等各个方面都有详细的论述,作了全面的总结和发挥。张氏首次将涌吐剂单列一门,在《儒门事亲》卷 12 中首列"吐剂",载三圣散、瓜蒂散等涌吐方 9 首。在《儒门事亲》所载的张氏医案中,应用吐法和涌吐方的约占 75%,张氏对涌吐剂的运用,达到了得心应手的程度。元代朱震亨对吐法也有创新,发明倒仓法,拟参芦饮"吐虚病"。清·《医方集解》列"涌吐剂"一门,收瓜蒂散、参芦散、稀涎散等正方 5 首,附方及其加减方 10 余首,是清代以前涌吐方的简要总结。当代涌吐剂应用较少,其原因主要有三点:首先,随着现代医学的进步,在某些疾病的治疗上,吐法已被洗胃、吸痰等其他治疗方法所取代,其使用范围日益缩小。其次,吐法本身有局限性,禁忌证较多,如现代医学将昏迷、惊厥、抽搐、食管静脉曲张、主动脉瘤、支气管扩张、肺结核咯血、胃溃疡出血以及腐蚀性毒物中毒等列为催吐禁忌证,限制了吐法的使用。另外,由于涌吐剂会引起患者的不适,往往不被患者接受。但是,由于涌吐剂简便易行,又可根据病情对证组方,具有其他治法所没有的优越性,其作用仍然无可替代。

　　涌吐剂的运用,其目的在于使停蓄在咽喉、胸膈、胃脘的痰涎、宿食、毒物从口吐出,故适用于中风痰涎壅盛,喉痹痰阻喉间,宿食停积胃脘,毒物尚留胃中,以及干霍乱吐泻不得、痰厥痰盛气闭等属于病情急迫而又急需吐出之证,对于痰壅气逆引起的癫、狂、痫证亦可酌情使用。

　　涌吐剂常以瓜蒂、藜芦、食盐等气味苦寒酸咸的涌吐药为主组成方剂,一般用药精当,不过数味,甚至使用单方。其常用配伍:①苦味药配味酸之品,如用瓜蒂配赤小豆,取"酸苦涌泄";②配清轻宣泄之品,如配淡豆豉以宣越胸中郁结;③配辛温豁痰之品,如配皂角以开窍通关。代表方如瓜蒂散、救急稀涎散、盐汤探吐方、参芦饮等。

涌吐剂的作用迅猛,副作用较大,使用时应当注意用药的剂量、用法、禁忌、中毒的解救措施,以及药后调养等。涌吐剂多由苦、酸、咸等刺激性较强的药物,甚至有毒药物组成,易伤胃气,应中病即止。对年老体弱、妇女胎前产后、幼儿,均应慎用,对咯血、吐血者禁用。服用涌吐剂,应从小剂量开始,逐渐增加剂量,以防涌吐太过伤正,甚至中毒。对于病情较重,情况紧急者,以使其快吐为要,若服药后 10～20 分钟仍不吐者,可就地取材,用手指、压舌板或翎毛等探喉以助吐,或多饮开水,以助药力,促其呕吐。对于服药后呕吐不止者,可饮姜汁少许或服用冷粥、冷开水等以止呕。若仍呕吐不止,则应针对所用药物的不同而进行解救,如服瓜蒂散而吐不止者,可取麝香 0.03～0.1g,用开水冲服解之,或服丁香末 0.3～0.6g;服三圣散而吐不止者,可用葱白煎浓汤解之;服救急稀涎散而吐不止者,可用甘草、贯众煎汤服之。服药得吐后须令患者避风休息,以防感冒风寒,同时要注意不宜马上进食,待肠胃功能恢复,再进流质饮食或易消化的食物,调理脾胃,切勿骤进油腻及不易消化之品,以免重伤胃气。

瓜 蒂 散
(《伤寒论》)

【异名】启喉方(《辅行诀脏腑用药法要》)

【组成】瓜蒂一分(1g)熬黄　赤小豆一分(1g)

【用法】上二味,分别捣筛,为散已,合治之,取一钱匕(3g),以香豉一合(9g),用热汤七合,煮作稀糜,去滓,取汁合散,温,顿服之。不吐者,少少加。得快吐,乃止(现代用法:将瓜蒂、赤小豆研细末和匀,每服 1～3g,以淡豆豉 9g 煎汤送服。如急救催吐,药后可用洁净羽毛探喉取吐)。

【功用】涌吐痰食。

【主治】痰涎、宿食,毒物壅滞胸脘证。胸中痞硬,烦懊不安,气上冲咽喉不得息,甚至心腹疼痛,寸脉微浮。

【病机分析】本方证乃因痰涎壅塞胸膈,或宿食、毒物停于上脘所致。由于痰食壅盛,毒物所伤,气不得通,故胸中痞硬,烦懊不安,气上冲咽喉不得息,甚至心腹疼痛。

【配伍意义】本方为痰涎壅塞胸膈,或宿食、毒物停积上脘之证而设。此为有形之邪结于胸脘,非汗、下之法所能治之,必得酸苦涌泄之品引而越之。根据《素问·阴阳应象大论》"其高者,因而越之"和《素问·至真要大论》"酸苦涌泄为阴"的治疗原则,采用涌吐痰食的治法,因势利导,使病邪随吐而解。方中瓜蒂味极苦而性寒,善于涌吐痰涎、宿食、毒物,用为君药。赤小豆味酸平,能祛湿除烦满,为臣药。君臣两药相配,酸苦涌泄,相须相助,可增强催吐之力。淡豆豉轻清宣泄,兼能宣解胸中邪气,利于涌吐,为佐药。由于瓜蒂有毒,催吐力峻,易伤胃气,配伍赤小豆、淡豆豉之类谷物,取谷气以安中护胃,使催吐而不伤胃气。三药合用,共奏涌吐痰食、毒物,宣越胸中邪气之功。

本方的配伍特点:药用酸苦相配,意在"酸苦涌泄";涌吐峻药与谷物相配,使吐不伤胃。

【临床运用】

1. 证治要点　本方为涌吐常用方,适用于痰涎、宿食、毒物停滞胸脘,以胸脘痞硬,烦懊不安,欲吐出为快为证治要点。

2. 加减法　为加强涌吐作用,可用咸豆豉;痰湿重者,可加白矾以助涌吐痰湿;痰涎壅塞者,酌加菖蒲、郁金、半夏以开窍化痰;风痰盛者,可加防风、藜芦以涌吐风痰。

3. 本方现代常用于暴食暴饮导致的急性胃炎、精神错乱、神经官能症、口服毒(药)物中毒的早期,以及痰涎壅盛的喘咳、痰食化热的急惊等病证。

【使用注意】

1. 本方瓜蒂苦寒有毒,易伤正气,故用量不宜过大,当中病即止。

2. 本方为涌吐峻剂,副作用较大,非形气俱实者勿用。原方后注:"诸亡血虚家,不可与瓜蒂散。"故凡年老、体虚、孕妇、产后,以及有吐血史者(如溃疡病出血等)应慎用。

3. 若宿食或毒物已离胃入肠,痰涎不在胸膈者,均须禁用。

4. 恐吐后伤胃,可服稀粥少许以自养。

5. 若服后呕吐不止,可取麝香 0.1~0.15g 或丁香末 0.3~0.6g,用开水冲服解之。

【源流发展】 本方出自汉·张仲景《伤寒杂病论》。《伤寒论·辨太阳病脉证并治》载:"病如桂枝证,头不痛,项不强,寸脉微浮,胸中痞硬,气上冲咽喉不得息者,此为胸有寒也,当吐之,宜瓜蒂散。"《伤寒论·辨厥阴病脉证并治》载:"病人手足厥冷,脉乍紧者,邪结在胸中,心下满而烦,饥不能食者,病在胸中,当须吐之,宜瓜蒂散。"《金匮要略·腹满寒疝病脉证并治第十》载:"宿食在上脘,当须吐之,宜瓜蒂散。"仲景将本方用于邪在胸膈或食停上脘,通过涌吐,逐邪外出。

当代发掘的敦煌遗书《辅行诀脏腑用药法要》有"陶经隐居云:中恶卒死者,皆脏气被壅,致令内外隔绝所致也,神仙有开五窍以救卒死中恶之方五者",其中"启喉以通脾气:治过食难化之物,或异品有毒,宿积不消,毒势攻注,心腹痛如刀搅。赤小豆、瓜蒂各等分,共为散,每用咸豉半升,以水二升,煮豉取一升,去滓,纳散一匕,顿服,少顷当大吐则瘥(启喉方:救误食诸毒及生冷硬物,宿积不消,心中痛疼方。赤小豆、瓜蒂各等分,为散讫,加盐豉少许,共捣为丸,以竹箸启病者齿,温水送入口中,得大吐即愈)"。该方为开窍启喉之方,用于救治误食诸毒及生冷硬物等症;方中使用盐制豆豉,涌吐作用得到加强。已有研究表明,《辅行诀脏腑用药法要》和《伤寒杂病论》两书的主要方剂都来源于《汤液经法》,《辅行诀脏腑用药法要》的作者目睹了《汤液经法》和《伤寒杂病论》[1~3]。但启喉方并不是来源于《伤寒杂病论》,而是"神仙"所授。所以,瓜蒂散和启喉方很可能是一源两歧,历史更久远。

本方是涌吐剂的代表方,作用强烈,取效迅速,在我国古代影响较大。其类方主要是在去豆豉的基础上予以加味,其中相当一部分加用丁香等芳化湿浊之品,用于治疗各种黄疸,如《外台秘要》卷 4 引《延年秘录》瓜蒂散,即本方去豆豉,治疗急黄;《外台秘要》卷 4 引《广济方》瓜蒂散,由瓜蒂、赤小豆、黍米、丁香、麝香、薰陆香等组成,亦治疗急黄;《外台秘要》卷 4 引《范汪方》瓜蒂散,用瓜蒂、赤小豆、秫米,用于黄疸等症;《外台秘要》卷 4 引《救急方》瓜蒂散,去豆豉,加丁香,治疗诸黄;而《外台秘要》卷 4 引《延年秘录》瓜蒂汤,用瓜蒂、赤小豆、丁香,滴鼻治诸黄,当代临床继承和发展了这一治法,用瓜蒂制剂鼻腔给药治疗黄疸性肝炎[4~6]。另外,如《外台秘要》卷 1 引《范汪方》瓜蒂散,即本方去豆豉,治疗痰饮、宿食;《外台秘要》卷 13 引《集验方》瓜蒂散,去豆豉,加雄黄,治飞尸、中恶;《圣济总录》卷 167 瓜蒂散,去豆豉,加全蝎,治小儿口噤;《儒门事亲》卷 12 瓜蒂散,去豆豉,加人参、甘草,治伤寒下后腹满;《温疫论》卷上瓜蒂散,将本方去豆豉,加山栀子,治疫邪留于胸膈,均从各个方面对本方有所发明。由于瓜蒂有毒,本方不良反应又较大,所以当代临床应用受到限制。

【疑难阐释】

1. 关于瓜蒂的毒性和用量 瓜蒂主要含葫芦素 B、E 及 B 苷,其中以葫芦素 B 含量最高,约占 1.4%。瓜蒂小剂量时,对呼吸、血压、心率无明显影响;剂量过大时(葫芦素 B、E 6mg/kg 以上),可出现呼吸不规则、血压下降、心动徐缓,最后死亡[7]。1976 年,抚顺矿物局医院内科报道瓜蒂中毒 5 例,服用瓜蒂 30～182g,5 例中有 3 例死亡[8]。其后,陆续有报道大量使用瓜蒂发生中毒反应,其用量在 30～60g 之间,剂型主要为汤剂[9~12]。有人使用瓜蒂用量较大,达到 20g,服后反应强烈[13]。为安全起见,应严格控制本方及方中瓜蒂的用量,尤其不能在空腹时服用大量瓜蒂。瓜蒂入汤剂一般用量在 5g 以下[14],也有人认为在 8g 以下[8],如以葫芦素 B、E 控制在 6mg/kg 以下为标准,则最大用量不宜超过 15g。

2. 关于赤小豆 本方中赤小豆究竟是何物有不同意见。一般认为,方中赤小豆是草本植物赤小豆的成熟种子,其味甘酸,与瓜蒂相配,酸苦涌泄。但也有人认为,应是木本植物"蟹眼豆",如《金匮要略语译》(北京中医研究院编)和《金匮要略选读》(统编 4 版教材)均认为:"赤小豆有两种,瓜蒂散所用,俗称'蟹眼豆',性酸温,有涌吐作用。"当代以赤小豆入药的并不是木本植物"蟹眼豆",而是草本植物赤小豆(见 1977 年以后诸版《中华人民共和国药典》一部)。

【方论选录】

1. 成无己:"瓜蒂味苦寒,《内经》曰:湿气在上,以苦吐之。寒湿之气,留于胸中,以苦为主,是以瓜蒂为君;赤小豆味酸涩,《内经》曰:酸苦涌泄为阴,分涌膈实,必以酸为佐,是以赤小豆为臣;香豉味苦寒,苦以涌泄,寒以胜热,去上膈之热,必以苦寒为辅,是以香豉为使。酸苦相合,则胸中痰热涌吐而出矣。"(《伤寒明理论》卷 4)

2. 吴昆:"疸证腹满欲吐,鼻燥,脉浮者,宜以此方吐之。酒疸欲吐者同。腹满欲吐,邪在上也;鼻燥者,邪在气分也;脉浮者,邪未尽入于里也。吐中有发散之义,故吐于浮脉者正宜。瓜蒂苦而善涌,赤小豆平而解热,淡豆豉腐而胜燥,此古人之宣剂也。如头额两太阳痛者,令病人噙水一口,以瓜蒂散一字,吹入鼻中,泄出黄水而愈。"(《医方考》卷 4)

3. 方有执:"瓜蒂苦寒,能吐顽痰而快膈,小豆酸平,善涌风涎而逐水,香豉能起信而潮汐,故佐二物而主治,稀糜则又承载三物者之舟航,此所以为吐虚风虚寒之对药也。"(《伤寒论条辨》卷 6)

4. 柯琴:"瓜为甘果,而熟于长夏,清胃热者也。其蒂,瓜之生气所系也,色青味苦,象东方甲木之化,得春升生发之机,故能提胃中之气,除胸中实邪,为吐剂中第一品药,故必用谷气以和之。赤小豆甘酸下行而止吐,取为反佐,制其太过也。香豉本性沉重,糜熟而使轻浮,苦甘相济,引阳气以上升,驱阴邪而外出。作为稀糜,调二散,虽快吐而不伤神,仲景制方之精义。"(《伤寒来苏集·伤寒论注》卷 3)

5. 王子接:"瓜蒂散乃酸苦涌泄重剂,以吐胸寒者,邪结于胸,不涉太阳表实,只以三物为散,煮作稀糜,留恋中焦以吐之,能事毕矣。瓜蒂性升,味苦而涌,豆性酸敛,味苦而泄,恐其未必即能宣越,故复以香豉汤陈腐之性,开发实邪,定当越上而吐矣。"(《绛雪园古方选注》卷上)

6. 吴谦,等:"瓜蒂极苦,赤小豆味酸,相须相益,能除胸胃中实邪,为吐剂中第一品也。而佐香豉粥汁合服者,借谷气以保胃气也。服之不吐,少少加服,得快吐而即止者,恐伤胃中元气也。此方奏功之捷,胜于汗、下,所以三法鼎立,今人不知岐伯、仲景之精义,置之不用,可胜惜哉!"(《医宗金鉴·删补名医方论》卷 7)

7. 费伯雄:"高者因而越之,《经》有明训,即吐法也。后人视为畏途,久置不讲。殊不知痰涎在胸膈之间,消之匪易。因其火气上冲之势,加以吐法,使倾筐倒箧而出之,则用力少而成功多,瓜蒂散之类是也。且吐必有汗,故并可治风、治黄。惟注中"食填太阴,欲吐不出"二语,须与申明。盖饮食必先入胃,食填太阴者,非既出胃而入脾也,乃胃气窒塞,使脾气不通耳。又必新入之食,尚为完谷,故可用吐,若经宿之后,将为燥粪滞于胃中,便宜攻下,岂可尚用吐法乎!"(《医方论》卷1)

8. 李飞,等:"本方为涌吐之祖剂,专为痰涎宿食壅塞胸中或上脘而设。其配伍特点,以苦寒之瓜蒂与酸平之赤小豆相合,意取'酸苦涌泄'之妙;尤借香豉轻浮升发之性,宣越胸中郁结,涌吐痰涎宿食,三药合用,则相得益彰。但本方峻烈有毒,易伤正气,须用之得当,非形气俱实者慎用。"(《中医历代方论选》)

【评议】本方为"酸苦涌泄"的经典之作,后世医家对此极为推崇。对于方中豆豉的作用,成氏谓"去膈上之热",王氏谓其"开发实邪",柯氏、李氏强调其轻浮升发,均对仲景制方之义有所发明。吴昆举一反三,将本方归于"宣剂"范畴,谓"吐中有发散之义",用治头痛,给人以启迪。对本方用于"胸中痰热"、"治风、治黄"、"痰涎宿食"、"邪结于胸"等诸证,注家所论各有侧重,临床可资借鉴。"本方峻烈有毒"(《中医历代方论选》),使用应当审慎,不可掉以轻心。一般而言,本方用于形气俱实者,"服之不吐,少少加服,得快吐而即止"(《医宗金鉴·删补名医方论》卷7),则万无一失,不至于过而伤正。

【验案举例】

1. 宿食 《皇汉医学丛书·生生堂治验》卷下:一男子胸膈痞满,恶食气,动作甚懒,好坐卧暗处,百方不验者半岁。先生诊之,心下石硬,脉沉而数,即以瓜蒂散涌二升余,乃痊。

按语:病胸膈痞满,心下石硬,恶闻食气,少动喜卧,为宿食停滞不化,气机被阻,故用瓜蒂散越之乃痊。

2. 结胸 《儒门事亲》卷6:阳夏贺义夫,病伤寒,当三日以里,医者下之而成结胸,求戴人治之。戴人曰:本风温证也,不可下,又下之太早,故发黄结胸;此已有瘀血在胸中,欲再下之,恐已虚,惟一涌可愈,但出血勿惊。以茶调瓜蒂散吐之,血数升而衄,且嗳逆。乃以中卷小针,而使枕其刃,不数日平复。

按语:本案为伤寒误下,而成发黄、结胸、瘀血内结,病情笃重。因病在上焦,故用吐法,而以茶调瓜蒂散涌吐瘀血,非胆识过人者不敢用。

3. 寒痰 《儒门事亲》卷7:一妇人心下脐上结硬如斗,按之如石,人皆作病胎,针灸毒药,祈祷无数,如捕风然。一日,戴人见之曰:此寒痰。诊其两手寸脉皆沉,非寒痰而何?以瓜蒂散吐之,连吐六七升,其块立消过半。亿数日后再吐之,其涎沫类鸡黄,腥臭特殊,约二三升。凡如此者三。后以人参调中汤、五苓散调之,腹已平矣。

按语:患者心下结硬,两寸皆沉,病在胸膈胃脘,理当用吐法,因其日久积深,故一吐再吐,三吐方消,继以健脾化湿之剂善后。

4. 伤寒极热 《儒门事亲》卷6:戴人之仆常,与邻人同病伤寒,俱至六七日,下之不通,邻人已死,仆发热极,投于井中。捞出,以汲水贮之,槛使坐其中。适戴人游他方,家人偶记戴人治法,曰:伤寒三下不通,不可再攻,便当涌之。试服瓜蒂散,良久,吐胶涎三碗许,与宿食相杂在地,状如一帚,顿快,乃知世医杀人多矣。

按语:伤寒六七日,大热喜冷水,一再用下法,必有实邪,然三下不通者,其实当非在肠,而在胸膈胃脘。瓜蒂散为"阳明涌泄之峻剂,治邪结于胸中者也"(《伤寒来苏集·伤寒附翼》卷下),故一投而应。

5. 浮肿 《皇汉医学丛书·生生堂治验》卷上:六角新街东柊屋重兵卫,通面浮肿,口为之被封,才得歠粥,数日,然犹无有他患。先生切之脉浮数,背强,恶风,无汗,头痛如锥,与葛根汤十数帖不应,因以瓜蒂散五分,呕黏黄水六七合。次日复以葛根汤发汗如流,诸证霍然愈,唯肿气十余二三,转用葛根加乌头汤。

按语:仲景曰:"腰以上肿,当发汗乃愈"(《金匮要略·水气病脉证并治第十四》)。患者面浮肿,有表实证,理当用汗法。但病不独在表,胸膈有湿热阻滞,则肺气不得宣发,故屡投发表而无效。用瓜蒂散涌吐,使上焦湿热得出,待气机通畅,再用发表。

6. 停饮 《儒门事亲》卷8:一妇从年少时,因大哭罢痛饮冰水困卧,水停心下,渐发痛闷。医氏咸以为冷积,治之以温热剂,及禁食冷物。一闻茶气,病辄内作,如此数年。燎针烧艾,疮孔数千。十余年后,小便赤黄,大便秘闷,两目加昏,积水转甚,流于两胁。世谓水癖,或谓支饮,硇、漆、棱、莪,攻磨之药竟施之矣。食日衰,积日茂,上至鸠尾,旁至两胁及脐下。但发之时,按之如水声,心腹结硬,手不可近者,月发五七次,甚则欲死,诸药皆厌,二十余年。求戴人发药,诊其脉,寸口独沉而迟,此胸中有痰。先以瓜蒂散涌痰五七升;不数日,再越痰水及斗;又数日,上涌数升。凡三涌三下,汗如水者亦三,其积皆去。以流湿饮之药调之,月余大瘥。

7. 腹满面肿 《儒门事亲》卷6:肃令腹满,面足皆肿,痰黄而喘急,食减。三年之间,医者皆尽而不验。戴人以瓜蒂散涌之,出寒痰三五升;以舟车丸、浚川散下之,青黄涎沫缶平;复以桂苓白术散、五苓散调之,半月复归矣。

8. 肥气 《儒门事亲》卷8:阳夏张主簿之妻,病肥气,初如酒杯,大发寒热。十五余年后,因性急悲感,病益甚。惟心下三指许无病,满腹如石片,不能坐卧。针灸匝矣,徒劳力耳,乃敬邀戴人而问之。既至,断之曰:此肥气也,得之季夏戊己日,在左胁下,如覆杯,久不愈,令人发痎疟。痎疟者,寒热也。以瓜蒂散吐之,鱼腥黄涎约一二缶;至夜,继用舟车丸、通经散投之,五更,黄涎脓水相半五六行,凡有积处皆觉痛;后用白术散、当归散和血流经之药。如斯涌泄,凡三四次而方愈。

按语:《本草纲目》卷33言:"瓜蒂乃阳明经除湿热之药,故能引去胸脘痰涎,头目湿气,皮肤水气,黄疸湿热诸证。"案6饮停20余年,屡经攻磨之剂无效,病已遍及胸胁脘腹,非吐下兼用,上下分消不能奏效,故从正三涌三下,方使其积皆去。案7腹满,面足皆肿,上、中、下俱病,故先以上吐、下泻,分消病势,继以健脾化湿以治其中,抽丝剥茧,步步为营,使3年之疾半月而瘥。案8肥气15年不愈,气滞湿阻血瘀,胶结难解,故反复用涌吐、攻下、化瘀之剂。张从正治疗胸腹之大实大满,每用吐下相兼,更重视调理善后,屡用屡验。

9. 笑病 《皇汉医学丛书·生生堂治验》卷下:下鱼棚室街西绵屋弥三郎之妻善笑,其所视听,莫不毕入笑,笑必捧腹绝倒,甚则胁腹吊痛,为之不能息,常自为患。请师治之,即与瓜蒂散一钱,上涌二升余,不再发。

按语:心在志为喜。此案病笑,为痰迷心窍,故痰出而病愈。

10. 癫痫 《皇汉医学丛书·生生堂治验》卷上:一妇人,幼而患癫痫,长益剧,立辄晕厥,有少时而苏者,日一二发,如此三十有余年,而众医杂疗无效。其主人偶闻先生异术,乃来请治。往诊之脉紧数,心下硬满,乳下悸动。乃谓先生曰:心神惘惘,不须臾安寝食,数十年一日也。视其颜色,愁容可怜,先生慰之曰:可治矣。病妇实信之,乃服柴胡加龙骨牡蛎汤,精神颇旺;调瓜蒂散五分,使吐黏痰升余,臭气冲鼻,减毒过半。或五日,或六日一发,凡期年瘥愈,其间行吐剂约之十六度。渠性忌雷,每闻雷声隆隆,辄发前病,自用瓜蒂散以往,迅雷震动,举家畏伏蔽耳,渠独自若不畏。

按语:朱震亨言:"痫不必分五等,专主在痰,多用吐法"(《丹溪治法心要》卷5)。此案病逾30载,伏痰根深蒂固,故一吐再吐,1年之间吐约16度,竟使痫疾得愈。

11. 狂痫 《皇汉医学丛书·生生堂治验》卷上:夷川间街北井筒屋喜兵卫妻,发狂痫,发则欲把刀自杀,或欲投于井,终夜狂躁不寝,间则脱然谨厚,女功无一息。先生以瓜蒂散一钱五分,上涌三二升,继服白虎加人参黄连汤,不再发。

12. 癫狂 《续名医类案》卷21:龚子材治一人,癫狂乱打,走叫上屋,用瓜蒂散,吐出臭痰数升,又以承气汤下之而愈。

按语:《证治汇补》卷下言:"狂由痰火胶固心胸,阳邪充极,故猖狂刚暴,若有神灵所附。"案11、案12均为痰火扰心,故先用瓜蒂散涌吐痰热。前案为阳明经热,故继以白虎汤类方清热;后案为阳明腑实,故又用承气汤攻下。

13. 精神错乱 《邢锡波医案集》:某男,59岁,干部。因平素性情暴躁,更加思虑过度,经常失眠,后遂自言自语,精神失常,有时咆哮狂叫,有时摔砸杂物,喜笑怒骂变幻无常,月余后渐至见人即殴打,因此将其锁闭室中,不敢令其出屋,百般医疗,均无效果。邀余治疗。古人对精神错乱的认识,谓系痰涎蒙蔽清窍,须用涌痰之剂,使痰涎涌出,方能有效。此证属寒痰壅塞胸膈,治宜涌吐寒饮结满,余遂书瓜蒂散与之。处方:赤小豆30g,瓜蒂10g,豆豉10g,煎汤顿服。连服2剂,共呕吐痰涎3次,毫不见效。后因锁开乘机蹿出,竟将邻人殴伤并将所有杂物尽行砸碎,家人无奈,故一再强余设法治疗,遂又以大剂瓜蒂散与之。处方:赤小豆30g,瓜蒂20g,豆豉20g,煎汤顿服。服后隔半小时即开始作呕,连续两昼夜共呕吐20余次,尽属黏液,自呕吐开始便不思饮食,1日后现周身困顿不欲活动,困睡至第3日忽然清醒,后以豁痰通窍安神之剂,调理而愈。

按语:瓜蒂散涌吐,以"得快吐"为度,而医家重用瓜蒂20g,患者呕吐两昼夜,可谓险中取胜,不可轻试。

14. 梅核气 《中医函授通讯》(1983,3:32):某女,28岁,家庭妇女,1969年4月就诊。患者素有神经衰弱病史。1968年仲秋与邻舍发生纠纷后,心烦少眠,恶梦纷纭,胸闷不舒,烦躁易怒,善太息,咽中如有物梗塞,咯之不出,吞之不下,饮食减少,诊为神经官能症,投药无效。证见:表情淡漠,郁郁寡欢,饮食不佳,胸闷欲呕,舌边尖红,苔白腻,脉弦滑。证属痰气郁结,肝气不舒。治用瓜蒂散3g涌吐,服药后吐顽痰约300ml,自觉咽中异物感顿时消失,胸闷大减。后改为半夏厚朴汤加味,继进4剂而愈。

按语:此案梅核气为痰气郁结所致,因病位在上,可用吐法以祛痰顺气。

15. 痰热急惊 《山西中医》(1991,6:8):某男,3岁半,1986年3月19日诊。发热,体温达40℃,曾在某医院用抗生素、退热剂治疗3天罔效。询其母知其平素喜食肥甘,发热前又食过量。刻诊:体温39.8℃,颜面红,手足心灼热,烦躁无汗,喉间时有痰鸣,时有抽搐,舌质红,苔黄厚腻,脉滑数。辨为急惊风,证属食滞胃肠,郁而化热,灼津为痰,痰火引动肝风。此为实邪踞于上脘,法当以吐为妙。取瓜蒂、赤小豆等分研细为末,约取3g,用淡豆豉9g煎汤送服,即吐出痰涎及未消化之物,半小时后热退身凉,改用保和丸调理而瘥。

按语:小儿痰热急惊,自钱乙始多治以凉泻,本案为食积化热所致,应用吐法,可谓别具一格。

16. 喘咳 《四川中医》(1985,4:20):某男,15岁,1982年12月3日就诊。患者喘咳已10余年,每冬发夏止,屡治无效。2个月前因食鱼虾诱发咳喘、痰鸣,至今未愈,昼咳夜喘不得卧,喉间痰鸣,痰清稀色白,伴纳谷不香,神疲乏力,舌苔腻,脉弦滑。此乃脾虚生痰,痰湿壅肺,气机不畅所致。遂以瓜蒂散 3g,盐汤送服。少倾吐下稀白泡沫半盅,翌日自感气顺息平,纳谷倍增,晚能安然入睡,后予香砂养胃丸以养胃气,使邪去正安。

按语:喘咳宿疾,必有伏痰留饮在胸中,用本方涌吐痰涎,为祛邪治标之法,故吐后需进一步辨证施治,调理善后。

【临床报道】

1. 毒(药)物中毒 用瓜蒂散(瓜蒂、升麻、甘草各 5g)治疗口服毒(药)物中毒 58 例,并与温开水引吐组 56 例和洗胃组 58 例对照。治疗组一般服药后 3~5 分钟开始呕吐,经呕吐 5~8 次后胃内容物基本澄清。治疗组催吐作用明显优于温开水引吐组($P<0.01$);治疗组胃内容物完全澄清时间为(20.70 ± 2.62)分钟,优于洗胃组的(46.40 ± 5.57)分钟($P<0.01$)[15]。

2. 戒酒 根据巴甫洛夫条件反射学说,借助瓜蒂散(瓜蒂、赤小豆)的催吐作用,在患者服后产生恶心、呕吐感时,给患者闻酒味、饮酒,经($7.57+2.88$)次治疗,使患者建立对酒的厌恶条件反射,从而戒酒。结果:瓜蒂散戒酒组 30 例与阿扑吗啡戒酒组 30 例的半年戒断成功率分别为 93.3%、90%,两者无显著差异($P>0.05$)[16]。

3. 慢性乙型肝炎 用《普济本事方》瓜蒂散(瓜蒂、赤小豆、秫米)喷鼻给药,治疗慢性乙型肝炎 60 例。治疗组每次用 1g 药,分 4 次喷鼻,每隔 4~6 天进行 1 次,疗程为 2 个月。结果:痊愈 5 例,临床近期治愈 36 例,好转 14 例,无效 5 例,总有效率为 91.7%。治愈率和总有效率优于口服乙肝宁冲剂对照组($P<0.05$)。用药后出现的反应:所有患者用药后均不同程度地流出鼻液黄水,一般在 300~800ml;58 例出现头痛;49 例出现发热[17]。

【实验研究】药理实验瓜蒂散可明显升高大鼠脑内单胺类神经递质去甲肾上腺素含量,而在精神分裂症、抑郁症患者脑脊液中,去甲肾上腺素含量均表现出降低的趋势,这一结果与其临床应用相吻合[18]。

【附方】三圣散(《儒门事亲》卷 12) 防风三两(90g)去芦 瓜蒂三两(90g)剥尽碾破,以纸卷定,连纸锉细,去纸,用粗罗子罗过,另放末,将渣炒微黄,次入末,一处同炒黄用藜芦去苗及心,加减用之或一两(30g),或半两(15g),或一分(0.3g) 上药为粗末,每服药半两(15g),以齑汁三茶盏,先用二盏,煎三五沸,去齑汁,次入一盏,煎至三沸。却将原两盏同一处,熬二沸,去滓,澄清,放温,徐徐服之,不必尽剂,以吐为度。功用:涌吐风痰。主治:中风闭证,失音闷乱,口眼喎斜,或不省人事,牙关紧闭,脉浮滑实者。对于癫痫,浊痰壅塞胸中,上逆时发者,以及误食毒物尚停于上脘者,亦可用之。

方中瓜蒂苦寒有小毒,涌吐风热痰涎和宿食,用为君药;藜芦苦辛而寒,能吐风痰,与君药相须为用,增强其涌吐风痰之力,为臣药;防风驱风升散,用作佐药。三药合用,相辅相成,具有强烈的涌吐作用,故以"三圣"名之。临床用于风痰壅塞的中风、癫痫之形体壮实者,以猝然昏仆,牙关紧闭,脉滑有力,舌苔黄厚为证治要点。本方为催吐峻剂,瓜蒂、藜芦均有毒性,使用宜慎,一般从小量开始,不吐再逐渐加量,得快吐停服,以防中毒或过吐伤正。待吐出痰涎后,再进一步辨证论治。体虚之人及孕妇禁用。

本方与瓜蒂散俱以瓜蒂为君药,均为涌吐峻剂,但本方以催吐峻药配伍升散之品,以涌吐风痰见长,涌吐作用较强;而瓜蒂散以谷物为辅佐,以涌吐痰食见长,其涌吐之力不及前者。

参 考 文 献

[1] 王淑民. 敦煌卷子《辅行诀脏腑用药法要》考[J]. 上海中医药杂志,1991,(3):36-39.

[2] 王淑民.《辅行诀脏腑用药法要》与《汤液经法》、《伤寒杂病论》三书方剂关系的探讨[J]. 中医杂志,1998,39(11):694-696.

[3] 刘喜平. 敦煌古医方的研究概况[J]. 中成药,2004,26(1):257-258.

[4] 上海市传染病总院. 中药甜瓜蒂喷鼻治疗病毒性肝炎免疫学机理的初步探讨[J]. 新医药学杂志,1976,(9):42.

[5] 孟践. 瓜蒂散治疗急性黄疸型病毒性肝炎高胆红质血症验证[J]. 吉林中医药,1986,6(3):12.

[6] 王宪波,杨烈彪,桑雁. 瓜蒂治疗病毒性肝炎高胆红质血症88例临床分析[J]. 实用中西医结合杂志,1994,7(12):721-722.

[7] 李嵩山,康秀英. 瓜蒂散新解[J]. 山西中医,1989,5(6):39.

[8] 抚顺矿物局医院内科. 瓜蒂中毒5例报告[J]. 辽宁医药,1976,(4):60-61.

[9] 娄香云,张秉恕,等. 甜瓜蒂中毒死亡1例报告[J]. 新医药学杂志,1976,(12):15.

[10] 李文硕. 1例服用"瓜蒂散"死亡的情况报道[J]. 辽宁中医杂志,1978,5(3):50-52.

[11] 北京第二医学院附属宣武医院内科. 抢救瓜蒂中毒1例[J]. 中医杂志,1980,21(6):39.

[12] 雷蕴瑛,何玉兰. 瓜蒂中毒致双眼视神经损害1例[J]. 实用眼科杂志,1987,5(10):622.

[13] 邢锡波. 邢锡波医案[M]. 北京:人民军医出版社,1991:75-76.

[14] 薛芳,许占民. 中国药物大全(中药卷)[M]. 第3版. 北京:人民卫生出版社,2005:652-653.

[15] 吕瑞秀,刘秀丽,孙德发. 瓜蒂散快速催吐的研究及临床应用[J]. 中华护理杂志,1994,29(3):133-135.

[16] 王辉,陈葆颂,王文林,等. 中药瓜蒂散戒酒的临床研究[J]. 中国药物滥用防治杂志,2001,(6):40-42.

[17] 郑传运. 瓜蒂散喷鼻治疗慢性乙型肝炎60例[J]. 中国民间疗法,2001,9(12):5-6.

[18] 贺娟,甘贤兵,梁怡. 不同的调理脾胃方药对大鼠脑内单胺类神经递质的影响[J]. 北京中医药大学学报,2005,28(3):31-34.

救急稀涎散
(孙尚药方,录自《经史证类备急本草》卷14)

【异名】急救稀涎散(《肘后备急方》卷3)、稀涎散(《本事方》卷1)、稀涎饮(《岭南卫生方》卷中)、吐痰散(《万氏家传点点经》卷2)。

【组成】猪牙皂角四挺须肥实不蛀,削去黑皮 晋矾一两(30g)光明通莹者

【用法】二味同捣,罗为细末,再研为散。如有患者,可服半钱(1.5g),重者三钱匕(4.5g),温水调灌下。不大呕吐,只是微微稀涎冷出,或一升、二升,当时惺惺,次缓而调治。不可使大段吐之,恐过伤人命(现代用法:共为细末,每服1.5～4.5g,温开水送下)。

【功用】开关催吐。

【主治】

1. 中风闭证 痰涎壅盛,喉中痰声漉漉,气闭不通,心神瞀闷,四肢不收,或倒仆不省,或口角似歪,脉象滑实有力。

2. 喉痹。

【病机分析】本方证乃因痰壅气闭所致。由于痰涎壅盛,气道不利,故喉中痰声漉漉;痰浊上蒙心窍,故心神瞀闷,或倒仆不省人事;痰气流窜,阻于经脉,筋脉失荣,故四肢不收或口角似歪。喉痹亦为咽喉阻塞,气闭不通。

【配伍意义】本方为痰壅气闭于上而设。中风闭证,痰涎壅盛,或喉痹阻塞气道,病情紧急,当立即疏通咽喉,缓解危急,然后再随证调治。根据《素问·阴阳应象大论》"其高者,因

而越之"的治疗原则,以催吐开关,稀涎通窍立法。方中白矾酸寒涌泄,《本草纲目》卷11谓其"吐利风热之痰涎,取其酸苦涌泄",能化解顽痰,并有开关催吐之功,故为君药。皂荚辛温而咸,辛能开窍,温能化痰,咸能散结,善通关去闭,荡涤痰浊,用为臣药。两药合用,有稀涎催吐,开窍通关的功用。本方为救急而用,能使喉中壅盛之痰涎稀释而出,故名救急稀涎散。

【类方比较】 瓜蒂散和稀涎散均有涌吐的作用,但瓜蒂散善于涌吐痰食,催吐作用迅猛强烈;本方功效侧重于通窍开关,只是令痰涎稀释而出,涌吐之力较弱。

【临床运用】

1. 证治要点　本方常用于中风闭证初起,痰涎壅盛,阻塞气机,或喉痹妨碍呼吸者,以痰涎壅盛,喉中痰声漉漉,呼吸不畅,脉象滑实有力为证治要点。

2. 加减法　中风可加藜芦以涌吐风痰;喉痹可加黄连、巴豆以解毒利咽;为增加化痰散结之力,可加半夏。

3. 本方现代常用于白喉并发喉阻塞、急性亚硝酸钠中毒,以及气厥、痰厥等证。

【使用注意】

1. 本方用于实证,若中风脱证,或阴竭阳越,戴阳痰壅者禁用。

2. 本方用量宜轻,以痰出适量为度,不可令大吐,否则使气机有升无降,将会加重窍闭。

【源流发展】 本方出自《经史证类备急本草》,在该书卷14"皂荚"条下载:"孙尚药治卒中风,昏昏若醉,形体昏闷,四肢不收,或倒或不倒,或口角似歪,微有涎出,斯须不治,便为大病,故伤人也。此证风涎潮于上膈,痹气不通,宜用救急稀涎散。"孙尚药即北宋医家孙用和,其人精通医书,善用张仲景法治疗伤寒。本方即由仲景皂荚丸变化而来,在皂荚丸利窍涤痰,宣壅导滞基础之上加白矾涌吐稀涎,变祛痰剂为涌吐剂,使痰涎从上而出。本方的类方主要有两类,一类是加逐痰之品,以增强其祛痰之力,如《世医得效方》卷1之稀涎散用皂角、半夏,吐涎结胸膈;《景岳全书·古方八阵》卷55之稀涎散,用猪牙皂、藜芦,以吐顽痰;《医宗金鉴·删补名医方论》卷28之稀涎千缗汤,用本方加半夏、甘草、姜汁,用于风痰壅盛,昏仆,中湿肿满等证。另一类是加解毒之品,以增强其辟秽开关之力,如《赤水玄珠》卷1之稀涎散用本方加巴豆,治中风、痰厥、乳蛾;《御药院方》卷9之如圣散,加雄黄、藜芦,为末搐鼻,治缠喉,渐入咽塞,水谷不下,牙关紧,不省人事。本方现代临床较少应用。

【疑难阐释】 关于本方的出处　本方的出处有不同说法,《中医治法与方剂》谓本方出自《传家秘宝方》,方剂学(统编教材6版)谓本方出自《圣济总录》,《中医方剂大辞典》谓本方出自《经史证类备急本草》卷14引孙尚药方。《圣济总录》成书于1111~1117年间,《经史证类备急本草》撰于11世纪末,当以后者更早。《中医大辞典·医史文献分册》称:孙用和,北宋医家,著《传家秘宝方》3卷,因治愈光献皇后病,授尚药奉御。孙尚药是以孙用和所任医官名称之。《传家秘宝方》原书已佚,孙尚药之救急稀涎散是否出自该书,已无从考据。故本方出处宜定为《经史证类备急本草》卷14引孙尚药方更妥。

【方论选录】

1. 吴昆:"清阳在上,浊阴在下,则天冠地覆,无暴仆也。若浊邪风涌而上,则清阳失位而倒置矣,故令人暴仆。所以痰涎涌塞者,风盛气涌而然也。《经》曰:病发而不足,标而本之,先治其标,后治其本。故不与疏风补虚,而先为之吐其涎沫。白矾之味咸苦,咸能软顽痰,苦能吐涎沫;皂角之味辛咸,辛而利气窍,咸能去污垢。名之曰稀涎,固夺门之兵也。师曰:凡吐中风之痰,使咽喉疏通,能进汤液便止。若攻尽其痰,则无液以养筋,能令人挛急偏枯,此大戒也。"(《医方考》卷1)

2. 汪昂:"白矾酸苦能涌泄,咸能软顽痰,故以为君。皂角辛能通窍,咸能去垢,专制风木,故以为使,固夺门之兵也。"(《医方集解·涌吐之剂》)

3. 费伯雄:"治上焦用涌吐之法,此义本之《内经》,而方则出于仲景。古人体气壮实,不妨用之,后世机心日开,嗜欲日甚,元气大伤,禀受甚薄,一经涌吐,汗而且喘,百变丛生。后人不敢轻用,盖亦慎重之道。即如稀涎散,性最猛烈,用以救猝急痰症,方足以斩关夺门,然尚有醒后缓投药饵,痰不可尽攻之戒!可知虚人及寻常之症不可轻用吐法也。"(《医方论》卷1)

4. 张秉成:"治中风暴仆,痰涎壅盛,气闭不通,可先用此,令微吐稀涎,续进它药。亦治喉风、痰闭等证。夫风痰壅盛于上,有升无降,最为急候。当此之时,化之则不可化,降之又不能降,惟有用吐法引而越之,最为捷径。且吐之一法,自古有之,故仲景《伤寒论》中瓜蒂散、栀子豉汤尚分别虚实而用,何况中风暴仆,痰涎壅盛,以及喉风卒发等证,皆起于一时,无暇缓治哉!凡人咽、喉二窍,关系一身。喉通于肺,以司呼吸;咽通于胃,以纳水谷。若一旦风痰暴壅,其不致气闭而绝谷者几希矣。方中用皂角辛咸而温,无微不入,无窍不达,有斩关夺门之功,具搜风涤垢之用;协白矾之酸苦涌泄,使风痰皆从上散,闭可通而食可进矣。"(《成方便读》卷2)

5. 陈潮祖:"急证应当急救,不许稍有迟疑;用药贵在精专,切忌相互牵制;更须斩关之辈,始能建立奇功。此方所用牙皂、明矾均为强有力的涤痰药物,皂角长于搜涤,明矾功擅稀涎,二药同用,相得益彰。使痰去气通,神智可望清醒。待其清醒以后,再从本治。"(《中医治法与方剂》)

6. 冉先德:"中风闭证,痰涎壅盛,气道不通,既难进药,又虑窒息,当此之时,可用本方使其痰稀涎出,咽喉疏通。方中皂角,辛能开窍,咸能去垢,稀涤浊痰;白矾酸苦涌泄,化痰催吐,共奏催吐急救之功。若服后吐不止者,用甘草、贯众煎汤服之。"(《历代名医良方注释》)

7. 李飞,等:"本方乃涌吐劫剂,宜于救急暂用,使壅盛之痰涎稀释而出,故名'救急稀涎'。临床运用应注意及时得当,免致耗气伤液,诚如吴昆所谓:'凡吐中风之痰,使咽喉疏通,能进汤液便止。'至于'若攻尽其痰,则无液以养筋,能令人挛急偏枯',则当具体分析。盖挛急偏枯者,多由中风使然,而非涌吐痰涎太过所致。不过,正确使用本方,对于中风病神志清醒后的辨证论治,确能提高疗效。"(《中医历代方论选》)

【评议】本方用于中风痰壅,痰风喉闭,为急救而用,属斩关夺门之剂,对此,吴氏、张氏、冉氏等注家议论较多,看法趋于一致。吴氏、费氏指出,"使咽喉疏通,能进汤液便止","痰不可尽攻","虚人及寻常之症不可轻用",均有临床指导意义。至于挛急偏枯,多由于中风,"而非涌吐痰涎太过所致"(《中医历代方论选》)。费氏、张氏、吴氏还指出,一旦关通窍开,当"续进他药","再从本治",否则,将坐失良机,贻误病情。冉氏对服后呕吐不止的处理意见,临床可资参照。

【验案举例】

1. 中风 《续名医类案》卷2:李思瑭母年六旬,体甚肥,正月间忽中风卒倒,不省人事,口噤喉鸣,手足不随,服牛黄丸、小续命不效,脉之浮洪而滑,右手为甚。缘奉养极厚,形气盛而脉有余。《经》云:消瘅、击仆、偏枯、痿、厥,气满发逆,肥贵人则膏粱之痰也。又云:土太过令人四肢不举。丹溪所谓:湿生痰,痰生热,热生风也。当先用子和法涌吐之,乃以稀涎散蔺汁调灌之,涌出痰涎碗许。少倾又以三化汤灌之,至晚泻两三行,喉声顿息,口亦能言,但人事不甚省。知上下之障塞已通,中宫之积滞未去也,用二陈汤加枳实、黄连、莱菔子、木香、白豆仁,每日二服。数日,人事渐爽,腹中知饥,令进稀粥,大便结,每日以润字丸五分,白汤点姜汁送下。犹时有拘挛、燥结之患,知为血耗津衰,以四物汤加秦艽、黄芩、甘草,数十帖,三月而愈。

2. 气厥 《中医杂志》(1990,2:4):某女,年方40,体素肥腴。因气量狭窄,某日,与家人争吵后一时许,发生气厥不醒,随用开关散吹鼻取嚏无效。众以为虚脱,欲煎参汤与服。余诊其脉弦滑有力,牙关紧闭,舌苔未见。断为痰气郁闭,阻于胸中,大气一时不能旋转,故尔见厥,与虚脱之证有别,参汤切不可服。因与猪牙皂角、白矾各3g,细辛2g,碾为细末,温开水调,将口撬开徐徐灌下。服后约一刻许,即呕出痰涎甚多。患者太息一声,神识渐苏,呼口渴,命即与饮。随用开郁理气化痰散结之药调理而安。

3. 喉闭 《万病回春》卷5:孙押班治都知潘元从喉闭,孙以药半钱吹入喉中,少顷,吐出脓血立愈。潘诣孙谢曰:大急之患,非明公不能救,救人之急,非药不能疗。赠金百两,愿求方以济非常之急。孙曰:用猪牙皂角、白矾、黄连各等分,置新瓦上焙干为末,即授以方,不受所赠。

按语:案1、案2均为卒发神昏,口噤不开,救治困难,故急进本方通关开窍,方得续进他药。案1病位深在脏腑,故续治3个月而愈。案2为气逆痰壅,痰出气畅则病愈七、八。案3为大急之患,以本方加味直捣病所,则闭塞立通。

【临床报道】

1. 白喉并发喉阻塞 应用稀涎散(白矾、猪牙皂角、巴豆)治疗白喉并发喉阻塞19例,每服1.2~3g,当即呼吸缓和,转危为安[1]。

2. 急性亚硝酸钠中毒 用救急稀涎散加味(猪牙皂角、白矾、石菖蒲、野菊花、紫背天葵)救治急性亚硝酸钠中毒10例。将药物用温水调服,10g/次,1日2次,2天为1疗程,辅助液体支持等治疗。结果:痊愈6例,显效1例,好转1例,无效2例,总有效率为80%。治疗后大部分症状迅速缓解,血尿、血常规、血红蛋白还原试验均有明显改善(均 $P<0.05$)[2]。

3. 其他 本方还用于痰厥[3]。

参 考 文 献

[1] 胡春初. 应用中药治疗白喉和并发喉阻塞的验案[J]. 江苏中医,1960,(1):17-18.

[2] 徐立正,蔡桂香. 救急稀涎散加味救治急性亚硝酸钠中毒10例[J]. 中医研究,1999,12(4):49-50.

[3] 张有芬. 稀涎散配合针灸治疗痰厥[J]. 江西中医药,1986,17(1):17-18.

盐汤探吐方
(《金匮要略》)

【异名】盐汤(《三因极一病证方论》卷11)、独圣散(《世医得效方》卷6)、盐汤探吐法(《医方考》卷4)、烧盐探吐法(《医方集解·涌吐之剂》)。

【组成】盐一升(30g) 水三升(600ml)

【用法】上二味,煮令盐消,热饮一升(200ml),刺口,令吐宿食使尽,不吐更服,吐讫复饮,三吐乃止(现代用法:用开水调成饱和盐汤,每服2~3碗,服后用洁净翎毛或手指探喉助吐)。

【功用】涌吐宿食。

【主治】

1. 宿食停滞上脘,脘腹痛连胸膈,痞闷不通。

2. 干霍乱,脘腹胀痛,欲吐不得吐,欲泻不得泻。

3. 误食毒物,毒物尚停留在胃中者。

【病机分析】本方所治之证为宿食、秽浊、毒物所致,病在上脘。因宿食停滞不化,或感受秽浊之气,使气机升降受阻,上下不得宣通,或毒物尚在胃中,故见脘腹胀痛,吐泻不得诸症。

【配伍意义】本方为宿食、毒物停滞上脘,或秽浊之气中阻,气机不利之证而设。根据《素问·阴阳应象大论》"其高者,引而越之"和《素问·至真要大论》"咸味涌泄为阴"的治疗原则,采用吐法,因势利导,引邪外出。食盐味咸涌泄,单用即可"令人吐"(《神农本草经》卷2),用其制成饱和溶液,借其极咸之味激起呕吐,使宿食、毒物等随吐而出,则气机得以通畅,胀痛可止。

因本方涌吐之力较缓,服后须探喉助吐,故以"盐汤探吐方"命名。

【类方比较】本方及瓜蒂散、救急稀涎散均属涌吐剂,瓜蒂散善于涌吐痰食,涌吐作用较强,且瓜蒂苦寒有毒,以体质壮实者方为适宜;救急稀涎散侧重于通窍开关,涌吐之力较弱,只是微微令涎出,具有稀涎的作用;盐汤探吐方涌吐之力虽不及瓜蒂散,但取材方便,药性平和,使用便利,故较瓜蒂散常用。

【临床运用】

1. 证治要点　本方为涌吐宿食、毒物及干霍乱之良方。临床以脘腹胀痛不舒,欲吐不得吐,欲泻不得泻为证治要点。

2. 加减法　食厥可加姜汁,以其辛辣之性,豁痰通神;干霍乱可加姜汁、童便,以祛痰降火;癃闭可加防风以助肺气宣发,进而通利水道。

3. 本方现代常用于暴食暴饮所致的急性胃扩张、食物中毒早期,以及食厥、气厥、干霍乱、癃闭等证。

【源流发展】本方出自张仲景《金匮要略》,在《金匮要略·果实菜谷禁忌并治第二十五》载:"治贪食,食多不消,心腹坚满痛,治之方。盐一升,水三升,上二味,煮令盐消,分三服,当吐出食,便瘥。"用盐汤涌吐,历史悠久,《神农本草经》卷2有"大盐,令人吐"的记载;春秋时,"扁鹊治忤有救卒符并服盐汤法"(《肘后方》卷1)。仲景"勤求古训,博采众方"(《伤寒杂病论》),将其继承发扬,配制成方。本方原无方名,方名始见于《三因极一病证方论》卷11,当代习称为盐汤探吐方(《中医方剂学讲义》,南京中医学院方剂教研室主编)。

由于本方取材容易,配制简单,取效迅速,故常用作救急之方。如《肘后方》用治卒得鬼击、卒魇寐不寤、卒心痛、卒腹痛、中风腹中切痛,以及霍乱心腹胀痛,烦满短气,未得吐下等证,《备急千金要方》卷25用治卒忤等。宋·陈言对本方极为赞赏,说:"此法大胜诸治,俗人以为田舍浅近,鄙而不用,守死而已。凡有此病,即先用之"(《三因极一病证方论》卷11)。陈氏用本方配合"刺口"探吐,使其涌吐作用更加迅捷,"盐汤探吐方"自此名副其实。本方至今仍为较常用的催吐方之一。

【疑难阐释】关于本方出处和来源　《备急千金要方》卷25和《金匮要略·果实菜谷禁忌并治第二十五》均载本方。《备急千金要方》为唐代孙思邈所撰,《金匮要略》为《伤寒杂病论》的杂病部分,为东汉末年张仲景所撰。由于仲景原著早已散佚,宋代在残简蠹遗中重新发现,虽经林亿等校正,但其中残缺错误之处仍多,历代注家都认为原本只有22篇,"杂疗方第二十三"至"果实菜谷禁忌并治第二十五"最后 3 篇,系后人增注,不是仲景原文。由于《金匮要略》早于《备急千金要方》,目前又难以确定《金匮要略》最后 3 篇是否系后人增入,于何时增入,故本方的出处暂定为《金匮要略》。

《肘后方》卷 1 载:"扁鹊治忤有救卒符并服盐汤法,恐非庸世所能,故不载。"《备急千金要方》卷 25 载:"治卒忤方,盐八合,以水三升,煮一升半,分二服,得吐即愈。"结合《神农本草经》卷 2"大盐,令人吐"的记载分析,最早使用盐汤涌吐的可能是扁鹊。

【方论选录】

1. 吴昆:"木,肝木也,有垂枝布叶之象,喜条达而恶抑郁。若膈间有停痰宿食,抑其肝气,不得上达,则肝木自实,两胁大痛;脉来代者,痛盛而脉止也。得吐则生,不吐则死,故主盐汤探吐。盐取润下,吐取肝木之宣畅而已。《经》曰:木郁则达之,此之谓也。"(《医方考》卷 4)

2. 汪昂:"食填太阴,抑遏肝胆之气不得上升,两实相搏,故痛连胸膈;阳气不舒,故手足逆冷;下焦宣绝,故尺脉不至。咸润下而软坚,能破积聚,又能宣涌,使不化之食,从上而出,则塞者通矣,亦木郁达之也。"(《医方集解·涌吐之剂》)

3. 冉先德:"霍乱一病,以上吐下泻为主要特征,欲吐不得吐,欲泻不得泻,与上吐下泻水湿偏盛者异,故曰:干霍乱。此由宿食中阻,气机不利,所以胸腹胀痛,上下不通,用本方吐之,使宿食从上而出,则塞者可通,胀痛自止。宿食停滞不消者,亦吐泻不得,也适用本方,异病同治。"(《历代名医良方注释》)

4. 上海中医学院中药系方剂学、中药学教研组:"方用食盐一味泡饮,取其极咸之味,刺激引起呕吐,前人谓'咸能下气,过咸则引涎水聚于膈上,涌吐以泄之也'。对暴伤饮食,或误食毒物,用此吐之,取材方便,又有捷效,确是一种好方法。"(《中医方剂临床手册》)

5. 湖北中医学院方剂教研室:"本方以食盐一味调浓汤探吐,是取其极咸之味,以激起呕吐。盖味咸则能润下软坚,既能破积聚,又能宣涌,使不化之食,从上而出。故《本经》食盐条下有'令人吐'之语。本方性极平和,为涌吐宿食及治疗干霍乱的常用方。故不拘体质之强弱,皆可用之。同时,对饱食填胃而致的食厥,肝气郁极而致的气厥,有时亦可采用此方,以得吐则气机通畅,阴阳调和,厥逆自复。"(《古今名方发微》)

【评议】本方作为涌吐剂使用,历史久远,尽管食盐味咸能"润下而软坚,能破积聚,又能宣涌"(《医方集解》),但本方主要取其涌吐作用。注家对本方涌吐痰食的作用进行了深入的探讨,吴氏、汪氏认为:"吐取肝木之宣畅","亦木郁达之";湖北中医学院方剂教研室认为:"得吐则气机通畅,阴阳调和",都指出其调理气机的作用,宜合而参之。对本方的适应证,注家所论各有侧重,湖北中医学院方剂教研室则作了比较全面的总结,临床可资参照。

【验案举例】

1. 急性胃扩张 《中医杂志》(1987,11:18):某男,29 岁,农民,1983 年 4 月 12 日诊。因腹胀、腹痛、欲吐求治。追问病史,自述平时身体健康,饭量大,1 小时前与人打赌吃了 2 斤馒头、2 斤红薯(未全吃完),即感到胃胀得难受而认输。现自觉上腹胀满疼痛,嗳气恶心,欲吐但吐不出。检视患者,痛苦焦急,腹胀如鼓,全腹有轻度压痛,按之有水荡声,不能弯腰,呼吸稍浅而短促,苔白微厚,脉滑小数。诊断为急性胃扩张,立即施用吐法,以食盐 30g,炒黄煎汤 300ml,服 100ml 后探吐,遂吐出大量酸腐食物,5 分钟后,又服 100ml,再探吐,如此 3 次,基本将胃内食物吐净,腹胀大减,随即输入葡萄糖生理盐水 1000ml 调理,继服保和丸 2 剂痊愈。

2. 停食感寒 《续名医类案》卷9：一侍婢停食腹痛，先用消导药略加发散，一剂而痛未减，因用炒盐汤服二碗，吐之，其痛减半，又用发散为主加消导，一剂其痛立止。

按语：患者停食感寒，两用消散之剂而结果不同。首用不效，因消导不足以速除食积，发散则又因宿食阻滞气机而难以宣散；吐后再用而得效，因食已去八九，气机通畅，则事半功倍。

3. 食厥

(1)《名医类案》卷1：王节斋治一壮年人，忽得暴疾如中风，口不能言，目不识人，四肢不举，急投苏合香丸，不效。王偶过，闻之，因询其由，曰：适方陪客饮食后忽得此症。遂教以煎生姜淡盐汤，多饮探吐之，吐出饮食数碗而愈。

(2)《回春录新诠》：丁酉中秋夜，牙行张鉴录，年逾花甲，猝仆于地。急延孟英，脉之弦滑而大，曰：痰、气、食相并而逆于上也。先以乌梅擦开牙关，横一竹箸于口，灌以淡盐姜汤，随以鹅翎探之，太息一声而苏，次与调气和中而愈。

(3)《续名医类案》卷2：陆养愚治许省南忽得暴疾，如中风状，口不能言，目不识人，四肢不举，服苏合牛黄丸不效；或与小续命汤，反增喘急，壮热，手足厥逆；或以六脉沉微，拟用附子理中汤。诊之两寸似有似无，两关尺难以求索，此由气壅逆然然，非不足而欲脱也；按其胸即眉为之皱，按其腹即体为之举。询其由，因日间烦冗无暇吃饭，至晚陪客毕即病发。曰：饥极过饱，此食中也。昏愦不语，脉伏，皆饮食填塞清道所致；四肢不举，《经》谓：土太过之病也。初时一吐即已，今已三日，上、中、下俱受病，当吐、下、消导并行，以分杀其势。乃先以生姜淡盐汤探之，涌痰涎汤水数碗。少顷，神思少清，诊之寸关逼逼而来，又以棱、莪、槟、枳、橘、曲、木香、白豆蔻仁、莱菔子，煎送润字丸五钱，下三四行，势大减。再诊关尺俱见，且沉实有力，第胸腹按之犹痛，再以前方煎送润字丸二钱。四日后方与稀粥，改用二陈少佐归、芍以养荣血，参、术以扶胃气，木香、豆仁以宽其未尽之痞，旬日而安。

按语：案(1)～(3)均因食积为患，案(1)症轻，一吐即愈；案(2)为兼有痰、气上逆，故吐后予调气和中；案(3)停食后已3日，上、中、下俱病，故吐、下、消导次第而行，终以健脾化湿为主收功。对饱食填胃而致的食厥，本方可通过涌吐宿食，使气机宣畅，厥逆得复。应予指出的是，食厥尽管有卒病昏仆，四肢不举，状如中风，但其发病和暴食有关，一旦苏醒，无偏瘫等后遗症，临床须与中风鉴别。

4. 呃逆不止 《山西中医》(1991，6：9)：某男，12岁，1986年6月17日诊。患儿突发呃逆1天，连连作声，无有休止，呃声响亮，闻有食臭，烦渴喜饮。诊见面部红赤，呃声不止，胸脘痞硬不舒，大便秘结，舌质红，苔黄厚，脉滑数。取盐汤探吐方。令服极咸热盐汤一碗，并以筷探其喉，旋即吐出黄绿水、未消化糯米等物，顿觉胸宽胃舒，呃声亦止，更无复发。

按语：呃逆不止，通常予降逆止呃治之。然本案为食积化热，致胃气上冲所致，用本方涌吐宿食，通因通用，实为治本之策。

5. 邪祟 《格致余论》：外弟发一日醉饱后，乱言、妄语、妄见。询之系伊亡兄附体，言生前事甚的。乃叔在边叱之，曰：非邪，食腥与酒太过，痰所为耳。灌盐汤一大碗，吐痰一二升，汗因大作，困睡一宵而安。

按语：《格致余论·虚病痰病有似邪祟论》言："痰客中焦，妨碍升降，不得运用，以致十二官各失其职，视听言动皆有虚妄。"以本方吐出痰食，则气机升降复常，神明得主，邪祟自除。

6. 干霍乱 《浙江中医杂志》(1985，6：273)：某男，25岁。其人身体一般，秋收时突感上腹疼难忍，回家后腹疼阵阵加剧，恶心欲吐而不能出，脉沉弦，舌淡苔微白。此由过劳中气疲愈,又适遇秽浊之气,证属干霍乱,急需吐之。即用食盐 30g,捣碎炒焦,以白开水约 1000ml 溶化,用 2 大碗交替互倒使冷急服。服后恶心加剧,即用鸡毛翎探吐,吐出未消化的残食恶物若干,症状随之大减而安。

按语:《问斋医案》卷 2 言:"干霍乱本是危疴,昔柳子厚病此,服炒盐、童便而愈。"本方治疗干霍乱吐泻不得者,加用姜汁、童便则效果更佳。

7. 喜笑不止 《儒门事亲》卷 6:戴人路经古毫,逢一妇,病喜笑不止已半年矣。众医治者,皆无药术矣,求治于戴人。戴人曰:此易治也。以沧盐成块者二两,用火烧令通赤,放冷研细,以河水一大碗,同煎至三五沸,放温分三次啜之,以钗探于咽中,吐出热痰五升。次服大剂黄连解毒汤,不数日而笑定矣。

按语:心藏神,神有余则笑不休。神有余者,为心火痰热并皆为患,用浓盐汤探吐,寓咸寒清热于涌吐痰涎之中,使火随痰而出,则病可愈。

8. 瘰疬 《儒门事亲》卷 6:一妇人病瘰疬,延及胸臆,皆成大疮,相连无好皮肉,求戴人疗之。戴人曰:火淫所胜,治以咸寒。命以沧盐吐之。一吐而着痂,次用凉膈散、解毒汤等剂,皮肉乃复如初。

按语:瘰疬本属痰湿,今酿成大疮,当责之痰郁化火,因病在上焦,故以咸寒之沧盐涌吐。本案与案 7 病虽不同,而治法相同,均用盐汤探吐以清热祛痰。

9. 噎膈 《皇汉医学丛书·生生堂治验》卷上:伏见农人利兵卫,年五十,患噎膈,诸治无寸效。先生诊之,脉涩,按之有力,其心下至脐上坚如石,身愈颜色黧黑。先生叮咛之曰:是非医药之所能济,有一术于此,每旦食前,食盐二三匕,以新汲水送下。乃应,呕出黏胶者。其人固信先生,故守其法如教,累月不懈。数月来谢曰:自初奉教,不数日,食既得下,其身体壮实。

按语:噎膈为内科四大症之一,治疗棘手。食盐能润下软坚,能破积聚,用盐汤探吐,寓软坚破积于涌吐痰涎之中。吐法反应剧烈,人多畏之,今以盐汤令吐,每日早饭前一次,得吐便止,峻法缓用,累月不懈,竟使病愈。可见方不在大小,贵在对证;法难分高下,妙在善用。

10. 癃闭 《浙江中医杂志》(1985,11,12:546):某女,38 岁,农民,1970 年冬诊。因丧子迎风悲泣,遂感尿闭不通,下腹胀满难受,用针灸、按摩以及中西药均无效应。惟赖导尿,病延 1 周,脉弦而滑,舌苔薄白腻。嘱拔除导管,待下腹(膀胱区)急胀之时,即煎服青盐 15g,防风 6g。药后涌吐甚剧,而小便亦随之而通。

按语:肺在上,主宣发肃降,为水之上源。膀胱在下,藏津液,气化乃出。肺因悲伤失其宣降之能,故致膀胱难启而成尿闭。吐法可开上宣肺,助膀胱气化,水道通利。诚如吴昆所言:"上窍通,则下窍自利。此用吐之意也"(《医方考》卷 4)。

【临床报道】梭子蟹中毒 以食盐 15g,加水至 800ml,温服催吐,治疗食梭子蟹中毒 40 例,吐后病情好转,在 1~1.5 天内康复[1]。

参 考 文 献

[1] 胡泉林.吐法古今谈[J].上海中医药杂志,1984,(8):35-37.

参 芦 饮
(《格致余论》)

【异名】参芦汤(《本草纲目》卷 12)、人参芦汤(《古今图书集成·医部全录》卷 325)。

【组成】人参芦半两(15g)

【用法】逆流水一盏半,煎一大碗饮之。服后以物微探吐之。

【功用】涌吐痰涎。

【主治】痰涎壅盛证。痰多气急,胸膈满闷,温温欲吐。

【病机分析】本方证为本虚标实之痰涎壅盛。由于痰涎壅塞胸膈,气机不利,故呼吸急促,胸膈满闷,温温欲吐。

【配伍意义】本方为痰涎壅塞胸膈之证而设。根据《素问·阴阳应象大论》"其高者,因而越之"的原则,因势利导,采用涌吐痰涎的治法,使病得吐而解。参芦味苦辛温,其性缓和,对于痰涎壅盛,属本虚标实之须涌吐者,最为适宜。正如《本经逢原》卷1所说:"参芦能耗气,专入吐剂,涌虚人膈上清饮宜之。"

【类方比较】瓜蒂散为涌吐剂首方,味极苦,催吐作用强烈,适用于痰食壅塞,胸膈痞硬者。救急稀涎散涌吐作用较弱,而开关通窍作用较强,具有稀涎作用,适用于中风闭证及喉痹,痰涎壅盛,气闭不通者。盐汤探吐方味咸,药性平和,配制便捷,广泛用于宿食、食厥、气厥,以及干霍乱,吐泻不得等证。本方刺激性较小,性和缓,尤其宜于年高体弱而痰壅当吐者。

【临床运用】

1. 证治要点 本方为涌吐痰涎的治标之剂,尤其宜于虚弱者之痰涎壅盛。以痰壅气急,胸膈满闷,温温欲吐为证治要点。

2. 加减法 本方可加竹沥,以增强其化痰之力。

3. 本方现代常用于痰壅气逆之厥证。

【使用注意】本方对痰壅气急者,为治标之剂,吐后仍需"隔宿煎桔梗半两、陈皮二钱、甘草二钱"(《丹溪心法》卷5),以宣肺化痰,进一步调理。

【源流发展】本方为元·朱震亨所制。朱氏对吐法极为推崇,颇具心得,在其著作中多有阐发,如强调"脉浮当吐。……痰在膈上,必用吐法"(《丹溪心法》卷2),发明倒仓法等。本方见于《格致余论·吃逆论》医案中:"一女子,年逾笄,性躁味厚。暑月因大怒而吃作,每作则举身跳动,神昏不知人。问之乃知暴病。视其形气俱实,遂以人参芦煎汤,饮一碗。大吐顽痰数碗,大汗,昏睡一日而安。"在《丹溪心法》卷5"论吐法九十七"亦载:"人参芦煎汤吐虚病,凡吐,先饮二碗,隔宿煎桔梗半两、陈皮二钱、甘草二钱。"本方原无方名,明·李时珍《本草纲目》卷12将上案略加改动,注明参芦剂量,并将本方命名为参芦汤。《全生指迷方》卷2将本方改为散剂,用治胸有留血,烦躁欲吐者。清《医方集解》收录的参芦散,添加鲜竹沥送服,增强了化痰的作用。本方当代称为参芦饮(《中医方剂学讲义》,南京中医学院方剂教研组主编)。

【疑难阐释】

1. 关于本方的出处 本方两出于《丹溪心法》和《格致余论》。《丹溪心法》并非朱震亨自撰,而是其弟子根据其学术经验和平素所述纂辑而成;《格致余论》为朱氏自撰。《格致余论》中本方的论述更为全面,也更能反映朱氏本人的意见,故其出处应为《格致余论》更妥。

2. 关于人参芦的涌吐作用和本方的用法 对于人参芦的涌吐作用,古今医家有不同认识。自朱震亨以后的古代医家多认为人参芦有涌吐作用,并验之于临床,《本草蒙筌》、《本草纲目》、《本经逢原》等本草专著亦有记载。但当代医家有不同看法,有人通过实验证实,人参芦与人参含有种类相同的人参皂苷,且人参芦中总皂苷的含量显著高于人参,人参芦与人参根皂苷具有相同的药理作用；人参芦对家兔无催吐作用；以50％的人参芦水煎液150ml，给实验组3人，每日1次，受试者无呕吐发生[1]。还有人将人参芦制成酒剂、茶剂、胶囊剂等，用量从3～12g不等，单用参芦者1500余人，加入复方者2000余人，观察3000余例，无1例引起呕吐[2]。人参芦究竟有无涌吐作用，仍有待于进一步研究。临床应用参芦饮作为涌吐剂使用，宜"煎一大碗饮之"（《本草纲目》卷12），甚至"先饮二碗"（《丹溪心法》卷5），应足量、顿服，配合探吐效果更佳。

3. 关于本方的适应证 本方的适应证在不同的医籍中说法不一，大致有虚实两端。《丹溪心法》卷5为"人参芦煎汤吐虚病"；《方剂学》（统编教材6版）为"虚弱之人，痰涎壅盛。胸膈满闷，温温欲吐，脉象虚弱者"。而《格致余论·吃逆论》为"因大怒而吃作"之"形气俱实"者；《本草纲目》卷12为"六脉洪数而滑"之热病；在《丹溪治法心要》卷3论治"呃逆"则有："视有余不足治之（详见《格致余论》）。有余并痰者，吐之，人参芦之类；不足者，人参白术汤下大补丸。"尽管人参芦有与人参相似的补益作用，但参芦饮作为涌吐剂使用，并不是为补虚，而是为祛实，故其适应证应以痰壅气急等标实证为主，若纯属"虚病"，或虚多实少，均非本方所宜。由于本方并不像瓜蒂散和盐汤探吐方那样大苦大咸，故其使用对象还应包括不能耐受较强刺激，心理上对吐法有畏难情绪的患者。

【方论选录】

1. 朱震亨："人参入手太阴，补阳中之阴者也；芦则反尔，大泻太阴之阳。女子暴怒气上，肝主怒，肺主气。《经》曰：怒则气逆。气因怒逆，肝木乘火侮肺，故吃大作而神昏。参芦喜吐，痰尽气降而火衰，金气复位，胃气得和而解。"（《格致余论》）

2. 汪昂："此手太阴、足太阳药也。《经》曰：在上者，因而越之。痰涎上壅，法当涌之。病人虚羸，故以参芦代藜芦、瓜蒂，宣犹带补，不致耗伤元气也。"（《医方集解·涌吐之剂》）

3. 南京中医学院方剂教研组："这是虚弱人用吐法的代表方剂。参芦性能缓和，故对虚人最宜。若是热痰，可加竹沥。如仍不吐者，可用鹅翎探喉间以助之。"（《中医方剂学讲义》）

4. 冉雪峰："方注原有在上者，因而越之。痰涎上壅，法当涌之，病人虚羸，故以参芦代藜芦、瓜蒂，宣犹带补，不致耗伤元气也等语。窃病机当吐，催吐类各药，功效优越者甚多，诸可择用。惟体既过虚，本不耐吐，证又过实，不得不吐。气滞而痰凝，实缘于虚；痰凝而气愈滞，实更促虚，而参芦之特殊功用，乃于是恰合而显昭。他吐药多暴戾，惟参芦和缓；他吐药多燥烈，惟参芦柔润；吐药过量，多起局部炎证，参芦过量无伤，反能调摄整个虚证，但参芦吐性，并不强烈。对于久病，虚痰壅滞脘膈或有用处，但急病大病，恐缓不济急也。"（《历代名医良方注释》）

【评议】 朱震亨用本方涌吐治"吃"，为"大泻太阴之阳"，使"痰尽气降而火衰，金气复位，胃气得和而解"，强调其调理气机的作用，这往往被后世注家所忽视。汪昂以后的注家认为本方"宣犹带补，不致耗伤元气"，适用于虚羸之人，痰涎上壅，可能是受朱氏"人参芦煎汤吐虚病"的影响，但应注意必为虚少实多，本虚标实，若确为"过虚"，或虚多实少者不宜。

【验案举例】

1. 呃 《本草纲目》卷12：一女子性躁味厚，暑月因怒而病呃，每作则举身跳动，昏冒不知人。其形气俱实，乃痰因怒郁，气不得降，非吐不可。遂以人参芦半两，逆流水一盏半，煎一大碗饮之。大吐顽痰数碗，大汗，昏睡一日而安。

按语：本案与《格致余论·吃逆论》原文略有不同。原文主症为"吃"，"吃，病气逆也。气自脐下直冲，上出于口，而作声之名也"（《格致余论·吃逆论》）。朱震亨用本方意图，是通过涌吐痰涎以降气和胃。

2. 热病 《本草纲目》卷12：一人作劳发疟，服疟药变为热病，舌短痰嗽，六脉洪数而滑，此痰蓄胸中，非吐不愈。以参芦汤加竹沥二服，涌出胶痰三块，次与人参、黄芪、当归煎服，半月而安。

按语：本案病起于劳作，甚于误治，实多虚少，故先用参芦汤加味涌吐以祛邪，继而补益气血以扶正。

3. 气厥 《新中医》(1987,1:50)：某男，86岁，湖南平江人。1983年3月15日因与邻居发生口角，怒气上冲，以致喘促不得息，粒米不进，手足躁动，口不能言，神识昏糊，张口挺胸，肩抬气促，喉间痰鸣漉漉，唇青舌紫，苔白腻，六脉弦滑。据证辨为怒则气上，痰随气逆之证。因病势甚危，欲用吐法，又虑其年高体弱，经受不住，乃取紫苏煎汤，于背部熨烫，又投通关散，均不效，遂用参芦饮涌吐。急取参芦15g，芫花5g，水煎，缓缓饮服，并用鸡毛探吐，随即吐出痰涎、食物残渣一碗余，诸证大减。继以红枣、生姜、糯米熬粥养其胃气，待怒气清除，诸证全消。

按语：患者痰壅气急，神识昏糊，病情危急，似宜径投本方。若非年近九旬，当用救急稀涎散以开窍通关。

【临床报道】用参芦饮(参芦、竹沥)治疗慢性支气管炎50例，其诊断标准及疗效标准均按1979年全国慢性支气管炎临床专业会议修订标准制定。结果：临床控制7例，显效14例，有效22例，无效7例，临床控制和显效率42.0%，总有效率为86.0%。本药不仅具有明显的止咳、化痰效果，而且还有一定的平喘作用[3]。

参 考 文 献

[1] 罗顺德,刘安清,刘月盈. 人参芦与人参根有效成分和药理作用的比较[J]. 药学通报,1983,18(8):22-24.

[2] 王玉华,尚瑞梅. 对参芦治疗作用的初步探讨[J]. 北京中医杂志,1986,18(1):30-32.

[3] 黄毓煌,王会仍,王联森. 参芦饮治疗慢性支气管炎的临床观察[J]. 浙江中医学院学报,1994,18(4):12-13.

（王存选 陈 力）

附 篇

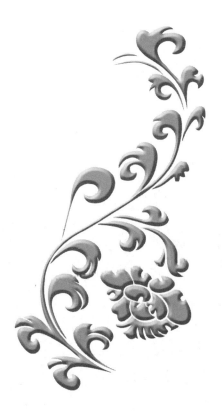

一、方剂学教学方法的研究

方剂学是中医药学的主要组成部分,属于十大基础学科之一。它以中医基础理论为指导,由中药组成,直接为临床各科服务,所以又是衔接基础与临床的桥梁课,具有承前启后的作用。假设在教学过程中,缺少方剂学这一重要环节,学生所获得的中医药知识必然不系统,不完整,难以达到一个高标准、高水平。此外,本学科不仅是中医药高等院校各专业不同层次学生及高等学校自学考试中的考试课,而且还在留学生毕业、医生行医执照通考试卷的分数中占有相当比例。为此,拟对本学科的教学方法进行如下探讨。

方剂学具有包容多学科知识、重视组方配伍规律、实用性强等长处,但内容零散、形式单调又是其所短。一个合格教师,应力求做到扬长避短,尽最大努力使该学科的讲授日臻完善。

(一) 立足教材　纵横博采

方剂学教材所载的方剂,是从著名医籍或方书中精选出来的,虽然来源于不同朝代,出自众多医家之手,但不论在组方配伍,还是在临床运用方面大多各有特点和优势,具有一定代表性,故常被视为经典名方。正因如此,后世医家多有发挥,或分析方义,阐述其配伍意义,或从临床实践加以验证乃至扩展应用范围,或衍化其组成药物。今人除上述外,还结合现代科研手段对某些名方进行实验观察,探讨其药理作用等等,为我们积累了丰富而翔实的资料。教师备课时,要在透彻理解教材的基础上,广收博采,查阅大量资料,然后去粗取精,去伪存真,消化吸收,为我所用。首先,要查阅原始文献,特别是临床家所创之方更应如此。以血府逐瘀汤为例,王清任在《医林改错》中对其主治症的描述,就没有将19个症状简单罗列在一起,而是有较具体的说明,有的甚至附有验案。其中"胸不任物"、"胸任重物"条后即分别记载了一老者"夜露胸可睡,盖一层布压则不能睡,已经七年";又一年轻女子"夜卧令仆妇坐于胸方睡,已经二年"。两例皆服此方各5、3剂而愈。王维德对他创制的阳和汤组成药物的剖析是"非麻黄不能开其腠理,非肉桂、炮姜不能解其寒凝。此三味虽酷暑不可缺一也。腠理一开,寒凝一解,气血乃行,毒亦随之消矣。"张锡纯在选择镇肝熄风汤组成药物的过程中,是经过临床反复验证而确定的。张氏开始拟该方时并无茵陈、生麦芽、川楝子三味,但验证时发现:"此方效者固多,间有初次将药服下转觉气血上攻而病加剧者,于斯加生麦芽、茵陈、川楝子即无斯弊。"并申述其理:"盖肝为将军之官,其性刚果,但若用药强制,或转激发其反动之力。茵陈得初春少阳生发之气,与肝木同气相求,泻肝热兼舒肝郁,实能将顺肝木之性。麦芽为谷之萌芽,生用之亦善将顺肝木之性,使不抑郁。川楝子善引肝气下达,又能折其反动之力。方中加此三味,而后用此方者,自无他虞也。"这些来自实践的真知灼见,颇具说服力。关于某些方剂组成中药物的用量,原书的规定亦不可忽视。如定喘汤的君药之一白果,功能敛肺止咳祛痰,原书21枚,至少有30g,居全方之首。今人虑其性涩敛邪,仅用9g,虽有一定道理,但实验观察发现本方的平喘作用,以重用白果为好,仅次于氨茶碱,表明原书用量具有重要的临床意义。其次,参考方论或有价值的实验资料,某些方论专著对常用效方方义的剖析可谓深刻透彻,丝丝入扣。《医宗金鉴·删补名医方论》卷6对桂枝汤的解释即是很好的例证:"桂枝辛温,辛能散邪,温从阳而扶卫。芍药酸寒,酸能敛汗,寒走阴而益营。桂枝君芍药,是于发散中寓敛汗之意;芍药臣桂枝,是于固表中有微汗之道焉。生姜之辛,佐桂枝以解肌表;大枣之甘,佐芍药以和营里。甘草甘平,有安内攘外之能,用以调和中气,即以调和表里,且以调和诸药矣;以桂、芍之相须,姜、枣之相得,借甘草之调和阳表阴里,气卫血营,并行而不悖,是刚柔相济以为和也。……此方为仲景群方之冠,乃解肌、发汗、调和营卫之第一方也。"有的从实验研究角度佐证了方剂配伍的合理性。例如:有人从观察补中益气汤的药理作用中发现:"在有升麻、柴胡之制剂中,对动物的作用明显,而去掉升、柴时,其作用减小,且不持久;单用升、柴,则不表现作用。……尤以对肠蠕动方面,更为突出。"这为升、柴在全方中的作用,提供了科学依据。上述例证,对加深理解方中各药的配伍寓意很有参考价值。六味地黄丸后世医家就在钱乙用以主治小儿先天不足的基础上,扩展应用于肾阴不足之腰膝酸软,头目眩晕,耳聋耳鸣,盗汗遗精;或虚火上炎而致骨蒸潮热,手足心热,口燥咽干,舌红少苔,脉细数诸症。近几年该方在治疗某些疑难病方面有所突破。据报道其对食管上皮细胞重度增生症不仅疗效颇佳,而且尚能防止癌变等,加之由本方衍化出的众多类方,如知柏地黄丸、杞菊地黄丸、麦味地黄丸、都气丸、耳聋左慈丸等,广泛地应用于临床各科。诸如此类,只有全面掌握,方能游刃自如。

由于方剂学包涵了多学科知识,一是方剂由药物组成,熟谙药物的性能,则有助于剖析理解方义。教学实践表明,凡是中药功底深厚甚至有讲授中药学经历的教师,在分析方中组成药物的配伍意义以及药物之间配伍关系等方面,往往比较生动、透彻;相反,有关内容的讲解,未免显得单薄肤浅。二是方剂主治证的病因、病机,只有结合基础、诊断知识,方能言之有据,环环相扣;至于主治证候,临床应用,又必须联系内、外、妇、儿各科以及某些西医学内容,有条件者涉猎相关的文、史、哲知识也是必要的。所以备课时,教师不能仅限于专业水平的加深提高,还应参阅相近学科的有关资料,以拓宽知识面,不断地丰富和充实自己。

总之,讲授方剂课时,课前准备宜在立足教材的前提下,不仅力求从古到今,由源到流地收集、整理、加工、提炼,而且还要熟悉相关学科的有关知识。如此纵横博采,扩充更新,方能在课堂上以一桶水去满足学生一杯水的需求。

(二)研究配伍　探讨规律

虽然方剂由药物组成,但它是药物运用的更高形式。方剂最讲究的就是选药配伍,这也是学了中药不等于就会组方的主要原因。因此,我们除了介绍方剂的组成、功用、主治证等外,探讨组成药物之间的配伍关系,即如何组方才能达到高效、速效、低毒或无毒的目的,特别是剖析某些配伍严谨、选药精当、用量合理、寓意深奥的方剂,常是教学中的关键,也是本学科所长。在具体讲授过程中,教师不仅要介绍每首方剂组成配伍的意义,更应注重配伍规律的探讨,善于从总体上把握。方剂学教材总论里组成原则一节,是专门阐述组方理论的。君臣佐使的确定主要体现在方中各药的主次地位。由于一首方剂的疗效主要取决于君药的性能,因此,君药的意义则应视为重点。需介绍其二针对(针对主病或主证)、一中心(全方综合作用的中心,在方中起主要治疗作用)、三特点(药力强、作用较全而、相对药量大),为方中不可缺少的药物等。再者,每类方剂的配伍,亦有规律可循,如解表剂主治表证,因肺主皮毛,表证往往引起肺气不宣,多见咳嗽一症,所以组方时在以解表药为主的前提下有时配伍宣肺之品如杏仁、桔梗等,既缓解咳嗽症状,又利于散表祛邪。又固涩剂,适用于气血精津的耗散滑脱诸证,此类方剂在主选固涩药的同时,常与补益药合用,以标本兼顾。再者,因为"气为血之帅,血为气之母",所以活血祛瘀方剂宜针对瘀血或气滞血瘀证,常配伍行气之品如陈皮、木香、枳壳等,使"气行则血行";若为气虚血瘀者,往往配伍补气药如黄芪之类,以收"气旺则血行"之效。其他如祛湿剂、祛痰剂的结合脏腑用药……教师均应点明。另外,综合大多数组方水平较高的方剂,其配伍关系不外乎三个方面,即药物与药物、药物与机体、药物与病邪,从中可归纳出某些方剂的配伍特点,体现药物之间配伍关系的有相辅相成、相反相成。可以说绝大多数方剂都寓有相辅相成的配伍,而相反相成则是前贤在用药组方过程中辩证思维的具体表现。其中包括了泻中寓养(十枣汤、龙胆泻肝汤)、补中有行(四物汤、补中益气汤、归脾汤、一贯煎)、补中寓泻(六味地黄丸、肾气丸)、散中寓收(桂枝汤、小青龙汤、苏合香丸)以及去性存用(麻杏石甘汤、大黄附子汤、温脾汤、天台乌药散、麦门冬汤)等颇具寓意的配伍关系。例如十枣汤为泻下逐水的要方,主治水饮壅盛之悬饮。方中主要组成部分甘遂、大戟、芫花三药均为攻逐水饮之峻品,且有毒性,相互配伍在药力增强的同时,其毒烈之性亦随之增大,因而有伤正之弊。仲景配伍十枚大枣,既益气养胃,以培土制水,又缓和三药毒烈之性,以护正防害,泻中寓养。又如温开法代表方剂苏合香丸,作者在选用十香(青木香、香附、檀香、安息香、苏合香油、麝香、沉香、丁香、龙脑、乳香)芳香走窜,以开窍醒神,行气止痛的同时,加入白术、诃子二味补气收敛,散中寓收,从而防止诸香太过,耗散正气。上述两方为相反相成配伍的例证,反映药物与机体生理功能之间的关系有阴阳互求,此乃根据阴阳互根这一生理特点,利用药物之间的配伍以达"阴中求阳"(肾气丸、右归丸)、"阳中求阴"(左归丸)之目的。由于气属阳,血属阴,因此补血方剂有时配补气之品,使气旺血生,阳生阴长(当归补血汤、归脾汤)。而补气与升阳(补中益气汤),健脾与祛湿(四君子汤、参苓白术散),则是针对脾主升清、运化水湿的生理功能而设。又肝体阴而用阳,补肝体以助肝用的配伍,常见于治疗肝病的方剂中(逍遥散、四逆散、龙胆泻肝汤、镇肝息风汤)等。至于药物与病邪特点的关系,诸如活血祛瘀、泻下、祛湿、祛痰、消食类方剂,每每配伍行气药的道理,就是因为瘀血、积滞、水湿、痰饮、食积等有形实邪,最易阻遏气机的缘故。举凡上述,可谓方剂学的精华所在,也是教师讲授的重点内容之一。总之,通过剖析方剂组成意义,探索药物配伍规律,可使学生在理解基础上,强化对方剂组成、功用、主治等的记忆。然而其价值远不止于此,更重要的是培养了学生的组方能力与水平,为他们将来从医或科研打下良好的基础。这也决非单纯机械地记忆百余首,乃至几百首方剂组成等所能达到的效果。

(三)联系临床　突出实用

方剂学的又一特点,就是实用性强。因为它的目的在于为临床各科服务,某方运用得当与否往往直接影响其疗效。所以仅阐述方剂有关理论是远远不够的,而且难免失之空泛。我们必须紧密联系临床实践,以突出方剂的实用性,使授课内容丰富而充实。假若教师有一定的临床经验、亲身体会就更具说服力。另外借鉴他人成熟经验,结合有关西医学知识,也很有必要。总而言之,教师应力求做到授课内容既源于教材,又活于教材,高于教材,既保持中医特色,又体现发展,反映时代特征。再者,值得提出的是,联系临床不是讲授临床各科,要注意与之区别。我们的重点是交代某方在治疗某病时应如何客观掌握:其证治要点、指征是什么,能治愈还是缓解症状,是辅助治疗还是协助诊断,有无预防之功,怎样酌定用量以及应注意哪些问题等,让学生心中有数,用方时有的放矢,减少盲目性。诸如,犀角地黄汤用于温热病邪入血分阶段,临床表现除身热夜甚,神昏谵语,斑疹紫黑,脉细数等以外,舌质红绛或深绛是主要指征之一。临证运用平胃散时应以脘腹胀痛、纳呆呕恶、苔白厚腻为辨证依据。用小蓟饮子治疗下焦瘀热之血淋或尿血,要特别警惕无痛性血尿。这常见于肾结核或膀胱肿瘤,应嘱患者进行相应的化验、仪器检查,以明确有关西医诊断。可先用该方缓解尿血等症状后,再采取抗结核或手术等以祛除病因,以免贻误病情。若为泌尿系感染之血淋,小蓟饮子坚持服用,则可达愈病目的。小青龙汤主要用于呼吸系统疾患,如慢性支气管炎、支气管哮喘。此类疾患临床一般分为发作期与缓解期,而本方主治发作期属于外寒内饮者。大承气汤不仅用于某些急腹症属阳明腑实者,而且可预防腹部手术后的鼓肠,同时以之清肠可增加肠道 X 线拍片的清晰度,能协助诊断并提高优片率。又茵陈蒿汤除了治疗多种原因所致的湿热黄疸外,于孕妇妊娠期间服之,可预防新生儿溶血症的发生及发病程度。另外,补中益气汤既能加强癌症患者放疗、化疗的效果,又可减轻这两种疗法所致的毒副反应。补阳还五汤在治疗中风后遗症时,其中君药黄芪用量的掌握及全方服法的正确与否,常是收效的关键。黄芪宜先从 30～60g 开始,然后逐步增至 120g。王清任在《医林改错》中的介绍就甚为明确:"如患者先有入耳之言,畏惧黄芪,只得迁就人情,用一、二两,以后渐加之四两,至微效时,日服两剂,岂不八两,两剂服五六日,每日乃服一剂"。即使患者痊愈,也"药不可断,或隔三五日吃一付,或七八日吃一付",以巩固疗效,防止复发。对于"病久气太亏,肩膀脱落二三指缝,胳膊曲而搬不直,脚孤拐向外倒,哑不能言一字,皆不能愈之症",亦应"常服可保病不加重",以延长寿命。可见治疗中风后遗症顽疾,持续服用本方至关重要。将这些内容与课堂教学恰如其分地联系,不仅能加深学生对某方的印象,使之充分认识方剂的实用价值,而且指导他们如何用方,启迪其思路。此外,授课中若遇到中、西医病名虽同,但内涵迥异时,需交代清楚。例如中医所说的霍乱主要指起病突然,上吐下泻,挥霍撩乱的临床特点而言,包括西医的霍乱、副霍乱、急性胃肠炎、食物中毒等。又伤寒一证,传统多为外感病的总称,与伤寒杆菌、副伤寒杆菌的感染不同等等,为学生临床各科的学习奠定了基础。

(四) 解难释疑　深入浅出

关于教材中的难点,尽管较为棘手,也不应该避而不谈,而是要善于深入浅出地引导学生思考、理解、领会、掌握,对于既是难点又是重点的内容更应如此。书中有些方剂的主治证比较复杂繁多,特别是选自《伤寒论》、《金匮要略》等书的方剂,教材往往将原条文或某书记载搬上,给教师的讲授与学生的学习带来一定困难。理中丸的主治证就是如此。书中列为三条:①中焦虚寒。自利不渴,呕吐腹痛,不欲饮食,以及霍乱等;②阳虚失血;③小儿慢惊,病后喜唾涎沫以及胸痹等中焦虚寒所致者。若能找出三者之间的内部联系,就容易得多。可首先从病因、病机入手,该方证病位在脾胃(中焦),病性虚寒,鉴于此,脾胃的功能必然紊乱,产生一系列症状:若升降失常,则吐泻腹痛,甚或霍乱;若失于统摄,可见两种情况:一不能摄血,则失血;二不能摄津,则喜唾涎沫;至于小儿慢惊、胸痹则为中焦虚寒影响他脏,前者是由土虚不能荣木所致,后者乃因中阳不足,心气虚损,阴寒上乘,胸阳不宣引起。表现虽异,皆责之脾胃,所以上症均可伴见食欲不振,四肢不温,舌淡苔白润,脉沉迟等虚寒症状。又血府逐瘀汤主治的瘀血证,如果照搬教材,内容较散,学生难以掌握,归纳为以下几点便清晰明了了:①疼痛:胸痛、头痛,日久不愈,如针刺而有定处。②脏腑功能失常:于心,则见心悸怔忡、失眠;于胃,则见或呕或呃;于肝,则见急躁易怒。③热型:入暮潮热。④体征:瘀血的舌象、脉象等。另外,五苓散的主治证亦属难点、重点。分析病因、病机不外乎水湿内停,气化不利。其临床表现则因水停部位不同而各有特点。总结如下:水停膀胱,小便不利之蓄水证;水停胃脘,水入即吐之水逆证;水泛肌肤,肢体浮肿之水肿证;水注大肠,大便泻水之泄泻证;饮停下焦,脐下动悸之痰饮证。上述病证伴有头痛发热之表证宜选用五苓散,无表证亦可应用本方。如此表达,提纲挈领,便于记忆。其他如小建中汤、吴茱萸汤、四逆汤、真武汤等的主治证都有类似情况。有的方剂则难在配伍的意义上。以麦门冬汤为例,该方为治肺、胃阴虚,气逆而咳或呕吐的代表方。其中配伍一味温燥的半夏而不用甘寒而润的瓜蒌的道理在于,半夏既能降肺气化痰,又能降胃气止呕,而其燥性因受大量麦冬的制约而减,反之又可使麦冬滋而不腻,一药多用,寓意深刻。若用涤痰宽胸而无降逆止呕的瓜蒌替代就大为逊色。半夏泻心汤治痞证,方中用人参、大枣、甘草补益之品,是否有壅滞增痞之虞?若从"痞"的成因谈起便会释然而解。该方既有寒热互结又有脾虚不运,脾虚则加重痞满,而方中配伍健脾益气药物,可使脾运复常,不但无害,反能有助于消痞,体现了"塞因塞用"的反治法。

对于方剂学中某些尚难定论的疑点,本科生、专科生不宜多涉及,但作为教师应有自己的见解,或作一些必要的解释,或于辅导时解惑。例如补中益气汤所治气虚发热证的病机,古今医家众说纷纭,莫衷一是。大致有以下几种:脾胃虚弱,生化无源,阴血不足而发热;脾虚及肺,卫外不固,感受外邪而发热;脾虚及阳,阳气不足,发越于外而发热;脾虚生湿,蕴热化火而发热;脾胃虚弱,心火独亢而发热等等。为了遵循制方者李杲的本意,教师应立足于《脾胃论》原文的诠释。李氏的观点是:"脾胃气虚,则下流于肾,阴火得以上乘土位"。即指中气虚弱,清阳下陷,流于肾间郁而不达以致发热。这也是作者创立补中益气汤的主旨:"惟当以甘温之剂,补其中,升其阳"。而有些疑点的争议则是在某些方剂君药的确定上,炙甘草汤就是如此。对本方以何药为君的看法有三种:一是以炙甘草为君,二是以生地为君,三是以人参、炙甘草为君。有的则采取回避态度。笔者认为第一种见解为妥,理由有三:①以炙甘草命名;②针对心动悸、脉结代的主证,在方中起主要治疗作用;③炙甘草用量虽不及生地,但其相对用量较大。岳美中所言就是很好的说明:"仲景炙甘草汤以炙甘草为名,显然以甘草为君,乃后世各注家都不深究仲景制方之旨,竟退甘草于附庸地位,即明如柯韵伯,清如尤在泾,也只知甘草留中不使速下,或囫囵言之,漫不经意。不知甘草具'通经脉,利血气'之功能。在陶弘景《本经别录》,而各注家只依从甘草和中说法,抛弃古说不讲。顾甘草命方,冠诸篇首,日人丹波元坚还知注意"(《岳美中医案集》)。对上述问题,教师可根据教学的要求和授课的对象适度的讲解。

(五)前详后略　贯穿呼应

方剂学的讲授,除总论外,每首方剂内容都离不开组成、用法、功用、主治、方解、运用、注意点几方面,形式较为单调,内容也似零散,处理不好,常有呆板、枯燥、乏味之感,这也是本学科在教学过程中的一大弱点。为避其短,在讲授方法上就需探究艺术性、灵活性。开头几章由于学生对本学科尚感陌生、新奇,宜按部就班地讲解,板书也相应详细。一旦学生对这套模式熟悉、适应,有些内容就可以从略,板书亦随之简要,如证析、方解、运用、注意点等进度适当加快。后省略出的时间可以与前面的某些内容贯穿呼应,分析比较,致使讲授内容相对的集中联贯。这样既有助于学生温故知新,又便于引导他们勤思多想,活跃气氛,激发兴趣。笔者常以类证或某药为主线贯穿相关内容。

首先每讲完一类方剂之后,可将此类各方串讲对比。例如,同属补气剂的四君子汤、参苓白术汤、补中益气汤、玉屏风散、生脉散,其共性是均有补气之功,主治气虚证,但五方同中有异。上述前三方皆能补益脾气,主治脾胃气虚证,症见面色㿠白,食少便溏,语声低微,倦怠乏力,舌淡脉弱等。其中四君子汤,药简性平,适宜于上证较轻而单纯者;参苓白术散长于和胃渗湿,对于脾虚夹湿之食少吐泻,胸脘痞闷,苔白腻者较为适宜;补中益气汤重在益气升阳,主治气虚发热,及气虚下陷之内脏脱垂,久泻久痢诸证。玉屏风散功能益气固表止汗,善治表虚不固之汗出恶风,脉浮虚及虚人易感冒者。而生脉散既补气又养阴,常用于气阴两伤之体倦乏力,口渴咽干,舌红少苔,脉虚数等,临床包括暑热耗伤气阴之汗多神疲;久咳伤肺之干咳少痰,气短自汗;以及心脏疾患之心悸等,以"同中求异"。学者在了解共性的基础上再抓住个性,那么一首方剂的全貌就不难掌握。

不同章节的方剂虽有各自的特点,但有些方剂往往同治某一主症或主治证有相似之处,即"异中求同",此时亦可以进行串讲。例如讲到驱虫剂乌梅丸,因其主治证有二:其一是蛔虫上扰之蛔厥,就可与前述泻下剂大承气汤的热深厥深之热厥,和解剂四逆散的阳气内郁之热厥,回阳救逆剂四逆汤的阳衰阴盛之寒厥,温经散寒剂当归四逆汤的血虚受寒之寒厥挂钩;其二是寒热错杂,正气虚弱之久泻久痢,又可与补气剂的补中益气汤、固涩剂的真人养脏汤等联系。其中前方为气虚下陷所致,多兼见体倦乏力,食少纳呆等气虚症状;后方则属脾肾虚寒,肠滑不固引起,有大便滑脱不禁,或下痢日夜无度,畏寒肢冷等虚寒表现。诸如此类,不胜枚举。从各自的病因、病机,兼症不同加以分析,如此通过将某些证候前后贯穿,可收以一带十之效,同时也避免将类方混淆不清,有助于鉴别用方,以提高选方的准确性。

以某药在不同方剂中的配伍意义串讲数方亦较常用。具有多功能的药物,在不同方剂中发挥的作用不尽相同,多与其在某方中的地位、所配伍的药物及病情需要密切相关。以黄芪为例,其性甘温,既能补气升阳,固表止汗,又可托毒排脓,利水消肿,在许多方剂中用为君药。诸如当归补血汤中该药用量五倍于当归,能大补脾肺之气,以资生血之源,配伍养血和营的当归,则阳生阴长,气旺血生,为治疗血虚发热之剂;主治气虚血瘀之中风后遗症的补阳还五汤,方中重用黄芪为君以大补元气,取其力专性走,周行全身,使气旺血行,同时祛瘀而不伤正,辅以少量活血之品,以达通经络、起痿废的目的;补中益气汤亦用本品为君既补中益气,又升举阳气,在其他药物的协助下两方面功能均得以增强,对于脾胃气虚、气虚下陷、气虚发热所致诸证皆有良效;玉屏风散则为治疗表虚自汗等证的常用方剂,黄芪在方中主要发挥益气固表止汗之功;而防己黄芪汤中之黄芪,则体现补气、利水、固表三方面作用,该方对于表虚水肿疗效颇佳;再者分别用于疮疡后期证虚脓成难溃或久溃不敛的透脓散、内补黄芪汤,本品在两方中的主要配伍意义是益气托毒排脓,与其他补益之品同用,可使气血充实,以促进疮疡速溃、早敛。此外,尚有大黄、桂枝、麻黄、柴胡、半夏等也常在多方中选用,同样可以用之贯穿呼应。

值得注意的是,串讲时应以课堂规定的内容为主,与前面的联系为辅,不可喧宾夺主。

(六) 精设板书　形式多样

中医的课堂教学教具甚少,方剂学尤其如此。教师一味地讲授,比较抽象,有时难免枯燥呆板,容易对学生形成单调刺激,以致影响教学效果。假如充分利用板书这块阵地(表格、投影仪亦可),发挥其应有作用,则可事半功倍。板书不等于教材、讲稿搬家,而是应将课堂讲授的内容进行加工、提练,以达突出重点,解决疑难,加深印象,强化记忆的目的。板书应力求内容恰到好处,字迹工整规范,布局精巧合理,并有一定的艺术性,令人赏心悦目。

讲授某方主治证时,常遇到一些多而杂的内容,仅用口头表达不够清晰,若以板书的形式则一目了然。

板书又是比较类方的主要手段,因为某些方剂功用、主治极为相似,若逐一讲解,既嫌重复,又平铺直叙。所以直接对比就较为新颖活泼,且便于记忆。

为了知其所以然,下述表格便是最好的说明。

安宫牛黄丸、紫雪、至宝丹组成比较表

方名＼组成	芳香开窍药	清热解毒(凉血)药	重镇安神药	平肝息风药	豁痰解毒药	泻下药	行气药	补气和中药
安宫牛黄丸	麝香、冰片、郁金	牛黄、水牛角、黄芩、黄连、栀子	朱砂、珍珠、金箔		雄黄			
紫雪	麝香	水牛角、石膏、寒水石、元参、升麻	朱砂、磁石、黄金	羚羊角		朴硝、硝石	丁香、青木香、沉香	甘草
至宝丹	麝香、冰片、安息香	牛黄、水牛角	朱砂、琥珀、玳瑁、银箔、金箔		雄黄			

(七) 启发引导　开展讨论

国家教育部对教学改革一直极为重视。其中除改革教学内容外,由于种种原因,"填鸭式","满堂灌",机械被动的教学模式仍是目前高等中医药院校课堂教学中的通病。因此,改革教学方法亦迫在眉睫,这也是教师义不容辞的义务与责任。如何变"填鸭"、"灌输"为启发引导,变机械、被动为活泼、主动,开展课堂讨论是为有效方法之一。

方剂学科的课堂讨论,可根据教学内容、阶段,有计划、分步骤地进行。开始几章,应以教师讲授为主,穿插部分讨论。例如,解表剂结束后,布置讨论题如下:①麻黄汤、桂枝汤皆主治风寒表证,临床表现有何不同? 为什么? ②试述九味羌活汤主治证的特点,方中君药为何是羌活,而不是防风或苍术? ③小青龙汤中温化寒饮之药是哪几味? 请说明其配伍关系以及用干姜而不选生姜的道理。④分析桑菊饮与银翘散在组成、功用、主治的异同点。⑤麻杏石甘汤是治肺热咳喘之方,为什么选用辛温之麻黄? 临床如何掌握其用量? ⑥败毒散中人参的意义仅限于补气吗? 为什么? 至中期,学生对本学科讲授模式已经了解、熟悉,可选某些小章节,请学生走上讲台,或开展讨论。以固涩剂为例,讨论题如下:①固涩剂组方配伍的特点是什么? 为什么? 试举例说明。②试述固涩剂与补益剂的适应证与配伍用药的不同点。③真人养脏汤与四神丸、金锁固精丸与桑螵蛸散的主治证各有何异同? ④分析真人养脏汤的配伍意义及其应用木香的道理。如何理解"痢无止法"一说。⑤四神丸为什么以补肾为主? ⑥固冲汤与归脾汤皆治崩漏、经多,如何区别应用? 当课程接近尾声时,讨论范围可纵向联系,前后贯穿。如本文前述第五部分(前详后略、贯穿呼应)内容,则由学生自己完成。这对于他们温故知新,加深理解,强化记忆,大有裨益。串讲题举例:①天麻钩藤饮、镇肝熄风汤、苓桂术甘汤、半夏白术天麻汤均用于眩晕等证,临床如何区别应用? ②哪几首方剂主治心悸失眠证,请分析其不同点。③川芎茶调散、血府逐瘀汤、吴茱萸汤皆善治头痛等,试述各自的病因、病机与临床表现。④适宜于妇女月经不调的方剂有哪几首? 如何区别运用? ⑤分析大黄在大承气汤、温脾汤、桃核承气汤、复元活血汤、茵陈蒿汤中作用不同的道理。⑥试述桂枝在桂枝汤、五苓散、苓桂术甘汤、温经汤中的配伍意义各是什么,为什么?

课堂讨论的一般模式是:首先由教师提出问题,并指定参考书目;然后让学生准备,写出发言提纲或作业;再进行班组讨论或全班发言,或两者结合;最后由教师针对讨论情况归纳总结,以画龙点睛。此种教学法的优点在于:便于启发引导,给学生一定的思维空间,不仅能开拓思路,发挥他们的聪明才智,而且还能培养学生的的独立思考能力、分析综合能力以及语言文字表达能力。同时能从学生那里反馈信息,以便"教学相长",加强师生学术与思想交流,密切师生关系。

然而课堂讨论并不意味着让学生放任自流,而是有更高更严格的要求,教师也并不轻松。其一,尽管授课时间减少,但教师的水平和能力直接影响学生讨论结果的优劣,起主导作用。因此,课前必须做好充分准备,围绕重点内容提出某些启发性的思考题、讨论题;讨论时既要认真负责,又要善于组织引导;课后要进行总结,必要时要查阅学生的发言提纲或作业,工作量较大。总之,一位合格的教师应正如语言学家 Williams 所说:"教师的主要作用不是信息的传递者或课文解释者,而是指导者或课堂组织者或答疑者,或顾问或人事经理,或催化剂"。其二,学生应积极参与,密切配合,自觉地改变依赖于教师的"灌输"以及被动地只求答案的学习方法与习惯。另外,需要强调的是,考试改革亦必须"紧步后尘",因为当前的考核方法与考题内容在某种程度上束缚了课堂教学改革的进行,且学生亦有后顾之忧。

(八) 加强直观　增设实验

前述教学方法无论口头、板书表达,还是课堂讨论,师生均觉抽象。而实验课的开设打破了这一惯例,为方剂课的直观教学迈出了可喜一步,可获得其他教学法难以达到的效果,也是本学科教学改革中不可缺少的一环,值得推广。传统认为麻黄汤为发汗峻剂,其发汗作用比桂枝汤强烈。实验结果怎样? 我们分别给三组小白鼠腹腔注射麻黄汤、桂枝汤、生理盐水,通过实验进行比较,结果学生可以亲自看到其发汗强弱与传统观点基本相符,同时还进一步提示他们具体运用麻黄汤时要避免过汗伤正。大承气汤具有泻热通便、荡涤积滞之功,属峻下剂,临床对于里热积滞所致之便秘诸证确有良效。那么其对肠道局部究竟有何作用? 强度如何? 该方的肠道推进实验就初步回答了这一问题。学生在实验课上可直接观察到大承气汤组不仅能明显增加肠蠕动,而且还能明显扩大肠腔,从而增加肠容积,通过公式计算该方的推进率,可发现大承气汤组较对照组有明显差异。主治阳衰阴盛所致四肢厥冷之四逆汤,方中附子为回阳救逆之要药,与温中散寒的干姜配伍,相得益彰。对其毒性,甘草尚可解之。山西中医学院以薄层色谱法使学生直接目睹甘草在四逆汤中的解毒之功。有时通过实验还能观察到某些方中药物配伍后的增效作用等。

方剂实验教学通常分为三个步骤:①实验前,学生必须认真阅读实验指导,以了解实验目的、要求、实验材料、实验方法与操作步骤。预测实验中可能出现的问题和可能发生的情况及其解决办法。以上内容亦可由教师讲解。②实验中,严格按照实验指导要求的步骤进行操作,方中药物应符合传统炮制,另规定用量、剂型、给药方法;认真仔细观察并记录实验过程中发生的现象、反应。③实验后,整理实验结果,进行比较、分析、综合,必要时应按公式计算,然后写出实验报告,按时交给教师审阅。

例如:酸枣仁汤镇静、催眠作用的观察

1. 实验目的　通过酸枣仁汤对小白鼠自发活动的影响,观察其镇静催眠作用。

2. 实验材料

2.1　药物:200‰酸枣仁汤煎液,生理盐水。

2.2　动物:健康小白鼠 6 只(雌雄皆可),体重 18～20g,活动度相似。

2.3　大方盘 1 个,小鼠笼 2 个,大镊子 1 把,1ml 注射器 2 支,5 号针头 2 个,烧杯 1 个及棉签若干。

3. 实验方法

3.1 将小白鼠随机分为两组,即给药组与对照组,并编号标记。

3.2 两组小鼠分别腹腔注射生理盐水与 200％酸枣仁汤水煎液 0.4ml/10g,然后放入大方盘内观察 20 分钟各小鼠活动情况(活动减少还是增加? 镇静还是兴奋? 记录出现症状的时间)。

3.3 根据结果,写出实验报告。

3.4 观察指标:①兴奋:小鼠跳跃,不停走动,不安,烦躁,瘙痒等;②镇静:小鼠活动明显减少,静卧;③睡眠:垂首抱足,闭目。

3.5 观察时间不要大声说话、敲打器物、触碰小鼠,以免小鼠兴奋。

4. 讨论 酸枣仁汤有何作用? 是否能治疗失眠证?

值得提出的是,为了便于观察,最好选择直观效果比较明显的经典名方,诸如四逆汤的强心作用,茵陈蒿汤的利胆作用,五苓散的利尿作用等实验。有时亦可将某方的实验过程,如小青龙汤的平喘作用拍成录像,学生观看后也能达到一定直观效果。实践证明,方剂学实验课开设的意义不仅是让学生对某方作用或配伍的认识形象化、客观化、具体化,而且培养了他们的动手能力、观察能力,以及掌握实验操作的基本方法和技能,为今后的科研打下基础,以适应社会发展的需要。

关于研究生的方剂课,由于学生已掌握包括方剂学在内的中医药学及其相关学科的有关知识,有较强的自学能力与一定的实验操作技能,所以教学方法应以讨论与实验为主。其讨论题、思考题的内容与范围较本科生要更加深入与拓宽。诸如开展对某类方剂配伍规律的讨论,探究某首名方的源流发展,以及研讨某方和某类方剂的现代研究进展等等。在实验方面,研究生不能仅局限于直观效果上,而是要掌握一些先进的科研技术与手段,参与设计并协助完成导师的科研课题,在某些方面力求达到细胞分子水平,特别是博士研究生。因为从近百年科技发展的现状来看,几乎所有新发明、新理论、新观点的提出都离不开实验研究,足见科学实验实际上已成为科技发展的必由之路。包括方剂学在内的中医药学当然也不例外。不过具体教学内容与方法,常因导师的研究方向不同而有所区别。至于方剂专业研究生的毕业论文,不能仅满足于文献资料的汇集整理,或实验报告,或临床观察总结,而是应该具有较高的学术价值与水平,需做到有理有据,有创意,有见解。当然这一切往往与导师本人的水平、能力及责任感密切相关。

本文从上述几方面对方剂学教学法进行了初步研究,这是一个十分复杂而深奥的课题,它既要符合教育学的普遍规律,又需结合本学科自身的特点,对于专业课教师来说,可谓任重而道远。我们深信,随着教学改革进一步的深入发展,方剂学的教学质量和水平必然"更上一层楼"。

(李 飞 姜静娴)

二、方剂学的科研思路与方法

对于方剂学的科学研究,一直是我们专业人员所关注的课题和追求的目标。有关方剂学的丰富底蕴和科学内涵,国家科技界曾给予很高评价与应有重视。香山会议曾指出,中药复方是中华之瑰宝,灿烂的财富,是科学的,其思维方法是先进的,并认为中药复方有希望成为二十一世纪未来的曙光。国家自然科学基金委员会将方剂的研究列为跨学科部重点领域与鼓励研究领域。而国家中医药管理局则将方剂研究确定为"九五"国家攀登计划预选项目,强调其为中药现代化关键问题的基础研究。这些精神必然指导和影响着各省、区、市对方剂领域的招标。凡此种种,为方剂学的科研带来了勃勃生机和广阔前景,也为我们专业人员提供了用武之地与大显身手的良机。抓住机遇,开创局面,广泛深入地开展方剂学的科学研究,势在必行。

任何一项科研任务的完成都要经过一些基本环节与步骤,即科研程序。具体包括课题选定,假说成立,方案设计,组织实施,资料整理,论文撰写以及标书的填写等方面,方剂学的科研也不例外。现就其中的选题立项、科研设计、标书填写等方面重点阐述之。

(一) 选题力求新颖与准确

科研项目的首要问题是选题,因为它标志着该课题的工作起点,决定着科研方向的正确与否,水平的高低,预示未来的前景如何,反映了科研设计者对事物观察的敏锐性与思维的深刻性。总之,这一切均可从选题中得以体现,足见选题是一项科研成功的关键。立项即立题,系对所选课题的内容、依据进行综合、类比、分析、推理,再经加工、论证,然后形成假说。也是设计者要进行探索和证实事物的规律。《国家中医药管理局科研基金 1999～2000 年度课题招标指南》中强调"无明确假说的基础理论研究课题将不予立项"。

随着时代的发展,人们的科研意识不断增强,申报科研项目的竞争越来越激烈。对科研选题、立项的要求,应具有科学性、学术性和创新性,其中对创新性特别重视。也就是思路必须新颖,才具有较强的竞争力,因为科研本身就意味着创新。江泽民同志在 1995 年 8 月召开的全国科技大会讲话中指出:"创新是一个民族的灵魂,是一个国家兴旺发达的不竭动力","一个没有创新的民族,难以屹立于世界民族之林"。所谓创新,是指新现象、新规律、新概念、新理论、新方法而言。具体到中医方剂学,既可以是基本理论的创建与突破,又可以是研究新方法的创立。每个研究者都需要了解当前本学科研究领域的动态、水平、前沿、热点。国家自然科学基金项目将方剂学的基础研究,尤其以方剂的物质基础与药效、作用机制之间的相关研究,方剂药代动力学研究,方剂的化学、药理及其相关性研究,以及中药制剂学的基础研究等列为前沿热点创新性研究。研究者可参考上述内容,再结合自身学术优势与特长,知识背景和工作积累,以及拥有的信息与运用信息的能力,选择力所能及的目标为课题,或追踪在临床与实验过程中发现有意义的"新苗头",展开深入研究,有时亦可取得可喜成绩。有人曾用当归龙荟丸试治慢性粒细胞型白血病,并取得较好效果,后将该方药物分成几组进行临床观察,发现是青黛起主要治疗作用,且其作用机制不同于"杀细胞"型药物,继而又从中提取有效成分靛玉红,其效果优于青黛,且不良反应小。方剂的剂型改革很有必要,研制长效制剂为临床所急需。1998 年国家自然科学基金会中标的项目即有中药复方缓释长效制剂设计原理探讨。

选题的另一要求就是必须准确。中医科研招标项目主要有 6 种:国家重点科技攻关项目,国家自然科学基金会资助项目,国家自然科学基金会青年科学基金资助项目,国家中医药管理局科研基金资助项目,国家中医药管理局青年科学研究基金资助项目,以及省(直辖市)科研基金或部委级直属单位科研基金资助项目,以上后 5 种为国内科研基金资助项目。另外,还有世界卫生组织科学研究基金资助项目。上述项目根据他们的基本特征又可分为重点科技攻关项目和科研基金资助项目两大类。研究者应了解上述各级科研项目的特点及其在方剂学方面的招标范围。以国家自然科学基金会项目为例。该项目主要包括基础研究和应用基础研究两方面。而"药物开发研究"、"临床研究"、"工艺革新"、"文献整理"则不属于资助范围。具体内容可查阅当年的项目指南。1999年度项目指南将方剂的药效、机制与物质基础的相关性研究,中药药理模型,复方药代动力学的研究列为鼓励研究领域,将选择两种以上疗效确切的中药复方或单味药,探讨其对类风湿性关节炎、红斑性狼疮等难治性免疫性疾病的作用机制列为重点项目;将方剂配伍规律的基础研究列为跨学科部重点领域。再如国家中医药管理局科研基金,"九五"国家攀登计划预选项目"中药现代化关键问题的基础研究"招标指南规定:中药复方的整合调节作用研究,中药复方治疗疾病的作用机制研究,中药复方化学分离、分析和药理研究的方法学研究,中药复方中重金属和砷化物作用特点和安全性研究均属于资助项目。而中药复方人工智能信息系统的研究则不招标。至于中药复方选择应依据的原则是:从中医药理论出发,选择临床疗效确切,组方严谨,配伍用药精当,药味较少的体现中医治法的代表性经典方剂,或具有某些独特疗效,且按中医药理论组方,药味比较简单的经验方。所选方剂的主治功效应明确,适应证[病或(和)证]定位比较清楚,且有较好的复方及其组成药味的化学、药理研究工作基础。中医药管理局科研基金在文献整理方面:对于单纯的文献点校、校释、校注不再立项,鼓励通过文献研究提出新理论、新见解,当然包括方书在内;有关临床研究,单一的何方治何病或何型亦不立项,例如"某某方治疗某某病"的临床与实验研究等,而是注重方剂治病作用机制的探讨。以上招标项目各有特点,其中国家重点科技攻关项目多为指令性项目,不接纳自由选题,研究者立项必须紧扣招标专题,才有可能中标。科研基金资助项目(国家自然科学基金,国家中医药管理局科研基金,均属此类)。尽管不硬性规定研究题目,但其在《指南》中已列出资助的主要研究领域或鼓励领域等。我们若在这些领域内选题,将比在其他领域内选题更易得到资助。

(二) 设计必须先进与合理

科研设计是对整个过程进行全面系统的安排,以确保课题研究能有目的、有计划、有步骤地进行,从而达到预期成果。科研课题起点应高,必须放眼世界,不能仅满足于"填补国内空白","属于国内领先",更不能满足于"跟踪研究",我们应有争创"世界第一"的雄心和胆识,以适应世界科技飞速发展的新形势,再结合方剂学科的优势,从而形成自己的特色。目前要求宜从细胞和分子水平揭示中药复方多成分、多靶点、多途径作用特点及其对某病的作用机制。1999年度国家自然科学基金项目指南分析:从近三年受理的项目来看,中药药理学研究申请项目明显偏多,主要以抗炎、免疫、肿瘤、心血管及消化系统疾病为主,研究层次较深,不少已深入到基因表达调控水平。为了达到上述水平,研究者应该采取现代先进的科学技术手段去实现之。其先进性从科研设计中得以充分体现。科研设计要做到的另一点是必须合理,特别是技术路线,唯有合理,才能切实可行。

方剂的科研设计,一般地将专业设计与统计设计(参考卫生统计学或医学统计学)结合起来。最常见的有实验设计与临床设计两方面。其中实验设计的内容与步骤是:首先在审定选题和假说是否符合中医理论的基础上,再进行4方面设计:①研究对象:研究对象即受试对象,根据研究条件选择合适的动物种属、品系、性别、年龄,适应饲养两周,然后制备动物模型。②处理因素:所选方剂组成药物应该鉴定,以确保质量。规定药量、用法、给药时间。另按研究内容进行对照设计,确定几个水平,再做重复设计,一般常采用正交与析因等特殊实验设计方法。为避免误差,宜重复进行正交设计或析因设计实验。而动物数目则依具体要求而确定,然后采用随机化方法,将实验动物编号。③观察指标:根据课题假说,规定检测指标。④研究技术路线:要求科研初期,宜先做预实验,根据结果再全面展开。制备动物模型之后,制成所需标本(病理切片等),随即给药再采集标本,进行观察。继而根据实验结果,指标资料的性质不同,选用 t 检验、F 检验、χ^2 检验、秩和检验等。最后分析整理,总结资料,撰写研究报告或论文。例如,细辛、干姜、五味子三味为小青龙汤中温化寒饮的重要药物。研究者可以将细辛、干姜、五味子治疗慢性支气管炎药理分析及配伍意义的研究列为课题进行设计如下:

1. 考察选题与假说是否符合中医理论　根据文献调研,肯定了选题符合中医理论,最佳配伍细辛 4g,干姜 10g,五味子 6g 的假说亦是对中医理论的继承和发展。

2. 研究对象设计　选定 AKR 系纯系小鼠,年龄 4～8 月,雌雄各半数。雌雄分开适应饲养 2 周后,采用 1‰二氧化硫,每日熏 20 秒钟,连续 25 天。制备慢性支气管炎模型。模型标准为小鼠呛咳、气喘,甚则痰鸣。病理切片可见杯状细胞增多,柱状上皮增生,淋巴细胞及浆细胞浸润。

3. 处理因素设计　该实验 3 味药均设立了 3 个水平,即干姜 3、6、10g,细辛 2、4、6g,五味子 3、6、10g。在进行各药物的药理作用分析时,采用正交设计来分析各药物各水平的药理作用,以及进行分析各药物各水平间的交互作用时,采用析因设计,对 3 味药 3 个水平交互对照,均进行灌注细辛、干姜、五味子煎剂与不灌注的对照,根据具体要求定样本数,小鼠随机编号,还要注意重复实验以避免误差。并对用药时间、用法、用量具体规定。

4. 观察指标设计　观察指标包括实验前后咳嗽、气喘、哮鸣等症状,及呼吸频率、潮气量、通气量、耗气量及病理切片等指标的变化情况。

5. 研究技术路线　制备慢性支气管炎的模型之后,应先取部分小鼠进行病理切片检查,而后灌细辛、干姜、五味子煎剂,再行观察。然后根据资料性质不同,选用 F 检验、χ^2 检验及秩和检验进行处理。最后分析整理总结资料,撰写研究报告或论文。

方剂学研究的实验设计,除了如上所述进行对方中药物配伍规律的研究以外,开展对经典名方全方位、多层次、多途径探讨也是必须的。以桂枝汤为例,中国中医研究院中药研究所对其开展了大量实验观察,诸如解热镇痛、抗炎、镇静作用;促进巨噬细胞功能、免疫抑制作用;对汗腺分泌,体温和肠蠕动的双向调节作用;还进行了桂枝汤处方配伍药理作用比较,桂枝汤类方的药理作用比较;本方不同煎法的药理作用,啜粥和温覆对其药效的影响,以及药化等系列研究。以上结果是通过先进而合理的科研设计来实现的。类方对比的研究亦越来越被方剂学界所重视。沈英君等曾对辛温解表剂与辛凉解表剂开展了系统而全面的比较研究,通过对发汗、抗寒、解热、镇痛、镇静、抗菌、免疫功能调节、物质代谢调节及血流动力学等 10 多个方面、40 余个实验项目观测,以总结解表方药的药理作用基础,作用规律,辛温、辛凉两类解表方药的共性与个性,并从细胞、分子水平对其作用机制进行初步探讨。该项课题的设计符合中医传统理论,其实验手段则采用了现代的技术与方法,可谓合理而先进。对于揭示中医基本理论的实质和临床用药的奥秘大有裨益。

方剂的临床设计,其步骤与实验设计基本一致,也是先审议选题、假说是否符合中医理论体系。但具体内容有别:①研究对象:在临床研究中就是指病人。规定观察病例的诊断标准及纳入标准。所谓诊断标准,包括疾病的诊断标准与辨证标准;而纳入标准主要是观察病例的性别、年龄、工种、生活环境、地理环境作出具体规定。②处理因素:选择方剂的药物组成,进行药品鉴定,规定其剂量、剂型、给药时间、给药途径等。根据需要确定设几个对照组。为了保证观察研究结果的可靠性,还要进行重复设计,主要是估算样本量,即病例数目。一般分为粗略估算(在研究开始之前,根据专业知识与经验预定)与精确估算(具体参考医学统计学)两种。前者临床常用的样本数为:难治病(如癌症)5～15 例,急重症(如休克)30～50

例,慢性病、常见病 100～500 例,流行病学调查正常值的探索 1000 例以上。然后采用随机化方法将患者编号分组,以减少样本误差,提高研究结果的科学性。③试验效应:根据研究目的和内容选定观察指标项目及观察方式。必须对每位患者做观察记录,具体包括临床症状、体征(内含舌、脉)以及各种实验室检查项目指标的变化。记录方式一般采用个案观察表。④研究技术路线:科研之始亦应做预实验,随后进行广泛的临床验证。再根据临床研究的结果以及收集资料性质,采用 t 检验、χ^2 检验、秩和检验等统计学处理。最后,加工整理成文。兹举桂枝芍药知母汤治疗类风湿性关节炎的临床研究为例。

1. 考察选题是否符合中医理论　桂枝芍药知母汤治疗历节病有几千年的临床经验。中医历节病相当于西医的类风湿性关节炎。对其进行临床研究,有利于发展和完善中医治疗类风湿性关节炎的学术体系。因此选题符合中医理论体系。

2. 受试对象设计　临床研究的受试对象是患者。患者确认标准需根据中华医学会内科分会制定的"类风湿性关节炎"诊断标准,不限性别,年龄最好为 20～60 岁。

3. 处理因素设计　遵循随机、重复、对照原则,根据粗略估算,共选 120 例患者,将患者随机分为四组,每组 30 人,分别接受消炎痛、独活寄生汤、针灸及桂枝芍药知母汤治疗,并对各种疗法的用药时间、用法、用量作具体规定。

4. 试验效应设计　对参加实验的每位患者进行全面、认真、细致的观察记录。观察项目包括临床表现(含症状、体征、舌脉变化)、实验室检查(含类风湿因子、血沉、血常规、血清蛋白电泳及 X 线检查)、治疗经过等。记录方式采用个案观察表。

5. 研究技术路线设计　科研方案实施之初,进行临床观察少量病例,即预实验。检验选题,以及时修正;收集历史文献及当代应用桂枝芍药知母汤治疗历节病(相当于类风湿性关节炎)的情况,为论文的理论阐述奠定基础。同时,整理临床观察资料,根据所收集资料的不同性质,选择适合的统计学处理方法(χ^2 检验、t 检验)等。最后整理成文。

值得提出的是,方剂学与中医药其他学科一样,实践性很强,其形成与发展是几千年临床经验的总结。但由于历史原因,在实验研究方面一直比较薄弱,致使方剂学的科研难以赶超世界先进水平。所以本学科的研究理应临床与实验相结合。一首疗效颇佳的方剂,往往在临床研究的同时或之后,再从实验角度探讨其作用机制等,使之从理论上得以升华。中成药新药开发的研究就是如此,研究者应严格遵循新药审批的要求进行实验设计与临床设计。若开展方剂的实验研究,研究者选方的标准,必须是经得起临床实践验证的经典名方或经验方。

国家自然科学基金会 1999 年项目指南将中医药防治重大疾病(免疫性疾病、心脑血管疾病、呼吸系统疾病、肿瘤、病毒性疾病、老年性疾病等)的机制研究列入鼓励研究领域,而对这些重大疾病作用机制的探讨,开展某些方剂的相关研究是必不可少的。其中中医药治疗难治性免疫性疾病的作用机制研究作为重点项目申请,明确指出,选择两种以上对类风湿性关节炎、红斑狼疮难治性免疫性疾病疗效确切的中药复方或(和)单体制剂,进行药理学和毒理学研究,科学评价其作用机制,探讨其有效化学成分及其作用方式、途径、环节和靶点,为在上述疾病治疗中拓展的中医药治疗途径与创制新药提供科学依据。由此观之,方剂学的研究,唯有临床与实验并驾齐驱,才能促进中医药走向世界,与国际接轨,这也是中医药现代化的必经之路。

(三)标书务必严谨与详细

标书即申请书。由于标书的内容是专家审核时的评分依据,因此当一项科研准备就绪后,标书填写的质量就至关重要。一份标书水平的高低既有学术上的问题,亦有表达技巧的问题。这就要求申请者在认真阅读标书填报说明与注意事项之后,再仔细地填写其中的每一项,论述严谨贴切,内容宜详细具体,表达宜清晰明了,即使是一些细节问题,也不可掉以轻心。因为如今申报课题,竞争相当激烈,所以任何一点疏忽和失误,都有可能与中标失之交臂,或功亏一篑。现在的科研项目,一般2～3年才受理一次,若该次被淘汰,就需再等2～3年。

各级资助项目申请书的格式虽然不尽相同,但是具体要求和内容却基本一致。概言之,不外乎封面,简表,立论依据,研究方案,研究基础,经费预算等几方面。封面与简表:题目为整个课题"画龙点睛"之笔,应体现项目的主要内容,特别是创新性。题目过大,在有限时间内难以完成,偏小则不足以立项,而含糊不清则评委不明其意,均为申请者所忌。以下以国家自然科学基金申请书的格式为例,分别叙述之。简表的填写虽然比较简单,但是非常重要。因为此项内容必须输入装有NSFC研制的专门的磁盘中,申请项目时提交招标部门。申请者除按要求详细填写每项有关内容外,应注意以下几点:①申报学科,一般报两个,例如中医方剂学,中药药理学或中药化学等。②申请金额,应根据研究内容的具体开支而定,要实事求是,可参考上年同类项目的资助强度。③研究起止时间,大多项目研究期限为3年,宜自申报的第二年1月份始,至结束课题当年12月份止。如2000年1月至2003年12月。当然重大项目另当别论。④项目组主要成员,课题组成员的选择宜严格、合理,其知识结构,在层次上要形成梯队,在专业方面需多学科交叉联合。现鼓励多学科参与协作,联合申请,优势互补;鼓励单位与企业联合攻关。在同等条件下,此类项目优先立项。不仅如此,还必须具备较高的科研能力、水平与实干精神,形成一个优化、最佳的合作群体,以增强中标的竞争力。项目分工处应具体到某一专业,如"药理"、"毒理"、"生化"、"生理"等,不能简单地只填"临床"、"实验"等字样。否则会被误认为"专业结构不合理"或"研究力量不足"而处于不利地位。关于签名处,必须由参加者亲自签字,最好再加盖本人印章,打印则自动失效,初筛时即被删除;若他人代签,属作假,一经发现,两年内不准申报。再者本人未签名,申请书是无效的。需要强调的是,无论项目主持者或参加者均不可超过两项。以往初筛项目中,超项被淘汰是主要原因之一。⑤摘要,该项要求在有限字数内阐明课题的研究内容和意义,力求言简意赅,这对于帮助评委以窥全貌颇为有益。

立论依据:科学、充分、合理、严谨的立论依据是项目成立的关键。本栏主要陈述两部分内容:①研究意义,即项目提出的必要性,说明其理论价值和应用前景;②国内外研究现状分析,相当一篇高水平的综述。应将与本课题有关的以往研究概况,达到水平,特别是方剂领域的国内外最新进展,以及已具备的研究资料、数据、条件,还有以往研究中存在的问题进行全面的阐述。进而说明本课题与已经取得成果的关系;采用的理论与方法跟以前有何区别,理论依据是什么;项目完成后可能达到的水平等。若课题选择的是古方,最好对与之有关的古代文献加以追溯;如果所选研究内容比较尖端,则需提供国内外在这方面研究的最新信息与动态,以便专家判断课题的水平与价值。另外,引文的参考文献,既不能简化,如仅写杂志名或发表年月,更不能省略不写,唯有按正规发表文稿的规范书写才能符合要求。

研究方案:本栏目为课题的主干部分,内容比较丰富,共分五个方面:①研究目标、研究内容和拟解决的关键问题。其中研究目标应有明确的假设,应准确简要地表达自己的研究目的,将要做什么,希望解决的问题都要清晰地说明。例如探讨某方防治某病的作用机制,或揭示某方的化学组成和配伍特点,或某类方剂的选药配伍规律等。于1998年国家自然科学基金立项的有:生脉散调节糖皮质激素受体的作用机制,半夏泻心汤组方原理与 SHAY 平衡学说相关实质的探讨,补肾、活血类复方调节老龄鼠 T 细胞凋亡的对比研究,皆目标明确。相反若研究目标不明确,或太分散,太庞杂,都会影响中标。而研究内容必须紧扣研究目标,宜针对假说列出从几方面着手,做哪些具体工作,有时确定某一研究方向后,往往涉及内容很多,申请者只能重点选择与目标关系最密切的。切忌面面俱到,过细太碎,以冲淡整个主题。或将某些高精尖的研究指标罗列堆砌,而没有主攻方向,偏离研究目标。当然内容空泛,或过于简单,都是不可取的。至于拟解决的关键问题,则是指在科研进行过程中,必须解决的核心问题,包括学术与技术方面的关键问题,申请者不但要提出这些关键问题,而且还要说明如何解决这些问题的思路,一般要求这些问题应有一定难度。②拟采取的研究方法、技术路线、实验方案及可行性分析。研究方法即研究时选用的手段,一般要求既要符合中医药学基本理论与方剂学自身的特点,又需结合生理、生化、药化、药理等多学科的现代先进技术及新方法,开展多层次、多途径的研究。技术路线与实验方案为完成研究内容所采取的战术,切实可行的路线与方案是科研成功的保障。该项的叙述应具体而详细,如选择何种动物,分为几组,如何观察,对照组的设计,以及药量、给药途径与方法等均应交代明白。在动物造模与检测指标的设计,实验方法的选择方面,一定要合理,思路要清晰。若为创新项目,常需采用新的实验方法,引进新技术,选用新指标。不仅如此,还应阐明其原因,以及在研究中解决某一环节或某一问题(详见科研设计部分)。这一部分亦可以流程图或示意图的方式表达。可行性分析宜从项目的理论基础、工作积累、组成人员的科研水平与实力,以及仪器、设备与实验室条件等方面加以论证,令评委信服,就会具有较强的竞争力。③本项目创新之处,申请者应突出该课题自身的特点与优势,或在原有基础上有所扩充发展,或与他人研究的主要区别点,或验证尚未验证的假说。前述“生脉散调节糖皮质激素受体的作用机制”项目,即较以往关于生脉散调节内源性糖皮质激素水平的研究更加深入而尖端;半夏泻心汤的选药配伍体现了寒热并用、升降相配、补泻兼施的特点,为一首调和方剂,“半夏泻心汤组方原理与 SHAY 平衡学说相关实质探讨”课题的目的,就是从某一角度或某种程度去验证这一假说。④年度研究计划及预期研究进展,为了使课题有序地进行,需要合理地分配每年的进度和主要研究内容。⑤预期研究成果,属于基础研究,不作鉴定,应客观实际地说明在哪一级杂志上发表几篇论文;而临床应用研究,则以实物或将可能产生的经济效益形式,需要鉴定。

　　研究基础:该项重点阐述课题研究已具备的有利条件,让专家了解并信任你的实力与优势。包括三部分:①与本项目有关的研究工作积累和已取得的研究工作成绩,即围绕课题所作的前期工作。预初实验是很必要的,尤其是“有苗头”的结果,对于中标十分有利,现已明确对无预实验的标书不予立项。如果是方药机制研究,需有可靠的临床疗效为基础,提供已发表的文献资料,必须有公认的统计学意义,用数字化客观、准确地表达,如有效率、显效率、治愈率,特别是疑难病证更是如此。②已具备的实验条件,尚缺少的实验条件和拟解决途径。本项重点说明开展课题研究已具备的仪器设备。若需要增设,一般不超过所申请经费的 1/3。再者,实验室的规格与级别亦颇为重要,现鼓励相互间的合作,故要尽可能利用国家重点学科和部门开放的实验室,这也是得到优先资助的条件之一。③申请者和项目主要成员的学历和研究工作简历,近期已发表与本项目有关的主要论著目录和获得奖励情况及在本项目中承担的任务。该项的填写应详细明了,提供论著要以在近 3 年内发表的为宜,且需将论著中全部作者名单和顺序,以及题目、杂志名称、发表年份等按规范要求写清楚,已被接收的论著应提供编辑部正式接收的证明材料，但未发表的文章不必列出。要充分反映研究者，尤其是课题负责人的素质、水平、能力、学科基本功和工作经验等，让评委了解项目组成人员的实力与优势。若为青年科学基金申请者还应注明学位论文名称及导师姓名与工作单位，因为学位论文的思路是来源于导师的。另外，国家中医药管理局科研基金还要求必须有查新检索报告或专利检索报告。

经费预算：即在研究过程中所需要的各项开支，诸如科研业务费，实验材料费，仪器设备费，实验室改装费，项目组织实施费（管理费），申请者应实事求是地逐一填写，漫天要价固然不可取，但为了中标，压低经费，则无法开展工作，也就难以保证课题的顺利完成。

需要强调的是，申请者必须认真查看每一页，不得有任何一点遗漏。一定要在"申请者承诺"处签字。项目申请者合作单位一定要盖章，申请者所在单位学术委员会和单位领导必须签署意见并盖章，若有附件则必须将完整的资料与申请书一并提交有关招标部门。未取得高级职称的申请者，必须提供两位相关领域正高级职称专家签字的推荐意见。

总之，一份高质量、高水平的申请书必须阐明研究者想做什么（研究目的），为何要做（研究意义和立论依据），怎样去做（研究方案），已具备哪些有利条件（研究基础）。

综观全文，一项科学研究要到达成功的彼岸，就必须获得有关招标部门的经费资助，即所谓"中标"。而要"中标"，就必须圆满完成上述三个环节。因为选题新颖是前提，科研设计是核心，标书水平是关键。其他学科是如此，包括方剂学在内的中医药学同样也是如此。

（李　飞　姜静娴）

三、主要参考书目评价

《五十二病方》

撰者佚名。

本书约撰成于春秋战国时期。1973 年长沙马王堆三号汉墓出土帛书之一。原书无名，整理小组按其目录后题有"凡五十二"字样命名，是我国现存最早的医方著作。书中记载了内、外、妇、五官等科共 52 种疾病的治疗方法，尤以外科病症为多。共载方（现能辨认的）283余首。书中强调辨证论治，治疗方法以药物为主。其外治法有药浴、熨、砭、灸等 8 种不同疗法，有些治法方药已被后世所沿用。是书的出土填补了《黄帝内经》之前我国未有临床医学著作这一空白，对研究中医药的发展史具有重要意义。

现通行本为 1979 年文献出版社排印本。

《肘后备急方》

晋·葛洪撰。洪（281～341 年）字稚川，号抱朴子，丹阳句容（今江苏句容人）。洪早年学炼丹术，后兼习医术，晚年隐居于罗浮山中，以道学治医术，颇有创见。除是书外，尚著有《抱朴子·内篇》《养生论》等。

本书约撰于公元 315 年。原名《肘后救卒方》，后经南北朝时梁·陶弘景增补改名为《补阙肘后百一方》。此后又经金·杨用道摘取《证类本草》的单方编入，取名《附广肘后方》，即现存的《肘后备急方》，简称《肘后方》。全书 8 卷，凡 73 篇。主要记述各种急性病如猝心腹痛、伤寒、时气温病、疫疠、疟疾、中风，各种猝发的痈疽恶疮，以及蛇虫走兽咬伤等。也载有部分慢性病，如虚损、积聚、疟疾、癥瘕等。另外，还附有 6 篇治法。对于每一病证，均略记病因,细述病状,详列治法。所选方药具有简、便、廉、验特点。是书反映了晋代以前医药水平和民间疗法的成就,标志着两晋南北朝时期医学发展的高度,不仅对祖国医学的发展有所贡献,并在朝鲜和日本亦有一定影响。

现通行本有 1956 年人民卫生出版社影印本,以及多种排印本。

《刘涓子鬼遗方》

晋·刘涓子撰,南齐·龚庆宜整理。涓子晋末京口(今江苏镇江)人。曾任彭城内史。据传,其曾于丹阳郊外射猎,得《痈疽方》一帙,药一臼,后从宋武帝北征,有被金疮者,以药涂之,随愈。遂"演为十卷",因托名"黄父鬼"所遗,而名《鬼遗方》。

本书约撰于齐·永明元年(483 年)。原书 10 卷。宋以后有二种残本。其一为《刘涓子治痈疽神仙遗论》一卷本。其二为五卷本,即现流传本。主要论述痈疽、发背、金疮外伤、妇人乳结肿、小儿头疮、热毒等外科病的病因、鉴别、治法、方药等,以外治为主,又注重内治,为后世外科消、托、补三法奠定了基础。是书较全面地总结了晋以前的外科学成就,是我国现存最早的外科学专著,具有重要的历史价值。

现通行本有人民卫生出版社 1956 年影印本、1986 年丛书本等。

《备急千金要方》

唐·孙思邈撰。思邈(581~682 年)世号孙真人,京兆华原(今陕西耀县)人。唐代著名医药学家。孙氏博通经史百家,尤以医道见长。唐太宗视之为"得道者",屡聘其为国子博士等职。皆不就。久居民间,采种草药以济世救人,民间尊称为"药王"。尚撰有《千金翼方》等。

本书撰成于永徽三年(652 年)。又名《千金要方》、《千金方》。全书 30 卷,总编 232 门、合方论 5300 首。本书以五脏六腑为纲,次列虚实寒热诸病脉证候,采录仲景而下,以迄阮河南、范东阳、张苗、靳邵至唐代方书的方药、针灸等治疗方法,内容丰富、纲目清晰。是书提倡医德、重视妇儿保健,对方药、食疗、养生、防病、针灸并用等论述颇有卓见。对疟疾、气瘿、夜盲症等证治亦有独到经验,所用方药一直沿用至今。本书是一部博大精深的医学全书,既保存了唐以前珍贵的医学资料,又全面总结当时的临床实践经验,是中国医药学发展过程中的一座丰碑。宋代林亿等校正本书序中赞曰:"上极文字之初,下迄有隋之世,或经或方,无不采摭,集诸家之所秘要,去众说之未至。"清代名医徐大椿《医学源流论》称:"其用意之奇,用药之功,亦自成一家,有不可磨灭之处。"

现通行本有人民卫生出版社 1955 年据江户医学本影印本,以及 1998 年中国中医药出版社排印本。

《千金翼方》

唐·孙思邈撰。

本书为《备急千金要方》之续编,意取二书互为羽翼,故名。约撰成于永淳元年(682 年)。全书 30 卷。凡分 189 门,合方、论、法 2900 余首。包括内、外、妇、儿、五官等各种疾病证治,以选方为主,兼论本草、针灸、养性、辟谷、退居、禁经、诊断等。所论有独到之处,如强调采药时节、药物炮制、将药物依功效分类等,皆有临床参考价值。再如有关伤寒的论述,主张凡疗伤寒不出桂枝、麻黄、青龙三法,对后世"三纲鼎立"学说的产生有直接影响。此外,书中除广集历代名方外,尚辑录一些国外方药如"毗梨勒"、"阿伽陀圆"等。同时还引用不少古医籍内容,如《新修本草》、《伤寒论》等。故是书对保存和研究古医籍史料均有重大贡献。对后世医学影响深远,与《备急千金要方》并为国内外医家所重。林忆序云:"孙氏撰《千金方》三十卷,辨论精博,囊括众家,高出于前辈,犹虑有所遗,又撰《千金翼方》以辅之,一家之书,可谓大备也。"

现通行本有人民卫生出版社 1955 年影印本、1997 年排印本。

《外台秘要》

唐·王焘撰。焘(670～755 年),郿(今陕西郿县)人。出身世家,喜爱医学。于弘文馆任职二十年,博览群书,采集初唐以前诸家医方,汇编成此书。

本书撰成于天宝十一年(752 年)。全书 40 卷。所论包括内、外、妇、儿、五官、皮肤、骨伤等科,以及采药、制药、服石、腧穴、灸法等,凡 1104 门,载方约 6743 首。每门之下先论病因、病机,而后列方。其论多采自《诸病源候论》、《伤寒论》,以及唐以前诸家之精论,内容详尽,层次分明。是书辑录资料广博,保存了唐以前许多古医籍的资料,使某些后世已佚方书如《范汪方》、《集验方》、《小品方》、《深师方》等所载方剂得以保存,所收资料均注明出处,故不仅有实用价值,亦有重要的历史意义。清·徐大椿评曰:"历代之方,于焉大备。唐以前之方,赖此书以存,其功亦不可泯。"是书刊行后流传颇广,对国内外均有较大影响,如日本的《医心方》和朝鲜的《医方类聚》都曾引用本书的大量资料。

现通行本有 1955～1958 年人民卫生出版社影印本,以及 1993 年华夏出版社丛书本等。

《传信方》

唐·刘禹锡撰。锡(772～842 年)字梦得,中山无极(今河北无极县)人。贞元九年进士,官至检校礼部尚书。唐代著名诗人。兼通医理,采辑民间单、验方,撰成是书。

本书撰成于元和十三年(818 年)。全书 2 卷。收内、外、妇、眼等科医方 50 余首。每首方均为试用有效方。方中所选药物具有廉、验、便特点,颇切实用,多为唐、宋方书引用。是书自元以后,渐次散佚。近代冯汉镛从古书中辑录 45 方,并加以注解,名《传信方集释》。

现通行本为 1959 年上海科学技术出版社排印本。

《仙授理伤续断秘方》

唐·蔺道人撰。道人,长安(今陕西西安)人。骨伤科医家。

本书约刊于会昌六年(846 年)。又名《理伤续断方》、《蔺道人仙授理伤续断方》。全书 1 卷。首论骨伤的处理步骤和方药,次论处理伤损、关节脱臼以及伤科常用止血、手术复位、牵引、扩创、固定、填塞、缝合等手术和验方。所列方剂大多具有很高的疗效。是书为我国现存最早的骨伤科专著。书中对于穿破骨折的处理,所提出的冲洗创口,必用"煎水",勿使伤口"见风着水"等内容,在骨伤科发展史上处于领先地位,具有重要的研究和实用价值。

现通行本为 1957 年人民卫生出版社排印本、2006 年人民卫生出版社丛书本。

《太平圣惠方》

宋·王怀隐等编。怀隐,睢阳(今河南商丘)人。初为道士,居京师建隆观,以医术知名。太平兴国初奉诏还俗,任翰林医官使。太平兴国三年(978 年)奉敕撰辑是书。

本书撰成于淳化三年（992 年）。简称《圣惠方》。全书 100 卷，凡 1670 门，载方 16834 首。首列"诊断脉法"，次列"用药法则"，然后按类分述各科病证的病因、病机、方药，方随证设，药随施。是书详尽地记录了北宋之前方书及许多民间的经验秘方，对中医方剂学的发展有重大影响。此外，是书在医学理论方面亦有颇多论述和阐发，研究宋代医学成就当以此书为始。

现通行本有 1959 年人民卫生出版社排印本，以及 2005 年中医古籍出版社影印本等。

《博济方》

北宋·王衮撰。衮，山西太原人。曾任大理寺少卿。潜心医学，留意方书，积二十年经验，汇辑医方 7000 余首，从中择其精要者 500 余首辑成是书。

本书撰成于庆历七年（1047 年）。原名《王氏博济方》。全书 3 卷。明以后原书散佚，今本系从《永乐大典》中辑出，仅得方 350 余首，改编为 5 卷。卷 1 为伤寒、风、劳、血症，卷 2 为上、中、下焦证及三焦总治、五脏证治、诸气、诸积，卷 3 为目齿须发、眩晕、嗽喘、痰饮、霍乱、翻胃、癥瘕、水气、脚气、小便证、大便证、中毒，卷 4 为胎产、经气杂证，卷 5 为疮科、丹药、修制药法，凡 29 类。每类前附以小论，首列方名，略论症状、脉象和病源，继列药名、用量及服法。方中应用了大量的矿物药、动物药，反映了宋代方药的特点。是书在当时个人撰辑的方书中有较大影响。《四库全书总目提要》评曰："其中方药多他书所未备，今虽不尽可施用，而当时实著有奇效，足为医家触类旁通之助。"

现通行本有 1959 年商务印书馆排印本，以及 2003 年上海科学技术出版社丛书本等。

《太平惠民和剂局方》

宋·陈师文等奉敕编纂。师文，临安（今浙江杭州）人。精医术，曾任尚书库部郎中。提辖措置药局。除是书外，还著有《指南总论》。

本书原为北宋太医局熟药所的成药配方本，首次颁行于元丰三年（1080 年）书名为《太医局方》，共 10 卷。大观年间（1107～1110 年）由陈承等校正、修订成 5 卷，改名《太平惠民和剂局方》，简称《和剂局方》。此后又几经重修增补，最终修订为 10 卷，分诸风、伤寒、一切气、痰饮、诸虚、痼冷、积热、泻痢、眼目疾、咽喉、口齿、杂病、疮肿、伤折、妇人诸疾、小儿诸疾 14 门，载方 788 首。多为民间常用有效方剂，每方之后，详列主治证候，并对药物炮制方法加以详细说明。本书在两宋盛行 200 余年，成为临床处方和药局配方的蓝本，对后世医药学影响极大。如书中所辑四君子汤、参苓白术散、二陈汤等作为成方规范而流传至今。此外，由于书中的方剂大量制成丸散等成药，故对推动我国成药的生产和发展有较大影响。

现通行本有人民卫生出版社 1958 年排印本、1985 年丛书本等。

《史载之方》

宋·史堪撰。堪字载之，北宋蜀（今四川成都）人。政和进士。精于医药，治病多奇效。

本书约撰成于宋元丰八年（1085 年）。又名《史氏指南方》。上下 2 卷。书中首论四时外感之脉证，次述内、妇科各种病证，再论脉、伤寒等，凡 31 门。每门之下，先论后方，随证论脉，按方施药，持论精切。方多出自心裁，皆阅历有得之言。是书强调临证谨慎负责，重视审证求因。如对伤寒证的病理、诊断阐述明晰，并提出诊治伤寒之"四失"，颇有见识。

现通行本有 1955～1956 年商务印书馆排印《宋人医方三种》本，以及 2003 年上海科学技术出版社丛书本等。

《旅舍备要方》

宋·董汲撰。汲字及之,东平(今山东东平)人。以医为业,对内、儿科病颇有研究,尤擅长治痘疹。除是书外,尚著有《小儿斑疹备急方论》、《脚气治法总要》。

本书是董氏为"道途有病,治疗有归"而撰,成书于元祐八年(1093年)。原书于明代失传,今本系从《永乐大典》中辑出。全书按病证分为14门,载方40余首。内容涉及斑疹、痰证、霍乱、腰痛、眼、耳、口、齿、妇女、小儿、疮科及伤寒诸科。每门之下首论病源辨证,继列治方。每方之下著有主治、组成、用法等,便于自行选用。对某些古方,扩大了其应用范围,如用五苓散治中暑、霍乱、水土不服等。是书证详而法略,所选医方简易而效捷,有一定实用价值。

现通行本为1958年商务印书馆排印《董汲医学论著三种》本。

《小儿药证直诀》

宋·钱乙撰。乙(1032~1113年)字仲阳,郓州(今山东东平县)人。自幼随姑父吕氏学医,于医书无所不读,医术日精,尤以小儿科名著于山东,官至太医院丞。有儿科寒凉派开山之称。其理论、临床经验及医案,经其弟子阎孝忠整理,辑成是书。

本书撰成于元祐八年(1093年)。全书3卷。卷上为脉证治法,论述小儿脉法、五脏病等81脉证。卷中记载其所治的33例病案。卷下列诸方,叙述儿科方剂的主治、组成和用法。卷末附《阎氏小儿方论》、《董氏小儿斑疹备急方论》。本书在《颅囟经》基础上,吸取《内经》、《中藏经》、《千金方》等脏腑辨证理论,对小儿生理、病理特点有独到见解,尤其对小儿痧、痘、惊、疳四大重症论述精详。是书论述小儿病证诊断与治疗简明切要,处方不拘泥于古人经验,善于化裁古方,诸如六味地黄丸、泻白散、泻黄散、泻青丸、异功散等方,均为后世医家所推崇,具有较高的临床实用价值。《四库全书总目提要》评曰:"小儿经方,千古罕见,自乙始别为专门,而其书亦为幼科之鼻祖,后人得其绪论往往有回生之功。"

现通行本有人民卫生出版社1955年影印本、2006年丛书本等。

《圣济总录》

宋徽宗(赵佶)敕撰。北宋末年,政府组织医家广泛收集历代方书及民间方药,历时7年撰成是书。

本书撰成于政和七年(1117年)。又名《政和圣济总录》。全书200卷。卷1至卷2为运气,卷3至卷4为叙例补遗和治法,卷5至卷184为临证各科,卷185至卷190为补益和食治,卷191至卷200为针灸、符禁及神仙服饵。是书按病分门,据经立论,随证附方。凡分66门,每门又分若干证,每证先论病因、病机,继列方药治疗。载方近20 000首,内容极其丰富,为宋以前医方渊薮。是书至今仍是一部具有研究价值的历史医学文献,也是临床各科的重要参考书。

现通行本有1962年人民卫生出版社排印本,以及1998年科学出版社丛书本等。

《千金宝要》

唐·孙思邈撰,宋·郭思纂集。郭思字得之,号小有居士,河阳(今河南孟县)人。官徽猷阁直学士,通奉大夫。推崇唐代名医孙思邈所著《备急千金要方》一书,为使其广传于后世,选其中简要者辑成是书,于宣和六年(1124 年)将全文刻于碑石,立于华州公廨。

全书 6 卷。卷 1 为妇人、小儿、中毒、饮食,卷 2 为解百药毒、解蛇蝎等毒、喉痹金疮、疮疽痈肿,卷 3 为霍乱吐泻、中风、大风、水气、舌耳心目、大小便,卷 4 为疟痢、癥瘕、头风吐逆,卷 5 为疫瘴、渴淋、头面手足瘰疬、疮漏、痔,凡 17 篇,载方 950 余首。卷 6 医论为郭思所撰。是书所选多为简、便、验之方,切于实用,对普及中医学及研究《千金方》有一定价值。

现通行本为 1986 年人民卫生出版社中医古籍整理丛书本。

《全生指迷方》

宋·王贶撰。贶字子亨,考城(今河南兰考)人。为名医宋道方之婿,贶得道方之传,后名动京师,宣和中,以医得幸,官至朝请大夫。

本书撰成于宋宣和七年(1125 年)。又名《济世全生指述方》,全书 3 卷。明代以后原书散佚,今通行本系从《永乐大典》中辑出,经改编,厘为 4 卷。卷 1 为诊脉法,卷 2 至卷 4 为寒证、热证、风湿、疟疾、痹证、劳伤等 25 种杂病及妇科疾病,凡分 21 门。每证之前,述其病状,论其病源。每证之后,附以方名、药名,说明主治、服法以及用量,切于临床应用,历代医家广为参考。

现通行本有 1930 年上海中医书局排印本,以及 1986 年人民卫生出版社丛书本。

《普济本事方》

宋·许叔微撰。叔微(约 1080~1154 年)字知可,真州白沙(今江苏仪征)人。绍兴进士,曾任集贤院学士,人称许学士。精研医学,对伤寒论颇有研究,为宋代研究伤寒大家之一。除是书外,尚著有《伤寒百证歌》、《伤寒发微论》、《伤寒九十方》。

本书约刊于绍兴二年(1132 年)。又名《类证普济本事方》、《本事方》。全书 10 卷。按病分为 23 类。载内、外、妇、儿、伤、五官等各科方剂 300 余首。所载之方除仲景桂、麻、柴、葛等方外,多为各家名方及民间效方。处方简单,选药精当,每方药味必详列炮炙修治诸法,方末附有治疗验案及论述。是书有方有证,有理有法;方以病汇,因方辨证,见解精辟,条理明晰,实用价值较高。《四库全书提要》说:“取平生已试之方,并记其事实,以为《本事方》”。阎孝忠跋称:“是书一方一论,切病证,而用之蠲疴起死,有非常之功。”

现通行本为 1959 年上海科学技术出版社排印本。

《续本事方》

宋·许叔微撰。是书为补充《本事方》内容而作。

本书约撰成于绍兴二年(1132 年)。又名《本事方续集》。全书 10 卷,卷 1 为用药总论,卷 2 至卷 10 收载治疗内、外、妇、儿、五官等各科病证方,计 300 余首,分为 22 类。部分方后有论证,间附治验案。是书制方药味简略,方义深奥。张锡纯评曰:“《本事方》十卷,久为医界所宝贵,至其续集十卷……其书所载诸方,多离奇新异,另人乍视之,不得其解。及深思之,则确有精义,是诚所谓海上仙方,而不可以寻常方术视之者也。”对研究宋代医学及许氏学术思想,有重要参考价值,对临床医疗亦有很大帮助。

现通行本为杭州三三医社排印本。

《鸡峰普济方》

宋·张锐撰。锐字子刚,郑州(今河南郑州)人。曾任太医局教授。笃好方书,医名远著。除是书外,还著有《鸡峰备急方》1卷。

本书撰成于绍兴三年(1133年)。全书30卷。原本已佚,现存本为清代翻刻宋本,缺卷2、3、6、8。卷1为医论及炮炙法,卷4至卷26选录多种病证的治疗方药,卷27为杂记,卷28至卷29列述丹药的制法,卷30为常用备急单方。首卷绪论共70则,剖析病源,明辨病位,论述药性极为详细。"绪论"以下所载方剂,每方均列方名、主治、药物组成、剂量、服法及禁忌,方简而法备,便于施治应用。是书概括了宋代有关医方炮炙及制药方面的一些成就,反映了宋代的部分医药水平。是宋代重要方书之一,也是教学和临床的主要参考文献。

现通行本为1987年上海科学技术出版社中国医学珍本丛书本。

《小儿卫生总微论方》

宋·佚名撰。

本书刊于绍兴二十六年(1156年)。又名《保幼大全》、《保婴大全》。全书20卷。书中论述了乳婴疾患以及与儿科有关的内、外、五官科病证之病因、证候、方药、治法等。载方论百余篇,内容丰富。《四库全书总目提要》评曰:"是书详载各证,如梗舌、鳞疮之类,悉近时医书所未备,其议论亦笃实明晰。……诚保婴之要书也。"本书较系统地总结了南宋以前的儿科学成就,在儿科史上占有重要地位,对后世儿科学的发展有一定影响。

现通行本为1958年上海科学技术出版社排印本。

《伤寒明理论》

金·成无己撰。无己(约1063~1156年),聊摄(今山东聊城)人。家世业医,对《内经》、《伤寒论》等典籍,研究精深。其著述尚有《注解伤寒论》等。

本书撰成于正隆元年(1156年)。全书4卷。卷1至卷3,对发热、恶寒等50个证候进行详细分析,分形、明证、辨非,析疑启奥,精辟入微,必期其理明而后已。卷4为方论,对桂枝汤、麻黄汤等20首常用方进行了论述。以《内经》君、臣、佐、使的组成原则用于分析、研究《伤寒论》方的组方原理,阐明仲景辨证立法组方之旨,是第一部研究方剂配伍理论的专著。是书主要是从证候鉴别诊断和方药理论的角度来研究《伤寒论》的。故成氏在详述伤寒各种症状的同时,还将类似证进行鉴别,意在使人触类旁通,辨证有途,实可谓发前人所未发。对深入研究《伤寒论》,指导临床实践均有帮助。

现通行本有1957年上海商务印书馆排印本,以及2009年学苑出版社丛书本。

《洪氏集验方》

宋·洪遵撰。遵(1120~1174年)字景严,翻阳县(今江西波阳)人。官翰林学士,通晓医理。搜集前人医方及自己试用有效方,辑成是书。

本书约撰于南宋乾道六年(1170年)。全书5卷。卷1载治痢、治疟等病方,卷2载外科病方,卷3载内科病方,卷4载五官及外、伤、急救病方,卷5载妇、儿科病方,凡169方。包括治疗临床各科病证之方剂及用法。每方之下首述主治,并注明来源或出处;继列药味,标明剂量,说明炮制及服用方法;间有述及制方之理,并多有验案附于方后。综观全书,既无浮泛之词,亦无哗众之弊,其效可言,故对临床医疗有一定的参考价值。

现通行本为 1955 年商务印书馆排印《宋人医方三种》本。

《黄帝素问宣明论方》

金·刘完素撰。完素(约 1120～1200 年)字守真,自号通玄处士。河北河间县人。一生耽嗜医书,于《黄帝内经》尤刻意研究,深探奥旨,阐发火热病机有独到见解。临证多有奇验,医名震于四方,为"河间学派"之开山。著述甚多,尚有《素问玄机原病式》《素问病机气宜保命集》《伤寒直格》《伤寒标本心法类萃》等十余种。

本书撰成于大定十二年(1172 年),简称《宣明论方》。全书 15 卷。卷 1 至卷 2,为诸证门,将《内经》诸篇所述之 61 种病证,对照原文,逐条分析其病因、病机、诊断、治则,并制定主治之方,共 69 方。卷 3 至卷 15,分为 17 门,包括内、外、妇、儿各科杂病证治,载方 292 首。每门各有总论,首引《素问》中的有关论述,宗仲景《金匮要略》,兼及诸家方论。是书补充了《素问》记载病候缺少方药之不足,对提高内科杂病诊治水平有重要价值。曹炳章称其:"于轩歧奥旨,颇多阐发。"此外书所选剂,寒凉剂占 39 方,体现了刘氏的学术思想,治病重寒凉、降火益阴的治疗大法,为温病学派的形成奠定了基础。

现通行本有中国书店据 1923 年北京中医学社补刻本影印本,以及 2007 年中国中医药出版社丛书本。

《三因极一病证方论》

宋·陈言撰。字无择,青田(今浙江青田)人。敏悟绝人,长于方脉,治病有捷效。

本书撰于淳熙元年(1174 年)。原题《三因极一病源论粹》,简称《三因方》。全书 18 卷。类分 180 门,录方 1050 余首。首叙医学总论,后列述内、外、妇、儿各科病证,并附治疗方药。方论简要,条理清晰。重点论述三因致病说,强调临证施治必须详审三因之所在,认为病因审治为疗效优劣之关键。三因学说发展了仲景病因、病机学理论,奠定了中医病因学的基础,为后世医家所遵循。此外,书中所载方剂有相当一部分不见于宋以前医学文献,于临床治疗有重要参考价值。《四库全书总目提要》评曰:"每类有论有方,文辞典雅,理致简赅,非他家俚鄙冗杂之比。"是书不但对临床治疗富有参考价值,且为探讨病因学说的重要文献。

现通行本有 1957 年人民卫生出版社排印本,以及 2007 年中国中医药出版社丛书本。

《杨氏家藏方》

宋·杨倓撰。字子靖,崞(今山西原平)人。官靖海节度使。兼通医学,将其家藏医方编成是书。

本书撰于淳熙五年(1178 年)。全书 20 卷。按病证分门别类,其内容包括内、妇、外、儿、五官等各科疾病,凡分 49 类,载方 1111 首。所选多属宋以前医家常用成药处方,亦有一些较少见医方。每方著有主治病证、组成药物、制剂用法等内容。是书内容丰富,所蕴藏的不少临证效验之方,对后世方的发展颇有影响,明朱橚等编的《普济方》引录本书方剂达 405 首之多。

现通行本为 1987 年北京大学图书馆馆藏善本医书影印本。

《传信适用方》

宋·吴彦夔撰。彦夔字拙庵,生平里居不详。

本书撰于淳熙七年(1180年)。全书4卷。卷1至卷2载内科杂证和五官科杂症验方,卷3载外、伤科杂证验方,卷4载妇、儿科杂证验方,卷末载夏子益治奇疾方38首。每方之下,先注明传方人姓名,以示方出有源,信实可靠,后评述该方的适应证与应用法。所列各方均从实践经验总结,故多数具有较高疗效。如地榆散、通关散、一捻金等方,为后世医家所流传。卷末所附治奇疾方,曾为明·李时珍辑录入《本草纲目》。

现通行本有1956年人民卫生出版社丛书本,以及2003年上海科学技术出版社丛书本。

《易简方》

宋·王硕撰。硕字德肤,永嘉(今浙江永嘉)人。精于医理,主张按证施药。以《三因方》为基础,参考其他有关医籍撰成是书。

本书撰成于绍熙二年(1191年)。全书1卷。首载30种常用中药的性味主治,次记常用30首方剂的组成及主治,最后介绍10种丸药的处方及其适应证。是书法易而方简,按证施药,犹如指掌。杨士瀛评曰:"易简方论,前后活人不知其几。"故其书盛行于世。嗣后陆续有《增修易简方论》、《续易简方论》、《易简归一》等书刊行,虽然毁誉不一,但都是针对是书而作的,可见本书对后世颇有影响。

现通行本为1995年人民卫生出版社点校本。

《是斋百一选方》

宋·王璆撰。璆字孟玉,号是斋,山阴(今浙江绍兴)人。官汉阳守。素喜收集医方,历十余年将其所集医方分门别类辑成是书。

本书初刊于庆元二年(1196年)。亦名《新刊续添百一选方》。全书20卷。凡31门,包括内、外、妇、儿各科病证。载方约1046首,多为效验方,有的标明来源,间有医案。是书名百一,百一者,言其选择之精也,故流传较广,当时其影响超过《博济方》、《济生方》。对研究宋代医学及指导临床运用均有重要价值。

现通行本为1990年上海中医学院出版社点校本。

《魏氏家藏方》

宋·魏岘撰。岘,寿春(今安徽寿县)人。颇通水利之学,著有《四明它山水利备览》。因素弱多病,故留意医药,集40年之经验,整理家传及亲试有效方辑成是书。

本书初刊于宝庆三年(1227年)。全书10卷,分为中风、一切气、心气、头风头痛、伤寒、伏暑、疟疾、补益、脾胃、肾气、痰饮、发背、痈疽、妇人、小儿、杂方、诸汤等,凡41门,载方1051首。以选方为主,多不设论。全书以病证为纲,下列诸方,条序井然,便于检阅。对研究宋代方剂的发展及临床应用均有裨益。

现通行本为1987年北京大学图书馆馆藏善本医书影印本。

《妇人大全良方》

宋·陈自明撰。自明(约1109~1270年)字良甫,临川(今江西抚州)人。三世业医,曾任建康府明道书院医学教授。精妇产科与外科。尚著有《外科精要》、《诊脉要诀》等。

　　本书撰成于嘉熙元年(1237年)。又名《妇人良方大全》、《妇人良方》。全书24卷,分为调经、众疾、求嗣、胎教、妊娠、坐月、产难、产后8门。每门下列数十病证,均先明生理、病理,后分述诊法、治法、防护等。载论260余则,论理精详,条目清晰,繁而不杂,颇有独到见地。论其治疗,则力倡因证施方。所列方剂,既取前贤之名方,又载自家三世之经验方,方药可行且颇多效验。其中不少方剂,迄今仍广为临床所沿用。是书内容广博,基本反映了宋以前妇产科的主要成就,为中医妇产科重要著作之一,对后世影响颇深。明·王肯堂之《女科准绳》,清·武之望之《济阴纲目》皆取材于此。是书后经明·薛己校注重订,增入候胎、疮疡两门,并附薛氏治验及方剂,更名为《校注妇人良方》,流行更为广泛。

　　现通行本为人民卫生出版社1985年中医古籍整理丛书本。

《严氏济生方》

　　宋·严用和撰。用和字子礼,庐山(今江西庐山)人。受学于名医刘开之门,17岁以医问世,后声名倾动,过于其师。除是书外,尚著有《济生续方》。

　　本书撰成于宝祐元年(1253年)。简称《济生方》。全书十卷,载医论80篇,方433首。病种包括外感病、内伤杂病,及外、妇、五官诸疾,但重点在于杂病。全书条理清楚,立论于前,附方于后,立方严谨,议论精当。作者强调脉因症治"四者不失"的原则,在疾病的诊断和预后判断方面,特别重视脉象变化。处方用药,偏重温补,所载之方一直被后世医家广为运用,是一部实用价值较高的古代方书。

　　现通行本为1956年人民卫生出版社影印本。

《仁斋直指方论》

　　宋·杨士瀛撰。士瀛字登父,号仁斋,怀安故县(今福建福州)人。世代业医,至士瀛尤精。长于著述,除是书外,尚著有《仁斋小儿方论》、《伤寒类书活人总括》等。

　　本书撰成于景定五年(1264年)。又名《仁斋直指方》、《仁斋直指》。全书26卷。内容以论述内科杂病证治为主,兼及外、妇、五官诸疾,凡65类,附遗22类。书中对五脏阴阳虚实、营卫气血、脉病顺逆等逐一论述,剖析病源,审病识证,据证用药,选方精当,明白易晓,示读者以规矩绳墨,实为阅者"直指"之捷径。

　　现通行本为1986年中医古籍出版社影印文渊阁四库全书本。

《仁斋直指小儿方论》

　　宋·杨士瀛撰。

　　本书撰于景定五年(1264年)。又名《仁斋小儿方论》。全书5卷,分门论述小儿诸病,每门各列疾病子目,介绍证治与方论。尤其对小儿惊、疳、泻、痢难治四证的论述别具特色。提出热盛生痰,痰盛生惊,惊盛生风,风盛生搐;治搐先于治风,治风先于治惊,治惊先于豁痰,治痰先于解热的学术见解。对后世儿科医家颇有启迪。

　　现存日本抄本。

《类编朱氏集验医方》

　　宋·朱佐撰,佐字君辅,南宋湘麓人。生平未详。

本书刊于咸淳元年(1265年)。系汇集有效的医方资料与作者的临证经验,按医方主病不同,分类编纂而成。全书15卷,分为诸风、伤寒、诸气、脾胃、痰饮、积聚、黄疸、虚损、头痛、妇人、小儿、痈疽、补损、中毒、拾遗15门,载方约1000首。每门前有简论,阐述病证机制、治则、验案,后列药方,每方设主治证候、组成药物、制剂用法等内容。书中论理简洁明了,选方疗效确切,颇具有实用价值,素为临床医家所重。《普济方》、《本草纲目》、《医方类聚》对本书内容多予引录。

现通行本为1983年人民卫生出版社排印本。

《济生续方》

宋·严用和撰。

本书撰于咸淳三年(1267年)。又名《严氏济生续方》,为《济生方》之续集。全书8卷,包括便血评治,胁痛评治、中风评治、痛评治、头评治等以内科杂病为主的方论24篇,载著者临床应用效方90首。每篇先述病证,后列方剂。论述精辟,言简意赅。所选方皆实用有效,可与《济生方》互参。

现通行本为1960年浙江省中医研究所、湖州中医院参照《医方类聚》、《普济方》等书,将《济生续方》与《济生方》合编,名《重订严氏济生方》,人民卫生出版社排印本。

《内经拾遗方论》

宋·骆龙吉撰。龙吉生平里居未详。

本书约撰于元至元十六年(1279年)。全书8卷。内容系选取《内经》中60个病证和原文,逐一解释其名义,并增补药方,益以方理而成。明·刘浴德、朱练又续补80种病证,对其病因、病机、治则、方药作了较系统,且有独到见解之补充论述。其体例一仿前书,合编为4卷,改名为《增补内经拾遗方论》。是书补充《内经》有病无方之不足,发挥《内经》之奥义,对后世学者颇多启发,可供临证参考。曹炳章评曰:"今先生能据经而合症,因症而疏方,无症不悉,无方不备,诚发明经旨之要编也。"

现通行本为1957年上海卫生出版社排印本。

《岭南卫生方》

宋·李璆、张致远辑,元·释继洪纂修。继洪,汝州(今河南临汝)人。因岭南(今广东等地)气候炎热地湿,以常法治病鲜效,乃据宋李璆、张致远原本纂修此书。

本书撰成于元至元二十年(1283年)。全书3卷,以辑录宋、元时期医学著作中有关瘴疟证治资料为主,对蛊毒、药毒、蛇虺螫毒、杨梅疮等证治也有论及。共载藿香正气散、秘传降气汤等方90余首。是书对瘴疟的研究颇有参考价值。

现通行本为1983年中医古籍出版社据日本天保十二年(1814年)学古馆雕版影印本。

《东垣试效方》

元·李杲撰。杲(1180~1251年)字明之,晚号东垣老人,真定(今河北保定)人。从学于名医张元素,尽得其传。对《内经》、《伤寒论》诸典籍深有研究。首倡"内伤脾胃,百病由生"之论,著《脾胃论》阐发其说,自成"补土"一派,为金元四大家之一。著述甚丰,除《脾胃论》、《东垣试效方》外,还撰有《内外伤辨惑论》、《兰室秘藏》等。

本书系其经验效方,经其弟子罗天益整理,成书于至元三年(1266 年)。又名《东垣先生试效方》《东垣效验方》。全书 9 卷,按病证分类附方,重点为脾胃病用方,兼及外、妇、儿、五官等科杂证方。计 24 门,列论 29 篇,载方 240 余首,医案医话 20 余则。每门之下先有总论,以证候为主,详论各证之病源、治法,后列方药。其论引经据典,说理透彻,辨证至微。其方药味多而用量轻。每方气味升降浮沉的配合法度严谨,切于实用,反映了"补土派"之特色,对后世颇有启迪。本书对研究李杲学术思想及临床应用,均有参考价值。

现通行本为 1984 年上海科学技术出版社影印本。

《御药院方》

元·许国帧等撰。国帧字进之,曲沃(今山西闻喜县)人。博通经史,尤精医术。历提点太医院事、礼部尚书、翰林集贤大学士。取御药院成方配本,正讹补缺,详加修订,撰成是书。还著有《至元增修本草》一书。

本书撰成于至元四年(1267 年)。全书 11 卷。分为药门、治伤寒门、治一切气门、治痰饮门、补虚损门、积热门、治泻痢门、治杂病门、治咽喉口齿门、治眼目门、洗面药门、治疮肿折伤正骨门、治妇人诸疾门、治小儿诸疾门,凡 14 门,载方 1089 首。书中搜集金、元以前宫廷用方,多以丸、散、膏、丹剂型配成,多不见于其他方书。因此是书所保存的珍贵文献资料,对研究金元以前宫廷用药极有意义,其方对现代临床应用也有一定的参考价值。

现通行本有 1983 年中医古籍出版社排印本,以及 1992 年人民卫生出版社丛书本。

《医方大成》

元·孙允贤撰。允贤,文江(今江西吉安)人。生平未详。

本书刊于至治元年(1321 年)。又名《类编南北经验医方大成》《南北经验大成》。全书 10 卷。凡分 72 门,包括风、寒、暑、湿、伤寒、疟、痢及外、妇、儿、五官等各科病证,载方 2000 余首。每门前皆取《三因方》《济生方》诸家之说,以论述病证机制。所选医方,只题方名不著组成或以单方治之。使"观者得其说而求其方"使"医者虽行万里,不必夹他医书,而治痾之要了然尽目"。是书当时流传颇广。此后明代及日本医家又有若干种增补选编本,对后世深有影响。

现存明初刻本。

《瑞竹堂经验方》

元·沙图穆苏撰。沙图穆苏号谦斋,蒙古人。泰定年间(1324～1327 年)任江西建昌太守。喜好医学,故博采前人和时医有效良方,分门别类,撰成是书。

本书撰成于泰定三年(1326 年)。全书 15 卷,按病分门,凡分 15 门,包括临床各科病证,载方 300 余首。方多注明组成、用法,并详述主治、疗效、宜忌。诚为一部效验高且实用的方书佳作,为历代医家所广泛重视,明代《普济方》《本草纲目》等均引用了本书的有关内容。

原书国内早佚,现通行本为 1982 年人民卫生出版社排印本,是据日本宽政七年(1795 年)缮生堂仿明高濂校刻本,并结合《当归草堂医学丛书》本、《医方类聚》等勘校损益,并改名《重订瑞竹堂经验方》。

《永类钤方》

元·李仲南撰。仲南，又名乃季，号碧山，安徽黟县人。有感于时医弃伤寒书而不读，专攻杂病方以出奇，故搜辑古今方书，择其精要，并钤以图，撰成《锡类钤方》。时仲南母殁，衔哀茹痛，志其永感，故改名《永类钤方》。

本书撰成于至顺二年(1331年)。全书22卷。卷首1卷。书中合伤寒、杂病为一门，包括临床各科病证。每病先简述证候、治则，继以脉、病、因、证、治五方面顺序论述。全书搜罗甚广，引用《济生方》《太平圣惠方》《三因方》等12部方书之方，使许多失传之方得以保存，对后世医学的发展有较深影响，《本草纲目》曾取其不少内容。是书对中医文献整理及临床医疗均有很大的参考价值。

现通行本为1983年北京大学出版社据元刻本影印本。

《世医得效方》

元·危亦林撰。亦林(1277～1347年)字达斋，南丰(今江西南丰县)人。家世业医，自幼好学，博览群书，嗜岐黄术，通晓内、妇、儿、眼、骨、喉、口齿各科，于骨科最为擅长，官至杭州医学教授。

本书撰成于至元三年(1337年)。全书19卷。分别记述内、外、妇、儿、五官及伤科各类疾病证治。每类之下，首论病源证候，继则分证列方，或附针法、灸法。每方之下设有主治、组成、用法及加减变化，述证准确，条理清楚，组方严谨。全书共载医方3300余首，保存了许多濒于失传的古代验方。此外，是书对于骨伤科病证的治疗，尤有较多的发挥，如整复骨折、脱臼的麻醉法，迄今为专业者所祖述。又如采用悬吊复位法治疗脊柱骨折，为伤科史上的创举。

现通行本有1964年上海科学技术出版社排印本，以及2006年人民卫生出版社丛书本。

《袖珍方》

明·李恒撰。恒字伯常，安徽合肥人。精医术。洪武时(1368～1398年)入选太医院，擢周府良医。奉周定王(朱橚)命，荟萃古方及周府家传应验效方，分门别类辑成是书。取袖中所藏之宝，又便于检阅之意，故名。

本书约撰于洪武二十三年(1390年)。又名《袖珍方大全》。全书4卷。卷1以外感病为主，卷2、卷3以内科杂病为主，包括五官及外科病证，卷4为伤科、急救、妇科、儿科病证。凡81门，载方3077首。所录方剂多为历代名方。每病先论后方，以选方为主，所选方剂标明出处。对后世颇有影响。洪武二十四年(1391年)经王永辅整理，改为8卷本。

现存明初刻本。

《普济方》

明·朱橚等撰。朱橚，即周定王，明太祖第五子。喜研方药，与教授滕硕、长史刘醇等广采博收古今方剂，辑成是书。

本书撰成于永乐四年(1406年)。原书168卷，已佚，仅有残缺本。《四库全书》收此书，改编为426卷，1960论，2175类，778法，239图，61739方。首列总论，次列脏腑身形(包括各种急慢性疾病)、外、妇、儿科、针灸等。所述病证均有论有方，内容丰富，编次明晰，自古方剂，当以本书最为完备，是现存最大的一部医方古籍。此外，书中对于各种病候的疗法，极为丰富,包括汤药、罨敷、按摩、针灸等。故是书不仅在保存古医学文献上颇有贡献,而且对于临床治疗亦有实用价值,在我国医学史上占有重要地位。

现通行本有 1958 年人民卫生出版社排印本,以及 1994 年上海古籍出版社影印本。

《卫生易简方》

明·胡濙撰。濙(1375~1463 年)字源洁,号洁庵,毗陵(今江苏武进)人。建文进士,官至礼部尚书。胡氏出身世医之家,于医学多有涉猎。公事暇余,博采古今医方,选其精华,并经验证、整理,撰成是书。

本书撰成于永乐十一年(1423 年)。全书 12 卷。按病证分为 145 类,涉及内、外、妇、儿、五官各科,载方 3860 首。选方以民间单方、验方为主。是书以内容广博,纲目清晰,达到了"举书可以对症求方,疗疾更须随宜用药"的目的,堪称集"易简"之大成,其中部分方剂至今仍不失其临床实用价值。

现通行本为 1984 年人民卫生出版社排印本。

《证治要诀类方》

明·戴思恭撰。思恭(1324~1405 年)字元礼,号复庵,浦江(今属浙江金华)人。从学于朱震亨,尽得师传,治病奇效,名振于浙东西。洪武年间为御医,官太医院使。尚著有《证治要诀》、《推求师意》等。

本书约撰于正统八年(1443 年)。又名《秘传证治类方》。全书 4 卷,其内容是将《证治要诀》中各门病证所引 430 余首方剂,分为汤、饮、丸、散、丹、膏 6 类。每方简要说明其主治、配伍及服用方法。方下皆注明来源,多采自《济生方》、《本事方》、《和剂局方》等 20 余种医籍。本书选方精要,内容简明,切于实用,对临床运用有一定参考价值。

现通行本为 1959 年上海商务印书馆排印本。

《医方类聚》

朝鲜·金礼蒙等撰。金礼蒙,朝鲜集贤殿副校理。于朝鲜世宗二十五年(1443 年)受命,搜集诸方,分门类聚,撰成是书。

本书撰成于公元 1445 年。全书 365 卷。原本散佚,现流传本为公元 1861 年日本排印本,存 266 卷。按病证分为 92 门,包括临床内、外、妇、儿、五官等各科疾病,载方 50 000 余首。是书资料丰富,分类详细,有论有方,每方悉载出处。除博引历代医籍 150 余种外,还兼收传记、杂说及道藏、佛书中有关内容,并大多辑录原文,保存了不少我国明以前失传医书。该书是一部大型的医学类书,有较高的学术水平,对于整理、研究中国医药学和临床应用均具有很高参考价值。

现通行本为 1981 年人民卫生出版社点校本。

《名方类证医书大全》

明·熊均辑。均字宗立,号道轩,自号勿听子,建阳(今属福建)人。好占卜术,于医学尤有研究。生平著述甚丰,除是书外,尚有《增补本草歌括》、《伤寒必用运气全书》、《勿听子俗解八十一难经》等。

本书撰成于正统十一年(1446 年)。又名《医方大全》、《医书大全》。全书 24 卷。按病证分为 68 门,涉及临床各科,载方 2270 余首。每门下细分小类,每类之前均有简要论述。是书以选方为主,所选方剂多切实用,方上标有编号,便于检阅。是书对方剂的研究及临床运用皆有裨益。

现通行本为 1985 年北京中医研究院据日本大永八年(1528 年)翻刻明成化三年丁亥(1467 年)熊氏种德堂刻本扫描油印复制本。

《奇效良方》

明·董宿撰。宿,四明(今浙江宁波)人。正统年间为太医院使,深察药性,博究医书。辑是书未成而逝,后经方贤续补刊行于世。

本书撰成于成化六年(1470 年)。全书 69 卷,载明以前历代验方 7000 余首,分类编纂,按不同病证分为风、寒、暑、湿、燥、火等 64 门。每门下再分小类,每类先论后方,详述各方用法。是书有论有方,其论主要以《内经》《脉经》等书理论为依据,纲目清楚,条理分明,深受后世医家推崇。刊行之后,流传甚广。

现通行本有 1959 年商务印书馆排印本,以及 2006 年内蒙古人民出版社影印本。

《医方选要》

明·周文采编纂。文采,生卒年、里籍均不详。弘治(1488～1505 年)年间曾任兴献王(朱佑杬)府良医副臣,受王命而择经效奇方,编撰成是书。

本书撰成于弘治八年(1495 年)。全书 10 卷。首述六淫外感各证,次及内科诸虚杂证、眼耳鼻喉口齿、痈疽疮疖、折伤、妇人、小儿等,凡 45 门,载方 1151 首。每门先论后方,对疾病之病因、病机、证治、方药、宜忌等扼要介绍,而对诸方之主治、组成、修合、制剂、服法等详述之。所选方剂均属历代医家常用之方,特别是明代名贤验方,如薛己等采录甚多。是书选方精要,颇合实用,可供临床参考。

现通行本有 1993 年中国中医药出版社点校本。

《摄生众妙方》

明·张时彻撰。时彻,字维静,号东沙,鄞县(今浙江宁波)人。嘉靖二年进士,官南京兵部尚书。喜集医方,久而积多,撰成是书。

本书撰成于嘉靖二十九年(1550 年)。全书 11 卷,分为 47 门,包括内、外、妇、儿、五官等各科病证。每门之下选集有效成方,各方先列主治病证,次为药物组成、剂量、用法。是书因系随闻而录,虽不乏传世验方,如定喘汤等,至今仍为临床广泛应用,但标目繁碎,内容欠完备,是其不足。

现通行本为 1980 年江苏广陵古籍刻印社刻本,以及 2004 年中医古籍出版社丛书本。

《医方考》

明·吴昆撰。昆(1551～1620 年)字山甫,号鹤皋,歙县(今安徽歙县)人。博览医籍,自《素问》《灵枢》《甲乙经》《难经》至后世诸名医之书,无不精习。越数年,悬壶于世,活人甚众,所至之处,声名隆盛。除是书外,还著有《黄帝内经素问吴注》《脉语》《针方六集》《药纂》等。

本书撰成于万历十二年(1584 年)。全书 6 卷。按病证分为 72 门,涉及临床各科疾病,载方 700 余首。每门前先叙其病因、病机,然后汇集同类方若干首,揆之于经,酌以心见,订之于证,发其微义。各方均阐述其组成、用法、主治、方义,并"考其方药,考其见证,考其名义,考其事迹,考其变通,考其得失,考其所以然之故。"论述简明深刻,切合实用,对后学很有启发和参考价值,影响深远。清代吴仪洛撰《成方切用》,就是取该书和汪昂《医方集解》所辑而增改之。

现通行本有 1985 年江苏科学技术出版社校注本,以及 1998 年中国中医药出版社丛书本。

《仁术便览》

明·张浩撰。浩字清泉,临邑(今山东临邑)人。以儒生起家,后厌弃之,留心医药,搜集历代验方编集成是书。

本书撰成于万历十三年(1585 年)。全书 4 卷。按病证分为 94 类,以内、外、妇、儿顺序排列。每类病证之下,先设总论,次列诸方,方下则标明其适应证、药物组成、用法,颇便于临床检用。共收唐、宋、明医方 1400 余首。其中不少单方、验方随手可得,简便易行。如"救急诸方"、"解毒诸方"等至今仍在民间沿用。是书有论有方,方论结合,简明实用,可取之处颇多。

现通行本有 1957 年商务印书馆排印本,以及 1985 年人民卫生出版社丛书本。

《鲁府禁方》

明·龚廷贤撰。廷贤字子才,号云林,江西金溪人。太医院医官龚信之子。廷贤承家学,曾任太医院吏目,有"医林状元"之称。著述甚丰,代表作有《万病回春》《寿世保元》《种杏仙方》等。是书系奉明宗室鲁王之命,将府中所藏秘方,选奇拔萃,分门别类编辑而成。

本书撰成于万历二十二年(1594 年)。又名《鲁府秘方》。全书 4 卷。按病证分为 116 类,包括伤寒、时病、瘟疫及内、外、妇、儿、五官、救急等,载方 600 余首。每类中或间有医论歌括、临证治验及功法妙诀等,多属经验之谈。是书对四物汤颇为推崇,列载其化裁创制的 40 首四物汤加减方,对后人研讨古方法度演变有较多的借鉴。书末附《人有百病》《医有百药》等篇,含有伦理教育及心理疗法内容,可供临证参考。

现通行本有《珍本医书集成》本,以及 2000 年天津科学技术出版社丛书本等。

《众妙仙方》

明·冯时可撰。时可字元成,又字敏卿,华亭(今上海)人。隆庆进士,官至浙江按察使。兼涉医学。另撰有《上池杂说》。

本书撰成于万历二十三年(1595 年)。全书 4 卷。以病证分门列方,凡分 57 门,包括内、妇、五官等科杂症,收方 1200 余首。主要为单方、验方、急救方,也有一些医家习用名方。纲目清晰,门类齐全。其中重要方剂有出处,有效验,详述炮炙方法,切于实用。当时在两粤间颇有影响。是书还选录了有关防虫灭蝇、藏书裱画、涤除污垢及防治毛狗病等方药,颇具特色。

现通行本为 1987 年中医古籍出版社据明万历本影印本。

《杂病证治类方》

明·王肯堂撰。肯堂(1549～1613 年)字宇泰,号损庵,自号念西居士,江苏金坛人。万历进士,曾任翰林院检讨。因故被贬,归乡后究心医道,医名日著。著述甚丰,除是书外,代表作还有《证治准绳》、《医镜》、《医辨》、《医论》等。

本书撰成于万历三十年(1602年)。又名《类方准绳》。全书8卷。载《杂病证治准绳》所用方剂2925首。所涉及的医著多达40余种,可谓集明以前杂病用方之大成。是书最大的特点是辨证设方,每证之下首列名方,继则分列诸名医及自己所用方,并详加考证。引用方剂皆标明来源,凡己所创制者,则以"自制"二字标明。方下详列该方主治症候和病因,继列药味及加减法。对较复杂之病证后附有名家医案以为范例,使后学能尽得施方之要。全书博而不杂,详而有要,圆机活法,守常达变,确为一部切合实用的重要方书。

现通行本为1991年人民卫生出版社点校本。

《蓉竹堂集验方》

明·姚思仁撰。思仁字善长,号罗浮山人,世称姚太傅,秀水(今浙江)人。万历进士,官至工部尚书。喜好医学,故搜集散失于民间之秘方,分别门类,编成是书。

本书撰成于万历四十七年(1619年)。全书6卷。按病证分门列方,凡分30门,涉及临床各科病证,载方约650首。选方以验方为主,多为屡试有效之方。可供临床参考。

现通行本为1977年珍本医籍丛刊本。

《古方八阵》

明·张介宾撰。介宾(1563~1640年)字景岳,又字会卿,号通一子,山阴(今浙江绍兴)人。曾从金英学医,尽得其传。其于医,效法李杲、薛己,为明季医界中"补土学派"代表人物之一。本书是《景岳全书》之一种,尚著有《类经》、《类经图翼》、《类经附翼》、《质疑录》等。

本书撰成于天启四年(1624年)。全书9卷。载古代方剂1516首,按其效用分为补、和、攻、散、寒、热、固、因八阵。此外,另设妇人、小儿、痘疹、外科之方。首述各阵选方原则,次分阵归纳诸方,各方之后,间附方义或按语。是书将古方以功用分类归纳,别开门径,为方剂分类中的一种创举,对后世方剂学的发展产生一定影响。

现通行本为1959年上海科学技术出版社影印《景岳全书》本。

《新方八阵》

明·张介宾撰。介宾曾撰《古方八阵》,仍感"犹有未尽",故撰此书,以补其未备。

本书撰成于天启四年(1624年)。全书2卷。体例一仿前书,仍分为补、和、攻、散、寒、热、固、因等八阵。首论各类制方总义,然后分述各类附方,每方详述其功能、主治、药物组成、剂量、制法、服法、加减变通等。载方186首,大多为其所制新方。其中左归饮、左归丸、右归饮、右归丸、大补元煎、玉女煎、固阴煎等方,一直深受后世医家之推崇,至今仍为临床广泛应用。是书为景岳师古不泥,另辟蹊径之作,所载各方,皆属自创,集其一生用药之体会,以启后者。与《古方八阵》相合,对研究景岳学术思想与临证用药,具有较高学术价值和实用价值。

现通行本为1959年上海科学技术出版社影印《景岳全书》本。

《普门医品》

明·王化贞撰。化贞字元起,号肖乾,诸城(今属山东)人。万历进士,官至辽东巡抚。

素好医学,历宦十余年,时以医药济人。除是书外,还著有《痘疹》《产鉴》等书。

本书撰于崇祯元年(1628年)。全书48卷。载内、外、妇、儿各科病证160余种。每病先论后方,所论皆引经文,颇为简赅,方中用药多为寻常易得之品,凡贵不易得,攻伐峻剂则不录。所选古方皆注明出处,凡药有古今称谓不同者,皆以李时珍《本草纲目》考证为据。在临床中有一定参考价值。

现存版本为明·崇祯元年戊辰(1628年)著者自刻本。

《摄生秘剖》

明·洪基撰。基字九有,新安(今安徽歙县)人。业儒之暇,旁及医典,认为医理唯方与法而已。乃广搜奇方,凡怀奇方者,必折节而辱教,积方计万余。取其丸、散之最神奇切用者,制以疗人,每获奇效。遂将此分门别类撰成是书。

本书撰成于崇祯十一年(1638年)。又名《胞与堂丸散谱》。全书4卷,首列摄生丸散说,提出丸散制作必选料精,炮制得法,精工修合。次列摄生丸散总目。载方百余首,所列病证涉及内、外、妇、儿等科。每方先述主治,次列药物及服法,后论述。其论祖述《内经》,羽翼《本草》,论其升降浮沉,寒热温平,反正逆从,揆之于经,酌以心得,参之于证。是书所引前贤之论,必删繁补略,务求方义阐述透彻详明,于临床有一定参考价值。

现通行本为民国间袖珍线装排印本。

《伤寒方论》

清·徐彬撰。彬字忠可,浙江嘉兴人。为名医李中梓、喻昌弟子,对仲景学说颇有研究。以喻氏《尚论篇》详于论,而略于方,欲阐发仲景立方之义,更抒己见,而撰是书。还著有《金匮要略论注》。

本书撰成于康熙六年(1667年)。又名《伤寒一百十三方发明》。全书1卷。卷首附《名医别录》合药分剂法则。内容按《尚论篇》分经叙方之序,辑录喻氏之论证大意,分列于《伤寒论》113方之下,后附有徐氏所著方论,阐析仲景立方深意,论述较精,每有发挥,颇能体会仲景辨证选方之精义。对学习研究《伤寒论》方有一定的参考价值。

现通行本为1984年中医古籍出版社中医珍本丛书本。

《伤寒附翼》

清·柯琴撰。琴字韵伯,号似峰,浙江慈溪人,后寓居虞山(今江苏常熟)。能文工诗。明亡,屏弃举业,欠志习医,博览群书,通悟其理,对《内经》《伤寒论》均有研究。著述尚有《伤寒论注》《伤寒论翼》,总名之曰《伤寒来苏集》。

本书撰成于康熙八年(1669年)。全书2卷。采用六经分类法,以经类方,详论《伤寒论》方。先列每经方总论,后列诸方,每方详论主治、病因、病机、脉证、治法、方义,多能阐发经旨。是书对方有执、喻昌等所倡之纲鼎立说,予以批驳,立论较为公允,颇能启发后学。为研究《伤寒论》及方论的重要参考书之一。

现通行本为1959年上海科学技术出版社排印本。

《经方衍义》

清·史树俊撰,俞卷庵订正。树俊字庸庵,晋陵(今江苏武进)人。将数年所录诸方,由俞氏衍而传之。意在探本求源,阐发经旨。

本书撰成于康熙十年(1671 年)。全书 5 卷。卷 1 至卷 4 按病证分为 49 门,包括内、外、妇、儿各科杂证。卷 5 为"本草挈要"与"医法指要"。"本草挈要"将所载 280 种药分为草、木、果、谷等 8 部;"医法指要"论述十二经脉之生理、证治等。各门列述病证、治法、方剂,方下详主治及服法。史氏主张扶元气固仓廪,凡攻伐峻剂多不收录。是书语言简练,论述精要,并附七言歌赋以衍义,便于学者习诵,可为中医入门参考。

现存清·康熙十年辛亥(1671 年)颐贞堂刻本。

《古今名医方论》

清·罗美撰。美字东逸,号澹生,新安(今安徽歙县人)。寓居常熟,以医名。对《内经》、《难经》、《伤寒论》颇有研究。除本书外,著有《内经博议》《古今名医汇粹》等。

本书撰成于康熙十四年(1675 年)。全书 4 卷。载方 160 余首,方论 200 余则。每方先出方名,次论主治,再介绍药物及用法,最后择有代表性的古今名医有关此方的论述,阐精发微,各具特色。是书详论药性及君臣佐使的配伍法度和方剂命名之义;复论方剂适应证的内外新久之殊、寒热虚实之异;更引诸方而比类之,又推本方而互通之;论一病而不为一病所拘,明一方而得众病之用;游于方之中,超乎方之外,全以活法示人。因此,本书对方剂的临床运用,对后世医家均有深远影响,为方剂学的发展作出了贡献。

现通行本为 1983 年江苏科学技术出版社排印本。

《医方集解》

清·汪昂撰。昂字讱庵,安徽休宁人。早年业儒,明亡,弃举业,究心医术。善采众家之长,尤精本草与方剂。为使医者辨证选方,治有规范,不致攻补误用,乃采辑古方并博采硕论名言分别宜用忌用,撰成此书。医著还有《素问灵枢类纂约注》《本草备要》《汤头歌诀》等。

本书撰成于康熙二十二年(1683 年)。全书 3 卷。载方 800 余首(正方 378 首,附方 475 首)。分补养、发表、涌吐、攻里、和解、理气、理血、祛风、祛寒、清暑、利湿、润燥、泻火、除痰、消导、收涩、杀虫、明目、痈疡、经产,凡 21 门。后附《救急良方》《勿药元诠》。每门之始,先对该类方剂进行概述,每方首叙适应证,次为所用药物,再次解用药之意及附方加减等。所选方剂皆中正和平,为诸书所共取,人世所常用之方,至于一些药味幽僻,采制艰难及治奇证怪病者,概不选录。是书虽名为方解,然病源、脉候、脏腑、经络、药性与治法无不毕备。实为理、法、方、药相应贯通的佳作,应用较广,是学习方剂的主要参考书籍。

现通行本有 1959 年上海科学技术出版社排印本,以及 2007 年中国中医药出版社丛书本。

《张氏医通·祖方》

清·张璐撰。璐(1617～1700 年)字路玉,号石顽,长州(今江苏吴县)人。通晓儒学,精于医药。自《内经》《伤寒论》至薛己、张介宾诸名医之书,广搜博览,立论平实,融汇贯通。璐著述甚富,尚有《张氏医通》《伤寒缵论》《伤寒绪论》《本经逢原》《诊宗三昧》等。

本书撰成于康熙三十四年(1695 年)。全书 16 卷。主要论述内、外、妇、儿、五官各科证治,前 12 卷自中风门迄婴儿门,凡 16 门,门下分证,计 328 证。每证先列《内经》《金匮》论述,次引诸家学说,结合个人的见解和经验加以阐述,最后附治验病例。后 4 卷列专方 3 卷,以病证分门集方,载方 750 余首。每方先列主治,次为药物、剂量、用法、方解。祖方 1 卷,专论方祖原委,分析其配伍、功能与主治。阅后可知某汤中加某药,即为某方,治某病,知其出入增减之意,而获古人用药心法,对后人研讨古方法度演变有较大借鉴,对临症处方亦很有启迪。是书内容丰富,博而能约,较之同类书更具特色,自刊行以来流传甚广,颇有参考价值。

现通行本为 1963 年上海科学技术出版社排印本。

《千金方衍义》

清·张璐衍义。

本书撰成于康熙三十七年(1698 年)。全书 30 卷。依《备急千金要方》原书卷次,就其收载方剂予以注释发挥,尤对组方的"反用"、"激用"之法,进行阐述。共分 223 类,每类先论后方,继则衍申其方剂配伍奥义。对理解、运用、研究《备急千金要方》中的方剂及孙思邈的学术思想,颇有裨益。

现通行本有 1930 年上海中原书局石印本,以及 1995 年中国中医药出版社丛书本。

《绛雪园古方选注》

清·王子接撰。子接字晋三,长州(今江苏吴县)人。行医 50 余载,治人无数,为清初四大名医之一,对中医理论深思力学,有很高的造诣。著述尚有《绛雪园得宜本草》、《伤寒古方通》等。

本书撰成于雍正十年(1732 年)。又名《十三科古方选注》。全书 3 卷。上卷独明仲景《伤寒论》113 方,397 法,分和、寒、温、汗、吐、下剂 6 类。中卷发明内科汤、散、丸方。下卷阐明女、外、儿、痘疹、眼、咽喉、折伤、金创各科丸、散、汤方,凡 345 方。是书分析精细,说理深透,切合临床实用,其中对君臣佐使之配伍,用药之轻重,以及加减运用,均有独到见解,实发前人之未发。对后世方论的研究影响很大。清章楠《医门棒喝·伤寒论本旨》、王士雄《温热经纬》等均曾引用此书的论述。

现通行本有 1982 年上海科学技术出版社点校本,以及 1993 年中国中医药出版社丛书本。

《惠直堂经验方》

清·陶承熹撰。承熹字东亭,会稽(今浙江绍兴)人。承其家学,将祖传及亲验效方,择其药味平和,用有成效者汇编成是书。

本书撰成于雍正十二年(1734 年)。全书 4 卷。卷 1 至卷 2 为通治、补虚、种子、伤寒、内科杂病及五官科病证验方,卷 3 为痈疽、疔疮等外科验方,卷 4 为妇、儿科验方、膏丹配制及用法、药物炮制法,并附急救、救荒、怪症等方。凡 47 门,载方 1000 余首,多为临床用之有效的方剂。如治水肿、小便闭淋,用大田螺、大蒜、车前子共捣研成饼贴在脐中;治牙痛用辛夷、花椒、蜂房、防风煎汤漱口等,均为后世医家所采用。故是书在临床上有一定的参考价值,是一部较为切合实用的方书。

现通行本为 1936 年世界书局铅印《珍本医书集成》本。

《删补名医方论》

清·吴谦撰。谦字六吉,安徽歙县人。曾任太医院院判,与刘裕铎主持编纂《医宗金鉴》

90卷。是书即《医宗金鉴》之卷26至卷33。

本书撰成于乾隆七年（1742年）。全书8卷。载方近200首。每方列述方名、主治、组成药物、用量及制服法，并附以"集注"或间有按语。引述历代名医方论，以阐述每方主治病机、方义及加减变化。选方精确，论述详明，可谓集诸家之精华于一书。是书对所引之论有删有补，意求简明清晰，选方虽未分类，但以实用为准，是学习方剂学的主要参考书之一。

现通行本为1973年人民卫生出版社排印《医宗金鉴》单行本。

《本事方释义》

清·叶桂释义。桂（1667～1746年）字天士，号香岩，晚号上津老人，江苏吴县人。三代业医，幼承家学，凡更十七师，于家传儿科外，兼通各科。其诊疾能深明病源，立方不拘成法，投药则奇效，名满天下，为众医之冠。生平无暇著述，世传《温热论》诸书，大多出自其后人、门生之手。

本书撰成于乾隆十一年（1746年）。又名《类证普济本事方释义》。全书10卷。首载《普济本事方》坊刻许氏本备录73条。次载《普济本事方·制药总例》及校勘例言，以阐述校勘缘由。继依《普济本事方》体例，分28门，约230余方予以释义。如某方治某病，某药行某经，君臣佐使，攻补升降，一一发明其义，使许氏未发之奇、不传之巧尽剖而出之。是书对学习研究《普济本事方》及临床运用均有参考价值。

现存清·嘉庆十九年甲戌（1814年）姑苏扫叶山房刻本。

《成方切用》

清·吴仪洛撰。仪洛字遵程，浙江海盐人。博学多闻，早年即旁览医著。至中年，欲以良医济世，益广读医籍，遂精医术。著有《本草从新》、《伤寒分经》及是书。

本书撰成于乾隆二十六年（1761年）。全书13卷。其内容系取吴昆《医方考》和汪昂《医方集解》两书加以增改而成。卷首为方制总义和《内经》方。继之根据方剂性能分为24门，载古今成方1300首。卷末附《勿药元诠》1卷。每方先述适应证，次述药物组成，逐方解释制方原意，并列述加减之法及附方。使读者既知规范，又审时宜，以求通变适用，而无拘执之弊。是书条理清楚，选方实用，注释引证详明，是一部可资临床参考的方书。

现通行本有1958年上海科学技术出版社排印本，以及2007年人民卫生出版社丛书本。

《古方新解》

清·徐大椿撰。大椿（1693～1771年）字灵胎，晚号洄溪老人，江苏吴江人。博学，尤精于医，攻研医学典籍，继承诸家学说，有所发挥，为清代著名医家。所撰著作甚多，除是书外，尚有《难经经释》、《兰台规范》、《医学源流论》等十余种。

本书撰于乾隆二十九年（1764年）。全书8卷。卷1为通治方，卷2至卷8按病证分为40门，载方约900首。每病先述病源，皆引《内经》、《伤寒论》、《金匮要略》等书之论述。选方厚古薄今，以宋以前方为主，后世之方，确有效验者，附于古方之后，较为实用。是书原刊本已佚，今存本经陆士谔增补注释，名《增注徐洄溪古方新解》，对研究制方之理及正确运用方剂均有一定的参考价值。

现通行本为1935年上海世界书局石印本。

《金镜内台方议》

明·许宏撰。宏字宗道,建安(今福建建瓯)人。精于医,凡奇证异疾,治之辄效,对《伤寒论》方的研究,尤有心得。其著作尚有《湖海奇方》等。

本书首刊于乾隆五十九年(1794年)。全书共12卷,系将《伤寒论》113方归纳为汤、散、丸三类。卷1至卷10为桂枝、麻黄等汤方,卷11为五苓散等散方,卷12为理中等丸方。每方根据君臣佐使的配伍理论,逐一分析其组方意义,阐发比较深刻。书中对某些方证的疑难之处,复设问答,作了深入细致的讨论,并对各方的应用证,以及使用时禁戒和药后变化等,都分别作了详细的说明。书末附"内台用药性品制"、"用药加减法",以及"论分两"3篇,以便检阅。全书议论平实,条理明晰,是一部研究《伤寒论》方的专著,对《伤寒论》理论探讨,方药研究,均有参考价值。

现通行本为1985年江苏科学技术出版社点校本。

《古今名医万方类编》

清·曹绳彦辑。绳彦字鞠庵,新建(今江西)人。生平未详。因感于《万方针线》一书编排尚有不足,遂将该书原文逐条抄录,按不同疾病加以分类,编辑而成是书。

本书撰成于嘉庆三年(1798年)。又名《本草纲目万方类编》、《万方类编》。全书34卷,按病证分为107门,包括临床各科疾病,计4379症,载方11800余首。是书将《本草纲目》中单方、验方,按病证分类,便于读者查寻,对学习和研究《本草纲目》以及临床应用有一定参考价值。有人评曰:"本草无针线不能显其功,有类编得以济其用。"颇为中肯。

现行版本为1938年上海大东书局排印本。

《时方歌括》

清·陈念祖撰。念祖(1766~1833年)字修园,又字良有,号慎修,福建长乐县人。医学世家。乾隆五十七年举人,官至威县知县。陈氏博览医书,于《伤寒论》研究尤有造诣,学验宏富,著述甚丰,尚有《伤寒论浅注》、《金匮要略浅注》、《长沙方歌括》等数十种。

本书撰成于嘉庆六年(1801年)。全书2卷。按宣、通、补、泄、轻、重、滑、涩、湿、燥、寒、热十二剂分类。载方108首。皆用七言歌诀阐述方剂的组成、用法、功效、主治、禁忌,便于学诵。书中对诸方之论述,采集罗东逸、柯韵伯、汪昂等诸家之说,并发挥己见,对理解方义,指导运用,颇有益处。是书论必有据,言必有源。药物之性味、功能,乃本《神农本草经》;医理方义,遵于《黄帝内经》,虽仅录108方,但能掌握其制方规矩,加减变化之奥理,足资各科临证之应用。

现通行本有1964年人民卫生出版社排印本,以及2007年福建科学技术出版社印本。

《长沙方歌括》

清·陈念祖撰。是书为其编著《伤寒论浅注》之续编。因仲景曾为长沙太守,故称《伤寒论》方为"长沙方"。

本书撰成于嘉庆八年(1803年)。全书6卷。系将《伤寒论》113方的主治、药物剂量、煮服方法及有关辨证施治内容,以歌诀形式加以表达,并由其长子陈蔚于每方之下另加注评而成。全书简明扼要,便于诵记,为后世习医者喜读之书,对中医学之普及颇多贡献。

现通行本有 1963 年上海科学技术出版社排印本，以及 2007 年福建科学技术出版社丛书本。

《金匮方歌括》

清·陈念祖撰。本书为《长沙方歌括》之姊妹篇。由其子灵石（字元犀）于嘉庆八年（1803 年）编成。全书 6 卷，凡 238 方。书中将《金匮》诸方的主治、药物、剂量、煎服方法等，以诗歌形式简明扼要地加以概括。每方之后所附方解，皆博采前哲之论，宗《内经》、《难经》之旨，参以《千金》、《外台》之论，并由元犀等附加按语。是书深入浅出，阐发透彻，便于记诵，对初学中医者理解运用《金匮》之方大有裨益。

现通行本有 1963 年上海科学技术出版社排印本，以及人民军医出版社丛书本。

《验方新编》

清·鲍相璈撰。相璈字云韶，善化（今湖南长沙）人。为官兼医，因幼时见世人多以良方自秘，故发愿广求验方，公诸于世。历 20 年，所获甚多，遂选其实用廉便者，分门别类，辑成是书。

本书撰成于道光二十六年（1846 年）。全书 8 卷。按病证分为 99 门，包括内、外、妇、儿、五官各科及时症、急救等。每门之下，又分细目，按病列方。每病之下，先明主症，次列方药、用法，间附验例。是书列方以药少价廉、方便易得之单方为主，且数量多，每病之下均列有数方，选择余地大，便于病家于仓卒间就便选用，或一方不效时，改选他方。是书具有一定的实用价值。本书刊行后，流传甚广，刊本种类颇多，除 8 卷本外，另有 16、18、24 卷本，均系在原书基础上或调整卷数，或增补内容而成。

现通行本有人民卫生出版社 1990 年点校本、2007 年排印本。

《温热经纬》

清·王士雄撰。士雄（1808～1867 年）字孟英，号梦隐，又号潜斋，别号随息居隐士。盐官县（今浙江海宁）人。家世业医，士雄精于家学，其处方用药极平淡，而治病多奇中，于温病尤为擅长，为清代著名温病学家。所著甚丰，尚有《霍乱论》、《归砚录》、《王氏医案》等。

本书撰成于咸丰二年（1852 年）。全书 5 卷。卷 1 至卷 2 辑录《内经》、《伤寒论》、《金匮要略》中有关温病的原文，并引录历代医家注释以阐明温热病病因、证候及治法。卷 3 至卷 4 采辑叶天士、陈平伯、薛生白、余师愚等研究温病的心得经验，将温病分为卫、气、营、血四阶段，阐明热性病的发展规律。卷 5 为温热病方论，共选 115 方。每方先载方名，次述主治病证、组成药物及加减法，后列方论，引前贤之论以阐发方义，间有己见，阐发前人未发之精意，简明扼要，说理透彻，使后学尽得施方之要，对研究温热病用方颇有裨益。是书是一部影响较大的温病学专著，是学习和研究温病学的重要典籍。

现通行本有人民卫生出版社 1966 年排印本、2005 年丛书本。

《医方论》

清·费伯雄撰。伯雄（1800～1879 年）字晋卿，号砚云子，江苏武进孟河人。世医费文纪之子。其澹于仕途，故中秀才后即弃举子业，究心祖业。临证以培养元气为本，用药平淡而每奏奇效，名重于时。除是书外，还著有《医醇賸义》、《食鉴本草》、《怪病奇方》、《费伯雄医案》等。

本书撰成于同治四年(1865 年)。全书 4 卷。载方 355 首。按汪昂《医方集解》中方剂顺序,去各方主治与注文,逐方予以评述。除临床实用的效方外,对选用不当者明确阐述己见,颇多真知灼见。提出"不读《伤寒》、《金匮》则无以知立方之法,而无从施治;不读金元四大家,则无以通补泻温凉之用,而不知变"。主张师古人之意,不泥古人之方,平正醇和,不趋奇立异,善于变通化裁古方,创制新方,有较高临床造诣。

现通行本有 1977 年珍本医籍丛刊本,以及 1987 年中医古籍出版社丛书本。

《医方简义》

清·王清源撰。清源字馥原,山阴(今浙江绍兴)人。举业不成而志于医。博览群书,潜心研讨,得医学之奥旨,名著绍兴。集得心应手之方编为是书。

本书撰成于光绪九年(1883 年)。全书 6 卷。卷 1 为四诊总论、十二经考证等 17 类,卷 2 至卷 6 为临床各科病证,凡 77 类。每类之前首述病因、病证,次论治法方药。内容广博,立论精辟。是书审证、立法、施治、组方融会贯通,以内、妇病证为主,尤详于妇科。可供临证参考。

现通行本为 1936 年珍本医书集成本。

《成方便读》

清·张秉成撰。秉成字兆嘉,江苏武进县人。善医,尤精于方药,治病每奏良效。著作尚有《本草便读》、《脉诊便读》。

本书撰成于光绪三十年(1904 年)。全书 4 卷。按方剂功效分为 22 门,载古今成方 245 首,附方 54 首,每方编成七言歌诀。是书方论,既明主治应用、加减进退之法,又详其君臣佐使,制方之规矩准则,常能阐发前人未发之精意,读之每可获"见病源"、"触类旁通"之功,深受后世医家赞许,成为初学者的良师益友,亦常为广大临床工作者所喜用。

现通行本为 1990 年江苏科学技术出版社点校本。

《伤寒论类方汇参》

左季云撰。季云,四川江北人。致力于医学数十年,造诣颇深,对仲景之学研究尤精,为近世"经方学"之医家。历时二十载,稿凡五易,方撰成是书。

本书撰成于 1927 年。不分卷。编例宗徐大椿《伤寒类方》,以方名分类编次,将《伤寒论》方分为桂枝汤、麻黄汤、葛根汤、柴胡汤等 12 类,附加减变化。书中对诸方之论述,旁征博引,兼采各家之长,上迄王叔和,下及成无己、许叔微、方有执、柯韵伯、尤在泾等历代注家。每方均列"用量"、"定义"、"病状"、"脉象"、"药解"、"煮服法"、"服后现象"、"食禁"、"禁用"、"本汤兼治"等项,并列鉴别方,论述甚详,不少见解颇发人深思。实为一部从方剂学角度整理研究《伤寒论》的著作,对《伤寒论》研究较有参考价值。

现通行本为人民卫生出版社 1957 年排印本。

《汉方简义》

王邈达著。邈达,浙江嵊县人。精于医术,笃嗜仲景之学,称仲景方为汉方,深究医方五十余年,因虑"医家仅知医圣,而不明仲景之立方活人",遂参高汉峙《伤寒尚论辨似》和邹润庵《本经疏证》二书,著成此书以揭橥汉方,发挥古义。

本书撰成于1942年。不分卷。先列"药品性味及主治大略表",陈述《伤寒论》中88味药物之性味、主治。继之按六经传递顺序,对桂枝汤等106首方进行了详细讨论。论述层次则先列方,而后叙病;至说义理处,则先释病,而后释方;并附各方证于后,以明一方可治数病或数病同用一方之理,所论皆能一一详其机制,旨在使读者"见方即可识病,见病即可处方"。其间不少见解,实发前人所未发,甚有见地。故是书实为一部研究《伤寒论》方剂较有价值的著作,对临床工作者亦有裨益,值得一读。

现通行本为1956年上海卫生出版社排印本。

(王大妹)

四、方 剂 索 引

本书第一版于 2003 年荣获

"第十一届全国优秀科技图书奖"

三等奖